黄帝内經

全国古籍整理出版规划领导小组资助出版

黄帝内经集解

素问

龙伯坚　龙式昭　编著

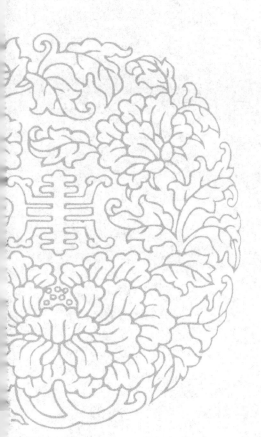

天津出版传媒集团
天津科学技术出版社

图书在版编目(CIP)数据

黄帝内经集解 / 龙伯坚，龙式昭编著. — 天津 ：天津科学技术出版社，2003.12(2023.1 重印)

ISBN 978-7-5308-3391-9

Ⅰ. ①黄… Ⅱ. ①龙… ②龙… Ⅲ. ①内经 - 注释 Ⅳ. ①R221

中国版本图书馆 CIP 数据核字(2002)第 093788 号

黄帝内经集解

HUANGDI NEIJING JIJIE

责任编辑：梁 旭 胡艳杰

封面设计：王 冬 苑泊雯

责任印制：兰 毅

出 版：天津出版传媒集团 / 天津科学技术出版社

地 址：天津市西康路 35 号

邮 编：300051

电 话：(022)23332695

网 址：www.tjkjcbs.com.cn

发 行：新华书店经销

印 刷：天津市宏博盛达印刷有限公司

开本 787 × 1092 1/16 印张 133 字数 3 269 000

2023 年 1 月第 1 版第 6 次印刷

定价：(共两册)698.00 元

龙伯坚八十自序

渠渠夏屋，众力所成。
块砖片瓦，分任无名。
年力有限，竟此长征。
献我微薄，不负吾生。

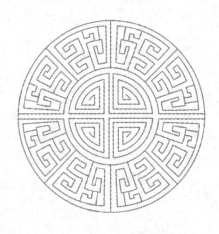

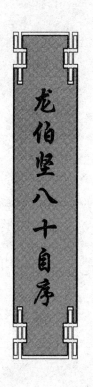

黄帝内经集解沈序

我国硕果仅存的医史教授龙伯坚博士，一九五七年在中医研究院被错划成右派后的二十余年间，以惊人的毅力，完成了这部四十八卷的著作《黄帝内经集解》。八十四岁时，他被错划成右派的问题终于得到改正，并恢复了一级教授待遇。

《黄帝内经》是中医学的理论基础。它和其他周秦诸子一样，成书于两千多年前。历代医学家虽有不少注释，但不免众议纷纭，莫衷一是，加之文字古奥，中外史乘又记载不详，其重要价值致遭淹没。有鉴于此，龙伯坚以其渊博的知识，仿清代汉学家治学方法，对历代学者有关《内经》论著的精华，广征博引，条分缕析，校勘训诂，编辑成书。为今日读者便于学习，每篇篇末都附有现代语译文，可收普及之效。龙伯坚这部著作的第一卷，我曾认真读过，张孝骞、钟惠澜等教授也曾浏览，认为此书之成，不仅有助于促进中西医结合，还可使中外学者更加清醒地看到，从古以来我国对世界医学的卓越贡献。这部书出版后，想必能被世界医学史家所采用，来填补世界医学史上这块空白。

我在全国政治协商会议常委会上，提出了这部书，大家都认为龙伯坚的这部著作是有价值的。只怕这位老人有什么万一，就很难再找到能完成这一工作的人了。后来，得到中央领导同志的支持，终于促成这部书的出版。特此为序。

沈其震

1983年1月

黄帝内经集解张序

大约著于两千年前的《黄帝内经》是祖国医学的理论基础，有着光辉的成就，在世界医学史上占有领先的地位。它具有朴素的辩证唯物主义观点。关于人体的生理、病理、病因以及辨证、治疗、预防等方面，不少与现代医学思想相吻合，是两千年来中医理法方药的主要根据，现在仍然是医药工作者的重要参考书。但是，《内经》的文字艰深简要，不易领悟，历代医学家虽不少注释，尚无人加以系统整理汇成集解。为了继承祖国医学遗产，弘扬我中华民族的医学成就，对于《内经》这一宏伟经典文献，应如对其他周秦诸子一样，实有全面集解的必要。这是一项十分艰巨的工作。医史学教授龙伯坚博士，有鉴于此，以其渊博的学识，多年研究的成果，仿王先谦《荀子集解》的方式，广引历代医学家有关《内经》论著的精华，编纂而成《黄帝内经集解》一书，每篇末附有现代语译文，使人们对我国这部最早的医学经典易于理解，不仅可促进中西医结合，而且可丰富世界医学史，使中外医学家更了然于我国对世界医学的伟大贡献。这部书由于中央领导同志的重视和支持，现在得以出版，令人十分高兴。可以相信，我国医学界同仁必将会在我们祖先已有的成绩基础上，努力向科学进军，完成医学现代化的光荣任务。

张孝骞

1983 年 1 月

自序

《黄帝内经》是中国医学现存最早的经典，它有伟大的光辉成就，其中有许多地方远远地超过了当时的世界医学水平，还有许多原则性的内容到现在仍旧适用，它在世界医学史上是占有崇高地位的。两千年来，所有中医书籍，在理论方面都是以《黄帝内经》作为根据，很少有不引用《黄帝内经》文句的。作为当今的医务工作者，对于《黄帝内经》应当有一定的了解，它的光辉成就，可以增强我们向科学进军的自信心。为了阅读历代中医书籍，对于《黄帝内经》也需要有一定的了解，否则难免会遇到某些困难。

《黄帝内经》还保存有一些哲学史资料。书中有许多地方表现了它自发的唯物观点和辩证观点，这些指导思想和它的光辉成就是分不开的，可以提供研究哲学史的学者参考。其中后期作品还保存了一些天文学史资料[①]。唐代王冰（公元八世纪中期）和明代张介宾（公元十七世纪初期）的注解中还保存了一些物理学史资料[②]。

历代医学家对研究整理《黄帝内经》付出了辛勤劳动，做了许多校勘和解释的工作，只是还没有人把它们汇集起来。本书所做的就是这一种汇集工作。首先是根据前人校勘的成果，将经文校勘固定下来。其次是根据前人训诂的成果将经文解释出来。这些在凡例中已有详细说明，现在还有五点特别提出来在这里讲一讲。

（一）宋卫湜《礼记集说后序》说："他人著书，唯恐不出于己。予之此编，唯恐不出于人。后有达者，毋袭此编所已言，没前之善也。"清姚振宗《隋书经籍志考证后序》也说："唯恐不出于人，不得已而始考诸己。"本书是根据这一精神来着手的。所有前人所说，一一根据原书，详细注明来源，不敢掠美，只在必要之处所做了一些补充性证明或说明。

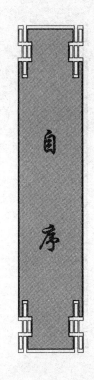

（二）本书除了注重校勘和训诂外，还特别注重了本经前后经文的互证和同时代其他书籍的旁证。对于本经

前后经文的互证工作,明代的马莳做了不少。对于同时代其他书籍的旁证工作,日本的丹波元简父子做了不少。现在只在他们几位已有的基础上做了若干补充。

(三)《黄帝内经》里面,大部分是两千年以前的文字,由于时代很远,字句简略,意义含混,又由于不是一个人也不是一个时代的著作,其中经文前后不一致的地方很多,因此历代医学家有许多不同的解释。所有这些解释,凡是持之有故、言之成理的,惟恐遗漏精华,本书一律加以采集。这些解释,还反映了不同时代医学思想发展的过程,是医学史的一项重要资料。

(四)本书特别注重以经解经,例如人迎、尺肤、五脏脉等,都以本经前后经文为根据来加解释,所采用的集解也以合乎这一原则为要。凡是后人以《难经》及王叔和《脉经》为根据的注解,和经主旨有抵触的,概不采用。

(五)本书每篇末附有现代语的译文,这只是一种试译,虽已尽了很大的努力,还是有许多不满意的地方。好在主要的原始资料都已汇集在集解里面,将来如有对这一工作有兴趣的同志可以根据原始资料加以重译,以成定本(《素问·六节藏象论》第一段和《天元纪》以下七篇大论著作年代较晚,内容与《素问》其他各篇完全不同,主要为五运六气学说的应用,争论较多,因此,这几篇文字均未做语译)。

由于能力所限,见闻不广,所搜集的资料或者不够完备,又由于水平所限,钻研不深,一定有许多遗漏和错误的地方,希望读者加以指正,以便补充修改。

本人年老体衰,晚年又患视神经萎缩症,双目失明,因此本集解的整理、校订、《灵枢经》的语译部分校注等工作,由本人之子龙式昭完成,特此说明。

龙伯坚

1983年1月

〔注〕 ① 《素问》的后期作品,即《六节藏象论》第一段和《天元纪》以下的七篇大论,里面保存了一些天文学史的资料。例如《素问》第六十七《五运行大论》说:"岐伯曰:'地为人之下,太虚之中者也。'帝曰:'冯乎'?,岐伯白:'大气举之也。'"这一部分的《素问》大概是公元二世纪的作品,当时已认识了地是虚悬在空中的。

② 例如《素问》第六十七《五运行大论》"大气举之也"下王冰注曰:"夫落叶飞空,不疾而下,为其乘气,故势不得速焉。"又第六十八《六微旨大论》无器不有"王冰注说:"壁窗户牖,两面伺之,皆从

来气冲击于人，是则出入气也。以物投井，及叶坠空中，翩翩不疾，皆升气所碍也。虚管溉满，捻上悬之，水固不泄，为无升气而不能降也。空瓶小口，顿溉不入，为气不出而不能入也。”又如《类经》卷二十六《运气类》二十三“皆后三十度而有奇也”句下张介宾注说：“虹为日影穿雨而成，故虹必见于雨将霁，日东则虹西，日西则虹东，而中必有残雨以间之，其形乃见，无雨则无虹，无日亦无虹，秋冬日行南陆，黄道既远，故虹藏不见矣。凡欲得虹霓之情者，当验水盆映日之影也。”

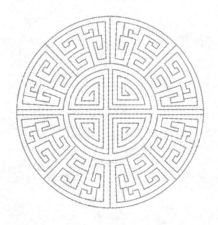

黄帝内经集解凡例

龙伯坚

（一）《黄帝内经》包括《素问》《灵枢》（即古代的《针经》）两部书。本书中的《素问》和《灵枢》采用中国学会影印清·顾观光校钱熙祚守山阁刻《黄帝内经》作底本。其中残缺两页（《素问》卷四第四页和卷九第七页），用四部丛刊影印明嘉靖顾从德覆宋刻本《素问》抄补。

（二）本书所采辑的历代注解校录的主要书目

（甲）《内经》的注解或校录专书

1. 唐·杨上善《黄帝内经太素》三十卷（民国黄陂萧延平校刻本）

2. 唐·王冰《黄帝内经素问注》二十四卷（中国学会影印清咸丰钱熙祚守山阁刻本）

3. 宋·高保衡等《黄帝内经素问新校正》二十四卷（附在中国学会影印清咸丰钱熙祚守山阁刻本《素问》各篇的篇题及经文下）

4. 宋·史崧《灵枢音释》（附在中国学会影印守山阁刻本《灵枢》各篇后）

5. 元·滑寿、明·汪机《读素问钞》九卷（明嘉靖五年休宁程文杰刻本）

6. 明·马莳《黄帝内经素问注证发微》九卷、《灵枢注证发微》十卷（清光绪润州包氏守研堂刻本）

7. 明·吴崑《黄帝内经素问》二十四卷（明万历三十七年刻本）

8. 明·张介宾《类经》三十二卷（明天启四年金阊童涌泉刻本）

9. 明·李中梓《内经知要》二卷（清乾隆扫叶庄刻本）

10. 清·高世栻《黄帝素问直解》九卷（清光绪浙江书局刻本）

11. 清·张志聪《黄帝内经素问集注》九卷、《灵枢集注》九卷（清康熙九年刻本）

12. 清·汪昂《素问灵枢类纂约注》三卷（清光绪刻本）

13. 清·张琦《素问释义》十卷（清道光宛邻书屋刻本）

14. 清·钱熙祚《黄帝内经灵枢校注》二十四卷（附在中国学会影印守山阁刻本《灵枢》经文下）

15. 清·顾观光《素问校勘记》一卷、《灵枢校勘记》一卷（附在中国学会影印守山阁刻本《素问》、《灵枢》后）

16. 清·胡澍《黄帝内经素问校义》一卷（清光绪刻滂喜斋丛书本）

17. 清·陆懋修《内经难字音义》一卷（清光绪刻世补斋医书本）

18. 清·田晋蕃《内经素问校证》四册（钞本）

19. 今人沈祖绵《读素问臆断》一卷（制言半月刊第五十二期）

20. 日本丹波元简《素问识》八卷（日本天保八年东都万笈堂刻本）

21. 日本丹波元简《灵枢识》六卷（日本文久三年跻寿馆活字本）

22. 日本丹波元坚《素问绍识》四卷（民国世界书局排印皇汉医学丛书本）

23. 日本度会常珍《黄帝内经素问校讹》一卷(附在日本安政四年占恒室覆刻明嘉靖顾从德本《黄帝内经素问》后)

24. 日本喜多村直宽《素问札记》三卷(钞本)

(乙)杂考里面兼载有《内经》的注解或校录的书

1. 清·俞正燮《癸巳类稿》十五卷(清道光十三年王藻求日益斋刻本)

2. 清·俞樾《读书余录》一卷(春在堂全书本第一楼丛书第七种)

3. 清·张文虎《舒艺室续笔》一卷(舒艺室全集本)

4. 清·孙诒让《札迻》十二卷(清光绪十二年家刻本)

本书中引用上列各书,除《新校正》仍标书名外,其余各书,为了省便起见,只标著者姓名,不标书名。

本书中引用其他医书和非医书,均不在这里列举,而在书中引用的地方标出著者姓名、书名、卷数和篇名。

(三)整理古书,校勘是一项重要的基本工作,目的在将文字校正确定下来,然后才能阅读了解,然后才能翻译成现代语。本书校正文字,为了慎重起见,以前人业有成说的为主,再于其中严加选择,不敢凭臆逞私,以免无知妄改。凡肯定认为应当改补的字句,在正文中一律改补校正,而在集解中注明原来的字句作什么和据什么人说,依什么书校正的。凡肯定认为应当删的字句,都在集解中注明是据什么人说,依什么书删去。现在举例于下。

1. 改例

帝曰:子年少,智未及耶?将言以离合邪①?(《素问》第七十八《徵四失论》)

①将言以离合邪:原文作"将言以雜合邪"。

孙诒让说:以文义之,"雜"当为"离"。二字形近,古多互讹。《周礼·形方式》:"无有华离之地。"注:"杜子春云:'离当为雜。'书亦或为雜。"下之"妄作雜术",《校讹》引古抄本,元椠本,"雜"作"离"是其证。言以离合,谓言论有合有不合也。

伯坚按:《灵枢》第四十五《外揣篇》"何可大小深浅,雜合而为一乎?"《甲乙经》卷五《针道外揣纵舍》第七引,"雜合"正作"离合",可以为证。今据孙诒让说校改。

2. 补例

岐伯曰:气盛、身寒,气虚、身热,此谓反也①。(《素问》第五十三《刺志论》)

①气盛、身寒,气虚、身热,此谓反也:原文作"岐伯曰气虚身热此谓反也",无"气盛身寒"四字。

《新校正》云:按《甲乙经》云:"气盛身寒,气虚身热,此谓反也。"当补此四字。

张介宾说:按下文云:"气盛身寒,得之伤寒",则此节亦当有"气盛身寒"四字,必脱简也。

丹波元简说:马、吴、高并依《甲乙》,"气"字上补"气盛身寒"四字,是。

田晋蕃说:按下文气盛身寒、气虚身热并举,则此处经文本有此四字,殆传写者失之。

伯坚按:此段见《甲乙经》卷四《经脉》第一下,作"气盛身寒,气虚身热,曰反"。今据《新校正》、张介宾、丹波元简、田晋蕃说,依《甲乙经》校补"气盛身寒"四字。

3. 删例

帝曰:有病口苦取阳陵泉①。口苦者,病名为何?何以得之?(《素问》第四十七《奇病论》)

①口苦取阳陵泉:《新校正》云:按全元起本及《太素》,无"口苦取阳陵泉"六字。详前后文势,疑此为误。

丹波元简说:此六字宜据《新校正》而删之。

伯坚按:此段见《黄帝内经太素》卷三十《胆瘅篇》,没有"口苦取阳陵泉"六字。今据《新校正》,丹波元简说,依《太素》删去此六字。

(四)本书经文曾用下列各善本和书籍详细校过。其中有数种早经前人校勘,但尚有遗漏,特为复校。

（甲）《素问》善本六种

1. 金刻二十四卷本（连《素问亡篇》残存十三卷，简称金本）
2. 元后至元胡氏古林书堂刻十二卷本（简称元甲本）
3. 元至正读书堂刻二十四卷本（简称元乙本）
4. 明正统《道藏》五十卷本（简称明甲本）
5. 明嘉靖赵府居敬堂刻十二卷本（简称明乙本）
6. 明嘉靖顾从德覆宋刻二十四卷本（简称明丙本）

（乙）《灵枢》善本三种

1. 元后至元胡氏古林书堂刻十二卷本（简称元本）
2. 明正统《道藏》二十三卷本（简称明甲本）
3. 明嘉靖赵府居敬堂刻十二卷本（简称明乙本）

（丙）唐以前医书十种

1.《难经》一卷（明刻《医要集览》本）
2.《伤寒论》十卷（明万历赵开美刻本）
3.《金匮要略方论》三卷（《四部丛刊》影明本）
4.《甲乙经》十二卷（明嘉靖刻本及明《医统正脉》本）
5.《脉经》十卷（《四部丛刊》影元本）
6. 巢氏《诸病源候论》五十卷（清光绪周学海刻周氏《医学》丛书本）
7.《黄帝内经太素》三十卷（民国萧延平校刻本）
8.《千金要方》三十卷（日本嘉永二年江户医学馆影北宋本）
9.《千金翼方》三十卷（日本江户医学馆影北宋本）
10.《外台秘要方》四十卷（明末新安程衍道刻本）

（丁）宋以前类书一种

1.《太平御览》一千卷（《四部丛刊三编》影印宋刻本）

（戊）唐以前各书注解三种

1.《史记》三家注本一百三十卷（百衲本《二十四史》影印宋黄善夫刻本）
2.《后汉书》李贤注本一百二十卷（百衲本《二十四史》影印宋绍兴本）
3.《文选》李善注本六十卷（清胡克家仿宋本）

（五）本书对于历代各家注解的采用原则

1. 历代注家对于经文的解释，如果内容基本相同，则采用解释最详细明白的一家。

2. 历代注家对于经文的解释，如果内容基本上相同而详细明白的程度也相差不远，则采用最早的一家。

3. 历代注家对于经文的解释，如有可以互相补充使意义更加明白的，则采用二家或二家以上的注解。

4. 历代注家对于经文的解释，如有不同的意见，凡是持之有故，言之成理的，都一律采入集解，以供参考，不敢随便弃掉。至于哪一家的解释最为通达，则在每篇后面所附的现代语译文中表示去取。

5. 凡是随文敷衍，有注等于无注的，和曲说臆解，愈看愈令人糊涂的，像这一类的注解，概不采取。

（六）全元起注的《素问》是最早的一部《素问注》，《隋书·经籍志》《旧唐书·经籍志》《唐书·

艺文志》和《宋史·艺文志》都曾著录，以后即亡佚了。但从王冰《注》中和《新校正》中还可以窥见它的一鳞半爪。关于它的篇目分卷，详见于王冰本《素问》各篇的篇题及经文下的《新校正》。关于它的段节编次和王冰本的异同，《新校正》有校勘十三条。关于它的字句和王冰本的异同，《新校正》有校勘八十九条。关于全元起的注解，王冰《注》中明引了二条，暗引了三条（《新校正》注明是引全《注》），《新校正》中明引了三十三条。现将王冰《注》和《新校正》中有关全本的各条文全部采入集解，以期保存最早一部《素问注》的部分内容，可供研究《素问》古本和古义的参考。

（七）凡各家校记和注解有错误已经后人纠正的，非有特殊原因，本书对于这些错误和纠正的文字，一律不采，以免繁琐。

（八）清·江有诰《先秦韵读》虽然是一部音韵学专书，和医学没有关系，但在某些地方对于断句却有参考价值，所以本书将它的《黄帝内经》部分全部采入。

（九）历代医学家将《黄帝内经》分条重编成书的很多，其中最重要的有三部书，是《甲乙经》《黄帝内经太素》和《类经》。《甲乙经》是晋朝皇甫谧（三世纪中期将《素问》《针经》和《明堂孔穴针灸治要》三书分条混合重编而成的。《黄帝内经太素》是隋、唐之间杨上善（七世纪初期）将《素问》和《针经》二书分条混合重编而成的。这两部书的完成，都在唐朝王冰（八世纪中期）编次《素问》以前，它们都是校勘《黄帝内经》的重要资料。杨上善的《黄帝内经太素注》是现存《黄帝内经》注解中的最早一部注解，张介宾的《类经注》是现存《黄帝内经》注解中最为通达明白的一家，它们都是解释《黄帝内经》的重要资料。这些资料，本书引用极多。由于这三部书都是分条重编，它们的次序和《黄帝内经》的次序完全不合，查阅时很不方便。现在将《黄帝内经》每篇和这三部书所涵同样内容的篇目列成对照表，附在每篇篇题下面的集解中，以便读者可以随时检查核对。

（十）每篇篇首列释题和提要两项。释题是说明题目意义的。提要是提示全篇要旨的。

另外，各篇经文均作了分段，并在各段落的前面依序加上了①、②、③……等编号。这些经文分段的办法，基本上是按马莳及张介宾的办法。在每段注解前，将马莳对各段文字所作的提纲，以【本段提纲】的形式加以摘录。

（十一）为了帮助读者对原书的意义增加了解，将《内经》全书译成现代的语言，分别附在各篇后面，以供读者对照。译文力求忠实于原文。在原文过于简略须增加译文字句才能通畅明白的地方，均用括弧标出，这些增加的译文字句也都必有根据，不作凿空悬解。所有根据，都详见于集解里面。这些语译只是一种试译。虽已尽了很大的努力，还是有许多不满意的地方。好在主要的原始资料都已汇集在集解里面，将来如有对于这一工作有兴趣的同志可以根据原始资料加以重译，以成定本。

（十二）《素问·六节藏象论》第一段和《天元纪》以下七篇大论，它们的著作时代较晚，所讲的都是五运六气学说，争论较多，在理论上独立成为一个体系，所有这几篇本集解均未进行白话翻译。并略去了各篇的释题和提要，亦略去了各段的本段提纲等文字。

《素问遗篇》系宋人伪作，钱熙祚守山阁刻本未列入。本集解亦删去。

总　目　录

素问

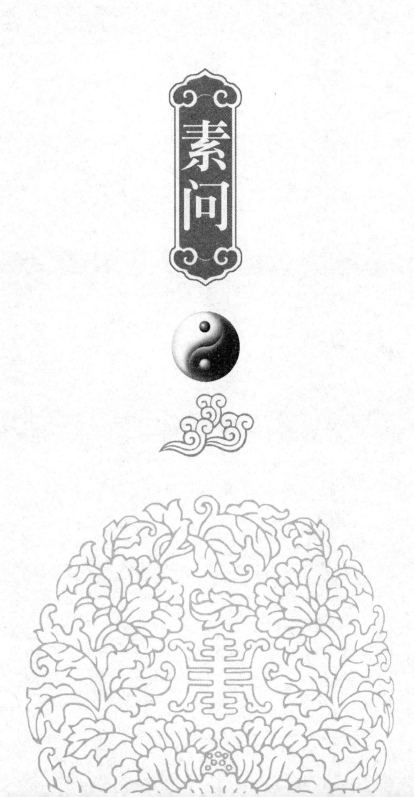

素问集解目录

卷十一

卷十二

卷十三

卷十四

卷十五

卷十六

卷十七

卷十八

卷十九

卷二十

卷二十一

卷二十二

卷二十三

卷二十四

附录　黄帝内经考

《素问》跋

《黄帝内经素问》序

启玄子王冰撰[1]

夫释缚脱艰，全真导气，拯黎元于仁寿，济羸劣以获安者，非三圣道，则不能致之矣。孔安国序《尚书》曰："伏羲、神农、黄帝之书，谓之《三坟》，言大道也。"班固《汉书·艺文志》曰："《黄帝内经》十八卷。"《素问》，即其经之九卷也；兼《灵枢》九卷，乃其数焉[2]。虽复年移代革，而授学犹存。惧非其人，而时有所隐。故第七十一卷，师氏藏之，今之奉行，惟八卷尔。然而其文简，其意博，其理奥，其趣深，天地之象分，阴阳之候列，变化之由表，死生之兆彰，不谋而遐迩自同，勿约而幽明斯契，稽其言有征，验之事不忒，诚可谓至道之宗，奉生之始矣。

假若天机迅发，妙识玄通，蒇谋虽属乎生知，标格亦资于诂训，未尝有行不由径，出不由户者也。然刻意研精，探微索隐，或识契真要，则目牛无全，故动则有成，犹鬼神幽赞，而命世奇杰时时间出焉。则周有秦公[3]，汉有淳于公[4]，魏有张公[5]、华公[6]，皆得斯妙道者也。咸日新其用，大济蒸人，华叶递荣，声实相副，盖教之著矣，亦天之假也。

冰弱龄慕道，夙好养生，幸遇真经，式为龟镜，而世本纰缪，篇目重叠[7]，前后不伦，文义悬隔，施行不易，披会亦难，岁月既淹，袭以成弊。或一篇重出，而别立二名[8]；或两论并吞，而都为一目[9]；或问答未已，别树篇题[10]；或脱简不书，而云世阙[11]；重《经合》而冠针服[12]，并《方宜》而为《咳篇》[13]；隔《虚实》而为《逆从》[14]，合《经络》而为《论要》[15]；节《皮部》为《经络》[16]，退至教以先针[17]。诸如此流，不可胜数。

且将升岱岳，非径奚为；欲诣扶桑，无舟莫适。乃精勤博访，而并有其人，历十二年，方臻理要，询谋得失，深遂夙心。时于先生郭子斋堂，受得先师张公秘本，文字昭晰，义理环周，一以参详，群疑冰释。恐散于末学，绝彼师资，因而撰注，用传不朽。兼旧藏之卷，合八十一篇，二十四卷，勒成一部[18]。冀乎究尾明首，寻注会经，开发童蒙，宣扬至理而已。

其中简脱文断，义不相接者，搜求经论所有，迁移以补其处。篇目坠缺、指事不明者，量其意趣，加字以昭其义。篇论吞并、义不相涉、阙漏名目者，区分事类，别目以冠篇首。君臣请问、礼仪乖失者，考校尊卑，增益以光其意。错简碎文、前后重叠者，详其指趣，削去繁杂，以存其要。辞理秘密、难粗论述者，别撰《玄珠》[19]，以陈其道。凡所加字，皆朱书其文，使今古必分，字不杂糅[20]。庶厥昭彰圣旨，敷畅玄言，有如列宿高悬，奎张不乱，深泉净滢，鳞介咸分，君臣无夭枉之期，夷夏有延龄之望，俾工徒勿误，学者惟明，至道流行，徽音累属。千载之后，方知大圣之慈惠无穷。

时大唐宝应元年[21]岁次壬寅序

将仕郎守殿中丞孙兆[22]重改误

朝奉郎守国子博士同校正医书上骑都尉赐绯鱼袋高保衡[23]

朝奉郎守尚书屯田郎中同校正医书骑都尉赐绯鱼袋孙奇[24]

朝散大夫守光禄卿直秘阁判登闻检院上护军林亿[25]

【集解】

①启玄子王冰撰：《新校正》云：按《唐人物志》，冰仕唐为太仆令，年八十余，以寿终。

徐春圃《古今医统大全》卷一《历代名医姓氏》：王冰，宝应中为太仆令，号启玄子，笃好医方，得先师所藏《太素》及全元起者，大为次注《素问》，合八十一编、二十四卷。又著《玄珠》十卷，《昭明隐旨》三卷。

李梴《医学入门》卷二《历代医学名氏》：王冰，号启玄子，唐宝应中为太仆令。注《素问》。作《玄珠密语》，其大要皆论五运六气。《皇极经世》注亦载其语。

《四库全书总目提要》卷一〇三医家类一《黄帝素问》：唐王冰注……冰名见《新唐书》宰相世系表，称为京兆府参军。林亿等引人物志，谓冰为太仆令，未知孰是？然医家皆称王太仆，习读亿书也。其名晁公武《读书志》作王砯，《杜甫集》有赠重表侄王砯诗，亦复相合。然唐宋《志》皆作"冰"，而世传宋椠本亦作"冰"字，或公武因杜诗而误欤？

余嘉锡《四库提要辨证》卷十二《黄帝素问》：按为京兆府参军之王冰见于世系表者，乃王播之子。播为唐文宗相，《文苑英华》卷八百八十八《唐文粹》卷五十六均有故丞相尚书左仆射赠太尉王公神道碑，乃李宗闵太和五年所作（碑云上即位五年正月丞相左仆射太原王公薨于位）。末云："嗣子镇（《文粹》）作式），前秘书丞。次曰冰，始参（《文粹》作授），京兆府参军事。"与表正合。此书冰自序末题宝应元年，由太和五年上溯宝应元年，已六十九年，必非一人，盖偶同姓名者耳。提要混而一之，非也。《金石录目》卷六有太原尹王冰墓志，注云"开元二十七年十月"，则开元之末其人已卒，亦非撰此书者。《唐会要》卷七十五云："景云二年御史中丞韦抗加京畿按察使，举奏金城县尉王冰，后著名位。"景云二年下距宝应元年凡五十一年，未知即一人否。又卷八十五开元九年监察御史宇文融奏劝农判官数人，有长安尉王冰。又《新唐书·列女传》云："王琳妻韦，训子坚、冰有法，后皆名闻。"《唐郎官石柱题名》金部员外中有王冰。此皆不著时代，不可考也（此条所引书多见劳格《郎官石柱题名考》卷十六）。

②乃其数焉：《新校正》云：详王氏此说，盖本皇甫士安《甲乙经》之序。彼云：《七略》《艺文志》：《黄帝内经》十八卷。今有《针经》九卷、《素问》九卷，共十八卷，即《内经》也。故王氏遵而用之。又《素问》外九卷，汉·张仲景及西晋·王叔和《脉经》只谓之《九卷》；皇甫士安名为《针经》，亦专名《九卷》。杨玄操云："《黄帝内经》二帙，帙各九卷。"按《隋书·经籍志》谓之《九灵》，王冰名为《灵枢》。

③则周有秦公：《史记》卷一百五《扁鹊传》：扁鹊者，渤海郡郑人也。姓秦氏，名越人。少时为人舍长，舍客长桑君过，扁鹊独奇之，常谨遇之。长桑君亦知扁鹊非常人也，出入十余年，乃呼扁鹊私坐，间与语曰："我有禁方，年老，欲传与公，公毋泄。"扁鹊曰："敬诺。"乃出其怀中药予扁鹊："饮是以上池之水，三十日当知物矣。"乃悉取其禁方书尽与扁鹊，忽然不见，殆非人也。

扁鹊以其言饮药三十日,视见垣一方人,以此视病,尽见五藏症结,特以诊脉为名耳。为医或在齐,或在赵,在赵者名扁鹊。扁鹊名闻天下,过邯郸,闻贵妇人,即为带下医;过洛阳,闻周人爱老人,即为耳目痹医;来入咸阳,闻秦人爱小儿,即为小儿医;随俗为变。秦太医令李醯自知伎不如扁鹊也,使人刺杀之。至今天下言脉者,由扁鹊也。

《新校正》云:按别本一作"和缓"。

伯坚按:扁鹊是中国古代医学史上最重要的人物,关于他,有两个问题须在这里搞清一下。第一,扁鹊的名称问题。扁鹊,姓秦,名越人。扁鹊这一名称,既不是姓名,又不是官名,究竟是一个什么名称呢?《史记·扁鹊传》张守节《正义》引《八十一难经》序,认为扁鹊是轩辕时一位名医的名字,后来用这一称号称呼秦越人。元朝李治《敬斋古今注》卷四,根据《轩辕本纪》,也提出同样的说法。他们的根据虽不见得十分可靠,总之,这是比较早的说法。第二,扁鹊的年代问题。《史记·扁鹊传》所载扁鹊的事迹年代拉得很长,这是不可能的事。傅玄(见《史记·扁鹊传》)"虢太子死"句下司马贞《索隐》和束皙(见《文选》嵇叔夜《养生论》"为受病之始也"句下李善注)都提出了疑问。关于扁鹊的生存年代,我们可以从下列两项资料来推测。第一项资料是:扁鹊曾治赵简子的病,在《史记》上既载于《赵世家》,又载于《扁鹊传》,可见这一件事是可信的,赵简子死于公元前四七四年。第二项资料是:陆德明《经典释文》卷八《周礼·医师》扁鹊条引《汉书音义》说:"扁鹊,魏桓侯时医人。"《汉书·高帝纪》十二年"虽扁鹊何益"句下颜师古注引韦昭曰同。魏桓侯即魏桓子,是参加公元前四五三年三家灭智伯的一人。他的孙子是魏文侯,魏文侯元年是公元前四四五年,可见魏桓子在公元前四四五年以前就死了(以上的年代都根据杨宽《战国史·战国大事年表》中有关年代的考订)。由这两项资料,我们可以推定扁鹊是公元前五世纪上半期的人。日本滕惟寅《扁鹊仓公传割解》和龙川龟太郎《史记会注考证》都认为当时拥有扁鹊称号的良医不止秦越人一人,彼此的时代也不相同,《史记》将几位扁鹊的事迹凑在一块叙述,于是年代就拉得很长了。这一说是很可能的,正和当时凡是善于御马的都用伯乐的称号一样,赵国的王良叫作伯乐,秦国的孙阳也叫作伯乐(见俞正燮《癸巳类稿》卷七《伯乐异同说》条)。《史记》说秦越人"为医或在齐,或在赵,在赵者名扁鹊",以下即接着叙述治赵简子的病,可见治赵简子病的扁鹊是秦越人,也就是周朝第一位拥有扁鹊称号的良医,这是真正的老扁鹊。

④汉有淳于公:《史记》卷一百五《仓公传》:太仓公者,齐太仓长,临菑人也。姓淳于氏,名意。少而喜医方术。高后八年,更受师同郡元里公乘阳庆。庆年七十余无子,使意尽去其故方,更悉以禁方予之,传黄帝、扁鹊之脉书,五色诊病,知人死生,决嫌疑,定可治,及《药论》甚精。受之三年,为人治病,决死生多验。然左右行游诸侯,不以家为家。或不为人治病,病家多怨之者。……意家居,诏召问所为治病死生验者几何人也,主名为谁,诏问故太仓长臣意方伎所长,及所能治病者有其书无有,皆安受学,受学几何岁,尝有所验何县里人也,何病,医药已,其病之状皆何如,具悉而对。臣意对曰:"自意少时喜医药,医药方试之多不验者,至高后八年得见师临菑元里公乘阳庆,庆年七十余,意得见,事之。谓意曰:'尽去而方书,非是也,庆有古先道遗传黄帝、扁鹊之脉书,五色诊病,知人生死,决嫌疑,定可治,及《药论》书甚精。我家给富,心爱公,欲尽以我禁方书悉教公。'臣意即曰:'幸甚,非意之所敢望也。'臣意即避席再拜,受其《脉书》《上下经》《五色诊》《奇咳术》《揆度》《阴阳外变》《药论》《石神》,接《阴阳禁书》,受读解,验之可一年所。明岁,即验之有验,然尚未精也。要事之三年所,即尝已为人治诊病,决死生,有验精良,今庆已死十年所,臣意年尽三年,年三十九岁也。"

⑤魏有张公：李濂《医史》卷六《张仲景补传》：张机，字仲景，南阳人也。学医术于同郡张伯祖，尽得其传，工于治疗，尤精经方，遂大有时誉。汉灵帝时举孝廉，官至长沙太守。少时与同郡何颙，客游洛阳。颙深知其学，谓人曰："仲景之术，精于伯祖，起病之验，虽鬼神莫能知之，真一世之神医也。"尝见侍中王仲宣，仲景曰："君年至四十，当有疾，须眉脱落，脱落后半年必死，宜豫服五石汤，庶几可免。"仲宣时年二十余，闻其言恶之，虽受方而不饮，居数日后见仲景，乃佯曰："五石汤已饮之矣。"仲景曰："观君气色，非饮药之胗，何轻命欺人如此耶？"仲宣益深恶之。后二十年果有病，须眉皆脱落，越一百八十七日卒，时人以为扁鹊、仓公无以加之也。仲景家族二百余口，自建安以来，未及十稔，死者三之二，维时大疫流行，而伤寒死者居其七，乃著《伤寒杂病论》十卷，行于世，盖推本《素问·热论》之旨，兼演《伊尹汤液》而为之，探赜钩玄，功侔造化。华佗读而善之，曰："此真活人书也。"仲景又著《金匮玉函要略方》三卷，上卷论伤寒，中卷论杂病，下卷载其方，并疗妇人，实为千古医方之祖。自汉魏迄于今，海内学者家肄户习，诵读不暇，如士子之于穴经然，论者推为医中亚圣，而范晔《后汉书》乃不为仲景立传，是故君子有遗憾焉。

章炳麟《张仲景事状考》（民国二十七年章氏国学讲习会铅字排印本《太炎文录续编》卷一）：林亿《伤寒论》序引甘伯宗《名医录》："张仲景，名机，南阳人。举孝廉，官至长沙太守。始受术于同郡张伯祖。时人言，识用精微过其师。"《太平御览》七百二十二引《何颙别传》："同郡张仲景总角造颙。颙谓曰：'君用思精而韵不高，后将为良医。'卒如其言。颙先识独觉，言无虚发。王仲宣年十七，尝遇仲景。仲景曰：'君有病，宜服五石汤。不治，且成，后年三十当眉落。'仲宣以其贳长也远，不治也。后至三十，病果成，竟眉落。其精如此。仲景之方术今传于世。"皇甫谧《甲乙经》序："仲景见侍中王仲宣，时年二十余，谓曰：'君有疾，四十当眉落，半年而死。'令服五石汤，可免。仲宣嫌其言忤，受汤勿服。居三日，见仲宣，谓曰：'服汤否？'仲宣曰：'已服。'仲景曰：'色候固非服汤之诊，君何轻命也？'仲宣犹不言。后二十年，果眉落，后一百八十七日而死，终如其言。此事虽扁鹊、仓公无以加也。仲景论广《伊尹汤液》为数十卷，用之多验。"《抱朴子·至理篇》："仲景穿胸以纳赤饼。"按何颙在《后汉书·党锢传》，南阳襄阳人。《别传》言"同郡张仲景"，则《名医录》称仲景南阳人，信矣。颙于郭泰、贾彪为后进，而能先识曹操、荀彧；仲景与操、彧殆行辈相若者也。《颙别传》载王仲宣年与《甲乙经》序不同。寻《魏志·王粲传》，建安二十一年从征吴，二十二年道病卒，时年四十一岁。然则《甲乙经》称"年四十，眉落，后一百八十七日而死"，视《何颙别传》为得实。仲宣终于建安二十二年，前二十年遇仲景时，则建安二年也。《魏志》："灿年十七，以西京扰乱，乃之荆州依刘表。"仲景生南阳，仕为长沙太守，南阳、长沙皆荆州部，故得与仲宣相遇。然据《刘表传》及《英雄记》："长沙太守南阳张羡叛表，表围之，连年不下。羡病死，长沙复立其子怿，表遂并怿。"《桓楷传》，"太祖与袁绍相拒于官渡，表举州以应绍，长沙太守张羡举长沙及旁三郡拒表"，则是建安四五年间事也。羡死怿继，父子据有长沙，是时仲景不得为其太守。意者仲景先在荆州同依表，表既并怿，仲景始以表命官其地，宜在建安七年后矣。南阳张氏，自廷尉释之以来，世为甲族，故《广韵》列张氏十四望，南阳次于清河。仲景言："家族素多，向余二百"，则其支裔小小者耳。伯祖、仲景、羡、怿皆同望，其亲疏不可知，然观桓楷说羡叛表，城陷自匿，表尚辟为从事祭酒，则于仲景固不忌也。何颙尝与王允谋诛董卓，未遂而卒，计卒时未笃老。仲景为其所奖进者，自序称"建安纪元以来，犹未十稔"，则《伤寒论》成于建安八九年，上与何颙同时，与操、彧相较，其时不过中年也。王冰《素问》序言，魏有张公、华公，则知荆州降后，仲景亦入中原矣。《抱朴子》称："仲景穿胸以纳赤饼"，其绝技乃与元化相类，而法不传。魏、晋间人多以元化、仲景并称，其术之工相似也。计元化长于仲景盖数十岁，何以明之？《魏志·华佗传》："时人以为年且百岁，而貌有壮容。为太祖所收，荀彧请含宥之。太祖曰：'不忧天下尚无此鼠辈邪？'遂考竟佗。后爱子苍舒病，乃悔之。"苍舒即邓哀王冲，卒于建安十三年，元化死后在其前，而年且近百岁，其视仲景盖四十年以长，然两人始终无会聚事，穿胸之术亦不自元化得之。《抱朴·至理篇》，"淳于能解颅以理脑，元化能刳腹以浣胃"，此则仓公已有刳治之术，仲景、元化盖并得其传者也。元化临死，出其一卷与狱吏，曰："此可以活人"，孙奇以为即《金匮要略》，亦无据。寻《抱朴·杂应篇》："余见戴霸、华佗所集《金匮绿囊》、崔中书《黄素方》及《百家杂方》五百许卷"，明·元化书亦称《金匮》，奇乃以仲景相传耳。仲景处荆州；元化，谯人，踪迹多在彭城，广陵间；年齿又相去远，仲景归魏当在建安十三年刘琮以荆州降时，时元化已死；故两人终身不相遇。且《甲乙经》序称："华佗性恶矜技"，乌肯谓他书能活人也？仲景在《后汉书》《三国志》皆无传。《史通·人物篇》曰："当三国异朝，两晋殊宅，若元则、仲景，时才重于许、洛；何桢、许询，文雅高于扬、豫；而陈寿《三国志》、王隐《晋书》，广列诸传，遗此不编。"今谓仲景事何颙，依刘表，交王粲，所与游皆名士，疑其言行可称者众，不徒以医术著也。言："时才重于许、洛"，即谓刘琮纳土以后仲景在魏也。建安十三年岁在戊子，而刘琮以荆州降；至魏高贵乡公甘露五年岁在庚辰，而高贵乡公遇弑。《甲乙经》成于甘露中，已称太医令王叔和撰次仲景遗论甚精，则相距五十年尔。

⑥华公：《三国志》卷二十九《魏志·华佗传》：华佗，字元化，沛国谯人也。一名旉。游学徐土，兼通数经。……晓养性之术，时人以为年且百岁，而貌有壮容。又精方药，其疗疾合汤，不过数种，心解分剂，不复称量，煮熟便饮，语其节度，舍去辄愈。若当灸，不过一两处，每处不过七八壮，病亦应除，若当针，亦不过一两处，下针言："当引某许，若至，语人"，病者言"已到"，应便拔针，病亦行差。若病结积在内，针药所不能及，当须刳割者，便饮其麻沸散，须臾便如醉死无所知，因破取病若在肠中，便断肠煎洗，缝腹膏摩，四五日差不痛，人亦不自寤，一月之间即平复矣。……然本作士人，以医见业，意常自悔。后太祖亲理，得病笃重，使佗专视，佗曰："此近难济，恒事攻治，可延岁月。"佗久远家思归，因曰："当得家书，方欲暂还耳。"到家，辞以妻病，数乞期不返。太祖累书呼，又敕郡县发遣，佗恃能厌食事，犹不上道。太祖大怒，使人往检，若妻信病，赐小豆四十斛，宽假限日，若其虚诈，便收送之。于是传付许狱，考验首服。荀彧请曰："佗术实工，人命所悬，宜含宥之。"太祖曰："不忧天下当无此鼠辈耶？"遂考竟佗。佗临死，出一卷书与狱吏曰："此可以活人也。"吏畏法不受，佗亦不强，索火烧之。佗死后，太祖头风未除，太祖曰："佗能愈此，小人养吾病欲以自重，然吾不杀此子，亦终当不为我断此根原耳。"及后爱子苍舒病困，太祖叹曰："吾悔杀华佗，令此儿强死也。"

⑦篇目重叠：顾观光说：全本，《刺禁》，《方盛衰》，并有二篇。

伯坚按：全本《刺禁》及《方盛衰》各只有一篇，篇目并无重叠，顾观光说错了。王冰此句应指《四时刺逆从论》及《厥论》两篇言。全本第一卷有《四时刺逆从论》，即王本《四时刺逆从论》的后段，自"是故春气在经脉"至篇末"候知其死也"。全本第六卷又有《四时刺逆从论》，即王本此篇的前段，自篇首"厥阴有余"至"筋急目痛"。《四时刺逆从论》的篇目在全本中前后出现两次。全本第五卷有《厥论》，即王本《厥论》的前段，自篇首"黄帝问曰厥之寒热者何也"至"不盛不衰以经取之"。全本第九卷又有《厥论》，即王本《厥论》的后段，自"太阴厥逆"至篇末"主治病者"及王本《气厥论》全文。《厥论》的篇目在全本中也前后出现两次。所以王冰说"篇目重叠"。

⑧而别立二名：顾观光说：全本，卷二《真邪论》与卷一经合同；卷六《脉要篇》末与卷一《藏

气法时论》同。

伯坚按：全本卷一有《经合论》，卷二有《真邪论》这两篇的内容，都是王本《离合真邪论》的全文。全本卷一有《藏气法时论》，卷六有《脉要篇》，这两篇的内容，实际都是王本的《藏气法时论》（全本卷一《藏气法时论》是王本《藏气法时论》的前段，全本卷六《脉要篇》是王本《脉要精微论》及《藏气法时论》前后两段的全文）。所以王冰说："或一篇重出，而别立二名"。

⑨而都为一目：顾观光说：全本以血气形志合于宣明五气，《刺要》合于《刺齐》，《经络》合于《皮部》。

⑩别树篇题：顾观光说：全本《著至教论》，自"雷公曰阳言不别"以下，别为《方盛衰篇》；《阴阳类论》，自"雷公曰请问短期"以下，别为《四时病类》。

⑪而云世阙：顾观光说：《六节藏象论》自岐伯对曰"昭乎哉问也"至"孰少孰多可得闻乎"一段，《刺腰痛篇》自"腰痛上寒刺足太阳"至"引脊内廉刺足少阴"一段，全本并脱去。

伯坚按：顾观光所指出的这两段，全本原来没有，都是王冰所补入的，详见这两段下的《新校正》。不知王冰补入这两段有什么根据。王冰序说："或脱简不书而云世阙"，所谓脱简，是不是即顾观光所说的这两段，还是有问题的。因为这两段，特别是《六节藏象论》的前段，不像是《素问》原书的脱简，很可能是由王冰臆断采取他书补入的。

⑫重《经合》而冠针服：顾观光说："经合"原作"合经"。按《离合真邪论》下《新校正》云："全本名《经合》，在第一卷，又于第二卷重出，名《真邪论》。"今据以乙转。又本书无《针服篇》，惟《八正神明论》首有"用针之服"句，全本在第二卷，盖在《真邪论》前，而《真邪论》即《经合篇》之重出者，故云然。

⑬并《方宜》而为《咳篇》：伯坚按：王本的《异法方宜论》及《咳论》都在全本第九卷。据王冰此序所说："并《方宜》而为《咳论》"，则此二篇在全本中系并成一篇，篇目是《咳论》。

⑭隔《虚实》而为《逆从》：顾观光说：《四时刺逆从论》，全本分为二篇，一在卷一，一在卷六，中隔卷四之《通评虚实论》，故云然。

伯坚按：王本《四时刺逆从论》的后段，自"是故春气在经脉"至篇末"候知其死也"，在全本第一卷；其前段，自篇首"厥阴有余"至"筋急且痛"，在全本第六卷。全本《通评虚实论》在第四卷。所以王冰序说"隔虚实而为逆从"。

⑮合《经络》而为《论要》：伯坚按：《新校正》对于这二篇没有说明，王冰序中这一句无从解释。

⑯节《皮部》为《经络》：顾观光说：全本，《皮部》《经络》，合为一篇，故云节，言节去篇名也。

伯坚按：王本《皮部论》及《经络论》，在全本中原为一篇，在第二卷，篇题是《皮部论》。

⑰退至教以先针：顾观光说：《上古天真论》中有"上古圣人之教下"句，全本在第九卷，而第一卷之《调经论》《四时刺逆从论》并言针法，故云然。

⑱勒成一部：《新校正》云：详《素问》第七卷亡已久矣。按皇甫士安，晋人也，序《甲乙经》，云"亦有亡失"。《隋书·经籍志》载《梁七录》，亦云止存八卷。全元起，隋人，（伯坚按：全元起与王僧孺同时，王死于梁天监二年，全元起当为齐梁间人，详见丹波元胤《医籍考》卷三全元起注《黄帝素问》条。《新校正》说全元起是隋人，错了。）所注本乃无第七。王冰，唐宝应中人，上至晋·皇甫谧甘露中已六百余年，而冰自谓得旧藏之卷，今窃疑之。仍观《天元纪大论》《五运行论》《六微旨论》《气交变论》《五常政论》《六元正纪论》《至真要论》七篇，居今《素问》四卷，篇卷浩大，不与《素问》前后篇卷等；又且所载之事，与《素问》余篇略不相通。窃疑此七篇乃《阴阳大

论》之文，王氏取以补所亡之卷，犹《周官》亡冬官以《考工记》补之之类也。又按汉张仲景《伤寒论》序云："撰用《素问》《九卷》《八十一难经》《阴阳大论》。"是《素问》与《阴阳大论》，两书甚明，乃王氏并《阴阳大论》于《素问》中也。要之，《阴阳大论》亦古医经，终非《素问》第七矣。

⑲别撰《玄珠》：《新校正》云：详王氏《玄珠》，世无传者。今有《玄珠》十卷，《昭明隐旨》三卷，盖后人附托之文也，虽非王氏之书，亦于《素问》第十九卷至二十二四卷颇有发明。其《隐旨》三卷与今世所谓《天元玉册》者正相表里，而与王冰之义多不同。

⑳字不杂糅：伯坚按：唐写本的《素问》王冰注，现在已无存书，自宋代有刻本以来，朱墨不分，但书中尚有痕迹可寻。《素问》第四十一《刺腰痛篇》："引脊内廉刺足少阳"句下王冰注说："从'腰痛上寒不可顾'至此处，经语除注并合朱书。"《新校正》说："按全元起本及《甲乙经》并《太素》，'自腰痛上寒'至此并无，乃王氏所添也。今注云'从腰痛上寒'至'并合朱书'十九字，非王冰之语，盖后人所加也。"伯坚按：这段注文是否王冰原注还是后人所加，现在且不去管他，但由这段注文可以看出王冰原本朱书的痕迹。

㉑时大唐宝应元年：伯坚按：宝应是唐代宗的第一个年号。宝应元年是公元七六二年。

㉒将仕郎守殿中丞孙兆：陈振孙《直斋书录解题》卷十三《孙氏传家秘宝方》：《孙氏传家秘宝方》三卷，尚药奉御太医令孙用和集，其子殿中丞兆，父子皆以医名，自昭陵时迄于熙丰，无能出其右者。元丰八年，兆弟宰为河东漕属，吕惠卿帅并从宰得其书，序而刻之。兆自言为思邈之后。

徐春圃《古今医统大全》卷一《历代圣贤名医姓氏》：孙兆，用和之子，以儒集父医，尤有心得之妙，超过寻常，治疗辄效，存活甚多。官为殿中丞尚侍御医。

李梴《医学入门》卷二历代医学姓氏：孙兆，宋时官殿中丞尚药奉御太医令用和之子。父子皆以医知名。治平中间，有显者坐堂，忽耳鸣。公诊曰："心脉太盛，肾脉不能归耳。以药凉心，则肾脉复归。"耳鸣立愈。

伯坚按：陆心源《宋史翼》卷三十七有《孙兆传》，系汇集陈振孙《直斋书录解题》、张锐《鸡峰普济方》、张杲《医说》各书的材料编纂而成，可供参考。

㉓朝奉郎守国子博士同校正医书上骑都尉赐绯鱼袋高保衡：徐春圃《古今医统大全》卷一《历代圣贤名医姓氏》：高保衡，熙甯间为国子博士，校正医书，深明方药病机。神宗诏修《内经》有功，赐绯鱼，加上骑都尉。

㉔朝奉郎守尚书屯田郎中同校正医书骑都尉赐绯鱼袋孙奇：邵伯温《河南邵氏闻见录》卷二：仁宗皇帝初纳光献后，后有疾，国医不效。帝曰："后在家用何人药?"后曰："妾随叔父官河阳，有疾服孙用和药，辄效。"寻诏用和，服其药，果验。自布衣除尚药奉御，用和自此进用。用和本卫人，以避事客河阳，善用张仲景法治伤寒，名闻天下，二子，奇、兆，皆登进士第，为朝官，亦善医。

㉕朝散大夫守光禄卿直秘阁判登闻检院上护军林亿：徐春圃《古今医统大全》卷一《历代圣贤名医姓氏》：林亿，熙宁间为光禄卿，直秘阁，同高保衡校正《内经》，医名大著。

《黄帝内经素问》表

臣闻安不忘危、存不忘亡者，往圣之先务。求民之瘼、恤民之隐者，上主之深仁。在昔黄帝之御极也，以理身绪余治天下，坐于明堂之上，临观八极，考建五常。以谓人之生也，负阴而抱阳，食味而被色，外有寒暑之相荡，内有喜怒之交侵，夭昏札瘥，国家代有，将欲敛时五福，以敷锡厥庶民。乃与岐伯上穷天纪，下极地理，远取诸物，近取诸身，更相问难，垂法以福万世，于是雷公[①]之伦受业传之，而《内经》作矣。

历代宝之，未有失坠。苍周之兴，秦和述六气之论，具明于《左史》[②]。厥后越人得其一二，演而述《难经》[③]。西汉苍公传其旧学。东汉仲景撰其遗论。晋皇甫谧[④]刺而为《甲乙》[⑤]。及隋杨上善[⑥]纂而为《太素》[⑦]。时则有全元起者[⑧]，始为之训解，阙第七一通。迄唐宝应中太仆王冰笃好之，得先师所藏之卷，大为次注，犹是三皇遗文，烂然可观。

惜乎唐令列之医学，付之执技之流，而荐绅先生罕言之。去圣已远，其术晻昧，是以文注纷错，义理混淆。殊不知《三坟》之余，帝王之高致，圣贤之能事，唐尧之授四时，虞舜之齐七政，神禹修六府以兴帝功，文王推六子以叙卦气，伊尹调五味以致君，箕子陈五行以佐世，其致一也。奈何以至精至微之道，传之以至下至浅之人，其不废绝，为已幸矣。

顷在嘉佑中[⑨]，仁宗念圣祖之遗事将坠于地，乃诏通知其学者俾之是正[⑩]。臣等承乏典校，伏念旬岁，遂乃搜访中外，裒集众本，浸寻其义，正其讹舛，十得其三四，余不能具。窃谓未足以称明诏、副圣意，而又采汉、唐书录古医经之存于世者得数十家，叙而考正焉。贯穿错综，磅礴会通，或端本以寻支，或溯流而讨源，定其可知，次以旧目。正缪误者六千余字。增注义者二千余条。一言去取，必有稽考。舛文疑义，于是详明。以之治身，可以消患于未兆。施于有政，可以广生于无穷。恭维皇帝抚大同之运，拥无疆之休，述先志以奉成，兴微学而永正，则和气可召，灾害不生，陶一世之民，同跻于寿域矣。

国子博士臣高保衡、光禄卿直秘阁臣林亿等谨上

【集解】

①于是雷公：皇甫谧《帝王世纪》（《太平御览》卷七二一引）：黄帝有熊氏命雷公、岐伯论经脉、傍通问难八十一为《难经》，教制九针，著《内外术经》十八卷。

②具明于《左史》：《左传》鲁昭公元年：晋侯求医于秦，秦伯使医和视之，曰："疾不可为也。""天有六气，降生五味，发为五色，徵为五声，淫生六疾。六气曰阴、阳、风、雨、晦、明也。分为四时，序为五节，过则为菑。阴淫寒疾，阳淫热疾，风淫末疾，雨淫腹疾，晦淫惑疾，明淫心疾。女

阳物而晦时,淫则生内热蛊惑之疾。今君不节不时,能无及此乎?”

③《难经》:《四库全书总目提要》卷一百三子部医家类一《难经本义》:《难经》八十一篇,《汉·艺文志》不载,隋唐《志》始载《难经》二卷,秦越人著。吴太医令吕广尝注之,则其文当出三国前。广书今不传,未审即此本否?然唐张守节注《史记·扁鹊列传》,所引《难经》悉与今合,则今书犹古本矣。其曰《难经》者,谓今文有疑,各设问难以明之。其中有此称经云,而《素问》《灵枢》无之者,则今本《内经》传写脱简也。

丹波元胤《医籍考》卷七《黄帝八十一难经》:杨玄操曰:“《黄帝八十一难经》者,斯乃渤海秦越人所作也。《黄帝内经》二帙,帙各九卷,而其义幽赜,殆难穷览,越人乃采摘英华,妙撮精要,二部经内,凡八十一章,勒成卷轴,伸演其旨,采微索隐,传示后昆,名为《八十一难》,以其理趣深邃,非卒易了故也。既弘畅圣言,故首称黄帝。”(伯坚按:这是杨玄操《难经注》序的文字,见王九思《难经集注》书首。)吴澄曰:“昔之神医秦越人撰《八十一难》,后人分其八十一为十三篇,余尝慊其合篇之未当,厘而正之,其篇凡六,一至二十二论脉,二十三至二十九论经络,三十至四十七论藏府,四十八至六十一论病,六十二至六十八论穴道,六十九至八十一论针法。秦越人之书与《内经》之《素》《灵》相表里,而论脉论经络属初,岂非医之道所当先明此者欤?”(伯坚按:这是吴澄《赠医士章伯明序》的文字,见《吴文正集》卷二十九。)按先子曰:《八十一难》之目、昉见于张仲景《伤寒论》序。难是问难之谓,隋·萧吉《五行大义》、唐·李善《文选·七发》注、《太平御览》引此经作八十一问,则其义可证焉。其冠以黄帝二字者,正与《内经》同,盖出假托也。此经未详成乎何人,考杨玄操序云:“秦越人之所作也。”司马迁云:天下至今言脉者由扁鹊,盖论脉莫精于《难经》,则其说之所以起也。自仲景以来,叔和《脉经》、士晏《甲乙》,往往引其文,则汉人所撰,要之不失为古医经,亦何必论其作者?而其为说,一本《素》《灵》之精要,以发其蕴奥,而较之经义往往有相诡,是果何也?《素问》《灵枢》,旧称古之《内经》,而取两书较之,亦往往有其义相乖者,二经中已如此。又取《素问》《灵枢》而篇篇较之,其言有前后相畔者,一书中亦复如此。况《难经》虽原二经,而其实则是一家言,《春秋》三传各异其辞,古之说经立言率皆为然,亦何遽取彼举此而致轩轾耶?姚际恒《伪书考》谓六朝人所为,疏谬亦甚。”又按《八十一难经》,较之于《素问》《灵枢》,其语气稍弱,似出于东都以后之人,而其所记又与当时之语相类者。若元气之称,始见于董仲舒《春秋繁露》《杨雄解嘲》,而至后汉比比称之。男生于寅,女生于申,《说文》包字注、高诱《淮南子》注、《离驳章》句俱载其说。木所以沉、金所以浮,出于《白虎通》。金生于巳、水生于申,泻南方火,补北方水之类,并是五行家纬说之言,而《素》《灵》中未有道及者,特见于此经。且此经诊脉之法,分以三部,其事约易明。自张仲景、王叔和辈执而用之,乃在医家实为不磨之矜式,然征之《素》《灵》业已不同,稽之仓公诊籍复又不合,则想其古法隐奥,以不遽易辨识,故至后汉或罕传其术者,于是时师据《素问》有三部九候之称,仿而演之,以作一家言者欤?其决非西京之文者,可以观矣。

伯坚按:《难经》和《黄帝内经》两书的内容,其中有异同的地方很多,清·徐大椿《难经经释》逐段有详细的说明,可供对照。

④晋·皇甫谧:《晋书》卷五十一《皇甫谧传》:皇甫谧,字士安,幼名静,安定朝那人,汉太尉嵩之曾孙也。就乡人席坦受书,勤力不怠。居贫,躬自稼穑,带经而农,遂博综典籍百家之言。沉静寡欲,始有高尚之志,以著述为务,自号玄晏先生。后得风痹疾,犹手不辍卷。初服寒食散而性与之忤,每委顿不伦,尝悲恚叩刃欲自杀,叔母谏之而止。太康三年卒,时年六十八。

⑤《甲乙》:皇甫谧《甲乙经》自序:按《七略》《艺文志》:“《黄帝内经》十八卷”,今有《针经》九

卷、《素问》九卷，二九一十八卷，即《内经》也。亦有所忘失，其论遐远，然称述多而切事少，有不编次。比按《仓公传》，其学皆出于《素问》。《素问》（伯坚按：各本《甲乙经》前面所载皇甫谧《序》，都没有此“素问”二字，今据宋程迥《医经正本书》所引校补。）论病精微，《九卷》是原本经脉，其义深奥，不易觉也。又有《明堂孔穴针灸治要》，皆黄帝、岐伯选事也。三部同归，文多重复，错互非一。甘露中，吾病风，加苦聋，百日方治，要皆浅近。乃撰集三部，使事类相从，删其浮辞，除其重复，论其精要，至为十二卷。

周中孚《郑堂读书记》卷四十一《甲乙经》：《隋志》载《黄帝甲乙经》十卷，《音》一卷，《梁》有十二卷。《新唐志》作十二卷。皆无谧撰之文。惟《唐志》又载皇甫谧《黄帝三部针经》十三卷，《宋志》作十二卷，《注》云：“即《甲乙经》”。据其自序，盖合《针经》《素问》《明堂孔穴针灸治要》三书，撮其精要以成是经，非即谧所自撰，故《隋志》《新唐志》皆不题其名氏也。但《新唐志》别载《三部针经》十二卷，明著其姓氏，而《崇文目》《读书志》《书录解题》则并两书皆不载，俱不可解。是书凡一百十八篇，言针灸之法最悉。诸言主之者可灸可刺，其言刺之者不可灸，言灸之者不可刺，此其例也。其称《甲乙经》，则莫得而详其义矣。或谓王冰所撰《灵枢经》，即割裂此书之文，伪为古书，然元晏实引古经以成书，非若所著《帝王世纪》之伪造故事，所以《灵枢》一经亦是有源本，故可与《素问》并行也。

丹波元胤《医籍考》卷二十一皇甫谧《黄帝甲乙经》：按弟坚曰：“此书命以甲乙、未有详解。按杨玄操《难经》序：‘昔皇甫谧总三部为甲乙之科。’《外台秘要》引此书，其疟病中云：‘出庚卷第七’，水肿中云：‘出第八辛卷’，又明堂及脚气中并引丙卷，然则玄晏原书以十干列，故以甲乙命名，隋志‘《黄帝甲乙经》十卷’，可以证焉。今传本并云晏自序作十二卷，盖非其真也。《魏都赋》：‘次舍甲乙，西南其户。’李善注：‘甲乙，次舍之处，以甲乙纪之也。’《景福殿赋》：‘辛壬癸甲，为之名秩。’吕延济注：‘言以甲乙为名次也。’此其义一尔。”

⑥及隋杨上善：徐春圃《古今医统大全》卷一《历代圣贤名医姓氏》：杨上善，不知何郡人，大业中为太医侍御，名著当代，称神。诊疗出奇，能起沉疴笃疾，不拘局方。述《内经》为《太素》。知休咎。今世之云太素脉皆宗之，鲜有得其妙者。

丹波元胤《医籍考》卷六杨上善《黄帝内经太素》：杜光庭《道德经广圣义》曰：“太子司议郎杨上善高宗时人，作《道德集注真言》二十卷。”（伯坚按：杜光庭《道德真经广圣义》五十卷有《明正统道藏本》，在羔羊景行各字号内。）

杨守敬《日本访书志》卷九杨上善《黄帝内经太素》：按李濂《医史》、徐春圃《医统》并云：“杨上善，隋大业中为太医侍御。”（伯坚按：李濂《医史》中没有杨上善传，杨守敬记错了。）杨上善爵里时代，古书无征。据其每卷首题“通直郎守太子文学臣杨上善奉敕撰注”。按《唐六典》：“魏置太子文学，自晋之后不置，至后周建德三年置太子文学十人，后废，皇朝显庆中始置”，是隋代并无太子文学之官，则上善为唐显庆以后人。又按此书残卷中：“丙主左手之阳明”，注云：“景丁属阳明者，景为五月”云云，唐人避太祖讳丙为景，则上善为唐人审矣。《医史》《医统》之说，未足据也。

萧延平《校正黄帝内经太素》例言：杨上善爵里时代，正史无征。据林亿等《重广补校素问》序云：“隋杨上善纂而为《太素》”；又据李濂《医史》、徐春圃《医统》并云：“杨上善，大业中为太医侍御，述《内经》为《太素》”；（伯坚按：李濂《医史》中没有杨上善的传，萧延平这一说是转抄杨守敬《日本访书志》的话，没有查阅李濂《医史》原书。）故《隋志》无其书。杨氏《日本访书志》据本书残卷中丙字避唐太祖讳作景，以为唐人；复据《唐六典》，谓隋无太子文学之官，唐显庆中始置,杨氏奉敕撰注称太子文学,当为显庆以后人。余则更有一说足证明其为唐人者。检本书杨注,凡引老子之言均称玄元皇帝,考新旧《唐书》本纪,追号老子为玄元皇帝在高宗乾封元年二月,则杨为唐人,更无疑义。再查隋大业距唐乾封不过五十余载,自来医多享大年,或上善初仕隋为太医侍御,后仕唐为太子文学,亦未可知。总之,太子文学,隋即无此官,唐封老子为玄元皇帝又在乾封元年,则杨书当成于乾封以后,可断言矣。

⑦《太素》:丹波元胤《医籍考》卷六杨上善《黄帝内经太素》:按是书,嘉佑中林亿等校《素问》时,完帙犹存,自后世久失传。近日西京太学博士福井榕旁得零本一通,卷为轴子,题曰"《黄帝内经太素》廿七卷,通直郎守太子文学臣杨上善奉敕撰注",仁安三年丹波赖基传抄宪基家本者,盖六百五十余年前物,而人间希有之宝牍也。林亿等《素问》序曰"及隋杨上善纂而为《太素》",今观其体例,取《素问》《灵枢》之文,错综以致注解者。后世有二经分类之书,上善实为之倡首,乃冠以是书。(伯坚按:古人将《黄帝内经》分类混合重编的,以皇甫谧的《甲乙经》为最早,《黄帝内经太素》远在其后。)

杨守敬《日本访书志》卷九杨上善《黄帝内经太素》:按李濂《医史》、徐春圃《医统》并云:"杨上善,隋大业中为太医侍御,述《内经》为《太素》。"顾《隋志》无其书。新旧《唐志》始著杨上善《黄帝内经太素》三十卷,《黄帝内经明堂类成》十卷。《崇文总目》《郡斋读书志》《书录解题》皆不著录。日本藤原佐世《见在书目》有此书,盖唐代所传本。文政间,医官小岛尚质闻尾张藩士浅井正翼就仁和寺书库抄得二十余卷,亟使书手杉本望云就录之以归。自后乃有传抄本。是书合《灵枢》《素问》纂为一书,故其篇目次第与二书皆不合,而上足以证皇甫谧,下足以订王冰,询医家鸿宝也。

黄以周《旧抄太素经校本》叙(《儆季文抄》卷二):《太素》三十卷,缺七卷,其经剌取《素问》《灵枢》,注则隋通直郎守太子文学杨上善奉敕所撰也。《太素》改编经文,各归其类、取法于皇甫谧之《甲乙经》,而无其破碎大义之失。其文先载篇幅之长者,而以所迻之短章碎文附于其后,不使原文糅杂。其相传旧本有可疑者,于注中破其字,定其读,亦不辄易正文。以视王氏之率意窜改不存本字,任意迻徙不顾经趣者,大有径庭焉。且《太素》所编之文,为唐以前之旧本,可以校正今之《素问》《灵枢》者难觇缕述。《素问》《灵枢》多韵语,今本之不谐于韵者,读《太素》无不叶,此可见《太素》之文之古。杨氏又深于训诂,于通借已久之字,以借义为释;其字之罕见者,据《说文》本义以明此经之通借;其阐发经意,足以补次注者亦甚多。

⑧时则有全元起者:徐春圃《古今医统大全》卷一《历代圣贤名医姓氏》:全元起以医鸣晋,其实不在巢、杨之下,一缙绅慕之如神。患者仰之,得则生,舍则死。其医悉祖《内经》。所著《内经训解》行世。

丹波元胤《医籍考》卷二全元起《注》《黄帝素问》:《南史·王僧孺传》曰:"侍郎全元起欲注《素问》,访以砭石。僧孺答曰:'古人尝以石为针,必不用铁。'《说文》有此砭字。许慎云:以石刺病也。《东山经》:高氏之山多针石。郭璞云:可以为砭针。《春秋》:美疢不如恶石。服子慎云:石,砭石也。季世无复佳石,故以铁代之尔。'"林亿等曰:"隋·杨上善为《太素》,时则有全元起者,始为之训解,阙第七一通。"按《隋志》作全元越,《南史》作金元起,并讹,今改。考史,王僧孺死在天监二年,则元起当为齐、梁间人。林亿等谓与杨上善同时,误矣。《古今医统》曰:"全元起以医鸣晋",妄甚。

伯坚按:全元起和王僧孺讨论砭石的事,只载于《南史·王僧孺传》,而《梁书·王僧孺传》却没有载这一件事。《素问》第二十五《宝命全形论》第三段"制砭石小大"句下《新校正》引了一段全元起注,说:"按全元起云:'砭石者,是古外治之法。有三名:一针石,二砭石,三镵石,其实一也。古来未能铸铁,故用石为针,故名之针石。言工必砥砺锋利,制其小大之形与病相当。黄帝造九针以代镵石。上古之治者各随其方所宜,东方之人多痈肿聚结,故砭石生于东方。"这一段全元起注,与王僧孺所说相同,参证《南史》,可以认为全元起是和王僧孺同时,应当是齐梁间人(公元五世纪末期六世纪初期)。

⑨顷在嘉佑中:伯坚按:嘉佑是宋仁宗的第九个年号,共有八年,自公元一零五六年到一零六三年。

⑩乃诏通知其学者俾之是正:掌禹锡等《补注本草奏敕》(《政和新修经史证类备用本草》卷三十):嘉佑二年八月三日诏:"所有《神农本草》《灵枢》《太素》《甲乙经》《素问》之类,及《广济》《千金》《外台秘要》等方,仍差太常少卿值集贤院掌禹锡、职方员外郎秘阁校理林亿、殿中丞秘阁校理张洞、殿中丞馆阁校勘苏颂,同共校正闻奏。"臣禹锡等奉奏置局勘校,并乞差医官三两人同共详定。其年十月,差医学秦宗古、朱有章赴局祗应。

苏颂《图经本草》序(《政和新修经史证类备用本草》卷一):先是诏命儒臣重校《神农本草》等凡八书,光禄卿直秘阁臣禹锡、尚书祠部郎中秘阁校理臣亿、太常博士集贤校理臣颂、殿中丞臣检、光禄寺丞臣保衡相次被选,仍领医官秦宗古、朱有章等,编绎累年、既而《补注本草》成,奏御。

高保衡等《甲乙经》序:国家诏儒臣校正医书,今取《素问》《九墟》《灵枢》《太素》经《千金方》及《翼》《外台秘要》诸家善书校对,玉成缮写,将备亲览。

王应麟《玉海》卷六十三:嘉佑二年八月辛酉,置校正医书局于编修院,命掌禹锡等五人,从韩琦之言也。琦言《灵枢》《太素》《甲乙经》《广济》《千金》《外台秘要》方之类多讹舛,《本草》编载尚有所亡,于是选官校正。

陈振孙《直斋书录解题》卷十三《外台秘要方》:大凡医书之行于世,皆仁庙朝所校定也。按会要:"嘉佑二年,置校正医书局于编修院,以直集贤院掌禹锡、林亿、校理张洞、校勘苏颂等,并为校正。后又命孙奇、高保衡、孙兆同校正。每一书毕即奏上,亿等皆为之序,下国子监板行。"

卷　一①

【集解】

①黄帝内经素问集解卷一:《新校正》云:按王氏不解所以名《素问》之义,及《素问》之名起于何代。按《隋书·经籍志》,始有《素问》之名。《甲乙经》序,晋·皇甫谧之文,已云:"《素问》论病精辨"。王叔和,西晋人,撰《脉经》,云:"出《素问》《针经》"。汉·张仲景撰《伤寒杂病论》集,云:"撰用《素问》。"是则《素问》之名,著于《隋志》,上见于汉代也。自仲景以前,无文可见,莫得而知。据今世所存之书,则《素问》之名起汉世也。所以名《素问》之义,全元起有说云:"素者,本也。问者,黄帝问岐伯也。方陈性情之源,五行之本,故曰《素问》。"元起虽有此解,义未甚明。按《乾凿度》云:"夫有形生于无形,故有太易,有太初,有太始,有太素。太易者,未见气也。太初者气之始也。太始者,形之始也。太素者,质之始也。"气形质具而疴瘵由是萌生,故黄帝问此太素质之始也。《素问》之名、义或由此。

马莳说:《素问》者,黄帝与岐伯、鬼臾区、伯高、少师、少俞、雷公六臣平素问答之书,即本纪所谓咨于岐伯而作《内经》者是也。(伯坚按:现存《素问》七十九篇中,有五十九篇出现了岐伯,七篇出现了雷公,二篇出现了鬼臾区,《素问》中只出现了这三个人。伯高、少师、少俞三个人都是在《灵枢》中出现的。)

长尾藻城《先哲医话集》引《技养录》:愚按素,豫也。《国语》:"夫谋必素。"《注》,韦昭曰:"素,犹豫也。"《汉书》陆贾传:"将相和则士豫。"《注》,师古曰:"豫,素也。"是素、豫互训,盖同义矣。又按《史记·秦纪》昭王曰:"物不素具,不可以应卒。"《汉书·赵充国传》曰:"诚非素定庙胜之策。"素字亦并当以豫看也。问者,黄帝问岐伯等也。夫民庶蚩蚩、不知养生之道,暴施妄作,由以生疾,以婴横夭,犹如不问法禁而自抵罪。黄帝仁智,豫问岐伯以养生之道,避邪之术,以此垂世,以俾元元得全生于无穷者,亦是圣人务本之揆矣。《上古天真论》曰:"圣人不治已病治未病,不治已乱治未乱。"又曰:"病已成而后药,乱已成而后治之,譬犹渴而掘井,斗而铸兵,不亦晚乎?"是其特于卷首揭示之本旨者。且夫《内经》一部之书,独论病理而不备药方,其意盖亦专在预防故也耳。(伯坚按:"《上古天真论》应作《四气调神大论》"。)

上古天真论第一①

【集解】

①上古天真论第一:《新校正》云:按全元起注本在第九卷,王氏重次篇第,移冠篇首。今注逐篇必具全元起本之卷第者,欲存《素问》旧第目,见今之篇次皆王氏之所移也。

伯坚按:本篇和《甲乙经》《黄帝内经太素》《类经》三书的篇目对照,列表于下:

素问	甲乙经	黄帝内经太素	类经
上古天真论第一	卷六——形气盛衰大论第十二 卷十一——动作失度内外伤发崩中瘀血呕血第七	卷二——寿限篇	卷一——上古之人春秋百岁今时之人半百而衰(摄生类一) 卷一——上古圣人之教下(摄生类二) 卷一——古有真人至人圣人贤人(摄生类三) 卷三——有子无子女尽七七男尽八八(藏象类十三)

【释题】 本篇第一节讲上古的时候,人们即知道如何谨慎修养,来保全天真,所以叫作上古天真论。

【提要】 本篇用黄帝和岐伯二人问答的形式,主要讲的是个人卫生和男女一生的生理变化过程。全篇可分成三大节。第一节讲为什么上古的人能活到一百岁,而现在的人活到五十岁就衰老了。第二节讲男女一生的生理变化过程,和为什么老了就不能生育儿女。第三节讲四种不同的卫生方法,因为卫生方法不同,所以他们的寿命也各有长短不同。关于个人卫生的方法,特别着重在酒色嗜欲的节制和高级神经活动的卫生,这些原则都是人类应当长久记住的。

昔在①黄帝②,生而神灵③,弱而能言④,幼而徇齐⑤,长而敦敏⑥,成而登天⑦。

【本段提纲】 马莳说:此总述黄帝始末之辞。

【集解】

①昔在:丹波元简说:《书·尧典》序:"昔在帝尧,聪明文思,光宅天下。"孔颖达《正义》云:"郑玄云:'书以尧为始,独云昔在,使若无先之典然也。'《诗》云:'自古在昔。'言在昔者,自下本上之辞。言昔在者,从上自下为称。故曰使若无先之者,据代有先之而书无所先,故云昔也。"

喜多村直宽说:黄朝英《缃素杂记》:"昔在者,主其人而言之。在昔者,主其时而言之。以人言者,其人昔在而今亡也。以时言者,其在昔而非今也。一说人虽往矣,且流风遗烈犹在也,故谓之昔在。其时往矣,其事必察而后见,故谓之在昔。"宽按:《书·无逸》:"昔在殷王中宗",《冏命》:"昔在文武",《洪范》:"在昔鲧湮洪水",《酒诰》:"在昔殷先哲王",《尧典序》:"昔在帝尧",《诗》:"自古在昔",据此,昔在在昔必无大分别,在字唯是助语之词耳。

②黄帝:《史记》卷一《五帝本纪》:黄帝者,少典之子,姓公孙,名曰轩辕。生而神灵,弱而能言,幼而徇齐,长而敦敏,成而聪明。

《大戴礼记·五帝德篇》:黄帝,少典之子也,曰轩辕。生而神灵,弱而能言,幼而慧齐,长而敦敏，成而聪明。

③神灵：张守节《史记正义》：言神异也。《易》曰："阴阳不测之谓神。"《书》云："人惟万物之灵。"故谓之神灵也。

④弱而能言：司马贞《史记索隐》：弱，谓幼弱时也。盖未合能言之时，而黄帝即言，所以为神异也。

⑤幼而徇齐：裴骃《史记集解》：徐广曰："墨子曰：'年逾十五则聪明心虑，无不徇通矣。'"骃按：徇，疾；齐，速也。言圣德幼而疾速也。

雷浚《说文外编》卷三：《史记·五帝本纪》："幼而徇齐。"裴骃曰："徇，疾也。"《索隐》曰："《尔雅》齐速俱训为疾，今徇亦训疾，未见所出。"浚按《说文》："侚，疾也。"徇齐当是侚齐之讹。(《说文解字诂林》第六八七八页)

伯坚按：徇齐，就是做事敏捷的意思。

⑥敦敏：《尔雅释诂》：敦，勉也。

朱起凤《辞通》第一四〇七页：敏、勉，双声，古通用。《礼·中庸》："人道敏政。"郑注："敏犹勉也。"是其证也。

伯坚按：敦敏，即敦勉。《公羊传》宣公十五年："勉之矣。"何休《解诂》："勉犹努力。"敦敏就是做事努力的意思。

⑦成而登天：丹波元坚说：成而登天，以上六句，疑王氏所补，非古经之文。何以言之？此篇全氏训解在第九卷：但使其本果有此六句，则是帝始末退在末卷，万无此理。盖王氏移《天真论》置之于八十篇之上，并添改其起语也。其文取之于《史记》《大戴礼》及《孔子家语》，改"聪明"作"登天"，冠以"昔在"二字，盖摹仿《尧典序》，而承以"乃问于天师曰"一句，组织之痕，自不可掩矣。顾全氏之旧，犹是不过"黄帝问曰"四字而已。林亿等专奉王氏、如此七句，既信为古经之真，故置而不校也。小岛春回沂曰："《千金方》作'黄帝问岐伯曰'六字，《遐年要抄》引《太素经》亦同，此足以为确证矣。"

顾观光说：以上五句，并见《大戴礼记·五帝德篇》。"登天"，彼作"聪明"。

俞樾说：成而登天，谓登天位也。《易·明夷传》曰："初登于天，照四国也。"可说此经登天之义。故下文即云："乃问于天师。"乃者，承上之词，见黄帝既登为帝，乃发此问也。

喜多村直宽说：此一节刘茝庭先生以为王氏补文，其说是。且生、弱、幼、长四字并就黄帝一身上言之。况生、成二字相照，若解为鼎成，则与上文不属。又"登天"作"聪明"，隔句押韵，若是"登天"，则与韵不合矣。

迺①问于天师②曰：余闻上古之人，春秋皆度③百岁而动作不衰。今时之人，年④半百而动作皆衰者，时世异耶？将人失之耶⑤？

【集解】

①迺：陆懋修说：迺，古文乃字。《尔雅·释诂》："迺，乃也。"

②天师：王冰说：天师，岐伯也。

张介宾说：《内经》一书，乃黄帝与岐伯、鬼臾区、伯高、少师、少俞、雷公等六臣平素讲求而成。六臣之中，惟岐伯之功独多，而爵位隆重，故尊称之为天师。

丹波元简说：按黄帝称天师，见《庄子·徐无鬼》《韩诗外传》及《说苑》云："黄帝即位，宇内和平，思见凤凰之象，以召天老。"天老，盖天师耳。

③度：丹波元简说：按《玉篇》："度与渡通，过也。"

伯坚按:《汉书》卷九十九《王莽传》上:"度百里之限。"颜师古注:"度,亦逾越也。"

④年:度会常珍说:古抄本"年"下有"至"字,与《遐年要抄》引《太素》及《千金方》合。

⑤将人失之耶:原文作"人将失之耶"。

胡澍说:"人将失之耶",当作"将人失之耶"。下文曰,"人年老而无子者,材力尽耶,将天数然也";("也"与"邪"古字通。《大戴礼·五帝德篇》:"请问黄帝者,人邪,抑非人耶",《乐记正义》引"邪"作"也";《史记·张仪传》:"此公孙衍所谓邪",秦策"邪"作"也";《淮南·精神篇》:"其以我为此拘拘邪",《庄子·大宗师篇》"邪"作"也"是也。上句用"邪"而下句用"也"者,书传中多有之。昭二十六年《左传》:"不知天之弃鲁耶,抑鲁有罪于鬼神故及此也";《史记·淮南衡山传》:"公以为吴兴兵是耶,非也";《货殖传》:"岂所谓素封者邪,非也"是也。)《徵四失论》曰:"子年少智未及邪,将言以杂合邪",与此文同一例。将,犹抑也。"时世异邪,将人失之邪",谓时世异邪,抑人失之邪。"材力尽邪,将天数然也",谓材力尽邪,抑天数然邪。"子年少智未及邪,将言以杂合邪",谓子年少智未及邪,抑言以杂合邪。《楚策》曰:"先主老悖乎?将以为楚国袄祥乎?"《汉书·龚遂传》曰:"今欲使臣胜之邪?将安之也?"(也与邪通)《楚辞·卜居》曰:"吾宁悃悃款款朴以忠乎?将送往劳来斯无穷乎?宁诛锄草茅以力耕乎?将游大人以成名乎?"以上将字亦并为词之抑。(伯坚按:也邪通用,详见王引之《经传释词》卷四也字条和俞樾《古书疑义举例》卷四也邪通用例。)

田晋蕃说:唐·孙思邈《千金要方》作"将人失之邪"。按此两句与下文"材力尽邪将天数然也"句法例。《释文序例》云:"邪也弗殊",言邪与也古字通。宜从《千金方》乙转为是。

伯坚按:《千金方》卷二十七《养性序》第一引本书作"将人失之邪"。今据胡澍、田晋蕃说,依《千金方》校改。

岐伯①对曰:上古之人,其知道②者,法于阴阳,和于术数③,食饮有节,起居有度④,不妄⑤,不作⑥,故能形与神俱,而尽终其天年,度百岁乃去⑦。

【本段提纲】 马莳说:此言上古之人,所以春秋皆度百岁而动作不衰者,非但以其时世之异,实由于人事之得也。

【集解】

①岐伯:皇甫谧《帝王世纪》(《太平御览》卷七二一引):岐伯,黄帝臣也。帝使岐伯尝味草本,典主医病,经方、本草、《素问》之书咸出焉。

伯坚按:岐伯,有从山作岐伯的,也有从止字作歧伯的。宋景佑本《汉书·司马相如传》:"乃遂奏《大人赋》,其辞曰……诏岐伯使尚方。"颜师古注引张楫曰:"岐伯者,黄帝太医,属使主方药也。"《艺文志·神仙家》有"《黄帝岐伯按摩》十卷"。字皆从山作岐伯。而《艺文志》"太古有歧伯、俞拊",则字从止作歧伯。宋黄善夫本《史记》和宋本《太平御览》都从止作歧伯。各种刻本的《黄帝内经》全书都作从止的歧伯,不作从山的岐伯。

②知道:王冰说:知道,谓知修养之道也。

③法于阴阳,和于术数:马莳说:术数者,修养之法则也。上古之人为圣人而在上者,能知此大道而修之,法天地之阴阳,调人事之术数。术数所该甚广,如呼吸按跻;及《四气调神论》,养生、养长、养收、养藏之道;《生气通天论》,阴平阳秘;《阴阳应象大论》,七损八益;《灵枢·本神篇》,长生久视;本篇下文,饮食起居之类。

丹波元简说:《广雅》:"数,术也。"《庄子·天道》:"有术数存焉。"释文引李注云:"数,术也。"《史记·仓公传》:"善为方数者。"《索隐》云:"《庄子·天道》数,音术数之数。"《抱朴子》云:"夫仙人以药物养神,以术数延命。"

④起居有度:原文作"起居有常"。

《新校正》云:按全元起注本云:"饮食有常节,起居有常度。"《太素》同。

俞樾说:经文本作"食饮有节,起居有度",故释之曰:"有常节,有常度"。若如今本,则与全氏注不合矣。且上文云:"法于阴阳,和于术数",此文"度"字本与"数"字为韵。今作"有常",则失其韵矣。盖即因全氏注文有"常"字而误入正文,遂夺去"度"字。

孙蜀丞(人和)说:俞樾说是正确的,但还有未尽的地方。"起居有常"的"常"字,和"度百岁乃去"的"度"字,当是彼此互抄错了。应当作"起居有度"和"常百岁乃去"。

伯坚按:《新校正》所引《太素》是佚文,今存残本《黄帝内经太素》没有这一段文字。《千金方》卷二十七《养性序》第一引本书,亦作"饮食有常节,起居有常度"。今据俞樾说,依《新校正》所引全元起本和《太素》校改。

⑤妄:许慎《说文解字》十二下女部:妄,乱也。

⑥不妄,不作:原文作"不妄作劳"。

《新校正》云:按全元起注本云:"饮食有常节,起居有常度,不妄不作。"《太素》同。杨上善云:"以理而取,声色芳味不妄视听也。循理而动,不为分外之事也。"

胡澍说:全本、杨本是也。法于阴阳,和于术数,相对为文。饮食有常节,起居有常度,相对为文。不妄与不作,相对为文。"作",古读若"胙",上与"者""数""度"为韵,下与"俱""去"为韵。王氏改"饮食有常节,起居有常度",为"饮食有节,起居有常",则句法虚实不对。改"不妄不作",为"不妄作劳",是误读"作",为作为之"作",而以"作劳"连上文,殊不成义。既乖经旨,又昧古人属词之法,且使有韵之文,不能谐读,一举而三失随之,甚矣古书之不可轻改也。

刘师培《左盦集》卷七《黄帝内经素问校义》跋:原书"不妄作劳",胡氏据全、杨本易为"不妄不作",其谊甚允。"作",即创始之义。"不作"者,与《老子》"不敢居天下先"同。

伯坚按:《新校正》所引《太素》是佚文,今存残本《黄帝内经太素》没有这一段文字。今据胡澍、刘师培说,依《新校正》所引全元起本和《太素》校改。

⑦度百岁乃去:《管子·形势解》第六十四:起居时,饮食节,寒暑适,则身利而寿命益。饮食不节,寒暑不适,则形体累而寿命损。

今时之人不然也,以酒为浆①,以妄为常②,醉以入房③,以欲竭其精,以好散其真④,不知持满⑤,不时⑥御神⑦,务快其心,逆于生乐⑧,起居无节,故半百而衰也。

【本段提纲】 马莳说:此言今时之人,年半百而动作皆衰者,非但以其时世之异,实由于人事之失也。

【集解】

①以酒为浆:吴④崑说:古人每食,必啜汤饮,谓之水浆。"以酒为浆",言其饮无节也。

丹波元简说:《周礼》:"有浆人"。《孟子》:"箪食壶浆。"《汉·鲍宣传》:"浆酒藿肉。"张衡《思玄赋》:"斟白水为浆。"《孝子传》:"挚义浆以给过客。"此其证也。

②以妄为常:王冰说:寡于信也。

李治《敬斋古今注》卷一(《藕香零》拾足本):启玄子王冰之注,取数固多,然其所不合者亦不少也。岐伯此言,以为今人逐末、丧本、塞华、遗失天理之大全,则是以妄为常。今冰以为寡于诚信,失其旨远矣。

吴崑说:上古之人,不妄作劳,今则以妄为常,言其不慎动也。

张文虎说:《上古天真论》:"以妄为常",王注:"寡于信也。"按自"以酒为浆"下五句,皆与上"饮食有节,起居有常,不妄作劳"反对。此"妄"字即上"不妄作劳"之"妄",训为寡信,殊迂阔。

③醉以入房:丹波元简说:《汉·艺文志》:"房中者,情性之极,至道之际,是以圣王制外乐以禁内情,而为之节文。"《说文》:"房,室在旁也。"

江有诰《先秦韵读》:今时之人,以酒为浆,以妄为常,醉以入房。(阳部)

④以好散其真:原文作"以耗散其真"。

《新校正》云:按《甲乙经》,"耗"作"好"。

胡澍说:以耗散其真,与以欲竭其精,句义不对,则皇甫本作"好"是也。好读嗜好之好,好亦欲也。凡经传言嗜好,即嗜欲;言好恶,即欲恶。《孟子·告子篇》:"所欲有甚于生者",《中论·夭寿篇》作"所好"。《荀子·不苟篇》:"欲利而不为所非",《韩诗外传》作"好利"。作耗者,声之误耳。

俞樾说:《新校正》云:"《甲乙经》,'耗'作'好'。"樾谨按:作"好"者是也。好与欲义相近。《孟子·离娄篇》:"所欲有甚于生者",《中论·夭寿篇》作"所好"。《荀子·不苟篇》:"欲利而不为所非",《韩诗外传》作"好利"。是好即欲也。以欲竭其精,以好散其真,两句文异而义同。今作"以耗散其真",则语意不伦矣。

田晋蕃说:宋张君房《云笈七签》三十二引,"耗"作"好"。

伯坚按:此段见《甲乙经》卷十一《动作失度内外伤发崩中瘀血呕血唾血》第七。明刻《医统正脉》本《甲乙经》仍作"以耗散其真"。今据胡澍、俞樾说校改。

⑤持满:汪昂说:持满,恐倾之意。(《素问灵枢类纂约注·杂论篇》)

丹波元简说:范蠡云:"持满者与天。"《荀子·宥坐篇》:"子路云,持满有道乎?"(伯坚按:范蠡的话,见《史记·越王勾践世家》。又见《国语·越语》下,作"持盈者与天"。)

丹波元坚说:《淮南子·氾论训》:"周公可谓能持满矣。"高诱注:"满,满而不溢也,故曰能持满。"

⑥不时:《新校正》云:按别本,"时"作"解"。

胡澍说:林校曰:"按别本'时'作'解'。"澍按:"时"字是,"解"字非也。时,善也。不时御神,谓不善御神也。《小雅·颁弁篇》:"尔殽既时。"毛《传》曰:"时,善也。"《广雅》同。解与时,形声均不相近,无缘致误,亦无由得通。盖后人不明时字之训而妄改之。且善亦有解义。《学记》:"相观为善之谓摩",《正义》曰:"善犹解也"是也。愈不必改为解矣。

田晋蕃说:按"时"之为"善",王氏引之《经义述闻》三十一详言之,时善一声之转。

⑦御神:喜多村直宽说:《庄子·逍遥游》:"乘天地之正而御六气之辨。"王肃《家语》注:"御,统也,治也。"

江有诰《先秦韵读》:以欲竭其精,以耗散其真不知持满,不时御神。(真耗通韵)

⑧逆于生乐:王冰说:快于心欲之用,则逆养生之乐矣。

丹波元坚说:王以养生之乐解之,恐非。《吕览·知士篇》:"此剂貌辨之所以外生乐趋患难故也。"注:"外弃其生命之乐,解人之患,往见宣王,不辞难之故也。"盖此亦谓生命长久之乐也。

夫上古圣人之教也,下皆谓之①。虚邪贼风②,避之有时。恬惔虚无③,真气从之,精神内守,病安从来④?是以志闲而少欲,心安而不惧,形劳而不倦,气从以顺,各从其欲，皆得所愿[5]。故美其食[6]，任其服[7]，乐其俗，高下不相慕，其民故日朴[8]。是以嗜欲不能劳其目[9]，淫邪不能惑其心，愚智贤不肖不惧于物[10]，故合于道[11]。所以能年皆度百岁而动作不衰者，以其德全不危也[12]。

【本段提纲】 马莳说：此言上古圣人教下有法而在下者从之，故皆能度百岁而不衰也。

【集解】

①夫上古圣人之教也，下皆谓之：原文作"夫上古圣人之教下也皆谓之"。

《新校正》云：按全元起注本云："上古圣人之教也，下皆为之。"《太素》《千金》同。杨上善云："上古圣人使人行者，身先行之，为不言之教。不言之教胜有言之教，故下百姓仿行者众、故曰下皆为之。"

胡澍说：全本、杨本、孙本及杨说是也。"夫上古圣人之教也，下皆为之"，下皆为之，言下皆化之也。《书·梓材》："厥乱为民"，《论衡·致力篇》引作"厥率化民"，是"为"即"化"也。王本作"谓"者，"为"之借字耳。僖五年《左传》曰："一之谓甚，其可再乎？"《六微旨大论》曰："升已而降，降者谓天。降已而升，升者谓地。"昭元年《传》曰："此之谓多矣"。若能少此，吾何以得见？十年《传》曰："佻之谓甚矣，而壹用之。"廿一年《传》曰："登之谓甚，吾又重之。"《周语》曰："守府之谓多，何可兴也。"《晋语》曰："年之谓多矣，何以能久？"《大戴礼·少间篇》曰："何谓其不同也。"（此从元本）《楚策》曰："人皆以谓公不善于富挚。"《管子·霸言篇》："故贵为天子，富有天下，而我不谓贪者。"《韩诗外传》曰："王欲用女，何谓辞之？"又曰："何谓而泣也？"《淮南·人间篇》曰："国危而不安，患结而不解，何谓贵智？"《列女传》《仁智传》曰："知此谓谁？"《新序杂事篇》曰："何谓至于此也？"《汉书·文帝纪》曰："是谓本末者，无以异也。"以上并以"谓"为"为"。"为"与"谓"一声之转，故二字往往通用。《说苑·君道篇》："则何为不具官乎"，《晏子春秋·问篇》"为"作"谓"。《吕氏春秋·精输篇》："胡为不可"，《淮南·道应篇》"为"作"谓"。《文子·微明篇》："君知所为"，《淮南·人间篇》"为"作"谓"（此从道藏本）。《汉书·高帝纪》："郦食其为里监门"，英布传："胡为废上计而出下计"，《史记》"为"并作"谓"。正如《素问》："下皆为之"，而王氏所从本"为"作"谓"。盖假借皆主乎声，语辞之"为"通作"谓"，行为之"为"通作"谓"，作为之"为"通作"谓"，故化为之"为"亦通作"谓"。王氏不达，误以"谓"为告谓之"谓"，乃升"下"字于上句"也"字之上，以"上古圣人之教下"为句，"皆谓之"三字属下句，失其指矣。

喜多村直宽说：全本、《太素》，"谓"作"为"。宽按："谓""为"二字古通用，见王引之《经传释词》。（伯坚按：见《经传释词》卷二为字条和谓字条。）

伯坚按：《新校正》所引《太素》是佚文，今存残本《黄帝内经太素》没有这一段文字。《千金方》卷二十七《养性序》第一引本书，正作"夫上古圣人之教也，下皆为之"。今据胡澍说，依《新校正》所引全元起本、《太素》和《千金方》校改。

②虚邪贼风：《素问》第十三《移精变气论》：贼风数至，虚邪朝夕。

《素问》第二十九《太阴阳明论》：故犯贼风虚邪者，阳受之。

王冰说：邪乘虚入，是谓虚邪。窃害中和，谓之贼风。避之有时，谓八节之日，及太一入从之于中宫朝八风之日也。

马莳说：按《灵枢·九宫八风篇》云："凡从其所居之乡来为实风，主生长养万物。从其冲后来为虚风伤人者也，主杀主害者。谨候虚风而避之。"故圣人曰："避虚邪之道，如避矢石然。"又《刺节真邪篇》有"虚邪之中人也"等语，《灵枢》又有《贼风篇》，则虚邪但指风言。王注言邪从虚入，则指虚为在人者，非。

丹波元坚说：宜参《八正神明论》，及《岁露篇》《九宫八风篇》。

顾观光说：《灵枢·九宫八风篇》云："风从其所居之乡来为实风，主生长养万物。从其冲后来为虚风，伤人者也。"此虚邪，即虚风。

③恬惔虚无：王冰说：恬惔虚无，静也。

丹波元简说：《老子》曰："恬淡为上。"《庄子》曰："恬惔无为。"《淮南子》曰："静漠恬淡，所以养性也。和愉虚无，所以养德也。"李善《洞箫赋》注："《广雅》曰：恬，静也。"《说文》曰："淡，安也。"又曰："倓，安也。"惔、澹、淡、倓通用。

胡澍说：恬惔，元熊宗立本、明道藏本均作"恬澹"。（伯坚按：据丁丙《善本书室藏书志》卷十六《黄帝内经素问》十二卷条下说："鳌峰熊宗立乃明成化、正统间坊贾也。"此作元本误。）澍按："惔"与"憺"同。"憺"之为"惔"，犹"澹"之为"淡"。《文选》潘安仁《金谷集诗》："绿也泛淡淡"。李善曰："淡与澹同"。然《释音》作"恬憺"，则宋本本作"恬憺"。《阴阳应象大论》："乐恬憺之能"，《移精变气论》："此恬憺之世"，亦并作"恬憺"。

④病安从来：江有诰《先秦韵读》：虚邪贼风，避之有时，恬淡虚无，真气从之。精神内守，病安从来？（之部）

⑤皆得所愿：王冰说：志不贪，故所欲皆顺。心易足，故所愿必从。以不异求，故无难得也。

江有诰《先秦韵读》：是以志闲而少欲，心安而不惧，形劳而不倦，气从以顺，各从其欲，皆得所愿。（元部）

⑥故美其食：王冰说：顺精粗也。

《新校正》云：按别本，"美"一作"甘"。

⑦任其服：王冰说：随美恶也。

⑧其民故日朴：原文作"其民故曰朴"。

《新校正》云：按别本，"曰"作"日"。

丹波元简说：《新校正》云"曰"作"日"，为是。又唐人日曰二字同一书法，详见于顾炎武《金石文字记》。

胡澍说："曰"字义不可通，别本作"日"是也。"日"与《孟子·尽心篇》"民日迁义"之"日"同义，言其民故日以朴也。作"曰"者，形似之误。《大戴礼·曾子天图图篇》："故火日外景而金水内景"，《淮南·天文篇》"日"作"曰"，误与此同。

田晋蕃说：古人"日""曰"二字同一书法，唐石经犹然。臧氏琳《经义杂记》曰："唐石经日字皆作曰，惟上画满为日，上画不满象气出口为曰，《释文》遇二字可疑者加音切以别之。"

伯坚按：今据丹波元简、胡澍说，依《新校正》所引别本校改。

江有诰《先秦韵读》：故美其食，任其服，乐其俗，高下不相慕，其民故日朴。（侯部）

⑨是以嗜欲不能劳其目：《淮南子·精神训》：故曰，嗜欲者使人之气越，而好憎者使人之心劳，弗疾去则志气日耗。

丹波元简说：《甲乙》，"嗜"作"色"。

⑩愚智贤不肖不惧于物：丹波元简说：《灵》本藏篇云："无愚智贤不肖，无以相倚也。"

⑪合于道：《新校正》云：按全元起注本云："合于道数。"

丹波元简说：《新校正》云："全元起作'合于道数'。"《千金》同。

⑫以其德全不危也：王冰说：不涉于危，故德全也。《庄子》曰："执道者德全。德全者形全。形全者圣人之道也。"又曰："无为而性命不全者，未之有也。"

帝曰：人年老[1]而无子者，材力尽邪？将天数然也[2]？

岐伯曰：女子七岁，肾气[3]盛，齿更，发长[4]。

二七而天癸[5]至，任脉[6]通，太冲脉[6]盛，月事[7]以时下，故有子。

三七，肾气平均，故真牙生而长极[8]。

四七，筋骨坚，发长极，身体盛壮。

五七，阳明脉衰[9]，面始焦，发始堕。

六七，三阳脉[10]衰于上，面皆焦，发始白。

七七，任脉虚，太冲脉衰少，天癸竭，地道不通[11]，故形坏而无子也。

【本段提纲】 马莳说：此与下节言男女之年老无子者，由于材力之尽，非皆天数使然。而此一节则先以女言之也。

【集解】

①人年老：丹波元简说：《卫气失常篇》："人年五十以上为老。"《曲礼》《说文》并云："七十曰老。"

②将天数然也：杨上善说：材力，摄养之力也。天数，天命之数也。

丹波元坚说：先兄曰："《吕览·仲秋纪》：'凡举事无逆天数。'注：'天数，天道也。'"

③肾气：马莳说：《仙经》云："先生左肾则为男，先生右肾则为女。"盖指始妊时言也。故女子七岁曰肾气始盛，男子八岁曰肾气实，皆从肾始也。

张志聪说：人之初生，先从肾始。

④发长：杨上善说：肾主骨发，故肾气盛，更齿发长。

丹波元坚说：先兄曰："《六节藏象论》云：'肾者主蛰，封藏之本，精之处也。其华在发。其充在骨。'《五藏生成篇》云：'肾之合，骨也。其荣，发也。'"

⑤天癸：杨上善说：天癸，精气也。

张介宾说：天癸者，天一之气也。愚按：天癸之义，诸家俱即以精血为解，然详玩本篇，谓女子二七天癸至，月事以时下，男子二八天癸至，精气溢泻，是皆天癸在先而后精血继之，分明先至后至各有其义，焉得谓天癸即精血，精血即天癸，本末混淆，殊失之矣。夫癸者，天之水干名也。干者支之阳，阳所以言气。癸者壬之偶，偶所以言阴。故天癸者，言天一之阴气耳。气化为水，因名天癸。此先圣命名之精而诸贤所未察者。其在人身，是谓元阴，亦曰元气。人之未生，则此气蕴于父母，是谓先天之元气。人之既生，则此气化于吾身，是谓后天之元气。第气之初生，真阴甚微，及其既盛，精血乃旺。故女必二七，男必二八，而后天癸至。天癸既至，在女子则月事以时下，在男子则精气益泻，盖必阴气足而后精血化耳。阴气阴精，譬之云雨。云者阴精之气也，雨者阴气之精也，未有云雾不布而雨雪至者，亦未有云雾不浓而雨雪足者。然则精生于气，而天癸者其即天一之气乎，可无疑矣。《列子》曰："有生者，有生生者，有形者，有形形者"，其斯之谓。

丹波元简说：《管子》云："人，水也。男女精气合而水流形。"《家语》云："男子八月而生齿，八岁而龀，二八十六岁而化。女子七月生齿，七岁而龀，二七十四而化。"（又见《大戴礼》）《韩诗外传》云："男子八岁而龆，十六而精化小通。女子七岁而龀，十四而精化小通。"《通雅》云："小通，言人道也。"可以互证焉。

丹波元坚说：《史记正义》曰："男八月生齿，八岁毁齿，二八十六阳道通，八八六十四阳道

绝。女七月生齿,七岁毁齿,二七十四阴道通,七七四十九阴道绝。"(《孔子世家》注)

顾观光说:"天癸当是阴精,故《甲乙经》作天水。若指为血,则与下月事句复矣。"

⑥任脉,太冲脉:王冰说:任脉、冲脉,皆奇经脉也。冲为血海,任主胞胎,二者相资,故能有子。(伯坚按:《素问》第四十四《痿论》说:"冲脉者,经脉之海也。"《灵枢》第三十三《海论》说:"人有髓海,有血海,有气海,有水谷之海。冲脉者,为十二经之海。")

又第六十二《动输篇》说:"冲脉者,十二经之海也。"

《新校正》云:按全元起注本及《太素》《甲乙经》,俱作"伏冲"。下"太冲"同。

马莳说:任冲二脉,奇经八脉之二也。(见《骨空论》)任主胞胎,冲为血海,今二脉俱通,月事应时而下。又按肝经有太冲穴,而此篇所指,实指冲脉言,乃《骨空论》所谓冲脉者起于气冲者是也,不可以其有此太字,而遂指为肝经之穴名也。

俞樾说:《新校正》云:"全元起注及《太素》《甲乙经》俱作'伏冲'。下'太冲'同。"樾谨按:汉人书太字或作伏。汉太尉公墓中画像,有伏尉公字。《隶续》云:"字书有伏字,与大同音。此碑所云伏尉公,盖是用伏为大,即大尉公也"。然则全本及《太素》《甲乙经》当作伏冲,即太冲也。后人不识伏字,加点作伏,遂成异字,恐学者疑惑,故俱论之。

田晋蕃说:按《灵枢·百病始生篇》亦作"伏冲",《太素》同。《履斋示儿编》云:"伏近伏,画之相近而讹也。"

任脉、冲脉,参阅《素问》第四十一《刺腰痛篇》第八段"阳维之脉令人腰痛"句下集解。

⑦月事:马莳说:月事者,月经也。每月有事,故曰月事,以其有常,故又曰月经。经者常也。

喜多村直宽说:《仓公传》:"济北王侍者《韩女》病月事不下。"

⑧真牙生而长极:杨上善说:真牙,后牙也。长极,身长也。

丹波元坚说:"真"与"齻"通。《仪礼·既夕礼》:"右齻左齻。"疏云:"齻,谓牙两畔最长者也。"《释文》:"齻,丁千反。"《后魏书·徐之才传》:"武成生齻牙,之才拜贺曰:'此是智牙。生智牙者,聪明长寿。'"

田晋蕃说:按《周礼·典瑞注》:"柱左右颠。"《释文》曰:"颠,《仪礼》作齻。"《说文》无齻字,颠即齻也。经作"真"殆"颠"之烂文。(伯坚按:《四部丛刊》影印明翻宋相台本《周礼》和孙诒让《周礼正义》,都作"柱左右齻",不作"颠"字。)

⑨阳明脉衰:王冰说:阳明之脉气荣于面,故其衰也,发堕面焦。《灵枢》经曰:"足阳明之脉,起于鼻交頞中,下循鼻外,入上齿中,还出侠口,环唇,下交承浆,却循颐后下廉,出大迎,循颊车,上耳前,过客主人,循发际,至额颅。手阳明之脉,上颈,贯颊,入下齿缝中,还出侠口。"(伯坚按:见《灵枢》第十《经脉篇》。)故面焦,发堕也。

张志聪说:"夫气为阳,血脉为阴。故女子先衰于脉,而男子先衰于气也。"

丹波元坚说:下文女子必言脉,男子必言气,志说似优。

⑩三阳脉:杨上善说:三阳—太阳、少阳、阳明也。三阳脉俱在头,故三阳衰,面焦发白。

伯坚按:《素问》第七《阴阳别论》说:"三阳在头,三阴在手,所谓一也。"

⑪地道不通:王冰说:经水绝止,是为地道不通。

丈夫①八岁,肾气实,发长,齿更。

二八,肾气盛,天癸②至,精气溢泻,阴阳和,故能有子。

三八,肾气平均,筋骨劲强,故真牙生而长极。

四八,筋骨隆盛,肌肉满壮。

五八,肾气衰,发堕,齿槁。

六八,阳气衰竭于上,面焦,发鬓颁白③。

七八,肝气衰,筋不能动,天癸竭,精少,肾藏衰,形体皆极④。

八八,则齿发去。肾者主水,受五藏六府之精而藏之⑤,故五藏盛乃能泻⑥。今五藏皆衰,筋骨解堕⑦,天癸尽矣,故发鬓白,身体重,行步不正,而无子耳。

【本段提纲】 马莳说:此则以男言之也。

伯坚按:《灵枢》第五十四《天年篇》有一段文字,可以和本篇互相印证。《天年篇》说:"人生十岁,五藏始定,血气已通,其气在下,故好走。二十岁,血气始盛,肌肉方长,故好趋。三十岁,五藏大定,肌肉坚固,血脉盛满,故好步。四十岁,五藏六府十二经脉皆大盛以平定,腠理始疏,荣华颓落,发颇斑白,平盛不摇,故好坐。五十岁,肝气始衰,肝叶始薄,胆汁始灭,目始不明。六十岁,心气始衰,苦忧悲,血气懈堕,故好卧。七十岁,脾气虚,皮肤枯。八十岁,肺气衰,魄离,故言善误。九十岁,肾气焦,四藏经脉空虚。百岁,五藏皆虚,神气皆去,形骸独居而终矣。"

【集解】

①丈夫:丹波元简说:《大戴礼》:"丈者,长也。夫者,扶也。言长制万物者也。"王充《论衡》云:"人形一丈,正形也,名男子,为丈夫。"又云:"不满丈者,失其正也。"

丹波元坚说:先兄曰:"《说文》:'周制八寸为尺,十尺为丈。人长八尺,故曰丈夫。'"

②天癸:马莳说:天癸者,阳精也。盖男女之精皆主肾水,故皆可称为天癸也。

顾观光说:此与女子之天癸,虽阴阳不同,而其为精则一也。《灵枢·本神篇》云:"两精相搏谓之神。"

③发鬓颁白:丹波元简说:《孟子》:"颁白者。"赵岐注:"颁者,斑也,头半白斑斑者也。"

④形体皆极:丹波元简说:《东京赋》:"马足未极"。薛注:"极,尽也。"

⑤受五藏六府之精而藏之:丹波元简说:按此正与"主不明则十二宫危","十一藏取决于胆,心者五藏六府之大生也",文法同。

⑥故五藏盛乃能泻:丹波元简说:《白虎通》云:"肾之为言泻也,以窍泻也。"

⑦筋骨解堕:丹波元简说:《甲乙》作"懈惰"。《礼·月令》:"季秋之月行春令,则暖风来至,民气懈惰。"

陆懋修说:解,古隘切,与懈通。《释名》:"懈,解也,骨节解缓也。"堕与惰通。《大戴礼·盛德篇》:"小者偷堕。"《注》:"堕,解堕也。"《礼·月令》:"季秋行春令则民解惰。"

田晋蕃说:《灵枢·癫狂篇》:"骨酸体重,懈惰不能动",正作"懈惰"。

帝曰:有其年已老而有子者,何也?

岐伯曰:此其天寿过度,气脉常通,而肾气有余也。此虽有子,男不过尽八八,女不过尽七七,而天地之精气皆竭矣①。

【本段提纲】 马莳说:此言年老而有子者,正以其天寿过度,气脉常通,而肾气有余也。

【集解】

①而天地之精气皆竭矣:丹波元简说:按阳主进,阴主退,天道之常理,盖大衍之数,五十有五。加九之阳数,则为六十四,乃进之极也。减六之阴数,则为四十九,乃退之极也。故男女真阴,至于此而尽矣,亦天地之常数也。

丹波元坚说:《唐书·李淑明传》曰:"传云:'女子十四有为人母之道,四十九绝生育之道。男子十六有为人父之道,六十四绝阳化之理。'"

顾观光说:年老而有子者,其变也。八八七七而精气皆竭者,其常也。

胡澍说:详岐伯之对,谓年老虽亦有子者,然大要生子常期,男子在八八以前,女子在七七以前,故曰:"此虽有子,男不过尽八八,女不过尽七七,而天地之精气皆竭矣"。男不过尽八八之男,即承上文之丈夫而言,女不过尽七七之女,即承上文之女子而言。

帝曰:夫道者年皆百数,能有子乎?

岐伯曰:夫道者能却老而全形①,身年虽寿,能生子也。

【本段提纲】 马莳说:上文言年老者不能生子,又有年老而有子者,皆主乎人而言,帝遂以修道而年皆百数者,问其能生子否。

【集解】

①夫道者能却老而全形:马莳说:伯言上古之世,其在上者知道,在下者合道,皆能却老而全形,非若平人之年老而形体皆极者比,其身年虽过百岁,亦能生子而无疑也。

喜多村直宽说:按"道者",即上文"知道者"。又"全形"二字,应上文"德全"句。

伯坚按:对于此处的断句,马莳、吴崑、张介宾、高世栻都是"夫道者能却老而全形"。张志聪则是"夫道者能却老而全形身"。今依马莳等断句。

黄帝曰:余闻上古有真人①者,提挈天地②,把握阴阳,呼吸精气,独立守神,肌肉若一③,故能寿敝天地④,无有终时。此其道生⑤。

【本段提纲】 马莳说:此下四节,帝述其素所闻者而言之也。

【集解】

①真人:《吕氏春秋·先己篇》:凡事之本,必先治身,啬其大宝。用其新,弃其陈,腠理遂通。精气日新,邪气尽去,及其天年,此之谓真人。

张介宾说:真,天真也。不假修为,故曰真人。

丹波元简说:《说文》:"真,仙人变形而登天也。从匕、目、乚。八,所以乘载之。"徐锴曰:"真者,仙也,化也。匕者,化也。反人为匕。从目。鲁莽不能识。乚,隐也。八,乘风云也。"《庄子》云:"真人,伏戏,黄帝不得友。"《淮南子》云:"真人者,性合于道。能登假于道,精神反于至真,是谓至真人。"

胡澍说:真人,谓化人也。《说文》曰:"真,仙人变形而登天也。从七,从目,从乚。八所以乘载也。"是其义矣。

喜多村直宽说:《史·秦始皇纪》:"卢生说始皇曰:'恶鬼辟真人。'始皇曰:'吾慕真人。'"

②提挈天地:张介宾说:干旋造化,燮理阴阳,是即提挈把握之谓。

丹波元简说:《淮南子》:"提挈天地,而委万物。"高诱《注》:"一手曰提。挈,举也。"

喜多村直宽说:《尚书·大传》:"颁白不提挈。"

③肌肉若一:《新校正》云:按全元起注本云:"身肌宗一。"《太素》同。

杨上善云:"真人身之肌体,与太极同质,故云宗一。"

伯坚按:《新校正》所引《太素》是佚文,今存残本《黄帝内经太素》没有这一段文字。

张介宾说:呼接于天,故通乎气。吸接于地,故通乎精。有道独存,故能独立。神不外驰,故曰守神。神守于中,形全于外,身心皆合于道,故云肌肉若一。即首篇形与神俱之义。按此节所重者，在精气神三字，惟道家言之独详。

④寿敝天地：王冰说：体同于道，寿与道同，故能无有终时，而寿尽天地也。敝，尽也。

陆懋修说：《汉书·枚乘传》："敝无穷之乐。"注："敝，尽也。"《灵枢·五十营》篇："故五十营备，得尽天地之寿矣。"

喜多村直宽说：《史·龟策传》："寿蔽天地，莫知其极。"又《吕览》："立为天子，功名蔽天地。"高诱《注》："蔽，犹尽也。"宽按：敝，蔽同。

伯坚按：《战国策》齐六鲁仲连《遗燕将书》说："名与天壤相敝也。"鲍彪注："言天壤敝，此名乃敝。"

⑤此其道生：张琦说："此其道生"四字衍。

张文虎说：按经文四字，文不成文，当有缺误。

伯坚按：今据张琦、张文虎说，删去此四字。

中古之时有至人①者，淳②德全道，和于阴阳，调于四时，去世离俗，积精全神，游行天地之间，视听八达③之外，此盖益其寿命而强者也，亦归于真人。

【集解】

①至人：《庄子·天下篇》：不离于宗，谓之天人。不离于精，谓之神人。不离于真，谓之至人。

《新校正》云：详杨上善云："积精全神、能至于德，故称至人。"

马莳说：《方盛衰论》中，亦有至人。

张介宾说：至，极也。至极之人。

丹波元简说：《庄子》云："不离于真，谓之至人。"又云："至人无己，神人无功，圣人无名。"《文子》云："天地之间，有二十五人也。上五，有神人、真人、道人、至人、圣人。次五，有德人、贤人、智人、善人、辨人。"云云。

胡澍说：至者，大也。《尔雅》曰："晊，大也。"郭璞作"至"。《释文》曰："晊本又作至。"《易·彖传》曰："大哉乾元，至哉坤元。"郑注《哀公问》曰："至矣，言至大也。"高诱注《秦策》曰："至，犹大也。"注《吕氏春秋·求人篇》曰："至，大也。"是至人者，大人也。《乾文言》曰："夫大人者与天地合其德。"与此文有至人者淳德全道，意义相似。《庄子·天下篇》曰："不离于真，谓之至人。"不离于真，犹下文言亦归于真人也，故居真人之次。《论语》曰："畏大人，畏圣人之言。"故在圣人之上。

②淳：张介宾说：淳，厚也。

丹波元简说：按《思玄赋》："何道真之淳纯。"注："不浇曰淳。"

③达：吴崑说：虽远际八荒之外者，亦必尽知之。度会常珍说：古抄本、元椠本，"达"作"远"。

丹波元简说：《淮南·地形训》云："九州之外，乃有八夤，亦方千里。八夤之外，乃有八紘，亦方千里。"《注》："夤，犹远也。"

其次有圣人①者，处天地之和，从八风②之理，适③嗜欲于世俗之间，无恚嗔④之心，行不欲离于世，被服章⑤，举不欲观于俗⑥，外不劳形于事，内无思想之患，以恬愉⑦为务，以自得为功⑧，形体不敝，精神不散，亦可以百数。

【集解】

①圣人:《庄子·天下篇》:以天为宗,以德为本,以道为门,兆于变化,谓之圣人。

②八风:马莳说:大义见《灵枢·九宫八风篇》。

八风,参阅《素问》第四《金匮真言论》第一段"天有八风"句下集解。

③适:张介宾说:适,安便也。

丹波元坚说:先兄曰:"《吕览·重己篇》曰:'凡生之长也,顺之也。使生不顺者欲也,故圣人必先适欲。'注:适,犹节也。"

④恚嗔:吴崑说:恚,小怒也。嗔怒也。

陆懋修说:《说文》:"嗔,盛气也。"《广韵》:"怒也。与瞋通。"

⑤被服章:《新校正》云:详"被服章"三字疑衍。此三字上下文不属。

丹波元简说:此三字,《新校正》为衍文,当然耳。

伯坚按:今据《新校正》、丹波元简说,删去此三字。

⑥举不欲观于俗:王冰说:圣人举事行止,虽常在时俗之间,然其见为则与时俗有异尔。何者?贵法道之清静也。

高世栻说:其举动也,不欲观于习俗。

喜多村直宽说:《尔雅·释言》:"观,示也。"邢疏:"示谓呈见于人也。"《国语》:"先王耀德不观兵。"又《史·五帝纪》:"尧妻之二女,观其德于二女。"

⑦恬愉:丹波元简说:《淮南子》云:"恬愉无矜。"注:"恬愉,无所好憎也。"

⑧自得为功:吴崑说:恬愉自得,适性故也。惟其适性而动,故悦而自得也。

其次有贤人者,法则①天地,象似②日月,辨列星辰③,逆从④阴阳,分别四时,将⑤从上古合同于道,亦可使益寿而有极时。

【集解】

①法则:张介宾说:法,效也。则,式也。

②象似:张介宾说:象,放也。似,肖也。

③辨列星辰:张介宾说:辨,别也。列,分解也。

丹波元简说:《书·尧典》:"历象星辰。"注:"辰,日月所交会之地。"《左传·昭》七年:"日月之会是谓辰。"

④逆从:丹波元坚说:先兄曰:"按逆从,是唯从义耳,犹言急剧为缓急,死期为死生之期,谓顺逆于阴阳之理也,见法则、象似、辨别、分别等字而可观。《内经》中用逆从二字者,或唯称从,或单称逆,不可一例而读之。"

喜多村直宽说:逆从,从也。与利害、缓急、得失同例。宜参顾氏《日知录》。

伯坚按:顾炎武《日知录》卷二十七《通鉴》注条说:"虞翻作表示吕岱,'为爱憎所白'(语出《吴书》),愚谓爱憎,憎也。言憎而并及爱,古人之辞宽缓不迫故也。又如得失,失也。《史记·刺客传》:'多人不能无生得失。'利害,害也。《史记·吴王濞传》:'擅多而别多佗利害。'缓急,急也。《史记·仓公传》:'缓急无可使者。'《游侠传》:'缓急,人之所时有也。'成败,败也。《后汉书·何进传》:'先帝尝与太后不快,几至成败。'同异,异也。《吴志·孙皓传》注:'荡异同如反掌。'《晋书·王彬传》:'江州当人强盛时,能立异同。'赢缩,缩也。《吴志·诸葛恪传》:'一朝赢缩,人情万端。'祸福,祸也。晋欧阳建《临终诗》:'潜图密已构,成此祸福端。'皆此类。"

⑤将:张介宾说:将,随也。

《上古天真论第一》今译

上古时代的黄帝，一出生就与众不同，小时候学习讲话，比一般小孩讲得早些；儿童时代做事很敏捷；长大了工作非常努力，大功告成之后，登了天位，成为一国之主。

他问天师岐伯说：我听说上古时候的人，年龄都超过一百岁还仍旧能够工作没有衰老的现象，而现在的人只到五十岁就衰老了？是时代不同呢？还是人自己没有保养好呢？

岐伯回答说：上古时候知道卫生的人，顺着阴阳的变化而生活，注重卫生的方法，饮食起居都有一定的节制，不纵情声色，不做分外的事情，所以他们的身体和精神都能保持长久，达到他们应当享受的天年，超过一百岁才死。

现在的人就不然了，把酒作为日常的饮料，纵情视听声色，喝醉了酒又去行房，他的精力都消耗在嗜欲上面，不知道保养身体和精神，随心所欲，违背了长生的条件，起居没有节制，所以五十岁就衰老了。

上古时候的圣人教育下面人民是以身作则，于是下面人民都照着去做。按照一定的时节来避开邪气和贼风。生活安静淡泊，精气聚积不散，于是疾病就无从发生了。欲望淡泊而嗜好不多，心里平安而不恐惧，身体虽劳动而不使它疲倦，则生活很顺利，愿望容易达到。饮食也随便，衣服也随便，风俗随遇而安，彼此不相羡慕，人民就一天一天地朴实了。嗜好和淫邪都不能引诱他们，聪明的人、愚蠢的人、贤人、不肖的人都一样地生活着没有什么忧愁恐惧，这就能和卫生的道理相合。由于他们的道德朴实，不会有什么危险，所以他们的年龄都能超过一百岁，还仍旧能够工作，没有衰老的状态。

黄帝说：人有年老而没有生孩子的，是没有生孩子的能力了吗？还是一种自然的现象呢？

岐伯说：女子七岁的时候，肾气①很盛，牙齿换了，头发长了。

二七一十四岁的时候，天癸（精气）②到了，任脉③通了，太冲脉③很盛，月经也来了，于是就能生孩子。

三七二十一岁的时候，肾气很平均，后牙生出来，身体长达极点。

四七二十八岁的时候，筋和骨很坚固，头发长达极点，这是身体最壮盛的时候。

五七三十五岁的时候，阳明脉④衰了，面部开始焦枯，头发开始掉落。

六七四十二岁的时候，在上的三阳脉⑤都衰了，面部全部焦枯，头发开始变白。

七七四十九岁的时候，任脉虚了，太冲脉衰了，天癸尽了，月经停止，身体已坏，所以不能生孩子了。

男子八岁的时候，肾气很充实，头发长了，牙齿换了。

二八一十六岁的时候，肾气很盛，天癸到了，精液充满可以泄出，倘若与女子交合，就能生孩子。

三八二十四岁的时候，肾气平均，筋和骨都强而有力，于是后牙生出来，身体长达极点。

四八三十二岁的时候，筋骨很强，肌肉很壮。

五八四十岁的时候，肾气衰了，头发掉了，牙齿枯槁了。

六八四十八岁的时候，在上的阳气衰了，面部焦枯，头发花白。

七八五十六岁的时候，肝气衰了，筋不能活动自如⑥，天癸尽了，精液少了，肾气衰了，形貌体格都达到尽头了。

八八六十四岁的时候，牙齿头发都掉了，肾是主管水的，五脏[7]六腑[8]的精都藏在肾里面，必须五脏强盛然后肾里才有精液泻出来。现在五脏都衰了，筋骨无力，天癸尽了，所以头发白，身体笨重，走路不能端正，不能生孩子。

黄帝说：有些人年纪老了还能生孩子，这是什么原因呢？

岐伯说：这是由于他们应享受的天年比一般人高些，体内的气脉常常流通，而肾气比一般人充足的原因。这种人虽能生孩子，但男子不过六十四岁，女子不过四十九岁，到了那时，他们所受于天地的精气也都尽了。

黄帝说：知道卫生的人都能活到一百岁以上，他们能生孩子吗？

岐伯说：知道卫生的人善于保养身体，不易衰老，他们年龄虽高，还是能生孩子的。

黄帝说：我听说上古时候有一种真人，他们能掌握天地阴阳变化的规律，呼吸天地的精气，精神饱满，身体调和，所以他的年寿和天地相等，没有终尽的时候。

中古时候有一种至人，道德朴实，能与阴阳四时的变化相适应，不受世俗的羁绊，精神聚积饱满，自由自在，耳聪目明，他的年寿很高，身体康强，也可以属于真人一类。

其次有一种圣人，在天地的自然环境里生活着，知道如何躲避八方来的虚邪的风[9]，嗜欲随和，从不怒恨，他的行动虽不能离开世俗，但也和世俗有所不同，不使身体疲劳，也不使思想混乱，没有好恶，适性自得，身体康强，精神不散，这种人也可以活得过百岁。

其次有一种贤人，知道遵守天地日月的法则，分别星辰的方位，顺着阴阳的变化，适应着四时[10]的运行，他与上古的人们一样能和卫生的道理相合，这种人也可以活到高年才死。

①肾气：古代医学家认为肾是主管生育的（见素问第八《灵兰秘典论》第一段），所以讲男女一生的生理变化过程也就先从肾气讲起。

②天癸（精气）：天癸是一种精气，是人身的元阴，又叫作元气。元气在人身初生的时候，是很微弱的，在人体长大之后方才壮盛。女子到了二七一十四岁，男子到了二八一十六岁，天癸方才壮盛。天癸壮盛之后，然后女子有月经，男子有精液。

③任脉、太冲脉：太冲脉即是冲脉。任脉和冲脉是奇经八脉中的两条脉。奇经八脉是手足三阴三阳十二经脉以外的八条经脉，按照《难经·第二十七难》的次序排列，计为阳维脉、阴维脉、阳跻脉、阴跻脉、冲脉、督脉、任脉、带脉。任脉起于中极穴的下面，经过关元穴，沿着腹部、胸部的中线上行，至咽喉部、面部到目部为止。任脉的作用主胞胎。冲脉起于气街穴（即气冲穴），与足少阴肾经脉并行，夹着脐部的当中直线在直线两旁向上行走，到胸部为止。冲脉的作用主血液。

④阳明脉：人身共有十二条经脉。手部有六条经脉，其中有三条阳经脉和三条阴经脉，计为手阳明大肠经脉，手少阳三焦经脉，手太阳小肠经脉，手太阴肺经脉，手厥阴心主经脉，手少阴心经脉。足部也有六条经脉，其中也有三条阳经脉和三条阴经脉，计为足阳明胃经脉，足少阳胆经脉、足太阳膀胱经脉、足厥阴肝经脉、足太阴脾经脉、足少阴肾经脉。这十二条经脉在四肢的排列次序，对于初学的人极难记忆，现在介绍一个比较简单的可以帮助记忆的方法，以供参考。手部的三阳经脉是沿着手和臂的伸侧即背部走的。手和臂在垂直向地的时候，背部是向外的。手和臂向两侧抬起与肩平行的时候，背部是向上的。外和上都是阳，所以叫作阳经脉。在手的背部，从手大指方面向着手小指方面数去，它们的排列次序是阳明、少阳、太阳。手部的三阴经脉是沿着手和臂的屈侧即手掌心走的。手和臂在垂直向地的时候，手掌心是向内

的。手和臂向两侧抬起与肩平行的时候，手掌心是向下的。内和下都是阴，所以叫作阴经脉。在手掌心部，从手大指方面向着手小指方面数去，它们的排列次序是太阴、厥阴、少阴。足部的三阳经脉是沿着足和腿的背部和外侧部走的。背和外侧是阳，所以叫作阳经脉。在足的背部，从足大趾向着足小趾数去，它们的排列次序是阳明、少阳、太阳。足部的三阴经脉是沿着足和腿的内侧部走的。内侧是阴，所以叫作阴经脉。在足的内侧部，由于太阴经和厥阴经在小腿中部交叉，所以它们的排列次序上下两段略有不同。在足部和小腿下段的排列次序，从大趾方面向着足内侧部数去，是厥阴、太阴、少阴。在小腿上段和大腿部的排列次序，从足大趾方面向着腿内侧部数去，是太阴、厥阴、少阴。现在将手足三阴三阳经的排列次序列表绘图于后，以供参考。

此处的阳明脉是指手阳明大肠经脉和足阳明胃经脉而言。手阳明大肠经脉经过面部，足阳明胃经脉经过面部和发际，所以面焦发堕是由于阳明脉衰的原故。关于各经脉在全身的分布路线，详见《灵枢》第十《经脉篇》。

⑤三阳脉：是指太阳、少阳、阳明经脉而言，这包括有手太阳小肠经脉、手少阳三焦经脉、手阳明大肠经脉、足太阳膀胱经脉、足少阳胆经脉、足阳明胃经脉，共计六条经脉，它们都分布在头上。由于它们衰了，所以面部焦枯，头发变白。

⑥肝气衰了，筋不能活动自如：肝和筋是相配合的，所以肝气衰了，筋就不能活动自如。参阅《素问》第五《阴阳应象大论》第十五段集解附表。

⑦五脏：是肝、心、脾、肺、肾，见《素问》第四《金匮真言论》第三段。《素问》第十一《五藏别论》说："五藏者，藏精气而不泻也。"《灵枢》第四十七《本藏篇》说："五藏者，所以藏精神血气魂魄者也。"又第五十二《卫气篇》说："五藏者，所以藏精神魂魄者也。"这些都是《黄帝内经》对于五藏功能的认识。

⑧六腑：是胆、胃、大肠、小肠、膀胱、三焦，见《素问》第四《金匮真言论》第三段。《素问》第十一《五藏别论》说："六腑者，传化物而不藏。"《灵枢》第四十七《本藏篇》说："六府者，所以化水谷而行津液者也。"又第五十二《卫气篇》说："六府者，所以受水谷而行化物者也。"这些都是《黄帝内经》对于六腑功能的认识。

⑨八方来的虚邪的风：从南方来的风叫作大弱风，从西南方来的风叫作谋风，从西方来的风叫作刚风，从西北方来的风叫作折风，从北方来的风叫作大刚风，从东北方来的风叫作凶风，从东方来的风叫作婴儿风，从东南方来的风叫作弱风，统共叫作八风。见《灵枢》第七十七《九宫八风篇》。

⑩四时：指春、夏、秋、冬。

(一)十二经脉阴阳部位排列次序表

十二经脉名称			阴阳经脉部位	十二经脉的排列次序
手经脉	手三阳经脉	手阳明大肠经脉	沿着手和臂的背部走的(阳面)	在手背,从手大指方面向着手小指方面数去
		手少阳三焦经脉		
		手太阳小肠经脉		
	手三阴经脉	手太阴肺经脉	沿着手和臂的手掌心方面走的(阴面)	在手掌心,从手大指方面向着手小指方面数去
		手厥阴心主经脉		
		手少阴心经脉		
足经脉	足三阳经脉	足阳明胃经脉	沿着足和腿的背部和外侧部走的(阳面)	在足背,从足大趾方面向着足小趾方面数去
		足少阳胆经脉		
		足太阳膀胱经脉		
	足三阴经脉	足厥阴肝经脉	沿着足和腿的内侧部走的(阴面)	在足部和小腿下段,从足大趾方面向着足内侧部数去
		足太阴脾经脉		
		足少阴肾经脉		

(二)手三阳(表)三阴(里)经脉排列次序图

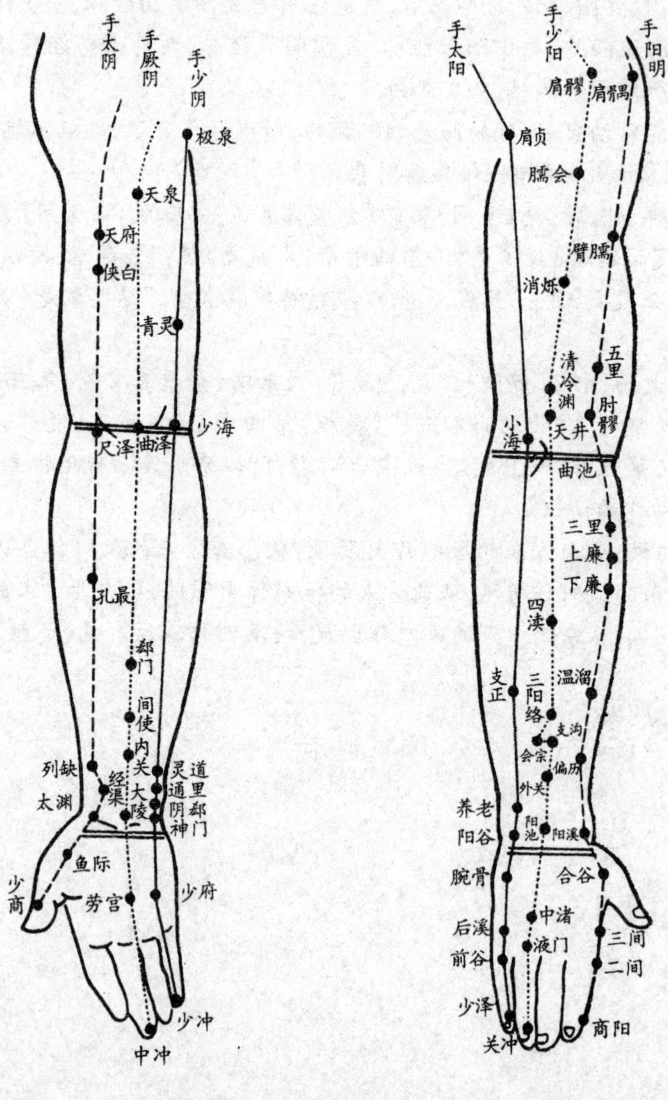

(三)足三阳(表)三阴(里)经脉排列次序图

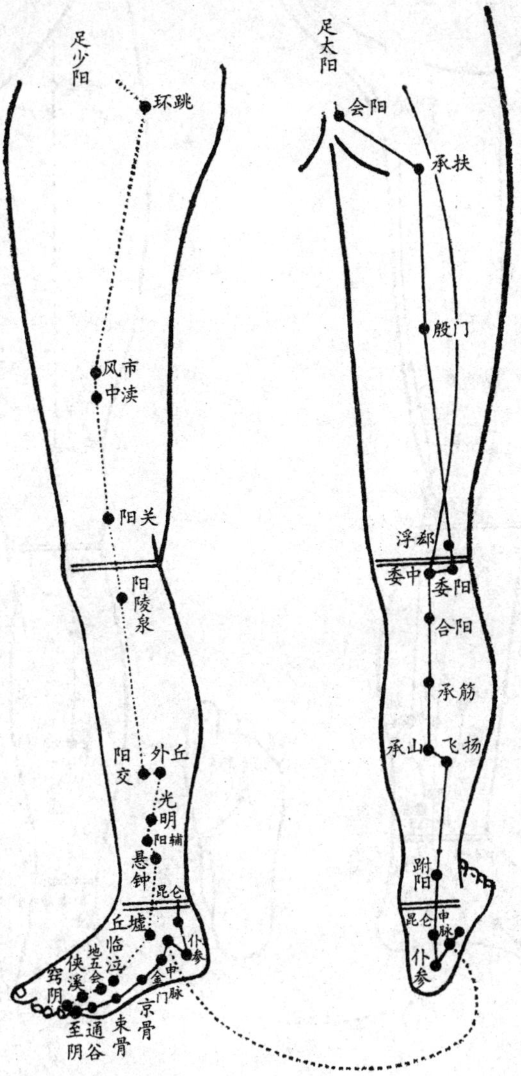

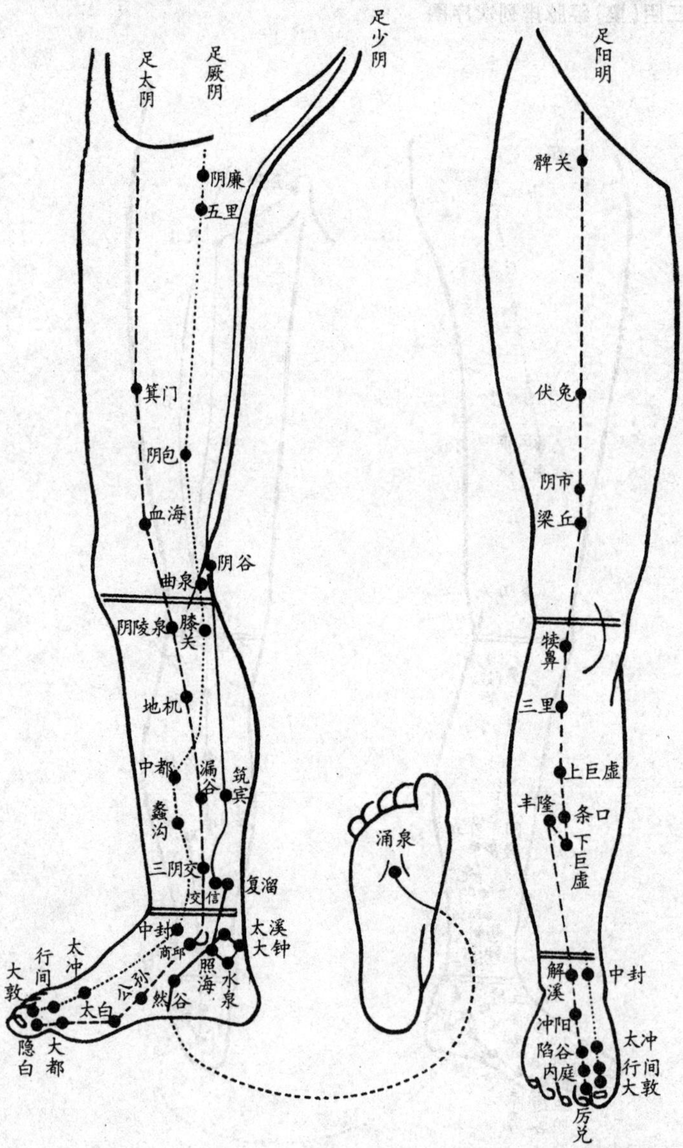

四气调神大论第二[①]

①四气调神大论第二:《新校正》云:按全元起本在第九卷。

伯坚按:本篇和《甲乙经》《黄帝内经太素》《类经》三书的篇目对照,列表于下:

素 问	甲 乙 经	黄帝内经太素	类 经
四气调神大论第二	卷一——五藏变腧第二	卷二——顺养篇	卷一——四气调神(摄生类四) 卷一——四时阴阳从之则生逆之则死(摄生类六) 卷一——不治已病治未病(摄生类七)

【释题】 本篇讲的是春、夏、秋、冬四季的气候不同,人们应当按着不同的气候来调养精神,所以叫作《四气调神大论》。《素问》八十一篇中称为大论的一共只有九篇。《天元纪》以下的七篇大论,据《新校正》说,是王冰编次《素问》的时候,从它书抽出掺进来的。因此王冰所编次的《素问》原书称大论的,实际只有第二《四气调神大论》和第五《阴阳应象大论》两篇。这两篇讲的是医学基本理论,叫作大论,是表示特别郑重的的意思。

【提要】 本篇首先说明春、夏、秋、冬四季的气候不同,教导人们应当如何适应这些气候去讲求卫生。其次说明阴阳不和的害处,并提出了违反四季气候所产生的内脏损害。末了总结了顺应阴阳四时气候的重要,特别说明了预防的重要性。这一预防思想,是全世界医学文献上的最早出现,也是现在和将来永远有生命的。

春三月,此谓发陈①。天地俱生,万物以荣。夜卧早起②,广步于庭③。被发缓形④,以使志生⑤。生而勿杀,予而勿夺,赏而勿罚⑥。此春气之应,养生之道也⑦。逆之则伤肝,夏为寒变⑧,奉长者少。

【本段提纲】 马莳说:此以下四节,言当随时善养也。

【集解】

①发陈:杨上善说:陈,旧也。言春三月草木旧根与旧子皆发生也。

丹波元坚说:《尔雅·释天》:"春为发生,夏为长嬴,秋为收成,冬为安宁。"注:"此亦四时之别号。"盖文异而旨近。又《荀子·天论篇》曰:"繁启蕃长于春夏。蓄积收藏于秋冬。"

孙诒让说:《五常政大论篇》云:"发生之纪,是谓启敶。"注云:"物乘木气以发生,而启陈其容质也。敶,古陈字。"按《针解篇》云:"苑陈则除之者,出恶血也。"注云:"陈,久也。"此陈义与彼同。发陈,启陈,并谓启发久,故更生新者也。月令郑注引《明堂月令》云:"仲秋九门磔禳,以发陈气。"

②夜卧早起:李治《敬斋古今注》卷一(《藕香零拾》足本):人禀阴阳之气以生,而阳则为德,阴则为刑。刑则主杀,德则主生,故其情性常喜阳而恶阴,冬为闭藏之时,早卧晚起者,所以逃阴气于惨酷之夜也。夏为蕃秀之时,夜卧早起者,所以顺阳气于未明之昼也。是固宜其然矣。然其春三月发陈之时,自当早卧早起,以顺阳气于开煦之旦,而今称夜卧早起,与夏三月无别,则真误矣。夫阴阳寒暑,均布四时,若今春夏同料,即秋冬亦当一体,则何以为四时也哉?故春之早起,不必置论,但其夜卧二字,必早卧之舛也。又其秋三月容平之时,自当晚卧晚起,以谢阴气于肃杀之晓,而今称早卧早起,是又误之甚者,不可不辨也。夫秋气之严,莫严于霜降之辰,万物凋落。摄养之家,最为深惧。而使人早起,与鸡俱兴,则是作意犯冒与霜亢也,无乃乖全生之理乎?王冰求其说而不得,乃云俱中寒露故早卧,欲使安宁故早起。以常情度之,人亦岂有畏寒露之沾裳衣,而不畏肃霜之忧肌骨乎?此妄说也。惟早晚之文一改,则其下错缪与鸡俱兴之类,皆可得而正之矣。盖《素问》一书,脱误赘复,如是者居十七。过不可通者,不可强为之辞,故当以意会之耳。

丹波元坚说:《唐书·裴度传》曰:"夫颐养之道,当顺适时候,则六气平和,万寿可保。道家法春夏早起取鸡鸣时,秋冬晏起取日出时,盖在阳胜之以取阴,在阴胜之以阳。"

喜多村直宽说:《齐民要术·养羊篇》:"春夏早放,秋冬晚出。"注:"春夏气软,所以宜早。秋冬霜露,所以宜晚。"《养生经》云:"春夏早起,与鸡俱兴,秋冬晏起,必待日光,此其义也。"

③广步于庭:丹波元简说:仓公曰:"车步广志,以适骨肉血脉。"《巢源》作"阔步于庭。"

田晋蕃说:巢氏《诸病源候论》,作"阔步于庭。"按《广雅》:"阔,广也。"广阔义同。隋·杜台卿《玉烛宝典》:"劳形趋步,以发阴阳之气。"

④被发缓形:杨上善说:广步于庭,劳以使志也。被发缓形,逸以使志也。劳逸处中和而生也。

⑤以使志生:王冰说:以使志意发生也。

江有诰《先秦韵读》:春三月,此谓发陈。天地俱生,万物以荣。夜卧早起,广步于庭。被发缓形,以使志生。(真耕通韵)

⑥赏而勿罚:《淮南子·本经训》:六律者,生之与杀也,赏之与罚也,予之与夺也,非此无道也。

喜多村直宽说:《六韬》:"生而勿杀,予而勿夺,乐而勿苦,喜而勿怒。"

江有诰《先秦韵读》:生而勿杀,予而勿夺,赏而勿罚。(祭部)

⑦养生之道也:《管子·形势解》第六十四:春者,阳气始上,故万物生。夏者,阳气毕上,故万物长。秋者,阴气始下,故万物收。冬者,阴气毕下,故万物藏。故春夏生长,秋冬收藏,四时之节也。

《礼记·乐记》:春作、夏长,仁也。秋敛、冬藏,义也。

司马谈《论六家要旨》(《汉书》卷六十二《司马迁传》):夫春生、夏长、秋收、冬藏,此天道之大经也,弗顺则无以为天下纪纲,故曰四时之大顺不可失也。

董仲舒《春秋繁露·五行对篇》:天有五行,木、火、土、金、水是也。木生火。火生土。土生金。金生水。水为冬。金为秋。土为季夏。火为夏。木为春。春主生。夏主长。季夏主养。秋主收。冬主藏。藏,冬之所成也。

董仲舒《春秋繁露·阳尊阴卑篇》:是故春气暖者,天之所以爱而生之。秋气清者,天之所以戾而成之。夏气温者,天之所以乐而养之。冬气寒者,天之所以哀而藏之。春主生。夏主养。秋主收。冬主藏。

《淮南子·本经训》:四时者,春生、夏长、秋收、冬藏,取予有节,出入有时,开合张歙不失其序,喜始哀乐不离其理。

喜多村直宽说:《史·乐书》:"春作、夏长、仁也。秋敛、冬藏,义也。"

⑧夏为寒变:喜多村直宽说:据后文例,寒变疑是病名,宜改。

田晋蕃说:巢氏《诸病源候》作"夏变为寒"。晋蕃按,唐·胡愔《黄庭内景五藏六府图说》,作"夏为寒变",与《素问》同。

夏三月,此谓蕃秀①。天地气交②,万物华实。夜卧早起,无厌于日③。使志无怒。使华英成秀④,使气得泄,若所爱在外⑤。此夏气之应,养长之道也。逆之则伤心,秋为痎疟⑥,奉收者少。冬至重病⑦。

【集解】

①蕃秀:杨上善说:蕃,茂也。夏三月时万物蕃滋,茂秀增长者也。

王冰说:蕃,茂也,盛也。秀,华也,美也。

②天地气交：高世栻说：天地气交者，天气尽施于地，地气尽腾于天。

③无厌于日：汪昂说：厌，足也。无过行日中而伤暑，与冬必待日光相反。（《素问灵枢类纂约注·杂论篇》）

朱骏声：《说文通训定声》：《晋语》："属厌而已"，注："饱也"；"民主无厌"，注："极也"。《周语》："厌纵其耳目心腹以乱百度"注："足也"。（《说文解字诂林》第四一七一页）

顾观光说：厌，即餍字。

江有诰《先秦韵读》：夏三月，此谓蕃秀。天地气交，万物华实。夜卧早起，无厌于日。（脂部）

④使华英成秀：江有诰《先秦韵读》：使志无怒，使华英成秀。（幽鱼借韵）

⑤若所爱在外：马莳说：其持己也，使此志无怒。其爱草木也，使华英成秀（不荣而实曰秀）。曰草木，则凡物可知矣。无怒则气易郁，又必使此气得泄若有所爱于外，而无所郁。

江有诰《先秦韵读》：使气得泄，若所爱在外。（祭部）

⑥痎疟：丹波元简说：按痎疟，即疟耳，详见《疟论》。

余岩《古代疾病名候疏义》第一三四页：痎疟又为疟之通名。《素问·疟论》第三十五：夫痎疟皆生于风。谓之皆者，统下日作，间日作，间二日或至数日作之疟而言也。

痎疟，参阅《素问》第三十五《疟论》第一段"夫痎疟皆生于风"句下集解。

⑦冬至重病：丹波元简说：据前后文例，四字恐剩文。

伯坚按：今据丹波元简说：则去此四字。

秋三月，此谓容平①。天气以急，地气以明②。早卧早起，与鸡俱兴。使志安宁，以缓秋刑。收敛神气，使秋气平。无外其志，使肺气清③。此秋气之应，养收之道也。逆之则伤肺，冬为飧泄④，奉藏者少。

【集解】

①容平：丹波元简说：按容，盛也。见《说文》，即盛受之义，非盛实之谓。《圣济经》注云："容而不迫，平而不偏是谓容平。"此说似是。《说苑》曰："秋者，天之平。"

丹波元坚说：考臧杰《经义丛钞》有金鹗《释庸》一篇，有云："庸又通镛。《书·益稷》：'笙镛以间'，郑氏'镛'作'庸'，注云：'西方之乐谓之庸。庸，功也。西方物孰有成功。'庸又通颂。《大射义》：'西阶之西颂磬东面'，注云：'言成功曰颂，西为阴中万物所成，是以西方颂磬谓之颂。'古文颂为庸。颂古容字，与庸同声，故通用。"由是推之，则容平之容恐亦与庸相通，而容平即万物成熟平定之谓也。

喜多村直宽说：《尔雅·释诂》："登平，成也。"郭注：《谷梁传》曰，"平者，成也。"郝懿行《义疏》："登平者，年谷之成也。古人重农贵谷，谷熟曰登，登者成也。《曲礼》云：'年谷下登。'《汉书·食货志》云：'进业曰登，再登曰平，三登曰太平。'是则登平之义，本据谷熟为言也。"宽按：容平之平，得之大明。《说文》："容盛也，从宀、谷。"《尔雅》苎麻母注："苴麻盛子者。"《释文》："盛，音成。"《广韵》作"成子者"。此盛成古字通。容字已有成字之义。

②天气以急，地气以明：杨上善说：天气急者，风清气凉也。地气明者，山川景净也。

张介宾说：风气劲疾曰急。物色清肃曰明。

③收敛神气，使秋气平。无外其志，使肺气清：马莳说：收敛神气，使秋气之在吾身者和平也。无外驰其志，使肺气之藏吾内者清净也。

高世栻说：收敛神气使秋气平者，言使志安宁，所以收敛神气也。以缓秋刑，所以使秋气平也。无外其志，使肺气清者，言收敛神气乃无外其志也，使秋气平实使肺气清也。

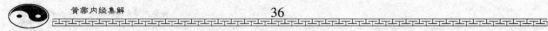

江有诰《先秦韵读》:秋三月,此谓容平。天气以急,地气以明。(叶音鸣)早卧早起,与鸡俱兴。使志安宁,以缓秋刑。收敛神气,使秋气平。无外其志,使肺气清。(耕阳通韵)

④飧泄:丹波元简说:飧,本作餐,又作飡。《说文》:"餐,吞也。"《玉篇》:"飧,水和饭也。"《释名》:"飧,散也,投水于中自解散也。"《列子·说符》注:"飡,水浇饭也。"盖水谷杂下,犹水和饭,故云飧泄也。

丹波元坚说:《太素》作"飡洩"。杨曰:"飡,音孙,谓食不消下洩如水和饭也。"

余岩《古代疾病名候疏义》第三四六页:《太素》卷二十四:"志有余则腹胀飧洩。"杨上善注云:"少腹胀满,饮食不消,为飧泄也。"《素问》卷十七《调经论篇》第六十二,"飧洩"作"飧泄"。

伯坚按:《素问》第四十二《风论》第七段"则为肠风飧泄"句下《新校正》引全元起《注》,说:"飧泄者,水谷不分为利。"《黄帝内经太素》卷三□□篇引《阴阳应象大论》"夏生飧泄"句下杨上善《注》,说:"飧,水洗饭也,音孙。谓肠胃有风,水谷不化而出也。"据此,可知飧泄即是消化不良的腹泻。

飧泄,参阅《素问》第五《阴阳应象大论》第九段"夏生飧泄"句下集解。

冬三月,此谓闭藏。水冰地坼,无扰乎阳[①]。早卧晚起,必待日光[②]。使志若伏,若匿[③],若有私意,若已有得[④]。去寒就温,无泄皮肤,使气亟夺[⑤]。此冬气之应,养藏之道也。逆之则伤肾,春为痿[⑥],厥[⑦],奉生者少。

【集解】

①无扰乎阳:高世栻说:无扰乎阳,地气固藏,不腾于天也。

②早卧晚起,必待日光:江有诰《先秦韵读》:冬三月,此谓闭藏。水冰地坼,无扰乎阳。早卧晚起,必待日光。(阳部)

③若伏,若匿:田晋蕃说:按古人伏匿并举者,《韩诗外传》:"大人出,小子匿;圣者起,贤者伏。"《易林·小畜之姤》:"苍龙隐伏,麟凤远匿";《随之归妹》:"明德隐伏,麟凤远匿";《离之涣》:"日入明匿,阳晶隐伏"。《白虎通》:"不周凰至,蛰虫匿;广莫风至,则万物伏。""若伏"与"若匿"相对为文,犹下文"若有私意"与"若已有得"相对为文。

④若有私意,若已有得:张介宾说:皆所以法冬令,欲其自重,无妄动也。

高世栻说:使肾志若伏若匿,而退藏于密,若有私意而不出诸口,若已有得而不告诸人者然。

胡澍说:"若有私意"当本作"若私有意",冩者误倒也。《春秋繁露·循天之道篇》曰:"心之所之谓意。"郑注王制曰:"意,思念也。"若私有意,谓若私有所念也。已亦私也。郑注《特牲馈食礼》曰:"私臣自已所辟除者";注《有司彻》曰:"私人家臣已所自谒除也";是已,犹私也。若已有得,谓若私有所得也。若私有意,若已有得,相对为文。若如今本,则句法参差不协矣。

赵之谦附记:"若有私意",当作"若私有意",是也。私下必解作已,引郑义尚牵强。按若私有意,申上若伏。若已有得,申上若匿。伏者,初无所有,而动于中,故曰私有意。匿者,已为所有,而居于内,故曰已有得。

刘师培《左盦集》卷七《黄帝内经素问校义》跋:原书若有私意,若已有得。胡氏谓当作若私有意,犹言私有所念;已与私同,犹言私有所得。按"若有私意",与诗"如有隐忧"例同,意与臆通,犹后世所谓窃念默测也。若已字当从赵氏之谦说,训为已然之已,亦不必训为人已之已也。

江有诰《先秦韵读》:使志若伏,若匿,若有私意(入声),若已有得。(之部)

⑤使气亟夺:王冰说:汗则阳气发泄,阳气发泄,则数为寒气所迫夺也。

俞樾说:按“夺”,即今“脱”字。王注以迫夺说之,非是。

田晋蕃说:按钱氏大昕《养新录》曰:“夺本脱失之正字,后人错作攘夺之义,而正义转隐矣。”王氏于《腹中论》:“勿动亟夺”,注云:“夺,去也。”;于《通评虚实论》:“精气夺则虚”,注云“夺谓精气减少,如夺去也”;皆从夺之正训,此独用夺之借义,既非古训,亦失经旨。

⑥春为痿:杨上善说:痿厥,不能行也,一曰偏枯也。

余岩《古代疾病名候疏义》第四十页:痿者,运动障碍方面之病也,今谓之瘫痪。

痿,参阅《素问》第四十四《痿论》第一段“五藏使人痿”句下集解。

⑦厥:刘熙《释名·释疾病》:厥,逆气从下厥起上行入心胁也。

余岩:《古代疾病名候疏义》第二三四页:仲景《伤寒论》或言手足厥冷,或言手足逆冷,厥即逆也。故《释名》以逆气从下上行释之也。凡重笃之病而至发厥者,必先手足指尖冷,进而至于手足,再进而至臂至胫,再进而至肱至股,再进则濒于死,而心胸之部亦冷矣。其寒冷之进行,从肢端而向躯干,故谓之厥,谓之逆也。

厥,参阅《素问》第四十五《厥论》第一段“厥之寒热者”句下集解。

天气清净①,光明者也。藏德不上②,故不下也③。天明④则日月不明,邪害空窍。阳气者闭塞,地气者冒明⑤。云雾不精⑥,则上应白露不下。交通不表,万物命故不施⑦。不施,则名木⑧多死。恶气不发,风雨不节,白露不下,则菀槁⑨不荣⑩。贼风数至,暴雨数起,天地四时不相保,与道相失,则未央⑪绝灭⑫。唯圣人从之,故身无苛病⑬;万物不失,生气不竭⑭。

【本段提纲】 马莳说:上文言人当顺四时之气,此言天地有升降之妙,唯圣人从之,故病却而寿永也。

张志聪说:上节论四时之气而调养其神。然四时顺序,先由天地之和,如天地不和,则四时之气亦不正矣,故以下复论天地之气焉。

【集解】

①天地清净:田晋蕃说:日本钞《太素·顺养篇》,“净”作“静”。晋蕃按《诗·閟宫》传:“侐,清净也”,《释文》作“清静”。陈氏奂曰:“当作静。”盖谓清净字当作静也。孙氏志祖《家语疏证》云:“经传无净字”,梵典始用之。”

喜多村直宽说:按《生气通天论》:“苍天之气清净,则志意治。”《史·秦始皇纪·泰山刻石辞》:“昭隔内外,靡不清净。”据此不必改字。

②藏德不上:原文作“藏德不止”。

《新校正》云:按别本,“止”一作“上”。

张琦说:一作“止”,非。

伯坚按:此段见《黄帝内经太素》卷二《顺养篇》,作“藏德不上。”今据张琦说,依《太素》校改。

③天气清净光明者也。藏德不上,故不下也:张琦说:以下言顺阴阳。阴阳之和者即在四时之中,故特以不和者言之,所谓虚邪贼风当避者也。天气者,阳气也。天气本清净而光明,但阴阳贵能升降,若阴不上升,则阳不能下降矣。以下皆言不能升降之害。

④天明:田晋蕃说:《太素》,“天明”作“上下”。晋蕃按,《太素》作“上下”,是也。上文“藏德不上故不下也”,此承上文而反言以明之,故云:“上下则日月不明,邪害空窍”。若如王本,上文

言"天气清净光明者也",此言"天明则日月不明,则邪害空窍",义不相背乎?天明字殆涉上下文而误。

⑤阳气者闭塞,地气者冒明:张琦说:天气不下,则天独明于上矣。然天之所以明者,以日月之明也。阳独留于上,则阴阳痞隔,日月反失其明,而邪气害其空窍。盖阳气闭塞,则阴浊之气上填而冒其明也。

喜多村直宽说:冒明,疑是冒瞑,盖明瞑古音相通,否则与闭塞义不干涉,当博考。

⑥精:丹波元简说:精,晴同,《史记·天官书》:"天精而见景星。"注:"精,即晴。"《汉书·京房传》:"阴雾不精。"

田晋蕃说:按《史记·天官书》:"天精而见景星",《汉书》作"天暒"。段氏玉裁曰:"古姓、暒、精,皆今之晴。"

伯坚按:《汉书·京房传》:"阴雾不精。"师古曰:"精谓日光清明也。"

⑦交通不表,万物命故不施:王冰说:夫云雾不化其精微,雨露不沾于原泽,是为天气不降,地气不腾,变化之道既亏,生育之源斯泯,故万物之命,无禀而生。

吴崑说:阴阳二气者贵乎交通。若交通之气不能表扬于外,则万物之命无所施受。无所施受,则名木先应而多死。

张介宾说:独阳不生,独阴不成,若上下不交,则阴阳交而生道息,不能表现于万物之命,故生化不施。

丹波元简说:王、吴、志、高并以"表"下为句,马、张、李则以"命"下为句。按吴说似是。故,固同。

田晋蕃说:按《仪礼·士昏礼》:"某固敬具以须",《白虎通》作"某故敬具以须"。以故为固,古盖有此例。施,即《管子·地员篇》"鸟兽安施"之"施"。尹注云:"施谓有以为生",与王注同义。

伯坚按:王引之《经传释词》卷五《固故顾》条:"固,犹乃也。或作故。又作顾。"王冰、吴崑、高世栻、张志聪对于此处的断句是:"交通不表,万物命故不施。"马莳、张介宾、李中梓,对于此处的断句是:"交通不表万物命,故不施。"今据丹波元简说,依王冰、吴崑、高世栻、张志聪的断句法。

⑧名木:胡澍说:名,大也。名木,木之大者。《五常政大论》:"则名木不荣",《气交变大论》:"名木苍凋",《六元正纪大论》:"名木上焦"(木旧误作草),《至真要大论》"名木敛生",名木皆谓大木。古或谓大为名,大木谓之名木;大山谓之名山;(《中山经》曰:"天下名山五千三百七十,盖其余小山甚众,不及纪云。"《礼器》:"因名山升中于天。"郑注曰:"名,犹大也。"高诱注《淮南·地形篇》亦曰:"名山,大山也。")大川谓之名川;(《庄子·天下篇》曰:"名川三百,支川三千,小者无数。")大都谓之名都;(《秦策》:"王不如因而赂一名都。"高诱曰:"名,大也。"《魏策》曰:"大县数百,名都数十。")大器谓之名器;(《杂记》:"凡宗庙之器,其名者成,则衅之以豭豚。"郑注曰:"宗庙名器,谓尊彝之属。"《正义》曰:"若作名者成则衅之,若细者成则不衅。")大鱼谓之名鱼;(《鲁语》:"取名鱼。"韦昭曰:"名鱼,大鱼也。")其义一也。

俞樾说:名木,犹大木也。《礼记·礼器篇》:"因名山升中于天。"郑注曰:"名,犹大也。"

喜多村直宽说:古人谓大为名,王念孙有说,见《经义述闻礼记》其名者成条。名木,盖大木之谓。

⑨菀槁:丹波元简说:《诗·小弁》:"菀彼柳斯。"《释文》:"菀,音郁。"

陆懋修说：菀与苑、宛、郁通。本经《生气通天论》：“大怒则形气绝，而血菀于上。”藁，苦浩切。《说文》：“藁，木枯也。”《易·说卦传》：“离为枯上槁。”

⑩不荣：张介宾说：恶气不发，浊气不散也。风雨不节，气候乖乱也。白露不下，阴精不降也。气交若此，则草木之类皆当抑菀枯槁而不荣矣。

⑪未央：王冰说：央，久也，远也。

张介宾说：央，中半也。

丹波元简说：《诗·小雅》：“夜未央。”注：“夜未半也。”王训央为久，未见所出。

顾观光说：央，中也，非久远之谓。

喜多村直宽说：《汉·艺文志》：“待诏安成未央术一篇。”应劭曰：“道家也，好春生事，为未央之术。”颜氏《匡谬正俗》云：“许氏《说文》云：‘央，中央也，一曰久也。’是则夜未央者，言其未中也，未久也。”宽按，此王注所据。

未央，参阅《素问》第三《生气通天论》第十段“精神乃央”句下俞樾说。

⑫绝灭：马莳说：当是之时，贼风数至，暴雨数起，虽天地四时不能相保如平常矣。为吾人者，失前四气调神之道，阴阳升降俱乖其度，犹之天地不交也，则身多奇病，万事多失，生气已竭至未半之时而绝灭矣。

张介宾说：阴阳既失其和，则贼风暴雨，数为残害，天地四时不保其常，是皆与道相违，故凡植化生气数者，皆不得其半而绝灭矣。

⑬身无苛病：原文作：“身无奇病”。

胡澍说：此言圣人顺于天地四时之道，故身无病，无取于奇病也。王注训奇病为他疾，亦非其义。奇当为苛字，形相似而误。苛，亦病也，古人自有复语耳。字本作疴。《说文》：“疴，病也。引五行传曰，时即有口疴。”或作痾。《广雅》：“痾，病也。”《洪范·五行传》：“时则有下体生上之痾。”郑注曰：“痾，病也。”通作苛。《吕氏春秋·审时篇》：“身无苛殃。”高诱曰：“苛，病。”《至真要大论》曰：“夫阴阳之气，清静则生化治，动则苛疾起。”《管子·小问篇》曰：“徐君苛疾。”苛疾，即苛病也。（疾与病所言则异，浑言则通。）下文“故阴阳四时者，万物之终始也，死生之本也，逆之则灾害生，从之则苛疾不起，是谓得道。”上承此文而言。则奇病之当作苛病，明矣。苛疾与灾害对举，则苛亦为病明矣。王注于本篇之苛疾曰：“苛者，重也”，于《至真要大论》之苛疾曰：“苛，重也”。不如此所谓苛疾。与《生气通天论》：“虽有大风苛毒”，《六元正纪大论》：“暴过不生，苛疾不起”之苛异义。（《六元正纪大论》注：“苛，重也。”）彼以苛毒与大风相对。此则苛疾与灾害对，与生化对，文变而义自殊，言各有当。混而一之，则通于彼者，必阂于此矣。

伯坚按：《吕氏春秋·知接篇》说：“公又曰：‘常之巫审于死生，能去苛病，犹尚可疑耶？’管仲对曰：‘死生，命也。苛病，失也。’”今据胡澍说校改。

⑭生气不竭：丹波元简说：自“天气清净”至“生气不竭”一百二十四字，与四气调神之义不相干，其文意不顺承，疑他篇错简也。

逆春气则少阳不生①，肝气内变。

逆夏气则太阳不长②，心气内洞③。

逆秋气则太阴不收④，肺气焦满⑤。

逆冬气则少阴不藏⑥，肾气独沉⑦。

【本段提纲】 马莳说：此承首四节而言，四时之气不可以有逆者，正以其当时而病，不必奉气而病也。

【集解】

①逆春气则少阳不生:张介宾说:春令属木,肝胆应之。《藏气法时论》曰:"肝主春,足厥阴、少阳主治。"

喜多村直宽说:四时之逆,又见《藏气法时论》。

②逆夏气则太阳不长:张介宾说:夏令属火,心与小肠应之。《藏气法时论》曰:"心主夏,手少阴、太阳主治。"

③心气内洞:王冰说:洞,谓中空也。阳不外茂,内薄于心,燠热内消,故心中空也。

马莳说:今太阳不长,则心气内洞,内洞者,空而无气也。《灵枢·五味论》,有"辛走气,多食之令人洞心。"正与内洞之义相似。

丹波元简说:《外台》引《删繁论》载本篇文,作"内消"。

田晋蕃说:"外台"引《删繁论》,作"心气内消"。按王注"燠热内消故心中空也",义亦相通。

④逆秋气则太阴不收:张介宾说:秋令属金,肺与大肠应之。《藏气法时论》曰:"肺主秋,手太阴、阳明主治。"

⑤肺气焦满:《新校正》云:按"焦满",全元起本作"进满",《甲乙》《太素》作"焦满"。

丹波元简说:盖谓肺胀,喘满等证。

顾观光说:焦,当如《痿论》"肺热叶焦"之焦。

胡澍说:焦,与《痿论》"肺热叶焦"之焦同义。满,与《痹论》"肺痹者烦满"之满同义。焦满,与下浊沉对文。

俞樾说:焦即焦灼之焦。《礼记·问丧篇》:"干肝焦肺",是其义也。

陆懋修说:按此谓肺气焦枯烦满也。

⑥逆冬气则少阴不藏:张介宾说:冬令属水,肾与膀胱应之。《藏气法时论》曰:"肾主冬,足少阴、太阳主治。"

丹波元简说:以太阳少阳例推之,此以时令而言之,乃太阴少阴疑是互误。《灵·阴阳系日月》云:"心为阳中之太阳。肺为阳中之少阴。肝为阴中之少阳。脾为阴中之至阴。肾为阴中之太阴。"《春秋繁露》云:"春者少阳之选也。夏者太阳之选也。秋者少阴之选也。冬者太阴之选也。"

⑦肾气独沉:《新校正》云:详"独沉",《太素》作"沉浊"。

丹波元简说:《甲乙》作"浊沉"。《新校正》云:"《太素》作沉浊。"简按:据上文焦满,《甲乙》为是。

胡澍说:独与浊,古字通。《秋官》序官壶涿氏郑司农注:"独,读为浊。"又蝈氏疏:"独音与涿相近,书亦或为浊。"然则"独沉""沉浊"义得两通。

俞樾说:"独"当为"浊",字之误也。肾气言浊,犹上文肺气言焦矣。《新校正》云:"独沉,《太素》作沉浊"。其文虽倒而字正作"浊",可据以订正今本"独"字之误。

喜多村直宽说:《外台》引《删繁肾劳论》:"人逆冬气则足少阴不藏,肾气沉浊。"《阴阳类论》:"九窍皆沉。"

伯坚按:此段见《甲乙经》卷一《五藏变腧》第二,作"肾气浊沉"。又见《黄帝内经太素》卷二《顺养篇》,萧延平本《太素》也作"肾气浊沉",与《新校正》所引《太素》不同。

夫四时阴阳者,万物之根本也[①]。所以圣人春夏养阳,秋冬养阴[②],以从其根,故与万物沉浮[③]于生长[④]之门。逆其根,则伐其本,坏其真矣。故阴阳四时者,万物之终始也,死生之本也。逆之,则灾害生;从之,则苛疾[⑤]不起,是谓得道。道者,圣人行之,愚者佩之[⑥]。从阴阳则生,逆之则死;从之则治,逆之则乱[⑦]。反顺为逆,是谓内格[⑧]。

【本段提纲】 马莳说:此承第五节而申言圣人尽善养之道,彼不善养者失之也。

【集解】

①万物之根本也:王冰说:时序运行,阴阳变化,天地合气,生育万物,故万物之根悉归于此。

②圣人春夏养阳,秋冬养阴:马莳说:夫万物生于春,长于夏,收于秋,藏于冬,则此四时阴阳者,万物之根本也。所以圣人于春夏而有养生养长之道者,养阳气也;秋冬而有养收养藏之道者,养阴气也。正以顺其根耳。

高世栻说:夫四时之太少阴阳者,乃万物之根本也。所以圣人春夏养阳,使少阳之气生,太阳之气长。秋冬养阴,使太阴之气收,少阴之气藏。

丹波元简说:《神仙传》:"魏武帝问养生大略。封君达对曰:'圣人春夏养阳,秋冬养阴,以顺其根,以契造化之妙。'"全本此篇。

喜多村直宽说:王叔和伤寒例:"君子春夏养阳,秋冬养阴,顺天地之刚柔也。"

③沉浮:汪机说:浮沉,独出入也(《读素问钞·摄生篇》)。

④生长:马莳说:言生长则概收藏。

⑤苛疾:丹波元简说:《礼说》:"疾痛苛养。"郑注:"苛疥也。"《管子》:"常之巫审于死生,能去苛病。"注:"烦苛之病。"杨慎云:"苛,小草也(出《说文》)。今但知为苛刻之苛。"盖苛疾,烦苛之小疾。

喜多村直宽说:苛盖与疴同。《说文》:"疴,病也,从疒可声。"《尚书大传》郑注:"疴,病也。"与灾害字相贴。

苛疾,参阅本篇第五段"故身无苛病"句下集解。

⑥愚者佩之:李治《敬斋古今注》卷七(《藕香零拾》足本):王冰注云:"圣人心合于道,故勤而行之。愚者性守于迷,故佩服而已。"冰说非也。佩,背也,古字通用。果能佩服于道,是亦圣人之徒也,安得谓之愚哉?

丹波元坚说:《方氏家藏集要方》保寿天苏陀酒主治曰:"夫养生者,人之急务也。春夏则养阳。秋冬则养阴。圣人行之。愚者背之。"(伯坚按:此以佩为背,既在《古今注》之前。)

胡澍说:佩,读为倍。《说文》:"倍,反也。"《荀子·大略篇》:"教而不称师谓之倍。"杨倞注曰:"倍者,反逆之名也。"字或作"偝",见《坊托投壶》,作背(经典通以背为倍)。圣人行之,愚者佩之,谓圣人行道,愚者倍道也。行与倍正相反。故下遂云"从阴阳则生,逆之则死,从之则治,逆之则乱"。从与逆亦相反。从即行,《广雅》:"从,行也。"逆即倍也(见上《荀子》注。)。佩与倍,古同声而通用。《释名》曰:"佩,倍也,言其非一物有倍贰也。"是古同声之证。《荀子·大略篇》:"一佩易之。"注曰:"佩,或为倍。"是古通用之证。

俞樾说:《释名·释衣服》曰:"佩,倍也。"《荀子·大略篇》"一佩易之。"杨倞注曰:"佩,或为倍。"是佩与倍声近义通。倍,犹背也。昭二十六年《左传》:"倍奸齐盟。"《孟子·滕文公篇》:"师死而遂倍之。"倍并与背同。圣人行之,愚者佩之,谓圣人行道而愚民倍道也。下文云:"从阴阳则生,逆之则死。从之则治,逆之则乱。"曰从,曰逆,正分承圣人,愚者而言,行之故从,倍之故逆也。

⑦从之则治，逆之则乱：喜多村直宽说：《史·礼书》"天下从之者治，不从者乱；从之者安，不从者危。"

⑧是谓内格：王冰说：格，拒也，谓内性格拒于天道也。

汪机说：格，扞格也，谓身内所为与阴阳相扞格也（《读素问钞·摄生篇》）。

是故圣人不治已病，治未病[①]；不治已乱，治未乱；此之谓也。夫病已成而后药之[②]，乱已成而后治之，譬犹渴而穿井，斗而铸兵[③]，不亦晚乎？

【本段提纲】 马莳说：此承上节而引言以戒之也。昔有言，圣人不治已病治未病，《灵枢·逆顺篇》云："上工治未病，不治已病。"不治已乱治未乱，此正所谓圣人须养生长收藏之气，不待寒变，痎虐、飧泄、痿厥等病已生而始治之也。

【集解】

①治未病：丹波元简说：《灵枢·逆顺篇》："上工治未病，不治已病。"七十七难，《金匮要略》首篇，《甲乙经·五藏变腧篇》，皆可参考。伯坚按：《灵枢》第五十五《逆顺篇》说："上工，刺其未生者也。其次，刺其未盛者也。其次，刺其已衰者也。下工，刺其方袭者也，与其形之盛者也，与其病之兴脉相逆者也。故曰：'方其盛也，勿敢毁伤。刺其已衰，事必大昌。'故曰：'上工治未病，不治已病'，此之谓也。"《难经·七十七难》说："经言上工治未病，中工治已病者，何谓也？然。所谓治未病者，见肝之病则知肝当传之与脾，故先实其脾气，无令得受肝之邪，故曰治未病焉。中工治已病者，见肝之病不晓相传，但一心治肝，故曰治已病也。"《金匮要略·方论》卷上《藏府经络先后病脉证》第一说："问曰：'上工治未病何也？'师曰：'夫治未病者，见肝之病，知肝传脾，当先实脾。四季脾旺不受邪，即勿补之。中工不晓相传，见肝之病不解实脾，惟治肝也。'"（《甲乙经》卷一《五藏变腧》第二所引即《素问》本篇的文字）

伯坚按：《素问》第三十二《刺热篇》第七段说："肝热病者，左颊先赤。心热病者，颜先赤。脾热疾病者，鼻先赤。肺热病者，右颊先赤。肾热病者，颐先赤。病虽未发，见赤色者刺之，名曰治未病。"

②药之：荀悦《申鉴·欲嫌篇》："药者，疗也，所以治病也。无疾则无药可也。"

王引之《经义述闻》卷十八《药石》条：按药字古读若曜：（说见《唐韵正》）声与疗相近，（《方言》："愮，疗治也。江湘郊会谓医治之曰愮，或曰疗。"注："愮，音曜。"愮与药古字通。）故《申鉴·俗嫌篇》云："药者，疗也。"三十一年《传》："不如吾闻而药之也"，《家语·正论篇》同，王肃云："药，疗也。"《大雅·板篇》："不可救药"，《韩诗外传》"药"作"疗"。《庄子·天地篇》曰："有虞氏之药疡也"。《荀子·富国篇》曰："不足以药伤补败"，药字并与疗同义。

③斗而铸兵：喜多村直宽说：《晏子春秋》："临难而遽铸兵，噎而遽掘井。"

《四气调神大论第二》今译

春季的三个月，名叫发陈。这个时候，天地间生气勃勃，万物都繁荣起来。人们应当夜晚安睡，早晨早点起来，起床之后，大步在庭中走走，把头发散开，周身弛缓不要着力，使自己有生气。在这个时候，只可以生育而不可以杀戮，只可以给予而不可以夺取，只可以奖赏而不可以惩罚。这是适应春季的气候来养生（保养发生作用）的一种方法[①]，如果违反了这一卫生方法，就会使肝受损伤[2]，到了夏季，就会成为寒变[3]的疾病，而减弱了自己对于夏季长大作用的适应性。

夏季的三个月，名叫蕃秀。这个时候，天地之气交合在一起，植物都茂盛结实，人们应当夜晚安睡，早晨早点起床，不要过于在日光下暴露，以免中暑。不要发怒。要像植物开花结实，把气发泄出来，使心里没有抑郁。这是适应夏季的气候来养长（保养长大作用）的一种方法[1]。如果违反了这一卫生方法，就会使心受损伤[2]，到了秋季，就会成为疟疾，而减弱了自己对于秋季收敛作用的适应性。

秋季的三个月，名叫容平。这个时候，秋风急了，到处呈现一片清肃的景象，人们应当早睡早起，鸡一叫就起床。使心境安宁，把精神收敛起来，不使思想混乱，于是秋季的气候就不能发生损害了，肺气也清净了，这是适应秋季的气候来养收（保养收敛作用）的一种方法[1]。如果违反了这一卫生方法，就会使肺受损伤[2]，到了冬季，就会成为飧泄（消化不良的腹泻），而减弱了自己对于冬季闭藏作用的适应性。

冬季的三个月，名叫闭藏。这个时候，水结了冰，地开了坼，地气不向上升，人们应当早一点睡，迟一点起床，一定要有了日光再起床。如果有什么意图，要藏在心里不要妄动。要避开寒冷去找温暖的地方。不要发汗，否则气就会脱掉。这是适应冬季的气候来养藏（保养闭藏作用）的一种方法[1]。如果违反了这一卫生方法，就会使肾受损伤[2]，到了春季，就会成为痿和厥，而减弱自己对于春季发生作用的适应性。

天气本来是清净光明的，天气和地气应当升降调和，倘若地气不能上升，则天气也就不能下降，就会日月不明，虚邪就会侵害人身的空窍（孔穴）。天气闭塞了，地气就会遮蔽了光明。有云雾，天气不晴，白露就不会下降。天气地气上下隔绝不能交通，万物无以为生，则大树木会有很多死掉。浊气不散，风雨无节，白露不下降，则草木都会枯槁而不繁荣。恶风屡来，暴雨屡降，天地四时不能保住平常的规律，生物如果不能适应，不久就会灭亡。圣人顺从着天地四时的规律而生活着，就不会有什么疾病。生物顺从着天地四时的规律而生活着，也就会生气勃勃。

违反了春季的气候，则足少阳胆经不能起生发的作用[4]，肝会发生变化。

违反了夏季的气候，则手太阳小肠经不能起生长的作用[5]，心会感觉空虚。

违反了秋季的气候，则手太阴肺经不能起收敛的作用[6]，会有肺部胀满、气喘的疾病。

违反了冬季的气候，则足少阴肾经不能起闭藏的作用[7]，会有小便混浊的疾病。

四时的运行和阴阳的变化，是一切生物的生活基本条件。圣人在春夏两季注意养阳气（养生养长），在秋冬两季注意养阴气（养收养藏）。如果是这样做，顺从着生活的基本条件，才可以和一切生物一样地生活着。如果违反了生活的基本条件，犹如树木斩掉了本根一样，生活就会发生问题了。所以阴阳的变化和四时的运行与一切生物的生死问题有基本关联。违反了它，就会发生灾害。顺从着它，则疾病无从发生。这就叫作得到了卫生的道理。聪明人的行动，照着卫生的道理来做。愚蠢人的行动，违背着卫生的道理来做。顺从着阴阳的变化而行动的人才能生活，违反了它就会死亡；顺从着它才得健康，违反了它就会得疾病。应当顺从它而偏违反它，这是人对于自然规律的抗拒，这叫作“内格”。

所以圣人不治疗已经患病的人而要治疗还未患病的人，不治理已经发生祸乱的国家而要治理还未发生祸乱的国家，就是这样一个道理。如果疾病业已形成再来治疗，祸乱业已发生再来治理，那犹如口渴了临时掘井取水，战事开始了临时制造兵器一样，岂不太晚了吗？

①这是适应春季的气候来养生(保养发生作用)的一种方法,这是适应夏季的气候来养长(保养长大作用)的一种方法,这是适应秋季的气候来养收(保养收敛作用)的一种方法,这是适应冬季的气候来养藏(保养闭藏作用)的一种方法:四季对于植物的作用,春季是发生,夏季是生长,秋季是收敛,冬季是闭藏,叫作春生、夏长、秋收、冬藏。古代医学家将这一原则应用到人身上来,所以春季养生,夏季养长,秋季养收,冬季养藏。

②就会使肝受损伤,就会使心受损伤,就会使肺受损伤,就会使肾受损伤:在五脏和四时的配合中,肝是和春季相配合的,所以春季违反了卫生方法就会使肝受损伤。心是和夏季相配合的,所以夏季违反了卫生方法就会使心受损伤。肺是和秋季相配合的,所以在秋季要使肺气清净。肾是和冬季相配合的,所以冬季违反了卫生方法就会使肾受损伤。参阅《素问》第二十二《藏气法时论》第二段集解提纲附表。

③寒变:是古代病名,内容不详。

④违反了春季的气候,则足少阳胆经不能起生发的作用:经文的"少阳"是指足少阳胆经而言。足少阳胆经和足厥阴肝经是相为表里的(见《素问》第二十四《血气形志篇》第二段)。肝是与春季相配合的(见《素问》第二十二《藏气法时论》第二段)。由于它们相为表里,所以违反了春季的气候,肝和胆都受影响,于是足少阳胆经不能起生发的作用。脏腑本身和它的经脉是应当有区别的,但是由于古代文字的字句简略,意义含混,很难有一个准确的解释。例如此处的少阳是指足少阳胆经而言,可能只是说胆,也可能只是说胆经脉,也可能是胆和胆经脉二者合说,这就只能靠读者自己体会了。经和经脉两个名词含义是不同的,经包括了脏腑本身和经脉;经脉则不包括脏腑本身,而只指经脉。《黄帝内经》全书中像这一类的地方极多,现在发凡起例于此,以后不再说明。

⑤违反了夏季的气候,则手太阳小肠经不能起生长的作用:经文的"太阳"是指手太阳小肠经而言。手太阳小肠经和手少阴心经是相为表里的(见《素问》第二十四《血气形志篇》第二段)。心是与夏季相配合的(见《素问》第二十二《藏气法时论》第二段)。违反了夏季的气候,心和小肠都受影响,所以手太阳小肠经不能起生长的作用。

⑥违反了秋季的气候,则手太阴肺经不能起收敛的作用:经文的"太阴"是指手太阴肺经而言。肺是和秋季相配合的(见《素问》第二十二《藏气法时论》第二段)。所以违反了秋季的气候,就发生肺部的疾病。

⑦违反了冬季的气候,则足少阴肾经不能起闭藏的作用:经文的"少阴"是指足少阴肾经而言。肾是和冬季相配合的(见《素问》第二十二《藏气法时论》第二段),所以违反了冬季的气候,就发生小便的疾病。

生气通天论第三①

①生气通天论第三:《新校正》云:按全元起注本在第四卷。

马莳说:按《灵枢·营卫生会篇》言宗气积于上焦,营气出于中焦,卫气出于下焦。盖以天有阳气,积阳为天也;有阴气,积阴为地也。人禀天地之气而生,亦有阳气,有阴气。阳气者,卫气也。由下焦之气阴中有阳者,从中焦之气以升于上焦而生此阳气。故《营卫生会篇》谓"卫气出于下焦",又谓"浊者为卫"是也。目张则气上行于头,出于足太阳膀胱经睛明穴,而昼行于足手六阳经,夜行于足手六阴经,如本篇所谓“阳气者一日而主外”等语是也,又如“营卫生会篇”谓之“太阳主外”者是也。惟其不随宗气以同行于经隧之中,而自行于各经皮肤分肉之间,故《营卫生会篇》又谓之“卫行脉外”者是也。阴气者,营气也。由中焦之气阳中有阴者,随上焦之气以降于下焦而生此阴气。故《营卫生会篇》谓之“营气出于中焦”,又谓“清者为营”是也。但阴气精专,必随宗气以同行于经隧之中,始于手太阴肺经太渊穴,而行于手阳明大肠经、足阳明胃经、足太阴脾经、手少阴心经、手太阳小肠经、足太阳膀胱经、足少阴肾经、手厥阴心包络经、手少阳三焦经、足少阳胆经、足厥阴肝经,而又始于手太阴肺经,故《营卫生会篇》谓之“太阴重内”,又谓之“营行脉中”者是也,即本篇有“营气不从”之营气是也。惟此篇营气之营字;正与《灵枢》营气之营字同,其余《素问》营字俱书荣字,盖古营荣互书,大义当以营字为是。盖阴气在内,如将军之守营;阳气在外,如士卒之卫外。《史记》云:“以师兵为营卫”,则营卫二气之取义者盖如此。又《阴阳应象大论》有曰:“阴在内,阳之守。阳在外,阴之使。”其义晓然矣。愚尝思本篇有云:“阳气者,精则养神,柔则养筋。”《痹论》有云:“阴气者,静则神藏,躁则消亡。”此神圣论营卫二气至精之义也。然二气均为人之所重,而本篇所重在人卫气。但人之卫气,本于天之阳气,惟人得此阳气以自生,故曰生气通天。惟圣人全此阳气而苛疾不起,常人则反是焉。《灵枢·禁服篇》云:“审察卫气为百病母”者,信哉!本篇凡言阳气者七,谆谆示人以当全此阳气也。要之,阳气一全,则营气自从矣。大义当以《灵枢·营卫生会篇》及《卫气行篇》参看为的。

伯坚按:《甲乙经》没有收载本篇的文字。本篇和《黄帝内经太素》《类经》二书的篇目对照,列表于下:

素问	黄帝内经太素	类经
生气通天论第三	卷三——调阴阳篇	卷十三——生气邪气皆本于阴阳(疾病类五)

【释题】 马莳说:“篇首有‘自古通天者,生之本’,故名篇。”本篇开始说,人身九窍、五藏、十二节的气,都和天气相通。本篇采用这一段话做篇名,就叫作《生气通天论》。

【提要】 本篇第一节是黄帝说的,第二节是岐伯说的。黄帝只讲阳气,和阳气不固所发生的各种疾病。岐伯讲阴阳两气调和的重要和可能发生的疾病。末了讲酸、咸、甘、苦、辛五味对于人身生理的作用。

黄帝曰:夫自古通天①者,生之本,本于阴阳。天地之间,六合②之内,其气九州、九窍③、五藏④、十二节⑤,皆通乎天气⑥。其生五⑦,其气三⑧。数犯此者,则邪气伤人,此寿命之本也⑨。苍天⑩之气清净,则志意治。顺之,则阳气固,虽有贼邪弗能害也,此因时之序。故圣人传⑪精神,服⑫天气而通神明。失之,则内闭九窍,外壅肌肉,卫气⑬散解,此谓自伤,气之削也⑭。

【本段提纲】 马莳说:此帝言人气通乎天气。惟圣人全此天气,以固寿命之本,而众人则失之也。按《六节藏象论》云:“夫自古通天者,生之本,本于阴阳。其气九州九窍皆通乎天气。故其生五,其气三。”

【集解】

①通天:丹波元简说:王注《六节藏象论》云:“通天者,谓元气,即天真也。然形假地生,命惟天赋,故奉生之气,通系于天,禀于阴阳而为根本也。《宝命全形论》曰:‘人生于地,悬命于

天,天地合气,命之曰人。'《四气调神大论》曰:'阴阳四时者,万物之终始也,此生之本也。'此其义也。"简按:按此解颇明备。

②六合:丹波元简说:高诱注《淮南》云:"孟春与孟秋为合,仲春与仲秋为合,季春与季秋为合,孟夏与孟冬为合,仲夏与仲冬为合,季夏与季冬为合,故曰六合。一曰,四方上下为六合。"

③九窍:马莳说:气之在人者曰九窍。阳窍在头者七:耳二,目二,鼻二,口一。阴窍之在下者二:前阴,后阴。

丹波元坚说:按《楚辞·九辩叙》:"故天有九星,以正机衡,地有九州,以成万邦,人有九窍,以通精明。"

俞樾说:按九窍二字,实为衍文,九州即九窍也。《尔雅·释兽篇》:"白州驠。"郭注曰:"州,窍。"北山经:"伦山有兽如麋,其川在尾上。"郭注曰:"川,窍也。"川即州字之误。是古谓窍为州。此言九州,不必更言九窍。九窍二字,疑即古注之误入正文者。

汪东释《素问》九州九窍之文:《素问·生气通天论》曰:"其气九州、九窍、五藏、十二节,皆通乎天气。"王冰注:"外布九州而内应九窍。"德清俞樾驳之曰:"九窍与九州,初不相应。如王氏说,将耳目口鼻各应一州,能悉言之乎?今按九窍二字,实为衍文,九州即九窍也。九窍二字,疑即古注之误入正文者。"东按俞君此论,厥有四失。《尔雅·释兽》:"白州驠。"《正义》曰:"谓马之白尻者。"别书为丑,《内则》"鳖去丑"是也。声转为涿,《三国志·周群传》:"先主嘲张裕多须云:'诸毛绕涿居乎。'"《广雅》州、豚皆训为臀。此则州之训窍,本指隐微,岂有视听之官,共用私亵之号,其失一也。本篇诸言"内闭九窍""九窍不通""九窍为水注之气",是别有九窍之文,不应于此忽然改例,其失二也。《六节藏象论》:"其气九州九窍皆通乎天气"。若复删剟九窍,宁须并承之辞?且下言"三而三之,合则为九,九分为九野,九野为九藏。"注:"九野者应九藏而为义。"假令州训为窍,野当何解?其失三也。《灵枢·邪客篇》曰:"地有九州,人有九窍",偶语分疏,较然明白。其于《经水》曰:"经脉十二者,外合于十二经水。足太阳外合于清水。足少阳外合于渭水。足阳明外合于海水。足太阴外合于湖水。足少阴外合于汝水。足厥阴外合于渑水。手太阳外合于淮水。手少阳外合于漯水。手阳明外合于江水。手太阴外合于河水。手少阴外合于济水。手心主外合于漳水。"准是推寻,十二经既合十二水,九窍何缘不可外合九州?盖医家者流,始出于巫,后世分涂,犹多持阴阳天地五行之说,玄迹难稽,时近荒眇。不观大体,徒执单词,其失四矣。

伯坚按:汪东此文载《华国月刊》一卷二号,驳俞樾说,理由还不够充足。今仍从俞樾说,删去"九窍"二字,并载汪东文于后以供参考。

④五藏:马莳说:五藏:心、肝、脾、肺、肾。

⑤十二节:董仲舒《春秋繁露·官制象天篇》:天数之微,莫若于人。人之身有四肢,每肢有三节,三四十二,十二节相持而形体立矣。

杨上善说:十二节者,谓人四肢各有三大节也。

丹波元简说:《六节藏象论》无"五藏十二节"五字。此节之义,当考《灵·邪客篇》《淮南·天文训》。

⑥皆通乎天气:《淮南子·天文训》:天有九重,人亦有九窍。天有四时以制十二月,人亦有四肢以使十二节。天有十二月以制三百六十日,人亦有十二肢以使三百六十节。故举事而不顺天者,逆其生者也。

《淮南子·精神训》:故头之圆也象天,足之方也象地。天有四时、五行、九解、三百六十六日,人亦有四肢、五藏、九窍、三百六十六节。

《新校正》云:详通天者生之本,《六节藏象注》甚详。又按郑康成云:“九窍者,谓阳窍七、阴窍二也。”

丹波元坚说:《淮南子·天文训》:“蚑行喙息,莫莫于人。孔窍肢体,皆通于天。”

伯坚按:《吕氏春秋·情欲篇》说:“人之与天地也同。万物之形虽异,其情一体也,故古之治身与天下者,必法天地也。”董仲舒《春秋繁露·深察名号篇》说:“天人之际,合而为一,同而通理,动而相益,顺而相爱,谓之德道。”《春秋繁露·为人者天篇》又说:“人之人本于天。天,亦人之曾祖父也,此人之所以上类天也。人之形体、化天数而成。人之血气,化天志而行。人之德行,化天理而义。人之好恶,化天之暖清。人之喜怒,化天之寒暑。人之受命,化天之四时。天之副在乎人。人之情性有由天者矣,故曰受由天之号也。”这都是人身是一小天地的看法,也就是人和天气相通的理论基础。

⑦其生五:马莳说:其所以生者五:金、木、水、火、土。

张介宾说:人生虽本乎阴阳,而禀分五行,其生五也。

张琦说:其生五,皆本五行之气而生也。

⑧其气三:杨上善说:谓天地间九州等物,其生皆在阴、阳、及和三气。

丹波元简说:《太平经》云:“元气有三名:太阳、太阴、中和。”出《后汉书·襄楷传》注:其气三,或此之谓欤?杨上善《太素》注云:太素分为万物,以为造化,故在天为阳,在地为阴,在人为和。”(出弘决《外典钞》)《三十一难》杨玄操注云:“天有三元之气,所以生成万物。人法天地,所以亦有三元之气,以养身形。”《六十六难》卢庶注云:“在天则三元五运相因而成,在人则三焦五藏相因而成也。《素问》曰:‘其气三,其生五’,此之谓也。”

丹波元坚说:先兄曰:“庄公三年《谷梁传》:‘独阳不生,独阴不生,独天不生,三合然后生。’注:‘徐邈曰:古人称万物负阴而抱阳,冲气以为和,然则传所谓天,盖各其冲和之功而神理所系也。’”坚按《春秋繁露》曰:“寒暑与和,三而成物。日月与星,三而成光。天地与人,三而成德。由此观之,三而一成,天之大经也。”

⑨此寿命之本也:杨上善说:阴阳分为四时,和气人之纵志,不顺四时和气摄生,为风寒雨湿邪气伤也。此顺二气养生,寿之本也。

张志聪说:人禀五行之气而生,犯此五行之气而死,有如水之所以载舟,而亦能覆舟,故曰此寿命之本也。

⑩苍天:王冰说:春为苍天,发生之主也。

张介宾说:天色深玄,故曰苍天。

丹波元简说:按《诗》:“彼苍者天。”

喜多村直宽说:《诗·王风》:“悠悠苍天。”毛传:“据远视之苍苍然,则称苍天。”《释文》:“《庄子》云:‘天之苍苍,其正色耶。’”宽按:《尔雅》:“春为苍天。”李巡云:“春,万物始生,其色苍苍。”王《注》本于此。

⑪传:丹波元坚说:尤怡《医学读书记》曰:“按传,当作专,言精神专一,则清静弗扰,犹苍天之气也。老子所谓专气致柔;太史公所谓精神专一,动合无形,赡足万物;班氏所谓专精神以辅天年者是也。若作传,与义难通。”

胡澍说:传当为抟字之误。抟与专同,言圣人精神专一不旁骛也。古书专一字多作抟。《系辞》传:“其静也专。”《释文》曰:“专,陆作抟。”昭二十五年《左传》:“若琴瑟之专壹。”《释文》

曰:“专本作抟。”《史记·秦始皇纪》:“抟心揖志。”《索隐》曰:“抟,古专字。”《管子·立政篇》曰:“一道路,抟出入。”《幼官篇》曰:“抟一纯固。”《内业篇》曰:“能抟乎?能一乎?”《荀子·儒效篇》曰:“亿万之众,而抟若一人。”《讲兵篇》曰:“和抟而一。”《吕氏春秋·适音篇》曰:“耳不收则不抟。”高注曰:“不抟,入不专一也。”皆其证。

俞樾说:传读为抟,聚也。抟聚其精神,即《上古天真论》所谓精神不散也。《管子·内业篇》:“抟气如神,万物备存。”尹知章注:“抟,谓结聚也。”与此文语意相近。作传者,古字通用。

田晋蕃说:按《徵四失论》:“所以不十全者精神不专”,则此传字当读为专,独言精神专一也。《论语·释文》引郑注“鲁读传为专”,是其例。俞读为抟,抟即专字。《索隐》云:“抟,古专字。”古书多以抟为专,王氏念孙《读书杂志》于《管子·立政篇》详言之。

⑫服:丹波元坚说:先兄曰:“服,服膺之服,服天气清净之理也。”

伯坚按:“服”字作“从”字解,服天气就是顺从着天气。《尚书·舜典》:“五刑有服。”孔安国《传》:“服,从也。”《吕氏春秋·先己篇》:“期年而有扈氏服。”高诱注:“服,从也。”《史记·历书》:“三苗服九黎之德。”张守节《正义》:“服,从也。”

⑬卫气:王冰说:《灵枢经》曰:“卫气者,所以温分肉而充皮肤,肥腠理而司开合。”(伯坚按:见《灵枢》第四十七《本藏篇》。)故失其度则内闭九窍,外壅肌肉,以卫不营运,故言散解也。

伯坚按:《黄帝内经》讲人身有营卫二气。营气是血液,《灵枢》第十八《营卫生会篇》曾替营气下了一个确切的定义,说:“此所受气者,泌糟粕,蒸精液,化其精微,上注于肺脉,乃化而为血,以奉生身,莫贵于此,故得独行于经隧,命曰营气。”至于卫气是一种不可捉摸的精气,很难用现代语解释。《灵枢》第十八《营卫生会篇》说:“营在脉中,卫在脉外。”《灵枢》第五十二《卫气篇》说:“其浮气之不循经者为卫气,其精气之行于经者为营气。”这是营卫二气的分别。

卫气,参阅《素问》第四十三《痹论》第十一段经文和集解。

⑭气之削也:张介宾说:真阳受伤,元气如削,非由天降,自作之耳。

阳气者,若天与日,失其所,则折寿而不彰①。故天运当以日光明,是故阳因而上卫外者也②。

因于寒,志欲如连枢③,起居如惊,神气乃浮。

因于暑,汗、烦则喘、喝④,静则多言⑤,体若燔炭,汗出而散。

因于湿,首如裹⑥,湿热不攘,大筋软⑦短,小筋弛⑧长。软短为拘⑨,弛长为痿⑩。

因于气,为肿⑪。四维相代⑫,阳气乃竭。

【本段提纲】 马莳说:此言阳气所以卫外,而阳气不固者,则四时必伤于邪气而为病也。阳气者卫气也。本篇所重在阳气,故凡本篇有阳气者,当提为各节起语。凡每节本文之病,皆由于阳气不足所致,即《灵枢·禁服篇》谓“卫气为百病之母”者是也。

【集解】

①则折寿而不彰:张介宾说:此发明阳气之本也。日不明,则天为阴晦。阳不固,则人为夭折。皆阳气之失所也。

高世栻说:短折其寿,而不彰著于人世矣。

丹波元简说:按《史记·五帝本纪》:“帝挚立,不善,崩。”《索隐》曰:“古本作‘不著’,音张虑反,犹不著明。”

②是故阳因而上卫外者也:杨上善说:人之阳气,若天与日,不得相无也。如天不得无日,

日失其行则天不明也。故天之运动,要藉日行天得光明也。人与阳气不得相无,若无三阳行于头上,则人身不得章延寿命也。是以阳上于头,卫于外也。

吴崑说:天以日光明,人以阳为卫,皆生气通天,与天无间也。

③志欲如连枢:原文作"欲如运枢",没有"志"字。

杨上善说:连,数也。枢,动也。和气行身,因伤寒气,则志欲不定,数动不住,故起居如惊,神魂飞扬也。

《新校正》云:按全元起本作"连枢"。元起云:"阳气定如连枢者。动,系也。"

张文虎说:此下因于寒,因于暑,因于湿,因于气,皆言病源。欲如连枢云云,乃各项病状。林亿引全《注》本作连枢,云:"阳气定如连枢者。动,系也。"盖谓寒气收敛,阳气为所束,故不能适意,则劳扰不安,而神气不得静也。欲字疑误,详全注当是动字。

田晋蕃说:《太素》,"欲"上有"志"字,"运"作"连"。按杨上善注:"连,数也。枢,动也。和气行身,因伤寒气,则志欲不定,数动不住。"张氏文虎《舒艺室续笔》谓欲如连枢乃言病状。与杨义暗合,惟当时未见《太素》,而泥于全注并疑"欲"字之误。当依《太素》,"欲"上补"志"字。"志欲"与下"起居"相对为文,盖传写者失之。

伯坚按:此段见《黄帝内经太素》卷三《调阴阳篇》,作"志欲如连枢"。今据田晋蕃说,依《太素》校改。

④喝:张琦说:"喝",疑"渴"之讹。

田晋蕃说:《说文》:"喝,㵣也。"㵣为渴之本字,是喝正作渴解,非误也。《虐论》:"外内皆热,则喘而渴。"直作喘渴。

⑤静则多言:马莳说:因于夏之暑气者,其体必有汗。或烦躁而动,则为喘喝。或不烦躁而静,则亦不免于多言。

⑥首如裹:顾观光说:言头目昏重,如物裹之。

胡澍说:此言病因于湿,头如蒙物,不瞭了耳。

⑦软:张介宾说:软,音软,缩也。

⑧弛:王冰说:弛,引也。

弛,参阅本篇第十段"筋脉沮弛"句下胡澍说。

⑨拘:丹波元坚说:《集韵》:"拘,俱遇切,拘拿不展。"(拿,牵也。)

⑩软短为拘,弛长为痿:马莳说:湿蒸为热而不能除却,大筋受湿浸热蒸,则软而短。小筋受湿浸热蒸,则懈弛而长。软短,故手足拘挛而不伸。弛长,故手足痿弱而无力矣。

⑪因于气,为肿:胡澍说:此气指热气而言。上云寒、暑、湿,此若言风气,则与上文不类,故知气为热气也。《阴阳应象大论》曰:"热胜则肿。"本篇下注引《正理论》曰:"热之所过则为痈肿。"故曰:"因于气为肿。"

丹波元坚说:《说文》曰:"肿,痈也。"《周官·疡医》注曰:"肿,疡痈而上生创者。"先兄曰:"古单称肿者,皆谓痈肿也。若谓跗肿、水肿、浮肿者,水病也。"

⑫四维相代:高世栻说:四维相代者,四肢行动不能,彼此借力而相代也。

丹波元简说:《痹论》云:"尻以代踵,脊以代头。"四维相代,与此同义。

阳气者,烦劳则筋张精绝①。辟②积于夏,使人煎厥③,目盲不可以视,耳闭不可以听,溃溃乎若坏都④,汩汩⑤乎不可止。

【本段提纲】 马莳说:此又言阳气不固者,夏时有煎厥之证,不特病暑而已。

【集解】

①烦劳则筋张精绝:原文作"烦劳则张精绝"。

王冰说:烦扰阳和,劳疲筋骨,动伤神气,耗竭天真,则筋脉膜胀,精气竭绝。

俞樾说:"张"字之上夺"筋"字。筋张、精绝、两文相对。今夺"筋"字,则义不明。王注曰:"筋脉膜胀,精气竭绝。"是其所据本未夺也。

田晋蕃说:张,即胀也。左氏成公十年《传》:"将食,张,如厕。"《玉篇》肉部引作。"胀"。《淮南子·缪称训》:"大戟去水,葶历愈张。"古皆作"张"。

伯坚按:今据俞樾说依王冰注校补"筋"字。

②辟:丹波元简说:辟与襞同。《司马相如传》:"襞积褰绉。"师古注:"襞积,即今之帬褶也。"

喜多村直宽说:《文选·司马相如·子虚赋》注:"善曰:'张楫曰:襞积,简齰也。褰,缩也。绉,裁也。'其绉中文理弗郁有似于溪谷也。"又张衡《思玄赋》注:"襞积,衣缝也。良曰:重叠也。"

③煎厥:《新校正》云:按《脉解》云:"所谓少气善怒者,阳气不治;阳气不治则阳气不得出,肝气当治而未得,故善怒。善怒者名曰煎厥。"

张介宾说:人以阳气为生,惟恐散失,若烦劳过度,则形气施张张于外,精神竭绝于中,阳扰阴亏,不胜炎热,故病积至夏日以益甚,令人五心烦热,如煎如熬,孤阳外浮,真阴内夺,气逆而厥,故名煎厥。

④都:马莳说:都所以防水。

丹波元简说:《礼·檀弓》:"洿其宫而潴焉。"郑玄注:"潴,都也,南人谓都为潴。"郦道元《水经注》:"水泽所聚谓之都,亦曰潴。"

⑤汩汩:《文选》木玄虚《海赋》:"泼泼汩汩"李善注:"波浪之声也。"

阳气者,大怒则形气绝,而血菀于上①,使人薄厥②。

有伤于筋,纵,其若不容③。

汗出偏沮④,使人偏枯⑤。

汗出见湿⑥,乃生痤⑦、痱⑧。

高梁⑨之变,是生大丁⑩,受如持虚⑪。

劳汗当风⑫,寒薄为皶⑬,郁乃痤。

【本段提纲】 马莳说:此又言阳气不固者,有为厥、为胀、为偏枯、为痤痱、为大丁、为皶痤、诸证也。

【集解】

①阳气者,大怒则形气绝,而血菀于上:马莳说:阳气者,贵于清净。若大怒而不清净,则形气经络阻绝不通,而血积于心胸之间。《奇病论》:"岐伯曰,胞之络脉绝",亦阻绝之义,非断绝之谓。

张琦说:怒则气逆,而血随之郁积心胸之间,是阴阳气血并迫而然。形气绝者,营卫不通,形状若死也。

菀与郁通。参阅《素问》第二《四气调神大论》第五段则"菀藁不荣"句下集解。

②薄厥:高世栻说:薄厥,虚极而厥逆也。

丹波元简说：按《圣济总录》："赤茯苓汤，治薄厥暴怒，怒则伤肝，气逆胸中不和，甚则呕血衄衄。"

③有伤于筋，纵，其若不容：吴崑说：有伤于筋，则纵而不收，其若不能为容止矣。

张志聪说：筋伤而弛纵，则四体自有若不容我所用也。

④汗出偏袒：原文作"汗出偏沮"。

《新校正》说：按"沮"《千金》作"袒"。全元起本作"恒"。

丹波元简说：《千金》作"袒"。又《养生门》云："凡大汗勿偏脱衣，喜得偏风半身不遂。"《巢源》引《养生方》同。《灵·刺节真邪》云："虚邪偏客于身半，其入深，内居荣卫，荣卫稍衰，真气去，邪气独留，发为偏枯。"乃其作"袒"似是。下文曰汗出见湿，曰高梁之变，曰劳汗当风，皆有为而发疾者，其义可见也。

田晋蕃说：按袒，脱衣见体也（见《尔雅·释训》注）。汗出而脱衣见体，岂有不致病者，故下文云："使人偏枯"，与《千金·养生门》之言正合，且与下两节汗出见湿，劳汗当风，文义一律。若作汗出偏沮，是但言汗之病形，与下两节义相违异矣。日本古书于医方尤夥，所引《千金方》定可据也。黄氏丕烈《爰本》《仪礼校录》云："李本作祖，此袒讹为祖，形涉而误。"林亿引《千金方》作"祖"为"袒"之误文无疑。《五藏生成篇》："卧出而风吹之，血凝于肤者为痹。"《太素》杨上善注："出不覆衣也。"即汗出偏袒，令人偏枯之一证。

伯坚按：今据丹波元简、田晋蕃说校改。

⑤偏枯：《灵枢》第二十三《热病》篇：偏枯，身偏不用而痛，言不变，志不乱，病在分腠之间。

杨上善说：偏枯，不随之病也。

余岩《古代疾病名候疏义》第九十七页：半枯即偏枯，亦谓之半身不遂。《吕氏春秋·似顺论》第五《别类篇》云："鲁人有公孙绰者，告人曰：'我能起死人。'人问其故。对曰：'我固能治偏枯，今吾倍所以为偏枯之药，则可以起死人矣。'物固有可以为小不可以为大，可以为半不可以为全者也。"是半枯即偏枯，即今之偏瘫也，为运动障碍之病。

⑥汗出见湿：马莳说：人当汗出之时，玄府未闭，乃受水湿。（伯坚按：《素问》第六十一《水热穴》论说："所谓玄府者，汗空也。"）

⑦痤：杨上善说：痤，痈之类，然小也。俗谓之疖子。

王冰说：痤，谓色赤膜愤，内蕴血脓，形小而大如酸枣，或如按豆。

丹波元简说：《说文》："痤，小肿也。"《玉篇》："疖也。"《韩非子》："弹痤者痛。"《巢源》云："肿一寸至二寸，疖也。"

余岩《古代疾病名候疏义》第一二六页：痤者，疖之小者也。小如粟粒，大如酸枣。其小者与痱瘤相似。所不同者痱瘤无脓血，痤则兼含脓血也。故《广雅》训为痈，而《玉篇》训为疖。今人译面上之粉刺为痤疮。

⑧疿：丹波元简说：疿，《玉篇》："热生小疮。"《巢源》云："人皮肤虚，为风邪所折，则起隐疹。寒多则色赤。风多则色白。甚者痒痛。搔之则成疮。"又《巢源》有夏月沸疮，盖"疿"即"沸"。

余岩《古代疾病名候疏义》第一二四页：皮肤病之痱，今之汗疹也，夏日多见之。吾乡读扶非切。声稍变而为疿。《广韵》八末："疿，方味切，热小疮也。"《玉篇》："疿，甫未切，热生小疮。"疿即痱，亦汗疹也。

⑨高梁：王冰说：高，膏也。梁，粱也。（顾观光说：六书假借之例。）

丹波元简说：《孟子》："膏粱之味。"赵岐注："细粱如膏者也。"朱注"膏，肥肉。粱，美谷。"简按:《山海经》:"都广之野,爰有膏菽,膏稻,膏黍,膏稷。"郭璞注:"言味好皆滑如膏。"《外传》曰:"膏梁之子。"刘会孟云:"嘉谷之米,炊之皆有膏。"

田晋蕃说:按《通评虚实论》:"肥贵人则高梁之疾也",《腹中论》:"子数言热中消中不可服高梁芳草石药",并作"高梁"。焦氏循《易通释》谓:"高,即膏之借,《素问》高梁即膏梁,膏从高声,得相通也。《论语》'山梁雌雉',郑云'孔子山行见雉食梁粟也',陆德明《音义》引之,知梁粱古通。"

伯坚按:《史记·太史公自序》:"啜土刑粝粱之食"句下司马贞《索隐》引《三苍》说:"粱,好米也。"《国语》十三晋语"夫膏粱之性难正也"句下韦昭注:"膏,肉之肥者。粱,食之精者。"《晋书·文苑·伏滔传》《正淮论》下篇:"生乎深宫,长于膏粱。"

⑩是:原文作"足生大丁"。

《新校正》云:按丁生之处,不常于足,盖谓膏粱之变,饶生大丁,非偏著足也。

丹波元简说:《春秋繁露》云:"阴阳之动,使人足病喉痹。"足字用法,与此正同。巢源云:"丁疮初作时,突起如丁盖,故谓之丁疮。令人恶寒,四支强痛,兼忉忉然牵痛,三日疮便变焦黑色,肿大光起,根鞕强,全不得近,酸痛,皆其候也。"

胡澍说:"足"当作"是",字之误也。《荀子·礼论篇》:"不法礼,不是礼,谓之无方之民。法礼,是礼,谓之有方之士。"今本"是"并讹作"足"。"是"犹"则"也,(《尔雅》:"是,则也。"是为法则之则,故又为语辞之则。《大戴礼·正言篇》:"教定是正矣",《家语》作"正教定则本正矣。"郑语:"若更君而周训之,是易取也。"韦昭曰:"更以君道导之,则易取。")言膏梁之变则生大丁也。

俞樾说:《新校正》以"足"为饶足之义,亦迂曲。"足"疑"是"字之误。上云:"乃生痤疿",此云:"是生大丁",语意一律。"是"误为"足",于是语词而释以实义,遂滋曲说矣。

陆懋修说:丁本作疔。《集韵》:"疔,当经切,音丁,病创也。"

伯坚按:今据胡澍、俞樾说校改。

⑪受如持虚:杨上善说:如持虚器受物。言易得也。

王冰说:外湿既侵,内热相感,如持虚器,受此邪毒,故曰受如持虚。

⑫劳汗当风:马莳说:人于劳苦汗出之时,当风取凉。

⑬皶:王冰说:皶刺长于皮中,形如米,或如针,俗曰粉刺。

丹波元简说:王注:"俗曰粉刺。"粉刺见《肘后》。《千金》作粉滓。《巢源》云:"嗣面者,面皮上有滓如米粉者也。"又《外台》有粉皶。《玉篇》:"皻与皶同。"字书,齇、皻、瘡、䶥、皻并是查字。

阳气者,精则养神,柔则养筋①。

开阖不得,寒气从之,乃生大偻②。

陷脉为瘘③,留连肉腠④。

俞气化薄⑤,传为善畏,及为惊骇。

营气⑥不从,逆于肉理,乃生痈肿⑦。

魄汗⑧未尽,形弱而气烁⑨,穴俞以闭,发为风疟⑩。

故风者,百病之始也⑪。清静则肉腠闭拒,虽有大风苛毒弗之能害,此因时之序也⑫。

故病久则传化,上下不并,良医弗为⑬。故阳畜积,病死。而阳气当隔,隔者当泻[14]。不亟正治,粗[15]乃败之。

【本段提纲】 马莳说:此又言阳气不固者,有为偻、为瘘、为善畏、为惊骇,为痈肿、为风疟、为膈、诸证也。

【集解】

①阳气者,精则养神,柔则养筋:马莳说:阳气者,内化精微,养人之神,外则柔和,养人之筋。

高世栻说:上文大怒气绝,至血菀而伤筋。故曰阳气者柔则养筋。所以申明上文,阳气不柔,而筋无所养也。

②开阖不得,寒气从之,乃生大偻:张介宾说:开谓皮腠发泄,合谓玄府闭封,皆卫气为之主也,若卫气失所,则当开不开,当闭不闭,不得其宜为寒所袭,结于筋络之间,软急不伸,则形为偻俯矣。《经筋篇》曰:"阳急则反折,阴急则俯不伸。"即此之谓。

丹波元简说:《脉要精微》曰:"膝者,筋之府。屈伸不能,行则偻俯,筋将惫矣。"大偻义正同。

余岩《古代疾病名候疏义》第一五七页:《说文解字》:"偻,尪也。"段氏注云:"盖尪是曲胫之名,引申为曲脊之名。"背曲胫曲,同为骨之变化。如慢性多发性关节炎,佝偻病及骨软化病等病皆能使腰背脊关节发生弯曲,而股膝关节往往同时亦发生畸形。背偻之病,除上述三病之外,又有强直性关节炎、畸形性关节病、脊柱骨疡等,皆有曲背之候,乃诸病之一证候也。

③陷脉为瘘:张介宾说:陷脉,寒气自经络而陷入脉中也。瘘,鼠瘘之属。

丹波元简说:《说文》:"颈肿也。"《慧琳藏经音义》引《考声》云:"瘘,久疮不差曰瘘。"《巢源》有九瘘、三十六瘘。李梴《入门》云:"瘘,即漏也。经年成漏者。与痔漏之漏相同。但在颈则曰瘰漏,在痔则曰痔漏。"又云:"凡痈疽久则脓流出,如缸瓮之有漏。"

余岩《古代疾病名候疏义》第一一九页:瘘为瘰疬,今之颈部淋巴腺结核也。又引申为疮久不合,常流脓水者,皆谓之瘘。其发于身体而与颈瘘相似者,因亦名之为瘘,如《病源》卷三十四《诸痔候》云:"痔久不瘥,变为瘘"是也。《病源》又屡言"脓溃成瘘"。然则医家之所谓瘘,实指疮疡溃后,久不收口,留小孔道,常常出汁,或脓或水者而言。今亦谓之瘘,又谓之瘘孔。

④留连肉腠:丹波元简说:王注:"久瘀内攻,结于肉理。"知肉腠即肉理。《仪礼公食大大礼》;"载体进奏。"注:"奏,谓皮肤之理也。"又《乡饮酒礼》:"皆右体进腠。"注:"腠,理也。"

⑤俞气化薄:王冰说:言若寒中于背俞之气,变化入深而薄于藏府者,则善为恐畏及发为惊骇也。

马莳说:各经皆有俞穴(此非"井荥俞经合"之俞,凡一身之穴,皆可曰俞。),邪气变化依薄,传为善畏及惊骇之疾。

张介宾说:寒气自脉渐深,流于经俞,气化内薄,则侵及藏府,故传为恐畏,为惊骇,以阳气受伤于内也。

丹波元简说:经文,俞、输、腧通用。《玉篇》:"腧,五藏腧也。"《史记》:"五藏之输。"注:"经穴也。"《项氏家说》云:"腧,象水之窦,即窬字也",见《难经汇考》。

伯坚按:《黄帝内经》中的俞字,有三种不同的意义。第一种意义是指一般孔穴而言,凡是孔穴都可叫作俞,例如本篇此处即是这样的意义。第二种意义是指井、荥、俞、原、经、合的俞而言,这是指五藏经脉,和六府经脉中的孔穴各有一个孔穴名叫作俞,参阅《素问》第三十六《刺疟篇》第十六段"刺指井"句下集解。第三种意义是指足太阳膀胱经脉的背俞而言,参阅《素问》第四十七《奇病论》第七段"治之以胆募俞"句下集解。

⑥营气:《灵枢》第十八《营卫生会篇》:此所受气者,泌糟粕,蒸精液,化其精微,上注于肺脉,乃化而为血,以奉生身,莫贵于此,故得独行于经隧,命曰营气。

《灵枢》第七十一《邪客论篇》:营气者,泌其津液,注之于脉,化以为血,以营四末,内注五藏六府,以应刻数焉。

营气,参阅《素问》第四十三《痹论》第十一段经文和集解。

⑦痈肿:余岩《古代疾病名候疏义》第二三六页:按《说文》:"肿,痈也。痈,肿也。"盖痈肿两字,混言之则可通,且往往两字连文并举。其义有二。其一,今之脓疡也。《史记·仓公传》载:"齐侍御史成病疽,五日而癕肿,八日呕脓死",此癕肿则脓疡也。《战国策》:"人之所以喜扁鹊者,为有臃肿也。"臃即癕字,并与痈同。《素问·五常政大论》卑监之纪曰:"其动疡、涌、分、溃、痈肿。"王冰注曰:"痈肿,脓疮也。"此痈肿为脓疡之证。其二,则坟起肿大也。诸书之单言肿者,皆指膨胀粗大坟起而言,不得训为痈。

⑧魄汗:杨上善说:魄,肺之神也。肺主皮毛腠理,人之汗者皆是肺之魄神所营,因名魄汗。

丹波元简说:魄、白古通。《礼记·内则》:"白膜"作"魄膜"。《淮南·修务训》云:"奉一爵酒,不知于色,挈一石之尊,则白汗交流。"《战国策》鲍彪注:"白汗,不缘暑而汗也。"(楚策)《阴阳别论》:"魄汗未藏。"王注:"流汗未止。"

喜多村直宽说:白汗见《经脉别论》。(伯坚按:《素问》第二十一《经脉别论》:"厥气留薄,发为白汗。")

田晋蕃说:按《尔雅》:"魄,间也。"孔,魄,《尔雅》同训为间。《说文》:"间,隙也。"魄汗者,孔开汗泄之谓,为下句穴俞以闭之对文,与《经脉别论》"发为白汗"异义。

⑨烁:伯坚按:《文选》马季长《长笛赋》:"或铄金砻石。"李善注:"贾逵注传曰:'消,铄也。'铄与烁同。"《国语·周语》三:"众口铄金。"韦昭注:"铄,消也。"陆德明《经典释文》卷二十七《庄子·胠箧篇》音义:"不烁,不消坏也。"《素问》第三十四《逆调论》:"是人当肉烁也。"王冰注:"烁,言消也,言久久此人当肉消削也。"

烁,参阅《素问》第三十五《疟论》第十三段"令人消烁脱肉"和第五十《刺要论》第八段"髓伤则销铄"句下集解。

⑩风疟:张介宾说:"汗出未止,卫气未固,其时形气正在消弱,而风寒薄之,俞穴随闭,邪气留止,郁而为疟。以所病在风,故名风疟。"《金匮真言论》曰:"夏暑汗不出者,秋成风疟。"亦言俞穴之闭也。

丹波元简说:此即疟耳,必非有一种风疟者。《金匮真言》云:"秋善病风疟。"又云:"夏暑汗不出者秋成风疟。"《刺疟》云"风疟发则汗出恶风。"《疟论》云:"夫痎疟皆生于风。"俱可证也。

⑪百病之始也:《素问》第十九《玉机真藏论》:是故风者,百病之长也。

《素问》第四十二《风论》:故风者,百病之长也。

《素问》第六十《骨空论》:余闻风者,百病之始也。

《灵枢》第四十九《五色篇》:小子闻风者,百病之始也。

⑫故风者,百病之始也。清静则肉腠闭拒,虽有大风苛毒弗之能害,此因时之序也:张介宾说:凡邪伤卫气,如上文寒暑湿气风者,莫不缘风气以入,故风为百病之始。然卫气者,阳气也。人惟清静,无过劳扰,则腠理闭而阳气固,虽有大风苛毒弗之能害也。所谓清静者无他,在因四时之气序耳。如《四气调神论》曰:应春气以养生,应夏气以养长,应秋气以养收,应冬气以养

藏，逆之则灾害生，从之则苛疾不起。顺其自然，是得四时清静之道。

⑬故病久则传化，上下不并，良医弗为：王冰说：并谓气交通也。然病之深久，变化相传，上下不通，阴阳否隔，虽医良法妙，亦何以为之。

丹波元简说：王充《论衡》云："医能治一病谓之巧，能治百病谓之良。故良医服百病之方，治百人之疾。"

⑭阳气当隔，隔者当泻：马莳说：此阳气者不能卫外，徒尔畜积于内，其病久久当死。斯时也，且当成膈。膈者，乖隔不通之谓也。《阴阳别论》曰："三阳结谓之隔。隔者当泻。若不急泻，以正治之，此粗工之所以败也。"

隔是便闭。参阅《素问》第七《阴阳别论》第十四段"三阳结谓之隔"句下集解。

⑮粗：马莳说：《灵枢·九针十二原篇》，名下工为粗。

故阳气者，一日而主外①。平旦人气生。日中而阳气隆②。日西而阳气已虚，气门乃闭③。是故暮而收拒，无扰筋骨，无见雾露。反此三时④，形乃困薄⑤。

【本段提纲】 马莳说：此言阳气在人，当开合得宜以顺之也。

【集解】

①一日而主外：张介宾说：一日而主外，昼则阳气在外也。

俞樾说：上文云："是故阳因而上卫外者也。"下文云："阳者卫外而为固也。"是阳气固主外。然云"一日而主外"，则义不可通。"主外"，疑"生死"二字之误。下文云："平旦人气生，日中而阳气隆，日西而阳气已虚，气门乃闭。"虽言生不言死，然既有生即有死，阳气生于平旦，则是日西气虚之后已为死气也。故云阳气者一日而生死。生与主，死与外，并形似而误。

田晋蕃说：《灵枢·营卫生会篇》："太阴主内，太阳主外，各行二十五度，分为昼夜。"

②日中而阳气隆：田晋蕃说：《灵枢·营卫生会篇》："日中而阳陇"，"隆"作"陇"。晋蕃按：元李治《古今注》云："《列子·汤问》：'自此冀之南，汉之北，无陇断焉。'《孟子·公孙丑篇》：'有贱丈夫焉，必求龙断而登之。'丁云：'按龙与隆声相近。隆，高也。盖古人之言耳，如胥须之类是也。'陇之与隆，文异义同。"

③气门乃闭：王冰说：气门，谓玄府也，所以发泄经脉营卫之气，故谓之气门也（伯坚按：《素问》第六十一《水热穴论》："所谓玄府者，汗空也。"）

④三时：张志聪说：三时，平旦，日中，日西也。

⑤形乃困薄：张介宾说：此所以顺阳气也。阳出而出，阳藏而藏。暮时阳气藏于阴分，故动宜收敛，以拒虚邪。无扰筋骨，则阳不耗于内。无见雾露，则邪不侵于外。若劳扰不分朝暮，反此三时，则阳气失养，形体劳困衰薄矣。

田晋蕃说：按顾炎武唐韵正引此文，薄读旁故反。《管子·内业篇》："思之而不舍，内困外薄"，读与此同。房玄龄注："五藏困于内，形骸薄于外也。"

岐伯曰：阴者，藏精而起亟也①。阳者，卫外而为固也。阴不胜其阳，则脉流薄疾②，并乃狂③。阳不胜其阴，则五藏气争，九窍不通④。是以圣人陈阴阳⑤，筋脉和同。骨髓坚固，气血皆从⑥。如是则内外调和，邪不能害，耳目聪明，气立⑦如故。

【本段提纲】 马莳说：此伯形上文阳气主外之义，遂言营卫相须为用，而偏胜者应，惟圣人则善调之也。

【集解】

①阴者，藏精而起亟也：马莳说：营气者，即阴气也。营气藏五藏之精，随宗气以运行于经脉之中，而外与卫气相表里。卫气有所应于外，营气即随之而起矣，夫是之谓起亟也。

田晋蕃说：《易·说卦》："为亟心。"《释文》："亟，荀作极，云中也。"此亟字亦当作极，训中。阴之起中，与下句阳之卫外，相对为文。

②薄疾：王冰说：薄疾，谓极虚而急数也。

③并乃狂：王冰说：并，谓盛实也。

马莳说：《宣明五气论》《灵枢·九针篇》，皆曰："邪入于阳则狂。"

张琦说：阳性速，阴性迟，阳胜其阴，故脉来急数。若阴为阳并，则阳实而为狂。

江有诰《先秦韵读》：阴不胜其阳，则脉流薄疾，并乃狂。（阳部）

④九窍不通：张介宾说：上七窍，五官也。下二窍，二阴也。

张琦说：清阳出上窍，浊阴出下窍。阳微阴盛，清阳不升，浊阴填塞，五藏之气，纷争奔乱，故上窍不通，而下窍亦塞。

⑤陈阴阳：张介宾说：陈阴阳，犹言铺设得所，不使偏胜也。

⑥气血皆从：江有诰《先秦韵读》：阳不胜其阴，则五藏气争，九窍不通。是以圣人陈阴阳，筋脉和同。骨髓坚固，气血皆从。（东侵借韵）

⑦气立：王冰说：邪气不克，故真气独立而如常。

张介宾说：人受天地之气以立命，故曰气立。然必阴阳调和，而后气立如故。

风客淫气①，精乃亡，邪伤肝也②。

因而饱食，筋脉横解③，肠澼为痔④。

因而大饮，则气逆。

因而强力⑤，肾气乃伤，高骨⑥乃坏。

凡阴阳之要，阳密乃固⑦。两者不和⑧，若春无秋，若冬无夏。因而和之，是谓圣度⑨。故阳强不能密，阴气乃绝⑩。阴平阳秘⑪，精神乃治。阴阳离决，精气乃绝⑫。

【本段提纲】 马莳说：此言病有伤肝者，不慎则为肠病、为肺病、为肾病。遂因肾伤之义，而示人以阴阳交会之要也。

【集解】

①风客淫气：丹波元简说：王注《痹论》云："淫气，谓气之妄行者。"简按：《说文》："淫，浸淫随理也。"徐云："随其脉理而浸渍也。"

张琦说：客风淫于阳气，则精亡而传肝，风气通于肝也。藏府皆有精。

淫气，参阅《素问》第四十三《痹论》第七段"淫气喘息"句下集解。

②精乃亡，邪伤肝也：王冰说：风气应肝，故风淫精亡，则伤肝也。《阴阳应象大论》曰："风气通于肝"也。风薄则热起，热盛则水干，水干则肾气不营，故精乃无也。亡，无也。

《新校正》云：按全元起云："淫气者，阴阳之乱气，因其相乱而风客之则伤精，伤精则邪入于肝也。"

马莳说：风者，百病之长。风来客之，浸淫以乱营卫之气，则风薄而热起，热盛而水干，水干而肾气不营，故精气乃亡。然邪之所伤，何藏为始，以风气通于肝，故邪气伤肝为始耳。唯风气入肝，以致肾精乃亡，则凡饮食起居皆当慎矣。

③筋脉横解：高世栻说：筋脉横解者，肝主之筋，心主之脉，不循经上下，而横散懈弛也。

④肠澼为痔：杨上善说：澼，音癖，泄脓血也。广肠漏泄脓血，名之为痔也。

王冰说：《痹论》曰："饮食自倍，肠胃内伤"，此伤之信也。

丹波元简说：肠澼二字，《素》《灵》中凡见，多指赤白滞痢而言。唯本篇云："肠澼为痔"，盖古肠垢脓血出从谷道之总称。

度会常珍说：古抄本"澼"下有"裂"字。

余岩《古代疾病名候疏义》第二三二页：《说文》疒部痔下曰："后病也。"《文选·登徒子好色赋》注曰："痔、后病也。"《庄子·人间世篇》释文引司马曰："痔，引创也。"今亦谓之痔。

⑤因而强力：杨上善说：因力已入房，故伤肾也。

王冰说：强力，谓强力入房也。

⑥高骨：王冰说：高骨，谓腰高之骨也。

张介宾说：高骨，腰之骨也。

沈彤《释骨》：项大椎之下二十一节。第十三节至第十六节曰高骨，曰大骨。(《生气通天论》云："肾骨乃伤，高骨乃坏。"王注云："高骨，谓腰之高骨。"是高骨通谓腰间脊骨之高者也。)

⑦阳密乃固：孙思邈《备急千金要方》卷二十七《房中补益》第八：凡御女之道，不欲令气未感动，阳气微弱，即以交合，必须先徐徐嬉戏，使神和意感，良久，乃可令得阴气。阴气推之，须臾自强，所谓弱而内迎，坚急出之。进退欲令疏迟，情动而止。不可高自投掷，颠倒五藏，伤绝精脉，生致百病。但数交而慎密者，诸病皆愈，年寿日益，去仙不远矣，不必九一三五之数也。能百接而不施泻者，长生矣。御女之法，能一月再泄，岁二十四泄，皆得二百岁，有颜色，无疾病。若加以药，则可长生也。人年二十者四日一泄，三十者八日一泄，四十者十六日一泄，五十者二十日一泄，六十者闭精勿泄，若体力犹壮者一月一泄。凡人气力自有强盛过人者，亦不可抑忍久而不泄，致生痈疽。若年过六十而有数旬不得交合，意中平平者，自可闭固也。

王冰说：阴阳交会之要者，正在于阳气闭密而不妄泄尔。密不妄泄，乃生气强固而能久长，此圣人之道也。

⑧两者不和：王冰说：两谓阴阳，和谓和合，则交会也。

⑨是谓圣度：孙思邈《备急千金要方》卷二十七《房中补益》第八：或曰：年未六十，当闭精守一为可尔否？曰：不然。男不可无女，女不可无男。无女则意动，意动则神劳，神劳则损寿。若念真正无可思者，则大佳长生也。然而万一无有，强抑郁闭之，难持易失，使人漏精尿浊，以致鬼交之病，损一而当百也。

张志聪说：是谓圣人调养之法度。

江有诰《先秦韵读》：凡阴阳之要，阳密乃固。两者不和，若春无秋，若冬无夏(音互)。因而和之，是谓圣度。(鱼部)

⑩阳强不能密，阴气乃绝：张介宾说：强，亢也。孤阳独用，不能固密，则阴气耗而竭绝矣。

⑪阴平阳秘：王冰说：阴气和平，阳气秘密。

张介宾说：平，即静也。秘，即固也。

⑫阴阳离决，精气乃绝：张介宾说：决，绝也。有阳无阴则精绝。有阴无阳则气绝。两相离决，非病则亡。

伯坚按：关于男女交合的养生方法，古代叫作房中术，在孙思邈《备急千金要方》卷二十七《房中补益》第八和丹波康赖《医心方》卷二十八都有详细记载，可以参阅。

因于露风[①],乃生寒热。

是以春伤于风,邪气留连,乃为洞泄[②]。

夏伤于暑,秋为痎疟[③]。

秋伤于湿[④],上逆而咳[⑤],发为痿、厥[⑥]。

冬伤于寒[⑦],春必温病[⑧]。

四时之气,更伤五藏[⑨]。

【本段提纲】 马莳说:此言四时伤于邪者之为诸病,亦由上文阳气不固,而不能因时之序所致也。

伯坚按:《黄帝内经》中,连本篇一共有二处这样类似的文字。《素问》第五《阴阳应象大论》说:"故曰:冬伤于寒,春必病温。春伤于风,夏生飧泄。夏伤于暑,秋必痎疟。秋伤于湿,冬生咳嗽。"《灵枢》第七十四《论疾诊尺篇》说:"故曰:冬伤于寒,春生瘅热。春伤于风,夏生后泄、肠澼。夏伤于暑,秋生痎疟。秋伤于湿,冬生咳嗽。"

【集解】

①因于露风:王冰说:因于露体,触冒风邪。

②洞泄:《新校正》云:按《阴阳应象大论》曰:"春伤于风,夏生飧泄。"

丹波元简说:《阴阳应象大论》作"飧泄",《论疾诊尺》作"后泄肠澼",知洞泄即是飧泄。《邪气藏府病形》云:"洞者食不化,下嗌还出。"《甲乙经》,作"洞泄"。盖洞、筒同。《说文》:"筒,通箫也。"徐云:"通洞无底。"水谷不化,如空洞无底,故谓之洞泄。《巢源》:"洞泄者,痢无度也。"水谷痢候引本篇文详论之,当参考。又见小儿洞泄下利候。王氏《准绳》云:"餐泄,水谷不化而完出",是也。《史记·仓公传》同风,(《太平御览》作洞风),即此也。或饮食太过,肠胃所伤,亦致米谷不化,此俗呼水谷利也。邪气留连,盖至夏之谓。

喜多村直宽说:《圣济总录》:"洞泄,谓食已即泄,乃飧泄之甚者。此因春伤于风,邪气留连,至夏发为飧泄,至长夏发为洞泄。"

③秋为痎疟:余岩《古代疾病名候疏义》第三一九页:疟多发于秋,故《素问·阴阳应象大论》:夏伤于暑,秋必痎疟;《金匮真言论》云:"秋善病风疟";《灵枢·论疾诊尺篇》:"夏伤于暑,秋生痎疟是也。"所以多于秋者,以秋多蚊故。疟,蚊所传授也。

痎疟是疟疾的总名,参阅《素问》第三十五《疟论》第一段"夫痎疟皆生于风"句下集解。

④秋伤于湿:田晋蕃说:喻嘉言《医门法律》作"秋伤于燥"。汪谢城曰:"秋伤于湿,与《诗》叹其湿矣之湿同,据《说文》为暍字之假借,非若水流湿之湿也。喻氏改湿为燥,字虽非而义自不悖。"晋蕃按《痹论》"或燥或湿",钞宋本无"或燥"二字,正以湿燥义相混而误衍也。王氏引之《经义述闻》三十二云:"借湿为暍,而解者误以为润湿之湿。"

⑤上逆而咳:《新校正》云:按《阴阳应象大论》云:"秋伤于湿,冬生咳嗽。"

余岩《古代疾病名候疏义》第三一九页:《天官·疾医》:"冬时有嗽上气疾。"郑注:"嗽,咳也。上气,逆喘也。"所以冬时有嗽上气者,冬则空气燥而冷,气道易受其刺激也。孙诒让《周礼正义》云:"《素问·五藏生成论》云:'咳嗽上气,厥在胸中。'又《咳论》云:'久咳不已,则使人多涕唾,而面浮肿,气逆也。'又《生气通天论》云:'秋伤于湿,上逆而咳,发为痿厥。'然则上气亦因咳之甚,而气逆为喘,事亦相因,故经云嗽上气疾也。"岩按:喘逆与咳嗽,有相因者,有不相因者。如肺炎,如细支气管炎,咳而兼喘者也,慢性支气管炎尤甚。如今之所谓哮喘,则喘逆而已,不甚咳也。心脏病之喘,亦不甚咳也。然哮喘及心脏病,其发不限冬夏,至于慢性支气管炎,冬时增剧,肺炎、细支气管炎,亦冬时为多,则《周礼》所举嗽上气疾,谓肺炎,细支气管炎及慢性支气管炎之类也。

⑥痿、厥:张介宾说:上文言因于湿者,大筋软短,小筋弛长,软短为拘,弛长为痿,所以湿气在下,则为痿为厥。痿多属热,厥则因寒也。

痿,参阅《素问》第四十四《痿论》第一段“五藏使人痿”句下集解。

厥,参阅《素问》第四十五《厥论》第一段“厥之寒热者”句下集解。

⑦冬伤于寒:田晋蕃说:《云笈七签》引“寒”作“汗”。刘奎《松峰说疫》曰:“盖言冬时过暖,以致汗出,则来年必病温。余细体验之良然。”晋蕃按:《宋书》《鲜卑吐谷浑传》:“楼喜拜曰:处可寒。”可寒即可汗,寒汗音近而转。冬伤于汗,春必温病,与《金匮真言论》“藏于精者春不病温”同理,亦足以备一说。(伯坚按:参阅《素问》第四十二《风论》第十段“甚则身汗”句下集解。)

⑧春必温病:《新校正》云:按此与《阴阳应象大论》重,彼注甚详。

马莳说:《素问·热论》:“岐伯曰:凡病伤寒而成温者,先夏至者为病温,后夏至者为病暑。”《阴阳应象大论》云:“冬伤于寒,春必病温。”张仲景《伤寒论》曰:“冬感于寒,至春变为温病。”则温之为义明矣。杨玄操释《难经》《五十八难》之温病以为是疫疠之气者,非也。

丹波元简说:“温病”,论疾诊天作“瘅热”。《溯洄集》云:“寒者,冬之令也。冬感之偶不即发,而至春,其身中之阳虽始为寒邪所郁,不得顺其渐升之性,然亦必欲应时而出,故发为温病也。”又云:“春为温病者,盖因寒毒中人肌肤,阳受所郁,至春,天地之阳气外发,其人身受郁之阳,亦不能出,故病作也。”

丹波元坚说:“春必温病”,《太素》作“春乃病热”。胡澍说:“春必温病”,于文不顺,写者误倒也。当从《阴阳应象大论》,作“春必病温”。《金匮真言论》曰:“故藏于精者,春不病温。”《玉版论要》曰:“病温虚甚死。”《平人气象论》曰:“凡热曰病温。”《热论》曰:“先夏至日者为病温。”《评热病论》曰:“有病温者,汗出辄复热。”皆作病温。

田晋蕃说:按顾炎武《唐韵》正谓病古音平漾反,引此文“春必温病”,与下文“更伤五藏”为韵。然则经作温病,特古人之倒文协韵耳。

温病,参阅《素问》第五《阴阳应象大论》第九段“春必病温”句下集解。

⑨四时之气,更伤五藏:王冰说:寒暑温凉,递相胜负,故四时之气,更伤五藏之和也。

阴之所生,本在五味①。阴之五宫,伤在五味②。

是故味过于酸,肝气以津③,脾气乃绝④。

味过于咸,大骨气劳⑤,短肌⑥,心气抑⑦。

味过于甘,心气喘满⑧,色黑,肾气不衡⑨。

味过于苦,脾气不濡⑩,胃气乃厚⑪

味过于辛,筋脉沮弛⑫,精神乃央⑬。

是故谨和五味,骨正筋柔,气血以流,凑理⑭以密。如是,则骨气以精⑮,谨道如法,长有天命⑯。

【本段提纲】 马莳说:此言五味能伤五藏,而善养者慎之也。

五味和五藏的配合,参阅《素问》第十五《五藏生成篇》第三段和第二十三《宣明五气篇》第一段经文和集解。

五味伤五藏，参阅《素问》第二十三《宣明五气篇》第六段经文和集解。

【集解】

①阴之所生，本在五味：马莳说：《阴阳应象大论》："岐伯曰：酸生肝。苦生心。甘生脾。辛生肺。咸生肾。"则阴之所生，本在五味。阴者，五藏皆属阴也。手太阴肺。手少阴心。足太阴脾。足少阴肾。足厥阴肝。

②阴之五宫，伤在五味：王冰说：所谓阴者，五神藏也。宫者，五神之舍也。言五藏所生，本资于五味。五味宣化，各凑于本宫。虽因五味以生，亦因五味以损，正为好而过节，乃见伤也。

马莳说：阴之五宫，所伤亦在五味。《阴阳应象大论》："岐伯曰：酸伤筋。苦伤气。甘伤肉。辛伤皮毛。咸伤血。"盖五味过节，则五藏亦伤于五味也。

张介宾说：此下言阴之所以生者在五味，而所以伤者亦在五味也。五宫，五藏也。

③肝气以津：王冰说：肝多津液。

张介宾说：津，溢也。酸入肝，过于酸则肝气溢。

④脾气乃绝：张介宾说：酸从木化，木实则克土，故脾气乃绝。

⑤味过于咸，大骨气劳：马莳说：大骨者，即上节之所谓高骨也。《玉机真藏论》亦谓之大骨。

张介宾说：咸入肾，肾主骨，过于咸则伤肾，故大骨气劳。劳，困剧也。

张志聪说：大骨，腰高之骨，肾之府也。过食咸则伤肾，故骨气劳伤。

沈彤《释骨》：《生气通天论》云："味过于咸，大骨气劳。"注云："咸归肾也。"按腰为肾府，此大骨当在腰间，即诸高骨也。

顾观光说：大骨即高骨。

高骨，参阅本篇第八段"高骨乃坏"句下集解。

⑥短肌：杨上善说：肌肉短小。

王冰说：肌肤缩短。

丹波元坚说：先兄曰："盖是《阴阳别论》所谓索泽，《山海经》所谓体腊也。"

⑦心气抑：王冰说：心气抑滞而不行。何者？咸走血也。

张介宾说：咸从水化，水胜则克火，故心气抑。

⑧满：丹波元简说：《汉石显传》："忧满不食。"注："满，懑同。"盖满读为懑也。

满，参阅《素问》第七《阴阳别论》第九段"心满"句下集解。

⑨色黑，肾气不衡：王冰说：衡，平也。

张介宾说：甘从土化，土胜则水病，故黑色见于外，而肾气不衡于内。

⑩脾气不濡：张介宾说：若入心，过于苦则心阳受伤，而脾失所养，气乃不濡。濡者，润也。

⑪味过于苦，脾气不濡，胃气乃厚：马莳说：味过于苦，则苦反伤心，母邪乘子，火气烁土，脾气不能濡泽，胃气乃反加厚矣。

张介宾说：脾气不濡，则胃气留滞，故曰乃厚。厚者，胀满之谓。

顾观光说：脾气不濡，过于燥也。脾不为胃行其津液，胃气乃积而厚矣。胃气一厚，客纳遂少，反以有余成其不足，非强厚之谓也。

⑫味过于辛，筋脉沮弛：张介宾说：辛入肺，过于辛则肺气乘肝。肝主筋，故筋脉沮弛。

胡澍说：沮弛，谓坏废也。《一切经音义》卷一引《三苍》曰："沮，败坏也。"《小雅·小旻篇》："何日斯沮。"《楚辞·九叹》："颜黴黧以沮败兮。"毛传王注并曰："沮，坏也。"《汉书·司马迁传》注曰："沮，毁坏也。"《李陵传》注曰："沮，谓毁坏之。"弛本作驰。襄二十四年《谷梁传》："弛弛候。"

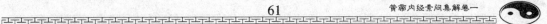

《荀子·王制篇》:“大事殆乎弛。”范宁、杨倞并曰:“弛,废也。”或作弛。《汉书·文帝纪》:“辄弛以利民。”颜注曰:“弛,废弛。”《文选·西京赋》:“城尉不弛折。”薛综曰:“弛,废也。”本篇上文曰:“大筋软短,小筋弛长,软短为拘,弛长为痿。”痿与废相近。《刺要论》:“肝动则春病热而筋弛。”注曰:“弛,犹纵缓也。”《皮部论》:“热多则筋弛骨消。”注曰:“弛,缓也。”纵缓亦与废相近。《广雅》:“弛纵,置也。”置即废也。是沮弛为坏废也。

⑬精神乃央:《新校正》云:央,乃殃也,古文通用。如膏梁之作高梁,草滋之作草兹之类,盖古文简略,字多假借用者也。

张介宾说:辛散气,则精神耗伤,故曰乃央。

胡澍说:按林读央为殃,得之。汉《无极山碑》:“为民来福除央。”《吴仲山碑》:“而遭祸央。”殃并作央,即其证。惟未解殃字之义。澍谓殃亦败坏之意。《广雅》曰:“殃,败也。”《月令》曰:“冬藏殃败。”《晋语》曰:“吾主以不贿闻于诸候,今以梗阳之贿殃之,不可。”是殃为败坏也。沮、弛、殃三字,又相近,故经类举之。经意辛味大过,木受金刑,则筋脉为之坏废,精神因而败坏,故曰味过于辛,筋脉沮弛,精神乃央。筋脉沮弛,与形体毁沮,精气弛坏同意。(形体毁沮,《疏五过论》文。精气弛坏,《汤液醪醴论》文。)精神乃央,与高骨乃坏同意(高骨乃坏见上文)。

俞樾说:央者,尽也。《楚辞·离骚》:“时亦犹其未央兮。”王逸注曰:“央,尽也。”《九歌》:“爛昭昭兮未央。”注曰:“央,已也。”已与尽同义。精神乃央,言精神乃尽也。

田晋蕃说:按央、殃字通。《吴仲山碑》:“而遭祸央”,《无极山碑》:“为民来福除央”,殃俱作央。殃,犹病也。(《国语·晋语》:“今以梗阳之贿殃之”注。)精神乃央,犹言精神乃病也。俞氏《读书余录》据《楚辞》王逸注,以为央尽也,不知人至精神乃尽,已无生理,此文与以上四节不过言五味所伤,训央为尽,于经义未合。

⑭凑理:丹波元简说:《尔雅》:“凑,聚也。”《波冢周书》:“周于中土,以为天下之大凑。”盖会聚元真之处,故谓之凑。以其在肌肉中,又从肉作腠。《文心雕龙》:“凑理无滞。”

凑理即腠理,是说皮肤的文理。参阅《素问》第五《阴阳应象大论》第三段“清阳发腠理”句下集解。

⑮则骨气以精:高世栻说:五味和,则肾主之骨以正,肝主之筋以柔,肺主之气,心主之血以流,脾主之凑理以密,诚如是也,则有形之骨,无形之气,皆以精粹,可谓谨道如法,生气通天,而长有天命矣。

丹波元坚说:《吕览》:“简选欲其精也。”注:“精犹锐利。”

⑯谨道如法,长有天命:杨上善说:谨,顺也。如是调养身者,则气骨常得精胜,上顺天道,如先圣法则,寿弊天地,故长有天命也。

《生气通天论第三》今译

黄帝说:阴阳的变化是一切生命的根本,这一切的生命自古以来都是和天气相通的。人们住在天地之间,他们的九窍①、五脏、四肢的十二个关节都是和天气相通的。天和人都是由五行②生出来的。它们的气有阳气、阴气与和气三种。人应当顺应着五行和三气来生活,如果屡次触犯五行三气,则风寒暑湿各种邪气就会伤害人体,这是人的寿命长短的根本原因。天气清净的时候,则人的精神也好。顺应着四时的次序而生活着,则体内的阳气坚固(聚积不散),虽有风寒暑湿各种邪气,也不能伤害人。所以知道卫生的人总是聚精会神去适应着天气,于是就可以和天气相通。如果不能这样做,则九窍就会闭塞,肌肉就会壅滞,卫气(阳气)[3]就会流散,这是自己伤害自己,削弱自己的生气。

人身的阳气,可以拿天与日来做比喻,日光如果不明则天就会阴晦,人身的阳气如果不坚固则人就会死亡。阳气的作用是在人身上部防御外来伤害的,犹之如明朗的日光能使天运正常一样。

如果受了寒的伤害,阳气被寒气所束缚,不能适意,就会扰乱不安,精神不得安静。

如果受了暑的伤害,就会出汗、烦躁、气喘、口渴。即令安静下来,也可以发生谵语。身体发热,热得和燃烧的炭一样,出汗之后热才散。

如果受了湿的伤害,头部就如被包裹,不能清醒。湿蒸成热之后,倘若不能除掉这些湿热,大筋受了湿浸热蒸,就会缩短,于是手足拘挛而不能伸直;小筋受了湿浸热蒸,就会引长,于是手足痿弱无力。

如果受了热气的伤害,发生痈肿,四肢中必有因之而失去活动功能的,需要其他尚未损伤的肢体来代偿活动,阳气就衰竭了。

阳气如果不坚固,做了烦心劳力的事,就会筋脉肿胀,精气消亡。这样的情形如果拖到夏天,就会成为煎厥[4](容易发怒),眼睛也看不见,耳朵也听不见,和大水决堤一样,阳气就汹涌地流散了。

阳气如果不坚固,在大怒的时候,血(营气)和气(卫气)都会阻塞不通,形状如同死了一样,血液郁积在上部,而成为薄厥[4]。

倘若筋受了伤害,就会松弛无力,不能由自己随心所欲地使用了。

倘若露出半边身体而出汗,就会使人半身不遂。

倘若在出汗的时候遇着湿气,就会发生小疖子和痱子。

平常营养太好的人,会发生疔疮,而没有一点抵抗的能力。

劳动出汗的时候,受了风凉,会发生粉刺,抑郁了就会发生小疖子。

阳气的精妙可以养神,阳气的柔和可以养筋。

皮肤汗孔(的开闭是由阳气主持的,)如果开闭不适当,寒气侵入了人体,就会发生驼背(大偻)。

寒气陷入脉中,就会发生瘘,结连在肌肤上。

寒气由孔穴侵入脏腑,就会发生害怕和惊骇。

营气(血液)[5]流行不顺,逆着肌肉的纹理流,就会发生痈肿(脓疡)。

不在夏季而出汗,汗还未止,体气薄弱,忽受风寒,孔穴因之闭塞,风寒的邪气留在体内,就会发生疟疾。

风是一切疾病的原因。人能形神清净则肌肤可以抵抗外邪,虽有大风也不能发生伤害,主要是适应四时的气候来保养身体。

倘若疾病太久,则会传到身体他处而发生变化,上下(阳阴)的气不相交通,如此虽良医也没有办法。阳气如果蓄积在一处而和阴气不交通,就会病死。阳气如果隔塞不通,就应当泻出来。必须早一点给予正确的治疗,倘遇着没有经验的医师就坏了。

阳气在白昼是防御外来伤害的。天明的时候阳气发生。日中的时候阳气很隆盛。日落的时候阳气就衰退了,汗孔就关闭了。在夜晚阳气闭藏的时候,不要劳动筋骨,不可冒犯雾露。

若不在这三个时候而偏在夜晚出外劳动,身体就会困倦衰弱。

岐伯说:阴气是在里面保藏精气的。阳气是在外面保卫身体的。阳气如果太强,胜过了阴气,则脉搏虚而急;倘若阳气独盛把阴气吞并了,就会发生狂病。阴气如果太强,胜过了阳气,则五脏的气(阴气)纷争奔乱,就会发生九窍不通。所以圣人卫生的方法,是妥善安排阴阳,不使有一气偏胜,于是筋脉平和,骨髓坚固,气血都很顺利,这样就内外调和,邪气不能损害人体,耳聪目明,生气勃勃。

阳气受了邪风的浸渍,肝就受到伤害,精气就会消失。

如果这样的人再加以饱食,筋脉就会弛张,而发生肠澼(痢疾),成为痔疮。

如果这样的人再加饮酒过度,就会发生气逆。

如果这样的人再加以行房,肾气就会受伤,腰部的脊椎骨会损坏。

凡是男女卫生的要点,主要在男子保住不泄。男女不交合是不好的,譬如有春天而没有秋天,有冬天而没有夏天。圣人卫生的方法,是要男女交合的。男子强壮而常泄,女子也会消耗,必须女子平静而男子保住不泄,精神才会好。男女不交合,会使精气灭绝,或则发生疾病,或则就会死亡。

由于裸体吹了风,就会发生寒热。

如果春季为风所伤害,邪气留在体内,就会发生洞泄(厉害的腹泻)。

如果夏季为暑所伤害,到了秋季就会成为疟疾。

如果秋季为湿所伤害,就会发生气喘咳嗽,而成为痿⑥和厥⑦。

如果冬季为寒所伤害,到了春季必会得温病⑧。

四时的气候不同,轮流着来伤害五脏。

五脏虽是由五味⑨生出的,但是五脏也常为五味所伤害。

味过于酸,则肝会产生很多津液,脾气就会灭绝⑩。

味过于咸,则腰部的脊椎骨疲劳,肌肉缩短,心部抑郁⑪。

味过于甜,则气喘心闷,面部呈现黑色,肾气不得平衡⑫。

味过于苦,则脾不润泽,胃部胀满⑬。

味过于辛辣,则筋脉败坏,精神就不济了⑭。

所以必须调和五味,然后可以骨正筋柔,气血流通,皮肤紧密,这样就骨骼坚强,遵守着卫生的方法,可以长寿。

①九窍:九窍是耳二窍、目二窍、鼻二窍、口一窍、尿道一窍、肛门一窍。

②五行:五行是木、火、土、金、水。五行有相生相克的作用。木可以燃烧,所以木生火。木燃烧之后变成灰土,所以火生土。土中有金属矿物,所以土生金。金可以融化成为液体,所以金生水。草木需要水分才能生长,所以水生木。这是五行相生的说法。在上面能生的这一行叫作母,在下面所生的这一行叫作子。木的根可以深入土中,所以木克土。土可以将水填为平地,所以土克水。水可以将火灭掉,所以水克火。火可以融化金属,所以火克金。金可以作成刀斧斩伐树木,所以金克木。这是五行相克的说法。古代医学家将人身各种事物统统归纳于这五个类型之中,也就是和五行相配合(详见《素问》第五《阴阳应象大论》),例如肝属木,心属火,脾属土,肺属金,肾属水。凡是所配合的人身各种事物也和五行本身一样可以发生生克作用。

③卫气(阳气):卫气是人身一种不可捉摸的精气,和营气是对立的。卫气是阳气,营气是

阴气。

④煎厥,薄厥:煎厥和薄厥都是古代病名,是症候群的名称。由于大怒,气得手足发冷而成为厥逆,所以叫作煎厥和薄厥。

⑤营气(血液):营气是血液。《灵枢》第十八《营卫生会篇》说:“中焦亦并胃中,出上焦之后,此所受气者,泌糟粕,蒸精液,化其精微,上注于肺脉,乃化而为血,以奉生身,莫贵于此,故得独行于经隧(血管),命曰营气。”又第七十一《邪客篇》说:“营气者,泌其津液,注之于脉,化以为血,以营四末,内注五藏六府,以应刻数焉。”这都是营气的定义,这都说明:营气就是血液。《素问》第十七《脉要精微论》说:“夫脉者,血之府也”。《灵枢》第十《经脉篇》说:“脉为营。”又第三十《决气篇》说:“壅遏营气,令无所避,是谓脉。”这都是脉的定义,说明了营气(血脉)是在脉(血管)中的。《灵枢》第十八《营卫生会篇》更明显地说:“营在脉中。”参阅《素问》第四十三《痹论》第十一段经文和集解。

⑥痿:痿是古代病名。痿是一个症候群的名称,有肢体萎枯、缓弱无力、不能运动等症状。参阅《素问》第四十四《痿论》。

⑦厥:厥是古代病名,是一组症候群的名称。凡患病发厥的,先由手指、足趾尖冷起,从肢体向躯干进行,这就是厥,又叫作厥逆。参阅《素问》第四十五《厥论》。

⑧温病:温病是古代病名,是一个症候群的名称,是一种有较长潜伏期的热病。

⑨五味:五味是酸、苦、甘、辛、咸,代表着食物。

⑩脾气就会灭绝:酸和肝是相配合的,所以味过于酸则肝会产生很多津液。酸和木是相配合的,脾和土是相配合的,所以味过于酸,酸木就会克脾土,而使脾气灭绝。参阅《素问》第五《阴阳应象大论》第十五段集解附表。

⑪心部抑郁:咸和肾是相配合的,腰部的脊椎骨是肾所在的部位,所以味过于咸,则腰部的脊椎骨疲劳。咸和水是相配合的,心和火是相配合的,所以味过于咸,咸水就会克心火,而使心部抑郁。参阅《素问》第五《阴阳应象大论》第十五段集解附表。

⑫肾气不得平衡:甜是和土相配合的,黑及肾是和水相配合的,味过于甜,则甜土克肾水,所以面部呈现黑色,肾气不得平衡。参阅《素问》第五《阴阳应象大论》第十五段集解附表。

⑬胃部胀满:苦和火是相配合的,脾和土是相配合的,苦火应当能生脾土,但在这里却需要用另外一种解释。苦和心是相配合的,味过于苦,可以使心受损伤。心和火是相配合的,心火受了损伤,不能生养脾土,于是脾不润泽。参阅《素问》第五《阴阳应象大论》第十五段集解附表。胃和脾是相为表里的,所以也连同受了影响。

⑭精神就不济了:辛和肺是相配合的,味过于辛,使肺气盛,肺金胜则克肝木。肝和筋是相配合的,所以筋脉败坏。辛和肺是相配合的,肺呼吸的是气,所以辛走气。味过于辛,可以使气流散,呼吸微弱,精神也就不济了。参阅《素问》第五《阴阳应象大论》第十五段集解附表。

金匮真言论第四①

①金匮真言论第四:《新校正》云:按全元起注本在第四卷。

伯坚按:《甲乙经》没有收载本篇的文字。本篇和《黄帝内经太素》《类经》二书的篇目对照,列表于下:

素　问	黄帝内经太素	类　经
金匮真言论第四	卷三——阴阳杂说篇	卷二——阴阳之中复有阴阳(阴阳类五) 卷三——五藏之应各有收受(藏象类四) 卷十五——八风五风四时之病(疾病类二十七)

【释题】 许慎《说文解字》十二下匚部:"匮,匣也。"金匮就是金做的匣子,表示宝贵的意思。真言是具有真理的言论。金匮真言是宝藏在金匣里面具有真理的言论。

【提要】 本篇用黄帝和岐伯问答的形式,内容可以分为三节。第一节讲春、夏、秋、冬各季所生的东、南、西、北各风可以发生一些什么疾病。第二节讲阴阳,说明什么叫作阴,什么叫作阳;阴阳之中又各分阴阳。第三节讲五行与五脏、五色、五畜、五谷、五音、五味等是如何相配的。

黄帝问曰:天有八风①,经有五风②,何谓?

岐伯对曰:八风发邪以为经风,触五藏,邪气发病③。所谓得四时之胜者,春胜长夏,长夏胜冬,冬胜夏,夏胜秋,秋胜春,所谓四时之胜也④。

【本段提纲】 马莳说:此言八风能伤五藏。

【集解】

①八风:马莳说:八风者,按《灵枢·九宫八风篇》,有大弱风、谋风、刚风、折风、大刚风、凶风、婴儿风、弱风也。

张介宾说:八风,八方之风也,出《九宫八风篇》。

丹波元简说:《灵枢·九宫八风篇》:"大弱风,谋风,刚风,折风,大刚风,凶风,婴儿风,弱风也。"以上八风,《萧吉·五行大义》引《太公兵书》,与《吕览》及《白虎通》所载异。

②五风:马莳说:五风者,按《素问·风论》有心风、脾风、肝风、肺风、肾风也。

③八风发邪以为经风,触五藏,邪气发病:王冰说:原其所起,则谓八风发邪,经脉受之,则循经而触于五藏,以邪干正,故发病也。

张介宾说:八风不得其正,则发为邪气。其中于人,则入为五经之风。特以所伤之异,故名亦异耳。风自外入,则循经而触于五藏,故发病也。

④所谓得四时之胜者,春胜长夏,长夏胜冬,冬胜夏,夏胜秋,秋胜春,所谓四时之胜也:丹波元简说:以下三十二字,文义不顺承,恐他篇错简。此一节又见《六节藏象论》王氏补文中。

伯坚按:今据丹波元简说,删去此三十二字。

东风生于春,病在肝,输在颈项①。南风生于夏,病在心,输在胸胁。西风生于秋,病在肺,输在肩背。北风生于冬,病在肾,输在腰股。中央为土,病在脾,输在脊。故春气者病在头②,夏气者病在藏,秋气者病在肩背,冬气者病在四支。故春善病鼽③、衄④、仲夏善病胸胁,长夏⑤善病洞泄⑥、寒中⑦、秋善病风疟⑧、冬善病痹⑨、厥⑩。

故冬不按跻⑪,春不鼽衄,春不病颈项⑫,仲夏不病胸胁,长夏不病洞泄、寒中,秋不病风疟,冬不病痹、厥⑬。飧泄而汗出也⑭。

夫精者,身之本也,故藏于精者⑮,春不病温⑯。夏暑汗不出者秋成风疟此平人脉法也[17]。

【本段提纲】 马莳说:此言五藏随时为病,然必冬藏其精,而四时不为病也。

【集解】

①输:原文作"俞在颈项"。

《黄帝内经太素》卷三《阴阳杂说篇》,作"输在颈项"。

杨上善说:肝之病气,运致于颈项,颈项为春也。

伯坚按:今据《黄帝内经太素》校改。本段下文"输在胸胁""输在肩背""输在腰股""输在脊",所有"输"字原文都作"俞",根据《黄帝内经太素》校改为"输",不再另外分注。

②故春气者病在头:《新校正》云:按《周礼》云:"春时有痟首疾。"

③鼽:王冰说:鼽谓鼻中水出。

丹波元简说:《说文》:"鼽,病寒鼻室也。"《释名》:"鼻寒曰鼽。鼽,久也。涕久不通,遂至窒塞也。"《礼·月令》:"民多鼽嚏",吕览作"鼽窒"。高诱注:"鼽,齆鼻也。"《灵枢·经脉篇》:"实则鼽窒,虚则鼽衄。"

丹波元坚说:先兄曰:《吕览·尽数篇》:"菀处鼻则为鼽为窒。"注:"鼽,齆鼻。"《论衡·祀义篇》:"鼻鼽不通。"

余岩《古代疾病名候疏义》第二〇九页:要之,鼽之病候,鼻腔狭窄及闭塞而已。凡鼻粘膜之肿胀肥厚,鼻中隔之畸形,鼻内异物,及新生物之填塞,分泌物之充满及积滞,与夫鼻内之粘合等,皆能为此证,固可有急性,亦可有慢性。而急性之鼽,固以受寒为最多也。然则鼽乃诸病中之一候,非专名也。

④衄:许慎《说文解字》五上血部:衄,鼻出血也。

王冰说:衄谓鼻中血出。

⑤长夏:《素问》第九《玉机真象论》第一段"各以气命其藏"句下王冰注说:"所谓长夏者,六月也。土生于火,长在夏中,既长而王,故云长夏也。"又第二十二《藏气法时论》第二段"脾主长夏"句下王冰注说:"长夏,谓六月也。夏为土母,土长于中,以长而治,故云长夏。"又第七十《五常政大论》第二段"其应长夏"句下王冰注说:"长夏,谓长养之夏。"

长夏,参阅《素问》第二十九《太阴阳明论》第三段"不得独主于时也"句下集解。

⑥洞泄:洞泄是严重的消化不良的腹泻。参阅《素问》第三《生气通天论》第九段"乃为洞泄"句下集解。

⑦寒中:王冰说:土主于中,是为仓禀,糟粕水谷,故为洞泄寒中也。

张志聪说:脾为阴中之至阴,不能化热而为寒中也。

伯坚按:巢元方《诸病源候论》卷十七《冷痢候》条说:"痢色白,食不消,谓之寒中也。"

⑧风疟:风疟即是疟疾。参阅《素问》第三《生气通天论》第五段"发为风疟"句下集解。

⑨痹:余岩《古代疾病名候疏义》第二三〇页:痹之为病,有麻木不仁,有痛,乃今日神经炎之候也。《金匮要略》上《中风历节》第五曰:"夫风之为病,当半身不遂。或但臂不遂者,此为痹。"此言半身上下肢皆麻木不仁者为风,但一臂或身中一局部麻木不仁者,则是痹而非风,仲景举一臂以为例耳。以今日论之,凡一部分之神经运动障碍,除神经直接由外伤割断之外,皆因神经炎而起者也,是仲景之痹亦神经炎也。又《痓湿暍》第一曰:"太阳病,关节疼痛而烦,脉沉而细者,此名湿痹。"是仲景言痹亦有疼痛也。但神经炎不发于关节,此云关节疼痛而烦,则又以关节炎为痹矣。痹,至少含有神经炎及偻麻质斯两种,恐其他之种种关节及肌肉之有肿痛

而有麻木不仁者亦多混杂其中,故所述病候极其复杂。

痹,参阅《素问》第四十三《痹论》,第一段"合而为痹也"句下集解。

⑩厥:厥,参阅《素问》第四十五《厥论》,第一段"厥之寒热者"句下集解。

⑪跻:王冰说:按谓按摩。跻谓如跻捷者之举动手足,是所谓导引也。

丹波元简说:《史记·扁鹊传》:"镵石桥引。"《索隐》云:"桥,谓按摩之法。"《说苑》:"子越扶形。子游矫摩。"《灵·病传篇》:"乔摩灸熨。"盖跻,九兆切,与矫通。桥、乔并同。《易·说卦》:"坎为矫鞣。"疏:"使曲者直为矫。使直者曲为鞣。"盖跻乃按摩矫揉之谓。

按跻,参阅《素问》第十二《异法方宜论》第六段"其治宜导引按跻"句下集解。

⑫春不病颈项:丹波元简说:按前文无病颈项之言,此五字恐剩文。

伯坚按:今据丹波元简说,删去"春不病颈项"五字。

⑬厥:王冰说:此上五句,并为冬不按跻之所致也。

李治《敬斋古今注》卷二(藕香零拾足本):王冰谓按跻为导引则然,谓四时诸病皆由冬月按跻则不然。冬不按跻,下必多有脱误,第后人弗思耳。且上文春善病鼽衄,至冬善病痹厥,所谓善病者,谓每一时多有此证也。继云冬不按跻,春不鼽衄,至冬不病痹厥,文势全不相属。而据谓四时之病皆由冬月按跻而得,无此理也。夫按跻之术,以常人推之,能知者百一,其能行者又百一。果按跻而病,盖万一而有此病也。在万人之中,其九千九百九十有九由不解。按跻悉获安康,其一人独以按跻之故遂得四时诸病,则按跻当非吉祥之道,乃杀人之具也,何为古先贤达传之天下后世耶?夫户枢之不朽,以旦夕之开合也,流水之不腐,以混混而常新也,诎信俯仰以利形,进退步趋以实下,不云动作按摩有以伤生也,故道家者流多说熊经鸟伸龙攫虎搏之效,而华佗常以五禽之戏为将摄之方,初无冬夏之别也。又随世巢氏作《病源》数十卷,每论一证,必处以导引一术,亦未尝以冬不按跻为主也。按本经《血气形志篇》曰:"形苦志乐,病生于筋,治之以熨引。形数惊恐,病生于不仁,治之以按摩。"又《奇病论》曰:"息积不可灸刺,积须导引服药,药物不能独治。"此皆详明按跻之益,亦不说冬三月不得为之也。

王冰作注辄立此说者,必以为本经《四时调神大论》曰:"冬三月是为闭藏,水冰地圻,无扰乎阳,去寒就温,无泄皮肤,使气亟夺",既据此说,复见冬不按跻春不鼽衄之文,故云:"扰动筋骨则伤气不藏,春阳上升,重热熏肺,肺通于鼻,病则形之",此真误矣。且鼽衄之证,独得以强言之。苦其下文春病颈项,夏病胸胁洞泄寒中,秋病风疟,冬病痹厥,岂尽为重热熏肺而然乎?而冰一主于冬月按跻所致,是决不可信者也。按本经《生气通天论》云:"春伤于风,夏乃洞泄。夏伤于暑,秋为痎疟。秋伤于湿,冬为痿厥。冬伤于寒,春必病温"由是而言,春夏秋冬,无论启闭,政宜随时导引以开通利导之,但勿发泄使至于汗出耳。窃疑本经当云:"冬不按跻,脊不鼽衄,或病颈项。春不按跻,仲夏必病胸胁,长夏必病洞泄寒中。夏不按跻,秋必风疟。秋不按跻,冬必痹厥。"其"飧泄而汗出也"一句,飧字当析之为勿令二字。如此则辞旨俱畅,可为通论矣。大抵导引四时皆可为之,惟不得劳顿至于汗出而已。苟劳顿至于汗出,则非徒无益,或反以致他疾,不特于闭藏之时为不可,虽春夏发生长育之时亦不可。王太仆不悟本经舛漏,坚主冬不按跻,谓按跻则四时俱病,盖为纸上语所牵而肆为臆说也。利害所系甚重,予于是乎有辨。

⑭飧泄而汗出也:《新校正》云:详"飧泄而汗出也"六字,上文疑剩。

丹波元简说:此六字,《新校正》云:"疑剩文",是。

张琦说:飧泄句疑衍。

伯坚按:今据《新校正》、丹波元简、张琦说,删去"飧泄而汗出也"六字。

⑮故藏于精者：丹波元坚说：此盖言冬月慎房者。

⑯春不病温：病温，参阅《素问》第三《生气通天论》第九段“春必温病”和《素问》第五《阴阳应象大论》第九段“春必病温”句下集解。

⑰夏暑汗不出者秋成风疟此平人脉法也：《新校正》云：详此下义与上文不相接。

丹波元简说：《新校正》云：“详此下义与上文不相接”，盖疑其有阙文者，良然。

张琦说：此三句，并他经脱文。

伯坚按：今据《新校正》、丹波元简、张琦说，删去此十六字。

故曰，阴中有阴，阳中有阳。平旦①至日中，天之阳，阳中之阳也。日中至黄昏②，天之阳，阳中之阴也。合夜③至鸡鸣，天之阴，阴中之阴也。鸡鸣至平旦，天之阴，阴中之阳也。

故人亦应之。夫言人之阴阳，则外为阳，内为阴。言人身之阴阳，则背为阳，腹为阴。言人身之藏府中阴阳，则藏者为阴，府者为阳。肝、心、脾、肺、肾，五藏皆为阴。胆、胃、大肠、小肠、膀胱、三焦④，六府皆为阳。

所以欲知阴中之阴、阳中之阳者，何也？为冬病在阴，夏病在阳，春病在阴，秋病在阳，皆视其所在为施针石也。故背为阳，阳中之阳，心也⑤。背为阳，阳中之阴，肺也⑥。腹为阴，阴中之阴，肾也⑦。腹为阴，阴中之阳，肝也⑧。腹为阴，阴中之至阴，脾也⑨。此皆阴阳、表里、内外、雌雄⑩相输应⑪也，故以应天之阴阳也。

【本段提纲】 马莳说：此言天有阴阳，而人身与病皆应之也。

【集解】

①平旦：丹波元简说：《四书脉》云：“平者，中分之意，乃天地昼夜之平分也。”平明、平晓义同。说文：“旦，明也，从日见一上。一，地。”

②黄昏：丹波元简说：《月令广义》云：“日落，天地之色玄黄而昏昏然也。又曰昏黄。”

③合夜：丹波元简说：合夜犹暮夜，言日暮而合于夜也，盖定昏之谓。《淮南子》：“日至虞渊，是谓黄昏。至于蒙谷，是谓定昏。”

④三焦：三焦在形态上是胸腔和腹腔的总称。参阅《素问》第八《灵兰秘典论》第一段“三焦者，决渎之官，水道出焉”句下集解。

⑤背为阳，阳中之阳，心也：杨上善说：心肺在隔已上，又近背，所以为阳也。心属火，火为太阳，故为阳中之阳也。

王冰说：心为阳藏，位处上焦，以阳居阳，故为阳中之阳也。《灵枢经》曰：“心为牡藏。”牡，阳也。（伯坚按：王冰所引《灵枢经》见《灵枢》第四十四《顺气一日分为四时篇》，下同。）

⑥背为阳，阳中之阴，肺也：杨上善说：肺以属金，金为少阴，故为阳中之阴也。

王冰说：肺为阴藏，位处上焦，以阴居阳，故谓阳中之阴也。《灵枢经》曰：“肺为牝藏。”牝，阴也。

⑦腹为阴，阴中之阴，肾也：杨上善说：肾肝居隔以下，又近下极，所以为阴也。肾以属水，水为太阴，故为阴中之阴也。

王冰说：肾为阴藏，位处下焦，以阴居阴，故谓阴中之阴也。《灵枢经》曰：“肾为牝藏。”牝，阴也。

⑧腹为阴，阴中之阳，肝也：杨上善说：肝以属木，木为少阳，故为阴中之阳也。

王冰说:肝为阳脏,位处中焦,以阳居阴,故谓阴中之阳也。《灵枢经》曰:“肝为牡藏。”牡,阳也。

⑨腹为阴,阴中之至阴,脾也:王冰说:脾为阴脏,位处中焦,以太阴居阴,故谓阴中之至阴也。《灵枢经》曰:“脾为牝脏。”牝,阴也。

⑩雌雄:张介宾说:雌雄,即牝牡之谓。

喜多村直宽说:按雌雄即牝藏之谓。牝牡雌雄互用,见《诗齐风疏》及《日知录》。(伯坚按:见《日知录》卷三十二雌雄牝牡条。)

沈祖绵说:《灵枢经·顺气一日分为四时篇》:“心为牡脏。肺为牝脏。肾为牝脏。肝为牡脏。脾为牝脏。”牝牡,即阴阳也。

⑪相输应:吴崑说:转输传送而相应也。

帝曰:五藏应四时,各有收受①乎?

岐伯曰:有。东方青色,入通于肝②。开窍于目③,藏精于肝。其病发惊骇④。其味酸⑤。其类草⑥木。其畜鸡⑦。其谷麦⑧。其应四时,上为岁星⑨。是以春气在头也⑩。其音角⑪。其数八⑫。是以知病之在筋也⑬。其臭臊⑭。

【本段提纲】 马莳说:此以下五节,言五脏上应四时,而各有所收受也。

【集解】

①收受:张介宾说:收受者,言同气相求,各有所归也。

②东方青色,入通于肝:丹波元简说:《白虎通》云:“肝,木之精也。东方者,阳也,万物始生。故肝象木色青而有枝叶。”

③开窍于目:俞正燮说:按《淮南·精神训》,言肺主目,肾主鼻,胆主口,肝主耳,与此异。宋范镇《东斋纪事》云:“杜杞,绘《五藏图》,其所剖,眇目者则肝缺漏”,知《素问》言是已。

丹波元简说:《白虎通》云:“肝,目为之候,何?目能出泪,而不能内物,木亦能出枝叶,不能有所内也。”《五行大义》云:“肝者,木藏也。是东方显明之地,眼目亦光显照了,故通乎目。”

④其病发惊骇:《新校正》云:详东方云:“病发惊骇”,余方各阙者,按《五常政大论》委和之纪:“其发惊骇”,疑此文为衍。

丹波元简说:《新校正》疑为衍文,是。据下文例,当云:“故病在头”。

⑤其味酸:丹波元简说:《洪范》:“木曰曲直,曲直作酸。”郑注:“木实之性”《正义》云:“木生子实,其味多酸。五果之味虽殊,其为酸一也,是木实之性然也。《月令》春云:‘其味酸’,是也。”

⑥草:沈祖绵说:合下文观之,衍“草”字。

伯坚按:今据沈祖绵说:删去“草”字。

⑦其畜鸡:丹波元简说:《五行大义》云,“郑玄云:鸡属木,此取其将旦而鸣近寅木,故又振羽翼有阳性也。”贾谊《新书》云:“鸡,东方之牲也。”

⑧其谷麦:《新校正》云:按《五常政大论》云:“其畜犬,其谷麻。”

丹波元简说:《月令》郑注云:“麦实有孚甲,属木。”

顾观光说:此以麦、黍、稷、稻、豆为五谷,与《管子·地员篇》及《周礼·职方氏》注《淮南·修务训》注合。《五常政大论》以麻、麦、稷、稻、豆为五谷,与《楚辞·大招》注合。然其天谷亦麦黍互用,则未尝别黍于五谷之外也。此当各依本文。

⑨上为岁星：丹波元简说：《五行大义》云："岁星，木之精，其位东方，主春。以其主岁，故名岁星。"简按：上，上声。

⑩是以春气在头也：《新校正》云：详东方言春气在头，不言故病在头，余方言故病在某，不言某气在某者，互文也。

⑪其音角：丹波元简说：《月令正义》云："角是和木之声。"《汉律历志》云："角者，触也。阳气蠢动，万物触地而生也。"

喜多村直宽说：《史·乐书》："太史公曰：'音乐者，所以动荡血脉，通流精神，而和正心也。故宫动脾而和正圣，商动肺而和正义，角动肝而和正仁，徵动心而和正礼，羽动肾而和正智。'"

⑫其数八：王冰说：木，生数三，成数八。《尚书·洪范》曰："三曰木"。

丹波元简说：《月令》郑注云："数者，五行佐天地生物成物之次也。《易》曰：'天一，地二，天三，地四，天五，地六，天七，地八，天九，地十。'而五行自水始，火次之，木次之，金次之，土为后。木生数三，成数八。但言八者，举其成数。"《正义》云："按《尚书·洪范》云：'一曰水，二曰火，三曰木，四曰金，五曰土。'故其次如是也。"郑注《易系辞》云："天一生水于北，地二生火于南，天三生木于东，地四生金于西，天五生土于中。阳无耦，阴无配，未得相成。地六成水于北，与天一并。天七成火于南，与地二并。地八成木于东，与天三并。天九成金于西，与地四并。地十成土于中，与天五并也。"

伯坚按：五行生成数列表于右，以期明显。

五行	水	火	木	金	土
生数	一	二	三	四	五
成数	六	七	八	九	十

⑬是以知病之在筋也：丹波元简说：推余方之例，此八字系于错出，当在"上为岁星"之后。

⑭其臭臊：《新校正》云：详"臊"，《月令》作"膻"。

丹波元简说：《月令正义》云："通于鼻者谓之臭。在口者谓之味。臭则气也。"《说文》："臊，豕膏臭也。膻，羊气也。"《五行大义》云："春物气与羊相类。"

丹波元坚说：惠士奇《礼说》庖人下曰："《月令》五臭无臊，故春臭膻。《内经》五臭无膻，故春臭臊，则类于膻也。《繁露》夏祭先享，商祭先臊'，则又腥臊同类矣。"先兄曰："《淮南子》作'羶'。"

喜多村直宽说：《左传》闵四年："一薰一莸，十年尚犹有臭。"疏："《月令》五时各言其臭，中央土云其臭香。"《易·系辞》云：其臭如兰。传称在君之臭味。则臭是"气之总名，无非善恶之称。但既谓善气为香，故专以恶气为臭耳。"

田晋蕃说：按《吕氏春秋》《淮南时则训》《玉烛宝典》并作"羶"。惠氏王奇《礼说》曰：《月令》五臭无臊，故春臭"羶"。《内经》五臭无"羶"。故春臭臊。

南方赤色，入通于心①。开窍于耳②，藏精于心。故病在五③藏。其味苦④。其类火。其畜羊⑤。其谷黍⑥。其应四时，上为荧惑星⑦。是以知病之在脉也。其音徵⑧。其数七⑨。其臭焦。

【集解】

①南方赤色，入通于心：丹波元简说：《白虎通》云："心，火之精。南方尊阳在上，卑阴在下，礼有尊卑，故心象火，色赤而锐也。"

②开窍于耳：《甲乙经》卷一《五藏六府官》第四：夫心者火也，肾者水也，水火既济。心气通于舌，舌非窍也，其通于窍者，寄在于耳。（伯坚按：这是《甲乙经》的后人小注，不是皇甫谧《甲乙经》的正文。）

田晋蕃说:黄元御《素问·系解》,“耳”作“舌”。冯承熙《校余偶识》曰:“《灵枢·脉度篇》:‘五脏常内阅于上七窍也。’下云:‘心气通于舌,心和则舌能知五味矣。’则正当作舌”。晋蕃按:《阴阳应象大论》:“在脏为心,在窍为舌”,为系解之所本。

③五:田晋蕃说:按“五”字疑衍。“夏气者病在脏”,见上文。

④其味苦:丹波元简说:《洪范》:“火曰炎上,炎上作苦。”《月令》夏云:“其臭焦,其味苦。”郑注:“焦,气之味。”《正义》云:“火性炎上,焚物则焦,焦是苦气。”

⑤其畜羊:《新校正》云:按《五常政大论》云:“其畜马。”

丹波元简说:《月令》:“春食麦与羊。”郑注:“羊,火畜也,时尚寒,食之以安性也。”

丹波元坚说:先兄曰:“《淮南子》作‘鸡’。”

⑥其谷黍:丹波元简说:《五行大义》云:“黍,色赤性热。”又云:“黍,舒散属火。”

丹波元坚说:《说文》:“黍,禾属而粘者也。以大暑而种,故谓之黍。孔子曰:‘黍可为酒,禾入水也。’”

⑦荧惑星:丹波元简说:《五行大义》云:“荧惑,火之精,其位南方,主夏。以其出入无常,故名荧惑。”

⑧徵:丹波元简说:汉《律历志》云:“徵者,祉也,万物大盛蕃祉也。”

⑨七:王冰说:火,生数二,成数七。《尚书·洪范》:“二曰火。”

中央黄色,入通于脾[①]。开窍于口,藏精于脾。故病在舌本[②]。其味甘[③]。其类土。其畜牛[④]。其谷稷[⑤]。其应四时,上为镇星[⑥]。是以知病之在肉也。其音宫[⑦]。其数五[⑧]。其臭香[⑨]。

【集解】

①中央黄色,入通于脾:丹波元简说:《白虎通》云:“脾,土之精,故脾象土色黄也。”

②故病在舌本:丹波元简说:按前文例,当云“病在脊”。

③其味甘:丹波元简说:《洪范》“土爰稼穑,稼穑作甘。”郑注:“甘味生于百谷。”《正义》:“谷,谷是土之所生,故甘为土之味也。《月令》云:‘其味甘,其臭香’,是也。”

④牛:丹波元简说:《月令》中央郑注:“牛,土畜也。”《正义》云:“易,坤为牛,是牛属土也。”

⑤稷:丹波元简说:《月令》中央:“食稷与牛。”郑注:“稷,五谷之长。”

丹波元坚说:《白虎通》:“稷,五谷之长,故豆稷而祭之也。稷者,得阴阳中和之气而用尤多,故为长也。”《说文》:“稷,齐也,五谷之长。”《风谷通》:“《考经说》:‘稷者,五谷之长。’”程瑶田曰:“稷,齐夭名也。粘者为秫,北方谓之高梁,通谓之秫。秫又谓之蜀黍,高大似芦。”

⑥镇星:丹波元简说:《五行大义》云:“镇星,土之精,其位中央,主四季。以其镇宿不移,故名镇星。”汉《天文志》:“填星中央,季夏土。”

⑦宫:丹波元简说:汉《律历志》云:“宫者,中也,居中央,畅四方,唱始施生,为四声之经。”

⑧五:王冰说:土数五。《尚书·洪范》曰:“五曰土。”

丹波元简说:沈括《梦溪笔谈》云:“《洪范》五行,数自一到五,先儒谓之此五行生数。各益以土数,以为成数,以谓五行非土不成。故水生一而成六,火生二而成七,木生三而成八,金生四而成九,土生五而成十。唯《黄帝素问》,土生数五,在数亦五。盖水、火、木、金,皆待土而成。土更无所待,故止一五而已。画而为图,其理可见。为之图者,设木于东,设金于西,火居南,水居北,土居中央,四方自为生数,各并中央之土以为成数。土自居其位,更无所并,自然止有五数,盖土不须更待土而成也。合五行之数为五十,则大衍之数也。”此亦有理。今考土举生数,而水火木金举成数者,不特本经已,《礼·月令》亦然。

⑨香:丹波元简说:《五行大义》云:“《元命苞》曰:‘香者土之乡气、香为主也。’许慎云:‘土得其中和之气,故香。’”

西方白色,入通于肺①,开窍于鼻②,藏精于肺。故病在背。其味辛③。其类金。其畜马④。其谷稻⑤。其应四时,上为太白星⑥。是以知病之在皮毛也。其音商⑦。其数九⑧。其臭腥⑨。

【集解】

①肺:丹波元简说:《白虎通》云:“肺,金之精,西方亦金成万物也,故象金,色白。”

②鼻:丹波元简说:《白虎通》云:“鼻出入气,高而有窍,山亦有金石累积,亦有孔穴,出云布雨,以润天下,雨则云消,鼻能出纳气也。”

③辛:丹波元简说:《洪范》:“金曰从革,从草作辛。”郑注:“金之气。”《正义》云:“金之在火,别有腥气。非苦非酸,其味近辛,故辛为金之气味。《月令》秋云:‘其味辛,其臭腥’,是也。”

④其畜马:《新校正》云:按《五常政大论》云:“其畜鸡。”

丹波元简说:《周礼》六牲,马其一也。《穆天子传》有献食马之文。郭璞注云:“可以供厨膳者。”

⑤其谷稻:丹波元坚说:详见于《汤液醪醴论》。

⑥太白星:丹波元简说:《五行大义》云:“太白,金之精,其位西方,主秋。金色白,故曰太白。”

⑦商:丹波元简说:汉《律历志》云:“商者,章也,物成章明也。”

⑧九:王冰说:金,生数四,成数九。《尚书·洪范》曰:“四曰金。”

⑨腥:丹波元简说:五行大义云:“西方杀气腥也。许慎云:‘未熟之气腥也。西方金之气象此。’”

北方黑色,入通于肾①。开窍于二阴②,藏精于肾。故病在谿③。其味咸④。其类水。其畜彘⑤。其谷豆⑥。其应四时,上为辰星⑦。是以知病之在骨也。其音羽⑧。其数六⑨。其臭腐⑩。

【集解】

伯坚按:以上五段所说各种配合,现在列表于下,以期明显:

五方	五色	五藏	五窍	五病	五味	五行	五畜	五谷	五星	五音	五数	五体	五臭
东	青	肝	目	惊骇	酸	木	鸡	麦	岁星	角	八	筋	臊
南	赤	心	耳	五藏	苦	火	羊	黍	荧惑星	徵	七	脉	焦
中央	黄	脾	口	舌本	甘	土	牛	稷	镇星	宫	五	肉	香
西	白	肺	鼻	背	辛	金	马	稻	太白星	商	九	皮毛	腥
北	黑	肾	二阴	谿	咸	水	彘	豆	辰星	羽	六	骨	腐

①肾:丹波元简说:《白虎通》云:“肾,水之精。北方水,故肾色黑。”

②二阴:杨上善说:二阴,谓前后阴也。

丹波元简说:《白虎通》云:“水阴,故肾双窍为之候。能泻水,亦能流濡。”

③谿：王冰说：谿谓肉之小会也。《气穴论》曰："肉之大会为谷，肉之小会为谿。"

丹波元简说：张兆璜云："谿者，四支之八谿也。冬气伏藏，故谿为之病。"（八谿，见《五脏生成篇》，谓肘膝腕也。）简按上文云："冬气者病在四支"，此说得之。

田晋蕃：《太素》作"病在于谿谷"。晋蕃按：作"谿谷"是。《阴阳应象大论》云："谿谷属骨"，下文"是以知病之在骨也。"故此处曰"病在谿谷。"

谿是关节。参阅《素问》第十《五脏生成篇》第七段"此四支八谿之朝夕也"句下集解。

④咸：丹波元简说：《洪范》："水曰润下；润下作咸。"郑注："水卤所生。"《正义》云："水性本甘，久浸其地，变而为卤，卤味乃咸。《月令》冬云'其味咸，其臭朽'，是也。"

⑤彘：王冰说：彘，豕也。

丹波元简说：《月令》冬郑注："彘，水畜也。"杨雄《方言》云："猪，北燕、朝鲜之间谓之豭，关东西或谓之彘。"

⑥豆：丹波元简说：《月令》夏郑注："菽实孚甲坚合，属水。"

⑦辰星：丹波元简说：《五行大义》云："辰星，水之精，其位北方，主冬。是天之执正，出入平时，故曰辰星。"

⑧羽：丹波元简说：《汉·律历志》云："羽者，宇也，物藏聚萃，宇覆之也。"

⑨六：王冰说：水，生数一，成数六。《尚书·洪范》曰："一曰水。"

⑩腐：王冰说：凡气因水变则为腐朽之气也。

丹波元简说：《月令》："冬其臭朽。"郑注云："水之臭。"《正义》云："水受恶积，故有朽腐之气。"《五行大义》云："水受垢浊，故其臭腐朽也。"

田晋蕃说："《月令》《玉烛宝典》俱作'其臭朽'。晋蕃按：王冰注训腐朽，知二字同义。慧琳《一切经音义》二引《韵英》："腐，朽也。"腐朽二字互训，故林校于春臭异文引《月令》，冬臭不引《月令》，以腐臭义同也。

故善为脉①者，谨察五藏六府，一逆一从②，阴阳表里雌雄之纪，藏之心意③，合心于精④。非其人勿教，非其真勿授，是谓得道⑤。

【本段提纲】 马莳说：此结上文而言善脉者之必察藏府也。

【集解】

①脉：吴崑说：脉，犹言诊也。

②一逆一从：马莳说：反四时者为逆。顺四时者为从。

③意：丹波元坚说：先兄曰："按意非志意之意。意，臆古通，心意犹言胸臆。《汉书》贾谊《鹏鸟赋》：'请对以意'，《文选》'意'作'臆'。"

④合心于精：王冰说：心合精微，则深知通变。

⑤是谓得道：王冰说：随其所能而与之，是谓得师资教授之道也。《灵枢经》曰："明目者，可使视色。聪耳者，可使听音。捷疾辞语者，可使传论语。徐而安静，手巧而心审谛者，可使行针艾，理血气而调诸逆顺，察阴阳而兼诸方。缓节柔筋而心和调者，可使导引行气。疾毒言语轻人者，可使唾痈咒病。爪苦、手毒、为事善伤者，可使按积抑痹。由是则各得其能，方乃可行，其名乃彰。"故曰："非其人勿教，非其真勿授也。"（伯坚按：见《灵枢》第七十三《官能篇》。）

张介宾说：《气交变大论》曰："得其人不教，是谓失道。传非其人，漫泄天宝。"此之谓也。

《金匮真言论第四》今译

黄帝问说:天上有八方来的风,人身体内有由经脉而发生的五脏的风,这是怎么说法?

岐伯回答说:八方来的风发为邪气,侵入人体,由经脉而进入五脏,于是就发生疾病。

春季发生东风,侵入人体,肝会生病,病气输送到颈部。夏季发生南风,侵入人体,心会生病,病气输送到胸部、胁部。秋季发生西风,侵入人体,肺会生病,病气输送到肩部、背部。冬季发生北风,侵入人体,肾会生病,病气输送到腰部、股部。中央属土,脾会生病,病气输送到脊部。所以春季的病在头部,夏季的病在内脏,秋季的病在肩部、背部,冬季的病在四肢。春季容易发生鼻孔闭塞和鼻出血。五月容易发生胸部、胁部的疾病。六月容易发生洞泄(厉害的腹泻)和寒中(痢疾)。秋季容易发生疟疾。冬季容易发生痹[①]和厥。

如果冬季不按摩,春季就不会发生鼻孔闭塞和鼻出血,五月就不会发生胸部、胁部的疾病,六月就不会发生洞泄和寒中,秋季就不会发生疟疾,冬季就不会发生痹与厥。

精是人身的根本,如果将精好好保藏(不泄),到了春季就不会发生温病。

阴之中还有阴,阳之中还有阳。由清晨到日中,这是天的阳,这是阳中之阳。由日中到黄昏,这是天的阳,这是阳中之阴。由天黑到鸡叫,这是天的阴,这是阴中之阴。由鸡叫到清晨,这是天的阴,这是阴中之阳。

人也和天一样。人体外面是阳,人体里面是阴。人的背部是阳,腹部是阴。讲到人身脏腑的阴阳,则脏是阴,腑是阳。肝、心、脾、肺、肾五脏是阴。胆、胃、大肠、小肠、膀胱、三焦[②]六腑是阳。

为什么要搞清楚阴中之阴,阳中之阳呢?因为冬季患病在阴,夏季患病在阳,春季患病在阴,秋季患病在阳,应当搞清楚病在哪里,然后方好施用针刺疗法。人的背部是阳,心、肺靠近背部,阳中之阳就是心,阳中之阴就是肺。人的腹部是阴,肾、肝、脾是在腹部的,阴中之阴是肾,阴中之阳是肝,阴中之至阴是脾。这是人身的阴阳、表里、内外、雌雄(阴阳)的位置,它们是互相关联的,也和天的阴阳相呼应。

黄帝说:五脏和四时是相配合的,是如何配合的呢?

岐伯说:东方配合的颜色是青的,和人体内的肝相通。窍开在眼上,精藏在肝里面。它的疾病是惊骇。五味属酸。五行属木。五畜属鸡。五谷属麦。和四时相配合的星辰属岁星(主春)。春气在头部。五音属角。成数属八。疾病在筋。五臭属臊。

南方配合的颜色是红的,和人体内的心相通。窍开在耳上,精藏在心里面。疾病在五脏。五味属苦。五行属火。五畜属羊。五谷属黍。和四时相配合的星辰属荧惑星(主夏)。疾病在脉。五音属徵。成数属七。五臭属焦。

中央配合的颜色是黄的,和人体内的脾相通。窍开在口上,精藏在脾里面。疾病在舌部。五味属甘。五行属土。五畜属牛。五谷属稷。和四时相配合的星辰属镇星(主四季)。疾病在肉。五音属宫。成数属五。五臭属香。

西方配合的颜色是白的,和人体内的肺相通。窍开在鼻上,精藏在肺里面。疾病在背部。五味属辛。五行属金。五畜属马。五谷属稻。和四时相配合的星辰属太白星(主秋)。疾病在皮毛。五音属商。成数属九。五臭属腥。

北方配合的颜色是黑的,和人体内的肾相通。窍开在尿道和肛门,精藏在肾里面。疾病在关节。五味属咸。五行属水。五畜属猪。五谷属豆。和四时相配合的星辰属辰星(主冬)。疾病在骨。五音属羽。成数属六。五臭属腐。

擅长于诊断的医师,总是把五脏六腑的阴阳表里的位置和四时的配合搞得清清楚楚,记在心里,随时灵活运用。如果不是适当的人,不要教他;如果不是真理,也不要教人;这才是师傅传授徒弟的正当办法。

①痹:痹是古代病名,是一个症候群的名称,有麻木不仁的,有痛的,也有不痛的。痹包括现代的风湿性关节炎和神经炎。参阅《素问》第四十三《痹论》。

②三焦:三焦在形态上是胸腔和腹腔的总称。上焦是肺部的胸腔,标识着躯干的上段。中焦是心部的胸腔和胃部的腹腔,标识着躯干的中段。下焦是膀胱部分的腹腔,标识着躯干的下段。详见《素问》第八《灵兰秘典论》第一段“三焦者决渎之官,水道出焉”句下集解。

卷　二

阴阳应象大论第五
阴阳离合论第六
阴阳别论第七

阴阳应象大论第五①

①阴阳应象大论第五:《新校正》云:按全元起本在第九卷。

伯坚按:本篇和《甲乙经》《黄帝内经太素》《类经》三书的篇目对照,列表于下:

素问	甲乙经	黄帝内经太素	类经
阴阳应象大论第五	卷一——精神五藏论第一 卷一——五藏六府官第四 卷六——阴阳大论第七 卷七——六经受病发伤寒热病第一上 卷九——邪在肺五藏六府受病发咳逆上气第三 卷十一——足太阴厥脉病发溏泄下痢第五	卷三——□□篇 卷三十——四时之变篇	卷二——阴阳应象(阴阳类一·一) 卷二——阴阳应象(阴阳类一·二) 卷二——阴阳应象(阴阳类一·三) 卷二——法阴阳(阴阳类二) 卷二——天不足西北地不满东南(阴阳类三) 卷二——天精地形气通于人(阴阳类四) 卷三——四时阴阳外内之应(藏象类五·一) 卷三——四时阴阳外内之应(藏象类五·二) 卷十二——治病必求于本(论治类一) 卷十二——邪风之至治之宜早诸变不同治法亦异(论治类八)

【释题】　应是呼应。象是现象。阴阳应象,是说天地的阴阳和万事万物的各种现象相呼

应,也就是说,万事万物的各种现象如何和天地的阴阳相配合。马莳说:“此篇以天地之阴阳,万物之阴阳,合于人身之阴阳,其象相应,故名篇。其义无穷,学者当熟玩之。”

【提要】 本篇用黄帝、岐伯问答的形式,首先说明阴阳是一切的根本,治病应当从根本上着手,必须注重阴阳。其次讲阴阳有清浊的分别和阴阳与气味的关系。其次讲喜、怒、悲、忧、恐各种内因,与寒、暑(热)、燥、风、湿各种外因结合起来,可以发生一些什么疾病。其次讲四时阴阳的经纪,也就是讲阴阳五行和各种事物的现象是如何相呼应(配合)的。这一段所讲的与《金匮真言论》所讲的相似,但这一段讲得更详细些,结合人身的生理与病理也更密切些。末了讲如何法阴阳,也就是应当如何尊重自然,顺应四时,来养生和治病。本篇的著作时代当比《金匮真言论》要晚一些。

黄帝曰:阴阳者,天地之道也①,万物之纲纪②,变化③之父母,生杀之本始④,神明之府也⑤。治病必求于本⑥。

【本段提纲】 马莳说:此言阴阳尽天地之道,而万物赖之以为生也。

【集解】

①天地之道也:丹波元简说:《淮南子》云:“天地之袭精为阴阳,阴阳之专精为四时,四时之散精为万物。”

喜多村直宽说:《淮南子》:“以天为父,以地为母,阴阳为纲,四时为纪。”

②纲纪:丹波元简说:《诗·大雅》:“纲纪四方。”传:“张之为纲,理之为纪。”疏:“纲者,纲之大绳。纪者,别理丝数。”

③变化:丹波元简说:《月令正义》云:“先有旧形,渐渐改者,谓之变。虽有旧形,忽改者,谓之化。”又:“天地阴阳运行则为化,春生冬落则为变。”又:“自少而壮,自壮而老,则为变。自有而无,自无而有,则为化。”《书·泰誓》曰:“天地万物父母。”

喜多村直宽说:《天元纪论》:“物生谓之化。物极谓之变。”张云:“朱子曰:‘变者化之渐。化者变之极。’”

④生杀之本始:王冰说:万物假阳气温而生,因阴气寒而死,故知生杀本始,是阴阳之所运为也。

李中梓说:阴阳交则物生,阴阳隔则物死。阳来则物生,阴至则物死。万物之生杀,莫不以阴阳为本始也(《内经知要·阴阳篇》)。

高世栻说:杀,犹死也。

⑤神明之府也:王冰说:府,宫府也。

丹波元简说:《淮南·泰族训》云:“其生物也,莫见其所养而物长。其杀物也,莫见其所丧而物亡。此之谓神明。”

江有诰《先秦韵读》:阴阳者,天地之道也,万物之纲纪,变化之父母,生杀之本始,神明之府也。(之幽侯借韵)

⑥治病必求于本:张志聪说:本者,本于阴阳也。人之藏府、血气、表里、上下,皆本乎阴阳,而外淫之风寒、暑湿、四时、五行,亦总属阴阳之二气。致于治病之气味,用针之左右,诊别色脉,引越高下,皆不出乎阴阳之理,故曰治病必求其本。

故积阳为天,积阴为地①。阴静,阳躁②。阳生,阴长。阳杀,阴藏③。阳化气,阴成形④。寒极生热,热极生寒⑤。寒气生浊,热气生清⑥。清气在下,则生飧泄⑦。

浊气在上，则生䐜胀[⑧]。此阴阳反作[⑨]，病之逆从[⑩]也。

【本段提纲】 马莳说：由上文观之，则阴阳者万物之本也。人身有是阴阳，而有病亦以阴阳为本，凡治病者必求于本可也。

【集解】

①积阳为天，积阴为地：高世栻说：阴阳者，天地之道也，故积阳为天，积阴为地。

丹波元坚说：此二句亦出京房《易传》。

②阳躁：张介宾说：阴性柔，阳性刚也。

③阳生，阴长。阳杀，阴藏：王冰说：明前天地生杀之殊用也。神农曰："天以阳生阴长，地以阳杀阴藏。"（顾观光说：今《神农本草经》无此文，见本书《天元纪大论》中。）

《新校正》云：详阴长阳杀之义，或者疑之。按《周易》八卦布四方之义，则可见矣。坤者，阴也，位西南隅，时在六月七月之交，万物之所盛长也，安谓阴无长之理。乾者，阳也，位戌亥之分，时在九月十月之交，万物之所收杀也，孰谓阳无杀之理。以是明之，阴长阳杀之理可见矣。

张介宾说：阳生阴长，言阳中之阴阳也。阳杀阴藏，言阴中之阴阳也。盖阳不独立，必得阴而后成；如发生赖于阳和，而长养由乎雨露，是阳生阴长也。阴不自专，必因阳而后行，如闭藏因于寒冽，而肃杀由乎风霜，是阳杀阴藏也。此于对待之中，而复有互藏之道，所谓独阳不生，独阴不成也。

④阳化气，阴成形：张介宾说：阳动而散，故化气。阴静而凝，故成形。

⑤寒极生热，热极生寒：马莳说：吾人有寒，寒极则生而为热，如今伤寒而反为热证者，此其一端也。吾人有热，热极则生而为寒，如今内热已极而反生寒栗者，此其一端也。

⑥寒气生浊，热气生清：马莳说：寒气主阴，阴主下凝而不散，故浊气生焉。热气主阳，阳主上升而不凝，故清气生焉。

张介宾说：寒气凝滞，故生浊阴。热气升散，故生清阳。

⑦飧泄：飧泄是消化不良的腹泻，参阅《素问》第二《四气调神大论》第三段"冬为飧泄"句下集解。

⑧䐜胀：桂馥《说文解字义证》：䐜，起也。《集韵》引同，又云："谓肉胀起。"《广韵》："䐜，肉胀起也。"《埤苍》："䐜，引起也。"《六书故》："邪气张肉曰䐜。"《素问》："浊气在上，则生䐜胀。"《太元·争》次六："股脚䐜如，维身之疾。"注云："䐜，大也，枝大于干为疾也。"（《说文解字·诂林》第一八一二页）

余岩《古代疾病名候疏义》第一〇二页：䐜者，胀大也。

伯坚按：䐜胀，就是肿胀的意思。

⑨反作：吴崑说：反作，倒置也。

田晋蕃说：《玉版论要篇》作"阴阳反他"。《千金方》十七作"阴阳反祚"。祚，位也。（《文选》东都赋"汉祚中缺"注引《国语》贾注）。阴阳反祚，言阴阳反其位也。清气在下，浊气在上，正阴阳之反其位。"反作"，当依《千金方》作"反祚"。

⑩逆从：吴崑说：逆从，不顺也。

喜多村直宽说：逆从，惟是逆耳，说见前。

故清阳为天，浊阴为地[①]。地气上为云，天气下为雨。雨出地气，云出天气[②]。故清阳出上窍，浊阴出下窍[③]。清阳发腠理[④]，浊阴走五藏[⑤]。清阳实四支，浊阴归六府⑥。

【本段提纲】 马莳说：此亦即天地由阴阳以为之升降，而及人身之凡属阴阳者亦有升降之妙也。

【集解】

①清阳为天，浊阴为地：丹波元坚说：《列子·天瑞篇》："清轻者上为天，浊重者下为地。"(《易纬·乾凿度》同)《淮南子·天文训》，"清阳者薄靡而为天(注：薄靡者若尘埃飞扬之类。)，浊阴者凝滞而为地。"

②雨出地气，云出天气：马莳说：由云而后有雨，则雨虽天降，而实本之地气所生之云也，故雨出地气。由雨之降而后有云之升，则云虽地升，而实本之天气所降之雨也，故云出天气。

张介宾说：此下言阴阳精气之升降，以见天人一理也。

③清阳出上窍，浊阴出下窍：马莳说：凡人身之物，有属清阳者焉，如涕、唾、气、液之类，则出于上窍，耳、目、口、鼻之为七窍者，皆清阳之所出也。有属浊阴者焉，如污秽、溺之类，则出于下窍，前阴、后阴之为二窍者，皆浊阴之所出也。

④腠理：《仪礼·公食大夫礼》："载体进奏。"郑玄注："腠，谓皮肤之理也。"

《素问》第五十《刺要论》："病有在毫毛腠理者。"王冰注："皮之文理曰腠理。"

⑤清阳发腠理，浊阴走五藏：张介宾说：腠理，肌表也。阳发散于皮肤，故清阳归之。阴受气于五藏，故浊阴走之。

张志聪说：清阳之气，通会于腠理，而阴浊之精血走于五藏。五藏，主藏精者也。

⑥清阳实四支，浊阴归六府：张志聪说：四支为诸阳之本。六府者传化物而不藏。此言饮食所生之清阳充实于四支，而浑浊者归于六府也。

水为阴，火为阳①，阳为气，阴为味②。味归形③，形归气④，气归精⑤，精归化⑥。精食气，形食味⑦。化生精⑧，气生形⑨。

【本段提纲】 马莳说：夫阴阳者万物之父母，而水火者实阴阳之征兆，举水火而足以尽阴阳矣。

【集解】

①水为阴，火为阳：王冰说：水寒而静，故为阴。火热而燥，故为阳。

②阳为气，阴为味：王冰说：气惟散布，故阳为之。味曰从形，故阴为之。

《重修政和经史证类备用本草》卷一《序列》(《四部丛刊》影印本)：药有酸，咸，甘，苦，辛五味；又有寒，热，温，凉四气。(伯坚按：以上黑地白字，是《神农本草经》原文。)

李时珍《本草纲目》卷一《序例》上：好古曰："味有五，气有四。五味之中，各有四气。如辛则有石膏之寒，桂附之热，半夏之温，薄荷之凉是也。气者，天也。味者，地也。温热者，天之阳。寒凉者，天之阴。辛甘者，地之阳。咸苦者，地之阴。本草五味不言淡，四气不言凉，只言温、大温、热、大热、寒、大寒、微寒、平、小毒、大毒、有毒、无毒，何也？淡附于甘，微寒即凉也。"

张介宾说：气无形而升，故为阳。味有质而降，故为阴。此以药食气味言也。

③味归形：王冰说：形食味，故味归形。

张介宾说：归，依投也。(丹波元简说：出《诗·曹风》毛传。)五味生精血以成形，故味归于形。

张志聪说：阴为味，阴成形，地食人以五味，以养此形，故味归形。

④形归气：王冰说：气养形，故形归气。

张介宾说:形之存亡,由气之聚散,故形归于气。

张志聪说:阳化气,诸阳之气通会于皮肤肌腠之间,以生此形,故形归气。

⑤气归精:王冰说:精食气,故气归精。

张介宾说:气者,真气也,所受于天,与谷气并而充身者也。人身精血由气而化,故气归于精。

张志聪说:阳气生于阴精,故气归于精。

⑥精归化:王冰说:化生精,故精归于化。

张介宾说:精者,坎水也。天一生水,为五行之最先,故物之初生,其形皆水,由精以化气,由气以化神,是水为万化之原,故精归于化。

张志聪说:水谷之精气,以化生此精,故精归于化也。

⑦精食气,形食味:王冰说:气化则精生,味和则形长,故云食之也。

张介宾说:食如子食母乳之义。气归精,故精食气。味归形,故形食味。

⑧化生精:马莳说:所谓精归化者,以化生此精也。化为精之母,故精归于化耳。

⑨气生形:马莳说:所谓形归气者,以气生此形也。气为形之父,故形归于气耳。

张介宾说:气聚则形生,气散则形死也。

味伤形,气伤精①。精化为气,气伤于味②。

【本段提纲】 马莳说:此言过者反有所伤,而亦互有所伤也。

【集解】

①气伤精:王冰说:过其节也。

张介宾说:味既归形,而味有不节,必反伤形。气既归精,而气有失调,必反伤精。

②气伤于味:马莳说:然则凡物之味,既能伤人之形,独不能伤人之气乎?《左传》晋屠蒯曰:"味以行气。"

张介宾说:上文曰"味伤形",则未有形伤而气不伤者。如云"味过于酸,肝气以津,脾气乃绝"之类,是皆味伤气也。

阴味出下窍,阳气出上窍①。味厚者为阴,薄为阴之阳。气厚者为阳,薄为阳之阴②。味厚则泄,薄则通③。气薄则发泄④,厚则发热⑤。

壮火之气衰,少火之气壮⑥。壮火食气⑦,气食少火。壮火散气,少火生气⑧。

【本段提纲】 马莳说:此言凡物之气味有厚薄,而人生之气所由以盛衰也。按此节,前"气"字三,主凡物之气言;后"气"字六,主人身之气言。

【集解】

①阴味出下窍,阳气出上窍:王冰说:味有质,故下流于便泻之窍。气无形,故上出于呼吸之门。

张介宾说:味为阴故降。气为阳故升。

②气厚者为阳,薄为阳之阴:张介宾说:此言气味之阴阳,而阴阳之中复各有阴阳也。味为阴矣,而厚者为纯阴,薄者为阴中之阳。气为阳矣,而薄者为纯阳,厚者为阳中之阴。

③厚则泄,薄则通:丹波元坚说:先兄曰:"泄谓大便,通谓小便。"

④发泄:王冰说:发泄,谓汗出也。

⑤厚则发热:丹波元坚说:《千金方》作"厚则秘塞"。

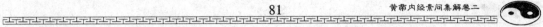

⑥壮火之气衰，少火之气壮：王冰说：火之壮者，壮已必衰。火之少者，少已则壮。

张介宾说：火，天地之阳气也。天非此火不能生物，人非此火不能有生，故万物之生皆由阳气。但阳和之火则生物，亢烈之火反害物。故火太过则气反衰，火和平则气乃壮。

⑦壮火食气：徐春圃《古今医统大全》卷二《内经要旨·阴阳篇》：气得壮火则耗，故曰壮火食气。

⑧壮火散气，少火生气：徐春圃《古今医统大全》卷二《内经要旨·阴阳篇》：气得少火则生，故曰少火生气。

马莳说：惟壮火为能食人之气，此壮火所以能散吾人之气也。食则必散，散则必衰，故曰壮火之气衰。惟吾人之气为能食少火之气，此少火所以能生吾人之气也。食则必生，生则必壮，故曰少火之气壮。按此节分明论万物有阴阳气味，而吾人用之，有为泄为通，为发泄，为发热，及衰壮生散之义。

张介宾说：壮火散气，故云食气，犹言火食此气也。少火生气，故云食火，犹言气食此火也。此虽承气味而言，然造化之道，少则壮，壮而衰，自是如此，不特专言气味者。

丹波元简说：按壮火少火，承上文发热以喻之气薄喻少火，厚喻壮火。

张琦说：壮火以下，承气薄则发泄，厚则发热而言，壮火食气，故令人衰，以其散气也。气食少火，故令人壮，以其生气也。

喜多村直宽说：骊恕公曰："火即气也。"按"壮火云云"二十六字疑是错简文。

气[1]味：辛甘发散为阳，酸苦涌泄为阴[2]。阴胜则阳病，阳胜则阴病。阳胜则热，阴胜则寒。重寒则热，重热则寒[3]。寒伤形，热伤气[4]。气伤痛，形伤肿[5]。故先痛而后肿者，气伤形也[6]。先肿而后痛者，形伤气也[7]。

【本段提纲】 马莳说：此申言气味太过者必有所伤，而又推言形气受伤于寒热者有各病互病之机也。

【集解】

①气：田晋蕃说：气字疑衍。上文自"阳为气，阴为味"，至"味厚则泄、薄则通，气薄则发泄、厚则发热"，俱气味对言。上节壮火之气云云，则专言气。此节辛甘酸苦，则专言味，所以不承上文也。《神农本草经序录》，药有酸、咸、苦、甘、辛五味，又有寒、热、温、凉四气。是味非气，云气味者，涉上一句"少火生气"之气字而衍。

②辛甘发散为阳，酸苦涌泄为阴：王冰说：非惟气味分正阴阳，然辛甘酸苦之中，复有阴阳之殊气尔。何者？辛散甘缓，故发散为阳。酸收苦泄，故涌泄为阴。

马莳说：夫凡物之气大体为阳，凡物之味大体为阴。然而气主发散者固为阳，其味之辛甘者亦为阳。味主酸苦者固为阴，其气之涌泄者亦为阴。正以气之阳中有阴，味之阴中有阳也。

丹波元坚说：先兄曰："王意盖谓味之辛甘者，其气发散，故为阳；味之酸苦者，其气涌泄，故为阴。诸注亦然，特马氏不同。"坚按：王注《至真要大论》曰："涌，吐也。泄，利也。"

喜多村直宽说：刘信甫《活人事证方》："大凡阳病当投酸苦之药，微则用苦，甚则兼用之。阴病当投辛甘之药，微则用辛甘，甚则专用辛。古人云：'辛甘发散为阳，酸苦涌泄为阴。'辛甘者，桂枝、甘草、干姜、附子之类，谓能复其阳气也。酸苦者，苦参、苦青、葶苈、苦酒之类，能复其阴气也。"

③重寒则热，重热则寒：张介宾说：物极则变也。此即上文"寒极生热，热极生寒"之义。盖阴阳之气，水极则似火，火极则似水，阳盛则隔阴，阴盛则隔阳，故有真寒假热、真热假寒之辨。此而错认，则死生反掌。

④寒伤形，热伤气：吴崑说：寒，阴也，故伤血。热，阳也，故伤气。

张介宾说：寒为阴，形亦属阴，寒则形消，故伤形。热为阳，气亦属阳，热则气散，故伤气。

⑤气伤痛，形伤肿：吴崑说：气无形，病故痛。血有形，病故肿。

⑥先痛而后肿者，气伤形也：杨上善说：先邪伤卫气致痛后形肿者，谓卫气伤及于形也。

⑦先肿而后痛者，形伤气也：杨上善说：邪先客于皮肤为肿而后壅卫气为痛者，谓形伤及于气也。

风胜则动[①]。

热胜则肿。

燥胜则干。

寒胜则浮[②]。

湿胜则濡泻[③]。

【本段提纲】 马莳说：此因上文言寒热之所伤者而又悉推之也。按《六元正纪大论》载此五句，末多"甚则水闭胕肿"一句。

【集解】

①风胜则动：王冰说：风胜则庶物皆摇，故为动。

《新校正》云：按《左传》曰，"风淫末疾"，即此义也。

马莳说：风气胜者，吾人之体从之而动焉，如振掉摇动之类皆是也。

②浮：喜多村直宽说：《太素》，"浮"作"胕"。《晋书·皇甫谧传》："浮气流肿，四肢酸重。"《吕览·情欲篇》："身尽府种，筋骨沉滞。"又《尽数篇》："气郁处腹，则为张、为府。"宽按：浮、胕、府三字古字通用，并浮肿之义也。

伯坚按：《吕氏春秋·情欲篇》说："身尽府种，筋骨沉滞。"毕沅校注说："按《西山经》云：'竹山有草，名曰黄雚，可以已疥，又可以已胕。'郭氏注云：'治胕肿也。音符。'此府种即胕肿字假借耳。"《素问》第四十二《风论》"有荣气热胕"，《甲乙经》卷十《阳受病发风》第二上作"有荣气热浮"。这些都可以证明喜多村直宽说是正确的。胕字有两个意义。一个是浮肿的意义，《评热病论》"面胕庞然壅"和《水热穴论》"故为胕肿"都作浮肿解。一个是腐坏的意义，《异法方宜论》"其民嗜酸而食胕"，《风论》"有荣气热胕"和《阴阳类论》"沉为脓胕"，都作腐坏解。参阅《素问》第四十二《风论》第四段"有荣气热胕"和第六十一《水热穴论》第一段"故为胕肿"句下集解。

③湿胜则濡泻：王冰说：湿胜则内攻于脾胃。脾胃受湿，则水谷不分。水谷相和，故大肠传道而注泻也。以湿内盛而泻，故谓之濡泻。

《新校正》云：按《左传》曰，"雨淫腹疾"，则其义也。"风胜则动"至此五句，与《六元正纪大论》文重，彼注颇详。

丹波元简说：《集韵》："濡，儒遇切，音孺，沾湿也。"《简明医要》云："濡湿，粪或若水。"考王注，即水谷利，与飧泄无别。

天有四时五行，以生、长、收、藏[①]，以生寒、暑、燥、湿、风[②]。人有五藏，化五气，以生喜、怒、悲、忧、恐[③]。故喜怒伤气，寒暑伤形[④]。暴怒伤阴，暴喜伤阳[⑤]。厥气上行，满脉、去形[⑥]。喜怒不节，寒暑过度，生乃不固。故重阴必阳，重阳必阴[⑦]。故曰[⑧]：冬伤于寒，春必病温[⑨]。春伤于风，夏生飧泄[⑩]。夏伤于暑，秋必痎疟[⑪]。秋伤于湿，冬生咳嗽[⑫]。

【本段提纲】 马莳说：此承上文言六气所伤，而合内伤外感者以悉推之也。按《天元纪大论》云："天有五行，御五位，以生寒暑燥湿风。人有五藏，化五气，以生喜怒思忧恐。"其悲作思。"重阳，必阴"至末十句，与《灵枢·论疾诊尺篇》第十七节大义相同。又按"春伤于风"四句，与《生气通天论》大同。

【集解】

①生、长、收、藏：参阅《素问》第二《四气调神大论》第一段"养生之道也"句下集解。

②寒、暑、燥、湿、风：张介宾说：四时者，春、夏、秋、冬。五行者，木、火、土、金、水。合而言之，则春属木而主生，其化以风。夏属火而主长，其化以暑。长夏属土而主化，其化以湿。秋属金而主收，其化以燥。冬属水而主藏，其化以寒。

丹波元简说：此五气配四时中央也。《左传》六气，阴阳风雨晦明，乃别是一家之言，《内经》无六气之说。而运气家五气之外加火，配乎三阴三阳以为六气。夫火者五行之一，岂有其理乎？

③喜、怒、悲、忧、恐：《新校正》云：按《天元纪大论》，"悲"作"思"。又本篇下文："肝在志为怒，心在志为喜，脾在志为思，肺在志为忧，肾在志为恐。"《玉机真藏论》作"悲"。诸论不同，皇甫士安《甲乙经·精神五藏篇》具有其说。盖言悲者，以悲能胜怒，取五志迭相胜而为言也。举思者，以思为脾之志也。各举之则义俱不足，两见之则互相成义也。

张介宾说：五藏者，心、肺、肝、脾、肾也。五气者，五藏之气也。由五气以生五志，如本论及《五运行大论》俱言，"心在志为喜，肝在志为怒，脾在志为思，肺在志为忧，肾在志为恐"。

喜多村直宽说：《天元纪论》："天有五行，御五位，以生寒、暑、燥、湿、风。人有五藏，化五气，以生喜、怒、思、忧、恐。"

④喜怒伤气，寒暑伤形：《管子·度地篇》第五十七：大寒、大暑、大风、大雨，其至不时者，此谓四刑。或遇以死，或遇以生。君子避之，是亦伤人。

《吕氏春秋·尽数篇》：何谓去害？大甘、大酸、大苦、大辛、大咸，五者充形，则生害矣。大喜、大怒、大忧、大恐、大哀，五者接神，则生害矣。大寒、大热、大燥、大湿、大风、大霖、大雾，七者动精，则生害矣。故凡养生，莫若知本，知本则疾无由至矣。

张介宾说：喜怒伤内，故伤气。寒暑伤外，故伤形。举喜怒言，则悲忧恐同矣。举寒暑言，则燥湿风同矣。上文言"寒伤形，热伤气"，与此二句似乎不同，盖彼以阴阳分形气，此以内外分形气也。

丹波元简说：《寿夭刚柔》云："风寒伤形，忧恐忿怒伤气。"

⑤暴怒伤阴，暴喜伤阳：丹波元简说：《庄子·在宥》云："人大喜邪毗于阳，大怒邪毗于阴，阴阳并毗，四时不至，寒暑之和不成。"楼英云："此上二节，经旨似有相矛盾，既曰'寒暑伤形'，又曰'寒伤形，热伤气'者，何也？盖言虽不一，而理则有归。夫喜怒之伤人，从内出而先发于气，故曰喜怒伤气也。寒暑之伤人，从外入而先著于形，故曰寒暑伤形也。分而言之，则怒之气从下上，而先发于阴，故曰暴怒伤阴。喜之气从上下，而先发于阳，故曰暴喜伤阳。寒则人气内藏，则寒之伤人，先著于形，故曰寒伤形。暑则人气外溢，则暑之伤人，先著于气，故曰热伤气也。"

丹波元坚说：先兄曰："《灵·行针篇》：'多阳者多喜，多阴者多怒。'《淮南子·原道训》云：'人大怒破阴，大喜坠阳。'高诱注云：'怒者，阴气也，阴为坚冰，积阴相薄，故破阴。喜者，阳气也，阳气升于上，积阳相薄，故曰坠阳也。'"

田晋蕃说："人大怒破阴，大喜坠阳"，亦见《文子·道原篇》。

⑥厥气上行，满脉、去形：王冰说：厥，气逆也。逆气上行，满于经络，则神气浮越，去离形骸矣。

张介宾说:厥,逆也。言寒暑喜怒之气暴逆于上,则阳独实,故满脉。阳亢则阴离,故去形。此孤阳之象也。《脉经》曰:"诸浮脉无根者死,有表无里者死",其斯之谓。

田晋蕃说:钞《太素》三(篇名佚)无"暴怒伤阴,暴喜伤阳,厥气上行,满脉去形"四句。晋蕃按:四句疑是"喜怒伤气"之注文。

⑦重阴必阳,重阳必阴:张介宾说:重者,重叠之义。谓当阴时而复感寒,阳时而复感热,或以天之热气伤人阳分,天之寒气伤人阴分,皆谓之重。盖阴阳之道,同气相求,故阳伤于阳,阴伤于阴。然而重阳必变为阴证,重阴必变为阳证,如以热水沐浴身反凉,凉水沐浴身反热,因小可以喻大。下文八句,即其征验。此与上文"重寒则热","寒极生热",义相上下,所当互求。

⑧故曰:丹波元简说:王子芳云:"引《生气通天论》之文以证明之也。"

⑨冬伤于寒,春必病温:王冰说:夫伤于四时之气,皆能为病,以伤寒为毒者,最为杀厉之气,中而即病,故曰伤寒。不即病者,寒毒藏于肌肤,至春变为温病,至夏变为暑病。故养生者必慎伤于邪也。

丹波元简说:按《论疾诊尺》云:"寒生热,热生寒,此阴阳之变也,故曰,冬伤于寒,春必生瘅热"云云,正与此节同义。

胡澍说:熊本、藏本作"春必病温"。澍按:当从熊本、藏本,说见《生气通天论》。

田晋蕃说:按作"春必病温"是。《文选·风赋》注《周官新义》引,并作"春必病温"。李善注与"中央生湿,湿生土"同引,王氏《新义》与"秋必痎疟"同引(《生气通天论》作"秋为痎疟"。),知出此篇,非《生气通天论》之文。

病温,参阅《素问》第三《生气通天论》第九段"春必温病"句下集解。

⑩春伤于风,夏生飧泄:杨上善说:飧,水洗饭也,音孙。谓肠胃有风,水谷不化而出也。

《新校正》云:按《生气通天论》云:"春伤于风,邪气留连,乃为洞泄。"

飧泄是消化不良的腹泻,参阅《素问》第二《四气调神大论》第三段"冬生飧泄"句下集解。

⑪痎疟:痎疟是疟疾的总名。参阅《素问》第三十五《疟论》第一段"夫痎疟皆生于风"句下集解。

⑫秋伤于湿,咳嗽:《新校正》云:按《生气通天论》云:"秋伤于湿,上逆而咳,发为痿、厥。"

张介宾说:按此四节,春夏以水火伤人而病反寒,秋冬以寒湿伤人而病反热,是即上文"重阴必阳,重阳必阴"之义。

伯坚按:《黄帝内经》连本篇一共有三处有这样类似的文字。《素问》第三《生气通天论》:"是以春伤于风,邪气留连,乃为洞泄。夏伤于暑,秋为痎疟。秋伤于湿,上逆而咳,发为痿、厥。冬伤于寒,春必温病。"《灵枢》第七十四《论疾诊尺篇》:"故曰:冬伤于寒,春生瘅热。春伤于风,夏生后泄、肠澼。夏伤于暑,秋生痎疟。秋伤于湿,冬生咳嗽。"

帝曰:余闻上古圣人,论理人形①,列别藏府②、端络经脉③、会通六合④、各从其经,气穴所发、各有处名⑤,溪谷属骨、皆有所起⑥,分部逆从、各有条理⑦,四时阴阳、尽有经纪⑧,外内之应、皆有表里⑨,其信然乎⑩?

【集解】

①论理人形:马莳说:人有形体,则论理之,如《灵枢·骨度、脉度》等篇。

张介宾说:论理,讲求也。

②列别藏府:马莳说:人有藏府,则别列之,如《灵枢》经水、肠胃、海论等篇。

张介宾说:列别,分辨也。

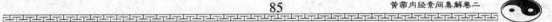

③端络经脉:《素问》第二十九《举痛论》:经脉流行不止,环周不休。

《灵枢》第十《经脉篇》:经脉十二者,伏行分肉之间,深而不见。其常见者足太阴,过于外踝之上无所隐故也。诸脉之浮而常见者,皆络脉也。经脉者,常不可见也,其虚实也以气口知之。脉之见者,皆络脉也。

《灵枢》第十二《经水篇》:经脉者,受血而营之。

《灵枢》第十七《脉度篇》:经脉为里,支而横者为络,络之别者为孙。

《灵枢》第四十七《本藏篇》:经脉者,所以行血气而营阴阳,濡筋骨,利关节者也。是故血和则经脉流行。

马莳说:人有经脉,则端络之,如《灵枢·经脉》等篇。

张介宾说:端,言经脉之发端。络,言支脉之横络。

高世栻说:端,直也。络,横也。

④会通六合:马莳说:脉有六合,则会通之,如《灵枢·经别篇》有六合。

张介宾说:两经交至谓之会。他经相贯谓之通。十二经之表里谓之六合。

⑤各有处名:马莳说:凡气穴所发,各有其处,且有其名,如本经有《气穴论》。

江有诰《先秦韵读》:余闻上古圣人,论理人形,列别藏府、端络经脉、会通六合、各从其经,气穴所发,皆有处名。(耕部)

⑥溪骨属骨,皆有所起:马莳说:凡溪谷属骨,皆有所起,如本经有《气穴论》《气府论》《骨空论》等篇。

吴崑说:肉之小会谓之溪。肉之大会谓之谷。(伯坚按:此《素问》第五十八《气穴论》文。)

溪谷是关节,参阅《素问》第十《五藏生成篇》第七段"此四支八溪之朝夕也"句下集解。

⑦分部逆从,各有条理:马莳说:分部逆从,各有条理,如本经有《皮部论》等篇。

张志聪说:分部者,皮之分部也。皮部中之浮络,分三阴三阳,有顺有逆,各有条理也。

⑧四时阴阳,尽有经纪:马莳说:四时阴阳,尽有经纪,如本篇下节所云。

⑨外内之应,皆有表里:马莳说:外内之应,皆有表里,如本经《血气形志篇》有太阴与阳明为表里之谓。

江有诰《先秦韵读》:溪谷属骨、皆有所起,分部逆从,各有条理,四时阴阳、尽有经纪,外内之应、皆有表里。(之部)

⑩其信然乎:《新校正》云:详"帝曰"至"信其然乎",全元起本及《太素》在"上古圣人之教也"上。

张介宾说:气穴、溪谷、分部逆从等义,如《经脉篇》及《气穴》《气府》《皮部》《骨空》等论各有详载。而此篇所答,则惟四时、五行、藏象、气味之化,其他则散见各篇也。

喜多村直宽说:此节帝问与下文不应,全本在《上古天真论》中,正知他篇错简。

岐伯对曰:东方生风。风生木。木生酸①。酸生肝。肝生筋。筋生心②。肝主目③。其在天为玄,在人为道,在地为化,化生五味。道生智,玄生神,神④在天为风,在地为木,在体为筋,在藏为肝,在色为苍⑤,在音为角,在声为呼⑥,在变动为握⑦,在窍为目,在味为酸,在志为怒⑧。

怒伤肝⑨,忧胜怒⑩。

风伤筋,燥胜风。

酸伤筋，辛胜酸⑪。

【本段提纲】 马莳说：此五节，伯详五藏之通于三才者而对之。此节大略见《天元纪大论》，惟《五运行大论》文较此更详。

【集解】

①木生酸：王冰说：凡物之味酸者，皆木气之所生也。《尚书·洪范》曰："曲直作酸。"

②筋生心：王冰说：《阴阳书》曰"木生火。然肝之木气，内养筋已，乃生心火。"

③肝主目：《淮南子·精神训》：形体以成，五藏乃形。是故肝主目，肾主鼻，胆主口，肝主耳。

④在天为玄，在人为道，在地为化，化生五味。道生智，玄生神，神：丹波元简说：据下文例，"在天"以下二十三字，系于衍文，且与肝藏不相干，宜删之。

沈祖绵说：此六句系《天元纪》篇文，在此篇则文气不贯。

伯坚按 ：今据丹波元简说：删去此二十三字。

⑤苍：王冰说：苍，谓薄青色，象木色也。

丹波元简说：苍，草色也。王谓薄青色，可疑。

喜多村直宽说：《尔雅·释兽》邢疏："苍，浅青也。"与王注合。

⑥呼：王冰说：呼，谓叫呼，亦谓之啸。

张志聪说：呼，叫呼也。在志为怒，故发声为呼。

丹波元简说：按王云"亦谓之啸"，盖啸，蹙口而出声也。唐孙广有《啸旨》之书。恐与叫呼不同。

⑦在变动为握：《新校正》云：按杨上善云："握、忧、哕、咳、栗五者，改志而有，名曰变动也。"

张介宾说：握同搐搦，筋之病也。

张志聪说：变动，藏气变动于经俞也。握者，拘急之象，筋之证也。

丹波元坚说：《管子·入国篇》："偏枯握递。"注："递，著也。谓两手相拱著而不申者，谓之握递。"

⑧在志为怒：张志聪说：肝者，将军之官，故其志在怒。

⑨怒伤肝：王冰说：虽志为怒，甚则自伤。

⑩忧胜怒：原文作"悲胜怒"。

《新校正》云：详五志云"怒、喜、思、忧、恐"，"悲"当云"忧"，今变"忧"为"悲"者，盖以恚忧而不解则伤意、悲哀而动中则伤魂，故不云"忧"也。

丹波元简说：下文属忧于肺。据文例，此"悲"当作"忧"，新校正之说未允当。

伯坚按：今据丹波元简说校改。

⑪辛胜酸：王冰说：辛，金味，故胜木酸。

南方生热。热生火。火生苦①。苦生心。心生血。血生脾②。心主舌。其在天为热，在地为火，在体为脉③，在藏为心，在色为赤，在音为徵，在声为笑④，在变动为忧⑤，在窍为舌⑥，在味为苦，在志为喜。

喜伤心⑦，恐胜喜。

热伤气⑧，寒胜热⑨。

苦伤气⑩，咸胜苦⑪。

【集解】

①火生苦:王冰说:凡物之味苦者,皆火气之所生也。《尚书·洪范》曰:"炎上作苦。"

②血生脾:王冰说:《阴阳书》曰:"火生土。然心火之气,内养血已,乃生脾土。"

③脉:丹波元简说:《说文》:"脉,血理分袤行体中者。从脉,从血。脉,脉或从肉。脉,籀文。"《玉篇》:"脉,莫革切,血理也,一曰筋脉。"脉,同上。《五行大义》云:"脉,是血之沟渠,通流水气。"

④笑:王冰说:笑,喜声也。

⑤在变动为忧:《新校正》云:按杨上善云:"心之忧在心变动,肺之忧在肺之志。"是则肺主于秋,忧为正也。心主于夏,变而生忧也。

⑥在窍为舌:王冰说:舌之所以司辨五味也。《金匮真言论》曰:"南方赤色,入通于心,开窍于耳。"寻其为窍,则舌义便乖,以其主味,故云舌也。

⑦喜伤心:王冰说:虽志为喜,甚则自伤。

⑧热伤气:王冰说:热甚则喘息促急。

⑨寒胜热:王冰说:寒为水气,故胜火热。

⑩苦伤气:《新校正》云:详此篇论所伤之旨,其例有三。东方云"风伤筋,酸伤筋",中央云"湿伤肉,甘伤肉",是自伤者也。南方云"热伤气,苦伤气",北方云"寒伤血,咸伤血",是伤己所胜。西方云"热伤皮毛",是被胜伤己;"辛伤皮毛",是自伤者也。凡此五方所伤,有此三例不同。《太素》则俱云自伤。

⑪咸胜苦:王冰说:咸,水味,故胜火苦。

中央生湿。湿生土。土生甘①。甘生脾。脾生肉。肉生肺②。脾主口。其在天为湿,在地为土,在体为肉,在藏为脾,在色为黄,在音为宫,在声为歌,在变动为哕③,在窍为口,在味为甘,在志为思。

思伤脾④,怒胜思。

湿伤肉,风胜湿。

甘伤肉,酸胜甘⑤。

【集解】

①土生甘:王冰说:凡物之味甘者,皆土气之所生也。《尚书·洪范》曰:"稼穑作甘。"

②肉生肺:王冰说:《阴阳书》曰:"土生金。然脾土之气,内养肉已,乃生肺金。"

③哕:许慎《说文解字》二上口部:哕,气牾也。

《新校正》云:杨上善云:"哕,气忤也。"

余岩《古代疾病名候疏义》第四十九页:哕为疾病一证候之名,医家聚讼,约有四端。其一,以哕为干呕。其二,以哕为咳逆,亦曰呃逆,亦曰呃忒。其三,以哕即呃逆,不得谓之咳逆,亦非干呕。张介宾《类经》卷二十二《刺诸病诸痛》五十三引《灵枢·杂病篇》,"哕,以草刺鼻,嚏,嚏而已;无息而疾迎引之,立已;大惊之,亦可已"之文,而论之曰:"内经诸篇,并无呃逆之证,观此节治哕之法,皆所以治呃逆者,是古之所谓哕者,即呃逆无疑也。"其四,以哕为干呕之甚者,而非呃忒,亦非咳逆。严按:哕为呃逆之说,《灵枢》三法,确有明证,无可疑也。医籍以《内经》为最古,今定哕为呃忒,从其朔也。《说文》训气牾,而《病源》以为气不通,其意同,皆呃逆也。

④思伤脾:王冰说:虽志为思,甚则自伤。

⑤酸胜甘:王冰说:酸,木味,故胜土湿。

西方生燥。燥生金。金生辛[①]。辛生肺。肺生皮毛。皮毛生肾[②]。肺主鼻。其在天为燥,在地为金,在体为皮毛,在藏为肺,在色为白,在音为商,在声为哭,在变动为咳,在窍为鼻,在味为辛,在志为忧。

忧伤肺,喜胜忧。

燥伤皮毛,热胜燥[③]。

辛伤皮毛,苦胜辛[④]。

【集解】

①金生辛:王冰说:凡物之味辛者,皆金气之所生也。《尚书·洪范》曰:"从革作辛。"

②皮毛生肾:王冰说:《阴阳书》曰:"金生水。然肺金之气,养皮毛已,乃生肾水。"

③燥伤皮毛,热胜燥:原文作"热伤皮毛寒胜热"。

《新校正》云:按《太素》作"燥伤皮毛,热胜燥"。

马莳说:按《五运行大论》亦曰:"热伤皮毛,寒胜火。"《太素》乃曰:"燥伤皮毛,热胜燥。"盖热固胜燥,而燥极亦热,故经文以热言者,本有大义。

丹波元简说:据《太素》,"热"作"燥","寒"作"热",为是。

伯坚按:《新校正》所引《太素》是佚文,今存残本《黄帝内经太素》没有这一段文字。今据丹波元简说,依《新校正》所引《太素》校改。

④苦胜辛:王冰说:苦,火味,故胜金辛。

北方生寒。寒生水。水生咸[①]。咸生肾。肾生骨髓。髓生肝[②]。肾主耳。其在天为寒,在地为水,在体为骨,在藏为肾,在色为黑,在音为羽,在声为呻[③],在变动为栗[④],在窍为耳[⑤],在味为咸,在志为恐。

恐伤肾,思胜恐。

寒伤骨[⑥],湿胜寒[⑦]。

咸伤骨[⑧],甘胜咸[⑨]。

伯坚按:以上五段所说各种配合,现在列表于下,以期明显:

五方	五气	五行	五味	五藏	五体	五窍	五色	五音	五声	五变动	五志
东	风	木	酸	肝	筋	目	苍	角	呼	握	怒
南	热	火	苦	心	血脉	舌	赤	徵	笑	忧	喜
中央	湿	土	甘	脾	肉	口	黄	宫	歌	哕	思
西	燥	金	辛	肺	皮毛	鼻	白	商	哭	咳	忧
北	寒	水	咸	肾	骨髓	耳	黑	羽	呻	栗	恐

【集解】

①水生咸:王冰说:凡物之味咸者,皆水气之所生也。《尚书·洪范》曰:"润下作咸。"

②髓生肝:王冰说:《阴阳书》曰:"水生木。然肾水之气,养骨髓已,乃生肝木。"

③呻:王冰说:呻吟声也。

张介宾说:气郁则呻吟,肾之声也。

④栗：王冰说：栗，谓战栗，甚寒大恐而悉有之。

⑤在窍为耳：《新校正》云：按《金匮真言论》云，“开窍于二阴”，盖以心寄窍于耳，故与此不同。

⑥寒伤骨：原文作“寒伤血”。

《新校正》云：按《太素》，“血”作“骨”。

马莳说：按《五运行大论》亦曰“寒伤血”。

丹波元简说：按《太素》，“血”作“骨”，为是。

伯坚按：《新校正》所引《太素》是佚文，今存残本《黄帝内经太素》没有这一段文字。今据丹波元简说，依《新校正》所引《太素》校改。

⑦湿胜寒：原文作“燥胜寒”。

《新校正》云：按《太素》，“燥”作“湿”。

丹波元简说：按《太素》，“燥”作“湿”，为是。

伯坚按：《新校正》所引《太素》是佚文，今存残本《黄帝内经太素》没有这一段文字。今据丹波元简说，依《新校正》所引《太素》校改。

⑧咸伤骨：原文作“咸伤血”。

《新校正》云：按《太素》，“血”作“骨”。

丹波元简说：按《太素》，“血”作“骨”，为是。

伯坚按：《新校正》所引《太素》是佚文，今存残本《黄帝内经太素》没有这一段文字。今据丹波元简说，依《新校正》所引《太素》校改。

⑨甘胜咸：王冰说：甘，土味，故胜水咸。

故曰：天地者，万物之上下①也。血气者，阴阳之男女也②。左右者，阴阳之道路也③。水火者，阴阳之兆征④也。阴阳者，万物之能始⑤也。故曰：阴在内，阳之守也。阳在外，阴之使也⑥。

【本段提纲】 马莳说：夫由上文四时五方之所生、所属、所伤、所胜者之类观之，亦不外乎天地、阴阳、五行之妙而已。按《天元纪大论》：“鬼臾区曰：‘天地者，万物之上下也。左右者，阴阳之道路也。水火者，阴阳之征兆也。金水者，生成之终始也。’”

【集解】

①上下：张介宾说：天覆物，故在上。地载物，故在下。

②阴阳之男女也：原文作“阴阳者血气之男女也”。

王冰说：阴主血，阳主气。阴生女，阳生男。

孙诒让说：“阴阳者血气之男女也”，疑当作“血气者阴阳之男女也”。盖此章中三句通论阴阳，分血气、左右、水火，而总结之云“阴阳者万物之能始也”。

伯坚按：今据孙诒让说校改。

③阴阳之道路也：王冰说：阴阳间气，左右循环，故左右为阴阳之道路也。

《新校正》云：详间气之说具《六微旨大论》中。杨上善云：“阴气右行。阳气左行。”

张介宾说：阳左而升，阴右而降。

张志聪说：在天地六合，东南为左，西北为右，阴阳二气，于上下四旁，昼夜环转，而人之阴阳，亦同天地之气昼夜循环，故左右为阴阳之道路。

江有诰《先秦韵读》：天地者，万物之上下也。阴阳者血气之男女也。左右者阴阳之道路也。（鱼部）

④水火者,阴阳之兆征:原文作“水火者阴阳之征兆也”。

马莳说:王注释《天元纪大论》云:“征,信也,验也。兆,先也。”言水火之寒热彰,信阴阳之先兆也。

吴崑说:阴阳不可见,水火则其有征而兆见者也。

胡澍说:“阴阳之征兆也”,本作“阴阳之兆征也”。上三句,下、女、路为韵。下二句,徵、始为韵。徵读如宫商角徵羽之徵。《洪范》“念用庶徵”与“疑”为韵,《逸周·时训》“灾咎之徵”与“负”“妇”为韵,(从《太平御览》时序部十三所引)是其证。今作征兆者,后人狃于习见,蔽所希闻,而臆改之,而不知其与韵不合也。凡古书之倒文协韵者,多经后人改易而失其读,如《卫风·竹竿篇》“远兄弟父母”与“右”为韵而今本作“父母兄弟”,《大雅·皇矣篇》“同尔弟兄”与“王”“方”为韵而今本作“兄弟”,《月令》“度有短长”与“裳”“量”“常”为韵而今本作“长短”,《逸周书·周祝篇》“恶姑柔刚”与“明”“阳”“长”为韵,而今本作“刚柔”,《管子·内业篇》“能无卜筮而知凶吉乎”与“一”为韵而今本作“吉凶”,《庄子·秋水篇》“无西无东”与“通”为韵而今本作“无东无西”,《荀子·解蔽篇》“有皇有凤”与“心”为韵而今本作“有凤有皇”,《淮南子·原道篇》“鹜忽恍”与“往”“景”“上”为韵而今本作“恍忽”,“与万物终始”与“右”为韵而今本作“始终”,《天文篇》“决罚刑”与“城”为韵而今本作“刑罚”,《兵略篇》“不可量度也”与“迫”为韵而今本作“度量”,《人间篇》“故蠹啄剖柱梁”与“羊”为韵而今本作“梁柱”,《文选·鹏鸟赋》“或趋西东”与“同”为韵而今本作“东西”,《答客难》“外有廪仓”与“享”为韵而今作“仓廪”,皆其类也。

伯坚按:今据胡澍说校改。

⑤万物之能始:《新校正》云:详“天地者”至“万物之能始”,与《天元纪大论》同,注颇异。彼无“阴阳者血气之男女”一句,又以“金木者生成之终始”代“阴阳者万物之能始”。

孙诒让说:能者,胎之借字。《尔雅·释诂》云:“胎,始也。”《释文》云:“胎,本或作台。”《史记·天官书》,“三能”即“三台”。是胎、台、能,古字并通用。《天元纪大论》专论五运,故无此句,而别增“金木者生成之终始也”句。二篇文虽相出入,而大旨则异 。

刘师培《左盦集》卷七《黄帝内经·素问校义跋》:原书“阴阳者万物之能始也”,按能始二字,义亦可通。能、台古通,如三能亦作三台是。(《汉书·天文志》三能,《文选》卢谌诗作三台。)故《礼记·乐记正义》云:“古以今能字为三台之字。”疑此能字亦台字借文。胎从台声,《尔雅》训胎为始,则台亦兼有始义。能始叠词同训,与上文征兆同。

伯坚按:张金吾《言旧录》说:“金吾少时读《惠氏说文记》,推衍其说,谓‘能’古读如‘台’,采辑经典得十六证。以今考之,盖‘能’古‘台’字,非‘能’读如‘台’也。《礼记·乐记正义》曰:‘古时以今能字为三台之字,以耐为今之能字,后世废古耐字,以三台之能替耐字之变而为能也,又更作三台之字,是今古变也。’今乃知能即古台字,是所谓温故知新者,书以志喜。”(见《说文解字诂林》第四四四四页)由此可知“能始”即“台始”。阴阳者万物之能始也,是说阴阳是万物的开始。

江有诰《先秦韵读》:水火者,阴阳之兆徵(音止)也。阴阳者,万物之能始也。(之部)

⑥阴在内,阳之守也。阳在外,阴之使也:王冰说:阴静,故为阳之镇守。阳动,故为阴之役使。

江有诰《先秦韵读》:故曰:阴在内,阳之守也。阳在外,阴之使(叶音渡)也。(之幽通韵)

帝曰:法①阴阳奈何?

岐伯曰:阳胜则身热,腠理②闭,喘粗,为之俛仰③,汗不出而热,齿干,以烦冤④、腹满死,能冬不能夏⑤。阴胜则身寒,汗出⑥,身常清⑦,数栗而寒,寒则厥⑧,厥则腹满死，能夏不能冬。

此阴阳更胜之变⑨，病之形能⑩也。

【本段提纲】 马莳说：夫人身之阴阳有同于天地之阴阳，则人之善养者当法天地之阴阳也。故帝以法阴阳为问，而伯以阴阳偏胜为病者言之，正以见阴阳不可不法也。

【集解】

①法：张介宾说：法，则也。以辨病之阴阳也。

②腠理：腠理是皮肤的文理，参阅本篇第三段"清阳发腠理"句下集解。

③俛仰：马莳说：喘息粗，气不得其平，故身为之俯仰。俛，俯也。

张介宾说：阳实于胸，则喘粗不得卧，故为俯仰。

④烦冤："烦冤"，《甲乙经》卷六《阴阳大论》第七作"烦闷"，《黄帝内经太素》卷三□□篇作"烦悗"。

杨上善说：热以乱神，故烦闷也。

丹波元简说：按《楚辞》："蹇蹇之烦冤。"王逸注："冤，屈也。"

喜多村直宽说：冤、悗、闷三字皆一声之转，杨氏以烦闷为解，可征。（伯坚按：参阅《素问》第三十《阳明脉解》第一段"则喘而惋"句下集解。）

⑤能冬不能夏：马莳说：能，音耐。《礼记·礼运》："圣人耐以天下为一家。"其耐作能，盖古以能耐通用。《灵枢·阴阳二十五人篇》亦有能作耐。

丹波元简说：按《家语》："食水者善游能寒。"《汉书·晁错传》："能暑能寒。"

田晋蕃说：能即耐字。顾炎武唐韵正曰："《素问》：'能冬不能夏，能夏不能冬。'又曰：'能毒者以厚药。'《灵枢经》：'能春夏不能秋冬，能秋冬不能春夏。'皆读作耐。《春秋元命苞》谓'能之为言耐'。盖古者能耐同字。"

⑥汗出：张介宾说：阴胜则阳衰，故身寒。阳衰则表不固，故汗出而身冷。《脉要精微论》亦曰："阳气有余，为身热无汗。阴气有余，为多汗身寒。"

⑦清："清"，《黄帝内经太素》卷三□□篇作"凊"。

杨上善说：清，冷也，身皮肤常冷也。

丹波元简说：《集韵》："凊与清同，寒也。"清，参阅《素问》第十七《脉要精微论》第二十六段"腰足清也"句下集解。

⑧厥：张介宾说：栗，战栗也。厥，厥逆也。

厥，参阅《素问》第四十五《厥论》第一段"厥之寒热者"句下集解。

⑨此阴阳更胜之变：张介宾说：更胜，迭为胜负也。即阴胜阳病，阳胜阴病之义。

⑩病之形能：胡澍说：能读为态。病之形能也者，病之形态也。《荀子·天论篇》："耳目口鼻形能各有接而不相能也"，形能亦形态。（杨倞注误以形字绝句，能属下读，高邮王先生《荀子杂志》已正之。）《楚辞·九章》"固庸态也"，《论衡·累害篇》"态"作"能"。《汉书·司马相如传》"君子之态"，《史记》徐广本"态"作"能"（今本误作態）。皆古人以能为态之证。（态从心能，而以能为态；意从心音，而《管子·内业篇》以音为意；志从心之，而《墨子·天志篇》以之为志；其例同也。此二字盖皆以会意包谐声。）下文曰"是以圣人为无为之事，乐恬淡之能"，能亦读为态，与"事"为韵。恬憺之能，即恬憺之态也。《五藏别论》曰"观其意志与其病能"，（今本误作"与其病也"，依《太素》订正，辨见本条。）能亦读为态，与"意"为韵。病能，即病态也。《风论》曰"愿闻其诊及其病能"，即及其病态也。《厥论》曰"愿闻六经脉之厥状病能也"，厥状与病能并举，即厥状病态

也。第四十八篇名《病能论》,即病态论也。《方盛衰论》曰,"循尺滑涩寒温之意,视其大小,合之病能","能"亦与"意"为韵,即合之病态也。

田晋蕃说:王氏念孙《荀子杂志》云:"古字'能'与'耐'通,故亦与'态'通。"王于此篇能字无注,于《风论》"及其病能"则注曰"能谓内作病形",则王注以能为态也。经文中如《厥论》曰"愿闻六经脉之厥状病能也",厥状与病能并举,尤以"能"为"态"之显证耳。

伯坚按:王念孙《读书杂志》八之五《荀子·天论篇》形态条说:"耳目口鼻形态,各有接而不相能也。杨《注》曰:'耳目口鼻形,其所能皆可以接物而不能互相为用。'念孙按:杨以'耳鼻口目形'连读,而以能字属下读,于义未妥。余谓'形能'当连读,'能'读为'态'。《楚辞·招魂》注曰:'态,姿也。'形态,即形也。言耳目口鼻形态各与物接而不能互相为用也。古字'能'与'耐'通,故亦与'态'通。《楚辞·九章》'固庸态也',《论衡·累害篇》'态'作'能'。《汉书·司马相如传》'君子之态',《史记》亦作'能'。(徐广本如是,今本作'态',非。)《易林无妄之贲》'女子多能,乱我政事','能'即'态'字也。(多态谓淫巧。)故以形态连文。《正名篇》以耳目口鼻与形体并列,彼言形体,犹此言形态。"这里所说病能即是病态。

帝曰:调此二[①]者奈何?

岐伯曰:能知七损八益[②],则二者可调;不知用此,则早衰之节也[③]。年四十而阴气自半也[④],起居衰矣。年五十,体重,耳目不聪明矣。年六十,阴痿[⑤],气大衰[⑥],九窍不利,下虚上实,涕泣俱出矣。故曰:知之则强,不知则老。故同出而名异耳[⑦],智者察同,愚者察异[⑧]。愚者不足,智者有余[⑨]。有余则耳目聪明,身体轻强[⑩],老者复壮,壮者益治。是以圣人为无为之事,乐恬憺之能[⑪],从欲快志于虚无之守[⑫],故寿命无穷,与天地终,此圣人之治身也。

【本段提纲】 张介宾说:帝以阴阳为病俱能死,故问调和二者之道。

【集解】

①二:吴崑说:二,谓阴阳也。

②七损八益:杨上善说:阳胜八益为实,阴胜七损为虚。言八益者,身热一益也,腠理闭二益也,而粗三益也,为之俯仰四益也,汗不出而热五益也,干齿六益也,以烦俯七益也,腹满死八益也。身寒一损也,汗出二损也,身常清三损也,数栗四损也,而寒五损也,寒则厥六损也,厥则腹满死七损也。

王冰说:女子以七七为天癸之终,丈夫以八八为天癸之极,然知八可益,知七可损,则各随气分,修养天真,终其天年,以度百岁。

吴崑说:七损者,女子天癸以七为纪,二七而天癸至,月事以时下,阴血常亏,故曰七损。八益者,男子以八为纪,二八而天癸至,精气溢泻,阳常有余,无月事之损,故曰八益。

张介宾说:七损八益者,乃互言阴阳消长之理,欲知所预防也。如《上古天真论》云,女得七数,男得八数,使能知七之所以损,则女可预防其损而益自在也;能知八之所以益,则男可常守其益,而损无涉也。阴阳皆有损益,能知所预,则二者何不可调哉?

丹波元简说:王注欠详,诸家亦无确说。本邦前辈所解,殆似得经旨,因备录于左。曰:"《天真论》云:'女子五七,阳明脉衰;六七,三阳脉衰于上;七七,任脉衰';此女子有三损也。'丈夫五八,肾气衰;六八,阴气衰于上;七八,肝气衰;八八,肾气衰、齿落';此丈夫有四损也。三四合为七损矣。'女子七岁,肾气盛;二七,天癸至;三七,肾气平均;四七,筋骨坚';此女子有四益也。‘丈夫八岁，肾气实；二八，肾气盛；三八，肾气平均；四八，筋骨隆盛’；此丈夫有四益也。四四合为八益矣。”

③则早衰之节也：吴崑说：知七损八益盛衰之期，而行持满之道，则阴寒阳热，二者可调。不知用此，则早衰之节次也。下文遂言早衰之节。

④年四十而阴气自半也：张志聪说：男子以八为期，故四十而居半。

丹波元简说：五八肾气始衰，乃二八八八之中，故谓半也。

⑤阴痿：吴崑说：痿，与萎同，草木衰而萎也。阴痿，阴事弱也。

丹波元简说：《巢源》作阴萎。《汉书·胶西于王端传》：“阴痿，一近妇人病数月。”师古注：“痿，音萎。”

⑥气大衰：丹波元简说：《千金》作“气力大衰”。

⑦故同出而名异耳：吴崑说：同得天地之气以成形，谓之同出。有长生不寿之殊，谓之名异。

丹波元简说：按《千金》无“故”字。《老子》劳一章：“此两者同出而异名。同谓之玄。”

⑧智者察同，愚者察异：高世栻说：察同者，于同年未衰之日而省察之，智者之事也。察异者，于强老各异之日而省察之，愚者之事也。

⑨愚者不足，智者有余：吴崑说：愚者后时而察，故精力常不足。智者先期而养，故精力常有余。

⑩耳目聪明，身体轻强：丹波元简说：王弘义云：“上文曰：‘体重，耳目不聪明。’此节曰：‘耳目聪明，身体轻强。’又见其阴阳互相资益之妙。”

⑪能：丹波元简说：《千金》，“能”作“味”。

能是态字，参阅本篇第十七段“病之形能也”句下胡澍说。

⑫从欲快志于虚无之守：张介宾说：从欲，如孔子之从心所欲也。快志，如庄子之乐全得志也。虚无之守，守无为之道也。

胡澍说：守字义不相属，守当为宇。《广雅》：“宇，尻也。”（经典通作居）《大雅·绵篇》：“聿来胥宇。”《鲁颂·閟宫篇序》：“颂僖公能复周公之宇。”《周语》：“使各有宁宇。”《楚辞·离骚》：“尔何怀乎故宇。”毛传、郑笺、韦、王注并曰：“宇，居也。”虚无之宇，谓虚无之居也。从欲快志于虚无之宇，与《淮南子·俶真篇》“而徙倚乎汗漫之宇”句意相似。高诱注亦曰：“宇，居也。”宇与守形相似，因误而为守。《荀子·礼论篇》“是君子之坛宇宫廷也”，《史记·礼书》“坛宇”误作“性守”。《墨子·经上篇》“宇，弥异所也”，今本“宇”误作“守”。

刘师培《左盦集》卷七《黄帝内经素问校义跋》：虚无之守，胡氏易守为宇。察守字从宀，居位曰守，则守字引申亦有居义，不必易字而后通。

天不足西北①，故西北方、阴也，而人右耳目不如左明也②。地不满东南，故东南方、阳也，而人左手足不如右强也。

帝曰：何以然？

岐伯曰：东方、阳也，阳者其精并于上，并于上则上明而下虚，故使耳目聪明而手足不便也。西方、阴也，阴者其精并于下，并于下则下盛而上虚，故其耳目不聪明而手足便也。故俱感于邪，其在上则右甚，在下则左甚，此天地阴阳所不能全也，故邪居之③。

【本段提纲】 马莳说：此言人身之形体无非象乎天也，故知上文法阴阳者有由也。

【集解】

①天不足西北：丹波元简说：《淮南子·天文训》："昔者共工与颛顼争为帝，怒而触不周之山，天柱折，地维绝。天倾西北，故日月星辰移焉。地不满东南，故水潦尘埃归焉。"《河图·括地象》云："西北为天门。东南为地户。"注："天不足西北，是天门。地不满东南，是地户。"

喜多村直宽说：《史·日者传》："天不足西北，星辰西北移。地不足东南，以海为池。日中必移。月满必亏。"

②人右耳目不如左明也：马莳说：本旨面南而言。

③故俱感于邪，其在上则右甚，在下则左甚，此天地阴阳所不能全也，故邪居之：张介宾说：夫邪之所凑，必因其虚，故在上则右者甚，在下则左者甚。盖以天之阳不全于上之右，地之阴不全于下之左，故邪得居之而病独甚也。

故天有精，地有形①；天有八纪②，地有五理③；故能为万物之父母④。清阳上天，浊阴归地。是故天地之动静，神明为之纲纪⑤，故能以生、长、收、藏，终而复始。惟贤人上配天以养头，下象地以养足⑥，中傍人事以养五藏⑦。天气通于肺⑧，地气通于嗌⑨，风气通于肝⑩，雷气通于心⑪，谷气通于脾⑫，雨气通于肾⑬。六经为川⑭，肠胃为海⑮，九窍为水注之气⑯。以天地为之阴阳⑰，阳之汗，以天地之雨名之⑱；阳之气，以天地之疾风名之⑲；暴气象雷⑳；逆气象阳㉑。故治不法天之纪，不用地之理，则灾害至矣㉒。

【本段提纲】 马莳说：此承上文而极言之，见人之一身无非象乎天地，而人之治身者常法天地也。

【集解】

①天有精，地有形：马莳说：故在上为天，其气至精。在下为地，其体成形。《天元纪大论》："鬼臾区曰：'在天为气，在地为形，形气相感，而化生万物矣。'"王注云："气谓风热湿燥寒。形谓木火土金水。"

丹波元简说：《春秋繁露》："气之清者为精。"《庄子》："形本生于精。"

江有诰《先秦韵读》：故天有精，地有形。（耕部）

②天有八纪：高世栻说：八纪，春夏秋冬，二分二至，八节之大纪也，故天有八纪。

③地有五理：原文作"地有五里"。

王冰说：五里，谓五行化育之里。

马莳说：五里，据下文当从"理"。

高世栻说：五里，东南西北中，五方之道里也，故地有五里。

丹波元简说：按里、理，盖古通用，不必改。

丹波元坚说：《月令》孟春之月曰："毋变天之道，毋绝地之理，毋乱人之纪。"

俞樾说："里"当为"理"。诗《朴棫篇》郑笺云："理之为纪。"《白虎通·三纲六纪篇》："纪者，理也。"是纪与理同义。天言纪，地言理，其实一也。《礼记·月令篇》，"无绝地之理，无乱人之纪"，亦以理与纪对言。下文云："故治不法天之纪，不用地之理，则灾害至矣。"以后证前，知此文本作"地有五理"也。

田晋蕃说：按《六节藏象论》："行有分纪，周有道理。"《六元正纪大论》："欲通天之纪，从地之理。"皆以理与纪对言。

伯坚按：今据俞樾、田晋蕃说校改。

④故能为万物之父母：张介宾说：乾知大始，坤作成物，阳以化气，阴以成形，阴阳合德，变化见矣，故天地为万物之父母。

江有诰《先秦韵读》：天有八纪，地有五里，故能为万物之父母。（之部）

⑤天地之动静，神明为之纲纪：马莳说：《五运行大论》："黄帝问鬼臾区曰：'天地之动静，神明为之纲纪。'"

张介宾说：神明者，阴阳之情状也。天地动静，阴阳往来，即神明之纲纪也。

⑥上配天以养头，下象地以养足：丹波元简说：《灵枢·邪客篇》："天圆地方，人头圆足方以应之。"

⑦中傍人事以养五藏：马莳说：《上古天真论》："岐伯曰：'贤人者，法则天地，象似日月，辨列星辰，逆从阴阳，分别四时。'"《气交变大论》："岐伯曰：'夫道者，上知天文，下知地理，中知人事，可以长久。'"

张志聪说：节五味，适五志，以养五藏之太和。

⑧天气通于肺：马莳说：《灵枢·忧恚无言论》："少师曰：'喉咙者，气之所以上下者也。'"俗云气喉是也。此喉在前，通于五藏，凡声音之出入，有会厌以为之开阖，若饮食入于咽喉者，经此而过，亦赖会厌以为之遮闭。《六节藏象论》："岐伯曰：'天食人以五气。'"又曰："五气入鼻，藏于心肺，上使五色修明，声音能彰。"《五藏别论》亦云："五气入鼻，藏于心肺，心肺有病，而鼻为之不利也。"

张介宾说：天气，清气也，谓呼吸之气。清气通于五藏，由喉而先入于肺。《太阴阳明论》曰："喉主天气。"

喜多村直宽说：《淮南子》："胆为云，肺为气，肝为风，肾为雨，脾为雷，以与天地相参也，而心为之主。"《文子》同，作"脾为风，肝为雷"。

⑨地气通于嗌：刘熙《释名·释形体》：咽又谓之嗌，气所流通厄要之处也。

马莳说：《灵枢·忧恚无言论》："少师曰：'咽喉者，水谷之道路也。'"俗云食喉是也。名曰嗌。此喉在后，通于六府。《六节藏象论》："岐伯曰：'地食人以五味。五味入口，藏于肠胃，味有所藏，以养五气。'"《五藏别论》："岐伯曰：'胃者，水谷之海，六府之大源。五味入口，藏于胃以养五藏气。'"

张介宾说：地气，浊气也，谓饮食之气。浊气通于六府，由嗌而先入于胃。嗌，咽也。《太阴阳明论》曰："咽主地气。"

喜多村直宽说：《汉史》，宣帝崩，昌邑王至京师不哭，云嗌痛，即咽痛也。嗌，俗云食喉是也。

余岩《古代疾病名候疏义》第四十四页：《说文》："嗌，咽也。"岩按：《说文》咽有二义。"吞，咽也"，此下咽之咽，今俗作嚥，为动字。"嗌，咽也"，乃象形之字，此咽喉之咽也，为名字。咽喉同处一地，部位稍别，官司亦异。王筠《说文句读》云："韵会：'医经云：咽者咽水，喉者候气。'按喉骨而咽肉，喉前而咽后。"咽，今谓之咽头，口腔之后，食管之始也。喉，今谓之喉头，会厌之下，气管之头也。

⑩风气通于肝：吴崑说：风，木气也，肝为木，气相感召，故风气通于肝。

张介宾说：上文二句，总言天地阴阳通于人。此下四句，分言五行气候通于人。

⑪雷气通于心：吴崑说：雷、火声也，心为火，气相感召，故雷气通于心。

⑫谷气通于脾：《新校正》云：按《千金方》云："谷气感于脾。"

丹波元简说:《甲乙》《千金》及《五行大义》,"谷"作"穀"。宜从《甲乙》等而为水谷之气。穀,谷,古通用。《汉·王莽传》:"穀风迅疾。"《注》:"即谷风也。"

丹波元坚说:《太素》,"谷"作"穀"。杨曰:"五谷滋味入脾,故谷气通脾也。"坚按:此宜与《甲乙》等互证。

田晋蕃说:林校引《千金方》亦作"穀"。《书·尧典》"昧谷",《周礼·缝人注》作"柳穀"。《尔雅·释天》"东风谓之谷风",郭注"谷之言穀"。"谷",盖"穀"之假借字。

⑬雨气通于肾:吴崑说:雨、水也,肾为水,雨其类也,故雨气通于肾。

⑭六经为川:吴崑说:六经,三阴三阳之脉也,流而不息,故为人身之川。

⑮肠胃为海:吴崑说:肠胃无所不受,若海之无所不容。

⑯九窍为水注之气:张介宾说:上七窍,下二窍,是为九窍。水注之气,言水气之注也,如目之泪,鼻之涕,口之津,二阴之尿秽皆是也。虽耳若无水,而耳中津气,湿而成垢,是即水气所致。气至水必至,水至气必至,故言水注之气。愚按阴阳合一之妙,于气水而见之矣。夫气者阳也,气主升。水者阴也,水主降。然水中藏气,水即气也。气中藏水,气即水也。升降虽分阴阳,气水实为同类。何也?请以釜观,得其象矣。夫水在釜中,下得阳火则水干,非水干也,水化气而去也。上如覆固则水生,非水生也,气化水而流也。故无水则气从何来?无气则水从何至?水气一体,于斯见矣。而人之精气亦犹是也。故言气注之水亦可,言水注之气亦可。

⑰以天地为之阴阳:张介宾说:此重申上文,言贤人之养身,皆法乎天地之阴阳,如天气、地气、风、雷、谷、雨、川、海,九窍之类皆是也。

⑱以天地之雨名之:王冰说:夫人汗泄于皮腠者,是阳气之发泄尔。然其取类于天地之间,则云腾雨降而相似也,故曰阳之汗以天地之雨名之。

⑲阳之气,以天地之疾风名之:王冰说:阳气散发,疾风飞扬,故以应之。旧经无"名之"二字,寻前类例,故加之。

⑳暴气象雷:张介宾说:天有雷霆,火郁之发也。人有刚暴,怒气之逆也。故语曰雷霆之怒。

㉑逆气象阳:杨上善说:无阴之阳即为灾,故气逆不和者,象于阳也。

马莳说:人有逆气,其气必上,天之阳气上积而升,其可以象天之阳乎。

张介宾说:天地之气,升降和则不逆矣。天不降,地不升,则阳亢于上,人之气逆,亦犹是也。

㉒治不法天之纪,不用地之理,则灾害至矣:张介宾说:上文言人之阴阳,无不合乎天地,故贤人者,必法天以治身。设不知此,而反天之纪,逆地之理,则灾害至矣。

故邪风[①]之至,疾如风雨。故善治者治皮毛,其次治肌肤,其次治筋脉,其次治六府,其次治五藏[②]。治五藏者,半死半生也[③]。故天之邪气感则害人五藏[④],水谷之寒热感则害于六府[⑤],地之湿气感则害皮肉筋脉[⑥]。

【本段提纲】 马莳说:此承上文而言,善治邪者,图之贵早,正以天地之邪各有所害,而不得不治之也。

【集解】

①邪风:马莳说:邪风,即《上古天真论》之"虚邪贼风"。

《风论》云:"风者,善行而数变。"

②故善治者治皮毛,其次治肌肤,其次治筋脉,其次治六府,其次治五藏:《素问》第五十六《皮部论》:邪客于皮则腠理开,开则邪入客于络脉,络脉满则注于经脉,经脉满则入舍于府藏也。

《素问》第六十二《调经论》:风雨之伤人也,先客于皮肤,传入于孙脉,孙脉满则传入于络脉,络脉满则输入于大经脉。

《素问》第六十三《缪刺论》:夫邪之客于形也,必先舍于皮毛。留而不去,入舍于孙脉。留而不去,入舍于络脉。留而不去,入舍于经脉,内连五藏,散入肠胃,阴阳俱感,五藏乃伤。

③半死半生也:顾观光说:《史记·扁鹊传》:"疾之居腠理也,汤熨之所及也。在血脉,针石之所及也。在肠胃,酒醪之所及也。其在骨髓,虽司命无奈之何。"

④故天之邪气感则害人五藏:张介宾说:天之邪气,即风寒暑湿火燥,受于无形者也。喉主天气而通于藏,故感则害人五藏。

⑤水谷之寒热感则害于六府:张介宾说:水谷之寒热,即谷食之气味,受于有形者也。咽主地气而通于府,故感则害于六府。

⑥地之湿气感则害皮肉筋脉:马莳说:《太阴阳明论》:"岐伯曰:'湿者,下先受之。'"《灵枢·邪气藏府病形篇》:"岐伯曰:'身半以下者,湿中之也。'"又《小针解》云:"清气在下者,言清湿地气之中人也,必从足始。"故地之湿气感,则害人皮肉筋脉。

故善用针者,从阴引阳,从阳引阴①,以右治左,以左治右②,以我知彼③,以表知里,以观过与不及之理④,见微得过⑤,用之不殆⑥。

【本段提纲】 张志聪说:此言用针者当取法乎阴阳也。

【集解】

①善用针者,从阴引阳,从阳引阴:马莳说:善用针者,知阳病必行于阴也,故从阴以引之而出于阳;知阴病必行于阳也;故从阳以引之而入于阴。《难经·六十七难》曰:"五藏募皆在阴而俞在阳者,何谓也?然。阴病行阳,阳病行阴,故令募在阴,俞在阳。"此乃指背腹为阴阳,特一端耳。然针法之从阴引阳,从阳引阴,不止于此。《灵枢·终始》《禁服》《四时气篇》,人迎脉盛为阳经病,则泻阳补阴,气口脉盛为阴经病,则泻阴补阳,补泻施而阴阳和,亦从阴引阳、从阳引阴之法也。

张介宾说:善用针者,必察阴阳。阴阳之义,不止一端,如表里也,气血也,经络也,藏府也,上下左右有分也,时日衰王有辨也。从阴引阳者,病在阳而治其阴也。从阳引阴者,病在阴而治其阳也。

张志聪说:夫阴阳气血,内外左右交相贯也。故善用针者,从阴而引阳分之邪,从阳而引阴分之气。

江有诰《先秦韵读》:故善用针者,从阴引阳,从阳引阴。(侵部)

②以左治右:杨上善说:谓以缪刺刺诸络脉。谓以巨刺刺诸经脉。

③以我知彼:杨上善说:谓医不病,能知病人。

张志聪说:以我之神,得彼之情。

④以观过与不及之理:马莳说:凡病之邪气盛则实者,失之太过;正气夺则虚者,失之不及。当观过与不及之理。

⑤过:马莳说:《内经》以人之有病为有过,《脉要精微论》云:"故乃可诊有过之脉。"

丹波元坚说:"过",与《五藏生成篇》"过在",及《脉要精微论》"有过之脉"同义。《仓公传》有"络脉有过"文。王引之《经义述闻》释《易》中"过"字,曰:"过者,差也,雨乂相失也。"盖此"过"字,其意相同。

⑥用之不殆:马莳说:所见精微,而知其病在何经,则施以用针之法,庶不至于危殆矣。

江有诰《先秦韵读》:以右治左,以左治右,以我知彼,以表知里,以观过与不及之理。见微得过,用之不殆。(之部)

善诊①者，察色，按脉；先别阴阳②，审清浊，而知部分③；视喘息④，听音声，而知所苦⑤；观权衡规矩⑥，而知病所主；按尺⑦寸⑧，观浮沉滑涩，而知病所生⑨；以治，无过；以诊，则不失矣。

【本段提纲】 张志聪说：此言善诊者宜审别其阴阳也。

【集解】

①诊：马莳说：诊，视验也。诊之为义，有自诊脉言者，如《脉要精微论》之谓。有自诊病言者，如《经脉别论》之谓。据此节所言，则诊之为义，所该者广，凡望闻问切等法，皆可以言诊也。

丹波元简说：按孔平仲《杂说》云："诊不止脉也，视物可以为诊，《后汉·王乔传》'诏上方诊视'是也。"

丹波元坚说：《说文》："诊，视也，从言，㐱声。"段玉裁注曰："《仓公传》：诊脉，视脉也。从言者，医家先问而后切也。"

喜多村直宽说：《汉书·艺文志》师古曰："诊，视验，谓视其脉及色候也。"

②先别阴阳：吴崑说：色与脉皆有阴阳。色之阴阳，阳舒阴惨也。脉之阴阳，太过为阳，不及为阴也。

③而知部分：马莳说：审其面之气色清浊。而知其病之在部分者何经。按《灵枢·五色篇》："黄帝曰：'庭者，首面也。阙上者，咽喉也。阙中者，肺也。下极者，心也。直下者，肝也。肝左者，胆也。下者，脾也。方上者，胃也。中央者，大肠也。挟大肠者，肾也。当肾者，脐也。面王以上者，小肠也。面王以下者，膀胱子处也。颧者，肩也。颧后者，臂也。臂下者，手也。目内眥上者，膺乳也。挟绳而上者，背也。循牙车以下者，股也。中央者，膝也。膝以下者，胫也。当胫以下者，足也。巨分者，股里也。巨屈者，膝膑也。此五藏六府肢节之部也。沉浊为内，浮泽为外，黄赤为风，青黑为痛，白为寒，黄而膏润为脓，赤甚者为血，痛甚为挛，寒甚为皮不仁。'"

吴崑说：色清而明，病在阳分。色浊而暗，病在阴分。又面部之中有五部，以五行之色推之。

张介宾说：色者神之华，故可望颜察色，审清浊而知部分，如《五色篇》所言者是也。

④喘息：喜多村直宽说：喘息，惟是言息耳，与喘逆之喘不同。《说文》："喘，疾息也。"《六十三难》："蚑行喘息。"《脉经》引《四时经》："蚑蠷喘息。"

⑤知所苦：《周礼·天官·疾医》：以五气、五声、五色眡其死生。

张介宾说：病苦于中，声发于外，故可视喘息、听声音而知其苦也。如《阴阳应象大论》曰："肝在音为角，声为呼。心在音为徵，声为笑。脾在音为宫，声为歌。肺在音为商，声为哭。肾在音为羽，声为呻。"此五藏之音声也，声有不和，必有所病矣。

⑥观权衡规矩：《素问》第十七《脉要精微论》：万物之外，六合之内，天地之变，阴阳之应，彼春之暖为夏之暑，彼秋之忿为冬之怒，四变之动，脉与之上下，以春应中规，夏应中矩，秋应中衡，冬应中权。

伯坚按：权衡规矩，是说脉象的弦钩毛石，参阅《素问》第十七《脉要精微论》第八段"冬应中权"句下集解。

⑦尺：尺是尺肤。参阅《素问》第十七《脉要精微论》第二十四段"尺内两傍则季胁也"句下集解。

⑧寸：寸是寸口。参阅《素问》第九《六节藏象论》第四段"寸口一盛"句下集解。

⑨而知病所生：马莳说：《平人气象论》言欲知寸口太过与不及以诊诸病，《灵枢·论疾诊尺

篇》可以诊尺知病，详见二篇中，难以详载，学者当寻绎之。

丹波元简说：谓按尺肤而观滑涩，按寸口而观浮沉也。尺，非寸关尺之尺，古义为然。

故曰：病之始起也，可刺而已。其盛，可待衰而已①。故因其轻而扬之②，因其重而减之③，因其衰而彰之④。

【本段提纲】 马莳说：此言善治者之有序也。

【集解】

①可待衰而已：马莳说：《疟论》云："方其盛时，必毁。因其衰也，事必大昌。"

②其轻而扬之：王冰说：轻者发扬则邪去。

张介宾说：轻者浮于表，故宜扬之。扬者，散也。

丹波元坚说：先兄曰："《吕览·尽数》云："精气之来也，因轻而扬之。"

喜多村直宽说：《尔雅·释言》："越，扬也。"注"谓发扬。"王注原于此。

③重而减之：张介宾说：重者实于内，故宜减之。减者，泻也。

顾观光说：病之重者，药难猝去，当以渐而减之。

④因其衰而彰之：马莳说：夫病之始起而刺之即已，所谓因其病势之轻发扬之耳。及其盛而必待其衰，所谓因其病势之重而渐减之也。至于末后，则其病势既衰，当因其邪气之衰而使正气之彰。斯则初中末三治之法，所谓初则发攻，中则调和，末则收补者是也。本节虽言用针，而用药之理亦不外是也。

张介宾说：衰者气血虚，故宜彰之。彰者，补之益之，而使气血复彰之。

顾观光说：若邪去正衰，则因而彰之，即下文温之以气、补之以味是也。

形不足者，温之以气。

精不足者，补之以味①。

【本段提纲】 马莳说：此言用药者之不偏也。

【集解】

①形不足者，温之以气。精不足者，补之以味：张介宾说：此正言彰之之法，而在于药食之气味也。以形精言，则形为阳，精为阴。以气味言，则气为阳，味为阴。阳者，卫外而为固也。阴者，藏精而起亟也。故形不足者，阳之衰也，非气不足以达表而温之。精不足者，阴之衰，非味不足以实中而补之。阳性暖，故曰温。阴性静，故曰补。

其高者，因而越之①。

其下者，引而竭之②。

中满者，泻之于内③。

其有邪者，渍形以为汗④。

其在皮者，汗而发之⑤。

其慓悍者，按而收之⑥。

其实者，散而泻之⑦。

审其阴阳，以别柔刚⑧。阳病治阴，阴病治阳⑨。定其血气，各守其乡⑩。

血实，宜决之⑪。

气虚，宜掣引之⑫。

【本段提纲】 马莳说:此举治病之法而悉言之也。

【集解】

①其高者,因而越之:马莳说:病之在高者因而越之,谓吐之使上越也。

②引而竭之:张介宾说:竭,祛除也。谓涤荡之,疏利之,可以治其下之前后也。

喜多村直宽说:山田宗俊曰:"引而竭之,谓利水道也。《史记·高帝纪》:'汉王引水灌废丘。'《南史·齐武帝纪》:'于时城乏水,欲引水入城,始凿城内,遇伏泉涌出,用之不竭。'"又曰:"用猪苓五苓辈以引其下者,用承气辈以泻其中满者。"

③中满者,泻之于内:马莳说:中满者泻之于内,谓畜积有余,腹中胀满,当从而泻之。《灵枢·胀论》论五藏六府皆有胀,而言无问虚实,工在疾泻,但今之医工不敢言泻,而病人恐泻,使中满之疾绵延日久,经络闭塞而死。噫!与其泻迟而死,孰若泻早而愈?故《灵枢》疾泻之旨,深哉!

吴崑说:中满,腹中满也。此不在高,不在下,故不可越,亦不可竭,但当泻之于内,消其坚满是也。

④其有邪者,渍形以为汗:徐春圃《古今医统大全》卷二《内经要旨·论治篇》:此言热邪内郁,宜于汗解。因其腠理干燥而汗不得出者,以温水微渍形体,使之腠理滋润,以接其汗之出也。今用热汤围浴而出汗者是也。

张介宾说:邪在肌表,故当渍形以为汗。渍,浸也。言令其汗出如渍也。如许胤宗用黄芪防风汤数十斛置于床下以蒸汗,张苗烧地加桃叶于上以蒸汗,或用药煎汤浴洗之,皆渍形之法也。

⑤其在皮者,汗而发之:张介宾说:前言有邪者,兼经络而言,言其深也。此言在皮者,言其浅也。均为表证,故皆宜汗。

⑥其慓悍者,按而收之:徐春圃《古今医统大全》卷二《内经要旨·论治篇》:慓疾悍暴,按降收敛也。盖谓阴虚火炎上而为喘咳等证,宜以滋阴降火之剂,如四物汤加知柏五味子之类,故曰按而收之。

吴崑说:慓悍,卒暴也。按,谓按摩也。言卒然暴痛慓悍之疾,则按摩而收之。收,谓定其慓悍也。

⑦其实者,散而泻之:王冰说:阳实则发散。阴实则宣泻。

⑧审其阴阳,以别柔刚:李中梓说:审病之阴阳,施药之柔刚。(《内经知要·治则篇》)

丹波元简说:按柔剂刚剂,见《史记·仓公传》。

⑨阳病治阴,阴病治阳:王冰说:所谓从阴引阳,从阳引阴,以右治左,以左治右者也。

张志聪说:如感天之阳邪,则当治人之阴气,阴气盛则阳热之邪自解矣。如感天之阴邪,则当治人之阳气,阳气盛而阴寒之邪自散矣。

⑩定其血气,各守其乡:吴崑说:定,安也。诸经皆有血气,宜安定之,使之各守其位,不得出位乘侮也。

江有诰《先秦韵读》:审其阴阳,以别柔刚。阳病治阴,阴病治阳。定其血气,各守其乡。(阳部)

⑪决之:王冰说:决,谓决破其血。

张介宾说:决谓泄去其血,如决水之义。

⑫掣引之:王冰说:掣,读为导。导引则气行条畅。

《新校正》云:《甲乙经》,"掣"作"挈"。

徐春圃《古今医统大全》卷二《内经要旨·论治篇》:掣引,犹言升提也。脾胃不足,阳气下陷,而用升提之药,补中益气之类是也。又引导家使其气行通畅亦是。

张介宾说:挈,挽也。气虚者,无气之渐,无气则死矣,故当挽回其气而引之使复也。如上气虚者,升而举之;下气虚者,纳而归之;中气虚者,温而补之;是皆挈引之义。

田晋蕃说:钞《太素》三(篇名佚),"挈"作"掣"。晋蕃按:"挈引"本作"瘈引"。《汉书》音义,"服虔曰:瘛音瘈引之瘈",是其证。《说文》"引纵曰瘈",字正作瘈。(伯坚按:见《说文解字》十二上手部瘈字下。)段氏玉裁曰:"俗作掣。"《集韵》两出瘳字,一云通作掣,一云或作挈,故《太素》《甲乙经》作"掣",《素问》作"挈"。但《玉篇》《广韵》均无掣字,盖传写者以后出之字改之。

《阴阳应象大论》第五今译

黄帝说:阴和阳是天地的大道理,万物的纲领,变化的源泉,生死的主宰,神明的总汇,一切的根本。凡治病都应当从根本着手。

天是由阳积累而成的。地是由阴积累而成的。阴是静止的,而阳是躁动的。阳生出来了,则阴也会长起来。阳消灭了,则阴也会收藏起来。阳(是躁动的、散布的、上升的,于是)变化成为气体。阴(是静止的、凝固的、下沉的,于是)变化成为形质。寒(阴)到了极点就会生热(阳)。热(阳)到了极点就会生寒(阴)。寒气(阴气)会产生浊气(阴气)。热气(阳气)会产生清气(阳气)。清气(应当在上,如果)反而在下,就会发生飧泄(消化不良的腹泻)。浊气(应当在下,如果)反而在上,就会发生肿胀的病。这就是由于阴阳倒置,使人不能顺着阴阳而生活,于是发生了疾病。

清轻的阳气是天,浊重的阴气是地。天气下降而成雨,雨却是由地气(云)上升而产出的。地气上升而成云,云却是天气(雨)下降而产出的。(因为阳气是上升的,所以)清阳由上面耳、目、口、鼻七窍出来。(因为阴气是下沉的,所以)浊阴由下面肛门、尿道二窍出来。(因为肌肤在人体的表面,表面是阳,所以)清阳向肌肤发散。(因为五脏在人体的里面,里面是阴,所以)浊阴走归五脏。清阳(饮食的精气)充满四肢。浊阴(饮食的形质即渣滓)走归六腑。

水是阴,火是阳。气是阳,味是阴。由变化而生出精,由精而生出气,由气而生出形质,由形质而生出味。气是由精滋养生出的,味是由形质滋养生出的。精是由变化生出的,形质是由气生出的。

味可以损伤形质,气可以损伤精。气是由精变化生出的,味可以损伤形质,也可以损伤气。

味是阴,所以由下窍(肛门和尿道)出来。气是阳,所以由上窍(口和鼻)出来。味厚的是阴,味薄的是阴中之阳。气厚的是阳,气薄的是阳中之阴。味厚的泄大便,味薄的通小便。气薄的发汗,气厚的发热。太盛的火可以使气衰退,和平的火可以使气壮盛。太盛的火能吞掉气,所以它可消耗气。和平的火能养气,所以它可以生气。

有辣味甜味而有发散作用的药物是阳,有酸味苦味而有吐泻作用的药物是阴。阴太盛了则阳会生病,阳太盛了则阴会生病。阳太盛了则发热,阴太盛了则发冷。冷到极点则又会发热,热到极点则又会发冷。冷使形质受伤,热使气受伤。气受了伤,所表现出来的症状是痛。形质受了伤,所表现出来的症状是痈肿(脓疡)。先痛而后痈肿的,是由于气先受了伤而使形质也受伤。先痈肿而后痛的,是由于形质先受了伤而使气也受伤。

风气太盛,所表现出来的症状是振掉摇动。

热气太盛,所表现出来的症状是痈肿。

燥气太盛,所表现出来的症状是干燥。

寒气太盛,所表现出来的症状是浮肿。

湿气太盛,所表现出来的症状是腹泻。

天有四时的变化和五行的生克,于是有生、长、收、藏的作用,生出寒、暑、燥、湿、风五种不同的气。人有五脏,由于五脏的气的变化而生出喜、怒、悲、忧、恐五种不同的情绪。喜和怒可以使气受伤,寒和暑可以使形质受伤。突然大怒会伤阴,突然大喜会伤阳,由于寒暑喜怒而致气向上逆走,则血液充满脉管而形体也会发生变化。喜怒如果没有节制,寒暑如果过度,则生命不会长久。重阴(或当阴时而感受寒气,或寒气伤人阴分)必会变成阳证。重阳(或当阳时而感受热气,或热气伤人阳分)必会变成阴证。所以说:冬季为寒所伤害,到了春季必会发生温病。春季为风所伤害,到了夏季必会发生飧泄(消化不良的腹泻)。夏季为暑所伤害,到了秋季必会发生疟疾。秋季为湿所伤害,到了冬季必会发生咳嗽。

黄帝说:我所说上古时代的圣人研究人的身体,将五脏六腑分别清楚,将经脉①分为十二条,孔穴都有一定的名称和部位,关节和骨都有一定部位,皮肤上的浮络(静脉管)各有归类,身体上各部分和四时阴阳都有一定的配合,内外表里的关系明明白白,是不是这样的呢?

岐伯回答说:东方生风。风生木。木生酸。酸生肝。肝生筋。筋(木)生心(火)。肝是眼睛的主宰。和天的配合是风,和地的配合是木,和人身体上的配合是筋,和五脏的配合是肝,和五色的配合是青色,和五音的配合是角,和五声的配合是呼叫,和症状的配合是搐搦,和窍的配合是眼睛,和五味的配合是酸,和五志的配合是忿怒。

忿怒能够伤肝,忧愁(金)可以胜怒(木)。

风(木)能够伤筋(水),燥(金)可以胜风(木)。

酸(木)能够伤筋(水),辛(金)可以胜酸(木)。

南方生热。热生火。火生苦。苦生心。心生血。血(火)生脾(土)。心是舌的主宰。和天的配合是热,和地的配合是火,和人身体的配合是脉,和五脏的配合是心,和五色的配合是红色,和五音的配合是徵,和五声的配合是笑,和症状的配合是忧愁,和窍的配合是舌,和五味的配合是苦,和五志的配合是喜乐。

喜乐能够伤心,恐惧(水)可以胜喜乐(火)。

热(火)能够伤气,寒(水)可以胜热(火)。

苦(火)能够伤气,咸(水)可以胜苦(火)。

中央生湿。湿生土。土生甘。甘生脾。脾生肉。肉生肺。脾是口的主宰。和天的配合是湿,和地的配合是土,和人身体的配合是肉,和五脏的配合是脾,和五色的配合是黄色,和五音的配合是宫,和五声的配合是歌唱,和症状的配合是呃逆,和窍的配合是口,和五味的配合是甜,和五志的配合是思虑。

思虑能够伤脾,忿怒(木)可以胜思虑(土)。

湿(土)能够伤肉(土),风(木)可以胜湿(土)。

甜(土)能够伤肉(土),酸(木)可以胜甜(土)。

西方生燥。燥生金。金生辛。辛生肺。肺生皮毛。皮毛(金)生肾(水)。肺是鼻的主宰。和天的配合是燥,和地的配合是金,和人身体的配合是皮毛,和五脏的配合是肺,和五色的配合是白色,和五音的配合是商,和五声的配合是哭,和症状的配合是咳嗽,和窍的配合是鼻,和五味的配合是辛辣,和五志的配合是忧愁。

忧愁能够伤肺,喜乐(火)可以胜忧愁(金)。

燥(金)能够伤皮毛(金),热(火)可以胜燥(金)。

辛辣(金)能够伤皮毛(金),苦(火)可以胜辛辣(金)。

北方生寒。寒生水。水生咸。咸生肾。肾生骨髓。髓(水)生肝(木)。肾是耳的主宰。和天的配合是寒,和地的配合是水,和人身体的配合是骨,和五脏的配合是肾,和五色的配合是黑色,和五音的配合是羽,和五声的配合是呻吟,和症状的配合是战栗,和窍的配合是耳,和五味的配合是咸,和五志的配合是恐惧。

恐惧能够伤肾,思虑(土)可以胜恐惧(水)。

寒(水)能够伤骨(水),湿(土)可以胜寒(水)。

咸(水)能够伤骨(水),甜(土)可以胜咸(水)。

万物上面戴的是天(阳),下面踏的是地(阴)。血气是阴阳的男女②,左右是阴阳的道路③,水火是阴阳的表现④,所以阴阳是万物的开始。阴(是静止的)在里面为阳,做镇守。阳(是躁动的)在外面为阴,供使役。

黄帝说:在疾病上如何来应用阴阳的规律呢?

岐伯说:阳胜的病是身体发热、不出汗、呼吸急促、不能卧下、牙齿干燥、烦闷、腹部胀满而死,这种病在寒冷的冬天还可支持,若在炎热的夏天就很难支持了。

阴盛的病是身体发寒、出汗,皮肤常是冷的,常发颤抖、四肢逆冷、腹部胀满而死,这种病在炎热的夏天还可以支持,若在寒冷的冬天就很难支持了。

这些都是由于阴阳偏胜而发生的病理变化。

黄帝说:如何才能使阴阳调和呢?

岐伯说:如果知道七损八益的道理⑤,掌握了人生的生理变化过程的规律,就可以调和阴阳保养身体;如果不知道这些道理,很早就会衰老。凡人年到四十岁,已有一半阴气,体力就衰弱了。年到五十岁,身体笨重,耳不聪,目不明。年到六十岁,阴茎萎靡不振,气力大大衰颓,九窍都不通畅,下部虚,上部实,鼻涕眼泪都出来。知道这些规律的人就可以保持健康,不知道这些规律的人就会衰老。人同是由父母所生,而后来则或健康或衰老各有不同。聪明的人在未衰老的时候就知道注意,所以精力常常有余。愚蠢的人到已衰老的时候方才知道注意,所以精力常常不足。精力有余的人,耳聪目明,身体强健,年老时身体仍旧强壮,年壮时就更加强壮了。所以圣人一切纯任自然,安静淡泊,自由自在,于是乎可以长生不老,与天地同寿,这就是圣人的卫生方法。

西北方的天有欠缺,西北方是阴(人朝南站立,右边上部等于天的西北方),所以人右边耳目不如左边的聪明。东南方的地有欠缺,东南方是阳(人朝南站立,左边下部等于地的东南方),所以人左边的手足不如右边的手足强健。

黄帝说:为什么如此呢?

岐伯说:东方是阳,阳精都是并在上部的,于是上部充实而下部空虚,所以左边(东方属阳)的耳目聪明而手足却不强健。西方是阴,阴精都是并在下部的,于是下部充实而上部空虚,所以右边(西方属阴)的耳目不聪明而手足却强健。如果感受了邪气的时候,在上部的则右边(阴)厉害些,在下部的则左边(阳)厉害些。由于天地的阴阳有欠缺,人身也是一样,于是邪气乘虚居留而病就厉害了。

天有精气，地有形体；天有立春、春分、立夏、夏至、立秋、秋分、立冬、冬至八个节气，地有木、火、土、金、水五行的道理；因为天地具备这些条件可以化育万物，所以天地是万物的父母。阳气是清轻的，总是向天上升。阴气是浊重的，总是向地下降。天地的动静都有一定的规律，所以能够生、长、收、藏，循环不尽。（人身和天地是相配合的）贤人上面保养和天配合的头部，下面保养和地配合的足部，中间保养和人配合的五脏。天气是和肺相通的，地气是和咽相通的，风气（木）是和肝（木）相通的，雷气（火）是和心（火）相通的，五谷的气是和脾相通的，雨气（水）是和肾（水）相通的，六经[⑥]（流通全身）是人身的河流，肠胃（能容纳饮食物）是人身的海，九窍是水气所注[⑦]的地点。如果将人身和天地阴阳相配合，则汗即是天地的雨，呼吸的气即是天地的疾风，大怒像打雷，气逆像阳气上升。（因为人身是和天地相配合的，所以）治病的时候，必须应用天地的规律，否则就会有灾害发生。

邪气伤人的时候，如疾风暴雨一样的快速。（但是都由一定的层次侵入的）所以善于治病的医师，首先要治皮毛，其次才治肌肤，其次才治筋脉，其次才治六腑，其次才治五脏。到了治五脏的时候，（病势已深）病人只有百分之五十的生存机会了。五脏的病是由天的邪气侵入而发生的。六腑的病是由饮食不节而发生的。皮肉筋脉的病是由地的湿气侵入而发生的。

善于用针的医师，能从阴分来治阳病，从阳分来治阴病，从右边来治左边的病，从左边来治右边的病，从自己来推测病人，从表面的症候来观察里面的病理，知道什么是太过，什么是不及，由外面的征象来找到疾病所在，然后再来用针，就没有什么危险了。

善于诊断的医师，必须善于观察病人的颜色和切按病人的脉搏。首先分别颜色的阴阳清浊而知道病的部位，观察病人的呼吸状态和听病人的声音而知道病人的痛苦是什么，按四时的脉象而知道主要的病是什么，按尺脉[⑧]的滑涩、切寸口的浮沉而知道病是生在什么地方，如此来治病就不会有过失，如此来诊断就不会有差错了。

病初起的时候，可以用针刺治好。病盛的时候，可以等待病势衰退再治就会好。病轻的应当发散。病重的应当泻。病势衰退了应当补。

对于形体衰弱的人，应当用气来温养他。

对于精神衰弱的人，应当用味来补益他。

在身体上部的病应当用吐法。

在身体下部的病应当用泻法。

在身体中部胀满的病也应当从内泻出。

有邪的应当用热汤围浴的办法，使他出汗。

病在皮肤的应当用发汗的方法。

突然暴痛的疾病应当用按摩的方法。

阳实的病应当发散。阴实的病应当用泻法。

应当分清楚阴阳，以便决定治疗的方法。阳病应当从阴分来治疗，阴病应当从阳分来治疗。要使血气安定，各守它本身的部位而不乱动。

血实的病应当用针刺把血放出。

气虚的病应当使气提升上来。

①经脉：在《黄帝内经》中，经脉是包括营气和卫气二者而言。营气是血液，详见《素问》第三《生气通天论今译》第五注。卫气是一种不可捉摸的精气。所以《素问》第六十二《调经论》说："取血于营，取气于卫"；《灵枢》第六《寿夭刚柔篇》也说："刺荣者出血，刺卫者出气。"《素问》

第二十四《血气形志篇》和《灵枢》第七十八《九针论》都有各经脉的血(营气)气(卫气)多少的叙述。但是《黄帝内经》全书中对于经脉和营气的关系有很具体的叙述,而对于经脉和卫气的关系却只笼统地提及而没有具体的叙述,这说明古代医学家对于经脉和营气的关系是认识得比较明确的,也说明经脉在《黄帝内经》中的原始意义主要是指容纳营气(血液)的血管而言。《素问》第十七《脉要精微论》说:“夫脉者,血之府也。”又第二十九《举痛篇》说:“经脉流行不止,环周不休。”《灵枢》第十《经脉篇》说:“经脉者,常不可见也,其虚实也以气口知之。”又第十二《经水篇》说:“经脉者,受血而营之。”又第四十七《本藏篇》说:“血和则经脉流行。”又第七十一《邪客篇》说:“营气者,泌其津液,注之于脉,化以为血。”这都很明显地说明经脉即是血管。又《黄帝内经》中常说刺各经脉出血。例如《素问》第三十二《刺热篇》说:“刺手太阴、阳明,出血如大豆,立已。”又如第三十六《刺疟篇》说:“肝疟者,刺足厥阴见血。胃疟者,刺足阳明、太阴横脉出血。”又如第六十三《缪刺论》说:“刺足内踝之上、然骨之前、血脉出血。”这也都很明显地说明经脉即是血管。参阅《素问》第四十三《痹论》第十一段经文和集解。

②血气是阴阳的男女:女和血都是阴,男和气都是阳,所以血气是阴阳的男女。

③左右是阴阳的道路:阴由右方下降,阳由左方上升,循环不止,所以左右是阴阳的道路。

④水火是阴阳的表现:水是阴的表现,火是阳的表现。

⑤七损八益的道理:据《素问》第一《上古天真论》第六段和第七段,在男女一生的生理变化过程中,五七 、六七和七七都是女子的衰老时期,五八、六八、七八和八八都是男子的衰老时期,这一共七个时期就叫作七损。七岁、二七、三七和四七都是女子的少壮时期,八岁、二八、三八和四八都是男子的少壮时期,这一共八个时期就叫作八益。

⑥六经:是太阳、少阳、阳明的三阳经脉和太阴、少阴、厥阴的三阴经脉。手部有三阳经脉和三阴经脉,足部也有三阳经脉和三阴经脉,统共就叫作十二经脉。

⑦九窍是水气所注:九窍的水气是指眼泪、鼻涕、口涎、大小便等而言。

⑧尺脉:《黄帝内经》中所说的尺,都是指尺部的皮肤而言。尺部是和手掌心同在一面的前臂全部。这与后代所说寸关尺的尺脉完全不同,不可混为一谈。参阅《素问》第十七《脉要精微论》第二十四段“尺内两傍则季胁也”句下集解。

阴阳离合论第六①

①阴阳离合论第六:《新校正》云:按全元起本在第三卷。

伯坚按:《甲乙经》没有收载本篇的文字。本篇和《黄帝内经太素》《类经》二书的篇目对照,列表于下:

素　问	黄帝内经太素	类　　经
阴阳离合论第六	卷五——阴阳合篇	卷九——阴阳离合(经络类二十九)

【释题】 本篇讲的是三阴三阳的离合,所以叫作阴阳离合论。马莳说:“阴阳者,阴阳经也。其义论离合之数,故名篇。此与《灵枢·根结篇》相为表里。”

【提要】 本篇用黄帝、岐伯问答的形式,内容可以分为三节。第一节讲阴阳可以千变万化,都是由于阴阳离合而来。第二节讲太阳、阳明、少阳三阳(府和经脉)在人身的地位和离合的作用。第三节讲太阴、少阴、厥阴三阴(藏和经脉)在人身的地位和离合的作用。离是说阴阳的彼此分离,例如阴和阳是彼此分离的。由于离,就可以各尽所能。合是说阴阳的互相结合,例如阴中之阳,阴中之阴,阳中之阴,阳中之阳,是互相结合的。由于合,就可以和谐统一。由于这样的离合,就可以发生无穷的变化。

黄帝问曰:余闻天为阳,地为阴,日为阳,月为阴,大小月三百六十日成一岁①,人亦应之。今三阴三阳不应阴阳,其故何也②?

岐伯对曰:阴阳者,数之可十,推之可百;数之可千,推之可万;万之大不可胜数;然其要一也③。

【本段提纲】 马莳说:此言天地阴阳之数无穷,而人身必应之也。三"数"字,俱上声。"阴阳者数之可十"数语,又见《五运行大论》《灵枢·阴阳系日月篇》。

伯坚按:《素问》第六十七《五运行大论》说:"夫阴阳者,数之可十,推之可百,数之可千,推之可万。"《灵枢》第四十一《阴阳系日月篇》说:"且夫阴阳者,有名而无形,故数之可十,离之可百,数之可千,推之可万,此之谓也。"

【集解】

①天为阳,地为阴,日为阳,月为阴,大小月三百六十日成一岁:《新校正》云:详"天为阳"至"成一岁",与《六节藏象篇》重。

②今三阴三阳不应阴阳,其故何也:杨上善说:三阴三阳之数各三,不应天地日月阴阳二数,何也?黄帝非不知之,欲因问广衍阴阳变化无穷之数也。

吴崑说:言天地止是一阴一阳,今人有三阴三阳,何其不相应也?

③然其要一也:杨上善说:言阴阳之理,大而无外,细入无间,毫末之形,并阴阳雕刻,故其数者不可胜数也。故阴中有阴,阳中有阳,阳中有阴,阴中有阳,然则混成同为一气,则要一也。

王冰说:一,谓离合也。虽不可胜数,然其要妙以离合推步悉可知之。

吴崑说:言阴阳之道始于一,推之则十百千万不可胜数,然其要则本于一阴一阳也。

天覆地载,万物方生①。未出地者,命曰阴处,名曰阴中之阴②。财出地者③,命曰阴中之阳④。阳予之正,阴为之主⑤。故生因春,长因夏,收因秋,藏因冬⑥。失常,则天地四塞⑦。阴阳之变,其在人者,亦数之可数⑧。

【本段提纲】 马莳说:此承上文而言,万物之生必本于阴阳,遂推人身之阴阳亦数之有可数也。

【集解】

①天覆地载,万物方生:杨上善说:二仪合气也。

喜多村直宽说:《宝命全形论》:"天覆地载,万物悉备。"

②未出地者,命曰阴处,名曰阴中之阴:杨上善说:人之与物,未生以前,含在阴中,未出地也。未生为阴,在阴之中,故为阴中之阴也。

③财:原文作"则出地者"。

俞樾说:"则"当为"财"。《荀子·劝学篇》:"口耳之间则四寸耳。"杨倞注曰:"则当为财,与才同。"是其例也。财出地者,犹才出地者,言始出地也,与上文未出地者相对。盖既出地则纯乎阳矣，惟财出地者乃命之曰阴中之阳也。

伯坚按：今据俞樾说校改。

④阴中之阳：杨上善说：所生已生，曰阳初生，未离于地，故曰阴中之阳也。

丹波元简说：按此节举阴中之阴、阴中之阳者，即为次节论人身中有阴中之阴、阴中之阳之起本。

⑤阳予之正，阴为之主：王冰说：阳施正气，万物方生。阴为主持，群形乃立。

张介宾说：阳正其气，万化乃生。阴主其质，万形乃成。《易》曰："乾知大始，坤作成物。"大抵阳先阴后，阳施阴受，阳之轻清未形，阴之重浊有质，即此之谓。

⑥生因春，长因夏，收因秋，藏因冬：王冰说：春夏为阳，故生长也。秋冬为阴，故收藏也。

生长收藏，参阅《素问》第二《四气调神大论》第一段"养生之道也"句下集解。

⑦四塞：杨上善说：一气离为阴阳，以作生养之本。复分四时，遂为生长收藏之用。终而复始，如环无端，谓之常也。若失其常，四时之施，壅塞不行也。

张介宾说：四塞者，阴阳否隔不相通也。

⑧其在人者，亦数之可数：张介宾说：凡如上文者，皆天地阴阳之变也。其在于人，则亦有阴中之阳，阳中之阴，上下表里，气数皆然。知其数则无不可数矣。数，推测也。数字，上者去声，下者上声。

帝曰：愿闻三阴三阳之离合也①。

岐伯曰：圣人南面而立②，前曰广明③，后曰太冲④。太冲之地⑤，名曰少阴⑥。少阴之上，名曰太阳⑦。太阳根起于至阴，结于命门⑧，名曰阴中之阳⑨。

中身而上，名曰广明⑩。广明之下，名曰太阴⑪。太阴之前，名曰阳明⑫。阳明根起于厉兑，名曰阴中之阳⑬。

厥阴之表，名曰少阳⑭。少阳根起于窍阴，名曰阴中之少阳⑮。

是故三阳之离合也⑯，太阳为关⑰，阳明为阖，少阳为枢⑱。三经者不得相失也，搏而勿浮，命曰一阳⑲。

【本段提纲】 马莳说：此言足三阳经有离合之数也。

【集解】

①愿闻三阴三阳之离合也：张介宾说：分而言之谓之离，阴阳各有其经也。并而言之谓之合，表里同隶一气也。

②圣人南面而立：张介宾说：云圣人者，崇人道之大宗也。南面而立者，正阴阳之向背也。

丹波元简说：按《易·说卦》："圣人南面而听天下，响明而治。"《礼·郊特牲》："君之南乡，答阳之义也。"

③前曰广明：王冰说：广，大也。南方丙丁，火位主之，阳气盛明，故曰大明。在人身中，则心藏在南，故谓前曰广明。

马莳说：在前者名曰广明。广明者，心也。心位南方，火位主之，阳气明盛，故曰广明。前者，上也。广者，大也。上，南方也。人有形体，以心胸为前、为南，以腰肾为后、为北。

吴崑说：曰广明者，兼额面胸部而言。

④后曰太冲：王冰说：冲脉在北，故谓后曰太冲。然太冲者，肾脉与冲脉合而盛大，故曰太冲。

张介宾说:人身前后经脉,任脉循腹里,至咽喉,上颐,循面,入目;冲脉循背里,出颃颡,其输上在于大杼。分言之,则任行乎前而会于阳明,冲行乎后而为十二经脉之海。(丹波元简说:出于《动输篇》《海论》《痿论》。又《逆顺肥瘦》云:"冲脉者,五藏六府之海也。")故前曰广明,后曰太冲。合言之,则任冲名位虽异,而同出一源,通乎表里,此腹背阴阳之离合也。

⑤地:喜多村直宽说:地,位也。

⑥少阴:张介宾说:冲脉并少阴而行,故太冲之地为少阴。

⑦少阴之上,名曰太阳:《素问》第二十四《血气形志篇》:足太阳与少阴为表里。

王冰说:肾藏为阴,膀胱府为阳,阴气在下,阳气在上,此为一合之经气也。《灵枢经》曰:"足少阴之脉者,肾脉也,起于小指之下,邪趣足心。"又曰:"足太阳之脉者,膀胱脉也,循京骨至小指外侧。"(伯坚按:见《灵枢》第十《经脉篇》。)由此,故少阴之上名太阳也。

张介宾说:有少阴之里,则有太阳之表。阴气在下,阳气在上,故少阴经起于小指之下,太阳经止于小指之侧,故曰少阴之上名太阳也。

⑧太阳根起于至阴,结于命门:王冰说:至阴,穴名,在足小趾外侧。命门者,藏精光照之所,则两目也。太阳之脉起于目而下至于足,故根于趾端,结于目也。《灵枢经》曰:"命门者,目也。"此与《灵枢》义合。

马莳说:《灵枢·根结篇》:"岐伯曰:'太阳根于至阴,结于命门,命门者,目也。'"即所谓睛明穴也。

张介宾说:下者为根,上者为结。

⑨阴中之阳:王冰说:以太阳居少阴之地,故曰阴中之阳。

张介宾说:此以太阳而合于少阴,故为阴中之阳。然离则阴阳各其经,合则表里同其气,是为水藏阴阳之离合也。下仿此。

伯坚按:这说的是足太阳膀胱经。

⑩中身而上,名曰广明:王冰说:《灵枢经》曰:"天为阳,地为阴。腰以上为天,腰以下为地。"分身之旨,则中身之上属于广明。(伯坚按:见《灵枢》第四十一《阴阳系日月篇》。)

吴崑说:言所谓前曰广明者,指中身而上言之,中身而下则非也。

张介宾说:中身,身之中半也。中身而上,心之所居,心属火而通神明,故亦曰广明。

⑪名曰太阴:张介宾说:心藏之下,太阴脾也,故广明之下,名曰太阴。

⑫太阴之前,名曰阳明:《素问》第二十四《血气形志篇》:阳明与太阴为表里。

王冰说:人身之中,胃为阳明脉,行在脾脉之前。脾为太阴脉,行于胃脉之后。《灵枢经》曰"足太阴之脉者,脾脉也,起于大指之端,循指内侧白肉际,过核骨后,上内踝前廉,上腨内,循骱骨之后。足阳明之脉者,胃脉也,下膝三寸而别,以下入中趾外间。"(伯坚按:见《灵枢》第十《经脉篇》。)由此,故太阴之前名阳明也。

张介宾说:太阴之表,阳明胃也,故太阴之前,名曰阳明。

⑬阳明根起于厉兑,名曰阴中之阳:王冰说:厉兑,穴名,在足大趾、次趾之端。以阳明居太阴之前,故曰阴中之阳。

马莳说:《灵枢·根结篇》:"岐伯曰:'阳明起于厉兑,结于颡大。颡大者,钳耳也。'"愚意钳耳者,头维穴也。

张介宾说:阳明脉止于足之次趾,与太阴为表里,此土藏阴阳之离合也。

伯坚按:这说的是足阳明胃经。

⑭厥阴之表，名曰少阳：《素问》第二十四《血气形志篇》：少阳与厥阴为表里。

王冰说：人身之中，胆少阳脉行肝脉之分外，肝厥阴脉行胆脉之位内。《灵枢经》曰："足厥阴之脉者，肝脉也，起于足大趾聚毛之际，上循足跗上廉。足少阴之脉者，胆脉也，循足跗，上出小趾、次趾之端。"（伯坚按：见《灵枢》第十《经脉篇》。）由此，则厥阴之表名少阳也。

张志聪说：太阳之气在上，故曰少阴之上。两阳合明曰阳明，在二阳之间而居中土，故曰太阴之前。厥阴处阴之极，阴极于里，则生表出之阳，故曰厥阴之表。盖以前为阳，上为阳，表为阳也。曰上、曰前、曰表者，言三阳之气也。

⑮少阳根起于窍阴，名曰阴中之少阳：王冰说：窍阴，穴名，在足小趾、次趾之端。以少阳居厥阴之表，故曰阴中之少阳。

马莳说：《灵枢·根结篇》："岐伯曰：'少阳根于窍阴，结于窗笼。窗笼者，耳中也。'"愚云耳中者，听宫也。

张介宾说：少阳与厥阴为表里，而少阳止于足之小趾、次趾端，故厥阴之表，为阴中之少阳也。所谓少者，以厥阴气尽，阴尽而阳始，故曰少阳，此木藏阴阳之离合也。

伯坚按：这说的是足少阳胆经。

⑯是故三阳之离合也：吴崑说：一行于表，一行于里，谓之离。阴阳配偶谓之合。

⑰太阳为关：原文作"太阳为开"。

《黄帝内经太素》卷五《阴阳合篇》，作"太阳为关"。

萧延平《黄帝内经太素校正》：按太阳为关"关"字，《甲乙经》《素问》《灵枢》均作"开"，日本钞本均作"开"乃"关"字省文。玩杨注："门有三义，一者门关，主禁者也"。主禁之义，关字为长，若开字则说不去矣。再考《灵枢·根结篇》及《甲乙经·经脉根结篇》，于"太阳为开"之上，均有"不知根结，五藏六府，折关败枢，开阖而走"之文，本书卷十《经脉根结篇》，与《灵枢》《甲乙》同。则是前以关枢阖三者并举，后复以为关为阖为枢分析言之，足证明后之为关关字，即前之折关关字无疑矣。再按嘉佑本《素问新校正》云："九墟，太阳为关"，作"关"。

伯坚按：今据萧延平说，依《太素》校改。

⑱阳明为阖，少阳为枢：杨上善说：三阳离合，为关阖枢，以营于身也。夫为门者，具有三义。一者门关，主禁者也。膀胱足太阳脉主禁津液及于毛孔，故为关也。二者门阖，谓是门扉，主关闭也。胃足阳明脉令真气止息，复无留滞，故名为阖也。三者门枢，主转动者也。胆足少阳脉主筋，纲维诸骨，令其转动，故为枢也。

王冰说：开阖枢者，言三阳之气多少不等，动用殊也。夫开者，所以司动静之基。阖者，所以执禁固之权。枢者，所以主动转之微。由斯殊气之用，故此三变之也。（伯坚按：《至真要大论》："帝曰：'愿闻阴阳之三也何谓？'岐伯曰：'气有多少异用也。'"王冰注："太阴为正阴，太阳为正阳，次少者为少阴，次少者为少阳，又次为阳明，又次为厥阴。厥阴为尽，义具《灵枢·阴阳系日月》中。"）

《新校正》云：按《九墟》："太阳为关，（伯坚按：守山阁本作"开"，明顾从德覆宋嘉佑本作"关"，今据前引萧延平说依明顾从德覆宋本校改，下同。）阳明为阖，少阳为枢。故关折，则肉节溃缓而暴病起矣；故候暴病者取之太阳。阖折，则气无所止息，悸病起；故悸者皆取之阳明。枢折，则骨摇而不能安于地；故骨摇者取之少阳。"（伯坚按：这一段《九墟》，见《灵枢》第五《根结篇》。各本《灵枢》都作"太阳为开"。）

张介宾说：此总结三阳为言也。太阳为开，谓阳气发于外，为三阳之表也。阳明为阖，谓阳气畜于内,为三阳之里也。少阳为枢,谓阳气在表里之间,可出可入,如枢机也。然开阖枢者,有上下中之分,亦如上文出地未出地之义,而合乎天地之气也。

丹波元坚说:按《太素》与《新校正》引《九墟》相合,如今《甲乙》犹与《根结篇》不异。《皮部论》,“阳明之阳名曰害蜚,(即阖扉)少阳之阳名曰枢持,太阳之阳名曰关枢”,乃与《太素》同义。

参阅《素问》第五十六《皮部论》第二段经文和集解。

⑲命曰一阳:王冰说:三经之至,搏击于手而无轻重之异,则正可谓一阳之气,无复有三阳差降之为用也。

张介宾说:三经者,言阳经也。阳从阳类,不得相失也。其为脉也,虽三阳各有其体,然阳脉多浮,若纯为浮则为病矣,故但欲搏手有力,得其阳和之象而勿至过浮,是为三阳合一之道,故命曰一阳,此三阳脉之离合也。

帝曰:愿闻三阴。

岐伯曰:外者为阳,内者为阴①。然则中为阴②,其冲在下,名曰太阴③。太阴根起于隐白,名曰阴中之阴④。

太阴之后,名曰少阴⑤。少阴根起于涌泉,名曰阴中之少阴⑥。

少阴之前,名曰厥阴⑦。厥阴根起于大敦⑧,阴之绝阳,名曰阴中之绝阴⑨。

是故三阴之离合也,太阴为关⑩,厥阴为阖,少阴为枢⑪。三经者不得相失也,搏而勿沉,名曰一阴⑫。

【本段提纲】 马莳说:此言足三阴经有离合之数也。

【集解】

①外者为阳,内者为阴:张介宾说:外者为阳,言表也。内者为阴,言里也。

②然则中为阴:高世栻说:由外阳内阴之义而推论之,然则中为阴,中亦内也,太阴坤土,在内而居中也。

③其冲在下,名曰太阴:王冰说:冲脉在脾之下,故言其冲在下也。《灵枢经》曰:“冲脉者,与足少阴之络皆起于肾下,上行者过于胞中。”(伯坚按:见《灵枢》第六十二《动输篇》字句略有异同)由此则其冲之上,太阴位也。

张介宾说:上文曰“广明之下名曰太阴”,广明以心为言,冲脉并肾为言,盖心脾肾三藏,心在南,脾在中,肾在北也。凡此三阳三阴皆首言冲脉者,以冲为十二经脉之海,故先及之,以举其纲领也。

④太阴根起于隐白,名曰阴中之阴:王冰说:隐白,穴名,在足大趾端。以太阴居阴,故曰阴中之阴。

马莳说:《灵枢·根结篇》:“岐伯曰:‘太阴起于隐白,结于太仓。’”

伯坚按:这说的是足太阴脾经。

⑤太阴之后,名曰少阴:王冰说:太阴,脾也。少阴,肾也。脾藏之下近后,则肾之位也。《灵枢经》曰:“足太阴之脉起于大指之端,循指内侧及上内踝前廉,上腨内,循骱骨后。足少阴之脉起于小指之下,斜趋足心,出于然骨之下,循内踝之后以上腨内。”(伯坚按:见《灵枢》第十《经脉篇》)由此,则太阴之下名少阴也。

张介宾说:脾下之后,肾之位也。故太阴之后,名曰少阴。

⑥少阴根起于涌泉，名曰阴中之少阴：王冰说：涌泉，穴名，在足心下蜷指宛宛中。

马莳说：《灵枢·根结篇》："少阴起于涌泉，结于廉泉。"

伯坚按：这说的是足少阴肾经。

⑦少阴之前，名曰厥阴：王冰说：少阴，肾也。厥阴，肝也。肾藏之前近上，则肝之位也。《灵枢经》曰："足少阴脉，循内踝之后，上腨内廉。足厥阴脉，循足跗上廉，去内踝一寸，上踝八寸，交出太阴之后，上腘内。"（伯坚按：见《灵枢》第十《经脉篇》。）由此，故少阴之前名厥阴也。

张介宾说：肾前之上，肝之位也。故曰少阴之前，名曰厥阴。

⑧厥阴根起于大敦：王冰说：大敦，穴名，在足大趾之端、三毛之中也。

马莳说：《灵枢·根结篇》云："足厥阴起于大敦，结于玉英。"玉英，即任脉经玉堂穴。

⑨名曰阴中之绝阴：原文作"名曰阴之绝阴"。

俞樾说：既曰阴之绝阳，又曰阴之绝阴，义不可通。据上文太阳、阳明并曰阴中之阳，则太阴、厥阴应并言阴中之阴。疑此文本作"厥阴根起于大敦，阴之绝阳，名曰阴中之阴"。盖以其两阴相合，有阴无阳，故为阴之绝阳，而名曰阴中之阴也。两文相涉，因而致误。

田晋蕃说：按《文选》鲍明远《还都道中》诗注："绝，犹尽也。"厥阴之厥，王注训尽，则以厥阴为阴之绝阴，于义亦通。

伯坚按：今据俞樾说校改。这说的是足厥阴肝经。

⑩太阴为关：原文作"太阴为开"。

《黄帝内经太素》卷五《阴阳合篇》，作"太阴为关"。

伯坚按：今据萧延平说，依《太素》校改。萧延平说见本篇第三段"太阳为关"句下集解。

⑪厥阴为阖，少阴为枢：杨上善说：三阳为外门，三阴为内门。内门亦有三者。一者门关，主禁者也。脾藏足太阴脉主禁水谷之气，输纳于中不失，故为关也。二者门阖，主开闭者也。肝藏足厥阴脉主守神气出入通塞悲乐，故为阖也。三者门枢，主动转也。肾藏足少阴脉主行津液，通诸经脉，故为枢者也。

王冰说：亦气之不等也。

《新校正》云：按《九墟》云：关折，（伯坚按：守山阁本作"开"，明顾从德覆宋嘉佑本作"关"，今据前引萧延平说依明覆宋本校改。）则仓廪无所输，隔洞者取之太阴。阖折，则气弛而善悲，悲者取之厥阴。枢折，则脉有所结而不通，不通者取之少阴。（伯坚按：这一段《九墟》，见《灵枢》第五《根结篇》。各本《灵枢》都作"开折"。）

张介宾说：太阴为开，居阴分之表也。厥阴为阖，居阴分之里也。少阴为枢，居阴分之中也。开者主出，阖者主入，枢者主出入之间，亦与三阳之义同。

丹波元坚说：按《太素》与《九墟》合。《皮部论》，"少阴之阴名曰枢儒，心主之阴名曰害肩（即阖扉），太阴之阴名曰关蛰"，亦是同义。

参阅《素问》第五十六《皮部论》第二段经文和集解。

⑫三经者不得相失也，搏而勿沉，名曰一阴：张介宾说：三经皆阴，阴脉皆沉，不得相失也。若过于沉，则为病矣，故但宜沉搏有神，各得其阴脉中和之体，是为三阴合一之道，故名曰一阴，此三阴脉之离合也。

丹波元简说：《史记·仓公传》："三阴俱搏者，如法。不俱搏者，决在急期。"义与此同。

阴阳䨥䨥①，积传为一周②，气里行表而为相成也③。

【本段提纲】 高世栻说：合上文三阳三阴而并论之。

【集解】

①阴阳䨏䨏:王冰说:䨏䨏,言气之往来也。

《新校正》云:按别本,"䨏䨏"作"冲冲"。

张介宾说:言阴阳之气运动无已也。

丹波元坚说:《太素》作"钟钟"。杨曰:"钟钟,行不止住貌"。《白虎通》:"钟之为言动也。"又《广雅》:"憧憧,往来也。"王念孙《疏证》曰:"冲,或作冲。《说文》:'憧,意不定也。'《咸九四》:'憧憧往来,朋从尔思。'《释文》云:'憧憧,马云行貌。王肃云往来不绝貌。'《易林·咸之坤》云:'心恶来怪,冲冲何惧。'并字异而义同。"据念孙此说,冲冲、钟钟、䨏䨏,亦皆音通。杨以为行不止住,王以为气之往来,其义一也。

张文虎说:按字书韵书绝无䨏字。据王注则即《易·咸九四》"憧憧往来"之憧字也,从心从童。京房作憧。憧,音昌容反,故林引别本作冲冲,冲亦本作冲也。

田晋蕃说:按《太素》作"钟钟"。杨上善注:"钟钟,行不止住貌。"凡重言形况字,借声托谊,本无正字。

②积传为一周:张介宾说:积传为一周,言诸经流传相积昼夜,五十营而为一周也。

③气里行表而为相成也:张介宾说:形以气而成,气以形而聚,故气运于里,形立于表,交相为用,此则阴阳表里离合相成之道也。愚按本篇所言,惟足经阴阳而不及手经者何也?观上文云:"天覆地载,万物方生,未出地者命曰阴处,名曰阴中之阴,则出地者名曰阴中之阳",盖言万物之气皆自地而生也。而人之腰以上为天,腰以下为地,言足则通身上下经气皆尽,而手在其中矣,故不必言手也。然足为阴,故于三阳也言阴中之阳,三阴也言阴中之阴。然则手经亦有离合,其在阳经当为阳中之阳,其在阴经当为阳中之阴,可类推矣。

《阴阳离合论第六》今译

黄帝问说:我听说天是阳,地是阴,日是阳,月是阴,有大月,有小月,共三百六十天而成一年,人身是和天地相配合的。现在人身有三阴三阳,和天地的一阴一阳不同,这是什么道理呢?

岐伯回答说:阴阳是变化无穷的,由一可数到十,由十可推到百,由百可数到千,由千可推到万,由万可以推大到不可胜数,然而只是由一阴一阳变化离合而来的。

有天在上,有地在下,万物才能化生。潜伏而没有出地面的,叫作阴处,这是阴中之阴。才出地面的,这是阴中之阳。阳是施布寒暖正气的,阴是主持生育功能的。万物都是在春季发生,在夏季长大,在秋季收敛,在冬季闭藏。这是天地阴阳的正常规律。如果错乱了这一正常规律,则天地阴阳就阻隔而不通。在人体上的阴阳变化,也都可以根据自然界的现象而推测出来。

黄帝说:三阴三阳经脉的离合作用①是怎样的?

岐伯说:圣人面向南方站立,身体的前面叫作广明(阳)②,身体的后面叫作太冲(阴)。太冲脉(即是冲脉)是和足少阴肾经脉并行的,所以太冲的部位又叫作少阴。足太阳膀胱经脉(表)是在足少阴肾经脉(里)外面的。足太阳膀胱经脉下从至阴穴③起,上到眼睛为止。因为是足经的太阳,所以叫作阴中之阳。

上半身叫作广明(心),广明的下面是脾(足太阴经)。脾的前面是胃(足阳明经)。足阳明胃经脉下从厉兑穴[④]起。因为是足经的阳明,所以也叫作阴中之阳。

肝(足厥阴经)的外面是胆(足少阳经)。足少阳胆经脉下从窍阴穴[⑤]起。因为是足经的少阳,所以叫作阴中之少阳。

太阳有关口的作用,阳明有闭合的作用,少阳有枢纽的作用[⑥],这是三阳(腑和经脉)的离的作用。三阳虽各有它的作用,但必须和谐统一,不可错乱,它们的脉象都应当搏手有力而不要太浮[⑦],由于三阳合一,所以叫作一阳,这是三阳(腑和经脉)的合的作用。

黄帝说:三阴经脉又怎么样呢?

岐伯说:外面(表)是阳,里面(里)是阴。因为里面是阴,所以脾叫作太阴,冲脉就在它下面。足太阴脾经脉下从隐白穴[⑧]起。因为脾在腹部(阴)的里面(阴),所以叫作阴中之阴。

脾(足太阴经)的后面就是肾(足少阴经)。足少阴肾经脉下从涌泉穴[⑨]起,这叫作阴中之少阴。

肾(足少阴经)的前面是肝(足厥阴经)。足厥阴肝经脉下从大敦穴[⑩]起,它有阴无阳,所以也叫作阴中之阴。

太阴有关口的作用,厥阴有闭合的作用,少阴有枢纽的作用[⑪],这是三阴(脏和经脉)的离的作用。三阴虽各有它的作用,但必须和谐统一,不可错乱,它们的脉象都应当搏动有神而不要太沉[⑫],由于三阴合一,所以叫作一阴,这是三阴(脏和经脉)的合的作用。

各阴阳经脉往来不息,一日一夜在人身体上循环一周,气(营气即血液)在里面行走,外面必有所表现(脉搏),里面和外面是有密切联系的。

①离合作用:离是各尽所能的作用。合是和谐统一的作用。

②身体的前面叫作广明(阳):广明就是大明,是阳气明盛的意思,也指心脏而言。就人身的前后说,则前面是广明。就人身的上下说,则上半身是广明。前都是阳,上都是阳,表都是阳。后都是阴,下都是阴,里都是阴。

③至阴穴:至阴穴在足小趾外侧,距离趾甲角约0.3厘米。它是足太阴膀胱经脉的一个孔穴。它是双穴,左右各一。

④厉兑穴:厉兑穴在足第二趾外侧,距离趾甲角约0.3厘米。它是足阳明胃经脉的一个孔穴。它是双穴,左右各一。

⑤窍阴穴:窍阴穴在足第四趾外侧前端,距离趾甲角约0.3厘米。它是足少阳胆经脉的一个孔穴,它是双穴,左右各一。

⑥少阳有枢纽的作用:关口是要放则放、要禁则禁的门户,膀胱(足太阳)有这样的作用。闭合是将真气关闭在里面,胃(足阳明)有这样的作用。枢纽是转动的,胆(足少阳)是筋的主宰,筋可以转动身体四肢,所以少阳有枢纽的作用。

⑦它们的脉象都应当搏手有力而不要太浮:阳脉是应当浮的,但是不可太浮,太浮就是病了。

⑧隐白穴:隐白穴在足大趾内侧(小趾的反对侧),距离趾甲角0.3厘米。它是足太阴脾经脉的一个孔穴。它是双穴,左右各一。

⑨涌泉穴:涌泉穴在足心陷中,当第二趾尖至足跟后缘的前五分之二。它是足少阴肾经脉的一个孔穴。它是双穴,左右各一。

⑩大敦穴:大敦穴在足大趾外侧(即小趾侧),距离趾甲角约0.3厘米。它是足厥阴肝经的一个孔穴。它是双穴,左右各一。

⑪少阴有枢纽的作用:脾(足太阴)可以禁水谷的气不出外而向体内输送,所以有关口的作用。肝(足厥阴)守住神气,所以有闭合的作用。肾(足少阴)主持津液的流通,所以有枢纽的作用。

⑫它们的脉象都应当搏动有神而不要太沉:阴脉是应当沉的,但是不可太沉,太沉就是病了。

阴阳别论第七①

①阴阳别论第七:《新校正》云:按全元起本在第四卷。

伯坚按:《甲乙经》没有收载本篇的文字。本篇和《黄帝内经太素》《类经》二书的篇目对照,列表于下:

素　问	黄帝内经太素	类　经
阴阳别论第七	卷三——阴阳杂说篇	卷六——孕脉(脉色类二十三·二) 卷六——脉有阴阳真藏(脉色类二十六) 卷六——真藏脉死期(脉色类二十八·一) 卷六——阴阳虚搏病候死期(脉色类二十九·一) 卷六——阴阳虚搏病候死期(脉色类二十九·二) 卷十三——阴阳发病(疾病类六)

【释题】 本篇讨论阴阳中的个别问题——脉象,所以叫作《阴阳别论》。《素问》中称为别论的共有三篇:第一,《阴阳别论》;第二,《五藏别论》;第三,《经脉别论》。

【提要】 本篇用黄帝、岐伯问答的形式,讲的是阴阳和脉的关系。首先说明人身四经十二脉是和四时十二月相应(配合)的。下面内容可以分为五节。第一节说明如何叫作阴脉,如何叫作阳脉。第二节讲三阴三阳经脉能发生一些什么疾病。第三节讲阴阳必须调和,有一偏胜就会死。第四节讲三阴三阳经脉的气血如果不疏畅会发生一些什么疾病。第五节讲三阴三阳脉搏和预后的关系。

黄帝问曰:人有四经①、十二从②,何谓?

岐伯对曰:四经应四时③。十二从应十二月④。十二月应十二脉⑤。

【本段提纲】 马莳说:此即前篇人有阴阳,合于天地之阴阳之意也。

【集解】

①四经:王冰说:春脉弦,夏脉洪,秋脉浮,冬脉沉,谓四时之经脉也。

吴崑说:四经:肝木,心火,肺金,肾水也。不言五经者,土贯五行,寄王于四经也。

②十二从:马莳说:十二从者,手有三阴三阳,足有三阴三阳,而十二经脉之行相顺而不悖也。

张介宾说:所谓从者,即"手之三阴从藏走手"等义。(伯坚按:《灵枢》第三十八《逆顺肥瘦篇》说:手之三阴,从藏走手;手之三阳,从手走头;足之三阳,从头走足;足之三阴,从足走腹。)

喜多村直宽说:按《十八难》:"脉有三部,部有四经,手有太阴、阳明,足有太阳、少阴,为上下部。”盖三部各有四经，三四为十二，即十二从也，乃与下文应十二脉不相戾矣。

③四经应四时：张介宾说：四经应四时，肝木应春，心火应夏，肺金应秋，肾水应冬。不言脾者，脾主四经而土王四季也。

④十二从应十二月：张介宾说：十二从应十二月，手有三阴三阳，足有三阴三阳，以应十二月之气，而在人则应十二经之脉也。

⑤十二月应十二脉：王冰说：十二脉，谓手三阴三阳、足三阴三阳之脉也。

脉有阴阳。知阳者知阴，知阴者知阳。凡阳有五①，五五二十五阳②。所谓阴者，真藏也，见则为败，败必死也③。所谓阳者，胃脘之阳也④。别于阳者，知病处也⑤。别于阴者，知死生之期⑥。三阳在头，三阴在手，所谓一也⑦，别于阳者，知病忌时，别于阴者，知死生之期⑧。谨熟阴阳，无与众谋⑨。

【本段提纲】 马莳说：此言各经分阴阳，乃诊脉者当别其阴阳也。

【集解】

①凡阳有五：杨上善说：五藏之脉，于五时见，随一时中即有五脉。五脉见时皆有胃气，即阳有五也。

张介宾说：阳者，如下文所谓胃脘之阳，即胃气也。五者，即五藏之脉，如肝弦、心钩、脾软、肺毛、肾石也。

②五五二十五阳：高世栻说：凡阳有五，肝、心、脾、肺、肾皆有和平之阳脉也。五五二十五阳者，肝脉应春，心脉应夏，脾脉应长夏，肺脉应秋、肾脉应冬。春时而肝心脾肺肾之脉皆有微弦之胃脉。夏时而肝心脾肺肾之脉皆有微钩之胃脉。长夏而肝心脾肺肾之脉皆有微缓之胃脉。秋时而肝心脾肺肾之脉皆有微毛之胃脉。冬时而肝心脾肺肾之脉皆有微石之胃脉。是五五二十五阳。

③败必死也：杨上善说：于五时中五藏脉见，各无胃气，惟有真藏独见，此为阴也。

王冰说：五藏为阴，故曰阴者真藏也。然见者，谓肝脉至，中外急如循刀刃，责责然，如按琴弦；心脉至，坚而搏，如循薏苡子，累累然；肺脉至，大而虚，如以毛羽中人肤；肾脉至，搏而绝，如以指弹石，辟辟然；脾脉至，弱而乍数乍疏；夫如是脉见者，皆为藏败神去，故必死也。（伯坚按：见《素问》第十九《玉机真藏论》。）

张介宾说：阴者，无阳之谓。无阳者，即无阳明之胃气，而本藏之阴脉独见，如但弦但钩之类，是为真藏，胃气败也，故必死。

④胃脘之阳也：许慎《说文解字》四下肉部：脘，胃府也。从肉，完声。

张介宾说：胃属阳明，胃脘之阳，言胃中阳和之气，即胃气也，五藏赖之以为根本者也。故人无胃气曰逆，逆者死。脉无胃气亦死。

张介宾说：胃气之见于脉者，如《玉机真藏论》曰：“脉弱以滑，是有胃气。”《终始篇》曰：“邪气来也紧而急，谷气来也徐而和。”是皆胃气之谓。大都脉代时宜，无太过，无不及，自有一种雍容和缓之状者，便是胃气之脉。（《类经》卷五《脉色类》十一《注》）

顾观光说：胃脘之阳，即胃气也。有胃气则脉和缓，故为阳脉。无胃气则真藏脉见矣。

⑤知病处也：吴崑说：言能别于阳和之脉，则一部不和，便知其部有病，是能知乎病处也。

⑥知死生之期：吴崑说：别于真藏之阴脉者，则知其死于克贼，持于相生，如“肝病真阴脉见，死于庚辛，心病真阴脉见，死于壬癸”，下文“肝至悬绝急十八日死”之类皆是也。

张介宾说：能别纯阴之真藏，则凡遇生克，便可知死生之期也。

⑦三阳在头，三阴在手，所谓一也：杨上善说：三阳行胃，人迎之脉在头。三阴行太阴，寸口之脉在手也。

王冰说：头谓人迎，手谓气口，两者相应，俱往俱来，若引绳小大齐等者，名曰平人，故言所谓一也。气口在手鱼际后一寸，人迎在结喉旁一寸五分，皆可以候藏府之气。

张介宾说：三阳在头，指人迎也。三阴在手，指气口也。《太阴阳明论》曰："阳明者，表也，为之行气于三阳。"盖三阳之气以阳明胃气为本，而阳明动脉曰人迎，在结喉两旁一寸五分，故曰三阳在头。又曰："足太阴者，三阴也，为之行气于三阴。"盖三阴之气以太阴脾气为本，然脾脉本非气口，何以在手？如《五藏别论》曰："五味入口，藏于胃以养五藏气，而变见于气口，气口亦太阴也"，故曰三阴在手。上文以真藏胃气言阴阳，此节以人迎气口言阴阳，盖彼言脉体，此言脉位，二者相依，所谓一也。

⑧别于阳者，知病忌时，别于阴者，知死生之期：滑寿说：二句甲前说，或直为衍文亦可。(《读素问钞·阴阳篇》)

俞樾说："忌"当作"起"，字之误也。上文云："别于阳者知病处也，别于阴者知死生之期"，《玉机真藏论》作"别于阳者知病从来，别于阴者知死生之期"，"来"字与"期"字为韵，则"处也"二字似误。此云"知病起时"，犹彼云"知病从来"也。盖别于阳则能知所原起，别于阴则能知所终极，故云尔。"忌"与"起"隶体相似，因而致误。

伯坚按：今据滑寿说，删去此十七字。

⑨谨熟阴阳，无与众谋：张介宾说：阴阳之理，不可不熟，故曰谨。

独闻独见，非众所知，故无与谋。

所谓阴阳者，去者为阴，至者为阳；静者为阴，动者为阳；迟者为阴，数者为阳。

【本段提纲】 马莳说：此言脉体分阴阳，亦诊脉者所当知也。

凡持真脉之①藏脉者：

肝至②，悬绝③、急④，十八日死。

心至⑤，悬绝，九日死。

肺至⑥，悬绝，十二日死。

肾至⑦，悬绝，七日死。

脾至⑧，悬绝，四日死。

【本段提纲】 马莳说：上文言"阴者真藏也，见则为败，败必死矣"，又言"别于阴者知死生之期"，此遂以五藏真脉见者而决其死期也。

【集解】

①脉之：张琦说："脉之"二字衍。

伯坚按：今据张琦说：删去此二字。

②肝至：《素问》第二十《三部九候论》："下部天，足厥阴也。下部之天以候肝。"王冰注："谓肝脉也，在毛际外羊矢下一寸半陷中，五里之分，卧而取之，动应于手也。女子取太冲，在足大趾本节后二寸陷中是。"

③悬绝：杨上善说：脉至即绝，久而不来，故曰悬绝。

李中梓说：悬绝者，真藏脉见，胃气已无，悬悬欲绝也。（《内经知要·脉诊篇》）

张志聪说：悬绝者，真藏孤悬，而绝无胃气之阳和也。

伯坚按：《素问》中关于脉象的叙述，常用"悬绝""悬小""悬涩"各形容词，各家注解纷纭，莫衷一是，且有同是一家注解而前后解释不同。究竟"悬"字应当作何解释，这是首先应当解决的问题。按《荀子·性恶篇》说："加日悬久。"杨倞注："悬久，悬系以久长。"又按《淮南子·主术训》说："其于以御兵刃，悬矣。"高诱注："悬，远也。""悬"字有久远的意义，也就是说距离很长，比较起来有些特别，例如"悬殊"和"悬隔"都是这个意义。所以杨上善在此处解释"悬绝"说："脉至即绝，久而不来，故曰悬绝。"吴崑在《通评虚实论》第十一段解释"悬涩"说："悬涩，异常涩也。"脉悬绝就是脉搏断绝得特别久而不来。脉悬小就是脉搏特别小。脉悬涩就是脉搏特别涩。

④急：张介宾说：悬绝急者，全失和平，而弦搏异常也。

张志聪说：悬绝者，真藏孤悬，而绝无胃气之阳和也。急者，肝死脉，来急益劲，如张弓弦状。

⑤心至：《素问》第二十《三部九候论》："中部人，手少阴也。人以候心。"王冰注："谓心脉也，在掌后锐骨之端，神门之分，动应于手也。"

⑥肺至：《素问》第二十《三部九候论》："中部天，手太阴也。天以候肺。"王冰注："谓肺脉也，在掌后寸口中，是谓经渠，动应于手。"

⑦肾至：《素问》第二十《三部九候论》："下部地，足少阴也。地以候肾。"王冰注："谓肾脉也，在足内踝后跟骨上陷中，大溪之分，动应手。"

⑧脾至：《素问》第二十《三部九候论》："下部人，足太阴也。人以候脾胃之气。"王冰《注》："谓脾脉也，在鱼腹上趋筋间，直五里下，箕门之分，宽巩足单衣沉取乃得之，而动应于手也。"

曰：二阳①之病，发心痹②，有不得隐曲③，女子不月④。其传为风消⑤、其传为息贲者⑥，死不治。

【本段提纲】 马莳说：上文言"别于阳者知病处也，别于阳者知病忌时"，故此下三节乃言阳经之病，而此一节则举二阳之病言之也。按此与下二节，言二阳、一阳、三阳发病，王注每节兼手足经为解。今据三阳证候，全是足太阳膀胱经，与手太阳小肠经无涉。其一阳亦是足少阳胆经，与手少阳三焦经无涉。然则二阳亦是足阳明胃经，与手阳明大肠经无涉也。

【集解】

①二阳：杨上善说：二阳者，阳明也。阳明，谓手阳明大肠脉也，足阳明胃脉也。

伯坚按：据《黄帝内经太素》卷三《阴阳杂说篇》杨上善《注》，一阴、二阴、三阴，即是厥阴、少阴、太阴；一阳、二阳、三阳，即是少阳、阳明、太阳。本篇王冰《注》同。（为避免重复，所以没有收载王《注》）现在列表于下，以期明显。为什么叫作一阴、二阴、三阴、一阳、二阳、三阳，参阅《素问》第三十一《热论》第二段"一日巨阳受之"句下马莳说和第七十九《阴阳类论》第二段提纲张介宾说。

经　脉	一　阴	二　阴	三　阴	一　阳	二　阳	三　阳
手	厥阴心主（心包络）	少阴心	太阴肺	少阳三焦	阳明大肠	太阳小肠
足	厥阴肝	少阴肾	太阴脾	少阳胆	阳明胃	太阳膀胱

②发心痹：原文作“发心脾”。

《黄帝内经太素》卷三《阴阳杂说篇》，作“发心痹”。

杨上善说：阳明所发，心痹等病也。

伯坚按：今据《黄帝内经太素》校改。

心痹是一病名，参阅《素问》第四十三《痹论》第四段“心痹者”句下集解。

③有不得隐曲：杨上善说：隐曲，大小便。

俞樾说：下文云：“三阴三阳俱搏，心腹满，发尽，不得隐曲，五日死。”注云：“隐曲，谓便泻也。”便泻谓之隐曲，盖古语如此。襄十五年《左传》：“师慧过宋朝，将私焉。”杜注曰：“私，小便。”便泻谓之隐曲，犹小便谓之私矣。不得隐曲为一病，女子不月为一病，二者不得并为一谈。“有不得隐曲”，即“为不得隐曲”。“有”，即“为”字。参阅《素问》第四十二《风论》第四段“有荣气热胕”句下集解。

④女子不月：王冰说：《评热病论》曰：“月事不来者，胞脉闭。胞脉者，属于心而络于胞中，今气上迫肺，心气不得下通，故月事不来。”则其义也。又《上古天真论》曰：“女子二七，天癸至，任脉通，太冲脉盛，月事以时下。”

吴崑说：不月，谓经事不下也。

⑤其传为风消：杨上善说：风消，谓风热病消骨肉也。

王冰说：胃病深久，传入于脾，故为风热以消削。

吴崑说：传，日久传变也。消，瘦削也。

⑥其传为息贲也：王冰说：大肠病甚，传入于肺，为喘息而上贲。

吴崑说：贲，奔同。息贲，息气奔迫也。

丹波元坚说：先兄曰：“《邪气藏府病形篇》：‘肺脉滑甚，为息贲、上气。’徐灵胎《难经经释》云：‘息贲，气息贲迫也。’此说为得。”

曰：三阳①为病，发寒热，下为痈肿，及为痿②、厥③、腨痟④。其传为索泽⑤，其传为颓疝⑥。

【本段提纲】 马莳说：此举三阳之病以言之也。

【集解】

①三阳：杨上善说：三阳，太阳也，谓手太阳小肠脉也，足太阳膀胱脉也。

②痿：王冰说：痿，无力也。

张介宾说：足膝无力曰痿。

痿，参阅《素问》第四十四《痿论》第一段“五藏使人痿”句下集解。

③厥：王冰说：厥，足冷，即气逆也。

吴崑说：逆冷为厥。

厥，参阅《素问》第四十五《厥论》第一段“厥之寒热者”句下集解。

④腨痟：徐锴《说文解字系传》卷八肉部（《四部丛刊》影印述古堂钞本）：腨，臣锴曰：脚胫后腹也。

王冰说：痟，酸痛也。

张介宾说：足肚酸痛曰腨痟。

桂馥《说文解字义证》：《广韵》：“痟，骨节痛也。”《玉篇》同。《集韵》：“痟，骨酸也。”（《说文解字诂林》第六八一八页）

⑤索泽：王冰说：热甚则精血枯涸，故皮肤润泽之气皆散尽也。

陆懋修说：《礼·檀弓》："吾离群而索居。"注："索犹散也。"《说苑·权谋篇》："索也者，尽也。"

⑥颓疝：王冰说：阳气下坠，阴脉上争，上争则寒多，下坠则筋缓，故睾垂纵缓，内作颓疝。

丹波元简说：癞，㿗同。本作隤。《诗·周南》"我马虺隤"。《尔雅》作"虺颓"。《释名》云："阴肿曰隤，气下隤也。"又曰："疝，言诜也，诜诜然引小腹急痛也。"乃《经脉篇》㿗疝，《脉解篇》疝，《五色篇》㿗阴，并同。《一切经音义》云："九颓，又作㿗，阴病也。"《原病式》云："癞疝，小腹控卵，肿急绞痛也。"朱震亨云："癞疝，其形阴囊肿縋，如升如斗，不痒不痛。"

田晋蕃说：按《至真要大论》作癞疝。（阳明之胜，外发癞疝。）《灵枢·邪气藏府病形篇》作㿗疝。（肝脉滑甚作㿗疝）

余岩《古代疾病名候疏义》第二二九页：癞疝为鼠蹊肠脱。

颓疝，参阅《素问》第四十九《脉解》第六段"厥阴所谓癞疝"句下集解。

曰：一阳①发病，少气②，善咳，善泄。其传为心掣③，其传为隔④。

【本段提纲】 马莳说：此举一阳之病言之也。

【集解】

①一阳：杨上善说：一阳，少阳也，手少阳三焦脉也，足少阳胆脉也。

②少气：气息微弱也，参阅《素问》第四十九《脉解》第三段"所谓胸痛少气者"句下集解。

③心掣：张介宾说：心动不宁，若有所引，名曰心掣。

张志聪说：心虚而掣痛。

丹波元简说：按《圣济总录》云："心火胥应而不宁，其动若掣者，乃其证也。"冯兆张《锦囊秘录》云："古无怔忡之名，名曰心掣者，是也。"

④其传为隔：王冰说：中热，故隔塞不便。

张介宾说：脾胃受伤，乃为隔证。如《邪气藏府病形篇》曰："脾脉微急为膈中"，《风论》曰："胃风之状，食饮不下，鬲塞不通"，《上膈篇》曰："食饮入而还出"者，皆隔之谓。

隔是便闭，参阅本篇第十四段"三阳结谓之隔"句下集解。

二阳一阴发病①，主惊骇②、背痛、善噫③、善欠④，名曰风厥⑤。

【本段提纲】 马莳说：此举二阳一阴之病以言之也。按《评热论》《刺热论》《灵枢·五变篇》俱有风厥。（伯坚按：《刺热篇》没有风厥，此误。）

伯坚按：《素问》第三十三《评热病论》说："帝曰：'有病身热，汗出烦满，烦满不为汗解，此为何病？'岐伯曰：'汗出而身热者，风也。汗出而烦满不解者，厥也。病名曰风厥。'"《灵枢》第四十六《五变篇》说："黄帝曰：'人之善病风厥漉汗者，何以候之？'少俞答曰：'肉不坚，腠理疏，则善病风。'黄帝曰：'何以候肉之不坚也？'少俞答曰：'䐃肉不坚，而无分理。理者，粗理。粗理而皮不致者，腠理疏。此言其浑然者。'"

【集解】

①二阳一阴发病：杨上善说：二阳，阳明也。一阴，厥阴也，于厥阴心包脉也，足厥阴肝脉也。

②主惊骇：张介宾说：肝胃二经皆主惊骇。如《金匮真言论》曰："东方通于肝，其病发惊骇"；《经脉篇》曰："足阳明病闻木声则惕然而惊"者是也。

③噫：马莳说：《灵枢·口问篇》："黄帝曰：'人之噫者，何气使然？'岐伯曰：'寒气客于胃，厥逆从下上散，复出于胃，故曰噫。'"

张介宾说：噫，嗳气也。《脉解篇》曰："所谓上走心为噫者，阴盛而上走于阳明，阳明络属心，故曰上走心为噫也。"

噫，参阅《素问》第二十三《宣明五气篇》第二段"心为噫"句下集解。

④欠：张介宾说：欠，呵欠也。

丹波元简说：按《说文》："欠，张口气悟也。象气从人上出之形。"

⑤名曰风厥：马莳说：若此者，必并四病而兼有之，病名曰风厥。（伯坚按：指惊骇、背痛、善噫、善欠四病。）

伯坚按：本篇的风厥，与《素问》第三十三《评热病论》和《灵枢》第四十六《五变篇》所说的风厥意义不同。参阅《评热病论》第二段"病名曰风厥"句下集解。

二阴①一阳发病，善胀②、心满③、善气④。

【本段提纲】 马莳说：此举二阴一阳以言之也。

【集解】

①二阴：杨上善说：二阴，少阴也，手少阴心脉也，足少阴肾脉。

②善胀：余岩《古代疾病名候疏义》第二五四页：考旧医书之言胀者，多谓与肿不同，以胀为中满，以肿为表起。

③心满：丹波元简说：满，懑同。

桂馥《说文解字义证》：《汉书·佞幸传》："忧满不食。"颜注："满，读曰懑，音闷。"（《说文解字诂林》第四七五三页）

朱骏声《说文通训定声》：《报任少卿书》："不得舒愤懑。"注："闷也。"（《说文解字诂林》第四七五三页）

④善气：张志聪说：善气者，太息也。心系急则气道约，故太息以伸出之。

丹波元简说：按《礼记》："勿气。"郑注："谓不鼻息也。"

三阳三阴发病①，为偏枯②、痿易③、四支不举。

【本段提纲】 马莳说：此举三阳三阴之病以言之也。

【集解】

①三阳三阴发病：杨上善说：三阳，太阳也。三阴，太阴也，手太阴肺脉也，足太阴脾脉也。

②偏枯：偏枯，即半身不遂，参阅《素问》第三《生气通天论》第四段"使人偏枯"句下集解。

③痿易：孙诒让说：《阴阳别论》"三阳三阴发病为偏枯痿易"，《大奇论》"跛易偏枯"，"易"并当读为"施"。《汤液醪醴论》篇云："是气拒于内而形施于外。""施"亦作"弛"，《生气通天论》篇云："大筋软短，小筋弛长，软短为拘，弛长为痿。"又云："筋脉沮弛。"注云："弛，缓也。"《痿论》云："宗筋弛纵。"《刺要论》云："肝动则春病热而筋弛。"《皮部论篇》云："热多则筋弛骨消。"盖痿跛之病，皆由筋骨解弛，故云痿易、跛易，"易"即"弛"也。《毛诗·何人斯篇》："我心易也。"《释文》："易，《韩诗》作施。"《尔雅·释诂》："弛，易也。"《释文》："弛本作施。"是"易""施""弛"古通之证。

鼓一阳曰钩，鼓一阴曰毛，鼓阳胜急曰弦，鼓阳至而绝曰石，阴阳相过曰溜①。

【集解】

①鼓一阳曰钩，鼓一阴曰毛，鼓阳胜急曰弦，鼓阳至而绝曰石，阴阳相过曰溜：丹波元简说：

按"鼓一阳"以下二十九字，与上下文不相顺接，是它篇错简在此尔。

张琦说：此节有误。

伯坚按：今据丹波元简、张琦说，删去此二十九字。

阴争于内，阳扰于外，魄汗①未藏，四逆而起，起则熏肺，使人喘鸣②。阴之所生和，本曰和③。是故刚与刚，阳气破散，阴气乃消亡④。淖则刚柔不和，经气乃绝⑤。

【本段提纲】 吴崑说：此言阴阳不和之害。

【集解】

①魄汗：即不缘暑而汗，参阅《素问》第三《生气通天论》第五段"魄汗未尽"句下集解。

②使人喘鸣：王冰说：两气相持，内争外扰，则流汗不止，手足反寒，甚则阳气内燔，流汗不藏，则热攻于肺，故起则熏肺，使人喘鸣也。

吴崑说：阴争于内，五藏之阴争于内也。阳扰于外，六经之阳扰于外也。争为五阴克贼，扰为六阳败绝，故有形之汗未得收藏，四肢逆冷随时而起。四逆起则诸阳陷入阴中而熏肺，使人喘急而鸣，此阴阳离绝，垂死之证也。

③阴之所生和，本曰和：王冰说：阴，谓五神藏也。言五藏之所以能生而全天真和气者，以各得自从其和性而安静尔。苟乖所适，则为他气所乘，百端之病由斯而起，奉生之道可不慎哉？

张介宾说：阴者，五藏之真阴也。阴之所以生者以藏气和，藏气之和以阴阳之和也。不和则为争为扰，为刚为淖，而病由兴矣。

④刚与刚，阳气破散，阴气乃消亡：吴崑说：此言偏阳之害。刚，阳也。刚与刚，以火济火也。如此，则阳气亢极，亦必不能久存而破散，阴气亦从以消亡，而阴阳俱绝也。

⑤淖则刚柔不和，经气乃绝：吴崑说：此言偏阴之害。淖，谓阴气太过而潦淖也。如此，则阳刚阴柔不得和平，而经气亦从而败绝也。

丹波元简说：《行针篇》："血气淖泽滑利。"《春秋繁露》："夫物愈淖而愈易变动摇荡也。"《淮南子·原道训》："甚淖而滒。"注："滒，亦淖也，饘粥多沉者曰滒。"淖，《广韵》"奴教切"，《说文》"泥也"。《一切经音义》引《字林》："濡甚曰淖。"

田晋蕃说：《管子·地员篇》："淖而不肕，刚而不觳。"淖与刚对为文。"淖则刚柔不和"，犹言一柔则刚柔不相和，为上文"刚与刚"之对文。

死阴①之属，不过三日而死。生阳②之属，不过四日而已③。所谓生阳死阴者，肝之心谓之生阳④，心之肺谓之死阴⑤。肺之肾谓之重阴⑥。肾之脾谓之辟阴⑦，死不治。

【本段提纲】 吴崑说：上文言偏阳偏阴之害，此则决其死期也。

【集解】

①死阴：张志聪说：五藏相克而传，谓之死阴。

②生阳：张志聪说：五藏相生而传，谓之生阳。

③不过四日而已：原文作"不过四日而死"。

《新校正》云：按别本作"四日而生"，全元起注本作"四日而已"，俱通。详上下文义，作"死"者非。

丹波元简说：按马、张依《新校正》之说，"死"作"已"，是。

伯坚按：此段见《黄帝内经太素》卷三《阴阳杂说篇》，作"生阳之属不过四日而已"。今据

《新校正》、丹波元简说，依《太素》校改。

④肝之心谓之生阳：张介宾说：此言藏气相传，死生有异也。肝之心，自肝传心也。以木生火，得其生气，是谓生阳，不过四日而愈已。

⑤心之肺谓之死阴：张介宾说：心之肺，自心传肺也。以火克金，阴气散亡，故曰死阴，不过三日而死。

⑥肺之肾谓之重阴：吴崑说：肺为太阴，肾为少阴，并为阴气，故曰重阴。

⑦肾之脾谓之辟阴：张介宾说：辟，放辟也。土本制水，而水反侮脾，水无所畏，是谓辟阴，故死不治。

结阳者肿四支①。

结阴者便血一升，再结二升、三结三升②。

阴阳结斜③、多阴少阳，曰石水，少腹肿④。

二阳结谓之消⑤。

三阳结谓之隔⑥。

三阴结谓之水⑦。

一阴一阳结谓之喉痹⑧。

【本段提纲】 马莳说：此历举各经之结者，其病有为肿、为便血、为石水、为消、为膈、为水、为喉痹诸证也。结者，气血不疏畅也。

张介宾说：此下言邪聚诸经之为病也。

【集解】

①结阳者肿四支：吴崑说：阳，手足六阳也。其脉行于四支之表，若有结邪，则四支脉气壅滞，故肿。

丹波元简说：《圣济总录》云："夫热胜则肿，而四肢为诸阳之本，阳结于外，不得行于阴，则邪热菀于四肢，故其证为肿。况邪在六府则阳脉不和，阳脉不和则气留之，以其气留故为肿也。犀角汤：犀角，玄参，连翘，柴胡，升麻，木通，沉香，射干，甘草，芒硝，麦门冬，右水煎。"

②结阴者便血一升，再结二升，三结三升：马莳说：凡手足阴经为藏，主里。阴经结者，必主便血。盖营气属阴，营气化血以奉生身，惟阴经既结，则血必瘀积，而初结则一升，再结则二升，三结则三升，结以渐而加，则血以渐而多矣。

丹波元简说：《圣济总录》云："夫邪在五藏则阴脉不和，阴脉不和则血留之。结阴之病，以阴气内结，不得外行，血无所禀，渗入肠间，故便血也。地榆汤：地榆，甘草，缩砂仁，水煎。"

③斜：马莳说：《灵枢·动输篇》有"少阴之大络，循阴股内廉，邪入腘中"，则古盖"邪""斜"通用。

吴崑说：斜，邪同。言阴阳并结为邪。

田晋蕃说：唐·释慧琳《大藏经》音义："斜正作衺。《考声》云：衣不正也。或作邪。"（伯坚按：见慧琳《一切经音义》卷三十五《苏悉地经音义》。）段氏玉裁曰："衺字作邪。"《灵枢·经脉篇》"邪走足心"，《动输篇》"邪入腘中"，《甲乙经》"邪"俱作"斜"。盖"斜"即"邪"字。

④少腹肿：马莳说：阴经阳经，为邪所结，阴气多而阳气少，即阴盛阳虚也，则阳不能入之阴，而内之所聚者为石水，其少腹则必肿也。《大奇论》有"肾肝并沉为石水"。《灵枢·邪气藏府病形篇》有"肾脉微大为石水，起脐以下至小腹，腄腄然上至胃脘，死不治"。《灵枢·水胀篇》黄

帝有石水之问，而岐伯无答，想是有脱简也。以愚论之，石者有形，水者有水与声，盖积聚之类也。

⑤二阳结谓之消：王冰说：二阳结，谓胃及大肠俱热结也。肠胃藏热则喜消水谷。

马莳说：按此篇止谓曰“消”，至《脉要精微论》有“瘅成为消中”，《奇病论》有“转为消渴”，《灵枢·邪气藏府病形篇》、本经《通评虚实论》皆曰“消瘅”，《气厥论》有“肺消、膈消”种种不同，其间各有所指。（伯坚按：消，即消中，见《后汉书·李迪传注》，参阅《素问》第十七《脉要精微论》第二十段“瘅成为消中”句下丹波元坚说。）

喜多村直宽说：《阴阳类论》：“二阳者，阳明也。”

余岩《古代疾病名候疏义》第二一四页：消渴，亦名消瘅。《素问·通评虚实论》曰：“凡治消瘅、偏枯、痿、厥、气满、发逆，肥贵人则高梁之疾也。”高梁之疾，即《奇病论》之所谓食甘美而多肥者也。后人则径以消渴为病名，不复言脾瘅、消瘅矣。《素问·气厥论》又有肺消、鬲消之别，以饮一溲二为肺消，虽其说支离，不可为据，然观此可知消渴之候，于渴欲饮之外，又有溲多之候也。综合以上诸候，消渴之病有多食、渴饮水、小便多、大便坚、发痈疽等症候，乃今日之糖尿病也。

消，参阅《素问》第四十七《奇病论》第六段“转为消渴”句下集解。

⑥三阳结谓之隔：杨上善说：便溲不通也。

王冰说：三阳结，谓小肠膀胱热结也。小肠结热则血脉燥，膀胱热则津液涸，故隔塞而不便泻。

马莳说：三阳者，手太阳小肠经、足太阳膀胱经也。《阴阳类论》：“黄帝曰：‘所谓三阳者，太阳为经。’”津液涸故隔塞而不便，俗亦谓之干隔。

丹波元简说：按上文王注“隔塞不便”，而此亦云“隔塞而不便泻”，则似云便闭之证。

隔，参阅《素问》第三《生气通天论》第五段“隔者当泻”和本篇第七段“其传为隔”句下集解。

⑦三阴结谓之水：王冰说：三阴结，谓脾肺之脉俱寒结也。脾肺寒结则气化为水。

马莳说：三阴者，手太阴肺经、足太阴脾经也。肺为邪结则不能生肾水而肾水虚弱，脾为邪结则不能胜水气，而水气泛溢，周身浮肿，故水证从是而作焉。本篇只有一“水”字。又《平人气象论》：“岐伯曰：‘颈脉动，喘、疾咳，曰水。目里微肿，如卧蚕起之状，曰水。’”又曰：“足颈肿曰水。”又按《灵枢·水胀论》：“岐伯曰：‘水始起也，目窠微肿，如新卧起之状，其颈脉动、时咳、阴股间寒、足胫肿、腹乃大，其水已成矣。以手按其腹，随手而起，如裹水之状，此其候也。’”又按《宣明五气论》《灵枢·九针论》，皆曰“下焦溢为水”。此皆本篇之所谓水也。又有一等曰风水。按《评热论》：“帝曰：‘有病肾风者，面胕庞然壅，害于言，可刺否？’岐伯曰：‘虚不当刺。不当刺而刺，后五日其气必至。’帝曰：‘其至何如？’岐伯曰：‘至必少气，时热，时热从胸背上至头，出汗，手热，口干苦渴，小便黄，目下肿，腹中鸣，身重难以行，月事不来，烦而不能食，不能正偃，正偃则咳，病名曰风水。’帝曰：‘愿闻其说。’岐伯曰：‘邪之所凑，其气必虚，阴虚者阳必凑之，故少气时热而汗出也。小便黄者，小腹中有热也。不能正偃者，胃中不和也。正偃则咳甚，上迫肺也。诸有水气者，微肿先见于目下也。’帝曰：‘何以言？’岐伯曰：‘水者，阴也，目下亦阴也。腹者至阴之所居，故水在腹者必使目下肿也。真气上逆，故口苦舌干不得卧，卧则惊，惊则咳甚也。腹中鸣者，病本于胃也。薄脾则烦不能食。食不下者，胃脘隔也。身重难以行者，胃脉在足也。月事不来者，胞脉闭也。胞脉者属心而络于胞中，今气上迫肺，心气不得下通，故月事不来也。’”又按《水热穴论》：“黄帝问曰：‘少阴何以主肾？肾何以主水？’岐伯曰：‘肾者，至阴也。至阴者，盛水也。肺者，太阴也。少阴者，冬脉也。故其本在肾，其末在肺，皆积水也。'帝曰：'肾何以聚水而生病?'岐伯曰：'肾者，胃之关也。关门不利，故聚水而从其类也。上下溢于皮肤，故为胕肿。胕肿者，聚水而生病也。'帝曰：'诸水皆生于肾乎?'岐伯曰：'肾者，牝藏也，地气上者属于水而生水液也。故曰至阴勇而劳甚则肾汗出，肾汗出逢于风，内不得入于藏府，外不得越于皮肤，客于玄府，行于皮里，传为胕肿，本之于肾，名曰风水。所谓玄府者，汗空也。'"又按《灵枢·论疾诊尺篇》："岐伯曰：'视人之目窠上微痈，如新卧起状，其颈脉动，时咳，按其手足上窅，而不起者，风水肤胀也。'"又曰："尺肤滑，其淖泽者风也。尺肤滑而泽脂者风也。"此皆风水之谓也。又有一等曰肾风者。按《奇病论》："帝曰：'有病庞然如有水状，切其脉大紧，身无病者，形不瘦，不能食，食少，名为何病?'岐伯曰：'病生在肾，名为肾风。肾风而不能食，善惊，惊已，心气痿者死。'"此乃肾风之谓也。又有一等曰肤胀者。按《灵枢·水胀论》："岐伯曰：'肤胀者，寒气客于皮肤之间，鼟鼟然不坚，腹大，身尽肿，皮厚，按其腹窅而不起，腹色不变，此其候也。'"又有一等曰鼓胀者。《灵枢·水胀论》："岐伯曰：'腹胀，身皆大，大与肤胀等也。色苍黄，腹筋起，此其候也。'"此则鼓胀之谓也。其治水之法，即《汤液醪醴论》"开鬼门，洁净府"之义尽之矣。

⑧一阴一阳结谓之喉痹：张介宾说：一阴，肝与心主也。一阳，胆与三焦也。痹，闭也。

丹波元简说：《春秋繁露》云："阴阳之动，使人足病喉痹。"痹者，闭也，本出于《中藏经》。

喜多村直宽说：古钞本，痹音闭。宽按：痹闭古音通。《古今录验》："射干汤疗喉痹闭不通利。"又云："若闭喉并诸疾方。"是为痹闭之义。而王注《脉要精微论》食痹云："痹，痛也。"《肘后》云："喉痹者，喉里肿塞痹痛，水浆不下入。"此并解痹为痛也。

阴搏阳别，谓之有子①。

【集解】

①阴搏阳别，谓之有子：李中梓说：阴搏阳别，言阴脉搏动，与阳脉迥别也。阴阳二字，所包者广。以左右言，则左为阳，右为阴。以部位言，则寸为阳，尺为阴。以九候言，则浮为阳，沉为阴。必会通诸种阴阳而后可决也(《内经知要·脉诊篇》)。

参阅《素问》第十八《平人气象论》第十七段"妇人手少阴脉动甚者妊子也"句下集解。

阴阳虚，肠辟，死①。

阳加于阴，谓之汗②。

阴虚阳搏，谓之崩③。

【集解】

①阴阳虚，肠辟，死：《新校正》云：按全元起本，"辟"作"澼"。

吴崑说：虚，谓脉来浮而无根也。肠澼，后泄血沫也。

肠澼是赤白痢，参阅《素问》第三《生气通天论》第八段"肠澼为痔"和第二十八《通评虚实论》第十一段"肠澼便血何如"句下集解。

②阳加于阴，谓之汗：张介宾说：阳言脉体。阴言脉位。汗液属阴，而阳加于阴，阴气泄矣，故阴脉多阳者多汗。

③阴虚阳搏，谓之崩：杨上善说：崩，下血也。

王冰说：阴脉不足，阳脉盛搏，则内崩而血流下。

三阴①俱搏②，二十日夜半死。

二阴[3]俱搏，十三日夕时死。

一阴[4]俱搏，十日[5]死。

三阳[6]俱搏且鼓，三日死。

三阴三阳[7]俱搏，心腹满，发尽[8]，不得隐曲[9]，五日死。

二阳[10]俱搏，其病温[11]，死不治，不过十日死。

【本段提纲】 马莳说：此举各经之脉异于常者，而决其死期也。

【集解】

①三阴：马莳说：三阴者，手太阴肺经、足太阴脾经也。

②俱搏：吴崑说：搏为真藏太过之脉，全失阳和也。

③二阴：马莳说：二阴者，手少阴心经、足少阴肾经也。

④一阴：马莳说：一阴者，手厥阴心包络经、足厥阴肝经也。

⑤十日：度会常珍说：古抄本、元椠本，"日"下有"平旦"二字。

⑥三阳：马莳说：三阳者，手太阳小肠经、足太阳膀胱经也。

⑦三阴三阳：马莳说：三阴者，手太阴肺经、足太阴脾经。三阳者，手太阳小肠经、足太阳膀胱经。

⑧发尽：吴崑说：心腹皆满。尽，极也。发尽，胀满之极也。

⑨不得隐曲：王冰说：隐曲，谓便泻也。

不得隐曲是大小便不通，参阅本篇第五段"有不得隐曲"句下集解。

⑩二阳：马莳说：二阳者，手阳明大肠经、足阳明胃经也。

⑪病温：喜多村直宽说：史游《急就章》："疟厥瘀痛瘼温病。"颜注："温病，病于温者也。"

温病，参阅《素问》第三《生气通天论第九段"春必温病"和第五《阴阳应象大论》第九段"春必病温"句下集解。

《阴阳别论第七》今译

黄帝问说：人有四经[1]、十二从[2]，这是怎样讲的？

岐伯回答说：四经是和四时相配合的。十二从是和十二月相配合的。

脉有阴阳，能分别阳脉的就会知道阴脉，能分别阴脉的就会知道阳脉。五脏脉都应当有阳气（雍容和缓的状态）。在春、夏、长夏（六月）、秋、冬五个季节中，每个季节的五脏脉也都应当有阳气。如果脉象没有雍容和缓的状态，就是阴脉，也就是真脏脉，出现了这种脉象就是败症，必会死亡。雍容和缓的状态叫作阳气，又叫作胃气。从五脏脉观察，在哪一脏的脉中，如果阳气（胃气）失常，就可以知道哪一脏有病。从五脏脉中观察，在哪一脏的脉中，如果出现了阴脉（真脏脉），就可以预决生死。颈部的人迎（阳）[3]和腕部的寸口（阴）[4]，这两处的脉象应当彼此大小如一，不可有一点参差[5]。要把脉象的阴阳搞熟悉了，就会自有主张，不必和他人商议了。

从脉象来分别阴阳：去的脉是阴，来的脉是阳。静的脉是阴，动的脉是阳。迟缓的脉是阴，疾速的脉是阳。

凡切得真脏脉的时候：

肝脉（男五里穴、女太冲穴）[6]断绝得特别久而不来，而又特别劲急，只要十八天就会死。

心脉（神门穴）断绝得特别久而不来，只要九天就会死。

肺脉（寸口经渠穴）断绝得特别久而不来，只要十二天就会死。

肾脉（太溪穴）断绝得特别久而不来，只要七天就会死。

脾脉（箕门穴）断绝得特别久而不来，只要四天就会死。

凡由二阳（胃和大肠）[7]发病的，会发生心痹[8]，大小便困难，女子的月经不来。如果转变而成为风消（肌肉消瘦）和息贲（喘息气逆）的，就一定会死，无法治疗。

凡由三阳（小肠和膀胱）发病的，发寒热，发生痈肿（脓疡），痿，厥，小腿肚酸痛。这种病转变会成为索泽（皮肤粗糙燥裂）和疝。

凡由一阳（胆和三焦）发病的，气息微弱，咳嗽，腹泄。这种病转变会成为心掣[9]和便闭。

凡由二阳（胃和大肠）一阴（肝和心主）发病的，常常惊骇、背痛、嗳气、哈欠，这种病名叫作风厥。

凡由二阴（心和肾）一阳（胆和三焦）发病的，有胀满，心闷，太息的症状。

凡由三阳（膀胱和小肠）三阴（肺和脾）发病的，会半身不遂，筋痿，四肢不能举动。

如果阴气在里面纷争，阳气在外面扰乱，就会不在夏天也汗出不止，四肢逆冷，阳热向上熏肺，而有呼吸迫促鸣吼的症状。五脏之所以能和平地生活，本由于阴阳调和而来。阳气如果偏胜而不能与阴气调和，则盛极必衰，阳气会有消散的一天，而阴气也就随之消亡了。阴气如果偏胜而不能与阳气调和，经脉的气都会败绝。

（五脏相克而传病，叫作）死阴，不过三天就会死亡。（五脏相生而传病，叫作）生阳，不过四天就会痊愈。疾病由肝（木）传到心（火），叫作生阳。疾病由心（火）传到肺（金），叫作死阴。疾病由肺（太阴）传到肾（少阴），叫作重阴。疾病由肾（水）传到脾（土），叫作辟阴[10]，一定死亡，无法治疗。

邪气结集在阳经则四肢会发肿。

邪气结集在阴经则会便血，结集愈紧则便血也会愈多。

邪气结集在阴阳经，阴盛阳虚，则会发生腹水和小腹肿胀。

邪气结集在二阳（手阳明大肠经和足阳明胃经），就会得消病（糖尿病）。

邪气结集在三阳（手太阳小肠经和足太阳膀胱经），就会大小便不通。

邪气结集在三阴（手太阴肺经和足太阴脾经），就会得水肿病。

邪气结集在一阴（手厥阴心主经和足厥阴肝经）和一阳（手少阳三焦经和足少阳胆经），就会得喉痹[11]。

阴脉的搏动如果和阳脉有区别，就是怀孕的现象。

凡患肠澼（痢疾）的人而阴阳两脉都虚（浮而无根）的，必定会死。

凡出汗的人，他的阳脉比阴脉盛。

凡血崩（下部流血）的人，他的阴脉虚弱而阳脉搏盛。

三阴经脉（手太阴肺经脉和足太阴脾经脉）都出现真脏脉的，只不过二十天的生命，死在半夜。

二阴经脉（手少阴心经脉和足少阴肾经脉）都出现真脏脉的，只不过十三天的生命，死于天黑时候。

一阴经脉（手厥阴心主经脉和足厥阴肝经脉）都出现真脏脉的，只不过十天就会死。

三阳经脉(手太阳小肠经脉和足太阳膀胱经脉)都出现真脏脉而又鼓动得厉害,三天就会死。

三阴经脉(手太阴肺经脉和足太阴脾经脉)三阳经脉(手太阳小肠经脉和足太阳膀胱经脉)都出现真脏脉,心部和腹部胀满到极点,大小便不通,只要五天就会死。

患温病的人,二阳经脉(手阳明大肠经脉和足阳明胃经脉)都出现了真脏脉,必定会死,无法治疗,只不过十天的生命。

①四经:四经是肝木、心火、肺金、肾水。五脏应当还有脾土,因为土是寄王四季的(参阅《素问》第二十九《太阴阳明论》),所以只说四经而不说脾土。

②十二从:十二从就是十二经脉。

③人迎(阳):人迎是穴名,在喉部的两旁,和廉泉穴相平。是足阳明胃经的一个孔穴。它是双穴。

④寸口(阴):寸口是腕部能触着桡动脉脉搏的部位。

⑤不可有一点参差:人迎脉和寸口脉的关系,参阅《素问》第九《六节藏象论》第四段。

⑥肝脉(男五里穴,女太冲穴):《黄帝内经》所说的五脏脉(肝、心、脾、肺、肾五脉),和晋代以后所说的五脏脉,部位完全不同。将腕部寸口脉划分为寸关尺三部,左边的寸脉测候心,左边的关脉测候肝,左边的尺脉测候肾,右边的寸脉测候肺,右边的关脉测候脾,右边的尺脉测候三焦命门,这是晋代王叔和《脉经》根据《脉法赞》的说法,《黄帝内经》中并没有这一说法。《黄帝内经》中所说的五脏脉,详见《素问》第二十《三部九候论》第三段。在《黄帝内经》中,肝脉是指足厥阴经脉,据王冰的解释在男子是五里穴,在女子是太冲穴;心脉是指手少阴经脉,据王冰的解释是神门穴;脾脉是指足太阴经脉,据王冰的解释是箕门穴;肺脉是指手太阴经脉,据王冰的解释是经渠穴(即是寸口部位);肾脉是指足少阴经脉,据王冰的解释是太溪穴。后代所说的五脏脉和《黄帝内经》所说的五脏脉显然有抵触,如果采用后代的说法来解释《黄帝内经》中的五脏脉,则会是牛头不对马嘴,现在采取本经的经文和王冰的解释做根据来解释五脏脉,发凡起例于此,以后不再说明。

⑦二阳(胃和大肠):三阴三阳有两种名词的叫法。一种是厥阴、少阴、太阴;少阳、阳明、太阳。一种是一阴、二阴、三阴;一阳、二阳、三阳。一阴就是厥阴(手厥阴心主和足厥阴肝)。二阴就是少阴(手少阴心和足少阴肾)。三阴就是太阴(手太阴肺和足太阴脾)。一阳就是少阳(手少阳三焦和足少阳胆)。二阳就是阳明(手阳明大肠和足阳明胃)。三阳就是太阳(手太阳小肠和足太阳膀胱)。它们的叫法虽不同,但意义却没有两样。

⑧心痹:心痹是古代病名,是一个症候群的名称。心痹的症状是:面部呈红色,脉搏急而且坚强,有积气在身体里面,常常妨碍饮食;(以上见《素问》第十《五藏生成篇》)脉不通畅,遇着烦躁的事,则心下鼓动,气喘,咽部干燥,嗳气,恐惧(以上见《素问》第四十三《痹论》);痛引背,常出眼泪(以上见《灵枢》第四《邪气藏府病形篇》)。

⑨心掣:心掣是古代病名,是一个症候群的名称。心掣的症状是:心动不安宁,怔忡,和掣引一样的痛。

⑩辟阴:脾土应当可以克肾水,而肾病反传到脾,这叫作水反侮土。

⑪喉痹:喉痹是古代病名,是一个症候群的名称。喉部肿痛闭塞,叫作喉痹。

卷　三

灵兰秘典论第八①

①灵兰秘典论第八:《新校正》云:按全元起本名《十二藏相使》,在第三卷。

伯坚按:《甲乙经》和今存残本《黄帝内经太素》都没有收载本篇的文字。本篇和《类经》的篇目对照,列表于下:

素　问	类　经
灵兰秘典论第八	卷三——十二官(藏象类一)

【释题】 灵兰之室是一间房屋的特别名称。本篇是藏在灵兰之室里面的一部珍秘的经典,所以叫作《灵兰秘典论》。马莳说:"末有'黄帝乃择吉日良兆而藏灵兰之室以传保焉',故名篇。"

【提要】 本篇用黄帝、岐伯问答的形式,讲十二藏的生理学,可以分为三节。第一节讲心、肺、肝、胆、膻中、脾、胃、大肠、小肠、肾、三焦、膀胱十二藏的生理上的主导作用。第二节讲心是人身一切的主宰,人身的安否都系在它上面。第三节讲至道微妙无穷,变化莫测。

黄帝问曰:愿闻十二藏①之相使②,贵贱何如③?

岐伯对曰:悉④乎哉问也!请遂言⑤之。

心者,君主之官也,神明出焉⑥。

肺者,相傅之官⑦,治节出焉⑧。

肝者,将军之官,谋虑出焉⑨。

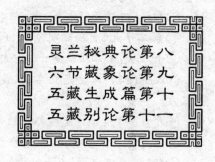

胆者，中正[10]之官，决断出焉[11]。

膻中[12]者，臣使之官，喜乐出焉[13]。

脾、胃者，仓廪之官，五味出焉[14]。

大肠者，传道之官，变化出焉[15]。

小肠者，受盛之官，化物出焉[16]。

肾者，作强之官，伎巧出焉[17]。

三焦者，决渎之官，水道出焉[18]。

膀胱者，州都[19]之官，津液藏焉，气化则能出矣[20]。

凡此十二官[21]者，不得相失也[22]。故主明则下安[23]。以此养生则寿，殁世不殆[24]；以为天下，则大昌[25]。主不明则十二官危，使道闭塞而不通[26]，形乃大伤。以此养生，则殃；以为天下者，其宗大危[27]，戒之，戒之。

【本段提纲】 马莳说：此言十二藏相使之贵贱，而遂归重于心也。

【集解】

①十二藏：张介宾说：藏，藏也。六藏六府总为十二。分言之，则阳为府，阴为藏。合言之，则皆可称藏，犹言库藏之藏所以藏物者。如《宣明五气篇》曰："心藏神，肺藏魄"之类是也。

丹波元简说：下篇有十一藏之称，《周礼》有九藏，《庄子》有六藏，可见其无定名焉。

②相使：张介宾说：相使者，辅相臣使之谓。

张志聪说：相使者，六藏六府相为传使也。

③贵贱何如：马莳说：帝问诸藏相使之贵贱者，即诸藏而较其轻重耳。

吴崑说：清者为贵。浊者为贱。

④悉：吴崑说：悉，详尽也。

⑤遂言：丹波元简说：按王注《六节藏象》云："遂，尽也。"遂言二字见《家语》。

⑥心者，君主之官也，神明出焉：马莳说：此语见《灵枢·邪客篇》。又《灵枢·五癃津液别篇》云："五藏六府，心为之主。"《师传篇》同。

吴崑说：心为一身之主，五藏百骸皆听命于心，故为君主之官。心藏神，故曰神明出焉。

丹波元简说：按《灵·邪客篇》云："心者，五藏六府之大主，精神之所舍。"《荀子·解蔽篇》云："心者，形之君也，神明之主也，出令而无所受令。"《淮南子》云："夫心者，五藏之主也，所以制使四支，流行血气。"《五行大义》引本经作"主守之官"，云："心为主守之官，神明出者。火者，南方阳，光晖，人君之象。神为身之君，如君南向以治，易以离为火，居太阳之位，人君之象。人之运动情性之作，莫不由心，故为主守之官，神明所出也。"《说文》："官，吏事君也。"《玉篇》："官，宦也。"

丹波元坚说：《管子·心术》曰："心之在体，君之位也。九窍之有职，官之分也。心处其道，九窍循理。"《荀子·天论篇》曰："心居中虚，以治五官，夫是之谓天君。"注："心居于中空虚之地，以制耳目鼻口形之五官，是天使为形体之君也。"

⑦肺者，相傅之官：马莳说：《刺禁论》以父母比心肺，乃曰："膈肓之上，中有父母"，而此则以君相比心肺，其尊同矣。

张介宾说：肺与心皆居膈上，位高近君，犹之宰辅，故称相傅之官。

丹波元简说：《灵·五癃津液别》云："五藏六府，心为之主，肺为之相。"

⑧治节出焉：马莳说：凡为治之节度，从是而出焉。

丹波元简说:《五行大义》云:“肺为相傅之官治节出者,金能裁断,相傅之任,明于治道,上下顺教,皆有礼节,肺于五藏亦治节所出。”

⑨肝者,将军之官,谋虑出焉:马莳说:《五癃津液别篇》云:“肝为之将。”《师传篇》云:“肝者主为将。”

丹波元简说:《奇病论》云:“府者,中之将也,取决于胆。”肝胆为表里,故肝出谋发虑,而胆为之断决也。《日知录》云:“《春秋传》昭公二十八年:‘岂将军食之而有不足?’《正义》曰:‘此以魏子将中军,故谓之将军。及六国以来,遂以将军为官名,盖其元起于此。’”《管子·立政篇》:“将军大夫以朝官吏。”

⑩中正:《太平御览》卷二六五引《傅子》:魏司空陈群始立九品之制。郡置中正,平次人才之高下,各为辈目。州置都而总其议。

马端临《文献通考》卷二八选举考一:魏文帝延康元年,尚书陈群以为天朝选用不尽人才,乃立九品官人之法,州郡皆置中正,以定其选。

⑪胆者,中正之官,决断出焉:《灵枢》第二《本输篇》:胆者,中精之府。

张介宾说:胆禀刚果之气,故为中正之官,而决断所出。胆附于肝,相为表里,肝气虽强,非胆不断,肝胆相济,勇敢乃成。故《奇病论》曰:“肝者中之将也。取决于胆。”

⑫膻中:王冰说:膻中者,在胸中两乳间,为气之海。

张介宾说:膻中在上焦,亦名上气海,为宗气所积之处。按十二经表里,有心包络而无膻中。心包之位,正居膈上,为心之护卫。《胀论》曰:“膻中者,心主之宫城也”,正合心包臣使之义。

丹波元简说:《韩诗外传》:“舜甑盆无膻。”注:“膻,即今甑箅,所以盛饭,使水火之气上蒸,而后饭可熟。谓之膻,犹人身之膻中也。”义太明切。李、高及汪昂但云:“膻中即心包络”,非。盖二者虽在上焦,膻中则无形之宗气,心包络则包心之血络,岂可概而为一乎?

伯坚按:心包络是指包心的血络而言,膻中是指心包络所占的空腔而言。

⑬膻中者,臣使之官,喜乐出焉:张介宾说:膻中,主奉行君相之令而布施气化,故为臣使之官。《行针篇》曰:“多阳者多喜,多阴者多怒。”膻中为二阳藏所居,故喜乐出焉。

李中梓说:藏府之官,莫非王臣,此独泛言臣又言使者,使令之臣如内侍也。(《内经知要·藏象篇》)

⑭脾、胃者,仓廪之官,五味出焉:《灵枢》第二《本输篇》:胃者五谷之府。

马莳说:《灵枢·师传篇》云:“脾者,主为卫,使之迎粮。”

张介宾说:“脾主运化,胃司受纳,通主水谷,故皆为仓廪之官。五味入胃,由脾布散,故曰五味出焉。”

丹波元简说:《荀子·富国篇》杨倞注:“谷藏曰仓,米藏曰廪。”《遗篇·刺法论》云:“脾为谏议之官,知周出焉。”(《三因方》作“公正出焉”。)脾为谏议大夫,出于《千金方》及胡悟《五藏图说》。

⑮大肠者,受盛之官,变化出焉:《灵枢》第二《本输篇》:大肠者,传道之府。

王冰说:“传道,谓传不洁之道。变化,谓变化物之形。”故云“传道之官,变化出焉”。

张介宾说:大肠居小肠之下,主出糟粕,故为肠胃变化之传道。

丹波元简说:《本输篇》及《五行大义》引《河图》:“大肠为传道之府。”《韩诗外传》:“大肠者,转输之府也。”《三十五难》:“大肠,传泻行道之府也。”

⑯小肠者,受盛之官,化物出焉:《灵枢》第二《本输篇》:小肠者,受盛之府。

张介宾说:小肠居胃之下,受盛胃中水谷而分清浊,水液由此而渗于前,糟粕由此而归于后,脾气化而上升,小肠化而下降,故曰化物出焉。

丹波元简说:《本输篇》《三十五难》《韩诗外传》及《五行大义》引《河图》,并云:“小肠者,受盛之府也。”

喜多村直宽说:《圣济总录》:“小肠者,受盛之官,化物出焉。承奉胃司,受盛糟粕,受已复化,传于大肠,是谓化物而出也。”

⑰肾者,作强之官,伎巧出焉:王冰说:强于作用,故曰作强。造化形容,故云伎巧,在女则当其伎巧,在男则正曰作强。

高世栻说:肾藏精,男女构精,鼓气鼓力,故肾者犹之作强之官。造化生人,伎巧由之出焉。

丹波元简说:李云:“肾处北方而主骨,宜为作强之官。水能化生万物,故曰伎巧出焉。”(伯坚按:见《内经知要·藏象篇》。)《五行大义》云:“肾为作强之官伎巧出者,水性是智,智必多能,故有伎巧,巧则自强不息也。”《古今注》云:“技虽不至于道,亦游于艺者之所贵。巧虽未至于神,亦妙万物而为言。不作强则何以得之?故知作强者乃精力之谓。”(伯坚按:见《敬斋古今注》卷七。以上三说,略与王旨差,姑存之俟考。)

⑱三焦者,决渎之官,水道出焉:《灵枢》第二《本输篇》:三焦者,中渎之府也,水道出焉,属膀胱,是孤府也。

吴崑说:决,开也。渎,水道也。上焦不治,水溢高原。中焦不治,水停中脘。下焦不治,水畜膀胱。故三焦气治,则为开决沟渎之官,水道无泛溢停畜之患矣。

丹波元简说:《本输篇》:“三焦者,中渎之府也,水道出焉。”《五行大义》云:“三焦处五藏之中,通上下行气,故为中渎府也。”又引《河图》云:“三焦孤立,为内渎之府。”《说文》:“渎,沟也。”今据仓廪,传道、受盛等之例而考之,“决”疑是中。

张保真《三焦》(《西安医学院学报》第六期一九五九年二月份)——“三焦”这一名词在西医中是没有的。因此,当西医学到三焦时总要费过一翻思索。即便是中医也对三焦各有不同的见解。这里暂且谈一谈个人对三焦的认识,谬误之处,在所难免,希同志们指正。

《素问·六节藏象论》对三焦有如下的解释:“胃、大肠、小肠、三焦、膀胱者,仓廪之本,营之居也,名曰器。”三焦与其他空腔器官相提并论,并且说它们都叫作器,可见三焦不但是有形的结构,而且还是有空腔的。焦韵中说:“鐎,通作焦。”《广韵》三萧说:“鐎,温器,三足有柄。”由此可见,从字义上讲也是说明三焦类似容器而有内腔的。有的作者只着重《难经》上“三焦有名而无形”这句话,而未曾进一步在形的意义上予以深究,就断然说三焦是无形的机能,这恐怕与《内经》之旨不相吻合吧!

张介宾说:“三焦曰中渎之府,分明确有一府,盖即藏府之外,躯壳之内,包罗诸藏,一腔之大府也。”虞天民在《医学正传》中说:“三焦者指腔子而言,包涵乎胃肠之总司也。其体有脂膜,在腔子之内,包罗乎五藏六府之外也。”这样看来,三焦的部位也肯定了,它们显然就是胸膜和腹膜,胸膜被覆在胸廓内面和肺的表面,即壁胸膜和藏胸膜,两者合成一个闭锁的胸膜腔。同样,壁腹膜和藏腹膜合成一个闭锁的(女子的例外)腹膜腔,这个腔占有腹部和骨盆部。从上述两位作者的话来引伸,上焦就是胸腔,中焦和下焦就是腹部和骨盆部的腹腔。

对于未曾致力于解剖学的人来说,像三焦这样的腔子,不易认知,因为剖开胸腔或腹腔之后,这个腔就好像不存在了;它不能够像胃、肠、膀胱等有一个分离独立的个体形态全部无遗地暴露于解剖者之前。《难经》上说:“三焦本体,主持诸气,有名而无形。”这个“形”字,意指像胃肠那样空腔器官的形,其理由是可以想见的。但是这并不等于否定了它主持诸气的物质基础,不等于说它不是空腔器官了。《难经·第三十八难》中说:“三焦者,有原气之别焉,此外府也。”这就是说,三焦虽是一府,不过它在藏府之外,所以称作外府。不难推测,古代医学中虽很少关于人体解剖的记载,但总会看到家畜解剖的。在家畜动物体上,依然能够分辨出所谓外府来。

唐容川在其《金匮要略浅注》中说:“焦古作雥(层折纵横互贯交错之形),又作膲,乃人身内外之网膜,其根生于肾系,由肾系生出胁内之板油,又由板油生出网油连于膀胱。其下焦网油中之夹室是为精室、血海,前连脐,后连脊,上循胸前为大膈,后连于肝,上循腔子至肺系,抵心为包络,又上于咽喉。其周身透出包肉连筋,剥去皮毛即见白膜者,皆三焦之腠理也。凡藏府肢体内外气血交通之路,皆在乎此,则病之道路全知矣。”唐氏在此对于三焦的部位及形态作了进一步的阐述与臆创。他所说的网油,可能就是大网,而大网也是属于腹膜的。他所说的肝、膈、脊、膀胱等等的连系,就是行走于藏府之间或藏府和腹壁之间的腹膜部分。他说网膜的根生于肾系,大概指肠系膜根在后腹壁上附着的情况。关于胸膜也是如此。肺系是指支气管、气管和其他伴行的结构,上循腔子至肺系,显然是说的纵隔(胸膜)。包肉连筋,乃肌肉的疏松结缔组织。剥去皮毛所见之白膜是皮下的表浅肌膜和结缔组织。总括唐氏对三焦的注释,可以认为,唐氏在上述已有的认识基础上又扩大了范围。除去胸腔、腹腔等而外,他把胸膜和腹膜的结构(大网、小网、肠系膜、纵隔以及所有有关的韧带),躯体的肌膜,疏松结缔组织等等一并概括在内了。若从组织学的观点来看,这些组织结构都是用于携带血管、神经和淋巴的。尤其是胸膜和腹膜,与一切内藏的构造关系密切,它们直接成为内藏器官的形态组成部分。

钟益生氏推重章太炎、祝味菊、陆渊雷的说法,认为三焦是淋巴系统,并且在他们已经建立的说法上进一步补充使之“完整”。他认为《内经》上所说的三焦,分开来说是三个部分,但实际上是一个不可分割的整体。“上焦的主要部分是指胸导管,同时包括左右无名静脉和上腔静脉血管、右淋巴管和横膈膜以上的大小淋巴管及淋巴结。甚至在沟通组织液的作用上还应将组织腔隙包括在内。中焦主要是指从小肠至肛门的静脉血管和自小肠到乳糜池的大小淋巴管和淋巴结;同时包括肠系膜上静脉血管和胃相连的部分,以及来自胃、肠、肝、胰而终于肠总淋巴干的大小淋巴管及淋巴结。下焦是指肠系膜下静脉血管、回肠静脉血管、右结肠静脉血管及中结肠静脉血管;同时包括起自大肠、肾藏、膀胱而至左右腰淋巴干以及腰淋巴干以下的大小淋巴管和淋巴结在内。”钟氏就是这样详尽地用现代的解剖知识给三焦的形态学写出了结论。

钟氏的描述未免刻画得太清楚而且也太局限了。从历史唯物的观点出发,两千年前的《内经》作者所谈的形态或功能,总地来说,还不可能用这种程度的分析方法来代表,但也正因为如此,中医不曾走上割裂地对待人体的道路。祖国的医学主要特点表现在:第一,与现代西医相比较,具有强烈的综合概念;第二,形态学与功能的研究相比较,功能重于形态,由于这种关系,所谈某某器官之功能往往超出于其形态学所给予之应有限制;第三,谈诊断和治疗时,大多以器官的功能定义为准,较少的涉及到形态。学习祖国医学,必须结合其特点才能在轻重分量和质量上体会得恰到好处。如果允许我按照这样去要求,钟氏在解释三焦的解剖学上显然是多少失去三焦的原意了,这就使我们不能对古人心目中的三焦有一个确切的了解。依照钟氏引用《内经》对三焦功能的解释,我同意说三焦的功能与淋巴系统、血管系统有着密切的关系,然而现时也只是说到有密切关系这个程度罢了。

中医对三焦功能的认识一方面不受三焦形态的限制,一方面也是随着时代的不同迭有变迁的。兹举出有关的文字记载以便体会。

《素问·灵兰秘典论》中说:“三焦者,决渎之官,水道出焉。”又《灵枢·本枢篇》中说:“三焦者,中渎之府,水道出焉,是孤之府也。"渎是流注沟通的意思,可见生理功能的三焦是与体液的流通有关的。

《灵枢·营卫生会篇》中说:"上焦如雾,中焦如沤,下焦如渎。"这似乎说明下焦更加切合中渎之官的意思,而上中焦还另添新义。本篇中又说:"上焦出于胃上口,并咽以上贯膈而布胸中,走腋,循太阴之分而行,还至阳明。上至舌,下足阳明。""中焦亦并胃中,出上焦之后,此所受气者,泌糟粕,蒸精液,化其精微,上注于肺脉,乃化而为血,以奉生身。""下焦者,别回肠,注于膀胱而渗入焉。故水谷者,常并居于胃中,成糟粕而俱下放大肠,而成下焦,渗而俱下,济泌别汁,循下焦而入膀胱焉。"《灵枢·决气篇》中说:"上焦开发,宣五谷味,熏肤,充身,泽毛,若雾露之溉,是谓气。"由此可知,上焦与呼吸功能有关,中焦与呼吸、循环功能有关,下焦与泌尿功能有关,上、中、下三焦各有不同的功能。

上文指出来了上焦的功能范围,上到舌,下到胃,中与食管(即咽之义)相并贯过横膈布于胸中,左右经腋窝循着手太阴肺经的路去而复还。但究竟不容易用现代的解剖学结合着去认识而着重地是一个功能范围,古人能够臆测到食物的精微被吸收后再到肺藏,能够看到肺所主司的气是有出纳的,于是认为:当上焦开发之时,到了肺的精微就会宣发其五谷的气味,以轻清之质,如雾露之状,迷漫到周身与皮毛。称之曰气者,取其义近肺所主之气的意思。中焦的功能没被说到散发其气,相反地谈到先要受气取汁,吸收水谷的精微,上行输送到肺,化而为血,随循环以奉养全身。在此区别气和血各有上焦和中焦所主。下焦的功能是把到肠内的液汁和糟粕分开来以渗入到膀胱。

总之,不论古人这种说法与现今生理学的某个系统扣合得上否,三焦的功能认识就是这样的。我们用不到对之增减或润色,不宜于把上焦主气硬说成淋巴系统,中焦主血硬说循环系统,下焦如渎硬说成泌尿系统,而只能说它们与这些系统有着十分密切的关系。前面已经引证过,三焦本体,主持诸气,气的意义很多,中焦受气取汁的气是偏于食物中的成分和水分,而三焦主持的气,既包含此种成分,又可能是体液或组织液,尤其还代表功能的动力。祖国医学特别重视功能动力这一问题。各器官组织内特别是结缔组织内血循环中的血液携带有从胃肠摄取来的精微养料和水分以及从肺摄取来的养气,其中一部分物质要从毛细血管渗到组织间隙中成为组织液的成分,组织液又要透过毛细淋巴管壁进入到淋巴系统成为淋巴成分,以后归入血循环,血液再到肾藏系球分出尿液循输尿管下达膀胱,最后排出体外。大家都知道,从养料,水分,养气等等物质吸取到体内起,到分泌出尿液止,其间要经过多少个关卡,要经历多少变化,难道说在这些地方都是被动性地进行渗透这样一个纯物理过程么?难道说在这些变化中都有着同样的条件吗?当然不是的。而是在每个环节上除物理因素外,还有积极主动的生物化学因素,还有酵素、激素以及神经等的功能动力,才能应乎不同的生理条件以维持正常的秩序。三焦云者,恐怕还要在这些动力方面多琢磨一些吧!《内经》作者虽然能够臆测到从受气取汁和雾露之溉,到渗入膀胱,气化而出,其间必定要有通过三焦的一系列功能过程,但是这些过程的真象如何就说不上来了。肯定地说,即使西医在这方面研究得也是不够令人满意的。我们要想在三焦问题上用现代生理学的知识得到一个圆满的回答也是为时过早的。这就要求我们在中西医合流中如何去抓住这个重要环节接受祖国医学中在这方面的经验用现代的技术方法去深入地钻研一下。

《伤寒论》和《金匮要略》等书是影响后世医学很深的。按照书中记载,似乎把膈以上称为上焦,包括心肺在内。膈以下、脐以上称为中焦,包括脾和胃在内。脐以下和少腹称为下焦,包括肾、肝、血室等在内。例如《金匮要略·风寒积聚篇》说："热在上焦者，因咳为肺痿；热在中焦者，则坚；热在下焦者，则尿血，亦会淋泌不通。"这样一来，后世不少人误解为三焦直指藏府而言了。这是必须要分辨清楚的。《内经》以三焦为一府，与其他各府并列，可知它们都是分别存在的，决不能用三焦来概括或代替其他藏府。应当强调，中医言三焦，最常想到"决渎之官，水道出焉"，也就是从胃肠吸取食物精微到排尿其间一系列的液体转化过程，特别是关系到水的代谢过程。这样理解，并不妨害心、肺、胃、脾、肝、肾等等各自有其独特的功能，但也不可否认，三焦的功能是与上述藏府的功能有联系的。如果我们一定要用现代的语汇来表达三焦与其他藏府的关系时，姑且作出如下的比方：胃肠等的消化腺分泌可以作为胃肠的各自功能，而胃肠的血液淋巴转化运输过程一方面与腺分泌和养分吸收仍然统一于胃肠功能之下，另一方面则与其他藏府的相应部分可属于三焦范围之中。对于心、肺、肝、肾、膀胱等也是如此。反过来想，如果任何组织或器官不与三焦相连属，则其代谢产物又何从而达到尿中呢？我想，这样解说虽仍难免有附会之处，也许可以稍得于古人之心吧！

清代吴鞠通、王梦英等以三焦为温病传变之路，认为温病自口鼻而入，一般说来，先至上焦，次及中焦，再到下焦。病势发展到下焦时，已经是最严重的阶段。这种对三焦的解释虽然与上述者有所区别，但是在学习《温病条辨》《温热经纬》时仍然要按照作者对三焦的概念去理解，不可以以此之见乘彼之见，用古代的话去非议近代著作，这对接受祖国医学的宝贵经验是没有什么好处的。何况古人对三焦意义的阐述较简，后世的体会各有不同，也是很自然的事。吴氏等对温病治疗有卓越的贡献，只有依照他们的想法去学习他们的专长，才不致走弯路。及至学会以后，再从事整理，方可事半功倍。

三焦和营卫有一定的关系。张隐菴说："卫气出至上焦，营气出于中焦。"《灵枢·营卫生会篇》说："人受气于谷，谷入于胃，以传于肺，五藏六府皆以受气。其清者为营，浊者为卫。营在脉中，卫在脉外。营周不休。"前面已经说过，气为上焦所主，血为中焦所主。还有很多人把卫和气并称，营和血并称。综合以上引证可见，三焦和营卫的关系依然离不了血液、淋巴的输布运行及其转化的动力。

祖国医学中虽然没有结缔组织或血管结缔组织装置等一类名词，虽然不曾深究结缔组织及其含有的血管、淋巴管、神经等在人体内分布的详细情况，但是谈到三焦的形态时总是或多或少的意味到这种组织及其机构（胸膜、腹膜和其他等等），而尤其谈到三焦的功能时牵涉到它们的功能很多。即使水的代谢问题涉及得更广，而全身或局部水的代谢又为三焦的功能重点，不过与上述组织结构亦有密切关系。我们固然不能在现时直接指出三焦在西医中就是什么什么，因为中西医名词意义之间很难像符节那样完全相合，然而我们在学习中体会时如能结合中医的特点，谨慎地联系到西医的内容，这对将来整理提高肯定是有好处的。

伯坚按：三焦是人身的什么东西，历来异说纷纭，莫衷一是，现在详细讨论于下。

（一）《素问》对于三焦的说明——三焦的名称，最初始见于《素问》。本篇说："三焦者，决渎之官，水道出焉。"又第九《六节藏象论》说："脾、胃、大肠、小肠、三焦、膀胱者，仓廪之本，营之居也，名曰器，能化糟粕，转味而入出者也。"又第十一《五藏别论》说："夫胃、大肠、小肠、三焦、膀胱，此五者，天气之所生也，其气象天，故泻而不藏。"由这几段说明看来，我们可以了解，三焦和胃、大肠、小肠、膀胱相似，它们是一类的器官，它里面是空洞的，可以容纳东西。

（二）《灵枢》对于三焦的说明——《灵枢》特别强调了三焦和膀胱的关系，并将三焦分为上中下三焦来说明。

(甲)三焦和膀胱的关系——《灵枢》第二《本输篇》说:“三焦者,中渎之府也,水道出焉,属膀胱,是孤之府也。”又说三焦经脉“入络膀胱,约下焦,实则闭癃,虚则遗溺。”又第四十七《本藏篇》说:“密理厚皮者,三焦膀胱厚。粗理薄皮者,三焦膀胱薄。疏腠理者,三焦膀胱缓。皮急而无毫毛者,三焦膀胱急。毫毛美而粗者,三焦膀胱直。稀毫毛者,三焦膀胱结也。”由这几段话看来,三焦和膀胱是有密切关系的。所谓密切关系,就是一方面说明三焦和膀胱是相类似的,它们里面都是空洞的,都可以容纳东西;一方面说明三焦容纳了膀胱在内。

(乙)上中下三焦的说明——《灵枢》第十八《营卫生会篇》、第三十《决气篇》、第三十二《平人绝谷篇》和第八十一《痈疽篇》对于上中下三焦各有说明。①上焦——《营卫生会篇》说:“上焦出于胃上口,并咽以上,贯膈而布胸中,走腋,循太阴之分而行,还至阳明,上至舌下。”又说:“上焦如雾。”《决气篇》说:“上焦开发,宣五谷味,熏肤,充身,泽毛,若雾露之溉,是谓气。”《平人绝谷篇》说:“上焦泄气,出其精微,慓悍滑疾。”《痈疽篇》说:“上焦出气,以温分肉而养骨节,通腠理。”所谓上焦如雾。就是说若雾露之溉,也就是形容气的形状。由这几段话来看,上焦是和肺有关系的。②中焦——《营卫生会篇》说:“中焦亦并胃中,出上焦之后,此所受气者,泌糟粕,蒸津液,化其精微,上注于肺脉,乃化而为血,以奉生身,莫贵于此,故独得行于经隧,命曰营气(血液)。”又说:“中焦如沤。”《决气篇》说:“中焦受气,取汁变化而赤,是谓血。”《痈疽篇》说:“中焦出气如露,上注溪谷而渗孙脉,津液和调,变化而赤为血。”所谓中焦如沤,就是形容血液的形状。由这几段话看来,中焦是和心胃有关系的。③下焦——《营卫生会篇》说:“下焦者,别回肠,注于膀胱而渗入焉。故水谷者,常并居于胃中,成糟粕而俱下于大肠,而成下焦,渗而俱下,济泌别汁,循下焦而渗入膀胱焉。”又说:“下焦如渎。”《平人绝谷篇》说:“下焦下溉诸肠。”所谓下焦如渎,就是本篇所说决渎之官,水道出焉。渎是沟,就是下水道。如渎是形容下焦的作用,说明下焦容纳了下水道在内。由这几段话看来,下焦是和膀胱有关系的。

(三)历代医学家对于三焦的解释——历代医学家对于三焦的解释,可以分为三个类型。①三焦是无形的——《难经·第二十五难》说:“心主与三焦为表里,俱有名无形。”《第三十八难》说:“所以府有六者,谓三焦也,有名而无形。”所谓有名无形,是只有这一个名称而它的实质是看不见的。《难经》以为三焦虽有名无形,而在人身体上是有一定部位的。《三十一难》说:“上焦者,在心下下膈,在胃上口,主内而不出。中焦者,在胃中脘,不上不下,主腐熟水谷。下焦者,当膀胱上口,主分别清浊,主出而不内,以传导也。”根据它们的一定部位来观察,则上中下三焦就标识着人身躯干的上中下三段。《难经》的这些解释,是很笼统而模糊的。历代有名的临床医学家,自汉朝张仲景的《伤寒论》起,一直到清朝吴塘的《温病条辨》止,都是根据《难经》的解释来使用三焦这一名词的,他们对于有肺部症状的疾病就叫作上焦病,有心部胃部症状的疾病就叫作中焦病,有膀胱大肠症状的疾病就叫作下焦病,这说明他们所谓上中下三焦实际上就是躯干的上中下三段。②三焦是有形的——宋代陈言《三因极一病证方论》卷八《三焦精府辨证条》说:“三焦者,有脂膜如掌大,正与膀胱相对,有二白脉自中出,挟脊而上贯于脑。”清末唐宗海《中西汇通医经真义》上卷《脏腑之官》条说:“三焦,即人身之膜膈,所以行水也。西医云,饮水入胃,胃之四面皆有微丝血管,吸出所饮之水,散走膈膜,达于连网油膜之中,而下入膀胱。西医所谓连网,即是膈膜,及俗所谓网油,并周身之膜皆是也。网油连着膀胱,水因得从网油中渗入膀胱,即古所名三焦者决渎之官,水道出焉是矣。”这些说法,和《黄帝内经》的原始解释是不相符合的。③三焦是腔子——明代虞抟《医学正传》卷一《医学或问》说:“或曰:‘尝闻人身之有腑者,若府库然,能盛贮诸物之名也。若大小肠、膀胱、胆五腑,皆有攸受而盛之者,未审三焦为腑何所盛乎?'曰:'三焦者,指腔子而言,包涵乎肠胃之总司也。胸中盲膜之上曰上焦,盲膜之下脐之上曰中焦,脐之下曰下焦,总名曰三焦,其可谓之无攸受乎?其体有脂膜,在腔子之内,包罗乎五藏六府之外也。'”明末张介宾《类经》卷三《藏象类》三注说:“观本篇六府之别,极为明显,以其皆有盛贮,因名为府。而三焦者曰中渎之府,是孤之府,分明确有一府,盖即藏府之外,躯体之内,包罗诸藏,一腔之大府也,故有中渎是孤之名,而亦有六府之形。”这是张介宾早期对于三焦的解释,他到了晚年对于三焦的解释又改变了,详见张介宾《质疑录·论三焦有几条》,参阅《素问》第九《六节藏象论》第三段:“脾、胃、大肠、小肠、三焦、膀胱者”句下集解,张介宾早期的解释是正确的。他晚年的解释愈说愈令人糊涂。

(四)结论——古人对于三焦的认识,如果用现代解剖生理学的知识来推论,应当分为形态和功能两方面来说。现在首先从形态方面来说。三焦的名称出于《内经》,则对于三焦的解释,首先应当符合于《内经》本身的原始解释才对。在历代医学家的解释中,以虞搏和张介宾早期的解释可以符合于《内经》本身的原始解释,而又最为通达明白。据虞搏和张介宾的早期解释,结合现代解剖学的知识,我们可以明了三焦在形态上就是胸腔和腹腔的总称。上焦就是肺部的胸腔。中焦就是心部的胸腔和胃部的腹腔。下焦就是膀胱部分的腹腔。若就胸壁和腹壁而言,可以说是一府,这和《内经》本身的原始解释是可以相符合的。若就一个空腔而言,则只有名称而看不见实质,这和《难经》“有名无形”的解释也是可以相符合的。其次再从功能方面来说。三焦的功能主要是水道的排泄。古人最初认识三焦,大概对于膀胱部分的腹腔认识得比较清楚,所以《素问·灵兰秘典论》说:“三焦者,决渎之官,水道出焉”;《灵枢·本输篇》也说:“三焦者,中渎之府也,水道出焉,属膀胱,是孤之府也”;《灵枢·本藏篇》说明人身外形和藏府的关系,又将三焦和膀胱两个名词连在一块提出;它们都特别强调了三焦和膀胱的关系。至于三焦的病状,主要也在膀胱部分的腹腔。《灵枢》第四《邪气藏府病形篇》说:“三焦病者,腹气满,小腹尤坚,不得小便,窘急,溢则水留,即为胀。”又第三十六《津液五别篇》说:“三焦不泻,津液不化,水谷并行肠胃之中,别于回肠,留于下焦,不得渗膀胱,则下焦胀,水溢则为水胀。”这都很明显是腹水的症状,这也说明古人最初认识三焦,对于膀胱部分的腹腔是认识得比较清楚的。三焦的功能除了水道的排泄以外,据《灵枢·营卫生会篇》《平人绝谷篇》《决气篇》《痈疽篇》所说,还和呼吸系统、循环系统、消化系统都有关系,这又包括了植物神经的作用在内。若用现代解剖生理学的知识来说,古人所认识的三焦,它的形态和功能是不相适应的,它的形态是一回事,它的功能又是一回事,是完全不同的两回事。但在两千年前,已初步知道在形态上有体腔(胸腔和腹腔)的存在,在功能上有主持内脏功能(植物神经)的作用,不可不说是伟大的发现。

⑲州都:沈约《宋书》卷九十四《恩倖传论》:“州都、郡正、以才品人。”

魏收《魏书》卷二十七《穆弼传》:“会司州牧咸阳王僖入,高祖谓僖曰:“朕与卿作州都,举一主薄。”即命弼谒之。

州都,参阅本段“胆者中正之官”句下集解引《太平御览》。

⑳膀胱者,州都之官,律液藏焉,气化则能出矣:《灵枢》第二《本输篇》:膀胱者,津液之府也。

吴崑说:三焦水液,俱出膀胱,是为都会之地,故曰州都之官,津液藏焉,然津液藏于膀胱,不能自出,必气机传化,则津液出而为溺也。

高世栻说:得阳热之气而津液始达于皮肤,故气化则能出矣。

丹波元简说:《本输篇》《二十五难》及《五行大义》引《河图》云:“膀胱为津液之府。”《韩诗外传》:"膀胱凑液之府也。

㉑十二官:《新校正》云:"详此乃十一官,脾胃二藏共一官故也。"

㉒凡此十二官者,不得相失也:马莳说:凡此十二官者,上下相使,彼此相济,不得相失也。

㉓故主明则下安:王冰说:主谓君王,心之官也。

高世栻说:主明,心主神明也。下安,诸官各安其职也。

丹波元简说:赵献可《医贯》云:"玩《内经》注文,即以心为主。愚谓人身别有一主,非心也。谓之君主之官,当与十二官平等,不得独尊心之官为主。若以心之官为主,则下文'主不明则十二官危',当云'十一官'矣。盖此一主者,气血之根,生死之关,十二经之网维也。"吕东庄评云:"十二官各有所司,而惟心最贵。心得其职,则十二官皆得其宜。犹孟子谓耳目之官不思而蔽于物,心之官则思,思则得之,盖心与百体,分言之则各有所官,统言之则心为百体之主,即此义也。故曰:'君主之官',曰'主明',文义自见。若谓别有一主,则心已不可称君主,岂主复有主乎?又谓下文当云'十一官',不当云'十二官',此拘牵句字而不求其义也。即以经文例之,《六节藏象论》云:'凡十一藏,取决于胆'五藏六府,胆已在内,则宜云十藏,而云十一藏,又将别有一胆耶?《灵枢·邪客篇》曰:'心者,王藏六府之大主,精神之所舍',如赵氏言,亦止应云四藏六府之大主矣,又岂心非其心耶?"

㉔以此养生则寿,殁世不殆:王冰说:以此养生则寿,殁世不至于危殆矣。

马莳说:以人身而言,用此法以养生,心泰而体宁,必有寿而终身不殆。

㉕则大昌:马莳说:以人主而言,用此法以治也,君明而下安,必大昌而天下盛治。

㉖使道闭塞而不通:马莳说:凡各经转输之路,皆闭塞而不通,其形乃大伤矣。

张志鹏说:神明昏乱,则血脉凝泣,而使道闭塞矣。

㉗其宗大危:高世栻说:其宗大危,言不但自身危困,而宗祧且大危也。

丹波元简说:按《说文》:"宗,尊祖庙也。"《白虎通》云:"宗者,何谓也?宗者,尊也,为先祖主,宗人之所尊也。"

至道在微,变化无穷,孰知其原①?窘②乎哉!肖者濯濯③,孰知其要?闵闵④之当,孰者为良?恍惚⑤之数,生于毫氂。毫氂之数,起于度量⑥。千之万之,可以益大。推之大之,其形乃制⑦。

【本段提纲】 马莳说:此言十二官之道,乃至道也。

【集解】

①至道在微,变化无穷,孰知其原:王冰说:孰,谁也。言至道之用也,小之则微妙而细无不入,大之则广远而变化无穷,然其渊原,谁所不察?

②窘:王冰说:窘,要也。

伯坚按:《诗·小雅·正月》:"又窘阴雨。"《毛传》:"窘,困也。"

③肖者濯濯:原校文作"消者瞿瞿"。

《新校正》云:按《太素》作"肖者濯濯"。

俞樾说:按《太素》是也。"濯"与"要"为韵。今作"瞿",失其韵矣。《气交变大论》亦有此文,"濯"亦误作"瞿",而"消"字正作"肖",足证古本与《太素》同也。

喜多村直宽说:《太素》,"消"作"肖"。《气交变大论》同。宽按:肖,宵同。江淹《杂体诗》:"宵人重恩光。"善曰:"《春秋孔演图》曰:'宵人之世多饥寒。'宋均曰:'宵,犹小也。'"

田晋蕃说:《方言》十二:"肖,小也。"《尔雅·释诂》:"濯,大也。"肖者濯濯,即"至道在微,变化无穷，千之万之，可以益大"之义。详文义亦从《太素》为是。

伯坚按：《新校正》所引《太素》是佚文，今存残本《黄帝内经·太素》没有这一段文字。今据俞樾、田晋蕃说校改。

④闵闵：王冰说：闵闵，深远也。

丹波元坚说：海保元备曰："闵，闷通。《老子》二十章：'俗人昭昭，我独昏昏。俗人察察，我独闷闷。'五十八章：'其政闷闷。'闷闷，古本皆作闵闵。闵闵，闷闷，皆以谓道之玄妙。王以为深远，义或本此。"

⑤恍惚：王冰说：恍惚者，谓似有似无也。忽，亦数也。似无似有而毫厘之数生其中。《老子》曰："恍恍惚惚，其中有物"，此之谓也。《筭书》曰："似有似无为忽。"

⑥恍惚之数，生于毫氂。毫氂之数，起于度量：顾观光说：言积恍惚而生毫厘，积毫厘而起度量也。于，语助词。文十六年《谷梁传》曰："闰月者，附月之余日也，积分而成于月者也。"与此于字同义。

陆懋修说：氂，亦作厘。《汉书·律历志》："不失毫氂。"注引孟康曰："十豪曰氂。"

⑦千之万之，可以益大。推之大之，其形乃制：王冰说：推引其大，则应通人形之制度也。

张介宾说：毫厘者，质量之所起也。千之万之者，积而不已，而形制益多也。喻言大必由于小，著必使于微，是以变化虽多，原则一耳。故但能知一，则无一之不知也。不能知一，则无之能知也。正以见人之安危休咎，亦惟心君为之原耳。

高世栻说：微者可大，则推之大之，而道之形体乃制。制，正也。

丹波元坚说：先兄曰："按万理本只在自家心上，故一念之萌，推之大之，其形之为殃为寿者，为彼所制而已，犹度量之数，本萌于恍惚中也。"

黄帝曰：善哉！余闻精光①之道，大圣之业，而宣②明大道，非斋戒③择吉日不敢受也。

黄帝乃择吉日良兆④，而藏灵兰之室⑤以传保⑥焉。

【集解】

①精光：张志聪说：精，纯粹也。光，光明也。

②宣：吴崑说：宣，发也。

③斋戒：王冰说：韩康伯曰："洗心曰斋，防患曰戒。"

丹波元简说：按王引韩说，见《易·上系辞》"圣人以此斋戒"注。《周礼·膳夫》："王日一举，斋日三举。"《论语》斋必变食。而不饮酒、不茹荤，出《庄子》。

喜多村直宽说：《史·淮阴传》："王欲召信拜之，择良日斋戒。"

④兆：《孟子·万章下》："为之兆也。"赵岐注："兆，始也。"

⑤灵兰之室：马莳说：按《灵枢·刺节真邪篇》《外揣篇》，皆藏此室。

丹波元简说：文王有灵台，语有芝兰之室，俱异常之谓。

⑥保：喜多村直宽说：保，宝，古字通。《吴越春秋》："君何宝之。"注："宝当作保。"《史记·鲁世家》"九鼎保玉"，"无坠天之降葆命"，皆宝字。

《灵兰秘典论第八》今译

黄帝问说:十二藏在人身体内的功用和它们的重要性是怎样的?

岐伯回答说:你问得真详细。现在尽量说明于下。

心是一身的君主,人的聪明智慧都是由心产生出来的。

肺是辅助君主治理全身的。

肝是主管计划谋虑的。

胆是主管决断的。

膻中①是主管喜乐的。

脾和胃是人身的仓库,主管储藏饮食物的。

大肠是运输的器官,主管变化的。

小肠是容纳的器官,主管消化的。

肾是兴奋的器官,主管生育的。

三焦是排泄的器官,主管排水的。

膀胱是主管盛水的,得阳热的气则水可以排泄出来。

以上一共十二个器官,必须各安其职,各尽所能。尤其重要的是君主(心)清明,则臣下方能安定,如此就可以长寿,一直到死都没有危险,譬如一个国家有了好的君主一样,国家一定会强盛的。君主(心)如果昏乱,则十二个器官都会发生危险,各经脉闭塞而不流通,形体就会大受伤害,如此必会发生灾祸,譬如一个国家的君主昏乱一样,国家一定会大乱了。这是必须注意警惕的。

人身的生理功能是异常微妙的,它的变化无穷,谁能知道它的根源呢?这真是困难呀!由于它的变化无穷,所以很难掌握它的规律。由于它的深远微妙,所以很难知道哪里是它的主体。凡是生物的发生成长,最初都由似有似无,渐渐而微小而长大,愈长愈大,然后成形。

黄帝说:好。我听说这种精粹的大道理,是圣人的事业,如果要发挥它,一定要诚心斋戒,选择一个好日子,才可接受。

于是黄帝选择了一个好日子,接受了,保藏在灵兰之室里面,作为一件宝贝传了下来。

①膻中:心包络(又叫作心主)是包心的血络,膻中是心包络所占的空腔,所以《灵枢》第三十五《胀论》说:"膻中者,心主之宫城也。"

六节藏象论第九①

①六节藏象论第九:《新校正》云:按全元起注本在第三卷。

伯坚按:《甲乙经》和今存残本《黄帝内经太素》都没有收载本篇的文字。本篇和《类经》的篇目对照,列表于下:

素问	类经
六节藏象论第九	卷三——藏象(藏象类二) 卷六——关格(脉色类二十二·一) 卷十一——天食人以五气地食人以五味(气味类一) 卷二十三——六六九九以正天度而岁气立(运气类一) 卷二十三——气淫气迫求其至也(运气类二)

【释题】 马莳说:“篇内首问六六之节,后又问藏象何如,故名篇。”甲子一周是六十天,叫作一节。六节,六六三百六十天,就是一年。所以六节和四时的意义相同,每年用季数计算就叫作四季,每年用节数计算就叫作六节。本篇开始有黄帝的问话问六节,后面有一段讲十一藏和四时的配合,所以叫作《六节藏象论》。

【提要】 本篇用黄帝、岐伯问答的形式。前面一大节,据《新校正》说,自“岐伯曰昭乎哉问也”,至“孰少孰多可得闻乎”止,是全元起注本和《太素》所没有的,《新校正》怀疑是王冰补进去的。按这一段的内容,和《天元纪》以下七篇大论的内容相似,讲的是五运六气学说,是另外一个体系,与《黄帝内经》他篇不同,《新校正》的怀疑是正确的。本篇除了这一大节之外,其余内容可分为三节。第一节讲五气和五味对于人身的重要。第二节讲十一藏的生理作用和四时的气相通(配合)。第三节讲人迎和寸口的脉法。本篇讲十一藏取决于胆,这和上篇《灵兰秘典论》讲十二藏以心为主不同,可见本篇和《灵兰秘典论》不是出于同一派的医学家的作品。

黄帝问曰:余闻天以六六之节以成一岁①,人以九九制会②,计人亦有三百六十五节以为天地久矣③,不知其所谓也。

【集解】

①天以六六之节以成一岁:王冰说:六六之节,谓六竟于六甲之日,以成一岁之节限。

张志聪说:天以六六之节者,十干主天,六十日甲子一周而为一节,六六三百六十日以成一岁也。(伯坚按:甲、乙、丙、丁、戊、己、庚、辛、壬、癸,叫作十天干。子、丑、寅、卯、辰、巳、午、未、申、酉、戌,亥,叫作十二地支。按着上面排列的次序相配合,成为甲子、乙丑、丙寅、丁卯等,一直到癸亥止,可以得出六十个不同的干支。到了癸亥满足六十个以后,如再继续排列,又要从甲子开始了。这六十个不同的干支,就叫作甲子一周。古代用干支记日数,殷朝就已如此。)现将六十干支列表于下:

1 甲子	2 乙丑	3 丙寅	4 丁卯	5 戊辰	6 己巳	7 庚午	8 辛未	9 壬申	10 癸酉
11 甲戌	12 乙亥	13 丙子	14 丁丑	15 戊寅	16 己卯	17 庚辰	18 辛巳	19 壬午	20 癸未
21 甲申	22 乙酉	23 丙戌	24 丁亥	25 戊子	26 己丑	27 庚寅	28 辛卯	29 壬辰	30 癸巳
31 甲午	32 乙未	33 丙申	34 丁酉	35 戊戌	36 己亥	37 庚子	38 辛丑	39 壬寅	40 癸卯
41 甲辰	42 乙巳	43 丙午	44 丁未	45 戊申	46 己酉	47 庚戌	48 辛亥	49 壬子	50 癸丑
51 甲寅	52 乙卯	53 丙辰	54 丁巳	55 戊午	56 己未	57 庚申	58 辛酉	59 壬戌	60 癸亥

②人以九九制会:王冰说:九九制会,谓九周于九野之数,以制人形之会通也。

张志聪说:人以九九制会者,人有九窍九藏,地有九州九野,以合三而成天,三而成地,三而成人,故先言人以九九制会,而后言地以九九制会也。

丹波元简说:会,盖《周礼·天官少宰》要会之会。郑注:"月计、日计、岁计,曰会。"《家语·执辔篇》:"天一,地二,人三,三三如九,九九八十一。"盖九九八十一,数之极,故曰人以九九制会。

喜多村直宽说:人以九九制会,如《三部九候论》所言之矣。

伯坚按:九藏是形藏四,神藏五,合共为九藏。形藏四是头角、耳目、口齿、胸中。神藏五是肝、心、脾、肺、肾。

③人亦有三百六十五节以为天地久矣:《淮南子·精神训》:天有四时、五行、九解、三百六十六日。人亦有四支、五藏、九窍、三百六十六节。

丹波元简说:《邪客篇》云:"岁有三百六十五日,人有三百六十节。"《吕览》云:"三百六十六日。人亦有四支、五藏、九窍、三百六十六节。"《子华子》云:"一人之身为骨,凡三百有六十,精液之所朝夕也。"

丹波元坚说:先兄曰:"《春秋繁露》:'人有三百六十节,偶天之数也。'《淮南子》:'天有十二月,以制三百六十日。人有十二肢,以使三百六十节。'"坚按:《九针十二原》曰:"节之交,三百六十五会。"又曰:"所言节者,神气之所游行出入也,非皮肉筋骨也。"盖《十二原》所言,即系穴俞,《气穴论》文足以互证。本篇所言,亦此义也。

岐伯对曰:昭乎哉问也!请遂言之。夫六六之节、九九制会者,所以正天之度,气之数也①。天度者,所以制日月之行也。气数者,所以纪化生之用也②。天为阳,地为阴。日为阳,月为阴③。行有分纪④,周有道理⑤。日行一度,月行十三度而有奇焉,故大小月三百六十五日而成岁⑥,积气余而盈闰矣⑦。立端于始⑧,表正于中⑨,推余于终,而天度毕矣⑩。

帝曰:余已闻天度矣。愿闻气数,何以合之?

岐伯曰:天以六六为节,地以九九制会⑪。天有十日⑫,日六竟而周甲,甲六复而终岁,三百六十日法也⑬。夫自古通天者,生之本,本于阴阳。其气九州、九窍,皆通乎天气⑭。故其生五,其气三⑮。三而成天,三而成地,三而成人⑯。三而三之,合则为九,九分为九野,九野为九藏⑰。故形藏四,神藏五,合为九藏以应之也⑱。

帝曰:余已闻六六九九之会也。夫子言积气盈闰,愿闻何谓气,请夫子发蒙解惑焉⑲。

岐伯曰:此上帝所秘,先师传之也⑳。

帝曰:请遂㉑闻之。

岐伯曰:五日谓之候㉒,三候谓之气㉓,六气谓之时㉔,四时谓之岁,而各从其主治焉㉕。五运相袭而皆治之,终期之日,周而复始,时立气布,如环无端,候亦同法㉖。故曰:不知年之所加,气之盛衰虚实之所起,不可以为工矣㉗。

【集解】

①夫六六之节,九九制会者,所以正天之度,气之数也:王冰说:六六之节,天之度也。九九制会,气之数也。所谓气数者,生成之气也。周天之分,凡三百六十五度四分度之一,以十二节气均之,则岁有三百六十日而终,兼之小月日,又不足其数矣。是以六十四气而常置闰焉。何者?以其积差分故也。天地之生育,本址于阴阳。人神之运为,始终于九气。然九之为用,岂不大哉!《律书》曰:"黄钟之律管长九寸。冬至之日气应灰飞。"由此,则万物之生,咸因于九气

矣。古之九寸,即今之七寸三分,大小不同,以其先秬黍之制而有异也(《新校正》云:按别本,"三分"作"二分")。

张介宾说:六六之节,谓如天地合数则花甲生焉。花甲一周凡六十日,而所包天干各六,是一周之六六也。一岁之数三百六十日,而所包甲子凡六周,三阴三阳凡六气,是一岁之六六也。九九制会者,天有四方,方各九十度有奇而制其会;岁有四季,季各九十日有奇而制其会;以至地有九野,人有九藏,皆应此数。故黄钟之数生于九,而律度、量衡、准绳、规矩之道无不由之。夫有气则有度,有度则有数,天度由此而正,气数由此而定,而裁制其会通之妙者则在乎人,其为功也亦大矣,故首节曰"人以九九制会"也。

②天度者,所以制日月之行也。气数者,所以纪化生之用也:王冰说:制,谓准度。纪,谓纲纪。准日月之行度者,所以明日月之行迟速也。纪化生之为用者,所以彰气至而斯应也。气应无差,则生成之理不替。迟速以度,而大小之月生焉。故日异长短,月移寒暑,收藏生长无失时宜也。

张介宾说:制,节也,正也。纪,记也。太虚廖廓,本不可测,所可测者,赖列宿周旋,附于天体。有宿度则天道昭然,而七政之迟疾有节,是所以制日月之行也。气数无形,本不易察,所可察者,在阴阳往来,见于节序。有节序则时令相承,而万物之消长有期,乃所以纪化生之用也。

③日为阳,月为阴:张介宾说:天包地外,地居天中,天动地静,乾健坤顺,故天为阳,地为阴。火之精为日,水之精为月,故日为阳,月为阴。

④行有分纪:张介宾说:凡天地日月之运行,各有所纪。天象正圆,周旋不息。天体倚北,北高南下,南北二极居其两端,乃其枢轴不动之处也。天有黄赤二道,赤道者,当两极之中,横络天腰,中半之界也。赤道之北为内郭,北极居之。赤道之南为外郭,南极居之。日月循天运行,各有其道。日行之道,是为黄道。黄道之行,春分后行赤道之北,秋分后行赤道之南。月行之道有九,与日不同。九道者,黑道二,出黄道北;赤道二,出黄道南;白道二,出黄道西;青道二,出黄道东。故立春春分,月东从青道;立秋秋分,月西从白道;立冬冬至,月北从黑道;立夏夏至,月南从赤道。此亦云赤道者,以五方五色言,又非天腹赤道之谓也。凡此青黑白赤道各二,并黄道而为九。盖黄为土之正色,位居中央,亦曰中道。班固《天文志》曰:"日之所由,谓之黄道",是也。凡节序之分,以日为主。日则随天而行。邵子曰:"夏则日随斗而北。冬则日随斗而南。"太玄曰:"一北而万物生。一南而万物死。"刘昭云:"日行北陆谓冬,西陆谓春,南陆谓夏,东陆谓秋。"夫以南北为夏冬者是也,以西陆为春东陆为秋者何也?盖天地之道,子午为经,卯酉为纬,一岁之气,始于冬至。一阳在子,为天日之会。由是斗建随天左旋以行于东方,日月挨宫右退以会于西宿,故仲冬斗建在子则日月会于星纪,斗宿丑宫也;季冬斗建在丑则日月会于玄枵,女宿子宫也;此所以日行北陆谓冬也。又由是则斗建自东北顺而南,日月自西北逆而南,故孟春斗建在寅则日月会于娵訾,室宿亥宫也;仲春斗建在卯则日月会于降娄,奎宿戌宫也;季春斗建在辰则日月会于大梁,胃宿酉宫也;是皆以西纬东,此所以日行西陆谓春也。又由是则斗建自东南顺而西,日月自西南逆而东,故孟夏斗建在巳则日月会于实沉,毕宿申宫也;仲夏斗建在午则日月会于鹑首,井宿未宫也;季夏斗建在未则日月会于鹑火,柳宿午宫也;此所以日行南陆谓夏也。又由是则斗建自西南顺而北,日月自东南逆而北,故孟秋斗建在申则日月会于鹑尾,翼宿巳宫也;仲秋斗建在酉,则日月会于寿星,角宿辰宫也;季秋斗建在戌则日月会于大火,房宿卯宫也;是皆以东纬西,此所以日行东陆谓秋也。以至孟冬斗建在亥则日月会于析木,尾宿寅宫,而复交乎冬至,故春不在东而在西,秋不在西而在东也。由此观之,则天运本顺

而左旋，日月似逆而右转，故星家以七政为右行，殊不知日月五星皆循天左行，其所以似右者，乃日不及天，月不及日，并五星之退度耳。故天之与日，正会于子半之中，是为一岁之首，即冬至节也。自子半之后，则天渐余而东，日渐缩而西，而时序节令从兹变更矣。五星之行，亦各有度。如木曰岁星，其行一年一宫，十二年一周天；火曰荧惑，其行六十一日有零过一宫，七百四十日一周天；土曰镇星，其行二十八月过一宫，二十八年一周天；金曰太白，其行一月一宫，一岁一周天；水曰辰星，常随太阳而行，或前或后，不出三十度之外，亦一月一宫，一岁一周天。凡此五星，皆所以佐日月而循序如纬者也。此行有分纪之谓。

⑤周有道理：张介宾说：按《浑天说》曰："天地之体，状如鸟卵，天包地外，犹谷裹黄，其形体混然，周旋无已，故曰混天。"然则周天之度，何从考正？乃于日行之数，有以见之。日之行度不及于天，故以每日所短之数，纪为一度。凡行三百六十五日又四分日之一，竟天一周，复会于旧宿之处，故纪天为三百六十五度又四分度之一，而周天二十八宿均此数焉。其行则自东而升，自西而降。安定胡氏曰："人一呼一吸为一息。一息之间，大约天行八十里。凡人昼夜呼吸，总计一万三千五百息，以八十里之数因之，共得一百八万里。"考之《洛书·甄曜度》及《春秋考异邮》，皆云周天一百七万一千里，其大概亦不相远，此周天围圆之数也。以三百六十五度四分度之一分之，则每度得二千九百三十二里又千四百六十一分里之三百四十八。以围三径一言之，则周天上下四旁，直径三十五万七千里，地面去天又减此之半，而三光出入乎其中。此周有道理之谓。

⑥日行一度，月行十三度而有奇焉，故大小月三百六十五日而成岁：张介宾说：日行一度，月行十三度者，言日月之退度也。日月循天运行，俱自东而西。天行速，日行迟，月行又迟。天体至圆，绕地左旋，常一日一周而过日一度。日行迟，亦一日绕地一周而比天少行一度，凡积三百六十五日又二十五刻，仍至旧处而与天会，是为一岁，此日行之数也，故曰日行一度。月行又迟，亦一日绕地一周而比天少十三度又十九分度之七，积二十七日半有奇而与天会，是为一月，此月行之数也，故曰月行十三度而有奇焉。然于正度之外，阳气尚盈，阴气常缩，是为盈缩。气有盈缩，故月有大小。盈者气盈，天之数也。缩者朔虚，日月之数也。凡月有三十日，岁有十二月，是一岁之数当以三百六十日为常。然天之气盈，每于过日一度之外仍盈十三分七厘八丝三忽有奇，积三百六十日共得四千九百三十五分，以日法九百四十分为一日除之，合盈五日又二百三十五分，其合于刻数则为二十五刻零，此一岁三百六十日之外天行过日之数也。月之朔虚，一日常不及日十二度十九分度之七，积二十九日又九百四十分日之四百九十九，其合于刻数则为五十三刻零而与日会，是每月常虚四百四十一分，积十二个月共得五千二百九十二分，以日法九百四十分为一日除之，则每岁合虚五日又五百九十二分，其合于刻数则为六十三刻零，故一岁日数止实得三百五十四日又三十七刻，以成数为言则一岁约少六日，是当六大六小矣，此一岁月不及日之数也。故朱子曰："气言，则三百六十五日。朔言，则三百五十四日。举气盈朔虚之中数言，则三百六十日。《尧典》举成数言，故曰三百六十六日也。"此大小月三百六十五日而成岁之谓。

⑦积气余而盈闰矣：王冰说：日行迟，故昼夜行天之一度，而三百六十五日一周天，而犹有度之奇分矣。月行速，故昼夜行天之十三度余，而二十七日一周天也。言有奇者，谓十三度外复行十九分度之七，故云月行十三度而有奇也。《礼义》及《汉·律历志》云："二十八宿及诸星皆从东而循天西行。日月及五星皆从西而循天东行。"今太史说云，并循天而东行，从东而西转也。诸历家说月，一日至四日，月行最疾，日夜行十四度余；自五日至八日，行次疾，日夜行十三

度余；自九日至十九日，其行迟，日夜行十二度余；二十日至二十三日，行又小疾，日夜行十三度余；二十四日至晦日，行又大疾，日夜行十四度余。今太史说月行之率不如此矣。月行有十五日前疾，有十五日后迟者；有十五日前迟，有十五日后疾者。大率一月四分之，而皆有迟疾。迟速之度，固无常准矣。虽尔，终以二十七日，月行一周天凡行三百六十一度；二十九日，日行二十九度，月行三百八十七度，少七度而不及日也；至三十日，日复迁，计率至十三分日之八，月方及日矣。此大尽之月也。大率其计率至十三分日之半者，亦大尽法也。其计率至十三日之五之六而及日者，小尽之月也。故云大小月三百六十五日而成岁也。正言之者，三百六十五日四分日之一乃一岁法，以奇不成日，故举大以言之。若通以六小为法，则岁止有三百五十四日，岁少十一日余矣。取月所少之辰，加岁外余之日，故从闰后三十二月而盈闰焉。《尚书》曰，"期三百有六旬有六日，以闰月定四时成岁"，则其义也。积余盈闰者，盖以月之大小不尽天度故也。

张介宾说：积气余者，岁气余分之积而成闰也。一岁之日以三百六十为常数，而月少于日，故每年止三百五十四日又三十七刻，而十二晦朔尽矣，是周岁月不及日者凡五日又六十三刻为朔虚。日又少于天，故周天之数共三百六十五度四分度之一，是周岁天多于日者凡五日又二十五刻为气盈。合气盈朔虚共得十日零八十八刻，此一岁气余之数而闰生焉。故以三岁而计，则得三十二日又六十四刻，是一闰而有余。以五岁而计，则得五十四日又四十刻，是再闰而不足。故以十九年而计，则得二百六日又七十二刻，以月法二十九日零五十三刻除之，正得七个月不差时刻，此所以十九年而七闰，则气朔分齐，是谓一章。大约三十二个月有奇置一闰，虽不尽同，亦不相远。故三年不置闰，则春之一月入于夏，子之一月入于丑，积之之久，至于三失闰则春季皆为夏，十二失闰则子年皆为丑，寒暑反易，岁时变乱，农桑庶务全失其时矣。故以余日置闰于其间，然后岁气不差，四时得成，而众功皆立也。

⑧立端于始：张介宾说：端，首也。始，初也。天地有气运，气运有元首，元首立而始终正矣。天有其端，北极是也。气有其端，子半是也。节有其端，冬至是也。故立天之端而宿度见，立气之端而辰次见，立节之端而时候见。如周正建子为天统，商正建丑为地统，夏正建寅为人统，皆所以立岁首而授民以时也，即立端于始之义。

⑨表正于中：张介宾说：表，识记也。正者，正其子午。中者，中其四方。盖天道玄远，窥测不易，虽立端以察其始，尚不足以探其微，故又立表以正其中也。如周公营洛，置五表，颍川、阳城置中表，其度景处古迹犹存，中表南千里置一表，北千里置一表，东西亦然，此正日景以求地中也。考之《周礼》曰："大司徒之职，立土圭之法，测土深，正日景，以求地中。日南则景短多暑。日北则景长多寒。日东则景夕多风。日西则景朝多阴。"此在郑康成固有注疏，但亦未甚明悉。朱子曰："今人都不识土圭，康成亦误。圭尺是量表景底尺，长一尺五寸，以玉为之是也。"按古制，土圭之长尺有五寸，而测景之表其长八尺。立表以测景，用圭以量景，而天地之中、气候之序，于斯乎正矣。详求其法，盖以天体混圆，半覆地上，半在地下。其上下二端谓之二极，北极出地三十六度，南极入地三十六度，两极相去一百八十二度半有奇。两极之中，横络天腰者，是为赤道，其去两极各九十一度有奇。日行之道是为黄道，由赤道内外周行各半。其入于赤道之内最近者，日行于参九度之间，在赤道之北二十四度，其去北极六十七度少强，是为夏至日行之道，去极最近，其景最短，故立八尺之表而景惟一尺五寸，此以地在日中之南，时当阳极，故曰日南则景短多暑也。斯时也，黄道在参宿度中，出寅末，入戌初，凡昼行地上者二百一十九度强，故昼长，夜行地下一百四十六度强，故夜短也。其出于赤道之外最远者，日行于箕四度之间，在赤道之南二十四度，其去北极一百一十五度有奇，是为冬至日行之道，去极最远，

其景最长,故以八尺之表而景长一丈三尺,此以地在日中之北,时当阴极,故曰日北则景长多寒也。斯时也,黄道在箕宿度中,出辰初,入申末,凡昼行地上者一百四十六度强,故昼短,夜行地下二百一十九度强,故夜长也。其黄道交行于赤道之间者,是为日行之中道,春分日黄赤二道交于西北壁三度,秋分日交于东南翼十七度,各去极九十一度有奇,此度在南北远近之中,故景居二至长短之半而寒热匀也。斯时也,黄道出卯中,入酉中,日行地上地下各一百八十二度有奇,而昼夜平也。所谓日东则景夕多风者,言地在日中之东则日甫中而景已如夕,是地偏于左而东方木气多风也。所谓日西则景朝多阴者,言地在日中之西则日已中而景犹如朝,是地偏于右而西方金气多阴也。所谓日至之景尺有五寸谓之地中者,言夏至为一岁之中,日在中天,其景最短,故景惟一尺五寸,与土圭之长正相合处,此便是地之中,亦所以见岁之中也。故嵩高正当天之中极。南五十五度,当嵩高之上。又其南十二度,为夏至之日道。又其南二十四度,为春秋分之日道,即赤道也。又其南二十四度,为冬至之日道,南下去地三十一度而已。是夏至日去北极六十七度,春秋分日去北极九十一度,冬至日去北极一百一十五度,乃其大数。此天地之所合也,四时之所交也,风雨之所会也,阴阳之所和也。故邵子曰:“天地之本,其起于中乎。天之中何在,曰在辰极。地之中何在,曰在嵩山。惟天以辰极为中,故可以起历数而推节候。惟地以嵩山为中,故可以定方隅而均道里。子午,其天地之中乎。冬至阳生子,夜半时加子,所以乾始于坎而终于离,此南北二极独为天枢而不动也。夏至阴生午,天中日在午,所以坤始于离而终于坎,此冬夏二至一在南一在北而不可移也。惟天地之中,一定不易,是以圣人者出,处玑衡以观大运,据会要以察方来,皆自此而得之。”是所谓表正于中也。

⑩立端于始,表正于中,推余于终,而天度毕矣:王冰说:端,首也。始,初也。表,彰示也。正,斗建也。中,月半也。推,退位也。言立首气于初节之日,示斗建于月半之辰,退余闰于相望之后。是以闰之前则气不及月,闰之后则月不及气。故常月之制,建初立中;闰月之纪,无初无中,纵历有之,皆他节气也,故历无云某候闰某月节、闰某月中也。推终之义,断可知乎。故曰:“立端于始,表正于中,推余于终”也。由斯推日成闰,故能令天度毕焉。

张介宾说:推余于终,即上文气余盈闰之义。盖欲求天道者,不立其端则纲领不得,不正其中则前后不明,不推其余则气候不正,凡此三者缺一不可,知乎此则天度之道毕矣。

⑪地以九九制会:《新校正》云:详篇首云:“人以九九制会”。

⑫天有十日:张介宾说:十者,成数之极,天地之至数也。天有十日,如一月之数凡三十,一岁之数凡三百六十,皆以十为制也。故大挠察其象,作十干以纪之,曰甲、乙、丙、丁、戊、己、庚、辛、壬、癸。

⑬天有十日,日六竟而周甲,甲六复而终岁,三百六十日法也:王冰说:十日,谓甲、乙、丙、丁、戊、己、庚、辛、壬、癸之日也。十者,天地之至数也。《易系辞》曰:“天九地十”,则其义也。六十日而周甲子之数,甲子六周而复始,则终一岁之日,是三百六十日之岁法,非天度之数也。此盖十二月各三十日者,若除小月,其日又差也。

张介宾说:竟,尽也。十干六竟,则六十日也,是为花甲一周。甲复六周,则六六三百六十日也。是为一岁日法之常数,而气盈朔虚不与焉,故云日法也。

⑭夫自古通天者,生之本,本于阴阳。其气九州、九窍,皆通乎天气:王冰说:通天,谓元气,即天真也。然形假地生,命惟天赋,故奉生之气,通系于天,禀于阴阳而为根本也。《宝命全形论》曰:“人生于地,悬命于天。天地合气,命之曰人。”《四气调神大论》曰:“阴阳四时者,万物之终始也,死生之本也。”又曰:“逆其根,则伐其本,坏其真矣。”此其义也。九州,谓冀、兖、青、徐、

扬、荆、豫、梁、雍也。然地列九州，人施九窍，精神往复，气与参同，故曰九州九窍也。《灵枢经》曰："地有九州，人有九窍"，则其义也。先言其气者，谓天真之气常系属于中也。天气不绝，真灵内属，行藏动静，悉与天通，故曰皆通乎天气也。

张介宾说：凡自古有生之物，皆出天元之气。虽形假地生，而命惟天赋，故《宝命全形论》曰："人生于地，悬命于天"，此通天之谓也。然通天之本，本于阴阳，故《四气调神论》曰："阴阳四时者，万物之终始也，死生之本也。"至若在地而有九州，在人而有九窍，又孰非通于天气而本于阴阳者乎。

⑮其生五，其气三：王冰说：形之所存，假五行而运用。徵其本始，从三气以生存。故云其生五，其气三也。气之三者，亦副三元，故下文曰。

《新校正》云：详夫"自古通天者"至此，与《生气通天论》同，注颇异，当两观之。

张介宾说：自阴阳以化五行，而万物之生莫不由之，故曰其生五。然五行皆本于阴阳，而阴阳之气各有其三，是谓三阴三阳，故曰其气三。夫生五气三者，即运五气六之义。不言六而言三者，合阴阳而言也。一曰："五运之气各有太过不及平气之化，故《五常政大论》有三气之纪者即此"，其义亦通。

⑯三而成天，三而成地，三而成人：王冰说：非唯人独由三气以生，天地之道亦如是矣，故《易》乾坤诸卦皆必三矣。

张介宾说：天者天之气，司天是也。地者地之气，在泉是也。上下之间，气交之中，人之居也。天地人之气皆有三阴三阳，故曰三而成天，三而成地，三而成人。此下三节与《三部九候论》同，但彼以上中下三部为言，与此则稍异。

⑰三而三之，合则为九，九分为九野，九野为九藏：王冰说：九野者，应九藏而为义也。《尔雅》曰："邑外为郊，郊外为甸，甸外为牧，牧外为林，林外为坰，坰外为野"，则此之谓也。（《新校正》云：按今《尔雅》云："邑外谓之郊，郊外谓之牧，牧外谓之野，野外谓之林，林外谓之坰。"与王氏所引有异。）

张介宾说：三而三之，合则为九，正以见阴阳之变。故地之九野，人之九藏，皆相应者如此。九野，九州之野。

⑱形藏四，神藏五，合为九藏以应之也：王冰说：形藏四者，一头角、二耳目、三口齿、四胸中也。形分于外，故以名焉。神藏五者，一肝、二心、三脾、四肺、五肾也。神藏于内，故以名焉。所谓神藏者，肝藏魂、心藏神、脾藏意、肺藏魄、肾藏志也。故此二别尔（《新校正》云：详此乃《宣明五气篇》文，与《生气通天论》注重，又与《三部九候论》注重。所以名神藏形藏之说，具《三部九候论》注。）。

张介宾说：形藏四者，一头角、二耳目、三口齿、四胸中也，出《三部九候论》。神藏五者，肝藏魂、心藏神、肺藏魄、脾藏意、肾藏志也。出《宣明五气篇》及《九针论》。

⑲请夫子发蒙解惑焉：王冰说：请宣扬旨要，启所未闻，解疑惑者之心，开蒙昧者之耳，令其晓达，咸使深明。

张介宾说：蒙者，蒙昧于目。惑者，疑惑于心也。

⑳上帝所秘，先师传之也：王冰说：上帝，谓上古帝君也。先师，岐伯祖之师僦贷季，上古之理色脉者也。《移精变气论》曰："上古使僦贷季理色脉而通神明。"《八素经序》云："天师对黄帝曰：'我于僦贷季理色脉已三世矣，言可知乎？'"（《新校正》云详"素"一作"索"。或以"八"为"太"，按今《太素》无此文。）

㉑遂：王冰说：遂，尽也。

㉒五日谓之候：张介宾说：天地之气五行而已。日行天之五度，则五日也。日有十二时，五日则六十时，是甲子一周，五行毕而气候易矣。故五日谓之候，而一岁三百六十日共成七十二候也。

㉓三候谓之气：张介宾说：气，节也。岁有二十四节，亦曰二十四气。一气统十五日二时五刻有奇，故三候谓之气。

㉔六气谓之时：张介宾说：岁有四时，亦曰四季。时各九十一日有奇，积六气而成也，故谓之时。按此乃一季之六节，亦曰六气，非一岁三阴三阳之六气各得六十者之谓。盖彼为大六气，此为小六气也。

㉕五日谓之候，三候谓之气，六气谓之时，四时谓之岁，而各从其主治焉：王冰说：日行天之五度，则五日也。三候，正十五日也。六气凡九十日，正三月也。设其多之矣，故十八候为六气，六气谓之时也。四时凡三百六十日，故曰四时谓之岁也。各从主治，谓一岁之日各归从五行之一气而为之主以王也。

张介宾说：积四九而成三百六十日，故四时谓之岁。岁易时更，故各有所主之气以为时之治令也。

㉖五运相袭而皆治之，终期之日，周而复始，时立气布，如环无端，候亦同法：张介宾说：五运，即五行也。袭，承也。治，主也。此承上文而言，岁时气候皆五运相承，各治其时，以终期岁之日，故时立则气布。如春气主木，夏气主火，长夏气主土，秋气主金，冬气主水，周而复始，如环无端也。不惟周岁之气为然，即五日为候而气亦迭更，故云候亦同法。

㉗五运相袭而皆治之，终期之日，周而复始，时立气布，如环无端，候亦同法。故曰：不知年之所加，气之盛衰虚实之所起，不可以为工矣：王冰说：五运，谓五行之气，应天之运而主化者也。袭，谓承袭，如嫡之承袭也。言五行之气，父子相承，主统一周之日，常如是无已，周而复始也。时，谓立春之前当至时也。气，谓当王之脉气也。春前气至，脉气亦至，故曰"时立气布"也。候，谓日行五度之候也。言一候之日，亦五气相生而直之，差则病矣。《移精变气论》曰："上古使僦贷季理色脉而通神明，合之金木水火土四时八风六合不离其常"，此之谓也。工，谓工于修养者也，言必明于此，乃可横行天下矣。（《新校正》云：详王注时立气布，谓："立春前当至时当王之脉气"也，按此正谓岁立四时，时布六气，如环之无端，故又曰候亦同法。）

张介宾说：年之所加，如《天元纪》《气交变》《五运行》《五常政》《六微旨》《六元正纪》《至真要》等论所载五运六气之类是也。天运有盛衰，则人气有虚实，医不知此，焉得为工？工者精良之称，故本经屡及此字，诚重之也，非后世工技之工之谓。此数句又出《官针篇》。

帝曰：五运之始，如环无端，其太过不及何如？

岐伯曰：五气更立，各有所胜，盛虚之变，此其常也①。

帝曰：平气何如？

岐伯曰：无过者也②。

帝曰：太过不及奈何？

岐伯曰：在经有也③。

帝曰：何谓所胜？

岐伯曰：春胜长夏，长夏胜冬，冬胜夏，夏胜秋，秋胜春，所谓得五行时之胜，各以气命其藏④。

帝曰：何以知其胜？

岐伯曰：求其至也，皆归始春⑤。未至而至，此谓太过，则薄所不胜而乘所胜也，命曰气淫。不分邪僻内生工不能禁⑥。至而不至，此谓不及，则所胜妄行，而所生受病，所不胜薄之也，命曰气迫。所谓求其至者，气至之时也⑦。谨候其时，气可与期。失时反候，五治不分，邪僻内生，工不能禁也⑧。

帝曰：有不袭乎⑨？

岐伯曰：苍天之气不得无常也。气之不袭，是谓非常，非常则变矣⑩。

帝曰：非常而变奈何？

岐伯曰：变至则病，所胜则微，所不胜则甚，因而重感于邪则死矣⑪。故非其时则微，当其时则甚也⑫。

帝曰：善。余闻气合而有形，因变以正名，天地之运，阴阳之化，其于万物孰少孰多，可得闻乎？

【本段提纲】 《新校正》云：详从前"岐伯曰昭乎哉问也"至此，全元起注本及《太素》并无，疑王氏之所补也。

丹波元简说：篇内自"岐伯对曰昭乎"以下，至"孰多可得闻乎"七百一十八字，《新校正》云："全元起注本及《太素》并无，疑王氏之所补也"。今考篇中多论运气，他篇所无。且取《通天论》"自古通天者云云其气三"三十一字，与《三部九候论》"三而成天云云"四十五字，凑合为说，其意竟不可晓。且又"立端于始云云"十二字，全袭《左传》文公元年语。明非旧经之文，故今除之，不及释义。

【集解】

①盛虚之变，此其常也：王冰说：言盛虚之变，见此乃天之常道尔。

张介宾说：太过不及，即盛虚之变，但五运更立，则变有不同耳。

②无过者也：王冰说：不愆常候，则无过矣。

张介宾说：过，过失之谓，凡太过不及皆为过也。

③在经有也：王冰说：言《玉机真藏论篇》已具，言五气平和太过不及之旨也。(《新校正》云：详王注"言《玉机真藏论》已具"，按本篇言脉之太过不及，即不论运气之太过不及与平气，当云《气交变大论》《五常政大论篇》已具言也。)

张介宾说：经即本经《气交变》《五常政》等论。

④春胜长夏，长夏胜冬，冬胜夏；夏胜秋，秋胜春，所谓得五行时之胜，各以气命其藏：王冰说：春应木，木胜土；长夏胜土，土胜水；冬应水，水胜火；夏应火，火胜金；秋应金，金胜木；常如是矣。四时之中，加之长夏，故谓得五行时之胜也。所谓长夏者，六月也。土生于火，长在夏中，既长而王，故云长夏也。以气命藏者，春之木，内合肝；长夏土，内合脾；冬之水，内合肾；夏之火，内合心；秋之金，内合肺；故曰各以气命其藏也。命，名也。

张介宾说：所胜，五气互有所胜也。不惟四时之胜如此，人之五藏亦然。如肝应木而胜脾，脾应土而胜肾，肾应水而胜心，心应火而胜肺，肺应金而胜肝，故曰以气命其藏。命者，天之所畀也。"春胜长夏"五句，与《金匮真言论》同。

⑤求其至也，皆归始春：王冰说：始春，谓立春之日也。春为四时之长，故候气皆归于立春前之日也。

张介宾说：至，气至也，如春则暖气至，夏则热气至者是也，即《天元纪》等论所谓至数之义也。始春者，谓立春之日，如《天元正纪大论》曰："常以正月朔日平旦视之，睹其位而知其所在矣。"盖春为四时之首，元旦为岁度之首，故可以候一岁盛衰之气。一曰："在春前十五日，当大寒节为初气之始"，亦是。

⑥不分邪僻内生工不能禁：王冰说：此上十字，文义不伦，应古文错简，次后五治下乃其义也。今朱书之。

⑦气至之时也：王冰说：凡气之至，皆谓立春前十五日，乃候之初也。未至而至，谓所直之气未应至而先期至也。先期而至，是气有余，故曰"太过"。至而不至，谓所直之气应至不至而后期至。后期而至，是气不足，故曰"不及"。太过则薄所不胜而乘所胜。不及则所胜妄行而所生受病。所不胜薄之者，凡五行之气，我克者为所胜，克我者为所不胜，生我者为所生。假令肝木有余，是肺金不足，金不制木，故木太过；木气既余，则反薄肺金，则乘于脾土矣；故曰："太过则薄所不胜而乘所胜"也。此皆五藏之气，内相淫并为疾，故"命曰气淫"也。余太过例同之。又如肝木气少，不能制土，土气无畏而遂妄行，木被土淩，故云"所胜妄行而所生受病"也。肝木之气不平，肺金之气自薄，故曰"所不胜薄之"。然木气不平，土金交薄，相迫为疾，故曰"气迫"也。余不及例皆同。

张介宾说：按《五运行大论》曰："'主岁何如。'曰：'气有余则制已所胜而侮所不胜。其不及则已所不胜侮而乘之，已所胜轻而侮之。'"与此二节义同。

⑧失时反候，五治不分，邪僻内生，工不能禁也：王冰说：时，谓气至时也。候其年则始于立春之日，候其气则始于四气定期，候其日则随于候日，故曰"谨候其时，气可与期"也。反，谓反背也。五治，谓五行所治，主统一岁之气也。然不分五治，谬引八邪，天真气运，尚未该通，人病之由，安能精达，故曰"工不能禁也"。

张介宾说："候其时"者，候四时六气之所主也。知其时，则气之至与不至可得其期矣。若不知之而失其时，反其候，则五运之治，盛衰不分，其有邪僻内生，病及于人者，虽称为工，莫能禁之，由其不知时气也。如《阴阳应象大论》曰："故治不法天之纪，不用地之理，则灾害至矣"，正此之谓。

⑨有不袭乎：王冰说：言五行之气有不相承袭者乎？

张介宾说：言五行之气，亦有行无常候，不相承袭者否？

⑩苍天之气不得无常也。气之不袭，是谓非常，非常则变矣：王冰说：变，谓变易天常也。

张介宾说："苍天者，天象之总称也。不得无常，言天地之正化也。气之不袭，是谓非常，言天地之邪化也。邪则为变，变则为病矣。

⑪所胜则微，所不胜则甚，因而重感于邪则死矣：张介宾说：所胜则微，如木受土邪，土受水邪之类，我克者为微邪也。所不胜则甚，如土受木邪，火受水邪之类，克我者为贼邪也。贼邪既甚而复重感之，则不免于死矣。时气藏气皆然。

⑫非其时则微，当其时则甚也：王冰说：言苍天布气，尚不越于五行。人在气中，岂不应于天道？夫人之气乱，不顺天常，故有病死之征矣。《左传》曰："违天不祥"，此其类也。假令木直之年有火气至，后二岁病矣；土气至，后三岁病矣；金气至，后四岁病矣；水气至，后五岁病矣。真气不足，复重感邪，真气内微，故"重感于邪则死"也。假令非主直年而气相干者，宜为微病，不必内伤于神藏，故非其时则微而且持也。若当所直之岁，则易中邪气，故当其直时则疾病甚也。诸气当其王者皆必受邪，故曰"非其时则微，当其时则甚"也。《通评虚实论》曰："非其时则

生，当其时则死”。当，谓正直之年也。

张介宾说：邪不得令，非其时也，故为病微。邪气得令，当其时也，故为病甚。所胜所不胜皆同。

岐伯曰：悉①乎哉问也！天至广不可度，地至大不可量，大神灵问，请陈其方②。草生五色；五色之变，不可胜视。草生五味；五味之美，不可胜极③。嗜欲不同，各有所通④。天食人以五气，地食人以五味⑤。五气入鼻，藏于心肺，上使五色修明⑥，音声能彰。五味入口，藏于肠胃。味有所藏，以养五气。气和而生，津液相成，神乃自生⑦。

【本段提纲】 马莳说：此以天地之气味养人者概之也。

【集解】

①悉：悉，详尽也。参阅《素问》第八《灵兰秘典论》第一段“悉乎哉问也”句下集解。

②天至广不可度，地至大不可量，大神灵问，请陈其方：王冰说：言天地广大，不可度量而得之；造化玄微，岂可以人心而偏悉。大神灵问，赞圣深明。举大说凡，粗言纲纪，故曰请陈其方。

③草生五色；五色之变，不可胜视。草生五味；五味之美，不可胜极：张介宾说：此以草言者，木亦在其中矣。青、黄、赤、白、黑，五色之正也，然色有浅深间杂之异，故五色之变不可胜视。酸、辛、苦、甘、咸，五味之正也，然味有厚薄优劣之殊，故五味之美不可胜极。

丹波元坚说：先兄曰：“《孙子·兵势篇》：‘声不过五，五声之变不可胜听也。色不过五，五色之变不可胜观也。味不过五，五味之变不可胜尝也。’又见《文子》及《淮南子·原道训》。”

④各有嗜欲，各有所通：吴崑说：“五藏各有嗜欲，声色臭味各有所通而入五藏也。”

⑤天食人以五色，地食人以五味：《周礼·天官疾医》：以五味、五谷、五药养其病。《周礼·天官疡医》：凡疗疡，以五毒攻之，以五气养之，以五药疗之，以五味节之。

王冰说：天以五气食人者，臊气凑肝，焦气凑心，香气凑脾，腥气凑肺，腐气凑肾也。地以五味食人者，酸味入肝，苦味入心，甘味入脾，辛味入肺，咸味入肾也。清阳化气而上为天，浊阴成味而下为地，故天食人以气，地食人以味也。《阴阳应象大论》：“清阳为天，浊阴为地。”又曰：“阳为气，阴为味。”

吴崑说：五气，非徒臊焦香腥腐而已，此乃地气，非天气也。盖谓风气入肝，暑气入心，湿气入脾，燥气入肺，寒气入肾，当其不亢不害，则能养人。人在气交之中，以鼻受之而养五藏，是天食人以五气也。

⑥上使五色修明：王冰说：上使五色修洁分明。

丹波元简说：王注“修洁分明”，盖以为修饰之修也。《灵·小针解》：“五色循明。”古书“修”“循”多通用。

丹波元坚说：《太素》“修”字皆作“循”，与“修”相似。又《庄子·大宗师》“以德为循”，《释文》“循本作修”。

⑦五味入口，藏于肠胃。味有所藏，以养五气。气和而生，津液相成，神乃自生：张介宾说：五味入口，由咽而藏于肠胃。胃藏五味，以养五藏之气，而化生津液以成精，精气充而神自生，人生之道，止于是耳。而其所以成之者，则在于天之气，地之味。气味之切于用者，则在乎药石之间而已。

帝曰：藏象①何如？

岐伯曰：心者，生之本，神之处也[②]；其华在面；其充在血脉[③]；为阳中之太阳[④]，通于夏气。

肺者，气之本[⑤]，魄[⑥]之处也；其华在毛；其充在皮[⑦]；为阳中之少阴[⑧]，通于秋气。

肾者，主蛰，封藏之本[⑨]，精[⑩]之处也；其华在发；其充在骨[⑪]；为阴中之太阴[⑫]，通于冬气。

肝者，罢极[⑬]之本，魂[⑭]之居也；其华在爪；其充在筋[⑮]；以生血气[⑯]，其味酸，其色苍[⑰]，此为阴中之少阳[⑱]，通于春气。

脾、胃、大肠、小肠、三焦[⑲]、膀胱者，仓廪之本，营之居也[⑳]，名曰器[㉑]，能化糟粕，转味而入出者也[㉒]；其华在唇四白[㉓]；其充在肌[㉔]；其味甘，其色黄[㉕]，此至阴之类，通于土气[㉖]。

凡十一藏，取决于胆也[㉗]。

【本段提纲】 马莳说：此明十一藏象，而总言取决于胆也。

伯坚按：现将本篇内容列表于下，以期明显：

藏	居处	华	充	阴阳	四时
心	神之处(《灵枢·本神篇》："心藏脉，脉舍神。")	面	血脉(《素问·宣明五气篇》："心主脉。")	阳中之太阳(《素问·金匮真言论》："阳中之阳，心也。"《灵枢·九针十二原篇》："阳中之太阳，心也。"《灵枢·阴阳系日月篇》："心为阳中之太阳。")	夏气(火)
肺	魄之处(《灵枢·本神篇》："肺藏气，气舍魄。")	毛	皮(《素问·宣明五气篇》："肺主皮。")	阳中之少阴(《素问·金匮真言论》："阳中之阴，肺也。"《灵枢·九针十二原篇》："阳中之少阴，肺也。"《灵枢·阴阳系日月篇》："肺为阳中之少阴。")	秋气(金)
肾	精之处(《灵枢·本神篇》："肾藏精，精舍气。")	发	骨(《素问·宣明五气篇》："肾主骨。")	阴中之太阴(《素问·金匮真言论》："阴中之阴，肾也。"《灵枢·九针十二原篇》："阴中之太阴，肾也。"《灵枢·阴阳系日月篇》："肾为阴中之太阴。")	冬气(水)
肝	魂之居(《灵枢·本神篇》："肝藏血，血舍魂。")	爪	筋(《素问·宣明五气篇》："肝主筋。")	阴中之少阳(《素问·金匮真言论》："阴中之阳，肝也。"《灵枢·九针十二原篇》："阴中之少阳，肝也。"《灵枢·阴阳系日月篇》："肝为阴中之少阳。")	春气(木)
脾、胃、大肠、小肠、三焦、膀胱	营之居(《灵枢·本神篇》："脾藏营，营舍意。")	唇四白	肌(《素问·宣明五气篇》："脾主肉。"	至阴之类(《素问·金匮真言论》："阴中之至阴，脾也。"《灵枢·九针十二原篇》："阴中之至阴，脾也。"《灵枢·阴阳系日月篇》："脾为阴中之至阴。")	土气

【集解】

①象：王冰说：象，谓所见于外，可阅者也。

②神之处也：原文作"神之变也"。

《新校正》云：详"神之变"，全元起本并《太素》作"神之处"。

丹波元简说：《新校正》云："全元起本并《太素》作神之处"，为是。《灵·本神篇》云："生之来谓之精。两精相搏谓之神。"《五行大义》云："心藏神者，神以神明照了为义，言心能明了万事，神是心之君，象火。"《淮南子》云："神者，心之宝也。"

俞樾说：按"处"字是也。下文云："魄之处。精之处。"又云："魂之居。营之居。"并以居处言,故知“变”字误矣。

田晋蕃说:按《五行大义》引,作“神之所处”。

伯坚按:《新校正》所引《太素》是佚文,今存残本《黄帝内经太素》没有这一段文字。今据丹波元简、俞樾说,依《新校正》所引全元起本和《太素》校改。

③其华在面,其充在血脉:《素问》第十《五藏生成篇》:心之合,脉也;其荣,色也。

马莳说:《五藏生成篇》云:“诸血者皆属于心。”《痿论》云:“心主身之血脉。”

张介宾说:心主血脉,血足则面容光彩,脉络满盈,故曰:“其华在面,其充在血脉”。

④阳中之太阳:《素问》第四《金匮真言论》:背为阳,阳中之阳,心也。

马莳说:心肺居于膈上,皆属阳,而心则为阳中之阳,当为阳中之太阳也。

丹波元简说:《九针十二原篇》云:“阳中之太阳,心也。”《阴阳系日月篇》云:“主为阳中之太阳。”

⑤气之本:马莳说:《五藏生成篇》云:“诸气者,皆属于肺。”

⑥魄:丹波元简说:《灵·本神篇》云:“并精而出入者谓之魄。”

⑦其华在毛,其充在皮:《素问》第十《五藏生成篇》:肺之合,皮也;其荣,毛也。

⑧为阳中之少阴:原文作“为阳中之太阴”。

《新校正》云:按“太阴”,《甲乙经》并《太素》作“少阴”。当作“少阴”。肺在十二经中虽为太阴,然在阳分之中当为少阴也。

丹波元简说:《十二原篇》云:“阳中之少阴,肺也。”《新校正》为是。

顾观光说:《灵枢·阴阳系日月》亦云:“肺为阳中之少阴。”

田晋蕃说:按《五行大义》引,亦作“阳中之少阴”,与《灵枢》及林《校》同。尤怡《医学读书记》云:“《素》以肺为太阴者,举其经之名。《灵》以肺为少阴者,以肺为阴藏而居阳位也。”

伯坚按:今本《甲乙经》没有引过《六节藏象论》中的文字,《新校正》所引《甲乙经》不知何据?《新校正》所引《太素》是佚文,今存残本《黄帝内经太素》也没有引过《六节藏象论》中的文字。今据《新校正》,丹波元简说,依《新校正》所引全元起本和《太素》校改。

⑨肾者,主蛰,封藏之本:张志聪说:冬令之时,阳气封闭,蛰虫深藏,肾主冬藏,故为蛰封藏之本。

⑩精:丹波元简说:《本神篇》云:“生之来谓之精。”

⑪其充在骨:《素问》第十《五藏生成篇》:肾之合,骨也;其荣,发也。

⑫为阴中之太阴:原文作“为阴中之少阴”。

《新校正》云:按全元起本并《甲乙经》《太素》,“少阴”作“太阴”。当作“太阴”。肾在十二经虽为少阴,然在阴分之中当为太阴。

丹波元简说:《十二原篇》云:“阴中之太阴,肾也。”《系日月篇》云:“肾为阴中之太阴。”《新校正》为是。

顾观光说:《灵枢》亦云:“肾为阴中之太阴。”

田晋蕃说:按《五行大义》引,亦作“阴中之太阴”,与《灵枢》及林《校》同。尤氏怡《医学读书记》云:“《素》以肾为少阴者,举其经之名。《灵》以肾为太阴者,以肾为阴藏而居阴位也。”

伯坚按:今据《新校正》丹波元简说,依《新校正》所引全元起本和《太素》校改。

⑬罢极:张介宾说:人之运动,由乎筋力。运动过劳,筋必罢极。

丹波元坚说:或曰:罢极当作四极。四极见《汤液醪醴论》,即言四支。肝其充在筋,故曰四极之本也。”

喜多村直宽说：《说文》："燕人谓劳曰极。"《秦本纪》："由余曰：'下罢极则以仁义怨望于上。'"

⑭魂：丹波元简说：《本神篇》云："随神往来者谓之魂。"简按：《左传》昭七年："子产曰：'人生始化曰魄，既生魄阳曰魂。用物精多则魂魄强，是以有精爽至于神明。'"杜注："魄，形也。阳，神气也。孔颖达《正义》云："人禀五常以生，感阴阳以灵。有身体之质，名之曰形。有嘘吸之动，谓之为气。形气合而为用，知力以此而强，故得成为人也。其初，人之生也，始变化为形，形之灵者名之曰魄也。既生魄矣，魄内自有阳气，气之神者名之曰魂也。魂魄，神灵之名，附形之灵为魄，附气之神为魂也。附形之灵者，谓初生之时，耳目心识，手足运动，啼呼为声，此则魄之灵也。附气之神者，谓精神性识，渐有所知，此则附气之神也。"《孝经说》曰："魄，白也。魂，芸也。白，明白也。芸，芸动也。形有体质，取明白为名。气唯嘘吸，取芸动为义。盖精亦神也。爽亦明也，精是神之未著，爽是明之未昭。"《关尹子》云："魂藏肝。魄藏肺。"（《五行大义》引《老子经》亦同。）《韩诗外传》云："精藏肾。神藏心。魂藏肝。魄藏肺。志藏脾。"《说文》："魂，阳气也。魄，阴神也。"俱与本经之义相发焉。

丹波元坚说：先兄曰："《左传》昭二十五年：'乐祁曰：心之精爽，是谓魂魄。'《礼·郊特牲》：'魂气归于天，形魄归于地。'又《祭义》：'气也者，神之盛也。魄也者，鬼之盛也。'注：'气谓嘘吸出入者也。耳目之聪明为魄。'"

⑮其华在爪，其充在筋：《素问》第十《五藏生成篇》：肝之合，筋也；其荣，爪也。

⑯以生血气：丹波元简说：按上文云"心其充在血脉"，又云"肺者气之本"，而又于肝云"以生血气"，最可疑。宜依上文例，删此四字。

伯坚按：今据丹波元简说，删去此四字。

⑰其味酸，其色苍：《新校正》云：详此六字当去。按《太素》："心，其味苦，其色赤。肺，其味辛，其色白。肾，其味咸，其色黑。"今惟肝脾二藏载其味其色。据《阴阳应象大论》已著色味详矣，此不当出之。今更不添心肺肾三藏之色味，只去肝脾二藏之色味可矣。

张琦说："其味酸其色苍"六字衍文。

伯坚按：今据《新校正》、张琦说，删去此六字。

⑱此为阴中之少阳：原文作"此为阳中之少阳"。

《新校正》云：按全元起本并《甲乙经》《太素》，作"阴中之少阳"。当作"阴中之少阳"。

顾观光说：《灵枢》亦云："肝为阴中之少阳。"

俞樾说：按此言肝藏。据《金匮真言论》曰："阴中之阳，肝也。"则此文自宜作"阴中之少阳"，于义方合。

田晋蕃说：按《五行大义》引，亦作"阴中之少阳"，与《灵枢》及林《校》同。尤氏怡《医学读书记》云："《素》以肝为阳者，言其时。《灵》以肝为阴者，言其藏也。"

伯坚按：今据《新校正》、俞樾说，依《新校正》所引全元起本和《太素》校改。

⑲脾、胃、大肠、小肠、三焦：丹波元简说：按《五藏别论》云："夫胃、大肠、小肠、三焦、膀胱，此五者，天气之所生也。"

《本藏篇》云："肾合三焦、膀胱。"又云："密理厚皮者，三焦膀胱厚。粗理薄皮者，三焦膀胱薄。"经文并言三焦膀胱如此。又《五行大义论》肾命门云："三焦、膀胱，俱是水府，不妨两号。"今以《大义》之言，参诸经文，三焦、膀胱，乃是一府。《灵兰秘典》云："三焦者，决渎之官，水道出焉。膀胱者，州都之官，津液藏焉。"盖以通行水道之用，谓之三焦，其实专指下焦而言。以收藏津液之体，谓之膀胱。此云"名曰器"，则正有名有状之三焦，与《灵枢》如沤如渎如雾之三焦，

(此乃与《三十一难》所论同)手少阳三焦经脉所行之三焦,各各不同。凡经论中有三三焦,详见于张氏《质疑录》(伯坚按:张介宾《质疑录》有《医林指月》本),当参考。王三阳亦有《三焦论》,其旨略与张意同,出于《伤寒纲目》。

伯坚按:张介宾对于三焦的解释,有早期和晚年的不同。他早期的解释,见《类经》卷三《藏象类》三注和《类经附翼》卷三《三焦包络命门辨》。他晚年的解释,见《质疑录·论三焦有几》条。《质疑录·论三焦有几》条说:“人身十二藏腑经络,《灵枢》《素问》详辨,各有定名部分。独三焦之名,在经文亦多臆说,后贤之详其义者,更多旁杂而无一定之论,是不能无疑而为之考究以正其指归。即如王海藏为东垣高弟,亦致疑于三焦之名而问之曰‘三焦有几’,启其端而究未能定其说,是以总会经文与诸贤之论而详之,以知三焦之有三三焦,而后之人不能明其义,故多歧而未有以正其名也。所谓三焦之有三三焦也,即以经文正之。《灵》《素》之论三焦,与《难经》之论三焦,已自不同矣。《灵枢》曰:‘三焦者,上合手少阳,出关冲小指次指之端,三焦下腧在足大趾之前、少阳之后,出腘中外廉足太阳,以络于手少阳。’此论手少阳三焦经脉之所行也。又曰:‘脐下膀胱至足,为足三焦。下焦别回肠,注膀胱以渗入。’此论足太阳膀胱为三焦一府之所属也。手三焦之经为少阳,主于上;足三焦之府为膀胱,主于下;是二三焦也。故《本藏篇》曰:‘密理厚皮者,三焦膀胱厚。粗理薄皮者,三焦膀胱薄。’《勇论》曰:‘勇士三焦理横。怯士三焦理纵。’而《素问·五藏别论》又曰:“胆、胃、大小肠、三焦、膀胱五者,为天气之所主。’夫三焦、膀胱与胆、胃、大小肠四府并言,而又有厚薄、结直、纵横之意,此所谓三焦者属之于府,正有形有状之三焦也。若《灵枢》又曰:‘上焦如雾。中焦如沤。下焦如渎。’此三焦为一气之所主,故《三十一难》因之曰:‘上焦在胃上口,主内而不出,其治在膻中。中焦在胃中脘,主腐熟水谷,其治在脐旁。下焦在脐下,主分别清浊,出而不内。’此三焦者,即《灵枢》所谓如雾、如沤、如渎之三焦也。故《难经》又继言之:‘三焦为水谷之道路,气之所终始。三焦者,原气之别使。’原气,在两肾中间之动气,为人之生命,十二经之根本,主通行三气,经历于五藏六府。此所谓三焦者,属之于气,正王叔和所谓有名无形之三焦也,是又一三焦也。论其经,则手少阳三焦主之于上。论其府,则足太阳三焦主之于下。论其气,则两肾原气之三焦以行于中。故曰,《灵》《素》之论三焦,与《难经》之论三焦,名各不同也。《灵》《素》之论手少阳三焦,与足太阳三焦,是有形之府也。《难经》之论上中下之三焦,是无形之原气也。有形之府,与胆、胃、大小肠为配。无形之气,游行于五藏六腑之中,温分肉而充皮肤,是即肾间之原气,自下而上,自中而上,东垣所谓有名无形,主持诸气,统领周身之气,熏肤、充身、泽毛者也。三焦之有三者,此也。王海藏问三焦有几,独能辨手少阳三焦主上,足太阳三焦主下,而不及《难经》所云原气之三焦为命门之别使,是以使后人疑而莫辨耳。故王叔和所云‘三焦无状空有名’者,即是肾间原气之三焦也,不可谓尽非也。独是陈无择以脐下之脂膜为三焦,袁淳甫以人身着内一层形色最赤者为三焦,虞天民以包涵肠胃之总司指腔子为三焦,是皆说之不可稽者也。至金一龙舍手足之三焦不言,而易以前三焦、后三焦,尤诞妄而支离矣。予初注三焦论,漫引《灵枢》肺俞在三焦、心俞在五焦、膈俞在七焦、肝俞在九焦、脾俞在十一焦、肾俞在十四焦之间,以躯体之外称焦,而从虞天民六腑五脏之脂膜以证三焦之说,自马仲化以肺俞、心俞之焦为椎,则予之说要亦可议,而未有当焉也。”张介宾这一解释,将三焦本身和三焦经脉两件迥然不同的东西混在一起,纠缠不清,所以愈说愈令人糊涂。例如肝、心、脾、肺、肾本身和肝、心、脾、肺、肾经脉,是应当有区别的,不能混为一谈,三焦自然也是如此。张介宾早期的解释,对于三焦本身的认识,说得明白得多。

三焦在形态上是胸腔和腹腔的总称。参阅《素问》第八《灵兰秘典论》第一段“三焦者,决渎之官，水道出焉"句下集解。

⑳脾、胃、大肠、小肠、三焦、膀胱者，仓廪之本，营之居也：张介宾说：此六者皆主盛水谷，故同称仓廪之本。营者，水谷之精气也，水谷贮于六府，故为营之所居。

丹波元简说：按《灵·营气篇》云："营气之道，内谷为宝，谷入于胃，气传之肺，流溢于中，布散于外，精专者行于经隧，常营无已。"《痹论》云："营气者，水谷之精气也。"《营卫生会篇》云："营气出于中焦。"皆其义也。

㉑器：张琦说：器者，受盛之义。

㉒转味而入出者也：李中梓记：胃受五谷，名之曰入。脾与大小肠、三焦、膀胱，皆主出也。(《内经知要·藏象篇》)

㉓唇四白：马莳说：四白者，口唇四际之白色也。

㉔其充在肌：《素问》第十《五藏生成篇》：脾之合，肉也；其荣，唇也。

㉕其味甘，其色黄：《新校正》云：详此六字当去。

张琦说："其味甘其色黄"六字衍文。

伯坚按：今据《新校正》、张琦说，删去此六字。

㉖通于土气：滑寿说：此处疑有错误。当云"脾者仓禀之本营之居也。其华在唇四白。其充在肌。此至阴之类，通乎土气。胃、大肠、小肠、三焦、膀胱，名曰器，能化糟粕，转味而入出者也"(读《素问钞·藏象篇》)。

张琦说：按上五节，言五藏之象，而于脾藏统胃、大小肠、膀胱、三焦，于义例不合，盖有错简。"胃大肠小肠三焦膀胱"九字，及"名曰器"以下十四字，当在"凡十一藏取决于胆也"之上，作"胃、大肠、小肠、三焦、膀胱、名曰器，能化糟粕，转味而入出者也，凡十一藏取决于胆也"，文义俱合矣。对五神藏言，故曰器，若脾藏不得名为器也。

田晋蕃说：按滑说是。《五藏别论》，胃、大肠、小肠、三焦、膀胱合言，是其证也。《云笈七签》五十七引，亦作"脾者，仓廪之本"。

㉗凡十一藏，取决于胆也：王冰说：上从心藏下至于胆，为十一也。

马莳说：《灵兰秘典论》云："胆者，中正之官，决断出焉。"故凡十藏皆取决于胆耳。

张介宾说：五藏者，主藏精而不泻，故五藏皆内实。六府者，主化物而不藏，故六府皆中虚。惟胆以中虚，故属于府，然藏而不泻，又类乎藏，故足少阳为半表半里之经，亦曰中正之官(伯坚按：见《素问》第八《灵兰秘典论》。)又曰奇恒之府，(伯坚按：见《素问》第十一《五藏别论》。)所以能通达阴阳，而十一藏皆取决乎此也。

故人迎①一盛，病在少阳；二盛，病在太阳；三盛，病在阳明；四盛已上，为格阳②。寸口③一盛，病在厥阴；二盛，病在少阴；三盛，病在太阴；四盛已上，为关阴④。人迎与寸口俱盛四倍已上，为关格⑤。关格之脉赢⑥，不能极于天地之精气⑦，则死矣。

【本段提纲】 马莳说：此言关格之脉而决其为死也。

伯坚按：《黄帝内经》讲人迎寸口两处脉搏盛虚的比较，共有五处。《素问》中只有本篇。《灵枢》中有第九《终始篇》、第十《经脉篇》、第四十八《禁服篇》和第四十九《五色篇》，凡四篇。

【集解】

①人迎：《灵枢》第二十一《寒热病篇》：颈侧之动脉人迎，人迎、足阳明也，在婴筋之前。

杨上善说:结喉两箱,足阳明脉,迎受五藏六府之气以养于人,故曰人迎。《下经》曰:“人迎,胃脉也。”又云:“任脉之侧动脉,足阳明,名曰人迎。”《明堂经》曰:“颈之大动脉,动应于手,侠结喉以候五藏之气。”人迎胃脉,六府之长,动在于外,候之知内,故曰主外。寸口居下,在于两手,以为阴也。人迎在上,居喉两旁,以为阳也。(见《黄帝内经太素》卷十四《人迎脉口诊篇》“人迎主外”句下注。)

张介宾说:人迎,足阳明胃脉也,在颈下夹结喉旁一寸五分。

伯坚按:人迎,是指颈部能触着颈外动脉脉搏的部位。

②人迎一盛,病在少阳;二盛,病在太阳;三盛,病在阳明;四盛已上,为格阳:《灵枢》第九《终始篇》:人迎一盛,病在足少阳;一盛而躁,病在手少阳。人迎二盛,病在足太阳;二盛而躁,病在手太阳。人迎三盛,病在足阳明;三盛而躁,病在手阳明。人迎四盛,且大且数,名曰溢阳,溢阳为外格。

《灵枢》第四十八《禁服篇》:人迎大一倍于寸口,病在足少阳;一倍而躁,在手少阳。人迎二倍,病在足太阳;二倍而躁,病在手太阳。人迎三倍,病在足阳明;三倍而躁,病在手阳明。人迎四倍者,且大且数,名曰溢阳。溢阳为外格,死不治。

张介宾说:一盛二盛,犹言一倍二倍,谓以人迎寸口相较,或此大于彼,或彼大于此,而有三倍四倍之殊也。《禁服篇》曰:“寸口主中,人迎主外,两者相应,俱往俱来,若引绳大小齐等。春夏人迎微大,秋冬寸口微大,如是者命曰平人。”故人迎寸口而至于盛衰相倍者,不免于病矣。然人迎候阳,故一盛在少阳,胆与三焦也。二盛在太阳、膀胱、小肠也。三盛在阳明,胃与大肠也。四盛以上者,以阳脉盛极而阴无以通,故曰格阳。此义,《终始》《禁服》二篇分别尤详,又《经脉篇》所载亦明。

③寸口:张介宾说:寸口,手太阴肺脉也。

高世栻说:两手寸部之肺脉也。

伯坚按:寸口,是指腕部能触着桡动脉脉搏的部位。寸口又名气口,见《素问》第十一《五藏别论》,第二十一《经脉别论》;又见《灵枢》第十九《四时气篇》,第四十九《五色篇》。寸口又名脉口,见《灵枢》第九《终始篇》,第四十九《五色篇》。参阅《素问》第十一《五藏别论》第三段“气口何以独为五藏主”句下集解。

伯坚按:《黄帝内经》所说的人迎寸口,和晋以后医家所说的人迎寸口,部位迥然不同。《黄帝内经》所说的人迎寸口,详见上面的集解。自从《难经》“独取寸口以决五藏六府死生吉凶”,只切腕部的挠动脉,王叔和《脉经》更引《脉法瓒》,提出了左为人迎右为寸口的说法,得到唐以后医家的普遍采用,这一说法流行了一千多年,实际上和《黄帝内经》所说完全不合。杨上善早已驳斥了这一说法。杨上善说:“阴谓寸口,手太阴也。阳谓人迎,足阳明也。上谓人迎,下谓寸口,有其二义。人迎是阳,所以居上也。寸口是阴,所以居下也。又人迎在颈,所以为上。寸口在手,所以为下。人迎寸口之动,上下相应俱来,譬之引绳,故若一也。所论人迎寸口,唯出《黄帝》正经。计此之外,不可更有异论。近相传者,直以两手左右为人迎寸口,是则两手相望以为上下,竟无正经可凭,恐误物深也。”(见《黄帝内经太素》卷九《脉行同异篇》“故阴阳上下其动也若一”句下注。)杨上善又说:“《九卷·终始篇》曰:‘平人者,不病也。不病者,脉口人迎应四时也。应四时者,上下相应俱往俱来也。’脉口,谓是手太阴脉行气寸口,故寸口脉口亦无异也。既上下俱往俱来,岂以二手为上下也?又《九卷终始篇》云:‘人迎与太阴脉口俱盛四倍以上,命曰关格。’即知手太阴无人迎也。此经所言人迎寸口之处,数十有余,竟无左手寸口以为人迎,右手关上以为寸口。而旧来相承,与人诊脉,纵有小知,得之别注,人多以此致信,竟无依据,不可行也。”(见《黄帝内经太素》卷十四《人迎脉口诊篇》“人迎主外”句下注。)后来张介宾也驳斥了这一说法。张介宾说:“按人迎气口之脉,本皆经训。但人迎为足阳明之脉,不可以言于手。气口总手太阴而言,不可以分左右。如《动输》《本输》《经脉》等篇,明指人迎为结喉旁胃经动脉。愚常考之,《四时气篇》曰:‘气口候阴,人迎候阳’,《五色篇》曰:‘人迎盛坚者伤于寒,气口盛坚者伤于食’,《禁服篇》曰‘寸口主中,人迎主外’,《经脉》《终始》等篇曰:‘人迎一盛二盛三盛,脉口一盛二盛三盛’等义,皆言人迎为阳明之府脉故主乎表,脉口为太阴之藏脉故主乎里。如《太阴阳明论》曰:‘太阴为之行气于三阴,阳明为之行气于三阳。’《阴阳别论》曰:‘三阳在头’,正言人迎行气于三阳也;‘三阴在手’,正言脉口行气于三阴也。盖上古诊法有三。一取三部九候,以诊通身之脉。一取太阴阳明,以诊阴阳之本。一取左右气口,以诊藏府之气。然则人迎自有其位,《脉经》乃扯人迎于左手,而分气口于右手,不知何据何见而云然?愚初惑之,未敢遽辩,及见《纲目》之释人迎气口者,亦云:‘人迎在结喉两旁,足阳明之脉也’。又见庞安常论脉曰:‘何谓人迎,喉旁取之。’近见徐东皋曰:‘《脉经》谓左手关前一分为人迎,误也。’若此数君者,已觉吾之先觉矣,兹特引而正之。呜呼!一言之谬,遗误千古,成心授受,何时复正哉?立言者可不知所慎乎?”(见《类经》卷三《藏象类》十一注。)

④寸口一盛,病在厥阴;二盛,病在少阴;三盛,病在太阴;四盛已上,关阴:《灵枢》第九《终始篇》:脉口一盛,病在足厥阴;一盛而躁,在手心主。脉口二盛,病在足少阴;二盛而躁,在手少阴。脉口三盛,病在足太阴;三盛而躁,在手太阴。脉口四盛,且大且数者,名曰溢阴。溢阴为内关,内关不通,死不治。

《灵枢》第四十八《禁服篇》:寸口大于人迎一倍,病在足厥阴;一倍而躁,在手心主。寸口二倍,病在足少阴;二倍而躁,在手少阴。寸口三倍,病在足太阴;三倍而躁,在手太阴。寸口四倍者,名曰内关。内关者,且大且数,死不治。

张介宾说:寸口候阴,故一盛在厥阴,肝与心主也。二盛在少阴,心与肾也。三盛在太阴,脾与肺也。四盛以上者,以阴脉盛者而阳无以交,故曰关阴。《终始》《禁服》二篇详。

⑤人迎与寸口俱盛四倍已上,关格:《灵枢》第九《终始篇》:人迎与太阴脉口俱盛四倍以上,命曰关格。关格者与之短期。

《灵枢》第十七《脉度篇》:邪在府则阳脉不和,阳脉不和则气留之,气留之则阳气盛矣。邪在藏则阴脉不利,阴脉不利则血留之,血留之则阴气盛矣。阴气大盛则阳气不能荣也,故曰关。阳气大盛则阴气弗能荣也,故曰格。阴阳俱盛,不得相荣,故曰关格。关格者,不得尽期而死也。

张介宾说:夫所谓关格者,阴阳否绝,不相营运,乘羸离败之候也。故人迎独盛者,病在三阳之府也。寸口独盛者,病在三阴之藏也。盖太阴行气于三阴,而气口之脉亦太阴也。阳明行气于三阳,而人迎之脉在结喉之旁也。故古法诊三阳之气于人迎,诊三阴之气于寸口。如《四时气篇》曰:“气口候阴,人迎候阳”,正谓此也。其于关格之证,则以阴阳偏胜之极,而或见于人迎,或见于气口,皆孤阳之逆候,实真阴之败竭也。故六府之阴脱者曰格阳,格阳者、阳格于阴也。五藏之阴脱者曰关阴,关阴者,阴拒乎阳也。藏府之阴俱脱,故曰关格。然既曰阴阳关格,必其彼此否绝,似当阴阳对言,而余皆谓之阴脱者何也?正以脉盛之极为无阴,无阴则无根而孤阳浮露于外耳。凡犯此者,必死无疑。余尝于蒯司马、田宗伯辈见之,其脉则坚盛至极,其证则喘息日增,甚至手颈通身之脉振动不已,是皆酒色伤精所致,终至不救。故《本神篇》曰:“五藏主藏精者也,不可伤,伤则失守而阴虚,阴虚则无气,无气则死矣。”其即关阴格阳之谓欤?又按关格之脉，如《六节藏象》《脉度》《终始》《禁服》《经脉》等篇，言之再四，盖恐其难明，故宣而又宣，诚重之也。

丹波元简说：关格，言表里阴阳否绝之候。《脉要精微论》："阴阳不相应，病名曰关格。"《史记》："仓公曰：'切其脉，肝气浊而静，此内关之病也。'"

⑥关格之脉赢：原文作"关格之脉羸"。

《新校正》云：详"羸"当作"赢"。脉盛四倍已上，非羸也，乃盛极也。古文"赢"与"盈"通用。

田晋蕃说：高诱注《淮南·时则训》："赢，盛也。"关格之脉赢，正谓脉盛四倍以上，非假赢为盈。惟"赢"与"盈"古字通。《文选·古诗》李善注："赢与盈同，古字通。"

伯坚按：今据《新校正》说校改。

⑦不能极于天地之精气：张介宾说：极，尽也。精气，天禀也。言不尽其天年而夭折也。

《六节藏象论第九》①今译

岐伯说：你问得真详细。天地的广大是无法测量的，你既提出这个问题，我现在只能讲一点大概。草生出有五色的不同，但从五色配合中发生的变化，却多到非人所能看遍。草生出有五味的不同，但从五味调和中发生的变化，也多到非人所能尝遍。五脏的嗜好不同，所以声色臭味和五脏的配合也各不相同。天用风、暑、湿、燥、寒五气来供养人，地用酸、苦、甘、辛、咸五味来供养人。五气进入鼻中，藏在心肺里面，使人面部的颜色整洁分明，使人的声音响亮。五味进入口中，藏在肠胃里面，来滋养五脏。五脏和谐地生活着，产生各种津液，神气就自然旺盛。

黄帝说：五脏有一些什么现象表现在外面呢？

岐伯说：心是生命的根本，是藏神②的地方；它的色彩表现在脸上；它的充实表现在血脉上；它是阳中之太阳，是和夏季的气候相通的。

肺是气的根本，是藏魄②的地方；它的色彩表现在毛上；它的充实表现在皮肤上；它是阳中之少阴，是和秋季的气候相通的。

肾以蛰伏为主，以闭藏为本，是藏精②的地方；它的色彩表现在头发上；它的充实表现在骨头上；它是阴中之太阴，是和冬季的气候相通的。

肝是疲劳的根本，是藏魂②的地方；它的色彩表现在指爪上；它的充实表现在筋上；它是阴中之少阳，是和春季的气候相通的。

脾、胃、大肠、小肠、三焦、膀胱，是饮食物储藏的仓库，是藏营气③的地方。（因为它们能够装盛饮食物，所以）叫作器。它们能从饮食物中提出精华、排泄糟粕。它的色彩表现在嘴唇四围；它的充实表现在肌肉上；这属于至阴一类，是和土气相通的。

凡十一个藏（包括胆在内）都是由胆来主管决断的。

人迎脉比寸口脉盛过一倍④，是少阳病（足少阳胆经和手少阳三焦经）；盛过二倍，是太阳病（足太阳膀胱经和手太阳小肠经）；盛过三倍，是阳明病（足阳明胃经和手阳明大肠经）；盛过四倍以上，叫作格阳。

寸口脉比人迎脉盛过一倍，是厥阴病（足厥阴肝经和手厥阴心主经）；盛过二倍，是少阴病（足少阴肾经和手少阴心经）；盛过三倍，是太阴病（足太阴脾经和手太阴肺经）；盛过四倍以上叫作关阴。

人迎脉和寸口脉比平常都盛过四倍以上，叫作关格。关格的脉既过于盛；就不可能尽其天年，必会夭折。

①六节藏象论第九：《素问·六节藏象论》第一段和《天元纪》以下七篇大论著作年代较晚，内容与《素问》其他各篇完全不同，主要为五运六气学说的应用，争论较多，本篇第一段及《天元纪》以下七篇大论的文字，本集解均未进行语译。

②神，魄，精，魂：古代医学家说人有精、神、魂、魄。《灵枢》第八《本神篇》说："生之来谓之精。而精相搏谓之神。随神往来谓之魂。并精出入谓之魄。"这就是精、神、魂、魄的定义。

③营气：营气是血液。饮食物经过消化作用然后变化成为血液，所以说消化器官是藏营气的地方。

④人迎脉比寸口脉盛过一倍：人迎穴是足阳明胃经脉的一个孔穴，所以人迎脉属于足阳明胃经，人迎主外，是测候阳气的。寸口脉切脉的孔穴是经渠穴，经渠穴是手太阴肺经脉的一个孔穴，所以寸口脉属于手太阴肺经，寸口主内，是测候阴气的。在正常情况下，人迎脉和寸口脉应当两者往来，大小如一，和牵一根绳子一样，如发现偏盛偏衰的现象，就是有病。人迎盛就是阳病，寸口盛就是阴病。

人迎穴在前颈部结喉两旁，距离中线约五厘米。它是双穴，左右各一。

经渠穴在腕上三点三厘米，桡动脉侧。它是双穴，左右各一。

五藏生成篇第十①

①五藏生成篇第十：《新校正》云：详全元起本在第九卷。按此篇云《五藏生成篇》而不云论者，盖此篇直记五藏生成之事，而无问答论议之辞，故不云论。后不言论者义皆仿此。

伯坚按：本篇和《甲乙经》《黄帝内经太素》《类经》三书的篇目对照，列表于下：

素问	甲乙经	黄帝内经太素	类经
五藏生成篇第十	卷一——精神五藏论第一 卷一——五藏六府官第四 卷一——五藏大小六府应候第五 卷一——五色第十五 卷四——经脉第一下 卷六——五味所宜五藏生病大论第九	卷十五——色脉诊篇 卷十七——□□篇	卷三——五藏所合所荣所主所宜所伤之病（藏象类八） 卷六——能合色脉可以万全（脉色类三十四） 卷六——五藏五色死生（脉色类三十七） 卷八——诸脉髓筋血气经络所属（经络类二十一） 卷十四——五决十经（疾病类十四）

【释题】　本篇第一段讲五藏和身体各部分的联系，都是和五藏相生相成的，所以叫作《五藏生成篇》。本篇叫作篇而不叫作论，据《新校正》的解释，是因为本篇没有问答论议的话，所以不叫作论。《素问》里面称为篇的共有七篇，除本篇外，还有第十五《玉版论要篇》，第二十三《宣明五气篇》，第二十四《血气形志篇》，第三十三《刺热篇》，第三十六《刺疟篇》，第四十一《刺腰痛篇》。

这七篇中，只有《玉版论要篇》还是用黄帝、岐伯二人问答的体裁，其余都不是问答的体裁。

【提要】 本篇的内容可以分为四节。第一节讲五藏和身体各部分的联系和五味五色的配合，都是与五藏相生相成的。它说："诸髓者皆属于脑，诸筋者皆属于节，诸血者皆属于心，诸气者皆属于肺"，这都是很正确的解剖生理知识。第二节讲血的重要性和由于血的凝滞而可能发生的疾病。第三节列举一些症状，说明它们是哪一些经脉的疾病。第四节讲色和脉的关系。本篇特别着重在望色，这就是《史记·仓公传》所说的"五色诊病，知人生死"。本篇认为望色和切脉在诊断疾病上是同等重要的，所以说："能合脉、色，可以万全"。

心之合，脉也①；其荣，色也②；其主，肾也③。

肺之合，皮也④；其荣，毛也⑤；其主，心也⑥。

肝之合，筋也⑦；其荣，爪也⑧；其主，肺也⑨。

脾之合，肉也⑩；其荣，唇也⑪；其主，肝也⑫。

肾之合，骨也⑬；其荣，发也⑭；其主，脾也⑮。

【本段提纲】 马莳说：此一节举五藏之所合所荣所主者而言之也。

【集解】

①心之合，脉也：《素问》第二十三《宣明五气篇》：心主脉。

②色也：《素问》第九《六节藏象论》：心者，其华在面，其充在血脉。

③肾也：马莳说：心属火，肾属水，火之所畏者惟水，则心之所主者惟肾也，故曰其主肾也。犹君主乃下人所畏，故即以主名之，下仿此。

④肺之合，皮也：《素问》第二十三《宣明五气篇》：肺主皮。

⑤毛也：《素问》第九《六节藏象论》：肺者，其华在毛，其充在皮。

⑥其主，心也：马莳说：肺属金，心属火，金之所畏者惟火，则肺之所主者惟心也，故曰其主心也。

⑦肝之合，筋也：《素问》第二十三《宣明五气篇》：肝主筋。

⑧其荣，爪也：《素问》第九《六节藏象论》：肝者，其华在爪，其充在筋。

⑨其主，肺也：马莳说：肝属木，肺属金，木之所畏者惟金，则肝之所主者惟肺也，故曰其主肺也。

⑩脾之合，肉也：《素问》第二十三《宣明五气篇》：脾主肉。

⑪其荣，唇也：《素问》第九《六节藏象论》：脾、胃、大肠、小肠、三焦、膀胱者，其华在唇四白，其充在肌。

⑫其主，肝也：马莳说：脾属土，肝属木，土之所畏者惟木，则肺之所生者惟肝也，故曰其主肝也。

⑬肾之合，骨也：《素问》第二十三《宣明五气篇》：肾主骨。

⑭其荣，发也：《素问》第九《六节藏象论》：肾者，其华在发，其充在骨。

⑮其主，脾也：马莳说：肾属水，脾属土，水之所畏者惟土，则肾之所主者惟脾也，故曰其主脾也。

是故多食咸，则脉凝泣①而变色②；多食苦，则皮槁而毛拔③；多食辛，则筋急而爪枯④；多食酸，则肉胝䐢⑤而唇揭⑥；多食甘，则骨痛而发落⑦；此五味之所伤也⑧。

【本段提纲】 马莳说：此承上文五藏之所主者有相克之义，而此遂以所主之所伤者言之也。

伯坚按:参阅本篇第六段提纲附表。

【集解】

①脉凝泣:吴崑说:泣,与涩同。

丹波元简说:《杨慎外集》云:"《素问》:'脉泣则血虚',又云:'寒气入经而稽迟,泣而不行',又云'多食咸则脉凝血而变色',泣音义与涩同。"按《说文》:"泠,水不利也。"泠与泪同。泣亦水不利也,泣与涩同。"亦可互证。

朱骏声《说文通训定声》:泣,假借为立。《素问·六节藏象论》:(伯坚按:此误,应作《五藏生成篇》。)"凝于脉者为泣。"注:"谓血行不利。"《调经论》:"寒则泣不能流。"注:"谓如雪在水中,凝住不行去也。"(《说文解字诂林》第五一〇三页)

②变色:马莳说:心之所主者惟肾,故肾之味主咸者也,多食咸则心为肾伤。心之合在脉,则凝泣而不通。心之荣在色,色则变常而黧黑矣。

张介宾说:《五味篇》曰:"心病禁咸。"

③多食苦,则皮槁而毛拔:马莳说:肺之所主者唯心,故心之味主苦者也,多食苦则肺为心伤。肺之合在皮,皮则枯槁而不泽;肺之荣在毛,毛则脱落而似拔矣。

张介宾说:《五味篇》曰:"肺病禁苦。"

④多食辛,则筋急而爪枯:马莳说:肝之所主者惟肺,故肺之味主辛者也,多食辛则肝为肺伤。肝之合在筋,筋则紧急而不柔。肝之荣在爪,爪则干枯而不润矣。

张介宾说:《五味篇》曰:"肝病禁辛。"

⑤而肉胝䐢:陆懋修说:《汉书·贡禹传》:"手足胼胝。"注:"胝,茧也。""䐢"与"皱"通。《集韵》:"䐢,皱也。"

⑥多食酸,则肉䐢而唇揭:马莳说:脾之所主者唯肝,故肝之味主酸者也,多食酸则脾为肝伤。脾之合在肉,肉则胝䐢而憔瘁。脾之荣在唇,唇则揭举而枯薄矣。

吴崑说:肉粗疏胝䐢而唇掀揭也。

张介宾说:《五味篇》曰:"脾病禁酸。"

丹波元简说:按《巢源》有四支发胝候。《广韵》:"胼胝,皮上坚也。"䐢,《集韵》:"仄遇切,皱也。"盖胝䐢者,敛缩之义。肉在皮里,肉之敛缩不可得而见,唇为肉之外候,以其掀揭而知肉之敛缩,故言肉胝䐢而唇揭。

喜多村直宽说:《战国策》:"唇揭齿寒。"

⑦多食甘,则骨痛而发落:马莳说:肾之所主者唯脾,故脾之味主甘者也,多食甘则肾为脾伤。肾之合在骨,骨则疼痛而不快。肾之荣在发,发则渐堕而零落矣。

张介宾说:《五味篇》曰:"肾病禁甘。"

⑧此五味之所伤也:吴崑说:五味各有所伤,所谓"阴之五宫,伤在五味"是也。(伯坚按:"阴之五宫,伤在五味",见《素问》第三《生气通天论》。)

故心欲苦,肺欲辛,肝欲酸,脾欲甘,肾欲咸①,此五味之所合也五藏之气也②。

【本段提纲】 马莳说:此言五藏有所欲之味,乃其所合者也。

【集解】

①心欲苦,肺欲辛,肝欲酸,脾欲甘,肾欲咸:《素问》第四《金匮真言论》:东方青色,入通于肝,其味酸,南方赤色,入通于心,其味苦。中央黄色,入通于脾,其味甘。西方白色,入通于肺,其味辛。北方黑色,入通于肾,其味咸。

《素问》第五《阴阳应象大论》：东方生风，在藏为肝，在味为酸。南方生热，在藏为心，在味为苦。中央生湿，在藏为脾，在味为甘。西方生燥，在藏为肺，在味为辛。北方生寒，在藏为肾，在味为咸。

《素问》第二十三《宣明五气篇》：五味所入，酸入肝，辛入肺，苦入心，咸入肾，甘入脾，是谓五入。

《素问》第六十七《五运行大论》：东方生风，在藏为肝，其味为酸。南方生热，在藏为心，其味为苦。中央生湿，在藏为脾，其味为甘。西方生燥，在藏为肺，其味为辛。北方生寒，在藏为肾，其味为咸。

《素问》第七十《五常政大论》：敷和之纪，其藏肝，其味酸。升明之纪，其藏心，其味苦。备化之纪，其藏脾，其味甘。审平之纪，其藏肺，其味辛。静顺之纪，其藏肾，其味咸。

《灵枢》第五十六《五味篇》：五味各走其所喜。谷味酸，先走肝。谷味苦，先走心。谷味甘，先走脾。谷味辛，先走肺。谷味咸，先走肾。

《灵枢》第六十五《五音五味篇》：手少阴，藏心，色赤，味苦，时夏。足少阴，藏肾，色黑，味咸，时冬。足太阴，藏脾，色黄，味甘，时季夏。手太阴，藏肺，色白，味辛，时秋。足厥阴，藏肝，色青，味酸，时春。

伯坚按：五藏和五味的配合，在《黄帝内经》里面有两种不同的说法。第一种说法是：肝酸，心苦，脾甘，肺辛，肾咸。本篇和《素问·金匮真言论》《阴阳应象大论》《宣明五气篇》《五运行大论》《五常政大论》《灵枢·五味篇》首段《五音五味篇》，都是这样说的。第二种说法是：肝甘，心酸，脾咸，肺苦，肾辛。《素问·藏气法时论》和《灵枢·五味篇》末段都是这样说的。为什么这两种说法不同呢？据王冰的解释，第一种配合是相生相养的配合，而第二种配合则是各随其宜，欲缓、欲收、欲软、欲泄、欲散、欲坚而为用的配合。（见《素问》第二十二《藏气法时论》第十四段“四时五藏病随五味所宜也”句下王冰说。）古代其他书籍中，讲五藏和五味的配合很多，都和《黄帝内经》的配合不同。例如《管子》第三十九《水地篇》说：“酸主脾，咸主肺，辛主肾，苦主肝，甘主心。”又如《周礼·天官疾医》说：“凡药以酸养骨，以辛养筋，以咸养脉，以苦养气，以甘养肉，以滑养窍。”至于《吕氏春秋·十二纪》《礼记·月令》和《淮南子·时则训》，对于五藏位置所采用的是《古文尚书》说（详见《素问》第五十二《刺禁论》第一段“脾为之使”句下集解。）完全是另外一个体系，那就更不必说了。现将各书所说五藏和五味的配合，列表于下，以供参考：

五藏	和五味的配合				
	《内经》第一种说法	《内经》第二种说法	《管子》	《周礼》	《礼记》《吕氏春秋》《淮南子》
肝	酸	甘	苦	辛	辛
心	苦	酸	甘	咸	甘
脾	甘	咸	酸	甘	酸
肺	辛	苦	咸	苦	苦
肾	咸	辛	辛	酸	咸

五藏和五味的配合，参阅《素问》第二十二《藏气法时论》第十四段经文和集解。

②此五味之所合也五藏之气也：原文作“此五味之所合也五藏之气”。

《新校正》云：按全元起本云：“此五味之合五藏之气也”，连上文。《太素》同。

丹波元简说：当从《太素》，“也”字移“气”下。

伯坚按:《新校正》所引《太素》是佚文,今存残本《黄帝内经太素》中没有这一段文字。今据丹波元简说,依《新校正》所引全元起本和《太素》校改。

故①色见青如草兹者死②,黄如枳实者死③,黑如炲者死④,赤于衃血者死⑤,白如枯骨者死⑥,此五色之见死也⑦。

青如翠羽者生⑧,赤如鸡冠者生,黄如蟹腹者生,白如豕膏者生,黑如乌羽者生,此五色之见生也⑨。

【本段提纲】 马莳说:此历举五藏之五色,而决其为死生之外见也。

伯坚按:《素问》第十七《脉要精微论》有一段类似的文字,说:"夫精明、五色者,气之华也。赤欲如白裹朱,不欲如赭。白欲如鹅羽,不欲如盐。青欲如苍璧之泽,不欲如蓝。黄欲如罗裹雄黄,不欲如黄土。黑欲如重漆色,不欲如地苍。"

【集解】

①故:田晋蕃说:按"故",一本作"败"。(伯坚按:吴崑注本作"败"。)下文王注:"藏败故见死色也",引《三部九候论》:"五藏已败,其色必夭,夭必死矣",作"败"是。然《释名·释丧制》云:"汉以来谓死为物故,言其诸物皆就朽故也。"《南史·隐逸·刘凝之传》:"人尝认其所著屐,笑曰,仆著已败,令家中觅新者偿君",《宋书》"败"作"故"。似作"故"义亦可通。(伯坚按:"百衲本和武英殿本《宋书·南史》,都作"败",不作"故"。)

②色见青如草兹者死:张志聪说:兹,蓐席也。草兹者,死草之色,青而带白也。

丹波元简说:按《尔雅·释器》:"蓐谓之兹。"郭注:"《公羊传》曰:'属负兹。'兹者,蓐席也。"《史记·仓公传》:"望之杀然黄,察之如死青之兹。"

③黄如枳实者死:张介宾说:黄黑不泽也。

④黑如炲者死:杨上善说:炲,音苔,谓草烟栖聚炲煤,黑之恶色也。

张介宾说:炲,烟煤也。

丹波元简说:《千金翼》,"炲"下有"煤"字。

田晋蕃说:按"炲"字,亦作"炱"。(《素问》俱作"炲"。《风论》:"其色炲。")《说文》:"灰,炱煤也。"《通俗文》:"积烟为炲煤。"《玉篇》:"炲煤,烟尘也。"

⑤赤于衃血者死:王冰说:衃血,谓败恶凝聚之血,色赤黑也。

丹波元简说:《说文》:"衃,凝血也。"

⑥白如枯骨者死:王冰说:白而枯槁,如干骨之白也。

⑦此五色之见死也:王冰说:藏败,故见死色也。《三部九候论》曰:"五藏已败,其色必夭,夭必死矣",此之谓也。

⑧青如翠羽者生:丹波元坚说:先兄曰:"《说文》:'翠,青羽雀也。出郁林。从羽,卒声。'"

喜多村直宽说:宋玉《登徒子好色赋》:"眉如翠羽。"向曰:"如翡翠之羽。"

⑨此五色之见生也:王冰说:此谓光润也。色虽可爱,若见朦胧尤善矣。

生于心,如以缟①裹朱②;生于肺,如以缟裹红③;生于肝,如以缟裹绀④;生于脾,如以缟裹栝楼实⑤;生于肾,如以缟裹紫⑥;此五藏所生之外荣也⑦。

【本段提纲】 马莳说:此举五藏所生之正色,而指其为外荣也。

【集解】

①缟:杨上善说:缟,工道反,白练。

王冰说：缟，白色。

丹波元简说：《禹贡》："厥篚玄纤缟。"孔传："玄，黑缯。缟，白缯。纤，细也。"《小尔雅》："缯之精者曰缟。"

丹波元坚说：按任氏大椿《释缯》曰："孰帛曰练。生帛曰缟。"

喜多村直宽说：《广雅》云："缟，细缯也。"《战国策》云："强弩之末，不能穿鲁缟。"然则缟是薄缯，不染故色白也。

②裹朱：张介宾说：以缟裹五物者，谓外皆白净，而五色隐然内见也。

张志聪说：此言藏真之荣隐见于皮肤之间，有若缟裹者也。朱，红之深也。

丹波元坚说：先兄曰："说文：'絑，纯赤也。'"坚按：段氏曰："凡经传言朱皆当作絑，朱其假借字也。朱者赤心木也。"

③如以缟裹红：张介宾说：朱言其深，红言其浅也。

张志聪说：红，淡白红也。

丹波元简说：《说文》："红，帛赤白色。"《释名》："红，绛也，白色之似绛者。"

④绀：张介宾说：绀，青而含赤也。

丹波元简说：《说文》："绀，帛深青扬赤色。"《释名》："绀，含也，青而含赤色也。"

⑤栝楼实：李时珍《本草纲目》卷十八上草部栝楼：时珍曰：其实圆长，青时如瓜，黄时如熟柿，山家小儿亦食之。

张志聪说：栝楼实，红黄色也。

⑥紫：张志聪说：紫，赤黑之间色也。

丹波元简说：《说文》："紫，帛青赤色。"《论语》皇疏："北方间色。"

⑦此五藏所生之外荣也：王冰说：荣，美色也。

张介宾说：凡此皆谓五藏所生之五色，盖云气足于中，而后色荣于外。

张志聪说：此五行之色而俱兼红者也。盖气主白而荣主红。如以缟裹者，五藏之气包于外也。五色之兼俱红者，五藏之荣隐见于内也。

喜多村直宽说：《尔雅》："木谓之华。草谓之荣。"

色味当五藏①：白当肺辛，赤当心苦，青当肝酸，黄当脾甘，黑当肾咸。故白当皮，赤当脉，青当筋，黄当肉，黑当骨②。

【本段提纲】 马莳说：此以五味五色配五藏也。

伯坚按：现将上面六段所讲的五藏和身体各部分及五味五色的关系列表于下，以期明显：

五行	五藏	五藏之合（在身体里面的联系）	五藏之荣（在身体外面的表现）	五藏之主（所畏惧的藏）	五味所合（所适宜的味）	五味多食则病（所畏惧的味）	五色所当
木	肝	筋	爪	肺（金）	酸	辛（金）	青
火	心	脉	色	肾（水）	苦	咸（水）	赤
土	脾	肉	唇	肝（木）	甘	酸（木）	黄
金	肺	皮	毛	心（火）	辛	苦（火）	白
水	肾	骨	发	脾（土）	咸	甘（土）	黑

【集解】

①色味当五藏：张介宾说：当，合也。此五色五味之合于五藏者，皆五行之一理也。

②白当皮，赤当脉，青当筋，黄当肉，黑当骨：《灵枢》第四十九《五色篇》：青为肝。赤为心。白为肺。黄为脾。黑为肾。肝合筋。心合脉。肺合皮。脾合肉。肾合骨也。

张介宾说：肺主皮毛，故白当皮。心主血脉，故赤当脉。肝主筋，故青当筋。脾主肉，故黄当肉。肾主骨，故黑当骨也。

诸脉者皆属于目①。诸髓者皆属于脑②。诸筋者皆属于节。诸血者皆属于心③。诸气者皆属于肺④。此四支八谿⑤之朝夕也⑥。

【本段提纲】 张志聪说：此言五藏之经血总属于心，五藏之气总属于肺，经气循行于四支八谿，注于目，会于脑，濡筋骨，利关节，朝夕循行，外内出入，如环无端者也。

【集解】

①诸脉者皆属于目：王冰说：脉者，血之府。《宣明五气篇》曰："久视伤血。"由此明诸脉皆属于目也。

马莳说：《解精微论》曰："心者，五藏之专精也。目者，其窍也。"《灵枢·大惑论》："岐伯曰：'目者，五藏六府之精也。'"《灵枢·口问篇》："岐伯曰：'目者，宗脉之所聚也。'"

吴崑说：以经脉考之，膀胱之脉起于目内眦，胃之脉交颏中，胆脉起于目锐眦，大肠之脉贯颊，小肠之脉上颊至目锐眦、其支者至目内眦，三焦之脉至目锐眦，又心脉系目系，肝脉连目系，是诸脉属于目也。

丹波元简说：《大惑论》云："五藏六府之精气，皆上注于目而为之精。"

②诸髓者皆属于脑：马莳说：《灵枢·海论》曰："脑为髓之海，其输上在于其盖，下在风府。"

③诸血者皆属于心：马莳说：《阴阳应象大论》云："心生血。"《痿论》曰："心主身之血脉。"

④诸气者皆属于肺：张介宾说：《调经论》《本神篇》皆曰："肺藏气。"《五味篇》曰："其大气之抟而不行者，积于胸中，命曰气海，出于肺，循喉咽，故呼则出，吸则入。"

⑤四支八谿：王冰说：谿者，肉之小会名也。八谿，谓肘、膝、腕也。

张介宾说：四支者，两手两足也。八谿者，手有肘与腋，足有髀与腘也。此四支之关节，故称为谿。

丹波元简说：谿者，筋骨罅隙之谓。王充《论衡》云："投一寸之针，布一丸之艾，于血脉之谿，笃病有瘳。"

⑥之朝夕也：杨上善说：诸脉髓筋血气等五属血气，皆于四支八谿朝夕往来。

张介宾说：朝夕者，言人之诸脉筋髓血气无不由此出入，而朝夕运行不离也。《邪客篇》曰："人有八虚，皆机关之室，真气之所过，血络之所游"，即此之谓。一曰："朝夕即潮汐之义，言人身气血往来，如海潮之消长，早日潮晚曰汐者"，亦通。

陆懋修说：与潮汐通。《文选》郭璞《江赋》："或夕或朝。"注引《抱朴子》曰："麋氏云：'朝者，据朝来也。言夕者，据夕至也。'"

田晋蕃说：按《移精变气论》："虚邪朝夕。"《子华子》："一人之身，为骨凡三百有六十，精液之所朝夕也。"雷浚《说文外编》云："《说文》无汐字。潮作朝，汐作夕，古假借字。"

故人卧血归于肝①。肝受血而能视②，足受血而能步，掌受血而能握，指受血而能摄③。卧出而风吹之，血凝于肤者为痹④，凝于脉者为泣⑤，凝于足者为厥⑥，此三者血行而不得反其空[7]，故为痹厥也[8]。

【本段提纲】 张志聪说：此复论血随卫气之行于脉外也。

【集解】

①故人卧血归于肝：马莳说：《灵枢·本藏篇》云："肝藏血。"

②肝受血而能视：马莳说：《灵枢·师传篇》云："肝者主为将，使之候外，欲知坚固，视目小大。"

③指受血而能摄：张介宾说：按血气者，人之神也，而此数节皆但言血而不言气，何也？盖气属阳而无形，血属阴而有形，而人之形体，以阴而成。如《九针篇》曰："人之所以生成者，血脉也。"《营卫生会篇》曰："血者，神气也。"《平人绝谷篇》曰："血脉和则精神乃居。"故此皆言血者，谓神依形生，用自体出也。

丹波元简说：《说文》："摄，引持也。"《庄子·胠箧》云："必摄缄縢，固扃鐍。"摄字之义与此同。

④痹：痹，参阅《素问》第四十三《痹论》第一段"合而为痹也"句下集解。

⑤泣：王冰说：泣，谓血行不利。

俞樾说：王注曰："泣为血行不利。"按字书，泣字并无此义，泣疑沍字之误。《玉篇》水部："沍，胡故切，闭塞也。"沍字右旁之互，误而为立，因改为立而成泣字矣。上文云："是故多食盐则脉凝泣而变色"，泣亦沍字之误。王氏不注于前而注于后，或其作注时，此文沍字犹未误，故以血行不利说之，正沍字之义也。《汤液醪醴论》："荣泣卫除"，《八正神明论》："人血凝泣"，泣字并当作沍。

田晋蕃说：按段氏玉裁云："泣，《素问》以为涩字。"然《解精微论》："请问哭泣而泪不出者"，则固从泣之本训。《至真要大论》："短而濇"，未尝以泣为之。大抵经文泣字，注家作涩字解者，并沍字之误。

伯坚按：《素问》中用泣字作涩字濇字解的地方，除本篇外，计还有《汤液醪醴论》："荣泣血除"；《八正神明论》："则人血凝泣而卫气沉"；《离合真邪论》："天寒地冻则经水凝泣；《举痛论》："泣而不行"，"寒气客于脉中则血泣"，"血泣在下相引"；《经络论》："寒多则凝泣"；《调经论》："寒则泣不能流"，"荣血泣"，"血泣气去"，"寒独留则血凝泣"。《甲乙经》和《黄帝内经·太素》引用这些文字都作"泣"。如果泣是沍的误字，总应当有几处不误的，不应当这样整齐划一地全部错误了。俞樾和田晋蕃说录存以备一说，实际上不及朱骏声"泣假借为立"的说法妥当。朱骏声说见本篇第二段"则脉凝泣而变色"句下集解。

⑥凝于足者为厥：杨上善说：血寒凝聚，积肤为痹，积脉血止，积足为厥。厥，参阅《素问》第四十五《厥论》第一段"厥之寒热者"句下集解。

⑦空：王冰说：空者，血流之道，大经隧也。

⑧故为痹厥也：张介宾说：血得热则行，得寒则凝，凡此上文三节者，以风寒所客，则血脉凝濇，不能运行而反其空，故为痹厥之病也。

田晋蕃说：按上文："血凝于肤者为痹，凝于脉者为泣，凝于足者为厥。"此承上三者，言痹厥而不及泣，以泣非病名。《平人气象论》云："脉濇曰痹"，脉濇即脉泣，言痹可该泣也。

人有大谷十二分[1]，小谿三百五十三名[2]，少十二关[3]，此皆卫气之所留止、邪气之所客也[4]，针石缘而去之[5]。

【本段提纲】 张志聪说：此言卫气之行于谿谷也。

【集解】

①大谷十二分：张介宾说：大谷者，言关节之最大者也。节之大者无如四支，在手者肩、肘、

腕,在足者髁、膝、腕,四支各有三节,是为十二分。分,处也。按此即上文八谿之义。夫既曰谿,何又曰谷?如《气穴论》曰:"肉之大会为谷,小会为谿。肉分之间,谿谷之会,以行荣卫,以会大气。"是蹊谷虽以小大言,而为气血之会则一,故可以互言也。上文单言之,故止云八谿。此节与下文:"小谿三百五十四名"相对为言,故云大谷也。

②小谿三百五十三名:原文作"小谿三百五十四名"。

王冰说:小络所会,谓之小谿也。然以三百六十五小络言之,除十二俞外,则当三百五十三名,经言三百五十四者,传写行书误以三为四也。

张介宾说:小谿者,言通身骨节之交也。《小针解》曰:"节之交三百六十五会者,络脉之渗灌诸节者也。"此除十二俞皆通于藏气者不在小谿之列,则当为三百五十三名,兹云五十四者,传写之误也。

丹波元简说:《子华子》云:"一身之为骨,凡三百六十五节",即此义也。

伯坚按:今据王冰、张介宾说校改。

③少十二关:原文作"少十二俞"。

杨上善说:手足十二大节,名十二关。

《新校正》云:按别本及全元起本、《太素》,"俞"作"关"。

高世栻说:少十二俞,即大谷十二分是也。

丹波元坚说:《春秋繁露》曰:"天以终岁之数,成人之身。故小节三百六十六,副日数也。大节十二分,副月数也。"盖小节大节,即小谿大谿也。

田晋蕃说:按"俞"当作"关"。杨上善注:"手足十二大节,名十二关。"

伯坚按:此段见《黄帝内经太素》卷十七□□篇,作"少十二关"。今据田晋蕃说,依《太素》校改。

④此皆卫气之所留止、邪气之所客也:张介宾说:凡此谿谷之会,本皆卫气留止之所;若其为病,则亦邪气所客之处也。

⑤针石缘而去之:吴崑说:缘,因也。经穴为邪气所客,针石因而取之以去邪也。

张介宾说:邪客于经,治以针石,必缘其所在取而去之。

诊病之始,五决为纪①。欲知其始,先建其母②。所谓五决者,五脉③也。

【本段提纲】 王冰说:五决,谓五藏之脉为决生死之纲纪也。

【集解】

①五决为纪:吴崑说:五决,谓五藏脉形决人生死也。纪,纲纪也。

丹波元坚说:始纪押韵,《管子》等古书多见之。如《老子》十四章,"能知古始,是谓道纪",亦是。

②欲知其始,先建其母:王冰说:建,立也。母谓应时之王气也。先立应时王气,而后乃求邪正之气也。

吴崑说:始,得病之原也。建,立也。母,应时胃气也。如春脉微弦,夏脉微钩,长夏脉微软,秋脉微毛,冬脉微石,谓之中和而有胃气。土为万物之母,故谓之为母也。若弦甚则知其病始于肝,钩甚则知其病始于心,软甚则知其病始于脾,毛甚则知其病始于肺,石甚则知其病始于肾。故曰,欲知其始,先建其母。

张介宾说:始,病之始也。建,立也。母,病之因也。不得其因,则标本弗辨,故当先建其母,如下文某藏某经之谓。

③五脉：王冰说：谓五藏脉也。

丹波元简说：《经脉别论》云："五脉气少，胃气不平，三阴也。"《徵四失论》云："诊不中五脉。"

是以头痛，巅疾①，下虚，上实②，过③在足少阴、巨阳④，甚则入肾⑤。

徇蒙招尤⑥，目冥，耳聋，下实，上虚，过在足少阳、厥阴⑦，甚则入肝⑧。

腹满䐜胀⑨，支鬲⑩胠胁⑪，下厥，上冒⑫，过在足太阴、阳明⑬。

咳嗽，上气⑭，病在胸中⑮，过在手阳明、太阴⑯。

心烦，头痛，病在鬲中⑰，过在手巨阳、少阴⑱。

【本段提纲】 马莳说：此正所谓五决也，但此节止言证以分其经，而下节则兼色与脉以言之耳。

【集解】

①巅疾：丹波元简说：《脉要精微论》云："厥成为巅疾。"巅疾有癫痫和癫狂二义，参阅《素问》第四十七《奇病论》第九段"人生而有病颠疾者"句下集解。

②上虚，上实：张介宾说：头痛巅疾，实于上也。上实者由于下虚。

丹波元坚说：《本事方》曰："下虚者，肾虚也。故肾厥则头痛。"又曰："治肾气不足，气逆上行，头痛不可忍，谓之肾厥。其脉举之则弦，按之石坚，宜玉真圆，更灸关元穴百壮。"

③过：马莳说：过者，病也。凡《内经》以人之有病，如人之有过误，故称之曰过。《脉要精微论》曰："故乃可诊有过之脉。"此非过与不及之过，亦非经过之过，乃指病而言也。

过，参阅《素问》第五《阴阳应象大论》第二十二段"见微得过"句下集解。

④足少阴、巨阳：马莳说：足少阴者，肾也。足太阴者，膀胱也。肾之脉属肾络膀胱，膀胱之脉属膀胱络肾，二经相为表里。今头痛而巅顶有疾者，正以下虚上实，其病在于肾与膀胱也。虚者，正气不足也。实者，邪气有余也。按此篇与《热论》称膀胱为巨阳，而下文称小肠亦为巨阳，盖二经皆为太阳，而太阳名为三阳，《阴阳类论》曰："三阳为父"，则三阳正所以为阳之表，宜称之为巨阳也。

⑤甚则入肾：马莳说：经病不已，当入于藏，故甚则入肾也。

⑥徇蒙招尤：杨上善说：徇蒙，谓眩冒也。招尤，谓目招摇、头动战尤也。

滑寿说："徇蒙招尤"，当作"眴蒙招摇"。眴蒙，谓目瞬动而蒙昧，下文目冥是也。招摇，谓头振掉而不定也。徇、眴声相近，摇、繇古通用，故误眴为徇，繇为尤也。(《读素问钞·病能篇》)

丹波元简说：按《本事方》，"招尤"作"招摇"。沈承之云："尤与摇同。狥蒙者，如以物蒙其首，招摇不定，皆晕之状也。"眴、眩，古字通，见杨雄《剧秦美新》文。盖狥、眴同，眩也。尤、摇同。不必改字也。

丹波元坚说：先兄曰："《本事方》云：'狥蒙者，如以物蒙其首，招摇不定，目眩耳聋，皆晕之状也。故肝厥头晕，肾厥巅痛，不同如此。'(沈承之据于此)《庄子》：'怵然有恂目之志。'《释文》：'李颐又作眴，眩也。'盖狥蒙即眩冒。又《檀弓》'咏斯犹'《注》：'犹，当作摇，声之误也。摇，谓身摇动也，秦人犹摇声相近。'"坚按杨说为是。而先兄意相符。但杨以招尤属之头目，似谬。考《说文》："柖，树榣儿。(段曰：榣，各本作摇，今正。)榣，树动也。"段氏注曰："柖之为言招也，树高大则如能招风者然。《汉志·郊祀歌》：'体招摇若永望。'注：'招摇，申动之儿。'按此招摇与柖榣同。"又页部曰："烦，颤也。"段《注》曰："按玄应书两引《说文》皆作颂，云谓掉动不定也，盖演《说文》语。《通俗文》云：‘四支寒动谓之颤。’”盖上虚下实，故眩晕昏冒，身体振掉，不能自持，此恒见之证也。

俞樾说：徇者，眴之假字。蒙者，矇之假字。《说文》目部：“旬，目摇也，或作眴。矇，童蒙也，一曰不明也。”是眴矇并为目疾，于义甚显。

孙诒让说：按滑说是也。后《气交变大论》篇云：筋骨繇复。注云：“繇，摇也。”又《至真要大论》云：“筋骨繇併。”尤与繇、摇字并通。

⑦足少阳、厥阴：马莳说：足少阳者，胆脉也。足厥阴者，肝脉也。

⑧甚则入肝：马莳说：经病不已，当入于藏，故甚则入肝矣。

张介宾说：此下三节，皆不言甚则入藏，盖文之阙而义则同也。

⑨腹满䐜胀：余岩《古代疾病名候疏义》第一〇二页：䐜者，胀大也。《内经素问》之䐜胀，专谓腹大，如鼓胀之类是也。

䐜胀，参阅《素问》第五《阴阳应象大论》第二段“则生䐜胀”句下集解。

⑩支鬲：丹波元简说：支，枝同。王注《六元正纪》支痛云：“支，拄妨也。”

丹波元坚说：先兄曰：“按鬲与膈同，支柱隔塞也。”

⑪胠胁：王冰说：胠，谓胁上也。

吴崑说：胁上谓之胠，胠下谓之胁。

沈彤《释骨》：其在腋下而后乳三寸者曰胠。胠骨五，左曰左胠，右曰右胠。其抱胸过乳而两端相直者，曰膺中骨，七。其在膺中骨之下及胠外者，曰胁骨，曰胁肋。胠及膺中骨之在乳下者，亦通曰胁，胁骨之短在下者，曰橛肋，三。其最短侠脊者，曰季肋。其橛肋之第三条曰季胁。

伯坚按：胠和胁的分别，杨上善的解释与王冰的解释不同，杨上善说：“掖下三寸为胁，胁下八间之外为胠，则胠胁之言可别矣。”（见《太素》卷十一《气府篇》“掖下三寸胁下下至胠间八间各一”句下《注》）。又说：“腋下三寸以下，胁也。胁下至八间之外，胠也。”（见《太素》卷十四《四时脉形篇》“则两胁胠满”句下《注》。）这是以为在上的叫作胁而在下的叫作胠。王冰说：“胠，谓胁上也。”（本篇注）又说：“胠，谓腋下胁也。”（见《素问·玉机真藏论》“下则两胁胠满”句下注。）这是以为在上的叫作胠而在下的叫作胁。《说文解字》四下肉部：“胠，亦（腋）下也。”根据《说文解字》的解释，腋下叫作胠，则以王冰的解释为正确。腋下叫作胠，胠下叫作胁，胁的尽处叫作季胁，（见《素问》第十七《脉要精微论》第二十四段“尺内两旁为季胁也”句下集解。）季胁的下面侠脊两旁空软处叫作眇。（见《素问》第十九《玉机真藏论》第四段“眇中清”句下集解。）

⑫下厥，上冒：吴崑说：下厥，谓气从下逆上也。上冒，头目如蒙冒也。

丹波元坚说：先兄曰：“‘冒’又作‘瞀’。《庄子》：‘予适有瞀病。’李颐曰：‘瞀，风眩貌。’司马彪曰：瞀读为瞐。”

冒，参阅《素问》第十九《玉机真藏论》第一段“忽忽眩冒”句下集解。

⑬过在足太阴、阳明：马莳说：足太阴者，脾也。足阳明者，胃也。

⑭咳嗽，上气：《周礼·天官疾医》：“冬时有嗽上气疾。”郑玄注：“嗽，咳也。上气，逆喘也。”

咳嗽上气，参阅《素问》第三《生气通天论》第九段“上逆而咳”句下集解。

⑮病在胸中：原文作“厥在胸中”。

《新校正》云：按《甲乙经》，“厥”作“病”。

伯坚按：此段见《甲乙经》卷六《五味所宜五藏生病大论》第九，作“病在胸中”。据下文“病在鬲中”例，则此处应当作“病在胸中”。今据《甲乙经》校改。

⑯过在手阳明、太阴：马莳说：手阳明者，大肠也。手太阴者，肺也。

⑰鬲中：陆懋修说：鬲，亦作膈。《玉篇》："胸膈也。"《释名》："膈，隔也，隔塞上下，使气与隔不相乱也。"《甲乙经》作"膈"。

余岩《古代疾病名候疏义》第三四六页：横隔膜即鬲也。

鬲，参阅《素问》第十六《诊要经终论》第七段"中鬲者"句下张介宾说。

⑱过在手巨阳、少阴：《新校正》云：按《甲乙经》云："胸中痛，支满腰背相引而痛，过在手少阴、太阳也。"

马莳说：手巨阳者，小肠也。手少阴者，心也。

夫脉之小大、滑涩、浮沉，可以指别①。五藏之象②，可以类推。五藏相、音，可以意识③。五色微诊，可以目察④。能合脉、色，可以万全⑤。

赤⑥，脉之至也喘而坚⑦，诊曰：有积气在中，时害于食，名曰心痹⑧。得之外疾，思虑而心虚，故邪从之⑨。

白，脉之至也喘而浮⑩，上虚下实，惊，有积气在胸中⑪，喘而虚⑫，名曰肺痹⑬、寒热。得之醉而使内也⑭。

青，脉之至也长而左右弹⑮，有积气在心下支肤⑯，名曰肝痹⑰。得之寒湿，与疝同法⑱。腰痛、足清⑲、头痛。

黄，脉之至也大而虚⑳，有积气在腹中，有厥气，名曰厥疝㉑。女子同法㉒。得之疾使四支汗出当风㉓。

黑，脉之至也上坚而大㉔，有积气在小腹与阴㉕，名曰肾痹㉖。得之沐浴清水而卧㉗。

【本段提纲】 马莳说：此正合色脉以图万全，乃五决之法也。

伯坚按：《灵枢》第四《邪气藏府病形篇》有一段文字，可以和本段互相参考，它说："色青者，其脉弦也。赤者，其脉钩也。黄者，其脉代也。白者，其脉毛。黑者，其脉石。见其色而不得其脉，反得其相胜之脉，则死矣。得其相生之脉，则病已矣。"

【集解】

①夫脉之小大，滑涩、浮沉，可以指别：王冰说：夫脉小者细小，大者满大，滑者往来流利，涩者往来蹇难，浮者浮于手下，沉者按之乃得也。如是虽众状不同，然手巧心谛，而指可分别也。

丹波元简说：按《邪气藏府病形》云："调其脉之缓急、小大、滑涩。"《四难》云："浮沉、长短、滑涩。"俱举脉之大纲而言之耳。

②五藏之象：杨上善说：皮、肉、筋、脉、骨等五藏外形，故为象也。

③五藏相、音，可以意识：张介宾说：相，形相也。音，五音也。相音，如《阴阳二十五人篇》所谓木形之人比于上角之类。又如肝音角，心音徵，脾音宫，肺音商，肾音羽，若以胜负相参，藏否自见，五而五之，二十五变，凡耳聪心敏者皆可意会而识也。

喜多村直宽说：《尔雅·释诂》："相，视也。"《周礼·大司寇》注："视，占视也。"

④五色微珍，可以目察：王冰说：色，谓颜色也。夫肝色青，心色赤，脾色黄，肺色白，肾色黑，此其常色也，然其气象交互，微见吉凶则目明智远者可以占视而知之。

⑤能合脉、色，可以万全：王冰说：色青者其脉弦，色赤者其脉钩，色黄者其脉代，色白者其脉毛，色黑者其脉坚，此其常色脉也。然其参校异同，断言成败，则审而不惑，万举万全。

张介宾说:因脉以知其内,因色以察于外,脉色明则参合无遗,内外明则表里具见,斯可万全无失矣。

⑥赤:马莳说:赤、白、青、黄、黑之下,俱当读。

⑦脉之至也喘而坚:王冰说:喘,谓脉至如卒喘状也。

马莳说:诊人之色已赤矣,及其脉之至也涌盛如喘之状,而按之则甚强。

张介宾说:此下即所以合脉色也。赤者心之色。脉喘而坚者,谓急盛如喘而坚强也。

⑧心痹:《素问》第七《阴阳别论》:二阳之病,发心痹,有不得隐曲,女子不月。

《素问》第四十三《痹论》:心痹者,脉不通,烦则心下鼓,暴上气而喘,嗌干,善噫,厥气上则恐。

《素问》第六十四《四时刺逆从论》:阳明不足,病心痹。

《灵枢》第四《邪气藏府病形篇》:心脉微大,为心痹,引背,善泪出。

《灵枢》第七《官针篇》:凡刺有十二节,以应十二经。一曰偶刺。偶刺者,以手直心若背,直痛所,一刺前,一刺后,以治心痹。

丹波元简说:郑玄《易通卦验注》云:"痹者,气不达为病。"

⑨得之外疾,思虑而心虚,故邪从之:张介宾说:外疾,外邪也。思虑心虚,故外邪从而居之矣。

⑩白,脉之至也喘而浮:马莳说:诊人之色已白矣,及其脉之至也,涌盛如喘之状,而举指则甚浮。

张介宾说:白者,肺色见也。

⑪惊,有积气在胸中:丹波元简说:《甲乙》作"为积气在胸中",盖积气在胸中,心神不安,故惊。(伯坚按:"有",即"为"字,参阅《素问》第四十二《风论》第四段"有荣气热胕"句下集解。)

⑫喘而虚:吴崑说:有积气在胸中,令人喘而虚也。

⑬名曰肺痹:《素问》第十九《玉机真藏论》:病入舍于肺,名曰肺痹,发咳、上气。

《素问》第四十三《痹论》:肺痹者,烦满,喘而呕。

《素问》第六十四《四时刺逆从论》:少阴不足,病肺痹。

《灵枢》第四《邪气藏府病形篇》:肺脉微大,为肺痹,引胸背,起恶日光。

⑭得之醉而使内也:杨上善说:以因酒醉,力意入房。

⑮青,脉之至也长而左右弹:马莳说:诊人之色已青矣,及其脉之至也,脉甚弦长,而鼓击如弹医工左右之指。

张介宾说:青者,肝色见也。长而左右弹,言两手俱长而弦强也。弹,搏击之义。

⑯支胠:支胠是支拄腋下,参阅《本篇》第十一段"支鬲胠胁"句下集解。

⑰肝痹:《素问》第十九《玉机真藏论》:肺即传而行之肝,病名曰肝痹,一名曰厥。胁痛,出食。

《素问》第四十三《痹论》:肝痹者,夜卧则惊,多饮,数小便,上为引如怀。

《素问》第六十四《四时刺逆从论》:少阳不足,病肝痹。

《灵枢》第四《邪气藏府病形篇》:肝脉微大,为肝痹,阴缩,咳引小腹。

《灵枢》第十九《四时气篇》:著痹不去,久寒不已,为肝痹。

⑱得之寒湿,与疝同法:王冰说:疝之为病,亦寒湿所生,故言与疝同法也。

⑲清:王冰说:清,亦冷也。

清,参阅《素问》第十七《脉要精微论》第二十六段"腰足清也"句下集解。

⑳黄,脉之至也大而虚:马莳说:诊人之色已黄矣,及其脉之至也既大且虚。

张介宾说:黄者,脾色见也。

㉑名曰厥疝:余岩《古代疾病名候疏义》第二一九页:《病源》又有七疝之候,其言曰:"七疝者,厥疝、癥疝、寒疝、气疝、盘疝、胕疝、狼疝,此名七疝也。厥逆,心痛,足寒,诸饮食吐不下,名曰厥疝也。"……观其所谓厥疝,有饮食吐不下之候,则胃痛也。……此七疝中,除第一第七之外,多为肠痉挛,肠痉挛常有气体积聚,故疝多言气。……其第一厥疝之心痛,或亦指胃痉挛而起之痛言之欤?然则所谓疝者,无他,胃肠之痉挛耳。

疝,参阅《素问》第四十八《大奇论》第六段"皆为疝"句下集解。

㉒女子同法:杨上善说:男女同病。

㉓得之疾使四支汗出当风:杨上善说:急促用力,四支汗出受风所致。

㉔黑,脉之至也上坚而大,张介宾说:黑者,肾色见也。

张琦说:"上"字疑衍。坚而大、沉实之诊,阴凝之象也,故积气在小腹与阴。

伯坚按:今据张琦说,删去此"上"字。

㉕有积气在小腹与阴:马莳说:有积气在小腹与阴器之中。

张志聪说:与阴者,小肠而兼于前阴也。

㉖肾痹:《素问》第四十三《痹论》:肾痹者,善胀,尻以代踵,脊以代头。

《素问》第六十四《四时刺逆从论》:太阳不足,病肾痹。

㉗得之沐浴清水而卧:杨上善说:得之因以冷水沐发及洗浴而卧也。

凡相五色:之奇脉①,面黄目青、面黄目赤、面黄目白、面黄目黑者,皆不死也;面青目赤、面赤目白、面青目黑、面黑目白、面赤目青,皆死也。

【本段提纲】 马莳说:上文言合色脉以图万全,而此文即五色所重者以决其死生也。

【集解】

①之奇脉:丹波元简说:据《甲乙》,衍"之奇脉"三字。

张琦说:"之奇脉"三字衍文。

伯坚按:此段见《甲乙经》卷一《五色》第十五,没有"之奇脉"三字。今据丹波元简、张琦说,依《甲乙经》删去"之奇脉"三字。

《五藏生成篇第十》今译

心是和脉相配合的。它的色彩表现在面部上。(因为肾水可以克心火,所以)肾是它所畏惧的。

肺是和皮肤相配合的。它的色彩表现在毛上。(因为心火可以克肺金,所以)心是它所畏惧的。

肝是和筋相配合的。它的色彩表现在指爪上。(因为肺金可以克肝木,所以)肺是它所畏惧的。

脾是和肌肉相配合的。它的色彩表现在嘴唇上。(因为肝木可以克脾土,所以)肝是它所畏惧的。

肾是和骨相配合的。它的色彩表现在头发上。(因为脾土可以克肾水,所以)脾是它所畏惧的。

吃咸(水)的东西太多,则血液(火)凝涩不流而面部(火)变色。吃苦(火)的东西太多,则皮肤(金)枯槁而毫毛(火)落掉。吃辛辣(金)的东西太多,则筋(木)紧急而不柔和,指爪(木)干枯而不润泽。吃酸(木)的东西太多,则肌肉(土)皱而厚,嘴唇(土)掀起。吃甜(土)的东西太多,则骨(水)痛而头发(水)掉落。这都是由于五味伤害所致。

心(火)喜欢苦味(火),肺(金)喜欢辛辣的味(金),肝(木)喜欢酸味(木),脾(土)喜欢甜味(土),肾(水)喜欢咸味(水)。这是五味和五脏的配合。

如果病人呈现和死草一样的青色,就会死;呈现和枳实一样的黄色,就会死;呈现和煤烟一样的黑色,就会死;呈现和凝血一样的红色,就会死;呈现和枯骨一样的白色,就会死;这类五色的出现,都是会死的①。

如果病人呈现和翡翠色羽毛一样的青色,就会活;呈现和鸡冠一样的红色,就会活;呈现如螃蟹肚皮一样的黄色,就会活;呈现和猪油一样的白色,就会活;呈现和乌鸦羽毛一样的黑色,就会活。这类五色的出现,都是会活的②。

心所生的正常颜色,应当是和白绸裹着的深红色一样。肺所生的正常颜色,应当和用白绸裹着的红色(浅白红色)一样。肝所生的正常颜色,应当和用白绸裹着的绀色(红色加青色)一样。脾所生的正常颜色,应当和用白绸裹着的栝楼实(黄色)一样。肾所生的正常颜色,应当和用白绸裹着的紫色(红色加黑色)一样。这是五脏表现在外面的色彩③。

五色、五味和五脏的配合是:白色辛味和肺相配合,红色苦味和心相配合,青色酸味和肝相配合,黄色甜味和脾相配合,黑色咸味和肾相配合。所以白色和皮相配合,红色和脉相配合,青色和筋相配合,黄色和肌肉相配合,黑色和骨相配合。

所有的脉都属于眼睛。所有的髓都属于脑。所有的筋都属于骨节。所有的血都属于心。所有的气都属于肺。它们(血和气)都是在四肢八个关节④早晚往来的。

人安睡了,血液就归到肝里面去。(因为肝和眼睛是相配合的,所以)肝有了血,眼睛才能看见东西。脚有了血,然后才能走路。手掌有了血,然后才能握住东西。手指有了血,然后才能拿东西。如果睡在外面而吹了风,血在皮肤下面凝聚就会成为痹,血在脉管内凝聚就会涩涩而不流通,血在足部凝聚就会成为厥,这三种情况都是由于血液流行不通畅,不能回到大经脉中来的缘故,于是就成为痹、厥。

人有大关节十二处⑤,小关节三百五十三处,小关节的数目中不包括大关节的数目在内。这些关节,都是卫气(阳气)停留的地方,也就是邪气侵袭的地方。如有邪气侵袭,可以用针石⑥就在这些地方除去它。

在开始诊病的时候,就可以用五脏脉来预决死生,首先要观察它们的雍容和缓的状态如何。

凡头痛、癫病⑦的病人,下面虚,上面实,这是足少阴肾经脉和足太阳膀胱经脉的病。病太厉害就会侵入肾脏⑧。

凡目眩、头颤、耳聋的病人,下面实,上面虚,这是足少阳胆经脉和足厥阴肝经脉的病。病太厉害就会侵入肝脏。

凡腹部胀满,胁部胀痛,下部逆冷,上部头眩,这是足太阴脾经和足阳明胃经的病。

凡咳嗽,喘逆,胸部不舒畅,这是手阳明大肠经和手太阴肺经的病。

凡心中烦闷，头痛，横膈膜不舒畅，这是手太阳小肠经和手少阴心经的病。

脉搏的大小、滑涩、浮沉，都可以从手指下分别出来。五脏表现在外面的体质⑨，可以按照类型来推求。五脏的形相和声音，可以意会。五脏表现在外面的颜色，可以用眼来观察。将切脉和望色两项结合起来，可以得到最准确的诊断。

凡病人面部呈现红色，脉搏急而且坚强，这是身体里面有积气（气的结块），常常妨碍饮食，病名叫作心痹。得病的原因是由于思虑过度而心气虚弱，于是外面的邪气从而侵入。

凡病人面部呈现白色，脉搏急而且浮，这说明是上面虚而下面实，常常惊恐，胸里面有积气，气喘而气很虚弱，病名叫作肺痹，发寒热。得病的原因是由于吃醉了酒而行房所致。

凡病人面部呈现青色，脉搏长而搏击有力，这是心部下面有积气，于是使胁部胀满，病名叫作肝痹。这是由寒湿得来的病，和疝的病因一样。有腰痛、脚冷、头痛的症状。

凡病人面部呈现黄色，脉搏虽大而虚弱无力，这是腹部里面有积气，四肢逆冷，病名叫作厥疝。女子也有这样的病。得病的原因是由于四肢用力过于急促而出汗遇风所致。

凡病人面部呈现黑色，脉搏坚长而且大，这是小肚子里面和前阴部有积气，病名叫作肾痹。这是由于用冷水沐浴了随即睡觉所致。

凡病人面部所呈现的五色，可以诊断如下：面色黄而眼色青的，面色黄而眼色红的，面色黄而眼色白的，面色黄而眼色黑的，都不会死；面色青而眼色红的，面色红而眼色白的，面色青而眼色黑的，面色黑而眼色白的，面色红而眼色青的，都会死。

【集解】

①都是会死的：这些颜色都是枯燥而无神的，所以会死。

②都是会活的：这些颜色都是润泽而有神的，所以会活。

③这是五脏表现在外面的色彩：这些颜色都是隐约微露而不浮现于外的。

④八个关节：八个关节是肩关节、肘关节、股关节、膝关节，左右各一，共八个关节。

⑤人有大关节十二处：十二关节是肩关节、肘关节、腕关节、股关节、膝关节、踝关节，左右各一，共十二个关节。

⑥可以用针石：针是铁针，石是砭石，是两种不同的医疗器械。铁针是用以刺激神经或放出血液的。砭石是用以划破脓疡的。

⑦癫病：癫病包括有癫狂和癫痫两个意义。

⑧病太厉害就会侵入肾脏：原来只是经脉的病，如果病太厉害就会侵入脏去。

⑨五脏表现在外面的体质：五脏配合在外面的体质，是指脉、皮、筋、肉、骨而言，见本篇第一段。

五藏别论第十一①

①五藏别论第十一：《新校正》云：按全元起本在第五卷。

伯坚按：本篇和《甲乙经》《黄帝内经太素》《类经》三书的篇目对照，列表于下：

素问	甲乙经	黄帝内经太素	类经
五藏别论第十一	卷一——五藏六府阴阳表里第三 卷二——十二经脉络脉支别第一下	卷十四——人迎脉口诊篇	卷三——气口独为五藏主(藏象类十一) 卷四——奇恒藏府藏泻不同(藏象类二十三)

【释题】 本篇讲的是有关五藏的个别问题,所以叫作《五藏别论》。

【提要】 本篇用黄帝、岐伯问答的形式,内容可以分为两节。第一节讲"藏"和"府"的分别。指出脑、髓、骨、脉、胆、女子胞(子宫)六部分,叫作奇恒之府,都是藏而不泻的,这就是"藏"的定义;胃、大肠、小肠、三焦、膀胱五部分,叫作传化之府,都是泻而不藏的,这就是"府"的定义。第二节讲气口是五藏之主,藏府如有病变,气口的脉搏必有征象可见。据本篇王冰的解释,气口就是寸口,也就是脉口,在手鱼际之后同身寸之一寸的地方。(参阅《素问》第九《六节藏象论》第四段"寸口一盛"句下集解。)本篇所说的藏府的名称和《金匮真言论》所说不同,可见它们是两派不同的医学家的作品。末了说"拘于鬼神者不可与言至治",可见当时的医学业已和鬼神划清了界限。

黄帝问曰:余闻方士①或以脑髓为藏②,或以肠胃为藏,或以为府,敢问更相反,皆自谓是,不知其道,愿闻其说③。

岐伯对曰:脑、髓、骨、脉、胆、女子胞④,此六者地气之所生也,皆藏于阴而象于地,故藏而不泻,名曰奇恒之府⑤。夫胃、大肠、小肠、三焦⑥、膀胱,此五者天气之所生也,其气象天,故泻而不藏,此受五藏浊气,名曰传化之府⑦,此不能久留输泻者也。魄门⑧亦为五藏使⑨,水谷不得久藏。

【本段提纲】 马莳说:此节因帝有藏府之疑,而明言之也。

【集解】

①方士:王冰说:方士,谓明悟方术之士也。

丹波元简说:《文选·七发》:"方术之士。"李善注:"孔安国《论语注》云:'方,道也。'"

②或以脑髓为藏:丹波元坚说:《太素》此下有"或以为府"一句。先兄曰:"《海论》:'脑为髓之海。'"

喜多村直宽说:《脉要精微论》:"夫五藏者,身之强也。头者,精明之府"云云。宽按:藏府互文,此盖以脑髓为藏者也。

③愿闻其说:王冰说:言互为藏府之差异者,经中犹有之矣。《灵兰秘典论》以肠胃为十二藏相使之次,《六节藏象论》云:"十一藏取决于胆",《五藏生成篇》云:"五藏之象可以类推,五藏相音可以意识",此则互相矛盾尔。

马莳说:帝问心肝脾肺肾为五藏,而又有脑髓或指之以为藏,肠胃为六府之二而或者亦指以为藏又或以为府,其相反如此,而各自谓其是者何也?

④女子胞:张介宾说:女子之胞,子宫是也。

丹波元简说:《汉·外戚传》:"善藏我儿胞。"师古注:"谓胎之衣也。"此即胞衣。又《仓公传》:"风瘅客脬。"《正义》:"脬,亦作胞。"此即膀胱。而其为子宫之义者,史传无所考。然胞衣每儿化成,膀胱不限女子,明是子宫矣。《质疑录》云:"《阴阳别论》云:'女子胞',《气厥论》云:'胞移热于膀胱',《五味篇》云:'冲脉任脉皆起于胞中',凡此胞字皆音包,以子宫为言也。《灵枢》云:'膀胱之胞薄以懦',音抛,以溲脬为言也。"

⑤奇恒之府:杨上善说:府,聚也。此本非是常府,乃是奇恒之府。奇,异。恒,常。

高世栻说:奇,异也。恒,常也。言异于常府也。

⑥三焦:三焦是胸腔和腹腔的总称,参阅《素问》第八《灵兰秘典论》第一段"三焦者,决渎之官,水道出焉"句下集解。

⑦传化之府:张介宾说:若此五者,包藏于诸物而属阳,故曰天气所生。传化浊气而不留,故曰泻而不藏。因其转输运动,故曰象天之道。

⑧魄门:王冰说:谓肛之门也。

丹波元简说:魄,粕通。《庄子·天道篇》:"古人之糟魄已夫。"《音义》:"司马云,烂食曰魄。一云,糟烂为魄。本文作粕。"盖肛门传送糟粕,故名魄门。

⑨亦为五藏使:张介宾说:虽诸府糟粕固由其泻,而藏府升降亦赖以调,故亦为藏使。

所谓五藏者,藏精气而不泻也,故满而不能实[①]。六府者,传化物而不藏,故实而不能满也;所以然者,水谷入口则胃实而肠虚,食下则肠实而胃虚[②]。故曰:实而不满,满而不实也[③]。

【本段提纲】 马莳说:此言五藏生于藏精,六府主于传物,乃藏府之的义。

【集解】

①藏精气而不泻也,故满而不能实:杨上善说:精神遍于藏中不离,故不泻而满也。虽满常虚,故不实。

《新校正》云:按全元起本,及《甲乙经》《太素》,"精气"作"精神"。

②水谷入口则胃实而肠虚,食下则肠实而胃虚:杨上善说:肠胃更满,故为实也。更虚,故不满也。饱食未消,肠中未有糟粕,即胃实肠虚也。食消以下于肠,胃中未有食入,即肠实胃虚也。以其胃虚,故气得上也。以其肠虚,故气得下也。气得上下,神气宣通,长生久视。

③实而不满,满而不实也:张介宾说:五藏主藏精气,六府主传化物。精气质清,藏而不泻,故但有充满而无实。水谷质浊,传化不藏,故虽有积实而不能充满。

帝曰:气口[①]何以独为五藏主[②]?

岐伯曰:胃者,水谷之海,六府之大源也[③]。五味入口,藏于胃以养五藏气。气口,亦太阴也[④],是以[⑤]五藏六府之气味皆出于胃,变见于气口[⑥]。故五气入鼻,藏于心肺,心肺有病而鼻为之不利也[⑦]。

【本段提纲】 马莳说:此明气口之脉独为五藏主,遂即五味入口之语,以明五气入鼻之义焉。

【集解】

①气口:王冰说:气口,则寸口也,亦曰脉口。以寸口可候气之盛衰,故曰气口;可以切脉之动静,故曰脉口。皆同取于手鱼际之后同身寸之一寸,是则寸口也。

马莳说:气口者,即手太阴肺经太渊穴也。此篇与《经脉别论》《灵枢·五色》《四时气篇》皆名之曰气口,《灵枢·终始篇》名之曰脉口,皆以脉气必会于此也。《六节藏象论》《灵枢·禁服篇》名之曰寸口,以此部即太渊穴,去鱼际仅一寸也。

张介宾说:气口之义,其名有三。手太阴,肺经脉也,肺主诸气,气之盛衰见于此,故曰气口。肺朝百脉,脉之大会聚于此,故曰脉口。脉出太渊,其长一寸九分,故曰寸口。是名虽三而实则一耳。按气口、寸口、脉口之义,乃统两手而言,非独指右手为气口也。如《经脉篇》曰:"手太阴之脉,入寸口,上循鱼际。"又曰:"经脉者,常不可见也。其虚实也,以气口知之。"《经筋篇》曰:"手太阴之筋,结于鱼后,行寸口外侧。"《经脉别论》曰:"权衡以平,气口成寸,以决死生。"《平人气象论》曰:"欲知寸口太过与不及。"《小针解》曰:"气口虚而当补,盛而当泻。"本篇曰:"气口何以独为五藏主?"《难经》曰:"十二经皆有动脉,独取寸口以决五藏六府死生吉凶之法,何谓也?曰:寸口者,脉之大会,五藏六府之所终始,故取法于寸口也。"诸如此者,岂独指右手为言邪?而王叔和未详经旨,突谓左为人迎,右为气口,左手寸口人迎以前,右手寸口气口以前等说,自晋迄今,以讹传讹,莫可解救,甚至以左候表,以右候里,无稽之言,其谬为甚。夫肝心居左,岂不可以为里?肠胃在右,岂不可以言表?如仲景为伤寒之祖,但曰"大浮数滑动者,此名阳也。沉涩弱弦微者,此名阴也。"又曰:"表有病者,脉当浮而大。里有病者,脉当沉而细。"又如其上取寸口,太阴脉也;下取趺阳,阳明脉也。是皆阴阳表里之谓,初未闻以左为人迎而候表,右为气口而候里。即余初年,亦尝为左表右里之说所惑,及今见多识定,乃知脉体自有阴阳,诸经皆具表里。凡今之习讹者,但见左强便曰外感而攻其表,但见右盛便曰内伤而攻其里,亦焉知藏气有不齐,脉候有禀赋,或左脉素大于右,或右脉素大于左,孰者为常,孰者为变,或于偏弱中略见有力,已隐虚中之实,或于偏盛中稍觉无神,便是实中之虚。设不知此,而执欲以左右分表里,岂左无里而右无表乎?故每致攻伐无过,颠倒阴阳,非惟大失经旨,而遗害于人不小,无怪乎脉之日难也。此不得不为辨正。

丹波元简说:按《仓公传》:"太阴之口,亦曰寸口。"

丹波元坚说:先兄曰:"《经脉别论》《四时气篇》作气口。《五色篇》《终始篇》作脉口。《六节藏象论》《禁服篇》作寸口。"

气口,参阅《素问》第九《六节藏象论》第四段"寸口一盛"句下集解。

②何以独为五藏主:杨上善说:谓九候各候五藏之气,何因气口独主五藏六府十二经脉等气也。

张介宾说:五藏六府之气味,皆出于胃,变见于气口,故为五藏之主。

丹波元简说:《经脉篇》曰:"经脉者,常不可见也,其虚实也以气口知之。"《经脉别论》曰:"权衡以平,气口成寸,以决死生之分。"《难经·一难》曰:"十二经皆有动脉,独取寸口以决五藏六府死生吉凶之法,何谓也?然。寸口者,脉之大会,五藏六府之所终始,故法取于寸口也。"

喜多村直宽说:《太素》作"为五藏主气"。宽按:与《热论》曰"巨阳者诸阳之属也,故为诸阳主气",同例。

③胃者,水谷之海,六府之大源也:张介宾说:人有四海,而胃居其一,是为水谷之海(伯坚按:见《灵枢》第三十三《海论》)。藏府之属,阳为府,阴为藏,胃属阳而为六府之本,故云六府之大源。

丹波元简说:《灵·五味篇》云:"胃者,五藏六府之海也。"《玉版论》云:"胃者,水谷气之海也。"

丹波元坚说:先兄曰:"《海论》:'胃者水谷之海,其输上在气街,下至三里。'"

胃者水谷之海,参阅《素问》第三十四《逆调论》第六段"胃者六府之海"句下集解。

④气口,亦太阴也:王冰说:气口在手鱼际之后同身寸之一寸。气口之所候脉动者,是手太阴脉气所行,故言气口亦太阴也。

张介宾说:气口本属太阴,而曰亦太阴者何也?盖气口属肺,手太阴也。布行胃气,则在于脾,足太阴也。按《营卫生会篇》曰:"谷入于胃以传于肺,五藏六府皆以受气。"《厥论》曰:"脾主为胃行其津液者也。"《经脉别论》曰"饮入于胃,游溢精气,上输于脾。脾气散精,上归于肺。"然则胃气必归于脾,脾气必归于肺,而后行于藏府营卫。所以气口虽为手太阴,而实即足太阴之所归,故曰气口亦太阴也。

⑤以:度会常珍说:古抄本,"以"作"故"。

⑥变见于气口:王冰说:谷入于胃,气传与肺,精专者循肺气行于气口,故云变见于气口也。

⑦五气入鼻,藏于心肺,心肺有病而鼻为之不利也:张介宾说:气味之化,在天为气,在地为味。上文言五味入口藏于胃者,味为阴也。此言五气入鼻藏于心肺者,气为阳也。鼻为肺之窍,故心肺有病而鼻为之不利。观此两节,曰味曰气,皆出于胃而达于肺,既达于肺,亦必变见于气口,故气口独为五藏主。

凡治病者,必察其上下,适其脉候,观其志意,与其病能①。拘于鬼神者,不可与言至治②。恶于针石者,不可与言至巧③。病不许治者,病必不治,治之无功矣④。

【本段提纲】 马莳说:此言凡治病者当详其法,择其人与病也。

【集解】

①凡治病者,必察其上下,适其脉候,观其志意,与其病能:原文作"凡治病必察其下适其脉观其志意与其病也"。

《新校正》云:按《太素》作"必察其上下,适其脉候,观其志意,与其病能。"

杨上善说:疗病之要,必须上察人迎,下诊寸口,适于脉候。又观志意有无,无志意者不可为至。及说疗候,复观其人病态能可疗以否。

马莳说:适其脉者,调其脉之大小、滑涩、浮沉也。人有志意,则审观之。《灵枢·本藏篇》云:"志意者,所以御精神、收魂魄、适寒温,和喜怒者也。"

张介宾说:志意者,如《本藏篇》曰:"志意和则精神专直,魂魄不散,悔怒不起,五藏不受邪矣",是志意关乎神气而存亡系之,此志意之不可不察也。

伯坚按:此段见《黄帝内经太素》卷十四《人迎脉口诊篇》,作"凡治病者,必察其上下,适其脉候,观其志意,与其病能"。今据《太素》校改。

病能是病态,参阅《素问》第五《阴阳应象大论》第十七段"病之形能也"句下集解。

②不可与言至治:原文作"不可与言至德"。

《黄帝内经太素》卷十四《人迎脉口诊篇》作"不可与言至治"。

杨上善说:若人风寒暑湿为病,乃情系鬼神,斯亦不可与言也。

丹波元简说:《史记·扁鹊》云:"信巫不信医,六不治也。"

伯坚按:今据《太素》校改。

③恶于针石者,不可与言至巧:杨上善说:其病非针石不为而恶之者,纵岐、黄无所施其功。

④病不许治者,病必不治,治之无功矣:杨上善说:其病可疗而不许疗者,纵仓、扁不可为其功也。

《五藏别论第十一》今译

黄帝问说:我听说有些医师把脑髓列入脏里面,有些医师把肠胃列入脏里面,也有列入腑里面的。这些相反的说法,他们都自以为是,我不懂这个道理,究竟说法应当如何呢?

岐伯说：脑、髓、骨、脉、胆、子宫，这六件都是由于地气所生，都潜藏在身体内而象征着地，所以只藏在体内而没有什么东西排泄出体外，名叫奇恒之府①。胃、大肠、小肠、三焦、膀胱，这五件都是由于天气所生，象征着天，所以都有东西排泄出体外而不藏在体内，它们容受五脏的糟粕，随即将糟粕排泄出体外而不停留，名叫作传化之府②。肛门也是供五脏使役的，饮食物的糟粕（大便）是不能在此处长期停留的。

五脏是藏精气而不排泄的，（精气需要经常充满，但不可能像物质那样地聚集充实，）所以满而不能实。六腑是吸收精华、传送糟粕、不使停留的，所以实而不能满。因为饮食物入口则胃充实而肠却空虚，及至饮食物由胃传入肠中，则肠充实而胃却空虚（它们只能在容受饮食物的时候方充实，排泄了即空虚，不能像五脏那样地经常充满着精气），所以说实而不能满。所以说：五脏是满而不实，六腑是实而不满。

黄帝说：为什么气口（寸口）③单独是五脏的主宰呢？

岐伯说：胃是饮食物的总汇，是六腑的根本。饮食物进入口中，藏在胃里面来滋养五脏。（饮食物的精华，由胃输送到脾，再由脾输送到肺，所以属于手太阴肺经脉的）气口和足太阴脾经脉也有关系。五脏六腑都是由胃来滋养的，它们的变化都由气口部位的脉象表现出来。五气进入鼻中，藏在心肺里面，如果心肺有病，鼻就不会通畅。

凡医师治病，一定要切诊上下的脉搏，观察病人的精神状态和思想情况，审视疾病的形态。如果病人相信鬼神，就不可能很好地治疗。如果病人不愿意用针石，则医师也无法施其技巧。如果病人（不相信医师而）不愿意治疗，则病必不可治疗，勉强治疗也会劳而无功。

①奇恒之府：就是非常之府。

②传化之府：是传送变化的意思。

③气口（寸口）：气口又叫作寸口，又叫作脉口，是腕部能触着桡动脉的部位。

卷　四

异法方宜论第十二[①]

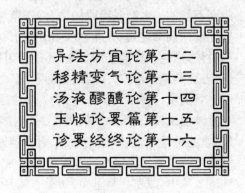

①异法方宜论第十二:《新校正》云:按全元起本在第九卷。

伯坚按:本篇和《甲乙经》《黄帝内经太素》《类经》三书的篇目对照,列表于下:

素问	甲乙经	黄帝内经太素	类经
异法方宜论第十二	卷六——逆顺病本末方宜形志大论第二	卷十九——知方地篇	卷十二——五方病治不同(论治类九)

【释题】 吴崑说:"异法者,治病不同其法。方宜者,五方各有所宜。"本篇讲各地方的人民各有所宜,治疗的方法也各异,所以叫作"异法方宜论"。

【提要】 本篇用黄帝、岐伯问答的形式,讲东、西、北、南、中央五方人民所居的地区,各方的地势和气候不同,各方人民的体格、饮食和嗜好也不同,因此他们所患的疾病也不同,所用的治疗方法也不同。篇内列举的治疗方法有五种:第一,砭石;第二,毒药;第三,灸焫;第四,微针;第五,导引按蹻。本篇已经认识到地方性的疾病和因地制宜的治疗方法,这是当时的伟大发现。

黄帝问曰:医之治病也,一病而治各不同[①],皆愈,何也?

岐伯对曰:地势使然也[②]。

【集解】

①不同：王冰说：不同，谓针石、灸焫、毒药、导引、按蹻也。

②地势使然也：张介宾说：地势不同，则气习有异，故治法亦随之而不一也。

故东方之域，天地之所始生也①，鱼盐之地，海滨傍水。其民食鱼而嗜咸，皆安其处，美其食②。鱼者使人热中③，盐者胜血④。故其民皆黑色疏理⑤。其病皆为痈⑥疡⑦。其治宜砭石⑧。故砭石者亦从东方来。

【本段提纲】 马莳说：此言砭石之所自始也。

伯坚按：《淮南子·地形训》说："东方，川谷之所注，日月之所出。其人兑形，小头，隆鼻，大口，鸢肩，企行，窍通于目，筋气属焉；苍色，主肝；长大早知而不寿。其地宜麦，多虎豹。"

【集解】

①天地之所始生也：张介宾说：天地之气，自东而升，为阳生之始，故发生之气始于东方，而在时则为春。

②美其食：王冰说：丰其利，故居安。恣其味，故食美。

③鱼者使人热中：王冰说：鱼发疮则热中之信。

吴崑说：鱼性温，食之令人热中而发疮疡。

热中，热气在腹也，参阅《素问》第十八《平人气象论》第十四段"谓之热中"句下集解。

④盐者胜血：王冰说：盐发渴则胜血之征。

丹波元坚说：先兄曰："《五藏生成篇》：'多食咸则脉凝泣而变色。'《宣明五气篇》：'咸走血。血病无多食咸。'"

⑤疏理：《汉书·晁错传》："扬越之地，少阴多阳，其人疏理。"

伯坚按：疏理，是说皮肤粗疏。

⑥痈：余岩《古代疾病名候疏义》第一二六页：岩按《灵枢·痈疽篇》第八十一，《太素》卷二十六《痈疽篇》，皆痈疽并言，然其篇末复著痈疽之辨。其言曰："营卫稽留于经脉之中，则血泣而不行，不行则卫气从之，从之而不通，壅遏而不行，故曰大热不止，热胜则肉腐，肉腐则为脓，然不能陷骨髓，骨髓不为焦枯，五藏不为伤，故命曰痈。痈者，其皮上薄以泽。"据此则痈者，今之脓疡也。

余岩《古代疾病名候疏义》第二三八页：《释名》："痈，壅也，气壅否结里而溃也。"壅，即痈字也。按《释名》此文以脓疡之溃者为痈，则即《周礼》之溃疡矣，然《周礼》郑《注》、贾《疏》，未溃已溃通谓之痈，不必专指已溃，盖即今之脓疡也。古多痈疽并称，《巢氏病源候论》卷三十二论痈候，以为痈者由六府不和所生，六府主表，气行经络而浮，故痈浮浅，皮薄以泽，久则热胜于寒，血肉腐坏，化而为脓；论疽候，以为疽者五藏不调所生，藏气主里，气行经络而沉，故疽肿深厚，其上皮强如牛领之皮，久则热胜于寒，血肉腐坏，化而为脓。据此，则痈疽皆脓疡，而浮浅者为痈，深厚者为疽也。

痈，参阅《素问》第三《生气通天论》第五段"乃生痈肿"句下集解。

⑦疡：余岩《古代疾病名候疏义》第一一七页：《周礼·天官》叙官："疡医下士八人。"郑注："疡，创痈也。"又疡医职云："疡医，掌肿疡、溃疡、金疡、折疡之祝药劀杀之齐。"郑《注》：云"肿疡，痈而上生创者。溃疡，痈而含脓血者。金疡，刃创也。折疡，踠跌者。"然则疡者，包肿瘤、痈疽、金创、跌伤而言。

余岩《古代疾病名候疏义》第三二一页：肿疡者，郑注："肿疡，痈而上生创者。"贾疏："谓痈而有头未溃者。”孙诒让《正义》:“谓痈疮肿结,未成脓血者也。”岩按诸说皆有未尽。盖肿者,身体一部分之肿大坟起,凡炎性之掀肿,非炎性之浮肿,以及组织新生之肿瘤等,皆得而称之。疡者,伤也,郑注《医师》疕疡曰:“身伤曰疡”是也。凡疮痈之未成脓,及成脓而未溃,与夫肿瘤之不溃者,皆包之。郑谓痈而上生创,此是创痈之创,今字作疮,非刃伤之创也。然疮痈之义,亦因刃伤引申。古者穴居野处,格禽兽而食之,其皮肤必多创,而疡医所掌,其二为溃疡,溃,烂也,疡而溃烂,则化脓也,化脓则有化脓菌,是化脓菌古已有之,古人不知灭菌,其创伤传染必多,故其皮肤之创,极易化脓,创口化脓,则与痈疽之溃破含脓血者等,故痈疽疖疡之类有化脓性者,亦谓之疮矣。然则郑所云:“痈而上生创”者,掀肿之上有化脓之征者也,盖专属疮痈之成脓而未破溃者言,未涉肿瘤也。贾疏谓:“痈有头而未溃”,其意亦与郑同,亦专属疮痈之成脓者言,不涉肿瘤。孙氏《正义》谓:“痈疮肿结未成脓血”者,盖以别于下文含脓血之溃疡。郑、贾皆谓已成脓,孙云未成脓,与郑、贾义稍异,然亦属疮痈言,未及肿瘤,盖云未成脓,不过时期未熟,将来会有成脓之日,故仍属疮肿言也。明王肯堂《疡医准绳》卷一论肿疡,谓即痈疽初发,壅肿而未见脓者。清顾澄《疡医大全》卷七曰:“初起肿疡者,乃痈疽恶毒,始发壅肿,七日之内未成脓者,目曰肿疡。”孙氏或本诸此。惟其所云肿结,则不得专指痈疽,盖肿结可包肿瘤言之,有始终不化脓者,不得云未成脓也。

溃疡者,郑注:“痈而含脓血者。”贾疏:“已溃破者。”孙氏《正义》:“《素问·五常政大论》云:‘分溃痈肿’,王注云:‘溃,烂也。’此溃疡,谓痈已成脓血,溃破者也。”岩按今日之外科学,凡体表实质缺损,而深及表皮层以下者,谓之溃疡。溃疡之成,其因有四:(一)为炎病及化脓,如疮疡之溃破者是;(二)为血行障碍而实为非炎性者,如褥疮性溃疡是;(三)为腐蚀药品所成者;(四)为器械力所损伤者。后两者则今日病理学中之所谓溃疡,非《周礼》之溃疡也。

伯坚按:疡字单用,包括古代外科全部。痈疡二字连用,是指肿疡、溃疡而言。

⑧砭石:王冰说:砭石,谓以石为针也。《山海经》曰:“高氏之山有石如玉,可以为针”,则砭石也。

丹波元简说:《南史·王僧孺传》:“全元起欲注《素问》,访王僧孺以砭石。答曰:‘古人以石为针,必不用铁。《说文》有此砭字,许慎云:以石刺病也。《东山经》云:高氏之山多针石。郭璞云:可以为砥针,治痈肿。《春秋》:美疢不如恶石。服子慎注:石、砭石也。季世无复佳石,故以针代之耳。’”简按《山海经》:“高氏之山,其上多玉,其下多箴石。”吴任臣《广注》:“程良孺曰:‘或云金刚钻即其物也。’”

喜多村直宽说:《汉·艺文志》:“用度箴石,汤火所施。”师古曰:“箴,所以刺病也。石,谓砭石,即石箴也。古者攻病则有砭,今其术绝矣。”

刘师培《左盦外集》卷十二《中国古用石器考》:近世以来,西人言社会学者,考社会进化之次序,分为三级,一曰石器时代,二曰铜器时代,三曰铁器时代。推之殊方异俗,莫不皆然。或谓中国古籍,鲜详石器,实则不然。观《说文》一书,所举石名,以十百计,有曰石之次玉者,有曰石之似玉者,而美玉、文石,其类犹繁,岂非古代重石之征乎?厥后舍石用铜,而石器之用日稀,故古籍所详之石类,亦多古有而今无,此则社会进化之秩序也。……故古人之用石,先于用铜,试详考之。……三曰以石为刺病之具。《说文》砭字下云:“砭,以石刺病也。从石,乏声。”盖砭为以石刺病之称,而刺病之石遂亦名之为砭。《山海经·东山经》云:“高氏之山,其下多箴石。”郭《注》云:“可以为砭针,治痈肿者。”《素问》云:“东方其治宜砭石。南方其治宜九针。”盖古代刺疾俱用石,厥后金石并用,故《素问》以砭石与九针并言。(春秋时以石刺病者犹或有之,故药石二字并言)。后世则舍石而用金,此石器先于铜器之证三。

余岩《古代疾病名候疏义》第一七五页:《山海经·东山经》:“高氏之山,其上多玉,其下多箴石。”郭璞注云:“可以为砥针,治痈肿者。”郝懿行《笺疏》云:“砥,当为砭字之讹,《南史·王僧孺传》引此注作‘可以为砭针’,是也。”严按《素问·异法方宜论》:“东方之域,鱼盐之地,海滨傍水,其民食鱼而嗜咸。……其病皆为痈疡,其治宜砭石。故砭石者亦从东方来。”而《山海经》东山高氏出石箴,与《素问》砭石从东方来合。郭璞言治痈肿,与《素问》言痈疡治宜砭石亦合。然则砭之用,惟以治痈疡,乃破之以出脓血耳。《淮南子·说山训》云:“病者寝席,医之用针石,巫之用糈籍,所救钧也。”高注:“石针所抵,弹人痈痤,出其恶血”,是也。凡石之有锋廉者,皆可用以破痈疡,其制至粗,其用惟以破伤肌肤耳。《盐铁论·申韩》第五十六云:“所贵良医者,贵其审消息而退邪气也,非贵其下针石而钻肌肤也。”《新序》卷二《杂事》第二,载扁鹊对齐桓侯曰:“疾在腠理,汤熨之所及也。在肌肤,针石之所及也。”《史记·扁鹊仓公传》“肌肤”作“血脉”,盖亦指浮浅之血脉言,即高诱所谓抵弹痈痤出恶血之意。计其用之所及,亦不外肌肤所在之层,非如后世铁针之可以深入也。而《南史·王僧孺传》谓僧孺工属文,善楷隶,多识古事,侍郎金元起(金疑当作全,《新唐书·艺文志》有全元起注《黄帝内经》九卷,宋林亿等《素问新校正》多引全元起《注》而谓为隋人,疑即此人,当是起草于梁而成书于隋也。)欲注《素问》,访以砭石。僧孺答曰:“古人当以石为针,必不用铁。《说文》有此砭字,许慎云:‘以石刺病也。’《东山经》:‘高氏之山多针石。’郭璞曰:‘可以为砭针。’《春秋》:‘美疢不如恶石。’服子慎注云:‘石,砭石也。’季世无复佳石,故以铁代之耳。”其谓古以石为针,必不用铁,是也。盖砭乃上古石器时代之物,铁针则起于冶金术发明以后,上古无此也。其谓季世无佳石故以铁代之,则不然。《素问·异法方宜论》谓痈疡治宜砭石,砭石从东方来,又谓挛痹治宜微针,九针从南方来,砭石与九针并举,是砭与针断然两物矣。石之质粗,磨之不能成细微之条,细则易折,故以之破痈则可,若夫治挛痹则必深入直达神经,非砭石所能为也。虽有佳石,岂能如后世之铁针哉?窃疑古人刺肌肤、破痈疡,用砭;而有所刺缀,则用箴。其字从竹,以竹为之也。竹之为物,较石能细矣,然不能过微,过微又易断也,亦不可以深入人体,迨冶金之术明,微针之制乃兴,然后刺之术浸广,可以刺肌肤、破痈疡,可以深入人体矣。凡《素问》《灵枢》诸刺之法,皆冶金术发明后推广之事,石器时代无此术也。盖针可以包砭之用,而砭不能兼针之能,故砭针之代兴,制法之推广,乃人类进化自然之迹,非谓后世无佳石,不得已以铁代之也,非自石器时代已有九针之术也。《素问》卷八《宝命全形论》《新校正》引全元起云:“古来未能用铁,故用石为针”,其言是也。

余岩《古代疾病名候疏义》第三五一页:《左传》襄二十三年《传》:“季孙之爱我,疾疢也。孟孙之恶我,药石也。美疢不如恶石。夫石犹生我,疢之美,其毒滋多。”沈钦韩《春秋左氏传补注》云:“全元起云:‘砭石者,是古外治之法,有三名:一针石,二砭石,三镵石,其实一也。’”(岩按全元起语见《素问》卷八《宝命全形论篇》第二十五“四日制砭石大小”下《新校正》引。)《梁书·王僧孺传》:(岩按《梁书》本传无论砭石语,语见《南史》卷五十九本传。)‘僧孺多识古事,侍郎金元起(岩按金疑当作全)欲注《素问》,访以砭石。僧孺答曰:古人当以石为针,必不用铁。《说文》有此砭字,许慎云:以石刺病也。《东山经》:高氏之山多针石。郭璞云:可以为砭针。《春秋》:美疢不如恶石。服子慎注云:石,砭石也。季世无复佳石,故以铁代之尔。’按《素问·病能论》:‘有病颈痈者,或石治之,或针灸治之。岐伯曰:夫气盛血聚者,宜石而泻之,此所谓同病异治也。’王冰注:‘石,砭石也。’又《腹中论》《注》:‘石,谓以石针开破之。’又《宣明五气论》《注》:(岩按当作《血气形志篇》《注》。)‘卫气留满,以针泻之。结聚脓血,石而破之。石谓石针,则砭石也，今亦以铫针代之。’然《素问》亦自有铁针，盖大者为石针，小者为铁针也。《灵枢·九针十二原篇》：‘黄帝问于岐伯曰：余欲勿使被毒药，无用砭石，欲以微针通其经脉，调其血气，营其顺逆出入之会，令可传于后世。’然则《九针》及《小针解》，专论铁针所用。全元起云：‘黄帝造九针以代镵石’，是也。（岩按全元起语亦见《宝命全形论》《新校正》引。）砭针猛利，或气体虚弱者所不能堪，故云恶石。《奇病论》所谓：‘身羸瘦无用镵石’；《病能论》所谓：‘气盛血聚者，宜石而泻之，此所谓同病异治也’；《秦策》：‘扁鹊怒而投其石’，高诱注：‘石、砭，所以砭弹人痈肿也’；此则用石针也。王僧孺知一而不知二，杜预混为药类，《疏》遂引钟乳矾石之类以证之，寡学之徒，贻笑千载。”（岩按沈引书多误字，悉引原书正之。）

西方者，金玉之域①，沙石之处，天地之所收引也②。其民陵居而多风③，水土刚强④。其民不衣而褐荐⑤，其民华食而脂肥⑥。故邪不能伤其形体，其病生于内⑦。其治宜毒药⑧。故毒药者亦从西方来。

【本段提纲】 马莳说：此言毒药之所自始也。

伯坚按：《淮南子·地形训》说：“西方，高土，川谷出焉，日月入焉。其人面末偻，修颈，印行；窍通于鼻，皮革属焉；白色，主肺；勇敢，不仁。其地宜黍，多旄犀。”

【集解】

①金玉之域：杨上善说：西方金，亦金玉之所出，故为金玉之域也。

②天地之所收引也：王冰说：法秋气也。引谓牵引使收敛也。

张介宾说：地之刚在西方，故多金石沙石。然天地之气自西而降，故为天地之收引，而在时则应秋。

③其民陵居而多风：《新校正》云：大抵西方地高，民居高陵故多风也。

张志聪说：高平曰陆，大陆曰阜，大阜曰陵（丹波元简说：出《尔雅·释地》。）依山陵而居，故多风。

丹波元坚说：先兄曰：“《后汉·西羌传注》引，作‘山居’。”

④水土刚强：马莳说：西方者属金。水土得金之气，甚为刚强。

张琦说：金气坚也。

⑤不衣而褐荐：王冰说：不衣丝绵，故曰不衣。褐，谓毛布也。荐，谓细草也。

丹波元简说：《诗·豳风》：“无衣无褐，何以卒岁？”注：“褐，毛布也。”《古今注》云：“荐，席也。”草亦得以言荐，《庄子·齐物论》：“麋鹿食荐”，荐即草也。王注细草，盖本《庄子》。

丹波元坚说：“褐荐”，《太素》作“叠篇”。杨曰：“不衣者，不以绵为衣，而以叠篇其身。”坚按：叠篇俟考。

喜多村直宽说：“褐荐”，《太素》作“叠篇”。宽按：《后汉·西南夷传》：“知染采文绣罽㲪帛叠。”注：“《外国传》曰：诸薄国女子织作白叠花布。”《南史》：“高昌国有草实如茧，茧中丝如细纑，名曰白叠子，国人取织以为布，布甚软白。”《旧唐书》：“婆利国有古贝草，缉其花以作布，粗者名古贝，细者名白㲪。”方勺《泊宅编》：“南海蛮人以木绵纺织为布，布上出细字杂花尤工巧，名曰古贝布，即古叠布也。”盖所谓叠篇，以白叠布编身也。

田晋蕃说：钞《太素》，“褐荐”作“叠篇”。《甲乙经》无此句。晋蕃按：《诗·豳风》孔疏云：“褐皆织毛为之。”《史记·货殖列传》《索隐》引《广志》云：“叠，毛织也。”二名，实一物也。又按东方食鱼，北方乳食，南方食胕，中央食杂，并言食不言衣，故《甲乙经》删之。但古人文字简质，详略本无一定。西方陵居多风，故不衣而褐荐，惟下句云：“其民华食而脂肥”，“其民”二字文义复出,此句当别为一篇耳。

⑥华食而脂肥:王冰说:华,谓鲜美酥酪骨肉之类也。以食鲜美,故人体脂肥。

⑦其病生于内:王冰说:水土刚强,饮食脂肥,肤腠闭封,血气充实,故邪不能伤也。内,谓喜怒悲忧恐及饮食男女之过甚也。

⑧治宜毒药:王冰说:能攻其病,则谓之毒药。

张介宾说:病生于内,故非针灸按导所能治,而宜用毒药也。毒药者,总括药饵而言,凡能除病者皆可称为毒药。

丹波元简说:按《说文》:"毒,厚也。害人之草,往往而生。药,治病草。从草,药声。"《周礼·天官》:"医师聚毒药以共医事。"郑《注》:"毒,药之辛苦者。药之物恒多毒。"贾疏:"药之辛苦者,细辛、苦参虽辛苦而无毒,但有毒者多辛苦。药中有毒者,巴豆,狼牙之类是也。药中有无毒者,人参、芎䓖之类是也。直言聚毒药者,以毒为主也。"考《本草》,药物之产于川蜀者极多,此从西方之一证。

丹波元坚说:《鹖冠子·环流篇》曰:"味之害人者谓之毒。"又曰:"积毒为药,工以为医。"《月令》孟夏之月曰:"是月也,聚百药。"注:"蕃庑之时,毒气盛。"

北方者,天地所闭藏之域也①。其地高,陵居,风寒冰冽②。其民乐野处而乳食③。藏寒,生满病④。其治宜灸焫⑤。故灸焫者亦从北方来。

【本段提纲】 马莳说:此言灸焫之所自始也。

伯坚按:《淮南子·地形训》说:"北方,幽晦不明,天之所闭也,寒水之所积也,蛰虫之所伏也。其人翕形,短颈,大肩,下尻;窍通于阴,骨干属焉;黑色,主肾;其人蠢愚,禽兽而寿。其地宜菽,多犬马。"

【集解】

①天地所闭藏之域也:张介宾说:天之阴在北,故其气闭藏,而在时则应冬。

②其地高,陵居,风寒冰冽:高世栻说:地余西北,故其地高,亦如西方之陵居也。风寒冰冽者,其地多风而寒,如冰之凛冽也。

③其民乐野处而乳食:高世栻说:居,常居也。处,暂处也。其民乐野处,有时不欲居高也。旷野兽多,故乐野处而乳食。

④生满病:《新校正》云:按《甲乙经》无"满"字。

张介宾说:地气寒,乳性亦寒,故令人藏寒。藏寒多滞,故生胀满等病。

丹波元简说:按藏寒不必生满病,《甲乙》无"满"字为是。

伯坚按:此段见《甲乙经》卷六《逆顺病本末方宜形志大论》第二。今本《甲乙经》作"藏寒生满病",有"满"字,与《新校正》所引本不同。

⑤灸焫:王冰说:火艾烧灼,谓之灸焫。

丹波元简说:《玉篇》:"焫,而悦切,烧也,与热同。"

雷浚《说文外编》卷五:《说文》无焫字。陆《释文》曰:"焫,如悦反,与爇音义并同。"按《说文》:"爇,烧也。"为焫之本字(《说文解字诂林》第六八八九页)。

南方者,天地所长养①,盛阳之所处也②。其地下,水土弱③,雾露之所聚也④。其民嗜酸而食胕⑤。故其民皆致理⑥而赤色。其病挛⑦、痹⑧。其治宜微针⑨。故九针者亦从南方来。

【本段提纲】 马莳说：此言九针之所自始也。

伯坚按：《淮南子·地形训》说："南方，阳气之所积，暑湿居之。其人修形，兑上，大口，决眦；窍通于耳，血脉属焉；赤色，主心；早壮而夭。其地宜稻，多兕象。"

【集解】

①南方者，天地所长养：张介宾说：天之阳在南，故万物长养，而在时则应夏。

②盛阳之所处也：原文作"阳之所盛处也"。

俞樾说："阳之所盛处也"，当作"盛阳之所处也"。传写错之。

伯坚按：今据俞樾说校改。

③水土弱：丹波元简说：《家语》云："坚土之人刚。弱土之人柔。"

④雾露之所聚也：王冰说：地下，则水流归之。水多，故土弱而雾露聚。

⑤胕：杨上善说：胕，快付反，义当腐。

王冰说：言其所食不芬香。

《新校正》云：按全元起云："食鱼也。"

张介宾说：胕，腐也。物之腐者，如鼓鲊、曲酱之属是也。

俞樾说：按胕即腐字，故王注曰："言其所食不芳香"。

胕，参阅《素问》第四十二《风论》第四段"疠者有荣气热胕"句下集解。

⑥故其民皆致理：王冰说：酸味收敛，故人皆肉理密致。

高世栻说：致理，腠理致密也。

田晋蕃说：张琦《释义》曰："致理疑误。"晋蕃按：致，王注训密致。致理赤色，为上文黑色疏理之对文。严可均《说文校义》云："致，经典皆作致。《周礼》大司徒职：'宜膏物。'郑司农注：'理致且白如膏。'"致理，犹《周礼注》之理致，非误文。《考工记》"缜理而坚。疏理而柔。"注："缜，致也。"亦相对为文。张氏之疑误，谓南方之民不得言致理耳。然疏理者宜砭石，致理者宜微针，玩上下文义，似无讹误。

⑦挛：杜馥《说文解字·义证》：挛，系也。《易·中孚》："有孚挛如。"《正义》："相牵系不绝之名也。"《易林》："一牛九锁，更相牵挛。"《后汉书·曹裒传》："帝知群寮拘挛。"注云："拘挛，犹拘束也。"（《说文解字诂林》第五四六四页）

朱骏声《说文通训定声》：挛，系也。《史记·范蔡传》："膝挛。"《集解》："两膝曲也。"《素问·疏五过论》："痿躄为挛。"《皮部论》："寒多则筋挛骨痛。"注："急也。"（《说文解字诂林》第五四六四页）

伯坚按：挛，是拳曲不能伸开。

⑧痹：王冰说：湿气内满，热气外薄，故筋挛脉痹也。

高世栻说：挛痹，拘挛痿痹也。

痹，参阅《素问》第四十三《痹论》第一段"合而为痹也"句下集解。

⑨其治宜微针：高世栻说：按《灵枢·九针论》："黄帝欲以微针通其经脉。"微针，小针也。岐伯论小针而及于九针，故曰九针者亦从南方来。

丹波元简说：按《九针十二原》，帝问无用砭石，欲以微针通其经脉，而岐伯答以始于一终于九，则微针即是九针，对砭石而言，非九针之外有微针。

中央者，其地平以湿，天地所以生万物也众①。其民食杂而不劳②。故其病多痿③、厥④、寒热⑤。其治宜导引、按跻⑥。故导引、按跻者亦从中央出也⑦。

【本段提纲】 马莳说：此言导引按跻之所自也。

伯坚按：《淮南子·地形训》说："中央，四达，风气之所通，雨露之所会也。其人大面，短颐，美须，恶肥；窍通于口，肤肉属焉；黄色，主胃；慧圣而好治。其地宜禾，多牛羊及六畜。"

【集解】

①其地平以湿，天地所以生万物也众：王冰说：法土德之用，故生物众。

高世栻说：平者，不高不陷。湿者，滋润也。平正滋润，万物乃生，故天地所以生万物也众。

②其民食杂而不劳：王冰说：四方辐辏而万物交归，故人食纷杂而不劳也。

高世栻说：万物会聚，故其民食杂。四方来归，故其民不劳。

③痿：参阅《素问》第四十四《痿论》第一段"五藏使人痿"句下集解。

④厥：参阅《素问》第四十五《厥论》第一段"厥之寒热者"句下集解。

⑤寒热：杨上善说：人之食杂，则寒温非理，故多得寒热之病。不劳，则血气不通，故多得痿厥之病。

⑥其治宜导引、按跻：王冰说：导引，谓摇筋骨，动支节。按，谓抑按皮肉。跻，谓捷举手足。

丹波元简说：《庄子》陆氏《释文》："李云：'导气令和，引体令柔。'"

丹波元坚说："按跻"《太素》作"按挢"。坚按《说文》："挢，举手也。"又《文选·长扬赋》注引服虔云："跻，举足也。"据此，王注举手足亦有所本。

田晋蕃说：按《灵枢·病传篇》，"导引行气乔摩"，以乔为之。顾氏炎武《唐韵正》云："《说文》'蹻读王子跻'，则知王子乔汉时有作跻者，盖跻乔古通也。"

伯坚按：《史记·扁鹊传》"镵石挢引。"司马贞《索隐》："挢，谓按摩之法，夭挢引身，如熊顾鸟伸也。"

按跻，参阅《素问》第四《金匮真言论》第二段"冬不按跻"句下集解。

⑦故导引、按跻者亦从中央出也：高世栻说：四方会聚，故曰来。中央四布，故曰出。

故圣人杂合以治，各得其所宜。故治所以异而病皆愈者，得病之情①，知治之大体也。

【本段提纲】 马莳说：上文言各法始于五方，而圣人治病互用而且合者，此病之所以皆愈也。

【集解】

①得病之情：张志聪说：得病之情者，知病之因于天时，或因于地气，或因于人之嗜欲，得病之因情也。

丹波元坚说：病之寒热虚实，皆得谓之情，乃是言得所以为痈疡，为病生于内，为满病，为挛痹，为痿厥寒热之情也。如"余闻虚实以决死生，愿闻其情"（《玉机真藏论》）；"诊病之道，观人勇怯，骨肉皮肤，能知其情以为诊法也"（《经脉别论》）；"形之疾病，莫知其情"（《宝命全形论》）；"莫知其情而见邪形也"（《八正神明论》）；"索之于经，慧然在前，按之不得，不知其情，故曰形"（同上）；"良工所失，不知其情"（《疏五过论》）；"愚医治之，不知补泻，不知病情"（同上）；"正邪之中人也微，先见于色，不知于身，若有若无，若亡若存，有形无形，莫知其情"（《邪气藏府病形篇》）；可以互证焉。

《异法方宜论第十二》今译

黄帝问说:医师治病,同一样的病而治疗的方法各不相同,结果都治好了,这是什么理由呢?

岐伯回答说:这是由于地势不同的原因。

东方的地区,(因为东方是和春季配合的,春季有生发作用,所以)是天地始生的地方,在海边傍水,出产鱼和盐。这个地方的人民吃鱼而喜咸,都能安居美味。鱼能使人体内发热,盐(味咸属水)能胜血(火)。这地方人民的皮肤都是黑色而粗疏的。他们容易得的病是脓疡,要用砭石治疗。所以砭石是从东方来的。

西方的地区,沙石很多,出产金玉,(因为西方是和秋季配合的,秋季有收敛作用,所以)是天地收引的地方,常常发风,水土刚强。这地方的人民都傍山而居,不穿用布帛而穿用毛布细草。他们饮食鲜美,身体肥胖,所以外邪不能伤害他们的身体,他们的病都是从体内发生的,要用药物治疗。所以药物是从西方来的。

北方的地区,(因为北方是和冬季配合的,冬季有闭藏作用,所以)是闭藏的地方。北方的地势高,气候严寒,冰天雪地。这地方的人民都傍山而居。(由于游牧为生,所以)有时在野外暂住,吃的是乳类。由于内脏寒冷,所以容易发生胀满的疾病,要用灸法治疗。所以灸法是从北方来的。

南方的地区,(因为南方是和夏季配合的,夏季有长养作用,所以)是天地长养的地方,阳气最盛。地势卑下,水土弱,雾露很多。这地方的人民喜欢酸味和腐烂的食物,他们的皮肤都很细致而呈红色。他们容易得的病是筋挛(筋拳曲不能伸开)和痹,要用针刺方法治疗。所以针刺疗法是从南方来的。

中央的地方平坦而湿,生物繁盛。这地方的人民劳动较少而食物的种类很多。他们容易得的病是痿、厥、发寒热,要用导引①按摩法治疗。所以导引按摩是从中央来的。

圣人采用各种方法来治疗疾病,各得其宜。由于掌握了疾病的情况和治疗的原则,所以治疗的方法虽不同而结果是都可以治好。

①导引:导引是现代的八段锦、太极拳、柔软体操之类。

移精变气论第十三①

①移精变气论第十三:《新校正》云:按全元起本在第二卷。

伯坚按:《甲乙经》没有收载本篇的文字。本篇和《黄帝内经太素》《类经》二书的篇目对照,列表于下:

素问	黄帝内经太素	类经
移精变气论第十三	卷十五——色脉诊篇 卷十九——知祝由篇	卷十二——祝由(论治类十六) 卷十二——治之要极无失色脉治之极于一(论治类十七)

【释题】 本篇第一句黄帝说:“余闻古之治病,惟其移精变气,可祝由而已。”本篇就取这第一句话里面的四个字,叫作《移精变气论》。移精变气是讲符祝的作用。吴崑说:“移易精神,变化藏气,如悲胜怒,恐胜喜,怒胜思,喜胜悲,思胜恐,导引营卫,皆其事也。”

【提要】 本篇用黄帝、岐伯二人问答的形式,内容可以分为两节。第一节讲古代用符咒治病,而现在则符咒没有效了。第二节讲望色和切脉的重要性。

黄帝问曰:余闻古之治病,惟其移精变气①,可祝由而已②。今世治病,毒药治其内,针石治其外,或愈或不愈,何也?

岐伯对曰:往古人居禽兽之间,动作以避寒,阴居以避暑,内无眷慕③之累,外无伸宦④之形,此恬憺⑤之世,邪不能深入也,故毒药不能治其内,针石不能治其外,故可移精祝由而已⑥。当今之世不然,忧患缘其内,苦形伤其外,又失四时之从,逆寒暑之宜,贼风数至,虚邪朝夕⑦,内至五藏骨髓,外伤空窍肌肤,所以小病必甚,大病必死,故祝由不能已也⑧。

【本段提纲】 马莳说:此言上古之人可以祝由已病,而后世则不能也。

【集解】

①惟其移精变气:王冰说:移谓移易,变谓变改,皆使邪不伤正,精神复强而内守也。《生气通天论》曰:“圣人传精神,服天气。”《上古天真论》曰:“精神内守,病安从来?”

②可祝由而已:杨上善说:上古之时有疾,但以祝为去病所由,其病即已。

马莳说:郑澹泉《吾学编》述我朝制云:“太医院使掌医疗之法,院判为之贰。凡医术十三科,医官医士医生专科习业,曰大方脉,曰小方脉,曰妇人,曰疮疾,曰针灸,曰眼,曰口齿,曰接骨,曰伤寒,曰咽喉,曰金镞,曰按摩,曰祝由。凡圣济殿番直,择术业精通者供事。凡烹调御药,同内官监视,合二服为一,候熟均二器。其一,堂属官继尝之,内官又尝之。其一,进御。按摩,以消息引导之法除人八疾。祝由,以祝禁被除邪魅之为厉者。二科今无传。”愚今考《巢氏病源》,各病皆有按摩之法。《三国志》,孙策时于吉言知祝由法,今民间亦有之。

张介宾说:祝,咒同。由,病所从生也。故曰祝由。

丹波元简说:《书·无逸疏》:“以言告神谓之祝。请神加殃谓之诅,或作咒。”《灵·贼风篇》云:“先巫者因知百病之胜,先知其病之所从生者,可祝而已也。”《说苑》云:“上古之为医者曰苗父,苗父之为医也,以菅为席,以刍为狗,北面而祝,发十言耳,请扶而来,舆而来者皆平复如故。”隋、唐有咒禁博士、咒禁师(详见《六典》)。《千金翼》载禁咒诸法。《圣济总录》云:“符禁,乃祝由之法。然上古治病,祝由而已,以其病微浅,故其法甚略。后世病者滋蔓,而所感既深,符印祝诅,兼取并用,禳却厌胜,而不可以已。要之精神之至,与天地流通,惟能以我齐明,妙于移变,是乃去邪辅正之道也。”据以上数说,其为祝诅病由之义可知也。

张琦说:祝说病由,不劳药石,自能移变人之精气。役使鬼神之术,自古有之也。

喜多村直宽说:《圣济总录》:“上古有祝由之法,移精变气,推其病由而祝之,则病无不愈,今之书禁即其遗文焉。”

③眷慕:高世栻说:眷慕,眷恋思慕也。

④伸宦:《新校正》云:按全元起本,“伸”作“臾”。

张介宾说:伸,屈伸之情。宦,利名之累。

张文虎说:伸宦字不可解,或以为仕宦之讹。按林亿引全本,“伸”作“臾”,疑臾乃贵之烂文。

田晋蕃说:按臾,古文蕢。《九经字样》云:"𠃊,古文贵。"全本作臾,与𠃊形近而讹耳。

⑤恬憺:恬憺,参阅《素问》第一《上古天真论》第五段"恬憺虚无"句下集解。

⑥故可移精祝由而已:王冰说:古者巢居穴处,夕隐朝游禽兽之间,断可知矣。然动躁阳盛,故身热足以御寒;凉气生寒,故阴居可以避暑矣。夫志捐思想,则内无眷慕之累,心无愿欲,故外无伸宦之形,静保天真,自无邪胜,是以移精变气,无假毒药,祝说病由,不劳针石而已。

《新校正》云:按全元起云:"祝由,南方神。"

张介宾说:祝由者,即符咒禁禳之法。用符咒以治病,谓非鬼神而何?故《贼风篇》:"帝曰:'其毋所遇邪气,又毋怵惕之所志,卒然而病者,其故何也?唯有因鬼神之事乎?'岐伯曰:'此亦有故,邪留而未发,因而志有所恶,及有所慕,血气内乱,两气相搏,其所从来者微,视之不见,听而不闻,故似鬼神。'帝又问曰:'其祝而已者,其故何也?'岐伯曰:'先巫因知病之胜,先知其病所从生者,可祝而已也。'"只此数语,而祝由鬼神之道尽之矣。愚请竟其义焉。夫曰似鬼神者,言似是而实非也。曰所恶所慕者,言鬼生于心也。曰知其胜知其所从生可祝而已者,言求其致病之由,而释去其心中之鬼也。何也?凡人之七情,生于好恶。好恶偏用,则气有偏并。有偏并则有胜负而神志易乱。神气既有所偏,而邪复居之,则鬼生于心。故有素恶之者则恶者见,素慕之者则慕者见,素疑之者则疑者见,素畏忌之者则畏忌者见。不惟疾病,梦寐亦然。是所谓志有所恶及有所慕,血气内乱,故似鬼神也。又若神志失守,因而致邪,如补遗《刺法》等论曰:"人虚即神游失守,邪鬼外干。故人病肝虚,又遇厥阴岁气不及,则白尸鬼犯之。人病心虚,又遇二火岁气不及,则黑尸鬼犯之。人病脾虚,又遇太阴岁气不及,则青尸鬼犯之。人病肺虚,又遇阳明岁气不及,则赤尸鬼犯之。人病肾虚,又遇太阳岁气不及,则黄尸鬼犯之。非但尸鬼,凡一切邪犯者,皆是神失守位故也。"此言正气虚而邪胜之,故五鬼生焉,是所谓故邪也,亦所谓因知百病之胜也。又如《关尹子》曰:"心蔽吉凶者,灵鬼摄之。心蔽男女者,淫鬼摄之。心蔽幽忧者,沉鬼摄之。心蔽放逸者,狂鬼摄之。心蔽盟诅者,奇鬼摄之。心蔽药饵者,物鬼摄之。"此言心有所注则神有所依,依而不正则邪鬼生矣,是所谓知其病所从生也。既得其本则治有其法,故察其恶,察其慕,察其胜,察其所从生,则祝无不效矣。

⑦虚邪朝夕:贼风虚邪,参阅《素问》第一《上古天真论》第五段"虚邪贼风"句下集解。

朝夕即潮汐,参阅《素问》第十《五藏生成篇》第七段"此四支八谿之朝夕也"句下集解。

⑧故祝由不能已也:吴崑说:言今人内伤七情,外逆寒暑,五藏百骸皆伤,病则必死,非祝由变气所能已也。

帝曰:善。余欲临病人,观死生,决嫌疑①,欲知其要,如日月光②,可得闻乎?

岐伯曰:色脉者③,上帝④之所贵也,先师⑤之所传也。上古使僦贷季⑥,理色脉而通神明,合之金木水火土、四时。八风、六合,不离其常⑦。变化相移,以观其妙,以知其要。欲知其要,则色脉是矣⑧。色以应日⑨,脉以应月⑩,常求其要,则其要也⑪。夫色之变化以应四时之脉,此上帝之所贵以合于神明也。所以远死而近生,生道以长,命曰圣王⑫。

【本段提纲】 马莳说:此至末节,详言色脉为治病之要法也。

【集解】

①决嫌疑:吴崑说:嫌,谓色脉之不治者为可嫌也。疑,谓色脉之相类者当决疑也。

丹波元简说:《曲礼》云:"夫礼者,所以定亲疏,决嫌疑。"

②如日月光:张介宾说:如日月光,欲其明显易见也。

③色脉者:张介宾说:言明如日月者,无过色脉而已。

④上帝:杨上善说:上帝,上古帝王者也。

⑤先师:王冰说:先师,谓岐伯祖之师僦贷季也。

⑥僦贷季:杨上善说:贷季,上古真者也。

丹波元简说:王《六节藏象》注引《八素经序》云:"天师对黄帝曰:'我于僦贷季理色脉已三世矣。'"罗泌《路史》云:"神农立方书,乃命僦贷季理色脉,对察和剂以利天下。"

⑦理色脉而通神明,合之金木水火土、四时。八风、六合,不离其常:王冰说:先师以色白脉毛而合金应秋,以色青脉弦而合木应春,以色黑脉石而合水应冬,以色赤脉洪而合火应夏,以色黄脉代而合土应长夏及四季,然以是色脉下合五行之休王,上副四时之往来,故六合之间,八风鼓坼,不离常候,尽可与期。何者? 以见其变化而知之也。

吴崑说:理色脉,求理于色脉也。通神明,谓色脉之验符合于神明也。合之五行、四时、八方之风,六合一理,不异其常,而色脉同也。

张介宾说:色脉之应,无往不合,如五行之衰王,四时之往来,八风之变,六合之广,消长相依,无不有常度也。

⑧欲知其要,则色脉是矣:吴崑说:五行、四时、八风,互有代谢,谓之变化相移,色脉因之而变,是可以观其妙也。人之一身,五藏、六府、百骸、九窍,何众多也,而惟色脉足以测人死生,是可以知色脉之为要矣。

⑨色以应日:杨上善说:形色外见为阳,故应日也。

张介宾说:色分五行,而明晦是其变。日有十干,而阴晴是其变。故色以应日。

⑩脉以应月:杨上善说:脉血内见为阴,故应月也。

张介宾说:脉有十二经,而虚实是其变。月有十二建,而盈缩是其变。故脉以应月。

⑪常求其要,则其要也:王冰说:常求色脉之差忒,是则平人之诊要也。(顾观光说:依注,似正文本作"常求其差"。)

张介宾说:常求色脉之要,则明如日月,而得其变化之要矣。

张志聪说:日月者,天地阴阳之精也。夫色为阳,脉为阴,常求其色脉之要,总不外乎阴阳,故知色以应日,脉以应月,则其要在是矣。上节言色脉之道,合于五行、四时、八风、六合,而其要又总归于阴阳。

⑫所以远死而近生,生道以长,命曰圣王:张介宾说:上帝贵色脉之应,故能见几察微,合于神明,常远于死,常近于生。生道永昌,此圣王之治身如此。

中古之治,病至而治之①,汤液②十日③,以去八风④、五痹⑤之病。十日不已,治以草苏、草荄之枝⑥。本末为助⑦,标本已得,邪气乃服⑧。

【本段提纲】 马莳说:此言中古以汤液草煎治病也。

【集解】

①病至而治之:吴昌莹《经词衍释》卷九:"之"犹"以"也。《孟子》:"三年之外",谓以外也。《诗》:"种之黄茂,树之榛栗。"《左传》隐八年:"胙之土而命之氏。"庄二十二年:"八世之后。"昭四年:"杜泄见,告之饥渴,授之戈。"十三年:"杀囚,衣之王服。"《礼记》:"让之三也。"《燕策》:"死马且买之百金。况生马乎?"《汉书·杨雄传》:"聊因笔墨之成文字。"此皆"之"同"以"义。

②汤液：马莳说：汤液，据后篇《汤液醪醴论》，则是五谷所制，而非药为之也。

③十日：杨上善说：未病之病，至已方服汤液，以其病微，故十日病除也。

④八风：王冰说：八风，谓八方之风。《灵枢经》曰："风从东方来，名曰婴儿风，其伤人也，外在于筋纽，内舍于肝。风从东南来，名曰弱风，其伤人也，外在于肌，内舍于胃。风从南方来，名曰大弱风，其伤人也，外在于脉，内舍于心。风从西南来，名曰谋风，其伤人也，外在于肉，内舍于脾。风从西方来，名曰刚风，其伤人也，外在于皮，内舍于肺。风从西北来，名曰折风，其伤人也，外在于手太阳之脉，内舍于小肠。风从北方来，名曰大刚风，其伤人也，外在于骨，内舍于肾。风从东北来，名曰凶风，其伤人也，外在于掖胁，内舍于大肠。"（伯坚按：见《灵枢》第七十七《九宫八风篇》。）

八风，参阅《素问》第四《金匮真言论》第一段"天有八风"句下集解。

⑤五痹：王冰说：五痹，谓皮、肉、筋、骨、脉之痹也。《痹论》曰："以春甲乙伤于风者为筋痹。以夏丙丁伤于风者为脉痹。以秋庚辛伤于风者为皮痹。以冬壬癸伤于邪者为骨痹。以至阴遇此者为肉痹。"（《新校正》云：按此注引《痹论》，今经中《痹论》不如此。当云《风论》曰："以春甲乙伤于风者为肝风。以夏丙丁伤于风者为心风。季夏戊已伤于邪者为脾风。以秋庚辛中于邪者为肺风。以冬壬癸中于邪者为肾风。"《痹论》曰："风寒湿三气杂至，合而为痹。以冬遇此者为骨痹。以春遇此者为筋痹。以夏遇此者为脉痹。以至阴遇此者为肌痹。以秋遇此者为皮痹。"）

痹，参阅《素问》第四十三《痹论》第一段"合而为痹也"句下集解。

⑥治以草苏、草荄之枝：《尔雅·释草》："荄，根。"郝懿行《尔雅·义疏》下之一："《方言》《说文》并云：'荄，根也。'荄根一声之转。"

王冰说：草苏，谓药煎也。草荄，谓草根也。枝，谓茎也。言以诸药根苗合成其煎，俾相佐助而以服之。

马莳说：苏者，叶也。荄者，根也。枝者，茎也。

丹波元简说：《方言》："苏，草芥也。江淮南楚之间曰苏。自关而西，或曰草，或曰芥。"陆氏《释文》云："苏，草也。"《考声》云："荄，草茎也。"《方言》："东齐谓根曰荄。"《说文》："草根也。"《通雅》云："紫者曰紫苏，荏曰白苏，水苏曰鸡苏，荆曰假苏，积雪草曰海苏，石香薷曰石苏，苏亦辛草之总名。"

丹波元坚说：《庄子·天运篇》："苏者取而爨之。"《释文》："李云：苏，草也。"《方言》："江淮南楚之间谓之苏。"草荄之枝，犹言草荄与枝。"之"字古有"与"义，详见王引之《经传释词》（伯坚按：见《经传释词》卷九"之"字条）。

⑦本末为助：王冰说：凡药有用根者，有用茎者，有用枝者，有用华实者，有用根茎枝华实者，汤液不去则尽用之，故云本末为助也。

马莳说：荄为本，枝叶为末，即后世之煎剂也。

⑧标本已得，邪气乃服：王冰说：标本已得邪气乃服者，言工人与病主疗相应，则邪气率服而随时顺也。《汤液醪醴论》曰："病为本，工为标，标本不得，邪气不服。"此之谓主疗不相应也。或谓取《标本论》末云针也。

《新校正》云：按全元起本又云："得其标本，邪气乃散矣。"

马莳说：《汤液醪醴论》曰："病为本，工为标。标本不得，邪气不服。"盖有病人而后用医工，故亦以本标名之。今医药合其病情，则标得本而邪气服矣，此中古治病之得其法者如此。

吴崑说：病有标有本，受病者为本，传变者为标。既得其本，又得其标，则邪气未有不服者也。

暮世之治病也则不然，治不本四时[①]，不知日月[②]，不审逆从[③]，病形已成，乃欲微针治其外，汤液治其内，粗工凶凶[④]，以为可攻，故病未已，新病复起[⑤]。

【本段提纲】 马莳说：此言后世治病之失也。

【集解】

①治不本四时：王冰说：四时之气各有所在，不本其处而即妄攻，是反古也。《四时刺逆从论》曰："春气在经脉，夏气在孙络，长夏气在肌肉，秋气在皮肤，冬气在骨髓。"工当各随所在而辟伏其邪尔。

马莳说：《诊要经终论》曰："春夏秋冬各有所刺，法其所在。"《水热穴论》云："春取经脉分肉。夏取盛经分腠。秋取经俞。冬取井荥。"《灵枢·四时气篇》云："春取经。夏取盛经。秋取经俞。冬取井荥。"

②不知日月：王冰说：不知日月者，谓日有寒温明暗，月有空满盈亏也。《八正神明论》曰："凡刺之法，必候日月星辰四时八正之气，气定乃刺之。故天温日明，则人血淖液而卫气浮，故血易泻，气易行。天寒日阴，则人血凝泣而卫气沉。月始生，则血气始精，卫气始行。月郭满，则血气盛，肌肉坚。月郭空，则肌肉减，经络虚，卫气去，形独居。是以因天时而调血气也。是故天寒无刺，天温无凝，月生无泻，月满无补，月郭空无治，是谓得时而调之。因天之序，盛虚之时，移光定位，正立而待之。故曰：月生而泻，是谓藏虚。月满而补，血气盈溢，络有留血，命曰重实。月郭空而治，是谓乱经。阴阳相错，真邪不别，沉以留止，外虚内乱，淫邪乃起。"此之谓也。

张介宾说：不知日月，王注即以日月为解，然本篇所言者原在色脉，故不知色脉，则心无参伍之妙，诊无表里之明。色脉不合者，孰当舍证以从脉？缓急相碍者，孰当先此而后彼？理趣不明，其妄孰甚？此色脉之参合必不可少，故云日月也。

③不审逆从：王冰说：不审逆从者，谓不审量其病可治与不可治。

张介宾说：不审逆从，则有气色之逆从。如《玉版论要篇》曰："色见上下左右，各在其要。上为逆，下为从。女子右为逆，左为从。男子左为逆，右为从。"《卫气失常篇》曰："审察其有余不足而调之，可以知逆顺矣。"有四时脉息之逆从。如《平人气象论》曰："脉有逆从四时。未有藏形，春夏而脉瘦，秋冬而脉浮大，命曰逆四时也。"《玉机真藏论》曰："所谓逆四时者，春得肺脉，夏得肾脉，秋得心脉，冬得脾脉，其至皆悬绝沉濇者，命曰逆四时也。"有脉证之逆从。如《平人气象论》曰："风热而脉静；泄而脱血，脉实；病在中，脉虚；病在外，脉濇坚者；皆难治也。"有治法之逆从。如《至真要大论》曰："有逆取而得者。有从取而得者。逆，正顺也。若顺，逆也。"又曰："微者逆之，甚者从之。"又曰："逆者正治。从者反治。从少从多，观其事也。"《五常政大论》曰："强其内守，必同其气，可使平也。假者反之。"是皆逆从之道，医所最当潜心者。若不明四时脉证之逆从，则不识死生之理，而病必多失。不明论治之逆从，则必至妄投而绝人长命，是乃所谓医杀之耳。此暮世之通弊也，宜详察之。

④粗工凶凶：王冰说：粗，谓粗略也。凶凶，谓不料事宜之可否也。何以言之？假令饥人形气羸劣，食令极饱，能不霍乎？岂其与食而为恶邪，盖为失时复过节也。非病逆针石汤液失时过节，则其害反增矣。

张介宾说：粗工，学不精而庸浅也。凶凶，好自用而孟浪也。

丹波元简说:《左传》僖二十八年:"曹人凶惧。"杜云:"凶凶,恐惧声。"《汉书·翟方进传》:"群下凶凶。"

喜多村直宽说:东方朔《答客难》:"小人之匈匈。"铣曰:"匈匈,喧颂貌。"

⑤故病未已,新病复起:吴崑说:故,旧也。故病未已,新病复起,言不足以去病,适足以增病也。

帝曰:愿闻要道。

岐伯曰:治之要极,无失色脉。用之不惑,治之大则[①]。逆从到行[②],标本不得,亡神失国[③]。去故就新,乃得真人[④]。

帝曰:余闻其要于夫子矣。夫子言不离色脉,此余之所知也。

岐伯曰:治之极于一[⑤]。

帝曰:何谓一?

岐伯曰:一者,因得之[⑥]。

帝曰:奈何?

岐伯曰:闭户塞牖,系之病者,数问其情,以从其意[⑦]。得神者昌,失神者亡[⑧]。

帝曰:善。

【本段提纲】 马莳说:此详言治法,以色脉为要之极,而其要之一,惟在于得神而已。神者,病者之神气也。

【集解】

①用之不惑,治之大则:王冰说:惑,谓惑乱。则,谓法则也,言色脉之应,昭然不欺,但顺用而不乱纪纲,则治病审当之大法也。

②逆从到行:马莳说:到,当作倒。

顾观光说:到,即倒字。

喜多村直宽说:《史·伍子胥传》:"倒行而逆施之。"

田晋蕃说:钞《太素·色脉诊篇》,"到"作"倒"。按陈氏奂曰:"倒,古祇作到。"

③逆从到行,标本不得,亡神失国:王冰说:逆从到行,谓反顺为逆。标本不得,谓工病失宜。夫以反理到行,所为非顺,岂唯治人而神气受害,若使之辅佐君主,亦令国祚不保康宁矣。

吴崑说:法有逆治、从治。到行,谓不知逆从而反之也。病有标有本,不得,谓不审其标本而失之也。神,谓天真元神。国,十二官也。

张志聪说:逆从到行者,失四时之从,逆寒暑之宜也。标本不得者,不知病之标本而以本末为助也。言暮世之人,既不能顺时调养,又不能治却其邪,是必神亡而形失矣。夫心藏神而为一身之主,主明则十二官皆安,以为天下则大昌,神亡则失国矣。《上古天真论》曰:"能形与神俱而尽终其天年。"《道书》曰:"神行则气行,神住即气住。"知神气可以长生,故此篇独归重于神焉。

丹波元简说:按极、脉、惑、则、得、国,并押韵。

④去故就新,乃得真人:王冰说:标本不得,工病失宜,则当去故逆理之人,就新明悟之士,乃得至真精晓之人以全己也。

张介宾说:此戒人以进德修业,无蹈暮世之辙,而因循自弃也。去故者,去其旧习之陋。就新者,进其日新之功。新而又新,则圣贤可以学至,而得真人之道矣。

⑤治之极于一：吴崑说：极，尽也。

张志聪说：伯因帝知其要在色脉，故复曰治之要道，原于至极，总归一而已矣。一者，神也，得其神则色脉精气皆得矣。

⑥因得之：王冰说：因问而得之也。

张介宾说：因者，所因也。得其所因，又何所而不得哉？

张志聪说：因其情意而得之也。

丹波元简说：按下文云："数问其情，以从其意"，王注似有所据。

丹波元坚说：宋·陈言以"三因极一"命其书，实本于此段，而以此因字为病因之义，盖张注之谬所自来也。

⑦闭户塞牖，系之病者，数问其情，以从其意：张介宾说：闭户塞牖，系之病者，欲其静而无扰也。然后从容询其情，委曲顺其意，盖必欲得其欢心，则问者不觉烦，病者不知厌，庶可悉其本末之因，而治无误也。愚按本篇前言治之要极，无失色脉，此言数问其情，以从其意，是亦《邪气藏府病形篇》所谓"见其色知其病命曰明，按其脉知其病命曰神，问其病知其处命曰工，故知一则为工，知二则为神，知三则神且明矣"，与此意同。若必欲得其致病之本，非于三者而参合求之，终不能无失也。

⑧得神者昌，失神者亡：杨上善说：一，得神也。得神，谓问病得其意也。得其意者，加之针药，去死得生，故曰昌也。

马莳说：《灵枢·天年篇》云："失神者死，得神者生。"《师传篇》："帝曰：'守一勿失。'岐伯曰：'生神之理。'"与此同义。

张介宾说：《天年篇》曰："失神者死，得神者生。"又《本病论》亦有此二句。

丹波元简说：按昌、亡押韵。《灵·终始篇》："敬之者昌，慢之者亡。"《吕览·古乐篇》："贤者以昌，不肖者亡。"

喜多村直宽说：枚乘《谏吴王书》："得全者昌，失全者亡。"淳于髡曰："得全全昌，失全全亡。"（伯坚按：淳于髡语，见《文选》枚乘《谏吴王书》李善注引。）

《移精变气论第十三》今译

黄帝问说：我听说古代治疗疾病，用祝由[①]的方法，可以转移精神，改变病气，而病就好了。现在治疗疾病，里面用药物，外面用针石，而病有好的也有不好的，这是什么原因呢？

岐伯回答说：古代的时候，人和禽兽住在一起，冬天利用体力劳动来抵御寒气，夏天利用阴处来躲避暑气，里面没有羡慕的心情，外面没有名位的累赘，这是一个安静淡泊的时代，外面的邪气不能深入人体，所以不必用药物来治内，也不必用针石来治外，只要用祝由的方法即可把病治好。现在的人就不然了，里面则心境忧愁，外面则身体劳苦，又不能适应四时寒暑的变化，常有贼风和邪气侵犯，外面伤害着孔穴和肌肤，里面侵入到五脏和骨髓，于是小病必变厉害，大病必定死亡，所以祝由的方法就成为无效的了。

黄帝说：好。我希望在临床的时候，能够有正确的诊断和预后，你能不能简明扼要地讲给我听呢？

岐伯说：望色和切脉是最重要的诊断方法，这是先师所传授的，也是历代所重视的。古代有一位名医僦贷季研究色和脉,用五行和四时来配合它们,神而明之。虽以天地的广大,虽有八风的变化,而色和脉永远遵守着一定的规律。人体的生理功能是千变万化微妙异常的,但它的要点都可以从色和脉观察出来。(色见于体外是阳,日也是阳,所以)色和日是相配合的。(脉藏于体内是阴,月也是阴,所以)脉和月是相配合的。常从阴阳变化来观察色脉的异同,这就是诊断的主要道理了。脉是随着四时而有变化的,色也如此,这一点是历代所重视的,如能掌握这些规律就可以避免死亡而生命长久。

中古时代治疗八风、五痹[②]的病,在病发生之后用汤液[③]治疗十天。十天不愈,用草叶、草根、草茎来治疗。如果正确地掌握了病情,适当地使用了药物,则病就会好。

后来的治病就不然了,不根据四时,不了解色脉,不审察顺逆,病势已成,而想用小针治外面,用汤液治里面,庸医冒失以为可以治好,哪里知道旧病还未好而新病又来了。

黄帝说:请你将诊断的主要道理讲一讲。

岐伯说:诊断的主要道理,就是要详细研究色和脉。掌握了色和脉,就能有真知灼见,不为疑似的病情所迷惑,这就是诊断的最高原则。如果倒行逆施,不能掌握病情,就会有生命的危险了。医师必须努力学习,使诊断技术天天进步,才可以得到真理。

黄帝说:我已经从你那得到了诊断的主要道理了,你说的诊断的主要道理,就是不离色、脉两字,我所了解的即如此。

岐伯说:诊断的主要道理还有一个。

黄帝说:是什么呢?

岐伯说:就是问清他致病的原因。

黄帝说:怎样问呢?

岐伯说:(为了解除病人的顾虑)应当把门窗关闭,使屋内没有别人,顺着病人的意志,得着病人的欢心,详细问他致病的原因和情形。掌握了诊断的精神,就无往不利,否则就会失败。

黄帝说:好。

①祝由:祝由是用符咒治病。

②五痹:五痹是皮痹、肉痹、筋痹、骨痹、脉痹。参阅《素问》第四十三《痹论》。

③汤液:汤液是清酒,是由五谷做成的而不是药剂。参阅《素问》第十四《汤液醪醴论》。

汤液醪醴论第十四[①]

①汤液醪醴论第十四:《新校正》云:按全元起本在第五卷。

伯坚按:《甲乙经》没有收载本篇的文字。本篇和《黄帝内经太素》《类经》二书的篇目对照,列表于下:

素　问	黄帝内经太素	类　经
汤液醪醴论第十四	卷十九——知古今篇 卷十九——知汤药篇	卷十二——汤液醪醴病为本工为标(论治类十五)

【释题】 本篇第一句黄帝问:"为五谷汤液及醪醴奈何",就取汤液醪醴这四个字作篇题。

【提要】 本篇用黄帝、岐伯问答的形式,内容可以分为四节。第一节讲汤液醪醴(酒)的制造法。第二节讲现在用汤液醪醴治病没有效,需要用药物和针灸。第三节讲针石治病的原则,必须病人的精神进、志意定,治疗方才有效。"病为本,工为标",是说病人是本,医工是标,也就是说治病应当重视病人的自然痊愈功能,医师的治疗方法只能起辅助作用而已。第四节讲水肿的治疗方法。

黄帝问曰:为五谷①汤液及醪醴②,奈何?

岐伯对曰:必以稻米③,炊之稻薪④。稻米者完。稻薪者坚⑤。

帝曰:何以然?

岐伯曰:此得天地之和⑥,高下之宜,故能至完;伐取得时,故能至坚也⑦。

【本段提纲】 马莳说:此言为汤液醪醴者,必有取于稻米稻薪也。

【集解】

①五谷:丹波元简说:按五谷其说不一。《金匮真言论》:"麦、黍、稷、稻、豆。"《藏气法时论》:"粳米、小豆、麦、大豆、黄黍。"《九针论》,无小豆,有麻。《周礼》:"五谷养其病。"郑注:"麻、黍、稷、麦、豆。"《月令》:"春食麦,夏食菽,中央食稷,秋食麻、冬食黍。"如医经,当以《金匮真言论》所载为正。

丹波元坚说:《五音五味篇》:"麦、大豆、稷、黍、麻",与《月令》同。程瑶田《九谷考》曰:"《素问·金匮真言论》五方之谷曰:'麦、黍、稷、稻、豆。'郑氏《注·职方氏》之五种曰:'黍、稷、菽、麦、稻。'《汉书·地理志》引《职方氏》,师古注之,全同后郑。《管子》书多周,秦间人所傅益,其《地员篇》载五土所宜之种曰:'黍、秫、菽、麦、稻。'《淮南子》正谷注:'菽、麦、黍、稷、稻。'《汉书音义》韦昭曰:'五谷,黍、稷、菽、麦、稻也。'自《金匮真言》以下,说并不异。而《五常政大论》则又进麻为木谷,至大谷则麦黍互用。"程氏更举数说,兹不繁引。

②汤液及醪醴:杨上善说:醪,汁泽酒。醴,宿酒也。

王冰说:液,谓清液。醪醴,谓酒之属也。

张介宾说:汤液醪醴,皆酒之属。《韵义》云:"醅酒浊酒曰醪。"《诗诂》云:"酒之甘浊而不沸者曰醴。"然则汤液者,其即清酒之类欤?

丹波元简说:按《扁鹊传》:"上古之时,医有俞跗,治病不以汤液醴洒。"(按洒、酾通。《说文》:"酾,下酒也,一曰醇也。")盖洒与醴无大异。汤液醪醴连称者如此。则张以为清酒之类,似不诬焉。何剡云:"汤液,谓煎煮汤药。"然下文明言当今之世必齐毒药,则汤液非煎煮汤药可知也。而《汉书·艺文志》"汤液经法十六卷",未知所谓汤液何物?至皇甫谧《甲乙序》则云:"伊尹以元圣之才,撰用《神农本草》以为汤液",此乃为煎煮汤药之义也,后世汤药之说本于此。醪,《说文》,"汁滓酒也";《广韵》:"浊酒"。醴,《说文》:"酒一宿孰也";《玉篇》:"甜酒也"。《前汉·楚元王传》:"元王每置酒,常为穆生设醴。"颜注:"醴,甘酒也,少鞠多米,一宿而熟。"

丹波元坚说:按《扁鹊传》曰:"其在肠胃,酒醪之所及也。"故《周礼》:"酒正辨五齐之名,一曰泛齐,二曰醴齐。"注:"泛者成而滓浮泛泛然,如今宜成醪矣。醴,犹体也,成而汁滓相将,如今恬酒矣(醴有清有糟,宜考《周礼》及《内则注疏》)。"惠士奇《礼说》曰:"酒正四饮,浆人六饮,皆有医。医者,古之汤液,今之酒浆也,故浆人掌之,酒正辨焉。《说文》:'医,治病工。殴者,恶姿也,得酒而使。一曰殴,病声。酒所以治病。';《周礼》有医酒。《郊祀志》:'顺气作液汤。'

如淳曰：'《艺文志》有《液汤经》，其义未详。'愚按《内经》黄帝问曰'上古圣人作为汤液醪醴'，然则古之治病，未有毒药针石，先有汤液酒醪，故谓之医。"此说稍精。然熟考注疏，所谓医者与醴无大异。而经文下一及字，则汤液与醪醴其品盖殊。窃以为称云汤液，则恐是煮米取汁者。而醪醴者，是醖酿所成也。要之邈古之物，无由确知耳。

③必以稻米：高世栻说：汤液醪醴，黍稷稻麦豆皆可为之，而秋成之稻谷尤佳，故必以稻米。

丹波元简说：杨泉《物理论》："稻者，溉种之总称。"颜师古《刊谬正俗》曰："稻是有芒之谷、故于后通呼粳糯总谓之稻。孔子曰'食乎稻'，《周官》有稻人之职，汉置稻米使者，此并非指属稻糯之一色。"简按《说文》及《本草》专指糯以为稻，得师古之说始明（伯坚按：颜师古说见《刊谬正俗》卷八）。

丹波元坚说：程瑶田《九谷考》曰："《说文》：'稻，稌也。稌，稻也。'《周礼》曰：'牛宜稌糯。沛国谓稻曰糯。'按稻稌，大名也。稬，糯也，其黏者也（《字林》：糯，黏稻也。）粳之为言硬也，不黏者也。（《字林》：粳，稻不黏者。）南方谓之籼（《广雅》：籼，粳也。《玉篇》：籼，粳稻也）。《七月》之诗：'十月获稻，为此春酒，以介眉寿'；《月令》：'仲冬乃命大酋，秫稻必齐'；《内则》、《杂记》并有稻醴；《左传》：'进稻醴粱糗'；《内经》黄帝问为五谷汤液及醪醴，岐伯对曰：'必以稻米，炊之稻薪'；皆言酿稻为酒醴，是以稻为黏者之名，黏者以酿也。穈黏，黍稷黏，秫，皆可以酿者也。《内则》糁配用稻米，笾人职之饵餈，注亦以为用稻米，皆取其黏耳。"

④炊之稻薪：丹波元坚说：谓禾稗也，以供炊爨甚佳。

⑤稻米者完，稻薪者坚：王冰说：坚，谓资其坚劲。完，谓取其完全。完全则酒清冷，坚劲则气迅疾而效速也。

⑥此得天地之和：喜多村直宽说：《说文》："禾，嘉谷也。二月始生，八月而熟，得时之中，故谓之禾。禾，木也，木王而生，金王而死。"

⑦此得天地之和，高下之宜，故能至完；伐取得时，故能至坚也：王冰说：夫稻者，生于阴水之精，首戴天阳之气，二者和合，然乃化成，故云得天地之和而能至完。秋气劲切，霜露凝结，稻以冬采，故云伐取得时而能至坚。

高世栻说：《六元正纪大论》云："岁半之前，天气主之。岁半之后，地气主之。"稻米夏长秋成，此得天地之和。天体至高，地体至下，得天地之和，便得高下之宜，故稻米之质能至完也。稻薪深秋而刈，色白似金，其时天气收，地气肃，伐取得时，故稻薪之质能至坚也。

张志聪说：夫天地有四时之阴阳，五方之异域，稻得春生夏长秋收冬藏之气，俱天地阴阳之和者也，为中央之土谷，得五方高下之宜，故能至完，以养五藏。天地之政令，春生秋杀，稻薪至秋而刈，故伐取得宜，金曰坚成，故能至坚也。

丹波元简说：按《诗·豳风》："十月获稻。"《吕览·孟冬纪》："命大酋，秫稻必齐，曲蘖必时，湛馆必洁，水泉必香，陶器必良，火齐必得。"王注稻以冬采，盖本于此（伯坚按：应作《吕览·仲冬纪》，此作《孟冬纪》误）。

帝曰：上古圣人作汤液醪醴，为而不用，何也？

岐伯曰：自古圣人之作汤液醪醴者，以为备耳，夫上古作汤液故为而弗服也①。中古之世，道德稍衰，邪气时至，服之万全②。

帝曰：今之世不必已③，何也？

岐伯曰：当今之世，火齐④毒药⑤攻其中，镵石⑥针艾治其外也。

【本段提纲】 马莳说：此言上古圣人制汤液醪醴以为备，然无邪则不必服，中古则邪气时生，故服之万全，后世则邪气太甚，非毒药针灸以治之不可也。

【集解】

①自古圣人之作汤液醪醴者，以为备耳，夫上古作汤液故为而弗服也：杨上善说：上古之时，呼吸与四时合气，不违嗜欲乱神，不为忧患伤性，精神不越，志意不散，营卫行通，腠理致密，神清性明，邪气不入，虽作汤液醪醴以为备拟，不为服用者也。

王冰说：圣人不治已病治未病，故但为备用而不服也。

②道德稍衰，邪气时至，服之万全：王冰说：虽道德稍衰，邪气时至，以心犹近道，故服用万全也。

③今之世不必已：张介宾说：谓治以汤液醪醴，而不能必其病之已也。

④火齐：原文作“必齐”。

孙诒让说：《汤液醪醴论》：“必齐毒药”，对“镵石针艾”为文。“必”字当为“火”，篆文二字形近，因而致误。（详见《素问》第十五《玉版论要篇》第二段“火齐主治”句下孙诒让说。）

伯坚按：今据孙诒让说校改。

⑤毒药：毒药，参阅《素问》第十二《异法方宜论》第三段“其治宜毒药”句下集解。

⑥镵石：丹波元简说：按《扁鹊传》：“镵石挢引。”注：“仕咸反，谓石针也。”

帝曰：形弊血尽而功不立者何①？

岐伯曰：神不使也②。

帝曰：何谓神不使？

岐伯曰：针石，道也③。精神不进，志意不治定，故病不可愈④。今精坏神去，荣卫⑤不可复收。何者？嗜欲无穷而忧患不止，精气弛坏，荣泣卫除⑥，故神去之而病不愈也⑦。

【本段提纲】 马莳说：此承上文而言针法之不能立功者，以病者之不能有神也。

【集解】

①形弊血尽而功不立者何：吴崑说：言以上文之法治之，复有形坏弊而血耗尽，治功不立者，此何故而然也。

②神不使也：张介宾说：凡治病之道，攻邪在乎针药，行药在乎神气，故治施于外则神应于中，使之升则升，使之降则降，是其神之可使也。若以药剂治其内而藏气不应，针艾治其外而针气不应，此其神气已去而无可使矣，虽竭力治之，终成虚废已尔，是即所谓不使也。

③道也：吴崑说：言用针石者乃治病之道。道，犹法也。

④精神不进，志意不治定，故病不可愈：原文作“精神不进志意不治故病不可愈”。

《新校正》云：按全元起本云：“精神进，志意定，故病可愈。”《太素》云：“精神越，志意散，故病不可愈。”

丹波元简说：此段当从全元起本改数字，义尤明备。

顾观光说：依全本于上下文为顺。

俞樾说：按此当以全本为长。试连上文读之。帝曰：“何谓神不使？”岐伯曰：“针石，道也。精神进，志意定，故病可愈。”盖精神进，志意定，即针石之道所谓神也。若如今本，则针石之道尚未申说，而即言病不可愈之故，失之不伦矣。又试连下文读之：“精神进，志意定，故病可愈。

今精坏神去，荣卫不可复收。何者？嗜欲无穷而忧患不止，精气弛坏，荣泣卫除，故神去之而病不愈也。”病不愈句，正与病可愈句反复相明。若如今本，则上已言不可愈，下又言不愈，文义复矣，且中间何必以今字作转乎？此可知王氏所据本之误。《太素》本，失与王同。

伯坚按：今据丹波元简、顾观光、俞樾说，依《新校正》引全元起本校改。

⑤荣卫：朱骏声《说文通训定声》：荣，假借为营。《老子》：“虽有荣观，燕处超然。”注：“谓宫观。”又《素问·汤液醪醴论》：“荣卫不可复收。”注：“荣卫者气之主。”《痹论》：“荣卫者，水谷之精气也。”《刺热论》：“荣未交(《说文解字诂林》第二四三六页)。”

荣卫，参阅《素问》第四十三《痹论》第十一段经文和集解。

⑥荣泣卫除：吴崑说：“泣，涩同。”

张志聪说：精气坏弛，则荣血凝泣，而卫气除去矣。

丹波元坚说：《太素》，“泣”作“涩”

泣，参阅《素问》第十《五藏生成篇》第二段“则脉凝泣而变色”句下集解。

⑦今精坏神去，荣卫不可复收。何者？嗜欲无穷而忧患不止，精气弛坏，荣泣卫除，故神去之而病不愈也：杨上善说：以下释前精坏神去，荣卫不行所由也。一则纵耳目于声色，乐而不穷。二则招忧患于悲怨，苦而不休。天之道也，乐将未毕，哀已继之，故精气弛坏，营涩卫除，神明去身，所以虽疗不愈也。

王冰说：精神者，生之源，荣卫者，气之主。气主不辅，生源复消，神不内居，病何能愈哉？

张介宾说：肾藏精，精为阴。心藏神，神为阳。精坏神去，则阴阳俱败，表里俱伤，荣卫不可收拾矣。此其故，以今人之嗜欲忧患不节，失其所养，故致精气弛坏，荣泣卫除，而无能为力也。

帝曰：夫病之始生也，极微极精[①]，必先入结于皮肤。今良工皆称曰：“病成，名曰逆[②]”，则针石不能治，良药不能及也。今良工皆得其法，守其数[③]，亲戚兄弟远近，音声日闻于耳，五色日见于目，而病不愈者，亦何谓[④]不早乎[⑤]？

岐伯曰：病为本，工为标[⑥]。标本不得，邪气不服[⑦]，此之谓也。

【本段提纲】 马莳说：上文言病者之神，至于去固不可愈，而此又言始时病工之不得宜，其病至于成也。

【集解】

①极微极精：吴崑说：极微极精，言微渺易治之时也。

张介宾说：极微者，言轻浅未深。极精者，言专一未乱。斯时也，治之极易。

②病成，名曰逆：马莳说：良工称之曰病成，又名之曰逆，则针石良药不能及矣。

③数：丹波元简说：按《吕览》高注：“数，术也。”

④亦何谓：原文作“亦何暇”。

《新校正》云：按别本，“暇”一作“谓”。

顾观光说：“谓”字是。

伯坚按：此段见《黄帝内经太素》卷十九《知汤药篇》，作“亦可谓不蚤乎”。今据顾观光说，依《太素》校改。

⑤今良工皆得其法，守其数，亲戚兄弟远近，音声日闻于耳，五色日见于目，而病不愈者，亦何谓不早乎：马莳说：良工者素能得法守数，与病之至亲目逐，闻声见色，亦何不早治而使病之至于斯也。

张介宾说:良工之治,既云得法而至数弗失,亲戚之闻见极熟而声色无差,宜乎无不速愈者,而使其直至于精坏神去而病不能愈,亦何暇治之不早乎?

高世栻说:亲戚兄弟,或相疏而远,或相亲而近,其音声可以日闻于耳,五色可以日见于目,而病至不愈者,亦何其闲暇之甚,而不早为之计,以至病成而逆乎?

⑥病为本,工为标:马莳说:病者为本。医工为标。

⑦标本不得,邪气不服:《新校正》云:按《移精变气论》曰:"标本已得,邪气乃服。"

张介宾说:病必得医而后愈,故病为本,工为标。然必病与医相得,则情能相浃,才能胜任,庶乎得济,而病无不愈。惟是用者未必良,良者未必用,是为标本不相得,不相得则邪气不能平服,而病之不愈者以此也。又如《五藏别论》曰:"拘于鬼神者不可与言至德,恶于针石者不可与言至巧,病不许治者病必不治,治之无功矣。"又如《脉色类》"不失人情"详按(伯坚按:见《素问》第八十《方盛衰论》第六段"不失人情"句下集解。),皆标本不得之谓。

帝曰:其有不从毫毛生①而五藏阳以竭也②,津液充郭③,其魄独居④,精孤于内⑤,气耗于外,形不可与衣相保⑥,此四极急⑦而动中⑧,是气拒于内⑨,而形施于外⑩,治之奈何?

岐伯曰:平治于权衡⑪。去宛陈,莝⑫。微动四极⑬,温衣⑭,缪刺其处以复其形⑮。开鬼门⑯,洁净府⑰,精以时服⑱。五阳已布⑲,疏涤五藏。故精自生,形自盛,骨肉相保,巨气乃平⑳。

帝曰:善。

【本段提纲】 马莳说:此帝承上文而举病成一证者问之,伯遂以治法为对。

【集解】

①不从毫毛生:王冰说:不从毫毛生,言生于内也。

②而五藏阳以竭也:《新校正》云:按全元起本及《太素》,"阳作伤",义亦通。

马莳说:以,已同。(伯坚按:参阅《素问》第二十七《离合真邪论》第二段"其气以至"句下集解。)

张介宾说:五藏阳已竭,有阴无阳也。

③津液充郭:王冰说:津液者,水也。充,满也。郭,皮也。

张介宾说:津液,水也。郭,形体胸腹也。《胀论》曰:"夫胸腹,藏府之郭也。"凡阴阳之要,阴无阳不行,水无气不化,故《灵兰秘典论》曰:"气化则能出矣"。今阳气既竭,不能通调水道,故津液妄行,充于郭也。

丹波元坚说:按《根结篇》:"满而补之,则阴阳四溢,肠胃充廓。"《五癃津液别论》:"消谷则虫上下作,肠胃充廓"《上膈篇》:"虫寒则精聚守于下管,则肠胃充郭。"《尔雅》:"廓,大也。"《方言》:"张小使大谓之廓。"又《胀论》:"夫胀者,皆在于藏府之外,排藏府而郭胸胁,胀皮肤。"杨曰:"气在其中,郭而排之。"亦张大之谓。

田晋蕃说:《太素》,"充郭"作"虚廓"。晋蕃按:"郭"亦作"廓"。《诗·皇矣》:"增其式廓。"《释文》:"郭,本作廓。"《方言》:"张小使大谓之廓。"故可谓之充廓,亦可谓之虚廓。津液充郭之理,互详《灵枢·五癃津液别篇》,观彼篇"肠胃充郭"之文,知王注郭训为皮非是。"肠胃充郭",又见《灵枢·根结篇》,肠胃又不得言皮,故知王注非是。又按《灵枢·胀论》:"排藏府而郭胸胁",《甲乙经》"郭"作"廓",曰郭胸胁,亦张小使大之意,观下文有胀皮肤句,郭之非皮明甚。

④其魄独居：张介宾说：魄者，阴之属。形虽充而气则去，故其魄独居也。

⑤精孤于内：原文作“孤精于内”。

张介宾说：精中无气，则孤精于内。

顾观光说：孤精二字误倒，当依《圣济总录》乙转。

伯坚按：此段见《圣济总录》卷七十九《水病门·十水篇》引，作“精孤于内”。今据顾观光说，依《圣济总录》校改。

⑥精孤于内，气耗于外，形不可与衣相保：王冰说：夫阴精损削于内，阳气耗减于外，则三焦闭溢，水道不通，水满皮肤，身体否肿，故云形不可与衣相保也。

⑦四极急：王冰说：四极，言四末，则四支也。

张介宾说：四支者，诸阳之本，阳气不行，故四极多阴而胀急也。

⑧而动中：王冰说：内鼓动于肺中也。肺动者，谓气急而咳也。

吴崑说：喘而动中。

⑨是气拒于内：王冰说：水气格拒于腹膜之内。

吴崑说：是气逆而拒于内。

张介宾说：此以阴气格拒于内，故水肿形施于外，而为是病。

⑩而形施于外：王冰说：浮肿施张于身形之外。

丹波元简说：《玉篇》：“施，张也。”

顾观光说：“施”，即“弛”之假借。

田晋蕃说：按《诗·卷阿笺》：“伴奂，自纵弛之意也。”“弛”，相台本作“弛”，《释文》作“施”。

施，弛也，参阅《素问》第七《阴阳别论》第十段“痿易”句下孙诒让说。

⑪平治于权衡：王冰说：平治权衡，谓察脉浮沉也。脉浮为在表，脉沉为在里，在里者泄之，在外者汗之，故下文云“开鬼门、洁净府”也。

权衡，参阅《素问》第十七《脉象精微论》第八段“冬应中权”句下集解。

⑫莝：王冰说：去菀陈莝，谓去积久之水物，犹如草茎之不可久留于身中也。

张介宾说：宛，积也。陈，久也。莝，斩草也。谓去其水气之陈积，欲如斩草而渐除之也。

丹波元简说：《张氏医通》云：“去菀陈莝之剂：商陆，大戟，甘遂，芫花，牵牛。”

丹波元坚说：按《鸡峰普济方》引初和甫曰：“去远陈莝，谓涤肠胃中腐败也。”

陆懋修说：莝，粗卧切。《说文》：“莝，斩刍也。”

田晋蕃说：《灵枢·九针十二原篇》：“宛陈则除之。”此篇去宛陈，亦其义耳。《说文》：“莝，斩刍。”《后汉书·第五伦传》云：“斩自斩刍养焉。”去宛陈莝，犹言去宛陈如斩刍也。

宛，参阅《素问》第二《四气调神大论》第五段“则菀藁不荣”句下集解。

⑬微动四极：王冰说：微动四极，谓微动四支，令阳气渐以宣行。

度会常珍说：“微动四极”，古抄本、元椠本，上有“是以”二字。

⑭温衣：马莳说：温暖其衣。

张介宾说：温衣，欲助其肌表之阳，而阴凝易散也。

⑮缪刺其处以复其形：张介宾说：缪刺之，以左取右，以右取左，而去其大络之留滞也。

⑯开鬼门：王冰说：开鬼门，是启玄府遣气也。（伯坚按《素问》第六十一《水热穴论》：“所谓玄府者，汗空也。”）

吴崑说：腠理谓之鬼门。开鬼门，发汗也。

张介宾说：鬼门，汗空也。肺主皮毛，其藏魄，阴之属也，故曰鬼门。

丹波元简说：按《通天论》："气门乃闭。"王注："气门，谓玄门。"盖气，鬼古通。《张氏医通》云："开鬼门之剂：麻黄，羌活，防风，柴胡，葱白，及柳枝煎洗。"

丹波元坚说：按《鸡峰普济方》引初和甫曰："鬼门，汗空也。"先兄曰："《玉机微义》云：'鬼门者，犹幽玄之谓，有毛窍而不见其开阖。'"

⑰洁净府：王冰说：洁净府，谓泻膀胱水去也。

吴崑说：膀胱谓之净府。洁净府，渗利小便也。

丹波元简说：《张氏医通》云："洁净府之剂：泽泻，木通，通草，防己，葶苈，茯苓，猪苓，秋石代盐。"

丹波元坚说：先兄曰："《玉机微义》云：'净府者，谓膀胱，内无内孔而外有出窍，为清净津液之府。'"

⑱精以时服：吴崑说：津液既调，故阴精时服。

张介宾说：水气去则真精服。服，行也。

⑲五阳已布：王冰说：五阳，是五藏之阳气也。

丹波元简说：《张氏医通》云："宣布五阳之剂：附子，肉桂，干姜，吴茱萸。"

⑳巨气乃平：王冰说：五藏之阳，渐而宣布；五藏之外，气秽复除也。如是，故精髓自生，形肉自盛，藏府既和，则骨肉之气更相保抱，大经脉气然乃平复尔。

马莳说：巨气，大气也，即正气也。

《汤液醪醴论第十四》今译

黄帝问说：如何用五谷来做汤液(清酒)和醪醴(浓酒)呢?

岐伯回答说：应当用稻米做原料，用稻秸做燃料。稻米的成分完备(是最好的原料)。稻秸坚强耐烧(是最好的燃料)。

黄帝说：为什么呢?

岐伯说：稻米需要天气风调雨顺，地势高下适宜，才能生长，所以它的成分完备。稻秸在秋季伐取(秋属金)，所以坚强耐烧。

黄帝说：上古圣人制成汤液和醪醴，但是却不使用它，这是什么道理呢?

岐伯说：上古圣人制成汤液和醪醴，是准备着治疗疾病用的，但是上古人的疾病很少，所以虽准备着却不用它。中古时候的人，不及上古朴实，常有邪气伤人成病，(但是疾病还不复杂，所以)用汤液和醪醴即可治愈。

黄帝说：现在用汤液和醪醴却不能治好病，是什么道理呢?

岐伯说：现在的病，(病情过于复杂，所以)需要用药汤和毒药来治里面，用砭石、铁针和艾火[1]来治外面。

黄帝说：有些病人治疗已久，形体疲弊，气血耗损，仍旧不能治好，这是什么理由呢?

岐伯说：这是因为病人的精神不听提调所致。

黄帝说：什么叫作精神不听提调呢?

岐伯说：针石只不过是治病的方法，病人必须精神增进，心境安宁，然后病才可愈。如果有无穷的嗜欲，有不尽的忧患，而致精气败坏，血液凝滞，卫气（阳气）灭亡，则精神消散，病也就不会好了。

黄帝说：凡疾病开始发生的时候，必定首先侵害皮肤，这时是很轻微、很单纯的。但是良医都说，病已形成，这是逆证，于是针石也不能治疗，良药也不发生效力。所谓良医，都是很明白治疗方法并且能掌握技术的，病人的亲戚兄弟对于病人都是关心的，每天可以听到病人的声音，每天可以看见病人的颜色，治病应当很及时，为什么病也不能治好呢？

岐伯说：凡治疗疾病，病人本身起主导作用（自然痊愈功能），医师只能起帮助作用。如果病人本身不能起主导作用，则医师的帮助作用也不会大，不能制伏邪气，所以病也就不能治好。

黄帝说：病有从里面发生的，五脏的阳气都已衰竭，皮肤水肿，阴气独存，外面的阳气消耗，里面的阴精孤立，由于全身肿胀，原来穿的衣服也不能穿了，四肢胀急而气喘，由于阴气在里面抗拒，于是外面的形体肿胀，应当如何治疗呢？

岐伯说：这应当根据脉象来治疗。除去水肿要如斩草一样地断然处置。要使四肢微微活动，要穿温暖的衣服，要用缪刺法②来消肿，要发汗，要利小便，阴精就会服服帖帖了。五脏的阳气散布开来，除去五脏的秽气，于是精气复生，形体壮盛，骨肉都恢复正常状态，人身的正气就会平复了。

①艾火：艾火就是灸法。

②缪刺法：缪刺法是针刺疗法的一种方法，左边身体有病则刺右边的孔穴，右边身体有病则刺左边的孔穴。

玉版论要篇第十五①

①玉版论要篇第十五：《新校正》云：按全元起本在第二卷。

丹波元简说：按贾谊《新书》云："书之玉版，藏之金匮，置之宗庙，以为后世戒。"《汉·司马迁传》："金匮玉版，图籍散乱。"如淳《注》："玉版，刻玉版书为文字也。"

伯坚按：《甲乙经》没有收载本篇的文字。本篇和《黄帝内经太素》《类经》二书的篇目对照，列表于下：

素　问	黄帝内经太素	类　经
玉版论要篇第十五	卷十五——色脉诊篇	卷十二——揆度奇恒脉色主治（论治类十四）

【释题】 玉版是玉做的版，表示宝贵的意思。"玉版论要"是著录在玉版上面的要论，也就和"金匮真言"相类似。马莳说："篇内有'著之玉版'及'至数之要'，末云'论要毕矣'，故名篇。"

【提要】 本篇用黄帝、岐伯问答的形式，讲望色和切脉的诊断学。色浅的病轻，色深的病重，脉短气绝的会死，这些都是很有经验的判断。本篇特别着重说明逆和从的分别。

黄帝问曰：余闻《揆度》《奇恒》，所指不同，用之奈何①？

岐伯对曰：《揆度》者，度病之浅深也。《奇恒》者，言奇病也②。请言道之至数③。《五色》《脉变》《揆度》《奇恒》④，道在于一⑤。神转不回⑥；回则不转，乃失其机[⑦]。至数之要,迫近以微[⑧]。著之玉版,命曰合"玉机"[⑨]。

【本段提纲】 马莳说:此因帝疑经旨之异,而深明其道之一也。

伯坚按:《素问》第十九《玉机真藏论》有类似的一段文字,说:"吾得脉之大要,天下至数。《五色》《脉变》《揆度》《奇恒》,道在于一。神转不回,回则不转,乃失其机。至数之要,迫近以微。著之玉版,藏之藏府。每旦读之,名曰'《玉机》'"。

【集解】

①余闻《揆度》《奇恒》,所指不同,用之奈何:张介宾说:揆度,揣度也。奇恒,异常也。所指不同,有言疾病者,有言脉色者,有言藏府者,有言阴阳者。

②《揆度》者,度病之浅深也。《奇恒》者,言奇病也:《素问》第四十六《病能论》:《揆度》者,切度之也。《奇恒》者,言奇病也。所谓奇者,使奇病不得以四时死也。恒者,得以四时死也。所谓揆者,方切求之也,言切求其脉理也。度者,得其病处以四时度之也。

丹波元坚说:按《五藏别论》"奇恒之府",亦奇于恒常之谓。

顾观光说:《揆度》《奇恒》,古经名也。《方盛衰论》云:"《奇恒·之势》,乃六十首"。奇恒,谓异于常也。《五藏别论》云:"藏而不泻,名曰奇恒之府",即其义矣。疑《素问·奇病论》即《奇恒》书之仅存者。

③请言道之至数:杨上善说:数,理也。

《新校正》云:按全元起本,"请"作"谓"。

丹波元坚说:按《管子注》:"数,理也。"《老子注》:"数,谓理数也。"

④《五色》《脉变》《揆度》《奇恒》:马莳说:《五色》《脉变》《揆度》《奇恒》,俱古经名篇。《灵枢》第六卷有《五色篇》。《经脉别论》亦有《阴阳》《揆度》等名。

顾观光说:马注俱古经名篇,其说是也。《史记》述仓公所受书,有《五色诊》《奇咳术》《揆度》《阴阳》。疑《奇咳》即《奇恒》。

伯坚按:据《史记·仓公传》,仓公在高后八年拜见了他的老师阳庆,阳庆传给他十种医书,书名是黄帝扁鹊之《脉书》《上经》《下经》《五色诊》《奇咳术》《揆度》《阴阳外变》《药论》《石神》《接阴阳禁书》。本篇这里所说的《五色》可能即是《五色诊》,《脉度》可能即是《脉书》,《揆度》即是《揆度》,《奇恒》可能即是《奇咳术》。参阅《素问》第七十七《疏五过论》第八段"揆度阴阳奇恒"句下集解。

⑤道在于一:杨上善说:道在其一,谓之神转。神转者,神清鉴动之谓也。

马莳说:凡《五色》《脉变》《揆度》《奇恒》,其经虽异,而其道则归于一。一者,何也?以人之有神也。前篇《移精变气论》有"得神者昌",《汤液醪醴论》有"神去之而病不愈",《八正神明论》有"血气者人之神,不可不慎养",《上古天真论》有"形与神俱而尽终其天年",则如神者,人之主也。

⑥神转不回:王冰说:血气者,神气也。《八正神明论》曰:"血气者,人之神,不可不谨养也。"夫血气应顺四时,递迁囚王,循环五气,无相夺伦,是则神转不回也。回,谓却行也。

吴崑说:言天真元神,旋转如斡,无有反逆,则生生之机无所止息,如木火土金水次第而周,周而复始,是转而不回也。

丹波元坚说:沈作喆《寓简》曰:"卦终于未济,何也?天下之事无终穷也,而道亦无尽也。若以既济而终,则万法断灭,天人之道泯矣。黄帝书所谓神转不回,回则不转,浮屠所谓不住无为,不断有为者是也。"

⑦回则不转，乃失其机：王冰说：血气随王，不合却行，却行则反常，反常则回而不转也。回而不转，乃失生气之机矣。

马莳说：有此神而运转于五藏，必不至于有所回。回者，却行而不能前也。设有所回，必不能运转矣，此乃自失其机也。

高世栻说：用之之道，惟在于一。一者，神也。色脉本神气以运行，左旋右转而不回，若回则不能旋转，乃失其运行之机。

⑧至数之要，迫近以微：马莳说：至数之要，至迫至近，至精至微。

高世栻说：其至数之要，迫近而在于色脉，以微而在于神机。色脉神机，可以著之玉版。

⑨著之玉版，命曰合"玉机"：王冰说：《玉机》，篇名也。

俞樾说：按"合"字，即"命"字之误而衍者。《玉机真藏论》曰："著之玉版，藏之藏府，每旦读之，名曰《玉机》。"正无合字。

伯坚按：今据俞樾说，删去"合"字。

容色[1]见上下左右[2]，各在其要[3]。其色见浅者，汤液主治，十日已[4]。其见深者，火齐[5]主治，二十一日已[6]。其见大深者，醪酒[7]主治，百日已[8]。色夭[9]、面脱，不治[10]，百日尽已[11]。脉短、气绝，死[12]。病温、虚甚，死[13]。色见上下左右，各在其要[14]：上为逆，下为从[15]；女子右为逆，左为从[16]；男子左为逆，右为从[17]。易，重阳死，重阴死[18]。阴阳反作[19]，治在权衡相夺[20]。《奇恒》事也，《揆度》事也[21]。

【本段提纲】 马莳说：上文言五色脉变，合揆度奇恒而道在于一矣，此节以五色之变者而极言之。

【集解】

①容色：王冰说：容色者，他气也。如肝木部内见赤黄白黑色，皆谓他气也。

《新校正》云：按全元起本，"容"作"客"。

吴崑说：容，面容也。色，五色也。言面容之间，五色外见。

丹波元坚说："容色"，《太素》作"客色"。坚按此与全元起合。王以他气注之，恐原本亦作客色也。又《论衡》曰："妖气见于天，容色见于面。面有容色，虽善操行不能减，死征已见也。"据此，古或有容色语，当改。

②见上下左右：王冰说：所见皆在名堂上下左右。

③各在其要：高世栻说：在，察也。所谓色变者，面容之色见于上下左右，当各察其浅深顺逆之要。

丹波元简说："在，察也"，见《尔雅·释诂》。

④其色见浅者，汤液主治，十日已：马莳说：据《汤液醪醴论》，此则汤液者乃五谷所为，非如后世之汤药也。

高世栻说：色浅，乃微青、微黄、微赤、微白、微黑也。色浅则病亦浅，故以汤液主治。汤液者，五谷之汤液。十日已者，十干之天气周而病可已，即《移精变气论》所谓："汤液十日以去八风五痹之病"者是也。

⑤火齐：原文作"必齐"。

孙诒让说：窃谓此篇，"必齐"对"汤液""醪酒"为文。《汤液醪醴篇》，"必齐毒药"对"镵石针艾"为文。"必"字皆当为"火"。篆文二字形近，因而致误。《史记·仓公传》云："饮以火齐汤"，火齐汤即谓和煮汤药。此云汤液主治者,治以五谷之汤液(见《汤液醪醴论》篇)。火齐主治者,治以和煮之毒药也。《移精变气论》篇云:"中古之治病,病至而治之汤液十日,以去八风五痹之病。十日不已,治以草苏、草荄之枝。"此火齐即草苏之类。《韩非子·喻老篇》:"扁鹊曰:'疾在腠理,汤熨之所及也。在肌肤,针石之所及也。在肠胃,火齐之所及也。'"亦可证。

马宗霍《论衡札记》(稿本):《率性篇》:"足其火齐"句。《礼记·月令》(仲冬):"火齐必得",此《论衡》本文曰火齐。二字所出。"齐",通作"剂",《说文》刀部云:"剂,齐也",是其证。陆德明《礼记释文》,"齐,才计反",即读"齐"如"剂"。"火齐",犹"火剂"。

伯坚按:今据孙诒让说校改。

⑥火齐主治,二十一日已:高世栻说;色深则病亦深。故其见深者,必齐毒药主治。齐,合也。即《汤液醪醴论》所谓:"必齐毒药攻其中"者是也。二十日则十干再周,二十一日再周环复,其病可已。

⑦醪酒:马莳说:醪酒者,入药于酒中,如《腹中论》有鸡矢醴之谓。

⑧百日已:高世栻说:色大深则病亦大深。故其见大深者,醪酒主治。醪酒,乃熟谷之液,其性慓悍滑疾,运行荣卫,通调经脉,故百日病已。百日,则十干十周,气机大复也。

⑨色夭:《素问》第十九《玉机真藏论》:"色夭不泽。"王冰注:"夭,谓不明而恶。"

《素问》第二十《三部九候论》:"其色必夭。"王冰《注》:"夭,谓死色,异常之候也。"

⑩不治:王冰说:色见大深,兼之夭恶,面肉又脱,不可治也。

⑪百日尽已:吴崑说:言至于百日之期,则命尽而死。

张介宾说:色夭面脱者,神气已去,故不可治,百日尽则时更气易,至数尽而已。上节言病已,此言命已,不可混看。

⑫脉短、气绝,死:王冰说:脉短已虚,加之渐绝,真气将竭,故必死。

⑬病温、虚甚,死:张介宾说:病温,邪有余。虚甚,正不足。正不胜邪,故死。

⑭各在其要:张介宾说:要,即逆从之要也。

⑮上为逆,下为从:马莳说:色见于上,病势方炎,故为逆。色见于下,病势已衰,故为从。《灵枢·五色篇》云:"其色上行者,病益甚。其色下行如云彻散者,病方已。"

⑯女子右为逆,左为从:马莳说;女子色见于右,则女子属阴,而右亦属阴,是为独阴也,故为逆。若在于左,则阳已和阴,岂非和乎?

张志聪说:按《方盛衰论》曰:"阳从左。阴从右。"盖男子之血气从左旋,女子之血气从右转,是以男子之色见于右而从左散者,顺也;女子之色见于左而从右散者,顺也。

⑰男子左为逆,右为从:马莳说:男子色见于左,则男子属阳,而左亦属阳,是为独阳也,故曰逆。若在于右,则阴已和阳,岂非从乎?

⑱易,重阳死,重阴死:张介宾说:易,变易也。男以右为从而易于左,则阳人阳病,是重阳也。女以左为从而易于右,则阴人阴病,是重阴也。重阳重阴者,阴阳偏胜也。有偏胜则有偏绝,故不免于死矣。

⑲阴阳反作:原文作"阴阳反他"。

《新校正》云:据《阴阳应象大论》云:"阴阳反作。"

张介宾说:"作"旧作"他",误也。《阴阳应象大论》曰:"阴阳反作"者是,今改从之。反作,如《四气调神论》所谓"反顺为逆"也。

伯坚按:今据张介宾说校改。

反作,倒置也,参阅《素问》第五《阴阳应象大论》第二段“此阴阳反作”句下集解。

⑳治在权衡相夺:马莳说:治法在于察其脉之沉浮,如权衡然以相夺之。

权衡,参阅《素问》第十四《汤液醪醴论》第五段“平治于权衡”和《素问》第十七《脉象精微论》第八段“冬应中权”句下集解。

㉑《奇恒》事也,《揆度》事也:张介宾说:此承上文而言。阴阳反作者,即《奇恒》事也。权衡相夺者,即《揆度》事也。

顾观光说:已上所说,正《奇恒》《揆度》二篇之事,故以此总结之。

搏脉①,痹②、躄③、寒热之交④。脉孤,为消气⑤。虚,泄,为夺血⑥。孤为逆⑦,虚为从⑧。行《奇恒》之法,以太阴始⑨。行所不胜曰逆,逆则死⑩。行所胜曰从,从则活⑪。八风⑫、四时之胜,终而复始⑬。逆行一过,不复可数⑭。论要毕矣⑮。

【本段提纲】 张介宾说:上文言奇恒之色,此下言奇恒之脉。

【集解】

①搏脉:王冰说:脉击搏于手。

搏,参阅《素问》第十七《脉要精微论》第十二段“心脉搏坚而长”句下集解。

②痹:痹,参阅《素问》第四十三《痹论》第一段“合而为痹也”句下集解。

③躄:张介宾说:躄,足不能行也。

躄,参阅《素问》第四十四《痿论》第一段“著则生痿躄也”句下集解。

④寒热之交:吴崑说:寒热之交,病因寒热之气交合所为也。

张介宾说:搏脉者,搏击于手也,为邪盛正衰阴阳乖乱之脉,故为痹,为躄,为或寒或热之交也。

张志聪说:阴乘于阳则为寒,阳乘于阴则为热,阴阳相搏则为寒热之交也。

⑤为消气:张介宾说:脉孤者,孤阴孤阳也。孤阳者,洪大之极,阴气必消。孤阴者,微弱之甚,阳气必消。故脉孤为消气也。

高世栻说:脉者,气血之先。脉孤则阳气内损,故为消气。孤,谓弦钩毛石少胃气也。

⑥虚,泄,为夺血:杨上善说:病泄利夺血者,其脉虚也。

⑦孤为逆:张介宾说:孤者,偏绝之谓。绝者不可复生,故为逆。

高世栻说:脉孤而无胃气,则真元内脱,故为逆。

⑧虚为从:张介宾说:虚者,不足之称。不足者犹可补,故曰从。

高世栻说:虚泄而少血液,则血可渐生,故为从。

喜多村直宽说:虚则泄而夺血,此则脉病相应,故为顺。

⑨行《奇恒》之法,以太阴始:杨上善说:太阴,肺手太阴脉,主气者也。

马莳说:凡欲行《奇恒篇》之法,自太阴始,盖气口成寸,以决死生,故当于此部而取之。

顾观光说:言用《奇恒篇》之法,当从脉始。

奇恒,参阅《素问》第七十七《疏五过论》第八段“《揆度》《阴阳》《奇恒》”句下集解。

⑩行所不胜曰逆,逆则死:马莳说:五行之克我者为所不胜也。行所不胜者是为逆,逆则死。如木部见金脉,金部见火脉,火部见水脉,水部见土脉,土部见木脉之类。

⑪行所胜曰从,从则活:马莳说:五行之我克者曰所胜,行所胜者是为从,从则活。如木部见土脉,土部见水脉,水部见火脉,火部见金脉,金部见木脉之类是也。

⑫八风:八风,参阅《素问》第四《金匮真言论》第一段“天有八风”句下集解。

⑬八风、四时之胜，终而复始：吴崑说：八风，八方之风。四时，春夏秋冬也。胜，各以所王之时而胜也。终而复始，主气不变也，言天之常候如此。

张介宾说：八风之至，随四时之胜，至数有常，则终而复始，此顺常之令也。

喜多村直宽说：《史·封禅书》："鬼臾区曰：'得天之纪，终而复始。'"又云："十一月辛巳朔旦冬至，天子始郊，拜太一，其赞飨曰：'朔而又朔，终而复始。'"

⑭逆行一过，不复可数：张介宾说：设或气令失常，逆行一过，是为回则不转，而至数紊乱，无复可以数计矣。过，失也。喻言人之色脉，一有失调，则奇恒反作，变态百出，亦不可以常数计也。

⑮论要毕矣：张介宾说：此则天人至数之论，要在逆从之间，察其神而毕矣。

《玉版论要篇第十五》今译

黄帝问说：我听说《揆度》和《奇恒》这两部书，所说的内容不同，如何来应用它们呢？

岐伯回答说：《揆度》这部书所讨论的是诊断病的深浅。《奇恒》这部书所讨论的是非常的疾病。我现在把主要的道理告诉您。《五色》《脉度》《揆度》《奇恒》这四部书，在应用上实际只有一个道理。人体的生理功能是转运不息的，在健康的情况下，不会发生障碍或逆行。如果发生了障碍或逆行，就失掉它的正常功能了。藏在里面的是生理功能，表现在外面的就是色和脉，这就是主要的道理。把这个道理记录在玉版上，叫作"玉机"。

诊断的时候，应当观察面部上下左右的颜色。颜色浅的，可以用汤液（五谷制成的清酒）治疗，十天会好。颜色深的，可以用药汤治疗，二十一天会好。颜色太深的，需要用药酒治疗，一百天才会好。颜色恶败，面部肌肉消瘦，这种病人无法治疗，一百天就会死。脉搏很短，气息微弱如绝，一定会死。得了温病而极度虚弱的，一定会死。观察面部上下左右颜色的要点如下：颜色见于上部的是逆，颜色见于下部的是顺；在女子，颜色见于右部的是逆，颜色见于左部的是顺；在男子，颜色见于左部的是逆，颜色见于右部的是顺。如果变换了这个部位，（男子以右部为顺而颜色反见于左部，男是阳，左也是阳，这就是）重阳一定会死，（女子以左部为顺而反见于右部，女是阴，右也是阴，这就是）重阴一定会死。如果阴阳倒置，则须根据脉象来施行治疗。上面所讲的都是《奇恒》和《揆度》两部书里面所讲的事。

凡患着痹、躄[1]和寒热的病人，他们的脉都搏击有力。凡患阳气消散的病人，他们的脉中胃气（雍容和缓的状态）很少。凡患腹泻而兼失血的病人，他们的脉很虚弱。胃气少的脉（元气内脱很难复生，所以）是逆，虚弱的脉（失血可以恢复，所以）是顺。应用《奇恒》这一部书的方法，首先应当从切脉开始。行所不胜的脉象[2]叫作逆，逆就会死。行所胜的脉象[3]叫作顺，顺就会活。脉象应当随着四时，按着五行相生的排列次序，如此则循环不尽。一有失调，则变态百出，就不可以数计了。人身生理功能的主要道理尽于此了。

【集解】

①躄：躄是一个症状的名称，是脚不能行走。

②行所不胜的脉象：在五行相克的说法中，行所不胜是被克（自己被人所克），例如在肝脉（木）的部位出见肺脉（金），肺脉（金）的部位出现心脉（火），心脉（火）的部位出现肾脉（水），肾脉（水）的部位出现脾脉（土），脾脉（土）的部位出现肝脉（木），因为肺金克肝木，心火克肺金，肾

水克心火，脾土克肾水，肝木克脾土，这都叫作行所不胜的脉。

③行所胜的脉象：在五行相克的说法中，行所胜是能克（自己克别人），例如在肝脉（木）的部位出现脾脉（土），脾脉（土）的部位出现肾脉（水），肾脉（水）的部位出现心脉（火），心脉（火）的部位出现肺脉（金），肺脉（金）的部位出现肝脉（木），因为肝木克脾土，脾土克肾水，肾水克心火，心火克肺金，肺金克肝木，这都叫作行所胜的脉。

诊要经终论第十六①

①诊要经终论第十六：《新校正》云：按全元起本在第二卷。

伯坚按：今存残本《黄帝内经太素》没有收载本篇的文字。本篇和《甲乙经》《类经》二书的篇目对照，列表于下：

素问	甲乙经	类经
诊要经终论第十六	卷五——针灸禁忌第一上 卷五——针道第四	卷十八——十二经终（疾病类九十七） 卷二十——刺分四时逆则为害（针刺类十九）

【释题】 本篇开头一段，黄帝问“诊要何如”；末尾一段，黄帝问“愿闻十二经脉之终奈何”；就取了这两段问话里面的“诊要”和“经终”四个字做本篇的篇题。“诊要”是诊病的要点。“经终”是经脉气尽的意思。

【提要】 本篇用黄帝、岐伯问答的形式，内容可以分为四节。第一节讲人气与十二月的配合。第二节讲针刺法，春夏秋冬四季各有一定的部位，如果刺错了就会发生一些什么症状。第三节讲针刺法，刺胸腹的时候要注意避免五脏，否则发生一些什么结果。第四节讲三阳三阴经脉气尽的时候呈现一些什么症状。本篇第一段讲人气与十二月的配合而不讲四季的配合；在肝、脾、肺、心、肾五脏之外，加了一个头在里面，成为六件器官；各脏和各月的配合次序是肝、脾、头、肺、心、肾，与《金匮真言论》及《阴阳应象大论》的肝、心、脾、肺、肾的配合次序也不同。由此可见本篇是另外一派医学家的作品。

黄帝问曰：诊要何如①？

岐伯对曰：正月、二月，天气始方②，地气始发③，人气在肝。

三月、四月，天气正方④，地气定发⑤，人气在脾。

五月、六月，天气盛，地气高，人气在头⑥。

七月、八月，阴气始杀⑦，人气在肺。

九月、十月，阴气始冰，地气始闭，人气在心。

十一月、十二月，冰复⑧，地气合⑨，人气在肾。

【本段提纲】 马莳说：此举天气、地气、人气而言之，见人气所在乃诊家之至要也。

张琦说：按本文言人气所在，与《金匮真言论》《四时刺逆从论》诸义不同。三月四月之在脾，九月十月之在心，尤难曲解。

【集解】

①诊要何如：马莳说：诊，视验也。诊之为义，所该者广。有自诊脉言者，如《脉要精微论》之谓。有自诊病言者，如《经脉别论》之谓。《阴阳应象大论》有“善诊者察色按脉”，则所谓诊者不止于脉而已。

②天气正方：王冰说：方，正也，言天地气正发生其万物也。

吴崑说：方者，以时方春也，生物方升也，岁事方兴也。

高世栻说：方，犹位也。正月二月，天气从阴而阳，故天气始位。

③地气始发：吴崑说：发，发生也。

高世栻说：地气从下而上，故地气始发。

④天气正方：吴崑说：正方者，以时正暄也，生物正升也，岁事正兴也。

高世栻说：三月四月，天气由东而南，始正其位，故天气正方。

⑤地气定发：张介宾说：定发，专于发生也。

⑥人气在头：沈祖绵说：此节以十二月配五藏，每两月为一藏。月有十二，藏仅五，多二月，以五月六月人气在头配之，取头为众阳之汇意也。与《金匮真言论》“故春气者病在头”两歧。

⑦阴气始杀：吴崑说：清秋之令，阴金气也，故始杀万物。

⑧冰复：孙诒让说：案复与腹通。《礼记·月令》：“季冬，冰方盛，水泽腹坚。”郑注云：“腹，厚也”。此月日在北陆冰坚厚之时也。今《月令》无坚。《释文》云：“腹，又作复。”《诗·七月》毛传云：“冰盛水腹，则命取冰于山林。”此云冰复，亦谓冰合而厚。

⑨地气合：吴崑说：合，闭而密也。

故春刺散俞[①]，及与分理[②]，血出而止[③]。甚者传气[④]，间[⑤]者环也[⑥]。

夏刺络俞[⑦]，见血而止，尽气[⑧]，闭，环痛，病必下[⑨]。

秋刺皮肤[⑩]，循理[⑪]，上下同法[⑫]，神变而止[⑬]。

冬刺俞窍于分理[⑭]，甚者直下，间者散下[⑮]。

春、夏、秋、冬各有所刺，法其所在[⑯]。

【本段提纲】 马莳说：此言四时当各有所刺也。

张琦说：《四时刺逆从论》与此文异，彼义为得。

刺分四时，参阅《素问》第六十一《水热穴论》第三段提纲附表。

【集解】

①故春刺散俞：王冰说：散俞，谓间穴。

《新校正》云：按《四时刺逆从论》云：“春气在经脉”，此散俞即经脉之俞也。又《水热穴论》云：“春取络脉分肉。”

张介宾说：按《四时刺逆从论》曰：“春气在经脉”，此散俞者即诸经之散穴也。

丹波元坚说：先兄曰：“按散俞对本输而言。譬若太阴肺经，除少商、鱼际、太渊、经渠、尺泽之外，共为间散之穴，谓之散俞。《寒热病篇》：‘春取络脉。夏取分腠，秋取气口，冬取经输。’《四时气篇》：‘春取经血脉分肉之间，甚者深刺之，间者浅刺之。夏取盛经孙络，取分间，绝皮肤。秋取经俞，邪在府取之合。冬取井荥，必深取之。’《水热穴论》：‘春者木始治，肝气始生，肝气急，其风疾，经脉常深，其气少不能深入，故取络脉分肉间。’《终始篇》：‘春气在毛。夏气在皮肤。秋气在分肉。冬气在筋骨’云云。盖春气始生之际，邪气入浅，故其刺亦不欲深，故刺间散之穴也。”

②分理：王冰说：分理，谓肌肉分理。

③血出而止：高世栻说：春刺络脉之散俞，及分肉之腠理。血出，则经络通而止针。

④甚者传气：吴崑说：病甚者久留其针，待其传气，日一周天而止。

张介宾说；传，布散也。病甚者针宜久留，故必待其传气。

⑤间：喜多村直宽说：《论语》："病间。"朱注："间如字。病间，少差也。"

⑥环也：《新校正》云：按《太素》，"环也"作"环已"。

张介宾说：病稍间者，但候其气行一周于身，约二刻许，可止针也。

伯坚按：环与还通，旋疾也，详见本篇第七段"中心者环死"句下孙诒让说："间者环也"，是说病稍轻的针刺时可以即刻取出。

⑦夏刺络俞：《新校正》云：按《四时刺逆从论》云："夏气在孙络"，此络俞即孙络之俞也。又《水热穴论》云："夏取盛经分腠。"

马莳说：夏刺络俞，以义推之，当在心与小肠之络穴也。心之络穴在通里，或心包络络穴在间使，小肠络穴在支正也。

吴崑说：络俞，诸经络脉之俞穴也。

张介宾说：络俞，谓诸经浮络之穴，以夏气在孙络也。

伯坚按：人身共有十二条经脉，经脉的分支叫作络脉，人身共有十五条络脉。每一条络脉有一个特别的孔穴，叫作络穴。详见《灵枢》第十《经脉篇》。现将十五络脉的孔穴列表于下

十五络脉	络穴
手太阴肺经的络脉	列缺
手少阴心经的络脉	通里
手厥阴心主经的络脉	内关
手太阳小肠经的络脉	支正
手阳明大肠经的络脉	偏历
手少阳三焦经的络脉	外关
足太阳膀胱经的络脉	飞扬
足少阳胆经的络脉	光明
足阳明胃经的络脉	丰隆
足太阴脾经的络脉	公孙
足少阴肾经的络脉	大钟
足厥阴肝经的络脉	蠡沟
任脉的络脉	尾翳
督脉的络脉	长强
足太阴脾经的大络脉	大包

⑧尽气：王冰说：尽气，谓出血而尽针下取所病脉盛邪之气也。

张介宾说：夏宜宣泄，故必见血而止。尽气，尽去其邪。血，邪气也。

⑨见血而止，尽气，闭，环痛，病必下：马莳说：见血而止针，邪气已尽，周时穴闭，痛病自然

下矣。

吴崑说：闭环，扪闭其穴，伺其经气循环一周于身，约二刻许，则痛病必下。

张介宾说：闭环，谓去针闭穴，须气行一周之顷也。凡有痛病，必退下矣。

高世栻说：浅刺络俞，微见其血而止针。若尽传其气，反闭其环转之机，而痛病必下入矣。

孙蜀丞(人和)说：环字仍应作旋疾解。此处断句应当是："尽气，闭，环痛，病必下。"

伯坚按：马莳、吴崑、张介宾、高世栻、张志聪对于此处断句都是："尽气，闭环，痛病必下"。今据孙蜀丞说断句。

⑩秋刺皮肤：《新校正》云：按《四时刺逆从论》云："秋气在皮肤"，义与此合。又《水热穴论》云："取俞以泻阴邪。取合以虚阳邪。"皇甫士安云："是始秋之治变。"

⑪循理：王冰说：循理，谓循肌肉之分理也。

⑫上下同法：张介宾说：上言手经，下言足经，刺皆同法。

⑬神变而止：张介宾说：秋气在皮肤，邪犹未深，故但察其神气变易，异于未刺之前，可止针矣。

⑭冬刺俞窍于分理：《新校正》云：按《四时刺逆从论》云："冬气在骨髓"，此俞窍即骨髓之俞窍也。又《水热穴论》云："冬取井荥。"皇甫士安云："是末冬之治变也。"

张介宾说：孔穴之深者曰窍，冬气在骨髓中，故当深取俞窍于分理间也。

张志聪说：俞窍，诸俞之穴窍，更深于散俞而近于筋骨者也。分理者，分肉之腠理，乃谿谷之会。谿谷属骨而外连于皮肤，是以春刺分理者，外连皮肤之腠理也。冬刺俞窍于分理者，近筋骨之腠理也，盖冬气闭藏而宜于深刺也。

⑮甚者直下，间者散下：王冰说：直下，谓直尔下之。散下，谓散布下之。

吴崑说：言病气甚则直刺而下，不必按而散其卫气也。若少差而间者，则以指按之，散其表气而后下针，不得直刺而伤乎卫气也。

张介宾说：甚者直下，察邪所在而直取其深处也。间者散下，或左右上下，散布其针而稍宜缓也。

⑯春、夏、秋、冬各有所刺，法其所在：马莳说：凡此春夏秋冬，各有所刺，正以法其人气之所在，以为刺耳。

吴崑说：言不得妄行刺法也。

春刺夏分，脉乱、气微①，入淫骨髓②，病不能愈，令人不嗜食，又且少气③。

春刺秋分④，筋挛⑤，逆气⑥，环为咳嗽⑦，病不愈，令人时惊又且哭⑧。

春刺冬分⑨，邪气著⑩藏，令人胀，病不愈，又且欲言语⑪。

【本段提纲】 马莳说：此举春时所刺者，不能法其所在而反生他病也。

丹波元简说：按以下四时之刺逆之变，犹是《月令》春行夏政等之灾异，不过未禁戒于人耳。

张琦说：此下与《四时刺逆从论》语相出入，然彼文为得，盖所传异辞，不无错入也。

【集解】

①春刺夏分，脉乱、气微：张介宾说：春刺孙络，是春刺夏分也。夏应心，心主脉，故脉乱气微。

②入淫骨髓：段玉裁《说文解字注》：淫，浸淫随理也。浸淫者，以渐而入也。司马相如《难蜀父老》曰："六合之内，八方之外，浸淫衍溢。"(《说文解字诂林》第四九八四页)。

桂馥《说文解字义证》：淫，浸淫随理也。浸淫随理也者，徐锴曰："随其脉理而浸渍也。"《释

名》:"淫,浸也,浸淫旁入之言也。"(《说文解字诂林》第四九八四页)

③又且少气:《新校正》云:按《四时刺逆从论》云:"春刺络脉,血气外溢,令人少气。"

少气,气息微弱也,参阅《素问》第四十九《脉解》第三段"所谓胸痛少气者"句下集解。

④春刺秋分:张介宾说:春刺皮肤,是刺秋分也。

⑤筋挛:筋挛,筋拳曲不能伸开也,参阅《素问》第十二《异法方宜论》第五段"其病挛痹"句下集解。

⑥逆气:喜多村直宽说:据《四时刺逆从论》,"逆气"二字属下句。

⑦环为咳嗽:马莳说:气逆,旋为咳嗽。

伯坚按:环与还通,旋疾也,详见本篇第七段"中心者环死"句下孙诒让说。

⑧令人时惊又且哭:《新校正》云:按《四时刺逆从论》云:"春刺肌肉,血气环逆,令人上气也。"

⑨春刺冬分:张介宾说:春刺骨髓,是春刺冬分也

⑩著:伯坚按:《国语》十《晋语》:"底著滞淫。"韦昭注:"著,附也。"慧琳《一切经音义》卷九《摩诃般若波罗密经·第三十五卷音义》引《字书》:"著,相附著也。"又卷十二《大宝积经·第三十五卷音义》引《桂苑珠丛》:"著,附也。"

⑪又且欲言语:《新校正》云:按《四时刺逆从论》云:"春刺筋骨,血气内著,令人腹胀。"

丹波元简说:按《宣明五气篇》曰:"五气所病,肝为语。"

夏刺春分①,病不愈,令人解堕②。

夏刺秋分,病不愈,令人心中欲无言,惕惕③如人将捕之④。

夏刺冬分,病不愈,令人少气,时欲怒⑤。

【本段提纲】 马莳说:此举夏时所刺者,不能法其所在而反生他病也。

【集解】

①夏刺春分:张介宾说:夏刺经俞,是夏刺春分也。

②令人解堕:王冰说:筋力解堕。

《新校正》云:按《四时刺逆从论》云:"夏刺经脉,血气乃竭,令人解㑊。"

马莳说:解,懈同。堕,惰同。

丹波元坚说:《吕览·季秋纪》曰:"行春令则暖风来至,民气解堕。"《月令》作"解惰"。《释名》曰:"懈,解也,骨节解缓也。"

③惕惕:伯坚按:《国语》十七《楚语》上:"岂不使诸侯之心惕惕焉。"韦昭注:"惕惕,惧也。"张揖《广雅·释诂》二:"惕,惧也。"

④如人将捕之:《新校正》云:按《四时刺逆从论》云:"夏刺肌肉,血气内却,令人善恐。"

⑤时欲怒:《新校正》云:按《四时刺逆从论》云:"夏刺筋骨,血气上逆,令人善怒。"

秋刺春分,病不已,令人惕然欲有所为①,起而忘之②。

秋刺夏分,病不已,令人益嗜卧,又且善寝③。

秋刺冬分,病不已,令人洒洒时寒④。

【本段提纲】 马莳说:此举秋时所刺者,不能法其所在而反生他病也。

【集解】

①令人惕然欲有所为:伯坚按:《文选》张衡《东京赋》:"犹怵惕于一夫。"李善注:"惕,惊也。"

②起而忘之:《新校正》云:按《四时刺逆从论》云:"秋刺经脉,血气上逆,令人善忘。"

③又且善寝:《新校正》云:按《四时刺逆从论》云:"秋刺络脉,气不外行,令人卧不欲动。"

④令人洒洒时寒:王冰说:洒洒,寒貌。

《新校正》云:按《四时刺逆从论》云:"秋刺筋骨,血气内散,令人寒栗。"

洒洒,参阅《素问》第三十二《刺热篇》第四段"先洒淅然厥起毫毛"句下集解。

冬刺春分,病不已,令人欲卧不能眠,眠而有见①。

冬刺夏分,病不愈,气上,发为诸痹②。

冬刺秋分,病不已,令人善渴③。

【本段提纲】 马莳说:此举冬时所刺者,不能法其所在而反生他病也。

【集解】

①眠而有见:《新校正》云:按《四时刺逆从论》云:"冬刺经脉,血气皆脱,令人目不明。"

马莳说:眠而有见之"而",当作"如"。

丹波元简说:按"而""如",古通。如《诗·小雅》:"垂带而厉。"笺云:"而,如也。"《春秋》:"星陨如雨"是也。不必改字。

喜多村直宽说:"而""如",古通用,详《日知录》(伯坚按:见《日知录》卷三十二而字条。又见王引之《经传释词》卷七而字如字条)。

②发为诸痹:《新校正》云:按《四时刺逆从论》云:"冬刺络脉,血气外泄,留为大痹。"(伯坚按:今本《四时刺逆从论》,"血气外泄"作"内气外泄"。)

高世栻说:气上者,阳因而上,开泄之意也。发为诸痹者,冬气应藏,而反开泄,留连时日,发为风寒湿诸痹之证也。

痹,参阅《素问》第四十三《痹论》第一段"合而为痹也"句下集解。

③令人善渴:《新校正》云:按《四时刺逆从论》云:"冬刺肌肉,阳气竭绝,令人善渴。"(度会常珍说:"《新校正》:'令人善渴',古抄本、元椠本,'渴'作'忘'。"伯坚按:今本《四时刺逆从论》,"令人善渴"作"令人善忘"。)

凡刺胸、腹者,必避五藏。中心者环死①。中脾者五日死②。中肾者七日死③。中肺者五日死④。中鬲者⑤皆为伤中,其病虽愈,不过一岁必死。刺避五藏者,知逆从也。所谓从者,鬲与脾、肾之处。不知者反之⑥。刺胸、腹者,必以布憿⑦著之,乃从单布上刺。刺之不愈,复刺。刺针必肃⑧。刺肿,摇针⑨。经刺⑩,勿摇⑪。此刺之道也。

【本段提纲】 马莳说:此言刺不避五藏者,各有死期,而遂指刺胸腹之有法也。

张介宾说:此节止言四藏,独不及肝,必脱简耳。按《刺禁论》所言五藏死期尤为详悉,但与本节稍有不同。

伯坚按:《素问》第五十二《刺禁论》说:"刺中心,一日死,其动为噫。刺中肝,五日死,其动为语。刺中肾,六日死,其动为嚏。刺中肺,三日死,其动为咳。刺中脾,十日死,其动为吞。刺中胆,一日半死,其动为呕。"《素问》第六十四《四时刺逆从论》说:"刺五藏,中心,一日死,其动为噫。中肝,五日死,其动为语,中肺,三日死,其动为咳。中肾,六日死,其动为嚏欠。中脾,十日死,其动为吞。"

【集解】

①中心者环死:《新校正》云:《按刺禁论》云:“一日死。其动为噫。”《四时刺逆从论》同。此经阙刺中肝死日。《刺禁论》云:“中肝,五日死。其动为语。”《四时刺逆从论》同。

孙诒让说:按环与还通。《仪礼·士丧礼》:“布巾环幅。”注云:“古文环作还。”盖中心死最速,还死者,顷刻即死也。《史记·天官书》云:“殃还至。”《索隐》云:“还,旋疾也。”《汉书·董仲舒传》云:“还至而立有效。”此篇说中脾、肾、肺藏死期与《刺禁论》并不同,则此中心亦不必周一日也。彼言一日死,亦言死在一日内耳,非必周币一日也。

②中脾者五日死:《新校正》云:按《刺禁论》云:“中脾,十日死。其动为吞。”《四时刺逆从论》同。

③中肾者七日死:《新校正》云:按《刺禁论》云:“中肾,六日死。其动为嚏。”《四时刺逆从论》云:“中肾,六日死。其动为嚏欠。”

④中肺者五日死:《新校正》云:按《刺禁论》云:“中肺,三日死。其动为咳。”《四时刺逆从论》同。王《注》《四时刺逆从论》云:“此三论皆岐伯之言,而不同者,传之误也。”

⑤中鬲者:张介宾说:鬲膜,前齐鸠尾,后齐十一椎,心肺居于鬲上,肝肾居于鬲下,脾居在下近于鬲间。鬲者,所以鬲清浊、分上下而限五藏也。

余岩《古代疾病名候疏义》第三四六页:以今日人体解剖学言之,心下为心囊,囊中有液,心囊下连横隔膜。横隔膜即鬲也。

鬲,参阅《素问》第五十二《刺禁论》第一段“鬲肓之上,中有父母”句下集解。

⑥所谓从者,鬲与脾、肾之处。不知者反之:张介宾说:鬲连胸胁四周,脾居于中,肾著于脊,知而避之者为从,不知者为逆,是谓反也。

⑦布憿:《新校正》云:按别本,“憿”一作“幧”,又作“撽”

滑寿说:幧,如缠缴也。(《读素问钞·针刺篇》)

吴崑说:以布幧著之者,以胸腹近于五藏,遮风寒也。

丹波元简说:按字书,“幧”又作“缴”,音皎,《玉篇》:“胫行縢也”,《集韵》:“胫布也”。《本草》有缴脚布,李时珍云:“即裹脚布,古名行縢”。

喜多村直宽说:据从单布上刺语,憿著二字连读。

陆懋修说:林校云:“别本,憿作幧,又作撽。”按憿,古尧切,《说文》:“幸也”。幧,古了切,《玉篇》:“胫行縢也。”撽,古历切,与系通。合之本文之义,幧字稍近。又《广雅·释诂》:“絷,缠也。”《汉书·司马相如传》:“苛察缴绕。”注:“犹缠绕也。”当亦通。

田晋蕃说:按从巾之字误从心从手者,《前汉·地理志》东莱有帷县,《郡国志》从心作惤,《宋志》从手作掔。从巾,本字也。(《说文》帷在巾部)从心从手,皆误字也。此幧字当作从巾之幧。《玉篇》:“幧,胫行縢也。”縢有约束之义。《诗·小戎》:“竹闭绲縢。”《传》:“约也。”《书·金縢》,郑注:“束也。”曰以布幧著之,亦义取约束也。希麟《一切经音义》六引《切韵》:“幧,以绢幧胫也,亦缠幧也。”(伯坚按:见希麟《一切经音义》卷六《无量寿如来念诵修观行仪轨音义》。)

⑧刺针必肃:马莳说:刺针者其志当肃,即《宝命全形篇》所谓:“深浅在志,远近如一,如临深渊,手如握虎,神无营于众物”者是也。

张介宾说:敬谨无勿也。

⑨摇针:王冰说:以出大脓血故。

⑩经刺:《灵枢》第七《官针篇》:凡刺有九,以应九变。三日经刺。经刺者,刺大经之结络经分也。

《灵枢》第四十八《禁服篇》:不盛不虚,以经取之,名曰经刺。

⑪勿摇:马莳说:若非肿而刺经脉者,勿摇其针,以经气不可泄也。

帝曰:愿闻十二经脉之终奈何①?

岐伯曰:太阳之脉,其终也,戴眼②,反折③,瘛疭④,其色白⑤,绝汗乃出⑥,出则死矣。

【本段提纲】 马莳说:此以下详十二经脉终时之状,而此一节则先以太阳之终者言之也。此下五节出《灵枢·终始篇》。

伯坚按:《灵枢》第九《终始篇》说:"太阳之脉,其终也,戴眼,反折,瘛疭,其色白绝皮,乃绝汗,绝汗则终矣。"

【集解】

①愿闻十二经脉之终奈何?:吴崑说:终,败绝也。

张介宾说:十二经脉,即十二藏之气也。终者,气尽之谓。

②戴眼:王冰说:戴眼,谓睛不转而仰视也。

③反折:吴崑说:反折,身反于后而折也。

张介宾说:反折,腰脊反张也。

④瘛疭:《灵枢》第四《邪气藏府病形篇》:脾脉急甚,为瘛疭。

马莳说:反折瘛疭,谓手足身体反张,而或急为瘛,或缓为疭。

高世栻说:瘛疭,手足抽掣也。

丹波元简说:按"瘈"又作"瘛"。《玉机真藏论》曰:"筋脉相引而急,病名曰瘛。"王《注》:"筋脉受热而自跳掣,故名曰瘛。"《说文》:"瘛,小儿瘛疭病也。"又:"疭,引纵曰疭,别作瘲。"《汉·艺文志》有:"金创瘛疭方",王符《潜夫论》:"掣纵",皆与此同义,《明理论》云:"瘈者,筋脉急也。疭者,筋脉缓也。急者则引而缩。缓者则纵而伸。或缩或伸,动而不止者,名曰瘛疭,俗谓之搐者是也。"此说得之。

余岩《古代疾病名候疏义》第一一五页:《广雅·释言》:"瘛,疭也。"王念孙《疏证》云:"《说文》:'瘛,小儿瘛疭病也。'《汉书·艺文志》有《金创瘛疭方》。《素问·诊要经终论》云:'太阳之脉,其终也,戴眼,反折,瘛疭。'《潜夫论·贵忠篇》云:'哺乳太多,则必掣纵而生痫。'并字异而义同。瘛之言掣,疭之言纵也。《说文》云'引而纵曰疭。'疭与掣同。"朱氏《说文通训定声》云:"疭之言纵,瘛之言掣,苏俗所谓惊风。"盖疭瘛者,痉挛牵引之谓。金创疭瘛者,今之破伤风也。《说文》以瘛疭为小儿病,《玉篇》亦然,瘛疭与疭瘛同。师古注《汉书》,亦以为小儿病。岩按疭瘛为病之一证候,不得专属之小儿,因小儿最易发痉挛痫惊,遂谓之小儿病耳。而《汉书》之金创疭瘛,乃破伤风病,更不得专训为小儿病。然今小儿生后六日所发之脐风,实因断脐带时破伤风菌传染所生,此为旧法接生之初生儿习见之病,岂因此而谓为小儿病耶?

⑤其色白:张志聪说:色白者,亡血也。津液外脱则血内亡也。

⑥绝汗乃出:王冰说:绝汗,谓汗暴出如珠而不流,旋复干也。

少阳终者,耳聋,百节皆纵①,目睘②,绝系③。绝系,一日半死。其死也,色先青,白乃死矣。

【本段提纲】 马莳说:此举少阳终者言之也。

伯坚按:《灵枢》第九《终始篇》说:"少阳终者,耳聋,百节尽纵,目系绝,一日半则死矣。其死也,色青,白乃死。"

【集解】

①百节皆纵:吴崑说:百节皆纵弛而不收引。

②目瞏:王冰说:瞏,谓直视如惊貌。

张介宾说:瞏者,直视如惊貌。因少阳之系绝,不能旋转,故若此也。

丹波元简说:按瞏,《音释》音琼。《说文》作瞏:"目惊视也"。《韵会》:"葵营切,音琼。"

③绝系:《灵枢》第八十《大惑论》:五藏六府之精气,皆上注于目而为之精,精之窠为眼,骨之精为瞳子,筋之精为黑眼,血之精为络,其窠气之精为白眼,肌肉之精为约束,裹撷筋骨血气之精而与脉并为系,上属于脑,后出于项中。

阳明终者,口目动作①,善惊②,妄言③,色黄。其上下经盛④,不仁⑤,则终矣。

【本段提纲】 马莳说:此举阳明之终者言之也。

伯坚按:《灵枢》第九《终始篇》说:"阳明终者,口目动作,喜惊,妄言,色黄。其上下之经盛而不行,则终矣。"

【集解】

①口目动作:王冰说:口目动作,谓目睒睒而鼓颔也。(丹波元简说:睒睒,《字典》:"晶荧貌。"韩愈《东方半明诗》:"太白睒睒。")

张介宾说:口目动作,而牵引歪斜也。

②善惊:丹波元简说:《阳明脉解篇》云:"阳明之病,闻木音则惕然而惊。"

③妄言:吴崑说:阳明病闻木音则惕然而惊,是善惊也。骂詈不避亲疏,是妄言也。

阳明病,参阅《素问》第三十《阳明脉解》。

④其上下经盛:王冰说:上谓手脉,下谓足脉也。经盛,谓面目颈颔足跗腕胫皆躁盛而动也。

张介宾说:上下经盛,谓头颈手足阳明之脉,皆躁动而盛,是胃气之败也。

⑤不仁:马莳说:不仁,谓不知痛痒也。

吴崑说:不仁,不知疼痛,若不仁爱其身者。

丹波元简说:按王注《痹论》云:"不仁者,皮顽不知有无也。"《程氏遗书》云:"医家以不认痛痒谓之不仁,人以不知觉不认义理为不仁,譬最近。"

丹波元坚说:杨注《痹论》曰:"仁者,亲也,觉也。营卫及经络之气,疏涩不营皮肤,神不至于皮肤之中,故皮肤不觉痛痒,名曰不仁。"

不仁,不知痛痒也,参阅《素问》第二十四《血气形志篇》第四段"病生于不仁"和第四十三《痹论》第十二段"故为不仁"句下集解。

少阴终者,面黑,齿长而垢,腹胀闭,上下不通而终矣①。

【本段提纲】 马莳说:此举少阴之终者言之也。

伯坚按:《灵枢》第九《终始篇》说:"少阴终者,面黑,齿长而垢,腹胀闭塞,上下不通而终矣。"又《灵枢》第十《经脉篇》说:"手少阴气绝则脉不通,脉不通则血不流,血不流则髦色不泽,故其面黑如漆柴者血先死。壬笃癸死,水胜火也。足少阴气绝则骨枯。少阴者,冬脉也,伏行而濡骨髓者也。故骨不濡则肉不能著也,骨肉不相亲则肉软却,肉软却故齿长而垢,发无泽,发无泽者骨先死。戊笃已死,土胜水也。"

【集解】

①少阴终者,面黑,齿长而垢,腹胀闭,上下不通而终矣:吴崑说:黑,少阴肾水之色也。肾

主骨,故令齿长而露积垢。少阴肾脉行腹里,故令腹胀。肾开窍于二阴,故令闭。既胀且闭,则上不得食,下不得便,上下不通,心肾隔绝而终矣。

太阴终者,腹胀闭,不得息①,善噫②,善呕。呕则逆,逆则面赤③。不逆则上下不通,不通则面黑,皮毛焦而终矣④。

【本段提纲】 马莳说:此举太阴之终者言之也。

伯坚按:《灵枢》第九《终始篇》说:"太阴终者,腹胀闭,不得息,气噫,善呕。呕则逆,逆则面赤。不逆则上下不通,上下不通则面黑、皮毛燋而终矣。"又《灵枢》第十《经脉篇》说:"手太阴气绝则皮毛焦。太阴者,行气温于皮毛者也,故气不荣则皮毛焦,皮毛焦则津液去皮节,津液去皮节者则爪枯毛折,毛折者则毛先死。丙笃丁死,火胜金也。足太阴气绝者则脉不荣肌肉。唇舌者,肌肉之本也。脉不荣则肌肉软,肌肉软则舌萎人中满,人中满则唇反,唇反者肉先死。甲笃乙死,木胜土也。"

【集解】

①腹胀闭,不得息:吴崑说:凡升降之气,一吸一呼谓之一息。腹胀闭则升降难,故不得息。

张志聪说:手太阴脉上膈属肺而主呼吸,故为不得息。

②噫:噫,嗳气也,参阅《素问》第二十三《宣明五气篇》第二段"心为噫"句下集解。

③呕则逆,逆则面赤:王冰说:呕则气逆,故面赤。

④呕则逆,逆则面赤。不逆则上下不通,不通则面黑,皮毛焦而终矣:王冰说:呕则上逆,故但面赤。不呕则下已闭,上腹不通,心气外燔,故皮毛焦而终矣。

厥阴终者,中热①,嗌干②,善溺,心烦,甚则舌卷、卵上缩而终矣。

此十二经之所败也③。

【本段提纲】 马莳说:此举厥阴之终者言之也。

伯坚按:《灵枢》第九《终始篇》说;"厥阴终者,中热,嗌干,喜溺,心烦,甚则舌卷,卵上缩而终矣。"又《灵枢》第十《经脉篇》说:"足厥阴气绝则筋绝。厥阴者,肝脉也。肝者,筋之合也。筋者,聚于阴气而脉络于舌本也。故脉弗荣则筋急,筋急则引舌与卵,故唇青、舌卷、卵缩,则筋先死。庚笃辛死,金胜木也。"

【集解】

①中热:王冰说:手厥阴脉起于胸中,出属心包,故终则中热、嗌干、善溺、心烦矣。

丹波元简说:据王注,谓胸热也。

喜多村直宽说:案经文"中"字,多指腹中言。王注次篇"中盛"云:"中谓腹中。"

②嗌干:嗌,咽也,参阅《素问》第五《阴阳应象大论》第二十段"地气通于嗌"句下集解。

③此十二经之所败也:王冰说:手三阴三阳,足三阴三阳,则十二经也。败,谓气终尽而败坏也。

《诊要经终论第十六》今译

黄帝问说:诊病的要点是什么呢?

岐伯回答说:正月、二月,天气开始正位,地气开始发生,人气在肝里面。

三月、四月，天气正是正位的时候，地气正是发生的时候，人气在脾里面。

五月、六月，天气极盛，地气极高，人气在头部。

七月、八月，阴气开始表现肃杀的现象，人气在肺里面。

九月、十月，阴气开始表现冰冻的现象，地气开始闭合，人气在心里面。

十一月、十二月，冰冻而且厚，地气密闭了，人气在肾里面。

春季应当刺散俞[①]和肌肉的纹理。如果有血出来，就应当止针。病重的针要久留，病轻的立即可以将针取出。

夏季应当刺络穴。如果有血出来，就应当止针。及至邪气尽去，扪闭针刺的孔穴，病人随即有痛的感觉，病必定好了。

秋季应当刺皮肤，循着肌肉的纹理来刺，手足都是同样的刺法。如果病人神色改变，就应当止针。

冬季应当刺肌肉纹理上的孔穴。病重的径直下针。病轻的先按揉穴孔使卫气散开然后下针。

春、夏、秋、冬各有所刺的部位，不可乱刺。

春季刺了夏季的部位，脉搏则会混乱，脉气微弱，伤及骨髓，所治的病不能愈，令人不想吃东西，并且气息微弱。

春季刺了秋季的部位，则筋拳曲不能伸开，气逆，随即转为咳嗽，所治的病不能愈，令人时时惊恐并且哭泣。

春季刺了冬季的部位，邪气则会侵入内脏里面，令人发胀，所治的病不能愈，喜欢多说话。

夏季刺了春季的部位，所治的病不能愈，令人疲倦。

夏季刺了秋季的部位，所治的病不能愈，令人不想说话，时时恐惧如有人来捉他。

夏季刺了冬季的部位，所治的病不能愈，令人气息微弱，时时想发怒。

秋季刺了春季的部位，所治的病不能愈，令人立刻想做的事立刻就忘掉。

秋季刺了夏季的部位，所治的病不能愈，令人想睡，时常做梦。

秋季刺了冬季的部位，所治的病不能愈，令人时时发冷。

冬季刺了春季的部位，所治的病不能愈，令人想睡而睡不着，即令睡着了还做梦。

冬季刺了夏季的部位，所治的病不能愈，阳气上升，成为各种的痹。

冬季刺了秋季的部位，所治的病不能愈，令人时时口渴。

凡刺胸部和腹部的，必须避开五脏。刺中了心的即刻死。刺中了脾的五天死。刺中了肾的七天死。刺中了肺的五天死。刺中了横膈膜的，内部受伤，所治的病虽然可愈，但不过一年必死。针刺必须避开五脏，必须知道如何就是顺，如何就是逆。知道避开横膈膜和脾、肾的就是顺，否则就是逆。刺胸部和腹部的，必须用布包着，然后从单布上面下针。刺了不愈，可以再刺。下针的时候必须严肃。刺痈肿时应当把针摇动（放出脓血）。刺经脉各孔穴时不可摇针。这是针刺的要点。

黄帝说：十二经脉气绝的时候有一些什么症状呢？

岐伯说：太阳经脉（手太阳小肠经和足太阳膀胱经）气绝的时候，眼睛向上直视而不转动，角弓反张，手足搐搦，面部呈白色，汗珠暴出而不流，旋即干了。这种汗出来就是会死了。

少阳经脉（手少阳三焦经和足少阳胆经）气绝的时候，耳聋，手足纵弛无力，两目直视如惊，目系[②]就会断绝。目系断绝了，只要一天半就死。死的时候，面部先呈青色，由青转白就死了。

阳明经脉(手阳明大肠经和足阳明胃经)气绝的时候,口目颤动而牵引歪斜,时时发惊,胡言乱语,面部呈黄色。如果手足的脉搏躁盛,不知痛痒,就死了。

少阴经脉(手少阴心经和足少阴肾经)气绝的时候,面部呈黑色,牙齿长而肮脏,腹部发胀,饮食不入口,大小便不通,就死了。

太阴经脉(手太阴肺经和足太阴脾经)气绝的时候,腹部发胀,呼吸困难,嗳气,呕吐,呕吐的时候则气逆而面呈红色,如果不气逆则饮食不能入口,大小便不通,面呈黑色,皮毛焦枯,就死了。

厥阴经脉(手厥阴心主经和足厥阴肝经)气绝的时候,体内发热,咽部干燥,小便多,心烦躁,再加厉害则舌头卷起,睾丸上缩,就死了。

这就是十二经脉气绝的时候所呈现的败症。

①散俞:散俞就是散穴。散俞是对本俞(本输)而言。在十二经脉中,五藏经脉各有五个孔穴分别叫作井、荥(或作荣)、俞(或作腧、或作输)、经、合,它们是本俞;六府经脉中各有六个孔穴分别叫作井、荣、俞、原、经、合,它们也是本俞。除了这批本俞之外,其余的孔穴都叫作散俞。参阅《灵枢》第二《本输篇》。

②目系:目系是系住眼珠的神经、血管和肌肉的总称。

卷　五

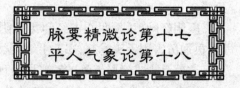

脉要精微论第十七
平人气象论第十八

脉要精微论第十七①

①脉要精微论第十七:《新校正》云:按全元起本在第六卷。

伯坚按:本篇第十八、第十九、第二十、第二十一,凡四段,据《新校正》说,全元起本在《汤液篇》(见本篇第十八段"帝曰"句下集解)。

伯坚按:本篇和《甲乙经》《黄帝内经太素》《类经》三书的篇目对照,列表于下:

素问	甲乙经	黄帝内经太素	类经
脉要精微论第十七	卷一——五色第十五 卷四——经脉第一中 卷四——经脉第一下 卷六——寿夭形诊病候耐痛不耐痛大论第十一 卷八——五藏传病发寒热第一上 卷十一——阳厥大惊发狂痫第二 卷十一——足太阳厥脉病发溏泄下痢第五 卷十一——五气溢发消渴黄瘅第六 卷十一——寒气客于经络之中发痈疽风或发厉浸淫第九下	卷十四——四时诊脉篇 卷十五——五藏脉诊篇 卷二十六——痈疽篇	卷五——诊法常以平旦(脉色类一) 卷五——部位(脉色类二) 卷五——脉合四时阴阳规矩(脉色类九·一) 卷五——脉合四时阴阳规矩(脉色类九·二) 卷六——搏坚软散为病不同(脉色类二十) 卷六——诸脉证脉法(脉色类二十一·一) 卷六——诸脉证脉法(脉色类二十一·二) 卷六——关格(脉色类二十二·二) 卷六——精明五色(脉色类三十) 卷六——新病久病毁伤脉色(脉色类三十六) 卷十七——病成而变(疾病类七十七) 卷十八——梦寐(疾病类八十五·二) 卷十八——风寒痈肿(疾病类八十七) 卷十八——失守失强者死(疾病类九十一)

【释题】 切脉的方法是非常精细微妙的，本篇讲切脉的要义，所以叫作《脉要精微论》。马莳说："此篇论诊脉之要，至精至微，故名篇。"

【提要】 本篇用黄帝、岐伯问答的形式，主要讲切脉的诊断学。所讲的脉象，有长短、迟数、大小、坚软、虚实、浮沉、滑涩各种不同，这都是手指可以分别得出的，没有什么玄虚的话。这样细致地观察脉象，是世界医学文献中最早的了。

黄帝问曰：诊法何如①？

岐伯对曰：诊法常以平旦②，阴气未动，阳气未散③，饮食未进，经脉④未盛，络脉⑤调匀，气血未乱⑥，故乃可诊有过之脉⑦。

【本段提纲】 马莳说：此以诊脉之时候言之也。

【集解】

①诊法何如：张介宾说：诊，视也，察也，候脉也。凡切脉、望色、审问病因，皆可言诊，而此节以诊脉为言。

诊法，参阅《素问》第十六《诊要经终论》第一段"诊要何如"句下集解。

②平旦：张介宾说：平旦者，阴阳之交也。阳主昼，阴主夜。阳主表，阴主里。凡人身营卫之气，一昼一夜五十周于身，昼则行于阳分，夜则行于阴分，迨至平旦，复皆会于寸口。故《难经》曰："寸口者，脉之大会，五藏六府之所终始也。"《营卫生会篇》曰："平旦，阴尽而阳受气矣。日中而阳陇，日西而阳衰，日入阳尽而阴受气矣。"《口问篇》曰："阳气尽阴气盛则目瞑。阴气尽而阳气盛则寤矣。"故诊法当于平旦初寤之时。

平旦，参阅《素问》第四《金匮真言论》第三段"平旦至日中"句下集解。

③阴气未动，阳气未散：汪机说：平旦未劳于事，是以阴气未扰动，阳气未耗散。（《读素问钞脉候篇》）

④经脉：参阅《素问》第五《阴阳应象大论》第十段"端络经脉"句下集解。

⑤络脉：《灵枢》第十七《脉度篇》：经脉为里，支而横者为络，路之别者为孙。

⑥阴气未动，阳气未散，饮食未进，经脉未盛，络脉调匀，气血未乱：吴崑说：未动，静也。未散，敛也。未盛，平也。调匀，和也。未乱，治也。

⑦有过之脉：马莳说：人之有病，如事之有过误，故曰有过之脉。

过，参阅《素问》第五《阴阳应象大论》第二十二段"见微得过"句下集解。

切脉动静①而视精明②，察五色，观五藏有余不足、六府强弱、形之盛衰，以此参伍③决死生之分。

【本段提纲】 马莳说：此以诊脉之要诀言之也。

【集解】

①切脉动静：王冰说：切，谓以指切近于脉也。

张介宾说：切者，以指按索之谓。切脉之动静，诊阴阳也。

丹波元简说：望、闻、问三者，临病人乃可知焉，惟脉非切近其体肤不能诊之，故谓之切脉。王以切近解之，为是。杨玄操《难经注》："切，按也。"（伯坚按：杨玄操此注，见王九思《难经集注》卷四《第六十一难》。）

②精明：马莳说：精明者，指神气也。《移精变气论》有"得神者昌"，《汤液醪醴论》有"神去之而病不愈"，《玉版论》有"神转不回"，则神气精明，不埃于昏沉者，最为诊法之要耳。孟子曰：

"存乎人者莫良于眸子,胸中正则眸子了焉"者是也。

吴崑说:精明,目中眸子,精神也。

喜多村直宽说:陈无择《三因方》:"经中所谓视精明者,盖五藏精明聚于目,精全则目明,神定则视审。审视不了,则精明败矣。"

③参伍:张介宾说:参伍之义,以三相较谓之参,以伍相类谓之伍,盖彼此反观,异同互证,而必欲搜其隐微之谓,如《易》曰:"参伍改变,错综其数,通其变遂成天地之文,极其数遂定天下之象,非天下之至变,其孰能与于此",即此谓也(丹波元简说:出《系辞》上)。

丹波元简说:按《荀子》曰:"窥敌制胜,欲伍以参。"又曰:"参伍明谨施赏刑。"杨倞注云:"参伍,犹错杂也。"(伯坚按:"窥敌制胜,欲伍以参",见《荀子·议兵篇》。"参伍明谨施赏刑",见《荀子·成相篇》。)

丹波元坚说:先兄曰:"参伍二字,《朱子文集》详释之。"(伯坚按:见《朱文公文集》卷六十七《参伍以变错综其数说》。)

喜多村直宽说:《三部九候论》:"形气相得者生。参伍不调者病。"王注:"参,谓参校,伍,谓类伍,参校类伍而有不调也。"《说文》:"三人相杂谓之参。五人相杂谓之伍。"(伯坚按:见《说文解字系传》伍字下徐锴说。)

夫脉者,血之府也①。长则气治②。短则气病③。数则烦心④。大则病进⑤。上盛则气鬲⑥。下盛则气胀⑦。代则气衰⑧。细则气少⑨。涩则心痛⑩。浑浑⑪革⑫至如涌泉⑬,病进而色弊⑭。绵绵其去如弦绝⑮,死⑯。

【本段提纲】 马莳说:此以诊脉之脉体言之也。

【集解】

①血之府也:王冰说:府,聚也,言血之多少皆聚见于经脉之中也。故《刺志论》曰:"脉实血实,脉虚血虚,此其常也,反此者病",由是故也。

李中梓说:营行脉中,故为血府。然行是血者,是气为之司也。《逆顺篇》曰:"脉之盛衰者,所以候血气之虚实。"则知此举一血而气在其中,即下文气治气病,义益见矣。(《内经知要·脉诊篇》)

②长则气治:王冰说:长脉者,往来长。夫脉长为气和,故治。

马莳说:脉长则气治,以气足故应手而长。

③短则气病:王冰说:短脉者,往来短。短为不足,故病。

马莳说:脉短则气病,以气滞故应手而短。

④数则烦心:王冰说:数脉者,往来急速。数急为热,故烦心。

⑤大则病进:王冰说:大脉者,往来满大。大为邪盛,故病进也。

⑥上盛则气鬲:原文作"上盛则气高"。

《新校正》云:按全元起本,"高"作"鬲"。

丹波元简说:此言上下者,指上部下部之诸脉,详见《三部九候论》。"气高",全本作"气鬲"。《史记·仓公传》:"气鬲病,使人烦懑,食不下,时呕沫。"

伯坚按:今据《新校正》引全元起本校改。

鬲,参阅《素问》第七《阴阳别论》第七段"其传为隔"句下集解。

⑦下盛则气胀:张介宾说:下盛者,邪滞于下,故腹为胀满。

⑧代则气衰:王冰说:代脉者,动而中止,不能自还。

马莳说：脉来中止，不能自还者为代，代则正气已衰，故不能自还也。犹人负重以至中途，而力乏不前，欲求代于人者耳。

张介宾说：脉多变更不常者曰代，气虚无主也。

丹波元简说：按马《注》仍王义，而申明《伤寒论》《脉经》之旨者。《史记·仓公列传》云："不平而代。"又云："代者，时参击，乍躁乍大也。"张守节《正义》云："动不定曰代。"此可确张说也。代脉有三义，见张氏《脉神章》。

张琦说：代为藏气衰败。

伯坚按：张介宾《景岳全书》卷四《脉神章》上《内经·脉义·胃气篇》说："详代脉之义，本以更代为言。如《宣明五气篇》曰：'脾脉代者，'谓胃气随时而更，此四时之代也。《根结篇》曰：'五十动而不一代'者，谓五藏受气之盛衰，此至数之代也。本篇曰：'但代无胃曰死'者，谓代无真藏不死也。由此观之，则凡见忽大忽小，乍迟乍数，倏而变更不常者，均谓之代。自王叔和云：'代脉来，数中止不能自还，脉代者死'，自是以此相传，遂失代之真义。"

⑨细则气少：王冰说：细脉者，动如莠蓬。

《新校正》云：按《太素》，"细"作"滑"（伯坚按：此是《太素》佚文，今存残本《黄帝内经太素》没有这一段文字。）

马莳说：脉来细细如丝者曰细，细则正气已少，故脉息细微也。

⑩涩则心痛：王冰说：涩脉者，往来时不利而蹇涩也。

马莳说：脉来如刀刮竹（丹波元简说：出虞庶。），而往来甚难者曰涩。涩则心血不足而有时作痛也。

张介宾说：涩为血少气滞，故为心痛。

⑪浑浑：王冰说：浑浑，言脉气浊乱也。

丹波元简说：《文选·七发》注："浑浑，波相随貌。"

丹波元坚说：先兄曰："《山海经》：'东望泑泽，河水所潜也，其源浑浑泡泡。'注：'水喷涌之声也。'"

⑫革：王冰说：革至者，谓脉来弦而大，实而长也。

丹波元简说：革，《集韵》："音殛，急也。"《礼·檀弓》："夫子之病革矣。"

⑬至如涌泉：王冰说：如涌泉者，言脉汩汩但出而不返也。

吴崑说：涌泉，如泉之始出，涌涌而至也。

⑭病进而色弊：王冰说：若病候日进，而色弊恶，如此之脉，皆必死也。

⑮绵绵其去如弦绝：王冰说：绵绵，言微微似有而不甚应手也。如弦绝者，言脉卒断如弦之绝去也。

张介宾说：绵绵如写漆，（丹波元简说：出《辨脉篇》。）及如弓弦之断绝者，皆真气已竭，故死。

丹波元简说：《诗·大雅疏》："绵绵，微细之辞。"

⑯浑浑革至如涌泉，病进而色弊。绵绵其去如弦绝，死：《新校正》云：按《甲乙经》及《脉经》，作"浑浑革革，至如涌泉，病进而危。弊弊绰绰，其去如弦绝者，死。"（伯坚按：此段见《甲乙经》卷四《经脉》第一中。今本《甲乙经》作"浑浑革革，至如涌泉，病进而色弊之绰绰其去如弦绝者死。"此段又见《脉经》卷一《迟疾短长杂病法》第十三，文与《新校正》所引相同。）

俞樾说：按王本有夺误，当依《甲乙经》及《脉经》订正。惟病进而色，义不可通，色乃绝之坏字，言待其病进而后绝也。至如涌泉者，一时未即死，病进而后绝。去如绝弦，则即死矣。两者不同,故分别言之。

夫精明、五色者,气之华也①。赤欲如白裹朱②,不欲如赭③。白欲如鹅羽,不欲如盐④。青欲如苍璧之泽,不欲如蓝⑤。黄欲如罗裹雄黄,不欲如黄土⑥。黑欲如重漆色,不欲如地苍⑦。五色精微象见矣,其寿不久也⑧。夫精明者,所以视万物,别白黑,审短长。以长为短,以白为黑,如是则精衰矣⑨。

【本段提纲】 马莳说:此节复以精明五色之义申之也。

伯坚按:《素问》第十《五藏生成篇》有类似的一段文字,说:"故色见青如草兹者死,黄如枳实者死,黑如炲者死,赤如衃血者死,白如枯骨者死,此五色之见死也。青如翠羽者生,赤如鸡冠者生,黄如蟹腹者生,白如豕膏者生,黑如乌羽者生,此五色之见生也。"

【集解】

①夫精明、五色者,气之华也:吴崑说:精明见于目,五色显于面,皆为气之光华,宜察视也。

俞樾说:精明、五色,本是二事。精明以目言。五色以颜色言。盖人之目与颜色,皆足以决人之生死。下文曰:"赤欲如白裹朱,不欲如赭。白欲如鹅羽,不欲如盐。青欲如苍璧之泽,不欲如蓝。黄欲如罗裹雄黄,不欲如黄土。黑欲如重漆色,不欲如地苍。五色精微象见矣,其寿不久也。"此承五色言之,以人之颜色决生死也。又曰:"夫精明者,所以视万物,别白黑,审短长。以长为短,以白为黑,如是则精衰矣。"此承精明言之,以人之目决生死也。

②赤欲如白裹朱:马莳说:"白"当作"帛"。

张介宾说:白裹朱,隐然红润而不露也。

丹波元简说:宋本《脉经》,"白"作"帛"。(伯坚按:见《脉经》卷五《扁鹊华佗察声色要诀》第四。《四部丛刊》影印元广勤书堂本,"白"也作"帛"。)

喜多村直宽说:《圣惠方》,"白"作"帛"。《说文》"帛,缯也。从巾,白声。"

孙诒让说:案白与帛通,谓白色之帛也,亦谓之缟。《五藏生成篇》云:"生于心,如以缟裹朱。生于肺,如以缟裹红。生于肝,如以缟裹绀。生于脾,如以缟裹栝楼实。生于肾,如以缟裹紫。"注云:"缟,白色。"此下文云:"黄欲如罗裹雄黄。"凡言裹者,皆谓缯帛之属。

田晋蕃说:按白,帛同。钱氏坫《十经文字通正书》云:"《玉藻》:'大帛不緌。'注:'帛当为白。'是帛与白通。"赤欲如白裹朱,犹下文黄欲如罗裹雄黄也。《诗·六月》"白旆",《正义》作"帛茷"。

③不欲如赭:吴崑说:五色华泽者生。五色枯败者死。

张介宾说:赭,代赭也,色赤而紫。

丹波元简说:《说文》:"赭,赤土也。"

④白欲如鹅羽,不欲如盐:《新校正》云:按《甲乙经》作"白欲如白璧之泽,不欲如垩"。《太素》两出之。(伯坚按:此段见《甲乙经》卷一《五色》第十五。今本《甲乙经》作"白欲如白璧之泽,不欲如垩也"。《新校正》所引《太素》是佚文,今存残本《黄帝内经太素》没有这一段文字。)

张介宾说:鹅羽白而明。盐色白而暗。

⑤青欲如苍璧之泽,不欲如蓝:张介宾说:苍璧之泽,青而明润。蓝色虽青而沉晦。

丹波元简说:《白虎通》:"璧者,外圆象天,内方象地。"《尔雅》:"肉倍好谓之璧。"

丹波元坚说:先兄曰:"《周礼·大宗伯》:'听以苍璧礼天。'"

⑥黄欲如罗裹雄黄,不欲如黄土:张介宾说:罗裹雄黄,光泽而隐。黄土之色,沉滞无神。

⑦黑欲如重漆色,不欲如地苍:《新校正》云:按《甲乙经》作"炭色"。(伯坚按:今本《甲乙

经》作“黑欲如重漆色,不欲如炭也”。)

张介宾说:重漆之色,光彩而润。地之苍黑,枯暗如尘。

喜多村直宽说:地苍,按此亦似指物而言,姑存疑。

田晋蕃说:按“不欲如地”,即《脉解篇》“面黑如地色”之义也。“不欲如炭”,即《五藏生成篇》“黑如炲”之义也。惟地苍未详。《山海经》五部注:“苍玉依黑石而生。”

⑧五色精微象见矣,其寿不久也:王冰说:赭色、盐色、蓝色、黄土色、地苍色见者,皆精微之败象,故其寿不久。

⑨夫精明者,所以视万物,别白黑,审短长。以长为短,以白为黑,如是则精衰矣:吴崑说:言目之精明,所以视万物、别白黑、审长短。若视长为短,视白为黑,则失其精明之体,是精气内衰也。

五藏者,中之守也①。中盛②、藏满③、气胜④、伤恐者⑤,声如从室中言⑥,是中气之湿也⑦。言而微,终日乃复言者⑧,此夺气也⑨。衣被不敛,言语善恶不避亲疏者,此神明之乱也⑩。仓廪不藏者⑪,是门户不要也⑫。水泉不止者,是膀胱不藏也⑬。得守者生,失守者死⑭。

【本段提纲】 马莳说:此言五藏为身之守,而失守则死也。

【集解】

①五藏者,中之守也:《新校正》云:按《甲乙经》及《太素》,“守”作“府”。(伯坚按:此段见《甲乙经》卷六《寿夭形诊病候耐痛不耐痛大论》第十一,作“凡五藏者,中之府”。《新校正》所引《太素》是佚文,今存残本《黄帝内经太素》没有这一段文字。)

张介宾说:五藏者,各有所藏,藏而勿失,则精神完固,故为中之守也。

②中盛:王冰说:中,谓腹中。盛,谓气盛。

③中盛、藏满:张介宾说:中,胸腹也。藏,藏府也。盛、满,胀急也。

④气胜:王冰说:气胜,谓胜于呼吸而喘息变易也。

张介宾说:气胜,喘息也。

⑤伤恐者:吴崑说:伤,悲伤。恐,惊也。伤为肺志,恐为肾志,盖肺气不利则悲,湿土刑肾则恐也。

⑥声如从室中言:吴崑说:声如从室中言,吐气难而声不显也。

张介宾说:声如从室中言,混浊不清也。

⑦是中气之湿也:王冰说:皆腹中有湿气乃尔也。

张介宾说:是皆水气上逆之候,故为中气之湿证,此脾、肺、肾三藏之失守也。

⑧终日乃复言者:田晋蕃说:王氏念孙《读书杂志》:“谓良久乃复言也。良久谓之终日,犹常久谓之终古。”

⑨言而微,终日乃复言者,此夺气也:吴崑说:言语轻微,难于接续,俟之终日,乃能复言,惟夺于气如此。

张介宾说:气虚之甚,故声不接续,肺藏失守也。

夺,脱也,参阅《素问》第二《四气调神大论》第四段“使气亟夺”句下集解。

⑩衣被不敛,言语善恶不避亲疏者,此神明之乱也:马莳说:衣被不敛束,言语善恶不避亲疏者,此乃神明之乱也。盖心为君主之官,神明出焉,非神明之乱必不至是矣。心藏失守。

⑪仓禀不藏者:王冰说:仓廪,谓脾胃。《灵兰秘典论》曰;"脾胃者,仓廪之官也。"

吴崑说:仓廪,脾胃也。不藏,传送太速也。

⑫是门户不要也:王冰说:门户,谓魄门。《五藏别论》曰:"魄门亦为五藏使,水谷不得久藏也。"魄门,则肛门也。要,谓禁要。

张介宾说:要,约束也。幽门、阑门、魄门,皆仓廪之门户,门户不能固,则肠胃不能藏,所以泄利不禁。脾藏之失守也。

⑬是膀胱不藏也:王冰说:水泉,谓前阴之流注也。

张介宾说:膀胱与肾为表里,所以藏津液,水泉不止而遗溲失禁,肾藏之失守也。

⑭得守者生,失守者死:张介宾说:五藏得守,则无以上诸病,故生。失守,则神去而死矣。

夫五府者①,身之强也②。头者精明之府③,头倾、视深④,精神将夺矣⑤。背者胸中之府⑥,背曲、肩随⑦,府将坏矣。腰者肾之府⑧,转摇不能,肾将惫矣⑨。膝者筋之府⑩,屈伸不能,行则偻⑪附⑫,筋将惫矣。骨者髓之府⑬,不能久立,行则振掉⑭,骨将惫矣。得强则生,失强则死⑮。

【本段提纲】 张介宾说:此下言形气之不守,而内应乎五藏也。

【集解】

①夫五府者:原文作"夫五藏者"。

吴崑注本作"五府者"。

高世栻说:所谓观六府强弱、形之盛衰者,以在外之形身论之,则头背腰膝骨皆谓之府。

张琦说:"藏",当作"府"。申上六府强弱、形之盛衰之义。此府五而前文云六,误也。

伯坚按:今据吴崑本和张琦说校改。

②身之强也:吴崑说:下文所言五府者,乃人身恃之以强健。

③头者精明之府:张介宾说:五藏六府之精气皆上升于头,以成七窍之用,故头为精明之府。

高世栻说:人身精气,上会于头,神明上出于目,故头者精明之府。

④头倾、视深:张介宾说:头倾者,低垂不能举也。视深者,目陷无光也。

⑤头倾、视深,精神将夺矣:吴崑说:夺,失也。

高世栻说:若头倾视深,则精气神明不上行于头,而精神将夺矣。

⑥背者胸中之府:高世栻说:胸在内,背在外,故背者胸中之府。

⑦肩随:丹波元简说:"肩随",楼氏《纲目》作"肩垂"。

伯坚按:《黄帝内经太素》卷十四《真藏脉形篇》"肩随内消"句下杨上善注说:"两肩垂下曰随。"

⑧腰者肾之府:张志聪说:两肾在于腰内,故腰为肾之外府。

⑨腰者肾之府,转摇不能,肾将惫矣:吴崑说:惫与败同,坏也。

高世栻说:肾居腰内,故腰者肾之府,若转摇不能,则腰骨空虚,而肾将惫矣。

⑩膝者筋之府:张介宾说:筋虽主于肝,而筋络关节以立此身者,惟膝腘之筋为最,故膝为筋之府。

⑪偻:吴崑说:偻,曲其身也。

偻,参阅《素问》第三《生气通天论》第五段"乃生大偻",句下集解。

⑫附:《新校正》云:按别本,"附"一作"俯"。

丹波元简说:《左传》昭七年:"正考父一命而偻,再命而伛,三命而俯。"杜注:"俯共于伛,伛共于偻。"又痀同。《说文》:"痀,俯病也。"《广雅》:"痀,短也。"

张琦说:附,俯同。

余岩《古代疾病名候疏义》第一二二页:《说文》:"痀,俯病也。从疒,付声。"徐锴《系传》云:"《尔雅》注:'戚施之疾,俯而不能仰也。'"桂馥《义证》云:"释木:'瘣木,苻娄。'樊光云:'苻娄,尪伛。'馥谓苻娄即痀偻。"盖即今之脊椎后湾也,亦名龟背。

⑬骨者髓之府:张介宾说:髓充于骨,故骨为髓之府。

⑭振掉:吴崑说:振,动也。掉,摇也。

⑮得强则生,失强则死:高世栻说:此六府强弱,属于形之盛衰,故以头背腰膝骨为府。得强,则形身之府气盛,故生。失强,则形身之府气衰,故死。此观六府强弱,形之盛衰之法也。

岐伯曰①:反四时者,有余为精②,不足为消③。应太过,不足为精④;应不足,有余为消⑤;阴阳不相应,病名曰关格⑥。

【本段提纲】 张介宾说:此言四时阴阳脉之相反者,亦为关格也。

【集解】

①岐伯曰:《新校正》云:详此"岐伯曰"前无问。

②有余为精:高世栻说:精,精强也。

俞樾说:精之言甚也。《吕氏春秋·勿躬篇》:"自蔽之精者也。"《至忠篇》:"乃自伐之精者。"高诱《注》并训精为甚。有余为精,言诸有余者皆为过甚耳。

③不足为消:高世栻说:消,消弱也。

张介宾说:《禁服篇》曰:"春夏人迎微大,秋冬寸口微大,如是者命曰平人。"以人迎为阳脉而主春夏,寸口为阴脉而主秋冬也。若其反者,春夏气口当不足而反有余,秋冬人迎当不足而反有余,此邪气之有余,有余者反为精也。春夏人迎当有余而反不足,秋冬寸口当有余而反不足,此血气之不足,不足者日为消也。

④应太过,不足为精:张介宾说:如春夏人迎应太过,而寸口之应不足者反有余而为精;秋冬寸口应太过,而人迎之应不足者反有余而为精;是不足者为精也。

⑤应不足,有余为消:张介宾说:春夏寸口应不足,而人迎应有余者反不足而为消;秋冬人迎应不足,而寸口应有余者反不足而为消;是有余者为消也。

⑥岐伯曰:反四时者,有余为精,不足为消。应太过,不足为精;应不足,有余为消;阴阳不相应,病名曰关格:马莳说:春夏人迎应太过也,今春夏而使气口为精;秋冬气口应太过也,今秋冬而使人迎为精;是使不足者反为精也。春夏气口应不足也,今春夏而使人迎为消;秋冬人迎应不足也,今秋冬而使气口为消;是使有余者反为消也,乃阴经阳经各不相应,病名曰关格。《灵枢》终始、经脉、五色、禁服、四时气等篇之论关格,而皆指之为死不治者,宜也。大义具见第一卷《六节藏象论》末节中。

张介宾说:应不足而有余者,邪之日盛。应有余而不足者,正必日消。若此者是为阴阳相反,气不相营者,皆名关格。

丹波元简说:按此一项三十九字,与前后文不相顺承,疑是它篇错简。

张琦说:此他经脱文,不可强解。

张文虎说:按此三十九字突出,与上下文不接。下《玉机真藏论篇》论脉反四时,帝既拜稽首著之玉版,其文已毕。下"五藏受气"云云,仍岐伯之言,而上无"岐伯曰"三字,疑此文即彼篇错简。

伯坚按：此段见《甲乙经》卷六《寿夭形诊病候耐痛不耐痛大论》第十一。现存残本《黄帝内经·太素》没有这一段文字。

关格，参阅《素问》第九《六节藏象论》第四段"人迎与寸口俱盛四倍已上为关格"句下集解。

帝曰：脉其四时动奈何①？知病之所在奈何？知病之所变奈何？知病乍在内奈何？知病乍在外奈何？请问此五者可得闻乎②？

岐伯曰③：请言其与天运转大也④。万物之外，六合之内⑤，天地之变，阴阳之应⑥，彼春之暖为夏之暑⑦，彼秋之忿为冬之怒⑧，四变之动，脉与之上下⑨。以春应中规，夏应中矩，秋应中衡，冬应中权⑩。是故冬至四十五日，阳气微上，阴气微下⑪。夏至四十五日，阴气微上，阳气微下⑫。阴阳有时，与脉为期⑬。期而相失⑭，知脉所分⑮。分之有期，故知死时⑯。微妙在脉，不可不察⑰。察之有纪，从阴阳始⑱。始之有经⑲，从五行生⑳。生之有度，四时为数㉑。循数勿失㉒，与天地如一㉓。得一之情㉔，以知死生㉕。是故声合五音，色合五行，脉合阴阳㉖。

【本段提纲】 马莳说：此帝欲以脉知五者，伯言当法天之四时、阴阳、五行而已。

【集解】

①脉其四时动奈何：丹波元坚说：《甲乙经》无"其"字。

顾观光说：《甲乙经》，"其"作"有"。

伯坚按：此段见《甲乙经》卷四《经脉》第一下，作"脉有四时动奈何"。

②请问此五者可得闻乎：张志聪说：以上论切脉气，察精明，听声音，审藏府之有余不足，观形体之盛衰，参伍错综，以决死生之分。此以下复论脉合阴阳四时，诊脉而知病之所在，病成而变为他病，候尺寸以分别藏府之外内上下左右，曲尽其脉要精微之理，故复设此问焉。

③岐伯曰：《新校正》云：详此对与问不甚相应。脉四时动、病之所在、病之所变，按文颇对。病在内在外之说，后文殊不相当。

④请言其与天运转大也：杨上善说：人身合天，故请言人身与天合气转运之道也。

高世栻说：人之阴阳升降，如天运之环转广大，故曰请言其与天运转大也。

⑤万物之外，六合之内：王冰说：六合，谓四方上下也。

张介宾说：物在天中，天包物外，天地万物，本同一气。

丹波元坚说：先兄曰："物在天中，天包物外，盖万物之外，六合之内，犹言天地间也。"

⑥天地之变，阴阳之应：高世栻说：天施地生，则有天地之变。人之阴阳，应乎天地，则有阴阳之应。

⑦彼春之暖为夏之暑：杨上善说：春夏者，阴气终始也。春之三月，阳气之始，气和日暖。夏之三月，阳盛暑热，乃是春暖增长为之也。

王冰说：春暖为夏暑，言阳生而至盛。

《新校正》云：按全元起注本，"暖"作"缓"。

张介宾说：春之暖者，为夏暑之渐也。

⑧彼秋之忿为冬之怒："彼秋之忿"，《黄帝内经·太素》作"彼秋之急"。

杨上善说：秋冬者，阴气终始也。秋之三月，阴气之始，风高气切，故名为急。冬之三月，阴气严烈，乃是秋凉增长为之也。

王冰说：秋忿为冬怒，言阴少而之壮也。"忿"为"急"，言秋气劲急也。

马莳说：按彼春之暖四句，又见《至真要大论》。张仲景《伤寒论》引之。（伯坚按：见《伤寒论》卷二《伤寒例》。）

张介宾说：秋之忿者，为冬怒之渐也。

田晋蕃说：按《医心方》卷十三《札记》云："忿即急字。俗急作忥，再讹作忿也。"

⑨四变之动，脉与之上下：杨上善说：暖暑急怒，是天之运。四气变动，人之经脉与彼四气上下变动亦不异也。春夏之脉，人迎大于寸口，故为上也；寸口小于人迎，故为下也。秋冬之脉，寸口大于人迎，故为上也；人迎小于寸口，故为下也。

马莳说：盖四时有变，而吾人之脉，特随之而上下耳。上下者，浮沉也。

张介宾说：春生、夏长、秋收、冬藏，是即阴阳四变之动，而脉亦随之以上下也。

⑩春应中规，夏应中矩，秋应中衡，冬应中权：《汉书·魏相传》：东方之神太昊，乘震，执规，司春。南方之神炎帝，乘离，执衡，司夏。西方之神少昊，乘兑，执矩，司秋。北方之神颛顼，乘坎，执权，司冬。

丹波元简说：按《淮南·时则训》云："制度阴阳，大制有六度，天为绳，地为准，春为规，夏为衡，秋为矩，冬为权。"虽与此章有不同者，而以规矩衡权配四时，当时已有其说，不唯医经也。

伯坚按：规矩权衡，是说脉象的弦钩毛石，现在列表于下，以期明显：

	四时	脉象		脉要精微论王冰注
		平人气象论	玉机真藏论	
规	春	弦	弦	春脉软弱，轻虚而滑，如规之象。中外皆然，故以春应中规
矩	夏	钩	钩	夏脉洪大，兼之滑数，如矩之象。可正平之，故以夏应中矩
衡	秋	毛	浮	秋脉浮毛，轻涩而散，如秤衡之象。高下必平，故以秋应中衡
权	冬	石	营	冬脉如石，兼沉而滑，如秤权之象。下远于衡，故以冬应中权也

权衡，参阅《素问》第十四《汤液醪醴论》第五段"平治于权衡"和第十五《玉版论要篇》第二段"治在权衡相夺"句下集解。

⑪冬至四十五日，阳气微上，阴气微下：马莳说：冬至四十五日以后，乃小寒大寒以至立春也，阳气渐上，阴气渐下。惟阳气渐上，故在春为暖而渐至于暑。

⑫夏至四十五日，阴气微上，阳气微下：马莳说：夏至四十五日以后，乃小暑大暑以至立秋也，阴气渐上，阳气渐下。惟阳气渐下，故在秋为忿，而渐至于冬则为怒。

⑬与脉为期：王冰说：察阴阳升降之准，则知经脉递迁之象。

吴崑说：与脉为期，谓春规、夏矩、秋衡、冬权相期而至也。

张介宾说：与脉为期者，脉随时而变迁也。

⑭期而相失：吴崑说：期而相失，谓规矩权衡不合于春夏秋冬也。

高世栻说：阴阳上下有时，即与人生之脉为期。至期而不上下。是期而相失也。

⑮知脉所分：马莳说：期有不同，知脉有四时之分。

高世栻说：分别其阳气不上，阴气不上，是知脉有所分也。

⑯分之有期，故知死时：张介宾说：分之有期者，谓衰王各有其时也，知此者，则知死生之时矣。

高世栻说：阳气不上，死于春。阴气不上，死于秋。是分之有期，故知死时也。

⑰微妙在脉，不可不察：江有诰《先秦韵读》：微妙在脉，不可不察。（支祭合韵）

⑱察之有纪，从阴阳始：张志聪说：纪，纲也。察脉之纲领皆从阴阳始，即冬至阳气微上，夏至阴气微上，阴阳上下，自有经常之理。

丹波元坚说："纪""始"押韵，即见《五藏生成篇》。（伯坚按：《素问》第十《五藏生成篇》第十段："诊病之始，五决为纪。"）

江有诰《先秦韵读》：察之有纪，从阴阳始。（之部）

⑲经：张介宾说：经，经常也。

⑳从五行生：吴崑说：始之又有经常之道，阴中有五行，阳中亦有五行，是脉从五行生也。

江有诰《先秦韵读》：始之有经，从五行生。（耕部）

㉑生之有度，四时为数：原文作"四时为宜"。

《新校正》云：按《太素》，"宜"作"数"。

吴崑说：木生于春，火生于夏，金生于秋，水生于冬，土生于四季，是脉生有其节度，与四时为宜，不得过差也。

丹波元坚说："宜"字当从《太素》作"数"。盖此段"分之有期"以下十四句，每二句押以同韵，"度"与"宜"其韵不通，"度"与"数"其部则一（《广韵》，"宜"在上平五支，"度"在去声十二暮，"数"在上声九麌。段玉裁《六书音均表》，暮麌并在古音第五部）。仍知《太素》为是。盖四时为数者，言从五行衰王而为准度者，必就四时为计数。

俞樾说：《新校正》云："《太素》，'宜'作'数'。"樾谨按作"数"者是也。度与数为韵。

伯坚按：此段见《黄帝内经太素》卷十四《四时诊脉篇》，作"生之有度，四时为数"。今据丹波元坚、俞樾说，依《太素》校改。

江有诰《先秦韵读》：生之有度（平声），四时为宜。（鱼歌通韵）

㉒循数勿失：原文作"补泻勿失"。

丹波元坚说："补泻勿失"，《太素》作"循数勿失"。坚按《太素》为是。盖此段隔句每取句末一字以为次句起语，上云为数，故承以循数。言人之有脉，循四时之数，不敢违失，犹与天地云为其理如一也。且本节论诊法，不及针药，补泻二字殊无着落，盖知旧文为讹。

伯坚按：《太素》卷十四《四时诊脉篇》作"循数勿失"。今据丹波元坚说，依《太素》校改。

㉓与天地如一：高世栻说：人身之脉，一如天地，至微至妙。

江有诰《先秦韵读》：补泻勿失，与天地如一。（脂部）

㉔得一之情：丹波元坚说：《太素》，"精"作"诚"。

㉕以知死生：张介宾说：一之精者，天人一理之精微也。天地之道，阳主乎动，阴主乎静，阳来则生，阳去则死，知天道之所以不息者，则知人之所以死生矣。

丹波元简说：按"始之"以下三十三字，《甲乙》无之。又"是知阴盛则梦"以下七十八字亦同，《新校正》有误置之说。今删此一百字，则文意贯通，似《甲乙》为正（伯坚按：本段见《甲乙经》卷四《经脉》第一下，没有这三十三字）。

丹波元坚说：坚按"始之"以下三十三字，疑不必羡文。《庄子·刻意》："纯素之道，惟神是守。守而勿失，与神为一。一之精通，合于天伦。"句法相似。

江有诰《先秦韵读》:得一之精,以知死生。(耕部)

㉖声合五音,色合五行,脉合阴阳:王冰说:声表宫、商、角、徵、羽,故合五音。色见青、黄、赤、白、黑,故合五行。脉彰寒暑之休王,故合阴阳之气也。

张介宾说:声音,宫、商、角、徵、羽。色合金、木、水、火、土。脉合四时阴阳。虽三者若乎有分,而理则一也。

是知阴盛则梦涉大水恐惧,阳盛则梦大火燔灼,阴阳俱盛则梦相杀毁伤;上盛则梦飞,下盛则梦堕;甚饱则梦予,甚饥则梦取;肝气盛则梦怒,肺气盛则梦哭①。

【集解】

①是知阴盛则梦涉大水恐惧,阳盛则梦大火燔灼,阴阳俱盛则梦相杀毁伤;上盛则梦飞,下盛则梦堕;甚饱则梦予,甚饥则梦取,肝气盛则梦怒,肺气盛则梦哭:《灵枢》第四十三《淫邪发梦篇》:阴气盛则梦涉大水而恐惧。阳气盛则梦大火而燔焫。阴阳俱盛则梦相杀。上盛则梦飞。下盛则梦堕。甚饥则梦取。甚饱则梦予。肝气盛则梦怒。肺气盛则梦恐惧哭泣飞扬。心气盛则梦善笑恐畏。脾气盛则梦歌乐身体重不举。肾气盛则梦腰脊两解不属。

《新校正》云:详"是知阴盛则梦涉大水恐惧"至此,乃《灵枢》之文,误置于斯,仍少心、脾、肾气所梦,今具《甲乙经》中。

马莳说:按此篇与《灵枢·淫邪发梦篇》大同,但彼更详耳。《方盛衰论》亦有诸梦。《周官》六梦,《列子·周穆王篇》有阴气壮等梦,大义俱与此同。

伯坚按:《甲乙经》卷六《淫邪袭内生梦大论》第八也有这一段文字,但根据它的前后引文,知道《甲乙经》是从《灵枢·淫邪发梦篇》引的,而不是从《素问·脉要精微论》引的。

短虫多则梦聚众,长虫多则梦相击毁伤①。

【集解】

①短虫多则梦聚众,长虫多则梦相击毁伤:《新校正》云:详此二句亦不当出此,应他经脱简文也。

伯坚按:这两句是《灵枢·淫邪发梦篇》所没有的。《甲乙经》卷四《经脉》第一下引《脉要精微论》,自"黄帝问曰脉有四时动奈何",至"此六者持脉之大法也",当中没有这第九、第十两段文字。今据《新校正》、丹波元简(见前)说,依《甲乙经》删去此两段,共七十七字。

是故持脉有道,虚静为保①。春日浮,如鱼之游在波②。夏日在肤,泛泛乎万物有余③。秋日下肤,蛰虫将去④。冬日在骨⑤,蛰虫周密,君子居室⑥。故曰⑦:"知内者按而纪之⑧,知外者终而始之⑨。"此六者,持脉之大法⑩。

【本段提纲】 马莳说:此一节言持脉之法,正以答脉有四时之动也。

【集解】

①持脉有道,虚静为保:《新校正》云:按《甲乙经》,"保"作"宝"。

张介宾说:凡持脉之道,一念精诚,最嫌扰乱,故必虚其心,静其志。

李中梓说:虚者,心空而无杂想也。静者,身静而不喧动也(《内经知要·脉诊篇》)。

丹波元简说:保、葆、宝,古通用。《史记·留侯世家》:"见谷城山下黄石,取而葆祠之。"注:"《史记》珍宝字皆作葆。"《徵四失论》:"从容之葆。"

丹波元坚说:按《灵》《素》中"道""宝"押韵,不一而足。如"治病之道,气内为宝"(《疏五过论》);"治数之道,从容之葆"(《徵四失论》);"持针之道,坚者为宝"(《九针十二原论》);"营气之道，内谷为宝”（《营气篇》）；“灸刺之道，何者为宝”（《四时气篇》。宝原作定，今从《甲乙》。）；“审知其道，是谓身宝”（《五乱篇》）是也。又诸子间亦见之。如《管子》：“成功之道，嬴缩为宝”；《六韬》：“凡谋之道，周密为宝”（《武韬》）；“必出之道，器械为宝”（《虎韬》）；吴子：“夫安国家之道，先戒为宝”（《料敌》）；《韩非子》：“人生之道，静退为宝”（《主道》）；《吕览》：“凡食之道，无饥无饱，是之谓五藏之葆”（《尽数》）；“凡农之道，厚之为宝”（《审时》）；是也。

江有诰《先秦韵读》：是故持脉有道，虚静为保。（幽部）

②春日浮，如鱼之游在波：王冰说：虽出，犹未全浮。

吴崑说：象春升之气，未尽出于地也。

江有诰《先秦韵读》：春日浮，如鱼之游。（幽部。在波二字衍。）

③夏日在肤，泛泛乎万物有余：王冰说：泛泛，平貌。阳气大盛，脉气亦象万物之有余，易取而洪大也。

吴崑说：夏日脉来在肤，泛泛然充满于指，象夏时万物之有余。

丹波元简说：《说文》：“泛，浮也。”通作“汎”。

④秋日下肤，蛰虫将去：王冰说：随阳气之渐降，故曰下肤。何以明阳气之渐降，蛰虫将欲藏去也。

吴崑说：秋日阳气下降，故脉来下于肌肤，象蛰虫将去之象也。

丹波元坚说：或曰：“王训藏去者，《汉书·苏武传》：‘去屮实而食之。’师古曰：‘去，谓藏之也。’《三国志·华佗传》：‘何忍无急去药？’裴松之曰：‘古语以藏为去。’是其义也。”此说似是。《说文》：“蛰，藏也。”此盖谓当蛰之虫，将蛰地下也。

田晋蕃说：按“去”通作“弆”，藏也。“弆”本后作，古人藏弆字只用“去”。《晏子春秋》五：“晏子之鲁，朝食进馈，膳有豚焉。晏子曰：‘去其二肩。’”《汉书·陈遵传》：“遵善书，与人尺牍，皆藏去以为荣。”皆作“去”。

江有诰《先秦韵读》：夏日在肤，泛泛乎万物有余。秋日下肤，蛰虫将去。（平声。鱼部。）

⑤在骨：王冰说：在骨，言脉深沉也。

⑥蛰虫周密，君子居室：王冰说：蛰虫周密，言阳气伏藏，君子居室，此人事也。

吴崑说：冬时阳气潜藏，故脉沉下在于骨分，如蛰虫周密，君子居室之象也。

江有诰《先秦韵读》：冬日在骨，蛰虫周密，君子居室。（脂部）

⑦故曰：喜多村直宽说：魏了翁《经外杂抄》：“故曰者，必古有此语。”

⑧知内者按而纪之：王冰说：知内者，谓知脉气也，故按而为之纲纪。

张介宾说：内言藏气，藏象有位，故可按可纪之。

丹波元坚说：纪，经纪之谓，犹理也。

⑨知外者终而始之：王冰说：知外者，谓知色象，欲以五色终而复始。

张介宾说：外言经气。经脉有序，故可终而始之。

丹波元简说：按《灵枢·终始篇》：“终始者，经脉为纪。”

江有诰《先秦韵读》：知内者按而纪之，知外者终而始之。（之部）

⑩此六者，持脉之大法：《新校正》云：详此前，对帝问“脉其四时动奈何”之事。

张介宾说：必知此四时内外六者之法，则脉之时动，病之所在，及病变之或内或外，皆可得而知也，故为持脉之大法。

喜多村直宽说：史载之《脉要精微解》云：“以经意考之，以四时之脉，分表里之浅深，而决之以内外之辨。且以春日浮如鱼之游在波，则阳气之萌，脉虽见而未出于肤。夏日在肤，泛泛乎万物有余，则脉已在肤矣。秋日下肤，蛰虫将去，则秋阴气之至，脉虽下肤而未至于沉。冬日在骨，蛰虫周密，则脉已沉矣。以是知内者按而纪之，以明脉之在里也，如秋日之下肤，冬日之在骨是也。知外者终而始之，以明脉之在表也，如春日之浮，夏日之泛是也。然知内者必曰按而纪之者，盖脉之在内，非深按之无以得其实。知外皆终而始之，则初按而病已见矣，故因其病以推原其本。启玄子乃以知内为知脉，知外为知色，殊非黄帝持脉之大法也。"

心脉①搏②坚而长③，当病舌卷、不能言。其软而散者④，当消⑤，环⑥自已。

【本段提纲】 马莳说：此以下六节，正以答知病所在四句之问，而此一节言心脉有刚柔而病亦以异也。

【集解】

①心脉：《素问》第二十《三部九候论》："中部人，手少阴也。人以候心。"王冰注："谓心脉也。在掌后锐骨之端，神门之分，动应于手也。"

②搏：王冰说：搏，谓搏击于手也。

田晋蕃说：《太素》《甲乙经》，"搏"作"揣"，下文同。晋蕃按"搏"为"摶"之误文。唐慧苑《华严经音义》云："揣字，《正义》作摶，音徒鸾切，从専声，非从耑韵。流俗不能别兹两形，遂谬用揣字。揣，初委切，此乃揣量之字也。"盖唐以前有以揣作摶者，观《太素》《甲乙经》之作揣，知经文本作摶。此之摶坚而长，下云其软而散者，坚与软对，摶与散对也。《灵枢·五色篇》"察其散抟"，亦摶与散相对为文，可据以订正。下文肺、肝、胃、脾、肾五脉，误与此同。《鵩鸟赋》："何足控搏。"如淳曰："搏，或作揣。"严可均曰："是揣摶同声也。"

伯坚按：本篇第十二、第十三、第十四、第十五、第十六、第十七，共六段，见《甲乙经》卷四《经脉》第一中，凡"搏"字《甲乙经》都作"揣"字。又见《黄帝内经太素》卷十五《五藏脉诊篇》，凡"搏"字《太素》也都作"揣"字。

③心脉搏坚而长：马莳说：心脉搏击于手，而且坚且长。

张介宾说：按搏击之脉，皆肝邪盛也。肝本属木，而何五藏皆畏之？盖五藏皆以胃气为本，脉无胃气则死。凡木强者土必衰，脉搏者胃多败，故坚搏为诸藏所忌。兹心脉搏坚而长者，以心藏之胃气不足而邪有余也。搏之微则邪亦微，搏之甚则几于真藏矣，故当以搏之微甚而察病之浅深。后四藏者仿此。

④心脉搏坚而长，当病舌卷，不能言。其软而散者：张介宾说：按本篇五藏脉病，一曰搏坚而长，一曰软而散，而其为病多皆不足，何也？盖搏坚而长者，邪胜乎正，是为邪之所凑，其气必虚也。软而散者，本原不足，是谓正气夺则虚也。一以有邪而致虚，一以无邪本虚，虽若一而病本不同，所当辨也。

⑤当消：王冰说：消，谓消散。

吴崑说：病当消去。

⑥环：环与还通，旋疾也，参阅《素问》第十六《诊要经终论》第七段"中心者环死"句下孙诒让说。

肺脉①搏坚而长，当病唾血。其软而散者，当病灌汗②，至今不复散发也③。

【本段提纲】 马莳说：此言肺脉有刚柔而病亦以异也。

【集解】

①肺脉：《素问》第二十《三部九候论》："中部天，手太阴也。天以候肺。"王冰注："谓肺脉

也。在掌后寸口中,是谓经渠,动应于手。"

②灌汗:杨上善说:汗出如灌。

王冰说:灌,谓灌洗,盛暑多为此也。

③至今不复散发也:《新校正》云:详下文诸藏各言色,而心肺二藏不言色者,疑阙文也。

张介宾说:汗多亡阳,故不可更为发散也。

肝脉[①]搏坚而长、色不青,当病坠若搏[②];因血在胁下,令人喘逆[③]。其软而散、色泽者[④],当病溢饮[⑤]。溢饮者,渴暴多饮,而易入肌皮肠胃之外也[⑥]。

【本段提纲】 马莳说:此言肝脉有刚柔而病亦以异也。

【集解】

①肝脉:《素问》第二十《三部九候论》:"下部天,足厥阴也。下部之天以候肝。"王冰注:"谓肝脉也。在毛际外羊矢下一寸半陷中,五里之分,卧而取之,动应于手也。"

②肝脉搏坚而长、色不青,当病坠若搏:吴崑说:非本藏自病,当病坠伤,及为搏击所伤。

张介宾说:肝脉搏坚而长,肝自病也,藏病于中,色必外见,其色当青而不青者,以病不在藏而在经也。

③当病坠若搏,因血在胁下,令人喘逆:张介宾说:必有坠伤,若由搏击,则血停胁下而气不利,故令人喘逆。

④色泽者:张志聪说:《金匮要略》:"夫病水人,面目鲜泽,盖水溢于皮肤,故其色润泽也。"

⑤溢饮:丹波元简说:《金匮要略》云:"饮水流行,归于四肢,当汗出而不汗出,身体疼重,谓之溢饮。"

⑥而易入肌皮肠胃之外也:王冰说:以水饮满溢,故渗溢易而入肌皮肠胃之外也。

《新校正》云:按《甲乙经》,"易"作"溢"。(伯坚按:此段见《甲乙经》卷四《经脉》第一中。今本《甲乙经》作"而易入肌皮肠胃之外也",下注云:"一本作溢",与《新校正》所引本不同。)

俞樾说:按王本亦当作"溢",其注云:"以水饮满溢故渗溢易而入肌皮肠胃之外也",此"易"字无义。盖正文误"溢"为"易",故后人于注中妄增"易"字耳,非王本之传。

田晋蕃说:"易"字不误。隐六年《左传》:"《商书》曰:'恶之易也。'"王氏《经义述闻》曰:"易者,延也,谓恶之蔓延也。"易之为延,历引五证,此"易"字亦当作蔓延解。盖言渴暴多饮,致水饮蔓延入于肌肤肠胃之外也。水饮由肠胃而蔓延肌皮,肌皮即是肠胃之外,故曰"易入肌皮肠胃之外"。《疟论篇》:"热气盛藏于皮肤之内,肠胃之外。"

胃脉[①]搏坚而长,其色赤,当病折髀[②]。其软而散者,当病食痹[③]。

【本段提纲】 马莳说:此言胃脉有刚柔而病亦以异也。

【集解】

①胃脉:《素问》第二十《三部九候论》:"下部人,足太阴也。人以候脾胃之气。"王冰注:"候胃气者,当取足跗之上,冲阳之分,穴中脉动乃应手也。"

②当病折髀:王冰说:病则髀如折也。

髀,股外也。股外曰髀,髀上曰髋。参阅《素问》第二十二《藏气法时论》第十二段"尻阴股膝髀腨胻足皆痛"句下集解。

③当病食痹:杨上善说:胃虚不消水谷,故食积胃中为痹而痛。

王冰说:痹,痛也。食则痛闷而气不散也。

张介宾说:食痹者,食入不化,入则闷痛呕汁,必吐出乃已也。(《类经》卷二十七《运气类》

二十八"食痹而吐"句下注。)

丹波元简说:按《至真要大论》王注云:"食痹,谓食已心下痛,阴阴然不可名也,不可忍也,吐出乃止,此为胃气逆而不下流也。"

脾脉[1]搏坚而长、其色黄,当病少气[2]。其软而散、色不泽者,当病足骱[3]肿若水状也[4]。

【本段提纲】 马莳说:此言脾脉有刚柔而病亦以异也。

【集解】

①脾脉:《素问》第二十《三部九候论》:"下部人,足太阴也。人以候脾胃之气。"王冰注:"谓脾脉也。在鱼腹上趋筋间,直五里下,箕门之分,宽巩足单衣,沉取乃得之,而动应于手也。"

②少气:气息微弱也,参阅《素问》第四十九《脉解》第三段"所谓胸痛少气者"句下集解。

③骱:骱,胫也,参阅《素问》第二十二《藏气法时论》第十二段"尻阴股膝髀腨胻足皆痛"句下集解。

④肿若水状也:杨上善说:脾虚色不泽者,胻肿若水之状也。

丹波元坚说:按若水状,系专言胻肿。

肾脉[1]搏坚而长、其色黄而赤者,当病折腰[2]。其软而散者,当病少血,至今不复也。

【本段提纲】 马莳说:此言肾脉有刚柔而病亦以异也。

【集解】

①肾脉:《素问》第二十《三部九候论》:"下部地,足少阴也。地以候肾。"王冰注:"谓肾脉也。在足内踝后跟骨上陷中,大溪之分,动应手。"

②当病折腰:杨上善说:病腰痛。

王冰说:腰如折也。

丹波元简说:按《刺腰痛论》云:"解脉令人腰痛,如引带,如折腰状。"

帝曰[1]:诊得心脉[2]而急,此为何病?病形何如?

岐伯曰:病名心疝[3]。少腹当有形也[4]。

帝曰:何以言之?

岐伯曰:心为牡藏[5],小肠为之使[6],故曰少腹当有形也[7]。

【本段提纲】 马莳说:此言脉有心疝之证也。

【集解】

①帝曰:《新校正》云:详"帝曰"至"以其胜治之愈",全元起本在《汤液篇》。

②心脉:参阅本篇第十二段"心脉搏坚而长"句下集解。

③心疝:丹波元简说:《大奇论》云:"心脉搏滑急,为心疝。"《四时刺逆从论》云:"滑则病心风疝。"《邪气藏府病形篇》:"心疝,引脐,小腹鸣。"

④少腹当有形也:丹波元简说:《圣济总录》云:"夫藏病必传于府,今心不受邪,病传于府,故小肠受之为疝而痛,少腹当有形也。世之医者以疝为寒湿之疾,不知心气之厥亦能为疝。心疝者,当兼心气以治之。"方具于九十四卷。

少腹即小腹,参阅《素问》第二十二《藏气法时论》第九段"引少腹"句下集解。

⑤心为牡藏:张介宾说:牡,阳也。心属火而居于鬲上,故曰牡藏。

丹波元简说:《灵枢·顺气一日分为四时篇》亦有此文。

伯坚按:《灵枢》第四十四《顺气一日分为四时篇》说:"肝为牡藏。心为牡藏。脾为牝藏。肺为牝藏。肾为牝藏。"

⑥小肠为之使:张介宾说:心与小肠为表里,故脉络相通而为之使。

⑦故曰少腹当有形也:张介宾说:小肠居于少腹,故少腹当有形也。

帝曰:诊得胃脉①病形何如?

岐伯曰:胃脉实则胀,虚则泄②。

【本段提纲】 马莳说:此言胃脉之实者为胀,虚者泄。

【集解】

①胃脉:胃脉,参阅本篇第十五段"胃脉搏坚而长"句下集解。

②虚则泄:《新校正》云:详此前,对帝问"知病之所在"。

张介宾说:实则邪有余,故胀满。虚为正不足,故泄利。

帝曰:病成而变,何谓①?

岐伯曰:风成为寒热②。瘅③成为消中④。厥⑤成为巅疾⑥。久风为飧泄⑦。脉风成为疠⑧。病之变化,不可胜数⑨。

【本段提纲】 张介宾说:此举风热之邪,以见致病之概,其他变化百出,有不可以数计者,亦犹此也。

【集解】

①病成而变,何谓:吴崑说:病成,邪客之久而病成也。变,变易也。

张介宾说:成言病之本,变言病之标,标本不同,是谓之变。

②风成为寒热:王冰说:《生气通天论》曰:"因于露风,乃生寒热。"故风成为寒热也。

丹波元简说:寒热,盖虚劳寒热之谓,即后世所谓风劳。下文云:"沉细数散者,寒热也。"次篇云:"寸口沉而喘,曰寒热。"及《灵枢·论疾诊尺篇、寒热病篇、风论》等所论皆然。

③瘅:王冰说:瘅,谓湿热也。

吴崑说:瘅,热邪也。

丹波元简说:按王注《奇病论》云:"瘅,谓热也。"而此章冠以湿字,非是。《汉书·严助传》:"南方暑湿,近夏瘅热。"王充《论衡》云:"人形长七尺,形中有五常。有瘅热之病,深自克责,犹不能愈。"又云:"天地之有湛也,何以知不如人之有水病也?其有旱也,何以知不如有瘅疾也?"《左传》:"荀偃瘅疽。"(哀三年)《史记》:"风瘅、肺消瘅",及《本经》"消瘅、瘅疟"之类,皆瘅为热之义。

④消中:王冰说:消中之证,善食而瘦。

《新校正》云:详王注以善食而瘦为消中,按本经多食数溲为之消中,善食而瘦乃是食㑊之证,当云善食而溲数。

吴崑说:善食而饥,名曰消中。

丹波元坚说:《说文》:"瘅,劳病也。从疒,单声。"是义医经所无。先兄曰:"《淮南子·说山训》:'嫁女于病消者夭死,则后难复处也。'《后汉·李迪传》:'素有消病。'注:'消中病也。'"

消中,是糖尿病,参阅《素问》第四十七《奇病论》第六段"转为消渴"句下集解。

⑤厥:王冰说:厥,谓气逆也。

厥,参阅《素问》第四十五《厥论》第一段“厥之寒热者”句下集解。

⑥巅疾:吴崑说:巅,癫同,古通用。气逆上而不已,则上实而下虚,故令忽然癫仆,今世所谓五痫是也。

巅疾有癫痫和癫狂二义,参阅《素问》第四十七《奇病论》第九段“人生而有病巅疾者”句下集解。

⑦久风为飧泄:张志聪说:风乃木邪,久则内干脾土而成飧泄矣。故曰:“春伤于风,邪气留连,乃为洞泄。”

飧泄,是消化不良的腹泻,参阅《素问》第二《四气调神大论》第三段“冬为飧泄”句下集解。

⑧脉风成为疠:王冰说:经《风论》曰:“风寒客于脉而不去,名曰疠风。”又曰:“疠者,有荣气热胕,其气不清,故使其鼻柱坏而色败,皮肤疡溃。”然此则癞也。夫如是者,皆脉风成结变而为也。

俞正燮说:疠,即大麻风及洋霉疮。《素问·风论》云:“疠者,热胕,气不清,鼻柱坏,色败,皮肤疡溃,风寒客脉不去。”所谓风气与太阳俱入脉腧,肌内愤䐜而有疡,由太阳达面部,牵连十二经及胸腹藏府也。古人不喜正言之,故谓之恶疾。《神仙感遇传》云:“崔言得疾,眉发自落,鼻梁崩倒,肌肤得疮如疥,皆目为恶疾不可救。有异人教以皂荚刺烧灰,大黄九蒸九晒为末,以大黄汤调服之,须眉自生。”此今方书先用九龙丸攻下之意。又按《酉阳杂俎》云:“北齐李庶无须,博陵崔湛谓之曰:‘何不以锥刺颐作数十孔,拔左右好须者栽之?’庶曰:‘持此还施贵族艺眉有验,然后艺须。’崔家时有恶疾,故庶以此调之。”应即指言事,然则言疾愈须发生而眉竟落矣。唐《高僧传》云:“齐武平时,梁州薛河寺僧远为性疏诞,不修细行,好逐流荡欢宴为任。眼边有乌点,洗拭之,眉毛一时随手落尽。”是落眉即疠,如洋霉为流荡疾也。周庾信《郑伟墓志》云:“消渴连年,屡有相如之患。迄于大渐,遂如范增之疾。桐君对药,分阏神明。李柱侍医,更无方技。”《铭》曰:“梧桐茂苑,杨柳倡家。千金回雪,百日流霞。凋零倏忽,凄怆荣华。河阳古树,金谷残花。”亦此疾也。《苕溪渔隐丛话》云:“刘贡父晚年得恶疾,须眉堕落,鼻梁断坏,怆感惭愧,转加困剧而毙。东坡先有大风起兮眉飞扬,安得壮士兮守鼻梁之谑。”其事不见《刘攽传》,而检《东坡志林》有一条云:“元丰六年十月十二夜有得风疾者,口不能言,死生之争有甚于刀锯木索者,知其不可救,默为祈死而已。此复何罪乎?酒色之娱而已。”必系刘事,元丰应作元佑。攽兄敞亦知永兴军,惑官妓,得惊眩疾,但时犹谓之风。未有洋霉名。明嘉靖时汪道贯赠王稺登诗云:“身上杨梅疮作果,眼中莱菔翳为花。”其名杨梅,以形象言之也。《蜀梼杌》云:“潘炕嬖美妾解愁,遂风恙成疾。”《癸辛杂识》亦言:“闽俗过癞,堕耳塌鼻,断手足而殂,谓即大风疾。”是其疾亦由男女误合。《东坡志林》引《左传》“女阳物”,又言淫则生内热蛊惑之疾,故淫者不为蛊则为风,皆风热生湿,展转不已,深可惧也。又按《文选·辨命论》注引韩诗云:“芣苡,伤夫有恶疾也。”薛君云:“芣苡泽泄臭恶之草,诗人伤其君子有恶疾,人道不通,求已不得,发愤而作。”《尔雅》云:“芣苡,马舄。”为今车前草,而薛君云:“泽泄皆利湿药”。诗言有恶疾,又言人道不通,又言采芣苡,非今之洋霉而复何恶疾也哉?唐·王焘《外台秘要》引《素女经》云:“七伤之情,不可不思第六之忌。新息沐浴,头身发湿,举重作事,流汗如雨,以合阴阳,风冷必伤,少腹急痛,要脊疼强,四肢酸疼,五藏防响,上攻头面,或生漏沥。”云出《古今录验》二十五卷。中所云四肢酸疼上攻头面,其证皆合。隋·巢元方《诸病源候论》二十四《花瘘候》云:“风湿客于皮肤,与血气相搏,其肉突出外,如花开状。”二十五《反花疮候》云:“初生如饭粒,破则血出,生恶肉有根,肉出反散如花。诸恶疮久不瘥者亦然。”又《头面身体诸疮》《诸久疮》皆云:“内热外虚,风湿所乘,初生如疱,随瘥随发。”又诸《恶疮候》云:“风热挟湿毒之气。”《浸淫疮候》云:“风热发于肌肤。”《无名疮候》云:“如恶疮或瘥或剧,风热搏于血气所生。”所云恶疮久不瘥,直洋霉也。唐孙思邈《千金宝要方》云:“交合毕,蒸热得气,以菖蒲末、白梁粉敷令燥,则湿疮不生。”又云:“治阴恶疮,以蜜煎甘草末涂之。”则专指肝经瘙疳鱼口便毒。宋·窦汉卿《疮疡全书》言霉疮由于生疳疮之妇人交合熏其毒气而生。明嘉靖时汪机《本草会编》、李时珍《本草纲目》,万历时陈实功《外科正宗》均有杨梅疮名。明时朝鲜许俊《东医宝鉴·杂病篇》云:“天泡疮,一名杨梅疮,与癞大同,生面上形如鼓钉,生毛发者如绵花,生两阴尻臀筋骨上者如紫葡萄,生乳胁者如湿烂杨梅。其如鱼脬中多白水者为天泡。多由肝脾肾风湿热之毒,因男女房室传染。”时珍言:“正德间杨梅疮始盛”,又云:“来自岭表故名广疮,其时始立专门治法。”万历时王肯堂《外科证治准绳》言由“肝肾湿热所致”,天启时张介宾《景岳全书》言:“冲脉所感。”西洋《人身图说·正面全身》言:“小腹下横骨为发便毒之所。凡与女人污秽者交,横骨受热,乃内动发便毒及棉花杨梅等疮,或受寒热,亦成此证。”实则《素问》风与太阳入脉腧为尽其理,太阳连督脉贯十二经,膀胱坏胃熏肺。术士不深求,且不读古书,不知杨梅当作洋霉,实即风疠也。

余岩《古代疾病名候疏义》第一三〇页:《说文》:“疠,恶疾也。从疒,虿省声。”岩按疠有二义。其一,为今之癞,俗所谓麻风也。《太素》卷二十八《诸风数类》云:“疠者,营气热胕,其气不精,故使其鼻柱坏而色败也,皮肤伤溃。”其所述病候,与今之癞合。字亦作厉。《庄子·齐物论》:“厉与西施。”《释文》云:“李音赖。司马云病癞。”《史记》卷八十六《刺客列传》:“豫让又漆身为厉。”索隐:“癞,恶疮病也。凡漆有毒,近之多患疮肿,若癞病然,故豫让以漆涂身,令其若癞耳。然疠癞声相近,古多假厉为癞。”是也。其二,为传染病之通名,古之所谓疫也。左氏哀元年《传》:“天有灾疠。”注:“疠,疾疫也。”《山海经·东山经》东次二经,葛山之首:“无草木,澧水出焉,其中多珠鳖鱼,食之无疠”。郭注:“无疠,无时气病也。”字亦作痢。公羊庄二十年《传》:“大瘠者何?痢也。”何休《解诂》云:“痢者,民疾疫也。”阮元《校勘记》引惠拣云:“痢,即疠字,古厉列通。”是也。明吴文可《温疫论》,谓温病之原因,为一种疠气,实为病原细菌学之先河,迨细菌学发达以来,传染病之本态益以明矣。又按《诗·大雅·文王之什·思齐篇》:“烈假不遐。”郑笺,“烈”作“疠”。孔疏引《说文》:“疠,疫疾也。”今阮刻《十三经》,“疫疾”作“恶疾”,与今本《说文》同。盖作恶疾者近是,癞与疫两者皆可谓之恶疾,许或包举之。

⑨病之变化,不可胜数:《新校正》云:详此前对帝问:“知病之所变奈何。”

张志聪说:言病之变化,不可胜数,举此数者,以类推之。

帝曰:诸痈肿①、筋挛②、骨痛,此皆安生③?

岐伯曰:此寒气之肿,八风之变也④。

帝曰:治之奈何?

岐伯曰:此四时之病,以其胜治之,愈也⑤。

【本段提纲】 马莳说:此言痈肿、筋挛、骨痛之三者,有得病之由,治病之法也。

【集解】

①痈肿:参阅《素问》第三《生气通天论》第五段“乃生痈肿”句下集解。

②筋挛:是筋拳曲不能伸开,参阅《素问》第十二《异法方宜论》第五段“其病挛痹”句下集解。

③此皆安生:杨上善说:因于痈肿,有此二病,故请所生。

张介宾说:此言诸病痈肿而有兼筋挛骨痛者也。诸家以痈肿、筋挛、骨痛,释为三证,殊失经意。观下文曰“此寒气之肿”,则其所问在肿,义可知矣。

④此寒气之肿,八风之变也:王冰说:八风,八方之风也。

高世栻说:此寒气之肿,言痈肿之生于寒也。八风之变,言筋挛骨痛之生于风也。以明病之所生,即病之所变也。

八风,参阅《素问》第四《金匮真言论》第一段“天有八风”句下集解。

⑤此四时之病,以其胜治之,愈也:张介宾说:四时之病,即时气也。治之以胜,如《至真要大论》曰:“至诸胜复,寒者热之,热者寒之,温者清之,清者温之,散者收之,抑者散之,燥者润之,急者缓之,坚者软之,脆者坚之,衰者补之,强者泻之,各安其气,必清必静,则病气衰”者,此之谓也。

张志聪说:以胜治之者,以五行气味之胜治之而愈也。如寒淫于内,治以甘热,如东方生风,风生木,木生酸,辛胜酸之类。

帝曰:有故病①,五藏发动②,因伤脉色,各何以知其久暴至之病乎③?

岐伯曰:悉乎哉问也!征④其脉小,色不夺⑤者,新病也⑥。征其脉不夺,其色夺者,此久病也⑦。征其脉与五色俱夺者,此久病也⑧。征其脉与五色俱不夺者,新病也⑨。

【本段提纲】 马莳说:此言征之脉色,可以知有故病暴病之异也。

【集解】

①有故病:马莳说:故病者,即下文之所谓久病也。

张介宾说:有故病,旧有宿病也。

②五藏发动:张介宾说:五藏发动,感触而发也。

③有故病,五藏发动,因伤脉色,各何以知其久暴至之病乎:马莳说:暴病者,即下文之所谓新病也。

高世栻说:人身之病,久暴不同。有五藏故病,发动于外,因伤脉色,非一时生变之暴病,各何以知其久至与暴至之病乎?

④征:吴崑说:征,验也。

⑤色不夺:朱骏声《说文通训定声》:《素问·通评虚实论》:“精气夺则虚。”注:“谓精气减少如夺去也。”《腹中论》:“勿动亟夺。”注:“去也。”(《说文解字诂林》第五四六页)

夺,参阅《素问》第二《四气调神大论》第四段“使气亟夺”句下集解。

⑥新病也:王冰说:气乏而神犹强也。

马莳说:征其脉小,小者虚也,而色则不夺,神气如故,正以其暂时得病,颜色无改,脉则一时之虚,所以谓之新病也。

张介宾说:脉小者邪气不盛,色不夺者形神未伤,故为新病。

⑦征其脉不夺,其色夺者,此久病也:张介宾说:病久而经气不夺者有之,未有病久而形色不变者,故脉不夺而色夺者为久病。

⑧征其脉与五色俱夺者,此久病也:张介宾说:表里俱伤也。

⑨新病也:张介宾说:表里俱无恙也。

肝与肾脉并至,其色苍赤,当病毁伤①。不见血,已见血,湿若中水也②。

【本段提纲】 马莳说:此举色与脉反者,而详诊其病之不同也。

【集解】

①肝与肾脉并至，其色苍赤，当病毁伤：杨上善说：弦石俱至而色见青赤，其人当病被击内伤。其伤见色，故青赤也。

马莳说：肝之脉弦，肾之脉沉，则肝与肾脉并至，宜乎肝之色苍，肾之色黑，其二色当并见也。今则见其苍不见其黑而见其赤，有心血之义参焉者何也？须知肝脉而见脉色，必曾有恚怒，当病毁伤之疾。

张介宾说：肝脉弦，肝主筋。肾脉沉，肾主骨。苍者肝肾之色，青而黑也。（丹波元简说：按苍，《说文》"草色也"，青而黑未知何据。）赤者心火之色，心主血也。脉见弦沉而色苍赤者，筋骨血脉俱病，故必当为毁伤也。

②不见血，已见血，湿若中水也：张介宾说：凡毁伤筋骨者，无论不见血已见血，其血必凝，其经必滞，气血凝滞，形必肿满，故如湿气在经，而同于中水之状。

丹波元简说：按此一节，与上下文不相顺承，疑有脱误。

田晋蕃说：《御纂医宗金鉴·正骨心法》："损伤之证，皮不破而内损者，多有瘀血。破肉伤䐃，每致亡血过多。二者治法不同。内损故不见血。破肉伤䐃故已见血。"薛雪《医经原旨》："无论不见血已见血，其血必凝，其经必滞，气血凝滞，形必肿满，故如湿气在经而同于中水之状也。"

尺内[①]两傍则季胁也[②]：尺外以候肾；尺里以候腹[③]。中附上[④]：左，外以候肝，内以候鬲；右，外以候胃，内以候脾。上附上[⑤]：右，外以候肺，内以候胸中；左，外以候心，内以候膻中。前以候前，后以候后[⑥]。上竟上者，胸、喉中事也[⑦]。下竟下者，少腹、腰、股、膝、胫、足中事也[⑧]。

【本段提纲】 丹波元简说：此即诊尺肤之部位。

【集解】

①尺内：王冰说：尺内，谓尺泽之内也。

丹波元简说：按王注"尺内谓尺泽之内也"，此即诊尺肤之部位。《平人气象论》云："尺涩脉滑，尺寒脉细。"王注亦云："谓尺肤也。"《邪气藏府病形篇》云："善调尺者，不待于寸。"又云："夫色脉与尺之相应，如桴鼓影响之相应也。"《论疾诊尺篇》云："尺肤泽。"又云："尺肉弱。"《十三难》云："脉数，尺之皮肤亦数。脉急，尺之皮肤亦急。"《史记·仓公传》亦云："切其脉，循其尺。"仲景云："按寸不及尺。"皆其义也。而其所以谓之尺者。《说文》："尺，十寸也。人手卻十分动脉为寸口，十寸为尺。尺，所以指尺规矩事也。从尸，从乙。乙，所识也。周制，寸、尺、咫、寻、常、仞诸度量皆以人之体为法。"徐锴曰："《家语》曰：'布指知尺，舒肱知寻。'"《大戴礼》云："布指知寸，布手知足，舒肱知寻。"明是尺即谓臂内一尺之部分，而决非寸关尺之尺也。寸口分寸关尺三部，昉于《难经》，马、张诸家以寸关尺之尺释之，与经旨差矣。

伯坚按：《黄帝内经》所说的尺，和后代医家所说寸关尺的尺，完全是两回事。第一，《内经》所说的尺，不是指脉而言，《素问》第十八《平人气象论》说："尺热曰病温。尺不热：脉滑曰病风；脉涩曰痹。"又说："尺涩，脉滑，谓之多汗。尺寒、脉细，谓之后泄。"又第二十八《通评虚实论》说："是寸脉急而尺缓也。"又说："脉口热而尺寒也。"《灵枢》第七十四《论疾诊尺篇》说："余欲无视色持脉，独调其尺，以言其病，从外知内，为之奈何？"在这些文字里，尺和脉都是对举的，可见尺和脉是不同的。第二，《内经》所说的尺，是说尺部的皮肤。《灵枢》第四《邪气藏府病形篇》说："脉急者，尺之皮肤亦急。脉缓者，尺之皮肤亦缓。脉小者，尺之皮肤亦减而少气。脉大者，尺之皮肤亦贲而起。脉滑者,尺之皮肤亦滑。脉涩者,尺之皮肤亦涩。”又第七十一《邪客篇》说:“持其尺,察其肉之坚脆、小大、滑涩、寒温、燥湿。”又第七十四《论疾诊尺篇》说:“尺肤滑,其淖泽者,风也。尺肉弱者,解㑊安卧。脱肉者,寒热,不治。尺肤滑而泽脂者,风也。尺肤涩者,风痹也。尺肤粗如枯鱼之鳞者,水泆饮也。尺肤热甚,脉盛躁者,病温也;其脉盛而滑者,病且出也。尺肤寒其脉小者,泄,少气。尺肤炬然先热后寒者,寒热也。尺肤先寒、久持之而热者,亦寒热也。”可见尺是指皮肤而言。《黄帝内经太素》卷十五《尺寸诊篇》“尺热曰病温”句下杨上善注说:“尺之皮肤复热”,杨上善是以皮肤释尺。《素问·平人气象论》“尺涩脉滑”句下王冰注说:“谓尺肤涩而尺脉滑也”;又“尺寒脉细”句下王冰注说:“肤寒脉细”;王冰也是以皮肤释尺。凡《内经》所说的尺热、尺寒、尺涩,都是说皮肤的寒热滑涩。为什么叫作尺呢?自寸口到肘部的长度是一尺(周尺),所以这一部分就叫作尺,这一部分的皮肤就叫作尺肤。尺泽是孔穴的名称,在肘中约上动脉(见《甲乙经》卷三),正是距离寸口一尺(周尺)的地点,叫作尺泽,也是由此得名的。

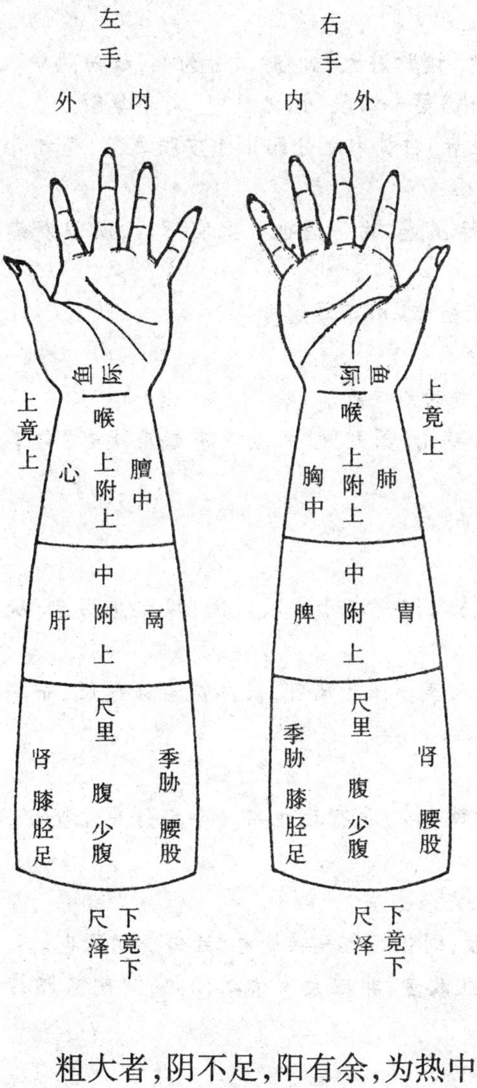

②季胁也:马莳说:季胁者,肋骨尽处也。

高世栻说:季胁,胁之尽处也。

胁,参阅《素问》第十《五藏生成篇》第十一段“支鬲胠胁”句下集解。

③尺外以候肾,尺里以候腹:丹波元坚说:今考经文,但言中附上,上附上,而不言下附下。然以下文推之,则此三句是一节,其为下附下可知矣。且此三句特不分左右,是均两手而言。尺内者尺内侧也,尺外者尺外侧也,下文内外字皆然,可以互证。尺里者,尺内外侧之中央也。

④中附上:张介宾说:中附上,言附尺之上而居乎中者。

⑤上附上:张介宾说:上附上,言上而又上。

⑥后以候后:张介宾说:此重申上下内外之义而详明之也。上半部为前,下半部为后,盖言上以候上,下以候下也。

⑦上竟上者,胸、喉中事也:王冰说:上竟上,至鱼际也。

张介宾说:竟,尽也。言上而尽于上,在脉则尽于鱼际,在体则应于胸喉。

⑧下竟下者,少腹、腰、股、膝、胫、足中事也:王冰说:下竟下,谓竟尺之脉动处也。

张介宾说:下而竟于下,在脉则尽于尺部,在体则应于少腹足中。

丹波元简说:今据王义,考经文,见左图:

粗大者,阴不足,阳有余,为热中也[①]。

来疾去徐[2]，上实下虚[3]，为厥[4]、巅疾[5]。

来徐去疾，上虚下实，为恶风也[6]。故中恶风者阳气受也[7]。

有脉俱沉、细、数者[8]，少阴厥也[9]。

沉、细、数、散者，寒热也[10]。

浮而散者，为眴仆[11]。

诸浮不躁者皆在阳则为热，其有躁者在手[12]。诸细而沉者皆在阴则为骨痛，其有静者在足[13]。

数动一代者[14]，病在阳之脉也，泄及便脓血。

诸过者切之[15]：涩者，阳气有余也；滑者，阴气有余也。阳气有余，为身热无汗。阴气有余，为多汗身寒。阴阳有余，则无汗而寒。

【本段提纲】 丹波元简说：按此下以脉象而候阴阳邪正之盛虚，与尺肤之义自别。

【集解】

①粗大者，阴不足，阳有余，为热中也：王冰说：粗大，谓脉洪大也。脉洪者为热，故曰热中。

热中，热气在腹也，参阅《素问》第十八《平人气象论》第十四段“谓之热中”句下集解。

②来疾去徐：丹波元简说：滑氏《诊家枢要》云：“来者，自骨肉之分而出于皮肤之际，气之升也。去者，自肤之际而还于骨肉之分，气之降也。”

③上实下虚：杨上善说：来疾阳盛，故上实也。去徐阴虚，故下虚也。上实下虚，所以发巅疾也。

④厥：参阅《素问》第四十五《厥论》第一段“厥之寒热者”句下集解。

⑤巅疾：马莳说：其病当为厥疾及巅疾焉。

高世栻说：气惟上逆，上而不下，故为巅疾，犹言厥成为癫疾也。

巅疾有癫痫和癫狂二义，参阅《素问》第四十七《奇病论》第九段“人生而有病癫疾者”句下集解。

⑥为恶风也：吴崑说：阴实阳虚，不任风寒，故令恶也。

高世栻说：恶风，疠风也。

张志聪说：此阳虚阴盛，为恶风也。盖风为阳邪，伤人阳气在于皮肤之间，风之恶厉者，从阳而直入于里阴，是以去疾下实也。

⑦故中恶风者阳气受也：张介宾说：恶，上去声，下入声。阳受风气，故阳虚者必恶风，而恶风之中人亦必阳气受之也。

丹波元坚说：《太素》无此九字。坚按：无者似胜。

伯坚按：此段见《黄帝内经·太素》卷十五《五藏脉诊篇》，没有此九字。今据丹波元坚说，依《太素》删去此九字。

⑧有脉俱沉、细、数者：喜多村直宽说：“俱”字承上文来去言。

⑨少阴厥也：马莳说：沉细者，肾脉也。沉细而带数，则肾经之气厥逆也，故曰少阴厥也。

⑩寒热也：高世栻说：热有阴阳，申明有脉沉细而数散者，非粗大有余之阳热，为阴盛阳虚之寒热也。

丹波元简说：按此亦虚劳寒热也。

⑪眴仆：王冰说：头眩而仆倒也。

吴崑说：眴，目旋也。

丹波元坚说：先兄曰："《方言》：'朝鲜洌水之间，颠眴谓之賑眩。'《史记·屈原传》：'眴兮窈窕。'徐广云：'眴，眩也。'"眴、眩古通用，即见《原识·五藏生成篇》"狥蒙"下。

陆懋修说：《文选》扬雄《剧秦美新》："臣尝有颠眩病。"注："眴与眩古字通。"

⑫诸浮不躁者皆在阳则为热，其有躁者在手：王冰说：但浮不躁，则病在足阳脉之中。躁者，病在手阳脉之中也。

张介宾说：脉浮为阳，而躁则阳中之阳。故但浮不躁者，皆属阳脉，未免为热。若浮而兼躁，乃为阳极，故当在手。在手者，阳中之阳，谓手三阳经也。此与《终始篇》："人迎一盛，病在足少阳，一盛而躁，病在手少阳"义同。

⑬诸细而沉者皆在阴则为骨痛，其有静者在足：王冰说：细沉而躁，则病生于手阴脉之中。静者，病生于足阴脉之中也。

张介宾说：沉细为阴，而静则阴中之阴。故脉但沉细者，病无阴分，当为骨痛。若沉细而静，乃为阴极，故当在足。在足者，阴中之阴，谓足三阴经也。

⑭数动一代者：杨上善说：三动已去称数。数动一代息者，阳脉虚也。

王冰说：代，止也。

⑮诸过者切之：马莳说：凡人有病者，如有过误相似，故曰过。本篇上文曰："故乃可诊有过之脉。"

过，参阅《素问》第五《阴阳应象大论》第二十二段"见微得过"句下集解。

推而外之，内而不外，有心腹积也①。推而内之，外而不内，身有热也②。推而上之，下而不上③，腰足清也④。推而下之，上而不下⑤，头项痛也⑥。按之至骨，脉气少者，腰脊痛而身有痹也⑦。

【本段提纲】 张介宾说：此下言察病之法，当推求于脉以法其疑似也。

【集解】

①推而外之，内而不外，有心腹积也：张介宾说：凡病者在表而欲求之于外矣，然脉则沉、迟、不浮，是在内而非外，故知其心腹之有积也。推，音吹，诸释作推动之推者非。

②推而内之，外而不内，身有热也：张介宾说：凡病若在里而欲推求于内矣，然脉则浮、数、不沉，是在外而非内，故知其身之有热也。

③下而不上：原文作"上而不下"。

《新校正》云：按《甲乙经》，"上而不下"作"下而不上"。

张介宾说：按此二节，《甲乙经》以"上而不下"作"下而不上"，"下而不上"作"上而不下"，似与上文相类而顺，但即曰下而不上，则气脉在下，何以腰足反清？且本经前二节反言之，后二节顺言之也。一反一顺，两得其义，仍当以本经为正。

俞樾说：按《甲乙经》是也。上文云："推而外之，内而不外，有心腹积也。推而内之，外而不内，身有热也。"是外之而不外，内之而不内，皆为有病。然则此文亦当言上之而不上，下之而不下，方与上文一例。若如今本，"推而上之，上而不下"，"推而下之，下而不上"，则固其所耳，又何病焉？且阳升阴降，推而上之而不上，则阴气太过，故腰足为之清；推而下之而不下，则阳气太过，故头项为之痛。

伯坚按：此段见《甲乙经》卷四《经脉》第一中，作"下而不上"。今据俞樾说，依《甲乙经》校改。

④腰足清也：王冰说：腰足冷也。

俞樾说：按"清"，当为"凊"。《说文》仌部："凊，寒也。"故王《注》云："腰足冷。"

田晋蕃说：《五藏生成篇》："腰痛、足清、头痛。"王《注》："清，亦冷也。"

⑤上而不下：原文作"下而不上"。

《新校正》云：按《甲乙经》，"下而不上"作"上而不下"。

伯坚按：俞樾有说见上。此句，《甲乙经》作"上而不下"。今据俞樾说，依《甲乙经》校改。

⑥头项痛也：田晋蕃说：尤氏怡《医学读书记》曰："上而不下者，上盛而下虚，下虚则下无气，故腰足冷。下而不上者，有降而无升，则上不荣，故头项痛也。上文二段是有余之病，故受病处脉自著。此二段是不足之病，故当病处脉反衰。下文'按之至骨、脉气少者，腰脊痛而身有痹'，亦不足之诊也。经文虚实互举，深切诊要，自当从古。"

⑦按之至骨，脉气少者，腰脊痛而身有痹也：高世栻说：若按之至骨，不应于指，脉气少者，此阴盛阳虚，生阳之气不能上行，当腰脊痛而身有痹病也。承上文上下外内之病，而言诊脉亦有外内上下之法也。以上答帝"知病乍在内乍在外"之问者如此。

《脉要精微论第十七》今译

黄帝问说：诊脉应当如何呢？

岐伯回答说：诊脉常以清晨为宜。在这个时候，阴气还没有动，阳气还没有散，还没有进饮食，经脉[①]还不盛，络脉[②]很调匀，血气还没有乱，就可以将病脉鉴别出来。

切按脉搏的跳动情况，观察眼睛的神气和面部的颜色，审视五脏的虚实、六腑的强弱、形体的盛衰，用这些情况互相参考，就可以决定死生。

脉是血储聚的地方。脉搏长则健康。脉搏短则有病。脉搏快则心烦躁。脉搏大则病加重。上部的脉搏强盛则有气鬲病[③]，下部的脉搏强盛则腹部胀满。有代脉（变更不常）的是脏气衰。脉搏微细的是阳气少。脉搏涩（往来甚难）的则是心痛病。如果脉搏来得乱、来得急、和泉水涌出一样，则是病势加重，必会面色败坏。如果脉搏微细，去时如琴弦断了一样，则定会死亡。

眼睛和面色是表现人身的精气的。红色需要如同白绸裹着的红色一样，不可像紫红色。白色需要如同鹅毛一样，不可像盐。青色需要如同青玉一样（明朗润泽），不可像蓝色（青而沉晦）。黄色需要如同薄绸裹着雄黄一样，不可像黄土。黑色需要如同黑漆一样，不可像地下尘土的黑色。如果面部出现了这些败色，他的寿命不会久长。眼睛是看望东西、分别白黑、审视长短的，如果看东西不清楚，将长的看成短的，将白的看成黑的，那就是精气衰了。

五脏是镇守身体内部的。如果胸腹胀满，喘气，悲伤恐惧，讲话的时候吐气困难、声音微弱，这是由于体内有湿气所致。如果讲话的声音微弱，下气不接上气，这是由于中气虚脱所致。如果衣裳颠倒，乱讲乱骂，这是由于精神失常所致。如果腹泻，则是由于脾胃有病所致。如果小便不止，则是由于膀胱有病所致。如果五脏能起镇守内部的作用，则可以活。如果五脏失掉了镇守内部的作用，则会死亡。

五府是身体强健的根本。头是精神的府，如果头垂不能举起，眼睛陷入无光，这说明精神将要消失了。背是胸中的府，如果背脊弯曲，两肩低垂，说明这一府将要毁坏了。腰是肾的府，如果腰部不能转摇,说明肾将疲倦了。膝是筋的府,如果膝部不能屈伸,脊柱弯曲,说明筋将疲倦了。骨是髓的府,如果不能久立,走路摇摆,说明骨将疲倦了。如果身体能够维持强健则可以活。如果身体不能维持强健则会死亡。

岐伯说:凡脉搏违反四时的,过甚就是有余,消弱就是不足,如果应当不足的而反过甚,应当有余的而反消弱,像这样的脉搏是由于阴阳不相适应所致,这个病名叫作关格。

黄帝说:脉搏是如何随着四时而变动的?如何从脉搏来找出疾病的部位?如何从脉搏来知道疾病的变化?如何知道病在内部?如何知道病在外部?这五个问题我能知道吗?

岐伯说:人身是和天地相配合的。人身的阴阳是和天地的变化相呼应的。天地有春夏秋冬四时气候的变化,脉搏也就随着它们而有变化。春季有弦脉④,夏季有钩脉④,秋季有毛(浮)脉④,冬季有石(营)脉④。冬至四十五天以后,阳气渐上,阴气渐下。夏至四十五天以后,阴气渐上,阳气渐下。随同天时阴阳的变迁,脉搏也有变动。如果脉搏乱了这个正常规律,就是病脉。如果将病脉分别清楚,就可以决定死期。脉的微妙不可不细心体察。要体察阴阳的变化,五行的生克,四时的迁移。掌握了这一原则,就可以参透天人合一的道理,也就可以决定死生。声音是和五音相配合的。面部的颜色是和五行相配合的。脉搏是和阴阳(四时)相配合的。

诊脉最重要的是心要谦虚,身要安静。春季的脉搏是浮的,如同鱼在水面游泳一样。夏季的脉搏在皮肤上面一触即得,洪大充实。秋季的脉搏在皮肤下面,如同蛰伏的虫行将隐藏一样。冬季的脉搏在骨,深沉潜伏,如同蛰伏的虫和善知哲理的人一样。要知道内部五脏的病况,可以从脉搏看出来。要知道外部经脉的病况,也可以从脉搏找出它的过程。以上这六种不同的征象,是诊脉的基本法则。

如果心脉(神门穴)搏击于手,又坚、又长,则有舌头卷缩不能讲话的病。如果心脉又软又散,则病会消退,随即痊愈。

如果肺脉(经渠穴)搏击于手,又坚、又长,则有吐血的病。如果肺脉又软又散,则有汗出如洗的病,万不可再用发汗法来治疗。

如果肝脉(男五里穴、女太冲穴)搏击于手,又坚、又长,面色不发青,这是坠地受伤或是被人打伤。这种病人有时气喘气逆,则是由于血积在胁下所致。如果心脉又软又散,面色润泽不枯的,是溢饮病。溢饮病是由于口渴饮水过多,于是水溢出肠胃肌肤之外(全身水肿),所以病名叫作溢饮。

如果胃脉(冲阳穴)搏击于手,又坚、又长,面呈红色,则有髀痛如同骨折一样的病。如果胃脉又软又散,则是食痹病(胃痛不能食物)。

如果脾脉(箕门穴)搏击于手,又坚、又长,面呈黄色,则有气息微弱的病。如果又软又散,面色不润泽的,则有小腿肿大如同水肿一样的病。

如果肾脉(太溪穴)搏击于手,又坚、又长,面部呈黄红色的,则有腰痛的病。如果又软又散,则有血少的病,不很容易恢复。

黄帝说:如果心脉(神门穴)紧急,这是什么病?有一些什么症状?

岐伯说:这个病名叫心疝(腹股沟疝)。小腹必有症状。

黄帝说:怎样讲呢?

岐伯说:心是阳脏,和小肠是相为表里的,所以说小腹必有症状。

黄帝说:如果胃脉(冲阳穴)有病则有一些什么症状呢?

岐伯说:胃脉实则发胀。胃脉虚则下泻。

黄帝说：有些病已经成局了，又变化成为别的病，是怎样变的呢？

岐伯说：风病[5]变成为寒热病。瘅（热病）变成为消中（糖尿病）。厥变成为癫病。久风（慢性风病）变成为飧泄（消化不良的腹泻）。脉风[6]变成为疠（大麻风）。病的变化是讲不完的。

黄帝说：痈肿（脓疡）、筋挛（筋拳曲不能伸开）、骨痛，这几种病是怎样发生的呢？

岐伯说：它们都是由于风寒所致。

黄帝说：应当如何治疗呢？

岐伯说：这都是四季的时令病，应当根据五行相克的道理来治疗。

黄帝说：如果五脏的旧病发动，因而脉象和面色有了改变，怎样来区别它是旧病还是新病呢？

岐伯说：你问得真详细。如果脉搏细小而面色没有大变化的，则是新病。如果脉搏没有大变化而面色有大变化的，则是旧病。如果脉搏和面色都发生大变化的，则是旧病。如果脉搏和面色都没有发生大变化的，则是新病。

肝脉（弦脉）和肾脉（石脉）同时来，面部呈青红色，是被人打伤所致。不论见了血或没有见血，都发肿如同水肿一样。

靠着季胁（肋骨尽处的胁）两旁的尺部皮肤[7]，外侧是测候肾的，内侧是测候腹部的。在中段的尺部皮肤：左手，外侧是测候肝的，内侧是测候鬲的；右手，外侧是测候胃的，内侧是测候脾的。靠近腕部的尺部皮肤：右手，外侧是测候肺的，内侧是测候胸中的；左手，外侧是测候心的，内侧是测候膻中的。尺部的各部分皮肤都有一定的测候目标。最上面（靠着腕部）的尺部皮肤，是测候胸和喉的。最下面（靠着肘部）的尺部皮肤，是测候小腹、腰和下肢的。

凡脉搏粗大，这说明是阴气不足而阳气有余，是热中（腹内发热）。

凡脉搏来时快而去时慢，这说明是上部实而下部虚，是厥、癫病。

凡脉搏来时慢而去时快，这说明是上部虚而下部实，是恶风（大麻风）。

凡脉搏又沉、又细、又快的，是少阴（手少阴心经和足少阴肾经）厥逆。

凡脉搏又沉、又细、又快、又散的，是发寒热。

凡脉搏又浮、又散的，是晕眩仆倒。

凡脉搏浮而不躁动的，则病在阳分，有发热的症状；如果脉搏浮而躁动的，则病在手部三阳经。凡脉搏细而沉的，则病在阴分，有骨痛的症状；如果脉搏沉细而平静的，则病在足部三阴经。

凡脉搏快而时一停止的，这是病在阳分的脉象，有腹泻和大便下脓血的症状。

凡切按病脉：脉搏涩的是阳气有余；脉搏滑的是阴气有余。如果阳气有余，则身体发热而没有汗。如果阴气有余，则汗多而身体寒冷。如果阴气阳气都有余，则没有汗而身体寒冷。

外面看去似乎是表面的疾病，而脉搏却表现为里面有病的脉象（沉、迟、不浮），并不表现为外面有病的脉象（浮、数、不沉），这是心腹里面有积（结块）。外面看去似乎是里面的疾病，而脉搏却表现为外面有病的脉象（浮、数、不沉），并不表现为里面有病的脉象（沉、迟、不浮），这是身体有热。

在外面看去似乎是上部的疾病，而脉搏却表现为下部有病的脉象（下盛上虚），并不表现为上部有病的脉象（上盛下虚），这是腰足寒冷。外面看去，似乎是下部的疾病，而脉搏却表现为上部有病的脉象（上盛下虚），并不表现为下部有病的脉象（下盛上虚），这是头部后颈部痛。

如果按到骨头上，而脉搏还是很微弱的，这是腰脊痛而有痹病。

①经脉：经脉在《黄帝内经》中的原始意义，主要是指大血管，详见《素问》第五《阴阳应象大论今译》第一注。

②络脉：络脉是经脉的分支。络脉的分支，叫作孙络。皮肤上可以看见的青筋（静脉管）是浮在皮肤上的络脉，叫作浮络。

③气鬲病：气鬲病是古代病名，是一个症状群的名称。它的症状是烦闷，食物不能下去，时时呕沫。

④弦脉、钩脉、毛脉、石脉：弦钩毛石四脉，在《素问》中有两种不同的名称。《素问》第十八《平人气象论》和第二十三《宣明五气篇》叫作弦钩毛石，而第十九《玉机真藏论》则叫作弦钩浮营。它们的名称虽不同，而意义都是一样的，毛脉即是浮脉，石脉即是营脉。弦脉的脉象是来势软弱，轻虚而滑，端直而长。钩脉的脉象是来时强盛而去时衰弱。毛脉的脉象是轻虚而浮，来时急而去时散。石脉的脉象是来时沉而软。关于本书各篇经文和历代各家注解讲这四种脉象的，可参阅《素问》第二十三《宣明五气篇》第十三段集解提纲附表。

⑤风病：风是古代病名，是一个症候群的名称。凡是认为由邪风侵入体内而发生的疾病，都叫作风。风病的范围很广，小病包括有普通伤风在内，大病包括有大麻风在内。参阅《素问》第四十三《风论》。

⑥脉风：脉风是经脉的风病。《素问》第四十二《风论》第四段说："风气与太阳俱入，行诸脉俞，散于分肉之间，与卫气相干，其道不利，故使肌肉愤䐜而有疡。卫气有所凝而不行，故其肉有不仁也。疠者，有荣气热胕，其气不清，故使其鼻柱坏而色败，皮肤疡溃。风寒客于脉而不去，名曰疠风，或名曰寒热。"这就是脉风变成为疠的解释。

⑦尺部皮肤：尺部是和手掌心同在一面的前臂全部。

平人气象论第十八①

①平人气象论第十八：《新校正》云：按全元起本在第一卷。

伯坚按：本篇和《甲乙经》《黄帝内经太素》《类经》三书的篇目对照，列表于下：

素问	甲乙经	黄帝内经太素	类经
平人气象论第十八	卷四——经脉第一上 卷四——经脉第一中	卷十五——尺寸诊篇 卷十五——五藏脉诊篇	卷五——呼吸至数（脉色类三） 卷五——脉分四时无胃曰死（脉色类十一） 卷五——逆从四时无胃亦死（脉色类十二·一） 卷五——逆从四时无胃亦死（脉色类十二·二） 卷五——五藏平病死脉胃气为本（脉色类十三） 卷五——三阳脉体（脉色类十四） 卷五——寸口尺脉诊诸病（脉色类十六·一） 卷五——寸口尺脉诊诸病（脉色类十六·二） 卷六——孕脉（脉色类二十三·一） 卷六——真藏脉死期（脉色类二十八·二） 卷十六——风水黄疸之辨（疾病类五十九）

【释题】 平人就是健康的人。本篇主要讲健康人的脉的气象，所以叫作《平人气象论》。

【提要】 本篇用黄帝、岐伯问答的形式，讲健康脉和病脉的分别，内容可以分为五节。第一节讲健康脉和病脉的搏动次数。第二节讲脉和胃气的关系，来判断是健康脉、是病脉，还是死脉。第三节讲某些个别的脉象是一些什么疾病的象征。第四节讲脉和四时的关系。第五节再讲脉和胃气的关系，讲健康人和病人的心、肺、肝、脾、肾五脉的分别。本篇特别着重脉象里面的胃气，有胃气的就生，没有胃气的就死。什么叫作胃气呢？《玉机真藏论》说："脉弱以滑，是有胃气。"张介宾解释说："大都脉代时宜，无太过，无不及，自有一种雍容和缓之状者，便是胃气之脉。"（《类经》卷五《脉色类》十一注）

黄帝问曰：平人何如[①]？

岐伯对曰：人一呼，脉再动；一吸，脉亦再动[②]；呼吸定息，脉五动；闰以太息；命曰平人[③]。平人者，不病也。常以不病调病人[④]，医不病，故为病人平息以调之，为法[⑤]。

【本段提纲】 马莳说：此言一息五至之诊为无病也。

【集解】

①平人何如：王冰说：平人，谓气候平调之人也。

丹波元简说：《调经论》云："阴阳匀平，以充其形，九候若一，命曰平人。"《终始篇》云："形肉血气，必相称也，是谓平人。"

②人一呼，脉再动；一吸，脉亦再动：丹波元简说：按《灵枢·动输篇》："一呼，脉再动。一吸，脉亦再动。"《甲乙》引作"一呼，脉亦再动。一吸，脉亦再动。"（伯坚按：见《甲乙经》卷四《经脉》第一上，今本《甲乙经》作"一呼脉再动。一吸脉亦再动。"）

③呼吸定息，脉五动；闰以太息；命曰平人：马莳说：鼻中出气曰呼，入气曰吸。呼吸定息，总为一息。言医人一呼而彼脉遂再动，一吸而彼脉遂再动，呼吸定息，脉遂五至，犹岁之有闰，是闰以太息之脉，乃所谓一息五至也。如此者名曰平人。

张介宾说：出气曰呼。入气曰吸。一呼一吸，总名一息。动，至也。再动，再至也。常人之脉，一呼两至，一吸亦两至。呼吸定息，谓一息既尽，而换息未起之际也，脉又一至。故曰五动。闰，余也，犹闰月之谓。言平人常息之外，间有一息甚长者，是为闰以太息，而又不止五至也。此即平人不病之常度。

丹波元简说：按张注详备，与《难经》符。但《难经》以一呼再动，一吸再动，呼吸之间又一动，为定息五动；张则以一息四动，两息之间又一动，为五动，此为少异焉。李云："一息四至。呼吸定息脉五动者，当其闰以太息之时也。"马及志、高并同。此说不可从。果如其言，则宜云："闰以太息，呼吸脉五动"。噫！何倒置经文而释之也。

④常以不病调病人：丹波元简说：《甲乙》，"病"下有"之人"二字。（伯坚按：今本《甲乙经》作"常以不病之人以调病人"。）

⑤医不病，故为病人平息以调之，为法：吴崑说：医不病，则呼吸调匀，故能为病人平息以调脉。为法，为则也。

丹波元简说：《甲乙》，无"为法"二字。

人一呼、脉一动，一吸、脉一动，曰少气[①]。

【本段提纲】 马莳说：此言一息二至之脉为少气，自平脉之不及者言之也。

【集解】

①曰少气：马莳说：由正气衰少，故脉如是也。

少气，气息微弱也，参阅《素问》第四十九《脉解》第三段“所谓胸痛少气者”句下集解。

人一呼、脉三动，一吸、脉三动，而躁①：尺热曰病温②；尺不热，脉滑曰病风，脉涩曰痹③。

【本段提纲】 马莳说：此言一息六至之脉为诸病，自平脉之太过者言之也。

【集解】

①躁：王冰说：躁，谓烦躁。

马莳说：躁者，动之甚也。王注以躁为烦躁。按《灵枢·终始、禁服》等篇，有“一倍而躁，二倍而躁”等语，则躁本言脉不言病也。

张介宾说：躁者，急疾之谓。

②尺热曰病温：杨上善说：脉之三动，以是气之有余，又加躁急，尺之皮肤复热，即阳气盛，故为病温。

张介宾说：尺热，言尺中近臂之处有热者，必其通身皆热也。脉数、躁而身有热，故知为病温。

高世栻说：脉躁急而尺肤热，则曰病温。

丹波元坚说：按《论疾诊尺篇》曰：“尺肤热甚，脉盛躁者，病温也。”

③尺不热，脉滑曰病风，脉涩曰痹：杨上善说：一呼三动而躁、尺皮不热，脉滑曰风，涩曰痹也。

《新校正》云：按《甲乙经》，无“脉涩曰痹”一句。（伯坚按：此段见《甲乙经》卷四《经脉》第一上，没有“脉涩曰痹”四字。）

张介宾说：数滑而尺不热者，阳邪盛也，故当病风。然风之伤人，其变不一，不独在于肌表，故尺不热也。涩为血不调，故当病痹。《脉法》曰：“滑，不涩也，往来流利。涩，不滑也，如雨沾沙。滑为血实气壅。涩为气滞血少。”

丹波元简说：按《寿夭刚柔篇》云：“病在阳者命曰风。病在阴者命曰痹。”此章与痹对言，亦谓偏风之属。

丹波元坚说：按《论疾诊尺篇》曰：“尺肤滑、其淖泽者，风也。”又曰：“尺肤滑而泽脂者，风也。尺肤涩者，风痹也。”

人一呼，脉四动以上，曰死①。

脉绝不至，曰死。

乍疏乍数，曰死②。

【本段提纲】 马莳说：此举三者之脉为必死，以其无胃气为逆也。

【集解】

①人一呼，脉四动以上，曰死：马莳说：人一呼脉当再动，而今曰四动，则一吸脉当再动，而亦四动，所谓一息八至脉也。《脉诀》以八至为脱脉，《难经》以为夺精。且曰四动以上，则《脉诀》以九至为死脉，十至为归墓，十一、十二则为绝魂脉，故皆谓之死脉也。此则自五至以上之太过者言之耳。

张介宾说：一呼四动，则一息八至矣，况以上乎？《难经》谓之夺精，四至曰脱精，五至曰死，六至曰命尽。是皆一呼四至以上也，故死。（伯坚按：见《难经·十四难》：“四至曰夺精，五至曰死，六至曰命绝，此死之脉。”）

②人一呼，脉四动以上，曰死。脉绝不至，曰死。乍疏乍数，曰死：高世栻说：人一呼脉四动以上，则太过之极。脉绝不至，则不及之极。乍疏乍数，则错乱之极。故皆曰死 。

平人之常气禀于胃。胃者，平人之常气也。人无胃气曰逆，逆者死①。

【本段提纲】 马莳说：以平人常时之脉气，必禀于胃气而生，人无胃气，夫是之谓逆，逆则知其为死也。

【集解】

①平人之常气禀于胃。胃者，平人之常气也。人无胃气曰逆，逆者死：杨上善说：胃者，人迎胃脉也。五藏之脉，弦、钩、代、浮、石，皆见于人迎胃脉之中。胃脉即足阳明脉，主于水谷，为五藏、六府、十二经脉之长，所以五藏之脉欲见之时，皆以胃气将至人迎也。胃气之状，柔弱是也。故人迎五脉见时，但弦、钩、代、毛、石各各自见无柔弱者，即五藏各失胃气，故脉独见。独见当死。

张介宾说：土得天地中和之气，长养万物，分王四时，而人胃应之。凡平人之常，受气于谷，谷入于胃，五藏六府皆以受气，故胃为藏府之本。此胃气者，实平人之常气，有不可以一刻无者，无则为逆，逆则死矣。胃气之见于脉者，如《玉机真藏论》曰：“脉弱以滑，是有胃气。”《终始篇》曰：“邪气来也紧而疾。谷气来也徐而和。”是皆胃气之谓。大都脉代时宜，无太过，无不及，自有一种雍容和缓之状者，便是胃气之脉。

春胃微弦曰平①。弦多胃少曰肝病②。但弦无胃曰死③。胃而有毛曰秋病④。毛甚曰今病⑤。藏真散于肝，肝藏筋膜之气也⑥。

【本段提纲】 杨上善说：胃者，人迎胃脉也。五藏之脉，弦、钩、代、浮、石，皆见于人迎胃脉之中。胃脉，即足阳明脉，主于水谷，为五藏六府十二经脉之长，所以五藏之脉欲见之时，皆以胃气将至人迎也。

马莳说：此承上文“人无胃气曰逆”，故此下五节遂言五藏皆以胃气为本，而此一节则自肝脉而言之也。

【集解】

①春胃微弦曰平：王冰说：言微似弦，不谓微而弦也。钩及软弱、毛、石义并同。

吴崑说：弦，脉引而长若琴弦也。胃，冲和之名。春脉宜弦，必于冲和之中微带弦，是曰平调之脉。

张介宾说：春令木王，其脉当弦，但宜微弦而不至太过，是得春胃之充和也，故曰平。按此前后诸篇，皆以春弦、夏钩、秋毛、冬石分四季所属者，在欲明时令之脉，不得不然也。然脉之迭见，有随时者，有不随时者。或春而见钩，便是夏脉；春而见毛，便是秋脉；春而见石，便是冬脉。因变知病，圆活在人，故有二十五变之妙。若谓春必弦，夏必钩，则殊失胃气之精义矣。

②弦多胃少曰肝病：张介宾说：弦多者，过于弦也。胃少者，少和缓也。是肝邪之胜，胃气之衰，故为肝病。

③但弦无胃曰死：张介宾说：但有弦急而无冲和之气者，是春时胃气已绝，而肝之真藏见也，故曰死。

④胃而有毛曰秋病：张介宾说：毛为秋脉属金，春时得之，是为贼邪，以胃气尚存，故至秋而后病。

⑤毛甚曰今病：吴崑说：若脉来毛甚，则无胃气，肝木受伤已深，不必至秋，今即病矣。

⑥藏真散于肝，肝藏筋膜之气也：吴崑说：藏，上去声，下平声，后皆同。肝气喜散，春时肝木用事，故五藏天真之气皆散于肝。若其所藏，则藏筋膜之气而已。

张介宾说：《金匮真言论》曰："东方青色，入通于肝，是以知病之在筋也。"

丹波元坚说：先兄曰："按藏真，非真藏之真，即言五藏真元之气，各应五时而见脉象也。"

夏胃微钩曰平①。钩多胃少曰心病②。但钩无胃曰死③。胃而有石曰冬病④。石甚曰今病⑤。藏真通于心，心藏血脉之气也⑥。

【本段提纲】 马莳说：此以心脉之病言之也。

【集解】

①夏胃微钩曰平：吴崑说：钩，前曲后倨如带钩也。言夏脉宜钩，必于冲和胃气之中，脉来微钩，是曰平调之脉。

张介宾说：夏令火王，其脉当钩，但宜微钩而不至太过，是得夏胃之和也，故曰平。

②钩多胃少曰心病：张介宾说：钩多者，过于钩也。胃少者，少冲和也。是心火偏胜，胃气偏衰，故为心病。

③但钩无胃曰死：张介宾说：但有钩盛，而无平和之气者，是夏时胃气已绝，而心之真藏见也，故死。

④胃而有石曰冬病：张介宾说：石为冬脉属水，夏时得之，是为贼邪，以胃气尚存，故至冬而后病。

⑤石甚曰今病：吴崑说：若脉来石甚，则无胃气，心火受伤已深，不必至冬，今即病矣。

⑥藏真通于心，心藏血脉之气也：吴崑说：心气喜通，夏时心火用事，故五藏天真之气皆通于心。若心之所藏，则藏血脉之气耳。

张介宾说：《金匮真言论》曰："南方赤色，入通于心，是以知病之在脉也。"

长夏胃微耎弱曰平①。弱多胃少曰脾病②。但代无胃曰死③。软弱有石曰冬病④。石甚曰今病⑤。藏真濡于脾，脾藏肌肉之气也⑥。

【本段提纲】 马莳说：此举胃脉之病言之也。

【集解】

①长夏胃微耎弱曰平：吴崑说：耎，软同。耎弱，脾之脉也。长夏属土，脉宜软弱，必于冲和胃气之中微带软弱，谓之平调之脉。

张介宾说：长夏属土，虽主建未之六月，然实兼辰、戌、丑、未四季之月为言也。四季土王之时，脉当软弱，但宜微有软弱而不至太过，是得长夏胃气之和缓也，故曰平。

②弱多胃少曰脾病：张介宾说：弱多胃少，则过于弱而胃气不足，以土王之时而得之，故为脾病。

③但代无胃曰死：张介宾说：代，更代也。脾主四季，脉当随时而更，然必欲皆兼和软，方得脾脉之平。若四季相代，而但弦、但钩、但毛、但石，是但代无胃见真藏也，故曰死。

④软弱有石曰冬病：张介宾说：石为冬脉属水，长夏阳气正盛，而见沉石之脉，以火土气衰而水反乘也，故至冬而病。

⑤石甚曰今病：原文作"弱甚曰今病"。

《新校正》云：按《甲乙经》，"弱"作"石"。（伯坚按：此段见《甲乙经》卷四《经脉》第一中。今本《甲乙经》作"软甚曰今病"。）

马莳说："弱甚"之"弱"，当作"石"。

张介宾说："弱"，当作"石"。长夏石甚者，火土大衰，故不必至冬，今即病矣。

顾观光说："石"字是。

田晋蕃说：林校曰："《甲乙经》，'弱'作'石'。"今本《甲乙经》作"软"。《脉经》三作"石"。晋蕃按：软弱为长夏本脉。《甲乙经》作"软甚"与《经》作"弱甚"，初无二义，林何所取以校《经》乎？知古文《甲乙经》与《脉经》同作"石甚"无疑。经作"弱甚"，则承上文但代无胃之死脉，(上文"但代无胃"，《脉经》作"但弱无胃"。)岂但今病而已？以下文"弦甚曰今病"等句例之，盖《经》本作"石甚"，故皇甫谧据而为《甲乙》。林所见之本作"弱甚"，传写之讹也。

伯坚按：今据马莳、张介宾、顾观光、田晋蕃说校改。

⑥藏真濡于脾，脾藏肌肉之气也：吴崑说：濡，泽也。脾气喜濡泽。长夏之时，脾土用事，故五藏真气皆濡泽于脾。若脾之所藏，则藏肌肉之气者也。

张介宾说：《金匮真言论》曰：中央黄色，入通于脾，是以知病之在肉也。

秋胃微毛曰平①。毛多胃少曰肺病②。但毛无胃曰死③。毛而有弦曰春病④。弦甚曰今病⑤。藏真高于肺，以行荣卫阴阳也⑥。

【本段提纲】 马莳说：此举肺脉之病言之也。

【集解】

①秋胃微毛曰平：吴崑说：毛，脉来浮、涩，类羽毛也。秋脉宜毛，必于冲和胃气之中，脉来微毛，是曰平调之脉。

张介宾说：秋令金王，其脉当毛，但宜微毛而不至太过，是得秋胃之和也，故曰平。毛者，脉来浮涩，类羽毛之轻虚也。

②毛多胃少曰肺病：张介宾说：毛多胃少，是金气偏胜，而少和缓之气也，故为肺病。

③但毛无胃曰死：张介宾说：但毛无胃，是秋时胃气已绝，而肺之真藏见也，故死。

④毛而有弦曰春病：张介宾说：弦为春脉属木，秋时得之，以金气衰而木反乘也，故至春木王时而病。

⑤弦甚曰今病：吴崑说：若脉来弦甚而无胃气，则肝木受病已深，不待移时，今即病矣。

⑥藏真高于肺，以行荣卫阴阳也：王冰说：肺处上焦，故藏真高也。《灵枢经》曰："荣气之道，内谷为宝(伯坚按：原作"内谷为实"，今据《灵枢》第十六《营气篇》校正)。谷入于胃，气传与肺，流溢于中，布散于外。精专者行于经隧。"以其自肺宣布，故云以行荣卫阴阳也。

张介宾说：秋金用事，其气清肃，肺处上焦，故藏真之气高于肺。肺主乎气，而荣行脉中卫行脉外者，皆自肺宣布，故以行荣卫阴阳也。

冬胃微石曰平①。石多胃少曰肾病②。但石无胃曰死③。石而有钩曰夏病④。钩甚曰今病⑤。藏真下于肾，肾藏骨髓之气也⑥。

【本段提纲】 马莳说：此举肾脉之病言之也。

【集解】

①冬胃微石曰平：吴崑说：石，脉来沉实也。冬脉宜石，必于冲和胃气之中，脉来微石，是曰平调之脉。

张介宾说：冬令水王，脉当沉石，但宜微石而不至太过，是得冬胃之和也，故曰平。石者，脉来沉实，如石沉水之谓。

②石多胃少曰肾病：张介宾说：石多胃少，是水气偏胜，反乘土也，故为肾病。

③但石无胃曰死：张介宾说：但石无胃，是冬时胃气已绝，而肾之真藏见也，故死。

④石而有钩曰夏病：张介宾说：钩为夏脉属火，冬时得之，以水气衰而火反侮也，故至夏火王时而病。

⑤钩甚曰今病：吴崑说：若脉来钩甚而无胃气，则心火受病已深，不必移时，今即病矣。

⑥藏真下于肾，肾藏骨髓之气也：王冰说：肾居下焦，故云藏真下也。

吴崑说：肾气喜下，冬时肾水用事，故五藏天真之气同下于肾。若肾之所藏，则藏骨髓之气者也。

张介宾说：《金匮真言论》曰："北方黑色，入通于肾，是以知病之在骨也。"

胃之大络名曰虚里[①]，贯鬲[②]、络肺，出于左乳下，其动应手[③]，脉宗气也[④]。盛喘数绝者，则病在中[⑤]。结而横[⑥]，有积矣[⑦]。绝不至，曰死[⑧]。乳之下，其动应衣，宗气泄也[⑨]。

【本段提纲】 马莳说：此承上文而言，五藏皆以胃气为本，故胃有大络，其脉气不同而病死亦异也。

【集解】

①胃之大络名曰虚里：杨上善说：虚，音墟。虚里，城邑居处也。此胃大络，乃是五藏六府所禀居处，故曰虚里。

②贯鬲：鬲是横膈膜。参阅《素问》第十六《诊要经终论》第七段"中鬲者"句下集解。

③其动应手：原文作"其动应衣"。

丹波元简说：《甲乙》，"衣"作"手"。"应衣"，当从《甲乙》而作"应手"。若"应衣"则与下文何别？

顾观光说："衣"字误，当依《甲乙经》作"手"。

伯坚按：此段见《甲乙经》卷四《经脉》第一中，作"其动应手"。今据丹波元简、顾观光说，依《甲乙经》校改。这是说心脏的搏动。

④宗气也：杨上善说：宗，尊也。此之大络，一身之中血气所尊，故曰宗气。

王冰说：宗，尊也，主也，谓十二经脉之尊主也。

马莳说：宗气，即大气也。《灵枢》邪客篇、刺节真邪篇皆曰宗气。《灵枢·五味篇》谓之大气。

丹波元简说：按《五味篇》曰："大气积于胸中，命曰气海。"《邪客篇》曰："宗气积于胸中。"皆此义也。《通雅》云："宗、尊，一字。《孝经》'宗祀'，注：'尊祀'。"王云"宗，尊也"，此乃古训。

⑤盛喘数绝者，则病在中：杨上善说：其脉动如人喘数而绝者，病在藏中也。

王冰说：绝，谓暂断绝也。中，谓腹中也。

张介宾说：若虚里动甚而如喘，或数急而兼断绝者，由中气不守而然，故曰病在中。

高世栻说：其病在鬲中也。

⑥结而横：吴崑说：脉来迟，时一止，曰结。横，横格于指下也。

丹波元简说：横，盖谓其动横及于右边。

⑦有积矣：高世栻说：结而横，则鬲中有积矣。

⑧绝不至，曰死：张介宾说：虚里脉绝者，宗气绝也，故必死。

⑨乳之下，其动应衣，宗气泄也：《新校正》云：按全元起本无此十一字。《甲乙经》亦无。详

上下文义，多此十一字，当去。

马莳说：乳下之动应衣者，予曾见其人，病终不治。

张介宾说：愚按虚里跳动，最为虚损病本，故凡患阴虚劳怯，则心下多有跳动，及为惊悸慌张者，是即此证。人止知其心跳，而不知为虚里之动也。但动之微者病尚微，动之甚者病则甚，亦可因此以察病之轻重。

张琦说：其动应衣，动之甚也。

钱熙祚《素问跋》：林亿据全本及《甲乙经》并无此十一字，以为衍文。按乳下之动应衣者，病终不治，以今验古，信而有征。林氏以为衍文，盖因上文云“其动应衣，脉宗气也”，似与此经不合。然《甲乙经》本作“其动应手”。盖动而微则动应手，动而甚则应衣，微则为平，甚则为病。王氏必有所本，未可断为衍文矣。

顾观光说：“乳之下，其动应衣，宗气泄也”，此十一字当存。

欲知寸口①太过与不及：

寸口之脉中手短者，曰头痛②。

寸口脉中手长者，曰足胫痛③。

寸口脉中手促上击者，曰肩背痛④。

寸口脉沉而坚者，曰病在中⑤。

寸口脉浮而盛者，曰病在外⑥。

寸口脉沉而弱，曰寒热及疝瘕少腹痛⑦。

寸口脉沉而横⑧，曰胁下有积、腹中有横积痛⑨。

寸口脉沉而喘，曰寒热⑩。

脉盛、滑、坚者，曰病在外⑪。

脉小、实而坚者，病在内⑫。

脉小、弱以涩，谓之久病⑬。

脉滑、浮而疾者，谓之新病⑭。

脉急者，曰疝瘕⑮、少腹痛⑯。

脉滑曰风。

脉涩曰痹⑰。

缓而滑曰热中⑱。

盛而紧曰胀⑲。

【本段提纲】 杨上善说：上来诊人迎法，以下诊寸口法。故曰欲知诊寸口之脉有病唯有太过与不及也。

马莳说：此言寸口之脉，可以验诸病也。

【集解】

①寸口：杨上善说：口者，气行处也。从关至鱼一寸之处，有九分之位，是手太阴气所行之处，故曰寸口。（丹波元坚说：杨以为从关至鱼一寸之处有九分之位，殊失经旨。）

马莳说：寸口者，气口也。《经脉别论》曰：“气口成寸，以决死生。”

寸口，参阅《素问》第九《六节藏象论》第四段“寸口一盛”句下集解。

②寸口之脉中手短者，曰头痛：马莳说：寸口之脉，中医人之手指而短者，其病止在上，不及于下，名曰头痛。

③寸口脉中手长者，曰足胫痛：马莳说；寸口之脉，中医人之指而长者，其病当在下，名曰足胫痛。

④寸口脉中手促上击者，曰肩背痛：杨上善说：脉从下向上击人手，如从下有物上击人手，是阳气盛。阳脉行于肩背，故知肩背痛也。

马莳说：寸口之脉，中医人之指而促上来击者，是肩背在上，故其脉促上也，名曰肩背痛。

张介宾说：脉来急促而上部击手者，阳邪盛于上也，故为肩背痛。

⑤寸口脉沉而坚者，曰病在中：张介宾说：沉为在里，坚为阴实，故病在中。

⑥寸口脉浮而盛者，曰病在外：张介宾说：浮为在表，盛为阳强，故病在外。

⑦寸口脉沉而弱，曰寒热及疝瘕少腹痛：王冰说：沉为寒，弱为热，故曰寒热也。又沉为阴盛，弱为阳余，余盛相薄，正当寒热，不当为疝瘕而少腹痛，应古之错简尔。

《新校正》云：按《甲乙经》无此十五字。况下文已有“寸口脉沉而喘曰寒热，脉急者曰疝瘕少腹痛”，此文衍，当去。

马莳说：据理此处及“疝瘕少腹痛”六字为衍。

伯坚按：此段见《甲乙经》卷四《经脉》第一中，没有此十五字。今据《新校正》、马莳说，依《甲乙经》删去此十五字。

⑧寸口脉沉而横：杨上善说：横，指下脉横也。

张介宾说：横，急数也。

张志聪说：横，横逆，言脉之形象，非谓病也。

丹波元简说：《甲乙》，“横”下有“坚”字。按横，谓寸口脉位，横斜于筋骨间。

张琦说：脉细而附骨，横格指下。

丹波元坚说：《太素》，“横”下有“坚”字。《大奇论》：“脉之横格，是胆气予不足也。”王注：“脉长而坚，如横木之在指下也。”

⑨胁下有积、腹中有横积痛：马莳说：寸口之脉，沉而且横，则胁下当有积，及腹中亦有横积作痛也。

⑩寸口脉沉而喘，曰寒热：杨上善说：沉，阴气也，脉动如人喘者，是为阳也。即知寒热也。

吴崑说：喘，脉来如人之喘急也。沉为阴，喘为阳，故病则为寒热。

张介宾说：喘，急促也。

⑪脉盛、滑、坚者，曰病在外：王冰说：盛滑为阳，阳病病在外也。

马莳说：寸口之脉浮而盛者固为在外，然脉之盛而且滑且坚者阳脉也，亦病之在外也。

⑫脉小，实而坚者，病在内：王冰说：小实为阴，阴病病在内。

马莳说：沉而坚者固病在内，然脉之小实而坚者阴脉也，亦病之在内也。

度会常珍说：古抄本，“病”上有“曰”字。

⑬脉小、弱以涩，谓之久病：王冰说：小为气虚，涩为无血，血气虚弱，故云久远之病也。

⑭脉滑、浮而疾者，谓之新病：王冰说：滑浮为阳足，脉疾为气全，阳足气全，故云新浅之病也。

⑮疝瘕：疝瘕，可能是膀胱炎一类的疾病，参阅《素问》第十九《玉机真藏论》第九段“一名曰蛊”句下集解。

⑯少腹痛:杨上善说:按其脉如弓弦,是阴气积,故知疝瘕,少腹痛也。

吴崑说:急,弦急也,是为厥阴病状。

少腹即小腹,参阅《素问》第二十二《藏气法时论》第九段“引少腹”句下集解。

⑰脉滑曰风。脉涩曰痹:马莳说:脉来见滑,是滑为阳脉,风者阳先受之,故当病风。脉来见涩,是涩为阴脉,主阴血不足,故当病痹。

丹波元坚说:先兄曰:“此二句重出,系剩文。”

参阅本篇第三段“脉滑曰病风,脉涩曰痹”句下集解。

⑱缓而滑曰热中:杨上善说:缓滑,阳也。指下如按缓绳而去来流利,是热中候者。

王冰说:缓,谓纵缓之状,非动之迟缓也。

热中,热气在腹也,参阅本篇第十四段“谓之热中”句下集解。

⑲盛而紧曰胀:杨上善说:寸口脉盛紧实者,是阴气内积,故为胀也。

王冰说:盛紧,盛满也。

脉从阴阳,病易已。

脉逆阴阳,病难已[①]。

脉得四时之顺,曰病无他[②]。

脉反四时[③]及不间藏[④],曰难已。

【本段提纲】 马莳说:此言脉当与病而相顺也。

【集解】

①脉从阴阳,病易已。脉逆阴阳,病难已:王冰说:脉病相应谓之从,脉病相反谓之逆。

吴崑说:阴病得阴脉,阳病得阳脉,谓之从,病为易已。反者为逆,病则难已。

②脉得四时之顺,曰病无他:马莳说:此脉当与时而相顺也。春病得弦脉,夏病得钩脉,秋病得毛脉,长夏得缓脉,秋得钩脉,冬病得石脉,则脉得四时之顺,曰病无他。

张介宾说:虽曰有病,无他虞也。

③脉反四时:王冰说:春得秋脉,夏得冬脉,秋得夏脉,冬得四季脉,皆谓反四时,气不相应,故难已也。

马莳说:若脉反四时,则春得涩脉,夏得石脉,长夏得弦脉,秋得钩脉,冬得缓脉,是谓反四时者也。

④不间藏:张介宾说:不间藏者,如木必乘土,则肝病传脾,土必乘水,则脾病传肾之类,是皆传其所胜,不相假借。脉证得此,名曰鬼贼,其气相残,为病必甚。若间其所胜之藏而传其所生,是谓间藏。如肝不传脾而传心,心不传肺而传脾,其气相生,虽病亦微。故《标本病传论》曰:“间者并行”,指间藏而言也;“甚者独行”,指不间藏而言也。《五十三难》曰:“七传者死,间藏者生。”七传者,得其所胜也。间藏者,传其所生也。皆此之谓。考之吕氏注《五十难经》曰:“间藏者,间其所胜之藏而相传也。心胜肺,脾间之。脾胜肾,肺间之。肺胜肝,肾间之。肾胜心,肝间之。肝胜脾,心间之。此谓传其所生也。”其说亦通。又《玉机真藏论》曰:“五藏有病,则各传其所胜。不治,法三月若六月,若三日若六日,传五藏而当死。是顺传所胜之次。”即此不间藏之义也。

臂多青脉,曰脱血[①]。

尺脉缓涩[②],谓之解㑊[③]、安卧[④]。

尺热、脉盛，谓之脱血[⑤]。

尺涩、脉滑，谓之多汗[⑥]。

尺寒、脉细，谓之后泄[⑦]。

脉尺粗、常热者，谓之热中[⑧]。

【本段提纲】 马莳说：此言尺脉亦可以验诸证也。

【集解】

①臂多青脉，曰脱血：杨上善说：臂，尺地也。尺地络脉青黑为寒，即知脱血。

张介宾说：血脱则气去，气去则寒凝，凝泣则青黑，故臂见青色。言臂则他可知矣，即诊尺之义。

张志聪说：诊，视也。论诊尺必先视臂之脉色。臂多青脉者，臂内浮见之络脉多青，盖因血脱而不华于色也。

②尺脉缓涩：丹波元坚说：先兄曰："按尺脉缓涩，犹言头项强痛，盖尺肤缓而脉涩也。"坚按此说甚确。《论疾诊尺篇》："尺肉弱者解㑊安卧"，缓与弱其义一也。盖《素》《灵》中尺位无诊脉之法，下文尺涩、尺滑，及《通评虚实论》："寸脉急而尺缓"等，皆是尺肤之谓。原《识》于《虚实论》有说，宜参。《奇病论》"尺脉数甚"，"脉"字衍，彼篇详言之。（伯坚按：参阅《素问》第二十八《通评虚实论》第四段"是寸脉急而尺缓也"和第四十七《奇病论》第四段"人有尺脉数甚"句下集解。）

③谓之解㑊：《素问》第十九《玉机真藏论》：冬脉太过，则令人解㑊。

《素问》第三十六《刺疟篇》：足少阳之疟，令人身体解㑊。

《素问》第五十《刺要论篇》：刺骨无伤髓，髓伤则消铄，胻痠，体解㑊然不去矣。

《素问》第六十四《四时刺逆从论》：夏刺经脉，血气乃竭，令人解㑊。

《灵枢》第七十四《论疾诊尺篇》：尺肉弱者，解㑊安卧。

王冰说：寒不寒，热不热，弱不弱，壮不壮，㑊不可名，谓之解㑊也。

张介宾说：解㑊者，困倦难名之状也。

丹波元简说：杭世骏《道古堂集》云："解㑊二字，不见他书。解即懈。㑊音亦。倦而支节不能振箠，惫而精气不能检摄，筋不束骨，脉不从理，解解㑊㑊，不可指名，非百病中有此一症也。《内经》言此者凡五。《平人气象论》云：'尺脉缓涩，谓之解㑊。'王氏注：'㑊不可名。'㑊，困弱也。（丹波元简说：按《宋书·明恭王皇后传》：后在家为㑊弱妇人。）《玉机真藏论》云：'冬脉太过，则令人解㑊。'此从脉起见也。《刺疟论》云：'足少阳之疟，令人身体解㑊，寒不甚，热不甚，恶见人，见人心惕惕然，热多汗出甚。'此从疟起见也。《刺要论》云：'刺骨无伤髓，髓伤则销铄胻酸，体解㑊然不去矣。'《四时刺逆从论》云：'夏刺经脉，血气乃竭，令人解㑊。'此从刺而究其极也。要皆从四末以起，如经所言堕怠，小变其辞，而意较微眇尔。"简按王注据《刺疟论》解之，然此少阳疟之状，而非解㑊之义。杭氏之说为稳帖。解㑊字亦见《论疾诊尺篇》，云："尺肉弱者，解㑊也。"盖解亦即懈堕、懈倦之谓。《四时刺逆从论》"解㑊"，《诊要经终论》作"解堕"。《刺疟论》"解㑊"，《巢源》作"解倦"，此可以证也。㑊，即亦字从人者，与易通。王注《气厥论》云："食亦者，谓食入移易而过，不生肌肤。亦，易也。"《甲乙》引《气厥论》，作"食㑊"。《骨空论》："易髓无孔。"王《注》云："易，亦也。"此可以证㑊、亦同，而与易通也。而易谓变易其平常。《神农本草经》蜣螂条："狂易。"（《证类》音羊，误。《汉书·外戚传》云："素有狂易病。"师古注："狂易者，狂而变易常性也。"）《阴阳别论》："偏枯痿易。"王注："易，谓变易常用而痿弱无力也。"《大奇论》："跛易偏枯。"王注："血气变易为偏枯也。"知是解易即解惰变易平常之义矣。

丹波元坚说：按加藤良白曰："解㑊通作解怿。《正法华经》卷五《五百弟子诀品》云：'又瞻如来诸佛境界，得未曾有，欢喜踊跃，无衣食想，肢体解怿，不能于衣食。'《音释》：'怿音亦。'"

莫文泉《研经言》卷二《释解㑊》：㑊字，《说文》所无。以食亦推之，当为亦。亦通于射。《古今人表》："曹严公亦姑"，师古曰："即射姑也。"《诗抑》："矧可射思。"射，厌也。然则解㑊云者，则懈怠而厌事也。射又通于夜。《荀子·劝学》："西方有木焉名曰夜干"，亦作射干。《左·昭廿五传》："狐射姑"，《释文》本作射。夜从亦省声。《说文》："夜，舍也，天下休舍也。"然则解㑊云者，谓懈怠而休舍也。夜又通于液。周有叔液鼎，即八士之叔夜。而《周官·考工》"弓人春液角"，近朱骏声谓："液，解也"，然则解㑊云者，即解字之重言也。

伯坚按：杭世骏《道古堂文集》卷二十《与魏玉衡书》说："解㑊二字，不见他书。解即懈。㑊音亦。倦而支节不能振箠，惫而精气不能检摄，筋不束骨，脉不从理，解解㑊㑊，不可指名，非百病中有此一症也。《内经》言此者凡五。《平人气象论》云：'尺脉缓涩，谓之解㑊。'王氏注：'伫不可名。'伫，困弱也。《玉机真藏论》云：'冬脉太过，则令人解㑊。'此从脉起见也。《刺疟论》云：'足少阳之疟，令人身体解㑊，寒不甚，热不甚，恶见人，见人心惕惕然，热多汗出甚。'此从疟起见也。《刺要论》云：'刺骨无伤髓。髓伤则消铄，胻痠，体解㑊然不去矣。'《四时刺逆从论》云：'夏刺经脉，血气乃竭，令人解㑊。'此从刺而究其极也。要皆从四末以起见，如经所言堕怠，小变其辞，而意较微渺尔。后世传注有与经发明者又有二。《风论》云：'使人怢慄而不能食，名曰寒热。''怢慄'，全元起本作'失味'，皇甫谧《甲乙经》作'解㑊'。则怢慄即解㑊之解也。《至真要大论》云：'发不远热，无犯温凉。'王氏注：'不发汗以夺盛阳，则热内淫于四支而为解㑊不可名也。粗工呼为鬼气恶病，久久不已，则骨热髓涸齿乾，乃为骨热病。'此又究极解㑊之流弊，所谓救病于已形也。宋景濂《送葛医师序》，不得其解。《篁南》江氏辑《名医类案》，引《叶氏录验方》，以为俗名发痧之症，于瘟疫大头天行之后，别列一门，武断极矣。发痧，余尝有此病，发必神思躁扰，少腹痛，《灵》《素》未尝言及，特小小患苦耳，与解㑊之义毫不干涉。篁南父子负盛名，而《内经》不读，庸医祖述其说，转以欺世，事无害而理则大谬矣。足下续案已成，删去此门，庶为稳惬，毋令人有误解《内经》之诮，荛言或可采也。"

④安卧：杨上善说：懈惰安卧也。

丹波元坚说：杨据上句读，宜从。《论疾诊尺篇》可以互证。《海论》："髓海不足，则脑转耳鸣，胫痠眩冒，目无所见，懈怠安卧。"亦是一征。

⑤尺热、脉盛，谓之脱血：原文作"脉盛谓之脱血"，没有"尺热"二字。

丹波元坚说：《太素》，"脉"上有"尺"字。坚按此句当作"尺热脉盛，谓之脱血"。正与前尺脉对言例相合。《论疾诊尺篇》曰："尺炬然热、人迎大者，当夺血。"此其明据矣。盖《太素》原有"热"字，而杨氏不知其脱，至王所见本，则并"尺"字而脱之，故遂以安卧属脉盛也。

伯坚按：此段见《黄帝内经·太素》卷十五《尺寸诊篇》，作"尺脉盛谓之脱血"。今依《太素》，并据丹波元坚说校补"尺热"二字。

⑥尺涩、脉滑，谓之多汗：吴崑说：尺部肌肤涩，是皮毛失其津液也。脉来滑，则营血无伤，故谓多汗。

丹波元简说：《阴阳别论》曰："阳加于阴，谓之汗。"

⑦尺寒、脉细，谓之后泄：马莳说：尺部见冷，而脉又兼细，是寒气在腹，泄利未已，谓之后泄。

⑧脉尺粗、常热者，谓之热中：马莳说：热气在腹，谓之热中也。

丹波元坚说：先兄曰："此亦谓脉粗、尺肤常热。"《脉要精微论》云："粗大者，阴不足，阳有余，为热中也。"又鳌城公观曰："当作'脉粗、尺常热'。"坚按《脉经》曰："尺脉粗、常热者，谓之热中，腰胯痛，小便赤热。"更考经无粗脉，此脉字疑衍，然《脉经》亦既有之，不敢妄决。

伯坚按：喜多村直宽说："按经文'中'字，多指腹中言。"参阅《素问》第十六《诊要经终论》第十三段"中热"句下集解。

肝见庚辛死①。心见壬癸死②，脾见甲乙死③。肺见丙丁死④。肾见戊己死⑤。是谓真藏见，皆死⑥。

【本段提纲】 马莳说：此言真藏脉见者，各有相克之死期也。

【集解】

①肝见庚辛死：王冰说：庚辛为金，伐肝木也。

马莳说：庚辛者，金日也。肝之真藏脉见而全无胃气，则至庚辛日而死，以金克木也。

十天干和五行的配合，参阅《素问》第二十二《藏气法时论》第二段提纲附表。

②心见壬癸死：王冰说：壬癸为水，灭心火也。

马莳说：壬癸者，水日也。心之真藏脉见而全无胃气，则至壬癸日而死，以水克火也。

③脾见甲乙死：王冰说：甲乙为木，克脾土也。

马莳说：甲乙者，木日也。脾之真藏脉见而全无胃气，则至甲乙日而死，以木克土也。

④肺见丙丁死：王冰说：丙丁为火，铄肺金也。

马莳说：丙丁者，火日也。肺之真藏脉见而全无胃气，则至丙丁日而死，以火克金也。

⑤肾见戊己死：王冰说：戊己为土，刑肾水也。

马莳说：戊己者，土日也。肾之真藏脉见而全无胃气，则至戊己日而死，以土克水也。

⑥是谓真藏见，皆死：马莳说：是谓真藏脉见，故皆死也。

颈脉动、喘、疾咳，曰水①。

目裹微肿②、如卧蚕起之状③，曰水④。

溺黄赤、安卧者，黄疸⑤。

已食如饥者⑥，胃疸⑦。

面肿，曰风⑧。

足胫肿，曰水⑨。

目黄者，曰黄疸⑩。

【本段提纲】 马莳说：此言即诸证而可以辨曰水、曰黄疸、曰胃疸、曰风之异也。

【集解】

①颈脉动、喘、疾咳，曰水：张介宾说：颈脉，谓结喉旁动脉，足阳明之人迎也。水气上逆，反侵阳明，则颈脉动。水溢于肺，则喘急而疾咳。

②目裹微肿：杨上善说：目果，目上下睑也。睑之微肿，水之候。

丹波元坚说：《太素》，"裹"作"果"。

田晋蕃说：《灵枢·水胀篇》，"裹"作"窠"。按《医心方》十引《水胀篇》文，作"目果上微肿"。盖《灵枢》本作"果"，"窠"为"果"之讹。《师传篇》云："目下果大，其胆乃横"，是其证。《尔雅·释鱼》："前弇诸果。"《释文》云："果，众家作裹，郭作此字。"知裹、果古通。

③如卧蚕起之状：丹波元坚说：《太素》无"蚕"字。坚按无"蚕"字者为是。《水胀篇》："水始

起也，目窠上微肿，如新卧起之状。”《论疾诊尺篇》：“视人之目窠上微痈，如新卧起状，其颈脉动、时咳，按其手足上窅而不起者，风水肤胀也。”俱可以证。

伯坚按：此段见《黄帝内经太素》卷十五《尺寸诊篇》，没有“蚕”字。今据丹波元坚说，依《太素》删去此“蚕”字。

④曰水：王冰说：《评热病论》曰：“水者，阴也。目下，亦阴也。腹者，至阴之所居也。故水在腹中者，必使目下肿也。”

⑤溺黄赤、安卧者，黄疸：王冰说：疸，劳也。肾劳胞热，故溺黄赤也。《正理论》曰：“谓之劳瘅，以女劳得之也。”

《新校正》云：详王《注》以疸为劳义，非。若谓女劳得疸则可，若以疸为劳，非矣。

张介宾说：疸，黄病也。

田晋蕃说：按《说文》：“瘅，劳病也。”“疸，黄病也。”按王注文义则经文是瘅非疸。（注引《正理论》劳瘅，明出瘅字。）段氏玉裁曰：“瘅与疸音同而义别。如郭注《山海经》、师古注《汉书》，皆云‘瘅，黄病’，王冰注《素问》黄疸云：‘疸，劳也’，则二字互相假而淆惑矣。”

余岩《古代疾病名候疏义》第一四四页：黄疸者，血中胆汁色素之量，异常增加，而皮肤、粘膜、藏、府、体液，皆被染而色黄也。其见于外候者，眼结膜、白色巩膜、皮肤、粘膜、汗、尿等之发黄，乃其表证也。血中胆汁色素之增加，其来多端，乃临证上一证候之名，非一病之专名也。

⑥已食如饥者：喜多村直宽说：案“如”“而”通用。

⑦胃疸：丹波元简说：按疸、瘅同。即前篇所谓消中，后世所称中消渴也。（伯坚按：消中是糖尿病，参阅《素问》第四十七《奇病论》第六段“转为消渴”句下集解。）

⑧面肿，曰风：马莳说：水证有兼风者，其面发肿，盖面为诸阳之会，风属阳，上先受之，故感于风者面必先肿，不可误以为止于水也。《评热病论》《水热穴论》《灵枢·论疾诊尺篇》，皆名曰风水。

丹波元简说：按《金匮要略》云：“面目肿大有热，名曰风水。”又云“腰以上肿，当发汗。”

⑨足胫肿，曰水：吴崑说：脾胃主湿，肾与膀胱主水，其脉皆行于足胫，故足胫肿者为水。

丹波元简说：《金匮要略》云：“腰以下肿，当利小便。”

⑩目黄者，曰黄疸：王冰说：阳怫于上，热积胸中，阳热上燔，故目黄也。《灵枢经》曰：“目黄者病在胸。”

妇人手少阴①脉动甚者，妊子也②。

【本段提纲】 马莳说：此言妇人妊子之脉也。

【集解】

①手少阴：《新校正》云：按全元起本作“足少阴”。

顾观光说：《灵枢·论疾诊尺篇》亦作“手少阴”，则全本不足信也。

②妇人手少阴脉动甚者，妊子也：杨上善说：手少阴脉，心经脉也。心脉主血，女子怀子则月血外闭不通，故手少阴脉内盛，所以动也。

王冰说：手少阴脉，谓掌后陷者中，当小指，动而应手者也。

张介宾说：手少阴，心脉也。动甚者，流利滑动也。心主血，血王乃能胎。妇人心脉动甚者，血王而然，故当妊子。启玄子云：“手少阴脉，谓掌后陷者中，当小指、动而应手者也。”盖指心经之脉，即神门穴也。其说甚善。任、妊同，孕也。

陆懋修说：妊，亦作妊。《说文》：“妊，孕也。”《广雅·释诂》：“妊，傿也。”《释言》：“妊，娠也。”

《后汉书·章帝纪》:"今诸怀妊者,赐胎养谷。"注引《说文》亦作"妄"。

孕脉,参阅《素问》第七《阴阳别论》第十五段"阴搏阳别谓之有子"句下集解。

脉有逆从四时①。未有藏形②,春夏而脉瘦③,秋冬而脉浮大,命曰逆四时也④。

【本段提纲】 马莳说:此举脉之与时相逆者言之也。

伯坚按:《素问》第十九《玉机真藏论》第十七段有类似的一段文字,说:"未有藏形,于春而脉沉涩,秋冬而脉浮大,名曰逆四时也。"

【集解】

①脉有逆从四时:张介宾说:逆,反也。从,顺也。

②未有藏形:张志聪说:未有春弦、夏钩、秋毛、冬石之藏形。

③春夏而脉瘦:《新校正》云:按《玉机真藏论》,"瘦"作"沉涩"。

④春夏而脉瘦,秋冬而脉浮大,命曰逆四时也:马莳说:脉有顺四时者,即上文"脉得四时之顺曰病无他"是也。脉有逆四时者,未有正藏之脉相形,而他藏之脉反见。春夏脉宜浮大今反沉细而瘦,秋冬脉宜沉细今反浮大而肥,此即所谓逆四时也。《玉机真藏论》云:"未有藏形,于春夏而脉沉涩,秋冬脉浮大,名曰逆四时。"与此意正同。

风热而脉静;泄而脱血,脉实;病在中,脉虚;病在外,脉涩坚者;皆难治①。命曰反四时也②。

【本段提纲】 马莳说:此言脉与病反者,是亦脉与时反之意也。

伯坚按:《素问》第十九《玉机真藏论》第十七段有类似的一段文字,说:"病热,脉静;泄而脉大;脱血而脉实;病在中,脉实坚;病在外,脉不实坚者;皆难治。"

【集解】

①风热而脉静;泄而脱血,脉实;病在中,脉虚;病在外,脉涩坚者;皆难治:王冰说:风热当脉躁而反静,泄而脱血当脉虚而反实,邪气在内当脉实而反虚,病气在外当脉虚滑而反坚涩,故皆难治也。

②命曰反四时也:《新校正》云:详"命曰反四时也"此六字,应古错简,当去。自前"未有藏形春夏"至此五十三字,与后《玉机真藏论》文相重。

伯坚按:今据《新校正》说,删去此六字。

人以水谷为本,故人绝水谷则死,脉无胃气亦死。所谓无胃气者,但得真藏脉,不得胃气也。所谓脉不得胃气者,肝不弦、肾不石也①。

【本段提纲】 马莳说:此言五藏以胃气为本,而胃气以水谷为本,是无水谷者无胃气,无胃气者为真藏脉见也。

【集解】

①人以水谷为本,故人绝水谷则死,脉无胃气亦死。所谓无胃气者,但得真藏脉,不得胃气也。所谓脉不得胃气者,肝不弦、肾不石也:王冰说:不弦不石,皆谓不微似也。

张介宾说:人生所赖者水谷,故胃气以水谷为本,而五藏又以胃气为本。若脉无胃气而真藏之脉独见者死,即前篇所谓但弦无胃、但石无胃之类是也。然但弦但石,虽为真藏,但肝无气则不弦,肾无气则不石,亦由五藏不得胃气而然,与真藏无胃者等耳。

高世栻说:所谓无胃气者,但得真藏脉,不得柔和之胃气也。所谓脉不得胃气者,至春而肝不微弦,至冬而肾不微石也。

太阳脉至，洪大以长①。

少阳脉至，乍数乍疏，乍短乍长②。

阳明脉至，浮大而短③。

【本段提纲】 马莳说：此举王阳之脉而言之，正见脉贵顺四时也。

【集解】

①太阳脉至，洪大以长：杨上善说：以手按人迎脉洪大以长者，是太阳脉也，即手足太阳小肠膀胱脉之状也。

张介宾说：此言人之脉气必随天地阴阳之化而为之卷舒也。太阳之气，王于谷水后六十日，是时阳气太盛，故其脉洪大而长也。

②少阳脉至，乍数乍疏，乍短乍长：杨上善说：按之乍疏乍数乍短乍长者，少阳脉也，即手足少阳三焦及胆脉之状。

张介宾说：少阳之气，王于冬至后六十日，是时阳气尚微，阴气未退，故长数为阳，疏短为阴，而进退未定也。

③阳明脉至，浮大而短：杨上善说：按之浮大而短者，阳明脉也，即手足阳明胃及大肠之候也。

张介宾说：阳明之气，王于雨水后六十日，是时阳气未盛，阴气尚存，故脉虽浮大而仍兼短也。按此论但言三阳而不及三阴，诸家疑为古文脱简者，是也。及阅《七难》所载，则阴阳俱全。其言："少阳之至，乍大乍小，乍短乍长；阳明之至，浮大而短；太阳之至，洪大而长"；与此皆同。至谓："太阴之至，紧大而长；少阴之至，紧细而微；厥阴之至，沉短而敦"；此三阴三阳之辨，乃气令必然之理，盖阴阳有变更，脉必随乎时也。又曰："其气以何月各王几日？然。冬至之后，得甲子，少阳王。复得甲子，阳明王。复得甲子，太阳王。复得甲子，少阴王。复得甲子，厥阴王。王各六十日。六六三百六十日以成一岁。此三阴三阳之王时日大要也。"据此二说，则逐节推之可知矣。又按《至真要大论》曰："厥阴之至其脉弦。少阴之至其脉钩。太阴之至其脉沉。少阳之至大而浮。阳明之至短而涩。太阳之至大而长。"义若与此有不同者何也？盖此篇以寒暑分阴阳，彼以六气分阴阳也，观者宜各解其义。

俞正燮说：按《难经·七难》，有："太阴之至，紧大而长。少阴之至，紧小而微。厥阴之至，沉短而敦。"后之论者，谓《素问》古本所有，今乃脱落。不知《素问》此条言人迎六阳脉，并无六阴。若寸口六阴，则有弦钩平体，安得谓肺脾紧大而长岂不死乎？以此知《难经》不可用。后之《素问》注说，多由之致昧。

田晋蕃说：按俞氏论此三篇为人迎脉候，于理甚长。《阴阳别论》篇："三阳在头。三阴在手。"王注："头谓人迎。手谓气口。"《灵枢·四时气》篇："气口候阴。人迎候阳。"为其说之所本。《难经·七难》引《经》言"少阳之至"云云，阴阳并候，见《至真要大论》中，不得据以为此篇之脱简。

夫平心脉来①，累累如连珠，如循琅玕②，曰心平③。夏以胃气为本④。

病心脉来，喘喘连属，其中微曲，曰心病⑤。

死心脉来，前曲后居⑥，如操带钩，曰心死⑦。

【本段提纲】 马莳说：上文第五节至第九节，论五藏平脉、病脉、死脉，既已悉矣，而此下五节又详喻之。此一节则自心经而言之也。

【集解】

①夫平心脉来:《素问》第二十《三部九候论》:“中部人,手少阴也。人以候心。”王冰注:“谓心脉也。在掌后锐骨之端,神门之分,动应于手也。”

②琅玕:张介宾说:琅玕,按《名珍图》曰:“玉而有光者。”《说文》曰:“琅玕似珠。”

丹波元简说:按《禹贡》:“厥贡惟球琳琅玕。”孔《传》:“琅玕,石而似珠。”《尔雅·释地》:“西北之美者,有崑岑虚之璆琳琅玕焉。”郭注:“琅玕,状如珠也。”《山海经》曰:“崑岑山有琅玕。”

③心平:马莳说:脉满而盛,来如连珠,按之如循琅玕,乃来盛去衰,有钩而且和之义,所以谓之中也。

张介宾说:脉来中手如连珠、如琅玕者,言其盛满滑利,即微钩之义也,是为心之平脉。前篇脉分四时,已悉五藏平病死脉,而此则详言其形也。

④夏以胃气为本:马莳说:夏以胃气为本,取其钩而且和也。

⑤喘喘连属,其中微曲,曰心病:吴崑说:喘喘连属,言脉来如喘人之息,急促之状也。其中微曲,则不能如循琅玕之滑利矣。是失中和之气,为心之病也。

张介宾说:其中微曲,即钩多胃少之义。

⑥前曲后居:王冰说:居,不动也。

张介宾说:前曲者,谓轻取则坚强而不柔。后居者,谓重取则牢实而不动。

丹波元简说:按丁德用注《十五难》云:“后居,倨而不动,劲有,故曰死也。”王注居为不动,盖读为倨。倨,踞同。《汉书》:“高祖箕踞”,《张耳传》作“箕倨”。踞,蹲也,故为不动之义。

俞樾说:按居者,直也,言前曲而后直也。《释名·释衣服》曰:“裾,倨也,倨倨然直。”居与倨通。王《注》曰:“居不动也”,失之。

陆懋修说:“曲”,《甲乙经》作“钩”。居,与倨通。《考工记》冶氏:“已倨则不入,已钩则不决。”《注》:“已倨,谓微直而邪多也。”《礼·乐记》:“倨中矩。句中钩。”《汉书·酷吏郅都传》:“丞相条侯至贵居也。”居与倨同。

喜多村直宽说:《吕广十五难注》:“后居谓之后直。”

田晋蕃说:《甲乙经》,“曲”作“钩”。焦氏循《易余籥录》曰:“居为倨之通借字,曲即钩也。带钩之状,近交纽处钩曲欲其固,尾后则舒而倨矣。王注居为不动,非是。”晋蕃按:作钩是也。前钩后居,犹言前钩后据也。程瑶田《磬折古义》谓《考工记》呼凡角为据句。古人于寸尺咫寻常仞诸度量,皆以人之体为法,《素问》则还以据句状人体之脉,盖借以言脉之甚,所谓但钩无胃也。王氏筠《弟子职·正音》居句如矩注。《尔雅·释畜》“駮倨牙”,《淮南·本经训》作“居牙”,是居倨同字之证。李时溥《经义考实》:“《周礼》车人:‘倨句磬折。’句视磬折为尤曲。”

⑦曰心死:王冰说:操,执持也。钩,谓革带之钩。

马莳说:前虽似曲,而后则居然不动,如操执带钩,则全无和意,所以谓之死也。

平肺脉来①,厌厌聂聂②,如落榆荚③,曰肺平。秋以胃气为本④。

病肺脉来,不上不下,如循鸡羽,曰肺病⑤。

死肺脉来,如物之浮,如风吹毛,曰肺死⑥。

【本段提纲】 马莳说:此即肺经之平脉、病脉、死脉而喻之也。

【集解】

①平肺脉来:《素问》第二十《三部九候论》:“中部天,手太阴也。天以候肺。”王冰注:“谓肺脉也。在掌后寸口中,是谓经渠,动应于手。”

②厌厌聂聂：马莳说：厌厌聂聂者，恬静之意。

吴崑说：厌厌聂聂，翩翻之状，浮薄而流利也。

丹波元坚说：《圣惠方》载《十四难》文作"枼枼𣝯𣝯"。考《广韵》："枼，叶动貌，于琰切。"《说文》："𣝯，木叶摇白也。从木，聂声。"据此，如循榆叶，义似相叶。然要不过蹁跹轻浮之谓。

③如落榆荚：马莳说：榆叶非甚粗大，而如落榆叶，则有轻虚以浮之意，所以谓之平也。

张介宾说：如落榆荚，轻浮和缓貌，即微毛之义也。

丹波元简说：李时珍云："榆有数十种。荚榆，其木甚高大，未生叶时，枝条间先生榆荚，形状似钱而小，色白成串，俗呼榆钱，后方生叶。"

④秋以胃气为本：马莳说：秋以胃气为本，取其毛而且和也。

⑤不上不下，如循鸡羽，曰肺病：王冰说：谓中央坚而两旁虚。

马莳说：鸡羽者，轻虚之物也。不上不下，如循鸡羽，则鸡羽两旁虽虚，而中央颇有坚意，所以谓之病也。

吴崑说：不上不下，则非厌厌聂聂翩翻流利之形矣。如循鸡羽，涩而难也。

丹波元简说：按《玉机真藏论》秋病脉曰："其气来毛而中央坚，两傍虚，此谓太过。"王注盖本于此，而马衍其义。

⑥如物之浮，如风吹毛，曰肺死：张介宾说：如物之浮，空虚无根也，如风吹毛，散乱无绪也。亦但毛无胃之义。

丹波元简说：按毛，草也。《左传》隐三年："涧溪沼沚之毛。"丁德用《十五难注》云："风吹毛者，飘腾不定，无归之象。"

平肝脉来[1]，软弱招招，如揭长竿末梢，曰肝平[2]。春以胃气为本[3]。

病肝脉来，盈实而滑，如循长竿，曰肝病[4]。

死肝脉来，急益劲，如新张弓弦，曰肝死[5]。

【本段提纲】 马莳说：此即肝经之平脉、病脉、死脉而喻之也。

【集解】

①平肝脉来：《素问》第二十《三部九候论》："下部天，足厥阴也。下部之天以候肝。"王冰《注》："谓肝脉也。在毛际外羊矢下一寸半陷中，五里之分，卧而取之，动应于手也。"

②软弱招招，如揭长竿末梢，曰肝平：马莳说：招招者，迢迢也。迢迢然长竿末梢，最为软弱，揭之则似弦而甚和，所以谓之平也。

张介宾说：招招，犹迢迢也。揭，高举也。高揭长竿，梢必柔软，即和缓弦长之义，是为肝之平脉。

张志聪说：软弱，初生柔和之气也。以手相呼曰招招，乍起乍伏之象，形容其初生之脉象也。曰长竿末梢，长而软也。此皆本于胃气，故藏真之脉，得以柔软和平。（丹波元简说：志注本于《诗·邶风》"招招舟子"之疏，尤得其解。）

③春以胃气为本：马莳说：春以胃气为本，取其弦而且和也。

④盈实而滑，如循长竿，曰肝病：王冰说：长而不软，故若循竿。

马莳说：盈实而滑，似有坚意，而长竿非循末梢，则弦而不和，所以谓之病也。

张介宾说：盈实而滑，弦之过甚也。如循长竿，无末梢之和软也。亦弦多胃少之义。

⑤急益劲，如新张弓弦，曰肝死：杨上善说：肝真藏脉来，劲急犹如新张琴瑟之弦，无有濡弱，是无胃气，故为死候也。

平脾脉来[①]，和柔相离[②]，如鸡践地，曰脾平[③]。长夏以胃气为本[④]。

病脾脉来，实而盈数，如鸡举足，曰脾病[⑤]。

死脾脉来，锐坚如乌之喙[⑥]，如鸟之距，如屋之漏，如水之流，曰脾死[⑦]。

【本段提纲】 马莳说：此即脾经之平脉、病脉、死脉而喻之也。

【集解】

①平脾脉来：《素问》第二十《三部九候论》："下部人，足太阴也。人以候脾胃之气。"王冰《注》："谓脾脉也。在鱼腹上趋筋间，直五里下，箕门之分，宽巩足单衣，沉取乃得之，而动应于手也。"

②和柔相离：张介宾说：和柔，雍容不迫也。相离，匀净分明也。

张琦说：相离，相附也。

喜多村直宽说：骊恕公曰："按离非别离之离。《诗》云：'月离于毕。'又云：'不离于里。'并训丽是也。"

③如鸡践地，曰脾平：吴崑说：如鸡践地，缓步也。

张介宾说：如鸡践地，从容轻缓也。此即冲和之气，亦微软弱之义，是为脾之平脉。

④长夏以胃气为本：马莳说：长夏以胃气为本，取其弱而且和也。

⑤实而盈数，如鸡举足，曰脾病：张介宾说：实而盈数，强急不和也。如鸡举足，轻疾不缓也。前篇言弱多胃少，此言实而盈数，皆失中和之气，故曰脾病。

⑥锐坚如乌之喙：许慎：《说文解字》二上口部：喙，口也。从口，彖声。许秽切。

⑦如鸟之距，如屋之漏，如水之流，曰脾死：王冰说：乌喙鸟距，言锐坚也。水流屋漏，言其至也。水流谓平至不鼓。屋漏谓时动复住。

张介宾说：如乌之喙，如鸟之距，言坚锐不柔也。如屋之漏，点滴无伦也。如水之流，去而不返也。是皆脾气绝而怪脉见，亦但代无胃之义，故曰脾死。

平肾脉来[①]，喘喘累累[②]如钩[③]，按之而坚[④]，曰肾平。冬以胃气为本[⑤]。

病肾脉来，如引葛，按之益坚，曰肾病[⑥]。

死肾脉来，发如夺索[⑦]，辟辟如弹石[⑧]，曰肾死[⑨]。

【本段提纲】 马莳说：此即肾经之平脉、病脉、死脉而喻之也。

【集解】

①平肾脉来：《素问》第二十《三部九候论》："下部地，足少阴也。地以候肾。"王冰注："谓肾脉也。在足内踝后跟骨上陷中，大溪之分，动应手。"

②喘喘累累：高世栻说：其气喘喘，其气累累。

③喘喘累累如钩：原文作"喘喘累累如钩"。

丹波元坚说：《太素》，"钩"作"旬"。杨曰："旬，平也。手下坚实而平，此为石脉之形，故曰平也。"坚按：古旬、匀多通用（段玉裁谓云）。故杨以旬为均平之义。然于喘喘累累，殊未衬切。仍考《太素》"旬"字即是"銞"字。"如钧"，盖"如钩"讹。《说文》："銞，古文钧，或从旬。"《淮南子·原道训》："钧旋毂转。"注："钧，陶人作瓦器法下转旋者。"《汉书·邹阳传》："独化于陶钧之上。"张晏曰："陶家名模下圆转者为钧。"其云如钧，即是此义，为沉濡而滑之象，始与夏平脉有别。

伯坚按：今据丹波元坚说校改。

④按之而坚:张介宾说:冬脉沉石,故按之而坚,若过于石,则沉伏不振矣。

⑤冬以胃气为本:张介宾说:石而和也。

⑥如引葛,按之益坚,曰肾病:王冰说:形如引葛,言不按且坚,明按之则尤甚也。

张介宾说:脉如引葛,坚搏牵连也。按之益坚,石甚不和也。亦石多胃少之义,故曰肾病。

⑦夺索:吴崑说:夺索,两人争夺其索,引长而坚劲也。

⑧辟辟如弹石:王冰说:辟辟如弹石,言促又坚也。

⑨发如夺索,辟辟如弹石,曰肾死:张介宾说:索如相夺,其劲必甚。辟辟如弹石,其坚必甚。即但石无胃之义,故曰肾死。

《平人气象论第十八》今译

黄帝问说:健康人的脉搏是怎样的?

岐伯回答说:人一呼,脉搏跳两次;一吸,脉搏也跳两次;一息已完,正在换气的时候,那时脉搏又跳一次。平常呼吸的时候,偶然有一息较长的,这一息犹如闰年闰月一样,在这偶然一息的时候,脉搏就不止五跳了。有这样的脉搏,就叫作健康的人。健康的人就是没有病的人。用呼吸作时间尺度来测量病人的脉搏迟速,这呼吸必须是没有病的人才行。医师没有病,所以可用他的呼吸作标准。

人一呼脉搏跳一次,一吸脉搏也跳一次,则病人有气息微弱的现象。

人一呼脉搏跳三次,一吸脉搏也跳三次,而脉搏又躁动(急疾),如果尺肤热则是温病,如果尺肤不热而脉滑的则是风病,如果尺肤不热而脉搏涩的则是痹。

人一呼,脉搏跳四次以上,则会死。

脉搏停止不来,则会死。

脉搏忽快忽慢,则会死。

健康人的精气都是从胃得来的,所以也可以说胃即是健康人的精气。如果脉搏没有胃气[①](雍容和缓的状态)的,叫作逆,逆就会死。

春季的脉搏有胃气而微带弦脉(春脉),这是健康的现象。如果弦脉过多而胃气过少,则有肝病。如果只有弦脉而没有胃气,则会死。如果有胃气而有毛脉(秋脉),则到了秋季会发病。如果毛脉很显著,则现在有病。五脏的真气在春季发散在肝里面,至于肝本身则是藏筋膜之气的[②](和筋膜相配合的)。

夏季的脉搏有胃气而微带钩脉(夏脉),这是健康的现象。如果钩脉过多而胃气过少,则有心病。如果只有钩脉而没有胃气,则会死。如果有胃气而有石脉(冬脉),则到了冬季会发病。如果石脉很显著,则现在有病。五脏的真气通过到心里面,至于心本身则是藏血脉之气的[②](和血脉相配合)。

长夏(六月)的脉搏有胃气而微带软弱(长夏脉),这是健康的现象。如果软弱过多而胃气过少,则有脾病。如果只有代脉(变更不常)而没有胃气,则会死。如果软弱而有石脉(冬脉),则到了冬季会发病。如果石脉很显著,则现在有病。五脏的真气浸润到脾里面,至于脾本身则是藏肌肉之气的(和肌肉相配合)[②]。

秋季的脉搏有胃气而微带毛脉(秋脉),这是健康的现象。如果毛脉过多而胃气过少,则有肺病。如果只有毛脉而没有胃气,则会死。如果毛脉而兼有弦脉(春脉),则到了春季会发病。如果弦脉很显著,则现在有病。五脏的真气高升到肺里面,至于肺本身则是行走营卫阴阳之气的[②]。

冬季的脉搏有胃气而微带石脉(冬脉),这是健康的现象。如果石脉过多而胃气过少,则有肾病。如果只有石脉而没有胃气,则会死。如果石脉而兼有钩脉(夏脉),则到了夏季会发病。如果钩脉很显著,则现在有病。五脏的真气下降到肾里面,至于肾本身则是藏骨髓之气的[②](和骨髓相配合)。

胃的大络脉名叫"虚里",它贯穿横膈膜,络住着肺,出到左乳下面,它在这里的跳动可用手摸得着,这是脉的宗气(主气)[③]所在。如果这条络脉跳动如喘气一样,又快又急,偶尔暂时中断,这是鬲中(胸腔下部)有病。如果此处脉搏来迟而偶尔一停,脉搏的跳动横格于指头下面,这是内部有积(结块)。如果此处脉搏停止不来,则会死。如果左乳下面脉搏跳动剧烈,以致衣也随着跳动,这说明脉的宗气已泄。

寸口脉搏的太过和不及,所表现的疾病如下:

寸口脉搏短的,是头痛。

寸口脉搏长的,是脚和小腿痛。

寸口脉搏急促而触手如击的,是肩部背部痛。

寸口脉搏沉而坚实的,是内部的病。

寸口脉搏浮而强盛的,是外部的病。

寸口脉搏沉而横格指下,是胁下有积(结块)和腹内有横积作痛。

寸口脉搏沉而急,是寒热病。

脉搏又盛、又滑、又坚的,是外部的病。

脉搏又小、又实、又坚的,是内部的病。

脉搏又小、又弱、又涩的,是老病。

脉搏又滑、又浮、又快的,是新病。

脉搏急的,是疝瘕[④]、小腹痛。

脉搏滑的,是风病。

脉搏涩的,是痹。

脉搏又缓、又滑的,是热中(腹内发热)。

脉搏盛满的,是胀病。

脉和阴阳相顺(阴病得阴脉,阳病得阳脉),则病容易好。

脉和阴阳相逆(阴病得阳脉,阳病得阴脉),则病难好。

脉和四时相顺,则虽有病而没有其他危险。

脉和四时相反,及病由一脏传给所克的脏[⑤],则病难好。

手臂多青脉,是脱血的现象。

尺肤缓而脉搏涩,是困倦想睡的现象。

尺肤热而脉搏盛,是脱血的现象。

尺肤涩而脉搏滑,是汗多的现象。

尺肤冷而脉搏细,是腹泻的现象。

尺肤常热而脉搏粗,是热中(腹内有热)的现象。

肝(木)的真脏脉遇着庚辛(金)日子,会死。心(火)的真脏脉遇着壬癸(水)日子,会死。

脾(土)的真脏脉遇着甲乙(木)日子,会死。肺(金)的真脏脉遇着丙丁(火)日子,会死。肾(水)的真脏脉遇着戊己(土)日子,会死[6]。这些真脏脉出现,都是会死的。

颈部的脉搏跳动,气喘,咳嗽,是水肿病。

目眶微肿,如同睡觉刚起床一样,是水肿病。

小便呈黄红色,想睡,是黄疸病。

虽吃了东西而如同饥饿一样,是胃疸病[7]。

面部发肿,是风病。

脚和小腿发肿,是水肿病。

眼呈黄色,是黄疸病。

妇女手少阴心经脉(神门穴)跳动得厉害的,是怀妊的现象。

脉和四时的配合有顺逆之分。如果没有本脏脉而出现他脏脉,在春夏(应当浮大而反)沉细,在秋冬(应当沉细而反)浮大,这叫作脉和四时相反。

凡有风热病的人,脉搏沉静;有腹泻和脱血的病人,脉搏坚实;病在内部而脉搏虚;病在外部而脉搏又坚又涩;有这些情况的病人都很难治疗。

饮食物是人的根本,没有饮食物则人会死。脉搏如果没有胃气(雍容和缓的状态)也会死。只有真脏脉而没有雍容和缓的状态就叫作没有胃气,如果没有胃气,则肝就不可能微带弦脉,肾就不可能微带石脉了。

太阳脉[8](手太阳小肠经脉和足太阳膀胱经脉)是洪大而长的。

少阳脉[8](手少阳三焦经脉和足少阳胆经脉)是忽快忽慢、忽短忽长的。

阳明脉[8](手阳明小肠经脉和足阳明胃经脉)是又浮、又大、又短的。

健康的心脉(神门穴)来的时候,接连不断而来,手按去如同摸着一串珠子一样的,这说明心是健康的。夏季(心脉)心须有胃气。

有病的心脉来的时候,急促如同喘气一样,手按去不能像一串珠子一样地滑利,这说明心有病。

将死的心脉来的时候,手轻按则坚强而不柔和,手重按则牢实而不动,这说明心将死了。

健康的肺脉(经渠穴)来的时候,翩跹流利,和缓轻浮,如落榆钱一样,这说明肺是健康的。秋季(肺脉)必须有胃气。

有病的肺脉来的时候,不上不下(不流利),中央坚而两旁虚,如同摸着鸡毛一样,这说明肺有病。

将死的肺脉来的时候,如同浮在空中一样地空虚,如同风吹羽毛一样地散乱,这说明肺将死了。

健康的肝脉(男五里穴、女太冲穴)来的时候,缓和柔软,如同高举的长竿末梢一样,这说明肝是健康的。春季(肝脉)必须有胃气。

有病的肝脉来的时候,坚实而滑,长而不软,如同摸着长竿一样,这说明肝有病。

将死的肝脉来的时候,来势急而有力,如同新张开的弓弦一样,这说明肝将死了。

健康的脾脉(箕门穴)来的时候,雍容不迫,匀净分明,如同鸡踏在地上一样,这说明脾是健康的。长夏(脾脉)必须有胃气。

有病的脾脉来的时候,强急不和,轻快不缓,如同鸡举足一样,这说明脾有病。

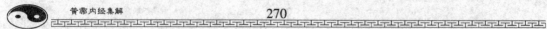

将死的脾脉来的时候,如同乌嘴鸟爪一样地又锐又坚,如同屋漏一样地点滴无序,如同水

流一样地去而不返，这说明脾将死了。

健康的肾脉（太溪穴）来的时候，接连而来，沉濡而滑，按去坚实，这说明肾是健康的。冬季（肾脉）必须有胃气。

有病的肾脉来的时候，坚搏牵连如同牵引葛布一样，按去更加坚实，这说明肾有病。

将死的肾脉来的时候，牵引很长而坚劲有力，如同弹石块一样，这说明肾将死了。

①胃气：凡是健康的脉搏，都有一种雍容和缓的状态。这种雍容和缓的状态，古代医学家叫它为胃气。

②肝本身则是藏筋膜之气的，心本身则是藏血脉之气的，脾本身则是藏肌肉之气的，肺本身则是行走营卫阴阳之气的，肾本身则是藏骨髓之气的：肝是和筋相配合的，心是和血脉相配合的，脾是和肉相配合的，肺是和皮毛相配合的，肾是和骨髓相配合的。参阅《素问》第五《阴阳应象大论》第十五段集解提纲附表和第二十三《宣明五气篇》第十一段集解提纲附表。

③脉的宗气（主气）：脉的宗气就是脉的主气，也就是指心脏而言。

④疝瘕：疝瘕是古代病名，是一个症候群的名称，有小腹烦闷发热而痛，小便流出白浊的症状，可能是膀胱炎一类的疾病。参阅《素问》第十九《玉机真藏论》第九段。

⑤及病由一脏传给所克的脏：例如由肝（木）传给脾（土），则木克土，病就难好。其余类推，这种现象叫不间藏。

⑥肝（木）的真脏脉遇着庚辛（金）日子，会死。心（火）的真脏脉遇着壬癸（水）日子，会死。脾（土）的真脏脉遇着甲乙（木）日子，会死。肺（金）的真脏脉遇着丙丁（火）日子，会死。肾（水）的真脏脉遇着戊己（土）日子，会死：天干和五行的配合如下：甲乙和木相配合，丙丁和火相配合，戊己和土相配合，庚辛和金相配合，壬癸和水相配合。在六十甲子中，凡是有甲字（甲子、甲戌、甲申、甲午、甲辰、甲寅）和乙字（乙丑、乙亥、乙酉、乙未、乙巳、乙卯）的十二个日子都属木，病人出现了脾（土）的真脏脉而遇着这十二个日子，这是木克土，所以就会死。其余类推。

⑦胃疸病：胃疸是古代病名，是一个症候的名称。可能即是糖尿病的一个症候。

⑧太阳脉，少阳脉，阳明脉：太阳、少阳、阳明的脉象，据俞正燮和田晋蕃说，都是在人迎穴切按得来的。在人迎穴切按，如果洪大而长，即是太阳脉象；如果忽快忽慢、忽短忽长，即是少阳脉象；如果又浮、又大、又短，即是阳明脉象。

卷　六

玉机真藏论第十九
三部九候论第二十

玉机真藏论第十九①

①玉机真藏论第十九:《新校正》云:按全元起本在第六卷。

喜多村直宽说:按篇内"名曰玉机",又见《玉版论要篇》,而《太素》并作"生机",'注'意亦然,此知"玉"字当作"生"。此篇内盖论真藏与生机之异,其意太明,若作"玉机",却属无谓矣。《尚书·大传》:"机者,几也,微也。其变几微而所动者大,谓之璇玑。"(伯坚按,《古微书》引《春秋演孔图》说:"中有大玉,刻一版,曰璇玑。")

伯坚按:本篇第十四段,据《新校正》说,全元起本在第四卷《太阴阳明表里篇》中(见本篇第十四段"帝曰善"句下集解)。本篇和《甲乙经》《黄帝内经太素》《类经》三书的篇目对照,列表如下:

素问	甲乙经	黄帝内经太素	类经
玉机真藏论第十九	卷四——经脉第一上 卷四——经脉第一下 卷六——五藏传病大论第十 卷八——五藏传病发寒热第一上	卷六——藏府气液篇 卷十四——四时脉形篇 卷十四——真藏脉形篇 卷十四——四时诊脉篇	卷四——逆顺相传至困而死(藏象类二十四) 卷五——四时藏脉病有太过不及(脉色类十) 卷五——逆从四时无胃亦死(脉色类十二·三) 卷六——骨枯肉陷真藏脉见者死(脉色类二十七) 卷十四——五虚五实(疾病类二十二) 卷十五——风传五藏(疾病类二十九)

【释题】 本篇第一节讲四时脉,末了说,"著之玉版,藏之藏府,每旦读之,名曰玉机"。又第三节专讲真藏脉。所以叫作《玉机真藏论》。

【提要】 本篇用黄帝、岐伯二人问答的形式,主要讲切脉的诊断学,内容可以分为五节。第一节讲春(肝)、夏(心)、秋(肺)、冬(肾)、脾五脉的正规现象和反常现象,以及这些反常现象是一些什么疾病的象征。第二节讲疾病在内脏的传化,如何由这一脏传到那一脏和有一些什么症状,也就是说病势的扩大。第三节讲真脏脉出现后的死期和真脏脉的脉象。第四节讲如何根据望诊和切诊来判断病是否可治。第五节讲五实五虚的症状、脉象和生死的关系。

黄帝问曰:春脉如弦,何如而弦?

岐伯对曰:春脉者,肝也,东方木也,万物之所以始生也,故其气来耎弱、轻虚而滑,端直以长,故曰弦①。反②此者病。

帝曰:何如而反?

岐伯曰:其气来实而强③,此谓太过,病在外。其气来不实而微④,此谓不及,病在中。

帝曰:春脉太过与不及,其病皆何如?

岐伯曰:太过则令人善怒⑤,忽忽眩冒⑥而巅疾⑦。其不及则令人胸痛引背,下则两胁胠⑧满。

【本段提纲】 马莳说:此言五藏有应时之脉,其有所反者必有所病。而此一节则先举肝经以言之也。

【集解】

①春脉者,肝也,东方木也,万物之所以始生也,故其气来耎弱、轻虚而滑,端直以长,故曰弦:《新校正》云:按越人云:"春脉弦者,东方木也。万物始生,未有枝叶,故其脉来濡弱而长。"《四时经》,"轻"作"宽"。

马莳说:春时东方属木,万物始生,肝亦生木,故木有始生之意。其脉来软弱轻虚而滑,端直以长,盖端直以长,其状似弓弦,而轻虚而滑,则弦而和也。

②反:王冰说:反,为反常平之候。

③其气来实而强:杨上善说:其春脉坚实劲直,各为来实而强。

④其气来不实而微:杨上善说:不实而更微弱,此为不足。

⑤太过则令人善怒:原文作"太过则令人善忘"。

王冰说:"忘",当为"怒"字之误也。

《新校正》云:按《气交变大论》云:"木太过,甚则忽忽善怒,眩冒、巅疾。"则"忘"当作"怒"。

张介宾说:"忘"当作"怒"。《本神篇》曰:"肝气虚则恐,实则怒。"《气交变大论》曰:"岁木太过,甚则忽忽善怒,眩冒、巅疾。"皆同此义。

丹波元简说:按马、吴、张仍王注,作"善怒",是。

伯坚按:今据王冰、《新校正》、张介宾、丹波元简说校改。

⑥忽忽眩冒:王冰说:忽忽,不爽也。眩,谓目眩视如转也。冒,谓冒闷也。

冒,参阅《素问》第十《五藏生成篇》第十一段"下厥上冒"句下集解。

⑦巅疾:巅疾有癫痫和癫狂二意,参阅《素问》第四十七《奇病论》第九段"人生而有病颠疾者"句下集解。

⑧胠:王冰说:胠,谓腋下胁也。

胠,参阅《素问》第十《五藏生成篇》第十一段"支鬲胠胁"句下集解。

帝曰:善。夏脉如钩,何如而钩?

岐伯曰:夏脉者,心也,南方火也,万物之所以盛长也,故其气来盛去衰,故曰钩①。反此者病。

帝曰：何如而反？

岐伯曰：其气来盛，去亦盛，此谓太过，病在外。其气来不盛，去反盛[②]，此谓不及，病在中。

帝曰：夏脉太过与不及，其病皆何如？

岐伯曰：太过则令人身热而肤痛，为浸淫[③]。其不及则令人烦心，上见咳唾，下为气泄[④]。

【本段提纲】 马莳说：此言心经有应时之脉，其有所反者必有所病也。

【集解】

①夏脉者，心也，南方火也，万物之所以盛长也，故其气来盛去衰，故曰钩：《新校正》云：按越人云："夏脉钩者，南方火也，万物之所盛，垂枝布叶，皆下曲如钩，故其脉来疾去迟。"吕广云："阳盛故来疾。阴虚故去迟。脉从下上至寸口疾，还尺中迟也。"

马莳说：更时南方属火，万物盛长，心亦主火，故脉有盛长之义。其脉举指来盛而去势则似衰，盖脉上而不下，故其去似衰也。

张介宾说：脉之来疾去迟，故曰钩。

②其气来盛，去亦盛，此谓太过，病在外。其气来不盛，去反盛：《新校正》云：详越人肝、心、肺、肾四藏脉，俱以强实为太过，虚微为不及，与《素问》不同。

张介宾说：去反盛者，非强盛之谓。凡脉自骨肉之分，出于皮肤之际，谓之来；自皮肤之际，还于骨肉之分，谓之去。来不盛、去反盛者，言来则不足，去则有余，即消多长少之意。故扁鹊于春肝、夏心、秋肺、冬肾，皆以实强为太过、病在外，虚微为不及、病在内，辞虽异而意则同也。（丹波元简说：按《新校正》引《难经》文，谓与《素问》不同，故张有此说。）

③为浸淫：杨上善说：浸淫者，滋长也。

王冰说：心太过，则身热肤痛，而浸淫流布于形分。

吴崑说：浸淫，热不得去，浸渍而淫，邪热渐深之名，今之蒸热不已是也。

丹波元简说：按宋玉《风赋》："夫风生于地，起于青苹之末，浸淫溪谷。"《汉书·五王传》师古注："浸淫，犹渐染也。"当从王义。

④下为气泄：杨上善说：气，谓广肠泄气也。

高世栻说：气泄，后气下泄也。

帝曰：善。秋脉如浮，何如而浮？

岐伯曰：秋脉者，肺也，西方金也，万物之所以收成也，故其气来轻虚以浮，来急去散，故曰浮[①]。反此者病。

帝曰：何如而反？

岐伯曰：其气来毛，而中央坚、两傍虚[②]，此谓太过，病在外。其气来毛而微，此谓不及，病在中。

帝曰：秋脉太过与不及，其病皆何如？

岐伯曰：太过则令人逆气而背痛愠愠然[③]。其不及则令人喘，呼吸少气[④]而咳，上气见血，下闻病音[⑤]。

【本段提纲】 马莳说：此言肺经有应时之脉，其有所反者必有所病也。

【集解】

①秋脉者，肺也，西方金也，万物之所以收成也，故其气来轻虚以浮，来急去散，故曰浮：王冰说：脉来轻虚，故曰浮也。

《新校正》云：按越人云："秋脉毛者，西方金也，万物之所终，草木华叶，皆秋而落，其枝独在若毫毛也，故其脉来轻虚以浮，故曰毛。"

马莳说：秋时西方属金，万物收藏，肺亦主金，故肺有收成之义。其脉来轻虚以浮，来虽似急，而去则急散，非前来盛去不盛之比也。

张琦说：金气收降而脉浮者，承六阳盛长之后，阳气微下，自及肤而渐降，所谓秋日下肤，蛰虫将去，与春夏之浮不同也。来急去散，即厌厌聂聂如落榆荚之义，非劲急散乱之谓。

②中央坚、两傍虚：吴崑说：中央坚，浮而中坚也。

丹波元简说：按何氏《医碥》云："虚，犹散也。惟两傍散而中央不散，与上所谓去散者异矣。"

③太过则令人逆气而背痛愠愠然：马莳说：愠愠然，不舒畅也。

丹波元简说：按盖此方书所谓背膊倦闷之谓。

④少气：气息微弱也，参阅《素问》第四十九《脉解》第三段"所谓胸痛少气者"句下集解。

⑤其不及则令人喘，呼吸少气而咳，上气见血，下闻病音：吴崑说：其不及则令人气虚而喘，呼吸少气而咳。咳久则气逆面腴，是为上气。气逆则血亦逆，故见血。病音，呻吟喘息之声也。

帝曰：善。冬脉如营[①]，何如而营？

岐伯曰：冬脉者，肾也，北方水也，万物之所以合藏也，故其气来沉以濡[②]，故曰营[③]。反此者病。

帝曰：何如而反？

岐伯曰：其气来如弹石者[④]，此谓太过，病在外。其去如数者[⑤]，此谓不及，病在中。

帝曰：冬脉太过与不及，其病皆何如？

岐伯曰：太过则令人解㑊[⑥]，脊脉痛而少气，不欲言。其不及则令人心悬如病饥[⑦]，䏚中清[⑧]，脊中痛，少腹满[⑨]，小便变[⑩]。

帝曰：善。

【本段提纲】 马莳说：此言肾经有应时之脉，其有所反者必有所病也。

【集解】

①冬脉如营：丹波元坚说：钱大昕："古人读营如环（见《潜研堂文集》问答中）。"先兄《难经疏证》，以为营卫之营与环同义。

顾观光说：营行脉中，以喻冬脉之沉也。

俞樾说：今按营之言回绕也。《诗·齐谱正义》曰："水所营绕，故曰营丘。"《汉书·吴王濞传》《刘向传》注并曰："营谓回绕之也。"字亦通作萦。《诗·樛木篇》传曰："萦，旋也。"旋亦回绕之义。冬脉深沉，状若回绕，故如营。

②故其气来沉以濡：原文作"故其气来沉以搏"。

《新校正》云：按《甲乙经》，"搏"字为"濡"，当从《甲乙经》为"濡"。何以言之？脉沉而濡，"濡"古软字，乃冬脉之平调脉。若沉而搏击于手，则冬脉之太过脉也。故言当从《甲乙经》"濡"字。

田晋蕃说：按《太素》杨上善注："营，聚也。"《灵枢·五色篇》"察其散抟"，抟与散对，抟亦聚也。《管子霸》言:“抟国不在敦古。”注:“抟,聚也。”殆经文作“抟”,故杨训营为聚。《甲乙经》以《素问》误文作搏,义不可通,因《灵枢·经脉篇》有“少阴者冬脉也,伏营而濡骨髓”之文,遂改作“沉以濡”耳。《中藏经》第三十:“冬脉沉濡而滑曰平。”《四难》:“按之濡,举指来实者,肾也。”《十五难》:“冬脉沉濡而滑。”

伯坚按:此段见《甲乙经》卷四《经脉》第一上,作“故其气来沉以濡”。今据《新校正》及田晋蕃说,依《甲乙经》校改。

③冬脉者,肾也,北方水也,万物之所以合藏也,故其气来沉以濡,故曰营:《新校正》云:越人云:“冬脉石者,北方水也,万物之所藏,盛冬之时,水凝如石,故其脉来沉濡而滑,故曰石也。”

马莳说:冬时北方属水,万物合藏,肾亦主水,故脉有合藏之义,其气来沉矣,而沉中带搏,所谓沉濡而滑,谓之曰营。营者,如将之守营内而不出也。

④其气来如弹石者:张介宾说:来如弹石者,其至坚强,营之太过也。

⑤其去如数者:吴崑说:数,音朔。如数,其实未数也,盖往来急疾,类于数耳。

张介宾说:其去如数者,动止疾促,营之不及也。盖数本属热,而此真阴亏损之脉亦必紧数,然愈虚则愈数,原非阳强实热之数,故云如数,则辨析之意深矣。

⑥太过则令人解㑊:解㑊,困倦难名之状。参阅《素问》第十八《平人气象论》第十四段“谓之解㑊安卧”句下集解。

⑦其不及则令人心悬如病饥:张介宾说:令人心悬而怯,如病饥也。

⑧䏚中清:王冰说:䏚者,季胁之下、侠脊两傍空软处也。肾外当䏚,故䏚中清冷也。

丹波元简说:《通雅》云:“今《唐韵》《韵会》《字汇》《日月灯》,皆遗䏚字。当音渺。”

䏚,参阅《素问》第十《五藏生成篇》第十一段“支鬲胠胁”句下集解。

清,冷也,参阅《素问》第十七《脉要精微论》第二十六段“腰足清也”句下集解。

⑨少腹满:少腹即小腹,参阅《素问》第二十二《藏气法时论》第九段“引少腹”句下集解。

⑩小便变:杨上善说:小便变色也。

帝曰:四时之序,逆从之变异也①。然脾脉独何主?

岐伯曰:脾脉者土也,孤藏以灌四傍者也②。

帝曰:然则脾善恶可得见之乎?

岐伯曰:善者不可得见,恶者可见③。

帝曰:恶者何如可见?

岐伯曰:其来如水之流者④,此谓太过,病在外。如鸟之喙者⑤,此谓不及,病在中。

帝曰:夫子言脾为孤藏、中央土以灌四傍,其太过与不及,其病皆何如?

岐伯曰:太过则令人四支不举⑥。其不及则令人九窍不通⑦,名曰重强⑧。

【本段提纲】 马莳说:此举脾经之脉,灌乎四藏,其有恶与善反者亦必有所病也。

【集解】

①四时之序,逆从之变异也:马莳说:四藏循四时之序,谓之曰从。其有过与不及而为诸病者,谓之曰逆。

吴崑说:言四时之序,脉逆其顺,则变异为病。

②孤藏以灌四傍者也:杨上善说:孤,尊独也。五行之中,土独为尊,以王四季,脾为王也。

王冰说:纳水谷,化津液,溉灌于肝、心、肺、肾也。以不正主四时,故谓之孤藏。

③善者不可得见,恶者可见:吴崑说:不专一时,寄主于四季,善则四藏之善,不见其为脾善也。恶则脉败而可见耳。

张介宾说:脾无病则灌溉固而四藏安,不知脾力之何有,故善者不可得见。脾病则四藏亦随而病,故恶候见矣。

④其来如水之流者:张介宾说:如水之流者,滑而动也。按《平人气象论》曰:"如水之流曰脾死。"此其一言太过,一言危亡,词同意异,岂无所辨?盖水流之状,滔滔洪盛者,其太过也。溅溅不返者,其将竭也。凡此均谓之流,而一盛一危,迥然有异,故当详别其状而勿因词害意也。

⑤如鸟之喙者:《新校正》云:按《平人气象论》云:"如鸟之喙。"又别本,"喙"作"啄"。

张介宾说:如鸟之喙者,锐而短也。

高世栻说:如鸟之喙者,则坚劲自止。

丹波元简说:按《难经》:"脾者,中州也,其平和不可得见,衰乃见耳。来如雀之啄,如水之下漏,是脾之衰见也(伯坚按:见《第十五难》。)。"据《平人气象论》"锐坚如鸟之喙",作"喙"为是。

丹波元坚说:《太素》,"喙"作"啄"。坚按此与《新校正》引别本合(伯坚按:此段见《黄帝内经太素》卷十四《四时脉形篇》)。

⑥太过则令人四支不举:丹波元坚说:尤怡曰:"《玉机真藏论》云:'脾脉太过,则令人四支不举。其不及,则令人九窍不通。'《灵枢·本神篇》云:'脾气虚则四支不用,实则泾溲不利。'盖脾虚则营卫涸竭,不能行其气于四支,而为之不举。脾实则营卫遏绝。亦不能行其气于四支,而为之不举。九窍亦然。两经互言之者,所以穷其变也。"

⑦其不及则令人九窍不通:张琦说:《生气通天论》:"阳不胜其阴,则五藏气争,九窍不通。"盖脾阳下陷,升降倒置,浊阴填凑,故九窍不通也。

⑧名曰重强:杨上善说:脾虚不行气于身,故身重而强也。

王冰说:重谓藏气重叠。强谓气不和顺。

马莳说:脾不和平,固为强矣,而九窍不通,则病邪方盛,名曰重强,此皆脾之恶可见也。

吴崑说:其不及则无冲和土气,五藏气争而令九窍不通,名曰重强,言邪胜也。

张介宾说:重强,不柔和貌,沉重拘强也。

高世栻说:脾脉不和而四肢不举,脾脉不和而九窍不通,是脾病而上下四方皆病,故名曰重强。强,不和也。

帝瞿然[①]而起,再拜而稽首曰:善。吾得脉之大要,天下至数[②]。《五色》《脉变》《揆度》《奇恒》[③],道在于一[④]。神转不回;回则不转,乃失其机[⑤]。至数之要,迫近以微[⑥]。著之玉版,藏之藏府,每旦读之,名曰"玉机"[⑦]。

【本段提纲】 《新校正》云:详"至数"至"名曰玉机",与前《玉版论要》文相重,彼注颇详。

伯坚按:《素问》第十五《玉版论要篇》有类似的一段文字,说:"请言道之至数。《五色》《脉变》《揆度》《奇恒》,道在于一。神转不回;回则不转,乃失其机。至数之要,迫近以微。著之玉版,命曰'玉机'。"

【集解】

①瞿然:高世栻说:瞿然,惊顾貌。

伯坚按:《礼记·檀弓》上:"曾子问之瞿然。"孔颖达《正义》:"闻童子之言,乃便惊骇。"陆德明《经典释文》卷二十八《庄子·徐无鬼篇音义》:"瞿然,惊视貌。"

②至数:杨上善说:至数,至理也。

③《五色》《脉变》《揆度》《奇恒》:《素问》第十五《玉版论要篇》:揆度者,度病之浅深也。奇恒者,言奇病也。

《素问》第四十六《病能论》:揆度者,切度之也。奇恒者,言奇病也。所谓奇者,使奇病不得以四时死也。恒者,得以四时死也。所谓揆者,方切求之也,言切求其脉理也。度者,得其病处以四时度之也。

《五色》《脉变》《揆度》和《奇恒》,都是书名,参阅《素问》第十五《玉版论要篇》第一段"五色脉变揆度奇恒"和第七十七《疏五过论》第八段"揆度阴阳奇恒"句下集解。

④道在于一:张介宾说:道在于一,言至数脉变虽多,而理则一而已矣。

⑤神转不回;回则不转,乃失其机:王冰说:五气循环,不愆时叙,是为神气流转不回。若却行衰王,反天之常气,是则却回而不转,申是却回不转,乃失生气之机矣。

⑥迫近以微:王冰说:迫,切也。

张介宾说:至数之要,即道在于一,是诚切近人身而最称精微者也。

⑦著之玉版,藏之藏府,每旦读之,名曰"玉机":王冰说:著之玉版,故以为名,言是玉版生气之机。

吴崑说:玉机,以玉为机,象天仪者也,其机斡旋不息。今日神转不回,则亦玉机之斡旋耳,是故名之。

张介宾说:著之玉版,以传不朽。藏之藏府,以志不忘。名曰玉机,以璇玑玉衡可窥天道,而此篇神理可窥人道,故以并言,而实则珍重之辞也。

喜多村直宽说:"名曰玉机",《太素》作"生机"。杨曰:"书而藏之,日日读之,以为摄生机要,故曰生机。"

五藏受气于其所生①,传之于其所胜②,气舍于其所生③,死于其所不胜④。病之且死,必先传行至其所不胜,病乃死。此言气之逆行也,故死⑤。肝受气于心,传之于脾,气舍于肾;至肺而死⑥。心受气于脾,传之于肺,气舍于肝,至肾而死⑦。脾受气于肺,传之于肾,气舍于心,至肝而死⑧。肺受气于肾,传之于肝,气舍于脾,至心而死⑨。肾受气于肝,传之于心,气舍于肺,至脾而死⑩。此皆逆死也。一日一夜五分之,此所以占死生之早暮也⑪。

【本段提纲】 马莳说:此言五藏之病气,有所受,有所传,有所舍,有所死,始之于我所生,而终之于克我者也。

【集解】

①五藏受气于其所生:王冰说:受气所生者,谓受病气于己之所生者也。

②传之于其所胜:王冰说:传所胜者,谓传于己之所克者也。

③气舍于其所生:王冰说:气舍所生者,谓舍于生己者也。

俞樾说:按两言其所生,则无别矣。疑下句衍"其"字。其所生者,其子也。所生者,其母也。《藏气法时论》:"夫邪气之客于身也,以胜相加,至其所生而愈,至其所不胜而甚,至于所生而持。"王《注》解其所生曰:"谓至己所生也";解所生曰:"谓至生己之气也。"一曰"其所生",一曰"所生",分别言之,此亦当同矣。

田晋蕃说:按王注,"气舍所生者,谓舍于生己者也",固作生己解。"其"字殆涉上下文而误衍。

伯坚按:今据俞樾,田晋蕃说,删去此"其"字。

④死于其所不胜:张介宾说:凡五藏病气,有所受,有所传,有所舍,有所死。舍,留止也。受气所生者,受于己之所生者也。传所胜者,传于己之所克者也。气舍所生者,舍于生己者也。死所不胜者,死于克己者也。

⑤此言气之逆行也,故死:吴崑说:五藏顺行则生,五藏逆行则死。上文受气于其所生,是母反受气于其子,故为逆为死。

张介宾说:不胜则逆,故曰逆行,逆则当死。

⑥肝受气于心,传之于脾,气舍于肾;至肺而死:马莳说:试以肝经言之,心经有病,来乘其母,则肝之病气受之于心。肝木克土,则传之于脾。脾土克水,则气舍于肾。肾水克火,则又传之于心。心火克金,则又传之于肺。故曰"至肺而死",盖以肝克于肺也。

吴崑说:木遇金克也。

⑦至肾而死:吴崑说:火遇水克也。

⑧至肝而死:吴崑说:土遇木克也。

⑨至心而死:吴崑说:金遇火克也。

⑩至脾而死:吴崑说:水遇土克也。

⑪一日一夜五分之,此所以占死生之早暮也:王冰说:肝死于肺,位秋庚辛,余四仿此。然朝主甲乙,昼主丙丁,四季土主戊己,晡主庚辛,夜主壬癸,由此则死生之早暮可知也。

马莳说:朝主甲乙,昼主丙丁,四季主戊己,辰戌丑未时,日晡主庚辛,夜主壬癸。今肝至肺而死,则其死在日晡时也。心至肾而死,则其死在壬癸时也。脾至肝而死,则其死在甲乙时也。肺至心而死,则其死在丙丁时也。肾至脾而死,则其死在戊己、及辰戌丑未时也。此所以占死生之早暮也。

高世栻说:一日一夜,气合四时,以五行而五分之,可以占死生之早暮也。五分者,寅卯主木,巳午主火,申酉主金,亥子主水,辰戌丑未主土。肝至肺而死,死于申酉。心至肾而死,死于亥子。脾至肝而死,死于寅卯。肺至心而死,死于巳午。肾至脾而死,死于辰戌丑未也。

参阅《素问》第十八《平人气象论》第十五段真藏脉死期。

黄帝曰:五藏相通,移皆有次。五藏有病,则各传其所胜①。不治,法三月若②六月,若三日若六日,传五藏而当死③。是顺传所胜之次④。故曰:"别于阳者知病从来,别于阴者知死生之期⑤。"言知至其所困而死⑥。

【本段提纲】 马莳说:此帝承上文而言,逆传者固至其所胜而死,而有顺传者亦至其所困而死也。

张琦说:上言逆行之病,以下言顺传者。

【集解】

①则各传其所胜:张介宾说:传其所胜者,如本篇下文云:"风入于肺为肺痹,弗治则肺传之肝为肝痹,弗治则肝传之脾为脾风,弗治则脾传之肾曰疝瘕,弗治则肾传之心曰瘛,弗治则心复反传而行之肺,法当死"者是也。

②法三月若:王引之《经传释词》卷七若字条:若,犹或也。《管子·白心篇》曰:"夫或者何,若然者也。"《仪礼·士昏礼》曰:"若衣若笄。"襄十一年《左传》曰:"若子若弟。"又曰:"君若能以玉帛绥晋。"昭十三年《传》曰:"若入于大都,而乞师于诸侯。"定四年《传》曰:"若闻蔡将先卫,信乎?"隐四年《公羊传》曰:"公子翚恐若其言闻乎桓。"

③法三月若六月，若三日若六日，传五藏而当死：王冰说：三月者，谓一藏气之迁移。六月者，谓至其所胜之位。三日者，三阳之数以合日也。六日者，谓兼三阴以数之尔。《热论》曰："伤寒一日巨阳受，二日阳明受，三日少阳受，四日太阴受，五日少阴受，六日厥阴受"，则其义也。

张介宾说：病不早治，必至相传，远则三月六月，近则三日六日，五藏传遍，于法当死。所谓三六者，盖天地之气以六为节，如三阴三阳是为六气，六阴六阳是为十二月，故五藏相传之数亦以三六为尽。若三月而传遍，一气一藏也。六月而传遍，一月一藏也。三日者，昼夜各一藏也。六日者，一日一藏也。藏惟五而传遍以六者，假令病始于肺，一也；肺传肝，二也；肝传脾，三也；脾传肾，四也；肾传心，五也；心复传肺，六也；是谓六传。六传已尽，不可再传，故《五十三难》曰："一藏不再伤，七传者死也。"又如以三阴三阳言三六之数，则三者阴阳之合数，六者阴阳之折数。合者奇偶交其气，折者牝牡异其象也。观《热论》云："伤寒一日巨阳受之，二日阳明，三日少阳，四日太阴，五日少阴，六日厥阴"，亦六数也。至若日传二经，病名两感者，则三数也。启玄子曰："三月者谓一藏之迁移，六月者谓至其所胜之位，三日者三阳之数以合日也，六日者谓兼三阴以数之尔"，是亦三六之义也。故有七日而病退得生者，以真元未至大伤，故六传毕而经尽气复乃得生也。《易》曰："七日来复，天行也"，义无二焉。

张琦说：五藏病，先治之则不至相传。若不治之，则远在三月若六月，近在三日若六日，五藏相传，气尽则死。真藏未见，则期以月；真藏已见，则期以日也。

④是顺传所胜之次：《新校正》云：详上文"是顺传所胜之次"七字，乃是次前注，误在此经文之下。不惟无义，兼校之全元起本《素问》及《甲乙经》，并无此七字。直去之，虑未达者致疑，今存于《注》。

丹波元简说：据《新校正》，此七字王《注》错出，宜删去。

顾观光说：据林氏语，此七字当入注。

伯坚按：此段见《甲乙经》卷八《五藏传病发寒热》第一上，没有"是顺传所胜之次"七字。今据《新校正》、丹波元简、顾观光说，依《甲乙经》删去此七字。

⑤别于阳者知病从来，别于阴者知死生之期：《素问》第七《阴阳别论》：所谓阴者，真藏也，见则为败，败必死也。所谓阳者，胃脘之阳也。别于阴者，知病处也。别于阴者，知死生之期。

吴崑说：阳，至和之脉，有胃气者也。阴，至不和之脉，真藏偏胜，无胃气者也。言能别于阳和之脉者，则一部不和，便知其病之从来。别于真藏五阴脉者，则其死生之期可预知也。

张介宾说：阳者言表，谓外候也。阴者言里，谓藏气也。凡邪中于身，必证形于外，察其外证即可知病在何经，故别于阳者知病从来。病伤藏气，必败真阴，察其根本即可知危在何日，故别于阴者知死生之期。此以表里主阴阳也。《阴阳别论》曰："所谓阴者，真藏也，见则为败，败必死也。所谓阳者，胃脘之阳也。别于阳者，知病处也。别于阴者，知死生之期。"乃以脉言阴阳也。

⑥言知至其所困而死：王冰说：困，谓至所不胜也。上文曰："死于其所不胜。"

是故风者，百病之长也[①]。今风寒客于人[②]，使人毫毛毕直[③]，皮肤闭而为热[④]，当是之时，可汗而发也[⑤]。或痹[⑥]、不仁[⑦]、肿痛，当是之时，可汤熨[⑧]，及火灸[⑨]，刺[⑩]而去之。

弗治，病入舍于肺，名曰肺痹[⑪]，发咳、上气[⑫]。

弗治[13]，肺即传而行之肝，病名曰肝痹[14]，一名曰厥[15]，胁痛、出食[16]。当是之时，可按若刺耳。

弗治，肝传之脾，病名曰脾风[17]，发瘅[18]、腹中热、烦心、出黄[19]。当此之时，可按、可药、可浴。

弗治，脾传之肾，病名曰疝瘕[20]，少腹冤热而痛[21]，出白[22]，一名曰蛊[23]。当此之时，可按，可药。

弗治，肾传之心，病筋脉相引而急，病名曰瘛[24]。当此之时，可灸、可药。

弗治，满十日，法当死。

肾因传之心，心即复反传而行之肺，发寒热，法当三岁死。

此病之次也[25]。

【本段提纲】 马莳说：此亦言五藏病传之次，亦其相克者而言之也。

【集解】

①是故风者，百病之长也：马莳说：本经《风论》，与此语同。《生气通天论》《骨空论》《灵枢·五色篇》皆云："风者百病之始"。

丹波元简说：《风论》《骨空论》《灵枢·五色篇·通天篇》，亦有此语（伯坚按：《通天篇》系指《素问·生气通天论》，不是指《灵枢·通天篇》。）。

伯坚按：《素问》第三《生气通天论》："故风者，百病之始也。"第四十二《风论》："故风者，百病之长也。"第六十《骨空论》："余闻风者，百病之始也。"《灵枢》第四十九《五色篇》："小子闻风者百病之始也。"

②今风寒客于人：张介宾说：客者，如客之自外而至，居非其常也。

沈祖绵说：按刘熙《释名·病释》："疾，疾也，客气中人急疾也。"《左传》定八年："尽客气也。"盖自外而入曰客。《痹论》："凡痹之客五藏者。"《疟论》："邪气客于风府。"意同。

③毕直：吴崑说：毕直，尽直也。

④皮肤闭而为热：王冰说：风击皮肤，寒胜腠理，故毫毛毕直，玄府闭密，而热生也。

⑤可汗而发也：王冰说：邪在皮毛，故可汗泄也。《阴阳应象大论》曰："善治者治皮毛"，此之谓也。

⑥痹：痹，参阅《素问》第四十三《痹论》第一段"合而为痹也"句下集解。

⑦不仁：马莳说：不仁，痛痒不知也。

不仁，参阅《素问》第十六《诊要经终论》第十段"不仁则终矣"和第二十四《血气形志篇》第四段"病生于不仁"句下集解。

⑧汤熨：吴崑说：汤，洗也。熨，烙也。

丹波元坚说：按扁鹊曰："疾之居腠理也，汤熨之所及也。"汤熨恐是温汤蒸熨之谓，存考。

⑨火灸：吴崑说：火灸，灼艾也。

⑩刺：吴崑说：刺，针也。

⑪肺痹：《素问》第四十三《痹论》：肺痹者，烦满、喘而呕。

《素问》第六十四《四时刺逆从论》：少阴不足，病肺痹。

《灵枢》第四《邪气藏府病形篇》：肺脉微大为肺痹，引胸背，起恶日光。

⑫发咳、上气：喜多村直宽说：《周官·疾医》："冬时有嗽上气疾。"郑注："嗽，咳也。上气，

逆喘也。”

⑬弗治：张琦说：上脱治法一节，疑上“或痹不仁”二十字当在此上也。

⑭病名曰肝痹：《素问》第十《五藏生成篇》：青，脉之至也长而左右弹，有积气在心下支胠，名曰肝痹。得之寒湿，与疝同法。腰痛、足清、头痛。

《素问》第四十三《痹论》：肝痹者，夜卧则惊，多饮，数小便，上为引如怀。

《素问》第六十四《四时刺逆从论》：少阳不足，病肝痹。

《灵枢》第四《邪气藏府病形篇》：肝脉微大，为肝痹，阴缩，咳引小腹。

《灵枢》第十九《四时气篇》：着痹不去，久寒不已，为肝痹。

⑮一名曰厥：王冰说：肝气通胆，胆善为怒，怒者气逆，故一名厥也。

厥，参阅《素问》第四十五《厥论》第一段“厥之寒热者”句下集解。

⑯出食：王冰说：食入腹即出，故曰出食。

张志聪说：食气入胃，散精于肝，肝气逆，故食反出也。

⑰脾风：《素问》第四十二《风论》：脾风之状，多汗、恶风、身体怠惰、四支不欲动、色薄微黄、不嗜食。诊在鼻上，其色黄。

⑱发瘅：王冰说：善发黄瘅，故发瘅也。

丹波元坚说：《山海经·西山经》：“服之已瘅。”郭注：“黄瘅病也。音旦。”此疸本作瘅之明征。《汉书·艺文志》：“五藏六府瘅十二病方四十卷。”师古曰：“瘅，黄病，音丁韩反。”《外台秘要》引仲景《伤寒论》，“疸”或作“瘅”。又引《古今录验方》及《千金翼方》，正有胃瘅、肾瘅等九疸。《六元正纪大论》少阴司天下曰：“黄瘅鼽衄。”是知“疸”字隋，唐人或用“瘅”，故王氏亦以发黄为解也。

伯坚按：瘅字有两种解释。一种作为热字解。《素问》第十七《脉要精微论》：“瘅成为消中。”王冰注说：“瘅，谓湿热也。”又第四十七《奇病论》：“名曰脾瘅。”王冰注说：“瘅，谓热也。”一种与疸字通用，作为黄疸解。王冰在这里的注释，是作为黄疸解。据下面所述症状有出黄，则在此处作为黄疸解是正确的。段玉裁《说文解字注》瘅字说：“瘅与疸音同而义别。如郭注《山海经》、师古注《汉书》，皆云：‘瘅，黄病’。王冰注《素问》黄疸云：‘疸，劳也。’则二字互相假而淆惑矣。”（见《说文解字诂林》第三三四四页）

瘅，参阅《素问》第十七《脉要精微论》第二十段“瘅成为消中”和第十八《平人气象论》第十六段“溺黄赤安卧者黄疸”句下集解。

⑲出黄：王冰说：出黄色于便泻之所也。

⑳病名曰疝瘕：丹波元坚说：《长刺节论》：“病在少腹，腹痛不得大小便，病名曰疝，得之寒。”仲景有寒疝之称。并足以知疝之因寒。今此云冤热者，盖是寒郁为热，非疝之因热矣。《巢源》癥瘕候曰：“瘕者，假也，谓虚假可动也。”盖疝之结块，乍聚乍散，故谓之疝瘕也。

㉑少腹冤热而痛：马莳说：少腹烦冤作热而痛。

少腹即小腹，参阅《素问》第二十二《藏气法时论》第九段“引少腹”句下集解。

㉒出白：王冰说：溲出白液也。

吴崑说：白，淫浊也。

丹波元简说：《痿论》云：“入房太甚，宗筋弛纵，发为筋痿，及为白淫。”此即出白也。

㉓一名曰蛊：王冰说：冤热内结，消铄肌肉，如虫之食，日内损削，故一名曰蛊。

余岩《古代疾病名候疏义》第三二五页：按《素问·玉机真藏论》云：“脾传之肾，病名曰疝瘕，少腹冤热而痛，出白，一名曰蛊。”王冰解出白为“溲出白液”。然则即今之膀胱炎乎？又按左氏昭元年《传》：“是谓近女室疾，如蛊。”又曰：“于文，皿虫为蛊。谷之飞亦为蛊。在《周易》，女惑男，风落山，谓之蛊。”是蛊本虫病，故《说文》虫部训蛊为腹中虫，盖即寄生虫也。而女惑男之蛊，乃晋平公之病因，其证候则《素问》所云小腹冤热而痛，出白也。膀胱炎不皆近如，而近女所生之病往往与膀胱炎之候相似，故曰如蛊，窃以为即今之花柳病淋病。余曾著《中国淋病医案之第一例》，载在《余氏医述》二集卷二。然考之欧西，花柳病之淋之流行历史，莫测所自，而其流行之盛，实在梅毒侵入之后。梅毒之侵入欧洲，以哥伦布发现美洲归来之年始，为西历一千四百九十三年，实当明孝宗弘治六年也。花柳之淋之流行，则在其后。故学者之中，有谓花柳之淋之起始在梅毒之后者，然大多数学者皆以为欧洲在十五世纪以前已有花柳之淋也。我国医书《外台秘要》卷二十七《五淋方门》载《集验》之论云：“膏淋之为病，尿似膏，白出，少腹膀胱里急。”此膀胱炎之病候，不得断为花柳病之淋。惟《圣济总录》卷九十八《血淋门》有镇心丸，所疗病候，有“小水淋痛，目赤暴肿”之文，此则颇近似花柳之淋。以目赤暴肿，或是淋菌性结膜炎。然小水淋痛与目赤暴肿，未明言同时并发，则亦不能确定其为花柳之淋。独王肯堂《证治准绳》卷六赤白浊条下云：“今患浊者，虽便时茎中如刀割火灼，而溺自清，惟窍端时有秽物，如疮脓目眵，淋漓不断，初与便溺不相混滥。”此真花柳之淋也，然已在梅毒入中国以后之记载。若《左氏传》以后，至明孝宗弘治以前，尚未得明白之记载，可为花柳性淋浊之第二证据也。

㉔病名曰瘛：王冰说：筋脉受热而自跳掣，故名曰瘛。

吴崑说：筋脉相引而急，手足拘挛，病名曰瘛。

瘛，参阅《素问》第十六《诊要经终论》第八段“瘛瘲”句下集解。

㉕此病之次也：张介宾说：此节顺传所胜之次第也。

然其卒发者，不必治于传①。或其传化有不以次。不以次入者，忧恐悲喜怒令不得以其次，故令人有大病矣②。因而喜，大虚，则肾气乘矣③；怒，则肝气乘矣④；悲，则肺气乘矣⑤；恐，则脾气乘矣⑥；忧，则心气乘矣⑦；此其道也⑧。故病有五，五五二十五变，及其传化⑨。传，乘之名也⑩。

【本段提纲】 马莳说：此言病有猝时暴发而为大病者，不必以次而入，故不必治其相传之次也。

【集解】

①不必治于传：王冰说：不必依传之次，故不必以传治之。

②故令人有大病矣：王冰说：忧恐悲喜怒，发无常分，触遇则发，故令病气亦不次而生。

③则肾气乘矣：王冰说：喜则心气移于肺，心气不守，故肾气乘矣。《宣明五气篇》曰：“精气并于心则喜。”

④则肝气乘矣：王冰说：怒则气逆，故肝气乘脾。

⑤则肺气乘矣：王冰说：悲则肺气移于肝，肝气受邪，故肺气乘矣。《宣明五气篇》曰：“精气并于肺则悲。”

⑥则脾气乘矣：王冰说：恐则肾气移于心，肾气不守，故脾气乘矣。《宣明五气篇》曰：“精气并于肾则恐。”

⑦则心气乘矣：王冰说：忧则肝气移于脾，肝气不守，故心气乘矣。《宣明五气篇》曰：“精气并于肝则忧。”

⑧此其道也：王冰说：此其不次之常道。

丹波元坚说：按此节心肾则其志太过而为他藏所克，肝则移克他藏，而肺特具二者（悲忧俱为肺志）。且不及脾藏，故王氏据《五气篇》，有忧则肝气移于脾之解，而志聪改易三字。然既云不以次，则何怪乎其不划一乎？

参阅《素问》第二十三《宣明五气篇》第三段经文和集解。

⑨故病有五，五五二十五变，及其传化：王冰说：五藏相并而各五之，五而乘之则二十五变也。然其变化以胜相传，传而不次，变化多端。

《新校正》云：按《阴阳别论》云："凡阳有五，五五二十五阳"，义与此通。

张介宾说：藏唯五，而五藏之传，又能各兼五藏，则有二十五变。

⑩传，乘之名也：王冰说：言传者何？相乘之异名尔。

张介宾说：传者，以此传彼。乘者，以强凌弱。故有曰传、曰乘之异名耳。

大骨枯槁，大肉陷下①，胸中气满，喘息不便，其气动形②，期六月死。真藏脉见，乃予之期日③。

大骨枯槁，大肉陷下，胸中气满，喘息不便，内痛④引肩项，期一月死。真藏见，乃予之期日⑤。

大骨枯槁，大肉陷下，胸中气满，喘息不便，内痛引肩项⑥，身热，脱肉⑦，破䐃⑧，真藏见，十日⑨之内死⑩。

大骨枯槁，大肉陷下，肩随内消⑪，动作益衰⑫，真藏未见⑬，期一岁死。见其真藏，乃予之期日⑭。

大骨枯槁，大肉陷下，胸中气满，腹内痛，心中不便⑮，肩项⑯，身热，破䐃，脱肉，目匡陷⑰，真藏见，目不见人，立死；其见人者，至其所不胜之时则死⑱。

【本段提纲】 马莳说：此举诸证渐盛者，必以真藏脉见，乃期其所死之时日也。

【集解】

①大骨枯槁，大肉陷下：王冰说：皮肤干者，骨间肉陷，谓大骨枯槁，大肉陷下也。

马莳说：大骨者，即《生气通天论》之所谓高骨也。大肉者，臀肉也。大骨大肉之荣枯浮瘦，可以验诸骨肉也。

张介宾说：大骨大肉，皆以通身而言。如肩背腰膝，皆大骨也。尺肤臀肉，皆大肉也。肩垂、项倾、腰重、膝败者，大骨之枯槁也。尺肤既削，臀肉必枯，大肉之陷下也。

②其气动形：杨上善说：喘息气急，肩膺皆动，故曰动形也。

丹波元坚说：按仲景所谓"呼吸动摇振振者不治"，正此之谓也。

③真藏脉见，乃予之期日：王冰说：此肺之藏也。

张介宾说：若其真藏脉已见，则不在六月之例，可因克贼之日而定其期矣。

④内痛：杨上善说：内痛，谓是心肉痛也。

⑤乃予之期日：王冰说：此心之藏也。

⑥内痛引肩项：杨上善说：此内痛，即脾胃痛也。

喜多村直宽说：据下文，内谓腹内。《伤寒论》曰"拘急"。

⑦脱肉：张介宾说：脱肉者，肌肉消尽也。

⑧破䐃：王冰说：䐃者肉之标，脾主肉，故肉如脱尽，䐃如破败也。䐃，谓肘膝后肉如块者。

吴崑说:䐃,肘膝髀厌高起之处,病人为阴火所灼,昼夜不安,其身转侧多,则䐃肉磨裂。

张介宾说:破䐃者,卧久骨露而筋肉败也。

高世栻说:肌䐢曰肉。脂膏曰䐃。

丹波元简说:按《灵枢·寿夭刚柔篇》云:"肉䐃坚而有分者肉坚。"史崧《音释》:"腹中䐃脂。"(原出《玉篇》)

伯坚按:《太平御览》八六四引《通俗文》:"兽脂聚曰䐃。"

⑨十日:原文作"十月"。

滑寿说:"真藏见",恐当作"未见"。若真藏见,则"十月之内"当作"十日之内"。(《读素问钞病能篇》)

张介宾说:"月"字误,当作"日"。

伯坚按:今据滑寿、张介宾说校改。

⑩之内死:王冰说:此脾之藏也。

⑪肩随内消:原文作"肩髓内消"。

张琦说:肩髓,疑当作骨髓。内消,即动作益衰也。

丹波元坚说:《太素》,"髓"作"随"。杨曰:"肾府是太阳脉,循肩髆内,故肾病肩随内藏消瘦也。又两肩垂下曰随。"坚按《脉要精微论》有肩随文(伯坚按:《素问》第十七《脉要精微论》第六段有"背曲肩随"句)。

伯坚按:此段见《黄帝内经太素》卷十四《真藏脉形篇》,作"肩随内消"。今据《太素》校改。

⑫动作益衰:喜多村直宽说:《上古天真论》:"动作不衰。"又云:"动作皆衰。"

⑬真藏未见:原文作"真藏来见"。

《新校正》云:按全元起本及《甲乙经》,"真藏来见"作"未见"。"来"当作"未",字之误也。

丹波元简说:诸家从《新校正》,"来"作"未"。

丹波元坚说:《太素》亦作"未见"。杨曰:"肾气未是甚衰,所以期至一年。"

伯坚按:今本《甲乙经》卷八《五藏传病发寒热》第一上,引《玉机真藏论》这一段文字,没有这几句话。《黄帝内经太素》卷十四《真藏脉形篇》,引《玉机真藏论》文,有这几句话,"来见"作"未见"。《新校正》所引《甲乙经》,或者是古本原文,为今本所脱佚,或者所引原是《太素》而将书名弄错了。今据《新校正》说,依《太素》校改。

⑭乃予之期日:王冰说:此肾之藏也。

⑮心中不便:高世栻说:神气内虚,则心中不便。

⑯肩项:高世栻说:肩项,即痛引肩项也。

⑰目匡陷:丹波元坚说:先兄曰:"《说文》:'眦,目匡也。'今考经文:'匡,助眼骨也';'匡,饭器也,筥也';义取于此。后世遂从目旁。《玉篇》:'眶,眼眶也。'《集韵》:'眶,目厓。'"(宜与《刺禁论》原《识》参。)

陆懋修说:匡与眶通。《史记·淮南王安传》:"涕满匡而横流。"本经《刺禁篇》:"刺匡上陷骨中脉。"注:"匡,目眶也。"

⑱至其所不胜之时则死:王冰说:此肝之藏也。

马莳说:至其所不胜之时则死,如肝死于日晡庚酉之时,即前第七节一日一夜五分之谓也。

急虚①、身中②、卒至③,五藏绝闭④,脉道不通⑤,气不往来⑥,譬如堕溺,不可为期⑦。

其脉绝不来，若人一息五六至⑧，其形肉不脱，真藏虽不见，犹死也。

【本段提纲】 马莳说：此承上文而言，有等急虚中邪者易死，不可拘前证与前脉也。

【集解】

①急虚：吴崑说：急虚，暴绝也。

高世栻说：急虚，正气一时暴虚也。

②身中：吴崑说：中，邪气深入之名。

高世栻说：身中，外邪陡中于身也。

③卒至：吴崑说：卒至，卒然而至，不得预知之也。

高世栻说：卒至，客邪卒至于藏也。

④五藏绝闭：吴崑说：绝，藏气绝也。闭，九窍塞也。

⑤脉道不通：吴崑说：脉道不通，脉不至也。

⑥气不往来：吴崑说：气不往来，呼吸泯也。

⑦譬如堕溺，不可为期：王冰说：譬于堕坠没溺，不可与为死日之期也。

⑧其脉绝不来，若人一息五六至：王冰说：是则急虚卒至之脉。

《新校正》云：按人一息脉五六至，何得为死？必"息"字误。"息"当作"呼"乃是。

吴崑说：脉绝不来，忽然一息五六至，必死也。

真肝脉至，中外急①，如循刀刃责责然②，如按琴瑟弦③，色青白不泽，毛折④，乃死。

真心脉至，坚而搏⑤，如循薏苡子累累然⑥，色赤黑不泽，毛折，乃死。

真肺脉至，大而虚，如以毛羽中人肤⑦，色白赤不泽，毛折，乃死。

真肾脉至，搏而绝⑧，如指弹石辟辟然⑨，色黑黄不泽，毛折，乃死。

真脾脉至，弱而乍数乍踈⑩，色黄青不泽，毛折，乃死。

诸真藏脉见者，皆死不治也。

【本段提纲】 马莳说：此即真藏脉而拟之，又当验其气色皮毛，而决其死也。

伯坚按：《素问》中讲真藏脉的有第十八《平人气象论》和本篇。现列表于下，以供参考：

五藏	平人气象论	玉机真藏论
肝	死肝脉来，急益劲，如新张弓弦，曰肝死	真肝脉至，中外急，如循刀刃责责然，如按琴瑟弦，色青白不泽，毛折，乃死
心	死心脉来，前曲后居，如操带钩，曰心死	真心脉至，坚而搏，如循薏苡子累累然，色赤黑不泽，毛折，乃死
肺	死肺脉来，如物之浮，如风吹毛，曰肺死	真肺脉至，大而虚，如以羽毛中人肤，色白赤不泽，毛折，乃死
肾	死肾脉来，发如夺索，辟辟如弹石，曰肾死	真肾脉至，搏而绝，如指弹石辟辟然，色黄黑不泽，毛折，乃死
脾	死脾脉来，锐坚，如乌之喙，如鸟之距，如屋之漏，如水之流，曰脾死	真脾脉至，弱而乍数乍疏，色黄青不泽，毛折，乃死

【集解】

①中外急：杨上善说：如以衣带盛绳，引带不引绳，即外急也；引绳不引带，即内急也；绳带

俱引,即内外急也。

②责责然:高世栻说:责责,不流通也。

③如按琴瑟弦:张介宾说:肝之真藏,如刀刃、如琴瑟弦者,言细急坚搏而非微弦之本体也。

高世栻说:如按琴瑟弦,按之一线,不柔和也。

④毛折:吴崑说:率以毛折死者,皮毛得卫气而充,毛折则卫气败绝,是为阴阳衰极,故死不治。

张志聪说:夫脉气流经,经气归于肺,肺朝百脉,输精于皮毛,毛脉合精而后行气于藏府,是藏府之气欲绝而毛必折焦也。《灵枢经》曰:"血独盛则淡渗皮肤,生毫毛。"(伯坚按:见《灵枢》第六十五《五音五味篇》。)又曰:"经脉空虚,血气枯弱,肠胃僻辟,皮肤薄著,毛腠夭焦,予之死期。"(伯坚按:见《灵枢》第五《根结篇》。)是皮毛夭折者,血气先绝也。

⑤坚而搏:高世栻说:坚者牢实。搏者搏击。

⑥如循薏苡子累累然:张介宾说:坚而搏、如循薏苡子者,短实坚强,而非微钩之本体,心脉之真藏也。

高世栻说:如循薏苡子累累然者,坚急而无根也。

丹波元简说:《本草图经》云:"薏苡实,青白色,形如珠子而稍长,故人呼为薏苡珠子,小儿多以线穿如贯珠为戏。陶氏云:'交趾者最大,彼土呼为竿珠。'"

⑦大而虚,如以毛羽中人肤:张介宾说:大而虚、如以毛羽中人肤,浮虚无力之甚,而非微毛之本体,肺脉之真藏也。

⑧搏而绝:张介宾说:搏而绝,搏之甚也。

高世栻说:搏而绝者,转索而若断也。

⑨如指弹石辟辟然:张介宾说:如指弹石辟辟然,沉而坚也。

高世栻说:如指弹石辟辟然者,硬而呆实,无胃气也。

丹波元简说:按"辟辟如弹石",又见《平人气象论》。

⑩弱而乍数乍踈:张介宾说:弱而乍数乍疏,则和缓全无,而非微软弱之本体,脾脉之真藏也。

黄帝曰:见真藏曰死,何也①?

岐伯曰:五藏者皆禀气于胃。胃者,五藏之本也②。藏气者不能自致于手太阴,必因于胃气乃至于手太阴也③。故五藏各以其时自为而至于手太阴也④。故邪气胜者,精气衰也。故病甚者,胃气不能与之俱至于手太阴,故真藏之气独见。独见者,病胜藏也,故曰死⑤。

帝曰:善⑥。

【本段提纲】 马莳说:此承上文而言,无胃气者乃真藏脉也。此节大义与《太阴阳明篇》帝问脾病而四肢不用一股义同,但辞全不同耳。

胃气,参阅《素问》第十八《平人气象论》第五段经文和集解。

【集解】

①见真藏曰死,何也:杨上善说:无余物和杂,故名真也。五藏之气皆胃气和之,不得独用,如至刚不得独用,独用即折,和柔用之即固也。五藏之气和于胃气,即得长生。若真独见,无和胃气,必死期也。欲知五藏真见为死,和胃为生者,于寸口诊手太阴即可知之也。见者如弦,是

肝脉也。微弦为平好也。微弦,谓弦之少也。三分有一分为微。二分胃气与一分弦气俱动,为微弦也。三分并是弦气,竟无胃气,为见真藏也。见真藏死,其理至妙。

②胃者,五藏之本也:张介宾说:胃为水谷之海,以养五藏,故为之本。

吴崑说:诸藏不得胃气,不能自致其气于寸口。得胃气,始为冲和之脉见于寸口。

③藏气者不能自致于手太阴,必因于胃气乃至于手太阴也:张介宾说:谷入于胃以传于肺,五藏六府皆以受气,故藏气必因于胃气乃得至于手太阴,而脉则见于气口,此所以五藏之脉必赖胃气以为之主也。

④故五藏各以其时自为而至于手太阴也:吴崑说:言五藏失其胃气,则不能自致其气于寸口,乃各以其时自为而至于寸口,是其真藏独见,无复冲和胃气者如此也。

张介宾说:以时自为,如春而但弦、夏而但钩之类,皆五藏不因于胃气,即真藏之见也。

⑤故邪气胜者,精气衰也。故病甚者,胃气不能与之俱至于手太阴,故真藏之气独见。独见者,病胜藏也,故曰死:张介宾说:凡邪气盛而正气竭者,是病胜藏也,故真藏之邪独见。真藏独用者,胃气必败,故不能与之俱至于手太阴,则胃气不见于脉,此所以为危兆也。

⑥善:《新校正》云:详自"黄帝"至此一段,全元起本在第四卷《太阴阳明表里篇》中,王冰移于此处。必言此者,欲明王氏之功于《素问》多矣。

伯坚按:此段见《黄帝内经太素》卷六《藏府气液篇》。该篇前后两段均见于今本《素问》第二十九《太阴阳明论》,惟有这当中一段则见于今本《玉机真藏论》,可以证明这一段原是《太阴阳明论》中的文字,而为王冰论次时移动到这里的。

黄帝曰:凡治病,察其形气①、色泽、脉之盛衰、病之新故,乃治之,无后其时②。形气相得,谓之可治③。色泽以浮,谓之易已④。脉从四时,谓之可治⑤。脉弱以滑,是有胃气,命曰易治⑥。取之以时⑦。形气相失,谓之难治。色夭不泽⑧,谓之难已。脉实以坚,谓之益甚⑨。脉逆四时,为不可治。必察四难而明告之⑩。

【本段提纲】 马莳说:此言凡治病者,必察形气色脉而决其死生也。

【集解】

①察其形气:丹波元坚说:《鸡峰普济方》有《脉形气逆顺说》,演本节之义,文繁不录,宜参阅。盖此所谓气者,即气息之气。元气之盛衰,必征之于脉,又征之于气息之静躁,以与形体之肥瘦刚脆,互相表里,而为诊察之紧要矣。且古书于病之系于呼吸者,多命以气。上文"胸中气满""其气动形",俱气息之谓。而次篇"形盛、脉细、少气不足以息者危",乃所谓形气相失也。《金匮要略》有息摇肩者一条,并可以互证焉。《论语·乡党》:"屏气似不息者。"《仪礼·聘礼》:"下阶发气怡焉。"郑《注》曰:"发气,舍息也。"(王念孙曰:"舍读为舒,谓发舒其气也。"见《经义述闻》。)此足以为古人谓息为气之征。

伯坚按:《鸡峰普济方》卷一《脉形气逆顺篇》说:"孙尚药曰:凡诊脉先视人之长短肥瘦,形气相得者不病,形气不相得者病,形气损者危,形气反者死。形气既反,脉又加之悬绝者,形气俱病见者立死。故人长脉亦长,人短脉亦短,人肥脉亦厚,人瘦脉亦急,此形气之相得也。然人赖五行以生,而常为八邪所攻。若非次有误中他邪得病,亦易为治疗,谓形气相得也。形气不相得而反者,谓人长脉短之类,若得病必难拯治。此是人之气候,无病者不当病,病必危矣。危者,近于死也。切须畏忌撙节,和气养神,勿更恣意不慎,转耗天真,深思深思。凡脉顺四时者,谓春弦、夏钩、秋毛、冬石,中有和气,软滑而长,乃是不病之人,得病亦易为治疗,盖从和气而生也，用法万全。如气反脉逆，形气相失，名曰不可治，是形盛气虚，形虚气盛，故不可治也。凡人形气俱虚，安谷者过期而死，不安谷者不过期而死。安谷，谓饮食且进。期，是八节之气候也。诊脉治病，必先度人之肥瘦，以调气之虚实。虚则补之，实则泄之。故人形盛、脉细、少气不足者危。危者，近于死也。犹有可治之理，以气不足而形盛故也。若形瘦、脉大、胸中多气者必死，是形气俱不足而脉反有余，故死也。其形气相得者生，是人形气肥瘦长短气候相得，故生也。参伍不调者病，谓脉气交乱而不调，故病也。上下寸关尺三部脉如参椿者，病甚也。三部脉左右手十至不可数者死，是一呼一吸脉来往十至已上无生气也，故死矣。”

②无后其时：吴崑说：后时则病患日深，故戒人无后其时。

③形气相得，谓之可治：杨上善说：形瘦气大，形肥气小，为不相得。形肥气大，形瘦气小，为相得也。

吴崑说：形与气，阴与阳也。形气相得，是阴阳相等，无有偏胜之弊，故为可治。

④色泽以浮，谓之易已：张介宾说：泽，润也。浮，明也。颜色明润者，病必易已也。

⑤脉从四时，谓之可治：王冰说：脉春弦、夏钩、秋浮、冬营，谓顺四时。从，顺也。

⑥脉弱以滑，命曰易治：吴崑说：脉弱以滑，则不偏于弦钩毛石，是有冲和胃气，命曰易治也。

⑦取之以时：王冰说：候可取之时而取之，则万举万全，当以四时血气所在而为疗尔。

《新校正》云：详“取之以时”，《甲乙经》作“治之趋之，无后其时”。与王氏之义两通。（伯坚按：此段见《甲乙经》卷四《经脉》第一下。）

高世栻说：治之无后其时，故曰取之以时。

⑧色夭不泽：王冰说：夭，谓不明而恶。不泽，谓枯燥也。

⑨脉实以坚，谓之益甚：吴崑说：脉实以坚，真藏之类也，殊失冲和，故病益甚。

⑩必察四难而明告之：张介宾说：形气色脉，如上四节之难治者，谓之四难。必察其详而明告病家，欲其预知吉凶，庶无后怨。

所谓逆四时者，春得肺脉①，夏得肾脉②，秋得心脉③，冬得脾脉④，其至皆悬绝沉涩者⑤，命曰逆四时。未有藏形，于春夏而脉沉涩，秋冬而脉浮大，名曰逆四时也⑥。

【本段提纲】 马莳说：此举脉逆四时者而申言之也。

【集解】

①春得肺脉：王冰说：春得肺脉，秋来见也。

张介宾说：春得肺脉，金克木也。

②夏得肾脉：王冰说：夏得肾脉，冬来见也。

张介宾说：夏得肾脉，水克火也。

③秋得心脉：王冰说：秋得心脉，夏来见也。

张介宾说：秋得心脉，火克金也。

④冬得脾脉：王冰说：冬得脾脉，春来见也。

张介宾说：冬得脾脉，土克水也。

⑤其至皆悬绝沉涩者：王冰说：悬绝，谓如悬物之绝去也。

吴崑说：悬，脉来悬异也。绝，阴阳伦绝也。无复冲和之气，但见真藏脉来也。沉为绝阳。涩为绝阴。

高世栻说:其脉之至,皆悬绝无根,或沉涩不起者,是无胃气,命曰逆四时也。

张琦说:悬绝者,动而忽止,如物绝去也。悬绝是断绝得特别久而不来。参阅《素问》第七《阴阳别论》第四段“肝至悬绝”句下集解。

⑥未有藏形,于春夏而脉沉涩,秋冬而脉浮大,名曰逆四时也:马莳说:按《平人气象论》云:“脉有逆从四时。未有藏形,春夏而脉瘦,秋冬而脉浮大,命曰逆四时也。”与此义同。

吴崑说:上言其至皆悬绝,是有藏形也。此言未有真藏脉形,但于春夏生长之时,脉反沉涩,秋冬收藏之时脉反浮大,是与四时相失,亦名曰逆四时者也。

病热,脉静;泄而脉大;脱血而脉实;病在中,脉实坚;病在外,脉不实坚者;皆难治①。

【本段提纲】 马莳说:此举脉与证反者,而决其为难治也。

伯坚按:《素问》第十八《平人气象论》第十九段有与此类似的一段文字,说:“风热而脉静;泄而脱血,脉实;病在中,脉虚;病在外,脉涩坚者;皆难治。”

【集解】

①病在中,脉实坚;病在外,脉不实坚者;皆难治:王冰说:皆难治者,以其与证不相应也。

《新校正》云:按《平人气象论》云:“病在中、脉虚,病在外,脉涩坚”,与此相反。此经误,彼论为得。自“未有藏形春夏”至此,与《平人气象论》相重,注义备于彼。

张介宾说:此节与上文《平人气象论》者略同,盖言脉与时逆者为难治,脉与证逆者亦难治也。如病热脉静者,阳证得阴脉也。泄而脉大,脱血而脉实者,正衰而邪进也。此义与前大同。惟病在中、脉实坚,病在外、脉不实坚者,皆难治,与上文《平人气象论》者,似乎相反。但上文云“病在中,脉虚”,言内积之实者脉不宜虚也。此云“病在中、脉实坚”,言内伤之虚者脉不宜实坚也。前云“病在外,脉涩坚”,言外邪之盛者不宜涩坚,以涩坚为沉阴也。此言“病在外、脉不实坚”,言外邪方炽者不宜无力,以不实坚为无阳也。四者之分,总皆正不胜邪之脉,故曰难治。词若相反,理则实然,《新校正》以为经误,特未达其妙耳。

丹波元简说:按马吴诸家亦从原文,为与《平人气象论》别一义,然考经文,不若《新校正》以为误之妥帖矣。

黄帝曰:余闻虚实以决死生,愿闻其情。

岐伯曰:五实死。五虚死①。

帝曰:愿闻五实五虚。

岐伯曰:脉盛,皮热,腹胀,前后不通,闷瞀②,此谓五实③。脉细,皮寒,气少,泄利前后,饮食不入,此谓五虚。

帝曰:其时有生者,何也?

岐伯曰:浆粥入胃,泄注止,则虚者活。身汗,得后利,则实者活。此其候也④。

【本段提纲】 马莳说:此言五实为邪气有余,五虚为正气不足,皆为死。而正气复则虚者可生,邪气去则实者亦可生也。

【集解】

①五实死,五虚死:张介宾说:五实者,五藏之实也。五虚者,五藏之虚也。五实五虚具者皆死。然气虚至尽、尽而死者,理当然也。若五实者,何以亦死?盖邪之所凑,其气必虚,不脱不死,仍归于气尽耳。故愚谓邪无不足,正无有余,实有假实,虚则真虚也。

②闷瞀:张介宾说:瞀,茂务二音,昏闷也。一曰目不明。

丹波元简说:按《灵枢·经脉篇》:“交两手理瞀。”《铜人注》引《太素注》云:“瞀,低目也。”《玉篇》:“目不明貌。”《楚辞·九章》:“中闷瞀之忳忳。”王逸《注》:“烦乱也。”

③此谓五实:张琦说:邪结于中,升降道塞,表里不得泄越,故然。

④浆粥入胃,泄注止,则虚者活。身汗,得后利,则实者活。此其候也:王冰说:全《注》:“饮粥得入于胃,胃气和调,其利渐止,胃气得实,虚者得活。言实者得汗外通,后得便利,自然调平。”

《玉机真藏论第十九》今译

黄帝问说:春脉是弦脉,如何叫作弦呢?

岐伯回答说:春脉是肝脉,属东方木,此时正是万物开始发生的时候,所以脉的来势很软弱,轻虚而滑,端直而长,这就叫作弦脉。如果春季的脉象与此相反,那就是病脉了。

黄帝说:如何就是相反呢?

岐伯说:如果来势充实而强盛,这叫作太过,则病在外部。如果来势不充实而微小,这叫作不及,则病在内部。

黄帝说:春脉太过和不及有一些什么症状呢?

岐伯说:春脉太过,则令人容易发怒,恍恍惚惚,头目晕眩,成为癫病。春脉不及,则令人胸痛,牵引到背部也痛,下面则两胁胀满。

黄帝说:好。夏脉是钩脉,如何叫作钩呢?

岐伯说:夏脉是心脉,属南方木,此时正是万物盛长的时候,所以脉来时很强盛而去时则衰弱,这就叫作钩脉。如果夏季的脉象与此相反,那就是病脉了。

黄帝说:如何就是相反呢?

岐伯说:如果来时强盛而去时也强盛,这叫作太过,则病在外部。如果来时不强盛而去时反强盛,这叫作不及,则病在内部。

黄帝说:夏脉太过和不及有一些什么症状呢?

岐伯说:夏脉太过,则令人发热而皮肤痛,渐渐病势日深,散布到全身去。夏脉不及,则令人烦躁,上面则咳嗽吐痰,下面则放屁。

黄帝说:好。秋脉是浮脉,如何叫作浮呢?

岐伯说:秋脉是肺脉,属西方金,此时正是万物收成的时候,所以脉象是轻虚而浮,来时急而去时散,这就叫作浮脉。如果秋季的脉象与此相反,那就是病脉了。

黄帝说:如何就是相反呢?

岐伯说:如果来时浮,而中央坚实、两旁空虚,这叫作太过,则病在外部。如果来时浮而微弱无力,这叫作不及,则病在内部。

黄帝说:秋脉太过和不及有一些什么症状呢?

岐伯说:秋脉太过,则令人气逆而背痛,背不舒畅。秋脉不及,则令人气喘,气息微弱,咳嗽,气逆面肿,吐血,呻吟不绝。

黄帝说:好。冬脉是营脉,如何叫作营呢?

岐伯说：冬脉是肾脉，属北方水，此时正是万物闭藏的时候，所以脉来时沉而软，这就叫作营脉。如果秋季的脉象与此相反，那就是病脉了。

黄帝说：如何就是相反呢？

岐伯说：如果来时坚硬如弹石一样，这叫作太过，则病在外部。如果去时急促如数脉一样，这叫作不及，则病在内部。

黄帝说：冬脉太过和不及有一些什么症状呢？

岐伯说：冬脉太过，则令人非常困倦，背脊痛，气息微弱，不想说话。冬脉不及，则令人心中悬悬如饥饿一样，肋下腰的空软部寒冷，背脊痛，小腹胀满，小便变色。

黄帝说：好。

黄帝说：脉按着四时的次序，或顺或逆，于是发生变化。但是脾脉应当如何配合呢？

岐伯说：脾脉属土，是一个独立的脏，它是灌溉（营养）肝、心、肺、肾四脏的。

黄帝说：能够看出脾脉有病或没有病吗？

岐伯说：脾脉如果没有病是看不出的，如果有病却可以看出。

黄帝说：有病如何看出来呢？

岐伯说：脉来如水流一样地滑动，这叫作太过，则病在外部。脉来如鸟啄食一样地锐而短，这叫作不及，则病在内部。

黄帝说：你说脾是一个单独的脏，属中央土，是灌溉其他四脏的，它的脉太过和不及有一些什么症状呢？

岐伯说：脾脉太过，则令人四肢不能举动。脾脉不及，则令人九窍不通畅，这个病名叫作“重强”。

黄帝一惊而起，再拜磕头，说：好。我已知道了脉的纲要，这是天下的至理。《五色》《脉变》《揆度》《奇恒》这四部书，在应用上实在只有一个道理。人体的生理功能是转运不息的，在健康的情况下，不会发生障碍或逆行。如果发生了障碍或逆行，就失掉它的正常功能了。藏在里面的是生理功能，表现在外面的就是脉搏，这就是主要的道理。把这个道理记录在玉版上，藏在心里面，每天早晨温习一次，叫它作“玉机”。

五脏传病的原则是：病气由自己所生的脏传来，传到自己所克的脏，停留在生自己的脏，再传到克自己的脏就会死了。凡患病将死，必先传到克自己的脏，才会死。由于病气是逆行的（传到克自己的脏），所以死。肝病（木）是由心（火）传来的，进而传到脾（土），停留在肾（水），再传到肺（金）就死了。心病（火）是由脾（土）传来的，进而传到肺（金），停留在肝（木），再传到肾（水）就死了。脾病（土）是由肺（金）传来的，进而传到肾（水），停留在心（火），再传到肝（木）就死了。肺病（金）是由肾（水）传来的，进而传到肝（木），停留在脾（土），再传到心（火）就死了。肾病（水）是由肝（木）传来的，进而传到心（火），停留在肺（金），再传到脾（土）就死了。这都是由于病气逆行而死的。将一昼夜分成五段时间，再将这五段时间和五行相配合，根据五行生克的道理，即可预测他们生死的时间。

黄帝说：五脏是互相联系的，病气的移转都有一定的次序。五脏有病，则各传自己所克的脏。如果不治疗，远则三月或六月，近则三天或六天，传遍五脏，就会死亡。所以说：从五脏脉中观察，在哪一脏的脉中，如果阳气（胃气）失常，就可以知道病是从哪一脏来的；从五脏脉中观察，在哪一脏的脉中，如果出现了阴脉（真脏脉），就可以预决死期。即是说传到克自己的脏就会死。

风是一切疾病的主要原因。风寒侵入人体,使人毛发直耸,皮肤紧闭而身体发热,当这个时候,可以用发汗法来治疗。或者有痹、麻木不仁、肿痛的现象,当这个时候,可以用汤熨、灸法、针刺来治疗。

如果不治疗则病会传入肺,有咳嗽、气逆的现象,病名叫作肺痹。

如果不治疗则病由肺传到肝,有胁下胀痛,呕吐的现象,病名叫作肝痹,又叫作厥。当这个时候,可用按摩或针刺来治疗。

如果不治疗,则病由肝传到脾,有黄疸、腹内发热、烦躁、大小便呈黄色的现象,病名叫作脾风。当这个时候,可用按摩、药物、洗澡来治疗。

如果不治疗,则病由脾传到肾,有小腹烦闷发热而痛,小便流出白浊的现象,病名叫作疝瘕,又叫作蛊。当这个时候,可用按摩、药物来治疗。

如果不治疗,则病由肾传到心,有经脉跳掣,手足拘挛的现象,病名叫作瘛。当这个时候,可用灸法、药物来治疗。

如果不治疗满了十天,即会死亡。

病由肾传到心,如果不死,即由心再传到肺,有发寒热的现象,三年也会死亡。

这是五脏按照相克来传病的次序。

疾病有突然发生的,则不能按照五脏传病的次序来治疗了。有时五脏相传也不一定按照次序。其所以不按照次序的原因是由于忧恐悲喜怒各种情绪的发生,于是五脏不能按照次序相传,这就会有大病发生了。由于喜乐(火),心气过于虚弱,则肾气(水)乘势侵入。由于忿怒,则肝气乘势侵入。由于悲伤,则肺气乘势侵入。由于恐惧(水),则脾气(土)乘势侵入。由于忧愁(金),则心气(火)乘势侵入。由于这些情绪的发生,于是就这样乘势侵入。五脏的病各可以传入五脏,就有五五二十五种变化。传,就是乘势侵入的意思。

如果骨骼衰弱无力支持身体,肌肉消瘦陷落,胸部胀满,呼吸困难,呼吸的时候身体摇动,则六个月就会死亡。倘若有真脏脉出现,就可以根据它的被克的日子来决定死期①。

如果骨骼衰弱无力支持身体,肌肉消瘦陷落,胸部胀满,呼吸困难,胸内痛,牵引到肩部后颈部也痛,则一个月就会死亡。倘若有真脏脉出现,就可以根据它的被克的日子来决定死期。

如果骨骼衰弱无力支持身体,肌肉消瘦陷落,胸部胀满,呼吸困难,胸内痛,牵引到肩部后颈部也痛,发热,肌肉瘦尽,有褥疮,有真脏脉出现,则十天之内就会死亡。

如果骨骼衰弱无力支持身体,肌肉消瘦陷落,两肩下垂,动作无力,倘若没有出现真脏脉,一年会死亡;倘若出现了真脏脉,就可以根据它的被克的日子来决定死期。

如果骨骼衰弱无力支持身体,肌肉消瘦陷落,胸部胀满,腹内痛,心不舒畅,牵引到肩部后颈部都痛,发热,有褥疮,肌肉瘦尽,眼眶陷落,倘若有真脏脉出现,眼睛看不见人的,立刻会死;眼睛还能看见人的,则到它被克的日子才死亡。

突然虚脱,突然中邪,五脏气绝,九窍闭塞,脉搏摸不到,呼吸看不见,这种病人,犹如坠伤或溺水的人一样,是不能预定死期的。

如果脉搏已经停止,忽然又一息五六至,虽然病人的外形如常,虽然没有真脏脉出现,还是会死亡的。

肝的真脏脉来,脉搏的里外都急(细、急、坚、搏),如同摸着刀口一样,如同按着琴瑟弦一样,病人面色青白而不润泽,毛发脱落,于是就会死了。

心的真脏脉来,脉搏坚硬而搏击有力,如同摸着薏苡子一样,病人面部色红黑而不润泽,毛发脱落，于是就会死了。

肺的真脏脉来，脉搏既大而且虚弱，如同羽毛触着皮肤一样，病人面色白红而不润泽，毛发脱落，于是就会死了。

肾的真脏脉来，脉搏搏击到了极点，如同弹着石块一样，病人面色黑黄而不润泽，毛发脱落，于是就会死了。

脾的真脏脉来，脉搏弱小无力，时快时慢，病人面色黄青而不润泽，毛发脱落，于是就会死了。

这些真脏脉如果出现，都是死证，无法治疗。

黄帝说：为什么有真脏脉出现就会死呢？

岐伯说：五脏都从胃得到精气。胃是五脏的根本。五脏的气不能自己到寸口来，必须和胃气（雍容和缓的状态）一同才能到寸口来，所以五脏各以它自己的旺时和胃气一同来到寸口。如果邪气胜了，则精气衰微。所以病势太重的则胃气不能和它们一同到寸口来，于是只有真脏脉出现。真脏脉单独出现，说明病气胜过了脏气，所以会死。

黄帝说：凡治疗疾病，必须观察病人的外形和神气，面部的颜色和光泽，脉的盛衰，病的新旧，然后着手治疗，要抓住时机，不可过晚。如果外形和神气相得，则可以治疗。如果面部的颜色润泽而光彩，则病容易好。如果脉搏和它所配合的四时相适应，则可以治疗。如果脉搏弱而滑，这是有胃气，则容易治疗，要抓住时机着手。如果外形和神气不相得，则难于治疗。如果面部颜色败坏而枯燥，则病难好。如果脉搏充实而坚硬，则病势会更加重。如果脉搏和它所配合的四时相反，则无法治疗。必须详细观察这四种情况（形、气、色、脉）而明白告诉病家。

所谓和四时相反的脉是：春季（木）出现肺脉（毛脉属金），夏季（火）出现肾脉（石脉属水），秋季（金）出现心脉（钩脉属火），冬季（水）出现脾脉（软弱属土），这些脉搏断绝得特别久而不来，或是沉涩不起的，这就叫作和四时相反。如果在春夏而脉搏沉涩，在秋冬而脉搏浮大，既令没有真脏脉的形状，这也叫作和四时相反。

凡是患热病而脉搏沉静；患腹泻而脉搏大；患失血而脉搏充实；患内部的病而脉搏充实坚强；患外部的病而脉搏不充实坚强；所有这些情况都是难以治疗的。

黄帝说：我听说用虚实可以决定死生，我希望知道这回事。

岐伯说：有五实的病人会死。有五虚的病人也会死。

黄帝说：我希望知道什么叫五实五虚。

岐伯说：脉搏强盛，皮肤发热，腹胀，大小便不通，昏闷而目不明，这就叫作五实。脉搏微细，皮肤寒冷，气息微弱，腹泻小便多，不进饮食，这就叫作五虚。

黄帝说：像这样的病人也有活的，这是什么原因呢？

岐伯说：五虚的病人如能进饮食，腹泻停止，小便减少，则可以活。五实的病人如能出汗，大便通畅，则可以活。从这些症候可以判断他们的生死。

①根据五脏被克的日子来决定死期：参阅《素问》第十八《平人气象论》第十五段。

三部九候论第二十①

①三部九候论第二十：《新校正》云：按全元起本在第一卷，篇名《决死生》。

伯坚按：本篇和《甲乙经》《黄帝内经太素》《类经》三书的篇目对照，列表于下：

素　问	甲　乙　经	黄帝内经太素	类　经
三部九候论第二十	卷四——三部九候第三	卷十四——□□篇	卷五——三部九候(脉色类五) 卷五——七诊(脉色类六) 卷六——决死生(脉色类二十五·一) 卷六——决死生(脉色类二十五·二)

【释题】 本篇第一节讲人身切脉的地方,有上、中、下三部,每一部有天、地、人三候,所以叫作《三部九候论》。

【提要】 本篇用黄帝、岐伯问答的形式,主要讲切脉的诊断学,内容可以分为三节。第一节讲人身分为上、中、下三部,每一部各有三处地方可以用来切脉,这些都是动脉管比较暴露能用手指摸着脉搏的地方。第二节讲如何凭三部九候的脉搏来决定生死。第三节讲针刺疗法。

黄帝问曰:余闻《九针》于夫子,众多博大,不可胜数。余愿闻要道①,以属②子孙,传之后世,著③之骨髓,藏之肝肺,歃血④而受,不敢妄泄⑤。令合天道⑥,必有终始。上应天光⑦,星辰历纪⑧。下副⑨四时、五行。贵贱更立⑩,冬阴夏阳。以人应之奈何?愿闻其方⑪。

岐伯对曰:妙乎哉问也!此天地之至数⑫。

【本段提纲】 马莳说:此伯承帝问要道,而指其为至极之数也。

【集解】

①余闻《九针》于夫子,众多博大,不可胜数。余愿闻要道:张志聪说:《离合真邪论》曰:"余闻九针九篇,夫子乃因而九之,九九八十一篇,余尽通其意矣。"此盖言先立《针经》八十一篇论九针之道,然众多博大,不可胜数,故愿闻要道。

②属:马莳说:属,嘱同。

张介宾说:属,付也。

③著:马莳说:著,着同。

著,附也,参阅《素问》第十六《诊要经终论》第三段"邪气著藏"句下集解。

④歃血:王冰说:歃血,饮血也。

马莳说:《孟子》云:"束牲载书而不歃血。"

丹波元简说:按《左传正义》云:"凡盟礼,杀牲歃血,告誓神明,若有背违,欲令神加殃咎,使如此牲也。"《礼·曲礼疏》:"割牲左耳,盛以珠盘。又取血,盛以玉敦。用血为盟书。书成乃歃血读书。"

⑤不敢妄泄:江有诰《先秦韵读》:余愿闻要道,以属子孙,传之后世,著之骨髓,藏之肝肺,歃血而受,不敢妄泄。(祭部)

⑥令合天道:《新校正》云:按全元起本云:"令合天地。"

⑦天光:王冰说:天光,谓日月星也。

丹波元坚说:《书·顾命》:"宣重光。"马注:"重光,日月星也。"

⑧星辰历纪:王冰说:历纪,谓日月行历于天,二十八宿,三百六十五度之分纪也。言以人形血气,营卫周流,合时候之迁移,应日月之行道。

江有诰《先秦韵读》：令合天道，必有终始。上应天光，星辰历纪。（之部）

⑨副：丹波元坚说：先兄曰："《广韵》：副，佐也，称也。"

⑩贵贱更立：王冰说：夫四时五行之气，以王者为贵，相者为贱也。

顾观光说：吴刻，"立"作"互"。依《藏》本改。《宝命全形论》有"五胜更立"句。（伯坚按：吴刻，指吴崑注本。）

⑪愿闻其方：江有诰《先秦韵读》：下副四时五行。贵贱更互，冬阴夏阳。以人应之奈何，愿闻其方。（阳部）

⑫至数：王冰说：至数，谓至极之数也。

至数，至理也。参阅《素问》第十五《玉版论要篇》第一段"请言道之至数"句下集解。

帝曰：愿闻天地之至数。合于人形血气，通决死生，为之奈何？

岐伯曰：天地之至数，始于一，终于九焉①。一者天，二者地，三者人，因而三之，三三者九②，以应九野③。故人有三部，部有三候④，以决死生，以处⑤百病，以调虚实而除邪疾。

【本段提纲】 马莳说：此言有三部九候之法，以启下文之端也。

【集解】

①天地之至数，始于一，终于九焉：王冰说：九，奇数也，故天地之数斯为极矣。

张介宾说：数始于一而终于九，天地自然之数也。如《易》有太极，是生两仪，两仪生四象，四象生八卦，而太极运行乎其中，阳九之数也。又如四象之位，则老阳一，少阴二，少阳三，老阴四。四象之数，则老阳九，少阴八，少阳七，老阴六。以一二三四，连九八七六，而五居乎中，亦阳九之数也。故以天而言岁，则一岁统四季，一季统九十日，是天数之九也。以地而言位，则戴九履一，左三右七，二四为肩，六八为足，五位中宫，是《洛书》之九也。以人而言事，则黄钟之数起于九，九而九之，则九九八十一分，以为万事之本，是人事之九也。九数之外是为十，十则复变为一矣。故曰天地之至数，始于一，终于九焉。

喜多村直宽说：《史·律书》："数始于一，终于十，成于三。"

②三三者九：汪中《述学·释三九》上：一奇二偶，一二不可以为数。二乘一则为三，故三者数之成也。积而至十则复归于一，十不可以为数，故九者数之终也。于是先王之制礼，凡一二之所不能尽者则以三为之节，三加三推之属是也。三之所不能尽者，则以九为之节，九章九命之属是也。此制度之实数也。因而生人之措辞，凡一二之所不能尽者，则约之三以见其多；三之所不能尽者，则约之九以见其极多；此言语之虚数也。实数可稽也，虚数不可执也。

③一者天，二者地，三者人，因而三之，三三者九，以应九野：王冰说：《尔雅》曰："邑外为郊，郊外为甸，甸外为牧，牧外为林，林外为坰，坰外为野。"言其远也。（《新校正》云：详王引《尔雅》为证，与今《尔雅》或不同，已具前《六节藏象论》注中。）

吴崑说：一，奇也，阳也，故应天。二，偶也，阴也，故应地。三，参也，和也，故应人。九野，九州之分野。

张介宾说：九野者，即《洛书》九宫、《禹贡》九州之义。

丹波元简说：按《淮南·原道训》："上通九天，下贯九野。"高诱《注》云："九天，八方中央也。九野亦如之。"又《天文训》："天有九野，九千九百九十九隅，去地五亿万里。"注云："九野，九天之野也。"

④人有三部，部有三候：王冰说：所谓三部者，言身之上中下部，非谓寸关尺也。三部之内，经隧由之，故察候存亡，悉因于是，针之补泻，邪疾可除也。

张介宾说：以天地人言，上中下谓之三才。以人身而言，上中下谓之三部。于三部中而各分其三，谓之三候。三而三之，是谓三部九候。其通身经隧由此出入，故可以决死生，处百病，调虚实而除邪疾也。愚按三部九候，本经明指人身上中下动脉如下文所云者。盖上舌诊法，于人身三部九候之脉各有所候，以诊诸脏之气而针除邪疾，非独以寸口为言也。如仲景脉法，上取寸口，下取趺阳，是亦此意。观《十八难》曰："三部者，寸、关、尺也。九候者，浮、中、沉也。"乃单以寸口而分三部九候之诊，后世言脉者皆宗之，虽亦诊家捷法，然非轩、岐本旨，学者当并详其义。

⑤以处：丹波元坚说：先兄曰："《大戴礼》：'听其声，处其气。'"坚按《左传》文十八年《传》："德以处事。"注："处，犹制也。"《国语·鲁语》："夫仁者讲功，而智者处物。"注："处，名也。"《汉书·谷永传》："臣愚不能处也。"师古曰："处，谓断决也。"

帝曰：何谓三部？

岐伯曰：有下部，有中部，有上部[①]。部各有三候。三候者，有天，有地，有人也。必指而导之，乃以为真[②]。上部天，两额之动脉[③]。上部地，两颊之动脉[④]。上部人，耳前之动脉[⑤]。中部天，手太阴也[⑥]。中部地，手阳明也[⑦]。中部人，手少阴也[⑧]。下部天，足厥阴也[⑨]。下部地，足少阴也[⑩]。下部人，足太阴也[⑪]。故下部之天以候肝[⑫]，地以候肾[⑬]，人以候脾胃之气[⑭]。

帝曰：中部之候奈何？

岐伯曰：亦有天，亦有地，亦有人。天以候肺[⑮]。地以候胸中之气[⑯]。人以候心[⑰]。

帝曰：上部以何候之？

岐伯曰：亦有天，亦有地，亦有人。天以候头角之气[⑱]。地以候口齿之气[⑲]。人以候耳目之气[⑳]。三部者[㉑]，各有天，各有地，各有人。三而成天，三而成地，三而成人。三而三之，合则为九，九分为九野，九野为九藏。故神藏五[㉒]，形藏四[㉓]，合为九藏[㉔]。五藏已败，其色必夭[㉕]，夭必死矣。

【本段提纲】 马莳说：此详论人必有三部，各部有三候，而合为九藏，应于九野，所以为天地之至数也。

【集解】

①有下部，有中部，有上部：田晋蕃说：《甲乙经》，"下""上"二字互易。晋蕃按：观下文岐伯先言下部，帝始问中部，复问上部。此处自是先下，次中，次上。皇甫谧将篇末"上部天两额之动脉"九句移置于此，彼文先言上部，故互易"下""上"二字以迎合之，而不知与下文不合也。

②必指而导之，乃以为真：王冰说：言必当咨受于师也。《徵四失论》曰："受师不卒，妄作杂术，谬言为道，更名自功，妄用砭石，后遗身咎，此其诫也。"《礼》曰："疑事无质。"质，成也。

张介宾说：指而导之，言必受师之指授，庶得其真也。

高世栻说：必以指循切而按导之，乃为部候之真。

丹波元简说：按张注似是。"真"，当为"质"。王注有"礼曰疑事无质质成也"之文，明是"质"字之误。吴本"直"改作"质"，盖据王注。

③上部天，两额之动脉：杨上善说：上部之天，两额，足少阳、阳明二脉之动，候头角气。（丹

波元坚说：杨以为足少阳、阳明二脉之动，与王义异。）

王冰说：在额两傍，动应于手，足少阳脉气所行也。

张介宾说：额傍动脉，当颌厌之分，足少阳脉气所行也。

伯坚按：两额之动脉，是颞浅动脉的额前支。

④上部地，两颊之动脉：杨上善说：上部之地，两颊，足阳明在大迎中动，候口齿气。（丹波元坚说：杨以为足阳明，与王义同。）

王冰说：在鼻孔下两傍，近于巨髎之分，动应于手，足阳明脉气之所行。

张介宾说：两颊动脉，即地仓大迎之分，足阳明脉气所行也。

伯坚按：两颊之动脉，是颌外动脉。

⑤上部人，耳前之动脉：杨上善说：上部之人，目后耳前，手太阳、手少阳、足少阳三脉在和窌中动，候耳目之气也。（丹波元坚说：杨以为手太阳、手少阳、足少阳三脉在和窌中动，与王义异。）

王冰说：在耳前陷者中，动应于手，手少阳脉气之所行也。

张介宾说：耳前动脉，即和髎之分，手少阳脉气所行也。

伯坚按：耳前之动脉，是颞浅动脉。

⑥中部天，手太阴也：杨上善说：中部之天，手太阴脉，动在中府、天府、侠白、尺泽四处，以候肺气。

王冰说：谓肺脉也。在掌后寸口中，是谓经渠，动应于手。

伯坚按：据王冰的解释，是经渠穴的部位。经渠穴在腕上一寸，桡动脉侧。这里能触着的动脉是桡动脉。

⑦中部地，手阳明也：杨上善说：中部之地，手阳明脉，检经无动处。吕广注《八十一难》云："动在口边。"以为候者候大肠气。

王冰说：谓大肠脉也。在手大指、次指歧骨间，合骨之分，动应于手也。

田晋蕃说：俞氏《茶香室经说》："下三部既为足三阴，则中三部当为手三阴，乃以中部地为手阳明，或传写之误。"冯一梅《疾医九脏考》："阳明二字，必是厥阴之误。《灵枢·经脉篇》云：'心主手厥阴心包络之脉起于胸中。'与此经下文'地以候胸中之气'正合。"

沈祖绵说：按《金匮真言论》"肝心脾肺肾五脏皆为阴"证之，手阳明当作手厥阴，方与本论文合。本书凡言阴阳，误处甚多，至言三阴三阳尤甚。学者当悉心推算，先求其根，然后立成图说，辨明是非可也。此句并参考《藏气法时论》。

伯坚按：据王冰的解释，是合谷穴的部位。合谷穴在手的大指、次指歧骨的中间，靠近次指边缘。这里能触着的动脉是第一掌背动脉。

⑧中部人，手少阴也：杨上善说：中部之人，手少阴，动在极泉、少海二处，以候心气也。

王冰说：谓心脉也。在掌后锐骨之端，神门之分，动应于手也。《灵枢经·持针纵舍论》："问曰：'少阴无输，心不病乎？'对曰：'其外经病而藏不病，故独取其经于掌后锐骨之端。'"正谓此也。（伯坚按：此注所引《灵枢·持针纵舍论》的文字，见今本《灵枢》第七十一《邪客篇》。今本《灵枢》没有《持针纵舍论》的篇名。）

伯坚按：据王冰的解释，是神门穴的部位。神门穴在掌后尺侧锐骨的尖端陷中，阴郄穴前五分。这里能触着的动脉是尺动脉。

⑨下部天，足厥阴也：杨上善说：下部之天，足厥阴脉，动在曲骨、行间、冲门三处，以候

肝气。

王冰说:谓肝脉也。在毛际外羊矢下一寸半陷中,五里之分,卧而取之,动应于手也。女子取太冲,右足大指本节后二寸陷中是。

伯坚按:据王冰的解释,男子是五里穴的部位。五里穴在阴股内大肌前凹陷中(阴廉穴)下一寸。这里能触着的动脉是阴部外浅动脉。女子是太冲穴的部位。太冲穴在足大趾外侧(小趾侧)本节后一寸半。这里能触着的动脉是第一足背动脉。

⑩下部地,足少阴也:杨上善说:下部之地,足少阴脉,动在太溪一处,以候肾气。

王冰说:谓肾脉也。在足内踝后跟跟骨上陷中,太溪之分,动应手。

伯坚按:据王冰的解释,是太溪穴的部位。太溪穴在足内踝后五分,跟骨上,动脉侧陷中。这里能触着的动脉是胫后动脉。

⑪下部人,足太阴也:杨上善说:下部之人,足太阴脉,动在中府、箕门、五里、阴广、冲门、云门六处,以候脾气。

王冰说:谓脾脉也。在鱼腹上越筋间直五里下,箕门之分,宽巩足单衣沉取乃得之,而动应于手也。候胃气者,当取足跗之上,冲阳之分,穴中脉动乃应手也。(伯坚按:据王冰的解释,脾脉是箕门穴的部位。箕门穴在股内侧,膝上六寸,两肌中间,动脉侧,当阴廉穴到鹤顶穴的中点。这里能触着的动脉是股动脉。胃脉是冲阳穴。冲阳在陷谷穴——足二趾和三趾的合缝处后二寸——后,足背高处,骨间动脉侧。这里能触着的动脉是足背动脉。)

《新校正》云:详自"上部天"至此一段,旧在当篇之末,义不相接。此正论三部九候,宜处于斯。今依皇甫谧《甲乙经》编次例,自篇末移置此也。

张文虎说:按岐伯对帝先言下部,次中部,次上部。故下文亦先言下部之天以候肝,地以候肾,人以候脾胃之气。次及中部,次及上部,次及五脏之败、三部九候之失,次及可治之法。并无缺文。篇末九句,复衍无义。林既悟其非、而漫移于此,亦蛇足矣。宜删。

伯坚按:此段见《甲乙经》卷四《三部九候》第三。张文虎认为"复衍无义,林既悟其非,而漫移于此,亦蛇足矣,宜删"。他不知林亿是以《甲乙经》做根据而将《内经》改编的,并非蛇足。张文虎说不妥。

⑫故下部之天以候肝:王冰说:足厥阴脉行其中也。

高世栻说:足厥阴,肝也,故下部之天以候肝。

⑬地以候肾:王冰说:足少阴脉行其中也。

高世栻说:足少阴,肾也,故下部之地以候肾。

⑭人以候脾胃之气:王冰说:足太阴脉行其中也。脾藏与胃以膜相连,故以候脾兼候胃也。

高世栻说:足太阴,脾也,故下部之人以候脾而合于胃之气。

⑮天以候肺:王冰说:手太阴脉当其处也。

高世栻说:手太阴,肺也,故天以候肺。

⑯地以候胸中之气:王冰说:手阳明脉当其处也。经云肠胃同候故以候胸中也。

高世栻说:手阳明大肠,肺之腑也,故地以候胸中之气。

⑰人以候心:王冰说:手少阴脉当其处也。

高世栻说:手少阴,心也。故人以候心。

⑱天以候头角之气:王冰说:位在头角之分,故以候头角之气也。

张介宾说:两额动脉,故以候头角。

⑲地以候口齿之气:王冰说:位近口齿,故以候之。

张介宾说:两颊动脉,故以候口齿。

⑳人以候耳目之气:王冰说:以位当耳前,脉抵于目外眦,故以候之。

张介宾说:耳前动脉,故以候耳目。

㉑三部者:高世栻说:由此观之,则头面为上部,胸膈为中部,胁腹为下部也。

㉒故神藏五:王冰说:所谓神藏者,肝藏魂,心藏神,脾藏意,肺藏魄,肾藏志也。以其皆神气居之,故云神藏五也。

《新校正》云:详《注》说神藏,《宣明五气篇》文。又与《生气通天论注》《六节藏象论注》重。

㉓形藏四:王冰说:所谓形藏四者,一头角,二耳目,三口齿,四胸中也。

张志聪说:形藏者,胃与大肠、小肠、膀胱,藏有形之物也。

丹波元简说:按形藏四,诸家并仍王义。然头角、耳目、口齿,理不宜谓之藏。考《周礼·天官·疾医职》云:"参之以九藏之动。"郑注:"正藏五,又有胃、膀胱、大肠、小肠。"志注似有所据,今从之。

㉔合为九藏:顾观光说:《周礼·天官·疾医职》云:"参之以九藏之动。"盖古人诊法如此,与《难经》独取寸口者不同。

㉕五藏已败,其色必夭:王冰说:夭,谓死色,异常之候也。色者神之旗,藏者神之舍,故神去则藏败,藏败则色见。异常之候,死也。

帝曰:以候奈何①?

岐伯曰:必先度其形之肥瘦②,以调其气之虚实。实则泻之。虚则补之③。必先去其血脉而后调之④。无问其病,以平为期⑤。

【本段提纲】 马莳说:此承上文而言调病之法也。

【集解】

①以候奈何:张介宾说:候,谓诊候其病情。

②必先度其形之肥瘦:王冰说:度,谓量也。

张介宾说:度,谓度量其虚实、形之肥瘦者。

③实则泻之。虚则补之:张介宾说:针有浅深之异,如《逆顺肥瘦篇》之谓者是也。病之虚实者,治有补泻之殊,如《终始篇》《九针》《针解》等篇者是也。此虽以针法为言,而用药者亦可以类推矣。愚按上古针治之法,必察三部九候之脉证,以调九藏之盛衰,今之人但知按穴以求病,而于诸经虚实之理茫然不知,曰神曰圣之罕闻者,其在失其本耳。

实、泻、虚、补,参阅《素问》第二十五《宝命全形论》第三段"虚者实之满者泄之"句下集解。

④必先去其血脉而后调之:王冰说:血脉满坚,谓邪留止,故先刺去血而后乃调之。

吴崑说:去其血脉,谓去其瘀血之在脉者,以针决而出之是也。盖瘀血壅塞脉道,必先去之而后能调其气之虚实也。

⑤无问其病,以平为期:张介宾说:凡病甚者,奏功非易,故不必问其效之迟速,但当以血气平和为期则耳。

帝曰:决死生奈何?

岐伯曰:形盛、脉细、少气①不足以息者,危②。

形瘦、脉大、胸中多气者,死③。

形气相得者,生。

参伍④不调者,病⑤。

三部九候皆相失者,死⑥。

上下左右之脉相应如参舂者,病甚⑦。

上下左右相失不可数者,死⑧。

中部之候虽独调与众藏相失者,死⑨。

中部之候相减者,死⑩。

目内陷者,死⑪。

【本段提纲】 马莳说:此亦承上文而言决死生之法也。

【集解】

①少气:气息微弱也。参阅《素问》第四十九《脉解》第三段"所谓胸痛少气者"句下集解。

②危:王冰说:形气相反,故生气至危。《玉机真藏论》曰:"形气相得,谓之可治。"今脉气不足,形盛有余,证不相扶,故当危也。危者,言其近死,犹有生者也。《刺志论》曰:"气实、形实,气虚、形虚,此其常也,反此者病。"今脉细少气,是为气弱。体壮盛是为形盛。形盛气弱,故生气倾危。

《新校正》云:按全元起注本及《甲乙经》《脉经》,"危"作"死"。

③形瘦、脉大、胸中多气者,死:王冰说:是则形气不足,脉气有余也,故死。形瘦脉大,胸中气多,形藏已伤,故云死也。凡如是类者,皆形气不相得也。

④参伍:王冰说:参,谓参校。伍,谓类伍。参校类伍而有不调,谓不率其常则病也。

陆懋修说:《易·系辞》:"参伍以变。"疏:"参,三也。伍,五也。"《说卦传》:"参天两地而倚数。"虞注:"参,三也。"《周礼·小司徒》:"五人为伍。"《说文》:"伍,相参伍也。"本文盖谓或三或五,其数不调。王氏以参校类伍为训,失之。

参伍,犹错杂也。参阅《素问》第十七《脉要精微论》第二段"以此参伍决死生之分"句下集解。

⑤病:张介宾说:凡或大或小,或迟或疾,往来出入而无常度者,皆病脉也。

⑥三部九候皆相失者,死:张介宾说:皆相失者,谓失其常,如下文乍疏乍数、失时、真藏、脱肉、七诊之类皆是也,故死。

⑦上下左右之脉相应如参舂者,病甚:杨上善说:气有来去,如碓舂不得齐一。

高世栻说:参舂者,此上彼下,彼上此下,不相合也。

⑧上下左右相失不可数者,死:王冰说:不可数者,谓一息十至已上也。《脉法》曰:"人一呼而脉再至,一吸脉亦再至,曰平。三至曰离经。四至曰脱精。五至曰死。六至曰命尽。"今相失而不可数者,是过十至之外也,至五尚死,况至十者乎?

高世栻说:不可数者,脉体错乱,不可数其至数也。

⑨中部之候虽独调与众藏相失者,死:张介宾说:三部之脉,上部在头,中部在手,下部在足。此言中部之脉虽独调,而头足众藏之脉已失其常者,当死。

⑩中部之候相减者,死:王冰说:减于上下,是亦气衰,故皆死也。减,谓偏少也。

《新校正》云:臣亿等详旧无"中部之候相减者死"八字。按全元起注本及《甲乙经》添之,且注有解惑之说而经阙其文,此脱在王注之后也。

张介宾说:若中部之脉,减于上下二部者,中气大衰也,亦死。

⑪目内陷者,死:张介宾说:五脏六腑之精气,皆上注入目而为之精。目内陷者,阳精脱矣,故必死。

张琦说:即《玉机真藏》"目匡陷"之义。

帝曰:何以知病之所在?

岐伯曰:察九候,独小者病,独大者病,独疾者病,独迟者病,独热者病①,独寒者病②,独陷下者病③。

【本段提纲】 马莳说:此言九候之中,有七诊之法也。按九候有此七诊法,与后世《脉诀》七诊异。

张介宾说:按七诊之法,本出此篇,而勿听子谬谓七诊者:诊宜平旦,一也;阴气未动,二也;阳气未散,三也;饮食未进,四也;经脉未盛,五也;络脉调匀,六也;气血未乱,七也。夫此七者,焉得皆谓之诊,总之一平旦诊法耳。后世遂尔谬传,竟致失其本原,是真可以勿听矣。

【集解】

①独热者病:丹波元简说:热乃滑之谓。

②独小者病,独大者病,独疾者病,独迟者病,独热者病,独寒者病:张志聪说:独大、独疾、独热者,太过也。独小、独迟、独寒者,不及也。

丹波元简说:寒乃紧之谓。

③独陷下者病:王冰说:相失之候,诊凡有七者此之谓也。然脉见七诊,谓参伍不调,随其独异,以言其病尔。

张介宾说:陷下,沉伏不起也。

以左手于左足上,上去踝五寸而按之,庶以右手足当踝而弹之①,其应过五寸以上蠕蠕然者②,不病。其应疾,中手浑浑然者③,病。中手徐徐④然者,病。其应上不能至五寸、弹之不应者⑤,死。

是以⑥脱肉、身不去者,死⑦。

中部乍疏乍数者,死⑧。

其脉代而钩者,病在络脉⑨。

九候之相应也,上下若一,不得相失。一候后则病。二候后则病甚。三候后则病危。所谓后者,应不俱⑩也。

察其府藏,以知死生之期⑪。

必先知经脉⑫,然后知病脉。

真藏脉见者,胜死⑬。

【本段提纲】 马莳说:此言诊脉之有定所,正可以施七诊而知诸病也。

【集解】

①以左手于左足上,上去踝五寸而按之,庶以右手足当踝而弹之:原文作"以左手足上上去踝五寸按之庶右手足当踝而弹之。"

王冰说:手足皆取之。然手踝之上,手太阴脉。足踝之上,足太阴脉。足太阴脉主肉,应于下部。手太阴脉主气,应于中部。是以下文云:"脱肉身不去者死。中部乍疏乍数者死。"

《新校正》云：臣亿等按《甲乙经》及全元起注本并云："以左手足上去踝五寸而按之，右手当踝而弹之。"全元起注云："内踝之上，阴交之出，通于膀胱，系于肾。肾为命门，是以取之，以明吉凶。"今文少一"而"字，多一"庶"字及"足"字。王注以手足皆取为解，殊为穿凿。当从全元起《注》旧本及《甲乙经》为正。

沈彤《释骨》：胻下端起骨曰踝。内曰内踝。外曰外踝。

丹波元简说：《甲乙》，"手"下有"于左"二字；无一"上"字；"庶"作"以"；无"足"字；并与《新校正》所引异。文字《甲乙》为正。

伯坚按：此段见《甲乙经》卷四《三部九候》第三，作"以左手于左足上去踝五寸而按之，以右手当踝而弹之。"今本《甲乙经》文字与丹波元简所引本同，而与《新校正》所引本不同。此段又见《黄帝内经太素》卷十四□□篇，作"以左手上去踝五寸而按之，右手当踝而弹之"。今据丹波元简说，依今本《甲乙经》校改。

②其应过五寸以上蠕蠕然者：马莳说：凡曰应者，应医工之指下也。

张介宾说：应，动也。应过五寸以上，气脉充也。蠕蠕，虫行貌，谓其软弱而匀和也。

陆懋修说：蠕，而充切，亦作蝡。《说文》："蠕，动也。"《史记·匈奴传》："蚑行、喙息、蠕动之类。"《索隐》引《三苍》："蠕蠕，动貌，音软。"

③浑浑然者：王冰说：浑浑，乱也。

马莳说："浑浑"当作"混混"，不清也。

张介宾说：疾，急疾也。浑浑，浊乱也。

张志聪说：其应疾而中手浑浑然者，急疾而太过也。

丹波元简说：按混、浑，古通用，殽杂也。《老子》："浑令其如浊。"不必改字。

喜多村直宽说：《说文》："浑，混流声也。从水，军声。一曰洿下貌。"

④徐徐：王冰说：徐徐，缓也。

⑤其应上不能至五寸、弹之不应者：张介宾说：不能至五寸者，气脉衰。弹之不应者，气脉绝。

⑥是以：丹波元简说：《甲乙》无"是以"二字，似是。

伯坚按：此段见《甲乙经》卷四《三部九候》第三；又见《黄帝内经太素》卷十四□□篇；都没有"是以"二字。今据丹波元简说，依《甲乙经》《太素》删去此二字。

⑦脱肉、身不去者，死：杨上善说：去者，行也。脱肉羸瘦，身弱不能行者，为死。

⑧中部乍疏乍数者，死：张介宾说：中部，两手脉也。乍疏乍数者，气脉败乱之兆也，故死。

⑨其脉代而钩者，病在络脉：吴崑说：代，止而有常也。钩，夏脉也。夏气在络，故脉代而钩者病在络脉。

高世栻说：代者，乍疏之象也。代而钩者，乍数之象也。承上文乍疏乍数而言，若其脉代而钩者，乃经络内外不通，故病在络脉，不死也。

⑩俱：王冰说：俱，犹同也，一也。

⑪察其府藏，以知死生之期：马莳说：必察其府藏以知死生之期，即《阴阳别论》之所谓"别于阳者知病忌时，别于阴者知死生之期"也。

⑫必先知经脉：王冰说：经脉，四时五脏之脉。

吴崑说：经脉，经常不病之脉。

⑬胜死：王冰说：胜死者，谓胜克于己之时则死也。《平人气象论》曰："肝见庚辛死，心见壬

癸死，脾见甲乙死，肺见丙丁死，肾见戊己死”，是谓胜死也。

喜多村直宽说：《甲乙》，“胜死”作“邪胜死也”，似是。

足太阳气绝者，其足不可屈伸，死必戴眼①。

【本段提纲】 马莳说：此举足太阳经之气绝者，必其证之可验也。

【集解】

①足太阳气绝者，其足不可屈伸，死必戴眼：《新校正》云：按《诊要经终论》载三阳三阴脉终之证，此独纪足太阳气绝一证，余应阙文也。

马莳说：按《诊要经终论》，载三阳三阴脉之证，内言“足太阳之脉，其终也戴眼，反折，瘛疭，其色白，绝汗乃出，出则死矣”，与此略同。此当与后第十三节参看。

戴眼，参阅《素问》第十六《诊要经终论》第八段“戴眼”句下集解。

帝曰：冬阴夏阳奈何①？

岐伯曰：九候之脉皆沉，细、悬绝者②，为阴，主冬，故以夜半死③。

盛、躁、喘数者④，为阳，主夏，故以日中死⑤。

是故寒热病者，以平旦死⑥。

热中及热病者，以日中死⑦。

病风者，以日夕死⑧。

病水者，以夜半死⑨。

其脉乍疏乍数乍迟乍疾者，日乘四季死⑩。

【本段提纲】 马莳说：此详言诸病必有死期也。

【集解】

①冬阴夏阳奈何：杨上善说：九候之脉并沉细绝微，为阴也，然极于冬分，故曰冬阴。九候之脉盛躁喘数，故为阳也，极于夏分，故曰夏阳。请陈其理也。

王冰说：言死时也。

②细、悬绝者：杨上善说：深按得之曰沉。动犹引线曰细。来如断绳故曰悬绝。

张志聪说：若九候之脉皆沉细，而绝无阳气之和，此为阴而主冬。

悬绝是断绝得特别久而不来。参阅《素问》第七《阴阳别论》第四段“肝至悬绝”句下集解。

③故以夜半死：杨上善说：九候之脉皆如此者，阴气盛，阳气外绝，阴气独行，有里无表，死之于冬，阴极时也。夜半死者，阴极时也。

④盛、躁、喘数者：杨上善说：其气洪大曰盛。去来动疾曰躁。因喘数而疾故曰喘数。

⑤故以日中死：杨上善说：九候皆如此者，皆阳气胜，阴气内绝，阳气独行，有表无里，死之于夏，阳极时也。日中死者，阳极时也。

吴崑说：以阴遇阴，以阳遇阳，各助其邪，故咸死也。

⑥以平旦死：吴崑说：盖平旦之际，昏明始判之时，阴阳交会之期也，故寒热交作之病以斯时死。

⑦以日中死：张介宾说：以阳助阳，真阴竭也。

⑧病风者，以日夕死：张介宾说：日夕者，一日之秋也。风木同气，遇金而死。

⑨病水者，以夜半死：吴崑说：亥子为水，助其邪也。

⑩其脉乍疏乍数乍迟乍疾者，日乘四季死：杨上善说：脾者土也，王于四季。平和时脉在中

宫，静而不见。有病见时，乍疏乍数，故以日乘四季时死也。

吴崑说：乍疏乍数，乍迟乍疾，脾绝之脉也。日乘四季，辰戌丑未也。助其土邪，故令死耳。

形肉已脱，九候虽调，犹死①。

七诊虽见②，九候皆从者，不死③。所言不死者，风气之病及经月之病，似七诊之病而非也，故言不死④。若有七诊之病，其脉候亦败者，死矣，必发哕、噫⑤。

【本段提纲】 马莳说：此举形肉已脱者为死，七诊见者惟风气与经月之病为不死，余则九候败而亦为死也。

【集解】

①形肉已脱，九候虽调，犹死：王冰说：亦谓形气不相得也。证前脱肉身不去者，九候虽平调亦死也。

②七诊虽见：吴崑说：七诊，独大、独小、独迟、独疾、独寒、独热、独陷下也。

丹波元简说：按七诊，诸家仍王义，为前文独小独大等之义，无复异论。（伯坚按：王冰说见本篇第六段"独陷下者病"句下集解。）而志云："七诊，谓沉细悬绝、盛躁喘数、寒热、热中、病风、病水、土绝于四季也。"乃至下文风起之病，似七诊之病而穷矣。熊宗立《脉诀》云："七诊者：诊宜平旦，一也；阴气未动，二也；阳气未散，三也；饮食未进，四也；经脉未盛，五也；络脉调匀，六也；气血未乱，七也。"张则谓"此七者焉得皆谓之诊，总之一平旦诊法耳，后世遂尔谬传，竟致失其本原矣。"

丹波元坚说：杨以为沉细悬绝，此一诊；盛躁喘数，此二诊；寒热病，此三诊；热中及热病，此四诊；风病，此五诊；病水，此六诊；形肉已脱，此七诊。亦觉未允。

③九候皆从者，不死：张介宾说：从，顺也。谓脉顺四时之令，及得诸经之体者，虽有独大独小等脉，不至死也。

④所言不死者，风气之病及经月之病，似七诊之病而非也，故言不死：王冰说：风病之脉，诊大而数。月经之病，脉小以微。虽候与七诊之状略同，而死生之证乃异，故不死也。

张介宾说：风者，阳病也。故偶感于风，则阳分之脉或大或疾。经月者，常期也。故适值去血，则阴分之脉或小或迟，或为陷下。此皆似七诊之脉而实非也，皆不可以言死。然则非外感及经月之病而得七诊之脉者，非吉兆也。

⑤若有七诊之病，其脉候亦败者，死矣，必发哕、噫：张介宾说：此承上文而言，风气经月之病，本非七诊之类，若其果系脉息证候之败者，又非不死之比。然其死也，必发哕、噫。哕，呃逆也。噫，嗳气也。

哕，呃逆也，参阅《素问》第五《阴阳应象大论》第十三段"在变动为哕"句下集解。

噫，嗳气也，参阅《素问》第七《阴阳别论》第八段"善噫"句下集解。

必审问其所始病，与今之所方病①，而后各切循其脉②，视其经络浮沉③，以上下逆从循之④。

其脉疾者，不病⑤。

其脉迟者，病⑥。

脉不往来者，死⑦。

皮肤著者，死⑧。

【本段提纲】 马莳说：此亦详诊脉之法也。

【集解】

①与今之所方病：杨上善说：候病之要，凡有四种。一者望色而知，谓之神也。二者听声而知，谓之明也。三者寻间而知，谓之工也。四者切脉而知，谓之巧也。此问有三。一问得病元始，谓问四时何时而得，饮食男女因何病等。二问所病，谓问寒热、痛热、痛痒诸苦等。三问方病，谓问今时病将作种种异也。（伯坚按：《太素》这一段经文作“必审问其故，所始，所病，与今之所方病”，所以杨上善解释说“此问有三”。）

②而后各切循其脉：杨上善说：先问病之所由，然后切循其脉，以取其审。切，谓切割，以手按脉，分割吉凶。循，谓以手切脉，以心循历脉动所由，故曰切循其脉也。

③视其经络浮沉：杨上善说：经，谓十二经并八奇经。络，谓十五大络及诸孙络。切循之道，视其经脉浮沉，络脉浮沉，沉者为阴，浮者为阳，以知病之寒温也。

④以上下逆从循之：张介宾说：凡诊脉之道，必问其始病者，察其致病之由也。求今之方病者，察现在之证也。本末既明，而后切按其脉，以参合其在经在络，或浮或沉，上下逆从，各因其次以治之也。

丹波元简说：按循，盖因循病之所在而治之义，与上文切循其脉之循自异。

⑤其脉疾者，不病：张介宾说：疾言力强有神。

⑥其脉迟者，病：张介宾说：迟言气衰不足。

⑦脉不往来者，死：张介宾说：若脉不往来者，阴阳俱脱。

⑧皮肤著者，死：张介宾说：皮肤著者，血液已尽，谓皮肤枯槁著骨也。

著，附著也，参阅《素问》第十六《诊要经终论》第三段“邪气著藏”句下集解。

帝曰：其可治者奈何？

岐伯曰：经病者，治其经①。

孙络病者，治其孙络血②。

血病身有痛者，治其经络③。

其病者在奇邪，奇邪之脉则缪刺之④。

留瘦不移，节而刺之⑤。

上实下虚，切而从之，索其结络脉，刺出其血，以见通之⑥。

【本段提纲】 马莳说：此详言诸病之刺法也。

【集解】

①经病者，治其经：马莳说：病有在经者，治其经穴，如肺病治其经渠之谓。

②孙络病者，治其孙络血：王冰说：有血留止，刺而去之。《灵枢经》曰：“经脉为里，支而横者为络，络之别者为孙络。”由是，孙络则经之别支而横也。

马莳说：病有在孙络者，治其孙络之结血。《灵枢·脉度篇》云：“经脉为里。支而横者为络。络之别者为孙。盛而血者疾诛之。盛者泻之。虚者饮药以补之。”

③血病身有痛者，治其经络：马莳说：血病及身有痛者，合经穴络穴而治之，如肺病治经渠、列缺之谓。

经穴，参阅《素问》第三十六《刺疟篇》第十六段“刺指井”句下集解和《灵枢》第二《本输篇》第一段至第十一段经文和集解。

络穴，参阅《素问》第十六《诊要经络论》第二段“夏刺络俞”句下集解。

④奇邪之脉则缪刺之:马莳说:其有奇邪者,不正之邪,适然所中者,则取络脉以缪刺之,左取右,右取左也。

张介宾说:奇邪者,不入于经而病于络也。邪客大络,则左注右,右注左。其气无常处,故当缪刺之。

⑤留瘦不移,节而刺之:王冰说:病气淹留,形容减瘦,证不移易,则消息节级养而刺之。

张介宾说:留,病留滞也。瘦,形消瘦也。不移,不迁动也。凡病邪久留不移者,必于四支八溪之间有所结聚,故当于节之会处索而刺之,斯可平也。

⑥上实下虚,切而从之,索其结络脉,刺出其血,以见通之:张介宾说:上实下虚,有所隔也。故当切其脉以求之,从其经以取之,索其络脉之有结滞者刺出其血,结刺去而通达见矣。

丹波元坚说:先兄:"《刺节真邪论》:'一经上实下虚而不通者,此必有横络盛加于大经,令之不通,视而泻之,此所谓解结也。'"

瞳子高者①,太阳不足。戴眼者②,太阳已绝。此决死生之要,不可不察也③。

【本段提纲】 张介宾说:此重明上文足太阳之证,而分其轻重以决死生也。

【集解】

①瞳子高者:张介宾说:瞳子高者,目下视也。

②戴眼者:张介宾说:戴眼者,上视之甚,而定直不动也。

③此决死生之要,不可不察也:马莳说:上文言足太阳气绝者,其足不可屈伸,死必戴眼。然须知瞳子高者,乃太阳不足,欲绝而未绝。戴眼者,乃太阳已绝,欲苏而不能。此内有死生之分,不可不察也。

手指及手外踝上五指留针①。

【集解】

①手指及手外踝上五指留针:王冰说:错简文也。

马莳说:王注以为错简者,是也。

丹波元简说:按此一句,吴以为血实于上之治法,志高并以为刺手太阳而补足太阳之治,俱不可从。

田晋蕃说:《太素》:"手指及手外踝上五寸指间留针。"晋蕃按:王注以为错简文,非也。自"帝曰其可治者奈何"至此,皆言可治之病。因上文有足太阳气绝死必戴眼之语,恐后人疑瞳子高者亦为太阳气绝之病,故上节云"瞳子高者太阳不足,戴眼者太阳已绝,此决死生之要,不可不察也"。特分别言之,与前数节文义稍异,而此节即为太阳不足之治法。观杨氏《太素注》,此疗乃是手太阳脉,以手之太阳上下接于目之内眦,故取手小指端及手外踝上五寸小指之间,盖言取手太阳之脉即所以治足太阳不足之病也。经文佚"寸间"二字,义不可通。王氏因疑为错间,当从《太素》为是。

伯坚按:今据王冰、马莳说,删去此十一字。

《三部九候论第二十》今译

黄帝问说:我从你那里已经知道了《九针》这一部书里面的道理,丰富伟大,数也数不尽。我希望知道其中最主要的重点,以便交付子孙,传给后世,使他们能牢牢记住,立誓不敢随便漏泄。人身和天道相配合,上面配合着日月星辰的运行,下面配合着四时五行的变化,是如何相配合的呢?我希望知道它。

岐伯说:您问得很妙。这是天地的大道理。

黄帝说:我希望知道天地的这个大道理。在人体来决定死生,应当如何呢?

岐伯说:天地的大道理,起于一,止于九。一是天,二是地,三是人,各加三倍,三三得九,就配合九野(八方和中央)①。人身有三部,每一部各有三候,根据这三部九候就可以决定死生,处理疾病,调和虚实,除去外邪。

黄帝说:什么叫作三部呢?

岐伯说:有下部,有中部,有上部。每部各有三候。三候就是天、地、人三候。必须有老师指授,才能得到真传。上部的天是两额的动脉②,上部的地是两腮的动脉③,上部的人是耳前的动脉④。中部的天是手太阴肺经脉(寸口部位的经渠穴)⑤,中部的地是手阳明大肠经脉(合谷穴)⑥,中部的人是手少阴心经脉(神门穴)⑦。下部的天是足厥阴肝经脉(男五里穴,女太冲穴)⑧,下部的地是足少阴肾经脉(太溪穴)⑨。下部的人是足太阴脾经脉(脾用箕门穴,胃用冲阳穴)⑩。下部的天是测候肝的(肝脉),下部的地是测候肾的(肾脉),下部的人是测候脾胃的(脾脉和胃脉)。

黄帝说:中部是测候什么的呢?

岐伯说:中部也有天,也有地,也有人。中部的天是测候肺的(肺脉)。中部的地是测候胸中的。中部的人是测候心的(心脉)。

黄帝说:上部是测候什么的呢?

岐伯说:上部也有天,也有地,也有人。上部的天是测候头角的。上部的地是测候口齿的。上部的人是测候耳目的。三部每一部都有天,都有地,都有人。三个天,三个地,三个人,三三得九,就配合九野,在人身则配合九脏。五个神脏⑪,四个形脏⑫,合在一块就是九脏。如果五神脏已经坏了,则面部必呈现败坏的颜色。到了面部呈现败坏的颜色则必死了。

黄帝说:如何测候呢?

岐伯说:必须先观察病人的肥瘦,搞清楚病的虚实。实就要用泻法。虚就要用补法⑬。必须先将血液放出而后再调和病的虚实。不要问收效的迟速,总以病好为标准。

黄帝说:如何来预测死生呢?

岐伯说:凡身体壮盛而脉搏细小、气息微弱不能呼吸的病人,是危险的。

凡身体瘦弱而脉搏强大、呼吸迫促的病人,会死。

凡外形和神气相得的病人,可以活。

凡脉搏参差不齐的(或大或小,或迟或快,来往无常),就是病脉。

凡三部九候的脉搏都不正常的病人,会死。

凡病人上下左右的脉搏参差不齐如碓房舂米一样的,说明病势很重。

凡病人上下左右的脉搏参差错乱到不可计数的,会死。

凡病人中部的脉搏虽然正常而上下两部的脉搏不正常的,会死。

凡病人中部的脉搏比上下两部的脉搏减少的,会死。

凡目眶内陷的病人,会死。

黄帝说:怎样知道病在什么部位呢?

岐伯说:九候的脉搏如有独小的是病脉,如有独大的是病脉,如有独快的是病脉,如有独迟的是病脉，如有独滑的是病脉，如有独紧的是病脉，如有独沉伏不起的是病脉。

用左手在左足上按着距离足踝五寸的部位，用右手弹着足踝，如果左手觉得有一种软弱匀和的感应，而这种感应超过足踝五寸以上，这是没有病。如果左手的感应很快，有一种混乱骰杂的感觉的，这是病。如果左手的感应很迟缓，这是病。如果弹了足踝而左手没有感应，或虽有感应而不能至五寸的，会死。

肌肉瘦尽，不能行走的病人，会死。

中部脉搏忽快忽慢的病人，会死。

病人有代脉（变更不常）兼有钩脉（来盛去衰）的，是络脉有病。

九候互相呼应，上下如一，不应当有一点参差。如果一候有参差，就是病。如果两候有参差，就是病势很重。如果三候有参差，就是病危险了。所谓参差，就是说呼应不如一。

搞清楚是哪一脏哪一腑的病，就可以知道他的死生日期。

必须先搞清什么是正常的脉，然后才能知道什么是病脉。

如果有真脏脉出现，则会在各脏被克的时日死亡[14]。

足太阳膀胱经脉气绝的时候，下肢强直不能屈伸，死时眼睛必定向上直视而不转动。

黄帝说：脉搏和冬阴夏阳的关系是如何的？

岐伯说：九候的脉搏都沉、细，断绝得特别久而不来的，是阴，是和冬季相配合的，所以死的时候总在半夜。

九候的脉搏都盛大，躁急而数的，是阳，是和夏季相配合的，所以死的时候总在正午。

患寒热病的病人，死的时候总在天明。

患热中（腹内发热）和热病的病人，死的时候总在正午。

患风病的病人，死的时候总在太阳偏西的时候。

患水肿病的病人，死的时候总在半夜。

如果病人脉搏忽快忽慢，死的时候总在日乘四季的时候（丑、辰、未、戌各时）[15]。

如果病人肌肉瘦尽，九候的脉搏虽然正常，还是会死。

如果病人有七诊[16]的脉搏出现，而九候如一，没有参差，还不会死。所谓不会死，是指风病和月经病而言，它们的脉搏类似七诊而实际却不是，所以就不会死。如果病人有七诊的脉搏，而脉象败坏（错乱）的，则会死，并且会有呃逆和嗳气的症状。

必须详细审问病是如何起的，现在有一些什么痛苦，然后切脉，按着上下顺逆来观察经络的浮沉。

如果脉搏快的，没有病。

如果脉搏迟的则有病。

如果脉搏不往来的，则会死。

如果皮肤枯槁贴骨的，也会死。

黄帝说：可治的病应当如何治疗呢？

岐伯说：如果经脉有病，则刺各经脉的经穴[17]。

如果孙络[18]有病，则刺孙络放出血来。

如果有血病和身痛的，则刺经穴和络穴[19]。

如果邪侵入络脉，则用缪刺法。

如果身形消瘦而病留滞不动的，则在关节部位施用针刺疗法。

如果上实下虚，则应当切脉来搞清楚病情，用针刺放出络脉的滞血，使血流通畅。

眼睛上视的，是太阳（足太阳膀胱经）不足。眼睛向上直视而不转动的，是太阳气绝。这是判决死生的要点，不可不注意。

①就配合九野（八方和中央）：九野是八方和中央，可以说天，也可以说地。

②上部的天是两额的动脉：两额的动脉是颞浅动脉的额前支。

③上部的地是两腮的动脉：两腮的动脉是颌外动脉。

④上部的人是耳前的动脉：耳前的动脉是颞浅动脉。

⑤中部的天是手太阴肺经脉（寸口部位的经渠穴）：经渠穴在腕上三点三公分，桡动脉侧。是手太阴肺经的孔穴。这里能触着的动脉是桡动脉。

⑥中部的地是手阳明大肠经脉（合谷穴）：合谷穴在手的大指、次指歧骨的中间，靠近次指边缘。是手阳明大肠经脉的孔穴。这里能触着的动脉是第一掌背动脉。

⑦中部的人是手少阴心经脉（神门穴）：神门穴在掌后尺侧锐骨的尖端陷中、阴郄穴前一点七公分。是手少阴心经脉的孔穴。这里能触着的动脉是尺动脉。

⑧下部的天是足厥阴肝经脉（男五里穴，女太冲穴）：五里穴在阴股的大肌前凹陷中（阴廉穴）下三点三公分。是厥阴肝经脉的孔穴。这里能触着的动脉是阴部外浅动脉。太冲穴在足大趾外侧（小趾侧）本节后五公分。是厥阴肝经脉的孔穴。这里能触着的动脉是第一足背动脉。

⑨下部的地是足少阴肾经脉（太溪穴）：太溪穴在足内踝后一点七公分，跟骨上，动脉侧陷中。是足少阴肾经脉的孔穴。这里能触着的动脉是胫后动脉。

⑩下部的人是足太阴脾经脉（脾用箕门穴，胃用冲阳穴）：箕门穴在股内侧，膝上二十公分，两肌中间、动脉侧，当阴廉穴到鹤顶穴的中点。是足太阴脾经脉的孔穴。这里能触着的动脉是腹动脉。冲阳穴在陷谷穴（足二趾和三趾的合缝处后二寸）后，足背高处，骨间动脉侧。是足阳明胃经脉的孔穴。这里能触着的动脉是足背动脉。

⑪五个神脏：五神脏是肝、心、脾、肺、肾。

⑫四个形脏：四形脏是头角、耳目、口齿、胸中。

⑬虚就要用补法：补和泻是针刺疗法的两种操作方法。在病人吸气的时候进针，在吸气的时候转针，在呼气的时候出针，这就叫作泻。在病人呼气的时候进针，在吸气的时候出针，出针的时候随即扪按着穴孔揉磨，这就叫作补。参阅《素问》第二十七《离合真邪论》。

⑭则会在各脏被克的时日死亡：各脏被克的时日，参阅《素问》卷十八《平人气象论》第十五段。

⑮死的时候总在日乘四季的时候（丑、辰、未、戌各时）：古代医学家对于五行中的土和四时的配合有两种不同的配合方法。第一种配合方法是和长夏（六月）配合。第二种配合方法是分王四季，即是配合各季的最后一月（第三个月）的一十八天。此处经文所说四季，即是采用第二种配合方法。为什么吴崑解释四季为丑、辰、未、戌时呢？因为土配合一年十二个月的时间是配合在每季的第三个月，如果移而配合一天十二个时辰的时间，则当然是将十二个时辰平均分为四段，每一段三个时辰，而将土配合在每一段的第三个时辰。照此说来，则应当是配合寅、巳、申、亥四个时辰，为什么却说是丑、辰、未、戌时呢？因为太初历是以建寅为正月，则辰是三月，未是六月，戌是九月，丑是十二月，照这个例子类推应用到每天的十二个时辰上，所以吴崑解释为丑、辰、未、戌时。其实这一解释是异常牵强的，但找不出更好的解释，于是只好采

用它。

⑯七诊：七诊是指本篇第六段所说的独小、独大、独快、独迟、独滑、独紧、独沉伏不起的七种情况。

⑰则刺各经脉的经穴：五脏经脉的孔穴中，每一经脉各有五个孔穴，分别叫作井、荥(或作荣)、俞(或作腧，或作输)、经、合。六腑经脉的孔穴中，每一经脉各有六个孔穴，分别叫作井、荥、俞、原、经、合。这些孔穴都叫作本俞(本输)。此处的经穴，即指这批本俞里的经穴。

⑱孙络：经脉的分支叫作络脉，络脉的分支叫作孙络。孙络是最小的血管。

⑲则刺经穴和络穴：络穴是十五条络脉的孔穴，详见《素问》第十六《诊要经终论今译》第二注。

卷　七

经脉别论第二十一①

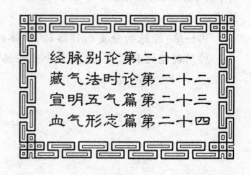

①经脉别论第二十一:《新校正》云:按全元起本在第四卷中。

伯坚按:《甲乙经》和今存残本《黄帝内经太素》都没有收载本篇的文字。本篇和《类经》的篇目对照,列表于下:

素　问	类　经
经脉别论第二十一	卷三——食饮之气归输藏府(藏象类十二) 卷五——六经独至病脉分治(脉色类十五) 卷十六——动静勇怯喘汗出于五藏(疾病类五十三)

【释题】 马莳说:"言经脉病脉之各有分别。"吴崑说:"此篇自'太阳藏独至'以下,言经脉证象,自是一家,故云别论。"

【提要】 本篇用黄帝、岐伯问答的形式,内容可以分为四节。第一节讲喘和汗的生理学。第二节讲食和饮的生理学。第三节讲针刺的治疗方法。第四节讲切脉的诊断学。

黄帝问曰:人之居处,动静、勇怯①,脉亦为之变乎②?

岐伯对曰:凡人之惊恐、恚③劳、动静,皆为变也。

是以夜行则喘出于肾,淫气④病肺。

有所堕恐⑤,喘出于肝,淫气害脾。

有所惊恐,喘出于肺,淫气伤心。

度[⑥]水跌仆，喘出于肾与骨。

当是之时，勇者气行则已，怯者则著而为病也[⑦]。故曰："诊病之道，观人勇怯、骨肉、皮肤，能知其情，以为诊法也[⑧]。"

【本段提纲】 张介宾说：此下四条言喘者。喘属气，病在阳也。

【集解】

①勇怯：吴崑说：壮者谓之勇。弱者谓之怯。

②脉亦为之变乎：王冰说：变，谓变易常候。

张介宾说：脉，以经脉血气，统言之也。

张志聪说：脉乃血气之府，气逆则喘，血液为汗，故帝问脉而伯答其喘汗焉。

③恚：吴崑说：恚，小怒也。

④淫气：喜多村直宽说：《生气通天论》："风客淫气，精乃亡，邪伤肝也。"《新校正》引全元起云："淫气者，阴阳之乱气。"又痹论："淫气喘息，痹聚在肺。"王云："淫气，谓气之妄行者。"

淫气，参阅《素问》第三《生气通天论》第八段"风客淫气"和第四十三《痹论》第七段"淫气喘息"句下集解。

⑤堕恐：丹波元坚说："堕恐"二字，义似不属，且下有惊恐，此"恐"字疑讹。

⑥度：吴崑说：度，渡同。

⑦勇者气行则已，怯者则著而为病也：王冰说：气有强弱，神有壮懦，故殊状也。

马莳说：勇者气散则无病，怯者气著则病矣。

吴崑说：气行，淫气流行也。著者，淫气不得流行，著于一处而为病也。壮弱不同，病否判然矣。

⑧观人勇怯、骨肉、皮肤，能知其情，能知其情，以为诊法也：吴崑说：勇可以知有余。怯可以知不足。骨可以知肾。肉可以知脾。皮肤可以知肺，又可以知卫气。情，病之所由来也。

丹波元坚说：勇怯之分，详见《论勇篇》。盖此节四句，实为诊处之要。病邪危急而偶得快了者，病邪轻易而遽就困惫者，俱亦不可不由强弱壮懦之殊也。

故饮食饱甚，汗出于胃[①]。

惊而夺精[②]，汗出于心。

持重远行，汗出于肾。

疾走恐惧，汗出于肝。

摇体劳苦[③]，汗出于脾。

故春秋冬夏四时阴阳生病，起于过用，此为常也。[④]

【本段提纲】 张介宾说：此下五条言汗者，汗属精，病在阴也。

【集解】

①故饮食饱甚，汗出于胃：王冰说：饱甚胃满，故汗出于胃也。

②惊而夺精：吴崑说：夺精，精神将散，若有所夺去之意。

③摇体劳苦：王冰说：摇体劳苦，谓动作施力，非疾走远行也。

吴崑说：摇体劳苦，用力勤作也。

④故春秋冬夏四时阴阳生病，起于过用，此为常也：王冰说：不适其性，而强云为，过即病生，此其常理。五脏受气，盖有常分，用而过耗，是以病生。

食气[①]入胃，散精[②]于肝，淫气于筋[③]。食气入胃，浊气归心，淫精于脉[④]。脉气流经，经气归于肺，肺朝百脉，输精于皮毛⑤。毛脉合精⑥，行气于府⑦。府精神明，留于四藏⑧，气归于权衡⑨。权衡以平，气口成寸，以决死生⑩。饮入于胃，游溢精气⑪，上输于脾。脾气散精，上归于肺，通调水道，下输膀胱⑫。水精四布⑬，五经并行⑭，合于四时，五藏、阴阳，揆度以为常也⑮。

【本段提纲】 马莳说：此言食入于胃者，精气散于肝，归于心而会于肺。饮入于胃者，输于脾，归于肺，而下行于膀胱。亦诊病者所当知也。

【集解】

①食气：马莳说：食气者，谷气也。

②散精：吴崑说：精，五谷之精也。

③淫气于筋：马莳说：谷气入胃，运化于脾，而精微之气散之于肝，则浸淫滋养于筋矣，以肝主筋也。

喜多村直宽说：《说文》："淫，浸淫随理也。从水，㸒声。"宽按上文淫气，盖气之妄行为逆也。此段淫气，乃浸淫滋养之谓，同一字，而其义自殊矣。

④浊气归心，淫精于脉：王冰说：浊气，谷气也。心居胃上，故谷气归心，淫溢精微入于脉也。何者？心主脉故。

张介宾说：浊，言食气之原者也。如《阴阳清浊篇》曰："受谷者浊，受气者清"是也。心主血脉，故食气归心，则精气浸淫于脉也。

丹波元坚说：此下十句，每取句末一字以为次句之首，《脉要精微论》既有此例。（伯坚按：《素问》第十七《脉要精微论》第八段说："阴阳有时，与脉为期。期而相失，知脉所分。分之有期，故知死时。微妙在脉，不可不察。察之有纪，从阴阳始。始之有经，从五行生。生之有度，四时为数。循数勿失，与天地如一。得一之情，以知死生。"都是取句末一字以为次句之首。）

⑤脉气流经，经气归于肺，肺朝百脉，输精于皮毛：王冰说：言脉气流运，乃为大经，经气归宗，上朝于肺。肺为华盖，位复居高，治节由之，故受百脉之朝会也。《平人气象论》曰："藏真高于肺，以行荣卫阴阳。"由此，故肺朝百脉，然乃布化精气，输于皮毛矣。

高世栻说：脉气流经者，无形之脉气，流入于经而令有形也。经气归于肺者，经脉之气，肺居其首，故归于肺也。肺朝百脉者，肺受百脉之朝也。输精于皮毛者，皮毛受肺精之输布也。

⑥毛脉合精：张介宾说：肺主毛，心主脉，肺藏气，心生血，一气一血，称为父母，二藏独居胸中，故曰毛脉合精。

张志聪说：皮肤主气，经脉主血，毛脉合精者，血气相合也。

⑦行气于府：王冰说：府，谓气之所聚处也，是谓气海，在两乳间，名曰膻中也。

马莳说：精气行府，府者，膻中也。《灵枢·五味篇》谓大气积于胸中，《邪客篇》谓宗气积于胸中，《刺节真邪篇》谓宗气流于海者是也。

高世栻说：毛脉合精、行气于府者，皮毛百脉，合肺输之精，而行气于六府也。

张志聪说：六府为阳，故先受气。

丹波元简说：按马、张仍王注，以府为膻中，其义虽详备，以膻中为府，经无明文，况下文云"留于四藏"，志、高之义似是，故姑从之。

⑧府精神明，留于四藏：马莳说：膻中为府，其精气宗气最为神明，而司呼吸、行经隧。始行于手太阴肺经，通于心、肝、脾、肾之四藏，而四藏之精皆其所留。

李中梓说："留"，当作"流"。流其精于四脏，则四脏之气、咸得其平，而归于权衡矣。权衡

者，平也。(《内经知要·藏象篇》)

高世栻说：府精神明，留于四藏者，六府之精，合心藏之神明，留于肺、肝、脾、肾四藏也。

⑨气归于权衡：张介宾说：宗气积于肺，神明出于心，气盛则神王，故气府之精为神明。神王则藏安，故肺、肝、脾、肾四藏无不赖神明之留以为主宰，然后藏气咸得其平，而归于权衡矣。权衡，平也。故曰："主明则下安，主不明则十二官危。"

丹波元坚说：言脉之浮沉出入，阴阳和平。

权衡，参阅《素问》第十四《汤液醪醴论》第五段"平治于权衡"，第十五《玉版论要篇》第二段"治在权衡相夺"和第十七《脉要精微论》第八段"冬应中权"各句下集解。

⑩权衡以乎，气口成才，以决死生：王冰说：《三世脉法》皆以三寸为寸关尺之分，故中外高下气绪均平，则气口之脉而成寸也。夫气口者，脉之大要会也，百脉尽朝，故以其分决死生也。

马莳说：气口者，即手太阴经之太渊穴也，与鱼际相去一寸，又成寸口之名，真可以诊吉凶而决死生也。《灵枢·小针解篇》以气口虚为当补，气口盛为当泻，则凡病皆以气口为主。

李中梓说：脏腑既平，必朝宗于气口，成一寸之脉，以决死生也。(《内经知要·藏象篇》)

气口，参阅《素问》第九《六节藏象论》第五段"寸口一盛"句下集解。

⑪游溢精气：吴崑说：游，流行也。溢，涌溢也。《灵枢》所谓"中焦如沤"是也。精气，饮之精气也。

⑫脾气散精，上归于肺，通调水道，下输膀胱：王冰说：水土合化，上滋肺金，金气通肾，故调水道，转注下焦，膀胱禀化，乃为溲矣。《灵枢经》曰："下焦如渎"，(伯坚按：见《灵枢》第十八《营卫生会篇》。)此之谓也。

⑬水精四布：张介宾说：水因气生，气为水母，凡肺气所及，则水精布焉。然水名虽一，而清浊有分。清者为精，精如雨露。浊者为水，水如江河。故精归五脏，水归膀胱，而五经并行矣。

伯坚按：水是指上文"通调水道"的水。精是指上文"脾气散精"的精。

⑭五经并行：张介宾说：五经，五藏之经络也。

⑮合于四时，五藏、阴阳，揆度以为常也：马莳说：五脏并行乎水精，真有合于四时、五脏及古经《阴阳》《揆度》等篇之常义也。

吴崑说：合于四时寒暑，待于五藏阴阳，揆度于造化盈虚，用为常道也。

伯坚按：马莳对于这一句的断句，是"合于四时、五脏、阴阳揆度，以为常也"。他把《阴阳》和《揆度》解释为古经篇名。吴崑对于这一句的断句，是"合于四时、五脏、阴阳，揆度以为常也"。他把揆度解释作为动词。今从吴崑的断句法。据《素问》第十五《玉版论要篇》说："揆度者，度病之浅深也"，可知揆度即是诊断的意义。"揆度以为常也"，是说"在诊断上讲，这是健康的常态"。

太阳藏独至①，厥②、喘、虚气逆，是阴不足阳有余也③，表里当俱写④，取之下俞⑤。

阳明藏独至⑥，是阳气重并也⑦，当写阳补阴⑧，取之下俞⑨。

少阳藏独至⑩，是厥气也，跻前卒大⑪，取之下俞⑫。

少阳独至者，一阳之过也⑬。

太阴藏搏者⑭，用心省真⑮，五脉气少⑯，胃气不平⑰，三阴也⑱，宜治其下俞，补阳写阴⑲。

二阴独啸⑳，少阴厥也㉑，阳并于上，四脉争张，气归于肾㉒，宜治其经络，写阳补阴㉓。

一阴至，厥阴之治也㉔，真虚痟心㉕，厥气留薄㉖，发为白汗㉗，调食和药㉘，治在下俞[29]。

【本段提纲】 张介宾说：此言藏气不和，而有一藏太过者，气必独至，诸证不同，针治亦异也。此篇何以知其皆言足经？盖以下俞二字为可知也，亦如《热论篇》伤寒言足不言手之义。

【集解】

①太阳藏独至：马莳说：太阳者，足太阳膀胱经也。其脉独至，张仲景以为尺寸脉浮。

吴崑说：独至，谓失其冲和之脉，独见太阳脉象，下文"象三阳而浮"是也。

高世栻说：三阳主六腑，腑能藏物，亦谓之藏。

②厥：参阅《素问》第四十五《厥论》第一段"厥之寒热者"句下集解。

③厥、喘、虚气逆，是阴不足阳有余也：王冰说：阴谓肾，阳谓膀胱也。

吴崑说：病厥逆而喘，虚气上冲。是少阴肾水不足，而太阳膀胱独有余也。

高世栻说：厥喘者，下厥冷、上喘急也。虚气逆者，言厥而喘为虚气之上逆也。厥喘气逆是真阴不足，太阳藏独至为阳气有余也。

④表里当俱写：表里，参阅《素问》第二十四《血气形志篇》第二段。写，与泻同，详见本段下面"当写阳补阴"句下集解。

⑤取之下俞：王冰说：表里俱泻，取足穴俞也。下俞，足俞也。（伯坚按：王冰注"取足穴俞也"，原作"取足六俞也。"《新校正》云："详六当为穴字之误也。按府有六俞，藏止五俞，今藏府俱写，不当言六俞，六俞则不能兼藏，言穴俞则藏府兼举。"今据《新校正》说校改。）

马莳说：俞者，膀胱经之俞穴东骨，肾经之俞穴太溪。

高世栻说：太阳之脉，起于足小指之至阴，故当取之下俞。俞，俞穴也。

喜多村直宽说：王注下俞并不言其穴名，经文固不指其处，盖王有见于此，而诸注纷拿，未免强会。

俞，参阅《素问》第三《生气通天论》第五段"俞气化薄"和第三十六《刺疟篇》第十六段"刺指井"句下集解。

⑥阳明藏独至：马莳说：阳明脉气独至，张仲景以为尺寸俱长。

吴崑说：阳明之脉独至，下文"象大浮"是也。

张介宾说：阳明者，足阳明胃经也。

⑦是阳气重并也：张志聪说：两阳合于前，故曰阳明。（伯坚按：见《灵枢》第四十一《阴阳系日月篇》。）阳明之独至，是太少重并于阳明，阳盛故阴虚矣。

⑧当写阳补阴：伯坚按：写，与泻同。泻和补是针刺疗法的两种操作方法。《素问》第二十七《离合真邪论》说："吸则内针，无令气忤。静以久留，无令邪布。吸则转针，以得气为故。候呼引针，呼尽乃去。大气皆出，故名曰泻。呼尽内针，静以久留，以气至为故。如待所贵，不知日暮。其气以至，适而自护。候吸引针，气不得出，各在其处。推阖其门，令神气存。大气留止，故名曰补。"这就是泻和补的不同的操作方法。《素问》第二十六《八正神明论》和第六十二《调经论》《灵枢》第一《九针十二原篇》和第七十三《官能篇》对于这两种操作方法都有详细叙述。阴阳是指手足三阴三阳十二经脉而言。关于阴阳经脉的补泻原则，可参阅《灵枢》第九《终始篇》。

补泻，参阅《素问》第二十七《离合真邪论》第二段提纲附表。

⑨取之下俞：马莳说：当泻足阳明胃经之俞穴陷谷，补足太阴脾经之俞穴太白。

高世栻说：阳明之脉，起于足大、次指之厉兑，故亦当取之下俞。

⑩少阳藏独至:马莳说:少阳脉气独至,张仲景以为尺寸俱弦。

吴崑说:少阳脉独至,下文“滑而不实”是也。

张介宾说:少阳者,足少阳胆经也。

⑪跻前卒大:吴崑说:跻,足踝也。跻前卒然肿大。卒,猝同。

张介宾说:少阳独至者,是厥气也。然厥气必始于足,故于跻前察之。

⑫取之下俞:马莳说:当泻胆经之俞穴临泣。

高世栻说:少阳起于足小、次指之窍阴,故亦当取之下俞。

⑬少阳独至者,一阳之过也:王冰说:一阳,少阳也。过,谓太过也。以其太过,故跻前卒大焉。

张介宾说:此释独至之义,为一藏之太过。举少阳而言,则太阳、阳明之独至者,其为三阳、二阳之太过可知矣。一阳,少阳也。

一阳是少阳,参阅《素问》第七《阴阳别论》第五段“二阳之病”句下集解。下面的三阴、二阴、一阴同。

⑭太阴藏搏者:马莳说:太阴藏搏者,下节之所谓伏鼓脉是也。仲景以为尺寸俱沉细。

张介宾说:太阴者,足太阴脾经也。

⑮用心省真:王冰说:见太阴之脉伏鼓,则当用心省察之,若是真藏之脉,不当治也。

张介宾说:太阴平脉,本贵和缓,今见鼓搏,类乎真藏。若真藏果见,不可治也,故当用心省察其真。

⑯五脉气少:吴崑说:五脉,五藏之脉也。气少,脉来无力也。

丹波元简说:《徵四失论》云:“诊不中五脉。”

伯坚按:《素问》第十《五藏生成篇》说:“所谓五决者,五脉也。”

⑰胃气不平:吴崑说:胃气,冲和谷气也。不平,不调也。

⑱三阴也:吴崑说:三阴,谓脾也。言五藏之脉气少者,是冲和谷气不调于脾,而偏胜于脾也。盖脾为坤土,有母道焉,五藏皆受气于脾而后治,若胃气不调于脾,则诸脉皆失其母,无以受气,故气少也。

⑲补阳写阴:马莳说:当补足阳明胃经之俞穴陷谷,泻足太阴脾经之俞穴太白。

⑳二阴独啸:王冰说:啸,谓耳中鸣如啸声也。胆及三焦脉皆入耳,故气逆上则耳中鸣。

马莳说:啸者,耳中鸣也。《阴阳应象大论》曰:“肾在窍为耳。”今二阴独啸,是少阴之气逆于上也。

张介宾说:独啸,独炽之谓。盖啸为阳气所发,阳出阴中,相火上炎,则为少阴热厥,而阳并于上,故心、肝、脾、肺四脉为之争张,而其气则归于肾,故曰独啸。

张志聪说:夫气激于喉中而浊,谓之言。气激于舌端而清,谓之啸。盖气郁而欲伸出之。

丹波元简说:按啸,《说文》:“吹声也。”《诗笺》:“蹙口而出声。”唐孙广《啸旨》云:“气激于舌而清谓之啸。”王云:“耳中鸣如啸声”,马、吴依之,于义不允,当从张注。

喜多村直宽说:《史·扁鹊传》:“虢太子死,扁鹊谓中原子曰:‘试入诊太子,当闻耳鸣而鼻张。’”《说苑》:“扁鹊曰:太子疾所谓尸厥者也。太子股阴当湿,耳中焦焦如有啸者声。”宽按王注盖本于此。

伯坚按:经文此句原作“一阳独啸”。一阳是少阳。王冰注是作少阳解释的,胆是足少阳经,三焦是手少阳经,所以说“胆及三焦脉皆入耳”。但据《新校正》说,此句经文应当作“二阴独啸”。二阴是少阴。马莳和张介宾注都是作少阴解释的,肾是足少阴经,所以说“肾在窍为耳”“其气则归于肾”。

㉑二阴独啸，少阴厥也：原文作“一阳独啸少阳厥也。”

《新校正》云：详此上明三阳，此言三阴，今此再言少阳而不及少阴者，疑此“一阳”乃“二阴”之误也。又按全元起本，此为少阴厥，显知此即二阴也。

马莳说：“一阳独啸”之“一阳”，当作“二阴”。“少阳厥也”之“少阳”，当作“少阴”，且与下文“气归于肾”，方有照应。

张介宾说：“一阳”当作“二阴”。“少阳”当作“少阴”。详此上明三阳，下明三阴，今此复言少阳而不及少阴，《新校正》疑其误者是。盖此前言太阴，后言厥阴，本节言气归于肾；末节复有二阴搏至之文；又按全元起本亦云为少阴厥；以四者合之，则其为“二阴”“少阴”之误无疑。二阴者，足少阴肾经也。

伯坚按：《甲乙经》和今存残本《黄帝内经太素》都没有引过本篇的文字。今据《新校正》、马莳、张介宾说校改。

㉒阳并于上，四脉争张，气归于肾：王冰说：心、脾、肝、肺四脉争张，阳并于上者，是肾气不足，故气归于肾也。

马莳说：足太阴之气并于上而行，而太阳、阳明、少阳、太阴之四脉争张而有余，故邪气归之于肾。

高世栻说：一阳独啸，则阳并于上，少阳厥也。四脉，肝、脾、心、肺也。争张，不和也。四脉争张，由于肾气之不达，故气归于肾。

㉓宜治其经洛，写阳补阴：马莳说：宜泻足太阳膀胱经之经穴昆仑、络穴飞扬；补足少阴肾经之经穴复溜、络穴大钟。

经穴，参阅《素问》第三十六《刺疟篇》第十六段“刺指井”句下集解和《灵枢》第二《本输篇》第一段至第十一段经文和集解。

络穴，参阅《素问》第十六《诊要经络论》第二段“夏刺络俞”句下集解。

㉔厥阴之治也：张介宾说：一阴者，足厥阴肝经也。至，即独至之义。治，主也。

㉕真虚痟心：吴崑说：真虚，真气虚。痟心，心痠痛也。

丹波元简说：按痟，与腨痟《阴阳别论》之痟同义。

喜多村直宽说：按《外台》引《必效》，有疗蛸心痛方；又《古今录验》，桂心汤，心痛懊侬悁闷；又《深师》，当归丸，苦寒烦悁；又《录验》，乌头续命丸，手足悁烦；又《千金》，奔气汤，便悁欲死。盖痟、蛸、悁三字并一声也。

痟，参阅《素问》第七《阴阳别论》第六段“及为痿厥腨痟”句下集解。

㉖厥气留薄：吴崑说：厥气，逆气也。留薄，留而不散，与正气相薄也。

㉗白汗：即不缘暑而汗。参阅《素问》第三《生气通天论》第五段“魄汗未尽”句下集解。

㉘调食和药：吴崑说：调食者，不得有余，不得不足，以调为节也。和药者，不得过凉，不得过热，以和为节也。

㉙治在下俞：马莳说：治肝经之俞穴太冲。不言补泻者，上文肾经尚补，而此肝经亦宜曰补，况既曰真虚，则岂可再泻乎?

张介宾说：诸经皆言补泻，而惟少阳、一阴不言者，以少阳承三阳而言，一阴承三阴而言因前贯后，义实相同，虚实补泻，皆可理会也。至若一阴调食和药一句，盖亦总结上文而言，不独一经为然，古经多略，当会其意。

帝曰：太阳藏何象?

岐伯曰：象三阳而浮也①。

帝曰：少阳藏何象？

岐伯曰：象一阳也。一阳藏者，滑而不实也②。

帝曰：阳明藏何象？

岐伯曰：象大浮也③。太阴藏搏，言伏鼓也④。二阴搏至，肾沉不浮也⑤。

【本段提纲】 马莳说：此承上文而明六经之脉象也。

【集解】

①象三阳而浮也：马莳说：太阳之脉主于浮，盖太阳为三阳，阳行于表，故脉宜象三阳而浮也。

三阳是太阳，参阅《素问》第七《阴阳别论》第五段"二阳之病"句下集解。下一阳同。

②象一阳也。一阳藏者，滑而不实也：马莳说：少阳为阳之里，阴之表，所谓半表半里者是也。其藏为阳之初生，故脉体滑而不实，象一阳之为初阳也。

③象大浮也：《新校正》云：按太素及全元起本云："象心之太浮也"。

马莳说：阳明虽为太阴之里，而实为少阳之表，比之滑而不实者，则大而浮矣，仿佛乎太阳之浮也。

④太阳藏搏，言伏鼓也：马莳说：太阴则入乎阴分，脉虽始伏，而实鼓击于手，未全沉也。

⑤二阴搏至，肾沉不浮也：《新校正》云：详前脱二阴，此无一阴，阙文可知。

马莳说：二阴虽相搏而至，然肾脉沉而不浮也。由是观之，则厥阴为沉之甚，又非二阴比矣。

《经脉别论第二十一》今译

黄帝问说：劳动、休息、勇敢、怯懦，对于人的脉搏有影响吗？

岐伯回答说：人在惊恐、忿怒、劳动、休息的时候，脉搏都随着发生变化。

夜间行路发喘，是由肾发生，会逐渐转入肺。

坠地受惊发喘，是由肝发生，会逐渐转入脾。

受了惊吓发喘，是由肺发生，会逐渐转入心。

渡河跌倒的发喘，这是由肾和骨发生的。

当发生这些事故的时候，勇壮的人阳气充足不会发生什么问题，怯弱的人则会因此生病。所以诊病的方法，应当观察病人勇壮或怯弱的气质、骨肉、皮肤的情况，用来帮助诊断。

饮食过饱的出汗，这是由胃发生的。

受了惊骇而精神散乱的出汗，这是由心发生的。

拿了重东西走远路的出汗，这是由肾发生的。

恐惧时疾速行走的出汗，这是由肝发生的。

体力劳动的出汗，这是由脾发生的。

这些在春夏秋冬四时所发生的病状，常常是由于用力过度所致。

饮食物入胃，精华输送到肝，逐渐输送到筋。饮食物入胃，厚重的部分归入心，逐渐输送到脉（血液）。脉（血液）在经（血管）里面流通，都归于肺，肺受纳着所有的脉（血液），将精华输送到皮毛。气血汇合的精华（毛脉合精），则输送到六腑。吸收这些精华而后心方能发生作用，肺、肝、脾、肾四脏也是由此方能发生作用，它们的生理功能都从脉搏上表现出来。在距离鱼际一寸的气口来切按脉搏,可以决定生死。水进入胃,将食物的精华输送到脾,上归到肺,水分则输入膀胱。水和食物的精华散布在五脏的经络(血管)内,流通全身。它们和四季的气候及五脏的阴阳是相配合的。在诊断上讲,这是健康的常态。

太阳(足太阳膀胱经)的脉象独见(浮而不冲和),四肢逆冷,气喘,这是由于虚气上逆所致的,是阴不足阳有余的现象,表(足太阳膀胱经脉)和里(足少阴肾经脉)①都应当采用泻法,取用下部的俞穴②(足太阳膀胱经的俞穴束骨穴和足少阴肾经的俞穴太溪穴)。

阳明(足阳明胃经)的脉象独见(大而浮兼不冲和),是阳气合并的现象(太阳和少阳合并于阳明),应当用针刺疗法来泻阳经而补阴经,取用下部的俞穴(泻足阳明胃经的俞穴陷谷穴,补足太阴脾经的俞穴太白穴)。

少阳(足少阳胆经)的脉象独见(滑而不实兼不冲和),有足部逆冷、足踝前面突然肿大的症状,应当取用下部的俞穴来治疗(泻足少阳胆经的俞穴临泣穴)。少阳的脉象之所以独见,是由于少阳太过盛的缘故。

太阴(足太阴脾经)的脉象搏击(沉伏而鼓击),须要注意观察是不是真脏脉,脉来无力而胃气(雍容和缓的状态)失调的,就是太阴的病,应当取用下部的俞穴,补阳经而泻阴经(补足阳明胃经俞穴陷谷穴,泻足太阴脾经俞穴太白穴)。

少阴(足少阴肾经)的病,耳鸣、四肢逆冷,这是由于阳并于上而使心、肝、脾、肺四脉不和,邪气归于肾所致。应当取用经穴和络穴,泻阳经而补阴经(泻足太阳膀胱经经穴昆仑穴和络穴飞扬穴,补足少阴肾经经穴复溜穴和络穴大钟穴)。

厥阴(足厥阴肝经)的病,真气虚,心酸痛,四肢逆冷不散,不是暑天也出汗,应当注意饮食,用药物治疗,取用下部的俞穴来针刺(补足厥阴肝经俞穴太冲穴)。

黄帝说:太阳的脉象是怎样的呢?

岐伯说:太阳的脉象是浮的。

黄帝说:少阳的脉象是怎样的呢?

岐伯说:少阳的脉象是滑而不实的。

黄帝说:阳明的脉象是怎样的呢?

岐伯说:阳明的脉象是大而浮的。太阴搏击的脉象沉伏而鼓击。少阴搏击的脉象沉而不浮。

①表(足太阳膀胱经脉)和里(足少阴肾经脉):十二经脉有六条阳经脉和六条阴经脉,古代医学家将六条阳经脉和六条阴经脉相配合,配成六对,阳经脉叫作表,阴经脉叫作里,这就叫作相为表里的。经脉是这样配合成为表里,脏腑本身也是这样配合成为表里的。足太阳膀胱经脉(表)和足少阴肾经脉(里)是配成一对的。参阅《素问》第二十四《血气形志篇》。

②取用下部的俞穴:五脏经脉的孔穴中,每一经脉各有五个孔穴,分别叫作井、荥(或作荣)、俞(或作腧、或作输)、经、合。六腑经脉的孔穴中,每一经脉各有六个孔穴,分别叫作井、荥、俞、原、经、合。这些孔穴都叫作本俞(本输)。此处的俞穴即指这批本俞里面的俞穴。

藏气法时论第二十二①

①藏气法时论第二十二:《新校正》云:按全元起本在第一卷,又于第六卷《脉要篇》末重出。

伯坚按:本篇第十四段,据《新校正》说,全元起本在第六卷(见本篇第十四段"四时五藏病随

五味所宜也"句下集解)。本篇和《甲乙经》《黄帝内经太素》《类经》三书的篇目对照,列表于下:

素问	甲乙经	黄帝内经太素	类经
藏气法时论第二十二	卷六——五味所宜五藏生病大论第九 卷六——五藏生病大论第十	卷二——调食篇	卷十四——五藏虚实病刺(疾病类十七) 卷十四——五藏病气发时(疾病类二十四·一) 卷十四——五藏病气发时(疾病类二十四·二)

【释题】 藏气就是五藏的气。本篇讲人身五藏的气是以四时为法则的,治五藏的病也应当以四时为法则,所以叫作《藏气法时论》。

【提要】 本篇用黄帝、岐伯问答的形式,讲五藏是以四时为法则的,如何才可以顺应着这法则,如何就违反了这法则。内容可以分为四节。第一节讲五藏和四时的关系与宜食的五味。第二节讲五藏的疾病在不同的季、日、时可能起的变化和五味治疗的法则。第三节讲五藏疾病的症状和针刺疗法时应当取用的经脉。第四节讲宜食的五味,并列举具体的食物为例。

黄帝问曰:合人形以法四时、五行而治①,何如而从,何如而逆,得失之意②,愿闻其事。

岐伯对曰:五行者,金、木、水、火、土也③。更贵更贱④,以知死生,以决成败,而定五藏之气间甚⑤之时、死生之期也。

帝曰:愿卒闻之⑥。

【本段提纲】 马莳说:此因帝欲法时以治藏气,而伯言以五行为主,可以为治病之准也。

【集解】

①合人形以法四时、五行而治:高世栻说:合人形通体经脉,外而皮毛,内而府藏,以法天地之四时五行而诊治之。

张志聪说:以藏府阴阳合于人形,法于四时五行,而为救治之法。

②何如而从,何如而逆,得失之意:高世栻说:何如则法天地而从,何如则不法天地而逆,反逆为从则得,反从为逆则失。

③五行者,金、木、水、火、土也:丹波元简说:《白虎通》云:"五行,言行者,欲言天行气之义也。"《汉·艺文志》云:"五行者,五常之行气也。"《释名》云:"五行者,五气也,于其方各施行也。"《尚书》正义云:"五行,即五材也。言五者,各有材干也。谓之行者,若在天则五气流行,在地则世所行用也。"

④更贵更贱:张介宾说:五行之道,当其王则为贵,当其衰则为贱。

高世栻说:贵者,木王于春,火王于夏。贱者,木败于秋,火灭于冬。更贵更贱者,生化迭乘,寒暑往来也。

⑤间甚:张志聪说:间者,将愈之时。甚者,加甚之时也。

⑥愿卒闻之:马莳说:卒,尽也。按《素问》《灵枢》言"愿卒闻之"者甚多,其义仿此。

岐伯曰:肝主春①,足厥阴、少阳主治②,其日甲乙③。肝苦急,急食甘以缓之④。

心主夏[⑤],手少阴、太阳主治[⑥],其日丙丁[⑦]。心苦缓,急食酸以收之[⑧]。

脾主长夏[⑨],足太阴、阳明主治[⑩],其日戊已[⑪]。脾苦湿,急食苦以燥之[⑫]。

肺主秋[⑬],手太阴、阳明主治[⑭],其日庚辛[⑮]。肺苦气上逆,急食苦以泄之[⑯]。

肾主冬[⑰],足少阴、太阳主治[⑱],其日壬癸[⑲]。肾苦燥,急食辛以润之[⑳]。开腠理致津液通气也[㉑]。

【本段提纲】 马莳说:此言五藏应乎四时,而治之者必法时也。

伯坚按:今将本段内容,列表于下,以期明显。关于表里部分参阅《素问》第二十四《血气形志篇》第二段经文和集解。

五行	四时	五藏	四方	十干	经脉主治	表里	五味主治
木	春	肝	东	甲	足少阳胆经	表	肝苦急,急食甘以缓之
				乙	足厥阴肝经	里	
火	夏	心	南	丙	手太阳小肠经	表	心苦缓,急食酸以收之
				丁	手少阴心经	里	
土	长夏	脾	中央	戊	足阳明胃经	表	脾苦湿,急食苦以燥之
				己	足太阴脾经	里	
金	秋	肺	西	庚	手阳明大肠经	表	肺苦气上逆,急食苦以泄之
				辛	手太阴肺经	里	
水	冬	肾	北	壬	足太阳膀胱经	表	肾苦燥,急食辛以润之
				癸	足少阴肾经	里	

【集解】

①肝主春:马莳说:春属木,肝亦属木,故肝主春。

②足厥阴、少阳主治:吴崑说:厥阴肝,乙木也。少阳胆,甲木也。二经相为表里,皆行于足。(伯坚按:二经相为表里,参阅《素问》第二十四《血气形志篇》第二段经文和集解。)

③其日甲乙:王冰说:甲乙为木,东方干也。

④肝苦急,急食甘以缓之:《新校正》云:按全元起云:"肝苦急,是其气有余。"

吴崑说:肝为将军之官,志怒而急,急则自伤而苦之矣,宜食甘以缓之,则急者可平也。

⑤心主夏:马莳说:夏属火,心亦属火,故心主夏。

⑥手少阴、太阳主治:吴崑说:少阴心,丁火也。太阳小肠,丙火也。二经相为表里,皆行于手。

⑦其日丙丁:王冰说:丙丁为火,南方干也。

⑧急食酸以收之:《新校正》云:按全元起本云:"心苦缓,是心气虚。"

吴崑说:心以长养为念,志喜而缓,缓则心气散逸,自伤其神矣。宜急食酸以收之。

⑨脾主长夏:王冰说:长夏,谓六月也。夏为土母,土长于中,以长而治,故云长夏。

《新校正》云:按全元起云:"脾王四季。六月是火王之处。盖以脾主中央,六月是十二月之中,一年之半,故脾主六月也。"

马莳说:长夏属土,脾亦属土,故脾主长夏。

⑩足太阴、阳明主治:吴崑说:太阴脾,已土也。阳明胃,戊土也。二经相为表里,皆行于足。

⑪其日戊己：王冰说：戊己为土，中央干也。

⑫脾苦湿，急食苦以燥之：吴崑说：脾以制水为事，喜燥恶湿，湿胜则伤脾土，宜食苦以燥之。

⑬肺主秋：马莳说：秋属金，肺亦属金，故肺主秋。

⑭手太阴、阳明主治：吴崑说：太阴肺，辛金也。阳明大肠，庚金也。二经相为表里，皆行于手。

⑮庚辛：王冰说：庚辛为金，西方干也。

⑯肺苦气上逆，急食苦以泄之：《新校正》云：按全元起云："肺气上逆，是其气有余。"

吴崑说：肺为清虚之藏，行降下之令，若气上逆，则肺苦之，急宜食苦以泄肺气。

⑰肾主冬：马莳说：冬属水，肾亦属水，故肾主冬。

⑱足少阴、太阳主治：吴崑说：少阴肾，癸水也。太阳膀胱，壬水也。二经相为表里，皆行于足。

⑲壬癸：王冰说：壬癸为水，北方干也。

⑳肾苦燥，急食辛以润之：吴崑说：肾者水藏，喜润而恶燥。若燥，则失润泽之体而苦之矣，宜食辛以润之。

㉑开腠理致津液通气也：滑寿说：此一句九字，疑元是注文（《读素问钞·论治篇》）。

喜多村直宽说：按此三句盖总结上文之辞。五味治五藏，皆是所以开腠理、致津液而通其气也。

伯坚按：今据滑寿说，删去此九字。

病在肝，愈于夏①；夏不愈，甚于秋②；秋不死，持于冬③；起于春④。禁当风。

肝病者，愈在丙丁⑤；丙丁不愈，加于庚辛⑥；庚辛不死，持于壬癸⑦，起于甲乙⑧。

肝病者，平旦慧⑨，下晡甚⑩，夜半静⑪。

肝欲散，急食辛以散之⑫，用辛补之，酸泻之⑬。

【本段提纲】 马莳说：此以下五节，承上文而言五藏之病可以于岁、于日、于时而决之，又当顺其所欲之性以行补泻之法也。

【集解】

①愈于夏：王冰说：子制其鬼也。

张介宾说：夏属火，木所生也，肝木畏金，火能平之，子制其鬼，故愈。

②甚于秋：王冰说：子休，鬼复王也。

马莳说：金来克木、所谓子休鬼复王者是也。

③持于冬：王冰说：鬼休而母养，故气执持于父母之乡也。

汪机说：执持坚定也，犹言无加无减而平定也。（《读素问钞·论治篇》）

张介宾说：得母气以养之，生我者也，故可以执持无害矣。

④起于春：马莳说：所谓自得其位而起者是也。

吴崑说：自逢生王之时，故复起。

⑤愈在丙丁：王冰说：丙丁应夏。

张介宾说：同前，夏气能制胜己者也。

⑥庚辛：王冰说：庚辛应秋。

张介宾说：同前，秋气，金伐木也。

⑦壬癸：王冰说：壬癸应冬。

张介宾说：同前，冬气，得所生也。

⑧甲乙：王冰说：应春木也。

张介宾说：同前，春气，逢所王也。

⑨平旦慧：王冰说：木王之时，故爽慧也。

马莳说：慧者，爽也。

吴崑说：平旦，寅卯也，时当木王，故爽慧。

⑩下晡甚：王冰说：金王之时，故加甚也。

吴崑说：下晡，申酉也，时当金王，故甚。

丹波元简说：《玉篇》："晡，申时也。"简按《史记·天官书》："旦至食，食至日昳，日昳至餔，餔至下餔，下餔至日入。"知是下晡，在晡时之后，日入之前。吴以为申酉，是也。

⑪夜半静：王冰说：水王之时，故静退也。

吴崑说：夜半，子也，时为母王，故静。

⑫急食辛以散之：吴崑说：肝木喜条达而恶抑郁，散之则条达，故食辛以散之。

⑬酸泻之：《新校正》云：按全元起本云："用酸补之，辛泻之"，自是一义。

吴崑说：顺其性为补，反其性为泻。肝木喜辛散而恶酸收，故辛为补而酸为泻也。

丹波元简说：按辛，金味也。金克木。乃辛在肝为泻，而云用辛补之何？盖此节专就五藏之本性而言补泻，不拘五行相克之常理也。下文心之咸亦同。

病在心，愈在长夏①；长夏不愈，甚于冬②；冬不死，持于春③，起于夏④。禁温食、热衣⑤。

心病者，愈在戊己⑥；戊己不愈，加于壬癸⑦；壬癸不死，持于甲乙⑧，起于丙丁⑨。

心病者，日中慧⑩，夜半甚⑪，平旦静⑫。

心欲软，急食咸以软之⑬，用咸补之，甘泻之⑭。

【集解】

①愈在长夏：张介宾说：长夏土，火之子也。

②甚于冬：张介宾说：火不胜水也。

③持于春：张介宾说：火得所生也。

④起于夏：张介宾说：火之王也。

⑤禁温食、热衣：王冰说：热则心躁，故禁止之。

⑥戊己：王冰说：戊己，应长夏也。

⑦加于壬癸：王冰说：壬癸应冬。

⑧甲乙：王冰说：甲乙应春。

⑨丙丁：王冰说：应夏火也。

⑩日中慧：吴崑说：日中，午也，时当火王，故爽慧。

⑪夜半甚：吴崑说：夜半，子也，时当水王，水能胜火，故甚。

⑫平旦静：吴崑说：平旦，寅卯也，时当木王，木为火之母，故静。

⑬心欲软，急食咸以软之：吴崑说：万物之生，心皆柔软，故心欲软。心病则刚燥矣，宜食咸以软之。盖咸从水化，故能消其刚燥使软也。

⑭用咸补之，甘泻之：吴崑说：心火喜软而恶缓，故咸为补，甘为泻也。

张介宾说：心欲软，故以咸软为补。心苦缓，故以甘缓为泻。

病在脾，愈在秋①；秋不愈，甚于春②；春不死，持于夏③；起于长夏④。禁温食、饱食、湿地、濡衣[⑤]。

脾病者，愈在庚辛[⑥]；庚辛不愈，加于甲乙[⑦]；甲乙不死，持于丙丁[⑧]，起于戊己[⑨]。

脾病者，日昳慧[⑩]，日出甚[⑪]，下晡静[⑫]。

脾欲缓，急食甘以缓之[⑬]，用苦泻之，甘补之[⑭]。

【集解】

①愈在秋：张介宾说：秋属金，王之子也。

②甚于春：张介宾说：土不胜木也。

③持于夏：张介宾说：土得火生也。

④起于长夏：张介宾说：土之王也。

⑤禁温食、饱食、温地、濡衣：张介宾说：温言非热，防滞也。温地濡衣，阴寒也。皆能病脾，故当禁之。

张琦说：饱食，中气迟滞。湿地濡衣则助湿。温食疑当作冷食，生冷最败脾也。

⑥愈在庚辛：张介宾说：应愈在秋也。

⑦加于甲乙：张介宾说：应甚于春也。

⑧持于丙丁：张介宾说：应持于夏也。

⑨起于戊己：张介宾说：应起于长夏也。

⑩日昳慧：高世栻说：昳，昃也。日昳，乃午后未分土王之时。

丹波元简说：《书·无逸》疏："昃，亦名昳，言日蹉跌而下，谓未时也。"

⑪日出甚：《新校正》云：按《甲乙经》，"日出"作"平旦"。虽日出与平旦时等，按前文言木王之时皆云平旦而不云日出，盖日出于冬夏之期有早晚，不若平旦之为得也。

吴崑说：日出，寅卯也，时当木王，木能克土，故病甚。

⑫下晡静：王冰说：金扶则静退。一本或云"日中持"者，谬也。

吴崑说：下晡，申酉也，时当金王，能平其贼邪，故静。

丹波元简说：据前后文例，当是云"日中静"。王注一本或云之说，却似有理。然经文其例不一，往往有如此者，姑仍旧注。

⑬脾欲缓，急食甘以缓之：吴崑说：脾以温厚冲和为德，故欲缓，病则失其缓矣，宜急食甘以缓之。

⑭用苦泻之，甘补之：吴崑说：脾喜甘而恶苦，故苦为泻而甘为补。

病在肺，愈在冬[①]；冬不愈，甚于夏[②]；夏不死，持于长夏[③]，起于秋[④]。禁寒饮食、寒衣[⑤]。

肺病者，愈在壬癸[⑥]；壬癸不愈，加于丙丁[⑦]；丙丁不死，持于戊己[⑧]，起于庚辛[⑨]。

肺病者，下晡慧[⑩]，日中甚[⑪]，夜半静[⑫]。

肺欲收，急食酸以收之[⑬]，用酸补之，辛泻之[⑭]。

【集解】

①愈在冬：张介宾说：金之子乡也。

②甚于夏：张介宾说：金所不胜也。

③持于长夏：张介宾说：金气得生也。

④起于秋：张介宾说：金气王也。

⑤禁寒饮食、寒衣：吴崑说：形寒饮冷则伤肺，故禁寒饮食、寒衣。

⑥愈在壬癸:张介宾说:应愈在冬也。

⑦加于丙丁:张介宾说:应甚于夏也。

⑧持于戊己:张介宾说:应持于长夏也。

⑨起于庚辛:张介宾说:应起于秋也。

⑩下晡慧:吴崑说:下晡,申酉也。时当金王,故爽慧。

⑪日中甚:吴崑说:日中,午也,时当火王,火能克金,故甚。

⑫夜半静:吴崑说:夜半,子也,时当水王,水能制火,是制其贼邪也,故静。

丹波元简说:按据前后文例,当是云"日昳静"。

⑬肺欲收,急食酸以收之:吴崑说:肺以收敛为德,主秋令者也,故欲收,病则失其政矣,宜食酸以收之。

张介宾说:肺应秋气,主收敛,故宜食酸以收之。

⑭用酸补之,辛泻之:吴崑说:辛金喜酸收而恶辛散,故酸为补而辛为泻也。

张介宾说:肺气宜聚不宜散,故酸收为补,辛散为泻。

病在肾,愈在春[①];春不愈,甚于长夏[②];长夏不死,持于秋[③],起于冬[④]。禁犯焠烪热食、温炙衣[⑤]。

肾病者,愈在甲乙[⑥];甲乙不愈,甚于戊己[⑦];戊己不死,持于庚辛[⑧],起于壬癸[⑨]。

肾病者,夜半慧[⑩],四季甚[⑪],下晡静[⑫]。

肾欲坚,急食苦以坚之[⑬],用苦补之,咸泻之[⑭]。

【集解】

①愈在春:张介宾说:水之子乡也。

②甚于长夏:张介宾说:水不胜土也。

③持于秋:张介宾说:水得生也。

④起于冬:张介宾说:水所王也。

⑤禁犯焠烪热食、温炙衣:《新校正》云:按别本,"焠"作"焠"。

马莳说:肾性恶燥,故凡焠烪之热食、温炙之衣,宜勿犯之。

张介宾说:焠烪,烧爆之物也。肾恶燥烈,故当禁此。

丹波元简说:《韵会》:"焠,烧也。"《荀子·解蔽》注:"焠,灼也。"《广韵》:"热甚也。"

陆懋修说:《广雅·释诂》:"烪,焫也。"《玉篇》:"炫也,热也。"

田晋蕃说:《甲乙经》作"禁焠烪,无食热,无温衣"。林《校》:"按别本,焠作焠"。晋蕃按:焠,即《调经论》"焠针药熨"之焠。别本作焠,传写之误。烪亦作炱。《说文》:"灰,炱煤也。"烪者,盖即《灵枢》治季春痹以生桑灰置之坎中之类。上文俱云禁,此独云禁犯者,明焠烪所以治病,特肾病禁犯之也。注家俱连续下句,谓焠烪之热食,非是,当从《甲乙经》焠烪绝句。温衣则当从经作温炙衣。温厚之衣,未必为肾病之所禁。温炙衣,犹《后汉·冯异传》之对灶燎衣也。

⑥愈在甲乙:张介宾说:应愈在春也。

⑦甚于戊己:张介宾说:应甚于长夏也。

⑧持于庚辛:张介宾说:应持于秋也。

⑨起于壬癸:张介宾说:应起于冬也。

⑩夜半慧:吴崑说:夜半,子也,时当水王,故爽慧。

⑪四季甚:吴崑说:四季,辰、戌、丑、未也,时当土王,土能克水,故甚。

⑫下晡静:吴崑说:下晡,申酉也,时当金王,金能生水,故静。

⑬肾欲坚,急食苦以坚之:吴崑说:肾以寒水为象,坚劲为德也,病则失其坚矣,宜食苦以坚之。

张介宾说:肾主闭藏,气贵周密,故肾欲坚,宜食苦以坚之。

高世栻说:肾病则水泛,故肾欲坚。苦为火味,故能坚也。

⑭用苦补之,咸泻之:吴崑说:苦能坚之,故谓补。咸能软坚,故谓泻。

夫邪气之客于身也①,以胜相加②,至其所生而愈③,至其所不胜而甚④,至于所生而持⑤,自得其位而起⑥。必先定五藏之脉,乃可言间甚之时、死生之期也⑦。

【本段提纲】 马莳说:此总上文之为病、为愈、为甚、为持、为起者,必当先定五藏之本脉而始知之也。

【集解】

①夫邪气之客于身也:王冰说:邪者,不正之目。风寒暑湿饥饱劳逸皆是邪也,非惟鬼毒疫疠也。(喜多村直宽说:陶贞白《本草·序例》:"夫病之所由来,虽多端,而皆关于邪。邪者,不正之因,谓非人身之常理。风寒暑湿饥饱劳逸皆各是邪,非独鬼气疫疠者矣。"王注原于此。)

吴崑说:邪气,不正之气也。客,对主而言,以正气为主则邪气为客也。

②以胜相加:张介宾说:必因胜以侮不胜,故曰以胜相加也。

③至其所生而愈:王冰说:谓至己所生也。

马莳说:至其所生而愈,如肝病愈于夏,心病愈于长夏,脾病愈于秋,肺病愈于冬,肾病愈于春者,皆我之所生也。

④至其所不胜而甚:王冰说:谓至克己之气也。

马莳说:至其所不胜而甚,如肝病甚于秋,心病甚于冬,脾病甚于春,肺病甚于夏,肾病甚于长夏者,皆我之所不胜而能克我也。

⑤至于所生而持:王冰说:谓至生己之气也。

马莳说:至其所生而持,如肝病持于冬,心病持于春,脾病持于夏,肺病持于长夏,肾病持于秋者,皆彼能生我也。

⑥自得其位而起:王冰说:居所王处,谓自得其位也。

马莳说:自得其位而起,如肝病起于春,心病起于夏,脾病起于长夏,肺病起于秋,肾病起于冬者,皆得其所应之时而病复起也。

张志聪说:位者,本经所谓木位、火位之类。值本气自旺之时,故能复起而愈者也。

⑦必先定五藏之脉,乃可言间甚之时、死生之期也:张介宾说:欲知时气逆顺,必须先察藏气。欲察藏气,必须先定五藏所定之脉,如肝主弦,心主钩、肺主毛、肾主石、脾主代。脉来独至,全无胃气,则其间甚死生之期,皆可得而知之,如上文所论者是矣。

肝病者,两胁下痛,引少腹①,令人善怒。虚则目䀮䀮②无所见,耳无所闻,善恐,如人将捕之。取其经③,厥阴与少阳④。气逆则头痛,耳聋不聪,颊肿。取血者⑤。

【本段提纲】 马莳说:上文五节,言五藏之病,用五味以补泻,则用药之意寓矣。而此下五节,又言五藏之病复有用针之法也。

【集解】

①引少腹:喜多村直宽说:《释名》:"自脐以下曰少腹。少,小也,比于脐以上为小也。"

②䀮䀮:《玉篇》目部:䀮,呼光切,目不明。

③取其经：王冰说：经，谓经脉也。非其络病，故取其经也。

④厥阴与少阳：马莳说：取足厥阴之经穴中封，足少阳之经穴阳辅，以肝与胆相为表里也。实则泻其有余，虚则补其不足耳。王注泛言以为经穴之经，不着穴言，然则将用何穴以治病耶？

吴崑说：厥阴肝与少阳胆，表里藏府也。

伯坚按：《黄帝内经》讲针刺疗法，常只举出经脉的名称而不举出孔穴的名称，尤其是《素问》中多如此。既不举出孔穴的名称，究竟应当刺什么孔穴呢？徐大椿《医学源流论》卷下《针灸失传论》说："两经治病，云某病取某穴者固多其余则指经而不指穴。如《灵·终始篇》云：'人迎一盛，泻足少阳，补足太阴。'《厥病篇》云：'厥头痛，或取足阳明、太阴，或取手少阳、足少阴。耳聋，取手阳明。嗌干，取足少阴。'皆不言某穴。两经论治井荥输经合，最重冬刺井、春刺荥、夏刺输、长夏刺经、秋刺合。凡只言某经而不言某穴者，大都皆指井荥五者为言。"徐大椿这一解释是正确的。历代《内经》注家对于《内经》所举针刺疗法的经脉，有许多都注明了孔穴的名称，虽然未必符合《内经》的原意，但仍有参考的价值，所以本书也一律采集。关于井荥俞经合的孔穴名称，可参阅《素问》第三十六《刺疟篇》第十六段"刺指井"句下集解和《灵枢》第二《本输篇》第一段至第十一段经文和集解。关于四时针刺的原则，可参阅《素问》第六十四《四时刺逆从论》第三段"冬气在骨髓中"句下集解附表和《灵枢》第二《本输篇》第十八段经文和集解。

⑤取血者：王冰说：脉中血满，独异于常，乃气逆之诊。随其左右，有则刺之。

马莳说：取其两经以出血而已。此不言穴，意者亦是上文之经穴耳。

心病者，胸中痛，胁支①满，胁下痛，膺②、背、肩甲间痛，两臂内痛。虚则胸腹大，胁下与腰相引而痛。取其经，少阴、太阳舌下③血者④。其变病⑤，刺郄中血者⑥。

【集解】

①支：丹波元简说：《周语》注："支，拄也。"

②膺：胸之两傍高处也。参阅《素问》第三十二《刺热篇》第四段"痛走胸膺背"和第四十《腹中论》第六段"有病膺肿"句下集解。

③舌下：丹波元简说：按《甲乙经》无"舌下"二字，近是。伯坚按：此段见《甲乙经》卷六《五味所宜五藏生病大论》第九，没有"舌下"二字。今据丹波元简说，依《甲乙经》删去此二字。

④血者：马莳说：当取手少阴之经穴灵道，手太阳之经穴阳谷。以心与小肠相为表里也。

⑤其变病：王冰说：其或呕变。

张介宾说：变病，谓病属少阴而证有异于前说者。

⑥刺郄中血者：王冰说：手少阴之郄，在掌后脉中、去腕半寸口当小指之后。

马莳说：及有变病，则又不止前证而已，又当取手少阴之郄口阴郄穴者，以出其血也。

张介宾说：郄，隙同。（伯坚按：郄，是郤的俗字。《广韵》入声陌韵："郤，俗从叒。"朱骏声《说文通训定声》："郤，假借为隙。字亦作郄。"见《说文解字诂林》第二八二三页。）

高世栻说：郄中，足太阳之委中，乃腘中央之合穴也。（伯坚按：张揖《广雅·释亲》："腘，曲脚也。"腘即膝部后面大小腿交界弯曲的地方。）

丹波元简说：据《刺腰痛论》，郄中即委中。《刺疟篇》："太阳疟刺郄中"，《甲乙》作"腘中"，王引《黄帝中诰图经》云委中主之，古法以委中为郄中也。（伯坚按：参阅《素问》第三十六《刺疟篇》第一段"刺郄中出血"句下集解。）

脾病者，身重，善饥①，肉痿②，足不收③，行善瘈④，脚下痛。虚则腹满，肠鸣，飧泄[5]，食不化。取其经，太阴、阳明、少阴血者[6]。

【集解】

①善饥：原文作“善肌”。

《新校正》云：按《甲乙经》作“善饥，肌肉痿”。《千金方》云：“善饥，足痿不收。”《气交变大论》云：“肌肉萎，足痿不收，行善瘈。”

丹波元简说：马、吴据《新校正》，“肌”作“饥”，是。

伯坚按：此段见《甲乙经》卷六《五味所宜五藏生病大论》第九；又见《备急千金要方》卷十五上《脾藏脉论》第一；都作“善饥”。今据丹波元简说，依《甲乙经》《千金方》校改。

②肉痿：王冰说：痿，谓萎无力也。

③足不收：吴崑说：足不能收步而行。

张志聪说：邪在经络，故足不收。

伯坚按：吴崑对于此处的断句是“足不收行，善瘈”。高世栻、张志聪对于此处的断句是“足不收，行善瘈”。今从高世栻、张志聪的断句。

④瘈：吴崑说：瘈，手足抽掣也。

丹波元简说：按《玉机真藏论》云：“筋脉相引而急，病名曰瘛。”瘛，瘈同。

瘈，参阅《素问》第十六《诊要经终论》第八段“瘈疭”句下集解。

⑤飧泄：飧泄是消化不良的腹泻。参阅《素问》第二《四气调神大论》第三段“冬为飧泄”句下集解。

⑥太阴、阳明、少阴血者：王冰说：少阴，肾脉也。以前病行善瘈、脚下痛，故取之而出血，血满者出之。

马莳说：当取足太阴之经穴商丘，足阳明之经穴解溪，足少阴之经穴复溜，以出其血耳。

吴崑说：阳明胃与太阴脾相为表里藏府，故并取之。取少阴血者，以上文有脚下痛，故取之。盖少阴肾脉起于小指之下，斜趋足心。足心，脚下也。

肺病者，喘咳，逆气，肩背痛，汗出，尻[1]、阴[2]、股、膝、髀[3]、腨[4]、胻[5]、足皆痛。虚则少气不能报息[6]，耳聋，嗌干[7]。取其经，太阴、足太阳之外，厥阴内血者[8]。

【集解】

①尻：张揖《广雅·释亲》：尻，臀也。

段玉裁《说文解字注》：尻，脾也。按《释名》以尻与臀别为二。《汉书》：“结股脚，连脽尻”，每句皆合二物也。尻，今俗云沟子是也。脾，今俗云屁股是也。析言是二，统言是一，故许云：“尻，脾也”。《通俗文》《埤苍》皆云：“尻骨谓之八髎”。《释名》曰：“尻，廖也，所在廖牢深也。”（《说文解字诂林》第三七八二页）

②阴：喜多村直宽说：《释名》：“阴，荫也，言所在荫翳也。”

伯坚按：王先谦《释名疏证补卷》二《释形体》“阴”下引叶德炯说：“《说文》：‘也，女阴也，象形。’也阴亦一声之转。但许止训女，此则兼男女言之。”

③髀：段玉裁《说文解字注》：髀，股外也。各本无“外”，今依《尔雅·音义》《文选·七命》注、《元应书》《太平御览》补。股外曰髀，髀上曰髋。肉部曰：“股，髀也”，浑言之。此曰：“髀，股外也”，析言之。其义相足。（《说文解字诂林》第一七二九页）

④腨：徐锴《说文解字系传》卷八肉部（《四部丛刊》影印述古堂钞本。）：腨，臣锴曰：脚胫后腹也。

腨，参阅《素问》第四十一《刺腰痛篇》第五段“刺厥阴之脉在腨肿鱼腹之外”句下集解。

⑤胻：许慎《说文解字》四下肉部：胻，胫端也。

沈彤《释骨》：骺，亦作胻。《说文》训胻为胫耑，然《内经》皆通称，惟《大奇论》骺与胫对言。而《甲乙经》所集，骺亦作胫。盖不可分也。

⑥虚则少气不能报息：张介宾说：报，复也。不能报息，谓呼吸气短，难于接续也。

少气，气息微弱也。参阅《素问》第四十九《脉解》第三段"所谓胸痛少气者"句下集解。

⑦嗌干：嗌，咽也。参阅《素问》第五《阴阳应象大论》第二十段"地气通于嗌"句下集解。

⑧取其经，太阴、足太阳之外，厥阴内血者：王冰说：足太阳之外、厥阴内者，正谓腨内侧内踝后之直上，则少阴脉也。视左右足脉少阴部分有血满异于常者，即而取之。

马莳说：当取手太阴之经穴经渠；足太阳之外，足厥阴之内，即足少阴之脉也，亦取其经穴复溜，以出其血焉可也。

张介宾说：外，言前也。内，言后也。

丹波元简说：《甲乙》，"内"下有"少阴"二字。简按，《甲乙》增出"少阴"二字，义尤明白。

肾病者，腹大，胫肿，喘咳，身重，寝汗出①，憎②风。虚则胸中痛，大腹小腹痛③，清，厥④，意不乐。取其经，少阴、太阳血者⑤。

【集解】

①寝汗出：马莳说：寝后即有汗也。

②憎：丹波元简说：《说文》："憎，恶也。"

③大腹小腹痛：丹波元坚说：先兄曰："脐下为小腹，则大腹似言脐上。"

④清，厥：王冰说：足冷而气逆也。清，谓气清冷；厥，谓气逆也。

厥，参阅《素问》第四十五《厥论》第一段"厥之寒热者"句下集解。

⑤少阴、太阳血者：王冰说：凡刺之道，虚则补之，实则泻之，不盛不虚以经取之，是谓得道。经络有血，刺而去之，是谓守法。犹当揣形定气，先去血脉，而后乃平有余不足焉。《三部九候论》曰："心先度其形之肥瘦，以调其气之虚实。实则泻之，虚则补之。必先去其血脉而后调之。"此之谓也。

马莳说：当取足少阴之经穴复溜，足太阳之经穴昆仑，以出其血可也。

肝色青，宜食甘。粳米①、牛肉、枣、葵②，皆甘。

心色赤，宜食酸。小豆③、犬肉、李、韭，皆酸。

肺色白，宜食苦。麦、羊肉、杏、薤④，皆苦。

脾色黄，宜食咸。大豆、豕肉、栗、藿⑤，皆咸⑥。

肾色黑，宜食辛。黄黍⑦、鸡肉、桃、葱，皆辛。

辛散。酸收。甘缓。苦坚。咸软⑧。毒药⑨，攻邪。五谷为养⑩，五果为助⑪，五畜为益⑫，五菜为充⑬。气味合而服之，以补精益气⑭。此五者，有辛、酸、甘、苦、咸，各有所利⑮，或散、或收、或缓、或急⑯、或坚、或软，四时五藏病随五味所宜也⑰。

【本段提纲】 马莳说：此承首节论五藏"肝苦急，急食甘以缓之"等义而详言之也。

伯坚按：《灵枢》第五十六《五味篇》有类似的一段文字，说："肝色青，宜食甘。秔米饭、牛肉、枣、葵皆甘。心色赤，宜食酸。犬肉、麻、李、韭皆酸。脾色黄，宜食咸。大豆、豕肉、栗、藿皆咸。肺色白，宜食苦。麦、羊肉、杏、薤皆苦。肾色黑，宜食辛。黄黍、鸡肉、桃、葱皆辛。"

伯坚按：五味配五藏，是肝酸、心苦、脾甘、肺辛、肾咸，参阅《素问》第十《五藏生成篇》第三段"肾欲咸"句下集解。本段所说的五藏所宜,和五味配五藏不同。为什么不同呢,王冰有解释,见本段"四时五藏病随五味所宜也"句下王冰说。

【集解】

①粳米:丹波元简说:粳米,《灵·五味篇》作"秔米饭"。秔,粳同。

②葵:丹波元简说:《农书》云:"葵,阳草也,为百菜之主,备四时之馔。"

丹波元坚说:阮元《葵考》曰:"葵为百菜之主,古人恒食之。《诗·豳风》《周礼·醢人》《仪礼》诸篇,《春秋左氏传》,及秦汉书传,皆恒食之。《尔雅》于恒食之菜,不释其名,为其人人皆知也,故不释韭葱之名,而但曰藿山韭、茖山葱。《尔雅》不释葵,其曰莵葵、芹葵、戎葵、菺葵,皆葵类,非正葵,亦韭葱之例也。六朝人尚恒食葵,故《齐民要术》载种葵术甚详,鲍照《葵赋》亦有豚耳、鸭掌之喻。唐、宋以后,食者渐少。今人直不食此菜,亦无知此菜者矣。然则今为何菜耶?曰:古人之葵,即今人所种金钱紫花之葵,俗名钱儿淑气(即蜀葵二字吴人转声)者,以花为玩,不以叶充食也。今之葵花有四种。一向日葵,高丈许,夏日开黄花,大径尺。一蜀葵,高四五尺,四五月开各色花,大如杯。此二葵之叶,皆粗涩,有毛不滑,不可食。惟金钱紫花葵及秋葵叶可食,而金钱紫花葵尤肥厚而滑,乃为古之正葵。此花高不过二尺许,花紫色,单瓣,大如钱,叶虽有五歧而多骈,诚有鲍明远所谓鸭掌者,异如秋葵之叶大多歧不骈如鹤爪也。《齐民要术》称葵菜花紫,今金钱葵花皆紫,无二色,不似蜀葵具各色、秋葵色淡黄也"云云(出揅经室三集)。此说是也。考《本草》白字但有冬葵子,《图经》曰:"苗叶作菜茹,更甘美"。然《齐民要术》种葵术中又有种冬葵法,可知冬葵虽亦充菜茹,而非古正葵明矣。(《诂经精舍文集》中有《释葵》三篇,而金鹗、谢淮则谓为秋葵,孙同元则谓为向日葵,并谬。)又阮氏谓人所谓秋葵即是黄蜀葵,一名侧金盏者耳。《要术》有言秋葵者,系于正葵之秋种者。《日华子》云:"秋葵即是种早者,俗呼为葵菜",此可以证。

③小豆:《新校正》云:按《甲乙经》《太素》,"小豆"作"麻"。(伯坚按:此段见《黄帝内经太素》卷二《调食篇》,"小豆"作"麻"。又《甲乙经》卷六《五味所宜五藏生病大论》第九,作"麻酸",下注"《素问》作小豆"。根据它的前后文字,知道《甲乙经》这篇是引《灵枢》第五十六《五味篇》而不是引的本篇。《甲乙经》并没有引本篇这一段的文字。)

丹波元简说:"小豆",《五味篇》作"麻"。

田晋蕃说:《灵枢·五音五味篇》,"粳米"作"稷","小豆"作"麻"。《五味篇》,"小豆"作"麻"。刘宝楠《释谷》曰:"《素问》,粳米甘,小豆酸,麦苦,大豆咸,黄黍辛。《灵枢·五味篇》,秔米甘,麻酸,大豆咸,麦苦,黄黍辛。《五音五味篇》,麦苦,大豆咸,稷甘,黍辛,麻酸。《九谷考》云,《五音篇》与《月令》同。合观之,粳、稷可互取,小豆、麻可互取也。"

④薤:张介宾说:薤,音械。根白如小蒜。《尔雅翼》云:"似韭而无实。"

⑤藿:张介宾说:藿,豆叶类也。

丹波元简说:《说文》:"藿,尗之少也。"《仪礼·公食大夫礼》注:"藿,豆叶也。"

⑥皆咸:《新校正》云:按上文曰:"肝苦急,急食甘以缓之。心苦缓,急食酸以收之。脾苦湿,急食苦以燥之。肺苦气上逆,急食苦以泄之。肾苦燥,急食辛以润之。"此肝、心、肺、肾食宜皆与前文合,独脾食宜咸不用苦。(伯坚按:《新校正》末句原文作"独脾食咸宜不用苦",今据顾观光《校勘记》校改。)

丹波元坚说:此节五味之用,俱就五藏所苦而言,脾性善湿,故食咸味,取其燥涸也。

⑦黄黍:张介宾说:黄黍,即糯小米,北方谓之黄米。

丹波元简说：按《本草》，有丹黍，无黄黍。《齐民要术》引郭义恭《广志》云，“有湿屯黄黍，盖此谓黍中之黄者。《金匮真言论》以黍为心之谷者，乃丹黍耳。”《农政全书》云：“古所谓黍，今亦称黍，或称黄米。”

丹波元坚说：程瑶田《九谷考》曰：“《内则》：‘饮黍、稷、稻、粱、白黍、黄粱。’郑氏注：‘黍、黄黍也。’闻之农人云，黍、穈二谷，其色皆有黑白黄赤之异。及与人索取其种，凡持以至者，有黑黍、白黍，又有赤黍杂黑黍中者，而独无黄黍。惟穈则类多黄者。余因以所目验难农人，农人无以应。然则黄黍者，穈也，穄也。”（《说文》：“黍，禾属而黏者也。穈，穄也。穄，穈也。”程瑶田曰：“按《说文》以禾说黍，谓黍为禾属而黏者，非谓禾为黍属而不黏者也。是故禾属而黏者黍，则禾属而不黏者穈。”）

⑧辛散。酸收。甘缓。苦坚。咸软：丹波元坚说：辛散、酸收、甘缓、苦坚、咸软，此五味之用，就五藏所欲而言，与上异义，两相对待也。

⑨毒药：丹波元简说：郑玄注《周礼》云：“毒药，药之辛苦者。药之物恒多毒。《书》曰：‘药不瞑眩，厥疾不瘳。’”贾公彦云：“药之无毒亦聚之，但药物多毒，故曰毒药。”

⑩五谷为养：王冰说：谓粳米、小豆、麦、大豆、黄黍也。

吴崑说：养正气也。

喜多村直宽说：《周官·疾医》：“以五味、五谷、五药养其病。”郑注：“养，犹治也。病由气胜负而生，攻其赢、养其不足者。五谷，麻、黍、稷、麦、豆也。”疏：“养犹治也者，病者须养之也。五谷麻黍稷麦豆也者，依《月令》五方之谷，此五谷据养疾而食之，非必入于药分。”

⑪五果为助：王冰说：谓桃、李、杏、栗、枣也。

吴崑说：助其养也。

喜多村直宽说：《说文》：“果，木实，从木，象形在木之上。”

⑫五畜为益：王冰说：谓牛、羊、豕、犬、鸡也。

吴崑说：言有补益也。

⑬五菜为充：王冰说：谓葵、藿、薤、葱、韭也。

《新校正》云：按《五常政大论》曰：“大毒治病，十去其六。常毒治病，十去其七。小毒治病，十去其八。无毒治病，十九其九。谷肉果菜食养尽之，无使过之伤其正也。”

吴崑说：充实藏府也。

⑭气味合而服之，以补精益气：杨上善说：谷之气味入身，养人五精，益人五气也。

王冰说：气为阳化，味曰阴施，气味合和，则补益精气矣。《阴阳应象大论》曰：“阳为气，阴为味。味归形、形归气，气归精，精归化。精食气，形食味。”又曰：“形不足者温之以气。精不足者补之以味。”由是则补益精气，其义可知。

《新校正》云：按孙思邈云：“精以食气，气养精以荣色。形以食味，味养形以生力。精顺五气以为灵也，若食气相恶，则伤精也。形受味以成也，若食味不调，则损形也。是以圣人先用食禁以存性，后制药以防命，气味温补以存精形。”此之谓气味合而服之以补精益气也。

丹波元坚说：按此二句据《阴阳应象大论》，即兼药食而言之。盖毒药攻邪，而调以谷肉果菜，实为疗病之大法。然徒如是立说，则似无他药补者，故承以此二句，以示有药食相济能为补益之理。下文所谓各有所利者，亦寓药之五味又有补益，不止攻邪一端之意。

⑮此五者，有辛、酸、甘、苦、咸，各有所利：杨上善说：五味各有所利，利五藏也。

⑯或急：丹波元简说：按“或急”二字，王不释其义，诸家亦然。考前文无物性急者，疑是衍文。

丹波元坚说："或急"，《太素》无此二字，坚按是足以确原《识》说。

伯坚按：此段见《甲乙经》卷六《五味所宜五藏生病大论》第九，作"此五味者，各有所利，辛散，酸收，甘缓，苦坚，咸软"；又见《黄帝内经太素》卷二《调食篇》，作"此五味者，有辛酸甘苦咸，各有所利，或散，或收，或缓，或坚，或濡"；都没有"或急"二字。今据丹波元简说，依《甲乙经》《太素》删去此二字。

⑰四时五藏病随五味所宜也：王冰说：用五味而调五藏，配肝以甘、心以酸、脾以咸、肺以苦、肾以辛者，各随其宜，欲缓、欲收、欲软、欲泄、欲散、欲坚而为用，非以相生相养而为义也。

《新校正》云：详"肝色青"至篇末，全元起本在第六卷，王氏移于此。

《藏气法时论第二十二》今译

黄帝问说：人体配合着四时、五行而生活，如何是顺，如何是逆，如何是得，如何是失，我愿意知道这个道理。

岐伯回答说：五行是金、木、水、火、土。它们随着四时而有盛衰。根据它们的变化，可以决定病势的盛衰和死生的日期。

黄帝说：我希望全部知道它。

岐伯说：肝是和春季相配合的。治疗它的病应当取用足厥阴肝经脉（里）和足少阳胆经脉（表）的孔穴[①]。肝是和甲乙日相配合的。肝苦于紧急，（甜味可以缓和紧急）应当速用甜味来缓和它。

心是和夏季相配合的。治疗它的病应当取用手少阴心经脉（里）和手太阳小肠经脉（表）的孔穴。心是和丙丁日相配的。心苦于缓散，（酸味可以收敛缓散）应当速用酸味来收敛它。

脾是和六月相配合的。治疗它的病应当取用足太阴脾经脉（里）和足阳明胃经脉（表）的孔穴。脾是和戊己日相配合的。脾苦于湿，（苦味可以使湿干燥）应当速用苦味来干燥它。

肺是和秋季相配合的。治疗它的病应当取用手太阴肺经脉（里）和手阳明大肠经脉（表）的孔穴。肺是和庚辛日相配合的。肺苦于气逆，（苦味可以泻气）应当速用苦味来泻它。

肾是和冬季相配合的。治疗它的病应当取用足少阴肾经脉（里）和足太阳膀胱经脉（表）的孔穴。肾是和壬癸日相配合的。肾苦于干燥，（辛味可以润泽干燥）应当速用辛味来润泽它。

凡是肝病（木），到了夏季（火）病会好。如果夏季不能好，到了秋季（金）就病势加重。秋季如果不死，到了冬季（水）就会拖延，到了春季（木）病就好了。要禁风。

凡是肝病（木），到了丙丁日（火）病会好。如果丙丁日不能好，到了庚辛日（金）就病势加重。庚辛日如果不死，到了壬癸日（水）就会拖延，到了甲乙日（木）病就好了。

凡是肝病（木），在清晨的时候清爽，在傍晚的时候病势加重，在夜半的时候平静。

肝喜欢发散，应当速用辛味来发散它，用辛味补它，用酸味泻它。

凡是心病（火），到了六月（土）病会好。如果六月不能好，到了冬季（水）就病势加重。到了冬季如果不死，到了春季（木）就会拖延，到了夏季（火）病就好了。要禁热食，禁热衣。

凡是心病（火），到了戊己日（土）病会好。如果戊己日不能好，到了壬癸日（水）就病势加重。壬癸日如果不死，到了甲乙日（木）就会拖延，到了丙丁日（火）病就好了。

凡是心病（火），在正午的时候清爽，在夜半的时候病势加重，在清晨的时候平静。

心喜欢软化，应当速用咸味来软化它，用咸味补它，用甜味泻它。

凡是脾病(土),到了秋季(金)病会好。如果秋季不能好,到了春季(木)就病势加重。春季如果不死,到了夏季(火)就会拖延,到了六月(土)病就好了。要禁热食,禁过饱,禁湿地,禁湿衣。

凡是脾病(土),到了庚辛日(金)病会好。如果庚辛日不能好,到了甲乙日(木)就病势加重。甲乙日如果不死,到了丙丁日(火)就会拖延,到了戊己日(土)病就好了。

凡是脾病(土),在午后的时候清爽,在日出的时候病势加重,在太阳偏西的时候平静。

脾喜欢缓和,应当速用甜味来缓和它,用苦味泻它,用甜味补它。

凡是肺病(金),到了冬季(水)病会好。如果冬季不能好,到了夏季(火)就病势加重。夏季如果不死,到了六月(土)就会拖延,到了秋季(金)病就好了。要禁冷饮食,禁冷衣。

凡是肺病(金),到了壬癸日(水)病会好。如果壬癸日不能好,到了丙丁日(火)就病势加重。丙丁日如果不死,到了戊己日(土)就会拖延,到了庚辛日(金)病就好了。

凡是肺病(金),在太阳偏西的时候清爽,在正午的时候病势加重,在夜半的时候平静。

肺喜欢收敛,应当速用酸味来收敛它,用酸味补它,用辛味泻它。

凡是肾病(水),到了春季(木)病会好。如果春季不能好,到了六月(土)就病势加重。六月如果不死,到了秋季(金)就会拖延,到了冬季(水)病就好了。要禁烧爆的食物,禁热食,禁热衣。

凡是肾病(水),到了甲乙日(木)病会好。如果甲乙日不能好,到了戊己日(土)就病势加重。戊己日如果不死,到了庚辛日(金)就会拖延,到了壬癸日(水)病就好了。

凡是肾病(水),在夜半的时候清爽,在四季的时候②(丑、辰、未、戌时)病势加重,在太阳偏西的时候平静。

肾喜欢坚强,应当速用苦味来坚强它,用苦味补它,用咸味泻它。

凡是邪气侵入人身,都是相克的。在五脏的疾病发展过程中,逢到本脏自己所生的时日就会好,到了自己被克的时日就会变厉害,到了生自己的时日就会拖延,到了自己本身的时日病就好了③。必须先将五脏的脉象分别清楚,然后才可以讲病势的盛衰和死生的日期。

肝病的症状是两胁下痛,引起小腹也痛,令人容易发怒。如果肝气虚弱,则会目不能见,耳不能闻,常常恐惧如有人捉他一样。应当取用足厥阴肝经脉(里)和足少阳胆经脉(表)的孔穴来治疗它。如果肝气逆上,而有头痛、耳聋、腮肿的症状,在针刺的时候需要放出血来。

心病的症状是胸内痛,胁部胀满,胁下痛,膺部(胸的两旁高处),背部和肩胛部痛,两臂内痛。如果心气虚弱,则会胸腹肿大,胁下和腰部相引而痛。应当取用手少阴心经脉(里)和手太阳小肠经脉(表)的孔穴,放出血来。如果有呕的症状,应当刺委中穴放出血来。

脾病的症状是身体笨重,常常饥饿,肌肉萎弱无力,脚不能收步而走,行走时脚部搐搦,脚心痛。如果脾气虚弱,则会腹胀、肠鸣、飧泄(消化不良的腹泻)、食物不化。应当取用足太阴脾经脉(里)、足阳明胃经脉(表)和足少阴肾经脉的孔穴,放出血来。

肺病的症状是咳嗽,气喘,肩背痛,出汗,尻部、阴部和下肢都痛。如果肺气虚弱,则会呼吸微弱,下气不接上气,耳聋,咽干。应当取用手太阴肺经脉和足少阴肾经脉的孔穴,放出血来。

肾病的症状是腹胀大,小腿肿,咳嗽,气喘,身体笨重,盗汗,恶风。如果肾气虚弱,则会胸内痛,腹部痛,发寒,四肢逆冷,抑郁不乐。应当取用足少阴肾经脉(里)和足太阳膀胱经脉(表)的孔穴,放出血来。

肝色是青的,宜吃甜味。稻米、牛肉、枣、葵,都是甜的。

心色是红的，宜吃酸味。小豆、狗肉、李、韭，都是酸的。

肺色是白的，宜吃苦味。麦、羊肉、杏、薤，都是苦的。

脾色是黄的，宜吃咸味。大豆、猪肉、栗、藿，都是咸的。

肾色是黑的，宜吃辛辣的味。黄黍、鸡肉、桃、葱，都是辛辣的。

辛辣的味有发散的作用。酸味有收敛的作用。甜味有缓和的作用。苦味有坚强的作用。咸味有软化的作用。药物有攻击邪气的作用。稻米、小豆、麦、大豆、黄黍有滋养的作用。枣、李、杏、栗、桃有帮助滋养的作用。牛肉、狗肉、羊肉、猪肉、鸡肉有补益的作用。葵、韭、薤、藿、葱有充实的作用。将它们配合了吃，可以补精益气。它们有辛、酸、甜、苦、咸五味的不同，有发散、收敛、缓和、坚强、软化五种作用的不同，各有各的适宜。五脏有病的时候，应当随着四时的不同而选择适宜的五味来应用。

①孔穴：《黄帝内经》讲针刺疗法，常常只举出经脉的名称而不举出孔穴的名称。既不举出孔穴的名称，究竟应当刺什么孔穴呢？徐大椿《医学源流论》卷下《针灸失传论》说："两经论治井荥俞经合，最重冬刺井，春刺荥，夏刺俞，长夏刺经，秋刺合。凡只言某经而不言某穴者，大都皆指井荥五者为言。"徐大椿这一说法是正确的。关于四时针刺的原则，可参阅《素问》第六十四《四时刺逆从论》。

②四季的时候：四季的时候即是属土的时辰，土克肾水，所以到了四季的时候病势加重。

③到了自己本身的时日病就好了：例如肝木遇夏火，木生火，是自己所生的，所以病较好。肝木遇秋金，金克木，自己被克，所以病势就加重。肝木遇冬水，水生金，是生自己的，所以病可以拖延。肝木遇春木，木遇木，是自己本身的五行，这叫作自得其位，所以病会好。对于甲乙日等的解释，也是如此。

宣明五气篇第二十三①

①宣明五气篇第二十三：《新校正》云：按全元起本在第一卷。

伯坚按：本篇和《甲乙经》《黄帝内经太素》《类经》三书的篇目对照，列表如下：

素问	甲乙经	黄帝内经太素	类经
宣明五气篇第二十三	卷一——精神五藏论第一 卷四——经脉第一上 卷四——经脉第一中 卷六——五味所宜五藏生病大论第九	卷二——顺养篇 卷二——调食篇 卷六——藏府气液篇 卷十四——四时诊脉篇 卷十五——五藏脉诊篇 卷二十七——邪传篇	卷十五——宣明五气（疾病类二十五）

【释题】 班固《白虎通德论·五行篇》说："五行者，何谓也？谓金、木、水、火、土也。言行者，欲言为天行气之义也。"所以五行有时又叫作五气。宣明是发明的意思。本篇发明五气在生理上和病理上的关系。所以叫作《宣明五气篇》。

【提要】 本篇讲五味所入、五精所并、五藏所恶、五藏化液、五味所禁、五病所发、五邪所乱、五邪所见、五藏所藏、五藏所主、五劳所伤、五脉应象等，按照五行的配合，有一些什么样的生理现象和病理现象。本篇内容,和《灵枢》第七十八《九针论》后面一段大同小异。

五味所入:酸入肝;辛入肺;苦入心;咸入肾;甘入脾。是谓五入①。

【本段提纲】 马莳说:此言五味各入五藏也。

伯坚按:《灵枢》第七十八《九针论》有类似的一段文字,说:"五味:酸入肝,辛入肺,苦入心,甘入脾,咸入肾,淡入胃。是谓五味。"

五味和五藏的配合,参阅《素问》第十《五藏生成篇》第三段经文和集解。

【集解】

①五入:《新校正》云:按《至真要大论》云:"夫五味入胃,各归所喜,故酸先入肝,苦先入心,甘先入脾,辛先入肺,咸先入肾。"

马莳说:此与《灵枢·九针论》同,但彼多"淡入胃"一句。《阴阳应象大论》云:"木生酸,酸生肝。金生辛,辛生肺。火生苦,苦生心。水生咸,咸生肾。土生甘,甘生脾。"此酸之所以入肝,辛之所以入肺,苦之所以入心,咸之所以入肾,甘之所以入脾也。是五味随五藏而入,遂名之五入。

丹波元简说:按《周礼》食医职云:"凡和,春多酸,夏多苦,秋多辛,冬多咸,调以滑甘。"与此同义。

五气所病①:心为噫②;肺为咳③;肝为语④;脾为吞⑤;肾为欠⑥,为嚏⑦;胃为气逆,为哕⑧,为恐⑨;大肠、小肠为泄⑩;下焦溢为水⑪;膀胱不利为癃⑫,不约为遗溺⑬;胆为怒⑭。是谓五病⑮。

【本段提纲】 马莳说:此言五藏邪气各有所病也。

伯坚按:《灵枢》第七十八《九针论》有类似的一段文字,说:"五藏气:心主噫;肺主咳;肝主语;脾主吞;肾主欠。六府气:胆为怒;胃为气逆,哕;大肠、小肠为泄;膀胱不约为遗溺;下焦溢为水。"

【集解】

①五气所病:高世栻说:五气所病者,五藏本气为病也。

张志聪说:五藏气逆而为病。

②心为噫:马莳说:按《灵枢·口问篇》:"岐伯曰:寒气客于胃,厥逆从下上散,复出于胃,故为噫。"则是噫出于胃。《三部九候论》《灵枢·九针论》,皆曰心为噫,与此篇同。(伯坚按:《三部九候论》只说:"若有七诊之病其脉候亦败者,死矣,必发哕、噫。"并没有心为噫的话。)然则以为出于胃耶?出于心耶?又尝考《脉解篇》:"所谓上走心为噫者,阴盛而上走于阳明,阳明络属心,故曰上走心为噫也。"由此观之,则知噫属心,而足阳明胃经之络又属于心,故胃有寒亦能噫也。经典之旨岂非二而一者耶?

张介宾说:噫,嗳气也。偏考本经,绝无嗳气一证,而惟言噫者,盖即此也。按《九针论》曰:"心为噫。"《刺禁论》曰:"刺中心,一日死,其动为噫。"《痹论》曰:"心痹者嗌干善噫。"是皆言噫出于心也。然《诊要经终论》曰:"太阴终者,善噫,善呕。"《脉解篇》曰:"太阴所谓上走心为噫者,阴盛而上走于阳明,阳明络属心,故曰上走心为噫也。"《口问篇》曰:"寒气客于胃,厥逆从下上散,复出于胃,故为噫。"由此观之,是心、脾、胃三藏皆有是证。

丹波元简说:噫按《说文》"饱食息也",《礼·内则》"不敢哕噫"是也。(噫,乌界切,音隘。若于希切,音衣,则为痛叹声,与此异义。)嗳,《字汇》:"于盖切,音嗳,嗳气也。"盖嗳,即噫俗字。

余岩《古代疾病名候疏义》第四四页:《说文解字》:"噫,饱食息也。从口,意声。"徐承庆《说文解字注匡谬》云:"元应书卷十五引'饱食息也',与今本同;卷十二、十九引云:'出息也',廿一引云:'饱者出息也',前后互异,元应增减其文耳。"岩按慧琳《一切经音义》引《说文》亦有增减，前后互异，徐说是也。此即今之嗳气也。巢氏《诸病源候论》卷八《伤寒病后胃气不和利候》之"噫哕食臭"，卷十三《五鬲气候》之"噫醎醋"，卷二十一之《噫醋候》，卷二十《留饮宿舍候》之"噫气酸臭"皆是也。徐春圃《古今医统》卷二十四有嗳气证，注云："《内经》名噫气，俗作嗳气，今从之，即饱气有声出是也。"

③肺为咳：高世栻说：病气在肺则为咳。咳，气上逆也。

④肝为语：高世栻说：病气在肝则为语。语，多言也。

⑤脾为吞：张志聪说：脾主为胃行其津液，脾气病而不能灌溉于四藏，则津液反溢于脾窍之口，故为吞咽之证。

丹波元简说：吞，即吞酸、酢吞之谓。（《平脉法》云："噫而吞酸，仓卒不下。"又云："上焦不归者，噫而酢吞。"）龚廷贤云："吞酸与吐酸不同。吞酸，水刺心也。吐酸者，吐出酸水也。"

⑥肾为欠：张介宾说：欠，呵欠也。

⑦为嚏：丹波元简说：按《九针论》无"为嚏"二字，此疑衍文。

余岩《古代疾病名候疏义》第五三页：玄应《一切经音义》十《大庄岩经论》第十三卷中"嚏"下引《苍颉篇》云："嚏，喷鼻也。"又十六《大比邱·威仪》上卷"咤喷"下引《广雅》："喷，嚏也。"又十九《佛本行集经》第二十卷《洒歕》下引同。是汉、唐人皆以喷为嚏也。慧琳《一切经音义》三十五《苏悉地羯罗供养法》上卷"喷嚏"下引《考声》云："喷嚏，谓气奔鼻而喷嚏也。"又引《韵集》云："鼓鼻而喷嚏也。"

伯坚按：《灵枢》第七十八《九针论》没有"为嚏"二字。但《素问》第五十二《刺禁论》："刺中肾，六日死，其动为嚏。"又第六十四《四时刺逆从论》："刺中肾，六日死，其动为嚏欠。"可见此处"为嚏"二字并非衍文。

⑧哕：张介宾说：哕，呃逆也。

哕，参阅《素问》第五《阴阳应象大论》第十三段"在变动为哕"句下集解。

⑨为恐：丹波元简说：按"为恐"，《九针论》无此二字，疑是衍文。

张琦说：恐者肾之情，而见于胃，未详其义，盖衍文也。

伯坚按：《灵枢》第七十八《九针论》没有"为恐"二字。本段又见《黄帝内经太素》卷六《藏府气液篇》，作"胃为气逆，为哕"，也没有"为恐"二字。今据丹波元简、张琦说，依《灵枢》《太素》删去此二字。

⑩大肠、小肠为泄：丹波元坚说：《五十七难》："大肠泄者，食已，窘迫，大便色白，肠鸣，切痛。小肠泄者，溲而便脓血，少腹痛。"《金匮》："大肠多寒者，多鹜溏，便肠垢。小肠有寒者，其人下重，便血。"

⑪下焦溢为水：马莳说：下焦之气窒而不泻，故溢而为水病。水之为义，载《阴阳别论》篇注中。（见《素问》第七《阴阳别论》第十四段"三阴结谓之水"句下马莳说。）

张琦说：下焦气弱，决渎失职，则水停瘀。

丹波元简说：按《灵兰秘典论》云："三焦者，决渎之官，水道出焉。"此以下焦与胃、大肠、小肠、膀胱、胆并称，则下焦即《灵兰秘典论》之三焦（详义见《六节藏象论》），而为六府之一。彼此互考，乃知六府之三焦，专指下焦而言也。

三焦在形态上是胸腔和腹腔的总称，参阅《素问》第八《灵兰秘典论》第一段"三焦者，决渎之官，水道出焉"句下集解。

⑫膀胱不利为癃：《灵枢》第六十三《五味论》：酸走筋，多食之，令人癃。酸入于胃，其气涩以收，上之两焦，弗能出入也，不出即留于胃中，胃中和温则下注膀胱，膀胱之胞薄以懦，得酸则

缩绻，约而不通，水道不行，故癃。

马莳说：《灵兰秘典论》云："膀胱者，州都之官，津液藏焉，气化则能出矣。"今曰不利则为癃，癃者，水道不通之病也。

丹波元简说：按《三因方》云："淋，古谓之癃，名称不同也。癃者，罢也。淋者，滴也。今名虽俗，于义为得。"简按淋为小便病，始见《六元正纪大论》。癃乃溺闭之通称。

丹波元坚说：《金匮》："热在下焦者，则尿血，亦令淋秘不通。"又曰："下焦竭，即遗溺，失便。"杨注《刺疟论》"小便不利如癃状"，"非癃淋也，小便不利如淋也。"（宜与《奇病论》相参）

癃，参阅《素问》第四十七《奇病论》第八段"有癃者"句下集解。

⑬不约为遗溺：马莳说：不约则为遗溺。遗溺者溺不止也。

⑭胆为怒：张介宾说：怒为肝志，而胆亦然者，肝胆相为表里，其气皆刚，而肝取决于胆也。

⑮五病：张志聪说：谓病五藏五行之气，而六府亦配合于五行。

丹波元简说：按《九针论》云："五藏气：心主噫；肺主咳；肝主语；脾主吞；肾主欠。六府气：胆为怒；胃为气逆，哕；大肠、小肠为泄；膀胱不约为遗溺；下焦溢为水。"兹举六府之病而言五精者，盖以大肠、小肠俱为泄欤？

沈祖绵说：按五气所病，只有五者。此节上言心、肺、肝、脾、肾，是五藏。下言胃、大肠、小肠、下焦、膀胱、胆，是六府。且三焦只言下焦，亦不能包括上中二焦。此节文理，上下亦两歧。

五精所并①：精气并于心则喜②；并于肺则悲③；并于肝则忧④；并于脾则畏⑤；并于肾则恐⑥。是谓五并，虚而相并者也⑦。

【本段提纲】 马莳说：此言五藏既虚，故精气并之，则志不能禁也。《阴阳应象大论》曰："肝在志为怒，心在志为喜，脾在志为思、肺在志为忧，肾在志为恐。"其本藏既虚而余藏精气并之，则本藏之志不能禁，而失之太过者有之。

伯坚按：《灵枢》第七十八《九针论》有类似的一段文字，说："五并：精气并肝则忧，并心则喜，并肺则悲，并肾则恐，并脾则畏。是谓五精之气并于藏也。"

伯坚按：现将《阴阳应象大论》的五志和本篇及《九针论》的五精所并，列表于下，以期明显：

五　藏	《阴阳应象大论》的五志	本篇的五精所并	《灵枢·九针论》的五并
肝	在志为怒	并于肝则忧	并肝则忧
心	在志为喜	并于心则喜	并心则喜
脾	在志为思	并于脾则畏	并脾则畏
肺	在志为忧	并于肺则悲	并肺则悲
肾	在志为恐	并于肾则恐	并肾则恐

【集解】

①五精所并：杨上善说：精，谓命门所藏精也，五藏之所生也。五精有所不足，不足之藏虚而病也。五精有余，所并之藏亦实而病也。

吴崑说：五精，五藏之精气也。并，合而入之也。五藏精气各藏其藏则不病，若合而并于一藏，则邪气实之，各显其志。

张介宾说：并，聚也。

丹波元简说：按精气，乃水谷之精气。

②精气并于心则喜：马莳说：心虚而余藏之精气皆并之则善喜，盖喜者同其所志，而太过于喜则为病也。如《难经·十六难》善怒、善欠、善思、善嚏之类。

③并于肺则悲：马莳说：肺虚而余藏精气并之则善悲。夫《阴阳应象大论》曰忧，而兹曰悲者，盖忧与悲无大相远也。

④并于肝则忧：马莳说：肝虚而余藏精气并之则善忧。夫《阴阳应象大论》曰怒，而兹曰忧者，以肺气得以乘之也。

高世栻说：肝主怒，今曰忧者，上文胆为怒，故此肝为忧，怒为有余，忧为不足也。

丹波元简说：楼云："忧当作怒。"简按《九针论》亦作"忧"。

⑤并于脾则畏：马莳说：脾虚而余藏精气并之则善畏。夫《阴阳应象大论》曰思，而兹曰畏者，盖思过则反畏也。

张介宾说：气并于脾，则脾实乘肾，故为畏。《本神篇》曰："恐惧而不解则伤精。"

高世栻说：思虑者，脾之精，今曰畏者，虑之至也。

丹波元简说：楼云："畏当作思。"简按《九针论》亦作"畏"。

⑥并于肾则恐：张介宾说：气并于肾，而乘心之虚，则为恐。《本神篇》曰："心怵惕思虑则伤神，神伤则恐惧自失。"

⑦虚而相并者也：马莳说：惟其本藏既虚，而余藏精气并之，则本藏之志不能禁，而失之太过者有之。《调经论》以相并为实，盖实亦为病也。

吴崑说：言其由本藏之虚，故他藏乘其虚而并入之，所谓邪之所凑，其气必虚是也。

五藏所恶[①]：心恶热[②]；肺恶寒[③]；肝恶风[④]；脾恶湿[⑤]；肾恶燥[⑥]。是谓五恶。

【本段提纲】 马莳说：此言五藏之性有所恶也。

伯坚按：《灵枢》第七十八《九针论》有类似的一段文字，说："五恶：肝恶风，心恶热，肺恶寒，肾恶燥，脾恶湿。此五藏气所恶也。"

【集解】

①五藏所恶：丹波元坚说：此不拘相克之次序，又不必以天之五气，盖亦专就五藏之本性而言。藏病之理，实不外乎此。此热、寒、湿三者，俱兼内外因而言。风以外因言。燥以内因言。且热、风、湿俱本藏主气，而其太过却足以为病矣。

②心恶热：王冰说：热则脉溃浊。

张介宾说：心本属火，过热则病，故恶热。

③肺恶寒：王冰说：寒则气留滞。

张介宾说：肺属金而主皮毛，金寒则病，故恶寒。

④肝恶风：王冰说：风则筋燥急。

马莳说：肝属木，其性与风气相通，而感风则伤筋，故恶风。

⑤脾恶湿：王冰说：湿则肉痿肿。

张介宾说：脾属土，其应湿，湿胜则伤肌肉，故恶湿。

⑥肾恶燥：杨上善说：《素问》曰："西方生燥，燥生于肺。"若尔，则肺恶于燥。今此肺恶寒、肾恶燥者，燥在于秋，寒之始也。寒在于冬，燥之终也。肺在于秋，以肺恶寒之甚，故言其终。肾在于冬，以肾恶燥不甚，故言其始也。

王冰说：燥则精涸竭。

张介宾说：肾属水而藏精，燥胜则伤精，故恶燥。

五藏化液[①]:心为汗[②];肺为涕[③];肝为泪;脾为涎[④];肾为唾[⑤]。是谓五液。

【本段提纲】 马莳说:此言五藏各有其液也。

伯坚按:《灵枢》第七十八《九针论》有类似的一段文字,说:"五液:心主汗,肝主泣,肺主涕,肾主唾,脾主涎。此五液所出也。"

【集解】

①五藏化液:高世栻说:化液者,水谷入口,津液各走其道,五藏受水谷之精,淖注于窍,化而为液也。

②心为汗:吴崑说:心主血,汗者血之余,故汗为心液。

丹波元简说:按《营卫生会篇》云:"夺血者无汗,夺汗者无血。"《三因方》谓伤寒衄者为红汗。其意同焉。

③肺为涕:丹波元简说:按诸字书,以涕为目泣,而医家特为鼻液。考《说文》:"洟,又作鮷,鼻液也。"盖鮷、涕通用。《玉篇》:"鮷,他计切,鼻鮷。"《礼内则》:"不敢唾涕。"《释文》云:"本又作洟。"

④脾为涎:王冰说:溢于唇口也。

张介宾说:涎出于口,脾之窍也。

丹波元简说:按《证治准绳·损伤门》云:"两脸涎囊。"知是涎出于口也。

⑤肾为唾:王冰说:生于牙齿也。

张介宾说:唾生于舌下,足少阴肾脉循喉咙,挟舌本也。

五味所禁:辛走气,气病无多食辛;咸走血,血病无多食咸;苦走骨,骨病无多食苦[①];甘走肉,肉病无多食甘;酸走筋,筋病无多食酸。是谓五禁[②],无令多食[③]。

【本段提纲】 马莳说:此言五藏之病,各有禁食之味也。按《灵枢·五味论》曰:"酸走筋,多食之令人癃。咸走血,多食之令人渴。辛走气,多食之令人洞心。苦走骨,多食之令人变呕。甘走肉,多食之令人悗心。"其少俞之所答者尤为详悉,宜参看之。

伯坚按:《灵枢》第七十八《九针论》有类似的一段文字,说:"五走:酸走筋,辛走气,苦走血,咸走骨,甘走肉,是谓五走也。五裁:病在筋,无食酸;病在气,无食辛;病在骨,无食咸;病在血,无食苦;病在肉,无食甘。口嗜而欲食之,不可多也,必自裁也,命曰五裁。"

伯坚按:现将五味和五藏的关系,以及本篇、《五味论》《九针论》所讲五味所走的类似内容,列表于下,以期明显:

五藏	五藏所主(见本篇第十一段)	五味所入(本藏之味见本篇第一段)	五味所走		
			本篇	《灵枢》第六十三《五味论》	《灵枢》第七十八《九针论》
肝	肝主筋	酸入肝	酸走筋,筋病无多食酸	酸走筋,多食之令人癃	酸走筋。病在筋,无食酸
心	心主脉	苦入心	苦走骨,骨病无多食苦	苦走骨,多食之令人变呕	苦走血。病在血,无食苦
脾	脾主肉	甘入脾	甘走肉,肉病无多食甘	甘走肉,多食之令人悗心	甘走肉。病在肉,无食甘
肺	肺主皮	辛入肺	辛走气,气病无多食辛	辛走气,多食之令人洞心	辛走气。病在气,无食辛
肾	肾主骨	咸入肾	咸走血,血病无多食咸	咸走血,多食之令人渴	咸走骨。病在骨,无食咸

五味和五藏的配合,参阅《素问》第十《五藏生成篇》第三段和本篇第一段的经文及集解。

【集解】

①苦走骨，骨病无多食苦：张志聪说：肾主骨，炎上作苦，苦走骨者，火气下交于肾也，骨病而多食之，则火气反胜矣。此与“并于心则喜，并于肾则恐”之义相同。盖心肾水火之气，时相既济，故所走互更。其余三藏，是本藏之味而走本藏所主之筋肉也。

丹波元简说：按《灵枢·五味论》曰：“酸走筋，多食之令人癃。咸走血，多食之令人渴。辛走气，多食之令人洞心。苦走骨，多食之令人变呕。甘走肉，多食之令人悗心。”正与此节同义。《九针论》曰：“苦走血，病在血无食苦。咸走骨，病在骨无食咸。”此以本藏之味而言之。

②五禁：《新校正》云：按《太素》五禁云：“肝病禁辛。心病禁咸。脾病禁酸。肺病禁苦。肾病禁甘。名此为五裁。”杨上善云：“口嗜而欲食之，不可多也，必自裁之，命曰五裁。”

丹波元简说：《九针论》作“五裁”。《五行大义》引《黄帝养生经》作“五贼”。

喜多村直宽说：按《新校正》所引《太素》，与今本不同，今列于左，曰：“五裁：病在筋，无食酸；病在气，无食辛；病在骨，无食咸；病在血，无食苦；病在肉，无食甘。口嗜而欲食之，不可多也，必自裁也，命曰五裁。”杨曰：“裁，禁也。筋气骨肉等乃是五味所资，以理食之，有益于身，从心多食，致招诸病，故须裁之。”（伯坚按：此段见今本《黄帝内经太素》卷二《调食篇》，系引《灵枢·九针论》的文字，而不是引本篇的文字。）

③无令多食：张介宾说：《九针论》曰：“口嗜而欲食之，不可多也，必自裁也，命曰五裁。”

五病所发：阴病发于骨①；阳病发于血②；阴病发于肉③。阳病发于冬④；阴病发于夏⑤。是谓五发⑥。

【本段提纲】 马莳说：此言五藏之病各有所发也。

伯坚按：《灵枢》第七十八《九针论》有类似的一段文字，说：“五发：阴病发于骨，阳病发于血，阴病发于肉。阳病发于冬，阴病发于夏。”

【集解】

①阴病发于骨：张介宾说：骨属肾。肾者，阴中之阴也。

高世栻说：五藏阴阳之病，各有所发。《金匮真言论》云：“阴中之阴，肾也。阳中之阳，心也。阴中之至阴，脾也。阴中之阳，肝也。阳中之阴，肺也。”肾为阴，其主在骨，故肾阴之病发于骨。

②阳病发于血：张介宾说：血属心。心者阳中之阳也。

③阴病发于肉：张介宾说：肉属脾。脾者阴中之至阴也。

④阳病发于冬：张介宾说：阴胜则阳病也。

⑤阴病发于夏：张介宾说：阳胜则阴病也。

⑥五发：高世栻说：凡此阴病阳病，各有所发，是谓五发。

五邪所乱：邪入于阳则狂①；邪入于阴则痹②；搏阳则为巅疾③；搏阴则为瘖④；阳入之阴则静⑤，阴出之阳则怒⑥。是谓五乱⑦。

【本段提纲】 马莳说：此言五藏之邪各有所乱也。

伯坚按：《灵枢》第七十八《九针论》有类似的一段文字，说：“五邪：邪入于阳则为狂；邪入于阴则为血痹；邪入于阳，转则为癫疾；邪入于阴，转则为瘖；阳入之于阴病静，阴出之于阳病喜怒。”

【集解】

①邪入于阳则狂：马莳说：邪气不入于阴而入于阳，则阳邪有余而为狂。《生气通天论》曰：“阴不胜其阳，则脉流薄疾，并乃狂。”

余岩《古代疾病名候疏义》第二六九页：狂者，精神病之中，意志、情绪、知能、思想颠倒失常诸候之总称也，所包举甚广。

②痹：张介宾说：《寿夭刚柔篇》曰："病在阴，命曰痹。"《九针论》曰："邪入于阴，则为血痹。"

痹，参阅《素问》第四十三《痹论》第一段"合而为痹也"句下集解。

③搏阳则为巅疾：张介宾说：搏，击也。巅，癫也。邪搏于阳，则阳气受伤，故为巅疾。上文言邪入于阳则狂者，邪助其阳，阳之实也。此言搏阳则为巅疾者，邪伐其阳，阳之虚也。故有为狂为巅之异。《九针论》曰："邪入于阳，转则为巅疾。"言转入阴分，故为巅也。

丹波元简说：按搏、薄同，迫也。癫狂判然两疾，而后世混称难辨，因举数说而昭之。《五十九难》云："狂癫之病，何以别之？然。狂疾之始发，少卧而不饥，自高贤也，自辨知也，自倨贵也，妄笑，好歌乐，妄行不休，是也。癫疾始发，意不乐，僵仆直视，是也。"杨玄操云："狂病之候，不爱眠卧，不肯饮食，自言贤智，歌乐行走，此是阳气盛之所成，故经言重阳者狂。今世以此为癫病，谬矣。癫，颠也，发即僵仆倒地，故有癫蹶之言，阴气大盛，故不得行立而倒也。今世以为痫病者，误矣。"陈氏《雪潭居医约》云："狂，谓妄言妄走也。癫，谓僵仆不省也。各自一症。然经有狂癫疾者，（按《厥论》："阳明之厥，则癫疾欲走呼"，此癫似言狂。）有言狂互引癫者，又言癫疾为狂者，（按见《阴阳类论》。）此则又皆狂癫兼病。今病有狂言狂走，顷时前后僵仆之类，有僵仆后妄见鬼神、半日方已之类，是以狂癫兼病者也。欲独闭户牖而处，阴不胜其阳，则脉流薄疾并，此乃独狂症也。"陈此说，证之经文，验之病者，颇为明晰。

顾观光说："巅疾"，《灵枢·九针论》作"癫疾"。巅与癫通。

田晋蕃说：巅为颠之俗字。颠，顶也。段氏玉裁曰："颠为最上，倒之则为最下。"《大雅》："颠沛之揭。"《传》曰："颠，仆也。"《论语》："颠沛。"马注曰："僵仆也。"故狂癫之癫，《素问》多以巅为之，与巅顶字同义别。

巅疾有癫痫和癫狂二义，参阅《素问》第四十七《奇病论》第九段"人生而有病颠疾者"句下集解。

④搏阴则为瘖：《新校正》云：按《难经》云："重阳者狂。重阴者癫。"巢元方云："邪入于阴则为癫。"《脉经》云："阴附阳则狂。阳附阴则癫。"孙思邈云："邪入于阳则为狂。邪入于阴则为血痹。邪入于阳，传则为癫痉。邪入于阴，传则为痛瘖。"全元起云："邪已入阴，复传于阳，邪气盛，腑脏受邪，使其气不朝，荣气不复周身，邪与正气相击，发动为颠疾。邪已入阳，阳今复传于阴，藏府受邪，故不能言，是胜正也。"诸家之论不同，今俱载之。

张介宾说：邪搏于阴，则阴气受伤，故声为瘖哑。《九针论》曰："邪入于阴，转则为瘖。"言转入阳分则气病，故为瘖也。

丹波元简说：楼氏《纲目》云："瘖者，邪入阴部也。经云：'邪搏阴则为瘖。'又云：'邪入于阴，搏则为瘖。'然有二症。一曰舌瘖，乃中风舌不转运之类是也。一曰喉瘖，乃劳嗽失音之类是也。盖舌瘖，但舌本不能转运言语，而喉咽音声则如故也。喉瘖，但喉中声嘶，而舌本则能转运言语也。"唐慧琳《藏经音义》云："瘖者，寂然而无声。瘂者，有声而无说，舌不转也。"简按，知是楼氏所谓舌瘖，琳《音》所谓瘂也。

余岩《古代疾病名候疏义》第二一一页：《释名》："瘖，唵然无声也。"按《说文》瘖下曰："不能言也。"

《国语·晋语》："嚚瘖不可使言。"注："瘖，不能言者。"《汉书·外戚传上》："饮瘖药。"注曰："瘖，不能言也。"此以不能言训瘖也。然不能言之范围甚广，有所谓失语病者，亦不能言也，恐不可以瘖当之。《礼记·王制》:“瘖聋疲(疲,当作跛)躄。”《释文》云:“瘖,哑也。”是哑亦得训瘖矣。然今人之所谓聋哑之哑,多属生而无听觉,声音无所模仿,故不知有言语,非欲言而无声也,简单之音,固能发也,与刘熙无声之旨乖,故《王制》之瘖,实谓聋哑,非刘氏无声之瘖也。《战国策》豫让吞炭为哑,变其音,此谓炭末着于声带,使发音嘶嗄也。而《史记·刺客列传》索隐则曰:“哑谓瘖病。”此虽与《王制·释文》训合,然《王制·释文》之训瘖为哑,实是聋哑之哑,而非无声,《史记索隐》之训哑为瘖,实是变音,而非聋哑之哑,证之以《史记·仓公传》索隐,可以燎然矣。《仓公传》曰:“使人瘖。”《索隐》曰:“瘖者,失音也。”据此可知《刺客列传》之《索隐》训哑为瘖,亦谓失音矣。失声与刘熙唵然无声同,盖即今人之所谓嘶嗄也。其轻者音变,其重者无声,乃声带炎症及痪痈之现象,诸病之一证候而已,非一病之专名也。

⑤阳入之阴则静:王冰说:随所之而为疾也。之,往也。

丹波元简说:按孙奕《示儿编》云:“之字训变。《左传》:‘遇观之否’,言观变为否也。”盖阳病在外则躁,若入而变阴则静。下文“出之阳”意同。王训之为往,似未妥。

⑥阴出之阳则怒:《新校正》云:按全元起云:“阳入阴则为静,出则为恐。”《千金方》云:“阳入于阴,病静。阴出于阳,病怒。”

⑦五乱:张志聪说:谓邪气乱于五藏之阴阳。

丹波元简说:按曰狂、曰痹、曰癫、曰瘖、曰静、曰怒,皆乱气所致,宜曰六乱。然此篇专主五藏而立言,故曰五乱。

五邪所见:春得秋脉,夏得冬脉,长夏得春脉,秋得夏脉,冬得长夏脉。名曰阴出之阳,病善怒,不治①。是谓五邪②,皆同命死不治③。

【本段提纲】 马莳说:此言五藏之邪有所见之脉也。

【集解】

①名曰阴出之阳,病善怒,不治:《新校正》云:按“阴出之阳病善怒”,已见前条,此再言之,文义不伦,必古文错简也。

张琦说:“名曰”十一字衍文。

伯坚按:今据《新校正》、张琦说,删去此十一字。

②是谓五邪:吴崑说:此皆胜己之脉,故谓之邪。

喜多村直宽说:《玉机真藏论》:“所谓逆四时者,春得肺脉,夏得肾脉,秋得心脉,冬得脾脉,命曰逆四时。”

③皆同命死不治:马莳说:是谓五邪,皆同名曰死不治耳。

沈祖绵说:合全篇观之,“皆同命死不治”六字衍。且“不治”两字涉上而误。

五藏所藏:心藏神①,肺藏魄②,肝藏魂③,脾藏意④,肾藏志⑤。是谓五藏所藏⑥。

【本段提纲】 马莳说:此言五藏各有所藏之神也。

伯坚按:《灵枢》第七十八《九针论》有类似的一段文字,说:“五藏:心藏神,肺藏魄,肝藏魂,脾藏意,肾藏精志也。”

【集解】

①心藏神:王冰说:精气之化成也。《灵枢经》曰:“两精相搏谓之神。”(伯坚按:见《灵枢》第八《本神篇》,下同。)

张介宾说:精气之灵明也。

②肺藏魄:王冰说:精气之匡佐也。《灵枢经》曰:“并精而出入者谓之魄。”

张介宾说:精气之质地也。

③肝藏魂:王冰说:神气之辅弼也。《灵枢经》曰:“随神而往来者谓之魂。”

④脾藏意:王冰说:记而不忘者也。《灵枢经》曰:“心有所忆谓之意。”

⑤肾藏志:杨上善说:肾有二枚。左箱为肾,藏志也。在右为命门,藏精也。

王冰说:专意而不移者也。《灵枢经》曰:“意之所存谓之志。”

⑥五藏所藏:马莳说:此与《灵枢·九针论》同。但彼肾则曰“藏精与志”,与《难经》同。

五藏所主:心主脉[1],肺主皮[2],肝主筋[3],脾主肉[4],肾主骨[5]。是谓五主。

【本段提纲】 马莳说:此言五藏之所主也。

伯坚按:《灵枢》第七十八《九针论》有一段类似的文字,说:“五主:心主脉,肺主皮,肝主筋,脾主肌,肾主骨。”

伯坚按:今将《黄帝内经》各篇所讲五藏和筋、脉、肉、皮、骨的配合,列表于下,以期明显:

五藏	《素问·金匮真言论》	《素问·阴阳应象大论》	《素问·五藏生成篇》	《素问·宣明五气篇》	《素问·痹论》	《素问·痿论》	《素问·刺要论》	《灵枢·五色篇》	《灵枢·九针论》
肝	东方青色,入通于肝。是以知病之在筋也	在体为筋,在藏为肝	肝之合,筋也	肝主筋	以春遇此者为筋痹。内舍于肝	肝主身之筋膜。肝气热发为筋痿	筋伤则内动肝	肝合筋	肝主筋
心	南方赤色,入通于心。是以知病之在脉也	在体为脉,在藏为心	心之合,脉也	心主脉	以夏遇此者为脉痹。内舍于心	心主身之血脉。心气热则生脉痿	脉伤则内动心	心合脉	心主脉
脾	中央黄色,入通于脾。是以知病之在肉也	在体为肉,在藏为脾	脾之合,肉也	脾主肉	以至阴遇此者为肌痹。内舍于脾	脾主身之肌肉。脾气热发为肉痿	肉伤则内动脾	脾合肉	脾主肌
肺	西方白色,入通于肺。是以知病之在皮毛也	在体为皮毛,在藏为肺	肺之合,皮也	肺主皮	以秋遇此者为皮痹。内舍于肺	肺主身之皮毛。肺热则皮毛虚弱急薄	皮伤则内动肺	肺合皮	肺主皮
肾	北方黑色,入通于肾。是以知病之在骨也	在体为骨,在藏为肾	肾之合,骨也	肾主骨	以冬遇此者为骨痹。内舍于肾	肾主身之骨髓。肾气热发为骨痿	骨伤则内动肾	肾合骨	肾主骨

【集解】

①心主脉:王冰说:壅遏荣气,应息而动也。

张介宾说:心主血脉,应火之动而运行周身也。

②肺主皮:王冰说:包裹筋肉,闭拒诸邪也。

张介宾说:肺主皮毛,应金之坚,而保障全体捍御诸邪也。

③肝主筋:王冰说:束络机关,随神而运也。

张介宾说：肝主筋膜，应木之柔，而联络关节也。

④脾主肉：王冰说：覆藏筋骨，通行卫气也。

张介宾说：脾本肌肉，应土之厚，而畜养万物也。

⑤肾主骨：王冰说：张筋化髓，干以立身也。

张介宾说：肾主骨髓，应水石之沉，而为立身之干，为万物之原也。

五劳①所伤：久视伤血②，久卧伤气③，久坐伤肉④，久立伤骨⑤，久行伤筋⑥。是谓五劳所伤。

【本段提纲】 马莳说：此言五藏所劳，各有所伤也。

伯坚按：《灵枢》第七十八《九针论》有类似的一段文字，说："五劳：久视伤血，久卧伤气，久坐伤肉，久立伤骨，久行伤筋。此五久劳所病也。"

【集解】

①五劳：张志聪说：劳，谓太过也。上古之民，形劳而不倦。

丹波元简说：按劳，《说文》："剧也。从力，荧省。"《尔雅·释诂》："劳，勤也。"

②久视伤血：高世栻说：心主血，久视则伤之。

张志聪说：久视损神，故伤血。

③久卧伤气：高世栻说：肺主气，久卧则伤之。

张志聪说：久卧则气不行，故伤气。

④久坐伤肉：高世栻说：脾主肉，久坐则伤之。

张志聪说：脾喜运动，故久坐伤肉。

⑤久立伤骨：高世栻说：肾主骨，久立则伤之。

张志聪说：久立则伤腰肾膝胻，故伤骨。

⑥久行伤筋：高世栻说：肝主筋，久行则伤之。

张志聪说：行走罢极，则伤筋。

五脉应象：肝脉弦①，心脉钩②，脾脉代③，肺脉毛④，肾脉石⑤。是谓五藏之脉。

【本段提纲】 马莳说：此言五藏之脉象也。

伯坚按：五脉的名称，在《平人气象论》叫作弦、钩、软弱、毛、石，在《玉机真藏论》叫作弦、钩、浮、营；在本篇叫作弦、钩、代、毛、石。这说明是不同派别的医学家的作品。这些名词包涵着一些什么意义呢？现将《素问》各篇正文和各家解释列表于下，以期明显：

四时	五藏	《脉要精微论》正文	《脉要精微论》王冰《注》	《平人气象论》前段各家注解	《平人气象论》后段正文	《玉机真藏论》正文	本篇王冰《注》
春	肝	春日浮，如鱼之游在波	春应中规—春脉软弱，轻虚而浮	弦—脉引而长，若琴弦也。（吴崑注）	平肝脉来，软弱招招，如揭长竿末梢	弦—软弱轻盈而滑，端直以长	肝脉弦—软虚而滑，端直以长也
夏	心	夏日在肤，泛泛乎万物有余	夏应中矩—夏脉洪大，兼之滑数	钩—钩，即洪也。（张琦注）	平心脉来，累累如连珠，如循琅玕	钩—来盛去衰	心脉钩—如钩之偃，来盛去衰也

续表

长夏	脾			软弱	平脾脉来,和柔相离,如鸡践地		脾脉代—软而弱也
秋	肺	秋日下肤,蛰虫将去	秋应中衡—秋脉浮毛,轻涩而散,如秤衡之象	毛—谓如物之浮,如风吹毛也。(王冰注)	平肺脉来,厌厌聂聂,如落榆荚	浮—轻虚以浮,来急去散	肺脉毛—轻浮而虚,如毛羽也
冬	肾	冬日在骨,蛰虫周密,君子居室	冬应中权—冬脉如石,兼沉而滑,如秤权之象	石—如石之沉于水也。(马莳注)脉来沉实也。(吴崑注)	平肾脉来,喘喘累累如钩,按之而坚	营—沉以搏	肾脉石—沉坚而搏,如石之投也

【集解】

①肝脉弦:王冰说:软虚而滑,端直以长也。

②心脉钩:王冰说:如钩之偃,来盛去衰也。

③脾脉代:王冰说:软而弱也。

张介宾说:代,更代也。脾脉和软,分王四季,如春当和软而兼弦,夏当和软而兼钩,秋当和软而兼毛,冬当和软而兼石,随时相代,故曰代。此非中止之谓。

④肺脉毛:王冰说:轻浮而虚,如毛羽也。

⑤肾脉石:王冰说:沉坚而搏,如石之投也。

《宣明五气篇第二十三》今译

五味对于五脏各有适宜,酸味入肝;辛辣味入肺;苦味入心;咸味入肾;甜味入脾。这叫作五入。

五脏气失调所发生的病:在心则发生嗳气;在肺则发生咳嗽;在肝则发生多讲话;在脾则发生吞酸;在肾则发生呵欠、喷嚏;在胃则发生气逆、呃逆;在大肠、小肠则发生腹泻;下焦水溢则发生水肿;在膀胱,若不通畅则发生癃(小便困难),若不能约束则发生小便失禁;在胆则发生忿怒。这叫作五病。

五脏精气并聚在一处所发生的情绪:并聚在心则发生喜乐;并聚在肺则发生悲伤;并聚在肝则发生忧愁;并聚在脾则发生畏怯;并聚在肾则发生恐惧。这叫作五并,这是由于本脏的精气空虚,于是他脏的精气乘虚而入。

五脏所厌恶的是:心厌恶热;肺厌恶寒;肝厌恶风;脾厌恶湿;肾厌恶燥。这叫作五恶。

五脏所化生的津液:心化生汗;肺化生鼻涕;肝化生眼泪;脾化生口涎;肾化生唾液。这叫作五液。

患病时应当禁止的五味:辛辣味是走气的,所以气病不可多食辛辣味;咸味是走血的,所以血病不可多食咸味;苦味是走骨的,所以骨病不可多食苦味;甜味是走肉的,所以肉病不可多食甜味;酸味是走筋的,所以筋病不可多食酸味。这叫作五禁,不可多食。

五脏的病所发生的部位和时间:阴病发生在骨;阳病发生在血;阴病发生在肉。阳病发生在冬季;阴病发生在夏季。这叫作五发。

人身的阴阳为邪气所扰乱而发生的病:邪气侵入阳分则发生狂病;邪气侵入阴分则发生痹;邪气搏击阳分则发生癫病;邪气搏击阴分则发生失音;阳气进到阴气里面去则人平静,阴气进到阳气里面来则人发怒。这叫作五乱。

五种邪脉是:春季(木)而得秋脉(金);夏季(火)而得冬脉(水);六月(土)而得春脉(木);秋季(金)而得夏脉(火);冬季(水)而得六月脉(土)①。这叫作五邪,都叫作死证,无法治疗。

五脏各有所藏:神藏在心里面;魄藏在肺里面;魂藏在肝里面;意藏在脾里面;志藏在肾里面②。这叫作五脏所藏。

五脏各有所主:心是脉的主宰;肺是皮的主宰;肝是筋的主宰;脾是肉的主宰;肾是骨的主宰。这叫作五主。

劳动过度所产生的伤害:看久了伤害血;睡久了伤害气;坐久了伤害肉;站立久了伤害骨;行走久了伤害筋。这叫作五劳所伤。

五种脉象:肝脉是弦脉(软弱而滑,端直以长);心脉是钩脉(来盛去衰);脾脉是代脉(和软,随着四季而各兼有弦钩毛石)③;肺脉是毛脉(轻浮而虚如毛羽);肾脉是石脉(沉坚而搏,如石之投);这叫作五脏的脉象。

①春季(木)而得秋脉(金);夏季(火)而得冬脉(水);六月(土)而得春脉(木);秋季(金)而得夏脉(火);冬季(水)而得六月脉(土):春季(木)应当是弦脉(木)而得毛脉(金),这是金克木;夏季(火)应当是钩脉(火)而得石脉(水),这是水克火;六月(土)应当是代脉(土)而得弦脉(木),这是木克土;秋季(金)应当是毛脉(金)而得钩脉(火),这是火克金;冬季(水)应当是石脉(水)而得代脉(土),这是土克水;这都是相克的现象,所以都是败证。

②志藏在肾里面:《灵枢》第八《本神篇》说:"两精相搏谓之神。随神往来者谓之魂。并精而出入者谓之魄。心有所忆谓之意。意之所存谓之志。"这就是神、魂、魄、意、志的定义。

③脾脉是代脉(和软,随着四季而各兼有弦钩毛石):这里对于脾脉的解释是根据王冰的说法。脾属土。古代医学家对于五行中的土和四时的配合有两种不同的配合方法,第一种配合方法是和长夏(六月)配合,第二种配合方法是分王四季。本篇第九段经文讲脉是采用第一种配合方法。本篇此处经文讲脉并没有指明是采用哪一种配合方法,而王冰的注解在此处却是采用第二种配合方法来解释的。关于土和四时的配合方法,可参阅《素问》第二十九《太阴阳明论》。

血气形志篇第二十四①

①血气形志篇第二十四:《新校正》云:按全元起本此篇并在前篇,王氏分出为别篇。

伯坚按:本篇与《甲乙经》《黄帝内经太素》《类经》三书的篇目对照,列表于下:

素问	甲乙经	黄帝内经太素	类经
血气形志篇第二十四	卷一——五藏六府阴阳表里第三 卷六——逆顺病本末方宜形志大论第二	卷十一——气穴篇 卷十九——知形志所宜篇	卷七——五藏背腧(经络类十一·二) 卷八——十二经血气表里(经络类二十·一) 卷八——十二经血气表里(经络类二十·二) 卷十二——形志苦乐病治不同(论治类十)

【释题】 本篇第一段讲血和气的多少，第四段讲形和志的苦乐，就取这两段所讲的“血气”和“形志”作为篇名，叫作《血气形志篇》。

【提要】 本篇主要讲治疗方法，可以分为四节。第一节讲三阴三阳经脉中血和气的多少及三阴三阳经脉如何相为表里，治疗的原则就是泻有余、补不足。第二节讲灸刺时取背俞的操作方法。第三节讲灸刺、针石、熨引、百药、按摩醪药五种治疗方法。第四节讲如何刺三阴三阳的经脉来调整血或气。《黄帝内经》里面讲治疗方法分类的总共有四篇。《素问》第十二《异法方宜论》将治疗方法分为砭石、毒药、灸焫、九针、导引按跻五类。《灵枢》第四十三《病传篇》将治疗方法分为导引行气，乔摩、灸熨、刺焫、饮药五类。《灵枢》第七十八《九针论》将治疗方法分为灸刺、熨引、针石、甘药、按摩醪药五类。再加入本篇，总共是四篇。本篇对于治疗方法的分类与《素问·异法方宜论》不同，而与《灵枢·九针论》相同，这说明本篇和《异法方宜论》是不同派别的医学家的作品。

夫人之常数①，太阳常多血少气，少阳常少血多气，阳明常多气多血，少阴常少血多气，厥阴常多血少气，太阴常多气少血，此天之常数②。

【本段提纲】 马莳说：此节阴阳各经有血气之多少，乃人之常数，即天所生之常数也。夫人有手足阴阳十二经，乃其常数也，其间有血气多少不同。

伯坚按：《灵枢》第七十八《九针论》有类似的一段文字，说：“阳明多血多气。太阳多血少气。少阳多气少血。太阴多血少气。厥阴多血少气。少阴多气少血。”

【集解】

①夫人之常数：丹波元坚说：《太素》此一句，及下六“常”字，“此天之常数”句，并无。

②此天之常数：王冰说：血气多少，此天之常数，故用针之道，常泻其多也。

《新校正》云：按《甲乙经·十二经水篇》云：“阳明多血多气，刺深六分，留十呼。太阳多血多气，刺深五分，留七呼。少阳少血多气，刺深四分，留五呼。太阴多血少气，刺深三分，留四呼。少阴少血多气，刺深二分，留三呼。厥阴多血少气，刺深一分，留二呼。”太阳、太阴血气多少与《素问》不同。又《阴阳二十五人形性血气不同篇》与《素问》同。盖皇甫疑而两存之也。

马莳说：按《灵枢·五音五味篇》，谓少阴常多血少气，厥阴常多气少血，《九针篇》谓太阴常多血少气，与此不同。须知《灵枢》多误，当以此节为正。观末节出血气之多少，正与此节照应，岂得谓讹？

沈祖绵说：《灵枢·五音五味篇》亦言之，然与此绝不相谋，惟太阳同而已，余均异。是方伎之书，多浅人窜改之尔。（伯坚按：阳明亦同。）

伯坚按：今本《甲乙经》和《新校正》所引的《甲乙经》，文字略有出入。这两篇《甲乙经》所引用的原文，根据它的前后文字，知道都是从《灵枢》引来的。现将各篇列表于下，以便对照：

经脉	本篇	《灵枢》第六十五《五音五味篇》	《灵枢》第七十八《九针论》	今本《甲乙经》卷一《十二经水》第七(《甲乙经》这一段是采用《灵枢》第十二《经水篇》原文，但今本《灵枢》这一篇并没有血气多少的字句)	今本《甲乙经》卷一《阴阳二十五人形性血气不同篇》第十六(《甲乙经》这一段是采用《灵枢》第六十五《五音五味篇》原文)
太阳	多血少气	多血少气	多血少气	多血气	多血少气

续表

少　阳	少血多气	多气少血	多气少血	少血气(《新校正》引《甲乙经》作少血多气)	多气少血
阳　明	多气多血	多血多气	多血多气	多血气	多血多气
少　阴	少血多气	多血少气	多气少血	少血多气	多血少气
厥　阴	多血少气	多气少血	多血少气	多血少气	多气少血
太　阴	多气少血	多血少气	多血少气	多血少气	多血少气

足太阳与少阴为表里①，少阳与厥阴为表里②，阳明与太阴为表里③，是为足阴阳也。

手太阳与少阴为表里④，少阳与心主为表里⑤，阳明与太阴为表里⑥，是为手之阴阳也。

今知手足阴阳所苦⑦，凡治病必先去其血⑧，乃去其所苦，伺之所欲⑨，然后泻有余、补不足⑩。

【本段提纲】 马莳说：此言手足各有阴阳两经为之表里也。表里者，内外也。

伯坚按：《灵枢》第七十八《九针论》有类似的一段文字，说："足阳明、太阴为表里，少阳、厥阴为表里，太阳、少阴为表里，是谓足之阴阳也。手阳明、太阴为表里，少阳、心主为表里，太阳、少阴为表里，是谓手之阴阳也。"

伯坚按：本篇所说的十二经脉的表里相合，又见于《灵枢》第二《本输篇》、第四十七《本藏篇》和第七十八《九针论》。现在列表于下，以便对照：

十二经脉		表　里	本　篇	《灵枢》第二《灵枢》第四《本输篇》十七《本藏篇》	《灵枢》第七十八《九针论》
足太阳膀胱经	表	足太阳与少阴为表里	肾合膀胱	肾合三焦膀胱	足太阳少阴为表里
足少阴肾经	里				
足少阳胆经	表	足少阳与厥阴为表里	肝合胆	肝合胆	足少阳厥阴为表里
足厥阴肝经	里				
足阳明胃经	表	足阳明与太阴为表里	脾合胃	脾合胃	足阳明太阴为表里
足太阴脾经	里				
手太阳小肠经	表	手太阳与少阴为表里	心合小肠	心合小肠	手太阳少阴为表里
手少阴心经	里				
手少阳三焦经	表	手少阳与心主为表里			手少阳心主为表里
手厥阴心主经	里				
手阳明大肠经	表	手阳明与太阴为表里	肺合大肠	肺合大肠	手阳明太阴为表里
手太阴肺经	里				

伯坚按：梁章钜《浪迹续谈》卷七《十二经脉》条说："今人于文字间，往往舍习用之本名，而

辄欲仿古。一纪时也,不言甲乙,而必曰阏逢,曰旃蒙。一纪地也,不言江浙,而必曰姑胥,曰于越。此犹不过取新耳目,于施行初无所妨也。若乃延医诊脉,按症制方,而亦必隐奥其语,变易其名,使病者回惑白疑,旁人游移而鲜据,诚恐非徒无益,而又害之。即如五藏六府之分为十二经也,肝与胆相表里,脾与胃相表里,心与小肠相表里,肺与大肠相表里,肾与膀胱相表里,心包与三焦相表里,此尽人宜知之矣。今不言肝、胆,而必曰足厥阴、足少阳;不言脾、胃,而必曰足太阴、足阳明;不言心与小肠,而必曰手少阴、手太阳;不言肺与大肠,而必曰手太阴、手阳明;不言肾与膀胱,而必曰足少阴、足太阳;不言心包与三焦,而必曰手厥阴、手少阳。言者纵能了然于口,闻者未必即了然于心,避熟而就生,舍易而就难,是亦不可以已乎?"

【集解】

①足太阳与少阴为表里:马莳说:足太阳者,膀胱也。足少阳者,肾也。膀胱之井荥俞原经合始于足小指之侧,肾之井荥俞经合始于足心,故皆称曰足。膀胱为府,故曰表。肾为藏,故曰里。是足太阳与足少阴为表里者如此。(伯坚按:井荥俞原经合,参阅《素问》第三十六《刺疟篇》第十六段"刺指井"句下集解。)

吴崑说:阳行于足之表,则阴必行于足之里,相为偶对,故曰表里。

②少阳与厥阴为表里:马莳说:足少阳者,胆也。足厥阴者,肝也。胆之井荥俞原经合始于足之第四指之端,肝之井荥俞经合始于足大指外侧之端,故皆称曰足。胆为府,故曰表。肝为藏,故曰里。是足少阳与厥阴为表里者如此。

③阳明与太阴为表里:马莳说:足阳明者,胃也。足太阴者,脾也。胃之井荥俞原经合始于足次指之端,脾之井荥俞经合始于足大指内侧之端,故皆称曰足。胃为府,故曰表。脾为藏,故曰里。是足阳明与太阴为表里者如此。

④手太阳与少阴为表里:马莳说:手太阳者,小肠也。手少阴者,心也。小肠之井荥俞原经合始于手小指外侧之端,心之井荥俞经合始于手小指内之端,故皆称曰手。小肠为府,故曰表。心为藏,故曰里。是手太阳与少阴为表里者如此。

⑤少阳与心主为表里:马莳说:手少阳者,三焦也。手厥阴者,心包络经也。三焦之井荥俞原经合始于手第四指之端,心包络经之井荥俞经合始于手中指之端,故皆称之曰手。夫曰手心主者,盖包络居心之下,代心主于行事,心不受邪,而治病者亦治于心主,故皆称之曰心主(大义见《灵枢·邪客篇》)。三焦为府,故曰表。心主为藏,故曰里。是手少阳与心主为表里者如此。

⑥阳明与太阴为表里:马莳说:手阳明者,大肠经也。手太阴者,肺也。大肠之井荥俞原经合始于手次指之端,肺之井荥俞经合始于手大指之端,故皆称曰手。大肠为府,故曰表。肺为藏,故曰里。是手阳明与太阴为表里者如此。

⑦手足阴阳所苦:马莳说:今欲知手足阴经阳经所苦之疾,果在何经,如肝苦急、心苦酸、脾苦湿、肺苦气上逆、肾苦燥之类。

⑧凡治病必先去其血:杨上善说:凡疗病法,诸有痛苦由其血者,血聚之处,先刺去之。

王冰说:先去其血,谓见血脉盛满独异于常者乃去之,不谓常刺则先去其血也。

⑨伺之所欲:杨上善说:刺去血已,伺候其人情之所欲,得其虚实、然后行其补泻之法也。

马莳说:伺其所欲,如肝欲散、心欲软、肺欲收、脾欲燥、肾欲坚之类。

吴崑说:伺之所欲,如风、寒、暑、湿、燥、火,病人有恶之者,有欲之者,伺察其所欲,则知其病在何经矣。

⑩泻有余、补不足:《素问》第三十五《疟论》:夫经言:"有余者泻之。不足者补之。"

《素问》第六十二《调经论》:余闻《刺法》言:"有余泻之。不足补之。"

《灵枢》第五《根结篇》:故曰:"有余者泻之,不足者补之",此之谓也。

补泻,参阅《素问》第二十一《经脉别论》第四段"当泻阳补阴"句下集解和第二十七《离合真邪论》第二段提纲附表。

欲知背俞[①],先度[②]其两乳间,中折之。更以他草度,去半已,即以两隅相拄也。乃举以度其背,令其一隅居上,齐脊大椎[③];两隅在下。当其下隅者,肺之俞也[④]。复下一度,心之俞也[⑤]。复下一度[⑥]:左角,肝之俞也;右角,脾之俞也。复下一度,肾之俞也[⑦]。是谓五藏之俞,灸刺之度也。

【本段提纲】 马莳说:此言五藏有俞,而有度之之法也。

【集解】

①背俞:马莳说:背俞,即下文五藏俞也,属足太阳膀胱经。以其在背,故总名之曰背俞。

吴崑说:俞,输同,五藏血气于此转输传布也。

俞,参阅《素问》第三《生气通天论》第五段"俞气化薄"句下集解。

②度:王冰说:度,谓度量也。

③大椎:《甲乙经》卷三:大椎,在第一椎陷者中。

丹波元简说:《外台》云:"大椎,平肩斜齐高大者是也。仍不得侵项分取之则非也。上接项骨,下肩齐,在椎骨节上,是。余六尽在节下。"

沈彤《释骨》:自颅际锐骨而下,骨三节植颈项者通曰柱骨。其隐筋肉中者曰复骨。上曰上椎。下起骨曰项大椎。

④肺之俞也:张介宾说:其度量之法,先以草横量两乳之间,中半摺折之。又另以一草比前草而去其半,取齐中折之数,乃竖立长草,横置短草于下,两头相柱,象△三隅。乃举此草以量其背,令一隅居上,齐脊中之大椎。其在下两隅,当三椎之间,即肺俞穴也。

⑤复下一度,心之俞也:张介宾说:复下一度,谓以上隅齐三椎,即肺俞之中央,其下两隅,即五椎之间,心之俞也。

⑥复下一度:张介宾说:复下一度,皆如前法递相降也。

⑦肾之俞也:王冰说:《灵枢经》及《中诰》咸云:"肺俞在三椎之傍。心俞在五椎之傍。肝俞在九椎之傍。脾俞在十一椎之傍。肾俞在十四椎之傍。"寻此经草量之法,则合度之人,其初度两隅之下约当肺俞,再度两俞之下约当心俞,三度两隅之下约当七椎。七椎之傍乃鬲俞之位,此经云"左角肝之俞,右角脾之俞",殊与《中诰》等经不同。又四度则两俞之下约当九椎,九椎之傍乃肝俞也,经云"肾俞",未究其源。

吴崑说:此取五藏俞法,与《甲乙经》不合,盖古人别为一家者也。

张介宾说:按肝俞、脾俞、肾俞,以此法折量,乃与前《背腧篇》,及《甲乙经》《铜人》等书皆不相合。其中未必无误。或古时亦有此别一家法也。仍当以前《背腧篇》及《甲乙》等书为是。

形乐志苦[①],病生于脉[②],治之以灸刺[③]。

形乐志乐,病生于肉,治之以针石[④]。

形苦志乐,病生于筋,治之以熨引[⑤]。

形苦志苦,病生于困竭[⑥],治之以甘药[⑦]。

形数惊恐[⑧],经络不通[⑨],病生于不仁[⑩],治之以按摩、醪药[⑪]。

是谓五形志也⑫。

【本段提纲】 马莳说：此以下五节，言病由有不同，而治之者必异其法也。

伯坚按：《灵枢》第七十八《九针论》有类似的一段文字，说："形乐志苦，病生于脉，治之以灸刺。形苦志乐，病生于筋，治之以熨引。形乐志乐，病生于肉，治之以针石。形苦志苦，病生于咽喝，治之以甘药。形数惊恐，筋脉不通，病生于不仁，治之以按摩醪药。是谓形。"

【集解】

①形乐志苦：王冰说：形谓身形。志谓心志。细而言之，则七神殊守；通而论之，则约形志以为中外尔。然形乐谓不甚劳役，志苦谓结虑深思。

张介宾说：形乐者，身无劳也。志苦者，心多虑也。

②病生于脉：王冰说：不甚劳役，则筋骨平调。结虑深思，则荣卫乖否，气血不顺，故病生于脉焉。

③灸刺：王冰说：夫盛泻虚补，是灸刺之道，犹当去其血络而后调之，故上文曰，"凡治病必先去其血，乃去其所苦，伺之所欲，然后泻有余、补不足"，则其义也。

④针石：杨上善说：形志俱逸，则邪气客肉，脾之应也，多发痈肿，故以砭针及石熨调之也。《山海经》曰，"高氏之山，其上多玉，有石可以为砭针"，堪以破痈肿者也。

王冰说：卫气留满，以针泻之。结聚脓血，石而破之。石谓石针，则砭石也，今亦以铍针代之。（《释音》：铍，音铍。）

针石，参阅《素问》第十二《异法方宜论》第二段"其治宜砭石"句下集解。

⑤熨引：杨上善说：医而急，故以熨引调其筋病也。药布熨之引之，使其调也。

王冰说：形苦，谓修业就役也。然修业以为就役而作，一过其用，则致劳伤。劳用以伤，故病生于筋。熨，谓药熨。引，谓导引。

⑥病生于困竭：原文作"病生于咽嗌"。

《新校正》云：按《甲乙经》，"咽嗌"作"困竭"。

丹波元简说："咽嗌"，今本《甲乙》作"咽喝"，注云"一作困竭"。据形苦志苦，作"困竭"者极是。又按《邪气藏府病形篇》云："阴阳形气俱不足，勿取以针，而调以甘药也。"益知"咽嗌"为"困竭"之误。

伯坚按：此段见《甲乙经》卷六《逆顺病本末方宜形志大论》第二，作"病生于咽喝"，注云"一作困竭"。今据丹波元简说，依《甲乙经》注引一本校改。

⑦治之以甘药：原文作"治之以百药"。

《新校正》云：按《甲乙经》，"百药"作"甘药"。

马莳说：此与《灵枢·九针论》同，但彼曰"甘药"者是，而此曰"百药"者非。《灵枢·邪气藏府病形篇》有"调以甘药"。《灵枢·终始篇》云："将以甘药，不可饮以至剂。"

高世栻说：《灵枢·终始篇》云："阴阳俱不足，补阳则阴竭，泻阴则阳脱，如是者可将以甘药，不可饮以至剂，如是者勿灸。"即此义也。

伯坚按：今据马莳说，依《灵枢·九针论》和《甲乙经》校改。

⑧形数惊恐：喜多村直宽说：按此段当云"形志数惊恐"，盖承上文省"志"字也。下文曰"是谓五形志"，可征矣。

⑨经络不通：高世栻说：惊恐，因惊致恐，志之苦也。经络不通，劳其经络，形之苦也。形数惊恐，经络不通，即上文形苦志苦也。

丹波元简说:《九针论》作“筋脉不通”。

⑩不仁:王冰说:不仁,谓不应其用则𤸷痹矣。

马莳说:不仁者,谓𤸷重而不知寒热痛痒也。

丹波元简说:按不仁,即《神农本草经》“死肌”,后世所谓“木”是。𤸷乃顽皮,后世所谓“麻”是。二证不同。然麻者必木,木者多麻,故王《注》以下,并以𤸷痹释之。(当与《诊要经终篇》参看)

喜多村直宽说:《后汉·班超传》:“头发无黑,两手不仁。”注:“不仁,犹不遂。”(可参《诊要经终论》)

不仁,不知痛痒也。参阅《素问》第十六《诊要经终论》第十段“不仁则终矣”和第四十三《痹论》第十二段“故为不仁”句下集解。

⑪醪药:王冰说:醪药,谓酒药也。

⑫是谓五形志也:马莳说:按《疏五过论》有云:“凡欲诊病者,必问饮食居处,暴乐暴苦,始乐后苦”等义,与此意同。

刺阳明,出血气[①]。

刺太阳,出血、恶气[②]。

刺少阳,出气、恶血[③]。

刺太阴,出气、恶血[④]。

刺少阴,出气、恶血[⑤]。

刺厥阴,出血、恶气也[⑥]。

【本段提纲】 张介宾说:此明三阴三阳血气各有多少,而刺之者出血出气当知其约也。

伯坚按:《灵枢》第七十八《九针论》有类似的一段文字,说:“故曰刺阳明,出血气。刺太阳,出血、恶气。刺少阳,出气、恶血。刺太阴,出血、恶气。刺厥阴,出血、恶气。刺少阴,出气、恶血也。”又《灵枢》第六《寿夭刚柔篇》说:“刺营者出血。刺卫者出气。”

【集解】

①刺阳明,出血气:马莳说:上文言阳明常多气多血,故刺手足阳明经者,并血气而出之无害也。

②刺太阳,出血、恶气:马莳说:太阳常多血少气,故刺手足太阳经者,当出血而恶气,不可使气之或出也。恶,去声。

③刺少阳,出气、恶血:马莳说:少阳常少血多气,故刺手足少阳经者、当出气而恶血,不可使血之或出也。

④刺太阴,出气、恶血:《新校正》云:按《太素》云:“刺阳明出血气。刺太阴出血气。”杨上善注云:“阳明、太阴虽为表里,其血气俱盛,故并泻血气。”如是,则太阴与阳明等,俱为多血多气。前文太阴一云多血少气,一云多气少血,莫可的知。详《太素》血气并泻之旨,则二说俱未为得,自与阳明同尔。(伯坚按:此段见《黄帝内经太素》卷十九《知形志所宜篇》。)

马莳说:太阴或多气少血,故刺手足太阴经者,当出气而恶血,不可使血之或出也。

⑤刺少阴,出气、恶血:马莳说:少阴常少血多气,故刺手足少阴经者,当出气而恶血,不可使血之或出也。

⑥刺厥阴,出血、恶气也:《新校正》云:此刺阳明一节,宜续前泻有余、补不足下,不当隔在草度法、五形志后。

马莳说:厥阴常多血少气,故刺手足厥阴经者,当出血而恶气,不可使气之或出也。

《血气形志篇第二十四》今译

太阳（手太阳小肠经脉和足太阳膀胱经脉）常常血多气少①，少阳（手少阳三焦经脉和足少阳胆经脉）常常是血少气多，阳明（手阳明大肠经脉和足阳明胃经脉）常常是气多血多，少阴（手少阴心经脉和足少阴肾经脉）常常是血少气多、厥阴（手厥阴心主经脉和足厥阴肝经脉）常常是血多气少，太阴（手太阴肺经脉和足太阴脾经脉）常常是气多血少，这是人的正常标准，也是自然现象。

足太阳（膀胱经）和足少阴（肾经）是相为表里的，足少阳（胆经）和足厥阴（肝经）是相为表里的，足阳明（胃经）和足太阴（脾经）是相为表里的，这是足阴阳六经脉的表里关系。

手太阳（小肠经）和手少阴（心经）是相为表里的，手少阳（三焦经）和（手厥阴）心主经是相为表里的，手阳明（大肠经）和手太阴（肺经）是相为表里的，这是手阴阳六经脉的表里关系②。

凡治病须要知道是手足阴阳经哪一经的痛苦，（血多的）首先放出血液，才可以除去痛苦，搞清楚病情所需要的是什么，然后施用针刺疗法，有余的用泻法，不足的用补法。

测量背俞③各穴的部位，须用草一根，先量两乳的距离，将此草截成两乳距离的相等长度，再从正中屈折，另取草一根截成与此草的一半等长，使成为三根一样长的草杆，支成三角形，尖角向上。用这三角形的上面尖角放在脊大椎穴处，则下面两角平行一边一个的地点，就是肺俞④的部位。照此移下一度（即系将这三角形的上面尖角向下移动放置在左右肺俞连接线的中点），则下面两角平行一边一个的地点，就是心俞⑤的部位。照此再移下一度，则左边的一角是肝俞⑥的部位，右边的一角是脾俞⑦的部位。照此再移下一度，就是肾俞⑧的部位。这是五脏俞穴的部位，是针刺法和灸法所取用的。

凡形体快乐而精神苦闷的人，他们的病是从脉（血液）发生的，治疗的方法应当用灸法和针刺法。

凡形体快乐而精神也快乐的人，他们的病是从肉发生的，治疗的方法应当用针刺疗法和砭石疗法。

凡形体困苦而精神快乐的人，他们的病是由筋发生的，治疗的方法应当用药熨法和导引法。

凡形体困苦而精神也苦闷的人，他们的病是由于疲劳过度发生的，治疗的方法应当用补药。

如果常常受惊恐惧，血脉不流通，而发生麻木不仁，对于这种病人的治疗方法应当用按摩和药酒。

这是五种不同的形体和精神的关系。

刺阳明（手阳明大肠经脉和足阳明胃经脉，因为阳明气多血多，）应当放出血也放出气。

刺太阳（手太阳小肠经脉和足太阳膀胱经脉，因为太阳血多气少，）应当放出血而不可放出气。

刺少阳（手少阳三焦经脉和足少阳胆经脉，因为少阳血少气多，）应当放出气而不可放出血。

刺太阴（手太阴肺经脉和足太阴脾经脉，因为太阴气多血少，）应当放出气而不可放出血。

刺少阴（手少阴心经脉和足少阴肾经脉，因为少阴血少气多，）应当放出气而不可放出血。

刺厥阴（手厥阴心主经脉和足厥阴肝经脉，因为厥阴血多气少，）应当放出血而不可放出气。

①太阳(手太阳小肠经脉和足太阳膀胱经脉)常常血多气少:古代医学家认为营气是血液,卫气是气体,所以《素问》第六十三《调经论》说:“取血于营,取气于卫”;《灵枢》第六《寿天刚柔篇》也说,“刺营者出血,刺卫者出气”。此处所说血是指营气而言,所说气是指卫气而言。

②这是手阴阳六经脉的表里关系:若要了解十二经脉为什么是这样表里相配合,必须首先知道它们在手部和足部的排列次序,这一排列次序详见《素问·上古天真论今译》第四注。现在将手三阴三阳经脉,按着由手大指向手小指方向的排列次序,和足三阴三阳经脉,按着由足大趾向足内侧或外侧方向的排列次序(足三阴经脉是按着腿部上段的排列次序),列表于下:

	三阴经脉(里)	三阳经脉(表)
手	手太阴肺经脉	手阳明大肠经脉
	手厥阴心包络经脉	手少阳三焦经脉
	手少阴心经脉	手太阳小肠经脉
足	足太阴脾经脉	足阳明胃经脉
	足厥阴肝经脉	足少阳胆经脉
	足少阴肾经脉	足太阳膀胱经脉

根据这一排列次序,就可以了解为什么十二经脉是这样地表里相配合了。所谓表,就是在手背和足背或足外侧走的阳经脉叫作表,因为手背和足背或足外侧是在表面的,所以叫作表。所谓里,就是在手掌心和足内侧走的阴经脉叫作里,因为手掌心和足内侧是在里面的,所以叫作里。所谓相配合,凡是表里互相对着的经脉,就是相配合的经脉。例如手背靠近大指的第一条经脉(手阳明大肠经脉)和手掌心靠近大指的第一条经脉(手太阴肺经脉)它们是表里互相对着的,所以它们是相配合的。其余各经脉的表里配合,照此类推。

③背俞:背俞是指背部脊柱旁第一侧线的肺俞、心俞、肝俞、胆俞、脾俞、胃俞、三焦俞、肾俞、大肠俞、小肠俞、膀胱俞各俞而言,它们都是足太阳膀胱经脉的孔穴。背俞的俞,和井荥俞原经合的俞,完全是两回事,不可混为一谈。

④肺俞:现在的肺俞穴在第三椎下两旁,各距离脊柱中线五公分的地点。它是足太阳膀胱经脉的一个孔穴。它是双穴,左右各一。

⑤心俞:现在的心俞穴在第五椎下两旁,各距离脊柱中线五公分的地点。它是足太阳膀胱经脉的一个孔穴。它是双穴,左右各一。

⑥肝俞:现在的肝俞穴在第九椎下两旁,各距离脊柱中线五公分的地点。它是足太阳膀胱经穴的一个孔穴。它是双穴,左右各一。

⑦脾俞:现在的脾俞穴在第十一椎下两旁,各距离脊柱中线五公分的地点。它是足太阳膀胱经脉的一个孔穴。它是双穴,左右各一。

⑧肾俞:现在的肾俞穴在第十四椎下两旁,在命门穴的旁边,大约与脐相平,各距离脊柱中线五公分的地点。它是足太阳膀胱经脉的一个孔穴。它是双穴,左右各一。

卷　八

宝命全形论第二十五①

①宝命全形论第二十五:《新校正》云:按全元起本在第六卷,名《刺禁》。

喜多村直宽说:此一篇文字,殊为典雅,自是古经文。

伯坚按:本篇和《甲乙经》《黄帝内经太素》《类经》三书的篇目对照,列表于下:

素问	甲乙经	黄帝内经太素	类经
宝命全形论第二十五	卷五——针道第四	卷十九——知针石篇	卷十九——用针虚实补泻(针刺类七·二) 卷十九——宝命全形必先治神五虚勿近五实勿远(针刺类九)

【释题】 本篇开首说:"天覆地载,万物悉备,莫贵于人。"这是说人的生命是可宝贵的。又说:"君王众庶,尽欲全形。"这是说凡是人类都希望保全形体的健康。所以本篇就叫作《宝命全形论》。

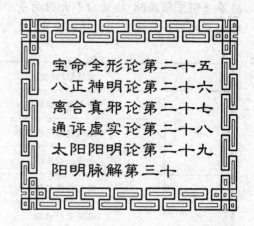

【提要】 本篇用黄帝、岐伯问答的形式,讲针刺疗法的技术,内容可以分为四节。第一节讲针刺疗法不是万能的。第二节讲人和天地是相应的,就是说人身是一小天地,应当顺应天地四时而施行诊治。第三节讲针刺治疗在医师方面应当注意的五大要点:第一治神(要精神专一不乱动);第二知养生(知道个人卫生的方法);第三知毒药为真(知道用药物协助治疗);第四制砭石大小(手术器械的准备);第五知府藏血气之诊(准确的诊断)。第四节讲针刺的技术。

黄帝问曰：天覆地载，万物悉备，莫贵于人。人以天地之气生，四时之法成①。君王众庶，尽欲全形②。形之疾病，莫知其情③。留淫④日深，著⑤于骨髓，心私虑之⑥。余欲针除其疾病，为之奈何？

岐伯对曰：夫盐之味咸者，其气令器津泄⑦；弦绝者，其音嘶败⑧；木陈者，其叶落发⑨；病深者，其声哕⑩。此皆绝皮，伤肉，血气争异⑪。人有此三者，是谓坏府⑫，毒药无治，短针无取⑬。此皆绝皮伤肉，血气争黑⑭。

【本段提纲】 马莳说：此帝欲用针以除民病，而伯以病有难治者告之也。

【集解】

①人以天地之气生，四时之法成：张介宾说：天地之间，惟人为贵。乾称乎父，坤称乎母，故以天地之气生。春应肝而养生，夏应心而养长，长夏应脾而养化，秋应肺而养收，冬应肾而养藏，故以四时之法成。

②尽欲全形：王冰说：贵贱虽殊，然其宝命一矣，故好生恶死者，贵贱之常情也。

③形之疾病，莫知其情：江有诰《先秦韵读》：天覆地载，万物悉备，莫贵于人。人以天地之气生，四时之法成。君王众庶，尽欲全形。形之疾病，莫知其情。（真耕通韵）

④留淫：淫，浸淫随理也，参阅《素问》第十六《诊要经终论》第三段"入淫骨髓"句下集解。

⑤著：附著也，参阅《素问》第十六《诊要经终论》第三段"邪气著藏"句下集解。

⑥留淫日深，著于骨髓，心私虑之：王冰说：虚邪之中人微，先见于色，不知于身，有形无形，故莫知其情状也。留而不去，淫衍日深，邪气袭虚，故着于骨髓。

张介宾说：病在皮毛，浅而未甚，不早治之，则留淫日深，内著骨髓，故可虑也。

⑦夫盐之味咸者，其气令器津泄：王冰说：咸，谓盐之味苦，浸淫而润物者也。夫咸为苦而生咸，从水而有水，润下而苦泄，故能令器中水津液渗泄焉。凡虚中而受物者，皆谓之器。

⑧其音嘶败：王冰说：言音嘶嗄，败易旧声。

张介宾说：破声曰嘶。

丹波元简说：按前《王莽传》："大声而嘶。"师古注："嘶，声破也。"王《注》："嘶嗄。"《玉篇》："嗄，声破。"当从王、张。

⑨木陈者，其叶落发：原文作"木敷者其叶发"。

张介宾说：《太素》云："木陈者其叶落"，于义尤切。

伯坚按：在张介宾的时代，《黄帝内经太素》业已亡佚，张介宾无从得见。张介宾所引《太素》，是从《新校正》转引而来，详见下面的集解。此段见今本《黄帝内经太素》卷十九《知针石篇》，作"木陈者其叶落发"。今据张介宾说，依《太素》校改。

⑩其声哕：杨上善说：言欲识病征者，须知其候。盐之在于器中，津泄于外，见津而知盐之有咸也。声嘶，知琴瑟之弦将绝。叶落者，知陈木之已蠹。举此三物衰坏之征，以比声哕识病深之候也。

马莳说：此三者犹《诗经》之所谓兴也，上三句兴下一句也。惟杨上善之注独合经义，余深取之。（伯坚按：在马莳的时代，《黄帝内经太素》业已亡佚，马莳无从得见。马莳所谓杨上善注是《新校正》所引的，详见下面的集解。）

张介宾说：哕，呃逆也。

哕是呃逆,参阅《素问》第五《阴阳应象大论》第十三段“在变动为哕”句下集解。

江有诰《先秦韵读》:夫盐之味咸者,其气令器津泄;弦绝者,其音嘶败;木敷者,其叶发;病深者,其声哕。(祭部)

⑪此皆绝皮,伤肉,血气争异:原文作“人有此三者,是谓坏府,毒药无治,短针无取。此皆绝皮、伤肉、血气争黑”。

滑寿说:此段有缺义。“木敷者其叶发”,《太素》作“木陈者其叶落”。“争黑”当作“争异”。坏府谓三者之病,犹云崩坏之处也。详此文义若曰:“夫弦绝者其音嘶败,木陈者其叶落,盐之味咸者其气令器津液泄,病深者其声哕,绝皮、伤肉、血气争异。人有此三者,是谓坏府,毒药无治,短针无取。”盖以弦绝况声哕,木落况绝伤,津泄况血气争黑也,庶通(《读素问钞·汇萃篇》)。

俞樾说:按杨上善注以上三句譬下一句,义殊切当。“木敷叶发”,亦当从彼作“木陈叶落”,本是喻其衰坏,自以陈落为宜也。惟“人有此三者”句尚未得解。经云有此三者,不云同此三者,何得以同三譬说之?疑“此皆绝皮伤肉血气争黑”十字,当在“人有此三者”之上。绝皮,一也;伤骨,二也;血气争黑,三也;所谓三者也。病深而至于声哕,此皆绝皮、伤肉、血气争黑。人有此三者,是谓坏府,毒药无治,短针无取。文义甚明,传冩颠倒,遂失其义。

田晋蕃说:“血气争异”,即《灵枢·口问篇》“血气分异”之义,故杨注以皮肉血气各不相得释之。

伯坚按:此段见《黄帝内经太素》卷十九《知针石篇》,作“人有此三者,是谓坏府,毒药无婴治,短针无取。此皆绝皮、伤肉、血气争异”。今据滑寿、田晋蕃说,依《太素》校改“黑”字为“异”字;又据俞樾说,将“此皆绝皮伤肉血气争异”十字从后面移置在“人有此三者”的前面。

⑫坏府:王冰说:府,谓胸也。坏,谓损坏其府而取病也。《抱朴子》云:“仲景开胸以纳赤饼。”由此则胸可启之而取病矣。(丹波元简说:“按王引《抱朴子》,今本无所考。徐坚《初学记》引《抱朴子》云:‘文挚愆筋以疗危困,仲景穿胸以纳赤饼,此但医家犹能若是。’”伯坚按:“王冰所引《抱朴子》见《抱朴子·内篇》卷五《至理篇》。”)

张介宾说:府,犹官府也。人之伤残日久,则形体损败如此,故谓之坏府。

⑬毒药无治,短针无取:《新校正》云:详岐伯之对,与黄帝所问不相当。别按《太素》云:“夫盐之味咸者,其气令器津泄;弦绝者,其音嘶败;木陈者,其叶落;病深者,其声哕。人有此三者,是谓坏府,毒药无治,短针无取。此皆绝皮、伤肉、血气争异。”三字与此经不同,而注意大异。杨上善注云:“言欲知病征者,须知其候。盐之在于器中,津液泄于外,见津而知盐之有咸也。声嘶,知琴瑟之弦将绝。叶落者,知陈木之已尽。举此三物衰坏之征,以比声哕识病深之候。人有声哕同三譬者,是为府坏之候。中府坏者,病之深也。其病既深,故针导不能取,以其皮肉血气各不相得故也。”再详上善作此等注义,方与黄帝上下问答义相贯穿。王氏解盐咸器津义虽渊微,至于注弦绝音嘶木敷叶发,殊不与帝问相协,考之不若杨义之得多也。

⑭此皆绝皮伤肉,血气争黑:伯坚按:此十字据俞樾说移置在“人有此三者”的前面。俞樾说见前注⑪。

帝曰:余念其痛,心为之乱惑,反甚其病,不可更代①,百姓闻之,以为残贼②,为之奈何③?

岐伯曰:夫人生于地,悬命于天,天地合气,命之曰人④。人能应四时者,天地为之父母⑤。知万物者,谓之天子⑥。天有阴阳,人有十二节⑦。天有寒暑,人有虚实[8]。能经天地阴阳之化者，不失四时[9]。知十二节之理者，圣智不能欺也[10]。能存八动之变[11]，五胜更立[12]，能达虚实之数[13]者，独出独入[14]，呿吟至微[15]，秋毫在目[16]。

【本段提纲】 马莳说：此帝念民病不除，则民怨必深，而伯言能达天人之理者，斯可以与其能也。

【集解】

①不可更代：马莳说：更代者，病离人身，更代而去也。

②残贼：张介宾说：针药罔效，适甚其病，欲施他治，无法可更，故百姓闻之，必反谓残贼而害之也。

江有诰《先秦韵读》：余念其痛，心为之乱惑，反甚其病，不可更代，百姓闻之，以为残贼。(之部)

③为之奈何：高世栻说：帝闻岐伯之言，有痛于心，故曰余念其痛心，为之乱惑反甚。病而能治，可以更代，今毒药无治，短针无取，是其病不可更代，百姓闻之，以为残忍贼害。然余必欲治之，为之奈何？

伯坚按：吴崑对于这一段的断句是："余念其痛，心为之乱惑反甚，其病不可更代，百姓闻之，以为残贼，为之奈何？"高世栻，张志聪对于这一段的断句是："余念其痛心，为之乱惑反甚，其病不可更代，百姓闻之，以为残贼，为之奈何？"今据张介宾的解释和江有诰《先秦韵读》断句。

④夫人生于地，悬命于天，天地合气，命之曰人：江有诰《先秦韵读》：夫人生于地，悬命于天，天地合气，命之曰人。(真部)

⑤人能应四时者，天地为之父母：杨上善说：天与之气，地与之形，二气合之为人也。故形从地生，命从天与，是以人应四时，天地以为父母也。

王冰说：人能应四时和气而养生者，天地恒畜养之，故为父母。《四气调神大论》曰："夫四时阴阳者，万物之根本也。所以圣人春夏养阳、秋冬养阴、以从其根，故与万物沉浮于生长之门也。"

马莳说：故人能应四时者，天地为之父母，爱之育之，如亲之视子也。

⑥知万物者，谓之天子：《吕氏春秋·本生篇》：始生之者，天地。养成之者，人也。能养天之所生而勿撄之，谓天子。天子之动也，以全天为故者也。

王冰说：知万物之根本者，天地常育养之，故谓曰天之子。

马莳说：知万物之理者，谓之天子。天子者，正天之所子也。

江有诰《先秦韵读》：人能应四时者，天地为之父母。知万物者，谓之天子。(之部)

⑦天有阴阳，人有十二节：杨上善说：天有十二时，分为阴阳，子午之左为阳，子午之右为阴。人之左手足六大节为阳，右手足六大节为阴。

张介宾说：天有六阴六阳，人亦有六阴六阳，皆相应也。

张志聪说：《邪客篇》曰："岁有十二月，人有十二节。"《生气通天论》曰："夫自古通天者生之本，本于阴阳。天地之间，六合之内，其气九州、九窍、五藏、十二节，皆通乎天气。"十二节者，手足之十二大节也。盖天有阴阳寒暑以成岁，人有十二节以合手足之三阴三阳十二经脉，以应天之十二月也。

张琦说：十二经脉之节。

⑧天有寒暑，人有虚实：王冰说：寒暑有盛衰之纪，虚实表多少之殊，故人以虚实应天寒暑也。

吴崑说：寒暑者，天之阴阳消长也。虚实者，人之阴阳消长也。

江有诰《先秦韵读》:天有阴阳,人有十二节。天有寒暑,人有虚实。(脂部)

⑨能经天地阴阳之化者,四时:王冰说:经,常也。言能常顺应天地阴阳之道而修养者,则合四时生长之宜。

⑩知十二节之理者,圣智不能欺也:杨上善说:知人阴阳十二节气与十二时同循之而动,不可得失,虽有圣智不能加也。欺,加也。

吴崑说:知六阴六阳进退消长之理,则与圣智为一,讵能欺乎?

高世栻说:人有十二节,时有十二节,能知十二节之理者,则天人合一,虽圣智不能欺也。

张志聪说:知十二经脉之理,而合于天之阴阳,惟圣智者能之,又何欺之有?

江有诰《先秦韵读》:能经天地阴阳之化者,不失四时。知十二节之理者,圣智不能欺也。(之部)

⑪能存八动之变:张介宾说:存,存于心也。八动之变,八风之动变也。

⑫五胜更立:王冰说:五胜,谓五行之气相胜。立,谓当其王时。

张介宾说:五胜更立,五行之衰王也。

丹波元简说:汉《律历志》,孟康注五胜云:"五行相胜。"

喜多村直宽说:汉《艺文志》:"阴阳者,顺时而发,随斗击因五胜 。"师古曰:"五胜,五行相胜也。

⑬数:吴崑说:数,微甚之差也。

⑭独出独入:张介宾说:独出独入,得其妙用也。

江有诰《先秦韵读》:能存八动之变,五胜更立,能达虚实之数者,独出独入。(缉部)

⑮呿吟至微:杨上善说:呿,音去,即露齿出气。

丹波元简说:按《通雅》云:"吟即噤,闭口也。"古吟、唫、噤通用。《吕览·重言篇》:"君呿而不唫。"高诱注:"呿开唫闭。"《史记·淮阴侯传》:"虽有舜禹之智,吟而不言。"注:"吟,巨荫反,音噤。"

⑯秋毫在目:张介宾说:虽呿吟之声至微,秋毫之形至细,无不在吾目中矣。此工之对,盖谓知之真,见之切,则病之浅深,治之可否,发无不中,又何有心之乱惑,百姓以为残贼之虑哉?

帝曰:人生有形,不离阴阳。天地合气,别为九野①,分为四时,月有小大,日有短长,万物并至,不可胜量②。虚实呿吟,敢问其方③。

岐伯曰:木得金而伐④。火得水而灭。土得木而达⑤。金得火而缺。水得土而绝。万物尽然,不可胜竭⑥。故针有悬布天下者五,黔首⑦共饮食⑧,莫知之也。一曰,治神⑨。二曰,知养身⑩。三曰,知毒药为真⑪。四曰,制砭石小大⑫。五曰,知府藏血气之诊⑬。五法俱立,各有所先⑭。今末世之刺也,虚者实之,满者泄之⑮,此皆众工所共知也,若夫法天则地,随应而动,和之者若响,随之者若影,道无鬼神,独来独往⑯。

【本段提纲】 马莳说:此言欲用针者有五法,而其法为甚神也。

【集解】

①九野:九野是八方和中央,参阅《素问》第二十《三部九候论》第二段"以应九野"句下集解。

②万物并至,不可胜量:高世栻说:承岐伯之言而复问也。伯云:"天有阴阳",而人生有形,不离阴阳。又云:"天地合气,命之曰人",而天地合气,各有分别,在地则别为九野,在天则分为四时,由四时而计其月,则月有小大。由月而计其日,则日有短长。又云"知万物者谓之天子",

今万物并至，不可胜量。

③虚实呿吟，敢问其方：丹波元简说：盖虽万物并至，不可胜量，然要之不过虚实开闭之理，故问其方。

喜多村直宽说：应上文“虚实之数”，及“呿吟至微”句。

④木得金而伐：守山阁本原文作“水得金而伐”。

伯坚按：明顾从德覆宋本作“木得金而伐”。其余各本也都作“木”。根据五行生克的原则，金克木，应当是“木得金而伐”。今据各本校改。

⑤土得木而达：王冰说：达，通也。

丹波元简说：达，王训通，然与伐灭缺绝义乖。诸家不解，可疑。

丹波元坚说：《太素》，“木”作“水”，无下“金得水而缺，水得土而绝”二句。杨曰：“言阴阳相分，五行相克，还复相资。如金以克木，水以克火，土以克水，始土克水，得水通易，余四时皆然，并以所克为资，万物皆尔也。”坚按《太素》经注并难从。窃谓“达”当作“夺”，声之误也。

田晋蕃说：《太素》，“土得木而达”作“土得水而达”，无“金得火而缺，水得土而绝”二句。晋蕃按杨上善《注》谓“五行相克，还复相资”，于义甚长。经盖举相克相资之理，言木、火、土而余可类推。校《素问》者不解相资之理，因改“土得水”为“土得木”。而又补“金得火而缺，水得土而绝”二句，殊非古人立言举一反三之旨。又按丹波元简《素问识》曰：“达，王训通，与伐灭绝缺义相乖，可疑。”盖改“水”为“木”，而犹仍“达”字，足为校改之确证。

⑥万物尽然，不可胜竭：王冰说：言物类虽不可竭尽而数，要之皆如五行之气而有胜负之性分尔。

江有诰《先秦韵读》：木得金而伐。火得土而灭。土得木而达。金得火而缺。水得土而绝。万物尽然，不可胜竭。（祭部）

⑦黔首：杨上善说：黔，黑也。人之首黑，故名黔首也。

丹波元简说：杨慎《丹铅总录》云：“李斯刻石颂秦曰：‘黔首康定。’太史公因此语，遂于《秦纪》谓秦吏民曰黔首。朱子注《孟子》亦曰：‘周言黎民，犹秦言黔首。’盖因太史公之语也。然《祭统》《内经》，实先秦出，黔首之称，恐不自秦始也。”（按“祭统”当作“祭义”。）

王念孙《广雅疏证》卷四上《释诂》：黔首者，《说文》：“秦谓民为黔首，谓黑色也。”《史记·秦始皇帝纪》：“更名民曰黔首。”按《祭义》云：“民命鬼神以为黔首则。”郑注：“黔首，谓民也。”《魏策》云：“抚社稷，安黔首。”《吕氏春秋·大乐篇》云：“和远近，说黔首。”《韩非子·忠孝篇》云：“古者黔首悗密惷愚。”诸书皆在六国未灭之前，盖旧有此称，而至秦遂以为定名，非始皇创为之也。

顾观光说：《史记》：“秦始皇二十六年，更名民曰黔首。”然《祭义》已云：“明命鬼神以为黔首则”，则其名不始于秦矣。

喜多村直宽说：《汉·艺文志》注：“师古曰：秦谓人为黔首，言其头黑也。”

伯坚按：《吕氏春秋》中除了《大乐篇》以外，还有《振乱》《怀宠》各篇以及李斯《谏逐客书》中都用了“黔首”这一名词，这些都是秦始皇二十六年“更名民曰黔首”以前的著作，王念孙的说法是正确的。姚际恒《古今伪书考》因为《素问》本篇有“黔首”字样，遂疑为秦人作，这是不足为据的。

⑧共饮食：原文作“黔首共余食”。

杨上善说：饮食，服用也。黔首服用此道，然不能得其意也。

《新校正》云：按全元起本，“余食”作“饱食”。注云：“人愚不解阴阳，不知针之妙，饱食终日，莫能知其妙益。”又《太素》作“饮食”。杨上善注云：“黔首共服用此道，然不能得其意。”

张志聪说：共，供同。悬布天下者，先立《针经》以示人，而百姓止可力田以供租税，有余粟以供养,其于治针之道 ,莫之知也。

顾观光说:"余"字误,当依《太素》作"饮"。

田晋蕃说:按卫正叔《礼记·集说》,据岩陵方氏引《素问》,作"黔首共饮食"。明杨慎《升庵集》亦作"饮食"。

伯坚按:此段见《黄帝内经太素》卷十九《知针石篇》,作"黔首共饮食" 。今据顾观光说,依《太素》校改。

⑨治神:王冰说:专精其心,不妄动乱也。所以云:"手如握虎,神无营于众物",盖欲调治精神,专其心也。

⑩知养身:杨上善说:饮食男女,节之以限,风寒暑湿,摄之以时,有异单豹岩穴之害,即内养身也。实恕慈以爱人,和尘劳而不迹,有殊张毅高门之伤,即外养身也。内外之养周备。则不求生而久生,无期寿而寿长也,此则针布养身之极也。玄元皇帝曰:"太上养神,其次养形",即斯之谓也。

顾观光说:《庄子·达生篇》云:"鲁有单豹者,岩居而水饮,不与民共利,行年七十而犹有婴儿之色,不幸遇饿虎,饿虎杀而食之。有张毅者高门悬薄无不走也,行年四十而有内热之病以死。豹养其内而虎食其外,毅养其外而病攻其内,此二子者皆不鞭其后者也。"(伯坚按:在顾观光的时代,《太素》早已亡佚,顾观光无从得见。他在这里对于杨上善注的解释,是根据《新校正》转引的杨《注》。)

⑪知毒药为真:马莳说:毒药攻疾,气味异宜,吾当平日皆真知之,然后可用之不谬也。

张介宾说:治病之道,针药各有所宜。若真知非药不可而妄用针者,必反害之。如《邪气藏府病形篇》曰:"诸小者阴阳形气俱不足,勿取以针,而调以甘药也。"《根结篇》曰:"形气不足,病气不足,此阴阳气俱不足也,不可刺之。"此即《病传论》所谓"守一勿失,万物毕者"之义。

毒药,参阅《素问》第十二《异法方宜论》第三段"其治宜毒药"句下集解。

⑫制砭石大小:王冰说:古者以砭石为针,故不举九针但言砭石尔。当制其大小者,随病 所宜而用之。

《新校正》云:按全元起云:"砭石者,是古外治之法。有三名:一针石,二砭石,三镵石,其实一也。古来未能铸铁,故用石为针,故名之针石。言工必砥砺锋利,制其小大之形与病相当。黄帝造九针以代镵石。上古之治者,各随方所宜,东方之人多痈肿聚结,故砭石生于东方。"(伯坚按:全元起此《注》系据王僧孺说。《南史》卷五十九《王僧孺传》说:"僧孺工属文,善楷隶,多识古事。侍郎金元起欲注《素问》,访以砭石。僧孺答曰:'古人当以石为针,必不用铁。《说文》有此砭字。许慎云:以石刺病也。《东山经》:高氏之山多针石。郭璞云:可以为砭针。《春秋》:美疢不如恶石。服子慎注云:石,砭石也。季世无复佳石,故以铁代之尔。'"金元起应作全元起,《南史》作"金",错了。)

砭石,参阅《素问》第十二《异法方宜论》第二段"其治宜砭石"句下集解。

⑬知府藏血气之诊:王冰说:诸阳为府,诸阴为藏。故《血气形志篇》曰:"太阳多血少气,少阳少血多气,阳明多气多血,少阴少血多气,厥阴多血少气,太阴多气少血。是以刺阳明出血气,刺太阳出血恶气,刺少阳出气恶血,刺太阴出气恶血,刺少阴出气恶血,刺厥阴出血恶气也。"精知多少,则补泻万全。

吴崑说:府藏血气多少,天数不同,所当知者。而病邪在府在藏,在血在气,尤不可不知其诊。

⑭五法俱立,各有所先:张介宾说:针治未施 ,法应预立。五者之用,当知所先。

高世栻说：凡此五法，俱布立于天下，各有所宜者而先施之，此用针可以全形，全形可以宝命也。

⑮虚者实之，满者泄之：《素问》第二十《三部九候论》：实则泻之。虚则补之。

《素问》第六十《骨空论》：不足则补。有余则泻。

《灵枢》第一《九针十二原篇》：虚则实之。满则泄之。

《灵枢》第十《经脉篇》：为此诸病，盛则泻之，虚则补之。

《灵枢》第二十一《寒热病篇》：盛则泻之。虚则补之。

《灵枢》第三十五《胀论》：补虚泻实，神归其室。

《灵枢》第四十八《禁服篇》：盛则泻之。虚则补之。

《灵枢》第五十一《背腧篇》：气盛则泻之，虚则补之。

《灵枢》第七十三《官能篇》：知补虚泻实。

《灵枢》第八十六《惑论》：盛者泻之。虚者补之。

补泻，参阅《素问》第二十七《离合真邪论》第二段提纲附表。

⑯若夫法则天地，随应而动，和之者若响，随之者若影，道无鬼神，独来独往：吴崑说：法天则地，则非末世众工之刺矣。随应而动，言其效也。若响若影，效之捷也。道无鬼神，言其道足以补化工，无复鬼神之能事矣。

张介宾说：法天则地，超乎凡矣。随应而动，通乎变矣。故能如响应声，如影随形，得心应手，取效若神。所谓神者，神在吾道，无谓鬼神，既无鬼神，则其来其往，独惟我耳。

丹波元简说：按《庄子》云："独往独来，谓之独有。"盖独有刺之真者也。

丹波元坚说：按《关尹子·五鉴篇》曰："人之平日，目忽见非常之物者，皆心有所歘而使之然。苟知吾心能于无中示有，则知吾心能于有中示无，但不信之，自然不神。或曰：'厥识既昏，熟能不信？'我应之曰：'如捕蛇师，心不怖蛇，彼虽梦蛇，而不怖畏。'故黄帝曰：'道无鬼神，独往独来。'"

喜多村直宽说："独来独往"，应前"独出独入"句。

江有诰《先秦韵读》：若夫法天则地，随应而动（叶音荡），和之者若响，随之者若影。（音养）道无鬼神，独来独往。（阳东通韵）

帝曰：愿闻其道。

岐伯曰：凡刺之真，必先治神①，五藏已定，九候已备，后乃存针②。众脉不见，众凶弗闻，外内相得，无以形先③。可玩往来，乃施于人④。人有虚实，五虚勿近，五实勿远⑤。至其当发，间不容瞚⑥。手动若务⑦，针耀而匀⑧。静意视义⑨，观适之变⑩。是谓冥冥，莫知其形⑪。见其乌乌⑫，见其稷稷，从见其飞，不知其谁⑬。伏如横弩，起如发机⑭。

【本段提纲】 马莳说：此言用针者，当始终曲尽其妙法也。

【集解】

①凡刺之真，必先治神：王冰说：专其精神，迨无动乱，刺之真要，其在斯焉。

②五藏已定，九候已备，后乃存针：王冰说：先定五藏之脉，备循九候之诊，而有太过、不及者，然后乃存意于用针之法。

③众脉不见，众凶弗闻，外内相得，无以形先：汪机说：不可徒观其外形，而遗其内气之相得否。（《读素问钞·针刺篇》）

吴崑说：众脉不见，无真藏死脉也。众凶弗闻，无五藏绝败也。是外证内脉相得，非徒以察形而已，故曰无以形先。

④可玩往来，乃施于人：张介宾说：玩谓精熟，犹玩弄也。往言既往，来言将来，原始反终，惟穷理者能之，必能若是，乃可施治于人。

高世栻说：往来者，气机出入也。得神，则可玩往来，施于人者刺其病也。得神乃可施刺于人。

张志聪说：言知机之道，而后乃施于人。《九针篇》曰："粗守关，工守机。机之动，不离其空。空中之机，清净而微。其来不可逢，其往不可追。知机之道者，不可挂以发。不知机道，叩之不发。知其往来，要与之期。"（伯坚按：这是《灵枢》第一《九针十二原篇》的文字。并不是第七十八《九针论》的文字。）

江有诰《先秦韵读》：凡刺之真，必先治神。五藏已定，九候已备，后乃存针（当作针存）。众脉不见，众凶弗闻，外内相得，无以形先。可玩往来，乃施于人。（文真通韵）

⑤人有虚实，五虚勿近，五实勿远：吴崑说：针道难补而易泻，故五藏天真已虚，戒人勿近，五邪相乘而实，戒人勿远。

高世栻说：人有虚实，谓人之虚实不同也。五虚，五藏正气虚也，虚则不可针，故曰勿近。五实，五藏邪气实也，实则宜针，故曰勿远。

丹波元简说：五虚五实，见《玉机真藏论》。

伯坚按：《素问》第十九《玉机真藏论》第十八段说："脉盛、皮热、腹胀、前后不通、闷瞀，此谓五实。脉细、皮寒、气少、泄利前后、饮食不入，此谓五虚。"

⑥至其当发，间不容瞚：《新校正》云：按《甲乙经》，"瞚"作"腘"。全元起本及《太素》作"眴"。（伯坚按：此段见《甲乙经》卷五《针道》第四，今本《甲乙经》作"间不容瞚"，不作"腘"。又见《黄帝内经太素》卷十九《知针石篇》，作"间不容眴"。）

吴崑说：发，施针也。瞚，瞬也。言施针有时，不可以瞬息误也。

丹波元简说：按《说文》："瞚，开阖目数摇也。"徐铉曰："今俗别作瞬，非是。舒问切。"《史·扁鹊传》："目眩然而不瞚。"《集韵》《韵会》，并音舜。

陆懋修说：亦作"瞬"，与"眴"通。《说文》："瞚，开阖目动摇也。"《庄子·庚桑楚篇》："终日视而目不瞚。"《释文》："瞚，动也。"

田晋蕃说：按字书无"瞚"。"瞚"为"瞚"之讹。"眴"则与"瞚"同。《韵会举要》曰："《庄子》'终日视而目不瞚'，今文作'瞬'。"（《庚桑楚篇》。"瞬"，俗"瞚"字。）或作"眴"，前《项籍传》"眴（籍）曰可行矣"，谓目动使之。

⑦手动若务：王冰说：手动用针，心如专务于一事也。《针经》曰："一其形，听其动静，而知邪正"，此之谓也。

张介宾说：动，用针也。务，专其务而心无二也。

⑧针耀而匀：王冰说：针耀而匀，谓针形光净而上下匀平。

张介宾说：耀，精洁也。匀，举措从容也。

田晋蕃说：《太素》，"耀"作"燿"。晋蕃按《说文》无耀。"燿"为"耀"之正字。《史记·司马相如传》："得耀乎光明"，"总光耀之采旄"，《汉书》皆作"燿"。

⑨静意视义：丹波元简说：按《离合真邪论》云："用真无义，反为气贼。"

喜多村直宽说：骊恕公曰："《中庸》云：'义者，宜也。'"

⑩观适之变：吴崑说：适，针气所至也。变，形气改易也。

张介宾说：适，至也。变，虚实之变也。观之以静，察变之道也。

喜多村直宽说：骊恕公曰："适，读为敌。"

江有诰《先秦韵读》:人有虚实,五虚勿近,五实勿远(去声)。至其当发,间不容瞚。手动若务,针耀而匀。静意视义,观适之变。(元真合韵)

⑪是谓冥冥,莫知其形:《新校正》云:按《八正神明论》云:"观其冥冥者,言形气荣卫之不形于外,而工独知之。以日之寒温,月之虚盛,四时气之浮沉,参伍相合而调之,工常先见之,然而不形于外,故曰观于冥冥焉。"

张介宾说:冥冥,幽隐也。莫知其形,言血气之变,不形于外,惟明者能察有于无,即所谓观于冥冥焉。

江有诰《先秦韵读》:是谓冥冥,莫知其形。(耕部)

⑫见其乌乌:喜多村直宽说:恕公曰:"按乌乌,即乌也。犹毛《诗》:'燕燕于飞',即燕也。"

⑬见其乌乌,见其稷稷,从见其飞,不知其谁:张介宾说:此形容用针之象有如此者。乌乌,言气至如乌之集也。稷稷,言气盛如稷之繁也。从见其飞,言气之或往或来如乌之飞也。然此皆无中之有,莫测其孰为之主,故曰不知其谁。

⑭伏如横弩,起如发机:王冰说:血气之未应针,则伏如横弩之安静。其应针也,则起如机发之迅疾。

丹波元简说:刘熙《释名》云:"弩,怒也。其柄曰臂,似人臂也。钩弦者曰牙,似齿牙也。牙外曰郭,为牙之规廓也。下曰悬刀,其形然也。合名之曰机,言机之巧也,亦言如门户之枢机,开阖有节也。"《古史考》云:"黄帝作弩。"简按杜思敬《拔萃方》,引经文作"彍弩"。《孙子·兵势篇》:"势如彍弩。"《说文》:"彍,弩满也。"知是横彍通用。

喜多村直宽说:唐太宗《李卫公问对》:"势如彍弩,节如发机。"

帝曰:何如而虚?何如而实①?

岐伯曰:刺虚者,须其实。刺实者,须其虚②。经气已至,慎守勿失③。深浅在志④,远近若一⑤。如临深渊,手如握虎,神无营于众物⑥。

【本段提纲】 张介宾说:此下言虚实之治,并及诸所当慎也。

伯坚按:《素问》第五十四《针解》对于本段有详细的解释,现照录于下,以供参考。《针解》说:"刺实须其虚者,留针,阴气隆至乃去针也。刺虚须其实者,阳气隆,针下热乃去针也。经气已至、慎守勿失者,勿变更也。浅深在志者,知病之内外也。近远如一者,深浅其候等也。如临深渊者,不敢堕也。手如握虎者,欲其壮也。神无营于众物者,静志观病人无左右视也。"

【集解】

①何如而实:喜多村直宽说:此以下结前段虚实之义。

②刺虚者,须其实。刺实者,须其虚:王冰说:言要以气至有效而为约,不必守息数而为定法也。

顾观光说:二句误倒,当依《针解》乙转。"实"字与下文"失""一""物"韵。

伯坚按:《素问》第五十四《针解篇》说:"刺实须其虚者,留针,阴气隆至乃去针也。刺虚须其实者,阳气隆,针下热乃去针也。"张介宾说:"阴气隆至,针下寒也,阳邪已退,实者虚矣。阳气隆至,针下热也,元气已复,虚者实矣。故皆可去针也。"(见《类经》卷十九《针刺类》七注)

③慎守勿失:王冰说:无变法而失经气也。

张介宾说:慎守勿失勿变更者,戒其主持不定,多生惑乱,不惟无益,反招损也。

④深浅而志:吴崑说:肉厚者宜深,肉薄者宜浅。秋冬宜深,春夏宜浅。病在筋骨宜深,在经脉皮肤宜浅。

张介宾说:内宜刺深,外宜刺浅,最当在意,不可忽也。

⑤远近若一:吴崑说:穴在四支者为远,穴在腹背者为近,取气一也。

张介宾说:深者取气远,浅者取气近,远近不同,以得气为候,则如一也。

⑥如临深渊,手如握虎,神无营于众物:高世栻说:其慎守也,则如临深渊。其勿失也,则手如握虎。其深浅在志而远近若一也,则神无营于众物。

丹波元简说:《吕览·尊师篇》:"凡学必务进业,心则无营。"注:"营,惑也。"《淮南·精神训》:"而物无能营。"《注》:"营,惑也。一曰乱。"《荀子·宥坐》:"言谈足以饰邪营众。"注:"营,读为荧。"据此,言下针之际,能一其神,不敢惑于他务,即无左右视之义。(王引之《经义述闻》《周易》"不可荣以禄"条,宜参。)

江有诰《先秦韵读》:刺实者须其虚,刺虚者须其实。经气已至,慎守勿失。深浅在志,远近若一。如临深渊,手如握虎,神无营于众物。(脂部)

《宝命全形论第二十五》今译

黄帝问说:天地之间,各种生物都有,而最可宝贵的是人。人是秉着天地之气而生出的,随着四时的运行而长成的。无论贵贱的人,都希望自己身体强健。但是身体常有疾病发生,初起的时候不容易觉察,日子拖延久了会深入骨髓,是很可忧虑的。我想用针刺来治疗疾病,应当如何呢?

岐伯回答说:(病是可以觉察的,)譬如把盐放在碗里则可湿润到外面,快要断绝的弦则声音嘶哑,衰老的树木则树叶坠落,人的病候也是如此,病深的就有呃逆的声音。这样的病人必定皮受了损,肉受了伤,血气纷争不宁。人如果有这三个症状,就叫作败证,药物无法治疗,针刺也不能有效。

黄帝说:我想到病人的痛苦,心乱如麻,病既加重,又没有其他更好的治疗方法,百姓还以为我没有同情心,这应当如何呢?

岐伯说:人在地面上生长,而生命却是由天决定的。天气和地气配合,就成为人。人能够顺应着四时而生活,则天地就能养育人。知道万物根本道理的人,才能为天子。天有阴阳(十二月),人就有十二经脉来配合它。天有寒暑,人就有虚实来配合它。能够掌握天地阴阳变化规律的人,就可以适应着四时而生活。能够了解十二经脉道理的人,没有什么病情能够欺瞒他。能够审察八风的变化,掌握五行的规律,了解虚实的差别,就可以独得妙用,虽是至微极细的情况,无不一目了然。

黄帝说:人身的形体,离不开阴阳。天有四时,地有九野(八方和中央),月份有大小,昼夜有长短,自然界的阴阳变化是无穷的。它的主要环节究竟在哪里,请讲一讲。

岐伯说:金可以斩伐木,水可以扑灭火,木可以穿入土,火可以融化金 ,土可以填塞水。万物都是如此,数也数不完。讲到针刺疗法,则在医师方面应当注意的有五大要点,一般人只知道吃饭,对于这些要点是不知道的。第一个要点是要精神专一。第二个要点是要知道个人卫生的方法。第三个要点是要知道使用药物治疗。第四个要点是要能制造适用的针刺器械。第五个要点是要知道诊断的方法。虽然同是五个要点,但它们之中还应当分别先后缓急。现在施用针刺,只不过是虚的用补法,实的用泻法,这是所有医师都能知道的。至于以天地为法则,一切的动作都适应着它,收效如立竿见影,其中并没有什么鬼神主持,这只是针法的妙用,这就不是一般医师所能知道的了。

黄帝说:我愿意知道这些道理。

岐伯说:针刺的要点,首先是要医师的精神专一。经过详细诊断,将疾病的部位肯定之后,才能施用针刺疗法。针刺的时候,医师要对于病人的任何情况都置之不见不闻,精神和手法都要集中,才可以得心应手,不可只讲手法而忽略精神,过去的情况和未来的预测都了然于心,然后才可以用针。应当将病人的虚实搞清楚,五虚①的病人不宜用针,五实②的病人应当用针。在发针的时候,医师要聚精会神,注目看着,动作要专一,用的针要干净而手法均匀,专心专意地观察病人的反应。病人的生理功能是外面看不见的,只觉得它好像乌鸦一样地聚集,好像禾苗一样地茂盛,或来或往,而不明白是怎么一回事。在没有进针的时候,要像横着等待发射的弩机那样地准备。在进针一刹那时候,要像发射弩机拨放开关那样地快。

黄帝说:刺虚应当如何? 刺实应当如何?

岐伯说:凡是虚(不足)的病人,在进针之后,应当待至病人自己感觉针下有一股热气,才可出针。凡是实(有余)的病人,在进针之后,应当待至病人自己感觉针下有一股冷气,才可出针。如果病人感觉这股气来了,医师就要守住针不使移动。针刺的深浅,随着病人的情况而有不同。不论是远穴或近穴,都以病人感觉这股气为度。医师在施行针刺的时候,要如同站在很深的水旁边一样地注意,手里拿着针如同抓住老虎一样地小心,集中精神,任何事物都不要理会。

①五虚:《素问》第十九《玉机真藏论》第十八段说:"脉细、皮寒、气少、泄利前后、饮食不入,此谓五虚。"

②五实:《素问》第十九《玉机真藏论》第十八段说:"脉盛、皮热、腹胀、前后不通、闷瞀,此谓五实。"

八正神明论第二十六①

①八正神明论第二十六:《新校正》云:按全元起本在第二卷,又与《太素·知官能篇》大意同,文势小异。

马莳说:此篇大义,出自《灵枢·官能篇》。

丹波元坚说:《灵枢》晚出于《素问》,然如此篇及《脉解》《针解》,俱似原于彼者。不知古自有其说,二经皆有根据。马氏专崇《灵枢》以为《素问》之言所出者,谬矣。吴曰:"自'法往古'凡九释,率皆古语,因问而详及者也。"此言为是。

顾观光说:《太素》今不可见,而《灵枢·官能篇》"用针之服"一段,与此篇文同,彼文较简,似彼为经而此为传也。

伯坚按:《灵枢》第七十三《官能篇》说:"用针之服,必有法则。上视天光,下司八正,以辟奇邪,而观百姓。审于虚实,无犯其邪。是得天之露,遇岁之虚,救而不胜,反受其殃。故曰:必知天忌,乃言针意。法于往古,验于来今,观于窈冥,通于无穷,粗之所不见,良工之所贵,莫知其形,若神仿佛。邪气之中人也,洒淅动形,正邪之中人也微,先见于色,不知于其身,若有若无,若亡若存,有形无形,莫知其情。是故上工之取气,乃救其萌芽。下工守其已成,因败其形。是故工之用针也,知气之所在而守其门户,明于调气补泻所在,徐疾之意、所取之处。泻必用员,切而转之,其气乃行。疾而徐出,邪气乃出。伸而迎之,大大其穴,气出乃疾。补必用方,外引其皮,令当其门。左引其枢,右推其肤,微旋而徐推之。必端以正,安以静。坚心无解,欲微以留。气下而疾出之,推其皮,盖其外门,其气乃存。用针之要,无忘其神。"

伯坚按：本篇和《甲乙经》《黄帝内经太素》《类经》三书的篇目对照，列表于下：

素问	甲乙经	黄帝内经太素	类经
八正神明论第二十六	卷五——针灸禁忌第一上 卷五——针道第四	卷二十四——天忌篇 卷二十四——本神论篇	卷十九——八正神明泻方补圆（针刺类十三）

【释题】 本篇最初一段讲"凡刺之法，必候日月星辰四时八正之气。"八正就是说八正的节气。什么是八节呢？就是四立（立春、立夏、立秋、立冬），二分（春分、秋分），二至（夏至、冬至）本篇最末一段讲"昭然独明，若风吹云，故曰神。"就取了首末两段里面这几个字作篇名，叫作《八正神明论》。

【提要】 本篇用黄帝、岐伯问答的形式，讲针刺法的原则，内容可以分为三节。第一节讲日月星辰四时八正和针刺法的关系，要选择日的寒温、月的圆缺、四时八正的气候，来施行针刺。第二节讲针刺法里面的补泻的技术，泻必用方，补必用员。（这和《灵枢·官能篇》恰恰相反，《官能篇》说："泻必用员，补必用方。"本篇或《官能篇》必有一处是错的。）第三节解释什么叫作形，什么叫作神。

黄帝问曰：用针之服①，必有法则②焉，今何法何则？

岐伯对曰：法天则地③，合以天光④。

帝曰：愿卒⑤闻之。

岐伯曰：凡刺之法，必候日月、星辰、四时、八正之气⑥，气定乃刺之⑦。是故天温日明，则人血淖液⑧而卫气浮，故血易泻，气易行⑨。天寒日阴，则人血凝泣⑩而卫气沈⑪。月始生，则血气始精，卫气始行⑫。月郭⑬满，则血气实，肌肉坚⑭。月郭空，则肌肉减，经络虚，卫气去，形独居⑮。是以因天时而调血气也。是以天寒无刺，天温无疑⑯，月生无泻，月满无补，月郭空无治，是谓得时而调之⑰。因天之序，盛虚之时，移光定位，正立而待之⑱。故曰：月生而泻，是谓减虚⑲。月满而补，血气盈溢⑳，络有留血㉑，命曰重实㉒。月郭空而治，是谓乱经㉓，阴阳相错，真邪不别㉔，沈以留止㉕，外虚内乱，淫邪乃起㉖。

【本段提纲】 马莳说：此言用针者必法天地天光之妙也。

【集解】

①服：王冰说：服，事也。

丹波元简说：按《诗·大雅》："昭哉嗣服。"毛《传》云："服，事也。"王注本此。《官能篇》云："用针之服，必有法则。上视天光，下司八正，以避虚邪，而观百姓。审于虚实，无犯其邪。"

②法则：王冰说：法，象也。则，准也，约也。

③法天则地：张介宾说：法，方法也。则，准则也。天有星辰，人有俞穴；地有道理，人有尺寸；故无不合乎天运。

④天光：杨上善说：光，谓三光。

张介宾说：天之明在日月，是谓天光。

丹波元坚说：宜参《三部九候论》。

⑤卒：马莳说：卒，尽也。

卒，参阅《素问》第二十二《藏气法时论》第一段"愿卒闻之"句下集解。

⑥必候日月、星辰、四时、八正之气：王冰说：候日月者，谓候日之寒温，月之空满也。星辰者，谓先知二十八宿之分，应水漏刻者也。略而言之，常以日加之于宿上，则知人气在太阳，日行一舍，人气在三阳与阴分矣。细而言之，从房至毕十四宿，水下五十刻，半日之度也。从昴至心亦十四宿，水下五十刻，终日之度也。是故从房至毕者为阳，从昴至心者为阴。阳主昼，阴主夜也。凡日行一舍者，水下三刻与七分刻之四也。《灵枢经》曰："水下一刻，人气在太阳。水下二刻，人气在少阳。水下三刻，人气在阳明。水下四刻，人气在阴分。水下不止，气行亦尔。"又曰："日行一舍，人气行于身一周与十分身之八。日行二舍，人气行于身三周与十分身之六。日行三舍，人气行于身五周与十分身之四。日行四舍，人气行于身七周与十分身之二。日行五舍，人气行于身九周。然日行二十八舍，人气亦行于身五十周与十分身之四。"由是故必候日月星辰也。四时八正之气者，谓四时正气、八节之风来朝于太一者也。谨候其气之所在而刺之。（伯坚按：王冰所引《灵枢》，见《灵枢》第七十六《卫气行篇》，文字各有异同。二十八宿，参阅张介宾《类经图翼》卷一《二十八宿说》。）

马莳说：八正者，八正之节气也。四立，二至，二分，曰八正。

丹波元简说：《史记·律书》云："律历，天所以通五行八正之气。"注："八正，谓八节之气，以应八方之风。"

⑦气定乃刺之：杨上善说：定者，候得天地正气日定，定乃刺之。

王冰说：气定乃刺之者，谓八节之风气静定，乃可以刺经脉、调虚实也。故《历忌》云："八节前后各五日不可刺灸，凶。"是则谓气未定故不可刺灸也。

吴崑说：气定，定其所宜也。

高世栻说：定，安静也。人气安静，乃行针以刺之，此为用针之事也。

张志聪说：定，安静也。气定乃刺之者，谨候其气之安静而刺之也。

⑧淖液：杨上善说：淖，濡甚也，谓血濡甚通液也。

张介宾说：淖，濡润也。

丹波元坚说：按《尔雅·释言·释文》引《字林》云："淖，濡甚也。"此杨所本。又《广雅》："淖，湿也。泽，润液也，谓微温润也。"《行针篇》："阴阳和调，而血气淖泽滑利。"盖淖液、淖泽，其义相同。（宜参《阴阳别论》）

淖，参阅《素问》第七《阴阳别论》第十二段"淖则刚柔不和"句下集解。

⑨是故天温日明，则人血淖液而卫气浮，故血易泻，气易行：马莳说：是故天温日明，天之阳气盛矣，而吾人之血淖溢，故血易泻；卫气浮，故气易行；此则可以用针之时，所以天温无凝也。凝者，不使其血气复凝结也。

张介宾说：天温日明，阳盛阴衰也，人之血气亦应之，故血淖溢而易泻，卫气浮而易行。

⑩泣：吴崑说：泣，涩同。

泣，参阅《素问》第十《五藏生成篇》第二段"则脉凝泣而变色"句下集解。

⑪天寒日阴，则人血凝泣而卫气沈：马莳说：天寒日阴，天之阴气盛矣，而吾人之血凝泣，卫气沈，所以天寒无刺也。刺者，补泻皆不可也。

张介宾说：天寒日阴，阳衰阴盛也，故人血凝泣而卫气沈，凝则难泻，沈则难行矣。

⑫血气始精,卫气始行:杨上善说:血气者,经脉及络中血气者也。卫气者,谓是脉外循经行气也。精者,谓月初血气随月新生,故曰精也。但卫气常行而言始行者,亦随月生,称曰始行也。

马莳说:月始生者,上下二弦之时,吾人之血气始精,卫气始行,所以月生无泻也。苟日月生而泻,是谓藏气益虚耳。

张介宾说:精,正也,流利也。月属阴,水之精也,故潮汐之消长应月。人之形体属阴,血脉属水,故其虚实浮沉亦应于月。

张志聪说:精,纯至也。

丹波元坚说:精字义见于《生气通天论》下。

⑬月郭:马莳说:月之四围为郭,犹城郭之郭。

⑭月郭满,则血气实,肌肉坚:马莳说:朔望之日,月郭正满,吾人之血气实,肌肉坚。所以月满无补也。苟月满而补,则血气扬溢,络有留血,是谓藏气充实也。《灵枢·岁露论》云:"月满则海水西盛,人血既积,肌肉充,皮肤致,毛发坚,腠理郄,烟垢着。"

⑮卫气去,形独居:杨上善说:经脉之内,阴气随月皆虚,经络之外,卫之阳气亦随月虚,故称为去,非无卫气也。形独居者,血气与卫虽去,形骸恒在,故曰独居。

马莳说:两弦之间,月郭正空,吾人之肌肉减,经络虚,卫气去,形独居,所以月郭空无治其病也。苟月郭空而治,是谓乱经,故阴阳诸经至于相错,真邪二气无所分别,反致沈以留止,而外虚内乱,淫邪乃起矣。《岁露论》云:"月郭空则海水东盛,人气血虚,其卫气去,形独居,肌肉减,皮肤纵,腠理开,毛发残,腠理薄,烟垢落。"

⑯天温无疑:杨上善说:天温,血气淖泽,故可刺之,不须疑也。

马莳说:天温日明,天之阳气盛矣,而吾人之血淖液故血易泻,卫气浮故气易行,此则可以用针之时,所以天温无凝也。无凝者,不使其血气复凝结也。

高世栻说:天温无凝,温则流通,故无凝也。

度会常珍说:元椠本,"疑"作"凝"。

田晋蕃说:元椠本,"疑"作"凝"。《甲乙经》五,《移精变气论》王注引,并作"凝"。晋蕃按:卢氏文弨《史通拾补》曰:"凝,古但作疑。"

伯坚按:朱骏声《说文通训定声》:"疑即凝。《易坤》:'阴始疑也',荀虞本正作'凝'。'疑''凝'一声之转。"(见《说文解字诂林》第六六一〇页)

⑰是谓得时而调之:马莳说:用针以天温日明为主。而欲行泻法,宜于朔望月满之时。欲行补法,宜于两弦初生之际。若天寒日阴,月郭正空,皆不可用针也。

⑱正立而待之:吴崑说:日移其光,气易其舍,宜因时定位,南面正立而调之。

张介宾说:日月之光移,则岁时之位定,南面正立,待而察之,则气候可得也。

高世栻说:得时而调,乃因天序之盛虚,故曰因天之序,盛虚之时也。移光,去阴晦而光明也。定位,日用中天而位定也。正立而待,整肃其体,待天人气盛,然后行针以刺也。凡此,皆得时而调也。

张志聪说:因天气之和,月之盛满,候日迁移,定气所在,南面正立,待气至而刺之。

⑲是谓减虚:原文作"是谓藏虚"。

王冰说:血气弱也。

《新校正》云:按全元起本,"藏"作"减"。"藏"当作"减"。

张介宾说:虚其虚也。

伯坚按:今据《新校正》说,依所引全元起本校改。

⑳血气盈溢：原文作“血气扬溢”。

王冰说：血气盛也。

顾观光说：“扬”字误。《移精变气论》注引，作“盈”。（伯坚按：见《素问》第十三《移精变气论》第四段“不知日月”句下集解。）

田晋蕃说：按王注谓：“血气盛也”，作“盈”是。

伯坚按：今据顾观光、田晋蕃说校改。

㉑留血：吴崑说：留血，留止瘀血也。

㉒实：张介宾说：实其实也。

㉓乱经：吴崑说：乱经，紊乱经气也。

㉔阴阳相错，真邪不别：吴崑说：阴阳相错，真邪不别，乃乱经之实。

㉕沈以留止：吴崑说：沈以留止，邪气沈着留止不去也。

㉖淫邪乃起：张介宾说：月郭空时，血气方弱，正不胜邪，则邪气沈留不去，于此用针，故致阴阳错乱，真邪不辨，而淫邪反起矣。

帝曰：星辰八正何候？

岐伯曰：星辰者，所以制日月之行也①。八正②者，所以候八风之虚邪以时至者也③。四时者，所以分春秋冬夏之气所在④，以时调之也⑤，八正之虚邪⑥而避之勿犯也。以身之虚而逢天之虚，两虚相感，其气至骨，入则伤五藏，工候救之，弗能伤也⑦，故曰天忌⑧不可不知也。

【本段提纲】 马莳说：此论天忌之当知也。按《灵枢·官能篇》云：“用针之时，必有法则。上视天光，下司八正，以避奇邪，而观百姓。审于虚实，无犯于邪。是得天之露，遇岁之虚，救而不胜，反受其殃。故曰必知天忌。”

【集解】

①星辰者，所以制日月之行也：马莳说：按《灵枢·卫气行篇》：“岐伯曰：‘岁有十二月，日有十二辰，子午为经，卯酉为纬。天周二十八宿，一面四星，四七二十八宿，房昴为纬，虚张为经。是故房至毕为阳，昴至心为阴。阳主昼，阴主夜。’”故曰星辰者所以制日月之行也。

吴崑说：星，谓二十八宿。辰，厘度之次也。制，裁度也。所以裁度日月之行次于某宿某度也。

张介宾说：此下皆言天忌也。制，节制也。察寒温者，在于日色。察盛衰者，在于月光。察日月之盈虚往来，则在于星辰之宫度。故曰星辰者所以制日月之行也。天以日月为阴阳，人以营卫为阴阳，故用针者必察日月星辰之气度，以取营卫之虚实。

②八正：王冰说：八正，谓八节之正气也。

八正，参阅本篇第一段“必候日月星辰四时八正之气”句下集解。

③所以候八风之虚邪以时至者也：马莳说：按《上古天真论》曰：“上古圣人之教下也，皆谓之虚邪贼风，避之有时。”又《灵枢·九宫八风篇》云：“从其所居之乡来为实风，主生长养万物。从其冲后来为虚风，主伤人者。故圣人日避虚邪之道，若避矢石然。”又曰：“风从南方来名曰大弱风。从西南方来名曰谋风。从西方来名曰刚风。从西北方来名曰折风。从北方来名曰大刚风。从东北方来名曰凶风。从东方来名曰婴儿风。从东南方来名曰弱风。”又曰：“八风从其虚之乡来，乃能病人。三虚相搏，则为暴病。两实一虚，则为淋露寒热。”（丹波元简说：三虚，谓乘年之衰，逢月之空，失时之和，因为贼风所伤，见《岁露篇》。）

喜多村直宽说:虚邪中人,见《刺节真邪》及《九宫八风篇》。

④四时者,所以分春秋冬夏之气所在:张介宾说:四时之气所在,如春气在经脉,夏气在孙络,长夏气在肌肉,秋气在皮肤,冬气在骨髓中。(伯坚按:见《素问》第六十四《四时刺逆从论》。)又如正二月人气在肝,三四月人气在脾,五六月人气在头,七八月人气在肺,九十月人气在心,十一二月人气在肾。(伯坚按:见《素问》第十六《诊要经终论》。)此皆气在人身也。至于天气所在,则八正之风随时而至者是也。人身之气,宜调于内。天地之气,宜调于外。故圣人曰避虚邪之道,如避矢石然,盖恐因外而伤其内也。

四时气,参阅《素问》第六十四《四时刺逆从论》第三段"冬气在骨髓中"句下集解。

⑤之也:张琦说:"之也"二字衍。

俞樾说:按调下衍"之也"二字。本作"四时者,所以分春秋冬夏之气所在,以时调八正之虚邪而避之勿犯也"。今衍"之也"二字,文义隔绝。

田晋蕃说:按《太素》有"之也"二字。杨上善注:"四时者,分阴阳之气为四时以调血气也。""八正之虚邪"句与下文"以身之虚而逢天之虚"云云为一节。义亦通。

伯坚按:今据张琦、俞樾说,删去"之也"二字。

⑥八正之虚邪:王冰说:八正之虚邪,谓八节之虚邪也。以从虚之乡来,袭虚而入为病,故谓之八正虚邪。

⑦以身之虚而逢天之虚,两虚相感,其气至骨,入则伤五藏,工候救之,弗能伤也:张志聪说:身之虚,血气虚也。天之虚,虚乡之邪风也。两虚相感,故邪风至骨而伤入五藏。上工调其九候而救之,始勿能伤害其性命。

⑧故曰天忌:张介宾说:凡太乙所居之乡,气有邪正虚实,出乎天道,所当避忌,故曰天忌。又《九针论》以身形九野时日之应,亦曰天忌。详《经络类》三十五,并有图在《图翼》四卷。

喜多村直宽说:骊恕公曰:"天忌,《官能篇》及《九针论》详言之。"

帝曰:善。其法星辰者,余闻之矣,愿闻法往古者。

岐伯曰:法往古者,先知《针经》[①]也。验于来今者[②],先知日之寒温、月之虚盛、以候气之浮沉,而调之于身,观其立有验也[③]。观其冥冥者[④],言形气荣卫之不形于外,而工独知之。以日之寒温、月之虚盛、四时气之浮沉,参伍[⑤]相合而调之,工常先见之,然而不形于外,故曰观于冥冥焉[⑥]。通于无穷者,可以传于后世也。是故[⑦]工之所以异也。然而不形见于外,故俱不能见也,视之无形,尝之无味,故谓冥冥,若神仿佛[⑧]。虚邪者,八正之虚邪气也。正邪[⑨]者,身形若用力,汗出,腠理[⑩]开,逢虚风,其中人也微,故莫知其情,莫见其形[⑪]。上工救其萌芽[⑫],必先见三部九候之气尽调,不败而救之[⑬],故曰上工。下工救其已成,因败其形[⑭]。救其已成者,言不知三部九候之相失,因病而败之也[⑮]。知其所在者,知诊三部九候之病脉处而治之,故曰:"守其门户焉",莫知其情而见邪形也[⑯]。

【本段提纲】 马莳说:此亦历解《针经》之辞也。《针经》者,即《灵枢经》也。《灵枢·官能篇》云:"法于往古,验于来今,观于窈冥,通于无穷,粗之所不见,良工之所贵,莫知其形,若神仿佛。邪气之中人也,洒淅动形。正邪之中人也微,先见于色,不知于其身,若在若无,若亡若存,有形无形,莫知其情。是故上工之取气,乃救其萌芽,下工守其已成,因败其形。是故工之用针也,知气之所在而守其门户,明于调气补泻所在,徐疾之意,所取之处。"

张介宾说:此下诸义,皆释《针经》之文,即前《九针推论章》也。(伯坚按:张介宾《类经》针刺类十《九针推论》,即《灵枢·官能篇》。)此云《针经》为古法,可见是书之传,其来最远,似犹有出轩、岐之前者。

丹波元简说:以下历解《官能篇》第三节之语,凡九释,颇似《韩非·解老篇》,盖古注释之文如此。

【集解】

①《针经》:《灵枢》第一《九针十二原》:先立《针经》,愿知其情。

马莳说:《针经》者,即《灵枢经》也。第一篇《九针十二原》中,有先立《针经》一语,后世皇甫士安易《灵枢》为《针经》之名,故王冰释《素问》、宋成无己释《伤寒论》宗之,及各医籍皆然。

②验于来今者:喜多村直宽说:恕公曰:"法于往古,验于来今,共见《官能篇》。"

③观其立有验也:王冰说:候气不差,故立有验。

④观其冥冥者:丹波元简说:"冥冥",《官能篇》作"窈冥"。

顾观光说:下文"其"作"于"。《灵枢·官能篇》亦作"于"。

田晋蕃说:抄《太素·本神篇》,"其"作"于"。

⑤参伍:犹错杂也,参阅《素问》第十七《脉要精微论》第二段"以此参伍决死生之分"句下集解。

⑥故曰观于冥冥焉:张介宾说:形气营卫不形于外,故曰冥冥。而工独知之者,以知日月四时之变化,则天地阴阳之道尽;知参伍相合之妙用,则人身调治之法尽。若是者,不求其神而神无不在,故见之于冥冥焉。

⑦故:顾观光说:"故"与"固"同。

田晋蕃说:按《仪礼·士昏礼》:"某固敬具以须",《白虎通》作"某故敬具以须"。以"故"为"固",古盖有此例。

伯坚按:王引之《经传释词》卷五固故顾条:"'故'或作'固'。《礼记·哀公问》曰:'固民是尽。'郭《注》曰:'固,犹故也。'固,犹乃也。故,犹则也。"

故,参阅《素问》第二《四气调神大论》第五段"万物命故不施"句下集解。

⑧故谓冥冥,若神仿佛:张介宾说:通于无穷者,无方无体也,故可传于万世。其所以异于人者,以人俱不能见而我独见之,明察秋毫,在于若无若有之际,故谓冥冥,若神仿佛。

丹波元简说:按《说文》作"仿佛",曰:"仿,相似也。佛,见不审也。"

⑨正邪:丹波元简说:今考经文,正邪,即虚邪之微者。

⑩腠理:腠理,是皮肤的文理,参阅《素问》第五《阴阳应象大论》第三段"清阳发腠理"句下集解。

⑪其中人也微,故莫知其情,莫见其形:马莳说:《灵枢·官能篇》云:"邪气之中人也微,先见于色,不知于其身。若有若无,若亡若存。有形无形,莫知其情。"此节又与《邪气藏府病形篇》同。(伯坚按:《灵枢》第四《邪气藏府病形篇》说:"虚邪之中身也,洒淅动形。正邪之中人也微,先见于色,不知于身。若有若无,若亡若存。有形无形,莫知其情。")

高世栻说:邪之中人,有虚邪,有正邪。虚邪者,乃八正之虚乡邪气而深中于人身也。正邪者,身形若用力,用力则汗出,汗出则腠理开,腠理开而逢虚风,不同于八正之邪,故中人也微,微则莫知其情,莫见其形也。

⑫救其萌芽:张介宾说:救其萌芽,治之早也。

丹波元简说:《官能篇》作"萌芽"。

⑬不败而救之:吴崑说:当其不败而救之,乃所以救其萌芽也。

⑭因败其形:原文作“救其已败”。

顾观光说:当依《灵枢》作“因败其形”。

伯坚按:《灵枢》第七十三《官能篇》说:“下工守其已成,因败其形。”今据顾观光说,依《灵枢》校改。

⑮因病而败之也:张介宾说:救其已成,治之迟也。迟者难,反因病以败其形。在知与不知之间耳,所以有上工下工之异。

⑯知诊三部九候之病脉处而治之,故曰:“守其门户焉”,莫知其情而见邪形也:王冰说:三部九候,为候邪之门户也。守门户,故见邪形。以中人微,故莫知其情状也。

马莳说:《灵枢·官能篇》云:“是故工之用针也,知气之所在而守其门户,明于调气补泻所在、徐疾之意、所取之处。”

吴崑说:自“法往古”至此,凡九释,率皆古语,因问而详及者也。

张介宾说:知其所在者,知病脉之处也。三部九候,即病脉由行出入之所,故曰门户。情有不可知而形有可见者在乎此,得其形则情可察矣。

帝曰:余闻补泻,未得其意。

岐伯曰:泻必用方。方者,以气方盛也,以月方满也,以日方温也,以身方定也,以息方吸而内针[①],乃复候其方吸而转针,乃复候其方呼而徐引针,故曰泻必用方[②],其气易行焉[③]。

补必用员。员者,行也。行者,移也。刺必中其荣[④],复以吸排针也[⑤]。故员与方非针也[⑥]。

故养神者必知形之肥瘦,荣卫血气之盛衰。血气者,人之神,不可不谨养[⑦]。

【本段提纲】 马莳说:此亦解《针经》之义也。按《灵枢·官能篇》云:“泻必用员,切而转之,其气乃行。疾而徐出,邪气乃出。伸而迎之,遥大其穴,气出乃疾。补必用方,外引其皮,令当其门。左引其枢,右推其肤,微旋而疾推之,必端以正,安以静。坚心无解,欲微以留。气下而疾出之,推其皮,盖其外门,真气乃存。用针之要,无忘其神。”其辞虽不同,大义则两相通。但《灵枢》之员当为方,方当为员耳。

【集解】

①以息方吸而内针:杨上善说:方,正也。气在盛时,月正满时,日正温时,身正安时,息正吸时,此之五正,是内针时也。

②泻必用方:马莳说:《离合真邪论》云:“吸则纳针,无令气忤。静以久留,无令邪布。吸则转针,以得气为故。候呼引针,气尽乃去。大气皆出,故命曰泻。”正与此法相同。

③其气易行焉:原文作“其气而行焉”。

王冰说:泻邪气出,则真气流行矣。

吴崑说:气易行,谓经气易得流行,而无凝涩沉滞之患也。

度会常珍说:古抄本旁注,“而”作“易”。

顾观光说:“而”字文理不顺,《灵枢》作“乃”。

田晋蕃说:古抄本旁注,“而”作“易”。《灵枢·官能篇》,“而”作“乃”。晋蕃按:《素问》作“而”,《灵枢》作“乃”,并为“易”之烂文。

伯坚按:今据田晋蕃说,依度会常珍所引古抄本校改。

④刺必中其荣：王冰说：针入中血，谓之中荣。

⑤复以吸排针也：马莳说：《离合真邪论》曰："必先扪而循之，切而散之，推而按之，弹而怒之，抓而下之，通而取之。外引其门，以闭其神。呼尽纳针，静以久留，以气至为故。如待所贵，不知日暮。其气以至，适而自护。候吸引针，气不得出，各在其处。推阖其门，令神气存。大气留止，故名曰补。"较此更详。

张介宾说：员，员活也。行者，行其气。移者，导其滞。凡正气不足，则荣卫不行，血气留滞，故必用员以行之补之。荣，血脉也。排，除去也。即候吸引针之谓。

⑥非针也：张介宾说：非针之形，言针之用也。

⑦不可不谨养：张介宾说：形者，人之体。形者，形之用，无神则形不可活。无形则神无以生，故形之肥瘦、荣卫血气之盛衰，皆人神之所赖也。故欲养神者不可不谨养其形。

帝曰：妙乎哉论也！合人形于阴阳四时虚实之应，冥冥之期，其非夫子孰能通之。然夫子数言形与神[①]。何谓形？何谓神？愿卒[②]闻之。

岐伯曰：请言形。形乎形，目冥冥[③]。问其所病，索之于经[④]。卒然在前[⑤]，按之不得，不知其情[⑥]。故曰形。

帝曰：何谓神？

岐伯曰：请言神。神乎神，耳不闻[⑦]。目明心开而志先[⑧]。慧然独悟[⑨]，口弗能言[⑩]。俱视独见，适若昏，昭然独明，若风吹云[⑪]。故曰神。三部九候为之原，《九针之论》不必存也[⑫]。

【本段提纲】 马莳说：此伯状形与神之义而告之也。

【集解】

①形与神：张介宾说：形可见，神不可见。《易》曰："形乃谓之器。利用出入，民咸用之，谓之神。"

张志聪说：形谓身形。神谓神气。

②卒：尽也，参阅《素问》第二十二《藏气法时论》第一段"愿卒闻之"句下集解。

③形乎形，目冥冥：张介宾说：形乎形，见乎外也。目冥冥，见粗者不见其精也。

④索之于经：王冰说：外隐其无形，故目冥冥而不见。内藏其有象，故以诊而可索于经也。

张介宾说：所病有因，可问而知。所在有经，可索而察。

⑤卒然在前：原文作"慧然在前"。

王冰说：慧然在前，按之不得，言三部九候之中，卒然逢之，不可为之期准也。《离合真邪论》曰："在阴与阳，不可为度。从而察之，三部九候。卒然逢之，早遏其路。"此其义也。

俞樾说：按"慧然在前"，本作"卒然在前"。据注云："慧然在前，按之不得，言三部九候之中，卒然逢之，不可为之期准也。《离合真邪论》曰：'在阴与阳，不可为度，从而察之，三部九候。卒然逢之，早遏其路。'此其义也。"注中两卒然字，正释经文卒然在前之义。因经文误作慧然，遂改注文亦作"慧然在前"，非王氏之旧也。寻经文所以致误者，盖涉下文"慧然独悟，口弗能言"而误。王于下文注云："慧然，谓清爽也。"则知此文之不作慧然矣。不然，何不注于前而注于后乎？

田晋蕃说：按《太素》作"恶然在前"。杨上善注"何能知其病之在前"，正下文"按之不得，不知其情之义。"殆恶字上半烂失，遂涉下文而误为"慧然"。王氏以烂文不可辨识，因据《离合真邪论》之文以卒然释之。(伯坚按:此段见《黄帝内经太素》卷二十四《本神论》,作"恶然在前"。)

伯坚按:今据俞樾说校改。

⑥按之不得,不知其情:张介宾说:按之不得者,在见其形而不知其情耳。形者,迹也。

江有诰《先秦韵读》:请言形,形乎形。问其病由,索之于经。慧然在前,按之不得,不知其情。(耕部)

⑦耳不闻:王冰说:耳不闻,言神用之微密也。

张介宾说:耳不闻,听于无声也。

⑧目明心开而志先:王冰说:目明心开而志先者,言之通如昏昧开卷,目之见如氛翳辟明,神虽内融,志已先往矣。

马莳说:耳无所闻,病人未及言病情矣,彼则目已明,心已开,而志已先病人而知矣。

张介宾说:目著明,心窦开,则志慧出而神明见。

高世栻说:耳不闻,是无声也。虽曰无声,觉目明心开而志先,慧然独悟矣。

⑨慧然独悟:王冰说:慧然,谓清爽也。悟,谓了达也。

慧,参阅《素问》第二十二《藏气法时论》第三段"平旦慧"句下集解。

⑩口弗能言:张介宾说:口弗能言,妙不可以言传也。

⑪若风吹云:王冰说:俱视独见适若昏者,叹见之异速也。言与众俱视,我忽独见,适犹若昏昧尔,既独见了,心眼昭然,独能明察,若云随风卷,日丽天明。至哉神乎,妙用如是,不可得而言也。

丹波元简说:《灵枢·九针十二原》云:"刺之道,气至而有效,若风吹云,明乎若见苍天。"

喜多村直宽说:此言与众俱视适若昏,而工独见昭然乃明,盖倒装文法。王注未允。

⑫三部九候为之原,《九针之论》不必存也:杨上善说:三部九候为神得之原。九针之论粗而易行,故不必存。

张介宾说:以三部九候为之本原,则神悟可得矣。九针之论,特具其形迹耳。既得其神,奚藉于迹,虽不存之,亦无不可。

顾炎武《日知录》卷二十一《七言之始》条:《素问·八正神明论》:"神乎神,耳不闻。目明心开而志先,慧然独悟,口弗能言,俱视独见适若昏。昭然独明,若风吹云。故曰神。三部九候为之原,九针之论不必存。"其文绝似《荀子·成相篇》。

伯坚按:《汉书·文帝纪》:"今岁首不时,使人存问长老。"师古曰:"存,省视也。"

江有诰《先秦韵读》:请言神。神乎神,耳不闻。目明心开而志先。慧然独悟,口弗能言。俱视独见适若昏。昭然独明,若风吹云。故曰神。三部九候为之原,九针之论不必存也。(元文真合韵)

《八正神明论第二十六》今译

黄帝问说:用针刺治疗疾病,必须有一定的法则,它的法则是什么呢?

岐伯回答说:用天地作法则,用日月配合着,来使用针刺。

黄帝说:我希望全部知道它。

岐伯说:凡施用针刺疗法,必须观察日月星辰的盈亏消长和四时八正①的寒热温凉,搞得清清楚楚之后才能用针。在天气温和日光晴朗的时候,则人的血液湿润而卫气也上浮,所以血液容易泻出,卫气也容易运行。在天气寒冷日光阴暗的时候,则人的血液涩涩而卫气下沉。在上弦的时候,则血气开始充盈,卫气开始运行。在月亮正圆的时候,则血气十分充实,肌肉坚强。在下弦的时候,则肌肉衰减,经络(血管)空虚,卫气散去,形体独存。人身的血液和卫气是随着天气而有变化的。所以在天气寒冷的时候不可用针刺,在天气温和的时候则可用针刺,在上弦的时候不可用泻法,在月亮正圆的时候不可用补法,在下弦的时候不可用针刺,这就是随着时节来施用它。天时有变化,人体有盛虚,应当随着日月的转移而等待着恰当的时候。如果在上弦的时候(虚)而用泻法(虚),这叫作虚上加虚。如果在月亮正圆的时候(实)而用补法(实),则血液盈满,血管里面有血留滞,这叫作实上加实。如果在下弦的时候而使用针刺,这叫作乱经(扰乱经气),会使阴阳错乱,正气和邪气不能分别,邪气停止在体内,外面虚弱而里面扰乱,于是病邪乘之而起。

黄帝说:星辰和八正(八个节气)是测候什么的呢?

岐伯说:星辰是测定日月运行的方位的。八正(八个节气)是测候按时节而来的八风虚邪的。四时是分别春夏秋冬而使人能按时节来避开八风虚邪的。如果以人身的虚(血气虚)而又遇着邪风的虚,两虚相感,会侵入骨髓,伤害五脏。需要有医师的治疗,才可以希望保住不伤。所以说,不可以不知道天忌。

黄帝说:好。星辰的法则我知道了,我希望知道古代的法则。

岐伯说:讲到古代的法则,首先须要懂得《针经》[②]。(现在解释《针经》里面的几句话)所谓"验于来今",是先要知道天气的寒温,月亮的虚满,再来观察人身上血气的浮沉,就即刻可以看出它们的相互影响。所谓"观其冥冥",是说人体内的生理功能,在体外是看不见的,只有医师能见到,可以用天气的寒温、月亮的虚满、四时气的浮沉参合来测候它,医师虽能见到而外面却无法看见,所以说"观于冥冥"。这个道理是可以传到后世的,这是医师和常人不同的地方。由于体外看不见什么,所以大家都不能看见,看去没有形迹,尝来没有味道,和若有若无的神气一样,所以叫作"冥冥"。虚邪是八正(八个节气)的虚邪气。正邪(微弱的虚邪)是在体力劳动之后,出了汗,汗孔张开,遇着虚风而侵入的,它的来势轻微,所以使人不知不觉。良医在刚开始的时候即着手治疗,当三部九候脉搏仍旧正常没有败象的时候即着手,这才叫作良医。庸医直到病势已成才着手治疗,反而加重了病势。因为他不能从三部九候的脉搏中看出病脉(耽误了时间),所以反而加重了病势。所谓"知其所在",是说知道从三部九候的脉搏中看出病脉而来治疗,抓住了这个重点,虽没有形迹而可以觉察病情。

黄帝说:我听说有补法和泻法,却不知道它们的意义。

岐伯说:泻法必须用"方"。所谓"方",是气方(正)盛的时候,月方满的时候,天气方温和的时候,身体方安定的时候,在病人方吸气的时候进针,等待着方吸气的时候转针,然后在方呼气的时候慢慢出针,所以说泻法必须用"方",真气就能流行无阻了。

补法必须用"员"。员是行走的意义。行走是移动的意义。下针的时候必须刺中血液,要在吸气的时候出针。所谓员和方,并不是针的形状。

精神是依赖形体而存在的,所以保养精神的人必须知道形体的肥瘦和血气的盛衰。血气即是人的精神,不可不好好保养。

黄帝说:你说得很妙!将人的形体和阴阳四时虚实相配合,讲出那不可捉摸的生理功能,除了你还有谁能知道呢。你屡次讲形和神。什么叫作形?什么叫作神?我希望全部知道它。

岐伯说:现在先讲形。形是外面所能看见的,是只能见其粗而不能见其精的。从经脉上可以看出病来，但有时忽然发生一个现象，而从脉象上却找不出它的情由。所以这就叫作形。

黄帝说：什么叫作神？

岐伯说：现在再讲神。病人还没有开口讲病情，而医师的目光敏锐，心神开朗，已经领悟一切，其妙不是言语所能表达出来的。大家都看见病人却是模模糊糊的，而只有他一人能觉察得明明白白如风拨云开一样，所以这就叫作神。这个神是从三部九候的脉诊得来的，《九针之论》[3]不过是一种文字记载，而不必拘泥于它。

①八正：八正是八节的正气，即是立春、立夏、立秋、立冬、春分、秋分、夏至、冬至八个节气。

②《针经》：《针经》是古代一部讲针刺疗法的书，即是今日的《灵枢》的原本。

③《九针之论》：《九针之论》是古代一部讲针刺疗法的书，即是《针经》里面的一篇。

离合真邪论第二十七[1]

①离合真邪论第二十七：《新校正》云：按全元起本在第一卷，名《经合》。第二卷重出，名《真邪论》。

伯坚按：本篇和《甲乙经》《黄帝内经太素》《类经》三书的篇目对照，列表于下：

素问	甲乙经	黄帝内经太素	类经
离合真邪论第二十七	卷十——阳受病发风第二上	卷二十四——真邪补泻篇	卷十九——经脉应天地呼吸分补泻（针刺类十四） 卷十九——候气察三部九候（针刺类十五）

【释题】 “真”“正”二字古通用。《文选·古诗十九首》：“识曲听其真。”李善注：“真，犹正也。”真邪就是正邪。吴崑说：“真，正气也。邪，外邪也。外邪入于正气，名曰合。刺之泻去其邪，名曰离。”本篇末段有一句“真邪以合”，所以就叫作《离合真邪论》。

【提要】 本篇用黄帝、岐伯问答的形式，讲补和泻的针刺操作方法，内容可以分为四节。第一节讲虚邪侵入之后，需要泻，泻的操作方法应当如何。第二节讲补的操作方法应当如何。第三节讲候气，就是讲针刺要把握住真气（正气）和邪气的适当的时候。第四节讲三部九候诊断的重要。本篇讲补泻的操作方法，比《八正神明论》更详细更具体些。

黄帝问曰：余闻《九针》九篇，夫子乃因而九之，九九八十一篇，余尽通其意[1]矣。经言气之盛衰，左右倾移，以上调下，以左调右[2]，有余、不足，补泻于荥输[3]，余知之矣。此皆荣卫之倾移，虚实之所生，非邪气从外入于经也[4]。余愿闻邪气之在经也，其病人何如？取之奈何？

岐伯对曰：夫圣人之起度数，必应于天地。故天有宿度，地有经水，人有经脉[5]。天地温和则经水安静，天寒地冻则经水凝泣[6]，天暑地热则经水沸溢，卒风暴起则经水波涌而陇起[7]。夫邪之入于脉也，寒则血凝泣，暑则气淖泽[8]。虚邪因而入客，亦如经水之得风也。经之动脉，其至也亦时陇起[9]，其行于脉中循循然[10]。其至寸口中手也，时大时小，大则邪至，小则平[11]。其行无常处，在阴与阳，不可为度[12]。从而察之，三部九候。卒然逢之，早遏其路[13]。吸则内针，无令气忤[14]。静以久留，无令邪布[15]。吸则转针[16]，以得气为故[17]。候呼引针，呼尽乃去。大气皆出，故命曰泻[18]。

【本段提纲】 马莳说：此言天有宿度，地有经水，人有经脉，三才相应。而邪入人身，当有以泻之也。

【集解】

①余尽通其意：张介宾说：《针经》之数，共八十一篇也。

②以左调右：喜多村直宽说：恕公曰："《终始篇》曰：'阴阳不相移，虚实不相倾，取之其经。'《调经论》曰：'痛在于左而右脉病者，巨刺之。'《终始篇》曰：'病在上者，下取之。病在下者，高取之。'又见《缪刺论》。"

③荣输：吴崑说：十二经皆有荣输。所溜为荣。所注为输。（伯坚按：详见《灵枢》第二《本输篇》。）

荣输，参阅《素问》第三十六《刺疟篇》第十六段"刺指井"句下集解。

④此皆荣卫之倾移，虚实之所生，非邪气从外入于经也：张介宾说：荣卫倾移，谓阴阳偏胜，则虚实内生而为病，非邪气在经之谓也。

⑤地有经水，人有经脉：马莳说：宿，二十八宿也。度，三百六十五度也。经水者，地之十二经水也。经脉者，人之十二经脉也。按《灵枢·经水篇》曰："足太阳外合于清水，内属于膀胱。足少阳外合于渭水，内属于胆。足阳明外合于海水，内属于胃。足太阴外合于湖水，内属于脾。足少阴外合于汝水，内属于肾。足厥阴外合于渑水，内属于肝。手太阳外合于淮水，内属于小肠。手少阳外合于漯水，内属于三焦。手阳明外合于江水，内属于大肠。手太阴外合于河水，内属于肺。手少阴外合于济水，内属于心。手心主外合于漳水，内属于心包。"

⑥泣：吴崑说：泣，涩同。

泣，参阅《素问》第十《五藏生成篇》第二段"则脉凝泣而变色"句下集解。

⑦陇起：马莳说：陇，隆同。

丹波元简说：陇，垄同。《刘向传》"丘陇"，《项羽传》"陇亩"，俱可证。《通雅》云："《内经》言夜半阴陇而日中阳陇，而脉应之，犹言拥起为陇，而过此渐平迤也。"

⑧淖泽：张介宾说：邪气之外而入者，或为凝泣，或为淖泽，皆由于寒热之变。

高世栻说：若夫邪气之入于脉也，天寒则人血凝涩，犹之天寒地冻经水凝涩也。天暑则人气淖泽，犹之天暑地热经水沸溢也。

淖，濡润也，参阅《素问》第七《阴阳别论》第十二段"淖则刚柔不和"和二十六《八正神明论》第一段"则人血淖液而卫气浮"句下集解。

⑨其至也亦时陇起：张介宾说：其入客于经，亦如经水之得风，即血脉之得气也，故致经脉亦时陇起。盖邪在脉中，无非随正气往来以为之动静耳。

高世栻说：虚乡之邪，因人经脉虚而入客，犹之卒风暴起，故亦如经水之得风也。经之动脉，犹言风入于经而动其脉也。其至也亦时陇起，犹之经水遇风，波涌而陇起也。

张志聪说：经之动脉，谓经血之动于脉也。言虚风之邪，因入客于经，亦如经水之得风，甚至于所在之处，亦波涌而陇起。

⑩循循然：王冰说：循循然，顺动貌，言随顺经脉之动息，因循呼吸之往来，但形状或异耳。

高世栻说：其不因于邪，则血气之行于脉中循循然，循循、次序貌，犹之天地温和而经水安静也。

张志聪说：循循，次序貌。言邪在于经，虽有时陇起，而次序循行，无有常处。

丹波元简说：《论语》："循循然善诱人。"何注："次序貌。"（伯坚按：见《论语·子罕篇》。）

⑪小则平：张介宾说：邪气随脉，必至寸口。有邪则陇起而大。无邪则和平而小。

⑫其行无常处，在阴与阳，不可为度：高世栻说：邪气之至，其行无常处，或在血分之阴，或在气分之阳，而不可为度。

⑬早遏其路：张介宾说：见邪所在，则当遏之。遏者，制也。早绝其路，庶无深大之害。

高世栻说：从其在阴在阳而察之，审其三部九候之中，邪之所在，卒然逢之，勿使真邪相合，是当早遏其路。下文云："逢而泻之，其病立已"，同一义也。

⑭吸则内针，无令气忤：马莳说：凡泻者必先使病人口吸其气而吾方纳针，无令针与气逆。盖泻曰迎之，迎之者，方其气来未盛，乃逆针以夺其气，正谓无令气忤也。

张介宾说：吸则内针，泻其实也。盖吸则气至而盛，迎而夺之，其气可泄，所谓刺实者刺其来也。

⑮静以久留，无令邪布：马莳说：针既入矣，当静以久留，无易以出针，而使邪气复布于病经也。

⑯吸则转针：张介宾说：邪气未泄，候病者再吸，乃转其针。转，搓转也，谓之催气。

⑰以得气为故：丹波元坚说：先兄曰："《吕览·本生篇》云：'天子之动也，以全天为故者也。'注：'故，事也。'"

伯坚按：《墨子·备城门》第五十二"以急为故"；《备梯》第五十六"以静为故"；《号令》第七十"谨密为故"。张揖《广雅·释诂》三："故，事也。"

⑱大气皆出，故命曰泻：王冰说：大气，谓大邪之气，错乱阴阳者也。

马莳说：按《热论》有云："大气皆去"，亦是大邪之气也。《调经论》曰："泻实者气盛乃内针。针与气俱内，以开其门，如利其户。针与气俱出，精气不伤，邪气乃下。外门不闭，以出其疾，摇大其道，如利其路，是谓大泻。必切而出，大气乃屈。"又按《九针十二原》曰："刺之而气不至，无问其数。刺之而气至，乃去之勿复针。"

高世栻说：大气，针下所聚之气也。

帝曰：不足者补之奈何？

岐伯曰：必先扪而循之①，切而散之②，推而按之③，弹而怒之④，抓而下之⑤，通而取之⑥。外引其门，以闭其神⑦。呼尽内针⑧，静以久留，以气至为故。如待所贵，不知日暮⑨。其气以至⑩，适而自护⑪。候吸引针，气不得出，各在其处。推阖其门，令神气存⑫，大气留止⑬，故命曰补⑭。

【本段提纲】 马莳说：此言补虚之法也。

伯坚按：补和泻是针刺疗法的两种操作方法。《黄帝内经》中讲这两种操作方法的共有五处，除本篇外，计为《素问》第二十六《八正神明论》、第六十二《调经论》和《灵枢》第一《九针十二原篇》、第七十三《官能篇》。现在列表于下，以供参考。

篇名	泻	补
《素问》第二十六《八正神明论》	泻必用方。方者,以气方盛也,以月方满也,以日方温也,以身方定也,以息方吸而内针,乃复候其方吸而转针,乃复候其方呼而徐引针。故曰泻必用方,其气乃行焉	补必用员。员者,行也。行者,移也。刺必中其荣,复以吸排针也
《素问》第二十七《离合真邪论》	吸则内针,无令气忤。静以久留,无令邪布。吸则转针,以得气为故。候呼引针,呼尽乃去。大气皆出,故名曰泻	必先扪而循之,切而散之,推而按之,弹而怒之,抓而下之,通而取之。外引其门,以闭其神。呼尽内针,静以久留,以气至为故。如待所贵,不知日暮。其气以至,适而自护。候吸引针,气不得出,各在其处。推阖其门,令神气存。大气留止,故名曰补
《素问》第六十二《调经论》	泻实者,气盛乃内针,针与气俱内。开其门,如利其户,针与气俱出。精气不伤,邪气乃下。外门不闭,以出其疾。摇大其道,如利其路,是谓大泻。必切而出,大气乃屈	持针勿置,以定其意。候呼内针,气出针入。针空四塞,精无从去。方实而疾出针,气入针出,热不得还,闭塞其门,邪气布散,精气乃得存。动气候时,近气不失,远气乃来,是谓追之
《灵枢》第一《九针十二原篇》	泻曰必持内之,放而出之,排阳得针,邪气乃泄。按而引针,是谓内温,血不得散,气不得出也	补曰随之,随之意若妄之,若行若按,如蚊虻止。如留如还,去如弦绝。令左属右,其气故止。外门已闭,中气乃实。必无留血,急取诛之
《灵枢》第七十三《官能篇》	泻必用员。切而转之,其气乃行。疾而徐出,其气乃出。伸而迎之,遥大其穴,气出乃疾	补必用方。外引其皮,令当其门。左引其枢,右推其肤,微旋而徐推之,必端以正,安以静。坚心无解,欲微以留。气下而疾出之。推其皮,盖其外门,真气乃存

【集解】

①扪而循之:王冰说:扪循,谓手摸。扪而循之,欲气舒缓。

高世栻说:先以手扪而循之,得其穴道之真。

丹波元简说:《通雅》云:"扪、摸,一字。古无摸字,即扪也。"

②切而散之:王冰说:切,谓指按也。切而散之,使经脉宣散。

马莳说:切而散之,谓以指切挐其穴,使气之布散也。

③推而按之:马莳说:推而按之,谓以指推其穴,即排蹙其皮也。

高世栻说:切而散之,推而按之,分擘其穴,不使倾移。

江有诰《先秦韵读》:必先扪而循(叶随见反)之,切而散之,推而按(音宴)之。(元文通韵)

④弹而怒之:王冰说:弹而怒之,使脉气䐜满也。

张介宾说:以指弹其穴,欲其意有所注,则气必随之,故脉络䐜满如怒起也。

丹波元简说:按《七十八难》,"怒"作"努","怒""努"通用。《庄子·逍遥游》:"怒而飞",《外物篇》:"草木怒生",《后汉书·第五伦传》:"鲜车怒焉",皆"努"同。

⑤抓而下之:马莳说:抓而下之,谓以左手之爪甲掐其正穴,而右手方下针也。

张介宾说:抓,爪同。

丹波元简说:《七十八难》,"抓"作"爪"。按《后汉书·赵壹传》:"针石运乎手爪。"太子贤注曰："古者以砭石为针。凡针之法，右手象天，左手法地，弹而怒之，搔而下之，此运手爪也。"盖取此篇，但"抓"作"搔"。

陆懋修说：抓，侧绞切，《广雅·释诂》："抓，搔也。"《庄子·徐无鬼篇》："有一狙焉，委蛇攫搔见巧乎王。"搔即抓字。

田晋蕃说：按《后汉书·赵壹传·注》，作"搔而下之"，盖抓搔一也。《广雅·释诂》："抓，搔也。"王氏念孙《疏证》云：《文选》枚乘《谏吴王书》："夫十围之木，始生如蘖，足可搔而绝。"李善注引《庄子·逸篇》云："豫章如生，可抓而绝。"抓，亦搔也。《太素》杨上善《注》："一曰掏，徒劳反。弹已，掐令下之。"然则一本又作"掐"也。《难经》作"爪"，《注》"谓以爪掐肉中也"，与杨《注》一本义同。

⑥通而取之：张介宾说：下针之后，必候气通，以取其疾。

喜多村直宽说：《甲乙》，"取"作"散"，似是。

江有诰《先秦韵读》：弹而怒之，抓而下之，通而取（叶趋女反）之。（候鱼通韵）

⑦外引其门，以闭其神：杨上善说：疾出针已，引皮闭门，使神气不出。神气，正气。

王冰说：外引其门，以闭其神，则推而按之者也。谓蹙按穴外之皮，令当应针之处，针已放去，则不破之皮盖其所刺之门，门不开则神气内守，故云以闭其门也。

江有诰《先秦韵读》：外引其门，以闭其神。（文真通韵）

⑧呼尽内针：张介宾说：呼尽则气出，气出内针，追而济之也。故虚者可实，所谓刺虚者刺其去也。

喜多村直宽说：恕公曰："以一呼尽之时内针，即以呼内针，以吸出针也，是补法。"

⑨如待所贵，不知日暮：张志聪说：静以久留，以俟气至，如待贵人，不敢厌忽。

⑩其气以至：马莳说：以，已同。

丹波元简说：《甲乙》，"以"作"已"。

田晋蕃说：钞《太素·真邪补泻篇》杨上善注，"以"作"已"。《六节藏象论》："四盛已上为格阳，四盛已上为关阴，四倍已上为关格"，俱作"已"。

伯坚按：王引之《经传释词》卷一目以已条："'目'，或作'以'，或作'已'。郑注《礼记·檀弓》曰：'以与已字本同'。"

⑪适而自护：王冰说：适，调适也。护，慎守也。言气已平调，则当慎守，勿令改变，使疾更生也。《针经》曰："经气已至，慎守勿失"，此其义也。

马莳说：真气已至，又必调适而护守之。《宝命全形篇》曰："经气已至，慎守勿失。"《针解篇》亦云然，解之曰："勿变更也"。

丹波元坚说：按《史记·日者传》："岁谷不熟，不能适。"《索隐》："适犹调也。"

⑫令神气存：丹波元简说：《甲乙》，"神"作"真"。

喜多村直宽说：《九针十二原篇》："外门已闭，中气乃实。"《官能篇》："推其皮，盖其外门，真气乃存。"

⑬大气留止：王冰说：此大气，谓大经之气，流行营卫者。

高世栻说：针下所聚之大气，留止于内。

⑭故命曰补：杨上善说：候病人吸气，疾引其针，即不得使正气泄，令各在其所虚之处，速闭其门，因名曰补。泻必吸入呼出，欲泻其邪气也。补必呼入吸出，欲闭其正气不令出也。

王冰说：外门已闭，神气复存，候吸引针，大气不泄，补之为义，断可知焉。

马莳说：候病人吸入其气，而吾方引针，正气不得与针皆出，正气在内而针在外，各在其处。遂推阖穴门，令神气内存。《调经论》云："'补虚奈何？'岐伯曰：'持针勿置，以定其意。候呼内针，气出针入，针空四塞，精无从去。方实而疾出针，气入针出，热不得还。闭塞其门，邪气布散，精气乃得存。动气候时，近气不失，远气乃来，是谓追之。'"

江有诰《先秦韵读》：呼尽内针，静以久留，以气至为故。如待所贵，不知日暮。其气以至，适而自护。候吸引针，气不得出，各在其处。推阖其门，令神气存，大气留止，故命曰补。（鱼部）

帝曰：候气奈何①？

岐伯曰：夫邪去络入于经也②，舍于血脉之中，其寒温未相得③。如涌波之起也时来时去，故不常在④。故曰："方其来也，必按而止之，止而取之⑤，无逢其冲而泻之⑥。"真气者⑦，经气也，经气太虚，故曰："其来不可逢"，此之谓也⑧。故曰："候邪不审，大气已过⑨，泻之则真气脱，脱则不复，邪气⑩复至而病益蓄⑪。"故曰："其往不可追"，此之谓也⑫。不可挂以发者⑬，待邪之至时而发针焉⑭矣。若先若后者⑮，血气已尽⑯，其病不可下⑰。故曰："知其可取如发机，不知其取如扣椎⑱。"故曰："知机道者不可挂以发，不知机者扣之不发⑲，"此之谓也。

帝曰：补泻奈何⑳？

岐伯曰：此攻邪也，疾出以去盛血而复其真气㉑。此邪新客溶溶㉒未有定处也，推之则前，引之则止㉓，逆而刺之㉔温㉕血也，刺出其血，其病立已。

【本段提纲】 马莳说：此言候邪之妙，在早遏其路，无使盛，则泻邪气以害真气也。

【集解】

①候气奈何：马莳说：帝因上文邪入于脉，行无常处，在阴与阳，不可为度，察三部九候，卒然逢遇，当早遏其路，故宜用针以泻之，然所以候此邪者，其法何在。

②夫邪去络入于经也：王冰说：《缪刺论》曰："邪之客于形也，必先舍于皮毛；留而不去，入舍于孙脉；留而不去，入舍于络脉；留而不去，入舍于经脉。"故云去络入于经也。

③其寒温未相得：马莳说：寒则血凝涩，与血之温尚未相得。暑则气淖泽，与血之寒尚未相得。

张介宾说：邪气寒，正气温，故不相得。

高世栻说：邪气始入，未为寒病，未为温病，其寒温未相得时，如涌之初起也。

张志聪说：寒温欲相得者，真邪未合也，故邪气波陇而起，来去于经脉之中，而无有常处。

喜多村直宽说：《太素》，"相得"作"和"。宽按：寒温未和，犹是少阳之邪及疟疾之类，时寒时热，正邪为往来也。诸注未莹。

④如涌波之起也时来时去，故不常在：张介宾说：血气本静而邪扰之，亦犹水本静而风扰之，故如涌波之起也。邪气之至，善行数变，或往或来，故无常处。

⑤方其来也，必按而止之，止而取之：马莳说：知其邪之来者犹未盛也，故曰方其来也，按而止之，止而泻之，早遏其路，则大邪之气无能为矣。

⑥无逢其冲而泻之：马莳说：若不早遏其路，而至于邪气甚盛，切无逢其冲而泻之，至使邪气难去，真气反虚。

高世栻说：邪气冲突，宜避其锐，无逢其冲而泻之。逢冲而泻，伤其经气，则真气亦伤。

张志聪说：逢，迎也。冲者，邪盛而隆起之时也。《兵法》曰："无迎逢逢之气，无击堂堂之阵。"故曰："方其盛也，勿敢毁伤。刺其已衰，事必大昌。"

⑦真气者:《灵枢》第七十五《刺节真邪篇》:真气者,所受于天,与谷气并而充身也。

⑧“其来不可逢”,此之谓也:马莳说:真气者,经气也。经气因散邪而太虚,故曰其来不可逢,正邪气盛而不可逢之之谓也。

吴崑说:其邪之来,不可逢其虚而取之,盖恐更伤其经气也。

张介宾说:真气不实,迎而泻之,邪气虽去,真气必大虚矣,故曰其来不可逢也。按《小针解》曰:“其来不可逢者,气盛不可补也。”彼言补,此言泻,文若相反,各有深义,当两察之。

高世栻说:夫真气者,经气也,泻之则经气大虚,故《九针十二原篇》曰:“其来不可逢”,即此“无逢其冲而泻之”之谓也。

喜多村直宽说:此段经文,盖断章取义,与《小针解》其意自别。

⑨大气已过:张介宾说:过,往也。

张志聪说:大气,风邪之气也。

喜多村直宽说:大气又见《热论》。(伯坚按:《素问》第三十一《热论》说:“大气皆去,病日已矣。”王冰《注》:“大气,谓大邪之气也。”)

⑩邪气:《灵枢》第七十五《刺节真邪篇》:邪气者,虚风之贼伤人也,其中人也深,不能自去。

⑪复至而病益蓄:张介宾说:不能审察虚实而泻其已去之邪,反伤真气,邪必乘虚至而益甚矣。

高世栻说:上文言大盛不可泻,此言已过亦不可泻,故曰候邪不审,针下所聚之大气已过而复泻之,则真气外脱,脱则不复矣。由是则邪气复至而病益畜。故《九针十二原篇》曰:“其往不可追”,即此大气已过不可泻之之谓也。

丹波元简说:按上文云“大气皆出”,又云“大气留止”,高注为是。

⑫其往不可追,此之谓也:马莳说:故曰其往不可追,正真气虚而不可追之谓也。

张介宾说:《小针解》曰:“其往不可追者,气虚不可泻也。”

⑬不可挂以发者:俞樾说:按“不可挂以发者”六字衍文。今衍此六字,盖涉下文而误。下文云:“故曰知机道者不可挂以发,不知机者扣之不发”,今误入此,文义不可通。

田晋蕃说:按此篇文,自“方其来也”,至“不知机者扣之不发”,并释《灵枢·九针十二原》之文。详彼篇文义,亦不应有此句,为衍文无疑。

伯坚按:今据俞樾、田晋蕃说,删去此六字。

⑭待邪之至时而发针焉:原文作“待邪之至时而发针泻矣”。

吴崑说:发针,施针也。

俞樾说:“写”字乃“焉”字之误。本作“待邪之至时而发针焉矣”,盖总承上文而结之。上文一则曰:“其来不可逢,此之谓也”,一则曰:“其往不可追,此之谓也”,此则总结之曰:“待邪之至时而发针焉矣”,正对黄帝候气奈何之问。据上文虽是言写,然发针写矣殊苦不词,盖写与焉形似而误耳。

伯坚按:今据俞樾说校改。

⑮若先若后者:喜多村直宽说:《九针十二原篇》:“察后与先,若存若亡。”

⑯血气已尽:《新校正》云:按全元起本作“血气已虚”。“尽”字当作“虚”字,此字之误也。

⑰其病不可下:吴崑说:言取邪之时不可毫发间差,所谓不可挂以发者,待邪适至之时而施针,则邪泻去矣。若先之则邪未至,后之则虚其真,徒令血气衰尽,病邪不能降服而下也。

⑱知其可取如发机,不知其取如扣椎:张介宾说:机,弩机也。椎,木椎也。知而取之,必随

拨而应,如发机之易。不知而攻之,则顽钝莫入,如扣椎之难也。

江有诰《先秦韵读》:知其可取如发机,不知其取如扣椎。(脂部)

⑲知机道者不可挂以发,不知机者扣之不发:王冰说:机者动之微,言贵知其微也。

马莳说:知机之道者,妙在至微,不可挂以发。不知发机之道者,虽扣之亦不能发,止如扣椎而已也。按《灵枢·小针解篇》云:"其来不可逢者,气盛不可补也。其往不可追者,气虚不可泻也。不可挂以发者,言气有易失也。扣之不发,言不知补泻之意也,血气已尽而气不下也。"但此篇之词专主泻言,而《灵枢》则兼补泻言,故其词同而意则小异耳。

顾观光说:自"方其来也"至此,并释《灵枢·九针十二原》之文。(伯坚按:《灵枢》第一《九针十二原篇》说:"其来不可逢。其往不可追。知机之道者,不可挂以发。不知机道,叩之不发。")

江有诰《先秦韵读》:知机道者不可挂以发。不知机者叩之不发。(祭部)

⑳补泻奈何:张志聪说:夫邪气盛则精气夺,将先固正气而补之乎?抑先攻邪气而泻之邪。

㉑此攻邪也,疾出以去盛血而复其真气:张介宾说:言既中于邪,即当攻邪,但治之宜早,必使疾出其邪,以去盛血,则真气自复。

㉒溶溶:张介宾说:溶溶,流动貌。

丹波元简说:溶溶,按《说文》,"水盛也"。

㉓引之则止:张介宾说:邪之新客于人者,其浅在络,未有定处,故推之则可前,引之则可止,言取之则甚易也。

㉔逆而刺之:丹波元坚说:《太素》无此句。

伯坚按:此段见《黄帝内经太素》卷二十四《真邪补泻篇》,没有"逆而刺之"这一句。今据《太素》删去此四字。

㉕温:张琦说:"温",疑作"蕴",蓄血也。

田晋蕃说:按《诗经·小宛》:"饮酒温克",《疏》作"蕴"。《史记·酷吏·义纵传》:"敢行,少蕴藉",《汉书》作"温"。"温""蕴"古字通用。

帝曰:善。然真邪以①合,波陇不起,候之奈何?

岐伯曰:审扪循三部九候之盛虚而调之②。察其左右上下相失及相减者③,审其病藏以期之④。不知三部者,阴阳不别,天地不分。地以候地,天以候天,人以候人,调之中府⑤,以定三部。故曰:"刺不知三部九候病脉之处,虽有大过⑥且至,工不能禁⑦也。"诛罚无过,命曰大惑,反乱大经⑧,真不可复。用实为虚,以邪为真,用针无义⑨,反为气贼,夺人正气。以从为逆,荣卫⑩散乱,真气已失,邪独内著⑪。绝人长命,予人夭殃。不知三部九候,故不能久长⑫。因不知合之四时五行,因加相胜,释邪攻正,绝人长命⑬。邪之新客来也,未有定处,推之则前,引之则止,逢而泻之,其病立已⑭。

【本段提纲】 马莳说:此承上文言"三部九候,卒然遇之,早遏其路",故此节备论三部九候之当知,而丁宁早遏其路之为宜也。

【集解】

①以:"以"即"已",参阅本篇第二段"其气以至"句下集解。

②盛虚而调之:王冰说:盛者泻之。虚者补之。不盛不虚,以经取之。则其法也。

③左右上下相失及相减者:《素问》第二十《三部九候论》:三部九候皆相失者,死。上下左

右之脉相应如参舂者,病甚。上下左右相失不可数者,死。中部之候虽独调,无众藏相失者,死。中部之候相减者,死。

④审其病藏以期之:杨上善说:以之审于五藏之病,与之生死之期也。

高世栻说:期者,计其死生之时日也。

⑤中府:吴崑说:中府,胃也。土主中宫,故曰中府。调之中府者,言三部九候皆以冲和胃气调息之。

⑥大过:吴崑说:大过,大邪为过也。

⑦禁:王冰说:禁,谓禁止也。然候邪之处尚未能知,岂复能禁止其邪气邪?

⑧反乱大经:丹波元简说:《举痛论》云:"血泣不能注大经。"

⑨义:宜也,参阅《素问》第二十五《宝命全形论》第四段"静意视义"句下集解。

⑩荣卫:参阅《素问》第四十三《痹论》第十一段经文和集解。

⑪著:附著也,参阅《素问》第十六《诊要经终论》第三段"邪气者藏"句下集解。

⑫故不能久长:张介宾说:不知邪正虚实而妄施攻击,是谓诛罚无过,夺人真元,杀人于冥冥之中,莫此为甚。

⑬因不知合之四时五行,因加相胜,释邪攻正,绝人长命:张介宾说:不知合之四时五行,因加相胜,失天和也,释邪攻正,不当伐而伐也。故绝人长命。

丹波元简说:谓不知五胜之理反补之,此则加相胜者,乃释邪攻正也。

⑭邪之新客来也,未有定处,推之则前,引之则止,逢而泻之,其病立已:吴崑说:重言之者,勉人治之宜早也。

高世栻说:上文已言者,而复言之,以明邪气新客,当急治之,勿使真邪相合也。

关于针刺的操作方法,张介宾《类经》卷十九《针刺类》十四《注》中有详细的叙述。关于古今针刺疗法的不同,徐大椿《医学源流论》卷下有一篇《针灸失传论》,也有详细的叙述。现在都附录于后,以供参考。

张介宾说:按近代用针撮要,凡足以发明本经开导后人等法,有不可不知者。如用针之道,以气为主,知虚知实,方可无误。虚则脉虚而为痒发麻、实则脉实而为肿为痛。虚则补之,气至则实。实则泻之,气去则虚。故用补用泻,必于呼吸之际,随气下针,则其要也。

下针之法,先以左手扪摸其处,随用大指爪重按切掐其穴,右手置针于穴上。凡用补者,令病人咳嗽一声,随嗽下针,气出针入。初刺入皮,天之分也。少停进针,次至肉中,人之分也。又停进针,至于筋骨之间,地之分也。然深浅随宜,各有所用。针入之后,将针摇动搓弹,谓之催气。觉针下沉紧,倒针朝病,向内搓转,用法补之。或针下气热,是气至足矣,令病者吸气一口,退针至人之分。候吸出针,急以指按其穴。此补法也。凡用泻者,令其吸气,随吸入针,针与气俱内。初至天分,少停进针,直至于地,亦深浅随宜而用。却细细摇动,进退搓捻其针如手颤之状,以催其气。约行五六次,觉针下气紧,即倒针迎气,向外搓转以用泻法。停之良久,退至人分。随嗽出针,不闭其穴。此为泻法。故曰,欲补先呼后吸,欲泻先吸后呼,即此法也。

所谓转针者,搓转其针,如搓线之状,慢慢转之,勿令太紧。泻左则左转。泻右则右转。故曰,捻针向外泻之方,捻针向内补之诀也。

所谓候气者,必使患者精神已潮,而后可入针。针既入矣,又必使患者精神宁定,而后可行气。若气不潮针,则轻滑不知疼痛,如插豆腐,未可刺也。必候神气既至,针下紧涩,便可依法施用。入针后轻浮虚滑迟慢,如闲居静室,寂然无闻者,乃气之未到。入针后沉重涩滞紧实,如鱼吞钓,或沉或浮而动者,乃气之已来。虚则推内进搓以补其气。实则循扪弹怒以引其气。气未至则以手循摄，以爪切掏，以针摇动，进捻搓弹，其气必至。气既至，必审寒热而施治。刺热须其寒者，必留针候其阴气隆至也。刺寒须其热者，必留针候其阳气隆至也。然后可以出针。然气至速者效亦速而病易痊，气至迟者效亦迟而病难愈。生者涩而死者虚。候气不至。必死无疑。此因气可知吉凶也。

所谓出针者，病势既退，针气必松。病未退者，针气固涩，推之不动，转之不移，此为邪气吸据其针。真气未至，不可出而出之，其病即复，必须再施补泻以待其气。直候微松，方可出针豆许，摇而稍停。补者候吸，徐出针而疾按其穴。泻者候呼，疾出针而不闭其穴。故曰，下针贵迟，太急伤血，出针贵缓，太急伤气也。

所谓迎随者，如手之三阴从藏走手，手之三阳从手走头，足之三阳从头走足，足之三阴从足走腹，逆其气为迎为泻，顺其气为随为补也。

所谓血气多少者，如阳明多血多气，刺之者出血气；太阳、厥阴多血少气，刺之者出血恶气；少阳、少阴、太阴多气少血，刺之者出气恶血也。

所谓子母补泻者，济母益其不足，夺子平其有余，如心病虚者补其肝木，心病实者泻其脾土，故曰虚则补其母，实则泻其子。然本经亦有补泻。心虚者取少海之水，所以伐其胜也。心实者取少府之火，所以泄其实也。

又如贵贱之体有不同者，贱者鞭而贵者脆也。男女之取法有异者，男子之气早在上而晚在下，女子之气早在下而晚在上。午前为早属阳，午后为晚属阴。男女上下，其分在腰，足不过膝，手不过肘。补泻之宜，各有其时也。

又如阴阳经穴取各有法者，凡阳部阳经多在筋骨之侧，必取之骨傍陷下者为真，如合谷、三里、阳陵泉之类是也。凡阴部阴经，必取于腘隙之间动脉应手者为真，如箕门、五里、太冲之类是也。

至于针制有九，所以应阳九之数也。针义有五，所以合五行之用也。古人以砭石，后人代以九针，其体则金也。长短大小，各随所宜，其劲直象木也。川原壅塞可决于江河，血气凝滞可疏于经络，其流通象水也。将欲行针，先摸其穴，含针于口，然后刺之。藉我之阳气资彼之虚寒，其气温象火也。入针以按，出针以扪，按者镇其气道，扪者闭其气门，其填补象土也。诸如此类，皆针家之要，所不可不知者。

徐大椿说：《灵》《素》两经，其详论藏府经穴疾病等说为针法言者十之七八，为方药言者十之二三，上古之重针法如此。然针道难而方药易，病者亦乐于服药而苦于针，所以后世方药盛行而针法不讲。今之为针者，其显然之失有十，而精微尚不与焉。

两经所言十二经之出入起止浅深，左右交错不齐，其穴随经上下，亦参差无定。今人只执同身寸依左右一直竖量，并不依经曲折，则经非经而穴非穴。此一失也。

两经治病，云某病取某穴者固多，其余则指经而不指穴。如《灵枢·终始篇》云："人迎一盛，泻足少阳，补足太阴。"《厥病篇》云："厥头痛，或取足阳明、太阴，或取手少阳、足少阴。耳聋，取手阳明。嗌干，取足少阴。"皆不言某穴。其中又有泻子补母等义。今则每病指定几穴。此二失也。

两经论治井荥输经合，最重冬刺井、春刺荥、夏刺输、长夏刺经、秋刺合。（伯坚按：见《灵枢》第四十四《顺气一日分为四时篇》。）凡只言某经而不言某穴者，大都皆指井荥五者为言。今则皆不讲矣。此三失也。（伯坚按：井荥输经合，参阅《素问》第三十六《刺疟篇》第十六段"刺指井"句下集解。什么季节应当取用什么孔穴，参阅《素问》第六十一《水热穴论》第三段提纲附表。）

补泻之法，《内经》云："吸则内针，无令气忤。静以久留，无令邪布。吸则转针，以得气为故。候呼引针,呼尽乃去。大气皆出,为泻。呼尽内针,静以久留,以气至为故。候吸引针,气不得出,各在其处。推阖其门,令神气存。大气留止,为补。”又必迎其经气,疾内而徐出,不按其痏,为泻。随其经气,徐内而疾出,即按其痏,为补。其法多端。今则转针之时,以大指推出为泻,搓入为补。此四失也。

纳针之后,必候其气,刺实者阴气隆至乃去针,气虚者阳气隆至乃出针,气不至无问其数,气至即去之勿复针。《难经》云:“先以左手压按所针之处,弹而努之,爪而下之,其气来如动脉之状,顺而刺之,得气,因而推内之,是谓补;动而伸之,是谓泻。”今则时时转动,俟针下宽转而后出针,不问气之至与不至,此五失也。

凡针之深浅,随时不同。春气在毛,夏气在皮肤,秋气在肌肉,冬气在筋骨,故春夏刺浅,秋冬刺深,反此有害。今则不论四时,分寸各有定数。此六失也。

古之用针,凡疟疾、伤寒、寒热、咳嗽一切藏府七窍等病,无所不治。今则止治经脉形体痿痹屈伸等病而已。此七失也。

古人刺法,取血甚多,《灵枢·血络论》言之最详。而头痛、腰痛,尤必大泻其血。凡血络有邪者必尽去之,若血射出而黑,必令变色见赤血而止,否则病不除而反有害。今人则偶尔见血,病者医者已惶恐失据,病何由除?此八失也。

《内经》刺法有九变、十二节。九变者:输刺,远道刺,经刺,络刺,分刺,大泻刺,毛刺,巨刺,焠刺。十二节者:偶刺,报刺,恢刺,齐刺,杨刺,直针刺,输刺,短刺,浮刺,阴刺,傍刺,赞刺。以上二十一法,视病所宜,不可更易,一法不备,则一病不愈。今则只直刺一法。此九失也。

古之针制有九:镵针,员针,锓针,锌针,铍针,员利针,毫针,长针,大针。亦随病所宜而用,一失其制则病不应。今则大者如员针,小者如毫针而已,岂能治痼气暴气?此十失也。

其大端之失已如此。而其尤要者,更在神志专一,手法精严。《经》云:“神在秋毫,属意病者,审视血脉,刺之无殆。”又云:“经气已至,慎守勿失,深浅在志,远近若一。如临深渊,手如握虎,神无营于众物。”又云:“伏如横弩,起如发机。”其专精敏妙如此。今之医者,随手下针,漫不经意,即使针法如古,志不凝而机不达,犹恐无效,况乎全与古法相背乎?其外更有先后之序,迎随之异,贵贱之殊,劳逸之分,肥瘦之度,多少之数。更仆难穷。果能潜心体察,以合圣度,必有神功。其如人之畏难就易,尽违古法,所以世之视针甚轻,而其术亦不甚行也。若灸之一法,则较之针所治之病不过十之一二,知针之理,则灸又易易耳。

《离合真邪论第二十七》今译

黄帝问说:我听说《九针》①共有九篇,你加了九倍,扩充而成为八十一篇,我都已了解了。《经》里面所讲血气的盛衰,有时候左右移动,应当以上面来调和下面,以左边来调和右边,有余和不足应当分别施用补法或泻法,这些我都已经知道了。这都是由于体内的生理功能失调所致,而不是由于外来的邪气侵入经脉。我希望知道外来的邪气侵入经脉所生的疾病是什么样的,应当如何来治疗?

岐伯回答说:圣人认为人体是和天地相应(配合)的,所以天有二十八宿②,地有十二经水(大水)③,人有十二经脉。天地温和则经水安静,天寒地冻则经水结冰,天暑地热则经水沸腾,突起暴风则经水波浪涌起。人的经脉也和地的经水一样,在天冷的时候则血液涩涩,在天热的时候则血液润泽。虚邪侵入的时候,则如经水遇风一样,经脉时时隆起,虽仍按次序循行,但失去了安静的状态。脉行走到手腕寸口部位的时候，时而大，时而小，脉搏大的时候说明是邪气来了，脉搏小的时候说明邪气已去，因而脉平静。邪气在体内行走没有一定的地方，时而在阴分，时而在阳分，只有从三部九候的脉搏中才能觉察它。一旦发觉了邪气所在，应当立时施用针刺来制止它。在施用针刺疗法的时候，要在病人吸气的时候进针，不可和呼吸的气相逆。进针之后，将针久久停留不动，以免邪气散布。在吸气的时候转针，一直到病人感觉得气为止。在呼气的时候出针，呼气完了针也出尽。用这样的操作方法可以将邪气都泻出，所以叫作泻法。

黄帝说：不足的病如何使用补法呢？

岐伯说：必须首先用手摸清楚孔穴的部位，用手指按摩着孔穴使气散开，用手指推动着孔穴的皮肤使血管怒张，然后用左手指掐住穴位而用右手持针刺入，等候着病人有得气的感觉时，才能除去疾病。在出针之后，要推动皮肤，按住穴口，以免正气外出。在进针时，应当在病人呼气刚完的时候进针。进针之后，将针久久停留不动，一直到病人感觉得气为止，要耐心地等待着，不管时间多久。当这股气来了之后，要好好守住它，不可让它又跑掉了。等候着病人吸气的时候出针，如此则病人的正气不会随针跑出来，用手指在穴孔上推动按摩，使穴孔关闭，正气得以保留在里面。由于保留住了正气，所以这就叫作补法。

黄帝说：应当如何来测候邪气呢？

岐伯说：邪气由络脉侵入经脉，停留在血液里面，和血液的冷热悬殊，像波浪一样地涌起时来时去，但不是经常停留在一处不动。应当趁着邪气刚来还未太盛的时候，即时按止住它而施用泻法，不可当着邪气正盛其势汹汹的时候来施用泻法。经气（血气）是人身的正气，邪气正盛的时候则经气必定最虚，所以不可当着邪气正盛的时候而施行泻法以免经气更虚。这叫作“其来不可逢”。如果测候邪气不能准确，在邪气已经走动之后还来施用泻法，也会使正气虚脱而不能恢复，及至邪气再来则病势反而更厉害了。这叫作“其往不可追”。一定要在邪气刚来的时候立时进针，若过于早则邪气未至，若过于迟则经气正虚，就不可能将病治好。所以说，在恰当的时候进针则犹如拨动弩机一样，一射就中；在不恰当的时候进针则犹如扣击木椎一样，不发生一点作用。所以说，善于掌握时机的医师则在时间上不会有毫发之差，不善于掌握时机的医师则不能起一点作用。

黄帝说：应当如何来选择施用补法或泻法呢？

岐伯说：攻击邪气的时候应当以攻邪为主，赶快把血液放出而使正气恢复。此时的邪气流动还无定处，推动它就向前走，不推动它就停留着，这是留滞着的血液，放出它来病就好了。

黄帝说：好。如果正气和邪气已经结合在一块，没有波浪隆起，又如何来测候它呢？

岐伯说：这就只能依靠三部九候的脉搏来测候了。观察比较这些脉搏的差异，来决定疾病的部位和病人的死的时期。不知道分别三部脉搏的，等于不知道阴阳的分别，不知道天地的分别。上部的脉搏是测候上部的情况的，中部的脉搏是测候中部的情况的，下部的脉搏是测候下部的情况的，这三部的脉搏都必须有冲和的胃气（雍容和缓的状态）。如果不知道三部九候脉搏的情况而使用针刺，虽然有大病将至，医师也没有方法来制止它。如果对没有病的人而使用针刺，这叫作“大惑”，反而扰乱了经脉，使正气无法恢复。如果将实证认为虚证，将邪气认为正气，乱用针法，则会反而伤害了正气。如果将正常的状态看成反常的状态，则会使荣气和卫气散乱，正气消亡，邪气独盛于内。这都可以断送人的性命，使人遭殃。所以不知道三部九候脉诊的医师，是不能长久行医的。如果不知道和四时五行相配合，看出它们相生相克的原理，对邪气不理会而反来攻击正气，也是会断送人性命的。大凡邪气初侵入人体，还没有一个固定的处所，推动它就向前走，不推动它就停留着，趁着这个时候施用泻法，病就可以立刻好。

①《九针》：《九针》即是上篇（《八正神明论》）所讲“《九针》之论不必存”的《九针》，根据本篇的说法，这一部书可能即是《针经》的原始资料，倘若如此，那就是最早的一部针刺疗法的专书。

②二十八宿：二十八宿是天上的星座。角、亢、氐、房、心、尾、箕是东方七宿。斗、牛、女、虚、危、室、壁是北方七宿。奎、娄、胃、昴、毕、觜、参是西方七宿。井、鬼、柳、星、张、翼、轸是南方七宿。

③十二经水（大水）：十二经水是清水、渭水、海水、湖水、汝水、渑水、淮水、漯水、江水、河水、济水、漳水。参阅《灵枢》第十二《经水篇》。

通评虚实论第二十八①

①通评虚实论第二十八：《新校正》云：按全元起本在第四卷。

伯坚按：本篇和《甲乙经》《黄帝内经太素》《类经》三书的篇目对照，列表于下：

素问	甲乙经	黄帝内经太素	类经
通评虚实论第二十八	卷七——六经受病发伤寒热病第一中	卷三十——身度篇	卷十四——邪盛则实精夺则虚（疾病类十六）
	卷九——脾胃大肠受病发腹胀满肠中鸣短气第七	卷三十——经络虚实篇	卷十五——乳子病热死生（疾病类四十七）
	卷十一——阳厥大惊发狂痫第二	卷三十——顺时篇	卷十六——消瘅热中（疾病类六十·一）
	卷十一——气乱于肠胃发霍乱吐下第四	卷三十——刺腹满数篇	卷十七——癫疾（疾病类六十五·一）
	卷十一——足太阴厥脉病发溏泄下痢第五	卷三十——刺霍乱数篇	卷十七——肠澼（疾病类七十二）
	卷十一——五气溢发消渴黄瘅第六	卷三十——刺痫惊数篇	卷十七——杂病所由（疾病类七十八）
	卷十一——寒气客于经络之中发痈疽风成发厉浸淫第九下	卷三十——刺腋痈数篇	卷二十一——刺灸癫狂（针刺类三十七·三）
	卷十二——手太阳少阳脉动发耳病第五	卷三十——病解篇	卷二十二——刺胸背腹病（针刺类四十七·十一）
	卷十二——妇人杂病第十	卷三十——久逆生病篇	卷二十二——冬月少针石非痈疽之谓（针刺类五十五）
	卷十二——小儿杂病第十一	卷三十——六府生病篇	
		卷三十——肠胃生病篇	
		卷三十——经输所疗篇	

【释题】 吴崑说：“通，普也。言普论病脉之虚实也。”高世栻说：“通评虚实，犹言统论虚实也。大义邪气盛则实，精气夺则虚，二语尽之。然有气热脉满而为重实者，有脉虚气虚而为重虚者，有寒满、热喘、肠澼、癫疾、消瘅、痈疽、腹满、霍乱、五藏痫惊、内外上下阴阳藏府诸病，而或生、或死、或实、或虚者，故曰通评虚实也。”通评就是概论的意思。本篇概论病人的各种虚实现象，所以叫作《通评虚实论》。

【提要】 本篇用黄帝、岐伯问答的形式，内容可以分为两节。前一节主要讲切脉的诊断学，以分别虚实为主。后一节讲几种个别疾病的针刺疗法。

黄帝问曰：何谓虚实？

岐伯对曰：邪气盛则实。精气夺则虚①。

【本段提纲】 马莳说：此先明虚实二字之义也。

【集解】

①邪气盛则实，精气夺则虚：王冰说：夺，谓精气减少如夺去也。

马莳说：言人非无故而实，以邪气盛则实耳。邪气盛者，外感也。非无故而虚，以正气夺则虚耳。正气虚者，内伤也。

张介宾说：邪气有微甚，故邪盛则实。正气有强弱，故精夺则虚。夺，失也。按“邪气盛则实，精气夺则虚”二句，为治病之大纲。其辞似显，其义甚微，最当详辨，而辨之有最难者，何也？盖实言邪气，实宜泻也；虚言正气，虚宜补也。凡邪正相薄而为病，则邪实正虚皆可言也，故主泻者则曰邪盛则实当泻也，主补者则曰精夺则虚当补也，各执一句，茫无确见，藉口文饰，孰得言非，是以至精之训，反酿莫大之害。不知理之所在，有必不可移易者，奈时医不能察耳。余请析此为四，曰孰缓、孰急，其有、其无也。所谓缓急者，察虚实之缓急也。无虚者急在邪气，去之不速，留则生变也。多虚者急在正气，培之不早，临期无济也。微虚微实者，亦治其实，可一扫而除也。甚虚甚实者，所畏在虚，但固守根本以先为己之不可胜，则邪无不退也。二虚一实者，兼其实，开其一面也。二实一虚者，兼其虚，防生不测也。总之，实而误补，固必增邪，犹可解救，其祸小；虚而误攻，真气忽去，莫可挽回，其祸大。此虚实之缓急不可不察也。所谓有无者，察邪气之有无也。凡风寒暑湿火燥，皆能为邪。邪之在表在里，在府在藏，必有所居。求得其本，则直取之。此所谓有，有则邪之实也。若无六气之邪而病出三阴，则惟情欲以伤内，劳倦以伤外，非邪似邪，非实似实。此所谓无，无则病在元气也。不明虚实有无之义，必至以逆为从，以标作本，绝人长命，损德多矣，可不惧且慎哉？

李中梓说：盛则实者，邪气方张，名为实证。三候有力，名为实脉。实者泻之，重则汗吐下，轻则清火降气是也。夺则虚者，忘精失血，用为劳神，名为内夺。汗之、下之、吐之、清之，名为外夺。气怯神疲，名为虚证。三候无力，名为虚脉。虚者补之，轻则温补，重则热补是也。无奈尚子和、丹溪之说者，辄曰泻实；尚东垣、立斋之说者，辄曰补虚；各成偏执，鲜获圆通，此皆赖病合法耳，岂所谓法治病乎？精于法者，止辨虚实二字而已。其中大实大虚，小实小虚，似实似虚，更贵精详。大虚者补之，宜峻宜温，缓则无功也。大实者攻之，宜急宜猛，迟则生变也。小虚者，七分补而三分攻，开其一面也。小实者，七分攻而三分补，防其不测也。至于似虚似实，举世殽讹，故曰至虚有盛候，反泻含冤，大实有羸状，误补益疾，辨之不可不精，治之不可不审也。或攻邪而正始复，或养正而邪自除，千万法门，只图全其正气耳。（《内经知要·病能篇》。）

丹波元简说：按邪气之客于人身，其始必乘精气之虚而入，已入而精气旺，与邪气俱盛，则为实，如伤寒胃家实证是也。若夫及邪入而客，精气不能与之相抗，为邪气所夺，则为虚，如伤寒直中证是也。马云：“邪气盛者外感也，正气盛者内伤也”，此说不可从。

夺，脱也，参阅《素问》第二《四气调神大论》第四段“使气亟夺”句下集解。

帝曰：虚实何如？

岐伯曰：气虚者，肺虚也①。气逆者，足寒也②。非其时则生。当其时则死③。余藏皆如此④。

【本段提纲】 马莳说：此举肺虚一藏，其生死必随乎时，而可以例诸藏也。

【集解】

①气虚者，肺虚也：马莳说：肺主气，气虚者，肺虚也。

②气道者，足寒也：马莳说：气逆者，气上行而逆，则在下之足以无气而寒。

张介宾说：气逆不行，则无以及于四支，阳虚于下故足寒也。

张琦说：此明五藏之虚实，从肺起例也。肺主气，肺虚故气虚。气逆、足寒，肺虚之证也。肺宜清降，虚则治节不行，故上则喘逆而下则足寒，浊阴不降则清阳不升也。

③当其时则死：吴崑说：时，当王之时也。如夏月人皆气虚，冬月人皆足寒，皆非肺王之时也，故生。若秋月有气虚足寒之证，则当肺王时也，是犯大禁，故死。

张介宾说：肺王于秋，当秋而气虚，金衰甚也，故死。

④余藏皆如此：马莳说：余藏虚者，其生死亦如此而已。夫帝问虚实，而伯先以虚对，未及于实也。

帝曰：何谓重实？

岐伯曰：所谓重实者，言大热病，气热、脉满，是谓重实①。

【本段提纲】 马莳说：此言病有重实之义也。

【集解】

①重实：高世栻说：重实者，言人身大热之病，气盛而热，脉盛而满，阴阳血气皆实，是谓重实。

帝曰：经络①俱实何如？何以治之？

岐伯曰：经络皆实，是寸脉急而尺缓也②，皆当治之③。故曰：滑则从，涩则逆也。夫虚实者，皆从其物类始，故五藏骨肉滑利，可以长久也④。

帝曰：络气不足，经气有余，何如？

岐伯曰：络气不足，经气有余者，脉口热⑤而尺寒也⑥。秋冬为逆。春夏为从⑦。治主病者⑧。

帝曰：经虚络满⑨何如？

岐伯曰：经虚络满者，尺热满、脉口寒涩也。此春夏死、秋冬生也⑩。

帝曰：治此者奈何？

岐伯曰：络满经虚，灸阴刺阳。经满络虚，刺阴灸阳⑪。

【本段提纲】 马莳说：此节即经络俱实、络虚经实、经虚络实者，而拟其脉体、决其死生、分其治法也。

【集解】

①经络：马莳说：经者，十二经也。络者，十五络也。

②寸脉急而尺缓也：王冰说：脉急，谓脉口也。

丹波元简说：按王云："脉急，谓脉口也"，而不解尺缓之义。诸家俱以为尺中之脉，非也。《论疾诊尺篇》云："审尺之缓急小大滑涩"。《邪气藏府病形篇》云："脉缓者，尺之皮肤亦缓。"尺缓，即尺肤缓纵之谓。此节以脉口诊经，以尺肤诊络。盖经为阴为里，乃脉道也，故以脉口诊之。络为阳为浮而浅，故以尺肤诊之。义为明晰。下文"脉口寒而尺寒""尺热满脉口寒涩"，义亦同。

尺，参阅《素问》第十七《脉要精微论》第二十四段"尺内两傍则季胁也"句下集解。

③皆当治之：张介宾说：皆当治之，治，言泻也。

④故曰：滑则从，涩则逆也。夫虚实者，皆从其物类始，故五藏骨肉滑利，可以长久也：丹波元简说：按"故曰"以下止"可以长久也"三十一字，疑是错简，当移于下文"滑则生涩则死也"之下，则文理顺接焉。

伯坚按：今据丹波元简说，将此三十一字移于本篇第五段"如此者滑则生涩则死也"句下。

⑤脉口热：丹波元简说：按脉口热，依下文寒涩而推之，谓脉滑也。

⑥尺寒也：张志聪说：此论经络之气虚实也。寒热者，尺寸之肤寒热而应于经络也。络脉外连皮肤，为阳，主外。经脉内连藏府，为阴，主内。《经》云："营出中焦，卫出下焦。卫气先行皮肤，先充络脉，络脉先盛。卫气已平，营气乃满，而经脉大盛。经脉之虚实也，以气口知之。"故以尺肤候络，而以寸口候经。（伯坚按：此引《经》云，见《灵枢》第十《经脉篇》。）

顾观光说：寸脉之直行者，为太阴之经。尺者列缺别走阳明者，为太阴之络。故寸以候经，尺以候络，非阴阳之谓也。

⑦秋冬为逆，春夏为从：张介宾说：经气有余则脉口热，阴分之邪盛也。络气不足则尺中寒，阳分之气虚也。阳虚者畏阴盛之时，故秋冬为逆，春夏为从。

⑧治主病者：张介宾说：治主病者，即下文灸刺之义。

⑨满：马莳说：满者，实也。

⑩春夏死，秋冬生也：张介宾说：经虚络满者，阴气不足，阳邪有余也。阴虚者畏阳盛之时，故春夏死、秋冬生。

顾观光说：《灵枢·经脉篇》云："经脉十二者，伏行分肉之间，深而不见，其浮而常见者，皆络脉也。"然则络在外，当为阳；经在内，当为阴。络气不足、经气有余者，阴盛而阳虚也，故能夏不能冬。经虚络满者，阳盛而阴虚也，故能冬不能夏。

⑪刺阴灸阳：张介宾说：此正以络主阳，经主阴，灸所以补，刺所以泻也。

高世栻说：灸阴，所以补经虚。刺阳，所以泻络满。刺阴，所以泻经满。灸阳，所以补络虚。此以灸刺通于上文，则上文治主病者，亦当通于此矣。

帝曰：何谓重虚？

岐伯曰：脉虚、气上虚、尺虚，是谓重虚。①

帝曰：何以治之？

岐伯曰：所谓气虚者，言无常也②。尺虚者③，行步恇然④。脉虚者，不象阴也⑤。如此者，滑则生，涩则死也。故曰：滑则从，涩则逆也。夫虚实者，皆从其物类始，故五藏骨肉滑利，可以长久也⑥。

【本段提纲】 马莳说：此言病有重虚之义也。脉虚，气虚，尺虚，谓之重虚。

【集解】

①岐伯曰：脉虚、气上虚、尺虚，是谓重虚：原文作"岐伯曰脉气上虚尺虚是谓重虚"。

《新校正》云：按《甲乙经》，作"脉虚、气虚、尺虚，是谓重虚"。此少一"虚"字，多一"上"字。

马莳说：气虚者，真气不足也，故脉动无常。尺虚者，肾气不足也，故行步恇然。脉虚者，手太阴寸口之脉按之不应手也。

丹波元简说：按当从《新校正》。下文历举脉虚、气虚、尺虚之状，明是脱误。

张文虎说：下文明列气虚、脉虚、尺虚三款，盖此文脱误。

伯坚按：此段见《甲乙经》卷七《六经受病发伤寒热病》第一中，作"脉虚、气虚、尺虚，是谓重虚也"。今据丹波元简、张文虎说，依《甲乙经》删改校正。

②所谓气虚者，言无常也：《新校正》云：按杨上善云："气虚者，膻中气不定也。"（伯坚按：《新校正》所引《太素》杨上善注是佚文，今存残本《黄帝内经太素》中没有这一段经文和杨注。）

张介宾说：气虚，即上虚也。气虚于上，故言乱无常，如《脉要精微论》曰："言而微，终日乃复言者，此夺气也。"

张志聪说：言无常者，言气虚而语言无接续也。

张文虎说：林引杨上善云："气虚者，膻中气不定也。"然则言无常，谓语言不属，正与下"行步恇然"相对。

③尺虚者：丹波元简说：按谓尺肤脆弱。《论疾诊尺篇》云："尺肉弱者，解㑊安卧。"乃与行步恇然同义。

丹波元坚说：《邪气藏府病形篇》："脉小者，尺之皮肤亦减而少气。"

④行步恇然：张介宾说：尺虚者下虚，故行步恇然怯弱也。

丹波元简说：《说文》："恇，怯也。"

⑤脉虚者，不象阴也：吴崑说：脉者血之府，脉虚者无血可知，故云不象阴也。

张介宾说：气口独为五藏主，脉之要会也。五藏为阴，藏虚则脉虚。脉虚者，阴亏之象，不云不象阴也。

高世栻说：若脉虚者，浮泛于上，有阳无阴，不能效象于阴也。

⑥滑则从，涩则逆也。夫虚实者，皆从其物类始，故五藏骨肉滑利，可以长久也：张介宾说：滑，阳脉也。涩，阴脉也。实而兼滑，阳气盛也，故为从。若见涩，则阴邪胜而阳气去也，故为逆。物之生则滑利，死则枯涩，皆由阳气之存亡耳，脉之顺逆亦犹是耳。

高世栻说：物，犹形也。类，犹合也。物类者，五藏在内，皮肉脉筋骨有形在外而合于五藏也。（伯坚按：参阅《素问》第二十三《宣明五气篇》第十一段经文和集解。）始，先见也。皮涩而虚则肺藏亦虚，皮滑而实则肺藏亦实，故夫虚实者皆从其有形之外合以先见也。皮合肺，肉合脾，脉合心，筋合肝，骨合肾，故五藏调和于内，骨肉滑利于外，可以长久而永天命也。

伯坚按："故曰滑则从涩则逆也夫虚实者皆从其物类始故五藏骨肉滑利可以长久也"共三十一字，原在本篇第四段，今据丹波元简说（见前本篇第四段注④），移置本段。

帝曰：寒气暴上，脉满而实，何如？①

岐伯曰：实而滑则生。实而逆则死②。

【本段提纲】 马莳说：此言气寒而脉实者，亦以滑为生而涩为死也。

【集解】

①寒气暴上，脉满而实，何如：王冰说：言气热脉满，已谓重实，滑则从，涩则逆。今气寒脉满，亦可谓重实乎？其于滑涩生死逆从何如？

张介宾说：此指伤寒之属也。

丹波元坚说：《脉经·诊百病生死诀》曰："寒气上攻，脉实而顺滑则生，实而逆涩则死。"（其注引《太素》与本文同）盖寒气暴上，恐冲疝之类。

②实而滑则生。实而逆则死：王冰说：逆，谓涩也。

《新校正》云：详王氏以逆为涩，大非。古文简略，辞多互文，上言滑而下言逆，举滑则从可知，言逆则涩可见，非谓逆为涩也。

张介宾说：邪盛者，脉当实。实而兼滑，得阳脉也，故生。若见阴脉，为逆，故死。按《玉机真藏论》曰："脉弱以滑，是有胃气，命曰易治。脉逆四时，为不可治。"

张琦说：王注："逆，谓涩也。"寒中之属，脉多沉虚，今脉满而实，是阴盛之极，故以脉滑涩为生死也。王氏知逆为涩者，上言"滑则生"，故知逆为涩矣。

帝曰：脉实满，手足寒，头热，何如？

岐伯曰:春秋则生,冬夏则死。①

【本段提纲】 马莳说:此即脉证杂见阴阳者,而以时决其死生也。

【集解】

①帝曰:脉实满,手足寒,头热,何如? 岐伯曰:春秋则生,冬夏则死:马莳说:脉实满者,是阳脉也;头热者,是阳证也;皆邪气有余也。手足又寒,是阴证也,乃真气又虚也。若此者,真气不分,阴阳相杂。然春秋者,阴阳未盛之时也,正平和之候,故生。冬夏者,偏阴偏阳之时也,脉盛头热者不能支于夏,手足寒者不能支于冬,故死。

张介宾说:脉之实满,邪有余也。手足寒者,阴逆在下。头热者,阳邪在上。阴阳乖离,故为上实下虚之病。春秋为阴阳和平之候,得其和气,故可以生。冬夏为阴阳偏胜之时,阳剧于夏,阴剧于冬,故死。

脉浮而涩、涩而身有热者,死。①

【本段提纲】 马莳说:此言证与脉反者,死也。此前后无问答之语,疑为错简也欤?

【集解】

①脉浮而涩、涩而身有热者,死:《新校正》云:按《甲乙经》移续于此。旧在"帝曰形度骨度脉度筋度何以知其度也"下,对问义不相类,王氏颇知其错简,而不知皇甫士安尝移附此也。今去后条,移从于此。

吴崑说:涩为无血,浮而身热者为邪盛,为孤阳,此不必问其四时而皆死也。

丹波元简说:按据《新校正》注,其为错简无疑焉。

张琦说:此为阳病见阴脉。脉浮宜汗解,涩为血少不能作汗,故死。

丹波元坚说:此十一字,《太素》在"帝曰形度"云云下,与王氏旧本同。

伯坚按:此段见《甲乙经》卷七《六经受病发伤寒热病》第一中,在"脉实满、手足寒、头热者,春秋则生,冬夏则死"下。又见《黄帝内经太素》卷三十《身度篇》,在"问曰,形度、骨度、脉度、筋度,何以知之其度也"下。

帝曰:其形尽满何如①?

岐伯曰:其形尽满者,脉急、大、坚,尺涩而不应也②。如是者,从则生,逆则死。

帝曰:何谓从则生,逆则死?

岐伯曰:所谓从者,手足温也。所谓逆者,手足寒也。③

【本段提纲】 马莳说:此言阳病者当得阳脉阳证也。

【集解】

①其形尽满何如:高世栻说:形,形身也。满,犹实也。

张志聪说:形,谓皮肤肌腠。盖经脉之内,有有形之血,是以无形之气乘之。肌腠之间,主无形之气,是以有形之水乘之,而为肿胀也。

张琦说:其形尽满,肿满之证也。

丹波元坚说:"满"字推上例高说为优,志以肿胀释盖误。

喜多村直宽说:恕公曰:"形,乃形体也。"

②脉急、大、坚,尺涩而不应也:丹波元简说:按尺肤涩,与脉急大坚不相应也。《邪气藏府病形篇》云:"色脉与尺之相应也,如桴鼓影响之相应也。"

③所谓逆者,手足寒也:马莳说:身形尽满,乃阳病也。气口之脉,急大而坚,是阳脉也。宜

尺部则涩而不相应耳。然必手足温者，是阳证也，故有是脉有是证，则为从而生。否则脉虽急大坚，而手足反寒，是谓逆而死也。

张介宾说：四支为诸阳之本，故阳邪盛者手足当温，为顺。若手足寒冷，则以邪盛于外，气虚于内，正不胜邪，所以为逆也。

帝曰：乳子①而病热，脉悬小者②，何如？

岐伯曰：手足温则生③，寒则死④。

帝曰：乳子中风、热、喘鸣、肩息者⑤，脉何如？

岐伯曰：喘鸣、肩息者，脉实、大也⑥。缓则生，急则死。⑦

【本段提纲】 马莳说：此言乳子脉与病反者复有他证可验，病证俱甚者复有脉体可据，而决其死生也。

【集解】

①乳子：顾观光说：乳子，言产后以乳哺子之时也。故《甲乙经》以此二条入妇人《杂病篇》中。《脉经》亦云："妇人新生乳子，因得热病。"

②脉悬小者：王冰说：悬，谓如悬物之动也。

吴崑说：病热而脉来悬绝而小，是谓之阳证得阴脉也，为大禁。

张琦说："悬"，当作"弦"，声之误也。产后气血空虚，病热而得弦细之脉，弦为寒郁，细为气少，是亦阳病见阴脉也。

丹波元坚说：按《脉经》曰："诊妇人新生乳子，因得热病，其脉悬小，四肢温者生，寒清者死。"（伯坚按：见《脉经》卷九《平妇人病生死证》第八。）又《说文》："人及鸟生子曰乳，兽曰产。"据此，琦说为是。其"悬"字，并下文"悬绝""悬小"，改为"弦"者，不可从。又《张氏医通》曰："乳子，言产后以乳哺子时，非婴儿也。"此说亦是，然恨不知乳之为产耳。

田晋蕃说：《脉经》九，"悬"作"弦"。《水经》河水注引黄义仲《十三州记》云："弦声近悬，故以取名。"（伯坚按：见《水经》注卷二"又东过陇西河关县北，洮水从东南来流注之"句下注。）

悬小，是特别小。参阅《素问》第七《阴阳别论》第四段"肝至悬绝"句下集解。

③手足温则生：《新校正》云：按《太素》无"手"字。杨上善云："足温气下，故生。足寒气不下者，逆而致死。"（伯坚按：《新校正》所引杨上善《注》是佚文，今存残本《黄帝内经太素》没有这一段经文和杨注。）

田晋蕃说：按《脉经》作"四肢温者生"，是王叔和所据之本有"手"字，与今本同。《甲乙经·妇人杂病篇》亦作"手足温则生"。

④寒则死：丹波元简说：按《论疾尺诊篇》云："婴儿病：头毛皆逆上者，必死；大便赤、飧泄、脉小、手足寒者，难已；温，易已。"

⑤肩息者：张志聪说：肩息者，呼吸摇肩也。

张琦说：产后中风发热而喘鸣肩息者，邪客中上二焦，气道不利，故喘息有音，摇肩以伸其气也。

⑥脉实、大也：张志聪说：风热之邪，始伤皮毛，喘鸣肩息，是风热盛而内干肺气宗气，故脉实大也。

⑦缓则生，急则死：吴崑说：缓为有胃气，故生。急为真藏脉，故死。

张琦说：肩息之证，邪实者可治，故得实大之脉。然必有舒缓之象，则胃气犹存，且合中风之症。若得弦急，为阴盛于内而阳绝于外，故主死也。

丹波元坚说：按《脉经》云："诊妇人生产，因中风伤寒、热病、喘鸣而肩息，脉实大浮缓者生，小急者死。"（伯坚按：见《脉经》卷九《平妇人生死证第八》。）

帝曰：肠澼①便血②何如？

岐伯曰：身热则死，寒则生③。

帝曰：肠澼下白沫何如？

岐伯曰：脉沉则生，脉浮则死④。

帝曰：肠澼下脓血何如⑤？

岐伯曰：脉悬绝则死⑥，滑、大则生⑦。

帝曰：肠澼之属，身不热，脉不悬绝，何如⑧？

岐伯曰：滑、大者曰生，悬涩者曰死⑨。以藏期之⑩。

【本段提纲】 马莳说：此言肠澼之属，有便血者，有下白沫者，有下脓血者，随证随脉而可以决其死生也。

【集解】

①肠澼：马莳说：肠澼者，大小肠有所澼积而生诸证，故肠澼为总名，而下三者为诸证也。《生气通天论》曰："因而饱食，筋脉横解，肠澼为痔"，所以亦用肠澼二字。《太阴阳明篇》亦云："久为肠澼。"

吴崑说：肠澼，滞下也，利而不利之谓。

张介宾说：肠澼一证，即今之所谓痢疾也。自仲景而后，又谓之滞下。其所下者，或赤或白，或脓或血，有痛者，有不痛者，有里急后重者，有呕恶胀满者，有噤口不食者，有寒热来往者。（丹波元简说：按滞下之称，范、汪诸方已载之，见于《外台秘要》。仲景方无考。张言恐无据。）

张志聪说：肠澼者，邪僻积于肠间而为便利也。经言阳络伤则血外溢，血外溢则衄血；阴络伤则血内溢，血内溢则便血。肠胃之络伤，则血溢于肠外。肠外有寒汁沫，与血相搏，则合并凝聚而积成矣。

肠澼，参阅《素问》第三《生气通天论》第八段"肠澼为痔"句下集解。

②便血：马莳说：便血者，大便中不纯血也。有等俗名肠风下血，有粪前来者为近血，粪后来者为远血。

③身热则死，寒则生：王冰说：热为血败，故死。寒为荣气在，故生。

丹波元简说：按《诸病源候论·血痢门》举此二句，知巢氏以肠澼便血为血痢也。

丹波元坚说：朱丹溪曰："《内经》所谓身热则死，寒则生，此是大概言，必兼证详之方可。今岂无身热而生，寒而死者？"（出《心法类集》）此说误矣。盖滞下初起，表邪发热，固非所忌，如经久引日，液脱肉燥，以为烦热者，攻补两难，必属不治，《经》言真不诬。而王以为热为血败者，能得其理。

④脉沉则生，脉浮则死：王冰说：阴病而见阳脉，与证相反，故死。

高世栻说：肠澼下白沫，乃寒汁下泄。脉沉，则血气内守，故生。脉浮，则血气外驰，故死。

丹波元简说：按《诸病源候论》云："痢色白，食不消，谓之寒中也。诊其脉，沉则生，浮则死。"知巢氏以下白沫为寒痢也。

⑤肠澼下脓血何如：马莳说：其下脓血者，赤白相兼，气血俱伤，《灵枢·邪气藏府病形篇》谓

之瘕泄,《难经》谓之大瘕泄,后世曰痢。

吴崑说:脓血,赤白并下也。

丹波元坚说:脓血,即肠垢与血俱下之谓,不是真脓。《巢源·赤白痢候》曰:"重者状如脓涕而血交之",《妇人带利便》曰:"其状白脓如涕而有血杂",俱可以征。

⑥脉悬绝则死:吴崑说:悬绝,搏而无胃气也,故死。

张介宾说:悬绝者,谓太过则坚而搏,不足则微而脱,皆胃气去而真藏见也。邪实正虚,势相悬绝,故死。

张琦说:"悬"亦当作"弦"。脉弦细欲绝者,肝脾之阳不存,虽沉亦死。

悬绝是断绝得特别久而不来。参阅《素问》第七《阴阳别论》第四段"肝至悬绝"句下集解。

⑦滑、大则生:高世栻说:其脉悬绝,则津血内脱,生阳不升,故死。脉滑大,则阴阳和合,血气充盛,故生。

丹波元简说:按《诸病源候论·脓血痢门》引此二句知巢氏以下脓血为脓血痢也。

⑧身不热,脉不悬绝,何如:高世栻说:上文言身热则死,又言脉悬绝则死,帝承上文之意而言身不热脉不悬绝何如。

丹波元简说:按《诸病源候论》,以"身不热"以下二十四字载《水谷痢门》。

⑨悬涩者曰死:吴崑说:悬涩,异常涩也。

高世栻说:悬涩,悬绝之渐也。

悬涩是特别涩。参阅《素问》第七《阴阳别论》第四段"肝至悬绝"句下集解。

⑩以藏期之:王冰说:肝见庚辛死,心见壬癸死,肺见丙丁死,肾见戊己死,脾见甲乙死,是谓以藏期之。(伯坚按:"肝见庚辛死"等句见《素问》第十八《平人气象论》第十五段。)

帝曰:癫疾何如①?

岐伯曰:脉搏、大、滑,久自已。脉小、坚、急,死不治②。

帝曰:癫疾之脉,虚实何如?

岐伯曰:虚则可治,实则死③。

【本段提纲】 马莳说:此言癫疾之脉,得阳脉虚脉而生也。

【集解】

①癫疾何如:癫疾有癫痫、癫狂二义,参阅《素问》第四十七《奇病论》第九段"人生而有病癫疾者"句下集解。

②脉搏大、滑,久自已。脉小、坚、急,死不治:张介宾说:搏大而滑为阳脉,阳盛气亦盛,故久将自已。若小、坚而急,则肝之真藏脉也,全失中和而无胃气,故死不治。

张琦说:脉搏指而大滑,心肝之阳未衰,有来复之象,故久而自已。若脉小坚急,纯阴无阳,则死不治。

③虚则可治,实则死:张介宾说:虚则柔缓,邪气微也,故生。实则弦急,邪气盛也,故死。

张琦说:脉虚者邪亦虚,脉实者邪亦实。实者即坚急之意。

帝曰:消瘅①,虚实何如?

岐伯曰:脉实、大,病久,可治②。脉悬小③,坚,病久,不可治④。

【本段提纲】 马莳说:此言消瘅之病得阳脉而生也。

【集解】

①消瘅：张介宾说：消瘅者，三消之总称，谓内热消中而肌肉消瘦也。

吴崑说：消瘅，消中而热，善饮善食也。

丹波元简说：按《脉要精微论》云："瘅成为消中"，《五变篇》云："热则消肌肤故为消瘅"，皆可以证。

消瘅是糖尿病，参阅《素问》第七《阴阳别论》第十四段"二阳结谓之消"、第十七《脉要精微论》第二十段"瘅成为消中"和第四十七《奇病论》第六段"转为消渴"句下集解。

②脉实、大，病久，可治：王冰说：久病，血气衰，脉不当实大，故不可治。

《新校正》云：详《经》言实大病久可治，《注》意以为不可治。按《甲乙经》《太素》、全元起本，并云可治。又按巢元方云："脉数大者生，细小浮者死。"又云："沉小者生，实牢大者死。"

③脉悬小：悬小是特别小。参阅《素问》第七《阴阳别论》第四段"肝至悬绝"句下集解。

④坚，病久，不可治：吴崑说：脉实大则真气未漓，虽久可治。脉悬小坚则胃气已绝，病久则死。

张琦说：脉实大者，肺胃蕴热，而中下之气尚存，则病虽久而可治。若脉弦小而坚，则肝脾肾纯阴用事，而微阳不复，故不可治也。"悬"，亦当作"弦"。

帝曰：形度骨度脉度筋度，何以知其度也[①]？

【集解】

①帝曰：形度骨度脉度筋度，何以知其度也：王冰说：形度具《三备经》。（顾观光说：《刺疟篇注》云："循《三备法》而行针。"《调经论注》亦云："循《三备法》通计身形以施分寸。"盖唐时此书尚存，今不可见矣。）筋度、脉度、骨度，并具在《灵枢经》中。（顾观光说：今《灵枢经》有《骨度》《脉度》二篇。其《经筋篇》但言筋之分合起止而不言尺寸，未知即筋度否？）此问亦合在彼经篇首，错简也。一经以此问为《逆从论》首，非也。

马莳说：《方盛衰论》云："诊有十度：脉度，藏度，肉度，筋度，俞度。"又按《灵枢》有《骨度》《脉度》篇名，而又有《经筋篇》名。至于形度则无之。今帝以为问而下文无答语，乃他篇之错简也。

喜多村直宽说：恕公曰："据马注考之，'帝曰'云云十六字，疑《方盛衰论》错简。"

伯坚按：今据王冰、马莳说，删去此一十六字。

帝曰：春亟[①]治经络[②]，夏亟治经俞[③]，秋亟治六府[④]，冬则闭塞，闭塞者，用药而少针石也[⑤]。所谓少针石者，非痈疽之谓也，痈疽不得顷时回[⑥]。

【本段提纲】 马莳说：此言三时治病，各有所宜，而冬时则用药而不用针也。

参阅《素问》第六十四《四时刺逆从论》第三段经文和附表。

【集解】

①亟：王冰说：亟，犹急也。

丹波元简说：亟，王训急，音棘，诸家并同，此恐非是。盖《孟子》亟问，亟馈鼎肉之亟，音哄，频数也。

②治经络：杨上善说：春时阳气在于皮肤，故取络脉也。

马莳说：春时治病，治其各经之络穴。

络穴，参阅《素问》第十六《诊要经终论》第二段"夏刺络俞"句下集解。

③夏亟治经俞：杨上善说：夏时在于十二经之五输，故取输也。

马莳说：夏则治其各经之俞穴。

俞穴，参阅《素问》第三十六《刺疟篇》第十六段"刺指井"句下集解。

④秋亟治六府：杨上善说：秋气在于六府诸输，故取之也。

张志聪说：治六府者，取之于合也。胃合于三里，大肠合于巨虚上廉，小肠合于巨虚下廉，三焦合于委阳，膀胱合于委中央，胆合于阳陵泉。盖五藏内合于六府，六府外合于原俞，秋气降收，渐入于内，故宜取其合以治六府也。（伯坚按：张志聪所说的六府的合穴，是根据《灵枢》第四《邪气藏府病形篇》而说的，与《灵枢》第二《本输篇》所说的六府的合穴不同。关于《本输篇》所说的六府的合穴，参阅《素问》第三十六《刺疟篇》第十六段“刺指井”句下集解附表。）

⑤冬则闭塞，闭塞者，用药而少针石也：杨上善说：冬气在于骨髓，腠理闭塞，血脉凝涩，不可行于针与砭石，但得饮汤服药。

王冰说：闭塞，谓气之门户闭塞也。

张介宾说：冬寒，阳气闭塞，脉不易行，故当用药而少施针石，此用针之大法也。

⑥所谓少针石者，非痈疽之谓也，痈疽不得顷时回：王冰说：所以痈疽之病，冬月犹得用针石者何？此病顷时回转之间，过而不泻，则内烂筋骨，穿通藏府。

吴崑说：言冬时气户闭塞宜少针石者，是谓杂病，非谓痈疽也，盖痈疽不得顷时迟回，能令人内烂筋骨，穿通藏府，为患不可胜言者矣。

丹波元简说：按回，读犹徘徊、低回之回，迟缓之义。徘徊，谓踟蹰不进也。低回，纡衍貌。《史记》孔子赞：“低回留之不能去。”

痈不知所，按之不应手①，乍来乍已②，刺手太阴傍③三痏④、与缨脉各二⑤。

掖⑥痈大热，刺足少阳五⑦。刺而热不止，刺手心主三⑧，刺手太阴经络者⑨大骨之会各三⑩。

暴痈筋软⑪，随分而痛⑫，魄汗不尽⑬，胞气不足⑭治在经俞⑮。

【本段提纲】 马莳说：此承上文而言，治痈之法有此三等也。按痈疽大义悉具《灵枢·痈疽篇》八十一。

【集解】

①痈不知所，按之不应手：王冰说：但觉似有痈疽之候，不的知发在何处，故按之不应手也。

②乍来乍已：王冰说：乍来乍已，言不定痛于一处也。

③刺手太阳傍：王冰说：手太阴傍足阳明脉，谓胃部气户等六穴之分也。

吴崑说：手太阴，肺经也。傍，经之侧处也。

④三痏：马莳说：刺疮曰痏。三痏者，三次也。刺三次则有刺疮者三。

张志聪说：痏者，皮肤肿起之象，言刺在络脉之旁、皮肤之间，气随针出，而针眼微肿如小疮，故曰痏也。

丹波元简说：按《说文》：“痏，瘢痏也。”

痏，参阅《素问》第六十三《缪刺论》第三段“各一痏”句下集解。

⑤缨脉各二：王冰说：缨脉，亦足阳明脉也，近缨之脉故曰缨脉。缨，谓冠带也。以有左右，故云各二。

马莳说：缨脉各二者，亦以胃经之穴，如人迎水穴在结喉旁一寸五分，则是结缨之所，故曰缨脉。各二者，左右各二也。

吴崑说：不言其经者，约而言之，不必拘其经也。

顾观光说：按《说文》：“瘿，颈瘤也。”《灵枢·寒热病篇》：“颈侧之动脉人迎。人迎，足阳明也，在婴筋之前。”此缨字当与瘿、婴义通。

田晋蕃说:按"缨脉",当是"婴脉"。王注:"缨脉,足阳明脉。"《灵枢·寒热病篇》:"颈侧之动脉人迎。人迎,足阳明也,在婴筋之前。"《文选·天台山赋》:"方解缨络。"注:"'缨'与'婴'通。"

⑥掖:马莳说:掖,腋同。

丹波元简说:《甲乙》,"掖"作"腋"。按《痈疽篇》:"发于腋下赤坚者,名曰米疽。"刘涓子《鬼遗方》云:"内疚疽,发两腋下及臂并两手掌中。"后世外科书谓之腋发。

丹波元坚说:"腋",俗字,《说文》所无。

⑦刺足少阳五:马莳说:刺足少阳胆经之穴五痏,宜是胆经之渊腋穴也。腋下三寸宛宛中,举臂得之。针二分。禁灸。

张介宾说:刺足少阳五者,少阳近腋之穴,则渊腋、辄筋也。

⑧刺手心主三:马莳说:刺手厥阴心包络经,即手心主之穴三痏,宜是天池穴也。腋下三寸,乳后二寸。针二分。灸三壮。

⑨刺手太阴经络者:马莳说:又刺手太阴肺经之经穴经渠,(寸口陷中。针二分。禁灸。)络穴列缺。(去腕侧上一寸半。针二分。灸三壮。)

⑩大骨之会各三:王冰说:大骨,会肩也,谓肩贞穴,在肩髃后骨解间陷者中。

马莳说:及大骨之会各三痏,当是手太阳小肠经之肩贞穴也。在曲胛下、两骨解间、肩髃后陷中。针三分。灸三壮。

沈彤《释骨》:肩后横骨曰大骨。

⑪暴痈筋软:王冰说:痈若暴发,随脉所过,筋怒软急,肉分中痛。

张介宾说:软,缩也。

丹波元简说:软,《说文》:"衣戚也",《广雅》:"缩也"。王《注》:"软急",即缩急也。

⑫随分而痛:吴崑说:随其分之所在而痛。

张介宾说:随分而痛,随各经之分也。

高世栻说:随大经之分理而痛,谓不掀痛于外而阴痛于内也。

⑬魄汗不尽:王冰说:汗液渗泄如不尽。

魄汗,谓不缘暑而汗,参阅《素问》第三《生气通天论》第五段"魄汗未尽"句下集解。

⑭胞气不足:马莳说:在内之胞气则不足,而小便不通。

张介宾说:胞气不足,水道不利也。

丹波元简说:按胞,脬同。盖指膀胱。

⑮治在经俞:《新校正》云:按此二条,旧散在篇中,今移使相从。

张介宾说:治在经俞,随痈所在以治各经之俞穴,如手太阴之俞太渊之类是也。

腹暴满,按之不下①,取太阳经络者②,胃之募也③;少阴俞去脊椎三寸傍五④,用员利针⑤。

【本段提纲】 马莳说:此言治腹暴满之法也。

【集解】

①腹暴满,按之不下:高世栻说:腹中卒暴而满,太阴脾土病也。按之不下,既满且硬,不应指而下也。

②取太阳经络者:王冰说:太阳,为手太阳也。手太阳经络之所生,故取中脘穴,即胃之募也。《中诰》曰:"中脘,胃募也,居蔽骨与脐之中,手太阳、少阳、足阳明脉所生。"故云经络者胃募也。

《新校正》云:杨上善注云:"足太阳",其说各不同,未知孰是。

马莳说：取手太阳经之络穴支正。

丹波元简说：王引《中诰图经》，文与《甲乙》全同。（伯坚按：见《甲乙经》卷三《腹自鸠尾循任脉下行至会阴凡十五穴》第十九中脘条下，是《明堂孔穴针灸治要》的原文。）

③胃之募也：《新校正》云：按《甲乙经》云："取太阳经络血者则已"，无"胃之募也"等字。

丹波元简说：《六十七难》云："五藏募皆在阴。"滑寿《注》："在腹为阴，则谓之募。在背为阳，则谓之俞。募犹募结之募，言经气之聚于此也。"简按吴吕广撰《募腧经》，见《甲乙》注。李时珍《八脉考·释音》，募音暮，与膜同。详义见《疟论》"募原"《注》。此四字《甲乙》无，盖是衍文。

伯坚按：此段见《甲乙经》卷九《脾胃大肠受病发腹胀满肠中鸣短气》第七，没有"胃之募也"四字。今据丹波元简说，依《甲乙经》删去此四字。

胃之募也，参阅《素问》第四十七《奇病论》第七段"治之以胆募俞"句下集解。

④少阴俞去脊椎三寸傍五：马莳说：又取足少阴曰肾俞穴者。此穴本属足太阳膀胱经，然曰足少阴者，以肾为足少阴也。

张介宾说：少阴俞，即肾俞也。肾为胃关，故亦当取之。系足太阳经穴，去脊两傍各一寸五分，共为三寸。两傍各五痏也。

⑤用员利针：高世栻说：用员利针者，《九针十二原论》曰："针大如牦，且员且锐，中身微大，以取暴气。"盖肾俞两傍，不可深刺，故用牦针。

霍乱①，刺俞傍五②，足阳明及上傍三③。

【本段提纲】 马莳说：此言治霍乱之法也。

【集解】

①霍乱：丹波元简说：按《诸病源候论》云："霍乱者，由人温凉不调，阴阳清浊二气有相干乱之时，其乱在于肠胃之间者，因遇饮食而变，发则心腹绞痛。其有先心痛者先吐，先腹痛者则先痢，心腹并痛者则吐痢俱发。霍乱，言其病挥霍之间便致撩乱也。"《文选·文赋》："纷纭挥霍。"李善注："挥霍，疾貌。"

②刺俞傍五：王冰说：霍乱者，取少阴俞傍志室穴。

吴崑说：俞傍五，谓背俞两傍去脊中行三寸之穴，各五痏。

张介宾说：俞傍，即上文少阴俞之傍，志室穴也。亦各刺五痏。

丹波元简说：刺俞傍五，按王诸家并为少阴俞傍志室，（十四椎两旁，相去脊中各三寸。）此承上文少阴俞而言。然考之《甲乙·气乱于肠胃发霍乱吐下》篇，首节载"霍乱刺俞傍五"云云，不知士安以俞为何俞，可疑。（伯坚按：《甲乙经》卷十一此段即系引《素问》本篇文。）

③足阳明及上傍三：王冰说：足阳明，言胃俞也。取胃俞兼取少阴俞外两傍向上第三穴，则胃仓穴也。

马莳说：取足阳明曰胃仓穴，及上有意舍穴，各三痏。此二穴亦属足太阳膀胱经，然曰足阳明者，以其为胃穴也。

张介宾说：足阳明，言胃俞也。再及其上之傍，乃脾俞之外，则意舍也。当各刺三痏。

丹波元简说：按足阳明，王为胃俞，（在十三椎下，两傍各一寸半。）张仍此，马则为胃仓。（即胃俞傍一寸五分。）上傍三，王为肾俞之上，故云胃仓穴。马、张为胃仓之上，故云意舍穴。（十一椎下，两旁相去各三寸。）吴及志、高，不指言穴名，未详孰是。

刺痌惊脉五①：针手太阴各五，刺经②；太阳五③；刺手少阴经络傍者一④；足阳明一⑤；上踝五寸刺三针⑥。

【本段提纲】 马莳说:此言刺痫惊之法也。

【集解】

①刺痫惊脉五:吴崑说:下文其五也。

丹波元简说:按此小儿病也。《太素》作惊痫。《甲乙》亦作惊痫,载小儿杂病中。王符《潜夫论》云:"哺乳太多,则必掣纵而生痫病。"《巢源》云:"痫者,小儿病也。十岁以上为癫。十岁以下为痫。"徐嗣伯曰:"大人曰癫,小儿曰痫。"又《巢源》《千金》小儿门,有三种痫,曰惊痫、食痫、风痫,可以证焉。痫是后世所谓惊风,《圣惠方论》辨之详矣。

顾观光说:此即下文之鱼际、承山、支正、解溪、光明五穴也。(伯圣按:此据王冰注,详见下文。)

痫,参阅《素问》第四十七《奇病论》第九段"人生而生颠疾者"和第四十八《大奇论》第二段"痫瘛筋挛"句下集解。

②针手太阳各五,刺经:王冰说:手太阴五,谓鱼际穴,在手大指本节后内侧散脉。

马莳说:其一,刺手太阴肺经穴各五痏,乃刺其经穴经渠也。

吴崑说:凡言其经而不及其穴者,本经皆可取,不必拘其穴也。

伯坚按:王冰将"刺经"二字连下文"太阳五"作为一句。马莳、吴崑、张介宾将"刺经"二字连上文"针手太阴各五"作为一句。今从马莳、吴崑、张介宾断句。

③太阳五:王冰说:经太阳,谓足太阳也。经太阳五,谓承山穴,在足腨肠下分肉间陷者中也。

马莳说:其一,刺手太阳小肠经穴各五痏,当是经穴阳谷也。

④刺手少阴经络傍者一:王冰说:手少阴经络傍者,谓支正穴,在腕后同身寸之五寸骨上廉肉分间,手太阳络别走少阴者。

马莳说:其一,刺手少阴心经络穴通里,然谓之络傍则是手太阳小肠经支正穴也。

吴崑说:著某经傍者,非经非穴,取其孙络也。

张介宾说:手少阴之经穴灵台也,在络穴通里之傍,故曰络傍者一。

⑤足阳明一:王冰说:足阳明一者,谓解溪穴,在足腕上陷者中也。

马莳说:其一,刺足阳明之胃经解溪。

⑥上踝五寸刺三针:王冰说:上踝五寸,谓足少阳络光明穴。

马莳说:其一,刺足踝上之五寸,即足少阴肾经之筑宾穴也。(丹波元简说:按张、志、高并仍王注。此泻木实也,如刺肾经则乖理。)

吴崑说:著其所在相去分寸而不及经穴者,略其穴名也。

沈彤《释骨》:骱下端起骨曰髁。内曰内踝。外曰外踝。

凡治消瘅①、仆击②、偏枯③、痿④、厥⑤、气满发逆⑥,甘肥⑦贵人则高梁之疾也⑧。

隔塞闭绝⑨,上下不通,则暴忧之病也⑩。

暴厥而聋⑪,偏塞闭不通,内气暴薄也⑫。

不从内,外中风之病,故瘦留著也⑬。

蹠跛⑭,寒风湿之病也⑮。

【本段提纲】 马莳说:此言凡治诸病者,皆当知病所由起也。

丹波元坚说:按此段,一则肥贵人高梁之疾,盖得之逸乐;一则得之暴忧,盖是贫苦劳役之人;两相对言。一则内因之病,一则外因之病,亦两相对言。如蹠跛,亦属外因。

【集解】

①消瘅:王冰说:消,谓内消。瘅,谓伏热。

张介宾说:消瘅,热消也。

消瘅是糖尿病,参阅《素问》第七《阴阳别论》第十四段"二阳结谓之消",第十七《脉要精微论》第二十段"瘅成为消中"和第四十七《奇病论》第六段"转为消渴"句下集解。

②仆击:《灵枢》第四《邪气藏府病形篇》:脾脉大甚,为击仆。

《灵枢》第七十七《九宫八风篇》:其有三虚而偏中于邪风,则为击仆、偏枯矣。

张介宾说:仆击,暴仆如击也。

丹波元简说:楼氏《纲目》云:"其卒然仆倒,经称为击仆,世又称为卒中风是也。"简按《九宫八风》篇云:"其有三虚,而偏中于邪风,则为击仆偏枯矣。"楼说为长。

③偏枯:吴崑说:偏枯,半身不遂也。

偏枯,参阅《素问》第三《生气通天论》第四段"使人偏枯"句下集解。

④痿:吴崑说:痿,痿弱无力也。

痿,参阅《素问》第四十四《痿论》第一段"五藏使人痿"句下集解。

⑤厥:吴崑说:厥,寒其四末也。

厥,参阅《素问》第四十五《厥论》第一段"厥之寒热者"句下集解。

⑥气满发逆:吴崑说:气满,气急而粗也。发逆,发为上逆也。

张琦说:气满发逆,即喘逆也。

⑦甘肥:田晋蕃说:《后汉书·襄楷传》:"甘肥饮美,单天下之味。"《晋书·高崧传》:"每致甘肥于母。"多以甘肥连文。

⑧贵人则高梁之疾也:王冰说:高,膏也。梁,粱米也。

马莳说:肥贵人用高梁之品,肥者令人热中,甘者令人中满,故凡为消瘅、为仆击、为偏枯、为痿、为厥、为气满、为发逆等证,皆由之而生也。

高梁,参阅《素问》第三《生气通天论》第四段"高梁之变"和第四十《腹中论》第五段"不可服高梁芳草石药"句下集解。

⑨隔塞闭绝:丹波元简说:《风论》云:"饮食不下,鬲塞不通。"《本神篇》云:"愁忧者,气闭塞而不行。"

⑩上下不通,则暴忧之病也:吴崑说:若隔而闭绝,使上下水谷不得通利,则暴忧之所为也。

⑪暴厥而聋:吴崑说:暴厥,暴气上逆也。聋,耳聋。

⑫偏塞闭不通,内气暴薄也:王冰说:气固于内,则大小便道偏不得通泄也。

张介宾说:此以内气之逆暴有所薄而然。薄,侵迫之谓。

高世栻说:卒然厥逆,不通于上,则暴厥而聋;不通于下,则二便不调,偏闭塞不通;此暴忧内因之病,故曰内气暴薄也。

张琦说:凡暴厥、耳聋、塞闭不通之疾,悉因内气急迫,升降失常。

⑬不从内,外中风之病,故瘦留著也:王冰说:外风中人,伏藏不去,则阳气内受为热外燔,肌肉消烁,故留薄肉分消瘦,而皮肤着于筋骨也。

张介宾说:有病不从内,而外中风寒,藏蓄不去,则伏而为热,故致燔烁消瘦,此以表邪留薄而著于肌肉筋骨之间也。

张琦说:其有不从乎内而因外中风者,风邪入于经络,瘦匿不去,留著于藏府之间,亦有传为消瘅、眴仆、偏枯、痿、厥、气满发逆者。

丹波元坚说:《三部九候论》有“留瘦不移”文,宜相参看。(伯坚按:《素问》第二十《三部九候论》第十二段:“留瘦不移,节而制之。”)

著,附著也,参阅《素问》第十六《诊要经终论》第三段“邪气著藏”句下集解。

⑭蹠跛:张介宾说:足不可行谓之蹠。一足偏废谓之跛。

高世栻说:蹠,践履也。跛,不正也。

张志聪说:蹠,足也。跛,行不正而偏废也。

丹波元简说:按蹠,跖通。《说文》:“跖,足下也。”又作“蹊”。蹠跛,乃《汉书》“蹊盭”之义。《贾谊传》:“病非徒瘇也,又苦盭。”注:“蹊,脚掌也。盭,戾也。”

喜多村直宽说:《吕览》:“齐王之食鸡也,必食其跖数千而足。”注:“跖,鸡足踵,读如招摭之摭。”

陆懋修说:蹠,之石切,亦作跖。《说文》:“蹠,足下也。”跛,布火切。《说文》:“跛,行不正也。”《礼·问丧》:“跛者不踊。”《释文》:“跛,足废也。”

余岩《古代疾病名候疏义》第六六页:《汉书·贾谊传》云:“非徒病瘇也,又苦蹊盭。”王念孙《读书杂志·汉书》第九云:“师古曰:‘蹊,古蹠字也,音之石反。足下曰蹠,今所呼脚掌是也。盭,古戾字。言足蹠反戾不可行也。’脚掌反戾,故曰蹊盭。《贾子·大都篇》亦作蹊盭。”

⑮寒风湿之病也:王冰说:湿胜于足,则筋不利。寒胜于足,则挛急。风寒湿胜则卫气结聚,卫气结聚则肉肉痛,故足跛而不可履也。

张琦说:至蹠跛一足偏废者,又必兼乎寒湿风杂合之病,非专责之风也。

黄帝曰:黄疸①、暴痛、癫疾②、厥③、狂④,久逆之所生也⑤。

五藏不平,六府闭塞之所生也。⑥

头痛、耳鸣⑦、九窍不利,肠胃之所生也⑧。

【本段提纲】 马莳说:此帝亦言病有所由生者,皆从内而生也。

【集解】

①黄疸:参阅《素问》第十八《平人气象论》第十六段“溺黄赤安卧者黄疸”句下集解。

②癫疾:癫疾有癫痫和癫狂二义,参阅《素问》第四十七《奇病论》第九段“人生而有病颠疾者”句下集解。

③厥:参阅《素问》第四十五《厥论》第一段“厥之寒热者”句下集解。

④狂:余岩《古代疾病名候疏义》第一五四页:然则狂之义如何?《论语·阳货篇》第十七:“好刚不好学,其蔽也狂。”孔安国注云:“狂妄抵触人”《汉书·盖宽饶传》:“宽饶曰:‘无多酌我,我乃酒狂。’丞相魏侯笑曰:‘次公醒而狂,何必酒也。’”《传》又称:“宽饶为人,刚直高节。”又载为司隶校尉时:“刺举无所回避,小大辄举,所劾奏众多,廷尉处其法,半用,半不用。”亦以其所劾过当,有妄抵触人者,故魏侯笑其狂也。刚者之抵触人,以其怒也,刚过则怒多,故《素问·腹中论》:“芳草发狂。”王冰注云:“多怒曰狂。”又《病能论》:“阳何以使人狂”注云:“怒不虑祸,故谓之狂”是也。刚者无所屈,刚过则骄慢,故《南齐书·五行志》引《貌传》云:“失威仪之制,怠慢骄恣谓之狂”;《书·洪范》:“曰狂,恒雨若”,郑注云:“狂,倨慢”是也。狂者心无常主,率意妄行,不虑祸福,故《吕氏春秋·孟夏纪》第四《尊师篇》:“不学,其知不若狂”,高诱注云:“暗行妄发之谓狂”;《素问·生气通天论》:“则脉流薄,疾并乃狂”,王冰注云:“狂谓妄走,或妄攀登也”是也。暗行妄发近乎愚,故《韩非子·解老篇》云:“心不能审得失之地,则谓之狂”;《庄子·逍遥篇》:“是

以狂而不信也”,《释文》引李注云:“狂,痴也”,《广雅·释诂》三亦云:“狂,痴也”;《书·多方》:“惟圣妄念作狂”,孔颖达疏云:“狂者,下愚之称”是也。

余岩《古代疾病名候疏义》第二六九页:《韩非子·解老篇》云:“心不能审得失之地,则谓之狂。”《吕氏春秋·孟夏纪. 尊师篇》云:“其知不若狂。”高诱注云:“暗行妄发之谓狂。”盖狂者,精神病之中,意志、情绪、知能、思想颠倒失常诸候之总称也,所包甚广。

⑤久逆之所生也:张介宾说:此以气逆之久,而阴阳营卫有所不调,然后成此诸证,皆非一朝所致也。

张琦说:阴不升,阳不降,则为逆。

⑥五藏不平,六府闭塞之所生也:马莳说:六府者,传化物而不藏,故实而不能满。五藏者,藏精气而不泻,故满而不能实。(伯坚按:见《素问》第十一《五藏别论》。)五藏本与六府相为表里,今饮食失宜,吐利过节,以致六府不能传其化物,而六府闭塞,则五藏亦不和平,各病自生也。

⑦耳鸣:丹波元简说:按《口问篇》云:“胃中空,宗脉虚而下溜,脉有所竭,故耳鸣。”《决气篇》云:“液脱者耳数鸣。”

⑧头痛、耳鸣、九窍不利,肠胃之所生也:王冰说:肠胃否塞,则气不顺序。气不顺序,则上下中外互相胜负,故头痛耳鸣,九窍不利也。

张介宾说:头耳九窍,皆手足阳明经脉所及,故病由肠胃之所生。

《通评虚实论第二十八》今译

黄帝问说:什么叫作虚实呢?

岐伯回答说:邪气盛的就叫作实。精气衰的就叫作虚。

黄帝说:虚实是怎样的情况呢?

岐伯说:肺虚的症状是气虚(提气不起),气朝上逆行而使足部寒冷。当肺(金)王的季节(秋金)患着这个病,(肺应当盛而反虚)则会死。不是肺(金)王的季节(春木、夏火、冬水)患着这个病,则可以生。肺虚是这种情况,其余各脏的道理都是如此。

黄帝说:什么叫作“重实”呢?

岐伯说:凡患大热病的人,全身发热,脉搏充盛,这就叫作“重实”。

黄帝说:经脉和络脉都实则会有一些什么症状呢?应当如何治疗呢?

岐伯说:经脉和络脉都实,它的症状是寸口的脉搏很快,而尺部的皮肤却弛缓。治疗的方法是对于经脉和络脉都要施用泻法。

黄帝说:络脉的气不足而经脉的气有余,怎么样呢?

岐伯说:络脉的气不足而经脉的气有余,它的症状是寸口热(脉搏滑)而尺部的皮肤寒冷。在秋冬时候患着这个病是逆(问题严重),在春夏时候患着这个病是顺(问题不大)。应当根据疾病所在而来治疗它。

黄帝说:经脉虚而络脉满,是怎样的呢?

岐伯说:经脉虚而络脉满,它的症状是尺部的皮肤热而充满,寸口的脉搏寒涩。在春夏时候患着这个病则会死,在秋冬时候患着这个病则可以生。

黄帝说:怎样治疗这个病呢?

岐伯说:络脉满而经脉虚的,则灸阴经脉而刺阳经脉。经脉满而络脉虚的,则刺阴经脉而灸阳经脉。

黄帝说:什么叫作"重虚"呢?

岐伯说:脉虚(脉搏浮泛无力),气虚(提气不起),尺虚(尺肤脆弱),这叫作"重虚"。

黄帝说:如何治疗它呢?

岐伯说:气虚是讲话下气不接上气。尺虚是走路怯弱无力。脉虚是脉搏浮泛无力。像这种病人,如果脉搏滑则可以生,如果脉搏涩则会死。所以说,滑是顺,涩是逆。凡是五脏的虚实,在皮肉脉筋骨五体上[①]都有征象表现,如果五体都呈现滑利的现象,则生命可以长久。

黄帝说:如果寒气突然逆上,而脉搏充实,怎么样呢?

岐伯说:脉搏充实而滑的则可以生。脉搏充实而涩的则会死。

黄帝说:如果脉搏充实,而四肢寒冷,头部发热,怎么样呢?

岐伯说:在春秋时候患着这个病则可以生,在冬夏时候患着这个病则会死。

脉搏浮而涩,全身发热的,会死。

黄帝说:如果全身肿胀,怎么样呢?

岐伯说:如果全身肿胀,他的脉搏必快速,并且大而坚,尺部的皮肤涩涩。像这样的病人,顺的则可以生,逆的则会死。

黄帝说:顺的可以生,逆的会死,是怎样讲呢?

岐伯说:四肢温暖的叫作顺。四肢寒冷的叫作逆。

黄帝说:乳妇患着热病,而脉搏特别小的,怎么样呢?

岐伯说:四肢温暖的则可以生,四肢寒冷的则会死。

黄帝说:乳妇伤风,发热,气喘,呼吸摇肩的,她的脉搏怎样?

岐伯说:气喘、呼吸摇肩的,她的脉搏充实而大。脉搏迟缓的则可以生,脉搏急速的则会死。

黄帝说:肠澼(痢疾)而大便下血,怎么样呢?

岐伯说:发热则会死,不发热则可以生。

黄帝说:肠澼(痢疾)而下白沫,怎么样呢?

岐伯说:脉搏沉则可以生,脉搏浮则会死。

黄帝说:肠澼(痢疾)而有脓有血,怎么样呢?

岐伯说:脉搏断绝得特别久而不来的则会死,脉搏滑而大则可以生。

黄帝说:患肠澼(痢疾)的病人,如果不发热,脉搏也不是断绝得特别久而不来,怎么样呢?

岐伯说:脉搏滑而大的则可以生,脉搏特别涩的则会死。如果出现了真脏脉,就要根据各脏的被克时日来推算他的死期[②]。

黄帝说:癫病怎么样呢?

岐伯说:脉搏如果有力、大而且滑,慢慢自然会好。脉搏小、坚而急,则必定会死,无法治疗。

黄帝说:癫病脉象的虚实怎么样呢?

岐伯说:脉搏虚的则可以治疗,脉搏实的则会死。

黄帝说:消瘅(糖尿病)的虚实怎么样呢?

岐伯说:如果脉搏充实而大的,病虽久,仍旧可以治疗。如果脉搏特别小而又坚,病又已久,就无法治疗。

黄帝说:春季应当急速取用各经的络穴。夏季应当急速取用各经的俞穴。秋季应当急速取用六腑各经的合穴。冬季则应当施用药物治疗而少用针刺。所谓少用针刺,并不是指痈疽而说,若是痈疽则应当立刻针刺,不可有一点犹豫时间。

手按不着、不能确定部位的痈,忽见忽没,应当刺手太阴肺经脉旁三次,并刺冠带处的经脉左右各二次。

腋部的痈而发高热,应当刺足少阳胆经脉五次。如果刺了而热不止,应当刺手厥阴心主经脉三次,刺手太阴肺经脉的经穴(经渠穴)和络穴(列缺穴),并刺肩后横骨各三次。

突然发生的痈,筋缩,内部隐痛,不是夏天也出汗不止,小便不利,应当刺所在各经的俞穴。

腹部突然胀满而硬,手按不下,应当用员利针,刺手太阳小肠经的络穴(支正穴),并刺肾俞穴五次。肾俞穴在脊椎旁边,(左右各一,彼此)相距三寸。

霍乱,应当刺肾俞穴傍的穴(志室穴)五次,并刺胃俞穴和胃俞穴上旁的穴(意舍穴)三次。

治疗痫惊,须刺五处:刺手太阴肺经脉的经穴(经渠穴)左右各五次;刺太阳经脉(足太阳膀胱经脉承山穴)五次;刺手少阴心经脉的络穴(通里穴)旁的孔穴(支正穴)一次;刺足阳明胃经脉的经穴(解溪穴)一次;刺足踝上五寸(足少阳胆经的络穴光明穴)三次。

凡患消瘅(糖尿病)、仆击(突然仆倒)、偏枯(半身不遂)、痿、厥、气喘气逆的病人,都是常食膏粱美味的富贵肥胖的,如果饮食不下,隔塞不通,则是由于突然忧愁所致。

如果突然四肢逆冷而耳聋,大小便闭,则是由于内气急迫,升降失常所致。

也有不从内发,而因外面中风所成的病,常致肌肉消瘦,只剩下皮包着骨头。

如果足跛行走不便,则是由于风寒湿并合所致的病。

黄帝说:黄疸、突然痛、癫病、厥、狂病,都是由于长时间的气逆[3]所致。

五脏不能平和,都是由于六腑闭塞不通所致。

头痛、耳聋、九窍不通畅,都是由于肠胃有病所致。

①在皮肉脉筋骨五体上:肝配合筋,心配合血脉,脾配合肉,肺配合皮毛,肾配合骨髓。参阅《素问》第五《阴阳应象大论》和第十《五藏生成篇》。

②根据各脏的被克时日来推算他的死期:各藏被克的时日如下:肝(木)见庚辛(金)死,这是金克木;心(火)见壬癸(水)死,这是水克火;脾(土)见甲乙(木)死,这是木克土;肺(金)见丙丁(火)死,这是火克金;肾(水)见戊己(土)死,这是土克水。

③气逆:气逆是阴气不升,阳气不降。

太阴阳明论第二十九[1]

①太阴阳明论第二十九:《新校正》云:按全元起本在第四卷。

伯坚按:本篇和《甲乙经》《黄帝内经太素》《类经》三书的篇目对照,列表于下:

素问	甲乙经	黄帝内经太素	类经
太阴阳明论第二十九	卷七——六经受病发伤寒热病第一上 卷九——脾受病发四肢不用第六	卷六——藏府气液篇	卷三——脾不主时(藏象类七) 卷十四——太阴阳明之异(疾病类十三·一) 卷十四——太阴阳明之异(疾病类十三·二)

【释题】 马莳说："太阴者，足太阴脾也。阳明者，足阳明胃也。详论脾胃病之所以异名异状等义，故名篇。"本篇第一句话是"太阴阳明为表里"，就取开头这四个字作篇名，叫作《太阴阳明论》。

【提要】 本篇用黄帝、岐伯问答的形式，讲脾胃的生理和病理。《灵枢·经脉篇》所说的十二经脉，足太阴是脾经，足阳明是胃经，这两处经脉是互相为表里的（见《素问》第二十四《血气形志篇》），所以本篇开头就说："太阴阳明为表里，脾胃脉也。"

黄帝问曰：太阴阳明为表里①，脾胃脉也②，生病而异者，何也③？

岐伯对曰：阴阳异位④，更虚更实⑤，更逆更从⑥，或从内，或从外，所从不同，故病异名也⑦。

帝曰：愿闻其异状也⑧。

岐伯曰：阳者，天气也，主外。阴者，地气也，主内⑨。故阳道实，阴道虚⑩。故犯贼风虚邪者⑪，阳受之。食饮不节，起居不时者，阴受之⑫。阳受之，则入六府。阴受之，则入五藏⑬。入六府，则身热、不时卧⑭、上为喘呼⑮。入五藏，则䐜满⑯闭塞，下为飧泄⑰，久为肠澼⑱。故喉主天气，咽主地气⑲。故阳受风气，阴受湿气⑳。故阴气从足上行，至头而下行，循臂至指端。阳气从手上行，至头而下行，至足㉑。故曰："阳病者上行极而下，阴病者下行极而上㉒。"故伤于风者，上先受之；伤于湿者，下先受之㉓。

【本段提纲】 马莳说：此言脾胃虽为表里，而其为病则异名异状也。此乃总论六阳六阴之理，而脾胃自在其中也。

【集解】

①太阴阳明为表里：《素问》第二十四《血气形志篇》：阳明与太阴为表里，是为足阴阳也。

②脾胃脉也：《灵枢》第十《经脉篇》：胃足阳明之脉。脾足太阴之脉。

③生病而异者，何也：杨上善说：足太阴足阳明脾胃二脉，诸经之海，生病受益以为根本，故别举为问也。

张介宾说：太阴，脾也。阳明，胃也。虽则属土，然一表一里，故所受所伤有不同矣。

④阴阳异位：张介宾说：脾为藏，阴也。胃为府，阳也。阳主外，阴主内。阳主上，阴主下。是阴阳异位也。

⑤更虚更实：杨上善说：春夏阳明为实，太阴为虚。秋冬太阴为实，阳明为虚。则更虚实也。

张介宾说：阳虚则阴实，阴虚则阳实，是更虚更实也。

高世栻说：春夏为阳，则阳实阴虚。秋冬为阴，则阴实阳虚。是更实更虚也。

张志聪说：更虚更实者，谓阳道实、阴道虚，然阳中有阴、阴中有阳也。

⑥更逆更从：杨上善说：春夏太阴为逆，阳明为顺。秋冬阳明为逆，太阴为顺也。

张介宾说：病者为逆，不病者为从，是更逆更从也。

高世栻说：春夏为阳，而阴盛则逆，秋冬则从。秋冬为阴，而阳盛则逆，春夏则从。是更逆更从也。

⑦或从内，或从外，所以不同，故病异名也：王冰说：脾藏为阴，胃府为阳，阳脉下行，阴脉上行，阳脉从外，阴脉从内，故言所从不同，病异名也。

高世栻说：阴在外，为阳之守。阳在外，为阴之使。秋冬从阴，春夏从阳，阴阳互从，是或从内，或从外也。一岁之中，所从不同，故发而为病，亦有阴阳之异名也。

⑧愿闻其异状也：高世栻说：有异名必有异状。状，名之实也。

⑨阴者，地气也，主内：王冰说：是所谓阴阳异位也。

张介宾说：胃属三阳，故主天气。脾属三阴，故主地气。

⑩故阳道实，阴道虚：王冰说：是所谓更实更虚也。

张介宾说：阳刚阴柔也。又外邪多有余，故阳道实。内伤多不足，故阴道虚。

高世栻说：阳刚有余，阴柔不足，故阳道实，阴道虚。

张志聪说：阳刚阴柔，故阳道常实，阴道常虚。《系辞》曰："阴阳之义配日月。"《白虎通》曰："日之为言实也，常满有节。月之为言阙也，有满有阙也。所以有阙何？归功于日也。"

张琦说：阳道本实，其失道则虚。阴道本虚，其失道则实。阳易消而阴易长，故阳反虚而阴反实，百病之所由生也。

⑪故犯贼风虚邪者：贼风虚邪，参阅《素问》第一《上古天真论》第五段"虚邪贼风"句下集解。

⑫阴受之：王冰说：是所谓或从内或从外也。

⑬阳受之，则入六府。阴受之，则入五藏：王履《医经溯洄集·外伤内伤所受经言异同论》：客或难予曰："《素问·阴阳应象大论》云：'天之邪气感则害人五藏，水谷之寒热感则害人六府。'《太阴阳明论》云：'犯贼风虚邪者阳受之，食饮不节起居不时者阴受之。阳受之则入六府，阴受之则入五藏。'两说正相反，愿闻其解。"余复之曰："此所谓似反而不反者也。夫感天之邪气，犯贼风虚邪，外伤有余之病也。感水谷寒热，食饮不节，内伤不足之病也。二者之伤，府藏皆当受之，但随其所从所发之处而为病耳，不可以此两说之异而致疑，盖并行不悖也，读者当合而观之，以尽斯旨。若曰不然，请以诸处所论证之。《金匮真言论》曰：'风触五藏，邪气发病。'《八正神明论》曰：'夫八正之虚邪，以身之虚而逢天之虚，两虚相感，其气至骨，入则五藏伤。'《灵枢经》曰：'五藏之中风。'又曰：'东风伤人，内舍于肝。南风伤人，内舍于心。西南风伤人，内舍于脾。西风伤人，内舍于肺。北风伤人，内舍于肾。'观乎此，则天之邪气固伤五藏矣。《灵枢》又曰：'邪之中人也无有常，中于阴则溜于府。'又曰：'虚邪之中人也，始从皮肤以入，其传自络脉，而经，而输，而伏冲之脉，以至于肠胃。'又曰：'东北风伤人，内舍于大肠。西北风伤人，内舍于小肠。东南风伤人，内舍于胃。'观乎此，则天之邪气岂不伤六府乎？《素问》曰：'饮食自倍，肠胃乃伤。'观乎此，则水谷寒热固伤六府矣。《灵枢》又曰：'形寒，寒饮则伤肺。'《难经》曰：'饮食劳倦则伤脾。'观乎此，则水谷寒热岂不伤五藏乎？至于地之湿气，亦未必专害皮肉筋脉而不能害藏府；邪之水谷，亦未必专害藏府而不害皮肉筋脉也。但以邪气无形，脏主藏精气，故以类相从而多伤藏；水谷有形，府主传化物，故因其所有而多伤府。湿气浸润，其性缓慢，其入人也以渐，其始也自足，故从下而上，从浅而深，而多伤于皮肉筋脉耳，孰谓湿气全无及于藏府之理哉？至若起居不时一语，盖劳役所伤之病，不系上文异同之义，故不之及也。"

徐春圃《古今医统大全》卷二《内经要旨·病能篇》：此言贼风虚邪阳受之入六府，饮食起居阴受之入五藏，与《阴阳应象大论》天之邪气害人五藏，水谷寒热害人六府，两说相反，其理安在？此谓虚邪外伤有余，饮食内伤不足，二者之伤互有所受，不可执一而言伤也。惟湿从外伤故及皮肤，湿从内成亦伤藏府，此又不可一途而云然也。

张琦说：府阳藏阴，各从其类。按《阴阳应象大论》云："天之邪气感则害人五藏，水谷之寒热感则害人六府。"与此正相反而义实相成。以形气言，邪气无形故入藏，水谷有形故入府。以表里言，府阳主外故贼风虚邪从外而受，藏阴主内故食饮不节从内而受。实则府藏皆当有之，盖内外之邪，病情万变，非一端可尽，故以广陈其义耳。

⑭不时卧：张琦说：不时卧，谓卧不以时，即不得卧也。

⑮上为喘呼：杨上善说：六府阳气在外，故身热也。阳盛昼眠，不得至夜，故不时卧也。阳气盛于上，故上为喘呼也。

张介宾说：阳邪在表在上，故为身热、不卧、喘呼。

⑯䐜满：张志聪说：䐜，胀也。

䐜满，指腹部胀满，参阅《素问》第五《阴阳应象大论》第三段"则生䐜胀"和第十《五藏生成篇》第十一段"腹满䐜胀"句下集解。

⑰下为飧泄：喜多村直宽说：按诸注欠详，盖言或为腹满闭塞，或下为飧泄也，乃所谓太阴病下利腹满之类是也。

飧泄是消化不良的腹泻，参阅《素问》第三《四气调神大论》第三段"冬生飧泄"句下集解。

⑱肠澼：杨上善说：阴邪在中，实则䐜胀肠满，闭塞不通；虚则下利、肠澼。

王冰说：是所谓所从不同，病异名也。

张介宾说：阴邪在里在下，故为䐜满、飧泄、肠澼。

肠澼，参阅《素问》第三《生气通天论》第八段"肠澼为痔"和第二十八《通评虚实论》第十一段"肠澼便血何如"句下集解。

⑲喉主天气，咽主地气：杨上善说：肺为天也，喉出肺中之气呼吸，故主天。脾为地，咽出脾胃噫气，故主地。

马莳说：此二语见《灵枢·忧恚无言篇》。

吴崑说：喉咙为肺系，受气于鼻，故纳无形之天气。咽为胃系，受气于口，故纳有形之地气。

张介宾说：喉为肺系，所以受气，故上通于天。咽为胃系，所以受水气，故下通于地。

高世栻说：喉司呼吸，肺气所出，故喉主天气。咽纳水谷，下通于胃，故咽主地气。

张琦说：此义又与《阴阳应象大论》同。

⑳阳受风气，阴受湿气：马莳说：唯通天气，故受风气。唯通地气，故受湿气。

吴崑说：风，阳气也，故阳受之。湿，阴气也，故阴受之。《易》曰："同气相求"是也。

㉑阳气从手上行，至头而下行，至足：王冰说：是所谓更逆更从也。《灵枢经》曰："手之三阴，从藏走手。手之三阳，从手走头。足之三阳，从头走足。足之三阴，从足走腹。"（伯坚按：见《灵枢》第三十八《逆顺肥瘦篇》。）所行而异，故更逆更从也。此言其大凡尔，然足少阴脉下行，则不同诸阴之气也。

马莳说：足之三阴，从足上行至腹，以至于头。而手之三阴，从藏以至于手。是以凡阴经受病者，自下之行极而复上行也。手之三阳，从手上行至头。而足之三阳，从头下至于足。是以凡阳经受病者，自上之行极而复下行也。

伯坚按：《灵枢》第十七《脉度篇》说："手之六阳，从手至头。手之六阴，从手至胸中。足之六阳，从足上至头。足之六阴，从足至胸中。"

㉒阳病者上行极而下，阴病者下行极而上：张介宾说：阳病极则及于下，阴病极则及于上，极则变也，非惟上下，表里亦然。

张志聪说：此言邪随气转也。人之阴阳出入，随时升降，是以阳病在上者久而随气下行，阴病在下者久而随气上逆。

张琦说：阳病在上，极则随阳经而下。阴病在下，极则随阴经而上。此病有表里经络藏府传变之义也。

㉓伤于风者,上先受之;伤于湿者,下先受之:徐春圃《古今医统大全》卷二《内经要旨·病能篇》:风,阳气也。湿,阴气也。阳从上,阴从下,火就燥,水流湿类也。

张介宾说:阳受风气,故上先受之。阴受湿气,故下先受之。然上非无湿,下非无风,但受有先后耳。曰先受之,则后者可知矣。

丹波元简说:按《百病始生篇》云:"清湿袭虚,则病起于下,风雨袭虚,则病起于上。"《辨脉篇》云:"清邪中于上焦,浊邪中于下焦",正其义也。

帝曰:脾病而四支不用,何也[1]?

岐伯曰:四支皆禀[2]气于胃而不得径至经[3],必因于脾乃得禀也。今脾病不能为胃行其津液,四支不得禀水谷气,气[4]日以衰,脉道不利[5],筋骨肌肉皆无气以生,故不用焉[6]。

【本段提纲】 马莳说:此言有脾病者,四支之所以不能举也。

【集解】

①脾病而四支不用,何也:杨上善说:五藏皆连四支,何因脾病独四支不用也。

马莳说:脾在内,四支在外,然脾有病而四支不用者,何也?《灵枢·经脉篇》有手指足指不用等语,皆言手足之指不能举用也。

②禀:高世栻说:禀,犹受也。

③四支皆禀气于胃而不得径至经:原文作"四支皆禀气于胃而不得至经"。《新校正》云:按《太素》,"至经"作"径至"。杨上善云:"胃以水谷资四支,不能径至四支,要因于脾得水谷津液营卫于四支。"

丹波元简说:按"至经",从《太素》作"径至"为胜。

伯坚按:此段见《黄帝内经太素》卷六《藏府气液篇》,作"四支皆禀气于胃而不得径至"。今据丹波元简说,依《太素》校改。

④气:度会常珍说:古抄本、元椠本,无"气"字。

田晋蕃说:按涉上句"气"字而复。下文作"日以益衰",亦无"气"字。

伯坚按:今据田晋蕃说,依度会常珍所引古抄本和元椠本删"气"字。

⑤不利:吴崑说:不利,不滑利也。

⑥筋骨肌肉皆无气以生,故不用焉:高世栻说:气日以衰,肺主气也。脉道不利,心主脉也。而肝主之筋,肾主之骨,脾主之肌肉,皆无水谷之气以生,故四肢不用焉,所以脾病而四肢不用也。

帝曰:脾不主时,何也[1]?

岐伯曰:脾者,土也,治[2]中央,常以四时长[3]四藏,各十八日寄治,不得独主于时也[4]。脾藏者,常著[5]胃,土之精也[6]。土者,生万物而法天地,故上下至头足,不得主时也[7]。

【本段提纲】 马莳说:此言脾之所以不主时也。

【集解】

①脾不主时,何也:王冰说:肝主春,心主夏,肺主秋,肾主冬,四藏皆有正应,而脾无正主也。

②治:王冰说:治,主也。

③长：马莳说：长，掌同，主也。

喜多村直宽说：即长养之谓。

④脾者，土也，治中央，常以四时长四藏，各十八日寄治，不得独主于时也：王冰说：土气于四时之中，各于季终寄王十八日，则五行之气各王七十二日，以终一岁之日矣。

马莳说：按历法，辰、戌、丑、未四季之月，每立春、立夏、立秋、立冬之前，各土王用事十八日，一岁共计七十二日。由此推之，春主正二三月，除十八日，则木亦王七十二日。夏主四五六月，除十八日，则火亦王七十二日。秋冬皆然。故五行五七三十五，计三百五十日，二五得十日，共为三百六十日，一岁周矣。

张介宾说：五藏所主，如肝木主春而王于东，心火主夏而王于南，肺金主秋而王于西，肾水主冬而王于北，惟脾属土而蓄养万物，故位居中央，寄王四时各一十八日，为四藏之长，而不得独主于时也。考之历法，凡于辰、戌、丑、未四季月，当立春、立夏、立秋、立冬之前，各主王用事十八日，一岁共计七十二日。凡每季三月，各得九十日，于九十日中除去十八日，则每季亦止七十二日，而为五行分王之数。总之五七三十五，二五一十，共得三百六十日，以成一岁之常数也。

伯坚按：《黄帝内经》对于四时和五脏的配合，一共有两种说法。第一种的配合是：春肝，夏心，长夏脾，秋肺，冬肾。据《黄帝内经太素》卷十五《尺寸诊篇》“长夏胃微软弱曰平”句下杨上善《注》和《素问》第九《六节藏象论》“春胜长夏”句下王冰《注》，都说长夏就是六月。《素问》第四《金匮真言论》和第九《六节藏象论》都说：“春胜长夏。长夏胜冬。”又第十八《平人气象论》说：“长夏胃微软弱曰平。平脾脉来，长夏以胃气为本。”又第二十二《藏气法时论》说：“脾主长夏。”又第四十二《风论》说：“以季夏戊己伤于邪者为脾风。”又第六十四《四时刺逆从论》说：“长夏气在肌肉。”又第七十《五常政大论》说：“备化之纪，其藏脾，其应长夏。”《灵枢》第八《本神篇》说：“志伤则喜忘其前言，腰脊不可以俯仰屈伸，毛悴，色夭，死于季夏。”又第四十四《顺气一日分为四时篇》说：“脾为牝藏，其为长夏。”又第六十五《五音五味篇》说：“足太阴，藏脾，色黄，味甘，时季夏。”这些都是以脾配合长夏，这是第一种配合的说法。第二种的配合是：春肝，夏心，秋肺，冬肾，而脾则分王四季，在春、夏、秋、冬每一季的末了一月各占一十八天。《素问》本篇是这样说的，又第五十《刺要论》说：“脾动则七十二日四季之月病腹胀、烦不嗜食。”《灵枢》第六十一《五禁篇》说：“戊己日自乘四季，无刺腹、去爪、泻水。”这些都是以脾配合四季各十八天，这是第二种配合的说法。在《素问》中还有几篇说得笼统的，例如第二十八《咳论》说：“乘至阴则脾先受之”，第四十三《痹论》说：“以至阴遇此者为肌痹”，都没确实指明配合的时月，不知是用哪一种配合的说法。所有这些都说明是不同派别的医学家的作品。

伯坚按：《素问》第五十《刺要论》第四段“脾动则七十二日四季之月”句下王冰《注》说：“七十二日四季之月者，谓三月、六月、九月、十二月，各十二日后，土寄王十八日也。”这和本篇马莳和张介宾所说“在辰、戌、丑、未四季之月，每立春，立夏、立秋、立冬之前，各土王用事十八日”，略有不同。所谓辰、戌、丑、未四季之月，也就是三月、六月、九月、十二月。因为太初历以寅为正月，所以辰是三月、未是六月、戌是九月、丑是十二月。（参阅《素问》第四十九《脉解》第一段“寅太阳也”句下集解附表。）据王冰《注》是三、六、九、十二各月的最后的一十八天，而据马莳、张介宾的《注》则是三、六、九、十二各月中在立春、立夏、立秋、立冬之前的一十八天。不知是哪一种解释正确。

各十八日寄治，参阅《素问》第五十《刺要论》第四段“七十二日四季之月”句下集解。

⑤常著：王冰说：著，谓常约著于胃也。

著，附着也，参阅《素问》第十六《诊要经终论》第三段“邪气著藏”句下集解。

⑥土之精也：马莳说：胃亦属土，脾与胃土之精，相为依着。

张介宾说：脾胃相为表里，脾常依附于胃，以膜连著而为之行其精液。

⑦土者，生万物而法天地，故上下至头足，不得主时也：张介宾说：土为万物之本，脾胃为藏府之本，故上至头，下至足，无所不及，又岂得独主一时而已哉？《平人气象论》曰：“人无胃气曰逆，逆者死。脉无胃气亦死。”此所以四时五藏皆不可一日无土气也。

帝曰：脾与胃以膜相连耳①，而能为之行其津液，何也？

岐伯曰：足太阴者，三阴也②，其脉贯胃、属脾、络嗌③，故太阴为之行气于三阴④。阳明者，表也，五藏六府之海也⑤，亦为之行气于三阳⑥。藏府各因其经而受气于阳明，故为胃行其津液⑦。四支不得禀水谷气，日以益衰，阴道⑧不利，筋骨肌肉无气以生，故不用焉⑨。

【本段提纲】 张介宾说：此下言三阴三阳之脉，皆禀于脾胃之气也。

高世栻说：此一节，言太阴脾藏为胃行其津液，而充于藏府，达于四肢，所以脾病而四肢不用也。

【集解】

①脾与胃以膜相连耳：《新校正》云：按《太素》作“以募相逆。”

田晋蕃说：按《灵枢·邪客篇》：“地有林木，人有募筋”，亦作“募”。

膜，参阅《素问》第三十五《疟论》第二段“横连募原也”和第三十九《举痛论》“寒气客于小肠膜原之间”句下集解。

②足太阴者，三阴也：高世栻说：厥阴为一阴，少阴为二阴，太阴为三阴，故足太阴者三阴也。

三阴是太阴，参阅《素问》第七《阴阳别论》第五段“二阳之病”句下集解。

③其脉贯胃、属脾、络嗌：《灵枢》第十《经脉篇》：脾足太阴之脉，起于大指之端，循指内侧白肉际，过核骨后，上内踝前廉，上踹内，循胫骨后，交出厥阴之前，上膝股内前廉，入腹，属脾，络胃，上膈，挟咽，连舌本，散舌下。其支者，复从胃，别上膈，注心中。

嗌，咽也，参阅《素问》第五《阴阳应象大论》第二十段“地气通于嗌”句下集解。

④故太阴为之行气于三阴：吴崑说：为之，为胃也。三阴，太、少、厥也。脾为胃行气于三阴，运阳明之气入于诸阴也。

张介宾说：三阴者，五藏之谓。

⑤五藏六府之海也：参阅《素问》第三十四《逆调论》第六段“胃者六府之海”句下集解。

⑥阳明者，表也，五藏六府之海也，亦为之行气于三阳：吴崑说：表，阳明为太阴之表也。为之，为脾也。行气于三阳，运太阴之气入于诸阳也。

张介宾说：阳明者，太阴之表也，主受水谷以溉藏府，故为五藏六府之海。虽阳明行气于三阳，然亦赖脾气而后行，故曰亦也。三阳者，即六府也。

⑦藏府各因其经而受气于阳明，故为胃行其津液：张介宾说：因其经，因其脾经也。藏府得禀气于阳明者，以脾经贯胃，故能为胃行其津液也。

高世栻说：太阴行气于三阴，阳明禀太阴之气而行气于三阳，是五藏六府各因其经而受气于阳明，实受气于太阴，故脾藏为胃行其津液，所以以膜相连而能为之行其津液也。

⑧阴道：张介宾说：阴道，血脉也。

高世栻说:阴道不利,即脉道不利,心气虚也。

⑨筋骨肌肉无气以生,故不用焉:高世栻说:肝主之筋,肾主之骨,脾主之肌肉,皆无阳明水谷之气以生,故四肢不用焉。

《太阴阳明论第二十九》今译

黄帝问说:足太阴经脉是脾脉,足阳明经脉是胃脉,它们是相为表里的,而所发生的疾病不同,这是什么原因呢?

岐伯回答说:阴和阳的部位是不同的。它们的虚和实,它们的顺和逆,都是随着四时而变化的①。阴是在里面的,阳是在外面的。由于这些原因,所以它们发生的疾病也不同。

黄帝说:我希望知道它们不同的情况。

岐伯说:阳是天气,是主持外面的。阴是地气,是主持里面的。阳是实的,阴是虚的。由外面来犯的贼风虚邪,则阳受着伤害。由自己的饮食不节,起居不时,则阴受着伤害。阳受了伤害则侵入六腑,阴受了伤害则侵入五脏。侵入六腑,则全身发热,不得安卧,气喘。侵入五脏,或则腹部胀满闭塞,或则发生飧泄(消化不良的腹泻),时间太久则成为肠澼(痢疾)。喉是和天气(空气)相通的,咽是和地气(饮食物)相通的。阳受风气(阳),阴受湿气(阴)。阴气从足部上行,到头部复又转而下行,循着手臂而到手指尖。阳气从手部上行,到头部后又转而下行,直到足部。阳病在上,久则随气下行。阴病在下,久则随气上逆。受了风的损伤则身体上部先受害,受了湿的损伤则身体下部先受害。

黄帝说:患了脾病的人,四肢不能举动,这是什么原因呢?

岐伯说:四肢都依赖胃里面的饮食物的精气来营养,但是这些精气不能直接由胃达到四肢,必须通过脾才能达到。如果脾得了病,则脾不能为胃将津液分布到四肢,四肢就得不到饮食物的精气,一天一天衰弱,血流不畅,筋骨肌肉都得不到营养,所以四肢就不能举动了。

黄帝说:(肝心肺肾和春夏秋冬各相配合,而)脾独没有配合的季节,这是什么原因呢?

岐伯说:脾是属土的,主管中央,在春夏秋冬四季里面各配合十八天,所以它没有独自配合的季节②。脾是和胃相附着的,是土的精,土是发生万物的,脾是营养全身的,从头至足无所不至,所以它没有独自配合的季节。

黄帝说:脾和胃有膜相连着,为什么能为胃将津液分布全身呢?

岐伯说:足太阴(脾经)又叫作三阴,它的经脉贯穿胃,和脾相接连,络住咽,所以它能将饮食物的精气分布到五脏里面去。阳明(胃经)是太阴的表,是五脏六腑的海(受纳饮食物),所以也能将饮食物的精气分布到六腑里面去。五脏六腑都由于脾分布津液才能受到胃里面饮食物精气的营养。如果四肢得不到饮食物的精气,一天一天衰弱,血气不畅,筋骨肌肉得不到营养,自然就不能举动了。

①它们的虚和实,它们的顺和逆,都是随着四时而变化的:春夏季阳明实而太阴虚,秋冬季太阴实而阳明虚。春夏季是阳,所以太阴逆而阳明顺。秋冬季是阴,所以阳明逆而太阴顺。

②脾是属土的,主管中央,在春夏秋冬四季里面各配合十八天,所以它没有独自配合的季节:五脏和四时的配合,古代医学家有两种说法。一种说法是:春肝、夏心、长夏(六月)脾、秋肺、冬肾。一种说法是:春肝、夏心、秋肺、冬肾,而脾则分王四季,在春夏秋冬每一季的末了一月各占一十八天,一年共占七十二天,等于一年三百六十天的五分之一。本篇所讲是第二种的说法。

阳明脉解第三十①

①阴明脉解第三十:《新校正》云:按全元起本在第三卷。

喜多村直宽说:"恕公曰:此篇似解《经脉篇》阳明一章者。"(伯坚按:《灵枢》第十《经脉篇》说:"胃足阳明之脉,是动则病洒洒振寒,善呻数欠,颜黑,病至则恶人与火,闻木声则惕然而惊,心欲动,独闭户塞牖而处,甚则欲上高而歌,弃衣而走,贲响腹胀,是谓骭厥。")

伯坚按:《素问》第四十九《脉解》中有一段和本篇可以互相印证的文字,说:"阳明所谓甚则厥,恶人与火,闻木音则惕然而惊者,阳气与阴气相薄,水火相恶,故惕然而惊也。所谓欲闭户牖而处者,阴阳相薄也。阳尽而阴盛,故欲独闭户牖而居。所谓病至则欲乘高而歌弃衣而走者,阴阳复争而外并于阳,故使之弃衣而走也。"

伯坚按:本篇和《甲乙经》《黄帝内经太素》《类经》三书的篇目对照,列表于下:

素问	甲乙经	黄帝内经太素	类经
阳明脉解第三十	卷七——足阳明脉病发热狂走第二	卷八——阳明脉解篇	卷十四——阳明病解(疾病类十二)

【释题】 本篇第一句话就是:"足阳明之脉病",因为本篇是解释足阳明脉病的,所以叫作《阳明脉解》。

《素问》八十一篇中称为解的共有三篇:《阳明脉解》第三十,《脉解》第四十九,《针解》第五十四。

【提要】本篇用黄帝、岐伯问答的形式,讲足阳明脉病的病理学,解释各种症状发生的理由。本篇说:"阳明者,胃脉也。"《灵枢》第十《经脉篇》也说:"胃足阳明之脉。"但是本篇所说的各种症状,都是神经系统和呼吸系统的症状,不是胃病的症状。

黄帝问曰:足阳明之脉病,恶人与火,闻木音则惕然而惊①。钟鼓不为动,闻木音而惊,何也?愿闻其故②。

岐伯对曰:阳明者,胃脉也③。胃者,土也。故闻木音而惊者,土恶木也④。

帝曰:善。其恶火何也?

岐伯曰:阳明主肉⑤,其脉血气盛,邪客之则热,热甚则恶火⑥。

帝曰:其恶人何也?

岐伯曰:阳明厥⑦则喘而惋⑧,惋则恶人⑨。

【本段提纲】 马莳说:此言胃之所以闻木音而惊,见火与人而皆恶也。

【集解】

①恶人与火,闻木音则惕然而惊:《素问》第四十九《脉解》:所谓甚则厥,恶人与火,闻木音则惕然而惊者,阳气与阴气相薄,水火相恶,故惕然而惊也。

惕然,惊惧也,参阅《素问》第十六《诊要经终论》第四段"惕惕如人将捕之"句下集解。

②愿闻其故：高世栻说：《灵枢·经脉论》云："胃足阳明之脉病，则恶人与火，闻木音则惕然而惊。"帝引此为问。

③阳明者，胃脉也：《素问》第三十四《逆调论》：阳明者，胃脉也。

《灵枢》第十《经脉篇》：胃足阳明之脉。

④土恶木也：张介宾说：木能克土，故恶之。

⑤阳明主肉：《素问》第二十三《宣明五气篇》：五藏所主，脾主肉。（伯坚按：据《素问》第二十四《血气形志篇》，足阳明胃经与足太阴脾经为表里，所以说阳明在肉。）

⑥其脉血气盛，邪客之则热，热甚则恶火：张介宾说：阳明多气多血，（伯坚按：见《素问》第二十四《血气形志篇》第一段。）邪客之则血气壅而易为热，热则恶火也。

⑦厥：高世栻说：厥，厥逆也。胃络之脉不能上行下达，则厥逆。

厥，参阅《素问》第四十五《厥论》第一段"厥之寒热者"句下集解。

⑧惋：丹波元简说：按《集韵》："惋、愠、宛、惌，同音郁，心所郁积也。"

张琦说：惋者，懊侬之意。

丹波元坚说："惋"，《太素》作"悗"。杨曰："悗，武槃反，此经中为闷字。"

喜多村直宽说：《解精微论》："夫志悲者惋，惋则冲阴。"王注："惋，谓内烁也。"宽按："惋""悗""宪"三字皆与"闷"通用。

⑨惋则恶人：《素问》第四十九《脉解》：所谓欲独闭户牖而处者，阴阳相薄也。阳尽而阴盛，故欲独闭户牖而居。

王冰说：惋热内郁，故恶人耳。

帝曰：或喘而死者，或喘而生者，何也？

岐伯曰：厥逆连藏则死，连经则生[①]。

【本段提纲】 马莳说：此承上文言阳明厥则喘，而因明其有死生之异也。

【集解】

①厥逆连藏则死，连经则生：马莳说：盖厥逆内连五藏，则邪入已深，所以厥逆至死。外连经脉，则邪尚在外，所以得生。未可以其喘均疑之也。

丹波元坚说：《金匮》卒厥条，其义相发。

帝曰：善。病甚则弃衣而走，登高而歌[①]，或至不食数日，逾垣上屋，所上之处皆非其素所能也，病反能者，何也？

岐伯曰：四支者，诸阳之本也[②]，阳盛则四支实，实则能登高也。

帝曰：其弃衣而走者，何也？

岐伯曰：热盛于身，故弃衣欲走也。

帝曰：其妄言骂詈[③]不避亲疏而歌者，何也？

岐伯曰：阳盛则使人妄言骂詈不避亲疏，而不欲食，不欲食，故妄走也言[④]。

【本段提纲】 马莳说：此言胃病所以能登高而歌、弃衣而走、妄言而骂者，皆以其邪气之盛也。

【集解】

①弃衣而走，登高而歌：《素问》第四十九《脉解》：所谓病至则欲乘高而歌、弃衣而走者，阴阳复争而外并于阳，故使之弃衣而走也。

喜多村直宽说:恕公曰:“弃衣登高,亦见《经脉篇》阳明条中。”

②四支者,诸阳之本也:王冰说:阳受气于四支,故四支为诸阳之本也。

高世栻说:手之三阳从手走头,足之三阳从头走足,故四肢者诸阳之本也。(伯坚按:“手之三阳从手走头,足之三阳从头走足”,见《灵枢》第三十八《逆顺肥瘦》篇。)

张志聪说:《经》言,“阴者主藏,阳者主府,阳受气于四末,阴受气于五藏”,(伯坚按:见《灵枢》第九《终始篇》。)故四支为诸阳之本。

③骂詈:丹波元简说:《韵会》:“正斥曰骂。旁及曰詈。”

《一切经音义》云:“詈,亦骂也。今解,恶言及之曰骂,诽谤咒诅曰詈。”

陆懋修说:詈,力智切,《说文》“骂也”。《释名》:“骂,迫也,以恶言被迫人也。詈,历也,以恶言相弥历也,亦言离也,以此掛离之也。”

④阳盛则使人妄言骂詈不避亲疏,而不欲食,不欲食,故妄走也言:原文作“阳盛则使人妄言骂詈不避亲疏而不欲食,不欲食故妄走也。”

吴崑说:旧本“而”下作“不欲食不欲食故妄走也”,崑僭改为“歌也”二字。

丹波元简说:吴本“不欲食不欲食故妄走也”十字,改为“歌也”二字,简按问语乃然,当从吴。

丹波元坚说:“妄言骂詈不避亲疏而不欲食”,《太素》此十二字无,为是。“故妄走也。”《太素》作“故妄言”为是。

伯坚按:此段见《黄帝内经太素》卷八《阳明脉解篇》,作“阳盛则使人不欲食故妄言”。今据丹波元坚说,依《太素》校改。

《阳明脉解第三十》今译

黄帝问说:有足阳明(胃经)脉病的病人,嫌恶人和火,听见木的声音则发惊。这种病人听见钟鼓的声音都不理会,而听见木音则发惊,这是什么原因呢?我希望知道它。

岐伯回答说:足阳明是胃脉,胃属土。由于木克土,所以他听见木音即发惊。

黄帝说:好。为什么嫌恶火呢?

岐伯说:阳明经是肌肉的主宰①,它的经脉血和气都很盛,邪气侵入则发热,热得厉害就嫌恶火。

黄帝说:为什么嫌恶人呢?

岐伯说:阳明脉厥逆则发喘而郁闷。因为郁闷,所以嫌恶人。

黄帝说:有发喘而死的,有发喘而生的,这是什么原因呢?

岐伯说:厥逆连着脏(邪入已深)则会死。厥逆连着经脉(邪入尚浅)则可以生。

黄帝说:好。有的病厉害了则脱了衣服跑,站在高处唱歌,或至几天不吃东西,爬墙上屋,所上的地方都是他平常不能上去的,而有病则反能上去,这是什么原因呢?

岐伯说:四肢是所有阳气的根本,阳气盛则四肢充实,所以能跑到高处去。

黄帝说:脱了衣服跑是什么原因呢?

岐伯说:身体发热,所以脱了衣服跑。

黄帝说:不避亲疏乱骂乱唱是甚么原因呢?

岐伯说:阳气盛则使人不想吃东西,所以乱讲。

①阳明经是肌肉的主宰：足阳明胃经和足太阴脾经是相为表里的（见《素问》第二十四《血气形志篇》），脾和肉是相配合的（见《素问》第五《阴阳应象大论》和第十《五藏生成篇》），所以说阳明经是肌肉的主宰。

卷　九

热论第三十一
刺热篇第三十二
评热病论第三十三
逆调论第三十四

热论第三十一①

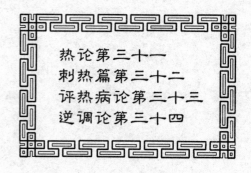

①热论第三十一:《新校正》云:按全元起本在第五卷。

伯坚按:本篇第六段,据《新校正》说,全元起本在《奇病论》中。(见本篇第六段"皆出勿止"句下集解。)

伯坚按:本篇和《甲乙经》《黄帝内经太素》《类经》三书的篇目对照,列表于下:

素问	甲乙经	黄帝内经太素	类经
热论第三十一	卷七——六经受病发伤寒热病第一上	卷二十五——热病决篇 卷三十——温暑病篇	卷十五——伤寒(疾病类三十九) 卷十五——两感(疾病类四十) 卷十五——温病暑病(疾病类四十一) 卷十五——遗证(疾病类四十二)

【释题】 本篇全篇讨论的都是发热的病,所以叫作《热论》。

【提要】 本篇用黄帝、岐伯问答的形式,讲热病的病理和治疗方法,内容可以分为四节。第一节讲热病都是伤寒这一类的病,伤寒病如何按次序传入三阴三阳的经脉和所发生的症状,末了讲治疗方法,就是汗法和下法。这是张仲景《伤寒论》的前身,张仲景《伤寒论》所讲的与本篇不尽相同,但可以肯定是由本篇发展而成的。第二节讲热病的后遗症和治疗预防的方法。第三节讲两感于寒的病的症状和预后。所谓两感于寒,据杨上善说:"表里共伤于寒,故曰两感。"第四节讲病温和病暑。

黄帝问曰:今夫热病者,皆伤寒之类也①。或愈或死,其死皆以六七日之间,其愈皆以十日以上者②,何也?不知其解,愿闻其故。

岐伯对曰:巨阳者,诸阳之属也③,其脉连于风府④,故为诸阳主气也⑤。人之伤于寒也则为病热,热虽甚,不死。其两感⑥于寒而病者,必不免于死。

【本段提纲】 马莳说:此承帝问伤寒之有愈有死者,而先举大略以告之也。

【集解】

①今夫热病者,皆伤寒之类也:杨上善说:夫伤寒者,人于冬时温室温衣,热饮热食,腠理开发,快意受寒,腠理因闭,寒居其□□□,寒极为热,三阴三阳之脉五藏六府受热为病,名曰热病。斯之热病,本因受寒伤多,亦为寒气所伤得此热病,以本为名,故称此热病伤寒类也。

王冰说:寒者,冬气也。冬时严寒,万类深藏,君子固密,不伤于寒,触冒之者,乃名伤寒。其伤于四时之气皆能为病,以伤寒为毒者,最乘杀厉之气,中而即病,名曰伤寒。不即病者,寒毒藏于肌肤,至夏至前变为温病,夏至后变为热病。然其发起皆为伤寒致之,故曰热病者皆伤寒之类也。(《新校正》云:按《伤寒论》云:"至春变为温病,至夏变为暑病。"与王注异。王注本《素问》为说,《伤寒论》本《阴阳大论》为说,故此不同。)

马莳说:《水热穴论》:"帝问:'人伤于寒而传为热,何也?'岐伯曰:'夫寒盛则生热也。'"

张介宾说:伤寒者,中阴寒杀厉之气也。寒盛于冬,中而即病者,是为伤寒。其不即病者,至春则名为温病,至夏则名为暑病。然有四时不正之气,随感随发者,亦曰伤寒。寒邪触于肌表,则玄府闭,阳气不得散越,乃郁而为热,故凡系外感发热者,皆伤寒之类。

丹波元简说:《五十八难》云:"伤寒有几?其脉有变否?然。伤寒有五:有中风,有伤寒,有湿温,有热病,有温病。其所苦各不同。"知是中风、伤寒、湿温、热病、温病,古总称之伤寒。

俞正燮说:伤寒,即温病,亦曰黄病,往往传人。其干时令者曰疫,俗亦谓之瘟,言有恶神主之。《高僧传》云:"宋元嘉四年邵信遇伤寒病,无人敢看。"即瘟疫惧传染也。《韩诗外传》:"庶子好方者言,上古医曰第父,以莞为席,以刍为狗,北面而祝之,发十言耳,诸扶舆而来者皆平复如故。中古医曰踰跗,㮛木为脑,芷草为躯,吹窍定脑,死者复生。"谓治伤寒厥也。

顾观光说:程郊倩云:"开口便道破热病为伤寒之类,其与伤寒自是两病可知,而病何以复云伤寒之类?盖伤寒有统属之伤寒,有分隶之伤寒。一指经言,所该者广,凡病从皮毛得而属于太阳者,皆得谓之伤寒。一指证言,于太阳经中,分出其有发热、恶寒、骨前疼痛、无汗而喘、脉阴阳俱紧者,方得名为伤寒也。故谓热病为伤寒之类则可,谓伤寒为热病之类则不可。"《难经·五十八难》云:"伤寒有五:有中风,伤寒,有湿温,有热病,有温病。"可以证明程说。

②或愈或死,其死皆以六七日之间,其愈皆以十日以上者:田晋蕃说:按《伤寒论》曰:"发于阳者七日愈。发于阴者六日愈"。与此不合。

③巨阳者,诸阳之属也:杨上善说:巨,大也。一阳为纪,少阳也。二阳为卫,阳明也。三阳为父,太阳也。故足太阳者三阳属之,故曰诸阳之属也。

马莳说:三阳者谓之巨阳,即足太阳膀胱经也。按《五藏生成篇》,则手太阳小肠经亦可称为巨阳,但此篇则主膀胱经而言耳。

吴崑说:巨阳,太阳。言其统摄诸阳,为诸阳之所宗属也。

张介宾说:巨,大也。太阳为六经之长,统摄阳分,故诸阳皆其所属。

张志聪说:属,会也。谓太阳为诸阳之会。

④风府:《甲乙经》卷三《头直鼻中入发际一寸循督脉却行至风府凡八穴》第二:风府,一名舌本,在顶上,入发际一寸大筋内穴中,疾言其肉立起,言休其肉立下,督脉阳维之会。

王冰说：风府，穴名也，在项上入发际同身寸之一寸宛皃中是。（伯坚按：同身寸是如何量的呢？唐代王焘《外台秘要方》卷三十九说："凡孔穴皆逐人形大小，取手中指头第一节为寸，男左女右。又一云三寸者，尽一中指也。"宋代闻人耆年《备急灸法·屈指量寸法》说："以薄竹片或蜡指条，量手中指中节横文，取上下截齐断为一寸。男左女右。"元代《针灸摘英集·折量取腧穴法》说："几度周身孔穴远近分寸，以病人男左女右，取手中指第二节内度两横纹相去为一寸。"明代徐春圃《古今医统大全》卷六《中指同身寸图》说："男左女右，手中指第二内廷两横纹头相去为寸，取稻秆心量或用薄篾量，皆易折而不易伸缩，为准。用绳则伸缩不便，故多不准。"明末张介宾《类经图翼》卷三《中指同身寸法》说："以男左女右，手大指中指圆曲交接如环，取中指中节横纹两头尽处比为一寸。"丹波元简《医賸》卷中同身寸条说："俞穴分寸，滑氏以降，以骨度取之。王太仆所谓同身寸者，未知何寸。徐春圃遂有同指寸之说。《肘后方》取巨阙法云：'以赤度之。（赤尺古通）《下经》曰：岐伯以八分为一寸。'亦未知何尺。考《晋书·裴颜传》云：'今尺长于古尺几于半寸，乐府用之，律吕不合；史官用之，历象失占；医署用之，孔穴乖错。此三者，度量之所由，得失之所取征，皆絓阂而不得通。'此乃似用常尺。要之，无论古人所用，即肥瘦修短随取而随无差者，莫若骨度焉。"大概古代量取孔穴部位的方法，最初所采用的，只不过是《血气形志篇》所记载的草度法。汉魏以后，才用普通尺度量。到了唐朝，才有同身寸的度量法。由这些书中对于同身寸量法的说明，一代比一代的细致而明白，可以看出医学的发展过程。）

⑤故为诸阳主气也：吴崑说：风府，督脉也，总督诸阳，故为诸阳主气。

张介宾说：风府，督脉穴，太阳经脉覆于巅背之表，故主诸阳之气分。

⑥两感：杨上善说：足太阳、足少阴，表里共伤于寒，故曰两感。

吴崑说：一脏一腑，表里俱受寒邪，谓之两感。

帝曰：愿闻其状。

岐伯曰：伤寒，一日巨阳受之①，故头项痛、腰脊强②。二日阳明受之，阳明主肉③，其脉侠鼻④、络于目⑤，故身热、目疼、而鼻干、不得卧也⑥。三日少阳受之，少阳主骨⑦，其脉循胁、络于耳⑧，故胸胁痛而耳聋⑨。三阳经络皆受其病而未入于府者⑩，故可汗而已。四日太阴受之，太阴脉布胃中、络于嗌⑪，故腹满而嗌干⑫。五日少阴受之，少阴脉贯肾，络于肺、系舌本⑬，故口燥、舌干而渴⑭。六日厥阴受之⑮，厥阴脉循阴器而络于肝⑯，故烦满而囊缩⑰。三阴三阳五藏六府皆受病，荣卫⑱不行，五藏不通，则死矣⑲。

其不两感于寒者，七日巨阳病衰，头痛少愈；八日阳明病衰，身热少愈；九日少阳病衰，耳聋微闻；十日太阴病衰，腹减如故则思饮食；十一日少阴病衰，渴止，不满⑳，舌干已，而嚏㉑；十二日厥阴病衰，囊纵，少腹微下，大气皆去㉒，病日已矣㉓。

【本段提纲】 马莳说：此承上文而详论伤寒传经之证，除可汗可泄而已者，其死皆以六七日间，其愈皆以十日已上也。

【集解】

①伤寒，一日巨阳受之：王冰说：三阳之气，太阳脉浮，浮者外在于皮毛，故伤寒一日太阳先受之。

马莳说：人之一身，三阳为表，三阴为里，其巨阳为三阳，最在外；阳明为二阳，在太阳之内；少阳为一阳，在阳明之内；此三阳者为表也。其太阴为三阴，在少阳之内；少阴为二阴，在太阴之内；厥阴为一阴，在二阴之内；此三阴者为里也。皆由内以数至外，故一二三数之次如此。

（义见《阴阳类论》《阴阳别论》。）人之感邪，自表经以入里经。方其始也，先感于皮毛；留而不去，入舍于孙络；留而不去，入舍于络脉；留而不去，入舍于经脉；留而不去，入舍于内府；留而不去，入舍于内藏。（大义见《皮部论》《调经论》《缪刺论》。）

张介宾说：按人身经络，三阳为表，三阴为里。三阳之序，则太阳为三阳，阳中之阳也；阳明为二阳，居太阳之次；少阳为一阳，居阳明之次；此三阳为表也。三阴之序，则太阴为三阴，居少阳之次；少阴为二阴，居太阴之次；厥阴为一阴，在少阴之次；此三阴为里也。其次序之数，则自内而外，故各有一二三之先后者如此。又如邪之中人，必自外而内，如《皮部论》等篇曰："邪客于皮则腠理开，开则邪入客于络脉，络脉滞则注于经脉，经脉满则入舍于府藏。"此所以邪必先于皮毛，经必始于太阳，而后三阴三阳五藏六府皆受病，如下文之谓也。

三阴三阳经脉名称，参阅《素问》第七《阴阳别论》第五段"二阳之病"句下集解。

②头项痛、腰脊强：马莳说：足太阳膀胱经之脉，起于目内眦，上额，交巅，从巅入络脑，还出，别下项，循肩膊内，挟脊，抵腰中（伯坚按：以上见《灵枢》第十《经脉篇》。），故伤寒一日之所受者，乃巨阳也。惟其经脉如此，所以头项痛、腰脊强之证见矣。

张介宾说：巨阳，足太阳也，为三阳之表，而脉连风府，故凡病伤寒者多从太阳始。太阳之经，从头项下肩膊，挟脊，抵腰中，故其为病如此。仲景曰："太阳之为病，脉浮，头项强痛而恶寒。"

③阳明主肉：马莳说：阳明胃经属土，主肉。

伯坚按：《素问》第二十三《宣明五气篇》说："五藏所主，脾主肉。"第二十四《血气形志篇》说："阳明与太阴为表里。"因为足阳明胃与足太阴脾相为表里，而足太阴脾主肉，所以足阳明胃也主肉。

④其脉侠鼻：段玉裁《说文解字注》：侠之言夹也。夹者，持也。经传多假侠为夹。（《说文解字诂林》第三五四一页）

朱骏声《说文通训定声》：侠，假借为夹。《汉书·叔孙通传》："殿下郎中侠陛。"注："与挟同。"《华山亭碑》："吏卒夹路。"（《说文解字诂林》第三五四一页）

⑤络于目：《灵枢》第十《经脉篇》：胃足阳明之脉，起于鼻之交频中，旁纳太阳之脉，下循鼻外，入上齿中，还出挟口，环唇，下交承浆，却循颐后下廉，出大迎，循颊车，上耳前，过客主人，循发际，至额颅。其支者，从大迎前下人迎，循喉咙，入缺盆，下膈，属胃，络脾。其直者，从缺盆下乳内廉，下挟脐，入气街中。其支者，起于胃口，下循腹里，下至气街中而合，以下髀关，抵伏兔，下膝膑中，下循胫外廉，下足跗，入中指内间。其支者，下廉三寸而别，下入中指外间。其支者，别跗，上入大指间，出其端。

马莳说：诸经经脉之行，莫详于《灵枢·经脉篇》。但此《热论》乃岐伯所言，其辞约而尽，不必引彼以入之。

⑥故身热、目疼、而鼻干、不得卧也：张介宾说：伤寒多发热，而独此云身热者，盖阳明主肌肉，身热尤甚也。邪热在胃则烦，故不得卧，余证皆本经之所及。仲景曰："阳明之为病，胃家实也。"

⑦少阳主骨：原文作"少阳主胆"。

《黄帝内经太素》作"少阳主骨"。

杨上善说：肝足厥阴主筋。三焦手少阳与膀胱肾府表里皆主骨。

《新校正》云：按全元起本，"胆"作"骨"。元起《注》云："少阳者肝之表，肝候筋，筋会于骨，是少阳之气所荣，故言主于骨。"《甲乙经》《太素》等并作"骨"。

丹波元简说：按《病源》，亦作"主骨"，只《外台》作"胆"。《外台》引本篇文，云出第九卷中。考《新校正》，此篇全本在第五卷。盖王氏改"骨"作"胆"，而宋人依以改《外台》也。且

《灵枢·经脉篇》云:“胆主骨。”如阳明不云主胃而云主肉,且理宜于少阳亦云主骨。盖太阳主皮肤,阳明主肉,少阳主骨,从而内,殆是半表半里之部分,故改“胆”作“骨”,于义为长。

田晋蕃说:按《甲乙经》《太素》并出《素问》,二本作“骨”,盖所据之古本如是也。《外台》独作“胆”,其书成于天宝十一载,此时王注《素问》未出而引《素问》卷数与王本同,知今本《外台》经后人依王本《素问》校改,不足信也。

伯坚按:此段见《甲乙经》卷七《六经受病发伤寒热病》第一上;又见《黄帝内经太素》卷二十五《热病决篇》;又见《巢氏诸病源候论》卷七《伤寒候》条下。都作“少阳主骨”。今据丹波元简、田晋蕃说,依《甲乙经》《太素》《巢氏诸病源候论》校改。

伯坚按:根据上面阳明主肉的例,足少阳胆经和足厥阴肝经相为表里,(见《血气形志篇》)而肝主筋,(见《宣明五气篇》)则这里应当作“少阳主筋”。为什么又是“少阳主骨”呢?据杨上善的解释,手少阳三焦经和膀胱是有关系的,(参阅《灵兰秘典论》第一段“三焦者决渎之官水道出焉”句下集解。)膀胱和肾是相为表里的(见《血气形志篇》),而肾主骨(见《宣明五气篇》),所以手少阳三焦经也主骨。

⑧其脉循胁、络于耳:《灵枢》第十《经脉篇》:三焦手少阳之脉,起于小指次指之端,上出两指之间,循手表腕,出臂外两骨之间,上贯肘,循臑外,上肩,而交出足少阳之后,入缺盆,布膻中,散落心包,下膈,循属三焦。其支者,从膻中上出缺盆,上项,系耳后,直上出耳上角,以屈下颊至䪼。其支者,从耳后入耳中,出走耳前,过客主人前,交颊,至目锐眦。

《灵枢》第十《经脉篇》:胆足少阳之脉,起于目锐眦,上抵头角,下耳后,循颈,行手少阳之前,至肩上,郤交出手少阳之后,入缺盘。其支者,从耳后入耳中,出走耳前,至目锐眦后。其支者,别锐眦,下大迎,合于手少阳,抵于䪼下,加颊车,下颈,合缺盆,以下胸中,贯膈,络肝,属胆,循胁里,出气街,绕毛际,横入髀厌中。其直者,从缺盆下腋,循胸,过季胁,下合髀厌中,以下循髀阳,出膝外廉,下外辅骨之前,直下抵绝骨之端,下出外踝之前,循足跗,上入小指次指之间。其支者,别跗,上入大指之间,循大指歧骨内,出其端,还贯爪甲,出三毛。

⑨故胸胁痛而耳聋:张介宾说:邪在少阳者,三阳已尽,将入太阴,故为半表半里之经。其经脉出耳前后,下循胸胁,故为胁痛耳聋等证。仲景曰:“伤寒脉弦细、头痛、发热者,属少阳。少阳之病,口苦、咽干、目眩也。”又曰:“太阳病不解、转入少阳者,胁下鞕满,干呕不能食,往来寒热。”盖邪在阴则寒,邪在阳则热,邪在表则无呕满等证,邪在里则胸满干呕不能食,故成无己曰:“少阳之邪在半表半里之间。”

⑩三阳经络皆受其病而未入于府者:原文作“三阳经络皆受其病而未入于藏者”。

《新校正》云:按全元起本,“藏”作“府”。元起《注》云:“伤寒之病,始入于皮肤之腠理,渐胜于诸阳而未入府,故须汗发其寒热而散之。”《太素》亦作“府”。

马莳说:此所谓藏者,非内藏也,即后三阴经也。以三阴属五藏,故以藏字言。全元起及《太素》俱更此“藏”字为“府”字者,皆未考此义耳。

张介宾说:三阳为表属府,邪在表而未入于三阴之藏者皆可汗而散也。

张志聪说:藏者,里也,阴也。言三阳之经络,皆受三阳邪热之病,然在形身之外,而未入里阴,可以发汗而解也。

丹波元简说:《甲乙》《伤寒例》,亦作“府”。只《外台》作“藏”,恐是亦宋人所校改也。考下文“未满三日者可汗而已,其满三日者可泄而已”,此言邪在三阳之表者可发汗,在三阴之藏者可下之。若推仲景之例,则当作“府”。然本经治法表里只有汗下二法,故王改“府”作“藏”,义甚明显。

田晋蕃说:《甲乙经》七、王叔和《伤寒例》(顾氏观光曰:《外台》引《伤寒例》,直称王叔和,盖唐以前人皆知此篇为叔和作,未尝混入正文。)并作“府”。《巢氏病源》七,《外台秘要》一,并作“藏”。按《甲乙经》《太素》并作“府”,可证古本《素问》作“府”也。陈振孙《书录解题》谓《外台秘要》诸论多本《巢氏病源》,今二本并作“藏”,知改“府”为“藏”,不始于王氏矣。

伯坚按:此段见《甲乙经》卷七《六经受病发伤寒热病》第一上,作“三阳皆受病而未入于府者”。又见《伤寒论》卷二王叔和《伤寒例》,作“此三经皆受病未入于府者”。又见《黄帝内经太素》卷二十五《热病决篇》,作“三经皆受病而未入通于府也”。今据丹波元简、田晋蕃说,依《甲乙经》《伤寒例》《太素》校改。

⑪太阴脉布胃中、络于嗌:《灵枢》第十《经脉篇》:脾足太阴之脉,起于大指之端,循指内侧白肉际,过核骨后,上内踝前廉,上踹内,循胫骨后,交出厥阴之前,上膝股内前廉,入腹,属脾,络胃,上膈,挟咽,连舌本,散舌下。其支者,复从胃,别上膈,注心中。

嗌,咽也。参阅《素问》第五《阴阳应象大论》第二十段“地气通于嗌”句下集解。

⑫故腹满而嗌干:张介宾说:邪在三阳,失于汗解,则入三阴,自太阴始也。仲景曰:“伤寒脉浮而缓、手足自温者,系在太阴。太阴之为病,腹满而吐,食不下,自利益甚,时腹自痛也。”

丹波元简说:按本经所论三阴病者,即仲景所谓阳明胃家实证,故下文云:“其满三日者可泄而已。”仲景所论三阴病者,乃阴寒之证,此本经所未言及,张引彼注此,殆不免乖谬。下少阴、厥阴亦同。

⑬络于肺、系舌本:《灵枢》第十《经脉篇》:肾足少阴之脉,起于小指之下,斜走足心,出于然谷之下,循内踝之后,别入跟中,以上腨内,出腘内廉,上股内后廉,贯脊,属肾,络膀胱。其直者,从肾上贯肝膈,入肺中,循喉咙,挟舌本。其支者,从肺出络心,注胸中。

⑭故口燥、舌干而渴:张介宾说:肾经属水,而邪热涸之,故口舌为之干涸。仲景曰:“少阴之为病,脉微细,但欲寐也。”

⑮六日厥阴受之:丹波元简说:按方氏《伤寒条辨》云:“一日二日三四五六日,犹言第一第二第三四五六之次第也。大要譬如计程,如此立个前程的期式约模耳,非计日以限病之谓。”

⑯厥阴脉循阴器而络于肝:《灵枢》第十《经脉篇》:肝足厥阴之脉,起于大指丛毛之际,上循足跗上廉,去内踝一寸,上踝八寸,交出太阴之后,上腘内廉,循股阴,入毛中,过阴器,抵小腹,挟胃,属肝,络胆,上贯膈,布胁肋,循喉咙之后,上入颃颡,连目系,上出额,与督脉会于巅。其支者,从目系,下颊里,环唇内。其支复从肝,别贯膈,上注肺。

⑰故烦满而囊缩:张介宾说:六经传遍,乃至厥阴,邪热甚于阴分,故为烦满。仲景曰:“厥阴之为病,气上撞心,心中疼热,饥而不欲食,食则吐蛔,下之利不止。”按伤寒传变,先自三阳之表,后入三阴之里,此阴阳先后之序也。然观东垣曰:“太阳者,巨阳也,膀胱经病。若渴者自入于本也,名曰传本。太阳传阳明胃土者,名曰巡经传。太阳传少阳胆木者,名曰越经传。太阳传少阴肾水者,名曰表里传。太阳传太阴脾土者,名曰误下传。太阳传厥阴肝木者,名曰巡经得度传。”又陶节庵曰:“风寒之初中人也无常,或入于阴,或入于阳,皆无定体,非但始太阳终厥阴也。或自太阳始,日传一经,六日至厥阴,邪气衰,不传而愈者。亦有不罢再传者。或有间经而传者。或有传至二三经而止者。或有终始只在一经者。或有越经而传者。或有初入太阳,不作郁热,便入少阴而成真阴证者。或有直中阴经而成寒证者。缘经无明文,后人有妄治之失。若夫自三阳传次三阴之阴证,外虽有厥逆,内则热邪耳,若不发热,四肢便厥冷而恶寒者,此则直中阴经之寒证也。自叔和立说之混,使后人蒙害者多矣。又有合病并病之症。曰合病

者，两经或三经齐病不传者为合病。并病者，一经先病未尽，又过一经之传者为并病。所以有太阳阳明合病，有太阳少阳合病，有少阳阳明合病，有三阳合病。三阳若与三阴合病，即是两感，所以三阴无合并例也。”此皆经文所未及，而二子言之，其义多出于仲景，皆理所必然者也。然经所言者言传经之常，二子所言者言传经之变，学者俱当详察，不可执一，庶乎随机应变，不致有胶柱之误矣。

丹波元简说：按满、懑同。《说文》：“懑，烦也。”盖烦满，乃烦闷也。（详见《生气通天论》喘满注。）缪氏《伤寒撮要》云：“妇人亦有囊缩可辨，但其乳头缩者即是也。”

满，闷也。参阅《素问》第三《生气通天论》第十段“心气喘满”和第七《阴阳别论》第九段“心满”句下集解。

⑱荣卫：参阅《素问》第四十三《痹论》第十一段经文和集解。

⑲五藏不通，则死矣：张介宾说：伤寒邪在经络，本为表证，经尽气复，自当渐解，若六经传遍而邪不退则深入于府，府不退则深至于藏，故五藏六府皆受病矣。邪盛于外则荣卫不行，气竭于内则五藏不通，故六七日间致死也。善治此者，必不使其邪入内，亦必不使其藏气竭，知斯二者，近于神矣。愚按伤寒传变，止言足经，不言手经，其义本出此篇，如上文六节是也。奈何草窗刘氏不明其理，遂谬创伤寒传足不传手之说，谓：“足经所属皆水木土，水寒则冰，木寒则凋，土寒则坼，是皆不胜其寒也。手经所属皆金与火，金得寒则愈坚，火体极热而寒不能袭，所以伤寒止传足经，不传手经。”巧言要誉，昧者称奇，妄诞欺人，莫此为甚。夫人之金火两藏，不过以五行之气，各有所属耳，岂即真金真火不能毁伤者邪？斯言一出，遂启人疑，致有谓足经在下，手经在上，寒本阴邪故传足也。有谓足之六经皆东北方及四隅之气，手之六经皆西南方之气，寒气中人必在冬春，同气相求故先自水经以及木土，而金火则无犯也。有谓无奇经则无伤寒，奇经惟附于足也。纷纷议论，争辨不明，其说皆谬。夫人之血气，运行周身，流注不息，岂传遇手经而邪有不入者哉？且寒之中人必先皮毛，皮毛者肺之合，故在外则有寒栗、鼻塞等证，在内则有咳喘、短气等证，谓不传于肺乎？其入手少阴厥阴也，则有舌胎、怫郁、神昏错乱等证，谓不传于心主包络乎？其入手阳明也，则有泄泻、秘结等证，谓不传于大肠乎？其入手太阳也，则有癃闭、不化等证，谓不传于小肠乎？其入手少阳也，则有上下不通、五官失职，痞满燥实俱全等证，谓不传于三焦乎？再观本节云三阴三阳五藏六府皆受病，岂手经不在内乎？所以仲景有肺、心、肝、脾、肾五藏绝症，义又可知。然本经之不言手者何也？盖伤寒者，表邪也，欲求外证但当察于周身，而周身上下脉络惟足六经则尽之矣，手经无能遍也。且手经所至，足经无不至者，故但言足经，则其左右前后阴阳诸证，无不可按而得，而手经亦在其中，不必言矣。此本经之所以止言足者，为察周身之表证也。义本易见，而疑辨至今，皆惑于刘氏之妄言耳，井蛙蠹道之评，孰为评之过也？

高世栻说：则，犹即也。结上文三阴受病。非必四日太阴，五日少阴，六日厥阴，故内之三阴，外之三阳，内之五藏，外之六府，一日皆受其病，致荣卫不行，五藏不通，即死矣。较之两感于寒不免于死者更甚也。

丹波元坚说：《太素》，“五”作“府”。坚按此下承以“其不两感于寒者”云云，则“三阴三阳”六句，盖指两感而言。高《注》过凿。

喜多村直宽说：“三阴三阳”云云，《伤寒例》又以此文属两感后。

余岩《伤寒发挥》二中：《灵枢》《经脉篇》《经筋篇》历举手足十二经之病。《终始篇》所言六经之终，但举太阳阳明等六经之名，不明言手足，然详其证候，则足之六经也。《素问·热论篇》

所举之巨阳阳明等六经之名，不明言手足，然详其证候，亦足之六经也。仲景《伤寒论》，但举太阳阳明等六经之名，而不明言手足，然详其证候，亦足之六经也。故昔人有伤寒传足不传手之说，张景岳谓此言创自刘草窗，然朱奉议《活人书》已明明言之矣。后之辨之者，纷然而起，刘河间言之于前，陶节庵论之于后，而张景岳、方中行、魏荔彤、闵芝庆、柯韵伯，聚讼纷纭，莫衷一是矣。

⑳不满：原文作"不满舌干已"。

丹波元简说：《甲乙》《伤寒例》，并无"不满"二字。简按上文不言腹满，此必衍文。

喜多村直宽说：按下文两感条云："巨阳与少阴俱病，则头痛、口干而烦满。"此满谓烦满，非腹满也。

伯坚按：此段见《甲乙经》卷七《六经受病发伤寒热病》第一上；又见《伤寒论》卷二王叔和《伤寒例》；都没有"不满"二字。今据丹波元简说，依《甲乙经》《伤寒例》删去此二字。

㉑嚏：丹波元简说：《口问篇》云："阳气和则嚏。"

余岩《古代疾病名候疏义》第四十六页：嚏，今亦谓之喷嚏。

嚏，参阅《素问》第二十三《宣明五气篇》第二段"肾为欠为嚏"句下集解。

㉒大气皆去：杨上善说：至十二日，大热之气皆去。

王冰说：大气，谓大邪之气也。

丹波元简说：《调经论》云："泻实者，开其门而出，大气乃屈。"《五色篇》云："大气入藏府者，不病而卒死。"简按俱谓大邪之气。

喜多村直宽说：大气，又见《离合真邪论》。

㉓病日已矣：高世栻说：其不两感于寒，属经脉之热病，皆以七日环复，病衰而愈。由此观之，则上文所云一日受，二日受者，乃循次言之，非一定不移之期日也。会悟圣经，当勿以辞害志。

帝曰：治之奈何？

岐伯曰：治之各通其藏脉①，病日衰，已矣②。其未满三日者，可汗而已。其满三日者，可泄而已③。

【本段提纲】 马莳说：此言治之之法也。

【集解】

①治之各通其藏脉：杨上善说：量其热病在何藏之脉，知其所在，即于脉以行补泻之法。

张介宾说：各通其藏脉，谓当随经分治也。

高世栻说：藏脉者，如上文太阴脾藏之脉，少阴肾藏之脉，厥阴肝藏之脉也。

张志聪说：藏脉，谓手足三阴三阳之经脉。

②病日衰，已矣：高世栻说：病日渐衰而可已。

③其未满三日者，可汗而已。其满三日者，可泄而已：王冰说：此言表里之大体也。《正理伤寒论》曰："脉大浮数，病为在表，可发其汗。脉细沉数，病为在里，可下之。由此则日虽过多，但有表证而脉大浮数，犹宜发汗。日数虽少，即有里证而脉沉细数，犹宜下之。正应随脉证以汗下之。"

张介宾说：凡传经之邪，未满三日者，其邪在表，故可以汗已。满三日者，其邪传里，故可以下。

丹波元简说：按王引《伤寒论》，义颇明显，若欲人通变，则有仲景《伤寒论》在焉。薛氏《原旨》云："按伤寒一证，传变无穷，此不过言传经之常而未及于变，自仲景而后诸大家俱有名言可法，学者所当尽读而精思之。然义多出于仲景，于仲景书又当闭户深求者也。"

帝曰：热病已愈，时有所遗者①，何也？

岐伯曰：诸遗者，热甚而强食之，故有所遗也②。若此者，皆病已衰而热有所藏，因其谷气相薄③，两热相合④，故有所遗也⑤。

帝曰：善。治遗奈何？

岐伯曰：视其虚实，调其逆从⑥，可使必已矣⑦。

帝曰：病热，当何禁之？

岐伯曰：病热少愈，食肉则复，多食则遗，此其禁也⑧。

【本段提纲】 马莳说：此言病之所以遗者，由于强食，而有治之之方，复有禁之之要也。

【集解】

①时有所遗者：杨上善说：遗，余也。

王冰说：邪气衰去不尽，如遗之在人也。

张志聪说：《伤寒论》曰："大病差后劳复者，枳实栀子汤主之。若有宿食者，加大黄如薄棋子五六枚。"（伯坚按：见《伤寒论》卷七《辨阴阳易差后劳复病证并治》第十四。）盖因伤寒热甚之时而强食其食，故有宿食之所遗也。

丹波元简说：按遗，是《礼·乐记》"遗音遗味"之遗。郑玄注："遗，犹余也。"盖与此同义。童氏《治人指掌辨疑》云："遗字注解多不同。《活人书注》谓：'便不禁也'。或云：'遗，亡也，其人必利不禁也。'此皆非是。余谓遗者，如以物遗人之遗，即司马公所谓积德以遗后人之遗是也。言当少愈之时，邪气未尽去，胃气未尽复，肉食者其后复病，多食者其后遗病，将痊而不得痊矣。"

②诸遗者，热甚而强食之，故有所遗也：丹波元简说：仲景云："病人脉已解而日暮微烦者，以病新差，人强与谷，脾胃气尚弱，不能消谷，故令微烦。损谷则愈。"（伯坚按：见《伤寒论》卷七《辨阴阳易差后劳复病 证并治》第十四。）又曰："吐利、发汗、脉平、小烦者，以新差不胜谷气故也。"（伯坚按：见《伤寒论》卷七《辨霍乱病脉证并治》第十三。）

③薄：吴崑说：薄，两物摩荡之名。

④两热相合：丹波元坚说：先兄云："注云：两热者，谓所藏之热，与新谷入气之热，相侵薄也。"

⑤皆病已衰而热有所藏，因其谷气相薄，两热相合，故有所遗也：杨上善说：大气虽去，犹有残热在藏府之内外，因多食以谷气热与故热相薄，重发热病，名曰余热病也。

张介宾说：病虽衰而余热未除，尚有所藏，因而强食，则病气与食气相并，两热合邪，以致留连不解，故名曰遗。

⑥视其虚实，调其逆从：高世栻说：视其经脉之虚实，调其阴阳之逆从。

张志聪说：夫邪之所凑，其正必虚，正气虚者补其正气，余热未尽者清其余邪。《伤寒论》曰："伤寒差已后，更发热，小柴胡汤主之。脉浮者以汗解之。脉沉者以下解之。"（伯坚按：见《伤寒论》卷七《辨阴阳易差后劳复病证并治》第十四。）此之谓调其逆从也。

⑦可使必已矣：张介宾说：食滞于中者，病之实。脾弱不能运者，病之虚。实则泻之。虚则补之。虚实弗失，则逆从可调，病必已矣。

⑧病热少愈，食肉则复，多食则遗，此其禁也：王冰说：是所谓戒食劳也。热虽少愈，犹未尽除，脾胃气虚，故未能消化，肉坚食驻，故热复生。复，谓复旧病也。

马莳说：病热少愈，胃气尚虚，而强食大肉，则肉性本热而难化，所以热病复生。或多食之，则热病仍遗矣。此其当禁者也。

张介宾说：复者，病复作。遗，则延久也。凡病后脾胃气虚，未能消化饮食，故于肉食之类皆当从缓。若犯食复，为害非浅。其有挟虚内馁者，又不可过于禁制，所以贵得宜也。

高世栻说：病热少愈，未全愈时，毋食肉，毋多食。食肉则重浊难消，热病当复。多食则谷气相薄，病有所遗。食肉多食，此其禁也。

丹波元坚说：按《肘后方》曰："凡得毒病，愈后百日之内，禁食猪、犬、羊肉，并伤血及肥鱼、久腻干鱼，则必大下痢，下则不可复救。又禁食面、食胡蒜、韭、薤、生菜、虾、鱼鲊，食此多致复发，则难治，又令到他年数发也。"

喜多村直宽说：按"遗"与"复"异。遗，乃余热也。复，即劳复之病也。

帝曰：其病两感[1]于寒者，其脉应与其病形何如？

岐伯曰：两感于寒者，病一日则巨阳与少阴俱病[2]，则头痛、口干、而烦满[3]；二日则阳明与太阴俱病[4]，则腹满、身热、不欲食、谵言[5]；三日则少阳与厥阴俱病[6]，则耳聋、囊缩、而厥[7]、水浆不入、不知人，六日死[8]。

帝曰：五藏已伤，六府不通，荣卫不行，如是之后，三日乃死[9]，何也？

岐伯曰：阳明者，十二经脉之长也[10]，其血气盛[11]，故不知人三日[12]，其气乃尽，故死矣[13]。

【本段提纲】 马莳说：此言两感于寒者。

【集解】

①两感：张介宾说：两感者，表里同病也。

②巨阳与少阴俱病：素问第二十四《血气形志篇》：足太阳与少阴为表里。手太阳与少阴为表里。

③则头痛、口干、而烦满：《新校正》云：按《伤寒论》云："烦满而渴。"（田晋蕃说：按《外台》引《素问》正作"头痛口干烦满而渴"。）

张介宾说：足太阳与少阴为表里，故在太阳则为头痛，在少阴则为口干、烦满。

④阳明与太阴俱病：《素问》第二十四《血气志形篇》：阳明与太阴为表里。

⑤谵言：杨上善说：谵，多言也。

王冰说：谵言，谓妄谬而不次也。

张介宾说：谵言，妄言也。阳明病则身热谵言。太阴病则腹满不欲食。

丹波元简说：《甲乙》《外台》作"谵语"。按《谵》又作"评"，并之廉切，音詹。考之字书，义稍异。《集韵》："谵，多言也。评，疾而寐语也。"然医书则互用。刘奎《说疫》为二义，甚误。

陆懋修说：《一切经音义》引《埤苍》："谵，多言也。"本经《厥论》林校据全元起云："谵言者，气虚独言也。"（伯坚按：见《素问》第四十五《厥论》第八段"谵言"句下《新校正》引全元起说。）

⑥少阳与厥阴俱病：《素问》第二十四《血气形志篇》：少阳与厥阴为表里。

⑦厥：参阅《素问》第四十五《厥论》第一段"厥之寒热者"句下集解。

⑧水浆不入、不知人，六日死：张介宾说：少阳病则为耳聋。厥阴病则为囊缩而厥。至是则三阴三阳俱受病，故水浆不入，昏不知人，于六日之际当死也。

丹波元简说：《外台》作"不知人则六日而死"。滑云："六日当作三日，下文可见。"徐同。简按下文云："如是之后三日乃死"，则作"六日"者非字之误。谓至三日则少阳与厥阴俱病云云，三阴三阳俱受病，水浆不入，昏不知人，如是者三日，凡于六日之际当死也。按朱氏《活人书》云："两感，仲景无治法，但云两感病俱作，治有先后。伤寒下之后，复下利不止，身疼痛者，急当救里，宜四逆汤。复身体疼痛，清便自调者，急当救表，宜桂枝汤。"盖本经三阴证，并是仲景所谓胃家实，不宜以彼而例此，当考《伤寒论》。

丹波元坚说：坚按两感，乃仲景所谓三阳合病之类，系乎表里俱热证。

⑨如是之后，三日乃死：张介宾说：如此之后三日乃死，谓两感传遍之后，复三日而死也，盖即六日之义。

高世栻说：三日乃死，非即死矣。

⑩阳明者，十二经脉之长也：张介宾说：阳明为水谷气血之海，胃气之所出也，故为十二经脉之长。

⑪其血气盛：《素问》第二十四《血气形志篇》：阳明常多气多血。

⑫故不知人三日：吴崑说："故不知人三日"为句。

⑬其气乃尽，故死矣：杨上善说：胃脉足阳明主谷，血气强盛，十二经脉之主，余经虽极，此气未穷，虽不知人，其气未尽，故更得三日方死也。

凡病伤寒而成温者①，先夏至日者为病温②，后夏至日者为病暑③。暑当与汗④，皆出勿止⑤。

【本段提纲】 马莳说：此言温病暑病各有其时也。

【集解】

①凡病伤寒而成温者：喜多村直宽说：《说文》："热，温也。"宽按："凡病"以下，疑他篇文。《太素》亦在第三十卷，不载此篇。或云《奇病论》中错简文。

②病温：杨上善说：冬伤于寒轻者，夏至以前发于病温。

丹波元简说：《生气通天论》曰："冬伤于寒，春必病温。"《金匮真言论》曰："夫精者，身之本也，故冬藏于精者春不病温。"仲景云："太阳病，发热而渴，不恶寒者，为温病。"

病温，参阅《素问》第三《生气通天论》第九段"春必温病"和第五《阴阳应象大论》第九段"春必病温"句下集解。

③病暑：杨上善说：冬伤于寒甚者，夏至以后发于病暑。

滑寿说：此病暑与病痲不同。病暑，即热病也，宜发汗。病痲则不宜汗矣。（《读素问钞·病能篇》）

张介宾说：寒邪中人而成温病暑病者，其在时则以夏至前后言，在病则以热之微甚言，故凡温病暑病皆伤寒也。

丹波元简说：按温病暑病皆是热病，以时异其名耳。考《灵枢·论疾诊尺篇》云："冬伤于寒，春生瘅热。"张云："即温热之病。"其义可概见也。

④暑当与汗：丹波元简说：按与，予也。《玉函经总例》云："仲景曰：不须汗而强与之汗者，夺其津液。又须汗而不与之汗者，使诸毛孔闭塞。"

喜多村直宽说：《生气通天论》："因于暑汗。"宽按：与、予同。

⑤皆出勿止：《新校正》云：按"凡病伤寒"已下，全元起本在《奇病论》中，王氏移于此。

张介宾说：暑气侵入，当令有汗，则暑随汗出，故曰勿止。

田晋蕃说：张氏琦《释义》曰："八字有脱误。"晋蕃按：《金匮真言论》曰："夏暑汗不出者，秋成风疟。"《经》盖谓暑当与汗皆出，勿止之也，非脱误。又按彼篇林《校》谓与上文"藏于精者春不病温"义不相接，是论时令之暑，与此篇之论伏暑有异，但伏气外发，遏而止之，必还入里而成堵症，特戒人勿止之义正相通。

《热论第三十一》今译

黄帝问说:凡热病都是伤寒一类的病。其中有痊愈的,也有死亡的,死亡的时间都在六七天以内,痊愈的时间都在十天以上,这是什么原因呢?我不知道这个道理,希望知道它。

岐伯回答说:太阳是各阳经脉的领袖,太阳经脉(足太阳膀胱经脉)和风府穴[①]相连,(因为它的部位是在背部的表面,所以它)是各阳经脉的气分的主宰。凡人如果伤了寒则会发热,虽然发热很高还不会死,惟有脏腑表里两经(足太阳膀胱经和足少阴肾经)同时都伤了寒则必会死。

黄帝说:我希望知道这一情况。

岐伯说:凡伤寒病,第一天侵入太阳经(足太阳膀胱经)[②],所以有头部、后颈部痛和脊柱强直的症状。第二天侵入阳明经(足阳明胃经),阳明经是肌肉的主宰,它的经脉夹着鼻的两旁、络绕着眼睛,所以有身体发热、眼睛痛、鼻干燥、不能安睡的症状。第三天侵入少阳经(足少阳胆经),少阳经是骨的主宰[③],它的经脉沿着胁,络绕着耳,所以有胸胁痛和耳聋的症状。在这个时候,三阳经脉都受了病但还没有侵入脏腑去,所以用发汗法即可治愈。第四天侵入太阴经(足太阴脾经),太阴经脉散布在胃中、络绕着咽,所以有腹胀满和咽干的症状。第五天侵入少阴经(足少阴肾经),少阴经脉贯穿肾、络绕着肺、系住舌本,所以有口燥、舌干、口渴的症状。第六天侵入厥阴经(足厥阴肝经),厥阴经脉沿外生殖器而络绕着肝,所以有烦闷和阴囊缩紧的症状。到了这个时候,三阴三阳经脉和五脏六腑都受了病,营气和卫气不流行,五脏不通畅,就会死了。

如果脏腑表里两经中只有一经伤了寒,则到了第七天太阳经的病势会衰退,头痛会稍好;到了第八天阳明经的病势会衰退,发热会稍好;到了第九天少阳经的病势会衰退,耳聋会稍好;到了第十天太阴经的病势会衰退,腹部不胀而恢复原状,想食物吃;到了第十一天少阴经的病势会衰退,口不渴了,舌不干了,打着喷嚏;到了第十二天厥阴经的病势会衰退,阴囊纵弛,小腹微微降下。到了这个时候,所有的邪气都去了,病也一天天好了。

黄帝说:如何治疗它呢?

岐伯说:观察病在哪一脏的经脉,即取这一脏经脉的孔穴而施用针刺,病势日渐衰退,即会好了。如果起病没有满三天的,可用发汗法,就会好。如果起病满了三天的,可用下泻法,就会好。

黄帝说:热病已好,而有发生后遗症的,这是什么原因呢?

岐伯说:在发热最高的时候而勉强吃多了食物,所以有后遗症发生。像这种病人,在病势衰退的时候所藏的热和食物所发生的热凑合在一处,于是就有后遗症。

黄帝说:好。如何治疗后遗症呢?

岐伯说:观察经脉的虚实,顺着阴阳来治疗它,则必可治愈。

黄帝说:发热的病人应当有一些什么禁忌呢?

岐伯说:热病虽然稍好,如果吃了肉类则热病又会复发,如果吃多了食物则会有后遗症,这是应当禁忌的。

黄帝说:如果表里两经都伤了寒,它的脉象和症状是怎样的呢?

岐伯说:表里两经都伤了寒的,第一天太阳经(足太阳膀胱经)和少阴经(足少阴肾经)[④]都受了病,则有头痛、口干、烦闷的症状。第二天阳明经(足阳明胃经)和太阴经(足太阴脾经)[5]都受了病,则有腹部胀满、发热、不想吃食物、谵语的症状。第三天少阳经(足少阳胆经)和厥阴经(足厥阴肝经)[6]都受了病,则有耳聋、阴囊缩紧、四肢逆冷、水浆不入口、不知人事的症状,到了第六天就会死了。

黄帝说:五脏都受了伤,六腑不通畅,营气卫气不流行,像这样的病人为什么三天即死呢?

岐伯说:阳明经脉(足阳明胃经脉)是十二条经脉的领袖[7],它的血气本来很盛,如果有三天不知人事,它的血气都散尽了,所以就死了。

凡由伤寒病而转成温的,在夏至日以前发出来的是温病,在夏至日以后发出来的是暑病。如果是暑病,则当用发汗法治疗,使暑气和汗一同出来,不可止住它。

①风府穴:风府穴在后颈上入发际约三点三公分、脑户穴下五公分、大肌内陷中。是督脉的一个孔穴。它是一个单穴。足太阳膀胱经脉的分布路线就在脊柱的两旁,所以说"其脉连于风府"。

②太阳经(足太阳膀胱经):此处经文只说太阳经脉,并没有指明是手太阳经脉还是足太阳经脉,但注释家却解释为足太阳经脉,这是什么原因呢?因为十二经脉的分布,各有一定的路线,详见《灵枢》第十《经脉篇》,只要看经文所叙述的症状发生的部位与哪一条经脉的分布路线相符合,就可以决定它是属于哪一条经脉,是手经还是足经。例如此处说第一天侵入太阳经,有头部后颈部痛和脊柱强直的症状,根据《灵枢》第十《经脉篇》,头部后颈部和脊柱都是足太阳膀胱经脉的分布路线,而不是手太阳小肠经的分布路线。因此,知道此处经文所说的太阳经,是足太阳经而不是手太阳经。《黄帝内经》全书中像这样的地方很多,现在发凡起例于此,以后不再说明。

③少阳经是骨的主宰:足少阳胆经和足厥阴肝经相为表里,肝主筋,则少阳应当主筋,为什么这里作"少阳主骨"呢?据杨上善的解释,手少阳三焦经和膀胱是有关系的,膀胱和肾相为表里,肾主骨,所以手少阳三焦经也主骨。

④第一天太阳经(足太阳膀胱经)和少阴经(足少阴肾经):足太阳膀胱经是表,足太阴肾经是里,它们是配成一对的。见《素问》第二十四《血气形志篇》第二段。

⑤第二天阳明经(足阳明胃经)和太阴经(足太阴脾经):足阳明胃经是表,足太阴脾经是里,它们是配成一对的。见《素问》第二十四《血气形志篇》第二段。

⑥第三天少阳经(足少阳胆经)和厥阴经(足厥阴肝经):足少阳胆经是表,足厥阴肝经是里,它们是配成一对的。见《素问》第二十四《血气形志篇》第二段。

⑦阳明经脉(足阳明胃经脉)是十二条经脉的领袖:十二经脉都是依靠胃中的饮食物来营养的,所以足阳明胃经脉是十二条经脉的领袖。

刺热篇第三十二[1]

①刺热篇第三十二:《新校正》云:按全元起本在第五卷。

喜多村直宽说:此一篇《太素》在二十五卷《五藏热病》中,录存全文,文字顺正,杨《注》亦精核可据。今如王本则似妄意改窜者,宜与《太素》并考。

伯坚按:本篇和《甲乙经》《黄帝内经太素》《类经》三书的篇目对照,列表于下:

素问	甲乙经	黄帝内经太素	类经
刺热篇第三十二	卷七——六经受病发伤寒热病第一上	卷二十五——五藏热病篇	卷十五——五藏热病刺法(疾病类四十四)

【释题】 本篇主要讲用针刺治疗热病的方法,就叫作《刺热篇》。

【提要】 本篇内容可以分为七节。第一节将热病按肝、心、脾、肺、肾五藏分类,叙述每一种热病的症状和进行过程,及应当针刺什么经脉。第二节讲热病发作时,面部某一部分先呈现红色。面部哪一部分先呈现红色,即表示哪一藏的热病,应当在这时候就开始针刺治疗。第三节讲治疗热病的几个个别问题。第四节讲热病的症候从身体上什么地方开始,就应当刺什么经脉。第五节讲两种个别热病的预后。第六节讲什么气穴主治什么热病。第七节讲几种疾病可以从面部的颜色来诊断。本篇中说:"诸治热病,先饮之寒水乃刺之,必寒衣之,居止寒处,身寒而止也。"这与现代医学治标退热的冷敷法完全相同。

肝热病者,小便先黄①,腹痛,多卧,身热。热争②则狂言③及惊④,胁满痛,手足躁,不得安卧⑤。

庚辛甚。甲乙大汗⑥。气逆⑦则庚辛死⑧。

刺足厥阴、少阳⑨。其逆则头痛员员⑩,脉引冲头也⑪。

【本段提纲】 马莳说:此篇备言刺热病之法,而先以肝经言之也。

【集解】

①小便先黄:丹波元简说:按据下文四藏之例,"先"字当在"小便"上。《评热病论》云:"小便黄者,小腹中有热也。"

喜多村直宽说:《总病论》作"先小便黄"。宽按:先字意极活,不要深讲。下文云"左颊先赤""颜先赤"与此同。

②热争:王冰说:经络虽已受热,而神藏犹未纳邪,邪正相薄,故云争也。

张介宾说:热入于藏,则邪正相胜,故曰争。

③狂言:杨上善说:肝动,语言也。

丹波元简说:按《宣明五气篇》:"肝为语。"

④惊:马莳说:肝之病发为惊骇(见《金匮真言论》),故病则惊。

⑤手足躁,不得安卧:王冰说:肝性静而主惊骇,故病则惊,手足躁扰,卧不得安。

喜多村直宽说:不得安卧,此形容烦躁之辞,见《伤寒札记》。

⑥甲乙大汗:吴崑说:甲乙为木,肝当王也,故大汗,汗则阴阳和矣。

伯坚按:《素问》第四《金匮真言论》说:"东方青色,入通于肝,其类木。南方赤色,入通于心,其类火。中央黄色,入通于脾,其类土。西方白色,入通于肺,其类金。北方黑色,入通于肾,其类水(与《阴阳应象大论》的配合完全相同)。"《素问》第二十二《藏气法时论》说:"肝主春,其日甲乙。心主夏,其日丙丁。脾主长夏,其日戊己。肺主秋,其日庚辛。肾主冬,其日壬癸。"现根据这两篇文字,将五行,五藏、四时和十天干的配合列表于下,以期明显:

五　行	五　藏	五　色	四　时	十天干
木	肝	青	春	甲乙
火	心	赤	夏	丙丁
土	脾	黄	长夏	戊己
金	肺	白	秋	庚辛
水	肾	黑	冬	壬癸

⑦气逆：马莳说：所谓气逆者，必其头痛员员，脉引冲头也。

吴崑说：逆，为邪胜藏。

张志聪说：气逆者，热淫而反内逆也。

⑧庚辛死：王冰说：肝主木，庚辛为金，金克木，故甚死于庚辛也。甲乙为木，故大汗于甲乙。

⑨刺足厥阴、少阳：杨上善说：足厥阴、足少阳表里行藏府之气，故刺之也。

王冰说：厥阴，肝脉。少阳，胆脉。（伯坚按：足厥阴肝经和足少阳胆经是表里，见《素问》第二十三《血气形志篇》。）

⑩头痛员员：张志聪说：员员，周转也。

丹波元简说：《通雅》云："头痛员员，正谓作晕，故今人言头悬。"简按，考文义，志注近是。

⑪脉引冲头也：吴崑说：肝脉与督脉会于巅，故其逆也，令人头痛员员，脉引冲头也。

丹波元坚说：此五字《太素》亦有之，然窃疑古注文所错入，宜删去，方与下文例相合。

心热病者，先不乐，数日乃热①。热争则卒心痛，烦闷，善呕，头痛，面赤，无汗。

壬癸甚。丙丁大汗。气逆则壬癸死②。

刺手少阴、太阳③。

【本段提纲】 马莳说：此以心热病者言之也。

【集解】

①先不乐，数日乃热：吴崑说：心和则乐，不和则不乐。不乐者，热之先兆也，故数日乃热。

②气逆则壬癸死：王冰说：心主火，壬癸为水，水灭火，故甚死于壬癸也。丙丁为火，故火汗于丙丁。

③刺手少阴、太阳：杨上善说：手少阴、太阳，此心藏府表里脉也。

王冰说：少阴，心脉。太阳，小肠脉。（伯坚按：手少阴心经和手太阳小肠经是表里，见《素问》第二十三《血气形志篇》。）

脾热病者，先头重，颊①痛，烦心，颜②青，欲呕，身热。热争则腰痛，不可用俯仰，腹满泄，两颔③痛。

甲乙甚。戊己大汗。气逆则甲乙死④。

刺足太阴、阳明⑤。

【本段提纲】 马莳说：此以脾热病者言之也。

【集解】

①颊：刘熙《释名·释形体》：颊，夹也，两旁称也，亦取挟敛食物也。

②颜：丹波元简说：按《灵·五色篇》曰："庭者，颜也。"王注下文云："颜，额也。"《方言》云："東齐谓之顙。汝颍淮泗之间谓之颜。"

③颔：杨雄《方言》卷十二"颔，颐，颌也。南楚谓之颔。秦晋谓之颔。颐，其通语也。"戴震《方言疏证》："《说文》颔与颐同训顄，盖从口内言之，若从口外言，则两旁为颔，颔前为颐，不容相假，故《内经》无通称者。"

刘熙《释名·释形体》：颔，含也，口含物之车也。或曰颊车，亦所以载物也。凡系于车，皆取在下载上物也。

丹波元坚说：《太素》，"颔"作"领"。先兄曰："《至真要大论》王注：'颔，颊车前牙之下也。'《铜人经注》：'颔，谓颊下是也。'《方言》云：'秦晋颔谓之颔。'"

喜多村直宽说：《太素》，"颔"作"领"。《说文》："领，顄也。从页，合声。"又曰："顄，颐也。从页，函声。"

④甲乙死：王冰说：脾主土，甲乙为木，木伐土，故甚死于甲乙也。戊己为土，故大汗于戊己。

⑤刺足太阴、阳明：王冰说：太阴，脾脉。阳明，胃脉。（伯坚按：足太阴脾经和足阳明胃经是表里，见《素问》第二十三《血气形志篇》。）

《新校正》云：按《甲乙经·热病》下篇云："病先头重、颜痛（度会常珍说："元槧本，颜作颊。周本同。"伯坚按："颜痛"，《甲乙经》作"额痛"。），烦心、身热。热争则腰痛、不可用俯仰、腹痛、两颔痛。其暴泄、善饥而不欲食、善噫、热中、足清、腹胀、食不化、善呕、泄有脓血、若呕无所出，先取三里，后取太白、章门。"（伯坚按：见《甲乙经》卷七《六经受病发伤寒热病》第一下。这一段《甲乙经》是引用《针灸孔穴明堂治要》的文字。）

肺热病者，先洒淅然厥起毫毛[1]，恶风寒，舌上黄，身热。热争则喘咳，痛走胸、膺[2]、背，不得大息，头痛不堪，汗出而寒。

丙丁甚。庚辛大汗。气逆则丙丁死[3]。

刺手太阴、阳明，出血如大豆，立已[4]。

【本段提纲】 马莳说：此以肺热病者言之也。

【集解】

①先洒淅然厥起毫毛：原文作"先淅然厥起毫毛"。

《释音》：洒淅，上先礼切，下先历切。

顾观光说：依《释音》，则"淅"上当有"洒"字。

田晋蕃说：《甲乙经》七，"淅然"作"凄凄然"。按《调经论》："洒淅起于毫毛"，《甲乙经》作"凄厥起于毫毛"。张文虎曰："凄厥，亦寒貌，与洒淅文异义同。"以《甲乙经》证之，则此处经文当亦作"洒淅"，知《释音》不误。《风论》："洒然寒"，《甲乙经》作"凄然寒"。《刺疟篇》："令人洒洒然"，《甲乙经》作"令人凄凄然"。《甲乙经》之"悽"，殆即《素问》之"洒"。

伯坚按：《黄帝内经》中，洒淅、洒淅、洒洒、淅淅、淅然，都是同一意义，都是寒冷的形容词。现在列举于下。

洒淅——《素问》第三十六《刺疟篇》："足阳明之疟，令人先寒洒淅，洒淅寒甚，久乃热。"又第六十二《调经论》："洒淅起于毫毛。"王冰《注》："洒淅，寒貌也。"又第七十四《至真要大论》："乃洒淅恶寒。"《灵枢》第六十六《百病始生篇》："洒淅喜惊。"又第七十三《官能篇》："洒淅动形。"又第七十五《刺节真邪篇》："洒淅动形。"

洒淅——《灵枢》第四《邪气脏府病形篇》:“虚邪之中身也,洒淅动形。”

洒洒——《素问》第十六《诊要经终论》:“令人洒洒时寒。”王冰注:“洒洒,寒貌。”又第三十六《刺疟篇》:“肾疟者,令人洒洒然腰脊痛宛转。”又第四十九《脉解》:“阳明所谓洒洒振寒者。”又第七十四《至真要大论》:“民病洒洒振寒。”又第七十七《疏五过论》:“洒洒然时惊。”《灵枢》第十《经脉篇》:“胃足阳明之脉,是动则病洒洒振寒。”又第二十一《寒热病篇》:“振寒洒洒鼓颔。”

淅淅——《灵枢》第二十六《杂病篇》:“淅淅身时寒热。”

淅然——《素问》第五十《刺要论》:“淅然寒栗。”又第五十六《皮部论》:“淅然起毫毛。”(《素问》此两处都作“沂然”,这是据丹波元简、张文虎说,依《甲乙经》校改的。)《灵枢》第六十六《百病始生篇》:“毛发立则淅然。”可见洒淅、洒淅、洒洒、淅淅、淅然都可以通用。本篇此处根据《释音》应当作“洒淅”。今据顾观光说,依《释音》校补“洒”字。

②胸、膺:丹波元简说:按王注《腹中论》云:“膺,胸傍也。颈,项前也。胸,膺间也。”张亦云:“膺,胸之两傍高处也。”而《说文》云:“膺,胸也。”考《史·赵世家》云:“大膺大胸,修下而冯。”知是胸膺有别,《说文》踈矣。

③丙丁死:王冰说:肺主金,丙丁为火,火烁金,故甚死于丙丁也。庚辛为金,故大汗于庚辛也。

④出血如大豆,立已:杨上善说:肺热之病,取肺大肠表里输穴。出血如豆,言其少也,恐泄气虚,故不多也。

王冰说:太阴,肺脉。阳明,大肠脉。当视其络脉甚者乃刺而出之。(伯坚按:手太阴肺经和手阳明大肠经是表里,见《素问》第二十三《血气形志篇》。)

肾热病者,先腰痛,骱[①]酸,若渴,数饮,身热。热争则项痛而强,骱寒且酸[②],足下热,不欲言。其逆则项痛员员,澹澹然[③]。

戊已甚。壬癸大汗。气逆则戊己死[④]。

刺足少阴,太阳[⑤]。

【本段提纲】 马莳说:此以肾热病者言之也。

【集解】

①骱:胫也。参阅《素问》第二十二《藏气法时论》第十二段“尻阴股膝髀腨胻足皆痛”句下集解。

②酸:参阅《素问》第五十《刺要论》第八段“胻酸”句下集解。

③项痛员员,澹澹然:王冰说:澹澹,为似不定也。

丹波元简说:按《说文》:“澹,水摇也。”王《注》不定,义同。《甲乙》无此三字。

喜多村直宽说:《说文》:“澹,水摇也。从水,詹声。”枚乘《七发》:“纷屯澹淡。”《注》:“摇荡貌。”

员员,周转也。参阅本篇第一段“其逆则头痛员员”句下集解。

④戊己死:王冰说:肾主水,戊己为土,土刑水,故甚死于戊己也。壬癸为水,故大汗于壬癸也。

⑤刺足少阴、太阳:王冰说:少阴,肾脉。太阳,膀胱脉。(伯坚按:足少阴肾经和足太阳膀胱经是表里,见《素问》第二十三《血气形志篇》。)

诸汗者,至其所胜日汗出也[①]。

【本段提纲】 吴崑说:总结上文。

【集解】

①至其所胜日汗出也：王冰说：气王日为所胜，王则胜邪，故各当其王日汗。

马莳说：此承上文而言，汗出之日必在于所胜之日也。肝以甲乙日而汗，以木胜也。心以丙丁日而汗，以火胜也。脾以戊己日而汗，以土胜也。肺以庚辛日而汗，以金胜也。肾以壬癸日而汗，以水胜也。本藏虽病，然气未衰，犹能胜邪，故汗出有如此耳。

肝热病者，左颊①先赤。

心热病者，颜②先赤。

脾热病者，鼻先赤。

肺热病者，右颊先赤。

肾热病者，颐③先赤。

病虽未发，见赤色者刺之，名曰治未病④。

【本段提纲】 马莳说：此言治五藏之热病必于其所先见者治之也。

伯坚按：参阅《灵枢》第三十七《五阅五使篇》和第四十九《五色篇》。

【集解】

①颊：参阅本篇第三段"颊痛"句下集解。

②颜：王冰说：颜，额也。

高世栻说：《五色论》云："庭者，颜也。"庭犹额也。（伯坚按：见《灵枢》第四十九《五色篇》。）

颜，参阅本篇第三段"颜青"句下集解。

③颐：刘熙《释名·释形体》：颐，颐也，颐养也。动于下，止于上，上下咀物以养人也。

桂馥《说文解字义证》：《急就篇》："颊颐颈项肩臂肘。"颜注："下颌曰颐。"《方言》："颔，颐，颌也。南楚谓之颔。秦晋谓之颌。颐，其通语也。"（《说文解字诂林》第五三六五页）

颐，参阅本篇第三段"两颔痛"句下集解。

④治未病：《素问》第二《四气调神大论》：是故圣人不治已病、治未病。

热病从部所①起者，至期而已②。

【本段提纲】 马莳说：此文即热病而决其病已之期，即上文汗愈之日之义也。

【集解】

①部所：杨上善说：部所者，色部所也。

②至期而已：王冰说：期为大汗日也。如肝甲乙、心丙丁、脾戊己、肺庚辛、肾壬癸，是为期日也。

马莳说：凡热病从面部所起者，如肝起于左颊，则甲乙日而已；心起于颜，则丙丁日而已；脾起于鼻，则戊己日而已；肺起于右颊，则庚辛日而已；肾起于颐，则壬癸日而已也。

其刺之反①者，三周②而已。重逆则死③。

【本段提纲】 马莳说：此言误刺五藏之热病者，一误则三周而已，再误则必死矣。

【集解】

①刺之反：王冰说：反，谓反取其气也。如肝病刺脾，脾病刺肾，肾病刺心，心病刺肺，肺病刺肝者，皆是反刺五藏之气也。

张介宾说：反，谓泻虚补实也。病而反治，其病必甚，其愈反迟。

②三周：王冰说：三周，谓三周于三阴三阳之脉状也。

张介宾说：三周者，谓三遇所胜之日而后已。

丹波元简说：按考王注，凡六刻，盖二刻一周，故为六刻，此甚速。当从张注。

③重逆则死：马莳说：重逆者，初刺之误，尚待三周，况可再误乎，故谓之死也。

诸当汗者，至其所胜日，汗大出也①。

【集解】

①诸当汗者，至其所胜日，汗大出也：王冰说：王则胜邪，故各当其王日汗。

《新校正》云：按此条文注二十四字，与前文重复，当从删去。《甲乙经》《太素》亦不重出。

伯坚按：本篇见《甲乙经》卷七《六经受病发伤寒热病》第一上，没有这一十三字。又见《黄帝内经太素》卷二十三《五藏热病篇》，却有这一句，作"诸当汗出者至病所胜日汗大出"。今据《新校正》说，依《甲乙经》删去此一十三字。

诸治热病，先饮之寒水乃刺之①，必寒衣之，居止寒处，身寒而止也②。

【本段提纲】 马莳说：此言治诸热病者，必饮之以寒水，衣之以寒衣，居之以寒所也。

【集解】

①先饮之寒水乃刺之：顾观光说：吴刻，"先"作"以"。"以"即"已"字，亦通。

田晋蕃说：《太素》作"已饮之寒水乃刺之"。王氏鸣盛《十七史商榷》二十八曰："'已'，即'以'也。古作吕，隶变为巳，又旁加人遂作以。"《太素》作已，犹存古意。（伯坚按：以即巳字，参阅《素问》第二十七《离合真邪论》第二段"其气以至"句下集解。）

②身寒而止也：王冰说：热退则凉生，故身寒而止针。

吴崑说：止，止其刺也。

热病先胸胁痛、手足躁，刺足少阳、补足太阴①。

病甚者，为五十九刺②。

【本段提纲】 马莳说：此以下皆即热病先见之证而分经以治之，此则以先胸胁痛者言之也。

【集解】

①热病先胸胁痛、手足躁，刺足少阳、补足太阴：王冰说：胸胁痛，丘虚主之。丘虚在足外踝下如前陷者中，足少阳脉之所过也。刺可入同身寸之五分，留七呼。若灸者，可灸三壮。热病手足躁，经无所主治之旨，然补足太阴之脉，当于井荥取之也。

《新校正》云：详"足太阴"，全元起本及《太素》作"手太阴"。杨上善云："手太阴上属肺，从肺出腋下，故胸胁痛。"又按《灵枢经》云："热病而胸胁痛，手足躁，取之筋间。以第四针索筋于肝，不得索之于金。金，肺也。"（伯坚按：见《灵枢》第二十三《热病篇》，字句略有不同。）以此决之，作"手太阴"者为是。

丹波元坚说：《太素》无"补"字。坚按"补"字无者亦是。杨以为刺此二脉，不斥言孔穴，而以下四项并然。

田晋蕃说：庞安时《伤寒总病论》曰："据伤寒皆忌土败木贼。是证足少阳木受邪，当传克脾土，故宜泻足少阳之丘虚，而补足太阴之太白，《素问》云'补足太阴'者是也。"

②病甚者，为五十九刺：王冰说：五十九刺者，谓头上五行，行五者，以越诸阳之热逆也；大杼。膺俞、缺盆、背俞，此八者，以泻胸中之热也；气街、三里、巨虚上下廉，此八者，以泻胃中之热也；云门、髃骨、委中、髓空，此八者，以泻四支之热也；五藏俞傍五，此十者，以泻五藏之热也。凡此五十九穴者，皆热之左右也，故病甚则尔刺之。然头上五行者，当中行谓上星、囟会、前顶、百会、后顶；次两傍谓五处、承光、通天、络却、玉枕；又次两傍谓临泣、目窗、正营、承灵、脑空也。

上星在颅上直鼻中央入发际同身寸之一寸陷者中，容豆；刺可入同身寸之四分。(《新校正》云：按《甲乙经》，“四分”作“三分”，《水热穴论注》亦作“三分”。详此《注》下文云“刺如上星法”，又云：“刺如囟会法”，既有二法，则当依《甲乙经》及《水热穴论注》，上星刺入三分，囟会刺入四分。)囟会在上星后同身寸之一寸陷者，刺如上星法。前顶在囟会后同身寸之一寸五分骨间陷者中，刺如囟会法。百会在前顶后同身寸之一寸五分顶中央旋毛中陷容指，督脉足太阳脉之交会，刺如上星法。后顶在百会后同身寸之一寸五分枕骨上，刺如囟会法。然是五者皆督脉气所发也。上星留大呼：若灸者，并灸五壮。次两傍穴，五处在上星两傍同身寸之一寸五分，承光在五处后同身寸之一寸，通天在承光后同身寸之一寸五分，络却在通天后同身寸之一寸五分，玉枕在络却后同身寸之七分，然是五者并足太阳脉气所发；刺可入同身寸之三分；五处、通天各留七呼，络却留五呼，玉枕留三呼；若灸者，可灸三壮(《新校正》云：按《甲乙经》，承光不可灸，玉枕刺入二分。)。又次两傍，临泣在头直目上入发际同身寸之五分，足太阳、少阳、阳维三脉之会。目窗、正营递相去同身寸之一寸，承灵、脑空递相去同身寸之一寸五分。然是五者并足少阳、阳维二脉之会。脑空一穴，刺可入同身寸之四分；余并可刺入同身寸之三分；临泣留七呼；若灸者，可灸五壮。大杼在项第一椎下两傍相去各同身寸之一寸半陷者中，督脉别络、足太阳、手太阳三脉气之会；刺可入同身寸之三分，留七呼；若灸者，可灸五壮(《新校正》云：按《甲乙经》作“七壮”，《气穴注》作“七壮”，《刺疟注》《水热穴注》作“五壮”。)。膺俞者，膺中俞也，正名中府，在胸中行两傍相去同身寸之六寸，云门下一寸乳上三肋间，动脉应手陷者中，仰而取之，手足太阴脉之会；刺可入同身寸之三分，留五呼；若灸者，可灸五壮。缺盆在肩上横骨陷者中，手阳明脉气所发；刺可入同身寸之二分，留七呼；若灸者，可灸三壮。背俞当是风门热府，在第二椎下两傍各同身寸之一寸半，督脉，足太阳之会；刺可入同身寸之五分，留七呼；若灸者，可灸五壮。验今《明堂中诰图经》不言背俞，未详果何处也(《新校正》云：按王注《水热穴论》以风门热府为背俞，又注《气穴论》以大杼为背俞，此注云未详，三注不同，盖疑之也。)。气街在腹齐下横骨两端鼠鼷上同身寸之一寸，动应手，足阳明脉气所发；刺可入同身寸之三分，留七呼；若灸者，可灸五壮。三里在膝下同身寸之三寸骱外廉两筋肉分间，足阳明脉之所入也；刺可入同身寸之一寸，留七呼；若灸者，可灸三壮。巨虚上廉足阳明与大肠合，在三里下同身寸之三寸，足阳明脉气所发；刺可入同身寸之八分；若灸者，可灸三壮。巨虚下廉，足阳明与小肠合，在上廉下同身寸之三寸，足阳明脉气所发；刺可入同身寸之三分；若灸者，可灸三壮。云门在巨骨下胸中行两傍(《新校正》云：按《气穴论注》，“胸中行两傍”作“侠任脉傍横去任脉”，文虽异，穴之处所则同。)，相去同身寸之六寸，动脉应手，中府当其下同身寸之一寸。云门，手太阴脉气所发，举臂取之；刺可入同身寸之七分；若灸者，可灸五壮。验今《明堂中诰图经》不载髃骨穴，寻其穴以泻四支之热，恐是肩髃穴，穴在肩端两骨间，手阳明、跷脉之会；刺可入同身寸之六分，留六呼；若灸者，可灸三壮。委中在足膝后屈处腘中央约文中动脉(《新校正》云：详委中穴，与《气穴注》《骨空注》《刺疟论注》并此，王氏四处注之。彼三注无“足膝后屈处”五字。与此注异者，非实有异，盖注有详略尔。)，足太阳脉之所入也；刺可入同身寸之五分，留七呼；若灸者，可灸三壮。髓空者正名腰俞，在脊中第二十一椎节下间，督脉气所发；刺可入同身寸之二分(新校正云：按《甲乙经》作“二寸”水热穴论注亦作“二寸”，《气府论注》《骨空论注》作“一分”。)，留七呼；若灸者，可灸三壮。五藏俞傍五者，谓魄户、神堂、魂门、意舍、志室五穴也。在侠脊两傍各相去同身寸之三寸，并足太阳脉气所发也。魄户在第三椎下两傍，正坐取之；刺可入同身寸之五分；若灸者，可灸五壮。神堂在第五椎下两傍；刺可入同身寸之三分；若灸者，可灸五壮。魂门在第九椎下两傍，正坐取之，刺可入同身寸之五分；若灸者，可灸三壮。意舍在第十一椎下两傍，正坐取之；刺可入同身寸之五分；若灸者，可灸三壮。志室在第十四椎下两傍，正坐取之；刺可入同身寸之五分；若灸者，可灸三壮。是所谓此经之五十九刺法也。若《针经》所指五十九刺，则殊与此经不同，虽俱治热病之要穴，然合用之，理全向背，犹当以病候形证所应经法，即随所证而刺之。

马莳说：按《水热穴论》："帝曰：'夫子言治热病者五十九俞，愿闻其处。'岐伯曰：'头上五行，行五者，以越诸阳之热逆也。大杼、膺俞、缺盆、背俞，此八者，以泻胸中之热也。气街、三里、巨虚上下廉，此八者，以泻胃中之热也。云门、髃骨、委中、髓空，此八者，以泻四支之热也。五藏旁五，此十者，以泻五藏之热也。'"按《灵枢·热病篇》五十九俞，与此同异不一，宜合而详之。（伯坚按：《灵枢》第二十三《热病篇》说："所谓五十九刺者，两手外内侧各三，凡十二痏。五指间各一，凡八痏。足亦如是。头入发一寸傍三分各三，凡六痏。更入发三寸边五，凡十痏。耳前后口下者各一，项中一，凡六痏。巅上一。囟会一。发际一。廉泉一。风池二。天柱二。"）

热病始①手臂痛者，刺手阳明、太阴，而汗出止②。

【本段提纲】 马莳说：此言热病始于手臂痛者，当刺手阳明大肠经、手太阴肺经也。（伯坚按：手阳明大肠经和手太阴肺经是表里，见《素问》第二十三《血气形志篇》。）

伯坚按：《灵枢》第二十一《寒热病篇》说："病始手臂者，先取手阳明太阴而汗出。"

【集解】

①始：高世栻说：始，犹先也。

②汗出止：王冰说：手臂痛，列缺主之。列缺者，手太阴之络，去腕上同身寸之一寸半别走阳明者也；刺可入同身寸之三分，留三呼；若灸者，可灸五壮。欲出汗，商阳主之。商阳者，手阳明脉之井，在手大指次指内侧，去爪甲角如韭叶，手阳明脉之所出也；刺可入同身寸之一分，留一呼；若灸者，可灸三壮。

吴崑说：不言孔穴而混言其经者，取穴不泥于一，但在其经酌之可也。汗出止者，经气和也。

热病始于头首者，刺项太阳而汗出止①。

【本段提纲】 马莳说：此言热病始于头者，当刺足太阳膀胱经也。

伯坚按：《灵枢》第二十一《寒热病篇》说："病始头首者，先取项太阳而汗出。"

【集解】

①刺项太阳而汗出止：王冰说：天柱主之。天柱在侠项后发际大筋外廉陷者中，足太阳脉气所发；刺可入同身寸之二分，留六呼；若灸者，可灸三壮。

热病始于足胫者，刺足阳明而汗出止。①

【本段提纲】 马莳说：此言热病始于足胫者，当刺足阳明胃经也。

伯坚按：《灵枢》第二十一《寒热病篇》说："病始足胫者，先取足阳明而汗出。"

【集解】

①热病始于足胫者，刺足阳明而汗出止：《新校正》云：按此条，《素问》本无，《太素》亦无，今按《甲乙经》添入。

张介宾说：按《寒热病篇》曰："足阳明可汗出"，当是内庭、陷谷二穴。

张琦说：按前言五藏之热，此列六府之热。林氏补足阳明，复手太阳、手少阳二条，古文简脱多矣。藏病云至其王日汗出，盖藏病无发汗之理，故俟其王日，正气胜邪，自然汗出邪解。此所列府病皆在经，故可刺以出汗。

喜多村直宽说:按"热病始于足胫者"云云,《新校正》云《素问》本无,然《寒热病篇》亦有此文。

热病先身重,骨痛、耳聋、好瞑①,刺足少阴②。

病甚为五十九刺。

【本段提纲】 马莳说:此言热病始于身重、骨痛、耳聋、好瞑者,当刺足少阴肾经也。

伯坚按:《灵枢》第二十三《热病篇》说:"热病身重、骨痛、耳聋而好瞑,取之骨、以第四针五十九刺。"

【集解】

①好瞑:张介宾说:志气昏倦,故好瞑。仲景曰:"少阴之为病,但欲寐也。"义与此同。

②刺足少阴:王冰说:据经无正主穴,当补泻井荥尔。

热病先眩冒①而热、胸胁满②,刺足少阴、少阳③。

【本段提纲】 马莳说:此言热病始于眩冒而胸胁满者,当刺足少阴肾经、足少阳胆经也。

【集解】

①眩冒:张介宾说:头脑运转曰眩。眼目蒙昧曰冒。

丹波元简说:按《海论》云:"髓海不足,眩冒目无所见。"王注《玉机真藏论》云:"眩,谓目眩视如转也。冒,谓冒闷也。"

冒,参阅《素问》第十《五藏生成篇》第十一段"下厥冒"句下集解。

②胸胁满:丹波元简说:《缪刺论》云:"邪客于足少阳之络,胸胁支满。"

③刺足少阴、少阳:王冰说:亦井荥也。

太阳之脉,色荣颧①,骨热病也②。荣未交③,曰今且得汗,待时而已④。与厥阴脉争见者,死期不过三日⑤。其热病内连肾⑥。少阳之脉色也⑦。

【本段提纲】 马莳说:此举太阳之热病而决其生死也。

【集解】

①颧:沈彤《释骨》:目之下,起骨曰顺。其下旁高而大者,曰面鼽骨,曰颧骨,亦曰大颧,亦曰頄。

②色荣颧,骨热病也:杨上善说:赤色荣颧,此之三脉皆生于骨,故此三脉为病有赤色荣颧者,骨热病也。

王冰说:荣,饰也,谓赤色见于颧骨如荣饰也。颧骨,谓目下当外眦也。

《新校正》云:按杨上善云:"赤色荣颧者,骨热病也。"与王氏之注不同。

丹波元简说:按《热病篇》云:"汗不出,大颧发赤,哕者死。"杨氏骨热病连读,恐非,当从王义。

顾观光说:太阳者,肾之表也。肾主骨,故为骨热病。当依杨氏绝句。

张文虎说:按荣颧者,色之见于面部者也。言颧不必言骨。林引杨上善骨字下属,是。

田晋蕃说:钞《太素》"太阳之脉"四字属上节。王注,"色荣颧骨"绝句。杨注,"色荣颧"绝句。晋蕃按:杨上善上节注文历举足太阳、足少阳、足少阴之脉,是以太阳之脉属上节矣;然其注下文:"与厥阴脉争见",则曰:"太阳水色见时,有木争见者水死",是又以"太阳之脉"与"色荣颧"连文矣;两相矛盾如此。详此节经文与后一节"少阳之脉,色荣颊,筋热病也",相对为文,则节首自当有"太阳之脉"四字。况下文"与厥阴脉争见",谓太阳与厥阴争见也,则四字属此而不属上,明甚。当从《素问》,不当从《太素》。惟骨字连颧读,则王注非是,当从《太素》读作"骨热病也"为是。

伯坚按：杨上善的断句，是"色荣颧，骨热病也"。王冰的断句，是"色荣颧骨，热病也"。今据顾观光、张文虎、田晋蕃说，依杨上善断句。

③荣未交：《新校正》说：按《甲乙经》《太素》，作"荣未夭"。下文"荣未交"亦作"夭"。

丹波元简说：按"荣"，即上文"荣颧骨"之"荣"。"交"，《甲乙》作"夭"，下文同。

田晋蕃说：林《校》："《甲乙经》《太素》，作'荣未夭'。下文'荣未交'亦作'夭'。"钞《太素》，"曰"作"日"。晋蕃按：作"夭"者是也。《三部九候论》："其色必夭。"注："夭谓死色，异常之候也"荣未夭者，言色虽荣颧而未至死色异常之候。杨上善曰："赤色未夭之日"，盖《太素》"曰"作"日"，言荣未夭之日，与下"今且得汗待时而已"语意一贯。王注以"曰"为引经之辞，则"今且"云云语意不全，《素问》引古似无此例也。

④待时而已：王冰说：曰者，引古经法之端由也。言色虽明盛，但阴阳之气不交错者，故法云今且得汗之而已。待时者，谓肝病待甲乙、心病待丙丁、脾病待戊己、肺病待庚辛、肾病待壬癸，是谓待时而已。

顾观光说：王注云："谓肝病待甲乙，心病待丙丁，脾病待戊己，肺病待庚辛，肾病待壬癸。"此五藏旺时，于三阳经何与耶？当引《伤寒论》云："太阳病欲解时，从巳至未上。少阳病欲解时，从寅至辰上。"（伯坚按：上句见《伤寒论》卷二《辨太阳病脉证并治法》上第五。下句见《伤寒论》卷五《辨少阳病脉证并治》第九。）

⑤与厥阴脉争见者，死期不过三日：王冰说：外见太阳之赤色，内应厥阴之弦脉。然太阳受病，当传入阳明，今反厥阴之脉来见者，是土败而木贼之也，故死。然土气已败，木复狂行，木生数三，故期不过三日。（丹波元简说：按弦，少阳之脉，王为厥阴之脉，可疑。）

吴崑说：《伤寒例》云："尺寸俱微缓者，厥阴受病也。"争见者，谓表见阳热之色，里见厥阴之脉。法曰："阳证得阴脉者死"，故死期不过三日。

张介宾说：脉义有二。以寸口之脉言，则太阳之脉浮，厥阴之脉弦而细。以经脉之病言，则太阳为头项痛，腰脊强；厥阴为烦满而囊缩。今以太阳热病与厥阴脉证争见者，阴阳俱病，当不过三日而死矣。何也？盖此言两感之邪也。按《热论篇》曰："两感于寒者，一日则巨阳少阴俱病，二日则阳明太阴俱病，三日则少阳厥阴俱病。"故六经热病之序，其始太阳，其终厥阴。今始终争见，则六经两感俱已传遍，故当三日而死。证之下文，义尤明显。

顾观光说：荣未交者，赤色荣颧，不交他处也。若左颊亦赤，则太阳与厥阴交，死不治矣。（伯坚按：足厥阴是肝脉。本篇第七段说："肝热病者左颊先赤。"所以左颊亦赤，是太阳与厥阴交。）

⑥其热病内连肾：杨上善说：以其热病内连于肾，肾为热伤，其数至三日故死也。

喜多村直宽说：按此六字亦疑错简文。

⑦少阳之脉色也：《新校正》云：旧本无"少阳之脉色也"六字，乃王氏所添。

马莳说：按"少阳之脉色也"六字，王氏所增，当作衍。

丹波元简说："少阳之脉色也"，按马据《新校正》为衍文，今从之。

伯坚按：此段见《甲乙经》卷七《六经受病发伤寒热病》第一上；又见《黄帝内经太素》卷二十五《五藏热病篇》；都没有"少阳之脉色也"六字。今据《新校正》、马莳、丹波元简说，依《甲乙经》《太素》删去此六字。

少阳之脉，色荣颊，筋热病也①。荣未交，曰今且得汗，待时而已。与少阴脉争见者②，死期不过三日③。

【本段提纲】 马莳说：此举少阳胆经热病而决其生死也。

【集解】

①少阳之脉，色荣颊，筋热病也：原文作“少阳之脉色荣颊前热病也”。

杨上善说：足少阳，胆脉也。足少阳部在颊，赤色荣之，即知筋热病也。

《新校正》云：按《甲乙经》《太素》，“前”字作“筋。”

顾观光说：“筋”字是。少阳者，肝之表也，肝主筋，故为筋热病。

伯坚按：此段见《甲乙经》卷七《六经受病发伤寒热病》第一上，今本《甲乙经》作“少阳之脉色荣颊前热病也”，与《新校正》所见本不同。又见《黄帝内经太素》卷二十五《五藏热病篇》，作“少阳之脉色荣颊筋热病也”。今据顾观光说，依《太素》校改。

②与少阴脉争见者：丹波元简说：《甲乙》作“手少阴”。简按热病无言手经者，是误。

③死期不过三日：张介宾说：少阳之脉弦，少阴之脉沉而微。少阳之证为胸胁痛而耳聋，少阴之证为口燥舌干而渴。今以少阳热病而与少阴脉证争见者，亦当三日而死，皆两感传遍也。如上文言太阳厥阴争见者，太阳为传表之始，厥阴为传里之终，自始而终也。此以少阳少阴争见者，少阳为传表之终，少阴为传里之始，自终而始也。言始言终，则六经无不遍矣，故不必言阳明太阴之争见也。（丹波元简说：按此说恐是传会。阳明太阴之争见，无不必言之理，必为阙文。）

顾观光说：颊赤而颐亦赤，是少阴与少阳交矣、二火燔蒸，肾阴枯竭，故死。（伯坚按：足少阴是肾脉。本篇第七段说：“肾热病者，颐先赤。”所以颊赤而颐亦赤，是少阳与少阴交。）

热病气穴[①]：三椎下间主胸中热，四椎下间主鬲中热，五椎下间主肝热，六椎下间主脾热，七椎下间主肾热[②]。荣在骶也[③]。项上三椎陷者中也[④]。

【本段提纲】 张介宾说：此总言治热之藏俞也。

【集解】

①热病气穴：高世栻说：热病气穴，犹言热病刺法，当取气穴而刺之也。

丹波元简说：气穴，即孔穴，义具于《气穴论》。

②七椎下间主肾热：王冰说：脊节谓之椎，脊穷谓之骶。寻此文椎间所主神藏之热，又不正当其藏俞，而云主疗，在理未详。

马莳说：脊节谓之椎，椎穷谓之骶。按督脉经三椎下间名身柱，四椎下间无穴，五椎下间名神道，六椎下间名灵台，七椎下间名至阳。

张介宾说：三椎下者，魄户也。四椎下傍，膏肓也。五椎下傍，神堂也。六椎下傍，譩譆也。七椎下傍，膈关也。（丹波元简说：按张添一“傍”字，不可从。）

③荣在骶也：吴崑说：脊凡二十一椎，此独刺上之七椎，而不及其下者，盖以上之七椎阳分也，故主热病，下之七椎阴分也，所以主荣血，刺之则虚其阴，故曰荣在骶也，有不可伤之意。

张介宾说：既取阳邪于上，仍当补阴于下，故曰荣在骶也。

高世栻说：气为阳主上，荣为阴主下，若荣血之热病，其穴在脊骨尽处，故曰荣在骶也。

丹波元简说：此一句难通，诸注并不允。

④项上三椎陷者中也：王冰说：此举数脊椎大法也。言三椎下间主胸中热者，何以数之，言皆当以陷者中为气发之所。

张介宾说：此取脊椎之大法也。项上三椎者，乃项骨三节，非脊椎也。三椎之下陷者中，方是第一节，穴名大椎。由此而下数之，则诸椎循次可得矣。

高世栻说：申明三椎者，从项上数之而为三椎也。下间者，椎下椎上陷者中也。盖大椎乃脊椎之第一椎，从项上数之则大椎为第三椎。如是推之，诸推皆得矣。

丹波元简说:按此二句,义未太明,张、高据王注而释,今姑从之。《甲乙》,“陷”上有“骨”字。《背腧篇》云:“背中大腧,在杼骨之端。”《千金》云:“大椎第一椎上陷中。”《外台》同。云杼骨之端,云第一椎,皆非项骨之谓。

颊下逆颧为大瘕①。

下牙车②为腹满。

颧后为胁痛。

颊上者,鬲③上也。

【本段提纲】 王冰说:此所以候面部之色,发现腹中之病诊。

马莳说:即面部以知病莫详于《灵枢·五色》第四十九篇。

【集解】

①颊下逆颧为大瘕:高世栻说:颊下赤色,上逆于颧,则为大瘕。

余岩《古代疾病名候疏义》第一二九页:《说文解字》:“瘕,女病也。”《素问·骨空论篇》第六十:“任脉为病,男子内结七疝,女子带下瘕聚。”《灵枢·水胀》第五十七:“石瘕生于胞中,寒气客于子门,子门闭塞,气不得通,恶血当泻不泻,衃以留止,日以益大,状如怀子。月事不以时下。皆生于女子,可导而下。”岩按《灵枢》所谓石瘕,今之子宫肿瘤也。又《隋书·经籍志》有徐文伯《疗妇人瘕》一卷,亦以瘕为女子病。瘕本女子生殖器之肿瘤,引申之凡腹中有结块,亦谓之瘕。《山海经》南山经之首曰䧿山,其首曰招摇之山:“丽麐之水出焉,而西流注于海,其中多育沛,佩之无瘕疾。”郭《注》曰:“瘕,虫病也。”郝懿行《笺疏》引《列仙传》云:“河间王病瘕,下蛇十余头。”又《史记》卷一百五《仓公列传》:“临菑氾里女子薄吾病甚,众医皆以为寒热笃,当死不治,臣意诊其脉曰蛲瘕。蛲瘕为病,腹大,上肤黄粗,循之戚戚然。臣意饮以芫华一撮,即出蛲可数升,病已。”是因多数寄生虫团结成块者,无论男女,亦以瘕名之,故郭璞注《山海经》直曰虫病也。此引申义。而《仓公传》:“齐中尉潘满如病少腹痛,臣意诊其脉曰:‘遗积瘕也。’”此名为瘕,亦引申义也。《说文》训为女病,从其朔也。又按许书有瘕无症,《急就篇》亦然,盖汉人不分为两疾也。

瘕,参阅《素问》第四十八《大奇论》第四段“不鼓皆为瘕”句下集解。

②下牙车:丹波元简说:刘熙《释名》云:“辅车,或曰牙车,或曰颊车,或曰鳒车。凡系于车,皆取在下载上物也。”

③鬲:即横膈膜,参阅《素问》第十《五藏生成篇》第十一段“病在鬲中”和第十六《诊要经终论》第七段“中鬲者”句下集解。

《刺热篇第三十二》今译

肝热病(木)的症状是:首先小便呈现黄色,腹痛,想睡,全身发热。热度太高则会狂言乱语,发惊,胁部胀痛,手足躁动,不能睡眠。到了庚辛(金)日子则病势会加重。到了甲乙(木)日子则会发大汗。如果有气逆的症候,则庚辛日子会死。应当针刺足厥阴肝经脉和足少阳胆经脉的孔穴。气逆的症候是头部周转着发痛,这是由于肝脉上冲头部所致。

心热病(火)的症状是:首先感觉不快乐,过了几天才发热。热度太高则会突然心痛,烦闷,呕吐,头痛,面部呈现红色,没有汗。

到了壬癸(水)日子则病势会加重。到了丙丁(火)日子则会发大汗。如果有气逆的症候,则壬癸日子会死。

应当刺手少阴心经脉和手太阳小肠经脉的孔穴。

脾热病(土)的症状是:首先感觉头重,两腮痛,心烦躁,面部呈现青色,想呕吐,全身发热。热度太高则会腰痛,不能弯腰,腹部胀满,腹泻,两颔(下巴颏的两边)痛。

到了甲乙(木)日子则病势会加重。到了戊己(土)日子则会发大汗。如果有气逆的症候,则甲乙日子会死。

应当刺足太阴脾经脉和足阳明胃经脉的孔穴。

肺热病(金)的症状是:首先发冷,怕风畏寒,舌苔呈现黄色,全身发热。热度太高则气喘,咳嗽,胸部背部发痛,呼吸很浅(不能深呼吸),头痛异常,出冷汗。

到了丙丁(火)日子则病势会加重。到了庚辛(金)日子则会发大汗。如果有气逆的症状,则丙丁日子会死。

应当刺手太阴肺经脉和手阳明大肠经脉的孔穴,放出血来如同豆粒大小,病即可愈。

肾热病(水)的症状是:首先腰痛,小腿酸,口干要喝水,全身发热。热度太高则会后颈痛而强直,小腿发冷发酸,脚下发热,不想讲话。如果气逆则后颈部周转着痛,没有一定的部位。

到了戊己(土)日子则病势会加重。到了壬癸(水)日子则会发大汗。如果有气逆的时候,则戊己日子会死。

应当刺足少阴肾经脉和足太阳膀胱经脉的孔穴。

凡是热病都逢到本脏的旺日[①]即出汗。

肝热病则左腮先呈红色。

心热病则额先呈红色。

脾热病则鼻先呈红色。

肺热病则右腮先呈红色。

肾热病则颐(腮的前面下巴颏的上面)先呈红色。

虽然病还没有发出来,只要面部发现红色即用针刺,这就叫作治未病。

如果热病起病的时候,是依着面部发现红色的部位起病的,到了它的旺日,出了汗,病即会好。

用针刺治疗热病,如果刺反了(泻虚补实),则必须经过三次旺日才会好;如果刺反了两次,则会死。

治疗热病,应当先用冷水给病人喝,然后再施用针刺。病人应当穿着寒冷的衣服,住在寒冷的处所,使身体寒冷之后,然后停止针刺。

凡热病首先胸胁痛、手足躁动的,应当刺足少阳胆经脉的孔穴,补足太阴脾经脉的孔穴。

病势沉重的,应当刺五十九个孔穴[②]。

凡热病首先手臂痛的,应当刺手阳明大肠经脉和手太阴肺经脉的孔穴,出了汗即停针。

凡热病自头部首先发病的,应当刺足太阳膀胱经的颈部孔穴,出了汗即停针。

凡热病自足和小腿首先发病的,应当刺足阳明胃经脉的孔穴,出了汗即停针。

凡热病首先周身沉重、骨痛、耳聋、闭着眼想睡的,应当刺足少阴肾经的孔穴。

病势沉重的应当刺五十九个孔穴。

凡热病首先晕眩昏闷,发热、胸胁胀满的,应当刺足少阴肾经脉和足少阳胆经脉的孔穴。

足太阳膀胱经脉的热病,两颧呈现红色,这说明是骨热病[③]。红色如果不延及他处,只要发了汗，待到本脏的旺日即会好。如果红色延及左腮，则不过三天就会死。这种热病也牵连到肾。

足少阳胆经脉的热病，两腮呈现红色，这说明是筋热病④。红色如果不延及他处，只要发了汗，待到本脏的旺日即会好、如果红色延及颐（腮的前面下巴颏的上面），则不过三天就会死。

治疗热病的孔穴如下：三椎下面（身柱穴）治胸中热病，四椎下面治鬲中热病。五椎下面（神道穴）治肝热病。六椎下面（灵台穴）治脾热病。七椎下面（至阳穴）治肾热病。骶骨则治血热病。项骨第三节下面陷入的部位是第一椎（由此数去，即可得到各椎的部位）。

如果腮下呈现红色，上延及颧，则是大瘕（痞块）。

如果下牙车（下巴颏）呈现红色，则是腹部胀满。

如果颧后呈现红色，则是胁痛。

如果腮上呈现红色，则是鬲上（横膈膜上部）的病。

①旺日：肝（木）的旺日是甲乙（木）。心（火）的旺日是丙丁（火）。脾（土）的旺日是戊己（土）。肺（金）的旺日是庚辛（金）。肾（水）的旺日是壬癸（水）。

②五十九个孔穴：治热病的孔穴五十九个，详见《素问》第六十一《水热穴论》第四段。

③骨热病：足太阳膀胱经脉和足少阴肾经脉是相为表里的，肾主骨，所以说这是骨热病。

④筋热病：足少阳胆经脉和足厥阴肝经脉是相为表里的，肝主筋，所以说这是筋热病。

评热病论第三十三①

①评热病论第三十三：《新校正》云：按全元起本在第五卷。

伯坚按：本篇和《甲乙经》《黄帝内经太素》《类经》三书的篇目对照，列表于下：

素问	甲乙经	黄帝内经太素	类经
评热病论第三十三	卷七——六经受病发伤寒热病第一中 卷八——肾风发风水面胕肿第五 卷十一——动作失度内外伤发崩中瘀血呕血唾血第七	卷二十五——热病说篇 卷二十九——风水论篇	卷十五——风厥劳风（疾病类三十） 卷十五——肾风风水（疾病类三十一·一） 卷十五——阴阳交（疾病类四十三）

【释题】 马莳说：首二节论热病，故名篇。

【提要】 本篇用黄帝、岐伯问答的形式，讲四种疾病。第一讲阴阳交。凡患热病的人，汗出之后，复发热，脉仍旧躁盛，胡言乱语，不能吃东西，这种病名叫阴阳交，是会死的。第二讲风厥。凡患热病的人，汗出之后，而仍旧身热烦闷的，这种病名叫风厥。治疗的方法是针刺和药汤。第三讲劳风的症状和预后，这是一种呼吸系统的病。第四讲肾风的症状和病理，这是一种心脏性的水肿。

黄帝问曰：有病温者，汗出辄复热，而脉躁疾不为汗衰，狂言，不能食，病名为何？

岐伯对曰：病名阴阳交①。交者，死也②。

帝曰:愿闻其说。

岐伯曰:人所以汗出者,皆生于谷,谷生于精[③]。今邪气交争于骨肉而得汗者,是邪却而精胜也。精胜,则当能食而不复热。复热者,邪气也。汗者,精气也。今汗出而辄复热者,是邪胜也。不能食者,精无俾也[④]。病而留者[⑤],其寿可立而倾也。且夫《热论》曰:"汗出而脉尚躁盛者死[⑥]",今脉不与汗相应,此不胜其病也,其死明矣。狂言者是失志,失志者死[⑦]。今见三死[⑧],不见一生,虽愈必死也。

【本段提纲】 马莳说:此言热病汗后者,为脉躁、为狂言、为身热不食者之必死也。病名曰阴阳交。按《灵枢》第二十三《热病论》云:"热病已得汗出,而脉尚躁,喘且复热,勿刺肤。喘甚者死。"又曰:"热病已得汗,而脉尚躁盛,此阴脉之极也,死。"

【集解】

①阴阳交:滑寿说:交,谓交错也。交合阴阳之气不分别也。(《读素问钞·病能篇》)

张介宾说:以阳邪交入阴分,则阴气不守,故曰阴阳交。

②交者,死也:汪昂说:按《五运行大论》:"尺寸反者死,阴阳交者死",盖言脉也。(《素问·灵枢类纂约注》卷中《病机篇》)

丹波元简说:按《仓公传》云:"热病阴阳交者死",即是。

③谷生于精:张介宾说:谷气内盛则生精。精气外达则为汗。

④精无俾也:王冰说:无俾,言无可使为汗也。谷不化则精不生,精不化流故无可使。

汪机说:愚谓谷气化为精,今不能食,则精无所俾益。(《读素问钞·病能篇》)

高世栻说:俾,补益也。

丹波元简说:按俾,《尔雅·释诂》云:"使也",《说文》云:"益也"。王本于《尔雅》,汪、高原于《说文》,并通。

顾观光说:《脉经》,"俾"作"裨"。(伯坚按:此段见《脉经》卷七《热病阴阳交并少阴厥逆阴阳竭尽生死证》第十八。《四部丛刊》影元本《脉经》仍作"俾"。)

田晋蕃说:按"俾"与"裨",《说文》皆训为益,音义并同。

⑤病而留者:《新校正》云:详"病而留者",《甲乙经》作"而热留者"。

顾观光说:今《甲乙经》作"热而留者",未知孰是?然文义并不可通。当依《脉经》作"汗出而热留者"。(伯坚按:此段见《甲乙经》卷七《六经受病发伤寒热病》第一中,作"热而留者"。又见《脉经》卷七《热病阴阳交并少阴厥逆阴阳竭尽生死证》第十八,作"汗而热留者"。)

田晋蕃说:钱熙祚《脉经跋》曰:"《脉经》第七云:'汗出而热留者,寿可立而倾也。'今《素问》误作'病而留者',《甲乙经》又误作"热而留者"。推寻文义,当以脉经为正。"

⑥汗出而脉尚躁盛者死:王冰说:《热论》,谓上古《热论》也。

顾观光说:《灵枢·热病篇》云:"热病已得汗而脉尚躁盛,此阴脉之极也,死。"未知即此文否?

《热论》,参阅《素问》第七十七《疏五过论》第八段"《揆度》《阴阳》《奇恒》"句下集解。

⑦狂言者是失志,失志者死:张琦说:神明之乱。

⑧今见三死:杨上善说:汗出而热不衰,死有三候:一不能食;二犹脉躁;三者失志。

帝曰:有病身热,汗出,烦满[①],烦满不为汗解,此为何病[②]?

岐伯曰:汗出而身热者,风也。汗出而烦满不解者,厥[③]也。病名曰风厥[④]。

帝曰:愿卒[⑤]闻之。

岐伯曰：巨阳[⑥]主气，故先受邪。少阴与其为表里也[⑦]，得热则上从之，从之则厥也[⑧]。

帝曰：治之奈何？

岐伯曰：表里刺之[⑨]，饮之服汤[⑩]。

【本段提纲】 马莳说：此言病热、汗后而烦满不解者，以其太阳感风、少阴气厥、名为风厥之证，而当行补泻之法也。按《阴阳别论》《灵枢·五变篇》俱有风厥。

伯坚按：《素问》第七《阴阳别论》说："二阳一阴发病，主惊骇，背痛，善噫，善欠，名曰风厥。"《灵枢》第四十六《五变篇》说："黄帝曰：'人之善病风厥漉汗者，何以候之？'少俞答曰：'肉不坚，腠理疏，则善病风。'黄帝曰：'何以候肉之不坚也？'少俞答曰：'䐃肉不坚，而无分理。理者，粗理。粗理而皮不致者，腠理疏。此言其浑然者。'"

【集解】

①满：喜多村直宽说：满，闷同。

满，参阅《素问》第三《生气通天论》第十段"心气喘满"和第七《阴阳别论》第九段"心满"句下集解。

②烦满不为汗解，此为何病：高世栻说：承上文汗出复热之死证，复举汗出烦满之病以问之。

③厥：参阅《素问》第四十五《厥论》第一段"厥之寒热者"句下集解。

④风厥：张介宾说：风厥之义不一。如本篇者，言太阳少阴病也。其在《阴阳别论》者云："二阳一阴发病名曰风厥"，言胃与肝也。在《五变篇》者曰："人之善病风厥漉汗者，肉不坚，凑理疏也。"俱当参辨其义。

高世栻说：风为阳邪，性主开发。凡汗出而身发热者，风也。汗乃阴液，外出于阳。今汗出而心烦胸满不解者，乃阴竭阳虚，不相交济，是为厥也。此因风致汗，因汗致厥，病名曰风厥。

丹波元简说：按《仓公传》云："风蹶胸满，过入其阳，阳气尽而阴气入，阴气入张，则寒气上而热气下，故胸满汗出。"与此少异。

风厥，参阅《素问》第七《阴阳别论》第八段经文和集解。

⑤卒：卒，尽也。参阅《素问》第二十二《藏气法时论》第一段"愿卒闻之"句下集解。

⑥巨阳：张志聪说：巨阳，太阳也。

⑦少阴与其为表里也：《素问》第二十四《血气形志篇》：足太阳与少阴为表里。手太阳与少阴为表里。

⑧得热则上从之，从之则厥也：王冰说：上从之，谓少阴随从于太阳而上也。

张介宾说：巨阳主气，气言表也。表病则里应，故少阴得热则阴分之气亦从阳而上逆，逆则厥矣。故名风厥。

⑨表里刺之：王冰说：谓泻太阳，补少阴也。

⑩饮之服汤：王冰说：饮之汤者，谓止逆上之肾气也。

张介宾说：饮之服汤，即《脉度篇》所谓"虚者饮药以补之"之意。

丹波元简说：按药汤，古单谓之阳。《华佗传》："为汤下之，果下男形"，是也。

顾观光说：《脉经》无"服"字，与王注合。

田晋蕃说：钞《太素·热病说篇》《脉经》七，并无"服"字。按饮之汤，与上篇饮之寒水，句法一例。彼云："以饮之寒水乃刺之"，此云："表里刺之饮之汤"，盖刺之饮之，古人有此治法。以上篇例之，益知“服”字为传写者误出。

伯坚按：此段见《脉经》卷七《病可刺证》第十三；又见《黄帝内经太素》卷二十五《热病说篇》；都没有“服”字。今据丹波元简、顾观光、田晋蕃说，依《脉经》《太素》删去此“服”字。

帝曰：劳风①为病何如？

岐伯曰：劳风法在肺下②。其为病也，使人强上③、冥视④、唾出若涕⑤、恶风而振寒，此为劳风之病。

帝曰：治之奈何？

岐伯曰：以救俛仰⑥。巨阳引精者三日，中年者五日，不精者七日⑦，咳出青黄涕，其状如脓，大如弹丸，从口中若鼻中出⑧。不出则伤肺，伤肺则死也。

【本段提纲】 马莳说：此言劳风之证当有治之之法也。

【集解】

①劳风：吴崑说：劳风，劳而受风也。

张介宾说：劳风者，因劳伤风也。

②肺下：吴崑说：受邪由于肺下，盖四椎、五椎、六椎之间也。

③强上：王冰说：头项强。

丹波元简说：按《脉解篇》云：“所谓强上引背者，阳气大上而争，故强上也。”王注“强上，谓头项禁强也。”乃与此注同。

④冥视：王冰说：视不明也。

丹波元简说：冥视，即目眩之谓。

⑤唾出若涕：杨上善说：唾若涕者，唾如脓也。

丹波元简说：按古无“痰”字。此云：“唾出若涕”，谓吐粘痰也。

⑥俛仰：吴崑说：盖肺下有风热䐜胀，俛与仰皆不利，故必救其俛仰，能俛仰则肺下治矣。

张琦说：谓通利气道，使呼吸得达。

喜多村直宽说：《圣济总录·劳风论》：“治之以救其俛仰者，戒其劳动也。”

⑦不精者七日：王冰说：巨阳者，膀胱之脉也，膀胱与肾为表里，故巨阳引精也。巨，大也。然太阳之脉吸引精气上攻于肺者三日，中年者五日，素不以精气用事者七日，当咳出稠涕，其色青黄如脓状。

吴崑说：巨阳与少阴肾为表里。肾者，精之府。精，阴体也，不能自行，必巨阳之气引之，乃能施泄，故曰巨阳引精，是为少壮人也。水足以济火，故三日可愈。中年者精虽未竭，比之少壮则弱矣，故五日可愈。老年之人天癸竭矣，故云不精，不精者真阴衰败，不足以济火、故治之七日始愈。

张介宾说：风邪之病肺者，必由足太阳膀胱经风门、肺俞等穴，内入于藏。太阳者，水之府、三阳之表也，故当引精上行，则风从咳散。若巨阳气盛引精速者应在三日，中年精衰者应在五日，衰年不精者应在七日，当咳出青黄痰涕而愈。

⑧从口中若鼻中出：王冰说：平调咳者，从咽而上出于口。暴卒咳者，气冲突于蓄门而出于鼻。（丹波元简说：蓄门，即喉屋上通鼻之窍门也，出《灵·营气篇》。）

王引之《经传释词》卷七若字条：若，犹或也。《管子·白心篇》曰：“夫或者何？若然者也。”《仪礼·士昏礼记》曰：“若衣若笄。”《襄》十一年《左传》曰：“若子若弟。”

帝曰:有病肾风者[①],面胕[②]痝然[③]壅[④],害于言[⑤],可刺不[⑥]?

岐伯曰:虚不当刺。不当刺而刺,后五日其气必至[⑦]。

帝曰:其至何如?

岐伯曰:至必少气[⑧],时热,时热从胸背上至头,汗出,手热,口干,苦渴[⑨],小便黄,目下肿,腹中鸣,身重难以行,月事[⑩]不来,烦而不能食,不能正偃[⑪],正偃则咳,病名曰风水[⑫]。论在《刺法》[⑬]中。

帝曰:愿闻其说。

岐伯曰:邪之所凑[⑭],其气必虚[⑮],阴虚者阳必凑之,故少气,时热而汗出也。小便黄者,少腹[⑯]中有热也。不能正偃者,胃中不和也[⑰]。正偃则咳甚,上迫肺也[⑱]。诸有水气者,微肿先见于目下也。

帝曰:何以言?

岐伯曰:水者阴也,目下亦阴也,腹者至阴之所居,故水在腹者必使目下肿也。真气上逆[⑲],故口苦,舌干,卧不得正偃,正偃则咳出清水也。诸水病者,故不得卧,卧则惊,惊则咳甚也。腹中鸣者,病本于胃也。薄脾[⑳]则烦不能食。食不下者,胃脘隔也[㉑]。身重难以行者,胃脉在足也[㉒]。月事不来者,胞[㉓]脉闭也。胞脉者属心而络于胞中,今气上迫肺,心气不得下通,故月事不来也[㉔]。

帝曰:善。

【本段提纲】 马莳说:此节详肾风有风水之名,必有诸证可验也。按风水之证,又见《水热穴论》《奇病论》《灵枢·论疾诊尺篇》。

伯坚按:《素问》第四十二《风论》说:"肾风之状,多汗,恶风,面痝然浮肿,脊痛不能正立,其色炲,隐曲不利。诊在肌上,其色黑。"又第四十七《奇病论》说:"帝曰:'有病痝然如有水状,切其脉大紧,身无痛者,形不瘦,不能食,食少,名为何病?'岐伯曰:'病生在肾,名为肾风。肾风而不能食,善惊,惊已,心气痿者死。'"又第六十一《水热穴论》说:"肾者,牝藏也。地气上者属于肾而生水液也,故曰至阴。勇而劳甚则肾汗出,肾汗出达于风,内不得入于藏府,外不得越于皮肤,客于玄府,行于皮里,传为胕肿,本之于肾,名曰风水。"《灵枢》第七十四《论疾诊尺篇》说:"视人之目窠上微痈,如新卧起状,其颈脉动,时咳,按其手足上窅然而不起者,风水肤胀也。"

【集解】

①有病肾风者:马莳说:《平人气象论》曰:"面肿曰风,足肿曰水"是也。

丹波元简说:《奇病论》云:"帝曰:'有病痝然如有水状,切其脉大紧,身无痛者,形不瘦,不能食,食少,名为何病?'岐伯曰:'病生在肾,名为肾风。'简按当与《奇病论》及《风论》参考。"

②胕:《素问》第六十一《水热穴论》:上下溢于皮肤,故为胕肿。胕肿者,聚水而生病也。

吴崑说:胕,肿也。

丹波元简说:按《山海经》:"竹山有草焉,其名曰黄雚,浴之已疥,又可以已胕。"郭璞《注》云:"胕,肿也。"

胕,参阅《素问》第五《阴阳应象大论》第八段'寒胜则浮"和第四十二《风论》第四段"有荣气热胕"句下集解。

③痝然:王冰说:痝然,肿起貌。

丹波元简说：王《注·奇病论》则云："庞然，谓面目浮起，而色杂也。"与此注稍异。又注《风论》："面庞然浮肿"，乃与本篇同。考《说文》："庞，石大貌，一曰厚也。"《玉篇》："大也。"

丹波元坚说：先兄曰："《周语》：'敦庞纯固。'《注》：'庞，大也。'"

陆懋修说：庞，莫江切，与庞通。《尔雅·释诂》："庞，大也。"本经《风论》："面庞然浮肿。"

④壅：杨上善说：令面庞然起壅也。

王冰说：壅，谓目下壅如卧蚕形也。

⑤害于言：马莳说：害于言者，妨于言也。

伯坚按：马莳、吴崑的断句，是"面胕庞然壅，害于言"。张介宾、高世栻的断句是"面胕庞然，壅害于言"。根据杨上善、王冰的解释，壅字应当属上句。现在依马莳、吴崑断句。

⑥不：马莳说：不，否同。

陆懋修说：《说文》："否，不也。"《书·尧典》："否德。"疏："否，古今不字。"

⑦不当刺而刺，后五日其气必至：王冰说：至，谓病气来至也。

张介宾说：虚者本不当刺，若谓肿为实，以针泻之，则真气愈虚，邪必乘虚而至。

⑧少气：气息微弱也。参阅《素问》第四十九《脉解》第二段"所谓胸痛少气者"句下集解。

⑨苦渴：丹波元简说：按苦渴，盖谓口苦而渴。下文云："口苦、舌干。"

喜多村直宽说：《刺热论》："苦渴数饮。"宽按：苦字与苦烦苦喘等之苦同。

⑩月事：月经也。参阅《素问》第一《上古天真论》第六段"月事以时下"句下集解。

⑪正偃：吴崑说：正偃，仰卧也。

⑫风水：张介宾说：肾主水，风在肾经，即名风水。

高世栻说：此肾风之病，肾受风邪，风行水涣，故病名曰风水。

张志聪说：病名风水者，因风而动其水也。

丹波元简说：按本篇所谓风水者，乃因肾风误刺而变之称，犹《伤寒论》温病发汗身灼热者名风温，与《水热穴论》等所论稍异。《水热穴论》云："肾汗出，逢于风，传为胕肿，本之肾，名曰风水。"《金匮要略》云："风水，其脉自浮，外证骨节疼痛，恶风。"又云："寸口脉沉滑者，中有水气，面目肿大有热，名曰风水。"

⑬《刺法》：王冰说：《刺法》，篇名，今经亡。

张介宾说：《水热穴论》也。

喜多村直宽说：《甲乙》《太素》并无此五字，似是后人注文。

伯坚按：《素问》第四十《腹中论》第三段也说："论在《刺法》中。"参阅《素问》第七十七《疏五过论》第八段"《揆度》《阴阳》《奇恒》"句下集解。

⑭凑：丹波元简说：《说文》："凑，水上人所会也。"《玉篇》："竞进也。"

⑮其气必虚：丹波元坚说：此非邪凑则气虚之谓，言气所虚处，邪必凑之，故下文承以阴虚者阳必凑之，盖此语足以尽邪气伤人之理矣。

⑯少腹：少腹即小腹，参阅《素问》第二十二《藏气法时论》第九段"引少腹"句下集解。

⑰胃中不和也：《素问》第三十四《逆调论》：《下经》曰："胃不和则卧不安"，此之谓也。

⑱正偃则咳甚，上迫肺也：马莳说：正偃则咳甚者，以肾脉入肺中，令邪气上迫于肺也。

丹波元简说：《病能篇》云："'人之不得偃卧者，何也？'岐伯曰：'肺者，藏之盖也。肺气盛则脉大，脉大则不得偃卧也。'"

⑲真气上逆：杨上善说：以水在腹，故真气上逆。

吴崑说:真气,真藏气也。

张介宾说:本邪留滞于藏,故为气逆。

⑳薄脾:吴崑说:薄脾,邪气搏去于脾也。

㉑胃脘隔也:马莳说:其食不下者,以胃脘隔塞也。

胃脘,胃府也。参阅《素问》第七《阴阳别论》第三段"胃脘之阳也"句下集解。

㉒身重难以行者,胃脉在足也:张介宾说:胃主肌肉,其脉行于足,水气居于肉中,故身重不能行也。

㉓胞:张介宾说:胞,即子宫。

㉔故月事不来也:马莳说:愚观月事不来,似为妇人而论,然男子之肾风,诸证俱同,惟此一证则有异耳。

《评热病论第三十三》今译

黄帝问说:有患温病的,出了汗之后仍旧发热,脉搏躁急并不因为出汗而转好,胡言乱语,不能进食,这个病叫作什么病呢?

岐伯回答说:这个病名叫阴阳交。患这个病的一定会死。

黄帝说:我希望知道它。

岐伯说:汗是由食物的精气变化而成的。邪气在人体内而出了汗,这说明是精气战胜了邪气。精气既然战胜了,则应当饮食恢复如常而不再发热。热是邪气,汗是精气,如果出了汗而又发热,这说明邪气战胜了精气。由于不能进食,于是精气失掉了补充的来源。像这样的病拖延下去,很快会死。《热论》说:"出了汗而脉搏仍旧躁盛的会死。"现在脉搏躁急并不因为出汗而转好,这说明病气已打了胜仗,当然会死。胡言乱语是精神失常,精神失常的会死。有了这三个可死的机会,而没有一线可生的希望,即令病势稍转也必然还会死。

黄帝说:有全身发热的病人,出汗而烦闷,烦闷并不因为出汗而消除,这是什么病呢?

岐伯说:出汗而发热是风,出汗而烦闷不消除是厥,这个病名叫作风厥。

黄帝说:我希望全部知道它。

岐伯说:太阳是气的主宰,所以首先接受着外来的邪气。少阴和太阳是相为表里的,少阴得着热则阴气随从太阳上升,于是成为厥逆。

黄帝说:应当如何治疗呢?

岐伯说:表(太阳经脉的孔穴)和里(少阴经脉的孔穴)都应当刺。并且还要用药物治疗。

黄帝说:劳风是一个什么样的病呢?

岐伯说:劳风是邪气侵入肺而成的。它的症状是:头和后颈强直、目眩、吐浓痰、畏寒恶风。这就叫作劳风。

黄帝说:应当如何治疗呢?

岐伯说:首先要通利气道,使呼吸容易出入。少壮的人三天,中年人五天,老年人七天,从口中或鼻中咳出青黄色的浓痰,如同弹丸大小,病即好了。如果浓痰不出则伤肺,肺受了伤则不免死亡。

黄帝说:有患肾风病的,面目浮肿,庞大臃起,妨碍言语,这样病人可以施用针刺吗?

岐伯说:这是虚证,不应当刺。如果(误认浮肿为实证),不当刺而刺,五天之后,邪气必乘虚而来。

黄帝说:邪气来了怎样呢?

岐伯说:邪气来了就会气息微弱,从胸背到头部时时发热,出汗,手发热,口干,小便呈现黄色,眼下肿起,腹中鸣响,身体沉重难于行走,女子月经停止,烦躁不能进食,不能仰卧,仰卧则咳嗽,这个病名叫作风水。《刺法》这一部书里面曾讨论过。

黄帝说:我希望知道它。

岐伯说:凡是气虚的地方,邪必乘虚而入,所以气息微弱,时时发热而出汗。由于小腹内有热,所以小便呈黄色。由于胃不调和,所以不能仰卧。由于邪气上升迫近肺,所以仰卧则咳嗽。凡是水肿病的病人,总是眼的下面首先微微肿起。

黄帝说:怎样讲呢?

岐伯说:水属阴,眼的下面也属阴,腹是至阴所在的地方,所以腹中有水则眼的下面也必肿起。由于真气上逆,所以口苦、舌干、不能仰卧,仰卧则咳出清水。凡是水肿病的病人,都不能睡,睡则发惊,发惊则咳得厉害。由于胃也有病,所以腹中鸣响。邪气侵入脾,则烦躁不能进食。由于胃隔塞住了,所以不能进食。由于胃经脉(足阳明胃经脉)在足部,现在胃有了病,所以身体沉重难于行走。由于子宫脉闭住了,所以月经停止。子宫脉连接着心而络绕着子宫,现在邪气上升迫肺,心气不能通到下部来,所以月经停止。

黄帝说:好。

逆调论第三十四①

①逆调论第三十四:《新校正》云:按全元起本在第四卷。

伯坚按:本篇和《甲乙经》《黄帝内经太素》《类经》三书的篇目对照,列表于下:

素问	甲乙经	黄帝内经太素	类经
逆调论第三十四	卷七——六经受病发伤寒热病第一上 卷十——阴受病发痹第一下 卷十二——目不得眠不得视及多卧卧不安不得偃卧肉苛诸息有音及喘第三	卷二十八——痹论篇 卷三十——热烦篇 卷三十——身寒篇 卷三十——肉烁篇 卷三十——卧血喘逆篇	卷十五——寒热病(疾病类四十五·一) 卷十八——不得卧(疾病类八十二·一)

【释题】 调是调和的意思。逆调是违逆了调和,也就是说不调和。本篇讲由于不调和而发生的几种疾病,所以叫作《逆调论》。吴崑说:"逆调者,逆于调摄而病,兹乃论其致病之由也。"

【提要】 本篇用黄帝、岐伯问答的形式,讲几种疾病的症状和病理。第一讲热而烦满。第二讲痹气。第三讲肉烁。第四讲骨痹。第五讲肉苛。第六讲息喘。高世栻说:"调,调和也。逆调,逆其寒热水火营卫之气,不调和也。寒热逆调,则为烦,为痹;水火逆调,则为肉烁,为挛节;营卫逆调,则为肉疴;藏气逆调,则为息喘也。"

黄帝问曰:人身非常温也,非常热也,为之热而烦满①者,何也?

岐伯对曰:阴气少而阳气胜,故热而烦满也②。

【本段提纲】 马莳说:此言病有热而烦满者,以其阴气少而阳气多也。

【集解】

①烦满:烦闷也。参阅《素问》第三《生气通天论》第十段"心气喘满"和第七《阴阳别论》第九段"心满"句下集解。

②故热而烦满也:张琦说:非逢温暑之时,而生烦满,是即所谓能冬不能夏者。

帝曰:人身非衣寒也,中非有寒气也,寒从中生者何?

岐伯曰:是人多痹气①也。阳气少,阴气多,故身寒如从水中出②。

【本段提纲】 马莳说:此言病有寒从中生者,以其阳气少而阴气多也。

【集解】

①痹气:吴崑说:痹气者,气不流畅而痹著也。

张琦说:痹者,气不通行。

②阳气少,阴气多,故身寒如从水中出:张介宾说:痹者,正气不行也。阳少阴多,故营卫不能充达,故寒从中出,即《寿夭刚柔篇》所谓寒痹之属。

丹波元简说:《圣济总录》云:"夫阳虚生外寒,阴盛生内寒,人身阴阳偏胜,则自生寒热,不必外伤于邪气也。痹气内寒者,以气痹而血不能运,阳虚而阴自胜也,故血凝泣而脉不通,其证身寒如从水中出也。"方出于二十卷中。

张琦说:此能夏不能冬者,阴阳之气偏,则为中寒、中热之病,非因外也。

帝曰:人有四支热,逢风寒如炙于火者①,何也?

岐伯曰:是人者阴气虚,阳气盛②。四支者阳也,两阳相得而阴气虚少③,少水不能灭盛火④,而阳独治⑤。独治者不能生长也⑥,独胜而止耳⑦。逢风而如炙于火者⑧,是人当肉烁⑨也。

【本段提纲】 马莳说:此言病者有四支热,遇风寒而愈热者,亦以阴气虚而阳气盛也。

【集解】

①逢风寒如炙于火者:原文作"逢风寒如炙如火者"。

《新校正》云:按全元起本无"如火"二字。《太素》云:"如炙于火"。当从《太素》之文。

丹波元简说:按当从《太素》之文。下文同。

伯坚按:此段见《黄帝内经太素》卷三十《肉烁篇》,作"如炙于火"。今据《新校正》、丹波元简说,依《太素》校改。

②阴气虚,阳气盛:张志聪说:阴气虚者,里阴之气虚也。阳气盛者,表阳之气盛也。阳受气于四末。阴受气于五藏。

③四支者阳也,两阳相得而阴气虚少:马莳说:四支者属阳,风亦属阳,一逢风寒,两阳相得。

张志聪说:四支者,阳明之所主也。两阳,阳明也。两阳合明,故曰阳明。相得者,自相得而为热也。(伯坚按:《灵枢》第四十一《阴阳系日月篇》说:"辰者三月,主左足之阳明,巳者四月,主右足之阳明,此两阳合于前,故曰阳明。"《素问》第七十四《至真要大论》说:"帝曰:'阳明,何谓也?'岐伯曰:'两阳合明也。'"阳明主四支,参阅《素问》第二十九《太阴阳明论》第二段。)

④少水不能灭盛火:王冰说:水为阴,火为阳。今阳气有余,阴气不足,故云少水不能灭盛火也。

⑤治:王冰说:治者,王也。

⑥独治者不能生长也：马莳说：阴气衰少，则水少不能灭盛火，而一身之阳气独王。独王则不能生水，唯阳气独胜而止。

⑦独胜而止耳：王冰说：胜者，盛也，故云独胜而止。

丹波元简说：按《谷梁传》云："独阴不生，独阳不长"，正此之义也。（伯坚按：见庄公三年《谷梁传》，作"独阴不生，独阳不生"。）

⑧逢风而如炙于火者：原文作"逢风而如炙如火者。"

伯坚按：今据《新校正》、丹波元简说，依《太素》校改。说见前（本段注①）。

⑨烁：王冰说：烁，言消也，言久久此人当肉消削也。

烁，参阅《素问》第三《生气通天论》第五段"形弱而气烁"、第三十五《疟论》第十三段"令人消烁脱肉"和第五十《刺要论》第八段"髓伤则销铄"句下集解。

帝曰：人有身寒，汤火不能热，厚衣不能温，然不冻栗，是为何病？

岐伯曰：是人者，素肾气胜，以水为事①，太阳气衰，肾脂枯不长②，一水不能胜两火③。肾者水也而主骨④，肾不生则髓不能满，故寒甚至骨也。所以不能⑤冻栗者，肝、一阳也，心、二阳也⑥，肾、孤藏也⑦，一水不能胜二火，故不能冻栗⑧。病名曰骨痹⑨，是人当挛节也⑩。

【本段提纲】 马莳说：此言病有寒极者，固以肾水之至衰；而不知冻栗者，又以肝心之有火也。

【集解】

①是人者，素肾气胜，以水为事：王冰说：以水为事，言盛欲也。

马莳说：是人者，平素肾气颇胜，恃其胜而专以水为事，纵欲忘返。

张琦说：以水为事，涉水游泳之类。《痿论》亦有"以水为事"之文，指湿言也。

伯坚按：《素问》第四十三《痿论》第二段说："有渐于湿，以水为事，若有所留，居处伤湿，肌肉濡渍，痹而不仁，发为肉痿。故《下经》曰：'肉痿者，得之湿地也。'"张琦的解释是正确的。

②太阳气衰，肾脂枯不长：高世栻说：寒者，阴气也。是人有寒者，平素肾气胜，肾气胜则以水为事，以水为事故太阳阳气衰，太阳气衰则为孤阴，孤阴不长故肾脂枯不长。

张琦说：恃其肾气之胜而冒涉寒水，水气通于肾，肾得水寒则肾中阳衰。太阳之气周于一身，赖肾中阳气为之游行，肾气衰则太阳之气亦衰。肾主骨髓而髓之生长惟恃乎气，寒湿在内，反消真精，肾气既衰，则脂枯不长。

③一水不能胜两火：高世栻说："一水不能胜两火"七字在下，误重于此，衍文也。

丹波元简说：高云："七字在下，误重于此，衍文也。"简按此前注所未发，今从此。

张琦说："一水不能胜两火"句衍。

伯坚按：今据高世栻、丹波元简、张琦说，删去此七字。

④肾者水也而主骨：原文作"肾者水也而生于骨"。

丹波元坚说："而生于骨"，《太素》作"而生骨"。

顾观光说："肾者水也而生于骨"，《甲乙经》，"生"作"主"，无于字。

伯坚按：此段见《甲乙经》卷十《阴受病发痹》第一下；又见《黄帝内经太素》卷二十八《痹论篇》；都作"肾者水也而主骨"。今据《甲乙经》《太素》校改。

⑤能：张琦说："能"字衍。下同。

孙经世《经传释词补》：《淮南·修务训》注曰："能，犹及也。"《礼记·王制》："不能五十里者。”言未及五十里也。文十八年《左传》:“尧不能举。”“尧不能去。”《论语·公冶长篇》:“未之能行。”《管子·轻重甲篇》:“未能用千金。”《轻重丁篇》:“行令未能一岁。”《史记·绛侯世家》:“前日吾诏列侯就国,或未能行。”《田儋传》:“形容尚未能败。”《扁鹊传》:“其死未能半日也。”《汉书·刘向传》:“今出善令未能踰时而反,用贤未能三旬而退。”《霍光传》:“调校尉以来未能十日。”以上所言“未能”,皆谓“未及”也。

⑥肝、一阳也,心、二阳也:《素问》第四《金匮真言论》:背为阳,阳中之阳,心也。腹为阴,阴中之阳,肝也。

马莳说:肝固一阳也,内有足少阳之火。(伯坚按:足厥阴肝经与足少阳胆经为表里,见《血气形志篇》。)心有君火,而心包络中又有手少阳三焦经之相火。(伯坚按:手厥阴心主经与手少阳三焦经为表里,见《血气形志篇》。)

张介宾说:肝有少阳之相火。心为少阴之君火。

张志聪说:肝者,一阳初生之木火也。心者,地二所生之君火也。

⑦肾、孤藏也:张琦说:犹言一水。

⑧一水不能胜二火,故不能冻栗:高世栻说:寒甚至骨,宜冻栗矣,所以不能冻栗者,肾水生肝木,肝为阴中之阳,故肝一阳也;少阴合心火,心为阳中之阳,故心二阳也;肾为阴中之阴,故肾孤藏也。一阳二阳,火也。孤藏,水也。今一水不能胜二火,故虽寒甚至骨而不能冻栗也。

⑨骨痹:《素问》第四十三《痹论》:以冬遇此者为骨痹。

《素问》第五十五《长制节论》:病在骨,骨重不可举,骨髓酸痛,寒气至,名曰骨痹。

《素问》第五十八《气穴论》:积寒留舍,营卫不居,卷肉缩筋,肋肘不得伸,内为骨痹,外为不仁。

《素问》第六十四《四时刺逆从论》:太阳有余,病骨痹、身重。

《灵枢》第七《官针篇》:凡刺有十二节,以应十二经。八日短刺。短刺者,刺骨痹,稍摇而深之,致针骨所,以上下摩骨也。凡刺有五,以应五藏。五曰输刺。输刺者,直入直出,深内之至骨,以取骨痹。

《灵枢》第二十一《寒热病》:骨痹,举节不用而痛,汗注烦心,取三阴之经补之。

《灵枢》第七十五《刺节真邪篇》:虚邪之中人也,洒淅动形,起毫毛而发腠理,其入深,内搏于骨,则为骨痹。

⑩是人当挛节也:马莳说:此病又曰骨痹,是人当有骨节拘挛之证也,岂特身寒而已哉?

高世栻说:寒在于骨,病名曰骨痹。骨痹者,骨节拘挛,是人当挛节也。此言水火逆调,而独阳不生则为肉烁,孤阴不长则为挛节也。

帝曰:人之肉苛者①,虽近衣絮犹尚苛也,是谓何疾?

岐伯曰:营气虚,卫气实也②。荣气虚则不仁③,卫气虚则不用④,营卫俱虚则不仁且不用,肉如故也⑤。人身与志不相有曰死⑥。

【本段提纲】 马莳说:此言人之肉苛者,以其营卫俱虚,身志不应,其死必也。苛,痛重也,即下文不仁不用也。

【集解】

①人之肉苛者:杨上善说:苛,音柯,有本为苛,皆不仁甚也。故虽衣絮温覆犹尚不仁者,谓之苛也。

王冰说:苛,谓痛重。

吴崑说:苛,麻木不仁也。

张介宾说：苛者，顽木沉重之谓。

丹波元简说：按王注瘴重。考瘴、顽同音。《广韵》："瘴，瘴痹，五还切。"知是王氏以苛为顽麻之义。《说文》："苛，小草也。"盖麻痹者，病在皮上尤细琐者，故取义于苛细。《曲礼》："疾痛苛痒"，可以见耳。

喜多村直宽说：《圣济总录》："夫血为营，气为卫，气血均得流通，则肌肉无不仁之疾。及营气虚，卫气实，则血脉凝涩，肉虽如故，而其证瘴重为苛也。"宽按：帝以肉苛为问，而伯以不仁且不用答之，盖肉苛则不仁也。

②营气虚，卫气实也：丹波元简说：按下文云："营气虚则不仁，卫气虚则不用，营卫俱虚则不仁且不用。"则此七字不相冒，恐是衍文。

伯坚按：今据丹波元简说，删去此七字。

③荣气虚则不仁：张介宾说：不仁，不知痛痒寒热也。

丹波元简说：按肉苛与不仁自有分，以肉苛而顽麻，故不知痛痒而不仁。

荣气，参阅《素问》第四十三《痹论》第十一段经文和集解。

不仁，参阅《素问》第十六《诊要经终论》第十段"不仁则终矣"和第二十四《血气形志篇》第四段"病生于不仁"句下集解。

④卫气虚则不用：张介宾说：不用，不能举动也。

卫气，参阅《素问》第四十三《痹论》第十一段经文和集解。

⑤肉如故也：马莳说：其肉未必有减于昔也。

张介宾说：肌肉本如故也。

丹波元简说：《甲乙》作"肉加苛也"。按答语无苛字，当从《甲乙》之文。（伯坚按：《甲乙经》卷十二《目不得眠不得视及多卧卧不安不得偃卧肉苛诸息有音及喘》第三，作"肉加苛也"。）

丹波元坚说：《太素》，"故"作"苛"。（伯坚按：《黄帝内经太素》卷二十八《痹论篇》，作"肉如苛也"。）

⑥人身与志不相有曰死：张介宾说：人之身体在外，五志在内，虽肌肉如故而神气失守，则外虽有形而中已无主，若彼此不相有也，故当死。

帝曰：人有逆气、不得卧而息有音者，有不得卧而息无音者，有起居如故而息有音者，有得卧、行而喘者，有不得卧、不能行而喘者，有不得卧、卧而喘者，皆何藏使然，顾闻其故。

岐伯曰：不得卧而息有音者，是阳明之逆也。足三阳者下行①，今逆而上行，故息有音也②。阳明者、胃脉也③，胃者六府之海④，其气亦下行，阳明逆不得从其道，故不得卧也。《下经》⑤曰："胃不和则卧不安"，此之谓也⑥。夫起居如故而息有音者，此肺之络脉逆也。络脉不得随经上下，故留经而不行。络脉之病人也微，故起居如故而息有音也⑦。夫不得卧、卧则喘者，是水气之客也。夫水者，循津液而流也。肾者水藏，主津液、主卧与喘也⑧。

帝曰：善⑨。

【本段提纲】 马莳说：此言人有逆气诸证，有关于胃者，有关于肺者，有关于肾者之不同也。

【集解】

①足三阳者下行：《灵枢》第三十八《逆顺肥瘦篇》：手之三阴，从藏走手。手之三阳，从手

走头。足之三阳,从头走足。足之三阴,从足走腹。

②今逆而上行,故息有音也:张介宾说:足之三阳,其气皆下行。足之三阴,其气皆上行。亦天气下降、地气上升之义。故阳明上行者为逆,逆则气连于肺而息有声,此胃气之不降也。

③阳明者、胃脉也:《素问》第三十《阳明脉解》:阳明者,胃脉也。

《灵枢》第十《经脉篇》:胃足阳明之脉。

④胃者六府之海:《素问》第十一《五藏别论》:胃者,水谷之海,六府之大源也。

《素问》第二十九《太阴阳明论》:阳明者,表也,五藏六府之海也。

《素问》第四十四《痿论》:阳明者,五藏六府之海。

《灵枢》第十二《经水篇》:足阳明,五藏六府之海也。

《灵枢》第二十九《师传篇》:六府者,胃为之海。

《灵枢》第三十三《海论》:胃者,水谷之海。

《灵枢》第五十六《五味篇》:胃者,五藏六府之海也。

《灵枢》第六十《玉版篇》:胃者,水谷气血之海也。

《灵枢》第六十二《动腧篇》:胃为五藏六府之海。

⑤《下经》:王冰说:《下经》,上古经也。

丹波元简说:按《史记》,仓公受《脉书》《上下经》于阳庆,盖此书也。

伯坚按:《素问》第七十七《疏五过论》和第七十九《阴阳类论》都提到了《上下经》。本篇和第四十四《痿论》都引用了《下经》。《素问》第四十六《病能论》说:"《上经》者,言气之通天也。《下经》者,言病之变化也。"参阅《素问》第七十七《疏五过论》第八段"《揆度》《阴阳》《奇恒》"句下集解。

⑥"胃不和则卧不安",此之谓也:张介宾说:不安,反覆不宁之谓。今人有过于饱食或病胀满者,卧必不安,此皆胃气不和之故,按上文所问不得卧而息无音者,义亦同此,故不复答。

高世栻说:《评热论》云:"不能正偃者,胃中不和也。"正偃,安卧也。举本经之言,而言胃不和则卧不安,即此阳明逆不得从其道之谓也。

⑦络脉之病人也微,故起居如故而息有音也:张介宾说:病不在胃,亦不在藏,故起居如故。气逆于肺之络脉者病浅而微,故但为息有音耳。上文所问有得卧行而喘者,义亦类此,故不复答。

高世栻说:络脉在外,内通于经,今络脉不得随经上下,故肺气留经而不行于络。络脉在外,病人也微。病微故起居如故,留经不行故息有音也。

张志聪说:夫脉之循于里曰经,浮而外者为络,外内上下,经络相贯,循环无端。络脉逆则气留于经而不行于络矣。络脉浮于皮肤之间,其病轻微,故止息有音而起居如故也。

⑧主津液、主卧与喘也:马莳说:按《病能论》,人有卧而有所不安者之义,可参看,义与此异。(伯坚按:《素问》第四十六《病能论》:"帝曰:'善。人有卧而有所不安者,何也?'岐伯曰:'藏有所伤,及精有所之寄则安,故人不能悬其病也。'")

张介宾说:水病者,其本在肾,其末在肺,故为不得卧、卧则喘者,标本俱病也。上文所问有不得卧不能行而喘者,义类此节,故不复答。愚按本篇所论喘息不得卧者,有肺、胃、肾三藏之异。在肺络者,起居如故而息有音也,病之微者也。在胃者,不得卧而息有音也,甚于肺者也。在肾者,不得卧,卧则喘也,又其甚者也。夫息有音者即喘之渐,喘出于肾则病在根本矣,故愈深者必愈甚。

⑨帝曰:善:王冰说:寻经所解之旨,不得卧而息无音,有得卧行而喘,有不得卧不能行而

喘，此三义悉阙而未论，亦古之脱简也。

丹波元简说：按首帝所问者六，而岐伯所答者三。王氏以为古之脱简。张则以为义目含蓄，本无阙文。而吴则补凡三条八十四字。志云："后人有言简脱者，有增补其文者。圣人立言，浑然檃括，或意在言中，或意在言表，奈何后学不细心体认，而妄增臆论耶？"可谓知言矣。

《逆调论第三十四》今译

黄帝问说：人身有时热得异常，因而发生烦闷，这是什么原因呢？

岐伯回答说：由于阴气少而阳气多，所以发热烦闷。

黄帝说：人身的衣服穿得不少，里面也并没有寒气，而有时冷得透骨，这是什么原因呢？

岐伯说：这是由于这个人本身的气不流畅，阳气少而阴气多，所以身体发冷，如同从水中出来一样。

黄帝说：人有四肢发热，遇着风寒如同火烧一样，这是什么原因呢？

岐伯说：这是由于阴气虚，阳气盛所致。四肢属阳，又得了强盛的阳气凑合着，两阳相得，而阴气虚少，犹如少水不能消灭盛火，于是阳气独旺。凡是独旺的气只能独胜而不能生长①，遇着风如同火烧一样，病拖延的时间若久，这个人必定会日趋消瘦。

黄帝说：人有身体寒冷，即令近汤火，穿厚衣，仍不能温暖，却不战栗，这是什么病呢？

岐伯说：这个人一定平素肾气颇胜，常在水湿的地方，于是太阳的阳气衰退，肾成为孤阴而不能生长，肾属水而主骨，如果肾不能生长则骨髓不能充满，所以寒冷透骨。至于不战栗，则是因为肝（阴中之阳）是一阳，心（阳中之阳）是二阳，肾（阴中之阴）是孤藏，一水（肾）不能胜过二火（肝阳、心阳），所以不战栗。这个病名叫作骨痹。这样的病人有骨节拘挛的症状。

黄帝说：有肌肤麻木不仁的人，虽然接触着衣被，仍然一点不觉着，这是什么病呢？

岐伯说：荣气虚弱则麻木不仁，卫气虚弱则不能举动，既麻木不仁，又不能举动，但是肌肉形状如旧，并没有什么改变。像这样的病人，他的精神已和身体脱离了关系，是会死的。

黄帝说：人有气逆，不能睡而呼吸有声的，有不能睡而呼吸无声的，有起居如常而呼吸有声的，有能睡而走路则气喘的，有不能睡、不能走而气喘的，有不能睡、睡而气喘的，这是由于哪一藏的原因，我希望知道它。

岐伯说：不能睡而呼吸有声的，是由于阳明气逆所致。足三阳经脉是向下行的，现在反逆而上行，所以呼吸有声。阳明是胃脉，胃是六腑的海（总汇），它的气也是下行的，现在反逆而上行，不能照着正常的道路走，所以不能睡。《下经》说："胃不调和则睡不安稳"，就是说的这回事。至于起居如常而呼吸有声，是由于肺的络脉气逆所致。络脉气逆则不能随着经脉上下流行，于是肺气只行于经脉而不行于络脉。络脉所发生的病比较轻微，所以起居如常而呼吸有声。至于不能睡、睡则气喘的，是由于水肿所致。在健康的时候，人体内的水应当是随着津液的流行而流行。肾是水藏，是主管津液的，所以也主管睡和喘。

黄帝说：好。

①凡是独旺的气只能独胜而不能生长：孤阴不生，孤阳不生，必须阴阳调和才能生长。

卷 十

疟论第三十五
刺疟篇第三十六
气厥论第三十七
咳论第三十八

疟论第三十五①

①疟论第三十五:《新校正》云:按全元起本在第五卷。

喜多村直宽说:骊氏曰:"《周官·疾医》:'秋时有疟寒疾。'《左传》定公四年:'疾疟方起。'"宽按《吕览·孟冬纪》:"寒热不节,民多疟疾。"《说文》:"疟,热寒休作。从疒,从虐。虐亦声。"

伯坚按:本篇和《甲乙经》《黄帝内经太素》《类经》三书的篇目对照,列表于下:

素问	甲乙经	黄帝内经太素	类经
疟论第三十五	卷七——阴阳相移发三疟第五	卷二十五——疟解篇 卷二十五——三疟篇	卷十六——痎疟(疾病类四十八)

【释题】 本篇专门讨论疟疾,所以叫作《疟论》。马莳说:"疟,凌虐之义,故名篇。当与《灵枢·岁露篇》第七十九参看。"丹波元简说:"按《刘熙·释名》云:'虐,酷虐也。凡疾或寒或热耳,而此疾先寒后热,两疾,似酷虐也。'"

【提要】 本篇用黄帝、岐伯问答的形式,讨论疟疾的症状和病理。本篇将疟疾分类,有两种不同的分类法。第一种按发作的日期分类,分为每日疟、间日疟、间二日疟、间数日疟。第二种按寒热病状的分类,先寒后热的叫作寒疟,先热后寒的叫作温疟,只热不寒的叫作瘅疟。疟疾在文献中最早见于《左传》。襄公七年《传》说:"子驷使贼夜弑僖公,而以疟疾赴于诸侯。"昭公十九年《传》说:"夏,许悼公疟。"定公四年《传》说:"疾疟方起。"又昭公二十年《传》说:"齐侯疥,遂痁。"许慎《说文解字》和《左传》杜预《注》都说痁是疟疾。可见春秋时代,在山东、河南地区就已有疟疾流行,并且已认识了这个疾病。本篇对疟疾的症状做了详细的叙述,并且按发作的日期来将疟疾分类，这都是极细致的观察。

黄帝问曰：夫痎疟皆生于风①，其畜作有时者②，何也？

岐伯对曰：疟之始发也，先起于毫毛③，伸欠乃作④，寒栗鼓颔⑤，腰脊俱痛。寒去则内外皆热，头痛如破，渴欲冷饮。

帝曰：何气使然，愿闻其道⑥。

岐伯曰：阴阳上下交争，虚实更作，阴阳相移也⑦。阳并于阴⑧，则阴实而阳虚⑨。阳明虚⑩，则寒栗鼓颔也。巨阳虚⑪，则腰、背、头、项痛。三阳俱虚则阴气胜⑫，阴气胜则骨寒而痛⑬，寒生于内，故中外皆寒。阳盛则外热，阴虚则内热，外内皆热，则喘而渴，故欲冷饮也。此皆得之夏伤于暑，热气盛，藏于皮肤之内、肠胃之外，此荣气之所舍也⑭，此令人汗空疏⑮，腠理开⑯。因得秋气，汗出遇风，及得之以浴，水气舍于皮肤之内，与卫气并居⑰。卫气者，昼日行于阳，夜行于阴⑱，此气⑲得阳而外出，得阴而内薄，内外相薄⑳，是以日作㉑。

【本段提纲】 马莳说：此言疟之始发所以寒，继而所以热，然所以成此疾者，以夏伤于暑，秋遇乎风，故随卫气之出入而一日而作也。

【集解】

①夫痎疟皆生于风：杨上善说：痻者，有云二日一发名痻疟。此经但夏伤于暑，至秋为病，或云痻疟，或但云疟，不必日发间日以定痻也。

王冰说：痎，犹老也，亦瘦也。

马莳说：痎疟者，疟之总称也。王注以为老疟，不必然。愚思本节有"是以日作"句，则每日一作之疟亦是痎疟，非必隔两日乃痎疟也。但本节起语曰："痎疟皆生于风"，则皆之一字，凡寒疟、温疟、瘅疟，不分每日、隔日、三日，皆可称为痎疟也。

吴崑说：痎，亦疟也。夜病者谓之痎。昼病者谓之疟。《方言书》："夜市谓之痎市"，本于此也。（丹波元简说：《方言书》，未知何等书。阅《青箱杂记》《豫章漫录》《五杂俎》等，云蜀有痎市，而间日一集，如痎疟之一发，则其俗又以冷热发歇为市喻也。夜市之说无所考。）

张介宾说：痎，皆也。疟，残虐之谓。疟证虽多，皆谓之疟，故曰痎疟。自王氏而下，诸解不一，皆未为得。观痎疟之下，曰："皆生于风"，盖总诸疟为言，于此皆字义可知矣。

丹波元简说：按《广雅》云："痎，痁疟也。"《说文》云："痎，二日一发疟也。"盖疟多二日一发者，因为之总称耳。王以为老疟者，其说盖出于张文仲，而其原因误读《五十六难》，云："咳逆痻疟连岁不已"尔。孔颖达《左传正义》云："痎是小疟，痁是大疟"，亦非本经之义。

余岩《古代疾病名候疏义》第二三五页：《释名》："疟，酷疟也。凡疾或寒或热耳，而此疾先寒后热，两疾，似酷虐者也。"《说文》疟下云："寒热休作病。"《礼记·月令》："民多疟疾。"注曰："疟疾，寒热所为也。"《素问·疟论》有日作、间日作、间二日作之分。今亦谓之疟。

余岩《古代疾病名候疏义》第一三四页：岩按痎疟又为疟之通名。《素问·疟论篇》第三十五："夫痎疟皆生于风。"谓之皆者，统下日作、间日作、间二日或至数日作之疟而言也。《生气通天论》第三："夏伤于暑，秋为痎疟。"《阴阳应象大论篇》第五："夏伤于暑，秋必痎疟。"《疟论篇》："夏伤于暑，秋必病疟。"是以痎疟，为疟之通名也。字亦作痻。《太素》卷二十五《疟解》云："夫痻疟者，皆生于风。"杨上善注云："痻者，二日一发名痻疟，此经但夏伤于暑，至秋为病，或云痻疟，或但云疟，不必日发、间日以定痻也。"是杨氏亦以《内经》痻疟为通指疟而言。然其曰二日一发曰痻疟,日间日以定痻,则杨氏以为二日一发,即间日一发矣。王筠说与之合。《圣济总录》卷三十五《疟病门》痎疟条云:"痎疟者,以疟发该时,或日作,或间日乃作也。……寒温瘅疟,动皆该时,故《内经》统谓之痎疟。"李士材《医宗必读》卷七:"凡疟皆名痎,昔人之解多非也。"本《内经》以立论也。

余岩《古代疾病名候疏义》第三一九页:疟多发于秋,故《素问·阴阳应象大论》云:"夏伤于暑,秋必痎疟";《金匮真言论》云:"秋善病风疟";《灵枢·论疾诊尺篇》:"夏伤于暑,秋生痎疟"是也。所以多于秋者,以秋多蚊故。疟,蚊所传授也。

②其畜作有时者:马莳说:不发谓之蓄。发时谓之作。"蓄",《灵枢·岁露篇》作"穑",其义同。盖穑即积之义,故其旁皆从禾。

③先起于毫毛:张介宾说:起于毫毛,憎寒而毛竖也。

④伸欠乃作:张介宾说:伸者,伸其四体,邪动于经也。欠,呵欠也,阴阳争引而然。

张志聪说:伸欠,引伸而呵欠也。

丹波元简说:按《曲礼》:"侍坐于君子,君子欠伸,撰杖屦,视日早莫。"郑注:"以君子有倦意也。"《前翼泰传》:"体病则欠伸动于貌。"此论疟之形状,专指寒疟。

⑤寒栗鼓颔:王冰说:栗,谓战栗。鼓,谓振动。

张介宾说:鼓者,振悚之谓。

颔,参阅《素问》第三十二《刺热篇》第三段"两颔痛"句下集解。

⑥其道:马莳说:道,犹路也。据下文有"其道远",则此道当以路训之。

⑦阴阳上下交争,虚实更作,阴阳相移也:王冰说:阳气者下行极而上,阴气者上行极而下,故曰阴阳上下交争也。阳虚则外寒,阴虚则内热,阳盛则外热,阴盛则内寒,由此寒去热生,则虚实更作,阴阳之气相移易也。

马莳说:阳病者上行极而下,阴病者下行极而上,是阴阳之上下交争也。阳入之阴则阳虚而阴实,阴出之阳则阳实而阴虚,是阴阳之虚实更作也。或上或下,或出或入,皆阴阳之相移也。

张志聪说:邪正阴阳之气,上下出入,故交争于上下也。病并于阴则阴实而阳虚,并于阳则阳实而阴虚,是虚实更作,阴阳寒热相移也。

⑧阳并于阴:吴崑说:并,一也。言阳尽入于阴也。

张琦说:阳并于阴,阴出之阳也。阳为阴并,故阳虚而恶寒。

⑨则阴实而阳虚:高世栻说:相移者,相并之义。如阳气相移而并于阴,则阴实而阳虚。须知阴气相移而并于阳,则阳实而阴虚。不言者,省文也。

⑩阳明虚:马莳说:足阳明胃经之脉。

⑪巨阳虚:马莳说:足太阳膀胱经之脉。

⑫三阳俱虚则阴气胜:张介宾说:三阳者,兼阳明、少阳而言。

喜多村直宽说:疟本为少阳之病,故不别言少阳,非有缺文也。

⑬阴气胜则骨寒而痛:张介宾说:阴胜则阳气不行,血脉凝滞,故骨寒而痛。《终始篇》曰:"病痛者,阴也。"

⑭此荣气之所舍也:吴崑说:荣气,阴气也。舍,谓居也。

张介宾说:藏于皮肤之内、肠胃之外,盖即经脉间耳。荣行脉中,故曰此荣气之所舍也。荣,管通用。

荣气是血液。参阅《素问》第四十三《痹论》第十一段经文和集解。

⑮汗空疏:《新校正》云:按全元起本作"汗出空疏"。《甲乙经》《太素》并同。

吴崑说:此字,指暑气言。

高世栻说:空、孔道。

⑯腠理开:高世栻说:暑热伤荣,则肌表不和,此令人汗孔疏而腠理开也。

腠理是皮肤的纹理。参阅《素问》第五《阴阳应象大论》第三段“清阳发腠理”句下集解。

⑰与卫气并居:马莳说:夫暑热伏于荣,而风寒居于卫,荣专在内,无自而发,卫行于外,二邪随之以出入焉。

吴崑说:夏伤于暑,阳邪也。秋气、水气,阴邪也。阴阳相薄,寒热相移,是以疟作。

张介宾说:暑邪内伏者,阴邪也。秋气、水气,亦阴气也。新邪与卫气并居,则内合伏暑,故阴阳相薄而疟作矣。

卫气,参阅《素问》第四十三《痹论》第十一段经文和集解。

⑱卫气者,昼日行于阳,夜行于阴:《灵枢》第十八《营卫生会篇》:卫气行于阴二十五度,行于阳二十五度,分为昼夜。

《灵枢》第二十八《口问篇》:卫气昼日行于阳,夜半则行于阴。

《灵枢》第七十一《邪客篇》:卫气者,出其悍气之慓疾,而先行于四末分肉皮肤之间而不休者也,昼日行于阳,夜行于阴。

《灵枢》第七十六《卫气行篇》:故卫气之行,一日一夜五十周于身,昼日行于阳二十五周,夜行于阴二十五周。

⑲此气:滑寿说:此气指疟。(《读素问钞·病能篇》)

喜多村直宽说:此篇曰此,曰此气,曰其气,皆指疟言也。

⑳内外相薄:丹波元坚说:《太素》无此四字。《病源》亦无此句。顾无者为胜。

伯坚按:此段见巢氏《诸病源候论》卷十一痎疟候条;又见《黄帝内经太素》卷二十五《疟解篇》;都没有“内外相薄”一句。今据丹波元坚说,依《巢氏病源》和《太素》删去此四字。

㉑日作:杨上善说:邪舍营气之中,令人汗出,开其腠理,因得秋气,复藏皮肤之内,与卫气居,卫昼行于阳,夜行于阴,邪气与卫俱行,以日日而作也。

马莳说:卫气者,昼行于足手六阳经二十五度,此邪气者得阳而外出,疟之所以发也;夜行于足手六阴经二十五度,此邪气者得阴而内入,疟之所以蓄也。内外相薄,随卫而行,是以一日一作也。

张介宾说:风寒自表而入,则与卫气并居,故必随卫气以为出入。卫气一日一周,是以新感之疟亦一日一作。然则日作之疟,邪在卫耳,其气浅,故其治亦易。

高世栻说:夫卫气者,昼日行于阳二十五周,夜行于阴二十五周。疟之发也,必卫气应乃作。此卫气得日阳而外出,得夜阴而内薄,内外相薄,遇邪则发,是以日作。

丹波元简说:按此气,滑、马为疟邪之气,高为卫气,未知孰是。得阳之阳,得阴之阴,马不解释,高则为日阳夜阴之义。果然,则疟疾宜无夜发者,此可疑焉。

张琦说:得卫气之行则外发,故病作。气过则仍内薄,故不作。卫气一日周于阴阳,故日作。

帝曰:其间日①而作者,何也?

岐伯曰:其间日发者,由邪气内薄于五藏,横连募原也②。其道远,其气深,其行迟,不能与卫气俱行,不得皆出,故间日乃作也③。其气之舍深,内薄于阴,阳气独发,阴邪内著,阴与阳争不得出,是以间日而作也④。

【本段提纲】 马莳说:此言疟之所以间日而作也。

伯坚按:《灵枢》第七十九《岁露论》说:"至其内搏于五藏,横连募原,其道远,其气深,其行迟,不能日作,故次日乃稽积而作焉。"

【集解】

①间日:王冰说:间日,谓隔日。

②横连募原也:杨上善说:膜原,五藏皆有膜原,其邪气内著五藏之中,横连五藏膜原之输,不能与卫气日夜俱行阴阳,隔日一至,故间日作也。

王冰说:募原,谓鬲募之原系。

《新校正》云:按全元起本,"募"作"膜"。《太素》、巢元方并同。《举痛论》亦作"膜原"。

丹波元简说:按《举痛论》、及全本、《太素》《巢源》,作"膜原"。《举痛论》王注云:"膜,谓鬲间之膜。原,谓鬲肓之原。"义未太明。此云:"鬲募之原系",乃觉胜于彼注。盖膜本取义于帷募之幕。膜间薄皮遮隔浊气者,犹幕之在上,故谓之幕,因从肉作膜。其作募者,幕之讹尔。《太阴阳明论》:"脾与胃以膜相连尔",《太素》"膜"作"募",知此募幕互误。当与《举痛论》"小肠膜原"《注》参看。

丹波元坚说:先教谕别有《募原考》,附刊在所著《医滕》后,学者当参看。横连二字,诸家无解。盖膈募横遮,故邪之客亦横连其位也。又按《尧典》:"光被四表",《汉书》作"横被四表"。《载东原文集》有说曰:"《乐记》:'钟声铿铿以立号,号以立横,横以立武。'郑注曰:'横,充也,谓气作充满也。'《祭义》曰:'溥之而横乎四海。'《孔子闲居》曰:'以横于天下。'注曰:'横,充也。'"据此,横连之横,恐亦充满之义,存考。

伯坚按:丹波元简的《募原考》,附录在他所著的《医滕》后面,全文很长。他历举了马莳、张介宾、张志聪、高世栻、吴又可、高鼓峰、王子僖、蒋示吉、刘奎诸人对于募原的解释,末了做一个总结说:"按考以上诸说,曰为皮里膜外,曰为鬲肓之原,曰为募穴原穴,曰为腠理,曰为膏膜,曰为冲脉,曰为胸中支膜之原野,其不一定如此。然因《疟论》所言而揆之,其地即在形层之内,藏府之外,侠脊之界。吴又可谓之半表半里者似是,但其言未清晰,是可惜耳。"

募原,参阅《素问》第三十九《举痛论》第二段"寒气客于小肠膜原之间"句下集解。

③故间日乃作也:高世栻说:此段旧本在"故作日益早也"之下,今改正于此。

丹波元简说:"其间日发者"云云以下四十四字,高移前,为"帝曰其间日而作者何也"之答语,置"其气之舍"云云之上,云:"此段旧本在'故作日益早'之下,今改正于此。"简按此一节乃前节答语,其为错简明矣。今从高注改定。

伯坚按:今从高世栻、丹波元简说,将此四十四字从后面第三段"故作日益早也"下移置此处。

④是以间日而作也:杨上善说:其邪气因卫入内,内薄于阴,共阳交争,不得日日与卫外出之阳,故间日而作也。

王冰说:不与卫气相逢会,故隔日发也。

张介宾说:其气之舍深,则邪居荣气之间,连乎藏矣。荣为阴,卫为阳。阳气独发者,其行本速。阴邪内著者,其行则迟。一迟一速,相拒而争,则阴邪不得与卫气俱出,故间日而作也。

帝曰:善。其作日晏与其日早者,何气使然?

岐伯曰:邪气客于风府①,循膂而下②。卫气一日一夜大会于风府,其明日日下一节③,故其作也晏,此先客于脊背也④。每至于风府则腠理开,腠理开则邪气入,邪气入则病作,以此日作稍益晏也⑤。其出于风府,日下一节,二十五日下至骶骨[6]，二十六日入于脊内[7]，注于伏膂之脉[8]。其气上行，九日出于缺盆[9]之中，其气日高，故作日益早也[10]。其间日发者，由邪气内薄于五藏，横连募原也，其道远，其气深，其行迟，不能与卫气俱行，不得皆出，故间日乃作也[11]。

【本段提纲】 马莳说：此承第一节言，疟发有日迟者，以其邪之入者日下；而其后渐至于早者，以其邪之出者日高也。此当与《灵枢·岁露篇》首节参看。但此曰二十五日者，连风府之项骨三椎而言；彼曰二十一日者，除项骨言自大椎而始也；故二十六日与二十二日亦不同。

伯坚按：《灵枢》第七十九《岁露论》说："黄帝问于岐伯曰：'《经》言夏日伤暑，秋病疟，疟之发以时，其故何也？'岐伯对曰：'邪客于风府，病循膂而下，卫气一日一夜常大会于风府，其明日日下一节，故其日作晏，此其先客于脊背也。故每至于风府则腠理开，腠理开则邪气入，邪气入则病作，此所以日作尚晏也。卫气之行风府，日下一节，二十一日下至尾底，二十二日入脊内，注于伏冲之脉。其行九日，出于缺盆之中，其气上行，故其病稍益。'"

【集解】

①风府：王冰说：风府，穴名，在项上入发际同身寸之二寸大筋内宛宛中也。

丹波元简说：按王注《热论》云："风府，入发际同身寸之一寸。"此云"二寸"。考《甲乙》《千金》等，作"二寸"者误。

风府，参阅《素问》第三十一《热论》第一段"其脉连于风府"句下集解。

②循膂而下：王冰说：膂，谓脊两傍。

马莳说：脊两傍为膂。

张介宾说：膂，吕同。脊骨曰吕，象形也。一曰夹脊两傍之肉曰膂。下者，下行至尾骶也。

沈彤《释骨》：项大椎之下二十一节，通曰脊骨，曰脊椎，曰膂骨，曰中胎。其以上七节曰背骨者，则第八节以下乃曰膂骨。（《骨度篇》云："项发以下至背骨。"又云："膂骨以下至尾骶。"彤按此篇文体，凡骨名相承说者，下皆同上。知膂本背字，传写致讹。篇内又云："上七节至于膂骨"，则上七节皆背骨，而膂骨自八节以下明矣。又《说文》训吕为脊骨，训背为脊，而训脊则兼背吕，亦一脊而分上背下吕之证。）

丹波元简说：按《说文》："吕，脊骨也。"《广雅》："膂，肉也。"张前说本于《说文》，张后说及王、马注：原于《广雅》。据"循膂而下"语，其为脊骨者于义为当。

③其明日日下一节：张介宾说：所谓日下者，惟邪气耳。卫气周环，岂有日下之理。但气至而会，其病乃作，则邪气卫气均为日下一节矣。

④此先客于脊背也：马莳说：风寒等邪，初客于风府，即督脉经穴也，自项脊循膂下行，卫气一日一夜则五十度已毕，而明旦复出于足太阳膀胱经之睛明穴，上至于项，转行后项，大会于督脉之风府穴。大凡人之项骨有三椎，而三椎以下乃是大椎，以下至尾骶骨有二十一节，共为二十四节。其明日日下一节，故其作也晏矣，盖此邪先客于脊背也。（伯坚按：《灵枢》第七十六《卫气行篇》说："故卫气之行，一日一夜五十周于身，昼日行于阳二十五周，夜行于阴二十五周，周于五藏，是故平旦阴尽，阳气出于目，目张则气上行于头，循项下足太阳，循背下至小指之端。"）

高世栻说：邪气客于风府，经气不足，则循膂而下。卫气一日一夜常大会于风府，卫气之行，其明日日下一节，周时至于风府，不与邪遇，必循膂而下乃遇，故其作也晏。此从风府而下，乃邪气之先客于脊背也。

⑤以此日作稍益晏也：高世栻说：申明邪气之所以客于风府者，以卫气每至于风府则腠理开，腠理开则邪气入，邪气入则疟病作，邪气循膂而下，以此日作稍益晏也。益者，渐次之谓。

⑥骶骨:沈彤《释骨》:项大椎之下二十一节,末节曰尻骨,曰骶骨,曰脊骶,曰尾骶,亦曰骶,曰尾屈,曰橛骨,曰穷骨。

丹波元简说:《岁露篇》作“尾底”。简按知是“骶”即“底”,会意。

⑦二十六日入于脊内:《新校正》云:按全元起本,“二十五日”作“二十一日”,“二十六日”作“二十二日”。《甲乙经》《太素》并同。

⑧伏膂之脉:《新校正》云:“伏膂之脉”,《甲乙经》作“太冲之脉”,巢元方作“伏冲”。

张介宾说:项骨三节,脊骨二十一节,共二十四节。邪气自风府日下一节,故于二十五日下至尾骶。复自后而前,故于二十六日入于脊内,以注伏膂之脉。按《岁露篇》曰:“入脊内注于伏冲之脉。”盖冲脉之循背者,伏行脊膂之间,故又曰伏膂也。

丹波元简说:“伏膂之脉”,《岁露篇》《病源》,作“伏冲”;《甲乙》作“太冲”。简按《天真论》:“太冲之脉盛”,《甲乙》《太素》作“伏冲”。知是太冲、伏冲、伏膂,皆一脉耳。膂,即吕,脊骨。

顾观光说:太冲、伏膂,文异义同。《水热穴论》云:“踝上各一行、行六者,此肾脉之下行也,名曰太冲。”《阴阳离合论》云:“圣人南面而立,前曰广明,后曰太冲。太冲之地,名曰少阴。”是肾脉本有太冲之名矣。

田晋蕃说:《灵枢·岁露篇》,“膂”作“冲”。晋蕃按:膂,膂骨也。膂属背。《释名》:“背,倍也,在后称也。”《阴阳离合论》云:“前曰广明,后曰太冲。”故伏膂亦谓之太冲。伏为太之异文,详《上古天真论篇》。

⑨缺盆:丹波元简说:按缺盆,非阳明胃经之缺盆。《骨度篇》云:“结喉以下,至缺盆中,长四寸。缺盆以下,至髑骬,长九寸。”《骨空论》云:“治其喉中央在缺盆中者。”《本输篇》云:“缺盆之中,任脉也,名曰天突。”俱非胃经之缺盆,乃指任脉天突穴而言耳。

伯坚按:缺盆这一名词在《黄帝内经》中有两个意义。一个意义是指缺盆穴。《甲乙经》卷三说:“缺盆,一名天盖,在肩上横骨陷者中。”《素问》第五十二《刺禁论》说:“刺缺盆,中内陷,气泄,令人喘、咳逆。”就是指的这一缺盆穴。这是属于足阳明胃经的一个孔穴,是一个双穴。另一个意义是一个部位的名称,是指天突穴所在的部位而言,天突穴所在的部位也叫作缺盆。即《骨度篇》《骨空论》《本输篇》所说的缺盆。《甲乙经》卷三说:“天突,一名玉户,在颈结喉下二寸中央宛宛中,阴维任脉之会。”这是属于任脉的一个孔穴,是一个单穴。据丹波元简说,此处所说的缺盆,系指天突穴而言。

⑩其气上行,九日出于缺盆之中,其气日高,故作日益早也:张介宾说:邪在伏膂之脉,循脊而上,无关节之窒,故九日而出缺盆,其气日高,则自阴就阳,其邪日退,故作渐早也。

伯坚按:原本此下有“其间日发者由邪气内薄于五藏横连募原也其道远其气深其行迟不能与卫气俱行不得皆出故间日乃作也”凡四十四字。据高世栻、丹波元简说,移至本篇第二段“岐伯曰”下。详见前。

⑪其间日发者,由邪气内薄于五藏,横连募原也,其道远,其气深,其行迟,不能与卫气俱行,不得皆出,故间日乃作也:伯坚按:此四十四字原在本段,今据高世栻、丹波元简说(说见前),移置本篇第二段。

帝曰:夫子言卫气每至于风府,腠理乃发,发则邪气入,入则病作。今卫气日下一节,其气之发也不当风府,其日作者奈何①?

岐伯曰:此邪气客于头项循膂而下者也,故虚实不同,邪中异所,则不得当其风府也。故邪中于头项者，气至头项而病；中于背者，气至背而病；中于腰脊者，气至腰脊而病；中于手足者，气至手足而病。卫气之所在。与邪气相合，则病作。故[2]风无常府，卫气之所发[3]，必开其腠理，邪气之所舍[4]，则其府也[5]。

【本段提纲】 吴崑说：论风无常府，邪之所舍则其府也。

伯坚按：《灵枢》第七十九《岁露论》说："黄帝曰：'卫气每至于风府，腠理乃发，发则邪入焉。其卫气日下一节则不当风府，奈何？'岐伯曰：'风府无常，卫气之所应必开其腠理，气之所舍节则其府也。'"

【集解】

①其日作者奈何：张介宾说：上文云："邪气客于风府而与卫气日下一节"，是卫气之与风府日相远矣，又何所会而病日作也，故致疑为问。

②此邪气客于头项循膂而下者也，故虚实不同，邪中异所，则不得当其风府也。故邪中于头项者，气至头项而病；中于背者，气至背而病；中于腰脊者，气至腰脊而病；中于手足者，气至手足而病。卫气之所在。与邪气相合，则病作。故：《新校正》云：按全元起本及《甲乙经》《太素》自"此邪气客于头项"，至下"则病作故"，八十八字并无。

丹波元简说：以下八十八字，《外台》有。此疑古注文。

喜多村直宽说：此以下至"则病作故"八十八字，《太素》所无，疑是王氏补文。盖帝以不当风府为问，而伯以风无常府答之，似文义顺承。

伯坚按：本段见《甲乙经》卷七《阴阳相移发三疟》第五；又见《黄帝内经太素》卷二十五《疟解篇》；都没有这八十八字。今据丹波元简、喜多村直宽说，依《甲乙经》《太素》删去此八十八字。

③卫气之所发：丹波元简说：《灵枢》《病源》，"发"作"应"。简按下文云："卫气应乃作"，"发"当作"应"。

④邪气之所舍：原文作"邪气之所合"。

丹波元简说：《灵枢》《病源》，"合"作"舍"，是。

丹波元坚说：《太素》，"合"作"舍"。按此与《灵枢》《病源》合。

伯坚按：《灵枢》第七十九《岁露论》，作"气之所舍节则其府也"。此段见巢氏《诸病源候论》卷十一《疟病候条》，作"气之所舍则其病作"。又见《黄帝内经太素》卷二十五《疟解篇》，作"气之所舍即其府高已。"今据丹波元简说，依《灵枢》《巢氏病源》《太素》校改。

⑤则其府也：马莳说：府者，凡物之所聚，皆可言府也。

吴崑说：上文邪客风府之论，似乎拘泥。至此，其论风无常府，邪之所舍则其府也，始为活泼无弊。

张介宾说：府者所以聚物，故凡风之所居，即为风府。卫气之至，与邪相舍则腠理开，开则邪复入之，故无论乎上下左右皆可中邪，凡邪所中之处亦皆可称为风府，故曰风无常府也。

帝曰：善。夫风之与疟也相似同类，而风独常在，疟得有时而休者，何也[1]？

岐伯曰：风气留其处，故常在。疟气随经络，沉以内薄[2]，故卫气应乃作[3]。

【本段提纲】 马莳说：此言风证无时而休，疟证有时而休，皆各有其由也。

伯坚按：《灵枢》第七十九《岁露论》说："黄帝曰：'善。夫风之与疟也，相与同类，而风常在，而疟特以时休，何也？'岐伯曰：'风气留其处，疟气随经络，沉以内搏，故卫气应乃作也。'"

【集解】

①夫风之与疟也相似同类，而风独常在，疟得有时而休者，何也：马莳说：此节曰风，乃本经

《风论》之风。

吴崑说：风，外受风邪也。受风病作则无休时，疟则有时而休，何同类而病异也。

张志聪说：夫痎疟皆生于风，然病风者常在其处，病疟者休作有时，故帝有此问。

高世栻说：风则善行数变，疟则寒热更移，相似同类，而风伤经脉，风独常在，疟之发也，得有时而休，其故何也？

②内薄：吴崑说：内薄，内侵也。

③故卫气应乃作：吴崑说：应，相值也。

张介宾说：风气留其处，着而不移者也。疟气随经络，流变不一者也。沉以内薄，言其深也，即上文薄于五藏横连募原之谓，故必因卫气之应而作也。

帝曰：疟先寒而后热者何也？

岐伯曰：夏伤于大暑，其汗大出，腠理开发，因遇夏气凄沧[①]之小寒[②]，藏于腠理皮肤之中，秋伤于风，则病成矣[③]。夫寒者，阴气也。风者，阳气也。先伤于寒而后伤于风，故先寒而后热也[④]。病以时作，名曰寒疟[⑤]。

帝曰：先热而后寒者何也？

岐伯曰：此先伤于风而后伤于寒，故先热而后寒也[⑥]。亦以时作，名曰温疟[⑦]。其但热而不寒者，阴气先绝，阳气独发，则少气[⑧]、烦冤[⑨]、手足热而欲呕，名曰瘅疟[⑩]。

【本段提纲】 马莳说：此言疟有寒疟、温疟、瘅疟之殊也。

【集解】

①凄沧：丹波元简说：《灵·师传篇》云："寒无凄沧，暑无出汗。"

喜多村直宽说：《诗·绿衣》："凄其风兮。"毛《传》："凄，寒风也。"《列子·汤问》："沧沧凉凉。"注："沧，寒也。"《气交变大论》王注："凄沧，寒薄也。"

②因遇夏气凄沧之小寒：原文作"因遇夏气凄沧之水寒。"

《新校正》云：按《甲乙经》《太素》，"水寒"作"小寒迫之"。

马莳说："水寒"当作"小寒。"

张介宾说：凄沧之水寒，谓浴水乘凉之类也。

伯坚按：此段见《甲乙经》卷七《阴阳相移发三疟》第五，作"因遇风夏气凄沧之水寒迫之"，仍作"水寒"，与《新校正》所见本不同。又见《黄帝内经太素》卷二十五《三疟篇》，作"因遇夏凄沧之小寒寒迫之"。今据马莳说，依《太素》校改。

③藏于腠理皮肤之中，秋伤于风，则病成矣：张介宾说：因暑受寒则腠理闭，汗不出，寒邪先伏于皮肤之中，得清秋之气而风袭于外，则病发矣。

丹波元简说：《生气通天论》云："夏伤于暑，秋为痎疟。"《金匮真言论》云："秋善病风疟。"《阴阳应象大论》云："夏伤于暑，秋必痎疟。"（《灵枢·论疾诊尺篇》同）《周礼·疾医职》："秋时有疟寒疾。"《左传》定四年荀寅云："水潦方降，疾疟方起。"

④故先寒而后热也：张介宾说：先受阴邪，后受阳邪，故先寒后热。人之患疟者多属此证。

⑤寒疟：丹波元简说：按上文云："疟之始发也，先起于毫毛，伸欠乃作，寒栗鼓颔，腰脊俱痛，寒去则内外皆热。"此乃疟之正证也。李云："温疟、瘅疟，皆非真疟也。"知是寒疟，特真疟耳。

⑥故先热而后寒也：张介宾说：先受阳邪，后受阴邪，故先热后寒。

⑦温疟：马莳说：据后第十三节，以冬中于风而发于春者为温疟，则温疟非夏感于暑而发于秋者比也，故今秋时之疟惟先寒而后热者最多，要知温疟原非秋时有也。

喜多村直宽说：据遇大暑语，温疟亦似发于夏时，盖其用力而大汗出，则或发于春也。

⑧少气：气息微弱也。参阅《素问》第四十九《脉解》第三段"所谓胸痛少气者"句下集解。

⑨烦冤：丹波元简说："烦冤"，《千金》作"烦闷"。

烦冤，烦闷也。参阅《素问》第五《阴阳应象大论》第十七段"以烦冤腹满死"句下集解。

⑩瘅疟：王冰说：瘅，热也，极热为之也。

张介宾说：瘅，热也。阳邪独亢，故但热不寒，而烦冤少气，表里俱病，故手足热而欲呕，以热邪及于胃也。

丹波元简说：《圣济总录》云："单阳为瘅。"《万氏育婴家秘》云："经中只言瘅，俗称为疸。"瘅者，单也，谓单阳而无阴也。简按瘅为单阳之义，在瘅疟则可，至脾瘅、胆瘅、消瘅及瘅成为消中等，则不通焉。王《注》为热，最为明确。盖瘅乃燀之从疒者。燀，《说文》："炊也"；《广韵》："火起貌"。《国语·周语》："火无炎燀。"瘅之为热，其在于此耶？《金匮》温疟，主白虎加桂枝汤，即本节瘅疟，当并考。

喜多村直宽说：《仓公传》："风瘅客脬。"《正义》："瘅，旱也。"

帝曰：夫《经》言："有余者泻之，不足者补之①。"今热为有余，寒为不足，夫疟者之寒，汤火不能温也，及其热、冰水不能寒也，此皆有余不足之类，当此之时，良工不能止，必须其自衰乃刺之，其故何也？愿闻其说。

岐伯曰：《经》言②："无刺熇熇之热③，无刺浑浑之脉④，无刺漉漉之汗⑤。"故为其病逆，未可治也⑥。夫疟之始发也，阳气并于阴，当是之时，阳虚而阴盛，外无气⑦，故先寒栗也。阴气逆极则复出之阳，阳与阴复并于外，则阴虚而阳实，故先热而渴。夫疟气者，并于阳则阳胜，并于阴则阴胜，阴胜则寒，阳胜则热。疟者，风寒之气不常也，病极则复⑧。至病之发也，如火之热，如风雨不可当也⑨。故《经》言曰⑩："方其盛时必毁⑪，因其衰也，事必大昌"，此之谓也⑫。夫疟之未发也，阴未并阳，阳未并阴，因而调之，真气得安，邪气乃亡。故工不能治其已发，为其气逆也⑬。

【本段提纲】 马莳说：此详言疟疾未发之时，阴阳未并，邪气未盛，故当乘此而治之也。

【集解】

①有余者泻之，不足者补之：《素问》第二十四《血气形志篇》：然后泻有余，补不足。

《素问》第六十二《调经论》：余闻《刺法》言："有余泻之。不足补之。"

《灵枢》第五《根结篇》：故曰，"有余者泻之，不足者补之"，此之谓也。

补泻，参阅《素问》第二十七《离合真邪论》第二段提纲附表。

②《经》言：丹波元简说：出《灵枢·逆顺篇》第五十五篇。下同。

顾观光说：据《灵枢·逆顺篇》所引，则三句系《刺法》文。

伯坚按：《灵枢》第五十五《逆顺篇》说："《刺法》曰：'无刺熇熇之热。无刺漉漉之汗。无刺浑浑之脉。无刺病与脉相逆者。'"

③熇熇之热：王冰说：熇熇，盛热也。

《新校正》云：按全元起本及《太素》，"热"作"气"。

丹波元坚说：先兄曰："《易·家人》九三：'家人嗃嗃。'郑玄曰：'嗃嗃，苦热之意。'《释文》：

‘刘表《章句》作熇熇。’”

喜多村直宽说:《诗·大雅》:“多将熇熇。”《传》:“熇熇然,炽盛也。”疏:“熇熇是气热之盛,故为气盛也。”

田晋蕃说:林《校》曰:“全元起本及《太素》,‘热’作‘气’。”晋蕃按《说文》:“熇,火热也。”言熇不必重言热,作“气”是。

④浑浑之脉:王冰说:浑浑,言无端绪也。

马莳说:无刺浑浑之脉,脉以邪盛而乱也。

张介宾说:浑浑之脉,阴阳虚实未定也。不得其真,恐有所误,故未可刺。

丹波元简说:按浑浑,与《脉要精微论》浑浑同义,谓脉盛也。《七发》注:“浑浑,波相随貌。”

喜多村直宽说:荀子《富国篇》:“浑浑如泉源。”注:“浑浑,水流貌。”

⑤漉漉之汗:王冰说:漉漉,言汗大出也。

田晋蕃说:《灵枢·逆顺篇》:“无刺浑浑之脉,无刺漉漉之汗”,二句互易。晋蕃按:《素》《灵》所引同出一经,而二句上下互易者,古人传经多由口授,不尽出于缣素也。

⑥故为其病逆,未可治也:张介宾说:于此三者而刺之,是逆其病气也。

⑦外无气:吴崑说:外无气,谓卫气并入于阴而表虚也。

⑧病极则复:王冰说:复,谓复旧也。言其气发至极,还复如旧。

《新校正》云:按《甲乙经》作“疟者风寒之暴气不常,病极则复至”。全元起本及《太素》作“疟风寒气也,不常,病极则复至”。至字连上句,与王氏之意异。

顾观光说:以后文“极则阴阳俱衰”证之,当从王注。

田晋蕃说:按全元起本今不可见。钞《太素》及《甲乙经》则俱无注文隔绝,若何断句,无从知之。后文谓“极则故病得休”,此谓“病极则复”,以彼证此,当从王注,顾氏校勘之言是。

王先慎《韩非子集解·显学》:“夫婴儿不剔首则腹痛。先慎曰:腹乃复字之讹”。《素问·疟论》:“病极则复。”复与複通。《说文》:“複,重也。”今皆以复为之。(伯坚按:玄应《一切经音义》卷六引《说文》:“复,往来也。谓往来复重也。”复字本义已明,不必再引複字。)

⑨如火之热,如风雨不可当也:喜多村直宽说:《杨氏直指方》:“大抵疟之初得,三数日间,如火燎原,不可向迩,波涛汹涌,未易回澜。当俟其稍定而图之,《经》所谓其盛者可得衰而已。”

⑩故《经》言曰:伯坚按:《灵枢》第五十五《逆顺篇》说:“故曰:方其盛也,勿敢毁伤。刺其已衰,事必大昌。”

⑪方其盛时必毁:顾观光说:此句疑有脱误。《灵枢·逆顺篇》云:“方其盛也,勿敢毁伤。”

田晋蕃说:此文与《灵枢》文俱引古经之言,古人引经不规规于文字之间,读者勿以辞害意。

⑫“方其盛时必毁,因其衰也,事必大昌,”此之谓也:马莳说:方其盛时而刺之则毁害真气,因其衰时而刺之则事必昌平,此正无刺热盛、脉乱、汗多者之谓也。按后人用药,必当在疟气未发之前,方为有效,不但用针为然,若疟发而用药,则寒药助寒,热药助热,反无益而增其病势矣。此义当与《灵枢·逆顺篇》参看。

⑬为其气逆也:丹波元简说:按上文云病逆,此云气逆,其义则一也。

帝曰:善。攻之奈何?早晏何如?

岐伯曰:疟之且发也,阴阳之且移也,必从四末始也①。阳已伤,阴从之②。故先其时,坚束其处,令邪气不得入,阴气不得出,审候见之在孙络盛坚而血者皆取之[③]，此直往[④]而未得并者也[⑤]。

【本段提纲】 马莳说：此承上文而言，疟疾未发之时，当有治之之法也。

【集解】

①必从四末始也：马莳说：四末者，手足之指也。四支为十二经井荥俞经合之所行，故阴阳相移必从此始。

张介宾说：阴阳且移，必从四末始者，以十二经井原之气皆本于四支也。故凡疟之将发，则四支先有寒意，此即其候。

②阳已伤，阴从之：马莳说：如手大指属手太阴肺经，次指属手阳明大肠经，肺经行于大肠，一阳一阴，为之表里，故阳已为邪所行而伤，阴必从之而行。

高世栻说：如病在阳，而阳已伤，则阴从之而亦伤。

张琦说：四支属脾，疟必由脾虚，故寒从四末起。四支，诸阳之本，阴之并阳从此始也。

③审候见之在孙络盛坚而血者皆取之：王冰说：言牢缚四支，令气各在其处，则邪所居处必自见之，既见之则刺出其血尔。

张介宾说：治之者，当于先时未发之顷，坚束其处，谓四关之上也，使邪气不得流行，乃察其孙络之坚盛者皆取之，今北方多行此法，砭出其血谓之放寒，其义即此。

张志聪说：当先其未发之时，坚束其四支，令邪在此经者不得入于彼经，彼经之经气不得出而并于此经，审其证而候其脉，见其孙络盛坚而血者皆取而去之。

丹波元简说：按《千金》，作“故气未并，先其时一食顷，用细左索坚束其手足十指，令邪气不得入，阴气不得出，过时乃解”，此亦一法。

④此直往：原文作“此真往而未得并者也”。

《新校正》云：按《甲乙经》，“真往”作“其往”，《太素》作“直往”。

丹波元简说：《太素》作“直往”，似是。

伯坚按：此段见《黄帝内经太素》卷二十五《三疟篇》，作“此直往而取，未得并者也”。今据丹波元简说，依《太素》校改。

⑤而未得并者也：马莳说：此则真气自往而邪未得并。

张志聪说：此阴阳真气往来和平而未得交并者也。

帝曰：疟不发，其应何如[①]？

岐伯曰：疟气者，必更盛，更虚[②]。当气之所在也，病在阳则热而脉躁，在阴则寒而脉静[③]。极则阴阳俱衰，卫气相离，故病得休[④]。卫气集则复病也[⑤]。

【本段提纲】 马莳说：此言疟未发时之所验，以卫气离而病得休也。

【集解】

①疟不发，其应何如：马莳说：应者，验也。

张介宾说：疟不发，谓其未作时也。

②疟气者，必更盛，更虚：马莳说：伯言疟气之发，必更盛更虚，阳入之阴则阴盛而阳虚，阴出之阳则阳盛而阴虚。

③当气之所在也，病在阳则热而脉躁，在阴则寒而脉静：马莳说：当疟气之所在，在阳经盛则身热而脉躁，在阴经盛则身寒而脉静。

张志聪说：言疟气者有阴阳更并之盛虚，皆当气之所在也。

伯坚按：马莳以"当气之所在也"属下文，张志聪以"当气之所在也"属上文，今依马莳属下文断句。

④卫气相离，故病得休：张介宾说：疟之或在阴或在阳，阴阳盛极，气必俱衰，故与卫气相离而病得休止。

⑤卫气集则复病也：吴崑说：休之日许，则卫气复集，正不胜邪，故病复。

张介宾说：及卫气再至，则邪正分争，病复作矣。

帝曰：时有间二日或至数日发，或渴或不渴，其故何也？

岐伯曰：其间日者，邪气与卫气客于六府，而有时相失不能相得，故休数日乃作也①。疟者，阴阳更胜也，或甚或不甚，故或渴或不渴②。

【本段提纲】 马莳说：此言疟有间二日而发，有数日而发，有发时必渴，有发时不渴，皆各有其由也。按本经分明言疟之间三日间数日者，以邪气与卫气不相值。《格致余论》，朱丹溪谓三日一发，阴分受病也，作于子午卯酉日为少阴疟，作于寅申巳亥日为厥阴疟，作于辰戌丑未日为太阴疟。夫以子午属少阴者，彼见五运六气之子午年属少阴、君火司天，则当以卯酉阳明燥金为在泉，隧指之曰少阴。厥阴、太阴亦然。牵合附会，殊非经旨。

【集解】

①其间日者，邪气与卫气客于六府，而有时相失不能相得，故休数日乃作也：吴崑说：人之营卫之气，昼行阳分二十五度，夜行阴分二十五度，一日一夜五十度周于身，邪气在分肉之间，与之相遇则病。如邪气客于六府，不得相遇，谓之相失。相失则休数日乃作也。

张介宾说：客，犹言会也。邪在六府，则气远会稀，故或间二日或休数日乃作也。

张志聪说：六府者，谓六府之募原也。六府之募原者，连于肠胃之脂膜也。相失者，不与卫气相连也。盖六府之募原，其道更远，气有所不到，故有时相失不能相得，其邪故或间二日或数日乃作也。

丹波元简说：按考上文，并无客于六府之说，疑是风府之讹。

张琦说：句有错误，篇中并无邪客六府之义。

②疟者，阴阳更胜也，或甚或不甚，故或渴或不渴：吴崑说：阳甚则渴。阴甚阳不甚则不渴。

高世栻说：疟者，乃阴阳之气更相胜也。或阳热之气过甚，则渴。或阳热之气不甚，则不渴也。

帝曰：《论》言："夏伤于暑，秋必病疟①。"今疟不必应者，何也②？

岐伯曰：此应四时者也③。其病异形者，反四时也④。其以秋病者，寒甚。以冬病者，寒不甚。以春病者，恶风。以夏病者，多汗。

【本段提纲】 马莳说：此言疟有四时发者，其证不同，不止于秋时之病疟也。

【集解】

①夏伤于暑，秋必病疟：《新校正》云：按《生气通天论》并《阴阳应象大论》二论俱云："夏伤于暑，秋必痎疟。"

②今疟不必应者，何也：马莳说：《生气通天论》《阴阳应象大论》皆言："夏伤于暑，秋必痎疟"，则疟必以秋而发也，而今不必应于秋者，何也？

③此应四时者也：张介宾说：夏伤于暑，秋必痎疟，此应四时者也。

④反四时也：吴崑说：反四时，谓春时应暖而反大凉，夏时应热而反大寒，秋时应凉而反大温，冬时应寒而反大热，疟病异形，职由此也。

张介宾说：其于春夏冬而病疟者，则病形多异，正以四时之气，寒热各有相反，皆能为疟也。

帝曰：夫病温疟与寒疟而皆安舍？舍于何藏①？

岐伯曰：温疟者，得之冬，中于风寒②，气藏于骨髓之中，至春则阳气大发，邪气不能自出，因遇大暑，脑髓烁③，肌肉消，腠理④发泄，或有所用力，邪气与汗皆出⑤。此病藏于肾，其气先从内出之于外也⑥。如是者，阴虚而阳盛，阳盛则热矣⑦。衰则气复反入，入则阳虚，阳虚则寒矣⑧。故先热而后寒，名曰温疟⑨。

【本段提纲】 马莳说：此详温疟之义也。

【集解】

①夫病温疟与寒疟而皆安舍？舍于何藏：王冰说：安，何也。舍，居止也。藏，谓五神藏也。

②风寒：张介宾说：风虽阳邪，其气则寒，故风寒可以并言。

③烁：《文选》枚乘《七发》："煇烁热暑。"李善注："烁，亦热也。"

④腠理：腠理是皮肤的文理。参阅《素问》第五《阴阳应象大论》第三段"清阳发腠理"句下集解。

⑤或有所用力，邪气与汗皆出：高世栻说：温疟者得之冬，中于风寒，邪气藏于骨髓之中，至春则阳气大发，邪在骨髓，气行经脉，故邪气不能自出，至夏则遇大暑，暑热上炎则脑髓烁，著行肌肉则肌肉消，暑开腠理则腠理发泄，或有所力，劳其形体，则骨髓之邪气与汗皆出而为疟。

⑥此病藏于肾，其气先从内出之于外也：张介宾说：肾应冬，其主骨髓，故冬中风寒而不即病者，则邪气藏于骨髓之中，或遇春温，或遇大暑，随触而发，故自内达外而为病也。

高世栻说：此病邪藏于肾，其气先从内之骨髓，而出于肌肉腠理之外也。

⑦阴虚而阳盛，阳盛则热矣：张介宾说：自阴出阳，则阴虚阳实也。

⑧阳虚则寒矣：张介宾说：阳极而衰，故复入于阴分。

⑨温疟：张介宾说：按此以冬中于寒而发为温疟，即伤寒之属，故《伤寒论》有温疟一证，盖本诸此。

帝曰：瘅疟何如？

岐伯曰：瘅疟者，肺素有热①，气盛于身，厥逆上冲，中气实而不外泄，因有所用力，腠理开，风寒舍于皮肤之内、分肉之间而发，发则阳气盛，阳气盛而不衰则病矣②。其气不及于阴③，故但热而不寒④。气内藏于心而外舍于分肉之间，令人消烁脱肉⑤，故命曰瘅疟⑥。

帝曰：善。

【本段提纲】 马莳说：此详言瘅疟之义也。

【集解】

①肺素有热：张介宾说：肺素有热者，阳盛气实之人也。

②气盛于身，厥逆上冲，中气实而不外泄，因有所用力，腠理开，风寒舍于皮肤之内、分肉之间而发，发则阳气盛，阳气盛而不衰则病矣：高世栻说：瘅疟者，其人肺素有热，肺主气，肺热则气盛于身，肺气不能外出于皮毛，则于厥逆上冲。上冲者，中气实而不能外泄也。肺热而实，因有所用力，劳其形体则腠理开，腠理在皮肤之内、分肉之间，因其开也，风寒复舍于皮肤之内、分肉之间，而发为疟病。

③不及于阴：《新校正》云：按全元起本及《太素》，作"不反之阴"。巢元方作"不及之阴"。

④但热而不寒:张介宾说:邪中于外,亦但在阳分而不及于阴,则但热不寒也。

⑤消烁脱肉:喜多村直宽说:《太素》,"烁"作"铄"。宽按:消烁、消铄通用。《史·邹阳传》:"众口铄金,积毁销骨也。"《金匮·疟病篇》亦作"铄"。

田晋蕃说:按《说文》:"脱,消肉臞也。"段氏《玉裁》曰:"消肉之臞,臞之甚者也。今俗语谓瘦太甚者曰脱形,言其形线如解蜕也。"此脱之古义,与经之言瘅疟正合,盖谓热邪消烁之甚,至于脱肉也。《金匮要略·疟病篇》《巢氏病源》十一,"脱"并作"肌"。作"肌肉"者,涉上文温疟之"肌肉消"而误。钞《太素·三疟篇》《甲乙经》七、《千金方》十、《外台秘要》五,正作"消烁脱肉"。

消烁,参阅《素问》第三《生气通天论》第五段"形弱而气烁"和第五十《刺要论》第八段"髓伤则销铄"句下集解。

⑥瘅疟:马莳说:此热气者,内藏于心肺而外舍于分肉,令人消烁肌肉,病命曰瘅疟。由此观之,则瘅疟之所舍者,肺与心耳。

李中梓说:肺素有热,气藏于心,即此二语,火来乘金,阴虚阳亢,明是不足之证,挟外邪而然,故温疟、瘅疟者,皆非真疟也。(《内经知要·病能篇》)

《疟论第三十五》今译

黄帝问说:凡疟疾都是由于风所致。它的发作和休止都有一定的时间,这是什么原因呢?

岐伯说:疟疾刚发的时候,首先全身毫毛竖起,伸着懒腰,打着呵欠,随即发寒战,牙齿振动,腰脊都痛。寒退则里外都发热,头痛如同打破了头一样,口干,想喝冷水。

黄帝说:这是什么原因,我希望知道它。

岐伯说:这是由于阴气上升、阳气下降的时候,阴阳交争,于是彼此移动位置,而发生时虚时实的现象所致。阳气并到阴气里面去,则阴气实而阳气虚。如果阳明经(足阳明胃经)虚了,则发生冷战和牙齿振动的症状。如果太阳经(足太阳膀胱经)虚了,则发生腰、背、头、颈各部皆痛的症状。如果三阳经(足阳明胃经、足太阳膀胱经、足少阳胆经)都虚了,则阴气胜了,所以有骨节寒冷而痛的症状。这一病的寒冷是由内部生出来的,所以内部外部都感觉寒冷。阳气盛则外部发热,阴气虚则内部发热,外部内部都发热,则发生气喘、口干、想喝冷水的症状。这都是在夏季伤了暑邪气,热气很盛,藏在皮肤的里面、肠胃的外面,这些地方是荣气(血液)居留的地方,于是使人汗孔张开,皮肤敞放。到了秋季,出汗的时候遇着风(邪气),或者在洗澡时水气(邪气)停留在皮肤里面,和卫气一道。卫气在日中行于阳分,在夜间行于阴分,这些邪气得了阳气(卫气)则外出,得了阴气则内侵,所以就每天发作(外出)一次。

黄帝说:疟疾有间一天发作一次的,这是什么原因呢?

岐伯说:间一天发作一次的疟疾,是由于邪气内侵五脏,连及脏腑的系膜,它侵入的道路较远,侵入的地区较深,侵入的步伐较慢,不能和卫气一同出入,所以要间一天才发作一次。邪气侵入很深,迫近阴分,在阳气(卫气)出来的时候,邪气停留在内,不能随着阳气(卫气)一同出来,所以间一天才发作一次。

黄帝说:好。疟疾发作的时间,每天有早有迟,这是什么原因呢?

岐伯说:邪气停留在风府穴,是沿着背脊两旁往下走的。(邪气不能单独行走,只能随着卫气一同行走。)卫气流行全身,每一昼夜在风府穴和邪气聚会一次,每到风府穴的时候则必皮肤敞开(汗孔张开),皮肤敞开则邪气侵入,邪气侵入则疟疾发作。邪气随着卫气行走,每天只行走一节脊椎,就是照着脊椎推下一节,每天推下一节,一直推到第二十五天达到尾骶骨为止。因为这时候的邪气是每天推下一节的,一天比一天降下一点,所以疟疾的发作时间也就一天比一天迟一点。到了第二十六天,邪气进入脊内,沿着冲脉上行,(由于沿途没有什么阻碍)第九天就可达到缺盆(天突穴)①,因为这时候的邪气是向上走的,一天比一天高一点,所以疟疾的发作时间也就一天比一天早一点。

黄帝说:你说卫气到了风府穴,则皮肤敞开,于是邪气侵入,病乃发作。现在邪气随着卫气每天推下一节,并不一定在风府穴上,为什么也每天发作呢?

岐伯说:风本没有一定的府(聚集的处所),只要卫气已经敞开了皮肤(张开了汗孔),凡是有邪气侵入停留的地方即是它的府。

黄帝说:好。风病和疟疾是同类的病,它们的症状很相似,但风病的症状则经常存在,而疟疾的症状则时有休止,这是什么原因呢?

岐伯说:风邪停留在一定的地方,所以症状经常存在。疟疾则随着经络行走,深入内部,要遇着卫气才能发作,所以有时休止。

黄帝说:疟疾有先发冷然后发热的,这是什么原因呢?

岐伯说:在夏季受了大暑,出了大汗,皮肤敞开(汗孔张开),遇着微寒,寒气藏在皮肤里面,到了秋季又伤了风,就成为疟疾了。寒是阴气,风是阳气,先伤寒而后伤风,所以先发冷而后发热。这种病按着一定的时候发作,病名叫作寒疟。

黄帝说:疟疾有先发热而后发冷的,这是什么原因呢?

岐伯说:这是由于先伤风而后伤寒,所以先发热而后发冷。这种病也是按着一定的时候发作,病名叫作温疟。有一种疟疾,只发热而不发冷,这是由于阴气先绝,阳气独盛所致,有气息微弱、烦闷、手足发热、想呕的症状,这种病叫作瘅疟。

黄帝说:古《经》上说:“有余的应当泻,不足的应当补。”发热是有余,发冷是不足,疟疾的发冷虽近汤火也不能使他温暖,发热则虽近冰水也不能使他寒凉,这都是有余不足,在这个时候,良医也无法止住它,必须待至病势衰退才能针刺,这是什么原因呢?我希望知道它。

岐伯说:古《经》上说:“热势太盛的不可针刺,脉象太盛的不可针刺,汗出如洗的不可针刺。”所以在逆着病势的时候是不可用针刺的。疟疾刚开始发作的时候,阳气并入阴气里面,当这个时候,阳气虚而阴气盛实,外面没有阳气,所以先发寒战。阴气逆到极点,则又出到阳分来,于是阴气并入阳气里面,当这个时候,阴气虚而阳气实,所以先发热而口干。疟疾的邪气,和阳气相并则阳气胜,阳气胜了则发热;和阴气相并则阴气胜,阴气胜了则发冷。风寒之气变化无常,病每到了极点则仍恢复旧状(寒极则热,热极则寒)。疟疾发作的时候,如同火一样热,来势猛烈如同风雨一样不可当。所以古《经》上说:“当着它极盛的时候去治疗必定无效,当着它衰退的时候去治疗必定有大效”,就是这个道理。在疟疾还未发作的时候,阴气还没有和阳气相并,阳气也还没有和阴气相并,趁着这个时候来调和它们,使真气得以安宁,就可以将邪气消灭了。所以医师治疗疟疾,不可在已经发作的时候来治疗,就是因为这是逆着病势的原故。

黄帝说:好。如何来治疗它呢?应当在什么时候呢?

岐伯说:疟疾将要发作的时候,也就是阴气和阳气将要移动位置的时候,一定先从四肢开始。阳气已经受了伤,于是阴气随即跟着来充满这个地方(阳并于阴)。应当在还没有发作的时候,紧紧缠束着针刺部位的附近,使邪气不得进去,阴气不得出来,选择这个部位的小血管盛满坚实而血多的,用针刺放出血来,这就正是阴气和阳气还未合并的时候。

黄帝说:疟疾在休止的时候是怎样的呢?

岐伯说:疟疾是时盛时衰的。看病在什么地方,如果病在阳分则发热而脉搏躁盛,如果病在阴分则发冷而脉搏平静。病到了极点则阴阳都衰,于是卫气和邪气离开,所以病势休止。如果卫气再来,则病势重复发作。

黄帝说:疟疾有间两天或者几天才发作一次,有口干的也有口不干的,这是什么原因呢?

岐伯说:间几天才发作的疟疾,是由于邪气和卫气停留在六腑里面,有时彼此没有聚会得着,所以休止几天才再发作。疟疾是由于阴气和阳气轮流盛衰所致,阳气过甚的则口干,阳气不过甚的则口不干。

黄帝说:古《论》里面说:"夏季为暑所伤害,到了秋季就会成为疟疾。"现在的疟疾却不一定在秋季发生,这是什么原因呢?

岐伯说:在秋季发生疟疾,这是合乎时令的。在其他各季发生疟疾,这是不合乎时令的。秋季发生的疟疾,发冷得很厉害。冬季发生的疟疾,发冷得不厉害。春季发生的疟疾,厌恶风。夏季发生的疟疾,汗多。

黄帝说:温疟和寒疟是哪一脏的病呢?

岐伯说:温疟是在冬季伤了风寒,邪气藏在骨髓里面,到春季阳气发生的时候,邪气不能自己出来,到了夏季遇着大暑,脑髓干枯,肌肉消瘦,皮肤出汗,或者用了力,于是邪气随着汗一道出来。这个病是藏在肾里面的,邪气是从内部出到外部来的。像这样,则阴气虚而阳气盛,阳气盛就发热。及至阳气衰则又回到阴分,则阳气虚而阴气盛,阳气虚就发冷。像这种疟疾,先发热而后发冷的,病名叫作温疟。

黄帝说:瘅疟怎样呢?

岐伯说:瘅疟是由于肺平素有热(阳盛气实),全身的气很盛,肺气充实不能外泄,于是向上逆冲,偶而用了力,皮肤敞开(汗孔张开),风寒侵入皮肤里面的肌肉中间而成为瘅疟。这时阳气很盛,阳气盛而不衰则病就发作了。邪气只在阳分而没有侵入阴分,所以只发热而不发冷。邪气在内部是藏在心里面的,在外部则停留在肌肉中间,使人肌肉消瘦,所以叫作瘅疟。

黄帝说:好。

①缺盆(天突穴):缺盆在《黄帝内经》中有两种不同的意义。一种是穴的名称,叫作缺盆穴。一种是部位的名称,也叫作缺盆,是天突穴所在的地点。据丹波元简的解释,此处的缺盆应当作缺盆的部位解。天突穴在喉结下面六点六厘米的陷中。它是任脉的一个孔穴。它是单穴。

刺疟篇第三十六①

①刺疟篇第三十六:《新校正》云:按全元起本在第六卷。

伯坚按:本篇第十七段、第十八段、第十九段凡三段据《新校正》说,全元起本在第四卷中,王氏移续于此。(见本篇第十九段"过之则失时也"句下集解。)本篇和《甲乙经》《黄帝内经太素》《类经》三书的篇目对照,列表于下:

素问	甲乙经	黄帝内经太素	类经
刺疟篇第三十六	卷七——阴阳相移发三疟第五	卷二十五——十二疟篇 卷三十——刺疟节度篇	卷十六——诸经疟刺(疾病类五十)

【释题】 本篇专讲使用针刺治疗疟疾的方法,所以叫作《刺疟篇》。

【提要】 本篇内容可以分为三节。第一节将疟疾按足三阴三阳的经脉分类,讲每一类疟疾的症状和针刺的治疗法。第二节将疟疾按肺、心、肝、脾、肾、胃各脏腑分类,讲每一类疟疾的症状和针刺的治疗法。第三节讲某些什么症状就应当针刺什么地方,和关于针刺疗法应当注意的问题,主要在疟疾发作之前来使用针刺。本篇说:"凡治疟,先发如食顷,乃可以治。过之,则失时也。"前篇《疟论》说:"夫疟之未发也,阴未并阳,阳未并阴,因而调之,真气得安,邪气乃亡,故工不能治其已发,为其气逆也。"这都是同一原则的。

足太阳之疟,令人腰痛,头重,寒从背起;先寒后热,熇熇①暍暍然②;热止,汗出难已③。刺郄中出血④。

【本段提纲】 马莳说:此言膀胱经之疟证而有刺之之法也。

【集解】

①熇熇:王冰说:熇熇,甚热状。

②暍暍然:王冰说:暍暍,亦热盛也。

马莳说:张仲景以暑证为暍,而此云暍暍然者,其热似暑证之热也。

陆懋修说:《说文》:"暍,伤暑也。"《广雅·释诂》:"暍,暖也。"《淮南子·人间训》:"武王荫暍人于樾下。"注:"武王哀暍人之热,故荫之于樾下。"

③热止,汗出难已:《新校正》云:按全元起本并《甲乙经》《太素》、巢元方并作"先寒后热渴,渴止汗出",与此文异。

张介宾说:汗不易收,故曰难已。

④刺郄中出血:王冰说:太阳之郄,是谓金门。金门在足外踝下,一名曰关梁、阳维所别属也;刺可入同身寸之三分;若灸者,可灸三壮。《黄帝中诰图经》云:"委中主之。"则古法以委中为郄中也。委中在腘中央约文中动脉,足太阳脉之所入也;刺可入同身寸之五分,留七呼;若灸者,可灸三壮。

《新校正》云:详刺"郄中",《甲乙经》作"腘中"。今王氏两注之,当以"腘中"为正。

吴崑说:郄中,腘中也,太阳经脉所过。太阳多血,故出血。

丹波元简说:郄,按与隙同。

郄,参阅《素问》第二十一《藏气法时论》第十段"刺郄中血者"句下集解。

足少阳之疟,令人身体解㑊①;寒不甚,热不甚②;恶见人,见人,心惕惕③然;热多,汗出甚。刺足少阳④。

【本段提纲】 马莳说:此言胆疟之证而有刺之之法也。

【集解】

①身体解㑊:王冰说:身体解㑊,次如下句。

张介宾说:解,懈也。㑊,迹也。身体解㑊,谓不耐烦劳、形迹困倦也。按解㑊之义,王氏即以寒不甚热不甚为解,然细详之,若有不然。观其既云身体解㑊,复云寒热不甚分明,各有所谓,意本不同。观《刺要论》曰:"髓伤则销铄胻酸,体解㑊然不去矣",是岂非举动解倦之谓乎?及考㑊字不收于韵,若音为亦,殊无意味,当从迹韵,庶乎为妥。

丹波元简说:按张辨驳王注,固是。然以亦为迹,则属臆解。详义见于《平人气象论》。

解㑊,困倦难名之状。参阅《素问》第十八《平人气象论》第十四段"谓之解㑊安卧"句下集解。

②寒不甚,热不甚:张介宾说:寒不甚热不甚者,病在半表半里也。

③惕惕:惧也。参阅《素问》第十六《诊要经终论》第四段"惕惕然如人将捕之"句下集解。

④刺足少阳:杨上善说:可取足少阳风池、丘虚等穴也。

王冰说:侠溪主之。侠溪在足小指、次指歧骨间,本节前陷者中,少阳之荣;刺可入同身寸之三分,留三呼;若灸者,可灸三壮。

马莳说:当刺足少阳本经穴耳。

丹波元简说:吴云:"于少阳经穴刺之也。"马、高同。张、志仍王注。

足阳明之疟,令人先寒洒淅①,洒淅寒甚,久乃热;热去,汗出;喜见日月光、火气,乃快然②。刺足阳明跗上③。

【本段提纲】 马莳说:此言胃疟之症而有刺之之法也。

【集解】

①洒淅:吴崑说:洒淅,寒栗也。

高世栻说:《经脉论》云:"足阳明是动,则病洒洒振寒。"故足阳明之疟令人先寒洒淅。

洒淅,参阅《素问》第三十二《刺热篇》第四段"先洒淅然厥起毫毛"句下集解。

②喜见日月光、火气,乃快然:马莳说:《阳明脉解篇》谓:"阳明之脉病,恶人与火",盖阳明多气多血,热邪盛则恶人与火,而今反喜之者,乃胃气之虚故也。

张介宾说:《经脉篇》曰:"阳明病至,则恶人与火。"今反喜见日月光及得火气乃快然者何也?盖阳明受阳邪,胃之实也,故恶热;阳明受阴邪,胃之虚也,故喜暖耳。

③刺足阳明跗上:杨上善说:足跗上,足阳明脉行也。

王冰说:冲阳穴也。在足跗上同身寸之五寸骨间动脉上,去陷谷同身寸之三寸,阳明之原;刺可入同身寸之三分,留十呼;若灸者,可灸三壮。

足太阴之疟,令人不乐,好太息;不嗜食;多寒热,汗出。病至则善呕,呕已乃衰,即取之①。

【本段提纲】 马莳说:此言脾疟之证而有刺之之法也。

【集解】

①即取之:王冰说:待病衰去即而取之,其言衰即取之井俞及公孙也。公孙右足大指本节后同身寸之一寸,太阴络也;刺可入同身寸之四分,留七呼;若灸者,可灸三壮。

丹波元简说:《甲乙》,此下有"足太阴"三字。依上文例,当有此三字。

喜多村直宽说:骊恕公曰:"据《甲乙》,当补'足太阴'三字。"

足少阴之疟,令人呕吐甚;多寒热,热多寒少①;欲闭户牖而处②。其病难已③。

【本段提纲】 马莳说:此言肾疟之证也。

【集解】

①热多寒少:《新校正》云:按《甲乙经》云:"呕吐甚,多寒少热。"

②欲闭户牖而处:张介宾说:肾病则阴虚,阴虚故热多寒少。病在阴者喜静,故欲闭户牖而处。

③其病难已：王冰说：胃阳明脉病欲独闭户牖而处，今谓胃土病证反见肾水之中，土刑于水，故其病难已也。大钟、太溪悉主之。大钟在足内踝后街中，少阴络也；刺可入同身寸之二分，留七呼；若灸者，可灸三壮。太溪在足内踝后跟骨上动脉陷者中，少阴俞也；刺可入同身寸之三分，留七呼；若灸者，可灸三壮。

《新校正》云：按《甲乙经》云："其病难已，取太溪。"又按大钟穴，《甲乙经》作"跟后冲中"。《刺腰痛篇》注作"跟后街中动脉"。《水穴注》云："在内踝后"。此注云："内踝后街中"。诸注不同，当以《甲乙》为正。

张介宾说：肾为至阴之藏，而邪居之，故病深难已。

丹波元简说：《甲乙》，此下有"取太溪"三字。依上文例，当有此三字。

足厥阴之疟，令人腰痛；少腹[1]满；小便不利如癃状[2]，非癃也，数便[3]；意恐惧[4]；气不足；腹中悒悒[5]。刺足厥阴[6]。

【本段提纲】 马莳说：此言肝疟之证而有治之之法也。

【集解】

①少腹：少腹即小腹。参阅《素问》第二十二《藏气法时论》第九段"引少腹"句下集解。

②小便不利如癃状：杨上善说：非癃淋也，小便不利如淋也。

王冰说：癃，谓不得小便也。

癃，参阅《素问》第二十三《宣明五气篇》第二段"膀胱不利为癃"句下集解。

③数便：马莳说：数欲小便之意耳。

丹波元简说：《巢源》作"数小便"。

④意恐惧：吴崑说：意恐惧，肝不足也。盖肝有余则怒，不足则恐，故承之曰气不足。

⑤悒悒：王冰说：悒悒，不畅之貌。

丹波元简说：《说文》："悒，不安也。"

⑥刺足厥阴：杨上善说：可刺足厥阴五输、中封等穴也。

王冰说：太冲主之。在足大指本节后同身寸之二寸陷者中，厥阴俞也；刺可入同身寸之三分，留十呼；若灸者，可灸三壮。

汪昂说：按伤寒言是经而不及手经，本篇论疟亦言足而不及手经，岂疟邪亦传足不传手乎，抑足经可以该手经也。篇后言府疟，仅胃府而不及他府，又岂以胃为六府之长乎？（《素问灵枢类纂约注·病机》第三）

肺疟者，令人心寒，寒甚热，热间善惊如有所见者。刺手太阴、阳明[1]。

【本段提纲】 杨上善说：以上言经病为疟。以下言藏病疟。

马莳说：上文言足之六经已尽矣，而此下五节又以肺、心、肝、脾、肾言之，其肝、脾、肾已为上文足三阴之疟，而后又重言其详耳。此节言肺疟之证而有治之之法也。

【集解】

①刺手太阴、阳明：杨上善说：宜取肺之藏府表里之脉也。

王冰说：列缺主之。列缺在手腕后同身寸之一寸半，手太阴络也；刺可入同身寸之三分，留三呼；若灸者，可灸五壮。阳明穴，合谷主之。合谷在手大指、次指歧骨间，手阳明脉之所过也；刺可入同身寸之三分，留六呼；若灸者，可灸三壮。

马莳说：当刺手太阴肺经与手阳明大肠经耳。（伯坚按：手太阴肺经和手阳明大肠经是表里，见《素问》第二十三《血气形志篇》。）

心疟者，令人烦心甚，欲得清水，反寒多，不甚热①。刺手少阴②。

【本段提纲】 马莳说：此言心疟之证而有治之之法也。

【集解】

①令人烦心甚，欲得清水，反寒多，不甚热：马莳说：烦心者，心热则烦且甚，故欲得水以救之。惟其热甚，则反寒多，盖热极生寒也。寒既久，则火少衰，所以不甚热也。

②刺手少阴：杨上善说：疗在手少阴少海之穴也。

王冰说：神门主之。神门在掌后锐骨之端陷者中，手少阴俞也；刺可入同身寸之三分，留七呼；若灸者，可灸三壮。

肝疟者，令人色苍苍然①，太息②其状若死者。刺足厥阴，见血③。

【本段提纲】 马莳说：此又言肝疟之证而有刺之之法也。

【集解】

①肝疟者，令人色苍苍然：杨上善说：肝疟病甚则正色见，故苍苍然也。苍，青也。

②太息：丹波元简说：《甲乙》无"太息"二字。据下文"如死者"三字，必剩文。

伯坚按：此段见《甲乙经》卷七《阴阳相移发三疟》第五，没有"太息"二字。今据丹波元简说，依《甲乙经》删去此二字。

③刺足厥阴，见血：杨上善说：可取肝之经络，见血得愈也。

王冰说：中封主之。中封在足内踝前同身寸之一寸半陷者中，仰足而取之，伸足乃得之，足厥阴经也。刺出血，止。常刺者，可入同身寸之四分，留七呼；若灸者，可灸三壮。

脾疟者，令人寒①，腹中痛，热则肠中鸣，鸣已汗出。刺足太阴②。

【本段提纲】 马莳说：此又言脾疟之证而有刺之之法也。

【集解】

①令人寒：顾观光说：《圣济总录》，"寒"下有"则"字，与下句一例。

②刺足太阴：杨上善说：可取脾之经脉大都、公孙、商丘等穴也。

王冰说：商丘主之。商丘在足内踝下微前陷者中，足太阴经也；刺可入同身寸之三分，留七呼；若灸者，可灸三壮。

肾疟者，令人洒洒①然，腰脊痛，宛转大便难②，目眴眴然③，手足寒。刺足太阳、少阴④。

【本段提纲】 马莳说：此又言肾疟之证而有刺之之法也。

【集解】

①洒洒：吴崑说：洒洒，恶寒貌。

洒洒，参阅《素问》第三十二《刺热篇》第四段"先洒淅然厥起毫毛"句下集解。

②宛转大便难：吴崑说：宛，似也。转，付送也。言似乎传送大便难出也。

高世栻说：《灵枢·五邪篇》云："邪在肾，则骨痛、阴痹、大便难。"

丹波元简说：宛，屈也。转，运也。此状大便难也。

③目眴眴然：张介宾说：眴眴然，眩动貌，目视不明，水之亏也。眴，音眩。

丹波元简说：详见《五藏生成篇》。（伯坚按：参阅《素问》第十《五藏生成篇》第十一段"徇蒙招尤"句下集解。）

④刺足太阳、少阴：杨上善说：取此肾之藏府二脉也。

王冰说：大钟主之。取如前足少阴疟中法。

马莳说：当刺足太阳膀胱经与足少阴肾经之穴耳。（伯坚按：足太阳膀胱经和足少阴肾经是表里，见《素问》第二十三《血气形志篇》。）

张介宾说：刺足太阳、少阴之表里。

胃疟者①，令人且病也②，善饥而不能食，食而支满腹大。刺足阳明、太阴横脉出血③。

【本段提纲】 马莳说：此言胃疟之证而有刺之之法也。上文言"足阳明之病。令人先寒洒淅，寒甚久乃热，热去汗出，喜见日月光火气，乃快然"，然在经而不在府也。六府止又以胃疟重言者，盖胃为六府之长也。

【集解】

①胃疟者：杨上善说：胃受饮食，饮食非理，致有寒热，故胃有疟也。

丹波元坚说：按《千金方》曰："五藏并有疟候，六府则无，独胃府有之。"《三因方》曰："病者寒热善饥而不能食，食已支满，腹急疞痛，病以日行，名曰胃疟。六府无疟，惟胃有者，盖饮食饥饱所伤胃气而成，世谓之食疟，或因诸疟饮食不节，变为此证。"《景岳全书》曰："《三因》所云胃疟，既云饮食，则明是内伤。且凡先因于疟而后滞于食者有之，未有不因外邪而单有食疟者也。"

②且病也：《新校正》云：按《太素》"且病"作"疸病"。

马莳说：且，将也，将病之时。

③刺足阳明、太阴横脉出血：王冰说：厉兑、解溪、三里主之。厉兑在足大指、次指之端，去爪甲如韭叶，阳明井也；刺可入同身寸之一分，留一呼；若灸者，可灸一壮。解溪在冲阳后同身寸之三寸半腕上陷者中，阳明经也；刺可入同身寸之五分，留五呼；若灸者，可灸三壮。三里在膝下同身寸之三寸骺骨外廉两筋肉分间，阳明合也；刺可入同身寸之一寸，留七呼；若灸者，可灸三壮。然足阳明取此三穴，足太阴刺其横脉出血也。横脉，谓足内踝前斜过大脉，则太阴之经脉也。（《新校正》云：详解溪在冲阳后三寸半，按《甲乙经》一寸半，《气穴论注》二寸半。）

马莳说：当刺足阳明胃经、足太阴脾经之横脉出血耳。（伯坚按：足阳明胃经和足太阴脾经是表里，见《素问》第二十三《血气形志篇》。）

张介宾说：足太阴刺其横脉出血，谓足内踝前斜过大脉，则太阴之经，盖即商丘也。

高世栻说：横脉，络脉也，经直络横之意。

疟发，身方热①，刺跗上动脉②。开其空③，出其血，立寒。

【本段提纲】 马莳说：此言疟发将欲热者，当有刺之之法也。

张介宾说：此下言诸疟之刺法。

【集解】

①身方热：张介宾说：身方热者，谓于未发之前，热将作也。

②刺跗上动脉：杨上善说：刺足跗上动脉，动脉即冲脉，为五藏六府之海，故刺之以疗十二疟也。

王冰说：刺阳明之脉也。

马莳说：刺跗上之动脉，当是冲阳穴也。盖足阳明胃经者，乃五藏六府之长也，故取其穴以刺之。按《针灸聚英》，即冲阳穴，下载《刺禁论》云："刺足跗上大脉，血出不止，死"，则冲阳无疑也。

③开其空：杨上善说：开空者，摇大其穴。

高世栻说：空、孔同。摇针以开其穴孔，泻出其血，则身立寒。

疟方欲寒[1]，刺手阳明、太阴；足阳明、太阴[2]。

【本段提纲】 马莳说：此言疟发将欲寒者，当有刺之之法也。

【集解】

①疟方欲寒：张介宾说：疟方欲寒，寒之将发未发也。

②刺手阳明、太阴；足阳明、太阴：杨上善说：手阳明脉：商阳，三间，合谷，阳溪，偏历，温溜，五里等。足阳明：神庭，开明，天枢，解溪，冲阳，陷谷，厉兑等。手太阴：列缺，太泉，少商。足太阴：大都，公孙，商丘等穴。

王冰说：亦谓开穴而出其血也。当随井俞而刺之也。

伯坚按：手阳明大肠经和手太阴肺经是表里，足阳明胃经和足太阴脾经是表里，见《素问》第二十三《血气形志篇》。

疟，脉满、大、急[1]，刺背俞[2]，用中针[3]，傍五胠俞各一[4]，适肥瘦出其血也[5]。

【本段提纲】 马莳说：此言疟脉满大急者，当有刺之之法也。

【集解】

①脉满、大、急：张介宾说：满大急，阳邪之实也。

②刺背俞：王冰说：背俞，谓大杼。

吴崑说：背为诸阳之府，故刺背俞。

高世栻说：五藏之俞，皆在于背，故刺背俞。

③中针：高世栻说：中针，不大不小之针也。

④傍五胠俞各一：王冰说：五胠俞谓譩譆。

马莳说：用中针刺傍五胠俞，曰譩譆穴者，左右各一。譩譆去中行开三寸，自附分、魄户、膏肓、神堂，数至譩譆为第五，故曰五胠俞。去脊中左右各开三寸，正坐取之，以手重按，病人言譩譆应手。

张介宾说：背为诸阳所出，故当刺之，即五胠俞也。胠者，胁也。（丹波元简说：出于《广雅》。）一曰，旁开也。（丹波元简说：《庄子·胠箧篇》之胠。）《水热穴论》曰："五藏俞傍五，以泻五藏之热"，即此谓也。盖此五者，乃五藏俞傍之穴，以其傍开近胁，故曰傍五胠俞，即魄户、神堂、魂门、意舍、志室也，皆足太阳经穴。

高世栻说：五藏之俞，在背两行，两行之外，复有两行，所谓胠也。肺曰魄户。心曰神堂。肝曰魂门。脾曰意舍。肾曰志室。故用中针，傍五胠俞，各刺其一。

丹波元简说：张注明确，殆胜于王，然胠兼开义而释之，恐非，高注为是。

丹波元坚说：先兄曰："《玉机真藏论》次注：'胠，谓腋下胁也。'《说文》：'胠，亦下也。'"

胠，参阅《素问》第十《五藏生成篇》第十一段"支鬲胠胁"句下集解。

⑤适肥瘦出其血也：王冰说：瘦者浅刺，少出血。肥者深刺，多出血。

疟，脉小、实、急[1]，灸胫少阴[2]，刺指井[3]。

【本段提纲】 马莳说：此言脉有小实急者而有刺之之法也。

【集解】

①脉小、实、急：张介宾说：脉小实急，阴邪胜也。阴盛者生内寒，故当灸胫之少阴以散寒。

②灸胫少阴：王冰说：灸胫少阴，是谓复溜。复溜在内踝上同身寸之二寸陷者中，足少阴经也；刺可入同身寸之三分，留三呼；若灸者，可灸五壮。

马莳说：当灸足少阴肾经之胫，曰复溜穴。

张志聪说：艾名冰台，能于水中取火，能启陷气之阳，故当灸少阴胫下之太溪，以启经脉之生气。

丹波元简说：按志以少阴为太溪，与王异，未知孰是。

③刺指井：王冰说：刺指井，谓刺至阴。至阴在足小指外侧，去爪甲角如韭叶，足太阳井也；刺可入同身寸之一分，留五呼；若灸者，可灸三壮。

马莳说：刺足太阳膀胱经，即足小指之井穴至阴。盖足少阴之井在足心，名涌泉穴，故不曰指，今曰指井，则是足太阳膀胱之井穴，与肾为表里，故刺之耳。（伯坚按：足少阴肾经和足太阳膀胱经是表里，见《素问》第二十三《血气形志篇》。）

伯坚按：据《灵枢》第二《本输篇》的说法，五藏经脉的孔穴中，各有五个孔穴，分别叫作井、荥（又作荣）、腧（又作俞，或输。）经、合。六腑经脉孔穴中，各有六个孔穴，分别叫作井、荥、腧、原、经、合。马莳说：“凡经脉之所出者为井，所流者为荥，所注者为俞，所行者为经、所入者为合，如水之出于谷井，而流之，注之，经之，始有所合也。阳经则有原穴，遇俞穴并过之，故治原即所以治俞也。阴经只有俞穴，遇俞穴即代之，故治俞即所以治原也。”（见《灵枢》第二《本输篇》第二段集解。马莳对于井荥俞经合的解释是根据《灵枢》第一《九针十二原篇》和第二《本输篇》。）马莳又说：“谓之曰足者，正以其井荥俞原经合等穴自足而行。谓之曰手者，正以其井荥俞原经合等穴自手而行。此曰手曰足之辨也。”（见《灵枢》第二《本输篇》第十三段集解）这是说井荥等穴有分布在手部的，这种经脉就叫作手经；井荥等穴有分布在足部的，这种经脉就叫作足经。这解释了三阴三阳经脉为什么有手经足经分别的理由。现在根据《灵枢》第二《本输篇》的经文，将各经脉的井荥等孔穴的名称，列表于下。井荥等孔穴和五行的配合详见《难经·第六十四难》。

五藏经脉的井荥腧经合各穴一览表

五藏经脉	井（木）	荥（火）	腧（土）	经（金）	合（水）
手太阴肺经	少商—手大指端内侧也	鱼际—手鱼也	太渊—鱼后一寸，陷者中也	经渠—寸口中也	尺泽—肘中之动脉也
手少阴心经	中冲—手中指之端也	劳宫—掌中中指本节之内间也	大陵—掌后两骨之间方下者也	间使—两筋之间，三寸之中也	曲泽—肘内廉下，陷者之中也
足厥阴肝经	大敦—足大趾之端及三毛之中也	行间—足大趾间也	太冲—行间上二寸，陷者之中也	中封—内踝之前一寸半，陷者之中	典泉—辅骨之下，大筋之上也
足太阴脾经	隐白—足大趾之端内侧也	大都—本节之后，下陷者之中也	太白—腕骨之下也	商丘—内踝之下，陷者之中也	阴陵泉—辅骨之下，陷者之中也
足少阴肾经	涌泉—足心也	然谷—然骨之下者也	太溪—内踝之后，跟骨之上，陷中者也	复溜—上内踝二寸，动而不休	阴谷—辅骨之后，大筋之下，小筋之上者。按之应手

续表

六府经脉的井荥腧原经合各穴一览表						
六府经脉	井(金)	荥(水)	腧(木)	原	经(火)	合(土)
足太阳膀胱经	至阴—足小趾之端也	通谷—本节之前外侧也	束骨—本节之后陷者中也	京骨—足外侧大骨之下	昆仑—外踝之后,跟骨之上	委中—腘中央
足少阳胆经	窍阴—足小趾次趾之端也	侠溪—足小趾次趾之间也	临泣—上行一寸半陷者中也	丘墟—外踝之前,下陷者中也	阳辅—外踝之上,辅骨之前,及绝骨之端也	阳陵泉—膝外陷者中也
足阳明胃经	厉兑—足大趾内次中趾之端也	内庭—次趾外间也	陷谷—上中趾内间上行二寸陷者中也	冲阳—足跗上五寸陷者中也	解溪—上冲阳一寸半,陷者中也	下陵—膝下三寸,胻骨外三里也
手少阳三焦经	关冲—小指次指之端也	液门—小指次指之间也	中渚—本节之后,陷中者也	阳池—在腕上陷者之中也	支沟—上腕三寸,两骨之间,陷者中也	天井—肘外大骨之上,陷者中也
手太阳小肠经	少泽—小指之端也	前谷—手外廉本节前陷者中也	后溪—手外侧本节之后也	腕骨—手外侧腕骨之前	阳谷—锐骨之下,陷者中也	小海—肘内大骨之外,去端半寸,陷者中也
手阳明大肠经	商阳—大指次指之端也	二间—本节之前	三间—本节之后	合谷—大指歧骨之间	阳溪—两筋间陷者中也	曲池—肘外辅骨陷者中也

疟脉满大急,刺背俞,用五胠俞背俞各一,适行至于血也①。

【集解】

①疟脉满大急,刺背俞,用五胠俞背俞各一,适行至于血也:王冰说:谓调适肥瘦六度深浅,循《三备法》而行针,令至于血脉也。背俞谓大杼。五胠俞谓譩譆主之。

《新校正》云:详此条从"疟脉满大"至此注终,文注共五十五字,当从删削。经文与次前经文重复,王氏随而注之,别无义例,不若士安之精审不复出也。

顾观光说:今文注共五十七字

伯坚按:本篇见《甲乙经》卷七《阴阳相移发三疟》第五,没有这一段经文。今据《新校正》说,删去此经文二十二字。

疟,脉缓、大、虚①,便宜②用药,不宜用针③。

【本段提纲】 马莳说:此言疟脉缓大虚者,当用药而不用针也。

【集解】

①疟,脉缓、大、虚:高世栻说:疟脉缓大虚,承疟脉小实急而言,疟脉不急而缓,不小而大,不实而虚也。

②便宜:度会常珍说:古抄本、元椠本,无"宜"字。

田晋蕃说:《甲乙经》亦无"宜"字。

③不宜用针:张介宾说:针有泻而无补,故脉虚者不宜用针。《脉度篇》曰:"盛者泻之,虚者饮药以补之",即此之谓。

张志聪说：脉缓大虚，血气两虚也。《灵枢经》云："少气者，则阴阳俱不足，补阳则阴竭，泻阴则阳脱，如是者可将以甘药，不可饮以至剂。如此者弗灸。不已者因而泻之，则五藏气坏矣。"（伯坚按：此《灵枢》第九《终始篇》文。）

凡治疟，先发如食顷乃可以治，过之则失时也①。

【本段提纲】 马莳说：此言治疟贵在未发之前，其时候正如食顷，即可以治之也。

【集解】

①凡治疟，先发如食顷乃可以治，过之则失时也：《新校正》云：详从前"疟脉满大"至此，全元起本在第四卷中，王氏移续于此也。

马莳说：前篇曰："无刺熇熇之热，无刺浑浑之脉，无刺漉漉之汗，为其气逆未可治也。"又曰："自其盛时必毁，因其衰也，事必大昌。"又曰："疟之未发也，阳未并阴，阴未并阳，因而调之，真气得安，邪气乃亡。故工不能治其已发，为其气逆也。"皆言当治之于未发之先，而不可治之于已发之后耳。此则言治之于未发之先者，其时候止如一食之顷，或用针，或用药，即可以治之矣。若过此食顷而至于已发，则失时不可为矣。

诸疟而脉不见①，刺十指间出血，血去必已②。先视身之赤如小豆者尽取之③。

【本段段纲】 马莳说：此言诸疟之脉不见者，当有刺之之法也。

【集解】

①脉不见：张介宾说：脉不见者，邪盛气逆而脉伏也。

②刺十指间出血，血去必已：高世栻说：病不在脉，但当刺手十指间井穴出血，血去必已。

③先视身之赤如小豆者尽取之：高世栻说：更当先其未发之时，视身之皮肤赤点如小豆者，尽取而刺之。夫所出为井，皮肤主表，病不在脉，故如是以刺之。

十二疟者①，其发各不同时，察其病形以知其何脉之病也。先其发时如食顷而刺之，一刺则衰，二刺则知②，三刺则已。不已，刺舌下两脉出血。不已，刺郄中盛经出血③，又刺项已下侠脊者④，必已。舌下两脉者，廉泉也⑤。

【本段提纲】 马莳说：此言刺十二经之疟者，当曲尽刺之之法也。

【集解】

①十二疟者：张介宾说：十二疟者，如前之六经六藏也。

喜多村直宽说：按经文十二疟，谓足厥阴疟、肝疟、足阳明疟、胃疟、足太阴疟、脾疟、足少阴疟、肾疟、足太阳疟、足少阳疟、肺疟、心疟也。

②一刺则衰，二刺则知：张介宾说：一刺之，病气虽衰，犹未觉也，故必再刺始知其效。

喜多村直宽说：《腹中论》："一剂知，二剂已。"《方言》："知、愈也。南楚病愈者谓之差，或谓之知。知，通语也。"宽按《外台·素女经》："更生丸，七日知，十日愈；又茯苓散，二十日知，三十日病悉愈。"《千金·疗疮方》："一宿知，二宿差。"又《集验疗疮方》："三十日知，五十日愈。"又《深师·疗瘿方》："二十日知，三十日愈。"又《甲乙经·寒热瘰疬论》："一刺知，三刺而已。"又《集验疗五痔方》："五日知，二十日差，三十日愈。"宽按知、愈、差、已四字，皆病愈之义，而各有小差矣。

③刺郄中盛经出血：王冰说：郄中，则委中也。

张介宾说：即委中也，其穴在足太阳，故曰盛经。

张志聪说：盛经者，谓血气盛于此也。

郄中，参阅本篇第一段"刺郄中出血"句下集解。

④又刺项已下侠脊者：王冰说：侠脊者，谓大杼、风门热府穴也。大杼在项第一椎下两傍，相去各同身寸之一寸半陷者中；刺可入同身寸之三分，留七呼；若用灸者，可灸五壮。风门热府在第二椎下两傍，各同身寸之一寸半；刺可入同身寸之五分，留七呼；若灸者，可灸五壮。(《新校正》云：详大杼穴灸五壮，按《甲乙经》作"七壮"，《气穴论注》作"七壮"，《刺热论》及《热穴注》并作"五壮"。

侠，夹也。参阅《素问》第三十一《热论》第二段"其脉侠鼻"句下集解。

⑤舌下两脉者，廉泉也：杨上善说：刺舌下足少阴脉任脉廉泉之穴二刺。

王冰说：廉泉，穴名，在颔下结喉上舌本下，阴维任脉之会；刺可入同身寸之三分，留三呼；若灸者，可灸三壮。

丹波元简说：按诸家为任脉之廉泉，非也。任脉廉泉只一穴，不宜言两脉，此言足少阴廉泉也。《气府论》云："足少阴舌下各一。"王注："足少阴舌下二穴，在人迎前陷中动脉前，是曰舌本，左右二也。"《根结篇》云："少阴根于涌泉，结于廉泉。"可以互证。

顾观光说：云舌下二脉，则非舌本下之单穴矣。《气府论》注有足少阴舌下二穴，针灸书名《金津玉液》，意即经之所谓廉泉欤？《灵枢·热病篇》又以廉泉为单穴，盖《内经》不出一手，当分别观之。

刺疟者，必先问其病之所先发者先刺之。

先头痛及重者，先刺头上及两额两眉间出血①。

先项背痛者，先刺之②。

先腰脊痛者，先刺郄中出血③。

先手臂痛者，先刺手少阴、阳明、十指间④。

先足胫酸痛者，先刺足阳明、十指间出血⑤。

【本段提纲】 马莳说：此言凡刺疟者，必先问其病之所发者以先刺之也。

【集解】

①先刺头上及两额两眉间出血：王冰说：头上谓上星、百会；两额谓悬颅，两眉间谓攒竹等穴也。

张介宾说：上星、百会，督脉穴。悬颅，足少阳穴。攒竹，足太阳穴。

②先项背痛者，先刺之：王冰说：项，风池、风府主之。背，大杼、神道主之。

张介宾说：风府、神道，俱督脉穴。风池，足少阳穴。大杼，足太阳穴。

③先腰脊痛者，先刺郄中出血：马莳说：先腰脊痛者，先刺委中出血。

④先手臂痛者，先刺手少阴、阳明、十指间：《新校正》云：按别本作"手阴阳"。全本亦作"手阴阳"。

马莳说：先手臂痛者，先刺手少阴心经、手阳明大肠经及十指俱出其血，皆井穴也。

张介宾说：手少阴、阳明，皆以井穴为言。又刺十指间者，各随其所病之经也，亦取井穴。

张志聪说：手少阳、阳明之十指间者，谓十指间之少冲、商阳也。

⑤先足胫酸痛者，先刺足阳明、十指间出血：马莳说：先足胫酸痛者，先刺足阳明胃经及足十指间之井穴，以出其血。

张志聪说：足阳明十指间者，足十指间之厉兑也。

风疟①，疟发则汗出，恶风，刺三阳经背俞之血者②。

【本段提纲】 马莳说：此言刺风疟之法也。

【集解】

①风疟：高世栻说：风疟，因风病疟也。

风疟即是疟疾，参阅《素问》第三《生气通天论》第五段“发为风疟”句下集解。

②刺三阳经背俞之血者：杨上善说：风疟，候手足三阳经之背输，有疟，于穴处取之。

王冰说：三阳，太阳也。

张介宾说：三阳经背俞之穴，谓足太阳膀胱俞，足阳明胃俞，足少阳胆俞，皆足太阳经穴。

骱酸[①]痛甚，按之不可[②]，名曰胕髓病[③]。以镵针[④]针绝骨[⑤]出血[⑥]，立已。

【本段提纲】 马莳说：此言刺骱酸痛甚之法也。

【集解】

①骱酸：张介宾说：胻，胫骨也。

骱，参阅《素问》第二十二《藏气法时论》第十二段“尻阴股膝髀腨胻足皆痛”句下集解。

酸，参阅《素问》第五十《刺要论》第八段“胻酸”句下集解。

②按之不可：马莳说：不可按者，按之益痛也。

③名曰胕髓病：张介宾说：其邪深伏，故名曰胕髓病。

高世栻说：附髓病，“附”，旧本讹作“胕”，今改。按之不可，痛在骨也，髓藏于骨，故名曰附髓病。

④镵针：《灵枢》第一《九针十二原》篇：九针之名，各不同形。一曰镵针。镵针者，头大末锐，去泻阳气。

⑤绝骨：沈彤《释骨》：骱下端起骨曰踝，内曰内踝、外曰外踝。外踝上细而短附骱者，曰绝骨。

伯坚按：这即是腓骨。

⑥出血：王冰说：阳辅穴也。取如《气穴论》中府俞法

张介宾说：绝骨本名悬钟，足少阳经穴。

丹波元简说：按王以为阳辅，张以为悬钟。考《甲乙》，阳辅在足外踝上四寸，辅骨前，绝骨端，如前二分；悬钟在足踝上三寸。而按《经》中无悬钟穴，如阳辅则见《本输篇》，当从王注。《本输篇》云：“阳辅，外踝之上，辅骨之前，及绝骨之端也。”又考《四十五难》：“髓会绝骨。”今邪伏而附于髓，故针髓会之绝骨，以祛其邪也。

身体小痛[①]，刺至阴[②]诸阴之井[③]，无出血，间日一刺。

【本段提纲】 马莳说：此言刺身体小痛之法也。

【集解】

①身体小痛：高世栻说：身体小痛，不若骱瘦痛甚也。痛不在骨，在太阳之通体。

张志聪说：此言风疟之病，身体痛者。

②刺至阴：《新校正》云：按《甲乙经》无“至阴”二字。

丹波元简说：“刺至阴”三字衍，当依《甲乙》删之。

丹波元坚说：《太素》，“刺至阴”作“刺之”。杨曰：“五藏诸阴之井，起于木，宜取，勿出血也。”坚按此与《甲乙经》合。

伯坚按：此段见《甲乙经》卷七《阴阳相移发三疟》第五，作“身体小痛，刺诸阴之井，毋出血，间日一刺”；又见《黄帝内经太素》卷二十五《十二疟篇》，作“身体小痛，刺诸阴之井，毋出血，间日一刺”；都没有“至阴”二字。今据丹波元简说，依《甲乙经》《太素》删去此“至阴”二字。

③诸阴之井：王冰说：诸井皆在指端，足少阴井在足心宛宛中。

井，参阅本篇第十六段“刺指井”句下集解。

疟不渴，间日而作，刺足太阳①。渴而间日作，刺足少阳②。

【本段提纲】 马莳说：此言疟有间日而作者，即其渴不渴而当分经以刺之也。

伯坚按：《灵枢》第二十六《杂病篇》说：“疟不渴，间日而作，取足阳明。渴而日作，取手阳明。”

【集解】

①刺足太阳：《新校正》云：按《九卷》云：“足阳明”。《太素》同。

丹波元坚说：《太素》同于本文，与《新校正》引异。《甲乙》云：“《九卷》云：‘取足阳明’，《素问》：‘刺太阴’。”

②刺足少阳：《新校正》云：按《九卷》云：“手少阳”。《太素》同。

张介宾说：《杂病篇》曰：“疟不渴，间日而作，取足阳明。渴而日作，取手阳明。”与此不同。

丹波元坚说：《太素》同于本文。

温疟，汗不出，为五十九刺①。

【本段提纲】 马莳说：此言刺温疟而汗不出者，当另有刺之之法也。

【集解】

①为五十九刺：王冰说：自胃疟下至此，寻《黄帝中诰图经》，所主或有不与此文同，应古之别法也。

马莳说：五十九刺，见《刺热篇》第三十二，《灵枢·热病》第二十三。

五十九刺，参阅《素问》第六十一《水热穴论》第四段经文和集解。

《刺疟篇第三十六》今译

足太阳膀胱经的疟疾，令人头痛，头部沉重，从背部起发冷；先发冷，后发热，热得非常厉害；热虽止住了，而汗出不止。应当刺郄中（委中穴），放出血来。

足少阳胆经的疟疾，令人身体困倦异常；冷得不很厉害，也热得不很厉害；厌恶见人，见着即怕；如果有高热则汗出得厉害。应当刺足少阳胆经脉的孔穴。

足阳明胃经的疟疾，令人发冷，冷得很厉害，久久才发热；热退则汗出；喜欢看见日月光和火气，看见了就舒服。应当刺脚背上的足阳明胃经脉的孔穴。

足太阴脾经的疟疾，令人闷闷不乐，常常太息；不想吃食物；发冷，发热，出汗。发作的时候有呕吐的症状，呕吐完毕，病势即衰减，应当在这个时候施用针刺。

足少阴肾经的疟疾，令人呕吐得很厉害；发冷，发热，热多冷少；想关闭门窗独住。这个病不容易好。

足厥阴肝经的疟疾，令人腰痛；小腹胀满；时时想小便而解不出；心中害怕；提气不起；腹中不舒畅。应当刺足厥阴肝经脉的孔穴。

肺疟，令人心中发冷，冷到极点即发热，发热的时候则惊怕得很，如同看见什么一样。应当刺手太阴肺经脉和手阳明大肠经脉的孔穴。

心疟，令人心中异常烦躁，想喝冷水，但发冷很厉害，而发热不很厉害。应当刺手少阴心经脉的孔穴。

肝疟，令人面部发青色，状貌如同死人一样。应当刺足厥阴肝经脉的孔穴，要放出血来。

脾疟，令人发冷，腹内痛，如果发热则肠中鸣响，鸣响完毕即出汗。应当刺足太阴脾经脉的孔穴。

肾疟，令人恶寒，腰脊痛，大便困难，目眩，四肢发冷。应当刺足太阳膀胱经脉和足少阴肾经脉的孔穴。

胃疟，在将要发病的时候，腹中饥饿异常而不能吃食物，如果吃了食物则腹部账满肿大。应当刺足阳明胃经脉和足太阴脾经脉的络脉，放出血来。

疟疾发作，正在发热的时候，应当刺脚背上的动脉（冲阳穴），摇大针孔，放出血来。

疟疾正在发冷的时候，应当刺手阳明大肠经脉、手太阴肺经脉、足阳明胃经脉和足太阴脾经脉的孔穴。

疟疾，如果脉搏又满、又大、又急，应当刺背俞，用不大不小的针，刺傍五胠俞（魄户穴、神堂穴、魂门穴、意舍穴、志室穴），每一穴各刺一针，随着病人的肥瘦放出血来（肥的多出血，瘦的少出血）。

疟疾，如果脉搏又小、又实、又急，应当灸小腿上的足少阴肾经脉的孔穴（复溜穴），并且刺足小指上的井穴（足太阳膀胱经脉的井穴即至阴穴）。

疟疾，如果脉搏又缓、又大、又虚，应当用药物治疗，不宜用针刺疗法。

凡治疗疟疾，应当在未发作的时候，距离发作约一餐饭的时间左右，施行治疗。

凡疟疾，如果脉搏沉伏摸不着的，应当刺十个手指（井穴），放出血来，去掉了血，病即好了。并应当在还未发作的时候，凡是全身皮肤上如小豆一样的红点都要针刺。

以上所讲的十二种疟疾，它们发作的时间不同，观察它们的症状即可以知道是哪一经脉的病。在距离它们发作约一餐饭的时间而施用针刺，第一次刺后病势即会衰减，第二次刺后病人即可较好，第三次刺后即可痊愈。如果不愈，可刺舌下两脉，放出血来。如果再不愈，可刺郄中（委中穴）鼓起的血管，放出血来，同时还刺后颈下面夹着脊柱的孔穴，则必会痊愈。舌下两脉，即是廉泉穴①。

凡用针刺治疗疟疾，必须问清楚病先从何处发生，应当针刺首先发病的部位。

如果首先头痛和头部沉重的，应当先刺头上、两额、两眉间，放出血来。

如果首先后颈部背部痛的，应当先刺后颈部背部。

如果首先腰脊痛的，应当先刺郄中（委中穴），放出血来。

如果首先手臂痛的，应当先刺手少阴心经脉，手阳明大肠经脉和十个手指（井穴）。

如果首先脚和小腿酸痛的，应当先刺足阳明胃经脉和十个手指（井穴），放出血来。

风疟，发作的时候出汗、恶风，应当刺足太阳膀胱经的背俞（膀胱俞、胃俞、胆俞），放出血来。

小腿酸痛得很厉害，不能用手按，这个病名叫作胕髓病。应当用镵针（头大末锐的针）刺绝骨（阳辅穴），放出血来，病即会好。

如果身体有些微痛，应当刺各阴经脉的井穴，不可出血，间一天刺一次。

疟疾而口不干，间一天发作一次，应当刺足太阳膀胱经脉的孔穴。如果口干而间一天发作一次，应当刺足少阳胆经脉的孔穴。

温疟，不出汗，应当刺五十九个孔穴②。

①廉泉穴：廉泉穴在颈下结喉上中央陷中，是一个单穴。这里既说明是舌下两脉，应当不是这个单穴的廉泉穴。顾观光怀疑《内经》此处所说的廉泉，即是后世针灸家所称的金津穴和

玉液穴。金津玉液两穴在舌下系带两侧、舌底部静脉上,左边叫作金津穴,右边叫作玉液穴。

②五十九个孔穴:详见《素问》第六十一《水热穴论》第四段。

气厥论第三十七①

①气厥论第三十七:《新校正》云:按全元起本在第九卷,与《厥论》相并。

伯坚按:本篇和《甲乙经》《黄帝内经太素》《类经》的篇目对照,列表于下:

素问	甲乙经	黄帝内经太素	类经
气厥论第三十七	卷六——五藏传病大论第十 卷十二——足太阳阳明手少阳脉动发目病第四	卷二十六——寒热相移篇	卷十五——移热移寒(疾病类四十六)

【释题】 本篇末了一句说:"故得之气厥也",就取气厥这两个字做篇名。马莳说:"未有故得之气厥也,则凡寒热相移皆气逆使然,故名篇。"

【提要】 本篇用黄帝、岐伯问答的形式,讲五藏六府的寒热相移会发生一些什么疾病,内容可以分为两节。前一节讲五藏移寒会发生一些什么疾病。后一节讲五藏六府移热会发生一些什么疾病。

黄帝问曰:五藏六府寒热相移者何?

岐伯对曰:肾移寒于脾①,痈肿②、少气③。

脾移寒于肝,痈肿、筋挛④。

肝移寒于心,狂⑤、隔中⑥。

心移寒于肺,肺消。肺消者,饮一溲二,死不治。⑦

肺移寒于肾,为涌水⑧。涌水者,按腹不坚,水气客于大肠,疾行则鸣濯濯⑨,如囊裹浆,水之病也⑩。

【本段提纲】 马莳说:此因帝以藏府寒热相移为问,而先即五藏之移寒者告之也。

【集解】

①肾移寒于脾:原文作"肾移寒于肝"。

《新校正》云:按全元起本云:"肾移寒于脾。"元起注云:"肾伤于寒而传于脾,脾主肉、寒生于肉则结为坚,坚化为脓故为痈也。血伤气少,故曰少气。"《甲乙经》亦作"移寒于脾"。王因误本遂改为肝,亦智者之一失也。

马莳说:"肾移寒于肝","肝"字的作"脾",故下文即云脾移肝,肝移心,心移肺,肺移肾,文义为顺。《甲乙经》、全元起皆作"脾",王氏误注为"肝",未详下文大义也。其下文移热,亦是肾移脾,脾移肝,肝移心,心移肺,肺移肾,不言肾移肝也。

丹波元简说:"肝"字,诸家据《新校正》改作"脾",今从之。

丹波元坚说:"肝",《太素》亦作"脾"。

伯坚按：本段见《甲乙经》卷六《五藏传病大论》第十；又见《黄帝内经太素》卷二十六《寒热相移篇》；都作"肾移寒于脾"。今据《新校正》、马莳、丹波元简说，依《甲乙经》《太素》校改。

②痈肿：王冰说：肝藏血，然寒入则阳气不散，阳气不散则血聚气涩，故为痈肿。

张介宾说：肾中寒气移于脾者，乃为痈肿。凡痈毒之病，寒热皆能为之，热者为阳毒，寒者为阴毒，盖脾主肌肉，得寒则气聚而坚，坚而不散则为肿为痈也。一曰，痈者，壅也。肾以寒水之气，反传所胜，侵侮脾土，故壅为浮肿，其义尤通。

丹波元简说：按张注后说，义为明晰。悬壅作悬痈，(《甲乙》)及孟子痈疽(《韩非》作雍鉏)之类，古假借通用颇多。马、志及高并仍王注为痈疽之义，不可从。

③少气：气息微息也。参阅《素问》第四十九《脉解》第三段"所谓胸痛少气者"句下集解。

④筋挛：是说筋肉拳曲不能伸开。参阅《素问》第十二《异法方宜论》第五段"其病挛痹"句下集解。

⑤狂：参阅《素问》第二十八《通评虚实论》第二十一段"狂"句下集解。

⑥隔中：王冰说：隔塞而中不通也。

丹波元简说：《灵·邪气藏府病形篇》云："隔中，食饮入而还出，后沃沫。"

⑦心移寒于肺，肺消。肺消者，饮一溲二，死不治：杨上善说：心将寒气与肺，肺得寒发热，肺焦为渴，名曰肺消，饮一升，溲一升，可疗。饮一升，溲二升，肺已伤甚，故死也。

马莳说：肺消者，饮虽止于一分，而溲则倍之，入少出多，精气耗散，主死不治。

丹波元简说：按肺消方出于《圣济总录》五十八卷。

张琦说：《阴阳别论》曰："心之肺谓之死阴"。

肺消是糖尿病。参阅《素问》第七《阴阳别论》第十四段"二阳结谓之消"和第四十七《奇病论》第六段"转为消渴"句下集解。

⑧涌水：张介宾说：涌，湧同。涌水者，水自下而上，如泉之涌也。按腹不坚，而腹中濯濯有声者，即是其候。

丹波元简说：涌水方，具《圣济总录》七十九卷。

⑨水气客于大肠，疾行则鸣濯濯：丹波元简说：《灵·邪气藏府病形篇》云："大肠病者，肠中切痛而鸣濯濯。"

喜多村直宽说：按濯濯，盖水声也。《诗·灵台》"鹿鹿濯濯"，《广雅》"濯，肥也"，与此异矣。

⑩如囊裹浆，水之病也：《新校正》云：按《甲乙经》，"水之病也"作"治主肺者"。

丹波元坚说："如囊裹浆水之病也"，《太素》作"如裹囊治肺者"，盖有讹脱。

田晋蕃说：按全元起本，此篇与《厥论》相并。《厥论》各经多言"治主病者"四字，凡七见。殆彼篇之文，分篇时误入此篇。至彼言"治主病者"，此言"治主肺者"，或因节首肺字辗转校改。若黄氏《悬解》，改"水之病也"为"水之状也"，玩"如"字明指状言，病即谓病状，古人文义简质，不必改字。

伯坚按：此段见《甲乙经》卷六《五藏传病大论》第十，作"如囊裹浆，治主肺者"。又见《黄帝内经太素》卷二十六《寒热相移篇》，作"如裹壶，治主肺者"。

脾移热于肝，则为惊、衄[①]。

肝移热于心，则死[②]。

心移热于肺，传为鬲消[③]。

肺移热于肾,传为柔痓④。

肾移热于脾,传为虚⑤,肠澼⑥,死不可治。

【本段提纲】 马莳说:此又即五藏之移热者告之也。

【集解】

①惊、衄:王冰说:惊而鼻中血出。

马莳说:为惊,为衄。衄者,鼻中出血也。

衄,衄俗字,见《广韵》。衄,鼻出血也。参阅《素问》第四《金匮真言论》第三段"故春善病鼽衄"句下集解。

②肝移热于心,则死:王冰说:两阳和合,火木相燔,故肝热入心则当死也。《阴阳别论》曰:"肝之心谓之生阳。生阳之属,不过四日而死。"

《新校正》云:按《阴阳别论》之文,义与此殊,王氏不当引彼误文,附会此义。

张琦说:肝木本生心火,邪热因之入心,心主受邪,神明扰乱,故死。《阴阳别论》曰:"肝之心谓之生阳。生阳之属,不过四日而死。"王注引此文甚当,但非火木相燔之义耳。

③心移热于肺,传为鬲消:杨上善说:心将热气与肺,肺得热气,膈热,消饮多渴,故曰膈消也。

马莳说:上文心移寒于肺,寒蒸为热而成肺消,今则鬲亦被热而成鬲消,由此推之,则肺消难免矣。上文曰:"死不治",而此亦非易治之证矣。一说,鬲证、肺消当为二病。

张介宾说:鬲消者,鬲,上焦烦,饮水多而善消也。按上文言肺消者因于寒,言鬲消者因于热,可见消有阴阳二证,不可不辨也。

丹波元简说:李氏《兰室秘藏》云:"上消者舌上赤裂,大渴引饮。《经云》:'心移热于肺,传为膈消'是也。"简按李以为上消渴,是。膈消方,具见于《圣济总录》四十九卷。

鬲消是糖尿病。参阅《素问》第七《阴阳别论》第十四段"二阳结谓之消"和第四十七《奇病论》第六段"转为消渴"句下集解。

④柔痓:王冰说:柔,谓筋柔而无力。痓,谓骨痓而不随。气骨皆热,髓不内充,故骨痓彊而不举,筋柔缓而无力也。

丹波元简说:按柔者,阴之义。《伤寒论》:"太阳病,发热无汗,反恶寒者,名曰刚痓。太阳病,发热汗出,不恶寒者,名曰柔痓。"成无己《注》:"痓字乃痉之误。"盖肺属太阴,肾属少阴,肺移热于肾而发痉,故曰柔痉。《活人书》云:"柔谓筋纵而无力也"。《说文》:"痉,劲急也。"筋纵无力,何得云痉,于理太乖。

陆懋修说:痓,充自切。《说文》无此字。《广雅·释诂》:"痓,恶也。"王注:"骨痓彊而不举。"按本经《厥论》:"痓治主病者。"林《校》据全元起本,"痓"作"痉"。(伯坚按:陆懋修所引林《校》,见《素问》第四十五《厥论》第九段"发喉痹嗌肿痓"句下《新校正》。)《说文》:"痉,彊急也。"痓但训恶,无彊意,当定为痉字之讹。

田晋蕃说:成无己《伤寒论注》曰:"痓当为痉,传写之误也。"晋蕃按:王氏念孙《读书杂志》云:"《大荒南经》:'大荒之中有山名去痓',郭音风痉之痉,今本讹作痓。凡医书内痉字多如此作。"王氏筠《说文·释例》曰:"当以痉为正,六朝写书用草字,因讹为痓。"

余岩《古代疾病名候疏义》第一四二页:按《伤寒论》《金匮要略》皆有《痉湿暍篇》,而《金匮》为备。其述证候,有颈项强急、恶寒、颈热、面赤、目赤、头动摇、口噤、背反张、发热等症候。考热性病之有头项强急、口噤、背反张者,惟流行性脑脊髓膜炎及破伤风为然。《金匮》又云:"太阳病,发热汗出,而不恶寒,名曰柔痉。"今破伤风不恶寒而热渐高,发汗极多,则柔痉者其破伤风乎？

痓，参阅《素问》第四十五《厥论》第九段“发喉痹嗌肿痓”句下集解。

⑤肾移热于脾，传为虚：王冰说：脾土制水，肾反移热以与之，是脾土不能制水而受病，故久久传为虚损也。

⑥肠澼：马莳说：小肠大肠皆有澼积，如《通评虚实论》所谓或便血，或下白沫，或下脓血者是也。

张介宾说：肠澼下利脓血。

肠澼，参阅《素问》第三《生气通天论》第八段“肠澼为痔”和第二十八《通评虚实论》第十一段“肠澼便血何如”句下集解。

胞①移热于膀胱，则癃②、溺血③。

膀胱移热于小肠，鬲肠不便④，上为口糜⑤。

小肠移热于大肠，为虙瘕⑥、为沉痔⑦。

大肠移热于胃，善食而瘦，入⑧谓之食亦⑨。又胃移热于胆⑩，亦曰食亦。

胆移热于脑，则辛頞⑪、鼻渊⑫。鼻渊者，浊涕下不止也。传为衄、蠛⑬、瞑目⑭。故得之气厥也⑮。

【本段提纲】 马莳说：此以六府之移热者告之也。

【集解】

①胞：杨上善说：胞，女子胞也。

胞即子宫。参阅《素问》第十一《五藏别论》第一段“女子胞”句下集解。

②癃：马莳说：癃者，小便不通也。

癃，参阅《素问》第二十三《宣明五气篇》第二段“膀胱不利为癃”句下集解。

③溺血：杨上善说：女子胞中有热，传与膀胱尿胞，尿脬得热，故为淋病尿血也。

吴崑说：阴胞移热于膀胱，则小便不利，名之曰癃。又甚则为溺血。

④鬲肠不便：杨上善说：隔，塞也。膀胱，水也。小肠，火也。是贼邪来乘，故小肠中塞不得大便。

⑤上为口糜：杨上善说：热上冲口中烂，名曰口糜。糜，烂也。

王冰说：上则口生疮而糜烂也。糜，谓烂也。

丹波元简说：“麋”诸本作“糜”。简按古通用。《盐铁论》：“麋鬲”，《论衡》：“麋烂”，并糜同。《圣济总录》云：“热气厥逆，膀胱移热于小肠，胃之水谷不得传输于下，故鬲塞不便，上则令口生疮而麋烂也。大抵心胃壅热，则必薰蒸于上，不可概用传药，当求其本而治之。”方具于一百十七卷。

⑥虙瘕：王冰说：虙，与伏同。

张介宾说：小肠之热下行，则移于大肠，热结不散，则或气或血留聚于曲折之处，是为虙瘕。

丹波元简说：按《颜氏家训》云：“宓、伏、虙，古来通字。”方具于《圣济总录》第五十卷。瘕，详于《大奇论》注。

余岩《古代疾病名候疏义》第一二九页：瘕本女子生殖器之肿瘤，引申之凡腹中有结块亦谓之瘕。

瘕，参阅《素问》第四十八《大奇论》第四段“不鼓皆为瘕”句下集解。

⑦为沉痔：原文作“为沉”，没有“痔”字。

高世栻说："痔"字简脱，今补。

张志聪说：小肠主火，大肠主金，火热淫金，则为肠痔。《邪气藏府病形篇》曰："肾脉微涩为沈痔。"曰沉者，抑上古之省文或简脱耶？

田晋蕃说：按虙，读与伏同，《汉书注》屡见之。沉与伏对。《四气调神大论》："肾气独沉。"《注》："沉，谓沉伏也。"沉下当有阙文。王注以月事沉滞释之，与上文移热与大肠义不可通。张子和《儒门事亲》引此文作"伏瘕为沉"，谓沈者月事沉滞不行，故云伏瘕，于本文二"为"字殊欠分晓。张氏琦《释义》，谓"沉"当作"症"，响壁虚造，亦未可据。高世栻《直解》"沉"下补"痔"字，沉痔见《灵枢·邪气藏府病形篇》，差为得之。

伯坚按：今据高世栻、张志聪说，校补"痔"字。

⑧入：王冰说：胃为水谷之海，其气外养肌肉，热消水谷，又烁肌肉，故善食而瘦入也。

《新校正》云：按《甲乙经》，"入"作"又"。王氏注云"善食而瘦入也"，殊为无义，不若《甲乙经》作"又"，读连下文。

田晋蕃说：《甲乙经》作"善食而溲，名曰食㑊"；"入"作"又"，在"㑊"字下。《圣济总录》，"入"作"人"。晋蕃按：王《注》"瘦入"固失之，《圣济总录》"入"作"人"亦非是。《甲乙经》"入"作"又"，读连下文，云："又胃移热于胆，亦名食㑊"，于义为长。"瘦"作"溲"，则传写之误。

伯坚按：此段见《甲乙经》卷六《五藏传病大论》第十，作"善食而溲，名曰食㑊。又胃移热于胆，亦名曰食㑊。"今据《新校正》、田晋蕃说，依《甲乙经》删去"入"字。

⑨食亦：王冰说：食亦者，谓食入移易而过，不生肌肤也。亦，易也。

张介宾说：虽食亦病而瘦，所以谓之食亦。

丹波元简说：按亦，易也，即跛易、痿易、狂易之易。虽善食而不肥、与平常变易，故曰食易。《千金方》云："食多身瘦，名曰食晦，先取脾俞，后取季胁。"盖晦，不见之义，即食㑊也。㑊字义详见于《平人气象论》。方具于《圣济总录》四十七卷。

陆懋修说：《甲乙经》，"亦"作"㑊"。

田晋蕃说："食亦"，《甲乙经》作"食㑊"。《风论》"怢慄而不能食"，《甲乙经》作"解㑊不能食"。由于解㑊善食，何以名曰食㑊？段玉裁曰："医经之㑊，当作㑊字"。《说文》："㑊，惰也。"义于解㑊可通，于食亦难通。不若从王注，"亦，易也，谓食入移易而过，不生肌肤"。《骨空论》："易髓无空。"王注："易，亦也。"二字王氏盖互训。

亦，参阅《素问》第十八《平人气象论》第十四段"谓之解㑊安卧"句下集解。

⑩胃移热于胆：原文作"胃移热于胆"，没有"又"字。

伯坚按：今据《新校正》、田晋蕃说，依《甲乙经》校补"又"字。说详见上。

⑪辛頞：王冰说：頞，谓鼻頞也。辛，谓酸痛。

张介宾说：頞，音遏，鼻茎也。

丹波元简说：按《玉篇》："頞，鼻茎也。"《释名》："頞，鞍也，偃折如鞍也。"《图翼》云："頞，音遏，鼻梁，亦名下极，即山根也。"（伯坚按：见张介宾《类经图翼》卷三《周身骨部·名目》。）沈子禄云："俗呼为鼻根。""頞"或作"齃"，"蹙齃"见《史·蔡泽传》。

⑫鼻渊：王冰说：脑液下渗则为浊涕，涕下不止如彼水泉，故曰鼻渊也。

丹波元坚说：《千金方》云："夫鼻洞者，浊下不止，传为鼽瞢瞑目，故得之气厥。"盖鼻洞者，鼻液洞下不止之义，即鼻渊也。《张氏医通》云："鼻渊鼻鼽，当分寒热。若涕脓而臭者为渊，属热，清凉之药散之。若涕清而不臭者；为鼽，属虚寒，辛温之剂调之。"

丹波元坚说:《太素》作“鼻洟”。杨曰:“洟,他典反,垢浊也。”坚按:鼻洟之名,与证相协,然盖是避唐太祖讳而所改也。《太素》,“渊掖”作“泉掖”,“清冷渊”作“清冷泉”,是其证。

喜多村直宽说:《圣济总录》:“夫脑为髓海,皆藏于阴,故藏而不泻,今胆移邪热上入于脑,则阴气不固而藏者泻矣,故脑液下渗于鼻,其证浊涕出不已,若水之有渊源也。治或失时,传为衄衊瞑目之患。”宽泻《太素》“渊”作“洟”。《广雅》:“洟”,“浊也。”又《一切经音义》引《字林》:“垢浊也。”此与杨注合。“渊”字,唐又避讳改为“泉”,见《廿二史劄记》。若是避讳,则当为鼻泉,不可作鼻洟。

余岩《古代疾病名候疏义》第二。一页:鼻渊,俗名脑漏,乃今副鼻腔蓄脓病也。慢性上颚窦蓄脓病,慢性前额窦蓄脓病,皆是。

⑬衊:王冰说:衊,谓汗血也。(伯坚按:“汗”应当是“汙”字,传刻错了。)

吴崑说:鼻中出血,谓之衄衊,盛者为衄,微者为衊。

陆懋修说;衊,莫结切。《说文》:“衊,汙血也。”

田晋蕃说:《六元正纪大论》:“少阴所至,为悲妄衊衄。”

⑭瞑目:王冰说:瞑,暗也。

张介宾说:热伤阴血则目无养,故令瞑目,以羞明不能开也。

⑮故得之气厥也:杨上善说:此胆传之病,并因逆热气之所致也。

王冰说:厥者,气逆也,皆由气逆而得之。

丹波元简说:按王以降诸家,以为总结一篇之义。然涌水、瘧虚、溺血、虑瘕、食亦,恐不得之气厥,乃谓辛頞、鼻渊、衄衊、瞑目而已。全本并此篇于《厥论》,其名篇以气厥者,王所改定,知此非总结之文也。

《气厥论第三十七》今译

黄帝问说:五脏六腑的寒热,彼此移动传递,是怎样的情况?

岐伯回答说:肾的寒气移到脾,则有痈肿(脓疡)、气息微弱的症状。

脾的寒气移到肝,则有痈肿(脓疡)、筋拳曲不能伸开的症状。

肝的寒气移到心,则有发狂、隔中(不能进饮食)的症状。

心的寒气移到肺,则成为肺消(糖尿病)。肺消的症状是尿出来的小便比喝进去的水要加一倍,这是死证,无法治疗。

肺的寒气移到肾,则成为涌水。涌水的症状是,腹部用手按去并不坚实,大肠里面有水,行走快的时候则肠中鸣响,濯濯有声,如同口袋里面装着水浆一样,这是一种水病。

脾的热气移到肝,则有发惊、鼻出血的症状。

肝的热气移到心,则会死。

心的热气移到肺,则转成鬲消(糖尿病)。

肺的热气移到肾,则转成柔痓(破伤风)。

肾的热气移到脾,则转成虚损、肠澼(痢疾),这是死证,无法治疗。

子宫的热气移到膀胱,则有小便不通、血尿的症状。

膀胱的热气移到小肠,则有大便不通、口中糜烂的症状。

小肠的热气移到大肠,则成为虙瘕(腹中有结块)、沉痔(内痔)。

大肠的热移到胃，则能吃得很多食物而身体仍旧瘦削，这个病名叫作食亦。又胃的热气移到胆，也会成为食亦。

胆的热气移到脑，则成为鼻梁痠痛、鼻渊（鼻腔蓄脓）。鼻渊的症状是脓浊的鼻涕流出不止。会转成鼻出鲜血、鼻出汙血、眼睛羞明不能睁开。这都是由于气逆而得的病。

咳论第三十八[1]

①咳论第三十八：《新校正》云：按全元起本在第九卷。

伯坚按：本篇和《甲乙经》《黄帝内经太素》《类经》三书的篇目对照，列表于下：

素问	甲乙经	黄帝内经太素	类经
咳论第三十八	卷九——邪在肺五藏六府受病发咳逆上气第三	卷二十九——咳论篇	卷十六——咳证（疾病类五十二）

【释题】 咳是一个症状的名称。本篇专讲咳的病理、症状和针刺疗法，所以叫作《咳论》。

【提要】 本篇用黄帝、岐伯问答的形式，讲咳的病理、症状和针刺疗法，内容可以分为四节。第一节讲咳的病理。第二节将咳按五藏分类，说明它的不同的症状。第三节将咳按六府分类，说明它的不同的症状。第四节讲治咳的针刺疗法。

黄帝问曰：肺之令人咳[1]，何也？

岐伯对曰：五藏六府皆令人咳，非独肺也。

帝曰：愿闻其状。

岐伯曰：皮毛者，肺之合也[2]。皮毛先受邪[3]气，邪气以从其合也。其寒饮食入胃，从肺脉上至于肺，则肺寒，肺寒则外内合，邪因而客之，则为肺咳[4]。五藏各以其时受病，非其时各传以与之[5]。人与天地相参，故五藏各以治时[6]感于寒则受病，微则为咳，甚者为泄、为痛[7]。乘秋则[8]肺先受邪，乘春则肝先受之，乘夏则心先受之，乘至阴则脾先受之[9]，乘冬则肾先受之[10]。

【本段提纲】 马莳说：此言五藏六府皆能成咳，然必肺先受邪，而传之于各经也。

【集解】

①咳：吴崑说：有声谓之咳，连声谓之嗽，不言嗽者，省文也。

丹波元简说：《儒门事亲》云："嗽与咳，一证也。后人或以嗽为阳，咳为阴，亦无考据。且《内经·咳论》一篇，纯说咳也，其中无嗽字。由是言之，咳即嗽也，嗽即咳也。《阴阳应象大论》云：'秋伤于湿，冬生咳嗽。'又《五藏生成篇》云：'咳嗽上气。'又《诊要经终论》云：'春刺秋分，环为咳嗽。'又《示从容篇》云：'咳嗽烦冤者，肾气之逆也。'《素问》惟此四处连言咳嗽，其余篇中只言咳不言嗽，乃知咳嗽一证也。"简按释名云："咳，刻也，气奔至，出入不平调若刻物也。嗽，促也，用力急促也。"吴意正与此符矣。刘完素云："咳谓无痰而有声，嗽谓无声而有痰"（《保命集》），李汤卿则辨之云："无考据"（《心印绀珠》）大是。

丹波元坚说：先兄曰："《医宗必读》云：'此言咳而不言嗽者，省文也。如秋伤于湿，见于二篇，一篇只有咳字，一篇兼有嗽字，则知此篇举咳而嗽字在其中矣。'"

喜多村直宽说：周官《疾医职》："冬时有嗽上气疾。"郑《注》："嗽，咳也。"《藏经音义》引《字林》："咳，瘷也。"又《苍颉》："齐部谓欶曰咳。"又唬，《苍颉训诂》作"咳息声也"。

余岩《古代疾病名候疏义》第二一五页：《释名》："咳，刻也，气奔至，出入不平调若刻物也。"按《说文》："咳，屰气也。"玄应《一切经音义》二《大般涅槃经》第十二卷逆咳下，注引《字林》曰："咳，瘷也。"《周礼·春官·疾医·注》曰："嗽，咳也。"《玉篇》："咳，上欶也。"欶、瘷、嗽同。上欶即《说文》之屰气，亦即《释名》此条所谓气奔至也。《说文》《释名》《玉篇》，训义相近也。咳乃喉头、气管、支气管、肺有刺激时之反射运动，为一种证候，非病之专名也。

②肺之合也：马莳说：《五藏生成篇》云："肺之合，皮也。"

参阅《素问》第二十三《宣明五气篇》第十一段经文和提纲附表。

③邪：王冰说：邪，谓寒气。

④肺寒则外内合，邪因而客之，则为肺咳：丹波元简说：《邪气藏府病形篇》云："形寒寒饮则伤肺，以其两寒相感，中外皆伤，故气逆而上行。"

⑤非其时各传以与之：马莳说：肺先受邪为咳，而传之别藏，斯五藏六府皆得以成咳也。

张介宾说：如肝当受病于春，以其时也，然有非木令之时而肝亦病者，正以肺先受邪而能传以与之也。凡诸藏府之非时受邪者，其义皆然。所以五藏六府虽皆有咳，然无不由于肺者。

汪昂说：马《注》作肺传邪于五藏而咳，李士材宗之，谬。观篇首："肺之令人咳"，篇后："关于肺"二语，则咳之必由于肺明矣。（《素问·灵枢类纂约注·病机》第三）

喜多村直宽说："之"字，盖指其王藏而言也。言藏各以其王时受病，若非王时而受病，则各传以与其王之藏也。

⑥治时：张介宾说：治时，治令之时也。

⑦甚者为泄、为痛：吴崑说：上文言外内合邪，故为病亦兼内外。咳，外证也。泄，里证也。寒在表则身痛，寒在里则腹痛，是兼乎内外者也。

张介宾说：上文言外内合邪，此即其证。邪微者浅而在表，故为咳。甚者深而入里，故为泄，为痛。

⑧乘秋则：《新校正》云：按全元起本及《太素》，无"乘秋则"三字，疑此文误多也。

伯坚按：此段见《黄帝内经太素》卷二十九《咳论篇》，没有"乘秋则"三字。今据《新校正》说，依《太素》删去此三字。

⑨乘至阴则脾先受之：高世栻说：脾为阴中之至阴，（伯坚按：见《素问》第四《金匮真言论》。）寄王四时。（伯坚按：见《素问》第二十九《太阴阳明论》。）乘至阴，即其王时也。

丹波元简说：按《痹论》："以至阴遇此者为肌痹。"王注云："至阴，谓戊己月及土寄月也。"

至阴，参阅《素问》第二十九《太阴阳明论》第三段"各十八日寄治不得独主于时也"句下集解。

⑩乘冬则肾先受之：杨上善说：肺以恶寒，肺先受寒，乘春肝王时，肝受即为肝咳。若肺先受寒，乘于至阴，即为脾咳。若肺先受寒，乘冬即为肾咳。

吴崑说：此所谓五藏各以其时受病也。曰先受之，则次便及乎肺而为咳矣。

帝曰：何以异之①？

岐伯曰：肺咳之状，咳而喘息有音。甚则唾血②。

心咳之状,咳则心痛,喉中介介如梗状[3]。甚则咽肿、喉痹[4]。

肝咳之状,咳则两胁下痛。甚则不可以转,转则两胠[5]下满。

脾咳之状,咳则右胁下痛,阴阴引肩背。甚则不可以动,动则咳剧。

肾咳之状,咳则腰背相引而痛。甚则咳涎[6]。

【本段提纲】 马莳说:此言五藏之咳,其状有不同也。按《此事难知集》,李东垣治五藏咳方,肺咳用麻黄汤,心咳用桔梗汤,肝咳用小柴胡汤,脾咳用升麻汤,肾咳用麻黄附子细辛汤。虽未尽中病情,姑备此以候採择。

【集解】

①何以异之:吴崑说:言何以明其五藏之不同也。

②唾血:张介宾说:唾血者,随咳而出,其病在肺,与呕血者不同。

③喉中介介如梗状:吴崑说:介介,坚梗而有妨碍之意。

张志聪说:《藏府病形篇》曰:"心脉太甚为喉吤。"盖喉乃肺之窍,心火淫金,故喉中介然如梗状。

丹波元简说:按《西京赋·注》:"草木刺人为梗。"

喜多村直宽说:《左传》:"介居大国之间",《易》"介于石",并通作芥。《方言》:"草木刺,关东谓之梗。"或曰:"梗、鲠通用,犹骨鲠之鲠。"

田晋蕃说:《史记·索隐·屈贾传》:"蔕介,鲠刺也。"介介,盖以形容梗状。《方言》:"凡草木刺人,自关而东或谓之梗。"又按"心咳喉中介介如梗状",与《甲乙经》"心脉大甚为喉吤吤"义同。《灵枢·邪气藏府病形篇》作"喉吤"。

④喉痹:吴崑说:喉痹,喉肿而痛也。

喉痹,参阅《素问》第七《阴阳别论》第十四段"一阴一阳结谓之喉痹"句下集解。

⑤胠:张介宾说:胠,腋下胁也。

胠,参阅《素问》第十《五藏生成篇》第十一段"支鬲胠胁"句下集解。

⑥咳涎:张琦说:肾主五液,入脾为涎,浊阴上填,故咳而多涎。

丹波元坚说:按此涎,即今之稠痰也。

帝曰:六府之咳奈何?安所受病?

岐伯曰:五藏之久咳,乃移于六府[1]。

脾咳不已,则胃受之。胃咳之状,咳而呕,呕甚则长虫[2]出。

肝咳不已,则胆受之。胆咳之状,咳呕胆汁[3]。

肺咳不已,则大肠受之。大肠咳状,咳而遗矢[4]。

心咳不已,则小肠受之。小肠咳状,咳而失气[5],气与咳俱失[6]。

肾咳不已,则膀胱受之。膀胱咳状,咳而遗溺。

久咳不已,则三焦受之。三焦咳状,咳而腹满,不欲食饮[7]。

此皆聚于胃,关于肺[8],使人多涕唾[9]而面浮肿、气逆也[10]。

【本段提纲】 马莳说:此言六府咳状,由五藏所移,而久咳则三焦受之,然合五藏六府之咳而未有不聚于胃、关于肺者也。按李东垣治六府咳方,胃咳用黑梅丸,胆咳用黄芩加半夏生姜汤,大肠咳用赤石脂禹余粮汤、桃仁汤,不止用猪苓汤分水,小肠咳用芍药甘草汤,膀胱咳用茯苓甘草汤,三焦咳用钱氏异功散。虽未必尽中病情,姑备此以俟采择焉。

【集解】

①五藏之久咳,乃移于六府:杨上善说:以下问答,言六府咳状。六府之咳,皆藏咳日久,移入于府,以为府咳。

伯坚按:五藏咳移于六府,是根据藏府相为表里的说法而移的。脾和胃是表里,肝和胆是表里,肺和大肠是表里,心和小肠是表里,肾和膀胱是表里,参阅《素问》第二十四《血气形志篇》第二段提纲附表。

②长虫:杨上善说:长虫,蛸虫也。

张介宾说:长虫,蛔虫也,居肠胃之中,呕甚则随气而上出。

丹波元简说:按《巢源》云:"长虫,蛔虫也,长一尺。"《藏府病形篇》云:"脾脉微滑,为虫毒蛸蝎。"蚘、蛸、蛔,并音回,《说文》:"腹中长虫"。《关尹子》云:"人之一身,内包蛲蛔,外蒸虮虱。"东方朔《神异经》云:"人腹中蛔虫,其状如蚓,此消谷虫也,多则伤人,少则谷不消。"知蛔虫常居肠胃中也。

③呕胆汁:丹波元简说:《四时气篇》云:"胆液泄则口苦,胃气逆则呕苦,故曰呕胆。"

④咳而遗矢:原文作"咳而遗失。"

《新校正》云:按《甲乙经》,"遗失"作"遗矢"。

吴崑说:矢,屎也,古字。

张志聪说:"失"当作"矢"。《廉颇传》曰:"坐顷三遗矢。"

丹波元简说:按《甲乙经》作"矢",为是。《病源》作"屎"。《千金》作"粪"。

顾观光说:《新校正》云:"《甲乙经》作遗矢",矢字是。

田晋蕃说:按"矢"即"屎"。《史记·廉颇蔺相如列传》:"然与臣坐,顷之三遗矢矣。"《索隐》:"矢,一作屎。"《医心方》作"屎"。可证遗失为传写之误。

伯坚按:此段见《甲乙经》卷九《邪在肺五藏六府受病发咳逆上气》第三;又见《黄帝内经太素》卷二十九《咳论篇》;都作"咳而遗矢"。今据吴崑、张志聪、丹波元简、顾观光、田晋蕃说,依《甲乙经》《太素》校改。

⑤咳而失气:高世栻说:咳而失气,下气泄也。

张志聪说:失气,后气也。

⑥气与咳俱失:田晋蕃说:《医心方》九无下"失"字。晋蕃按:《玉篇》米部:"糟,失气也。"尸部:"屁,泄气也。"失气即泄气。气与咳俱失,犹言气与咳俱泄。《玉机真藏论》:"心脉不及,上见咳唾,下为气泄。"字正作泄。《医心方》不知失之为泄,以咳不可言失,故去一"失"字,然"气与咳俱",又不成义矣。

⑦三焦咳状,咳而腹满,不欲食饮:张介宾说:久咳不已,则上中下三焦俱病,出纳升降皆失其和,故腹满而不能食饮。

⑧此皆聚于胃,关于肺:张介宾说:诸咳皆聚于胃关于肺者,以胃为五藏六府之本,肺为皮毛之合,如上文所云皮毛先受邪气及寒饮食入胃者,皆肺胃之候也。

张琦说:胃为藏府之海,诸脉皆侠胃口,故曰聚于胃。藏府受病不传于肺则不为咳,故曰关于肺。

⑨涕唾:丹波元坚说:此亦恐今之稠痰,与《评热病论》:"唾出若涕",及"咳出青黄涕"之涕,其义相同。

⑩面浮肿、气逆也:杨上善说:此六府咳,皆以气聚胃中,上关于肺,致使面壅浮肿,气逆为

咳也。

马莳说：夫五藏六府之咳如此，然皆聚之于胃，以胃为五藏六府之主也；关之于肺，以肺先受邪而后传之于别藏别府也。使人多涕唾而面浮肿，皆以气逆于上故耳，此乃藏府咳逆之总证也。

帝曰：治之奈何？

岐伯曰：治藏者，治其俞①。治府者，治其合②。浮肿者，治其经③。

帝曰：善④。

【本段提纲】 马莳说：此言治咳之法，五藏必治其俞穴，六府必治其合穴，浮肿必治其藏府之经穴也。

俞、合、经，参阅《素问》第三十六《刺疟篇》第十六段“刺指井”句下集解。

【集解】

①治藏者，治其俞：马莳说：五藏俞穴者，肺俞太渊，脾俞太白，心俞神门，肾俞太溪，肝俞太冲是也。

吴崑说：诸藏俞者，皆脉之所注，由四末数起，阴经第三穴是也。

张志聪说：咳在五藏，当治其俞。五藏之俞皆在于背。欲知背俞，先度其两乳间，以草度其背，是谓五藏之俞、灸刺之度也。（丹波元简说：按此据《血气形志篇》，而诸家并原于《本输篇》，未详何是。）

②治府者，治其合：马莳说：六府合者，大肠合曲池，胃合三里，小肠合小海，膀胱合委中，三焦合开井，胆合阳陵泉是也。

吴崑说：诸府合者，皆脉之所入，曲四末数起，阳经第六穴是也。

张志聪说：合治内府，故咳在六府者，取之于合。胃合于三里，大肠合入于巨虚上廉，小肠合入于巨虚下廉，三焦合入于委阳，膀胱合入于委中央，胆合入于阳陵泉。（丹波元简说：按此据《邪气藏府病形篇》，而诸家并原于《本输篇》，亦未详何是。）

③浮肿者，治其经：马莳说：藏府之咳而面皆浮肿，则随藏府之经穴而各分治之。肺之经穴经渠，大肠之经穴阳溪，胃之经穴解溪，脾之经穴商丘，心之经穴灵道，小肠之经穴阳谷，膀胱之经穴昆仑，肾之经穴复溜，心包络之经穴间使，三焦之经穴支沟，胆之经穴阳辅，肝之经穴中封是也。

吴崑说：诸经者，皆脉之所起第五穴，若阴经则在第四穴也。盖一为井，二为荥，三为俞，四为原，五为经，六为合。阴经无原，以合为原，故在第四。出《灵枢·本输篇》。（伯坚按：参阅《素问》第三十六《刺疟篇》第十六段“刺指井”句下集解。）

张志聪说：浮肿者，取肺胃之经脉以治之。

④善：张介宾说：按咳证必由于肺，而本篇曰：“五藏六府皆令人咳”，又曰：“五藏各以其时受病，非其时各传以与之”，则不独在肺矣。盖咳有内伤外感之分，故自肺而传及五藏者有之，自五藏而传于肺者亦有之。如风寒暑湿伤于外，则必先中于皮毛，皮毛为肺之合而受邪不解，此则自肺而后传于诸藏也。劳欲情志伤于内，则藏气受伤，先由阴分而病及上焦，此则自诸藏而后传于肺也。但自表而入者，其病在阳，故必自表而出之，治法宜辛宜温，求其属而散去外邪，则肺气清而咳自愈矣。自内而生者，伤其阴也。阴虚于下则阳浮于上，水涸金枯则肺苦于燥，肺燥则痒，痒则咳不能已，治此者宜甘以养阴，润以养肺，使水壮气复而肺则宁也。大法治表邪者，药不宜静，静则留连不解，久必变生他病，故最忌寒凉收敛之剂，如《五藏生成篇》所谓“肺欲辛”者，此也。治里证者，药不宜动，动则虚火不宁，真阴不复，燥痒愈增，病必日甚，故最忌辛香助阳等剂，如《宣明五气篇》所谓“辛走气，气病无多食辛”者，此也。然治表者虽宜从

散，若形气病气俱虚者，又当补其中气而佐以温解之药，若专于解散，恐肺气益弱，腠理益疏，外邪乘虚而入而病益甚也。治里者虽宜静以养阴，若命门阳虚不能纳气，则参姜桂附之类亦所必用，否则气不化水，终无济于阴也。至若因于火者宜清，因于湿者宜利，因痰者降其痰，因于气者理其气，虽方书所载条目极多，求其病本，则惟风寒劳损二者居其八九。风寒者贵在阳实，劳损者贵在阴虚，此咳证之纲领。其他治标之法，亦不过随其所见之证而兼以调之则可，原非求本之法也。至于老人之久嗽者，元气既虚，本难全愈，多宜温养脾肺，或兼治标，但保其不致羸困则善矣，若求奇效而必欲攻之，则非计之得也。夫治病本难，而治嗽者为尤难，在不得其要耳，故余陈其大略如此，观者勿谓治法不详而忽之也。

张琦说：经文论咳，专主于寒。《金匮》以支饮言，亦寒也。后人兼六气而重在火热。夫秋伤于湿，冬生咳嗽，盖足太阴以湿土主令，手太阴从而化湿，土湿停瘀中枢，升降蹇滞，肺气不能下达，是以逆冲咽喉而咳，合之《金匮》及此经正相发明，皆水湿寒气为之也。若燥火之邪，亦有作咳，乃其兼症，非专病也。至内伤劳嗽，又属标中之标，不可贵之咳者，犹肺痿，肺痈，及大病后，年高气弱，多有咳嗽，不可以咳论治也。

《咳论第三十八》今译

黄帝问说：肺病令人咳嗽，这是什么原因呢？

岐伯回答说：五脏六腑的病都可以令人咳嗽，并不止于肺病一种病。

黄帝说：我希望知道它们的情况。

岐伯说：皮毛是和肺相配合的。邪气首先侵入皮毛，当然随即进到皮毛所配合的肺里面去。胃里吃了寒冷的东西，由肺脉运输到肺，肺自然也寒冷。肺本身既已寒冷，又遇着由皮毛侵入的邪气，内外相合，邪气于是停留在那里，则成为肺咳。五脏各有配合的季节，到了它本脏所配合的季节则自己发病，如果不是它本脏所配合的季节则由肺传给它。人和天地是相配合的，五脏各在它本脏所配合的季节感受了寒气则发病，轻微的就是咳嗽，厉害的就是腹泻和痛。肺先受了邪气的侵害，在春季则先传到肝，在夏季则先传到心，在至阴[①]则先传到脾，在冬季则先传到肾。

黄帝说：它们的症状有一些什么不同呢？

岐伯说：肺咳的症状是咳嗽，气喘，呼吸有声音。病势重的则吐血。

心咳的症状是在咳嗽的时候心痛，喉咙里面如有木梗妨碍着一样。病势重的则咽肿、喉痹（喉肿而痛）。

肝咳的症状是在咳嗽的时候两胁下痛。病势重的病人身体不能转动，转动则两胁下胀满。

脾咳的症状是在咳嗽的时候右胁下痛，引着肩部背部也隐隐地痛。病势重的则病人身体不能动，一动则咳嗽更加厉害。

肾咳的症状是在咳嗽的时候引着腰部背部也痛。病势重的则咳出浓痰。

黄帝说：六脏的咳嗽又怎样呢？它们的病是从哪里传来的呢？

岐伯说：五脏的咳嗽如果久了，则传给六脏。

脾咳不止，则传到胃。胃咳的症状是咳嗽，呕吐，呕吐得厉害则吐出蛔虫来。

肝咳不止，则传到胆。胆咳的症状是咳嗽，呕出胆汁。

肺咳不止，则传给大肠。大肠咳的症状是在咳嗽的时候大便失禁。

心咳不止,则传给小肠。小肠咳的症状是在咳的时候放屁,屁和咳嗽同时泄出。

肾咳不止,则传给膀胱。膀胱咳的症状是在咳嗽的时候小便失禁。

久咳不止,则传给三焦。三焦咳的症状是咳嗽,腹胀,不思饮食。

所有这些咳嗽都和胃、肺有关系。由于气逆,所以都有吐浓痰、面部浮肿的症状。

黄帝说:如何治疗它们呢?

岐伯说:如果是五脏咳,则针刺各脏经脉的俞穴。如果是六腑咳,则针刺各腑经脉的合穴。如果有浮肿的症状,则针刺各脏腑经脉的经穴。

黄帝说:好。

①至阴:至阴是脾(见《素问》第四《金匮真言论》第三段)。脾属土。土和四季的配合在《黄帝内经》中有两种不同的配合方法,第一种是配合长夏(六月),第二种是配合四季各季最末一月的十八天。此处只说至阴,没有说明是哪一种配合方法。据《痹论》第二段:"以至阴遇此者为肌痹"句下杨上善的解释,说至阴是六月,则是采用第一种配合方法解释的;据王冰的解释,说是戊己月及土寄王月,则是采用一二两种配合方法混合解释的。不知究竟应当如何解释,只好存疑。

卷 十 一

举痛论第三十九①

①举痛论第三十九:《新校正》云:按全元起本在第三卷,名《五脏举痛》。所以名举痛之义未详。按本篇乃黄帝问五脏卒痛之疾,疑“举”乃“卒”字之误也。

孙诒让说:按林说非也。举者,辨议之言。此篇辨议诸痛,故以举痛为名。《墨子·经上》云:“举,拟实也。”《说》云:“举,告之以名,举彼实也。”《吕氏春秋·审应篇》云:“魏昭王问于田诎曰:‘闻先生之议曰为圣易,有诸乎?’田诎对曰:‘臣之所举也。’”《荀子·儒效篇》亦云:“谬学杂举。”皆此篇名之义。林亿改为卒痛,殆未达举字之古义矣。

伯坚按:本篇和《甲乙经》《黄帝内经太素》《类经》三书的篇目对照,列表于下:

素 问	甲 乙 经	黄帝内经太素	类 经
举痛论第三十九	卷一——精神五脏论第一	卷二——九气篇 卷十——冲脉篇 卷二十七——邪客篇	卷十五——情志九气(疾病类二十六) 卷十七——诸卒痛(疾病类六十六)

【释题】 痛是一个症状的名称。本篇第一节讲各种痛的病理学,所以叫作《举痛论》。举是讨论的意思。《举痛论》就是讨论痛的一篇文字。

【提要】 本篇用黄帝、岐伯问答的形式,内容可以分为三节。第一节讲各种痛的病理学。第二节讲望色和切脉的诊断学。第三节讲怒、喜、悲、恐、寒、炅(热)、惊、劳、思九种现象对于人体的影响。

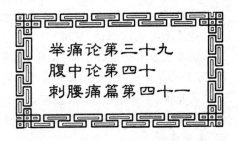

黄帝问曰:余闻善言天者必有验于人①,善言古者必有合于今②,善言人者必有厌于己③,如此则道不惑而要数极,所谓明也④。今余问于夫子,令言而可知、视而

可见、扪而可得⑤，令验于己，而⑥发蒙解惑⑦，可得而闻乎⑧？

岐伯再拜稽首对曰：何道之问也⑨？

【本段提纲】 马莳说：此因帝欲究言而可知、视而可见、扪而可得者，而伯以何道诘之也。

【集解】

①善言天者必有验于人：王冰说：善言天者，言天四时之气，温凉寒暑，生长收藏，在人形气五脏参应可验，而指示善恶，故曰必有验于人。

吴崑说：人生与天地相似，故善言天者必征验于人。

丹波元简说：《国语·楚语》："楚右尹子革曰：'民，天之生也，知天必知民矣。'"

②善言古者必有合于今：王冰说：善言古者，谓言上古圣人养生损益之迹，与今养生损益之理，可合而与论成败，故曰必有合于今也。

吴崑说：古今惟一理，故善言古者必符合于今。

③善言人者必有厌于己：杨上善说：善言知人，必先足于己，乃得知人。不足于己而欲知人，未之有也。

王冰说：善言人者，谓言形骸骨节更相支柱，筋脉束络，皮肉包裹，而五藏六府次居其中，假七神五藏而运用之，气绝神去则之于死，是以知彼浮形不能坚久，静虑于己亦与彼同，故曰必有厌于己也。

顾观光说：厌，即餍字。

④如此则道不惑而要数极，所谓明也：杨上善说：得其要理之极，明达故也。数，理也。

吴崑说：如此则道不疑惑而要数至极，所谓明之明者也。

丹波元简说：按《玉版论要篇》云："至数之要，迫近以微。"

⑤扪而可得：王冰说：扪，犹循也。

喜多村直宽说：《通雅》："扪摸二字：扪，莫奔切；又摸字，末各切，扪也，《说文》以此为摹字。古无摸字，即扪也。音有二转，故《说文》兼收扪摸。"

⑥而：顾观光说：《藏》本，"而"作"如"。

度会常珍说：元椠本，"而"作"如"。

田晋蕃说：按"而""如"古通用。《荀子·强国篇》："黭然而雷击之"，《韩诗外传》作"如雷击之"。此"而"字义为"如"，不烦改字。王念孙《读书杂志》曰："古书多以而如互用，而其义皆为如。"

伯坚按：王引之《经传释词》卷七而字条："而，犹如也。"又如字条："如，犹而也。"

⑦发蒙解惑：吴崑说：以物冒首曰蒙。发蒙者，去其蒙蔽也。

丹波元简说：按蒙、矇同。《刺节真邪论》："二曰发矇。"《礼记·仲尼燕居》："昭然若发矇矣。"又东方朔《七谏》："幸君之发矇。"《汉·扬雄传》："发矇廓然。"《窦融传》："瞍若发矇。"晋顾恺之作《启矇记》。朱子有《易学启蒙》。《诗》毛传："有眸子而无见曰矇。"王充《论衡》云："人未学问曰矇。矇者，竹木之类也。"

丹波元坚说：先教谕撰《医剩》曰："枚乘《七发》云：'发蒙解惑，未足以言也。'"先兄曰："《易·蒙》初六：'发蒙利用刑人。'"又见《气穴论》。

喜多村直宽说：枚乘《七发》："故曰发蒙解惑，不足以言也。"吕延济曰："蒙，不明也。"

发蒙解惑，参阅《素问》第五十八《气穴论》第一段"发蒙解惑"句下集解。

⑧可得而闻乎：杨上善说：先自行之，即可验于己也。然后问其病之所由，故为言而知之也。察色而知，故为视而知之也。诊脉而知，故为扪而可得。斯为知者先验于身，故能为人发

蒙于耳目,解惑于心府。于此之道,可以闻不?

⑨何道之问也:王冰说:请示问端也。

帝曰:愿闻人之五藏卒痛,何气使然?

岐伯对曰:经脉流行不止,环周不休。寒气入经而稽迟①,泣②而不行,客于脉外则血少,客于脉中则气不通,故卒然而痛③。

帝曰:其痛或卒然而止者④,或痛甚不休者⑤,或痛甚不可按者⑥,或按之而痛止者⑦,或按之无益者⑧,或蠕动应手者⑨,或心与背相引而痛者⑩,或胁肋与少腹相引而痛者⑪,或腹痛引阴股者⑫,或痛宿昔而成积者⑬,或卒然痛死不知人有少间复生者⑭,或痛而呕者⑮,或腹痛而后泄者⑯,或痛而闭不通者⑰,凡此诸痛各不同形⑱,别之奈何?

岐伯曰:寒气客于脉外则脉寒,脉寒则缩蜷⑲,缩蜷则脉绌⑳急,绌急则外引小络,故卒然而痛㉑,得炅则痛立止㉒。

因重中于寒,则痛久矣㉓。

寒气客于经脉之中,与炅气相薄则脉满,满则痛而不可按也。寒气稽留,炅气从上,则脉充大而血气乱,故痛甚不可按也㉔。

寒气客于肠胃之间,膜原㉕之下,血不得散,小络急引,故痛。按之则血气散,故按之痛止㉖。

寒气客于侠脊之脉㉗则深,按之不能及,故按之无益也㉘。

寒气客于冲脉,冲脉起于关元㉙,随腹直上㉚,寒气客则脉不通,脉不通则气因之㉛,故蠕动应手矣㉜。

寒气客于背俞之脉则脉泣㉝,脉泣则血虚,血虚则痛。其俞注于心,故相引而痛㉞。按之则热气至,热气至则痛止矣㉟。

寒气客于厥阴之脉,厥阴之脉者络阴器、系于肝㊱,寒气客于脉中则血泣、脉急,故胁肋与少腹相引痛矣㊲。

厥气㊳客于阴股,寒气上及少腹㊴,血泣在下相引,故腹痛引阴股㊵。

寒气客于小肠膜原之间㊶、络血之中,血泣不得注于大经㊷,血气稽留不得行,故宿昔而成积矣㊸。

寒气客于五藏,厥逆上泄㊹,阴气竭,阳气未入,故卒然痛死不知人,气复反则生矣㊺。

寒气客于肠胃,厥逆上出,故痛而呕也㊻。

寒气客于小肠,小肠不得成聚,故后泄腹痛矣㊼。

热气留于小肠,肠中痛,瘅热焦渴则坚干不得出,故痛而闭不通矣㊽。

【本段提纲】 马莳说:此言诸痛之异,皆由于寒,唯痛而便秘不通者,则以热气留于小肠故也。

【集解】

①稽迟:丹波元简说:《说文》:"稽,留止也。"

丹波元坚说:《太素》作"寒气入焉,经血稽迟。"

②泣：高世栻说：泣，作涩，下同。

泣，参阅《素问》第十《五藏生成篇》第二段"则脉凝泣而变色"句下集解。

③客于脉外则血少，客于脉中则气不通，故卒然而痛：马莳说：寒气入于经脉，而脉气稽留泣滞不行；或客于经脉之外，则血原少而愈涩；或客于经脉之中，则脉遂泣而不通；皆能卒然而痛也。

张琦说：脉外伤卫，脉中伤营，互文见义。血少则气虚可知，气不通则血亦不行矣，其脉必见迟涩。

余岩《古代疾病名候疏义》第一九九页：《释名》："痛，通也。通在肤脉中也。"毕沅《疏证》曰："痛无定所，故云通在肤脉中。然人之元气常周行于四肢百窍之间，此不可一息不通者也，故《内经》云：'通则不痛'。今此盖以邪气之流注者言，语似不同，而实非有异也。"按痛之原因为神经受诸种刺戟，刘熙以痛为通，《内经》以痛为不通，皆不过举其一端耳，不得概括诸痛之原因也。

④其痛或卒然而止者：伯坚按：这是第一问。

⑤或痛甚不休者：伯坚按：这是第二问。

⑥或痛甚不可按者：伯坚按：这是第三问。

⑦或按之而痛止者：伯坚按：这是第四问。

⑧或按之无益者：伯坚按：这是第五问。

⑨或蠕动应手者：原文作"或喘动应手者"。

伯坚按：今据田晋藩说校改。详见下文（本段第三十二注）。这是第六问。

⑩或心与背相引而痛者：伯坚按：这是第七问。

⑪或胁肋与少腹相引而痛者：伯坚按：这是第八问。

少腹即小腹。参阅《素问》第二十二《藏气法时论》第九段"引少腹"句下集解。

⑫或腹痛引阴股者：杨上善说：股外为髀，髀内为股，阴下之股为阴股也。

伯坚按：这是第九问。

⑬或痛宿昔而成积者：顾观光说："昔"，即"夕"字。

朱起凤《辞通》第二五八五页：宿昔，即宿夕，亦即旦夕也。旦夕犹言早晚。

伯坚按：这是第十问。

⑭或卒然痛死不知人有少间复生者：伯坚按：这是第十一问。

⑮或痛而呕者：伯坚按：这是第十二问。

⑯或腹痛而后泄者：伯坚按：这是第十三问。

⑰或痛而闭不通者：伯坚按：这是第十四问。

⑱凡此诸痛各不同形：丹波元坚说：高注以为其第一，第二痛有止不止之不同；第三、四、五痛有宜按不宜按之不同；第六、七、八、九痛有上下相应相引之不同；第十、十一痛有久暂之不同；第十二、十三、十四痛有通闭之不同。

⑲蜷：张介宾说：蜷，不伸也。

⑳绌：张介宾说：绌，屈曲也。

丹波元简说：按《广韵》："绌，竹律切，音窋。"《荀子·非相篇》："缓急嬴绌。"注："犹言伸屈也。"

㉑绌急则外引小络，故卒然而痛：马莳说：寒气但容于经脉之外，则经脉亦寒，遂至蜷缩绌急，卫气不得流通，外则牵引小络之脉，故卒然而痛。

㉒得炅则痛立止：杨上善说：炅，热也。

王冰说：炅，热也。

丹波元简说:《通雅》云:"《灵》《素》之炅,当与热同。"

陆懋修说:炅:古回切。王《注》:"热也。"又《说文》:"炅,见也。"《广雅》:"光也。"义别。

田晋蕃说:方以智《通雅》曰:"《灵》《素》之炅,当与热同。"李氏调元《卍斋璅录》云:"注:'炅,热也。'考《篇》《韵》中,'炅,明也',与热无干,恐是灵字传写之讹。按《广韵》:'灵,小热貌。'"

沈祖绵说:《玉篇》:"炅,烟出貌。"本篇:"炅则气泄",《长刺节论》:"尽炅病已",又曰:"病起筋炅",又曰:"炅汗出",是也。

伯坚按:以上答第一问。

㉓因重中于寒,则痛久矣:吴崑说:此明痛甚不休者,寒气重盛,不易解散,故痛久。

伯坚按:以上答第二问。

㉔寒气客于经脉之中,与炅气相薄则脉满,满则痛而不可按也。寒气稽留,炅气从上,则脉充大而血气乱,故痛甚不可按也:张琦说:阳盛之人,寒气与热相薄于经脉之中,则脉满大。寒气稽留,热气从上,释相薄之义。血气乱,谓营卫乱其常度也。邪实于经,故痛不可按。

伯坚按:以上答第三问。

㉕膜原:王冰说:膜,谓鬲间之膜。原,谓鬲肓之原。

丹波元简说:按王注《疟论》云:"募原谓鬲募之原系",与此注异。

膜原,参阅《素问》第三十五《疟论》第二段"横连募原也"和本篇本段下文"寒气客于小肠膜原之间"句下集解。

㉖血不得散,小络急引,故痛。按之则血气散,故按之痛止:王冰说:血不得散,谓鬲膜之中、小络脉内血也。络满则急,故牵引而痛生也。手按之则寒气散,小络缓,故痛止。

张介宾说:肠胃之间、膜原之下,皆有空虚之处,血不散而小络满,则急引而痛,按之则寒气可散,小络可缓,故其痛止,非若经脉之无罅隙者,按之则愈实而愈痛也。《百病始生篇》曰:"其著于肠胃之募原也,饱食则安,饥则痛",其义与此通。

伯坚按:以上答第四问。

㉗侠脊之脉:杨上善说:侠脊脉,督脉侠脊,故曰侠脊脉也。

王冰说:侠脊之脉者,当中,督脉也;次两傍,足太阳脉也。

张介宾说:侠脊者,足太阳经也。其最深者则伏冲伏膂之脉,故按之不能及其处。

张志聪说:侠脊之脉,伏冲之脉也。伏冲之脉,上循背里,邪客之则深,按之不能及,故按之无益也。倪冲之曰:"则深者,谓邪客于侠脊之冲脉则深,在于腹之冲脉则浮于外而浅矣。"

丹波元简说:按冲脉有浮沉之别,见于《灵·五音五味篇》,志《注》义长矣。

侠,夹也。参阅《素问》第三十一《热论》第二段"其脉侠鼻"句下集解。

㉘按之不能及,故按之无益也:杨上善说:督脉侠于脊里而上行深,故按之不及,所以按之无益者也。

伯坚按:以上答第五问。

㉙冲脉起于关元:杨上善说:关元在脐下小腹,下当于胞,故前言冲脉起于胞中。

王冰说:冲脉,奇经脉也。关元,穴名,在脐下三寸,言起自此穴,即随腹而上,非生出于此也。其本生出乃起于肾下也。

马莳说:按《骨空论》云:"冲脉起于气街",今曰关元者,盖任脉当脐中而上行,冲脉夹脐两旁而上行,则本起于气街而与任脉并行,故谓之起于关元亦可也。

张介宾说:关元,任脉穴,在脐下三寸。冲脉起于胞中,即关元也。(丹波元简说:冲脉起于胞中，出《五音五味篇》。）

㉚冲脉起于关元，随腹直上：《素问》第六十《骨空论》：冲脉者，起于气街，并少阴之经，侠脐上行，至胸中而散。

丹波元坚说：《脉经》："冲脉者，起于关元，循腹里直上至咽喉中。"

㉛气因之：吴崑说：气因之，气从之也。

㉜故蠕动应手矣：原文作"故喘动应手矣"。

丹波元简说：盖此指腹中筑动而言，《灵·百病始生篇》云："其着于伏冲之脉者，揣之应手而动"，是也。喘，或是与蠕通。蠕，音软，《说文》："动也"。

丹波元坚说：《广雅》："揣，蝡动也。"《疏证》曰："《释训》云：'揣，抁，摇，梢也。'揣抁之转作喘软。《庄子·胠箧篇》：'喘软之虫。'崔撰《注》云：'动虫也，一云无足虫。'"此说足以证喘蠕之相通。揣、喘、蠕并同韵。

田晋蕃说：按《荀子·劝学篇》："端而言，蠕而动。"注："端读为喘。"《臣道篇》："喘而言，臑而动。"《注》："臑与蠕同。"喘与蠕并分别言之，非比音近通用。蠕，《集韵》或作"蝡"，喘似是蠕之坏文。《说文》："蝡，动也"，解与《荀子》书同，作"蠕动"是。上文或按之而痛止，或按之无益，此云蠕动应手者，承上言按之而蠕动应手耳。

伯坚按：今据田晋蕃说校改。以上答第六问。

㉝寒气客于背俞之脉则脉泣：马莳说：寒气客于背俞之脉，属足太阳膀胱经、凡五藏六府之俞穴皆属于此经也。（伯坚按：马莳此注所说的俞穴，是指足太阳膀胱经脉的肺俞、心俞、肝俞、胆俞、脾俞、胃俞、三焦俞、肾俞、大肠俞、小肠俞、膀胱俞各孔穴而言，不是指井荥俞经合的俞。）

㉞其俞注于心，故相引而痛：王冰说：背俞谓心俞脉，亦足太阳脉也。夫俞者皆内通于脏，故曰其俞注于心，相引而痛也。

张介宾说：背俞，五脏俞也，皆足太阳经穴。太阳之脉，循膂当心入散，上出于项，故寒气客之则脉溢血虚，为背与心相引而痛，因其俞注于心也。

㉟热气至则痛止矣：伯坚按：以上答第七问。

㊱厥阴之脉者络阴器、系于肝：《灵枢》第十《经脉篇》：肝足厥阴之脉，起于大指丛毛之际，上循足跗上廉，去内踝一寸，上踝八寸，交出太阴之后，上腘内廉，循股阴，入毛中，过阴器，抵小腹，挟胃，属肝，络胆，上贯膈，布胁肋，循喉咙之后，上入颃颡，连目系，上出额，与督脉会于巅。其支者，从目系下颊里，环唇内。其支复从肝，别贯膈，上注肺。

㊲寒气客于厥阴之脉，厥阴之脉者络阴器、系于肝，寒气客于脉中则血泣、脉急，故胁肋与少腹相引痛矣：王冰说：厥阴者，肝之脉，入髦中，环阴器，抵少腹，上贯肝鬲，布胁肋，故曰络阴器，系于肝，脉急，引胁与少腹痛也。

伯坚按：以上答第八问。

少腹即小腹。参阅《素问》第二十二《脏气法时论》第九段"引少腹"句下集解。

㊳厥气：张介宾说：厥气，寒逆之气也。

㊴寒气上及少腹：喜多村直宽说：骊恕公曰："寒厥字恐互易地。"

㊵故腹痛引阴股：高世栻说：腹痛引阴股者，亦寒气客于厥阴之脉也。厥阴之脉，循阴股，抵小腹，厥阴受寒，则厥气客于阴股，寒气上及少腹，肝血凝涩，不能循脉而上则在下相引，在下相引故少腹痛而引阴股也。

伯坚按：以上答第九问。

㊶寒气客于小肠膜原之间：丹波元简说：按《百病始生篇》云："舍于肠胃之外，募原之间。"又云："著于肠胃之募原。"《太阴阳明论》云："脾与胃以膜相连。"盖藏府之间有膜而相遮隔，有系而相连接，此即膜原也。故王注《疟论》云："膈膜之原系。"马注《始生篇》云："肠胃之外、募原之间者，即皮里膜外也。"此说近是。

膜原，参阅《素问》第三十五《疟论》第二段"横连募原也"句下集解。

㊷大经：张志聪说：大经，府藏之大络也。

丹波元简说：按《百病始生篇》云："其痛之时，息大经乃代。"《离合真邪论》云："反乱大经。"皆其义也。

㊸血气稽留不得行，故宿昔而成积矣：张志聪说：《百病始生篇》曰："邪在络之时，痛于肌肉。其痛之时，息大经乃代。留而不去，传舍于肠胃之外、募原之间，留着于脉。稽留而不去，息而成积。"盖言邪在于外内之络脉者，必转入于大经而后乃代谢，如血气稽留于络脉，则宿昔而成积矣。宿昔，稽留久也。息，正也。

伯坚按：以上答第十问。

㊹上泄：吴崑说：上泄，吐涌也。涌逆既甚，阴气必竭。

㊺寒气客于五藏，厥逆上泄，阴气竭，阳气未入，故卒然痛死不知人，气复反则生矣：马莳说：寒气客于五藏，五藏之气，厥逆而上泄，不附诸藏，则阴经之气竭，卫气不得入，故寒气雍滞，卒然痛死，不能知人。待脏气复返，卫气既入，则生矣。

高世栻说：客于五藏则藏寒，藏寒则厥逆之气上泄，阴气竭于内，阳气虚于外，不能即入于阴，阴气竭，阳气未入，故卒然痛死不知人。少间，则阴气竭而得复，阳气未入而得反，乍剧乍甦，则生矣。

张琦说："竭"，当作"极"。阴寒之气，厥逆之极，阳气郁遏不通，故猝然若死，气得行则已。

伯坚按：以上答第十一问。

㊻故痛而呕也：吴崑说：此明痛而呕者，厥逆之气上行而出，故呕。

伯坚按：以上答第十二问。

㊼寒气客于小肠，小肠不得成聚，故后泄腹痛矣：王冰说：小肠为受盛之府，中满则寒邪不居，故不得结聚而传下入于回肠。回肠，广肠也，为传导之府，物不得停留，故后泄而痛。

张介宾说：水谷不得停留，故为后泄腹痛。

伯坚按：以上答第十三问。

㊽热气留于小肠，肠中痛，瘅热焦渴则坚干不得出，故痛而闭不通矣：马莳说：有等痛而便闭不通者，盖以热气留于小肠，肠中作痛，瘅热焦渴，则且坚而干不得出，故痛而便闭不通也。由此观之，则诸痛皆寒，而惟便闭不通为有热，此皆言之而可知也。

丹波元简说：按本篇叙腹痛一十四条，属热者只一条，余皆属寒。王氏《证治准绳》有说，当参考。又《史载之方》，举每证附以脉候及治方，文繁不录，宜参。（伯坚按：王肯堂《证治准绳》卷四《腹痛篇》说："或问腹痛何由而生？曰：邪正相搏，是以作痛。曰：《举痛论》叙腹痛一十四条，属热者只一条，余皆属寒，后世方论因尽作风冷客之，攻击而作痛，今子乃云诸邪，何哉？曰：方论不会通诸篇之旨，因不解篇末复谓百病皆生于气，列九气之状。虽其间不言痛，必亦为或有作痛者故也。不然，何乃出于诸痛篇之末耶？只以《灵枢·百病始生篇》观之，其旨则显然矣。所论邪有三部，风雨伤于上，清湿伤于下。伤于上者，病从外入内，从上下也。次第传入，舍于输之时，六经不通，或著络脉，或著经脉，或著输脉，或著伏冲之脉，或著肠胃之膜原，皆得成积而痛。伤于下者，病起于足。故积之始生，得寒乃生厥，乃成积。厥气生足悗，悗生胫寒，胫寒则血脉凝涩,血脉凝涩则寒气上入于肠胃,入于肠胃则䐜胀。肠外之汁沫迫聚不得散,日以成积。伤于藏者,病起于阴。故卒然多食饮则肠满。起居不节,用力过度,则脉络伤。阳络伤则血外溢,血外溢则衄血。阴络伤则血内溢,血内溢则后血。肠胃之络伤则血溢于肠外。肠外有寒,汁沫与血相抟,则并合凝聚不得散而积成矣。卒然外中于寒,若内伤于忧怒,则气上逆。气上逆则六输不通,温气不行,凝结蕴里而不散,津液涩渗,著而不去,而积皆成矣。自今观之,此篇所谓成积作痛,未至于症瘕结块之积,乃汁沫聚而不散之积也,与《举痛论》所谓血气稽留不得行而成积同也,岂七情叙于篇末者之不相同于作痛乎?然推原二篇之意,《百病始生篇》在乎三部之邪会而为痛,故相连而为言。《举痛论》在乎其邪各自为病,所以独引寒湿一者,亦为寒邪之能闭塞阳气最甚故也。用是为例,其他则可自此而推之矣。"史堪《史载之方》卷上《腹痛篇》载有《举痛论》所列各证的脉候及治方,文字太长,今不具录。)

伯坚按:以上答第十四问。

帝曰:所谓言而可知者也。视而可见奈何?

岐伯曰:五藏六府固尽有部①。视其五色,黄赤为热,白为寒,青黑为痛②。此所谓视而可见者也。

【本段提纲】 马莳说:此言视之而可见者,惟辨其面部之色而已。

伯坚按:参阅《灵枢》第三十七《五阅五使篇》和第四十九《五色篇》。

【集解】

①五藏六府固尽有部:王冰说:谓面上之分部。

②黄赤为热,白为寒,青黑为痛:马莳说:按《灵枢·五色篇》第四节,义与此同。

伯坚按:《灵枢》第四十九《五色篇》说:"青黑为痛,黄赤为热,白为寒。"

帝曰:扪而可得奈何?

岐伯曰:视其主病之脉,坚而血及陷下者,皆可扪而得也①。

【本段提纲】 马莳说:此言扪之而可得者,惟按其主病之脉,坚而不散,及血结脉陷而已。

【集解】

①视其主病之脉,坚而血及陷下者,皆可扪而得也:吴崑说:主病之脉,为病之脉也。坚而血,谓如陂陇之起是也。陷下,谓如沉伏之类是也。起者为阳,陷者为阴。

张介宾说:主病之脉,病所在也。脉坚者,邪之聚也。血留者,络必盛而起也。陷下者,血气不足,多阴候也。凡是者皆可扪而得之。

帝曰:善。余知百病生于气也①,怒则气上,喜则气缓②,悲则气消,恐则气下③,寒则气收,炅④则气泄,惊则气乱⑤,劳则气耗,思则气结,九气不同,何病之生⑥?

岐伯曰:怒则气逆,甚则呕血及飧泄⑦,故气上矣⑧。

喜则气和,志达,荣卫⑨通利,故气缓矣⑩。

悲则心系急,肺布叶举而上焦不通⑪,荣卫不散,热气在中,故气消矣⑫。

恐则精却⑬,却则上焦闭,闭则气还,还则下焦胀,故气下行矣⑭。

寒则腠理闭⑮,气不行⑯,故气收矣⑰。

炅则腠理开,荣卫通,汗大泄,故气泄矣⑱。

惊则心无所倚,神无所归,虑无所定,故气乱矣⑲。

劳则喘息，汗出，外内皆越[21]，故气耗矣[21]。

思则心有所存，神有所止[22]，气留而不行，故气结矣[23]。

【本段提纲】 马莳说：此因帝以九气为问，而伯明言之也。

丹波元坚说：张子和《儒门事亲》曰："《素问》之论九气，其变甚详，其理甚明。然论九气所感之疾则略，惟论呕血及飧泄，余皆不言。"又曰："《灵枢》论神意魂魄志精所主之病，然无寒热暑惊劳四证，余以是推而广之"云云。其文颇繁，宜参。

【集解】

①余知百病生于气也：王冰说：夫气之为用，虚实、逆顺、缓急皆能为病，故发此问端。

②怒则气上，喜则气缓：丹波元坚说：《春秋繁露》曰："怒则气高，喜则气散。"（伯坚按：见《春秋繁露·循天之道篇》。下同。）

③恐则气下：丹波元坚说：《春秋繁露》曰："惧则气慑。"

④炅：杨上善说：炅，音桂，热也。

炅，参阅本篇第二段"得炅则痛立止"句下集解。

⑤惊则气乱：丹波元坚说：《春秋繁露》曰："忧则气狂。"

⑥九气不同，何病之生：杨上善说：人之生病，莫不内因怒喜忧思恐等五志，外因阴阳寒暑，以发于气而生百病。所以善摄生者，内除忧怒，外避寒暑，故无道夭，遂得长生久视者也。

⑦呕血及飧泄：丹波元简说：《经脉篇》："肝所主病，呕逆，飧泄。"

飧泄，参阅《素问》第二《四气调神大论》第三段"冬为飧泄"句下集解。

⑧故气上矣：张介宾说：怒，肝志也。怒动于肝，则气逆于上，气逼血升，故甚则呕血。肝木乘脾，故为飧泄。肝为阴中之阳，气发于下，故气上矣。

⑨荣卫：参阅《素问》第四十三《痹论》第十一段经文和集解。

⑩故气缓矣：张介宾说：气脉和调，故志畅达。荣卫通利，故气徐缓。然喜甚则气过于缓，而渐至涣散，故《调经论》曰："喜则气下"，《本神篇》曰："喜乐者神惮散而不藏"，义可知也。

张琦说：九气皆以病言，缓当为缓散不收之意，《阴阳应象大论》曰："暴喜伤阳"，又曰："喜伤心"，是也。心神不藏，故气不收摄。

⑪肺布叶举而上焦不通：张志聪说：肺主气而位居上焦，主行荣卫阴阳。肺藏布大而肺叶上举，则上焦之气不通，而荣卫不能行散矣。

⑫荣卫不散，热气在中，故气消矣：张介宾说：悲生于心则心系急，并于肺则肺叶举，故《宣明五气篇》曰："精气并于肺则悲"也。心肺俱居鬲上，故为上焦不通；肺主气而行表里，故为荣卫不散；悲哀伤气，故气消矣。

⑬却：吴崑说：此言气下之故。却，却步之却，退也。

⑭故气下行矣：原文作"故气不行矣"。

《新校正》云：详"气不行"，当作"气下行"也。

张介宾说：恐惧伤肾则伤精，（伯坚按：《素问》第二十三《宣明五气篇》说："精气并于肾则恐。"《灵枢》第八《本神篇》说："恐惧而不解则伤精。"）故致精却。却者，退也。精却则升降不交，故上焦闭，上焦闭则气归于下，病为胀满而气不行，故曰恐则气下也。

丹波元简说：《新校正》，"不"作"下"，考上文，作"下"为是。

伯坚按：今据《新校正》、丹波元简说校改。

上焦下焦，参阅《素问》第八《灵兰秘典论》第一段"三焦者，决渎之官，水道出焉"句下集解。

⑮腠理闭:吴崑说:腠,汗孔也。理,肉纹也。

张介宾说:腠,肤腠也。理,肉理也。

腠理是皮肤的文理。参阅《素问》第五《阴阳应象大论》第三段"清阳发腠理"句下集解。

⑯气不行:《新校正》云:按《甲乙经》,"气不行"作"荣卫不行"。

吴崑说 :气,荣卫表气也。

⑰故气收矣:张介宾说:寒束于外,则玄府闭密,阳气不能宣达,故收敛于中而不能散也。

⑱炅则腠理开,荣卫通,汗大泄,故气泄矣:张介宾说:热则流通,故腠理开。阳从汗散,故气亦泄。

⑲故气乱矣:张介宾说:大惊卒恐,则神志散失,血气分离,阴阳破散,故气乱矣。

⑳外内皆越:张琦说:喘则内气上越。汗为表气外越。

喜多村直宽说:《尔雅·释言》:"越,扬也。"郭注:"谓发扬。"

㉑故气耗矣:马莳说:劳则气耗者,正以人有劳役,则气动而喘息,其汗必出于外。夫喘则内气越,汗出则外气越,故气以之而耗散也。

㉒神有所止:原文作"神有所归正"。

《新校正》云:按《甲乙经》,"归正"二字作"止"字。

丹波元坚说:《太素》,与《新校正》引《甲乙经》同。

田晋蕃说:按皇甫本是也。"归"字涉上文"神无所归"而误衍。"正"字,如《庄子·在宥》:"祸及止虫",《释文》:"止,崔本作正",是也。《说文》:"正,从止。"《诗终风笺》:"正,犹止也。"义亦相通。

伯坚按:此段见《甲乙经》卷一《精神五藏论》第一;又见《黄帝内经太素》卷二《九气篇》;都作"神有所止"。今据田晋蕃说,依《甲乙经》《太素》校改。

㉓故气结矣:张介宾说:思之无已,则系恋不释,神留不散,故气结也。

《举痛论第三十九》今译

黄帝问说:我听说善于讲天的必能应用到人事上,善于讲古的必能应用到现在,善于讲人事的必能应用到自己身上,如此则对于大道理能够彻底明了而无所疑惑,这就是所谓明达的人。我现在问你,希望对于病人能够问得明白(问诊),看得了然(望诊),摸得清楚(切诊),并且能够自己检验病人而无所疑惑,可以吗?

岐伯再拜磕头回答说:您想问一些什么问题呢?

黄帝说:人有五脏突然发痛,这是什么原因呢?

岐伯回答说:经脉(大血管)在全身流行,不休不歇,如同绕着圆圈一样,没有起止的地点。寒气侵入经脉而停留在那里,则凝住不流。如果寒气停留在脉(血管)的外面则血会减少,如果寒气停留在脉的里面则气(营气即血液)不流通,所以就突然发痛。

黄帝说:有痛突然止住了的,有痛得厉害不休不歇的,有痛得厉害不能用手按的,有用手按则痛可止住的,有用手按并不能止痛的,有用手按则应手轻微弹动的,有心和背牵引着痛的,有胁部、肋部和小腹牵引着痛的,有腹痛牵引着前后阴下面的股部也痛的,有早晚痛而成积块的,有突然痛死、不知人事、等一下子又活了的,有痛而呕吐的,有腹痛兼有腹泻的,有腹痛而大便不通的,凡这些痛的症状各不相同,应当如何来区别它们呢?

岐伯说:寒气停留在脉的外面则脉寒冷,脉寒冷则脉缩紧,脉缩紧则脉急迫,急迫则牵引到外面的小络(小血管),所以突然发痛。遇着热则痛立刻停止。

中了很重的寒气,则痛得很久,不休不歇。

寒气停留在经脉(大血管)里面,和热气相遇则脉充满,脉充满则痛而不能用手按。因为寒气停留在那里,热气跟着上来,于是脉管充大而血气错乱,所以痛得厉害而不能用手按,愈按愈痛。

寒气停留在肠胃之间、系膜的下面,血凝聚在此处不得散开,小络拘急牵引,于是发痛。用手按着则血气散开,所以按着则痛止。

寒气停留在脊柱两旁的脉,这个部位很深,用手按也按不着,所以用手按也不能止痛。

寒气停留在冲脉,冲脉起于关元穴[①],沿着腹部向上直行,寒气停留在这里则脉不流通,脉不流通则热气随着来,所以用手按的时候则应手轻微弹动。

寒气停留在背俞的脉(足太阳膀胱经脉)则脉凝住,脉凝住则血虚,血虚则发痛。这条脉连到心,所以牵引着心也痛。用手按则热气来,热气来则痛止。

寒气停留在厥阴脉(足厥阴肝经脉),厥阴脉绕着阴茎,系着肝,寒气停留在这条经脉中则血凝住,脉拘急,所以胁部、肋部和小腹都牵引着痛。

寒气停留在前后阴下面的股部,连及小腹,凝住的血在下牵引着,所以腹痛牵引着前后阴下面的股部也痛。

寒气停留在小肠系膜之间、血络(小血管)里面,凝住的血不能流到大经脉(大血管)里面去,所以早晚成为积块。

寒气停留在五脏里面,气向上逆而为呕吐,阴气已尽,而阳气还没有进到阴分去,所以突然痛死不知人事。及至脏气(阴气)复回,则又活了。

寒气停留在肠胃,气向上逆,所以痛而呕吐。

寒气停留在小肠,饮食物不能在小肠停留,所以腹泻、腹痛。

热气停留在小肠,肠里面痛,发热,口干,大便干燥不得出,所以腹痛而大便不通。

黄帝说:这是可以问得明白的(问诊)。至于看得了然(望诊),又怎样呢?

岐伯说:五脏六腑在面部都有一定的部位。观察他们的颜色,黄色红色是热,白色是寒,青色黑色是痛。这是可以看得了然的。

黄帝说:摸得清楚(切诊)又怎样呢?

岐伯说:哪一脏有病,则哪一脏的经脉会鼓起或沉伏。这是可以摸得清楚的。

黄帝说:好。我知道所有的病都是由气发生的,发怒则气上升,喜乐则气和缓,悲伤则气消失,恐惧则气下降,寒则气收敛,热则气放泄,惊骇则气错乱,劳动则气耗散,思虑则气结聚,气的九种变化各不相同,它们会发生一些什么病呢?

岐伯说:发怒则气向上逆,厉害的则有呕血和飧泄(消化不良的腹泻)的症状,这就是气上升的现象。

喜乐则气平和,心畅快,营气和卫气都流行通畅,这就是气和缓的现象。

悲伤则心系(心的系膜)紧急,肺张开而肺叶向上举着,于是上焦(躯干上段)阻塞不通,营气和卫气不流行,热气停留在内,这就是气消失的现象。

恐惧则精气衰退,精气衰退则上焦(躯干上段)闭塞,上焦闭塞则气不能上行仍旧退回下部,退回下部则下焦(躯干下段)发胀,这就是气下降的现象。

寒则皮肤紧闭,营气和卫气都不流行,这就是气收敛的现象。

热则皮肤敞开(汗孔张开),营气和卫气流行通畅,大汗直流,这就是气放泄的现象。

惊骇则心里没有倚靠,精神散失,思想混乱,这就是气错乱的现象。

劳动则气喘,出汗,里面和外面的气都向外发散,这就是气耗散的现象。

思虑则心里有事,精神集中,气停留而不行,这就是气结聚的现象。

①关元穴:关元穴在腹部正中线上,肚脐下面十厘米。它是任脉的一个孔穴。它是单穴。

腹中论第四十①

①腹中论第四十:《新校正》云:按全元起本在第五卷。

伯坚按:本篇和《甲乙经》《黄帝内经太素》《类经》三书的篇目对照,列表于下:

素问	甲乙经	黄帝内经太素	类经
腹中论第四十	卷七——六经受病发伤寒热病第一中 卷八——经络受病入肠胃五藏积发伏梁息贲肥气痞气奔豚第二 卷八——水肤胀鼓胀肠覃石瘕第四 卷十一——五气溢发消渴黄瘅第六 卷十一——动作失度内外伤发崩中瘀血呕血唾血第七 卷十一——寒气客于经络之中发痈疽风成发厉浸淫第九下 卷十二——妇人杂病第十	卷二十六——痈疽篇 卷二十九——胀论篇 卷三十——伏梁病篇 卷三十——热痛篇 卷三十——血枯篇	卷十五——厥逆之治须其气并(疾病类三十八) 卷十五——寒热病(疾病类四十五·二) 卷十六——鼓胀(疾病类五十五) 卷十六——消瘅热中(疾病类六十·二) 卷十七——胎孕(疾病类六十二·一) 卷十七——血枯(疾病类六十三) 卷十七——伏梁(疾病类七十三)

【释题】 本篇讲几种发生腹部症状的疾病,所以叫作《腹中论》。

【提要】 本篇用黄帝、岐伯问答的形式,讲几种疾病的病理、症状和治疗方法。第一讲鼓胀。第二讲血枯。第三讲伏梁。第四讲热中消中。第五讲厥逆。第六讲怀孕。第七讲病热、膜胀、头痛。《黄帝内经》全书所讲的治疗方法,绝大部分是针刺疗法,本篇提出了药物治疗,列举了鸡矢醴和乌鲗骨丸两个处方,这是医学发展另一方向的开始。

黄帝问曰:有病心腹满①,旦食则不能暮食②,此为何病?

岐伯对曰:名为鼓③胀④。

帝曰:治之奈何?

岐伯曰:治之以鸡矢醴⑤,一剂知,二剂已⑥。

帝曰:其时有复发者何也?

岐伯曰:此饮食不节,故时有病也。虽然其病且已,故时⑦当病气聚于腹也⑧。

【本段提纲】 马莳说:此论鼓胀之病,而有治之之方也。

【集解】

①心腹满:高世栻说:心腹,心之下,腹之上也。满,胀满也。

②旦食则不能暮食:张介宾说:内伤脾胃,留滞于中,则心腹胀满,不能再食。

③鼓:《新校正》云:按《太素》,“鼓”作“谷”。

丹波元坚说:《太素》今本与本《经》同。

田晋蕃说:《新校正》:“按《太素》,鼓作谷。”晋蕃按:按《水经注》,“土鼓城”亦作“土谷城”。《诗》:“作为式谷”,叶“征以中垢”。顾炎武《唐韵正》,垢音古,谷亦音古。然则鼓之与谷,以音近而通也。《中山经》:“其草多竹鸡鼓。”毕氏沅《新校正》云:“即上鸡谷草。谷鼓声相近。”

伯坚按:此段见《黄帝内经太素》卷二十九《胀论篇》,今本《太素》仍作“鼓胀”,不作“谷胀”,与《新校正》所见本不同。

④胀:张介宾说:其胀如鼓,故名鼓胀。

张志聪说:鼓胀者,如鼓革之空胀也。此因脾土气虚,不能磨谷,故旦食而不能暮食,以致虚胀如鼓也。

余岩《古代疾病名候疏义》第二五四页:考旧书之言胀者,多谓与肿不同,以胀为中满,以肿为表起。《千金方》二十一《水肿》第四云:“蠱胀,但腹满,不肿。水胀,胀而四肢面目俱肿大。”两句详略,互文见义。腹满,即胀;不肿,即四肢面目不肿大;谓蛊胀之病,但胀而四肢面目不肿。至于水胀之病,腹满而四肢面目亦肿也。蛊胀,《灵枢·水胀篇》作“鼓胀”,俗谓之单腹胀,今之腹水也,四肢面目不肿。又凡外部不见膨起,而内部自觉充满者,亦曰胀,如左氏成十年《传》:“将食,张”,是也。此不过大便欲出,自觉腹胀满耳,非有腹部膨起之候也。

⑤鸡矢醴:杨上善说:取鸡粪作丸,熬令烟,盛以清酒一斗半沃之,承取汁,名曰鸡醴。饮取汗。一剂不愈,至于二剂,非直独疗鼓胀。肤胀亦愈。

王冰说:按古《本草》,鸡矢并不治鼓胀,惟大利小便,微寒。

马莳说:按鸡屎醴方,见《医学正传》《古今医鉴袖珍》等书,及他书甚多。

张介宾说:鸡矢之性,能消积下气,通利大小二便,盖攻伐实邪之剂也。一剂可知其效,二剂可已其病。凡鼓胀由于停积及湿热有余者,皆宜用之。若脾肾虚寒发胀及气虚、中满等证,最所忌也,误服则死。鸡矢醴法,按《正传》云:“用羯鸡矢一升,研细,炒焦色,地上出火毒,以百沸汤淋汁,每服一大盏,调木香、槟榔末各一钱,日三服,空腹服,以平为度。”又按《医鉴》等书云:“用干羯鸡矢八合,炒微焦,入无灰好酒三碗,共煎干至一半许,用布滤取汁。五更热饮则腹鸣,辰巳时行二三次,皆黑水也。次日觉足面渐有绉纹,又饮一次,则渐绉至膝上而病愈矣。”此二法,似用后者为便。

丹波元简说:按《圣济总录》:“治鼓胀旦食不能暮日鸡屎醴法。鸡矢干者,右一味为末,每用醇酒调一钱七,食后临卧服。”《宣明论》:“鸡屎醴散。鸡屎醴干者,炒大黄、桃仁各等分,右为末,每服二钱,水盏半,生姜三片,煎七分,食前服。”《千金》,产后中风,鸡粪酒,《妇人良方》引作鸡屎醴:“鸡粪一升,熬令黄。乌豆一升,熬令声绝,勿焦。以清酒三升半,先淋鸡粪,次淋豆。取汁,一服一升。温服取汗。”

丹波元坚说:鸡矢泻下之力颇峻,王氏以为利小便者是,其云取汗者误矣。《千金》治产后中风,别是法,鼓胀岂宜取汗乎?《鸡峰普济方》:“鸡矢醴。若心腹满,旦食暮不能食,由脾元虚衰,不能克制于水,水气止行,浸渍于土,土湿则不能运化水谷,气不宣流,上下痞塞,故令人中满。旦则阳气方长,谷气易消,故能食。首春则阴气方进,谷不得化,故不能食。其脉沉实而滑,病名谷胀,宜鸡矢醴。鸡矢白半升,右以好酒一斗,渍七日,温服一盏,温酒调服尽净为佳。”又方以智《物理不识》有矢醴说,殊少其要,仍不录。

喜多村直宽说:方以智云:“《素问》以鸡矢醴治鼓胀。王注:‘《本草》,鸡矢利小便,不治蛊胀。'不知鸡矢能下气通利,故岐伯用之。"

⑥一剂知,二剂已:吴崑说:知,效之半也。已,效之全也。

知,参阅《素问》第三十六《刺疟篇》第二十一段"二刺则知"句下集解。

⑦故时:原文作"时故"。

喜多村直宽说:"时故"二字疑倒,其义似通,且与上文相应。

伯坚按:此段见《黄帝内经太素》卷二十九《胀论篇》,这一句作"虽然其病且已,时当痛气聚于腹。"今据喜多村直宽说校改。

⑧病气聚于腹也:吴崑说:言虽是饮食不节,时有病者,但此病且已之后,时有自然病者,此由病气聚于腹未尽已也。病根未拔,故亦复发焉。

张介宾说:病虽将愈,而复伤其脾,所以气复聚也。

帝曰:有病胸胁支满[①]者,妨于食,病至则先闻腥臊臭[②],出清液[③],先唾血,四支清[④],目眩[⑤],时时前后血[⑥],病名为何?何以得之?

岐伯曰:病名血枯。此得之年少时有所大脱血,若[⑦]醉入房,中气竭,肝伤,故月事衰少不来也[⑧]。

帝曰:治之奈何?复以何术[⑨]?

岐伯曰:以四乌鲗骨[⑩],一藘茹[⑪],二物并合之[⑫],丸以雀卵[⑬],大如小豆,以五丸为后饭[⑭],饮以鲍鱼[⑮]汁,利伤中及伤肝也[⑯]。

【本段提纲】 马莳说:此论血枯之病,而有治之之方也。

【集解】

①支满:张介宾说:支满者,满如支膈也。

支,支柱也。参阅《素问》第十《五藏生成篇》第十一段"支鬲"句下集解。

②臊臭:马莳说:《金匮真言论》,论肝"其臭臊",论肺"其臭腥"。

③出清液:张介宾说:吐清液也。

④四支清:张介宾说:四肢清冷,气不能周也。

清,冷也。参阅《素问》第十七《脉要精微论》第二十六段"腰足清也"句下集解。

⑤眩:王冰说:眩,谓目视眩转也。

⑥前后血:王冰说:前后血,谓前阴、后阴出血也。

⑦若:犹或也,见王引之《经传释词》卷七若字条。参阅《素问》第十九《玉机真藏论》第八段"法三月若六月"句下集解。

⑧醉入房,中气竭,肝伤,故月事衰少不来也:马莳说:伯言此名为血枯也。是得之年少之时曾大脱血,凡鼻衄、便血、吐血皆是也。其人不知所慎,醉以入房,致使醉则损伤其中气而竭绝,入房则劳其肝气而受伤,盖司闭藏者肾也,司疏泄者肝也,故入房不惟伤肾,而且伤肝也。在丈夫则精液衰乏,女子则月事衰少不来也,但本节则主女子而言耳。

张介宾说:血枯者,月水断绝也。致此之由,其源有二。一则以少时有所大脱血,如胎产既多、及崩淋吐衄之类皆是也。一则以醉后行房,血盛而热,因而纵肆,则阴精尽泄,精去则气去,故中气竭也。夫肾主闭藏,肝主疏泄,不惟伤肾而且伤肝,及至其久,则三阴俱亏,所以有先见诸证如上文所云,而终必至于血枯,则月事衰少不来也。此虽以女子为言,若丈夫有犯前证,亦不免为精枯之病,则劳损之属皆是也。

⑨复以何术：张介宾说：复者，复其血气之原也。

⑩四乌鲗骨：王冰说：按古《本草经》，云乌鲗鱼骨、藘茹等并不治血枯，然经法用之，是攻其所生所起尔。夫醉劳力以入房，则肾中精气耗竭。月事衰少不至，则中有恶血淹留。精气耗竭，则阴萎不起而无精。恶血淹留，则血痹着中而不散。故先兹四药用入方焉。古《本草经》曰："乌鲗鱼骨，味咸冷平无毒，主治女子血闭。"

《重修政和经史证类备用本草》卷二十一(《四部丛刊》影印本)：乌贼鱼骨，味咸，微温。主女子漏下赤白经汁，血闭，阴蚀肿痛，寒热症瘕，无子。(伯坚按：以上黑地白字，是《神农本草经》原文。)

张介宾说：乌鲗，即乌贼也，骨名海螵蛸。其气味咸温下行，故主女子赤白漏下、及血闭、血枯。其性涩，故亦能令人有子。

丹波元简说：按《说文》："鲗，乌鲗鱼也。"《本草》作乌贼。罗愿云："此鱼有文墨可法则，故名乌鲗。鲗者，则也。骨名螵蛸，象形也。"王所谓古《本草经》，即《证类》白字文。

喜多村直宽说：《医心方》引崔禹云："南海多垂矴而浮焉，鸟朔未见之，为死即喙，因惊卷捕以煞之，故名曰乌贼。"

陆懋修说：《说文》："鲗，乌鲗鱼也。"《一切经音义》引《埤苍》："鰞鲗鱼腹中有骨，出南都。背有一骨阔二寸许，有髻甚长，口中有墨，瞋则潠人。"《古今注》："乌鲗，一名河伯度事小史。"《临海记》："乌鲗以其怀板含墨，故号小史鱼也。"《尔雅翼》："鰞鲗状如革囊，背上独一骨，形如樗蒲子而长，名海螵蛸。"

⑪藘茹：王冰说：古《本草经》曰："藘茹，味辛，寒平，有小毒。主散恶血。"

《新校正》云：按《甲乙经》及《太素》，"藘茹"作"蔄茹"。详王注性味乃蔄茹，当改"藘"作"蔄"。(丹波元简说："按《本草》有'蔄茹'而无'藘茹'，故《新校正》云'当改藘作蔄'，然南齐王子隆年三十一，而体过充壮，常服藘茹丸以自销损。《证类本草》蔄茹条引本篇王《注》文。知是藘、蘆、蔄一音，古通用。"田晋蕃说："按蔄茹，《太平御览》作'蔄茹'，引《健康记》曰：'健康出草盧茹'。《尔雅·释地》：'医无蔄'，《汉书·地理志》作'医无慮'。知闾、慮、盧声近，古通用。")

《重修政和经史证类备用本草》卷十一(《四部丛刊》影印本)：蔄茹，味辛，寒。主蚀恶肉、败疮、死肌，杀疥虫，排脓恶血，除大风、热气、善忘、不乐。(伯坚按：以上黑地白字，是《神农本草经》原文。)

《重修政和经史证类备用本草》卷七(《四部丛刊》影印本)：茜根，味苦，寒。主寒湿风痹，黄疸，补中。(伯坚按：以上黑地白字，是《神农本草经》原文。)一名茹藘。(伯坚按：以上黑字。)

张介宾说：藘茹，一名茹藘，即茜草也。气味甘寒无毒，能止血治崩，又能益精气、活血、通经脉。按《甲乙经》及《太素》《新校正》俱作"蔄茹"者非，盖蔄茹有毒，岂血枯者所宜，皆未之详察耳。

丹波元简说：考《诗·郑风》："茹藘在阪。"《尔雅》："茹藘，茜也。"郭注："可以染绛。"邢《疏》："一名地血，齐人谓之茜。"《别录》："茜根，一名茹藘。"血枯所用，当是茹藘。李时珍云："茜根，色赤而气温，味微酸而带咸，色赤入营，气温行滞，味酸入肝而咸走血，手足厥阴血分之乐也。专于行血活血，俗方用治女子经水不通，以一两煎酒服之，一日即通，甚效。"

⑫四乌鲗骨，一藘茹，二物并合之：杨上善说：四，四分。一，一分。

丹波元简说：四乌鲗骨，一蔄茹，诸家不释。《圣济总录》："乌贼鱼骨去甲，四两。蔄茹一两。"《妇人良方》同。此盖谓藘茹用乌鲗骨四之一，古法不必拘于秤量，故云尔。

⑬雀卵:王冰说:古《本草经》曰:"雀卵,味甘,温平,无毒。主治男子阴萎不起,强之令热,多精有子。"

《重修政和经史证类备用本草》卷十九(《四部丛刊》影印本):雀卵,味酸,温,无毒。主下气,男子阴萎不起,强之令热,多精有子。(伯坚按:以上黑字,是《名医别录》文。《神农本草经》不载此品。)

张介宾说:雀,即麻雀也。雀卵气味甘温,能补益精血,主男子阴萎不起,故可使多精有子,及女子带下便溺不利。

丹波元简说:李时珍云:"俗呼老而斑者为麻雀。"

⑭后饭:王冰说:饭后药先,谓之后饭。

高世栻说:后饭者,先药后饭,使药下行,而以饭压之也。

⑮鲍鱼:王冰说:古《本草经》曰:"鲍鱼,味辛,臭,温平,无毒。主治瘀血血痹在四支不散者。"

《重修政治经史证类备用本草》卷二十(《四部丛刊》影印本):鲍鱼,味辛,臭,温,无毒。主坠堕、骽蹷、腕折、瘀血血痹在四肢不散者,女子崩中血不止。勿令中咸。(伯坚按:以上黑字,是《名医别录》文。《神农本草经》不载此品。)

张介宾说:鲍鱼,即今之淡干鱼也,诸鱼皆可为之,惟石首鲫鱼者为胜。其气味辛无毒。鱼本水中之物,故其性能入水藏,通血脉,益阴气。煮汁服之,能同诸药通女子血闭也。

丹波元简说:李时珍云:"鲍鱼,《别录》既云'勿令中咸',即是淡鱼无疑矣。"《妇人良方》《圣济总录》,并云:"以鲍鱼煎汤下,以饭压之。"《千金翼》治妇人漏血崩中鲍鱼汤,鲍鱼、当归、阿胶、艾叶,凡四味,可见其有益阴之功也。

喜多村直宽说:《家语》:"如入鲍鱼之肆。"《周礼》:"朝事之笾宝鲍。"

⑯利伤中及伤肝也:原文作"利肠中及伤肝也"。

《新校正》云:按别本一作"伤中"。

喜多村直宽说:按《新校正》"一作伤中",似是。盖伤中及伤肝,乃上文"中气竭、肝伤"之义也。

伯坚按:今据喜多村直宽说校改。

帝曰:病有少腹盛①,上下左右皆有根②,此为何病?可治不③?

岐伯曰:病名曰伏梁④。

帝曰:伏梁何因而得之?

岐伯曰:裹大脓血,居肠胃之外,不可治。治之每切按之致死⑤。

帝曰:何以然?

岐伯曰:此下则因阴必下脓血⑥。上则迫胃脘⑦,生鬲侠胃脘内痈⑧。此久病也,难治⑨。居齐上为逆。居齐下为从⑩。勿动亟夺⑪。论在《刺法》中⑫。

【本段提纲】 马莳说:此论伏梁之证。

【集解】

①少腹盛:张志聪说:盛,满也。少腹,脐下也。

少腹即小腹。参阅《素问》第二十二《藏气法时论》第九段"引少腹"句下集解。

②上下左右皆有根:吴崑说:根,病之所穷止也。

张志聪说:上下左右皆有根,此病在血分,有脉络之连络于上下四旁也。

③不:吴崑说:不,古否字。

④伏梁:《新校正》云:详此伏梁,与心积之伏梁大异。病有名同而实异者非一,如此之类是也。

吴崑说:伏梁,言如潜伏之桥梁,为患深着之名。此与《难经》论伏梁不同,彼为心之积,是藏之阴气也;此为聚脓血,是阳毒也。

张介宾说:伏,藏伏也。梁,强梁坚硬之谓。按《邪气藏府病形篇》曰:"心脉微缓,为伏梁,在心下,上下行,时唾血。"又《经筋篇》曰:"手少阴之筋病,内急心承伏梁。"故《五十六难》曰:"心之积名曰伏梁,起脐上,大如臂,上至心下。"其义本此二篇。然观本节云:"齐上为逆,齐下为从。"下节云:"环齐而痛,病名伏梁。"是又不独以心积为伏梁也。盖凡积有内伏而坚强者,皆得名之。故本篇独言伏梁者,其总诸积为言可知也。

⑤切按之致死:吴崑说:谓以手切近而按之,则致人死。

张介宾说:按,折也。切按之者,谓过于妄攻也,故必致死。

高世栻说:治之每急切而按摩之,必真气受伤,故致死。

⑥因阴必下脓血:王冰说:若因薄于阴,则便下脓血。

张志聪说:此下,谓少腹。阴,前后阴也。

⑦胃脘:胃府也。参阅《素问》第七《阴阳别论》第三段"胃脘之阳也"句下集解。

⑧生鬲侠胃脘内痈:王冰说:若迫近于胃,则病气上出于鬲,复侠胃脘内长其痈也。

吴崑说:内痈,内溃之痈,不显于外也。

侠,夹也。参阅《素问》第三十一《热论》第二段"其脉侠鼻"句下集解。

⑨此久病也,难治:张介宾说:此非一朝夕所致者,延积既久,根结自深,故不易治。

⑩居齐下为从:王冰说:若裹大脓血居齐上,则渐伤心藏,故为逆。居齐下则去心稍远,犹得渐攻,故为从。从,顺也。

吴崑说:齐、脐同。齐下之分,小大肠膀胱之所部也,皆能受伤,即脓血穿溃,而不系人之生死,故为从。

⑪勿动亟夺:杨上善说:亟,数也。不可辄动数夺,夺之致死。

王冰说:亟,数也。夺,去也。言不可移动,但数数去之则可矣。

马莳说:决不可轻动之也,如上文切按之谓。必数数泻以夺之,则可以渐减而不使之上迫耳。

高世栻说:勿动亟夺,犹言勿用急切按摩以夺之,不当亟夺而妄夺,必真气受伤而致死。

丹波元简说:按高《注》允当,今从之。

夺,脱失也。参阅《素问》第二《四气调神大论》第四段"使气亟夺"句下集解。

⑫论在《刺法》中:马莳说:《刺法》,本经篇名,第七十二,今亡。

张介宾说:伏梁一证,即今之所谓痞块也,欲治之者莫妙于灸。

伯坚按:《素问》第三十三《评热病论》第四段也说:"论在《刺法》中。"参阅《素问》第七十七《疏五过论》第八段"《揆度》《阴阳》《奇恒》"句下集解。

帝曰:人有身体、髀、股、胻皆肿①,环②齐而痛,是为何病?

岐伯曰:病名伏梁③。此风根也④。其气溢于大肠而著于肓⑤,肓之原,在齐下⑥,故环齐而痛也。不可动之。动之,为水、溺涩之病⑦。

【本段提纲】 马莳说:此亦论伏梁之证,而戒其不可以轻动也。本节文见《奇病论》四十七。此节伏梁证与上节绝不相同,可见病有名同而实异者。

高世栻说:此伏梁之在气分,不同于裹大脓血之伏梁也。

伯坚按:《素问》第四十七《奇病论》第三段说:"帝曰:'有人身体、髀、股、胻皆肿,环齐而痛,是为何病?'岐伯曰:'病名曰伏梁。此风根也。其气溢于大肠而著于肓,肓之原在齐下,故环齐而痛也。不可动之。动之,为水、溺涩之病也。'"

【集解】

①髀、股、胻皆肿:髀,股外也。胻,胫也。参阅《素问》第二十二《藏气法时论》第十二段"尻阴股膝髀腨胻足皆痛"句下集解。

②环:丹波元简说:王注《奇病论》云:"环,谓圆绕如环也。"

③伏梁:《灵枢》第四《邪气藏府病形篇》:心脉微缓,为伏梁,在心下上下行,时唾血。

王冰说:此二十六字错简在《奇病论》中。若不有此二十六字,则下文无据也。

《新校正》云:详此并无注解,尽在下卷《奇病论》中。

④此风根也:王冰说:此四字本篇有,《奇病论》中亦有之。

张介宾说:风根,即寒气也。如《百病始生篇》曰:"积之始生,得寒乃生,厥乃成积",即此谓也。

⑤其气溢于大肠而著于肓:著,附著也。参阅《素问》第十六《诊要经终论》第三段。"邪气著藏"句下集解。

⑥肓之原,在齐下:王冰说:齐下,谓脖胦,在齐下同身寸之二寸半。《灵枢经》曰:"肓之原,名曰脖胦。"

吴崑说:腔中无肉空腋之处(丹波元简说:腋,疑隙误。),名曰肓。原,源也。脐下,气海也,一名脖胦。《灵枢》曰:"肓之原,名曰脖胦",此之谓也。(丹波元简说:"肓之原,名曰脖胦",出《九针十二原》。)

丹波元简说:《左传》成公十年云:"疾居肓之上,膏之下。"《说文》:"肓,心下鬲上也。"(下上原错,今从《左传音义》引。)傅氏《左传辨误》云:"杜云:'肓,鬲也。心下为膏。'愚考《素问·刺禁篇》云:'鬲肓之上,中有父母。'杨上善云:'心下鬲上为肓。'曾亲观猪脏心鬲之处,方忆膈者隔也,自鬲以上皆心肺清洁之属,自鬲以下皆肠胃清浊之属,则心在上鬲在下固矣。而心下有微脂为膏,鬲上有薄膜为肓也。其《痹论》又云:'皮肤之中,分肉之间,熏于肓膜'。注云:'肓膜,谓五藏之间鬲中膜也。'则正与心下之微脂相对,益明矣。"传此说太详备,可谓发前注所未发矣。(伯坚按:明傅逊《左传注解辨误》二卷,《四库全书总目提要》经部春秋类存目一著录,有明万历十三年自刻本。在傅逊的时代,《黄帝内经太素》早已亡佚,傅氏无从得见。傅氏所引杨上善注,是从《素问·新校正》转引而来。)

丹波元坚说:《稗海》本《搜神记》曰:"心上为膏。心下为肓。"段玉裁曰:"许言鬲上为肓者,析言之。鬲上肓,肓上膏,膏上心。"是说本于杜氏。《稗海》本《搜神记》似晚出书,然释膏字或有其理,当考。

肓,参阅《素问》第五十二《刺禁论》第一段"鬲肓之上,中有父母"句下集解。

⑦动之,为水、溺涩之病:吴崑说:水溺,小便也。

张志聪说:不可动者,不可妄攻以动之也。盖风邪之根留于脐下,动之则风气淫泆而鼓动其水矣。水溢于上,则小便为之不利矣。(丹波元简说:按志水下句,与诸注异。)

丹波元坚说:王注《奇病论》曰:"故动之则为水而溺涩也。动,谓齐其毒药而击动之,使其大下也。"

帝曰:夫子数言热中①、消中②,不可服高梁、芳草、石药③。石药发瘨④,芳草发狂⑤。夫热中、消中者,皆富贵人也。今禁高梁,是不合其心。禁芳草、石药,是病不愈。愿闻其说⑥。

岐伯曰:夫芳草之气美,石药之气悍⑦,二者其气急疾坚劲⑧,故非缓心和人不可以服此二者⑨。

帝曰:不可以服此二者何以然?

岐伯曰:夫热气慓悍⑩,药气亦然,二者相遇,恐内伤脾。脾者土也而恶木,服此药者,至甲乙日更论⑪。

【本段提纲】 马莳说:此详热中、消中者,不可服膏梁、芳草、石药也。

【集解】

①热中:王冰说:多饮数溲,谓之热中。

热中,热气在腹也。参阅《素问》第十八《平人气象论》第十四段"谓之热中"句下集解。

②消中:王冰说:多食数溲,谓之消中。

张介宾说:按消瘅、消中者,即后世所谓三消证也。凡多饮而渴不止者为上消,消谷善饥者为中消,溲便频而膏浊不禁者为下消。如《气厥论》之云:"肺消鬲消",《奇病论》之云:"消渴",即上消也。《脉要精微论》云:"瘅成为消中",《师传篇》云:"胃中热则消谷,令人善饥",即中消也。《邪气藏府病形篇》云:"肾脉肝脉微小,皆为消瘅",肝肾在下,即下消也。

消中是糖尿病。参阅《素问》第七《阴阳别论》第十四段"二阳结谓之消",第十七《脉要精微论》第二十段"瘅成为消中"和第四十七《奇病论》第六段"转为消渴"句下集解。

③高梁、芳草、石药:王冰说:高,膏;梁,米也。石药,英乳也。芳草,浓美也。

张介宾说:高梁,厚味也。芳草,辛香之品也。石药,煅炼金石之类也。三者皆能助热,亦销阴,凡病热者所当禁用。

丹波元坚说:《楚辞·大招》:"和致芳只。"注:"芳,姜椒也。"张衡《七辨》:"芳以姜椒。"此所谓芳草,盖姜椒之属,张注亦谓是也。

高梁,参阅《素问》第三《生气通天论》第四段"高梁之变"句下集解。

④石药发疽:原文作"石药发瘨"。

丹波元简说:按瘨,《说文》:"病也。一日腹胀也。"乃膜从疒者。而《战国策》为癫狂之癫,古通用可知矣。《甲乙》作"疽",似是。

田晋蕃说:《甲乙经》十一,"瘨"作"疽"。晋藩按:《说文》有"瘨"无"癫","瘨"为瘨狂之正字。但《素问》瘨狂字,如《脉解篇》之"所谓甚则狂颠疾者",《阴阳类篇》之"颠疾为狂",皆借"颠"为之。此处作"瘨",殆为"疽"之误文。《千金翼方》有治服石及散发背痈疽方,《外台秘要》有疗服石之人患疮肿方,石药发疽,古多有之。

伯坚按:此段见《甲乙经》卷十一《五气溢发消渴黄瘅》第六,作"石药发疽"。今据丹波元简、田晋蕃说,依《甲乙经》校改。

⑤狂:参阅《素问》第二十八《通评虚实论》第二十一段"狂"句下集解。

⑥夫热中、消中者,皆富贵人也。今禁高梁,是不合其心。禁芳草、石药,是病不愈。愿闻其说:王冰说:热中、消中者,脾气之上溢,甘肥之所致,故禁食高梁芳美之草也。《通评虚实论》曰:"凡治消瘅,甘肥贵人则高梁之疾也。"又《奇病论》曰:"夫五味入于口,藏于胃,脾为之行其精气。津液在脾,故令人口甘。此肥美之所发也,此人必数食甘美而多肥也。肥者令人内热,甘者令人中满,故其气上溢,转为消渴。"此之谓也。夫富贵人者,骄恣纵欲,轻人而无能禁之,禁之则逆其志,顺之则加其病,帝思难诘,故发问之。

高世栻说:夫热中、消中者,精血内竭,火热消烁,皆富贵人之病也。富贵之人厚味自养,今禁膏粱,是不合其心。富贵之人土气壅滞,宜升散其上,镇重其下,今禁芳草石药,是病不愈。愿闻所以禁之之说。

⑦石药之气悍:丹波元坚说:《仓公传》论曰:“中热不溲者,不可服五石,石之为药精悍。”

⑧二者其气急疾坚劲:王冰说:坚,定也,固也。劲,刚也。言其芳草、石药之气坚定固久,刚烈而卒不歇减,此二者是也。

张介宾说:芳美者气热而散,悍急者惟刚而烈也。

⑨故非缓心和人不可以服此二者:马莳说:非性缓心和者不可以轻服。

⑩慓悍:王冰说:慓,疾也。

吴崑说:慓悍,急疾也。

丹波元简说:慓悍二字,见《阴阳应象大论》。(伯坚按:《素问》第五《阴阳应象大论》第二十六段说:“其慓悍者按而收之。”)

喜多村直宽说:《说文》:“慓,疾也。悍,勇也。”《博雅》:“慓,急也。”《集韵》:“悍,急也。”

⑪至甲乙日更论:王冰说:甲乙为木,故至甲乙日更论脾病之增减也。

吴崑说:甲乙,木也。至此日更论者,虑其为病益甚也。

十天干和五行五藏的配合,参阅《素问》第三十二《刺热篇》第一段“甲乙大汗”句下集解附表。

帝曰:善。有病膺肿①、颈②痛、胸③满、腹胀,此为何病?何以得之?

岐伯曰:名厥逆④。

帝曰:治之奈何?

岐伯曰:灸之则瘖⑤。石⑥之则狂。须其气并,乃可治也。

帝曰:何以然?

岐伯曰:阳气重上,有余于上,灸之则阳气入阴,入则瘖⑦。石之则阳气虚,虚则狂⑧。须其气并而治之,可使全也⑨。

【本段提纲】 马莳说:此论厥逆之证,必待其阴阳气并而后可治之也。

【集解】

①膺肿:王冰说:膺,胸傍也。

《新校正》云:按《甲乙经》作“痈肿”。

张介宾说:膺,胸之两傍高处也。

丹波元简说:按痈、壅同。详见于《气厥论》。(伯坚按:见《素问》第三十七《气厥论》第一段“痈肿”句下丹波元简说。)

丹波元坚说:《太素》亦作“痈肿”。

②颈:王冰说:颈,项前也。

③胸:王冰说:胸,膺间也。

④名厥逆:马莳说:膺、颈、胸、腹,皆在上中二焦也。今膺肿、颈痛、胸满、腹胀,则下气逆上,病名厥逆。

张介宾说:此以阴并于阳,下逆于上,故病名厥逆。

⑤瘖:吴崑说:瘖,失音也。

瘖,参阅《素问》第二十三《宣明五气篇》第八段“搏阴则为瘖”句下集解。

⑥石：吴崑说：石，谓以砭石刺之也。

石，参阅《素问》第十二《异法方宜论》第二段“其治宜砭石”句下集解。

⑦瘖：杨上善说：灸之瘖者，阳气上实，阴气下虚，灸之大壮阳盛，溢入阴，故瘖。

张介宾说：阳气有余于上，而复灸之，是以火济火也。阳极乘阴，则阴不能支，故失声为瘖。

⑧狂：张介宾说：阳并于上，其下必虚，以石泄之，则阳气随刺而去，气去则上下俱虚而神失其守，故为狂也。

⑨须其气并而治之，可使全也：马莳说：必须其阳气从上而降，阴气从下而升，阴阳相并，然后治之，或灸或针，可使全也。所谓阳气者，卫气也；阴气者，营气也。

张介宾说：气并者，则阴阳既逆之后，必渐通也。盖上下不交，因而厥逆，当其乖离而强治之，恐致偏绝，故必须其气并，则或阴或阳，随其盛衰，察而调之，可使保全也。

帝曰：善。何以知怀子之且生也？

岐伯曰：身有病①而无邪脉也②。

【本段提纲】 马莳说：此言怀子之将生者，身虽经闭而脉则无病也。

【集解】

①身有病：王冰说：病，谓经闭也。《脉法》曰：“尺中之脉来而断绝者，经闭也。月水不利，若尺中脉绝者，经闭也。”今病经闭，脉反如常者，妇人妊娠之证，故云身有病而无邪脉。

汪昂说：病字，王注解作经闭。昂按妇人怀子，多有呕恶、头痛诸病，然形虽病而脉不病。若经闭其常耳，非病也。

②无邪脉也：张介宾说：身病者脉亦当病，或断续不调，或弦涩细数，是皆邪脉，则真病也。若六脉和滑而身有不安者，其为胎气无疑矣。

丹波元坚说：《金匮》曰：“妇人得平脉，阴脉小弱，其人渴不能食，无寒热，名妊娠。”

帝曰：病热而有所痛者何也？

岐伯曰：病热者，阳脉也，以三阳之动也①。人迎一盛少阳，二盛太阳，三盛阳明，入阴也②。夫阳入于阴，故病在头与腹，乃䐜胀而头痛也③。

帝曰：善。

【本段提纲】 马莳说：此言病热而有所痛者，正以外感之疾，阳毕入阴，故外头痛而内腹胀也。

【集解】

①病热者，阳脉也，以三阳之动也：吴崑说：言是阳脉受病也。动，脉来动甚也，病则为痛。

张介宾说：阳脉者，火邪也。凡病热者必因于阳，故三阳之脉其动甚也。

张志聪说：夫病热者，阳脉盛也。阳脉盛者，三阳之气动之也。

②人迎一盛少阳，二盛太阳，三盛阳明，入阴也：杨上善说：阳明血气最大，故人迎三盛，得知有病。太阳次少，故二盛得知。次少阳最少，故一盛得知。太阳在头，故热病起，太阳先受。太阳受已，下如阳明，故阳明次病。阳明受已，末流少阳，故少阳有病。

《新校正》云：按《六节藏象论》云：“人迎一盛病在少阳，二盛病在太阳，三盛病在阳明”，与此论同。又按《甲乙经》：“三盛阳明”，无“入阴也”三字。

马莳说：《六节藏象论》《灵枢》《终始》《禁服》《五色》《四时气》等篇皆云：“人迎一盛，病在足少阳；一盛而躁，病在手少阳。人迎二盛，病在足太阳；二盛而躁，病在手太阳。人迎三盛，病在足阳明；三盛而躁，病在手阳明。”三阳既毕，则入之三阴经分矣。

张介宾说:人迎,足阳明脉,所以候阳也。如《终始》《禁服》《六节藏象》等篇,俱详明其义。凡邪热在表,三阳既毕,乃入于阴分矣。

③故病在头与腹,乃䐜胀而头痛也:张介宾说:头主阳,腹主阴,阳邪在头则头痛,及其入于阴分则腹为䐜胀也。

《腹中论第四十》今译

黄帝问说:有人心腹胀满,早晨吃了饭则晚上不能再吃,这是什么病呢?

岐伯回答说:这个病名叫作鼓胀。

黄帝说:如何治疗呢?

岐伯说:应当用鸡矢醴①去治它。吃一剂即会较好,吃两剂即可痊愈。

黄帝说:这个病也有第二次再发的,这是什么原因呢?

岐伯说:这是由于饮食没有节制,所以再发。这种病虽然再发,还是会痊愈的。

黄帝说:有胸部胁部胀满,不能进食,病发的时候则闻着腥臊臭,口吐清水,吐血,四肢寒冷,眼睛发眩,大小便出血,这是什么病,从何得来的。

岐伯说:这个病名叫作血枯。这种人年轻的时候曾有过大出血,或者喝醉了酒又去行房,中气衰竭,肝受了伤,在女子则月经减少不来。

黄帝说:如何治疗呢? 如何恢复血气呢?

岐伯说:用四份乌鲗骨(墨鱼骨),一份藘茹,将它们并合在一块,用麻雀蛋混合做成丸子,如小豆大小,在饭前服,每次服五丸,用鲍鱼汤送下,这对中气受伤和肝受伤是有效的。

黄帝说:有小腹胀满,上下左右都有根,这是什么病? 能不能治疗?

岐伯说:这个病名叫作伏梁。

黄帝说:什么原因就得伏梁呢?

岐伯说:在肠胃外面,有裹着脓血的处所,这是无法治疗的。如果在诊治的时候将手用力按着它,则会致死。

黄帝说:为什么呢?

岐伯说:在小腹下面,则由大小便排出脓血。在小腹上面,则迫近胃部靠着横膈膜夹着胃而成为内痈,这是一个慢性病,很难治疗。在肚脐上面的伏梁是逆证。在肚脐下面的伏梁是顺证。不可用力按摩来按消它。《刺法》这一部书中对于这个病曾有讨论。

黄帝说:有躯干、髀部②、大腿、小腿都肿大,围绕着肚脐痛,这是什么病呢?

岐伯说:这个病名叫作伏梁。这是由于寒气所致。寒气充满了大肠而附着肓③,肓的根源在肚脐下面,所以围绕着肚脐痛。不可动它,动了它则会成为水肿、小便闭塞的病。

黄帝说:你常说热中(糖尿病多饮)和消中(糖尿病多食)不可以吃肥厚丰美的食物,不可以服用辛香和石类的药品。石类的药品可以使人生疽。辛香的药品可以使人发狂。凡得这种病的人都是富贵人。如果禁止吃肥厚丰美的食物,则他不愿意。如果不用辛香和石类的药品,则病不会好。我希望知道处理这种病的方法。

岐伯说:辛香的药物味美,石类的药物气悍,它们的作用都剧烈而持久,不是心性缓和的人不可以轻服。

黄帝说:为什么不可以服这两类药物呢?

岐伯说：人体内的热气剧烈，这两类的药性也剧烈，它们合在一块，则将使脾受伤。脾属土而厌恶木，如果服用这两类药品，则须待至甲乙（木）的日子再看情形说话（看脾是否受伤）。

黄帝说：好。有病膺部（胸的两旁高处）肿大、颈部痛，胸部（胸的当中凹处）胀满，腹部胀满的，这是什么病？从何得来的？

岐伯说：这个病名叫作厥逆。

黄帝说：如何治疗呢？

岐伯说：如果用灸法治疗，则会失音。如果用砭石治疗，则会发狂。需要等到病人的阴气阳气并合之后才可治疗。

黄帝说：为什么呢？

岐伯说：上面的阳气有余，如果用灸法则阳气进入阴分，进入阴分则会失音。如果用砭石则阳气虚弱，阳气虚弱则会发狂。须待至阴气阳气合并之后再开始治疗，才可收效。

黄帝说：好。如何才能知道女子怀孕将生呢？

岐伯说：凡怀孕的女子身上虽有种种的病（月经停止、呕吐、头痛等），但脉搏却是正常的没有病象。

黄帝说：患热病的而有痛的症状，这是什么原因呢？

岐伯说：热病是阳经脉的病，三阳经脉跳动得很厉害。人迎脉盛过寸口脉一倍的是少阳病，盛过二倍的是太阳病，盛过三倍的是阳明病，最后侵进阴脉。由阳脉侵进阴脉，所以病在头部和腹部，而有腹胀和头痛的症状。

黄帝说：好。

①鸡矢醴：据《圣济总录》，是用干鸡尿研为粉末，用醇酒调一钱匕，在饭后临睡前口服。

②髀部：髀是一个身体表面部位的名词，是左右两边髂骨嵴下面的部位。

③肓：心的下面，横膈膜的上面，这个部位名叫作肓。

刺腰痛篇第四十一[①]

①刺腰痛篇第四十一：《新校正》云：按全元起本在第六卷。

伯坚按：本篇和《甲乙经》《黄帝内经太素》《类经》三书的篇目对照，列表于下：

素　问	甲　乙　经	黄帝内经太素	类　经
刺腰痛篇第四十一	卷九——肾小肠受病发腹胀腰痛引背少腹控睾第八	卷十——阴阳维脉篇 卷三十——腰痛篇	卷二十二——刺腰痛（针刺类四十九·一）

【释题】 本篇讲各种腰痛的针刺治疗方法，所以叫作《刺腰痛篇》。

【提要】 本篇讲各种不同的经脉所生的腰痛，有各种不同的症状，也有各种不同的针刺治疗方法。

足太阳脉令人腰痛，引项、脊、尻[①]、背，如肿状[②]。刺其郄中太阳正经，出血[③]。春无见血[④]。

【本段提纲】 马莳说：此言膀胱经腰痛之状，而有刺之之法也。

【集解】

①尻：吴崑说：尻，音敲，臀也。

丹波元简说：按《说文》："尻，脾也。从尸，九声。"《广雅》："尻，臀也。"

丹波元坚说：先兄曰："吴云：'尻，臀也。'按尻臀自异，吴说误。"

尻，参阅《素问》第二十二《藏气法时论》第十二段"尻阴股膝髀腨胻足皆痛"句下集解。

②如肿状：原文作"如重状"。

丹波元简说："重"，《甲乙》作"肿"。

田晋蕃说：作"肿"是。下文"阳维之脉令人腰痛，痛上怫然肿"。王注："阳维起于阳，太阳之所生。"故此足太阳脉腰痛如肿状也。

伯坚按：此段见《甲乙经》卷九《肾小肠受病发腹胀腰痛引背少腹控睾》第八，作"如肿状"。今据田晋蕃说，依《甲乙经》校改。

③刺其郄中太阳正经，出血：王冰说：郄中，委中也，在膝后屈处腘中央约文中动脉，足太阳脉之所入也；刺可入同身寸之五分，留七呼；若灸者，可灸三壮。

马莳说：刺之者，亦惟即委中以刺之，及太阳正经出血，乃昆仑为经穴地。（伯坚按：参阅《素问》第三十六《刺疟篇》第十六段"刺指井"句下集解附表。）

高世栻说：当刺其委中。委中者，太阳正经之脉也。刺委中，更当出血。

丹波元简说：《经别篇》曰："足太阳之正，别入于腘中。"高据王注为是。马、张以为昆仑穴，误。

郄中，参阅《素问》第二十二《藏气法时论》第十段"刺郗中血者"句下集解。

④春无见血：王冰说：太阳合肾，肾主于冬水，衰于春，故春无见血也。（伯坚按：五藏和五行、四时的配合，参阅《素问》第三十二《刺热篇》第一段"甲乙大汗"句下集解附表。）

少阳令人腰痛，如以针刺其皮中，循循然不可以俛仰①，不可以顾②。刺少阳成骨之端，出血。成骨，在膝外廉之骨独起者③。夏无见血④。

【本段提纲】 马莳说：此言胆经腰痛之状，而有刺之之法也。

【集解】

①循循然不可以俛仰：吴崑说：循循，渐也。言渐次不可以俛仰也。

丹波元简说：按《离合真邪论》云："其行于脉中循循然。"

喜多村直宽说：何晏《论语注》："循循，次序貌。"（伯坚按：见《论语·子罕篇》。）

循循然，参阅《素问》第二十七《离合真邪论》第一段"其行于脉中循循然"句下集解。

②顾：丹波元简说：《甲乙》，"顾"上有"左右"二字。

③成骨，在膝外廉之骨独起者：杨上善说：成骨，膝膑外侧起大骨。

王冰说：成骨，谓膝外近下骱骨上端两起骨相并间陷容指者也。骱骨所成柱膝髀骨，故谓之成骨也。

吴崑说：成骨之端，阳关穴也。

张介宾说：膝外侧之高骨独起者，乃骱骨之上端，所以成立其身，故曰成骨。其端则阳关穴也。

张志聪说：膝外廉阳陵泉之下（丹波元简说：当作上。），有独起之骨，为成骨。盖足少阳主骨，至此筋骨交会之处，为成骨也。

沈彤《释骨》：骱外廉起骨成骱者，曰成骨。（《刺腰痛论》云："成骨，在膝外廉之骨独起者。”形按膝之上下内外，皆以髌为断。成骨旁骱骨之端，不至上旁膝，膝乃骱之讹也。）

丹波元简说：楼氏《纲目》云：“按此谓阳陵泉穴。”简按《甲乙》：“阳关在阳陵泉上三寸犊鼻外陷者中。阳陵泉在膝下一寸、骱外廉陷者中。”（伯坚按：见楼英《医学纲目》卷二十八肾膀胱部腰痛。）考王注，二穴并不相当，必是别穴。

④夏无见血：王冰说：少阳合肝，肝王于春木，衰于夏，故无见血也。

阳明令人腰痛，不可以顾，顾如有见者①，善悲②。刺阳明于骱前三痏③，上下和之④，出血。秋无见血⑤。

【本段提纲】 马莳说：此言胃经腰痛之状，而有刺之之法也。

【集解】

①如有见者：吴崑说：如有见者，仲景所谓如见鬼状是也。

②善悲：吴崑说：善悲者，阳明热甚而神消亡也。《经》曰：“神有余则笑不休，不足则悲”，此之谓也，（伯坚按：吴崑所引《经》曰，见《素问》第六十二《调经论》。）

③刺阳明于骱前三痏：王冰说：按《内经中诰流注图经》：“阳明脉穴俞之所主此腰痛者，悉刺骱前三痏”，则正三里穴也。三里穴在膝下同身寸之三寸，骱骨外廉两筋肉分间；刺可入同身寸之一寸，留七呼，若灸者，可灸三壮。

《新校正》云：按《甲乙》，“骱”作“骭”。

丹波元简说：按骱，字书“牛脊骨”。胻，《说文》：“胫耑也”，《广雅》：“胫也”。然本经骱、胻通用。

顾观光说：骭，即骱也，文异而义不殊。

喜多村直宽说：《太素》作“骭”。《尔雅释亲》：“胻，胫也。”《史邹阳传索隐》引《埤苍》：“骭，胫也。”又《诗巧言传》：“骭，脚胫也。”

骱，参阅《素问》第二十二《藏气法时论》第十二段“尻阴股膝髀腨胻足皆痛”句下集解。

痏，刺疮也。参阅《素问》第二十八《通评虚实论》第十六段“刺手太阴傍三痏”句下集解。

④上下和之：张介宾说：胻前三痏，即三里也。上下和之，兼上下巨虚而言也。

高世栻说：当刺阳明于骱前三痏。骱前三痏，三里、上廉、下廉也。故曰上下和之，乃三里合上廉、下廉以和之而出其血也。

⑤秋无见血：王冰说：阳明合脾，脾主长夏土，衰于秋，故秋无见血。

足少阴令人腰痛，痛引脊内痛①。刺少阴于内踝上二痏②。春无见血③，出血太多，不可复也④。

【本段提纲】 马莳说：上文言足三阳之腰痛者尽矣，而以下二节则言足少阴、厥阴。但足太阴之腰痛，据《缪刺论》，则本篇末节所言者是也。此一节言坚经腰痛之状，而有刺之之法也。

【集解】

①痛引脊内痛：原文作“痛引脊内廉”。

《新校正》云：按全元起本，“脊内廉”作“脊内痛”。《太素》亦同。

张琦说：“脊内廉”，《甲乙经》作“脊内痛”，为是。

此字相近而讹也。

丹波元坚说：《太素》无“痛”字，“廉”作“痛”。

伯坚按：此段见《甲乙经》卷九《肾小肠受病发腹胀引背少腹控睾》第八，仍作“痛引脊内廉”。又见《黄帝内经太素》卷三十《腰痛篇》,下面作“引脊内痛”。张琦所引是从《新校正》转引的《太素》而错写成《甲乙经》。今据张琦说,依《太素》校改。

②刺少阴于内踝上二痏:王冰说:按《内经中诰流注图经》:“少阴脉穴俞所主此腰痛者,当刺内踝上”,则正复溜穴也。复溜在内踝后上同身寸之二寸动脉陷者中;刺可入同身寸之三分,留三呼;若灸者,可灸五壮。

高世栻说:当刺少阴于内踝上,左右太溪二痏。

丹波元简说:按当以复溜为正。

③春无见血:马莳说:春时木王则水衰,故春无见血,与足太阳同。(伯坚按:足少阴是肾经属水,和足太阳膀胱经是表里。)

④出血太多,不可复也:丹波元简说:按据《甲乙》,谓血虚不可复也。

伯坚按:此段见《甲乙经》卷九《肾小肠受病发腹胀腰痛引背少腹控睾》第八,作“若出血太多,虚不可复。”

厥阴之脉令人腰痛,腰中如张弓弩弦[1]。刺厥阴之脉在腨踵鱼腹之外[2],循之累累然[3]乃刺之[4]。其病令人善言默默然[5],不慧[6]。刺之三痏。

【本段提纲】 马莳说:此言肝经腰痛之状,而有刺之之法也。

【集解】

①张弓弩弦:王冰说:如张弦者,言强急之甚。

②腨踵鱼腹之外:王冰说:腨踵者,言脉在腨外侧下当足跟也。腨形势如卧鱼之腹,故曰鱼腹之外也。

吴崑说:腨,足腹也。腨踵,足腹尽处也。鱼腹,腨之形类鱼腹也。

腨,参阅《素问》第二十二《藏气法时论》第十二段“尻阴股膝髀腨胻足皆痛”句下集解。

③累累然:吴崑说:累累,邪之所结如波陇在络者。

喜多村直宽说:《平人气象论》:“平心脉来,累累如贯珠。”

④乃刺之:王冰说:循其分肉有血络累累然,乃刺出之。此正当蠡沟血分,足厥阴之络在内踝上五寸别走少阳者;刺可入同身寸之二分,留三呼;若灸者,可灸三壮。

马莳说:腨之下,踵之上,鱼腹之外(盖腨形本如鱼腹,故鱼腹即腨也。),循其分肉有血络累累然乃刺之,此正当蠡沟穴耳。

丹波元简说:《经脉篇》云:“足厥阴之别,名曰蠡沟,去内踝五寸,别走少阳。”

⑤善言默默然:《新校正》云:按《经》云:“善言默默然不慧”,详善言与默默二病难相兼。全元起本无“善”字,于义为允。

丹波元简说:按善言默默,诸家注属牵强,当仍全本删“善”字,义始通。又按“其病”云云以下十五字,与前四经腰痛之例不同,恐是衍文。

丹波元坚说:《太素》亦无“善”字。

伯坚按:此段见《黄帝内经太素》卷三十《腰痛篇》,作“其病令人言嘿嘿然”,没有“善”字。今据《新校正》、丹波元简说,依《太素》删去“善”字。

⑥不慧:王冰说:昏冒,故不爽慧也。

张志聪说:不慧,语言之不明了也。

喜多村直宽说:《前汉·昌邑哀王传》:“清狂不惠。”苏林曰:“或曰,色理清徐而心不慧,曰清狂。”慧,参阅《素问》第二十二《藏气法时论》第三段“平旦慧”句下集解。

解脉令人腰痛[1],痛而引肩,目䀮䀮[2]然,时遗溲[3]。刺解脉在膝筋肉分间[4]、郄外廉之横脉[5],出血,血变而止[6]。

解脉令人腰痛,如引带,常如折腰状,善恐[7]。刺解脉在郄中结络如黍米,刺之血射以黑,见赤血而已[8]。

【本段提纲】 马莳说:此两言解脉腰痛之状,而刺之亦异其法也。按此节虽言解脉,其实是膀胱经腰痛也。

【集解】

①解脉令人腰痛:王冰说:解脉,散行脉也,言不合而别行也。此足太阳之经,起于目内眥,上额,交巅,上循肩髆,侠脊,抵腰中,入循膂,络肾,属膀胱,下入腘中,故病斯候也。又其支别者,从髆内别下贯胂,循髀外后廉而下,合于腘中。两脉如绳之解股,故名解脉也。

马莳说:解脉者,膀胱经之脉也。

高世栻说:解,音蟹,散也。解脉,周身横纹之脉,散于皮肤间,太阳之所主也。

②目䀮䀮:䀮,目不明。参阅《素问》第二十二《藏气法时论》第九段"虚则目䀮䀮无所见"句下集解。

③时遗溲:吴崑说:属于膀胱,故令遗溲也。

④膝筋肉分间:王冰说:膝后两傍大筋双上股之后,两筋之间,横文之处,胬肉高起,则郄中之分也,《古中诰》以腘中为太阳之郄。

张志聪说:膝后筋肉分间,太阳之委中穴也。

丹波元简说:楼云:"愚按膝外廉筋肉分间,即委阳穴是也。"

⑤郄外廉之横脉:王冰说:当取郄外廉有血脉横见,迢然紫黑而盛满者,乃刺之。

吴崑说:郄,腘中横纹也。廉,棱也。

张介宾说:郄,隙同。

郄,参阅《素问》第二十二《藏气法时论》第十段"刺郄中血者"句下集解。

⑥出血,血变而止:吴崑说:出血,出黑血也。血变,变赤血也。

⑦如引带,常如折腰状,善恐:王冰说:足太阳之别脉,自肩而别,下循背脊,至腰而横入髀外后廉,而下合腘中,故若引带如折腰之状。

《新校正》云:按《甲乙经》,"如引带"作"如裂","善恐"作"善怒"。按全元起云:"有两解脉,病源各异,恐误,未详。"

丹波元简说:按有两解脉,全云:"恐误未详",然考其证候及所刺穴道,俱属足太阳,故王以降并无疑及者。

丹波元坚说:《医学读书记》曰:"详本篇备举诸经腰痛,乃独遗带脉而重出解脉。按带脉起于少腹之侧,季胁之下,环身一周,如束带然,则此所谓腰痛如引带、常如折腰状者,自是带脉为病。云解脉者,传写之误也。"(伯坚按:见尤怡《医学读书记》卷上《素问》传写之误条。)坚按未是。

田晋蕃说:《太素》,"如引带"作"如别","恐"作"怒"。尤氏怡《医学读书记》曰:"详本篇备举诸经腰痛,独遗带脉而重出解脉。按带脉起于少腹之侧,季胁之下,环身一周,如束带然,则此所谓腰痛如引带,常如折腰状者,自是带脉为病。云解脉者,传写之误也。"按《太素》之"如别",即《甲乙经》之"如裂"。"裂"之假借为"列","列"与"别"《说文》同训分离。《庄子·天下篇》云:"道术将为天下裂。"注:"分离也。"故《灵枢·癫狂篇》:"胸若将裂",《太素》亦作

"别"。经文殆误"别"为"引",又误移句首"带"字于句末,此正改带脉为解脉其迹之未尽泯处。带脉起于季胁,为足厥阴肝经章门穴之分。《脉经》:"胃肝气虚则恐,实则怒。"经文作"恐",《太素》《甲乙经》作"怒",盖同为带脉所主之病,益见此节是带脉,非解脉。又按《痿论》:"带脉不引,不引则为病",足证引带之非病。如可据引带字为带脉之病,何以明如全元起以为恐误未详邪?此则尤氏沿误之失也。

⑧刺解脉在郄中结络如黍米,刺之血射以黑,见赤血而已:王冰说:郄中则委中穴,足太阳合也,在膝后屈处腘中央约文中动脉;刺可入同身寸之五分,留七呼;若灸者,可灸三壮。此经刺法也。今则取其结络大如黍米者,当黑血箭射而出,见血变赤,然可止也。

同阴之脉令人腰痛①,痛如小锤②居其中,怫然肿③。刺同阴之脉,在外踝上、绝骨之端④,为三痏。

【本段提纲】 马莳说:此言同阴之脉有腰痛之状,而有刺之之法也。

【集解】

①同阴之脉令人腰痛:杨上善说:同阴脉在外踝上绝骨之端,当是足少阳络脉也。

王冰说:足少阳之别络也,并少阳经上行,去足外踝上同身寸之五寸,乃别走厥阴,并经下络足跗,故曰同阴脉也。(喜多村直宽说:骊恕公曰:"《经脉篇》:'足少阳之别,名曰光明,去踝五寸,别走厥阴,下络足跗。'王注盖本于此。")

马莳说:同阴之脉者,谓胆经之脉,同于足厥阴肝经也。

吴崑说:同阴之脉未详,然曰刺外踝绝骨之端,则足少阳之脉所据耳,故王冰注为少阳之别络。(丹波元简说:按《经脉篇》云:"足少阳之脉,直下抵绝骨之端。"吴证王注原于此。)

张介宾说:足少阳之别,络于厥阴,并经下络足跗,故曰同阴之脉。

②小锤:《新校正》云:按《太素》,"小锤"作"小针"。

张介宾说:如小锤居其中,痛而重也。

丹波元简说:《玉篇》:"称锤也。"《广雅》:"权谓之锤,其形垂也。"

陆懋修说:《广雅·释器》:"权谓之锤。"《汉书·律历志》五权之制注:"锤者,称之权也。"

田晋蕃说:按"锤"当作"针"。此腰痛为足少阳别络之病。上文"足少阳令人腰痛如以针刺其皮中",故知作"针"是也。

③怫然肿:王冰说:怫,怒也。言肿如嗔怒也。

④在外踝上,绝骨之端:王冰说:绝骨之端,如前同身寸之三分,阳辅穴也,足少阳脉所行;刺可入同身寸之五分,留七呼;若灸者,可灸三壮。

绝骨是足外踝上附着骱骨的细而短的骨(腓骨)。参阅《素问》第三十六《刺疟篇》第十四段"针绝骨出血"句下集解。

阳维之脉令人腰痛①,痛上怫然肿。刺阳维之脉,脉与太阳合腨②下间、去地一尺所③。

【本段提纲】 马莳说:此言阳维之脉有腰痛之状,而有刺之之法也。

【集解】

①阳维之脉令人腰痛:王冰说:阳维起于阳,则太阳之所主,奇经八脉,此其一也。

马莳说:按《难经·二十八难》云:"阳维起于诸阳之会。"按阳维所发,别于金门,以阳交为郄,与手足太阳及跻脉会于臑俞。与手少阳会于天窌,及会肩井,与足少阳会于阳白,上本神、临泣、正当、脑空，下至风池，与督脉会于风府、瘖门，此阳维之起诸阳也。

伯坚按：奇经八脉是手足三阴三阳十二经脉以外的经脉，计为阳维脉、阴维脉、阳跻脉、阴跻脉、冲脉、督脉、任脉、带脉。（这是按照《难经·第二十七难》的次序排列的。）阳维脉的名称见于《素问·刺腰痛篇》。阳跻脉的名称见于《素问·气穴论》《气府论》《缪刺论》和《灵枢·脉度篇》。阴跻脉的名称见于《素问·气穴论》《气府论》和《灵枢·脉度篇》《热病篇》。冲脉的名称见于《素问·上古天真论》《举痛论》《痿论》《气府论》《骨空论》和《灵枢·海论》《逆顺肥瘦篇》《动输篇》《五音五味篇》。督脉的名称见于《素问·痿论》《气府论》《骨空论》和《灵枢·经脉篇》。任脉的名称见于《素问·上古天真论·气府论·骨空论》和《灵枢·经脉篇》《五音五味篇》。带脉的名称见于《素问·痿论》和《灵枢·经别篇》。《难经》第二十七、第二十八、第二十九难对于奇经八脉有系统的叙述。"奇经八脉"这四个字的名词也始于《难经》。明代李时珍有《奇经八脉考》。

②腨：吴崑说：腨，足肚也。

腨，参阅《素问》第二十二《藏气法时论》第十二段"尻阴股膝髀腨胻足皆痛"和本篇第五段"刺厥阴之脉在腨肠鱼腹之外"句下集解。

③刺阳维之脉，脉与太阳合腨下间、去地一尺所：杨上善说：阳维，诸阳之会，从头下至金门，阳交即是也。（丹波元坚说：按《甲乙》："阳交，阳维之郄，在外踝上七寸，斜属三阳分肉间。"）

王冰说：太阳所主，与正经并行而上，至腨下复与太阳合而上也。腨下去地正同身寸之一尺，是则承光穴，在锐腨肠下肉分间陷者中；刺可入同身寸之七分；若灸者，可灸五壮。以其取腨肠下肉分间，故云合腨下间。（《新校正》云：按穴之所在，乃承山穴，非承光也。"山"字误为"光"。）

张介宾说：阳维脉气所发，别于金门而上行，故与足太阳合于腨下间，去地一尺所，即承山穴也。

丹波元简说：所、许同，详见《通雅》。

田晋蕃说：按去地一尺所，犹言去地一尺许也。《诗·小雅·伐木篇》："伐木许许"，《说文》引作："伐木所所"。《汉书·疏广传》："数问其家金余尚有几所。"师古曰："几所，犹言几许也。"《张良传》："父去里所复还。"师古曰："行一里许而还来。"许与所声近而义同。《史记·扁鹊仓公列传》："受读解验之可一年所"，"要事可至三年所"，"今庆已死十年所"，"肾部上及界要以下者枯四分所"，"十八日所而病愈"，义并与此同。

衡络之脉令人腰痛①，不可以俛仰，仰则恐仆②。得之举重伤腰，衡络绝，恶血归之③。刺之在郄阳筋之④间，上郄数寸，衡居为二痏，出血⑤。

【本段提纲】 马莳说：此言衡络之脉有腰痛之状，而有刺之之法也。

【集解】

①衡络之脉令人腰痛：王冰说：衡，横也。谓太阳之外络，自腰中横入髀外后廉，而下与中经合于腘中者。

马莳说："衡"作"横"。《礼·檀弓》："古者冠缩缝，今也衡缝。"

张志聪说：此论带脉为病，而令人腰痛也。衡，横也。带脉横络于腰间，故曰横络之脉。夫足之三阳循腰而下，足之三阴及奇经之脉皆循腰而上，病则上下不通，阴阳间阻，而为腰痛之证。（丹波元简说：按此胜于旧注。）

②不可以俛仰，仰则恐仆：高世栻说：不可以俛仰，言不可以俯而复仰也。如俯而仰，则恐仆矣。

丹波元简说："不可以俛仰"，《甲乙》作"得俛不得仰"，为是。

③得之举重伤腰，衡络绝，恶血归之：张介宾说：若举重伤腰，则横络阻绝，而恶血归之，乃为腰痛。

④筋之：丹波元简说：《甲乙》，“筋之”作“之筋”，为是。

⑤上郄数寸，衡居为二痏，出血：王冰说：横居二穴，谓委阳、殷门，平视横相当也。郄阳，谓浮郄穴上侧委阳穴也。筋之间，谓膝从腘上两筋之间，殷门穴也。二穴各去臀下横文同身寸之六寸，故曰上郄数寸也。委阳，刺可入同身寸之七分，留五呼；若灸者，可灸三壮。殷门，刺可入同身寸之五分，留七呼；若灸者，可灸三壮。故曰衡居为二痏。（《新校正》云：详王氏云：“浮郄穴上侧委阳穴也”，按《甲乙经》，委阳在浮郄穴下一寸，不得言上侧也。）

丹波元简说：楼氏引王注云：“今详委阳，正在郄外廉横纹尽处是穴，非上郄也。殷门，上郄一尺是穴，非数寸也。盖郄阳筋者，按郄内外廉各有一大筋，上结于臀，今谓外廉之大筋，故曰阳筋也。上郄数寸，于外廉大筋之两间，视其血络盛者，横居为二痏，出血。”（伯坚按：见楼英《医学纲目》卷二十八肾膀胱部腰痛。）此说极是。《甲乙》别条有殷门主之病候，与此同，当参考。

会阴之脉令人腰痛①，痛上漯漯②然汗出，汗干令人欲饮，饮已欲走。刺直阳③之脉上三痏，在跻上郄下五寸横居④，视其盛者出血⑤。

【本段提纲】 马莳说：此言会阴之脉有腰痛之状，而有刺之之法也。

【集解】

①会阴之脉令人腰痛：王冰说：足太阳之中经也。其脉循腰下会于后阴，故曰会阴之脉。

马莳说：会阴者，本任脉经之穴名。督脉由会阴而行于背，则会阴之脉由腰下会于后阴，其脉受邪亦能使人腰痛也。

高世栻说：会阴，在大便之前、小便之后，任督二脉相会于前后二阴间，故曰会阴。

②漯漯：张介宾说：漯，音磊。

高世栻说：漯，音沓。

丹波元简说：熊《音》：“漯，徒合反，音踏。”按湁漯，水攒聚貌，见木玄虚《海赋注》。

田晋蕃说：《甲乙经》：“痛上濈然汗出。”晋蕃按：《文选·海赋》注：“湁漯，攒聚貌，谓水攒聚也。”经盖言汗出之貌。皇甫本作“濈”者，《埤苍》：“濈，水行出也。”《诗·无羊》：“其角濈濈。”《传》：“聚其角而息濈濈然也。”濈之与漯，文异而义通也。又按俞氏正燮《癸巳类稿持素证篇》云：“漯，湿字。盖漯、湿、泾三字展转相混。《五经文字》云：‘漯水本作湿，经典相承作漯，而以湿为湿燥之湿。’”谓漯为湿，与下汗干相对为文，于义亦通。

伯坚按：漯漯二字在《灵枢》中出现过三次。《灵枢》第二十二《癫狂篇》说：“风逆，暴四肢肿，身漯漯，唏然时寒。”又说：“少气，身漯漯也，言吸吸也，骨痠，体重懈惰不能动。”又第二十六《杂病篇》说：“厥胸满，面肿，唇漯漯，暴言难，甚则不能言。”在这些地方，漯漯二字都应当作湿字解释。

③刺直阳：杨上善说：刺直阳者，有本作会阳。

王冰说：直阳之脉，则太阳之脉，侠脊下行，贯臀，下至腘中，下循腨，过外踝之后，条直而行者，故曰直阳之脉也。

《新校正》云：详上云：“会阴之脉令人腰痛”，此云：“刺直阳之脉”者，详此直阳之脉即会阴之脉也，文变而事不殊。

高世栻说：直阳，太阳与督相合之脉也。

张志聪说：直阳之脉，督脉也。督脉总督一身之阳，贯脊直上，故曰直阳。按会阴节后当有刺条，刺直阳前宜有腰痛，或简脱欤？抑督与任交病在阴而取之阳耶？（丹波元简说：此说近是，然未察直阳即会阴也。）

丹波元简说：按任脉与督脉相合之脉，盖直值通用（见于《史记·宁成传》），遇也，即两脉会遇之义。《新校正》："直阳之脉即会阴之脉"，是也。王注《骨空论》云："任脉、冲脉、督脉者，一源而三歧也。以任脉循背者谓之督脉，自少腹直上者谓之任脉，是以背腹阴阳别为名目尔。"知是二脉分歧之处，即其会遇之地，故名之会阴，亦名直阳耳。

张琦说：直阳，会阴之讹。

丹波元坚说：杨曰："刺直阳者，有本作会阳。"坚按，此足以证直之为值义。

④在跻上郄下五寸横居：王冰说：跻为阳跻，所生申脉穴在外踝下也。郄下，则腘下也。言此刺处在腘下同身寸之五寸，上承郄中之穴，下当申脉之位，是谓承筋穴，即腨中央如外陷者中也；太阳脉气所发，禁不可刺，可灸三壮。今云刺者，谓刺其血络之盛满者也。

高世栻说：阳跻之申脉，太阳之郄中，又跻上郄下各相去五寸之承山，皆有血络横居，视其盛者，刺出其血。由此言之，则跻与郄，及跻上郄下，但刺横居之血络，不必拘于穴也。

⑤视其盛者出血：王冰说：两腨皆有太阳经气下行，当视两腨中央有血络盛满者乃刺出之，故曰视其盛者出血。

飞阳之脉①令人腰痛，痛上怫怫然②，甚则悲以恐。刺飞阳之脉，在内踝上五寸③，少阴之前④，与阴维之会⑤。

【本段提纲】 马莳说：此言飞阳之脉有腰痛之状，而有刺之之法也。

【集解】

①飞阳之脉：杨上善说：足太阳别名曰飞阳。有本"飞"作"蜚"。

王冰说：是阴维之脉也，去内踝上同身寸之五寸腨分中，并少阴经而上也。少阴之脉前，则阴维脉所行也。

马莳说：飞阳，本足太阳经穴名也。此穴为足太阳之络，别走少阴。

高世栻说：飞阳，阴维之脉也。阴维之脉，起于足少阴之筑宾。今曰飞阳者，《经脉论》云："足太阳之别，名曰飞阳，去踝七寸，别走少阴"，是飞阳乃别出于太阳，而仍走少阴也。

丹波元简说：考《经脉篇》，飞阳在去踝七寸且在少阴之后，而下文云在内踝上五寸，又云少阴之前，乃知飞阳非太阳经之飞阳也。下文云阴维之会，亦知飞阳是非阴维之脉也。盖此指足厥阴蠡沟穴。《经脉篇》云："足厥阴之别，名曰蠡沟，去内踝五寸，别走少阳。"从阴经而走阳经，故名飞阳，义或取于此欤？前注恐误。

丹波元坚说：先兄曰："按飞阳即腓阳。古文肥作巷，与古蜚字相似，故讹作飞。而腓肥古相通。《易遯卦》'肥遁无不利'，《文选·思玄赋》作'飞遁'，曹子建《七启》作'飞遯'，可见飞肥古文相讹。又《易·咸卦》：'咸其腓凶'，《释文》：'荀爽作肥'，即肥腓古文相通，可以证也。盖足太阳之脉，别下贯腨内者，故云腓阳之脉。"前说据姚氏《西溪丛话》（伯坚按：见姚宽《西溪丛语》卷上。）。

②痛上怫怫然：张介宾说：痛上怫怫然，言痛状如嗔愤也。

喜多村直宽说：此言其病上为肿也。张为痛状，非。

③五寸：《新校正》云：按《甲乙经》作"二寸"。

丹波元坚说：《太素》亦作"二寸"。

④少阴之前：杨上善说：当至内踝上"二寸"，足少阴之前与阴维会处，是此刺处也。

王冰说：内踝后上同身寸之五寸复溜穴，少阴脉所行；刺可入同身寸之三分。

《新校正》云：按《甲乙经》："足太阳之络别走少阴者，名曰飞阳，在外踝上七寸。"又云："筑宾，阴维之郄，在内踝上腨分中。复溜穴在内踝上二寸"。今此经注都与《甲乙》不合者，疑经《注》中"五寸"字当作"二寸"，则《素问》与《甲乙》相应矣。

丹波元简说：《甲乙》作"二寸"。按王《注》为复溜，故《新校正》据《甲乙》改"二寸"。按复溜、筑宾，俱是少阴经穴。若依前注，"之前"二字属衍文。

喜多村直宽说：堀元厚说："'之前'二字衍文。"

⑤与阴维之会：王冰说：内踝之后筑宾穴，阴维之郄；刺可入同身寸之三分；若灸者，可灸五壮。少阴之前，阴维之会，以三脉会在此穴位分也；刺可入同身寸之三分；若灸者，可灸五壮。今《中诰》经文正同此法。

丹波元简说：按《甲乙》云："筑宾，阴维之郄，在足内踝上腨分中。"此谓刺内踝上五寸与阴维之会二穴，王意亦尔。

昌阳之脉令人腰痛①，痛引膺②，目䀮䀮然。甚则反折，舌卷，不能言。刺内筋为二痏，在内踝上、大筋前、太阴后、上踝二寸所③。

【本段提纲】 马莳说：此言昌阳之脉有腰痛之状，而有刺之之法也。

【集解】

①昌阳之脉令人腰痛：王冰说：阴跻脉也。阴跻者，足少阴之别也。

马莳说：昌阳，系足少阴肾经穴名，又名复溜，又名伏白。足少阴之脉，其直行者，从肾，上贯肝鬲，入肺中，循喉咙，侠舌本。其支者，从肺出络心，注胸中。故昌阳之脉令人腰痛，其痛引膺，以膺即胸之旁也。又阴跻，为足少阴之别，循股，入胸里，入缺盆，出人迎，入烦内廉，属目内眦，合于太阳，故目䀮䀮然不明也，其则反折腰不能伸也。舌卷不能言，以脉循喉咙也。

丹波元简说：按《甲乙》，复溜一名昌阳。

②痛引膺：膺，胸之两旁高处也。参阅《素问》第三十二《刺热篇》第四段"痛走胸膺背"句下集解。

③刺内筋为二痏，在内踝上、大筋前、太阴后、上踝二寸所：王冰说：内筋，谓大筋之前分肉也。太阴后、大筋前，即阴跻之郄，交信穴也。在内踝上同身寸之二寸，少阴前、太阴后、筋骨之间、陷者之中；刺可入同身寸之四分，留五呼；若灸者，可灸三壮。

马莳说：刺之者，亦惟以复溜在内筋中为二痏，其穴在内踝上、大筋之前、太阴经之后、踝上二寸所，则正其穴也。（复溜在足内踝上二寸筋骨陷中；针三分，留七呼；灸五壮；肾虚补之。）

张介宾说：内筋，筋之内也，即复溜穴，在足太阴经之后内踝上二寸所，此阴跻之郄也。

丹波元简说：按志高俱据王为交信。盖复溜、交信，并在内踝上二寸，止隔一条筋，前是复溜，后是交信。而此云昌阳之脉，当从马、张。

散脉①令人腰痛而热，热甚生烦，腰下如有横木居其中，甚则遗溲。刺散脉，在膝前骨肉分间、络外廉、束脉，为三痏②。

【本段提纲】 马莳说：此言散脉有腰痛之状，而有刺之之法也。

【集解】

①散脉：王冰说：散脉，足太阴之别也，散行而上，故以名焉。（喜多村直宽说：骊恕公曰："《经脉篇》：'足太阴之别曰公孙'，不言散行而上之事，不知王注何据也。"）

吴崑说：散脉，阳明别络之散行者也。

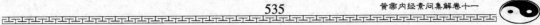

高世栻说：散脉，冲脉也。冲脉起于胞中，秉阴血而淡渗皮肤，一如太阳通体之解脉，故曰散脉。（丹波元简说：按高及志，以同阴以下六条为奇经八脉之义，故有此说，然冲脉不宜谓散脉，恐是强解。）

②刺散脉，在膝前骨肉分间、络外廉、束脉，为三痏：王冰说：谓膝前内侧也。骨肉分，谓膝内辅骨之下、下廉腨肉之两间也。络外廉，则太阴之络、色青而见者也。辅骨之下，后有大筋，撷束膝胻之骨令其连属，取此筋骨系束之处脉以去其病，是曰地机。（伯坚按：沈彤《释骨》："盖膝之骨曰膝膑。侠膝之骨曰辅骨，内曰内辅，外曰外辅。"）

马莳说：愚于此节散脉有疑，何王注便以为足太阴之地机？偏考他处，又无散脉之说。但按地机穴亦治腰痛不可俯仰，故且从王《注》耳。高明者正之。

吴崑说：阳明之脉至气街而合，故令遗溲。阳明之脉下行膝膑中，循胫外廉，故刺其处。束脉者，以绳坚束之，视其波陇为痏。（丹波元简说：此束脉注不可从。）

张介宾说：按此节云膝前骨肉分间络外廉束脉，似指阳明经为散脉，而王氏释为太阴，若乎有疑。但本篇独缺太阴刺法，而下文有云上热刺足太阴者，若与此相照应，及考之地机穴主治腰痛，故今从王氏之注。

高世栻说：刺散脉，当在膝前之骨，犊鼻穴也。及肉分间，三里穴也。络外廉，上廉穴也。三里在肉分间，乃足阳明之合穴，故曰束脉。刺前骨，刺肉分，刺外廉，是为三痏。（丹波元简说：高注三穴，于束脉之义未切贴。）

丹波元简说：按张据马说从王《注》，虽似有理，然考《甲乙》，地机穴在膝下五寸，焉得言膝前？故楼氏《纲目》云："王《注》谓地机者，非也。既云膝前骨肉分间、络外廉束脉，当在三里、阳陵泉三穴上之骨上与膝分间是穴，横刺三痏也。"（三穴当是二穴，或恐脱一穴名与？）此说颇有理。（伯坚按：见楼英《医学纲目》卷二十八肾膀胱部腰痛。）今从吴以散脉为阳明之别络，从楼以膝前骨肉分间，不拘于穴，为膝骨上肉分间横刺三痏之义。

肉里之脉令人腰痛①，不可以咳，咳则筋缩急。刺肉里之脉为二痏，在太阳之外，少阳绝骨之后②。

【本段提纲】 马莳说：此言肉里之脉有腰痛之状，而有刺之之法也。

【集解】

①肉里之脉令人腰痛：杨上善说：太阴外、绝骨后，当是少阴，为肉里脉也。

王冰说：肉里之脉，少阳所生，则阳维之脉气所发也。里，裹也。

马莳说：足少阳胆经有阳辅穴，又名分肉，故王氏以肉理为分肉。

吴崑说：肉里之脉未详，或曰分肉之理，少阳经之所行也。

高世栻说：里、理通。肉理，肌肉之文理也。肉理之脉，外通于皮，内通于筋。腰痛不可以咳，不能外通于皮也。咳则筋缩急，不能内通于筋也。

张志聪说：肉者分肉，里者肌肉之文理也。《经》云："肉之大会为谷。肉之小会为溪。分肉之间，溪谷之会，以行营卫，以会大气。其小痹淫慍，循脉往来，微针所及，与法相同。"盖谓溪骨分肉之间亦有穴会，循脉往来，邪气淫溢，用微针取之，与取络脉之法相同。（伯坚按：张志聪所引经曰，见《素问》第五十八《气穴论》。）

丹波元简说：按诸说不一，今且从王注。

②在太阳之外，少阳绝骨之后：王冰说：分肉主之。绝骨之前，足少阳脉所行；绝骨之后，阳维脉所过；故指曰在太阳之外、少阳绝骨之后也。分肉穴在足外踝直上绝骨之端，如后同身寸

之二分筋肉分间，阳维脉气所发；刺可入同身寸之五分，留十呼；若灸者，可灸三壮。

《新校正》云：按分肉之穴，《甲乙经》不见，与《气穴注》两出而分寸不同。《气穴注》，"二分"作"三分"，"五分"作"三分"，"十呼"作"七呼"。

高世栻说：太阳行身之背而向外，故曰太阳之外；少阳绝骨，在足之侧，故曰绝骨之后；乃太阳附阳穴也，左右为二痏。（丹波元简说：此依《甲乙》云附阳，太阳前，少阳后，而于筋循急无所关，宜从王注。）

丹波元简说：《甲乙》，"后"作"端"。简按《本输篇》云："阳辅，外踝之上，辅骨之前，及绝骨之端也。"《气穴论》云："分肉二穴。"王注云："在足外踝上绝骨之端三分，筋肉分间，阳维脉气所发。"《新校正》云："详处所，疑是阳辅。"今此节，《甲乙》作"绝骨之端"，明是阳辅。况筋缩急，胆病所主，宜无疑焉。

绝骨即是腓骨，参阅《素问》第三十六《刺疟篇》第二十四段"针绝骨出血"句下集解。

腰痛侠①脊而痛，至头几几然②，目䀮䀮，欲僵仆。刺足太阳郄中③，出血。

【本段提纲】 马莳说：此言腰痛之证有关于足太阳者，当即其本经而刺之也。

伯坚按：《灵枢》第二十六《杂病篇》有类似的一段文字，说："厥挟脊而痛者，至顶，头沉沉然，目䀮䀮然，腰脊强，取足太阳腘中血络。"

【集解】

①侠：夹也。参阅《素问》第三十一《热论》第二段"其脉侠鼻"句下集解。

②头几几然：《新校正》云：按《太素》作"头沉沉然"。

马莳说：至头几几然，成无己释《伤寒论》，以为伸颈之貌也。

张介宾说：几几，凭伏貌。（丹波元简说：张以为几字而释，盖本于《本事方》。《本事方》为几案之几，非也，当考。）

张志聪说：几几，短羽之鸟，背强欲舒之象。

丹波元简说：按《通雅》云："说文：'几，鸟之短羽，飞几几也。'孙愐收作几。韵会云：'有钩挑者为几案之几，音寄。不钩挑者为几，音朱，鸟短羽也。'郑明选《秕言》云：'《黄帝内经》云腰痛挟脊痛至头几几然，几音芟，鸟之短羽者，人病头项强臂缩则似之，与几字不同。几字尾上引，几字则否。'此宜以朱音为正。"

陆懋修说：几，市朱切。《说文》："几，鸟之短羽飞几几也，象形，读若殊。"《伤寒论》："太阳病，项背强几几。"

伯坚按：张楫《广雅·释训》："几几，盛也。"王念孙《疏证》："《豳风狼跋篇》云：'赤舄几几。'是几几为盛貌也。《说文》引《诗》作'已已'，又作'掔掔'。"

③郄中：王冰说：郄中，委中。

马莳说：郄中穴，即委中穴也。腘中央约文中动脉陷中；针五分，留七呼；灸三壮。

腰痛：上寒，刺足太阳、阳明①；上热，刺足厥阴②；不可以俛仰，刺足少阳③；中热而喘，刺足少阴，刺郄中出血④。

【本段提纲】 高世栻说：此言腰痛寒热亦刺三阳三阴，不但三阳三阴之脉令人腰痛而始刺也。

伯坚按：《灵枢》第二十六《杂病篇》有类似的一段文字，说："腰痛：痛上寒，取足太阳、阳明；痛上热，取足厥阴；不可以俛仰，取足少阳；中热而喘，承足少阴腘中血络。"

针刺疗法只举经脉名称，参阅《素问》第二十二《藏气法时论》第九段"厥阴与少阳"句下集解。

【集解】

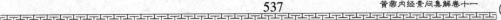

①上寒，刺足太阳，阳明：马莳说：其腰痛之上寒，则刺足太阳膀胱经、足阳明胃经之穴，而使之热焉可也。

②上热，刺足厥阴：马莳说：其所痛之上热，则刺足厥阴肝经之穴，而使之寒焉可也。

③不可以俛仰，刺足少阳：马莳说：其痛不可以俯仰，则刺足少阳胆经之穴可也。

④中热而喘，刺足少阴，刺郄中出血：马莳说：其痛时中热而喘，则刺足少阴肾经之穴与足太阳膀胱经之郄中出血可也。

张介宾说：当刺足之少阴，涌泉、大钟悉主之。郄中义如前。

腰痛上寒不可顾，刺足阳明；上热，刺足太阴；中热而喘，刺足少阴。大便难，刺足少阴。少腹满，刺足厥阴。如折不可以俯仰，不可举，刺足太阳。引脊内廉，刺足少阴①。

【集解】

①腰痛上寒不可顾，刺足阳明；上热，刺足太阴；中热而喘，刺足少阴。大便难，刺足少阴。少腹满，刺足厥阴。如折不可以俯仰，不可举，刺足太阳。引脊内廉，刺足少阴：王冰说：从"腰痛上寒不可顾"至此件，经语除注并合朱书。

《新校正》云：按全元起本及《甲乙经》并《太素》，自"腰痛上寒"至此并无，乃王氏所添也。今《注》云"从腰痛上寒"至"并合朱书"十九字，非王冰之语，盖后人所加也。

高世栻说：衍文。旧本注云："古本并无，王氏所添也。"

张志聪说：按此以下至"引脊内廉刺足少阴"，系衍文。

伯坚按：本篇见《甲乙经》卷九《肾小肠受病发腹胀腰痛引背少腹控睾》第八，没有这一段文字。又见《黄帝内经太素》卷三十《腰痛篇》，在"腰痛引少腹控眇"的一段文字的下面，有一段和上文重复的文字，作"腰痛痛上寒取足太阳，痛上热取足厥阴，不可以俯仰取足太阳，中热而喘取足少阴、腘中血络"，但是也没有与此处同样的一段文字。今据《新校正》、高世栻、张志聪说，依《甲乙经》《太素》删去此六十一字。

腰痛引少腹①，控眇②，不可以仰③。刺腰尻交者④，两髁胂⑤上，以月生死为痏数⑥，发针立已。左取右，右取左⑦。

【本段提纲】 马莳说：此言腰痛而内引少腹、控其眇处，不可以仰者，当有刺之之法也。

伯坚按：《素问》第六十三《缪刺论》有类似的一段文字，说："邪客于足太阴之络令人腰痛，引少腹，控眇，不可以仰息。刺腰尻之解两胂之上，是腰俞，以月死生为痏数，发针立已。左刺右。右刺左。"

【集解】

①引少腹：少腹即小腹，参阅《素问》第二十二《藏气法时论》第九段"引少腹"句下集解。

②控眇：王冰说：控，通引也。眇，谓季肋下之空软处也。

眇，参阅《素问》第十《五藏生成篇》第十一段"支鬲胠肋"和第十九《玉机真藏论》第四段"眇中清"句下集解。

③不可以仰：王冰说：此邪客于足太阳之络也。

马莳说：此节备见《缪刺论》，彼云："邪客于足太阴之络令人腰痛"，则知此系脾经腰痛也。

④腰尻交者：王冰说：腰尻交者，谓髁下尻骨两旁四骨空，左右八穴，俗呼此骨为八髎骨也。

此腰痛取腰髁下第四髎，即下髎穴也。足太阴、厥阴、少阳三脉左右交络于中，故曰腰尻交者也。

⑤两髁胂：王冰说：两髁胂，谓两髁骨下坚起肉也。胂上，非胂之上巅，正当刺胂肉矣，直刺胂肉即胂上也。何者？胂之上巅，别有中膂肉俞、白环俞，虽并主腰痛，考其形证，经不相应矣。髁骨，即腰脊两旁起骨也。侠脊两傍腰髁之下，各有胂肉陇起，而斜趣于髁骨之后，内承其髁，故曰两髁胂也。下承髁胂肉左右两胂，各有四骨空，故曰上髎、次髎、中髎、下髎。上髎当髁骨下陷者中，余三髎少斜下，按之陷中是也。四空悉主腰痛，唯下髎所主，文与经同，即太阴、厥阴、少阳所结者也。刺可入同身寸之二寸，留十呼；若灸者，可灸三壮。

陆懋修说：胂，失人切。《说文》："胂，夹脊肉也。"《广雅·释亲》："胂，谓之脢。"《急就篇》："胂腴胸胁喉咽髃。"注："胂，夹脊肉也。"

⑥以月生死为痏数：王冰说：以月生死为痏数者，月初向圆为月生，月半向空为月死，死月刺少，生月刺多。《缪刺论》曰："月生一日一痏，二日二痏，渐多之。十五日十五痏，十六日十四痏，渐少之。"其痏数多少，如此即知也。

⑦左取右，右取左：王冰说：痛在左，针取右。痛在右，针取左。所以然者，以其脉左右交结于尻骨之中故也。

《刺腰痛篇第四十一》今译

足太阳膀胱经的腰痛病，牵引到后颈背、脊、屁股、背部也痛，如同发肿一样。应当刺郄中（委中穴）的大血管放出血来。如果在春季针刺，则不可见血。

足少阳胆经的腰痛病，如同用针刺入皮肤一样的痛，渐渐不能弯腰，不能转头看东西，应当刺足少阳胆经脉所经过的成骨的头上，放出血来。成骨，即是膝部外侧高起的骨头。如果在夏季针刺，则不可见血。

足阳明胃经的腰痛病，不能转头看东西，转头则眼睛常有幻觉，容易悲伤，应当刺足阳明胃经脉所经过的小腿前三处（三里穴、巨虚上廉穴、巨虚下廉穴），这三处上下同时起着作用，并应当放出血来。如果在秋季针刺，则不可见血。

足少阴肾经的腰痛病，牵引到背脊内部也痛，应当刺足少阴肾经脉所经过的足内踝上（复溜穴）二次。如果在春季针刺，则不可见血；若出血太多则无法恢复。

足厥阴肝经的腰痛病，腰中有如张开弓弦一样的感觉，应当刺足厥阴肝经脉所经过的小腿肚下部尽头的外侧，用手摸累累然凸起的地点（蠡沟穴）。这个病令人不想讲话，精神不清爽。应当刺三次。

解脉（足太阳膀胱经脉分支出来的散行的脉）的腰痛病，牵引着肩部也痛，眼睛看东西不清楚，小便失禁，应当刺解脉所经过的膝后两筋的中间，腘窝中有横纹的地点（委中穴），放出血来，待至血变了色即止针。

解脉的腰痛病，有如牵引着带子一样的感觉，常常弯着腰，容易恐惧，应当刺解脉所经过的腘窝中如黍米凸起的小血管（委中穴），放出黑血来，待至血变了红色即止针。

同阴之脉（足少阳胆经的络脉）的腰痛病，如同小锤锤着一样地痛，腰部肿大，应当刺同阴之脉所经过的足外踝上面绝骨[①]（腓骨）的头上（阳辅穴）。要刺三次。

阳维之脉[②]的腰痛病，痛的部分怒起肿大，应当刺阳维之脉和足太阳膀胱经脉二脉合并的处所，在小腿肚下面距离地约一尺的地点（承山穴）。

衡络[3]之脉(足太阳膀胱经的外络)的腰痛病,不能弯腰伸腰,伸腰向后仰则会仆倒。这是由于举起重东西的时候使腰受了伤,衡络阻绝,坏血聚集在那里所致,应当在郄(委中穴)上几寸,两大筋的中间,选择小血管充盛的,并排横着刺二次,要放出血来。

会阴之脉[4]的腰痛病,痛的地方出汗,汗干了想喝水,喝了水想行走,应当刺直阳之脉(即会阴之脉)三次,部位即在小腿肚中部并排横着刺,选择充盛的血管放出血来。

飞阳之脉的腰痛病,痛的部分发肿,病重的则又悲伤,又恐惧,应当刺飞阳之脉所经过的地方,在足内踝上面五寸、足少阴肾经脉的前面(一穴),和阴维脉[2]之会(一穴)。

昌阳之脉的腰痛病,牵引到膺部(胸的两部高处)也痛,眼睛看不见东西,病重的则腰身反折,舌头卷缩,不能言语,应当刺足内踝上面,距离内踝约二寸的地点,在大肌的前面,足太阴脾经脉的后面(复溜穴),要刺二次。

散脉的腰痛病,发热,热得厉害则烦躁,腰部如有横木隔住,病重的则小便失禁,应当刺散脉所经过的地方,在膝前辅骨(夹着膝两侧的高骨)和腨肉(小腿肚的肉)的间隙处,横刺三次。

肉里之脉的腰痛病,不能咳嗽,咳嗽则腰部的肌肉紧缩拘急,应当刺肉里之脉所经过的地方,在足太阳膀胱经脉的外面、绝骨(腓骨)上足少阳胆经脉的后面(阳辅穴),要刺二次。

腰痛病,夹着背脊痛,牵引着头也痛得很厉害,眼睛看不见东西,走路不稳时时想仆倒,应当刺足太阳膀胱经脉的郄中(委中穴),放出血来。

腰痛病,痛的地方发冷,应当刺足太阳膀胱经脉和足阳明胃经脉的孔穴。痛的地方发热,应当刺足厥阴肝经脉的孔穴。不能弯腰伸腰,应当刺足少阳胆经脉的孔穴。痛的内部发热而气喘,应当刺足少阴肾经脉的孔穴和郄中(委中穴),要放出血来。

腰痛病,牵引着小腹和软腰(没有肋骨的腰部两旁空软处)也痛,不能伸腰,应当刺腰部和尻部连接的地方,在腰髁骨[5]下夹着脊柱两旁的肉上(下髎穴),按照月亮的盈亏来决定每天针刺的次数[6],针刺后即可痊愈。左边腰痛则针刺右边,右边腰痛则针刺左边。

①绝骨:足踝部内外两边凸起的高骨,里边的叫作内踝,外边的叫作外踝。外踝上面细而短的骨贴着骱骨(胫骨)的,叫作绝骨。这即是腓骨。

②阳维之脉,阴维脉:阳维脉和阴维脉是奇经八脉里面的两条经脉。

③衡络:衡是古横字。衡络即是横络。

④会阴之脉:会阴是一个穴名,在肛门之前,阴茎之后,是任脉和督脉相会的处所,所以叫作会阴。它是任脉的一个孔穴。它是单穴。

⑤腰髁骨:腰髁骨即是髂骨嵴。

⑥按照月亮的盈亏来决定每天针刺的次数:阴历每月初一日刺一次,初二日刺二次,初三日刺三次,如此递加;到了十五日月亮最圆的时候刺十五次,自十六日起月亮逐渐亏损,则十六日减为刺十四次,十七日刺十三次,十八日刺十二次,如此递减。每天所刺的次数都按照月亮的盈亏来递加或递减。

卷 十 二

风论第四十二
痹论第四十三
痿论第四十四
厥论第四十五

风论第四十二[①]

①风论第四十二:《新校正》云:按全元起本在第九卷。

伯坚按:本篇和《甲乙经》《黄帝内经太素》《类经》三书的篇目对照,列表于下:

素 问	甲 乙 经	黄帝内经太素	类 经
风论第四十二	卷十——阳受病发风第二上	卷二十八——诸风数类篇 卷二十八——诸风状论篇	卷十五——风证(疾病类二十八)

【释题】 风是一个症候群的名称。凡是认为由邪风侵入体内而发生的疾病,都叫作风。本篇讲各种不同的风病,所以叫作风论。

【提要】 本篇用黄帝、岐伯问答的形式,讲各种不同的风病,内容可以分为两节。前一节讲各种不同的风病的病理。后一节讲各种不同的风病的症状。多汗恶风,是它们的基本症状,这是大部分的风病都具有的。另外有一种疠风,"使鼻柱坏而色败,皮肤疡溃",这就是今天的大麻风。

黄帝问曰:风之伤人也,或为寒热,或为热中[①],或为寒中[②],或为疠[③]风,或为偏枯[④],或为风也[⑤],其病各异,其名不同,或内至五藏六府,不知其解,愿闻其说[⑥]。

【本段提纲】 马莳说:此帝悉举风病各色为问,而欲解其义也。

【集解】

①热中:热气在腹也。参阅《素问》第十八《平人气象论》第十四段"谓之热中"句下集解。

②寒中:寒中是痢疾,参阅《素问》第四《金匮真言论》第二段"长夏善病洞泄寒中"句下集解。

③疠:张介宾说:疠,癞同。又音利。

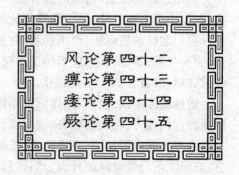

④偏枯：滑寿说："偏枯"，当作"偏风"。（《读素问钞·病能篇》）

丹波元简说：下文"以春甲乙"云，则为偏风是也。

偏枯，参阅《素问》第三《生气通天论》第四段"使人偏枯"句下集解。

⑤或为风也：高世栻说：或为风病之无常。

丹波元简说：《千金》作"或为贼风"。按下文有脑风、目风、漏风、内风、首风、肠风、泄风，恐为风之间有脱字。

丹波元坚说：《太素》，"风"上有"贼"字。坚按，据张《注》，贼风盖亦指脑风、目风等。《巢源》有贼风候，别是一证。

⑥其病各异，其名不同，或内至五藏六府，不知其解，愿闻其说：杨上善说：风、气，一也，徐缓为气，急疾为风。人之生也，感风气以生；其为病也，因风气为病；是以风为百病之长。

张介宾说：风之伤人，若惟一证，及其为变，则或寒或热，或表或里，或在藏府，或在经络，无所不至。盖风虽阳邪，气则寒肃，是风之与寒，本为同类，但有阴阳之辨耳。《岁露论》曰："四时八风之中人也，故有寒暑。寒则皮肤急而腠理闭。暑则皮肤缓而腠理开。"所以病变若此。后人不究其本而多立风证名目，失其梗概，致资学者之疑。凡欲辨风者，但当详察此下诸篇之义。

岐伯对曰：风气藏于皮肤之间，内不得通，外不得泄①。风者，善行而数变②，腠理开则洒然寒③，闭则热而闷④。其寒也则衰⑤食饮，其热也则消肌肉，故使人怢栗⑥而不能食，名曰寒热⑦。

【本段提纲】 马莳说：此即风证之有寒热，自皮肤而入者也。

【集解】

①内不得通，外不得泄：王冰说：腠理开疏则邪风入，风气入已，玄府闭封，故内不得通，外不得泄也。（伯坚按：《素问》第六十一《水热穴论》说："所谓玄府者，汗空也。"）

②善行而数变：张介宾说：风性动，故善行而数变。

③洒然寒：杨上善说：洒，音洗，如洗而寒也。

王冰说：洒然，寒貌。

喜多村直宽说：洒、洗，亦通。杨如洗解非是。

洒然，参阅《素问》第三十二《刺热篇》第四段"先洒淅然厥起毫毛"句下集解。

④闭则热而闷：王冰说：闷，不爽貌。

张介宾说：风本阳邪，阳主疏泄，故今腠理开，开则卫气不固，故洒然而寒。若寒胜则腠理闭，闭则阳气内壅，故烦热而闷。

⑤衰：朱骏声《说文通训定声》：衰，假借为差。左桓二《传》："皆有等衰。"注："杀也。"襄廿五《传》："自是以衰。"注："差降也。"《齐语》："相地而衰征。"注："差也。"（《说文解字诂林》第三七四六页）

⑥怢栗：杨上善说：怢栗，振寒貌也。

《新校正》云：详"怢栗"，全元起本作"失味"，《甲乙经》作"解㑊"。

张介宾说：怢，音秩。

丹波元简说：怢栗，考字书，无振寒之义。《甲乙》作"解㑊"，于文理为要。

陆懋修说：怢，他骨切。《文选》王褒《四子讲德论》："凡人视之怢焉。"注引《广苍》："怢，忽忘也。"栗，力质切。《广雅·释言》："栗，战也。"《诗·秦风》："惴惴其栗。"《传》："栗，惧也。"

田晋蕃说：杭氏世骏谓怢栗即解㑊之解也（与魏玉横《论解㑊书》）。段玉裁曰："医经解㑊

之佸，当作佚字。《说文》：‘佚，惰也。’”王氏念孙曰：“古字多以失为佚。”(《管子·杂志》二)

⑦名曰寒热：丹波元简说：按《脉要精微论》云：“风成为寒热。”并谓虚劳寒热，即后也所谓风痨也。

风气与阳明入胃，循脉而上，至目内眦[1]。其人肥则风气不得外泄，则为热中而目黄[2]。人瘦则外泄而寒，则为寒中而泣出[3]。

【本段提纲】 马莳说：此言风证有热中、寒中二证，皆自阳明而入者也。阳明者，即足阳明胃经脉也。

【集解】

①风气与阳明入胃，循脉而上，至目内眦：王冰说：阳明者，胃脉也。胃脉起于鼻交頞中，下循鼻外，入上齿中，还出侠口，环唇，下交承浆，却循颐下后廉，循喉咙，入缺盆，下鬲，属胃，故与阳明入胃，循脉而上，至目内眦也。(伯坚按：见《灵枢》第十《经脉篇》。)

②其人肥则风气不得外泄，则为热中而目黄：张介宾说：人肥则腠理致密，邪不得泄，留为热中，故目黄。

③人瘦则外泄而寒，则为寒中而泣出：张介宾说：人瘦则肌肉疏浅，风寒犯之，阳气易泄，泄则寒中而泣出。

风气与太阳俱入，行诸脉俞，散于分肉之间，与卫气相干，其道不利，故使肌肉愤䐜而有疡[1]。卫气有所凝而不行，故其肉有不仁也[2]。疠者，有[3]荣气[4]热胕[5]，其气不清，故使其鼻柱坏而色败，皮肤疡溃。风寒客于脉而不去，名曰疠风[6]或名曰寒热[7]。

【本段提纲】 杨上善说：以下言疠病也。

【集解】

①风气与太阳俱入，行诸脉俞，散于分肉之间，与卫气相干，其道不利，故使肌肉愤䐜而有疡：杨上善说：“风气之邪，与足太阳二气，俱入十二经脉腧穴之中，又散于分肉腠理之间，其与太阳俱入于输冲上来者淫邪之气与卫气相干，致令卫气涩而不行，故肌肉贲起腹胀有所伤也。”

王冰说：肉分之间，卫气行处，风与卫气相薄，俱行于肉分之间，故气道涩而不利也。气道不利，风气内攻，卫气相持，故肉愤䐜而疮出也。疡，疮也。

吴崑说：愤䐜，肿起也。疡，痈毒也。

高世栻说：风之伤人或为疠风者，乃风气与太阳俱入，行诸太阳之脉俞。脉，经脉也。俞，俞穴也。太阳之气主通体，今行诸脉俞，而散于通体分肉之间。分肉，分腠之肌肉也。散于分肉，更与周身之卫气相干。风气行于脉俞，散于分肉，干于卫气，则正气不能通贯，其道不利。其道不利，故使肌肉䐜然䐜胀而有疡。疡，疮也。

丹波元简说：按王注《生气通天论》痤字云：“谓色赤䐜愤”，亦肿起之义。《巢源》诸癞候云：“皰肉如桃核小枣”，盖谓此类也。

䐜，肿也。参阅《素问》第五《阴阳应象大论》第二段“则生䐜胀”句下集解。

②卫气有所凝而不行，故其肉有不仁也：王冰说：若卫气被风吹之，不得流转，所在偏并，凝而不行，则肉有不仁之处也。不仁，谓𤸷而不知寒热痛痒。

高世栻说：此肌肉有疡，因脉外之卫气有所凝而不行，故其肌肉疠疡而亦有不仁也。

丹波元简说：按“风气与太阳俱入”以下，至“有不仁也”，诸家并为论疡及不仁，故吴于篇首“补为疡、为不仁”二句。而高独接下文，为疠证之疡及不仁，文理相贯，颇觉胜于前注，今从之。

丹波元坚说：“风气与太阳俱入”以下，至“有不仁也”，杨接下文疠风为说，正与高意同。

不仁，参阅《素问》第十六《诊要经终论》第十段“不仁则终矣”和第二十四《血气形志篇》第四段“病生于不仁”句下集解。

③有：丹波元简说：滑云：“‘有’字衍。此段当作‘风寒客于脉而不去，名曰疠风。疠者，荣卫热胕，其气不清，故使鼻柱坏而色败，皮肤疡溃’。”简按此未知果是否。

田晋蕃说：滑寿《素问钞》曰：“有字衍。”按“有”非衍字，“有”犹“为”也。王氏引之《经传释词》曰：“《周语》曰：‘胡有孑然其效戎狄也’，言胡为其殁戎狄也。《晋语》曰：‘克国得妃，其有吉孰大焉’，言其为吉孰大也，昭三年《左传》曰：‘其为吉孰大焉’。‘为’‘有’一声之转，故‘有’可训为‘为’。”“疠者有药气热胕”，言疠者商荣气热胕也。《阴阳别论》“有不得隐曲”之“有”，亦作如是解。

④荣气：丹波元坚说：按荣气，犹言营血。

荣与营通，参阅《素问》第十四《汤液醪醴论》第三段“荣卫不可复收”句下集解。

⑤胕：杨上善说：胕，腐也。

王冰说：风入脉中，内攻于血，与荣气合，合热而血胕坏也。

张介宾说：风寒客于血脉，久留不去，则荣气化热，皮肤胕溃。

田晋蕃说：按“胕”，即“腐”字，故王注训腐坏。《异法方宜论》：“其民嗜酸而食胕”，王《注》：“言其所食不芬香”，亦作腐字解。

伯坚按：《黄帝内经》中的胕字有两个意义。一个是腐坏的意义，本篇和《异法方宜论》：“其民嗜酸而食胕”，《阴阳类论》：“沉为脓胕”，都作腐坏解。一个是浮肿的意义，《评热病论》：“面胕痝然壅”和《水热穴论》：“故为胕肿”，都作浮肿解。参阅《素问》第五《阴阳应象大论》第八段“寒胜则浮”和第六十一《水热穴论》第一段“故为胕肿”句下集解。

⑥疠风：丹波元简说：《长刺节论》云：“病大风，骨节重、发眉堕，名曰大风。刺肌肉为故，汗出百日。刺骨髓，汗出百日。凡二百日，须眉生而止针。”又《四时气篇》云：“疠气者，素刺其肿上，已刺，以锐针针其处，按出其恶气，肿尽乃止。”“常食方食，无食他食。”并与此节相同。曰大风，曰疠气，即疠之谓耳。

疠风即大麻风。参阅《素问》第十七《脉要精微论》第二十段“脉风成为疠”句下集解。

⑦或名曰寒热：丹波元简说：滑本，删此“或名曰寒热”五字。简按此衍文，诸注属强解。

张琦说：“风寒客于脉”十七字，当在“疠者”之上。

田晋蕃说：按《脉要精微论》王注引此节在前，“疠者有荣气热胕”节在后，中以“又曰”二字别之。殆王本原次如是，为传写者易之。

以春甲乙伤于风者，为肝风①。

以夏丙丁伤于风者，为心风②。

以季夏戊己伤于邪者，为脾风③。

以秋庚辛中于邪者，为肺风④。

以冬壬癸中于邪者，为肾风⑤。

风中五藏六府之俞，亦为藏府之风⑥。

【本段提纲】 马莳说：此以五藏之风告之也。

【集解】

①以春甲乙伤于风者，为肝风：王冰说：春，甲乙，木，肝主之。

②以夏丙丁伤于风者，为心风：王冰说：夏，丙丁，火，心主之。

③以季夏戊己伤于邪者，为脾风：王冰说：季夏，戊己，土，脾主之。

④以秋庚辛中于邪者，为肺风：王冰说：秋，庚辛，金，肺主之。

⑤以冬壬癸中于邪者，为肾风：王冰说：冬，壬癸，水，肾主之。

马莳说：观此节曰伤曰中互言，则伤中二字无别，后世名中风门为中风，名伤风门为伤风，视中风为重，伤风为轻，朱丹溪有曰中曰伤之辨，赘矣。

张介宾说：按本节以四时十干之风，分属五藏，非谓春必甲乙而伤肝，夏必丙丁而伤心也。凡一日之中，亦有四时之气；一二时之中，亦有十干之分。故得春之风则入肝，得甲乙之气亦入肝，当以类求，不可拘泥，诸气皆然也。又如本节曰伤曰中，本为互言，都无轻重之别。后世以中风为重，伤风为轻，原非经旨，亦牵强矣。

高世栻说：五藏合四时，四时合五行。春、夏、秋、冬，四时之五行也。甲、乙、丙、丁、戊、己、庚、辛、壬、癸，十日之五行也。肝、心、脾、肺、肾，五藏之五行也。各以五行之时日受邪，而五藏之气应之，则为五藏之风。既曰伤于风，复曰伤于邪，以明风者邪气也。既曰伤于邪，复曰中于邪，以明伤者中之谓也。

四时、十干、五藏和五行的配合，参阅《素问》第三十二《刺热篇》第一段“甲乙大汗”句下集解附表。

⑥风中五藏六府之俞，亦为藏府之风：《素问》第四《金匮真言论》：八风发邪以为经风，触五藏，邪气发病。

杨上善说：藏府输者，当是背输。近伤藏府之输，故曰藏府之风也。

高世栻说：若风中五藏六府之俞穴，伤其经脉，亦为藏府之风。

张志聪说：此论风中五藏六府之俞，而亦为藏府之风也。夫五藏之气，外合于四时，故各以时受病者，病五藏之气也。如风中于经俞，则内连藏府，故亦为藏府之风，病五藏之经也。

丹波元简说：按马、吴、张仍王注，以“风中五藏六府之俞，亦为藏府之风”二句，为偏风之所由。志、高则接上文四时五藏之风为一节。以“亦”字考之，志、高为是。

丹波元坚说：据志、高推之，此言风中五藏六府之俞者，不拘时日，亦为藏府之风。但下五藏风病能，不言偏枯瘖俳等候，则本篇所谓五藏风，别是一证，殆是《金匮·五藏风寒篇》中所举中风之类欤？

伯坚按：“风中五藏六府之俞，亦为藏府之风”二句，王冰、马莳、吴崑、张介宾都属下段，作为偏风病因的说明。而高世栻、张志聪则上属本段。现在据丹波元简说，依高世栻、张志聪属入本段。

各入其门户，所中则为偏风。①

【本段提纲】 张志聪说：此论风邪偏客于形身而为偏风也。

【集解】

①各入其门户，所中则为偏风：杨上善说：门户，空穴也。邪气所中之处。即偏为病，故名偏风也。

张志聪说：门户者，血气之门户也。夫上节之所谓风伤血气者，乃通体之皮肤脉络也。各入其门户而中其血气者，则为偏枯，谓偏入于形身之半也。

丹波元简说：按《刺节真邪论》云：“虚邪偏枯于身半，其入深，内居荣卫，荣卫稍衰，则真气去，邪气独留，发为偏枯。”由是推之，门户即荣衰弱之处。志以为血气之门户，近是。《神巧万全方》云：“经有偏风候，又有半身不遂候，又有风偏枯候。此三者，大要同，而古人别为之篇目。盖指风则谓之偏风，指疾则谓之半身不遂，其肌肉偏小者呼为偏枯。”

丹波元简医賸卷上《中风》条《伤寒论》中风，乃是伤寒中之一证，宋以后呼为伤风者是也。而《金匮》中风，乃《灵》《素》所谓偏枯，后世中风之称昉于此。夫《伤寒论》《金匮》原是一书而同成仲景之乎，理宜无以一中风之名，互称两种之疾。然《魏志》注引《曹瞒传》云：“魏太祖阳败面喎口，叔父怪而问其故。太祖曰：‘卒中恶风。’叔父以告嵩。嵩惊愕呼太祖，太祖。貌如故。嵩问曰：‘叔父言汝中风，已差乎？’太祖曰：‘初不中风。’”魏武与仲景氏同汉末人，知当时有此语。又按后汉朱浮与彭宠《书》：“伯通独中风狂走。”此以狂为中风。后世狂风、风狂、心风等之称，盖有所由。均之东汉语，所指递殊，不可不知也。若夫后世紫白癜风、落架风、食迷风之类，风字竟不可穷诘焉。盖风善行而数变，凡病变动移易不定者以风呼之耶？录以徯识者。

丹波元坚说：本篇总该诸风之为病者，辨证揭名，并五藏风凡十四般，其候各异。特此偏风，乃为仲景所谓半身不遂之风矣。高以脑风、目风等七证属之，恐不必然。

风气循风府①而上，则为脑风②。

风入系头③，则为目风、眼寒④。

饮酒中风，则为漏风⑤。

入房汗出中风，则为内风⑥。

新沐中风，则为首风⑦。

久风入中，则为肠风、飧泄⑧。

外在腠理，则为泄风⑨。

故风者，百病之长也⑩。至其变化乃为他病也，无常方然⑪，致有风气也⑫。

【本段提纲】 马莳说：此言风之所感有不同，故病之所成者，有为脑风、为目风、为漏风、为内风、为首风、为肠风、为泄风也。

张介宾说：自“风气循风府而上”至此共七种，所以明“或为风也，故有其病各异、其名不同”之义。

【集解】

①风府：王冰说：风府，穴名，正入项发际一寸大筋内宛宛中，督脉阳维之会。

风府，参阅《素问》第三十一《热论》第一段“其脉连于风府”句下集解。

②脑风：王冰说：自风府而上，则脑户也。脑户者，督脉足太阳之会，故循风府而上则为脑风也。

吴崑说：脑风，脑痛也。

丹波元简说：按《医说》云：“脑风，头旋偏痛。”《圣济总录》云：“脑户者，督脉足太阳之会也，风邪客搏其经，稽而不行，则脑髓内弱，故项背怯寒，而脑户多冷也。”方具于十五卷。

③风入系头：原文作“风入係头”。

高世栻说：“系”，旧本作“係”，今改。风入目系，而至于头。

丹波元简说：《甲乙》注：“一本作头系。”按改“係”作“系”，若不作“头系”，则“头”字无着落。今据《甲乙》注改“头系”。头系，乃头中之目系。

丹波元坚说:《太素》,"係"作"系"。

伯坚按:此段见《甲乙经》卷十《阳受病发风》第二上,今本《甲乙经》作"入系头",没有小注,与丹波元简所见本不同。又见《黄帝内经太素》卷二十八《诸风数类篇》,作"风入系头"。今据高世栻说,依《甲乙经》《太素》校改。

④目风、眼寒:杨上善说:邪气入于目系,在头故为目风也。

吴崑说:目风,目痛也。

张介宾说:或痛或痒,或眼寒而畏风羞涩也。

张琦说:寒者,隐涩之意。

⑤漏风:王冰说:热郁腠疏,中风汗出,多如液漏,故曰漏风。《经》具名曰酒风。(顾观光说:见《病能论》。)

吴崑说:漏,汗出多也。

张介宾说:酒性温散,善开玄府,酒后中风,则汗漏不止,故曰漏风,《病能论》谓之酒风。(伯坚按:《素问》第四十六《病能论》说:"帝曰:'有病身热、解堕、汗出如浴,恶风、少气,此为何病?'岐伯曰:'病名曰酒风。'")

⑥入房汗出中风,则为内风:杨上善说:入房用力,汗出中风,内伤故曰内风也。

王冰说:内耗其精,外开腠理,因内风袭,故曰内风。《经》具名劳风。(丹波元简说:按《评热病论》云:"劳风法在肺下",与内风迥别,王注恐误。)

吴崑说:今人遗精咳血,寝汗骨蒸,内风之所致也。

丹波元简说:《张氏·医通》云:"入房汗出中风,嗽而面赤,《内经》谓之内风。脉浮紧,小青龙。脉沉紧,真武汤。"

丹波元坚说:龚氏《寿世保元》以为肾水虚衰,阴虚阳实,卒倒无所知之证。

⑦新沐中风,则为首风:杨上善说:新沐发已,头上垢落,腠开得风,故曰首风也。

吴崑说:沐,濯首也。

张介宾说:沐头面中风也。一曰沐浴。

丹波元简说:按《和剂局方》有洗头风证治要诀:"于窗罅间梳洗,卒然如中,呼为襜风",此亦首风之属也。

⑧久风入中,则为肠风、飧泄:杨上善说:皮肤受风日久,传入肠胃之中泄痢,故曰肠风。

王冰说:飧泄者,食不化而出也。

《新校正》云:按全元起云:"飧泄者,水谷不分为利。"

马莳说:风久入于其中,则为肠风,其食有时不化而出也。

吴崑说:中,如字。

喜多村直宽说:据上下文例,"飧泄"二字疑衍文。

飧泄是消化不良的腹泻。参阅《素问》第二《四气调神大论》第三段"冬为飧泄"句下集解。

⑨外在腠理,则为泄风:杨上善说:风在腠理之中,泄汗不止,故曰泄风也。

马莳说:风初感时,外在腠理,内热相拒,不得入内,汗则常泄,是之谓泄风也。

高世栻说:久风外在腠理,则为隐瘮之泄风。(丹波元简说:按此《金匮要略》所论,与本篇泄风不同,当考下文。《金匮》云:"风气相搏,风强则为隐疹,身体为痒,痒为泄风,久为痂癞。")

⑩故风者,百病之长也:《素问》第三《生气通天论》:故风者,百病之始也。

《素问》第十九《玉机真藏论》:是故风者,百病之长也。

《素问》第六十《骨空论》:余闻风者,百病之始也。

《灵枢》第四十九《五色篇》:小子闻风者,百病之始也。

杨上善说:百病因风而生,故为长也。以因于风变为万病,非惟一途,故风以为病长也。

⑪无常方然:吴崑说:方,所也。

王引之《经传释词》卷七然字条:"然",犹"焉"也。《礼记·檀弓》曰:"穆公召县子而问然。"郑《注》:"然之言焉也。""焉""然"古同声,故《祭义》"国人称愿然",《大戴记·曾子大孝篇》"然"作"焉"。

伯坚按:《千金方》卷八《论杂风状》第一,引此一段作"无常方焉"。

⑫致有风气也:张介宾说:风之始入,自浅而深,至其变化,乃为化病,故风为百病之长。《骨空论》曰:"风为百病之始也。"无常方然者,言变化之多。而其致之者,则皆因于风气耳。

伯坚按:《礼记·礼器》:"物之致也。"郑玄注:"致之言至也,极也。"

帝曰:五藏风之形状不同者何?愿闻其诊,及其病能①。

岐伯曰:肺风之状,多汗,恶风,色皏②然白,时咳,短气,昼日则差,暮则甚。诊在眉上,其色白③。

心风之状,多汗,恶风,焦绝④,善怒,吓⑤赤色,病甚则言不可快⑥。诊在口,其色赤⑦。

肝风之状,多汗,恶风,善悲,色微苍,嗌⑧干,善怒,时憎女子。诊在目下,其色青。

脾风之状⑨,多汗,恶风,身体怠堕,四支不欲动,色薄⑩,微黄,不嗜食。诊在鼻上,其色黄。

肾风之状⑪,多汗,恶风,面痝然浮肿⑫,脊痛不能正立,其色炲⑬,隐曲不利⑭。诊在肌上⑮,其色黑⑯。

【本段提纲】 马莳说:此举五藏之风状而详告之也。

【集解】

①愿闻其诊,及其病能:王冰说:诊,谓可言之证。能,谓内作病形。

张介宾说:凡察病之法,皆谓之诊。凡致病之害,皆谓之能。

田晋蕃说:"能",当读为"态",详《阴阳应象大论篇》。

病能即病态,参阅《素问》第五《阴阳应象大论》第十七段"病之形能也"句下集解。

②皏:杨上善说:皏,普幸反,白色薄也。

王冰说:皏,谓薄白色也。

丹波元简说:王注出于《玉篇》。

陆懋修说:《广雅·释器》:"皏,白也。"

③诊在眉上,其色白:王冰说:眉上,谓两眉间之上,阙庭之部,所以外司肺候,故诊在焉。白,肺色也。

马莳说:《灵枢·五色篇》以为阙中肺也。

高世栻说:其诊视之部,在眉上阙庭之间,其色皏然白者是也。

④焦绝:王冰说:焦绝,谓唇焦而文理断绝也。

张介宾说:焦绝者,唇舌焦燥,津液干绝也。

⑤嚇:《新校正》云:《甲乙经》无"嚇"字。

张琦说:《甲乙经》无"嚇"字,此衍。

田晋蕃说:按"嚇"为"赫"之俗字。《一切经音义》一引《诗》:"反予来嚇",今《诗》作"赫"。《孝经·释文》:"赫,本又作赤。"传写者涉下"赤"字而误衍。

伯坚按:此段见《甲乙经》卷十《阳受病发风》第二上,没有"嚇"字。今据张琦、田晋蕃说,依《甲乙经》删去"嚇"字。

⑥病甚则言不可快:张琦说:心窍于口,其脉纠系舌本,经络受邪,故言语蹇涩。

⑦诊在口,其色赤:王冰说:口唇色赤,故诊在焉。赤者,心色也。

⑧嗌:咽也,参阅《素问》第五《阴阳应象大论》第二十段"地气通于嗌"句下集解。

⑨脾风之状:《素问》第十九《玉机真藏论》:弗治,肝传之脾,病名曰脾风,发瘅,腹中热,烦心,出黄。

⑩色薄:张琦说:土居中以灌四旁藏府,精气变现,为色则精明而厚,脾衰不能灌溉故色薄。

⑪肾风之状:《素问》第三十三《评热病论》:帝曰:"有病肾风者,面胕痝然壅,害于言,可刺不?"岐伯曰:"虚不当刺。不当刺而刺,后五日其气必至。"帝曰:"其至如何?"岐伯曰:"至必少气、时热,时热从胸背上至头,汗出,手热,口干苦渴,小便黄,目下肿,腹中鸣,身重难以行,月事不来,烦而不能食,不能正偃,正偃则咳,病名曰风水。"

《素问》第四十七《奇病论》:帝曰:"有病痝然如有水状,切其脉大紧,身无痛者,形不瘦,不能食,食少,名为何病?"岐伯曰:"病生在肾,名为肾风。肾风而不能食,善惊,惊已,心气痿者死。"

⑫面痝然浮肿:王冰说:"痝然,言肿起也。

张琦说:面肿者,风挟水气上行,即《评热病论》之风水也。

痝然即尨然,肿大貌。参阅《素问》第三十三《评热病论》第四段"面胕痝然壅"句下集解。

⑬炲:王冰说:炲,黑色也。

张志聪说:炲,烟煤,黑色也。恐后人认为一色,故曰苍,曰炲,曰皏然,曰微黄,大意与《五藏生成篇》之论色同。

⑭隐曲不利:杨上善说:隐曲不利,谓大小便不得通利。

张琦说:阳道不利。其在女子,则月事不来也。

隐曲,参阅《素问》第七《阴阳别论》第五段"有不得隐曲"句下集解。

⑮诊在肌上:杨上善说:颐上,肾部也。有本为肌上,误也。(伯坚按:《黄帝内经太素》作"诊在颐上"。)

王冰说:肌皮上黑也。黑,肾色也。

高世栻说:䐢,旧本讹肌,今改。䐢,两颊肉也。䐢上,颧也。颧,肾所主也。其色黑者,即炲色而见于䐢上也。

丹波元坚说:按《说文》:"䐢,颊肉也。"《五阅五使篇》云:"肾病者,颧与颜黑。"高注确有所据。然幾几通用,故饑作饥,機作机,则肌不必改䐢。

张琦说:诊在肌上,未详。《刺热篇》以颐候肾,肌或颐之讹也。

丹波元坚说:杨上善、张琦二说俱允,惜未知肌之为䐢耳。

⑯其色黑:伯坚按:除本篇外,用面部所呈现的五色来诊断五藏疾病的方法,又见《灵枢》第三十七《五阅五使篇》和第四十九《五色篇》,所采用面部部位和五藏的配合,这三篇颇不相同,这说明是不同派别的医学家的说法。现在列表于下,以供参考:

五藏	本篇	灵枢五阅五使篇	灵枢五色篇
肝	诊在目下,其色青	目者,肝之官也。肝病者,眦青	直下者,肝也。青为肝
心	诊在口,其色赤	舌者,心之官也。心病者,舌卷短,颧赤	下极者,心也。赤为心
脾	诊在鼻上,其色黄	口唇者,脾之官也。脾病者,唇黄	下者,脾也。黄为脾
肺	诊在眉上,其色白	鼻者,肺之官也。肺病者,喘息鼻张	阙中者,肺也。白为肺
肾	诊在肌上,其色黑	目者,肾之官也。肾病者,颧与颜黑	挟大肠者,肾也。黑为肾

胃风之状①,颈多汗,恶风,食饮不下,鬲塞不通②,腹善满,失衣则䐜胀③,食寒则泄④。诊形瘦而腹大⑤。

【本段提纲】 马莳说:此以胃风之状告之也。

【集解】

①胃风之状:丹波元简说:按此《腹中论》所谓鼓胀之属,与《和剂局方》胃风汤之胃风,《医说》不服水土之胃风不同。《圣济总录》有治方,具于十七卷。

②鬲塞不通:高世栻说:大便不利,故鬲塞不通。

鬲塞,参阅《素问》第十《五藏生成篇》第十一段"支鬲胠胁"句下集解。

③失衣则䐜胀:张介宾说:失衣则阳明受寒于外,故为䐜胀。

④食寒则泄:张介宾说:食寒则胃气受伤于内,故为泄泻。

⑤诊形瘦而腹大:高世栻说:其诊视之色在形,而诊视之部在腹,故诊形瘦而腹大,犹言诊其形色则瘦,诊其腹上则大,以明五藏诊色、六府诊形之义。

首风之状,头面多汗,恶风。当先风一日则病甚头痛,不可以出内①。至其风日则病少愈②。

漏风之状,或多汗,常不可单衣③,食则汗出。甚则身汗④,喘息,恶风,衣常濡⑤,口干,善渴,不能劳事⑥。

泄风之状,多汗,汗出泄衣上,口中干,上渍其风⑦,不能劳事,身体尽痛则寒⑧。

帝曰:善。

【本段提纲】 马莳说:此申言首风、漏风、泄风之状也。

【集解】

①不可以出内:王冰说:内,谓室屋之内也。不可以出室屋之内者,以头痛甚而不喜外风故也。

②至其风日则病少愈:张介宾说:首为诸阳之会,因沐中风,则头面之皮腠疏,故多汗恶风。凡患首风者,止作无时,故凡于风气将发,必先风一日而病甚头痛。以阳邪居于阳分,阳性先而速也,先至必先衰,是以至其风日则病少愈。

丹波元坚说:《三因方》处以附子摩头散,即《金匮》头风摩散。

③常不可单衣:杨上善说:谓重衣则汗,衣单则寒。

高世栻说:多汗表虚,欲着复衣,故常不可单衣也。

汪昂说：汗多腠疏，故常畏寒(《素问·灵枢类纂约注·病机》第三)。

④汗：顾观光说：《圣济总录》，“汗”作“寒”。

田晋蕃说：按“寒”“汗”音近而转。周寿昌《思益堂日札》曰：“《宋书·鲜卑吐谷浑传》：‘楼喜拜曰处可寒。’可寒即可汗。”

伯坚按：参阅《素问》第三《生气通天论》第九段“冬伤于寒”句下集解。

⑤衣常濡：高世栻说：汗出而衣常濡。濡，湿也。

⑥口干，善渴，不能劳事：《新校正》云：按孙思邈云：“因醉取风为漏风，其状恶风，多汗，少气，口干善渴，近衣则身热如火，临食则汗流如雨，骨节懈堕，不欲自劳。”

丹波元简说：《圣济总录》云：“食酒中风，则为漏风，漏风之状”云云。又曰：“身热解堕，汗出如浴，恶风少气，病名酒风(出《病能论》)。夫酒所以养阳，酒入于胃，与谷气相薄，热盛于中，其气慓悍，与阳气俱泄，使人腠理虚而中风，令人多汗、恶风、不可单衣。其喘息而少气者，热重于肺，客于皮毛也。口干善渴者，汗出多而亡津液故也。解堕而不能劳事者，精气耗竭，不能营其四肢故也。谓之漏风者，汗出不止，若器之漏。久而不治，转为消渴。”方具于十三卷。

丹波元坚说：《三因方》与《病能论》酒风错综，处以糜冲汤。

伯坚按：《素问》第四十六《调经论》：“帝曰：‘有病身热，解堕，汗出如浴，恶风，少气，此为何病?’岐伯曰：‘病名曰酒风。’”

⑦上渍其风：吴崑说：上渍，半身之上，汗多如浸渍也。风之伤人也，头先受之，故上渍。

高世栻说：泄衣上则身湿，既湿且冷，一如水渍而有风，故曰上渍其风也。

丹波元简说：按四字未详，或恐是衍文。

⑧泄风之状，多汗，汗出泄衣上，口中干，上渍其风，不能劳事，身体尽痛则寒：《新校正》云：按孙思邈云：“新房室竟，取风为内风，其状恶风，汗流沾衣裳。”疑此泄风乃内风也。按本论前文，先云漏风、内风、首风，次言入中为肠风，在外为泄风，今有泄风而无内风，孙思邈载内风乃此泄风之状，故疑此泄字内之误也。

丹波元简说：按上文：“久风入中则为肠风飧泄，外在腠理则为泄风”，本节则云：“多汗，汗出泄衣上”，盖此其汗泄甚于漏风，《新校正》据《千金》改内风，难必矣。

丹波元坚说：《三因方》从《千金》作内风，治以附子汤方：“附子(生去皮脐)，人参(各半两)，茴香(炒)，茯苓，山药(各一分)，甘草(炙)，干姜(炮，各三分)，右为剉散，每服四大钱，水二盏，姜三片，盐少许，煎至七分，去渣，空心服。”

田晋蕃说：按林校是也。传写者因“汗出泄衣上”之“泄”而误。

《风论第四十二》今译

黄帝问说：风伤害人体，或则成为寒热，或则成为热中(腹内有热)，或则成为寒中(痢疾)，或则成为疠风(大麻风)，或则成为半身不遂，或则成为其他的风病，它们的症状不同，它们的名称也不同，或者侵入到五脏六腑里面去，不知道应当如何解释，我希望知道它。

岐伯回答说：风气藏在皮肤里面，既不能进入到体内去，又不能发泄出体外来。风是流动很快的，变化无穷的，皮肤敞开(汗孔张开)则发冷，皮肤闭着则发热而烦闷。发冷的时候则不思饮食，发热的时候则肌肉消瘦，使人畏寒而不能吃东西，这个病名叫作寒热。

风气沿着足阳明胃经脉来到胃里面，又沿着脉向上进到眼睛内角。如果病人肥胖，则风气

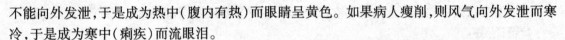

不能向外发泄，于是成为热中（腹内有热）而眼睛呈黄色。如果病人瘦削，则风气向外发泄而寒冷，于是成为寒中（痢疾）而流眼泪。

风气沿着足太阳膀胱经脉，走到各经脉的孔穴，散布在肌肉中间，和卫气的流行相冲突，于是流行不能通畅，而使肌肉肿胀，发生肿疡。卫气也凝住不能流通，于是有麻木不仁的症状。如果荣气（血液）发热腐坏，则荣气不洁净，于是鼻梁损坏、面呈败色、皮肤上的肿疡溃烂。这是由于风寒滞留在经脉而不去所致，这个病名叫作疠风，有时也叫作寒热。

在春季（木）伤了风的，或甲乙（木）日子伤了风的，所发的病叫作肝风（木）。

在夏季（火）伤了风的，或丙丁（火）日子伤了风的，所发的病叫作心风（火）。

在六月（土）伤了风的，或戊己（土）日子伤了风的，所发的病叫作脾风（土）。

在秋季（金）伤了风的，或庚辛（金）日子伤了风的，所发的病叫作肺风（金）。

在冬季（水）伤了风的，或壬癸（水）日子伤了风的，所发的病叫作肾风（水）。

风气侵入五脏六腑各个经脉的孔穴，也成为五脏六腑的风病。

风气由身体上某一部分的孔穴侵入，则成为半身不遂。

风气沿着风府穴向上进入头部，则成为脑风（脑痛）。

风气侵入头部的目系，则成为目风（眼痛）、眼寒（畏风羞涩）。

喝了酒而伤风，则成为漏风（发热、汗出如洗）。

行房出汗而伤风，则成为内风。

洗头之后伤了风，则成为首风。

吹久了风，侵入内部，则成为肠风、飧泄（消化不良的腹泻）。

风气停留在皮肤，则成为泄风（汗出不止）。

所以风是一切疾病的主要原因。它能变化成为其他的疾病，但没有一定的常规，然总是由风变化而成的。

黄帝说：五脏风病有一些什么不同的症状？我希望知道如何来诊断它们。

岐伯说：肺风的症状是：汗多，厌恶风，面呈白色，时时咳嗽，气息短浅，日中较好，晚上加重。如果眉毛上呈现白色，就可以诊断是肺风①。

心风的症状是：汗多，厌恶风，唇舌焦燥，容易发怒，面呈红色，病重的则言语涩涩。如果口部呈现红色，就可以诊断是心风①。

肝风的症状是：汗多，厌恶风，容易悲伤，面色微青，咽干，容易发怒，厌恶女子。如果眼睛下面呈现青色，就可以诊断是肝风①。

脾风的症状是：汗多，厌恶风，身体困倦，四肢不想动，面色很浅，呈微黄色，不想吃东西。如果鼻上呈现黄色，就可以诊断是脾风①。

肾风的症状是：汗多，厌恶风，面部浮肿，背脊痛不能笔直站着，面呈黑色，大小便不通。如果肌肉上呈现黑色，就可以诊断是肾风①。

胃风的症状是：颈部汗多，厌恶风，饮食不能进去，大便不利，腹部常满，衣服穿薄了则腹胀，食物吃冷了则腹泻。如果形体消瘦而腹部肿大，就可以诊断是胃风。

首风的症状是：头部面部汗多，厌恶风。在风病发作的前一天则病很重，头痛，不能出外。到了风病发作的那一天，反而病稍好。

漏风的症状是：汗多，畏寒不能穿单衣，吃东西则出汗。病重的则满身出汗，气喘，厌恶风，衣服常是湿的，口干不能劳动。

泄风的症状是：汗多，出汗沾湿了衣，口干，上半身既湿且冷，不能劳动，全身痛，发冷。

黄帝说：好。

①肺风，心风，肝风，脾风，肾风：五色和五脏的配合是：青色（木）配合肝（木），红色（火）配合心（火），黄色（土）配合脾（土），白色（金）配合肺（金），黑色（水）配合肾（水）。参阅《素问》第五《阴阳应象大论》第十五段集解附表。

痹论第四十三①

①痹论第四十三：《新校正》云：按全元起本在第八卷。

伯坚按：本篇第四、第五、第六段和第七段的大部分，据《新校正》说，全元起本在《阴阳别论》中（见本篇第七段“痹聚在脾”句下集解。）。

伯坚按：本篇和《甲乙经》《黄帝内经太素》《类经》三书的篇目对照，列表于下：

素问	甲乙经	黄帝内经太素	类经
痹论第四十三	卷十——阴受病发痹第一上 卷十——阴受病发痹第一下	卷三——阴阳杂说篇 卷二十八——痹论篇	卷十七——痹证（疾病类六十七）

【释题】 痹是一个症候群的名称，有麻木不仁的，有痛的，也有不痛的。本篇专讲痹病，所以叫作《痹论》。

【提要】 本篇用黄帝、岐伯问答的形式，讲痹的分类、病理、症状和针刺疗法。第一，按疾病的原因分类，由于风气的叫作行痹，由于寒气的叫作痛痹，由于湿气的叫作着痹。第二，按发生的季节分类，分为骨痹、筋痹、脉痹、肌痹、皮痹。第三，按藏府分类，分为肺痹、心痹、肝痹、肾痹、脾痹、肠痹、胞痹。最末讲痹的症状：“或痛，或不痛，或不仁，或寒，或热，或湿”，逢寒则虫（疼），逢热则纵。由这些症状看来，可知痹病包括有现代的风湿性关节炎和神经炎在内。

黄帝问曰：痹之安生①？

岐伯对曰：风、寒、湿三气杂至，合而为痹②也。其风气胜者为行痹③，寒气胜者为痛痹④，湿气胜者为著痹也⑤。

【本段提纲】 马莳说：此言三气成痹，而痹之证有不同也。

【集解】

①安生：王冰说：安，犹何也，言何以生。

②风、寒、湿三气杂至，合而为痹：张介宾说：痹者，闭也。观《阴阳别论》曰：“一阴一阳结谓之喉痹”，《至真要大论》曰：“食痹而吐”，是皆闭塞之义可知也。故风寒湿三气杂至，则壅闭经络，血气不行，而病为痹，即痛风不仁之属。

丹波元简说：华佗《中藏经》云：“痹者，风寒暑湿之气，中于人藏府之为也。痹者，闭也。五藏六府感于邪气，乱于真气，闭而不仁，故曰痹。”郑玄注《易通卦验》云：“痹者，气不达为病。”简按《经》中痹有四义。有为病在于阴之总称者，见于《寿夭刚柔篇》。有专为闭塞之义者，如食痹、喉痹是也。有为麻痹之痹，王注云：“瘴痹”者是也。有为痛风历节之义，如本篇行痹、痛痹、著痹之类是也。此他总不离乎闭塞之义，学者宜细玩焉。《一切经音义》引《苍颉篇》云："痹，手足不仁也。"

喜多村直宽说：《汉书·艺文志》："五藏六府痹十二病方三十卷。"师古曰："痹，风湿之病，音必二反。"《说文》："痹，湿病也。从疒，畀声。"朱氏《活人书》："痹者，闭也，闭而不仁故曰痹也。"宽按《阴阳别论》喉痹注："古钞本，痹音闭"，因考痹古音与闭同，痹闭也犹是礼履也之义。

余岩《古代疾病名候疏义》第二三〇页：《释名》："疼，痹也。气疼疼然烦也。"《说文·玉篇》皆曰："痹，湿病也。"《集韵》去声六至亦同。《广韵》去声六至则以为"脚冷湿病"。《荀子·解蔽篇》："伤于湿而击鼓鼓痹。"注曰："痹，冷疾也。伤于湿则患痹。"《汉书·艺文志》有"五藏六府痹十二病方三十卷"，注曰："痹，风湿之病。"皆与《素问·痹论》"风寒湿三气合而为痹"之说相合。然皆但言病因，不述病候，不能定其为何病也。玄应《一切经音义》十八《成实论》第四卷疼痹下注引《苍颉篇》："痹，手足不仁也。"《文选》稽康《与山巨源绝交书》曰："危坐一时痹不得摇。"危坐者，跪坐也，两膝隐地，以尻著蹠而坐也。危坐久，则足之神经受压迫而生麻木，不得动摇，亦不仁之象也，神经炎亦常有此候。故痹者神经障碍之疾，而有麻木不仁之候者也。《韩非子》卷十一《内储说左上》亦曰："叔向御坐平公请事，公腓痛、足痹、转筋，而不敢让坐。"不敢让坐者，不敢易危坐而箕踞也。是亦危坐久而发生痹痛也。《易通卦验》多痹痛连言，又曰："多病疪疼腰痛。"疪字，《集韵》六至谓即痹字。《史记·仓公传》六载仓公诊王后弟宋建腰胁痛，不可俯仰，以为是肾痹，是痹又有痛候也。皆与《释名》疼训痹合。然则痹之为病，有麻木不仁，有痛，乃今日神经炎之候也。

方书言痹，多与风连称，然痹与风不同。《金匮要略》上，《中风历节》第五曰："夫风之为病，当半身不遂。或但臂不遂者，此为痹。"此言半身上下肢皆麻木不仁者为风，但一臂或身中一局部麻木不仁者，则是痹而非风，仲景举一臂为例耳。以今日论之，凡一部分之神经运动障碍，除神经直接由外伤割断之外，皆因神经炎而起者也，是仲景之痹，亦神经炎也。又《痉湿暍》第一曰："太阳病，关节疼痛而烦，脉沉而细者，此名湿痹。"是仲景言痹亦有疼痛也。但神经炎不发于关节，此云关节疼痛而烦，则又以关节炎为痹矣。关节炎虽有局部性之痛，然无麻木不仁之候，虽有运动障碍，乃因痛而不便运动，或因关节变化而不得运动，非神经麻木所致也。仲景言湿痹，又有小便不利之候。小便不利者，其因多为心脏病或肾脏病。然关节病极少与肾脏病相合并，而多侵犯心脏，湿痹之小便不利，其心脏病之所生乎？夫关节疼痛而又有心脏病者，惟偻麻质斯为最近似，然则仲景之湿痹，即偻麻质斯也。

有所谓风痹者，《灵枢》以为风与痹俱病。《寿夭刚柔》第六曰："病在阳者命曰风，病在阴者命曰痹，阴阳俱病命曰风痹，病有形而不痛者，阳之类也，无形而痛者，阴之类也。"据此，则所谓阴阳俱病者，乃有形而又有痛者也。偻麻质斯之为病，或关节变，或肌肉肿胀，此有形者也，又皆有痛，正与阴阳俱病之言合，然则风痹亦偻麻质斯矣。《千金》则以为中风之一种，其卷八《论杂风状》第一引岐伯曰："中风大法有四：一曰偏枯，二曰风痱，三曰风懿，四曰风痹。"不复别立痹门。而风痹条下所述，多《素问》《金匮》之言，然《金匮》湿痹、血痹及但臂不遂之痹，分载各篇，不相混杂，而《千金》混而一之。且以风痹之游走无定处者为血痹，此其与仲景不同者也。

仲景之所谓血痹，于《金匮·血痹虚劳》第六中言之，位于虚劳之上，与虚劳同科，谓是尊荣之人，骨弱而肌肤盛者所发之病。骨弱肌肤盛者，肥胖而少气力之人之谓，此种体质，往往有糖尿病，而糖尿病之人，往往有神经炎，则血痹者亦神经炎也。神经炎与偻麻质斯不同，故阴阳俱病之风痹，不得与血痹混同，是以仲景分述之。分述之，是也彼《千金》混之于风痹者，徒以其有痹之名耳,疑误后学,莫此为甚。

《外台》诸痹之方,列入《脚气门》中,脚气亦一种神经炎也。然所收《深师》及《古今录验》诸方,多有言痛而兼肿者,盖亦有有形有痛之偻麻质斯混入其中也。

是故中医之所谓痹,至少含有神经炎及偻麻质斯两种,恐其他之种种关节及肌肉之有肿痛而有麻木不仁者亦多混杂其中,故所述病候极其复杂。

③其风气胜者为行痹:王冰说:风则阳受之,故为痹行。

马莳说:其风气胜者,则风以阳经而受之,故当为行痹之证,如虫行于头面四体也。

张介宾说:风者,善行数变(伯坚按:见《素问》第四十二《风论》第二段。),故为行痹,凡走注历节疼痛之类皆是也。

高世栻说:其风气胜者,风无定体,故为行痹。

丹波元简说:按张依楼氏《纲目》,下痛痹、着痹同。《张氏医通》云:"行痹者,走注无定,风之用之也,越婢加术附汤。"

④寒气胜者为痛痹:王冰说:寒则阴受之,故为痹痛。

马莳说:其寒气胜者,则寒以阴经受之,故当为痛痹之证,寒气伤血,而伤处作痛也。

张介宾说:阴寒之气,客于肌肉筋骨之间,则凝结不散,阳气不行,故痛不可当,即痛风也。

高世栻说:寒气胜者,阴盛阳虚,故为痛痹。

丹波元简说:《张氏医通》云:"痛痹者,痛无定处,乃湿气伤肾,肾不生肝,肝风挟湿,流走四肢,肩髃疼痛,拘急浮肿,《金匮》乌头汤。身体痛如欲折,内如锥刺刀割,《千金》附子汤。"

⑤湿气胜者为著痹也:王冰说:湿则皮肉筋脉受之,故为著痹而不去也。

马莳说:其湿气胜者,则湿以皮肉筋脉而受之,故当为着痹之证,当说着不去而举之不痛也。

吴崑说:著者,著于一处而不移也。

张介宾说:着痹者,肢体重著不移,或为疼痛,或为顽木不仁,湿从土化,病多发于肌肉。

高世栻说:湿气胜者,留滞不行,故为著痹也。

张志聪说:按《灵枢经》有风痹,伤寒论有湿痹,是感一气而为痹也。本篇论风寒湿三气杂至合而为痹,是三邪合而为痹也。《灵枢·周痹篇》曰:"风寒湿气客于外,分肉之间,迫切而为沫,沫得寒则聚,聚则排分肉而分裂也,分裂则痛,痛则神归之,神归之则热,热则痛解,痛解则厥,厥则他痹发,发则如是。"是寒痹先发而他痹后发也。本篇论风气胜者为行痹,湿气胜者为着痹,是三气杂合而以一气胜者为主病也。经论不同,因证各别,临病之士,宜各体认。

帝曰:其有五者何也?

岐伯曰:以冬遇此者为骨痹①。以春遇此者为筋痹②。以夏遇此者为脉痹③。以至阴④遇此者为肌痹⑤。以秋遇此者为皮痹⑥。

【本段提纲】 马莳说:此言五痹之证,因五时而成者也。

丹波元简说:楼云:"凡风寒湿所为行痹、痛痹、着痹之病,冬遇此者为骨痹,春遇此者为筋痹,夏遇此者为脉痹,长夏遇此者为肌痹,秋遇此者为皮痹,皆以所遇之时、所客之处命名,非此行痹、痛痹、着痹之外,又别有骨痹、筋痹、脉痹、肌痹、皮痹也。"

【集解】

①以冬遇此者为骨痹:《素问》第三十四《逆调论》:帝曰:"人有身寒,汤火不能热,厚衣不能温,然不冻栗,是为何病?"岐伯曰:"是人者,素肾气胜,以水为事,太阳气衰,肾脂枯不长。肾

者，水也，而生于骨，肾不生则髓不能满，故寒甚至骨也。所以不能冻栗者，肝一阳也，心二阳也，肾孤藏也，一水不能胜二火，故不能冻栗。病名曰骨痹，是人当挛节也。”

《素问》第五十五《长刺节论》：病在骨，骨重不可举，骨髓酸痛，寒气至，名曰骨痹。

《素问》第五十八《气穴论》：积寒留舍，荣卫不居，卷曲缩筋，肋肘不得伸，内为骨痹，外为不仁。

《素问》第六十四《四时刺逆从论》：太阳有余，病骨痹、身重。

《灵枢》第七《官针篇》：凡刺有十二节，以应十二经。八曰短刺。短刺者，刺骨痹，稍摇而深之致针骨所，以上下摩骨也。凡刺有五，以应五藏。五曰输刺。输刺者，直入直出，深内之至骨，以取骨痹。

《灵枢》第二十一《寒热病篇》：骨痹举节不用而痛，汗注，烦心，取三阴之经补之。

《灵枢》第七十五《刺节真邪篇》：虚邪之中人也，洒淅动形，起毫毛而发腠理，其入深，内、搏于骨，则为骨痹。

杨上善说：冬时不能自调，遇此三气，以为三痹，俱称骨痹，以冬骨也。余四仿此。

张介宾说：遇此者，指上文之三气也。

②筋痹：《素问》第五十五《长刺节论》：病在筋，筋挛筋痛，不可以行，名曰筋痹。

《素问》第六十四《四时刺逆从论》：少阳有余，病筋痹、胁满。

《灵枢》第四《邪气藏府病形篇》：肝脉微涩，为瘈、挛、筋痹。

《灵枢》第七《官针篇》：凡刺有十二节，以应十二经。三曰恢刺。恢刺者，刺傍之举之前后恢筋急，以治筋痹也。凡刺有五，以应五藏。三曰关刺。关刺者，直刺左右，尽筋上，以取筋痹，慎无出血。

③脉痹：《素问》第六十四《四时刺逆从论》：阳明有余，病脉痹身时热。

④至阴：杨上善说：至阴，六月，脾所主也。

王冰说：至阴，谓戊己月及土寄王月也。

至阴，参阅《素问》第二十九《太阴阳明论》第三段“各十八日寄治不得独主于时也”句下集解。

⑤肌痹：《素问》第五十五《长刺节论》：病在肌肤，肌肤尽痛，名曰肌痹。伤于寒湿。

《素问》第六十四《四时刺逆从论》：太阴有余，病肉痹、寒中。

《灵枢》第七《官针篇》：凡刺有五，以应五藏。四曰合谷刺。合谷刺者，左右鸡足，针于分肉之间，以取肌痹。

⑥皮痹：《素问》第六十四《四时刺逆从论》：少阴有余，病皮痹、隐疹。

王冰说：冬主骨，春主筋，夏主脉，秋主皮，至阴主肌肉，故各为其痹也。

马莳说：五痹之生，不外于风寒湿之三气也。特以时有五者，而遇此三气，则异病耳，非复有五气以入五藏也。故冬遇此三者为骨痹，盖肾主冬，亦主骨，肾气衰则三气入骨，故名之曰骨痹。肝主春，亦主筋，肝气衰则三气入筋，故名之曰筋痹。心主夏，亦主脉，心气衰则三气入脉，故名之曰脉痹。痹主至阴，至阴者六月也，亦主肌肉，脾气衰则三气入肌，故名之曰肌痹。肺主秋，亦主皮，肺气衰则三气入皮，故名之曰皮痹。然犹在皮脉、肌、筋、骨而未入于藏府。

田晋蕃说：《移精变气论》王注，引作“以春甲乙伤于风者为筋痹，以夏丙丁伤于风者为脉痹，以秋庚辛伤于风者为皮痹，以冬壬癸伤于邪者为骨痹，以至阴遇此者为肉痹。”

骨、筋、脉、肌、皮和四时五藏的配合，参阅《素问》第五《阴阳应象大论》第十五段集解附表。

帝曰：内舍五藏六府，何气使然？

岐伯曰：五藏皆有合，病久而不去者，内舍于其合也①。故骨痹不已，复感于邪，内舍于肾。筋痹不已，复感于邪，内舍于肝。脉痹不已，复感于邪，内舍于心。肌痹不已，复感于邪，内舍于脾。皮痹不已，复感于邪，内舍于肺。所谓痹者，各以其时重感于风寒湿之气也②。

【本段提纲】 马莳说：此言痹之入五藏者，以五痹不去，三气重感，而入之于五藏也。

【集解】

①内舍于其合也：王冰说：肝舍筋，心合脉，脾合肉，肺合皮，肾合骨，久病不去，则入于是。

骨、筋、脉、肌、皮和五藏的配合，参阅《素问》第二十三《宣明五气篇》第十一段提纲附表。

②各以其时重感于风寒湿之气也：王冰说：时，谓气王之月也。肝王春，心王夏，肺王秋，肾王冬，脾王四季之月。感，谓感应也。

凡痹之客五藏者：

肺痹者①，烦满②，喘而呕。

心痹者③，脉不通，烦则心下鼓④，暴上气而喘，嗌⑤干，善噫⑥，厥气上则恐⑦。

肝痹者⑧，夜卧则惊，多饮，数小便，上为引如怀⑨。

肾痹者⑩，善胀，尻以代踵，脊以代头⑪。

脾痹者⑫，四支解堕，发咳，呕汁⑬，上为大塞⑭。

【本段提纲】 马莳说：此承上文而遂言五藏之痹各有其证也。

张琦说：下云"入藏者死"，此列五藏痹，未见死候。且五藏惟肾痹为骨痹之诊，余并藏之本病，绝与痹无与。按林氏云："从'凡痹之客五藏者'，至'淫气肌绝，痹聚在脾'，全元起本在《阴阳别论》中，此王氏之所移也。"（伯坚按：见本篇第七段"痹聚在脾"句下集解。）盖因有肺痹、心痹等名，遂以意窜入，殊不知《经》所云肺痹、心痹云者，乃病之变名，如《五藏生成篇》亦有五藏痹证，与本篇风痹之义渺不相涉也。率意移之，过矣。

【集解】

①肺痹者：《素问》第十《五藏生成篇》：白，脉之至也喘而浮，上虚下实，惊，有积气在胸中，喘而虚，名曰肺痹。

《素问》第十九《玉机真藏论》：病入舍于肺，名曰肺痹，发咳，上气。

《素问》第六十四《四时刺逆从论》：少阴不足，病肺痹。

《灵枢》第四《邪气藏府病形篇》：肺脉微大，为肺痹，引胸背，起恶日光。

②烦满：烦闷也。参阅《素问》第三《生气通天论》第十段"心气喘满"和第七《阴阳别论》第九段"心满"句下集解。

③心痹者：《素问》第七《阴阳别论》：二阳之病，发心痹，有不得隐曲，女子不月。

《素问》第十《五藏生成篇》：赤，脉之至也喘而坚，诊曰有积气在中，时害于食，名曰心痹。得之外疾。思虑而心虚，故邪从之。

《素问》第六十四《四时刺逆从论》：阳明不足，病心痹。

《灵枢》第四《邪气藏府病形篇》：心脉微大，为心痹，引背，善泪出。

《灵枢》第七《官针篇》：凡刺有十二节，以应十二经。一曰偶刺。偶刺者，以手直心若背，直痛所。一刺前，一刺后，以治心痹。

④烦则心下鼓：马莳说：烦则心下鼓战。

高世栻说：烦则心下鼓。鼓，犹动也。

⑤嗌:咽也。参阅《素问》第五《阴阳应象大论》第二十段“地气通于嗌”句下集解。

⑥噫:嗳气也。参阅《素问》第七《阴阳别论》第八段“善噫”句下集解。

⑦厥气上则恐:张介宾说:厥气,阴气也。心火衰则邪乘之,故神怯而恐。

⑧肝痹者:《素问》第十《五藏生成篇》:青,脉之至也长而左右弹,有积气在心下支肤,名曰肝痹。得之寒湿,与疝同法。腰痛,足清,头痛。

《素问》第十九《玉机真藏论》:肺即传而行之肝,病名曰肝痹,一名曰厥。胁痛,出食。

《素问》第六十四《四时刺逆从论》:少阳不足,病肝痹。

《灵枢》第四《邪气藏府病形篇》:肝脉微大,为肝痹,阴缩,咳引小腹。

《灵枢》第十九《四时气篇》:著痹不去,久寒不已,为肝痹。

⑨上为引如怀:王冰说:上引少腹如怀妊之状。

高世栻说:《经脉论》云:“肝病,丈夫㿉疝,妇人少腹痛。”故上为引于下,有如怀物之状。

⑩肾痹者:《素问》第十《五藏生成篇》:黑,脉之至也上坚而大,有积气在小腹与阴,名曰肾痹。得之沐浴清水而卧。

《素问》第六十四《四时刺逆从论》:太阳不足,病肾痹。

⑪尻以代踵,脊以代头:王冰说:尻以代踵,谓足挛急也。脊以代头,谓身蜷屈也。踵,足跟也。

高世栻说:尻,尾骨也。尾骨下蹲以代踵,足骨痿也。脊骨高耸以代头,天柱倾也。

丹波元简说:王以拘急释之,诸注并同。高以痿弱解之,义各别。

⑫脾痹者:《素问》第六十四《四时刺逆从论》:太阴不足,病脾痹。

⑬呕汁:杨上善说:胃寒呕冷水也。

张琦说:呕吐清水也。

⑭大塞:丹波元坚说:先兄曰:“按大塞义未详,岂饮食不进之谓欤?”

肠痹者,数饮而出不得①,中气喘争,时发飧泄②。胞痹③者,少腹膀胱按之两髀若沃以汤④,涩于小便,上为清涕⑤。

【本段提纲】 马莳说:此言肠痹、胞痹、六府痹之二,亦各有其证也。

【集解】

①数饮而出不得:杨上善说:大便难。

王冰说:多饮水而不得下出也。

②时发飧泄:王冰说:肠胃中阳气与邪气奔喘交争,得时通利。以肠气不化,故时或得通,则为飧泄。

飧泄是消化不良的腹泻。参阅《素问》第二《四气调神大论》第三段“冬为飧泄”句下集解。

③胞痹:杨上善说:膀胱盛尿,故谓之胞,即尿脬。脬,匹苞反。

高世栻说:胞痹,即膀胱痹也。

丹波元简说:按刘熙《释名》云:“胞,鞄也。鞄,空虚之言也,主以虚承水汋也。或曰膀胱,言其体短而横广也。”知胞即是膀胱。

顾观光说:此胞即谓膀胱。《灵枢·五味论》云:“膀胱之胞,薄以濡也”,是也。

伯坚按:胞字在《黄帝内经》中有两种解释。一种是指子宫,例如《素问》第十一《五藏别论》所说的女子胞、第三十七《气厥论》所说“胞移热于膀胱”的胞、第四十七《奇病论》所说“胞之络脉绝也”的胞、第七十六《示从客论》所说“胆胃大小肠脾胞膀胱脑髓涕唾”的胞和《灵枢》第五十七《水胀篇》所说“石瘕生于胞中”的胞,都是指子宫。一种是指膀胱,例如本篇即是指膀胱。

④少腹膀胱按之两髀若沃以汤：原文作"少腹膀胱按之内痛若沃以汤"。

《新校正》云：按全元起本，"内痛"二字作"两髀"。

丹波元简说：按《百病始生篇》云："积，其著于伏冲之脉者，揣之应手而动，发手则热气下于两股，如汤沃之状。"并言肌热之状。据此，则"内痛"作"两髀"似是。

丹波元坚说：《太素》亦作"两髀"。

张琦说：按《甲乙经》："虚邪之中人也，着于伏冲之脉，揣之应手而动，发手热气下于两股，如汤沃之状。"伏冲即气街，在毛际腿腹之交。此经与《甲乙经》所列，部分异而情状同，"内痛"宜作"两髀"也。（伯坚按：张琦所引《甲乙经》，见《甲乙经》卷八《经络受病入肠胃五藏积发伏梁息贲肥气痞气奔肫》第二，即是采用《灵枢》第六十六《百病始生篇》的文字。）

伯坚按：此段见《黄帝内经太素》卷三《阴阳杂说篇》，作"少腹膀胱按之两髀若沃以汤"。今据丹波元简、张琦说，依《太素》校改。

少腹即小腹，参阅《素问》第二十二《藏气法时论》第九段"引少腹"句下集解。

⑤涩于小便，上为清涕：杨上善说：按之髀热，下则小便有涩，上则鼻清涕出也。

阴气者，静则神藏，躁则消亡①。饮食自倍，肠胃乃伤②。

【本段提纲】 马莳说：此言藏府所以成痹者，以其内伤为本，而后外邪得之乘之也。

【集解】

①阴气者，静则神藏，躁则消亡：杨上善说：五藏之气，为阴气也。六府之气，为阳气也。人能不劳五藏之气，则五神各守其藏，故曰神藏也。若怵惕思虑，悲哀动中，喜乐无极，愁忧不解，盛怒不止，恐惧不息，躁动不已，则五神消灭，伤藏者也。

王冰说：阴谓五神藏也。所以说神藏与消亡者，言人安静、不涉邪气，则神气宁以内藏。人躁动触冒邪气，则神被害而离散，藏无所守，故曰消亡。此言五藏受邪之为痹也。

马莳说：阴气者，营气也。阴气精专，随宗气以行于经脉之中，惟其静则五藏之神自藏而不消亡，若躁则五藏之神消亡而不能藏矣。所以有五痹者，必重感于邪而成五藏之痹也。按《生气通天论》云："阳气者，精则养神，柔则养筋。"论卫气也。此节云云，论营气也。此乃论营卫至精至妙之义，王注不言者，未之知耳。

张琦说：府阳藏阴，故藏气谓之阴气。言人能安静志气，则神藏于内，阴平阳秘，水升火降，精气内治，邪不得干。若时时躁动，扰其血风，则阳神消耗，《生气通天论》所谓"起居如惊，神气乃浮"也。神气消亡，故邪得入之。

②饮食自倍，肠胃乃伤：《吕氏春秋·本生篇》：肥肉厚酒，务以自强，命之曰烂肠之食。

《吕氏春秋·尽数篇》：凡食无强厚味，无以烈味重酒，是以谓之疾首。食能以时，身必无灾。凡食之道，无饥无饱，是之谓五藏之葆。

王冰说：藏以躁动致伤，府以饮食见损，皆谓过用越性，则受其邪。此言六府受邪之为痹也。

张介宾说：六府者，所以受水谷而化物者也。若过用不节，致伤肠胃，则六府之痹因而生矣。

丹波元简说：按此十九字，吴移于《生气通天论》，未知旧经果然否？

淫气①喘息，痹聚②在肺③。

淫气忧思，痹聚在心④。

淫气遗溺，痹聚在肾⑤。

淫气乏竭，痹聚在肝⑥。

淫气肌绝⑦,痹聚在脾⑧。

诸痹不已,亦益内也⑨。其风气胜者,其人易已也⑩。

【本段提纲】 马莳说:此言因诸证而可验五藏之痹,其间有难愈易愈之分焉。

【集解】

①淫气:王冰说:淫气,谓气之妄行者,各随藏之所主而入为痹也。

吴崑说:气失其平,谓之淫气。

张介宾说:淫气,邪乱之气也。

张志聪说:淫气者,阴气淫佚,不静藏也。

丹波元简说:按《生气通天论》云:"风客淫气,精乃亡,邪伤肝也。"《说文》:"淫,浸淫随理也。"徐曰:"随其脉理而浸渍也。"

淫气,参阅《素问》第三《生气通天论》第八段"风客淫气"句下集解。

②痹聚:吴崑说:痹聚者,风寒湿三气凝聚也。

③在肺:《灵枢》第八《本神篇》:肺藏气。

马莳说:邪气浸淫,喘息靡宁,正以肺主气,惟痹聚在肺,故喘息若是。

④淫气忧思,痹聚在心:《灵枢》第八《本神篇》:心气虚则悲忧,实则笑不休。

马莳说:邪气浸淫,忧思不已,正以心主思,惟痹聚在心,故忧思若是。

⑤淫气遗溺,痹聚在肾:马莳说:邪气浸淫,膀胱遗溺,正以肾与膀胱为表里,惟痹聚在肾,故遗溺如是。

遗溺,溺不止也。参阅《素问》第二十三《宣明五气篇》第二段"不约为遗溺"句下集解。

⑥淫气乏竭,痹聚在肝:《灵枢》第八《本神篇》:肝藏血。

杨上善说:肝以主血,今有渴乏,多伤血肝虚,故痹原也。(伯坚按:《黄帝内经太素》"乏竭"作"渴乏"。)

马莳说:邪气浸淫,阴血乏竭,正以肝主血,惟脾聚在肝,故乏竭若是。

吴崑说:乏竭,精血乏竭也。

⑦肌绝:《素问》第二十三《宣明五气篇》:脾主肉。

吴崑说:肌绝,肌肉断裂也。

张志聪说:肌肉焦绝。

张琦说:肌绝,皮肤揭腘之类。

⑧痹聚在脾:《新校正》云:详从上"凡痹之客五藏者"至此,全元起本在《阴阳别论》中,此王氏之所移也。

马莳说:邪气浸淫,肌气阻绝,正以脾主肌,惟痹聚在脾,故肌绝若是。

丹波元坚说:《太素》从上"凡痹之客五藏者"至此,亦在《阴阳别论》"阴阳相过曰溜"下,总题云《阴阳杂说》。

⑨亦益内也:王冰说:从外不去,则益深至于身内。

⑩其风气胜者,其人易已也:张介宾说:风为阳邪,可以散之,故易已。然则寒湿二痹,愈之较难,以阴邪留滞不易行也。

帝曰:痹其时有死者,或疼久者,或易已者,其故何也?

岐伯曰:其入藏者死。其留连筋骨间者疼久。其留皮肤间者易已①。

【本段提纲】 马莳说:此言痹有死生病久之异,皆各有其由也。

【集解】

①其入藏者死。其留连筋骨间者疼久。其留皮肤间者易已:王冰说:入藏者死,以神去也。筋骨疼久,以其定也。皮肤易已,以浮浅也。由斯深浅,故有是不同。

帝曰:其客于六府者何也?

岐伯曰:此亦其食饮居处为其病本也①。六府亦各有俞,风寒湿气中其俞而食饮应之,循俞而入,各舍其府也②。

【本段提纲】 马莳说:此言六府之成痹者,先以内伤为之本,而后外邪得以乘之也。

【集解】

①此亦其食饮居处为其病本也:王冰说:四方虽土地温凉高下不同,物性刚柔食居不异,但动过其分,则六府致伤。《阴阳应象大论》曰:"水谷之寒热感则害六府。"

《新校正》云:按《伤寒论》曰:"物性刚柔食居亦异。"

高世栻说:饮食自倍,肠胃乃伤,是为六府之痹,故申言此亦其食饮居处,犹言食饮自倍,居处失宜,以为府痹之病本也。

②六府亦各有俞,风寒湿气中其俞而食饮应之,循俞而入,各舍其府也:王冰说:六府俞亦谓背俞也。胆俞在十椎之傍。胃俞在十二椎之傍。三焦俞在十三椎之傍。大肠俞在十六椎之傍。小肠俞在十八椎之傍。膀胱俞在十九椎之傍。随形分长短而取之如是,各去脊同身寸之一寸五分,并足太阳脉气之所发也。

马莳说:六府之分肉皆各有俞穴,风寒湿之三气外中其俞,而内之饮食失节应之,则邪气循俞而入,各舍于六府之中,此痹之所以成也。按三百六十五穴皆可以言俞,今曰俞者,凡六府之穴皆可以入邪,而注止以足太阳经在背之六俞穴为解,则又理之不然者也。若止以井荥俞原经合之俞穴解之,犹未尽通,况背中之六俞乎?

帝曰:以针治之奈何?

岐伯曰:五藏有俞①,六府有合②,循脉之分,各有所发,各随其过③,则病瘳也④。

【本段提纲】 马莳说:此言治痹者,五藏取其俞,六府取其合,各分刺之而病愈也。

【集解】

①五藏有俞:杨上善说:《疗痹法》:"取五藏之输,问曰:'疗痹之要,以痛为输,今此乃取五藏之输,何以通之?'答曰:'有痛之痹,可以痛为输。不痛之痹,若为以痛为输?故知量其所宜,以取其当,是医之意也。'"

王冰说:肝之俞曰太冲。心之俞曰太陵。脾之俞曰太白。肺之俞曰太渊。肾之俞曰太溪。

俞,参阅《素问》第三十六《刺疟篇》第十六段"刺指井"句下集解。

②六府有合:王冰说:胃合入于三里。胆合入于阳陵泉。大肠合入于曲池。小肠合入于小海。三焦合入于委阳。膀胱合入于委中。

《新校正》云:详王氏以委阳为三焦之合。按《甲乙经》云:"委阳,三焦下辅俞也,足太阳之别络。"三焦之合,自在手太阳经天井穴,为少阳脉之所入为合。详此六府之合,俱引本经所入之穴,独三焦不引本经所入之穴者,王氏之误也。王氏但见《甲乙经》云:"三焦合于委阳",彼说自异。彼又以大肠合于巨虚上廉,小肠合于下廉,此以曲池、小海易之,故知当以天井穴为合也。

伯坚按:六府合有两种说法。第一种是《灵枢》第二《本输篇》的说法,足太阳膀胱经合委中，足少阳胆经合阳陵泉，足阳明胃经合下陵（三里），手少阳三焦经合天井，手太阳小肠经合小海，手阳明大肠经合曲池。第二种是《灵枢》第四《邪气藏府病形篇》的说法，胃合于三里，大肠合入于巨虚上廉，小肠合入于巨虚下廉，三焦合入于委阳，膀胱合入于委中，胆合入于阳陵泉。王冰此《注》，是用第一种说法，而独于三焦则用第二种说法，所以《新校正》驳正他。

合，参阅《素问》第三十六《刺疟篇》第十六段“刺指井”句下集解。

③各随其过：张志聪说：各随其有过之处而取之。

④则病瘳也：马莳说：循藏府经脉所行之分，各有所发病之经，乃随其病之所在而刺之，则或俞或合，其病无有不瘳也。

帝曰：荣卫之气亦令人痹乎？

岐伯曰：荣①者，水谷之精气也；和调于五藏，洒陈于六府②，乃能入于脉也；故循脉上下，贯五藏，络六府也③，卫者，水谷之悍气也；其气慓疾滑利，不能入于脉也；故循皮肤之中，分肉之间，熏于肓膜④，散于胸腹⑤。逆其气则病，从其气则愈。不与风寒湿气合，故不为痹⑥。

【本段提纲】 马莳说：此言荣卫二气不与风寒湿三气相合，故不为痹也。

【集解】

①荣：即“营”字，“荣”“营”二字通用。参阅《素问》第十四《汤液醪醴论》第三段“荣卫不可复收”句下集解。

②洒陈于六府：丹波元坚说：洒，散也。陈，布也。

③故循脉上下，贯五藏，络六府也：《灵枢》第十六《营气篇》：营气之道，内谷为宝。谷入于胃，乃传之肺，流溢于中，布散于外，精专者行于经隧。常营无已，终而复始，是谓天地之纪。

《灵枢》第十七《脉度篇》：气之不得无行也，如水之流，如日月之行不休，故阴脉荣其藏，阳脉荣其府，如环之无端，莫知其纪，终而复始。其流溢之气，内溉藏府，外濡腠理。

《灵枢》第十八《营卫生会篇》：人受气于谷，谷入于胃，以传与肺，五藏六府，皆以受气。其清者为营，浊者为卫。营在脉中，卫在脉外。营周不休，五十而复大会，阴阳相贯，如环无端。……中焦亦并胃中，出上焦之后。此所受气者，泌糟粕，蒸津液，化其精微，上注于肺脉，乃化而为血，以奉生身，莫贵于此，故独得行于经隧，命曰营气。

《灵枢》第三十《决气篇》：“何谓血？”岐伯曰：“中焦受气，取汁变化而赤，是谓血。”“何谓脉？”岐伯曰：“壅遏营气，令无所避，是谓脉。”

《灵枢》第五十二《卫气篇》：其精气之行于经者为营气。

《灵枢》第七十一《邪客篇》：营气者，泌其津液，注之于脉，化以为血，以荣四末，内注五藏六府，以应刻数焉。

张介宾说：营气者，阴气也，由水谷精微之所化，故为水谷之精气。《卫气篇》曰：“精气之行于经者为营气。”《正理论》曰：“谷入于胃，脉道乃行。水入于经，其血乃成。”夫谷入于胃，以传于肺，五藏六府，皆以受气，其清者营，浊者为卫，营在脉中，卫在脉外，故于藏府脉络则无所不至。

伯坚按：《黄帝内经》对于营气的认识，说明当时已具有了血液循环这一生理现象的具体概念。这一认识，远远超过了当时的世界医学水平，是《黄帝内经》中的一项极伟大的光辉成就，现在详细讨论于下。

（一）营气就是血液——《灵枢》第十八《营卫生会篇》说：“中焦亦并胃中，出上焦之后，此所受气者，泌糟粕，蒸津液，化其精微，上注于肺脉，乃化而为血，以奉生身，莫贵于此，故得独行于经隧（血管），命曰营气。”又第七十一《邪客篇》说：“营气者，泌其津液，注之于脉，化以为血，以营四末，内注五藏六府，以应刻数焉。”这都是营气的定义，这都说明营气就是血液。

（二）营气是在脉中的——《素问》第十七《脉要精微论》说：“夫脉者，血之府也。”《灵枢》第三十《决气篇》说：“壅遏营气，令无所避，是谓脉。”这都是脉的定义，说明了营气（血液）是在脉中的。《灵枢》第十《经脉篇》说：“脉为营。”又第十八《营卫生会篇》更明显地说：“营在脉中。”

（三）脉和心脏是有关系的——《素问》第四《金匮真言论》说：“南方赤色，入通于心。是以知病之在脉也。”又第五《阴阳应象大论》说：“在体为脉，在藏为心。”又第九《六节藏象论》说：“心者，生之本，神之变也，其华在面，其充在血脉。”又第十《五藏生成篇》说：“心之合，脉也；其荣，色也。”又第二十三《宣明五气篇》说：“心主脉。”又第四十三《痹论》说：“以夏遇此者为脉痹，内舍于心。”又第四十四《痿论》说：“心主身之血脉。心气热则生脉痿。”又第五十《刺要论》说：“脉动则内伤心。”《灵枢》第四十九《五色篇》说：“心合脉。”又第七十八《九针论》说：“心主脉。”所有这些都说明了脉和心藏是有关系的。

（四）营气是流行不止的——《素问》第四十三《痹论》说：“营者，水谷之精气也；和调于五藏，洒陈于六府，乃能入于脉也。故循脉上下，贯五藏，络六府也。”《灵枢》第十七《脉度篇》说：“气之不得无行也，如水之流，如日月之行不休。”这都说明了营气是流行的而不是静止的。

（五）营气的流行是循环的——《素问》第三十九《举痛论》说：“经脉流行不止，环周不休。”《灵枢》第十六《营气篇》说：“精专者行于经隧，常营无已，终而复始。”又第十八《营卫生会篇》说：“营周不休，五十而复大会，阴阳相贯，如环无端。”又第五十二《卫气篇》说：“其精气之行于经者为营气，阴阳相随，外内相贯，如环之无端。”又第六十二《动输篇》说：“营卫之行也，上下相贯，如环之无端。”它们所讲的环周不休，终而复始，如环无端，是说营气（血液）的流行如圆圈一样，无起无止，不歇不休，都是说明营气的流行是循环的。

（六）营气命名的来源——为什么叫作营气呢？钱大昕《潜研堂文集》卷六《答问》三说：“古人读营亦有环音。如茕本从营省声，而与睘嬛通。”侍“独行睘睘”，《释文》“本亦作茕”。“嬛嬛在疚”，崔本作“茕”。《左氏传》“‘茕茕余在疚’，《说文》引作‘嬛’。”段玉裁《说文解字注》说：“营，帀居也。帀居，谓围绕而居，如市营曰阛，军垒曰营皆是也。孙氏星衍曰：‘营阛音近，如自营厶，今本《韩非子》作自环，茕茕在疚亦作嬛嬛是也。’”（见《说文解字诂林》第三二六八页）丹波元胤《难经疏证·第三十难疏证》说：“荣、营同，环周之义也。《灵枢》有《五十营篇》，释人气通行之数。又《营气篇》曰：‘营气之道，内谷为宝。谷入于胃，乃传之肺，流溢于中，布散于外，精专者行于经隧，常营无已，终而复始。’又《营卫生会篇》及此段有营周不息之语，其义并同。而查《说文》曰：‘营，帀居也。从宫，荧省声。’据此与环周之义不叶。盖营，古读如环。《韩非子·五蠹篇》曰：‘苍颉之作书也，自环者谓之私，背私者谓之公。’《说文》引《韩非》作‘自营为私，背私为公’。《汉书·地理志》曰：‘临菑，名营丘，故齐《诗》曰，子之营，遭我乎猺之间兮。’颜师古注：‘齐《国风·营》诗之辞也。《毛诗》作还，《齐诗》作营。’是其音通则义相藉者。营卫之营，亦与环同义。《灵枢·脉度篇》曰：‘跷脉者，合于太阳阳跻而上行，气并相还，则为濡目。气不荣，则目不合。’是还（与环通）荣互用，则又可以证焉。”因为营字和环字古音相近，彼此可以通用，所以营气就是环气。由于古人认识了血液循环的现象，是环周不休，如环无端，于是才叫血液做营气。（营环二字相通，参阅《素问》第十九《玉机真藏论》第四段“冬脉如营”句下集解。）

（七）两种血液的不同和血清的认识——《灵枢》第三十九《血络论》说：“血出而射者，何也?”这很明显是说动脉的血液。又说:“血少、黑而浊者,何也?”这很明显是说静脉的血液。又说:“血出,清而半为汁者,何也?”这很明显是说血清。《黄帝内经》虽没有将动脉管和静脉管区别出来,但已认识有两种血液的不同和血清的存在。

(八)结论——由上面这些叙述看来,这是很明显的血液循环说。这虽然只是对于这一生理现象的初步认识,但却已有了比较具体的叙述。这一部分的《黄帝内经》肯定是公元前的作品,最迟的部分也不会晚于公元前一世纪。在欧洲公元前四世纪的希腊的希波克拉底斯(Hippocrates)还不知道血液是流动的。公元前三世纪亚历山大拉的挨拉西斯屈那塔斯(Erasistratus)才提出血液流动的概念。公元二世纪罗马的盖仑(Galen)对于血液的认识,也只以为血液像潮流一样,并不知道血液是循环的。盖仑这一学说在欧洲统治了一千多年。公元十三世纪阿拉伯的拉菲斯(Ibnal Nafis)虽然开始认识了小循环,但是欧洲医学界当时并不知道有这回事。直到公元十六世纪西班牙的色威吐斯(Servetus)和意大利的柯郎波(Colombo)认识了小循环,意大利的色萨平诺(Cesalpino)认识了血液是由静脉运往心脏而由动脉运往全身,并且开始使用“循环”这一个名词,然后才有公元十七世纪英国的哈维(William Harvey)在他的老师华不利齐(Fabrizio)发现静脉瓣的基础上,对于血液循环的发现。随后(一六六一年)意大利的马尔皮基(Malpighi)发现了毛细血管循环,于是才完成了血液循环的整套说明。《黄帝内经》对于这一生理现象的初步认识,不可不说是最早的了。

④肓膜:王冰说:肓膜,谓五藏之间鬲中膜也。

张介宾说:肓者,凡腔腹肉理之间,上下空隙之处,皆谓之肓。如《刺禁论》曰:“鬲肓之上,中有父母”,《左传》曰:“膏之上,肓之下”者,是皆言鬲上也。又《腹中论》曰:“其气溢于大肠而著于肓,肓之原在脐下。”《九针十二原》篇说:“肓之原,出于脖胦。”《胀论》曰:“陷于肉肓而中气穴。”则肓之为义,不独以胸鬲为言,又可知也。膜,筋膜也。

张志聪说:分肉者,肌肉之腠理。理者,皮肤藏府之文理也。盖在外则行于皮肤肌理之间,在内则行于络藏络府之募原。募原者,脂膜也,亦有文理之相通,故曰皮肤藏府之文理也。络小肠之脂膜谓之肓。是以在中焦则薰蒸于肓膜。

丹波元简说:《扁鹊传》“搦荒”,《说苑》作“肓莫”,即肓膜也。

张琦说:胸膜上下空隙处谓之肓。膜,脂膜也。

肓,参阅《素问》第四十《腹中论》第四段“肓之原在齐下”和第五十二《刺禁论》第一段“鬲肓之上,中有父母”句下集解。

⑤散于胸腹:《灵枢》第四十七《本藏篇》:卫气者,所以温分肉,充皮肤,肥腠理,司关合者也。卫气和则分肉解利,皮肤调柔,腠理致密矣。

《灵枢》第五十二《卫气篇》:其浮气之不循经者为卫气。

《灵枢》第七十一《邪客篇》:卫气者,出其悍气之慓疾,而先行于四末分肉皮肤之间而不休者也。

张介宾说:卫气者,阳气也。阳气之至,浮盛而疾,故曰悍气。慓,急也。皮肤之中,分肉之间,脉之外也。卫气不入于脉,无所不至,故其行如此。

高世栻说:内则气薰于肓膜,外则气散于胸腹。

伯坚按:卫气是一种不可捉摸的精气、很难用现代语来解释。据我的推测,凡人死后,动脉管收缩而将血液挤入静脉管,所以尸体的静脉管有血而动脉管无血,古代医学家看见了这一现象,可能就叫静脉管里面的血液做营气,而叫动脉管里面的空气做卫气。清代王清任实际观察了一些尸体，他所著的《医林改错》叫主动脉做卫气总管，就是这样认识的。

⑥逆其气则病，从其气则愈。不与风寒湿气合，故不为痹：张介宾说：营卫之气，但不可逆，故逆之则病，从之则愈。然非若皮肉筋骨血脉藏府之有形者也，无迹可著，故不与三气为合，盖无形亦无痹也。

帝曰：善。痹或痛，或不痛，或不仁，或寒，或热，或燥①，或湿，其故何也？

岐伯曰：痛者，寒气多也，有寒故痛也②。其不痛不仁者，病久入深，荣卫之行涩，经络时疏③，故不痛④。皮肤不营，故为不仁⑤。其寒者，阳气少，阴气多，与病相益，故寒也⑥。其热者，阳气多，阴气少，病气胜⑦，阳乘阴⑧，故为痹热⑨。其多汗而濡者，此其逢湿甚也；阳气少，阴气盛，两气相感，故汗出而濡也⑩。

【本段提纲】 马莳说：此言痹证有痛有不痛，有不仁，有寒有热，有燥有湿者，皆各有其故也。

【集解】

①或燥：度会常珍说：古抄本无“或燥”二字，宜从删。

田晋蕃说：《经籍访古志》钞宋本无“或燥”二字，与岐伯答合。

伯坚按：下文没有燥的答案，今据度会常珍、田晋蕃说，依古抄本删去“或燥”二字。

②痛者，寒气多也，有寒故痛也：王冰说：风寒湿气，客于肉分之间，迴切而为沫，得寒则聚，聚则排分肉，肉裂则痛，故有寒则痛也。

丹波元简说：按王注，全本于《灵·周痹篇》文。

伯坚按：《灵枢》第二十七《周痹篇》说：“风寒湿气，客于外分肉之间，迴切而为沫，沫得寒则聚，聚则排分肉而分裂也。分裂则痛，痛则神归之，神归之则热，热则痛解，痛解则厥，厥则他痹发，发则如是。”

③疏：张介宾说：疏，空虚也。

④故不痛：原文作“故不通”。

《新校正》云：按《甲乙经》，“不通”作“不痛”。详《甲乙经》此条论不痛与不仁两事，后言不痛，是再明不痛之为重也。

张介宾说：“通”，当作“痛”，《甲乙经》亦然。营卫之行涩，而经络时疏，则血气衰少，血气衰少则滞逆亦少，故为不痛。

高世栻说：“痛”，旧本讹“通”，今改。

丹波元简说：诸注并依《甲乙》，“通”作“痛”，今从之。

伯坚按：此段见《甲乙经》卷十《阴受病发痹》第一下，作“故不痛”。又见《黄帝内经太素》卷二十八《痹论篇》，作“疏而不痛”。今据《新校正》、张介宾、高世栻、丹波元简说，依《甲乙经》《太素》校改。

⑤不仁：杨上善说：仁者，亲也，觉也。营卫及经络之气疏涩不营皮肤，神不至于皮肤之中，故皮肤不觉痛痒，名曰不仁。

王冰说：不仁者，皮顽不知有无也。

马莳说：痹之所以不仁者，以其皮肤之中少气血以为之营运，故皮顽不动而为不仁也。

张介宾说：不营者，气血不至也。《逆调论》曰：“营气虚则不仁，卫气虚则不用。”

不仁，不知痛痒也。参阅《素问》第十六《诊要经终论》第十段“不仁”和第二十四《血气形志篇》第四段“病生于不仁”句下集解。

⑥其寒者,阳气少,阴气多,与病相益,故寒也:王冰说:病本生于风寒湿气,故阴气益之也。

张介宾说:凡病寒者,不必尽由于外寒,但阳气不足,阴气有余,则寒从中生,与病相益,故为寒证。

张志聪说:此言寒热者,由人身之阴阳气化也。人之阳气少而阴气多,则与病相益其阴寒也。男兆璜曰:"与病相益者,言人之阴气多而益其病气之阴寒也。"

⑦其热者,阳气多,阴气少,病气胜:张志聪说:人之阳气多而阴气少,邪得人之阳盛,而病气胜矣。男兆璜曰:"病气胜者,言人之阳气多而益其病气之热胜也。"

⑧阳乘阴:原文作"阳遭阴"。

《新校正》云:按《甲乙经》,"遭"作"乘"。

吴崑说:旧作"阳遇阴",未当。今依《甲乙经》改"阳乘阴",为近理。

伯坚按:此段见《甲乙经》卷十《阴受病发痹》第一下,作"阳乘阴"。今据吴崑说,依《甲乙经》校改。

⑨故为痹热:张琦说:本阳气多,复遇风胜,两阳相合而乘阴,故热也。

⑩阳气少,阴气盛,两气相感,故汗出而濡也:张介宾说:两气者,寒湿两气也。《脉要精微论》曰:"阴气有余,多汗身寒",其义即此。

丹波元坚说:两气,盖湿与阴气之谓。

濡,湿也。参阅《素问》第四十二《风论》第十段"衣常濡"句下集解。

帝曰:夫痹之为病不痛何也?

岐伯曰:痹在于骨则重,在于脉则血凝而不流,在于筋则屈不伸,在于肉则不仁,在于皮则寒。故具此五者,则不痛也[1]。凡痹之类,逢寒则虫[2],逢热则纵[3]。

帝曰:善。

【本段提纲】 马莳说:此言痹在五者不为痛,阴寒气胜者而言之也。

【集解】

①故具此五者,则不痛也:汪昂说:痛则血气犹能周流。五者为气血不足,皆重于痛,故不复作痛。(《素问灵枢类纂·约注·病机》第三)

张琦说:五者具,则自皮入骨,前所谓病久入深,明不痛之为重也。

②逢寒则虫:王冰说:虫,谓皮中如虫行。

《新校正》云:按《甲乙经》,"虫"作"急"。

吴崑说:"急",旧作"虫",误也。今依《甲乙经》改"逢寒则急"。寒则助其阴气,故筋挛而急。热则助其阳气,故筋弛而纵。

丹波元简说:《巢源》云:"凡痹之类,逢热则痒,逢寒则痛。"

孙贻让说:按"虫"字当为"痋"之借字。《说文》疒部云:"痋,动病也。从疒,虫省声。"故古书痋或作虫。段玉裁《说文注》谓:"痋即疼字。《释名》云:'疼,旱气疼疼然烦也。'疼疼,即《诗·云汉》之虫虫是也。"盖痹逢寒则急切而疼疼然不安,则谓痋。巢氏《诸病源候论》云:"凡痹之类,逢热则痒,逢寒则痛。"痛与疼义亦相近。

田晋蕃说:"虫",按当从皇甫本作"急"。下文"逢热则纵",《说文》:"纵,缓也"。《考工记》:"一方缓,一方急。"是纵正与急对。"虫"字,疑上文"在于皮则寒"本作"在于皮则虫",故王注:"虫谓皮中如虫行"。校书人因注文:"虫谓皮中如虫行,纵谓纵缓不相就",二句并释,妄移"虫"字于此。既误会《经》文为"逢寒则虫,遂即以"寒"字易上文"虫"字耳。《内经明堂》杨上善《注》,作"逢寒即急,逢湿则纵"。

③逢热则纵:张介宾说:逢热则筋弛,故纵也。

《痹论第四十三》今译

黄帝问说:痹是怎样发生的呢?

岐伯回答说:风气、寒气和湿气,三气错杂侵入人体,混合即发生痹病。如果是风气偏胜的,这个病名叫作行痹(病的部位游走无定)。如果是寒气偏胜的,这个病名叫作痛痹(痛不可当)。如果是湿气偏胜的,这个病名叫作著痹(病的部位固定在一处而不移动)。

黄帝说:为什么有五种痹呢?

岐伯说:在冬季发生的叫作骨痹①。在春季发生的叫作筋痹①。在夏季发生的叫作脉痹①。在至阴时间②发生的叫作肌痹①。在秋季发生的叫作皮痹①。

黄帝说:为什么侵入内部,停留在五脏六腑里面呢?

岐伯说:五脏和外面的五体都是相配合的③。如果外面五体的病拖延时间太久,则会侵入内部而停留在它所配合的脏里面。所以骨痹如果拖延时间太久,又感受了邪气,则向内侵入而停留在肾里面。筋痹如果拖延的时间太久,又感受了邪气,则向内侵入而停留在肝里面。脉痹如果拖延时间太久,感受了邪气,则向内侵入而停留在心里面。肌痹如果拖延时间太久,又感受了邪气,则向内侵入而停留在脾里面。皮痹如果拖延时间太久,又感受了邪气,则向内侵入而停留在肺里面。所有这些痹病,都是在五脏所配合的季节再感受了风寒湿三气而成的。

五脏痹的症状如下:

肺痹的症状是:烦闷,气喘,呕吐。

心痹的症状是:血液不流通,烦闷则心下鼓动,突然气逆气喘,咽干,容易嗳气,阴气逆上则心中恐惧。

肝痹的症状是:晚上睡了发惊,喝水喝得多,时时小便,牵引到小腹也不舒服,如同怀孕一样。

肾痹的症状是:容易发胀,下肢蜷曲不能伸开,躯干屈曲,头部下垂。

脾痹的症状是:四肢困倦,咳嗽,呕吐清水,饮食不进。

肠痹的症状是:喝水很多而大便困难,气喘,常发飧泄(消化不良的腹泻)。

胞痹(膀胱痹)的症状是:用手按着小腹膀胱部分则两髀(身体两边髂骨嵴下面的部位)发热,如同浇灌热汤一样,小便困难,鼻流清涕。

阴气脏气平静,则精神安定。阴气躁动,则精神消失。饮食吃太多了,则肠胃会受伤。

由于风寒湿三气的浸渍而发生气喘的,这种痹病是在肺里面。

由于风寒湿三气的浸渍而发生忧愁的,这种痹病是在心里面。

由于风寒湿三气的浸渍而发生小便失禁的,这种痹病是在肾里面。

由于风寒湿三气的浸渍而发生精血缺乏的,这种痹病是在肝里面。

由于风寒湿三气的浸渍而发生肌肉焦绝(皮肤起皱)的,这种病是在脾里面。

这些痹病拖延日子太久,则愈进愈深入体内。如果是风气偏胜的痹病,则容易好。

黄帝说:痹病有死亡的,有痛得很久的,有容易好的,这是什么原因呢?

岐伯说：进入五脏的痹病则会死。筋骨的痹病则痛得很久。皮肤的痹病则容易好。

黄帝说：为什么六腑也有痹病呢？

岐伯说：这也是由于饮食起居失常所致。六腑的经脉各有孔穴，风寒湿三气侵入它们的孔穴，而又遇着饮食起居失常，于是三气即从孔穴沿着经脉侵入六腑里面去。

黄帝说：如何用针刺来治疗呢？

岐伯说：五脏经脉有俞穴，六腑经脉有合穴，随着经脉的分布，按照发病的部位，来针刺这些俞穴或合穴，则病即会好。

黄帝说：荣气和卫气也能发生痹病吗？

岐伯说：荣气（血液）是饮食物的精气，它散布于五脏六腑，然后进到脉（血管）中，又沿着脉上下流通，贯穿着五脏，联络着六腑。卫气是饮食物的悍气，它非常强猛流利，不能在脉里面行走，只沿着皮肤的里面、肌肉的中间行走，散布在肓膜（胸膜脏层、腹膜脏层、系膜、网膜等）和胸腹各处。逆着荣气和卫气则会生病，顺着荣气和卫气就会好。荣气和卫气都不会和风寒湿三气相混合，所以它们不会发生痹病。

黄帝说：好。痹病有痛的，有不痛的，有麻木不仁的，有冷的，有热的，有湿的，是什么原因呢？

岐伯说：痛是由于寒气多的原因，有寒气所以痛。不痛而麻木不仁的，因为病拖久了，病入已深，荣气和卫气流行困难，经络空虚，所以不痛；皮肤失掉营养，所以麻木不仁。冷的是因为体内的阳气少，阴气多，助长了外来的寒气，所以冷。热的是因为体内的阳气多，阴气少，助长了病气的热，于是阳胜过阴，所以热。汗多而湿的是因为外来的湿气很重，体内的阳气少，阴气盛，内外相感，所以出汗而湿。

黄帝说：痹病有不痛的，这是什么原因呢？

岐伯说：痹在骨节里面则骨节沉重，痹在脉里面则血液凝住不流，痹在筋里面则筋蜷曲不能伸开，痹在肉里面则麻木不仁，痹在皮肤里面则冷。有了这五种情况就不痛。凡是痹病，遇着冷则痛，遇着热则筋肉弛纵。

①骨痹，筋痹，脉痹，肌痹，皮痹：春季属木，筋也属木，所以春季是和筋相配合的。夏季属火，脉也属火，所以夏季是和脉相配合的。至阴是脾，脾属土，肌肉也属土，所以至阴是和肌肉相配合的。秋季属金，皮毛也属金，所以秋季是和皮相配合的。冬季属水，骨也属水，所以冬季是和骨相配合的。参阅《素问》第五《阴阳应象大论》第十五段集解附表。

②至阴时间：至阴是脾。脾属土。土和四季的配合在《黄帝内经》中有两种不同的配合方法，第一种是配合长夏（六月），第二种是配合四季各季最末一月的十八天。此处只说至阴，没有说明是哪一种配合方法。据本篇杨上善的解释，说至阴是六月，则是采用第一种配合方法解释的。据本篇王冰的解释，是戊己月及土寄王月，则是采用一二两种配合方法混合解释的。不知究竟应当如何解释，只好存疑。

③五脏和外面的五体都是相配合的：五体是筋、脉、肉、皮、骨。肝和筋是相配合的，都属木。心和脉是相配合的，都属火。脾和肉是相配合的，都属土。肺和皮是相配合的，都属金。肾和骨是相配合的，都属水。参阅《素问》第五《阴阳应象大论》第十五段集解附表和第二十三《宣明五气篇》第十一段《集解附表》。

痿论第四十四[①]

①痿论第四十四:《新校正》云:按全元起本在第四卷。

伯坚按:本篇和《甲乙经》《黄帝内经太素》《类经》三书的篇目对照、列表于下:

素　问	甲　乙　经	黄帝内经太素	类　经
痿论第四十四	卷十——热在五藏发痿第四	卷十——带脉篇 卷二十五——五藏痿篇	卷十七——痿证(疾病类七十一)

【释题】 痿是一个症候群的名称,有肢体萎枯、缓弱无力、不能运动各症状。本篇专讲痿病,所以叫作痿论。

【提要】 本篇用黄帝、岐伯问答的形式,讲痿的分类、症状、病理和针刺疗法。首先按五藏发病的原因,将痿分为痿躄、脉痿、筋痿、肉痿、骨痿五种。痿的症状是"枢析挈,胫纵而不任地","筋急而挛","肌肉不仁","腰脊不举,骨枯而髓减"。痿也有由痹进一步发展而成的,如"大经空虚,发为肌痹,传为脉痿";"痹而不仁,发为肉痿"。痹和痿在汉代普通人心目中没有分别,所以班固《汉书》卷十一《哀帝本纪赞》说:"即位痿痹";许慎《说文解字》七下疒部也说:"痿,痹也"。但是古代医学家认为这两个名词是有区别的,所以本书将痹与痿分作两篇讨论。本篇王冰注说:"痿谓痿弱,无力以运动",说明痿是一种运动障碍性疾病,而痹则主要是一种知觉障碍性疾病,这就是痿与痹不同的地方。痿病包括现代所谓全瘫痪或不全瘫痪在内。严重的神经炎常由痛而变成弛缓性瘫痪和萎缩,这就是由痹而变成痿。

黄帝问曰:五藏使人痿[①],何也?

岐伯对曰:肺主身之皮毛。心主身之血脉。肝主身之筋膜[②]。脾主身之肌肉。肾主身之骨髓[③]。

故肺[④]热、叶焦[⑤]、则皮毛虚弱急薄[⑥],著[⑦]则生痿躄也[⑧]。

心气热则下脉厥而上,上则下脉虚,虚则生脉痿,枢折挈[⑨],胫纵而不任地也[⑩]。

肝气热则胆泄、口苦[⑪]、筋膜干,筋膜干则筋急而挛[⑫],发为筋痿。

脾气热则胃干而渴,肌肉不仁,发为肉痿。

肾气热则腰脊不举,骨枯而髓减,发为骨痿[⑬]。

【本段提纲】 马莳说:此言五藏各有所合,故五藏热则其所合者有皮毛焦而为痿躄,有脉痿、有肉痿、有筋痿、有骨痿也。

丹波元坚说:按痿分为五,而首段叙其证,次段叙其因,然其文互相发。且痿躄、脉痿、骨痿三证,则前后义同。筋痿则前段云:"筋急而变",后段云:"宗筋弛纵",此筋痿有二证也。肉痿则前段云:"脾气热则胃干而渴",后段云:"有渐于湿,以水为事",此肉痿有内外二因也。又按此病,痿软其正证,而拘急盖是变证。末节曰:"故阳明虚则宗筋纵,带脉不引,故足痿不用",其义可见矣。

【集解】

①五藏使人痿:杨上善说:痿者,屈弱也。以五藏热,遂使皮肤脉筋肉骨缓痿屈弱不用,故名为痿。

王冰说:痿,谓痿弱无力以运动。

吴崑说:痿与萎同,弱而不用之意。

高世栻说:痿者,四肢委弱,举动不能,如委弃不用之意。

丹波元简说:按痿,专系于四肢,委弱之疾,而有肺痿、阴痿等证,《巢源》作肺萎、阴萎,知是痿与萎同,吴为明确。盖痿、痹、厥三疾相类,古多混同。《说文》:"痿,痹疾也。"前《哀帝纪》:"痿痹。"师古云:"痿,亦痹病也。"枚乘七疑:"出舆入辇,命曰蹶痿之机。"此类是也。故本《经》分三篇而详论之。

张琦说:痹、痿相似而不同。痹为外感。痿属内伤。痹虽有内伤而外感多。痿非无外感而内伤甚。

长尾藻城《先哲医话集》引后藤艮山说:痿与痹易混,而评之则痹者主皮肤不仁,痿者主筋骨萎软。

喜多村直宽说:《汉·哀帝纪》注:"苏林曰:'痿,音萎枯之萎。'"《吕览》:"多阳则痿。"又曰:"郁处足则为痿为蹶。"

余岩《古代疾病名候疏义》第三十九页:《方言》:"东齐海岱北燕之郊,委痿谓之隑企。"郭《注》:"脚躄不能行也。"钱绎《笺疏》云:"委痿,犹病痿也,委通作矮。"《说文》:"矮,病也。痿,痹也。痹,湿病也。"

岩按痿与痹实为两病,注家多混之,其误始于《说文》。《尔雅·释草》:"荧,委萎。"《释文》引《字林》云:"痿,痹也。韩信云:'痿人不忘起,'是也。"《汉书·韩王信列传》:"如痿人不忘起。"颜注亦云:"痿,风痹病也。"《昌邑哀王髆传》:"疾痿,行步不便。"注云:"痿,风痹疾也。"《哀帝纪赞》:"即位痿痹。"注云:"痿亦痹病也。"此皆以痿为痹也。然痿与痹实为两种,病候绝不相同。痹者,有麻木,有痛,乃神经炎及偻麻质斯也,说详《释名·病疏》:"疼痹也"条。痿者,萎弱无力也,偏枯不用也。《太素》卷二《顺养篇》云:"逆之则伤肾,春为痿厥。"杨上善注云:"痿厥,不能行也。一曰偏枯也。"卷三《调阴阳》云:"弛长者为痿。"注云:"筋之缓疭,四支不收,故为痿也。"《素问》卷一《生气通天论》王冰注亦云:"弛,引也。引长,故痿弱而无力。"《太素》卷八首篇云:"是主肾所生病者……痿厥嗜卧。"杨注云:"筋弛好卧也。"又卷十五《五藏脉诊》云:"缓甚为痿厥。"杨注"四支痿弱,厥,逆冷也。"又云:"微缓为风痿四支不用。"杨注:"脾中有热,受风,营其四支,令其痿弱不用。"又卷二十五《五藏痿》云:"五藏使人痿,何也?"杨注:"痿者,屈弱也,以五藏热,遂使皮肤脉筋肉骨缓痿,屈弱不用,故名为痿。"《素问》卷十二《痿论》王注云:"痿谓痿弱,无力以运动。"皆以痿为萎枯,缓弱无力,不能运动之病候。是故痿者,运动障碍方面之病也,今谓之瘫痪。不能运动者,废不用也。今之全瘫痪也。微缓无力者,今之不全瘫痪也。痿有瘫痪候,无痛候,是其与痹不同之处也。故痹为神经炎,而痿为神经瘫痪。《千金方》卷七《汤液》第二,道人深师增损肾沥汤,有"脚弱,疼痹或不随"之语,疼痹者神经炎作痛也,不随,即瘫痪也,痹与不随分别言之亦痹与痿不同之一证也。

按神经炎之甚者,往往由痛而为弛缓性瘫痪,为萎缩,夫有弛缓性瘫痪,又有萎缩,则痹也而变为痿矣。然其所以成为弛缓性瘫痪者,乃因神经炎之后,神经纤维消失,及营养道路隔绝之所致,实为神经炎之续发病候,非神经炎自身本有之病候也。故虽痹能变痿,终不能谓痿即是痹。王冰知此义,故《素问·痿论》:“大经空虚,发为肌痹,传为脉痿。”注云:“先见肌痹,后渐脉痿。”段玉裁知此义,故其注《说文》:“痿痹也”云:“古多痿痹联言,因痹而痿也。”真能知痹痿之不同,与其发生之关系,足以正许氏之误矣。但痿之多途,有自神经炎而来者,有不自神经炎而来者,段氏因痹而痿之言,不过得痿之一端耳。又按痹既与痿不同,痿为不用,为运动障碍,既如上文所述,而世俗名之为“麻痹”此易与神经炎之痹相混,名之不正者也。且麻痹即麻木,徐春甫《古今医统大全》卷四十“麻木”条云:“麻木,世俗谓之麻痹,是也。”麻木之证状,东垣云:“久坐亦麻木,绳缚之人亦麻木。”李梴《医学入门》云:“麻犹痹也,虽不知痛痒,尚觉气微流行。木则非惟不知痛痒,气亦不觉流行。”《沈氏尊生书》卷十三“麻木”条云:“麻非痒非痛,肌肉之内,如千万小虫乱行,或遍身淫淫,如虫行有声之状,按之不止,搔之愈甚,有如麻之状。木,不痒不痛,自己肌肉,如人肌肉,按之不知,掐之不觉,有如木之厚。”由李氏所述,则麻者,知觉钝麻也;木者,知觉脱失也。由沈氏所述,则麻者,知觉异常也;木为知觉脱失,与李氏同。故麻痹、麻木者,知觉神经障碍之事,与运动神经障碍截然不同,非可混而一之也。宜以麻痹归之知觉障碍,而运动障碍不妨译作瘫痪。瘫痪虽后起字,然自金、元以来,医家已习用之矣。

郭注以为脚躄不能行,以古多痿躄联言故也。《素问·痿论》:“皮毛虚弱急薄,著则生痿躄”。又云:“五藏因肺热叶焦,发为痿躄”,是也。《吕氏春秋·重己篇》:“多阳则痿。”高诱注云:“痿躄不能行也。”郭说或本诸此。

②筋膜:杨上善说:膜者,人之皮下肉上膜,肉之筋也。

《新校正》云:按全元起本云:“膜者,人皮下肉上筋膜也。”

张介宾说:膜,犹幕也。凡肉理藏府之间,其成片联络薄筋,皆谓之膜,所以屏障血气者也。凡筋膜所在之处,脉络必分,血气必聚,故又谓之膜原,亦谓之脂膜。

③肺主身之皮毛。心主身之血脉。肝主身之筋膜。脾主身之肌肉。肾主身之骨髓:皮、脉、筋、肉、骨和五藏的配合,参阅《素问》第二十三《宣明五气篇》第十一段经文和提纲附表。

④肺:田晋蕃说:钞《太素·五藏痿篇》《甲乙经》十,“肺”下并有“气”字。按以下文“心气热”“肝气热”例之,当有“气”字。

⑤叶焦:杨上善说:肺热即令肺叶焦干。

田晋蕃说:“焦”读为“癄”。《广雅》:“癄,缩也。”王氏念孙《疏证》云:“与《魏策》:‘衣焦不申’,字异而义同。吴师道注:‘焦,卷也。’”肺气热、叶焦,谓肺气热则叶卷缩也。

⑥皮毛虚弱急薄:张介宾说:皮毛虚弱而为急薄。

张志聪说:《灵枢经》云:“皮肤薄着,毛腠夭焦。”

⑦著:吴崑说:著,着同。著,留而不去也。

张介宾说:热气留著不去。

张志聪说:著者,皮毛燥著,而无生转之气。

喜多村直宽说:著字盖语助,谓急薄之甚也。吴训热气留著,志云皮毛燥著,共半妥。

田晋蕃说:“急著则生痿躄也”,《经籍纂诂》引如此绝句。

伯坚按:这一句有两种断句法。第一种是:“则皮毛虚弱急薄,著则生痿躄也”。第二种是:“则皮毛虚弱,急薄著则生痿躄也”。马莳、吴崑、张介宾、高世栻、张志聪都采用第一种断句法。《经籍纂诂》和喜多村直宽采用第二种断句法。现在采用第一种断句法。

著,附著也。参阅《素问》第十六《诊要经终论》第三段“邪气著藏”句下集解。

⑧则生痿躄也:杨上善说:手足痿躄不用也。

王冰说：躄，谓挛躄，足不得伸以行也。

吴崑说：躄，足不用也。肺主气，气病则不能充周于身，故令手痿足躄。

丹波元简说：按《史记·韩王信传》："仆之思归，如痿人不忘起。"张楫曰："痿，不能行。"《吴越春秋》云："寡人念吴，犹躄者不忘走。"躄又作躃。《礼记》释文："躃，两足不能行也。"由此观之，痿、躄并足废之疾，然痿者痿弱之义，躄者两足不能行之称，自不能无别焉。王则依《疏五过论》："痿躄为挛"之语，释为挛躄；吴则分为手足之病，俱似拘泥。此据他藏之例，当曰皮痿，而曰痿躄者，盖肺为痿证之主也。

喜多村直宽说：《太素》，"躄"作"辟"。宽按：躄、辟古字通用。荀子："不能以辟马毁舆致远。"

田晋蕃说：《太素》，"躄"作"辟"。按辟与躄同。《汉书·贾谊传》："又类辟，且病痱。"师古曰："辟，足病。"

余岩《古代疾病名候疏义》第五十四页：《说文解字》："躄，人不能行也。从止，辟声。"段氏注云："《王制》：'瘖聋跛躃。'按跛，《说文》作尳，蹇也。蹇行越越，是能行而蹁邪不正者也。躃，《说文》作躄，有足而不能行者，如有眸子而无见曰矇也。"《荀卿书》《贾谊传》皆假辟字为之，服虔曰："辟，病躃不能行也。"岩按《荀子·正论篇》："王梁造父者，天下之善驭者也，不能以辟马毁舆致远。"杨倞注云："辟与躄同。"《贾谊传》："又类辟，且病痱，辟者一面病，痱者一方痛。"颜注引服虔曰："病癖不能行也。"此段氏所谓假辟字为之者也。《淮南子·说林训》："躄者见虎而不走，非勇，势不便也。"《说山训》："使躄者走，失其所也。"《吕氏春秋·尽数篇》："重水所，多尰与躄人。"高注："躄，不能行也。"皆以躄为不能行，与许合。而《王制》释文独训为："两足不能行也。"慧琳《一切经音义》二十四、《金刚髻琳菩萨修行分经及方广大庄严经》第十一卷，又六十、《根本说一切有部毗奈耶律》第十九卷，又七十八、《经律异相》第二十二卷，皆引顾野王云："壁，谓足偏枯不能行也。"《三国志·吴志·孙峻(留赞)传》裴注，引《吴书》："赞一足被创，遂屈不伸，因呼诸近亲谓曰：'今天下扰乱，英豪并起，而我屈躄在闾巷之间，存亡无以异。今欲割引吾足。'乃以刀自割其筋，足申创愈，以得蹉步。"据顾野王以偏枯为躄，留赞以一足屈为躄，则不必两足皆不能行，然后可谓之躄矣。致躄之病甚多，为证候之名，非疾病之专名也。躄、壁同字通行躄。

⑨枢折挈：王冰说：膝腕枢纽如折去而不相提挈。

丹波元简说：按《说文》："挈，悬持也。"推王意，谓膝腕之枢纽失其悬持，如折去也。

⑩胫纵而不任地也：王冰说：胫筋纵缓面不能任用于地也。

⑪肝气热则胆泄、口苦：王冰说：肝热则胆液渗池。胆病则口苦。今胆液渗池，故口苦也。

丹波元简说：按《奇病论》："胆虚，气上溢，而口为之苦，名胆瘅。"

⑫筋急而挛：杨上善说：卷缩为挛，伸为疭。

挛是拳曲不能伸开。参阅《素问》第十二《异法方宜论》第五段"其病挛痹"句下集解。

⑬骨痿：伯坚按《灵枢》第四《邪气藏府病形篇》说："肾脉微滑为骨痿。"

帝曰：何以得之？

岐伯曰：肺者，藏之长也，为心之盖也①。有所失亡，所求不得，则发肺鸣②。鸣则肺热、叶焦。故曰："五藏因肺热叶焦，发为痿躄"，此之谓也③。

悲哀太甚则胞络绝④。胞络绝⑤则阳气内动，发则心下崩，数溲血也⑥。故《本病》⑦曰："大经⑧空虚，发为肌痹，传为脉痿⑨。"

思想无穷，所愿不得，意淫于外，入房太甚，宗筋弛纵[10]，发为筋痿，及为白淫[11]。故《下经》[12]曰："筋痿者，生于肝使内也[13]。"

有渐[14]于湿，以水为事[15]，若有所留，居处伤湿[16]，肌肉濡渍，痹而不仁，发为肉痿。故《下经》曰："肉痿者，得之湿地也[17]。"

有所远行劳倦，逢大热而渴，渴则阳气内伐[18]，内伐则热舍于肾。肾者，水藏也。今水不胜火[19]，则骨枯而髓虚，故足不任身，发为骨痿。故《下经》曰："骨痿者，生于大热也[20]。"

【本段提纲】 张介宾说：此下言五痿之所由也。

【集解】

①肺者，藏之长也，为心之盖也：张介宾说：肺位最高，故谓之长。覆于心上，故谓之盖。

张志聪说：藏真高于肺，朝百脉，而行气于藏府，故为藏之长。（伯坚按：《素问》第十八《平人气象论》说："藏真高于肺。"《素问》第二十一《经脉别论》说："肺朝百脉，输精于皮毛，毛脉合精，行气于府。"）

丹波元简说：按《病能论》《九针论》并云："肺者，五藏六府之盖也。"（伯坚按：《灵枢》第二十九《师传篇》也说："五藏六府者，肺为之盖。"）

②有所失亡，所求不得，则发肺鸣：张琦说：思虑恚忿，五志之火内炽，消烁肺金，故喘息有音。

③故曰："五藏因肺热叶焦，发为痿躄"，此之谓也：吴崑说："故曰"以下，古语也。

顾观光说："故曰，因肺热叶焦，发为痿躄，此之谓也"，《甲乙经》只有"发为痿躄"四字，余并无。

钱熙祚《素问》跋：《痿论》云："有所失亡，所求不得，则发肺鸣。鸣则肺热，叶焦。故曰：'五藏因肺热叶焦，发为痿躄'，此之谓也。"《甲乙经》无"故曰"以下九字。按上下文皆五藏平列，未尝归重于肺，此处但言肺痿之由，不当有此九字。如谓五藏之痿皆因肺热而成，则治痿者当取手太阴，下文又何以云独取阳明邪？

田晋蕃说：按下文言脉痿则引"《本篇》曰"，王注："《本病》，古经篇名也"；筋痿、肉痿、骨痿则皆引"《下经》曰"，王注："下经，上古之经名也"。此节亦是引古之辞。五藏云云，必古经原文如是，不过断章取义为肺热叶焦发为痿躄之证。皇甫谧恐遗误后人，将谓五藏之痿皆由于肺，因删此二句。其实经文不容轻改，读者勿以辞害意可也。

伯坚按：此段见《甲乙经》卷十《热在五藏发痿》第四，没有"故曰五藏因肺热叶焦"和"此之谓也"共计十三字。

④胞络绝：杨上善说：胞络者，心上胞络之脉。

《新校正》云：按杨上善云："胞络者，心上胞络之脉也。"详《经》注中"胞"字俱当作"包"，全本"胞"又作"肌"也。

高世栻说："包"，旧本讹作"胞"，今改。悲哀太甚，则心气内伤，故包络绝。包络，心包之络也。

⑤胞络绝：马莳说：胞之脉络阻绝，卫气不得外出而动于其内。（丹波元简说："绝"字，宜从马注为阻绝之义。）

⑥阳气内动，发则心下崩，数溲血也：王冰说：心下崩，谓心包内崩而下血也。溲，谓溺也。

高世栻说：包络绝则血外溢，而阳热之气内动。其发病也，则心气下崩，下崩则数溲血也。

⑦《本病》：王冰说：《本病》，古经篇名也。

《本病》，参阅《素问》第七十七《疏五过论》第八段"《揆度》《阴阳》《奇恒》"句下集解。

⑧大经：王冰说：大经，谓大经脉也。以心崩溲血，故大经空虚。

⑨大经空虚，发为肌痹，传为脉痿：张介宾说：血失则大经空虚，无以渗灌肌肉，营养脉络，故先为肌肉顽痹而后传为脉痿者，生于心也。

⑩思想无穷，所愿不得，意淫于外，入房太甚，宗筋弛纵：杨上善说：思想所爱之色，不知穷已，无涯之心，不遂所愿，淫外心深，入房太甚，遂令阴器施纵也。阴为诸经之宗，故宗筋伤则为筋痿。

高世栻说：思想无穷，所愿不得，则怫郁于内，肝气伤矣。意淫于外者，其意淫纵于外，不静存也。入房太甚，宗筋弛纵者，房劳过度，阴器衰弱也。

宗筋，参阅本篇第四段"主闰宗筋"句下集解。

⑪发为筋痿，及为白淫：王冰说：白淫，谓白物淫衍如精之状，男子因溲而下，女子阴器中绵绵而下也。

马莳说：在男子为精滑。在女子为白带。

吴崑说：白淫，今之浊带也。

丹波元简说：按《本神篇》云："精伤则骨痠痿厥，精时自下。"《玉机真藏论》云："出白，名曰蛊。"皆其义也。《圣济总录》云："淫泆不守，随溲而下也。"

喜多村直宽说：《圣济总录》："夫肾藏天一，以悭为事，志意内治则精全而啬出。思想外淫，房室太甚，则固者摇矣，故淫佚不守，随溲而下也。然本于筋痿者，以宗筋弛纵故也。"

⑫《下经》：《素问》第四十六《病能论》：《下经》者，言病之变化也。

《素问》第七十七《疏五过论》：《上经》《下经》《揆度》《阴阳》《奇恒》《五中》，决以明堂，审于终始，可以横行。

《素问》第七十九《阴阳类论》：却念《上下经》。

王冰说：《下经》，上古之经名也。

伯坚按：《素问》引《下经》共有四句。《逆调论》引《下经》一句。本篇本段引《下经》三句。参阅《素问》第七十七《疏五过论》第八段"《揆度》《阴阳》《奇恒》"句下集解。

⑬生于肝使内也：杨上善说：使内者，亦入房。

王冰说：使内，谓劳役阴力，费竭精气也。

张介宾说：肝主筋，故使内而筋痿者，生于肝也。

⑭渐：杨上善说：渐，渍也。

陆懋修说：《广雅·释诂》："渐，渍也。"《荀子·大略篇》："兰茝槁本，渐于密醴。"注："渐，浸也。"《汉书·董仲舒传赞》："然考其师友渊源所渐。"注："渐，浸润也。"庄子《胠箧篇》："知诈渐毒。"《释文》引崔注："渐毒，犹深害也。"按以上数解与本文均合。

⑮以水为事：王冰说：业惟近湿，居处泽下，皆水为事也。

伯坚按："以水为事"，又见《素问》第三十四《逆调论》第四段。

⑯居处伤湿：原文作"居处相湿"。

顾观光说："相"字误，当依《甲乙经》作"伤"。

田晋蕃说：按《甲乙经》作"伤"，是也。《礼记·祭法》："相近于坎坛，祭寒暑也。"郑注："'相近'当为'禳祈'，声之误也。"臧氏琳云："禳字从襄，襄与相声乱。""相"当为"伤"，犹"相"当为"禳"之例，亦声之误也。段氏《六书音韵表》，"相""禳""伤"同在十部。

伯坚按：此段见《甲乙经》卷十《热在五藏发痿》第四，作"居处伤湿"。今采顾观光、田晋蕃说，依《甲乙经》校改。

⑰肉痿者，得之湿地也：王冰说：《阴阳应象大论》曰："地之湿气感则害皮肉筋脉"，此之谓害肉也。

张琦说：肉痿似属痹症，谓之痿者，必兼病筋骨也。《生气通天论》曰："湿热不攘，大筋软短，小筋弛长。软短为拘。弛长为痿。"又曰："秋伤于湿，发为痿厥。"《阴阳应象论》曰："地之湿气感则害皮肉筋骨。"盖脾既受湿，必流于关节，内热应之，则为痿躄，非止于肌肉不仁也。

⑱阳气内伐：王冰说：阳气内伐，谓伐腹中之阴气也。

马莳说：卫气内伐其阴气，阴气被伐，热舍于肾。

丹波元简说：按《营卫生会篇》云："卫气内伐击也。"马盖原于此。

⑲水不胜火：王冰说：水不胜火，以热舍于肾中也。

⑳骨痿者，生于大热也：王冰说：肾性恶燥，热反居中，热薄骨干，故骨痿无力也。（伯坚按：《素问》第二十三《宣明五气篇》第四段："五藏所恶，肾恶燥。"）

帝曰：何以别之？

岐伯曰：肺热者，色白而毛败①。心热者，色赤而络脉溢②。肝热者，色苍而爪枯③。脾热者，色黄而肉蠕动④。肾热者，色黑而齿槁⑤。

【本段提纲】 马莳说：此言别五藏之痿，当验五色五合之证也。

五藏和五色五体的配合，参阅《素问》第五《阴阳应象大论》第十五段集解附表。

【集解】

①肺热者，色白而毛败：高世栻说：白者，肺之色；皮毛者，肺之合也。

②心热者，色赤而络脉溢：杨上善说：络脉胀见为溢也。

丹波元简说：按此以外候言，乃系络浮见也。

高世栻说：赤者，心之色；络脉者，心之合也。

③肝热者，色苍而爪枯：高世栻说：苍者，肝之色；爪者，筋之余也。

④脾热者，色黄而肉蠕动：张介宾说：蠕，音软，微动貌。又曰虫行貌。

高世栻说：黄者，脾之色；肉者，脾之合也。

⑤肾热者，色黑而齿槁：高世栻说：黑者，肾之色；齿者，骨之余也。

帝曰：如夫子言可矣。《论》言："治痿者独取阳明"①，何也？

岐伯曰：阳明者，五藏六府之海②，主闰③宗筋④。宗筋，主束骨而利机关也⑤。冲脉者，经脉之海也⑥，主渗灌溪谷⑦，与阳明合于宗筋⑧。阴阳揔宗筋之会⑨，会于气街⑩，而阳明为之长⑪，皆属于带脉⑫而络于督脉⑬。故阳明虚则宗筋纵，带脉不引⑭，故足痿不用也⑮。

【本段提纲】 马莳说：此言治痿独取阳明者，以阳明虚则宗筋不能引带脉而为痿也。

【集解】

①治痿者独取阳明：张介宾说：《论》言者，即《根结篇》曰："痿疾者取之阳明"。

②阳明者，五藏六府之海：张介宾说：阳明，胃脉也，主纳水谷，化气血，以资养表里，故为五藏六府之海，而下闰宗筋。

阳明者五藏六府之海，参阅《素问》第三十四《逆调论》第六段"胃者六府之海"句下集解。

③闰：马莳说：闰，润同。

顾观光说："闰"即"润"字，《甲乙经》作"润"。

陆懋修说：《说文系传》曰："闰之言撋也。儒均反。若今俗缝衣一长一短者，则蹙其长以就短，谓之撋。"《集韵》："撋，而宣切。"《考工记》鲍人注："亲手烦撋之。"《诗·葛覃》笺："烦撋之。"《释文》引《字略》："烦撋，犹挼抄。"按闰字王氏无注。《系传》云云与本文义合，特取证之。他本讹作润，或曰闰与润同，亦非。

田晋蕃说：按宋王观国《学·林》云："古文篆字多用省文。及变篆为隶，亦或用省文者，循古文耳。《禹贡》：'东过洛汭'，《汉书·讲洫志》'汭'省作'内'。《禹贡》：'潍淄其道'"。《汉书·地理志》："潍淄省水作'惟甾'。"《经》文"润"作"闰"，亦犹"汭"之作"内"，"潍淄"之作"惟甾"，循古之省文也。

④宗筋：杨上善说：宗筋，即二核及茎也。宗筋者，足太阴、少阴、厥阴三阴筋及足阳明筋皆聚阴器，故曰宗筋。

王冰说：宗筋，谓阴髦中横骨上下之竖筋也。

马莳说：世疑宗筋即为前阴，按《厥论》有曰："前阴者宗筋之所聚"，则宗筋不可以前阴言。

张介宾说：宗筋者，前阴所聚之筋也，为诸筋之会，凡腰脊溪谷之筋皆属于此，故主束骨而利机关也。

丹波元简说：按《五音五味篇》云："宦者去其宗筋。"依此则张注似是。然前阴是宗筋之所会，故言断其前阴而为去其宗筋，但不可即谓宗筋为前阴也。

⑤宗筋，主束骨而利机关也：王冰说：宗筋上络胸腹，下贯髋尻，又经于背腹，上头项，故云宗筋主束骨而利机关也。然腰者，身之大关节，所以司屈伸，故曰机关。

吴崑说：束，管摄也。机关，屈伸之会也。

丹波元简说：《骨空论》云："侠髋为机。腘上为关。"又据《邪客篇》："两肘、两腋、两髀、两腘者，皆机关之室。"

⑥冲脉者，经脉之海也：《素问》第六十《骨空论》：冲脉者，起于气街，并少阴之经，侠齐上行，至胸中而散。

丹波元简说：《五音五味篇》云："冲脉起于胞中，上循脊里，为经络之海。"《动输篇·并海论》云："冲脉者，为十二经络之海。"

⑦溪谷：《素问》第五十八《气穴论》：肉之大会为合，肉之小会为溪。肉分之间，溪谷之会，以行荣卫，以会大气。

溪谷是关节，参阅《素问》第十《五藏生成篇》第七段"此四支八溪之朝夕也"句下集解。

⑧与阳明合于宗筋：王冰说：寻此则横骨上下齐两旁竖筋，正宗筋也。冲脉循腹，侠齐旁各同身寸之五分而上。阳明脉亦侠齐旁各同身寸之一寸五分而上。宗筋脉于中，故云与阳明合于宗筋也。

⑨阳明揔宗筋之会：王冰说：宗筋聚会，会于横骨之中从上而下，故云阴阳揔宗筋之会也。

汪机说：此即《厥论》："前阴者，宗筋之所聚，太阴阳明之所合"之义也。（读《素问钞·病能篇》）

张介宾说：宗筋聚于前阴。前阴者，足之三阴、阳明、少阳，及冲、任、督、跻九脉之所会也。九者之中，则阳明为五藏六府之海，冲为经脉之海，此一阴一阳总乎其间，故曰阴阳总宗经之会也。

⑩气街：王冰说：气街，则阴髦两傍脉动处也。

吴崑说：气街，一名气冲，在横骨两端鼠溪上一寸，动脉应手。

张志聪说：气街者，腹气之街。

丹波元简说：《甲乙》一名气冲。按《说文》：“街，四通道也。”又曰：“冲，通道也。”知字异而义同。

田晋蕃说：《甲乙经》，“街”作“冲”。

伯坚按：《甲乙经》卷三：“气冲，在归来下，鼠鼷上一寸，动脉应手，足阳明脉气所发。”

⑪阳明为之长：吴崑说：长，犹主也。

张介宾说：气街为阳明之正脉，故阳明独为之长。

⑫皆属于带脉：吴崑说：属，受其管束也。

丹波元简说：《经别篇》云：“当十四椎，出属带脉。”《二十八难》云：“带脉者，起于季胁，回身一周。”杨《注》云：“带之为言束也。言总束诸脉使得调柔也。回，绕也。绕身一周，犹束带焉。”

⑬络于督脉：王冰说：督脉者，起于关元，上下循腹，故云皆属于带脉而络于督脉也。督脉、任脉、冲脉，三脉者同起而异行，故经文或参差而引之。

吴崑说：络，支别之脉贯通也。

张介宾说：带脉者，起于季胁，围身一周。督脉者，起于会阴，分三歧为任冲而上行腹背。故诸经者，皆联属于带脉，支络于督脉也。

⑭带脉不引：吴崑说：带脉不能收引。

⑮故足痿不用也：张介宾说：阳明虚则血气少，不能润养宗筋，故至弛纵。宗筋纵则带脉不能收引，故足痿不为用。此所以当治阳明也。

帝曰：治之奈何？

岐伯曰：各补其荥而通其俞①，调其虚实②，和其逆顺③，筋脉骨肉各以其时受月④，则病已矣。

帝曰：善。

【本段提纲】 马莳说：此言治痿之有法也。

【集解】

①各补其荥而通其俞：马莳说：独取阳明，又必兼取所受病之经。段如治筋痿者，合胃与肝而治之，补阳明之荥穴内庭，肝之荥穴行间，胃之俞穴陷谷，肝之俞穴太冲。他如心之荥穴少府，俞穴神门；脾之荥穴大都，俞穴太白；肺之荥穴鱼际，俞穴太渊；肾之荥穴然谷，俞穴太溪；是皆与胃而兼取者也。

吴崑说：十二经有荥，有俞。所溜为荥，所注为俞。补，致其气也。通，行其气也。

张介宾说：上文云：“独取阳明”，此复云：“各补其荥而通其俞”，盖治痿者当取阳明，又必察其所受之经而兼治之也。如筋痿者，取阳明、厥阴之荥俞；脉痿者，取阳明、少阴之荥俞；肉痿、骨痿，其治皆然。

高世栻说：各补其在内之荥穴，而通其在外之俞穴。

张志聪说：各补其荥者，补五藏之真气也。通其俞者，通利五藏之热也。

荥俞，参阅《素问》第三十六《刺虐篇》第十六段“刺指井”句下集解。

②调其虚实：马莳说：调其虚实，虚则补之，实则泻之。

③逆顺：丹波元简说：按《阴阳应象大论》：“阴阳反作，病之逆从也。”吴注：“逆从，不顺也。”盖此言逆顺，亦是不顺之谓，义始通。

逆顺,参阅《素问》第一《上古天真论》第十三段"逆从阴阳"句下集解。

④筋脉骨肉各以其时受月:杨上善说:各以其时者,各以其时受病之日调之皆愈也。(伯坚按:"各以其时受月",《太素》作"各以其时受日"。)

王冰说:时受月,谓受气时月也。如肝王甲乙、心王丙丁、脾王戊己、肺王庚辛、肾王壬癸,皆王气法也。时受月,则正谓五常受气月也。

高世栻说:肝主之筋,心主之脉,肾主之骨,脾主之肉,各以其四时受气之月而施治之,则病已矣。受气者,筋受气于春,脉受气于夏,骨受气于冬,肉受气于长夏也。(伯坚按:五藏和四时的配合,参阅《素问》第二十二《藏气法时论》第二段提纲附表。筋、脉、骨、肉和五藏的配合,参阅《素问》第二十三《宣明五气篇》第十一段提纲附表。)

张琦说:时受月,谓旺月也。以旺月治之,则病易已。

田晋蕃说:《太素·五藏痿篇》,李日华《紫桃轩杂缀》,"月"作"日"。晋蕃按:作"日"是。《太阴阳明篇》云:"四支皆禀气于胃,而不得至经,必因于脾乃得禀也。今脾病不能为胃行其津液,四支不得禀水谷气,气日以衰,脉道不利,筋骨肌肉皆无气以生,故不用也。"又云:"脾者,土也,治中央,常以四时长四藏,各十八日寄治。"盖言四支皆禀气于土,而土气则各于季终寄王十八日。各以其时受日者,言筋、脉、骨、肉之痿,各于四时土王受气之日而病起也。即上文治痿取阳明之义也。

《痿论第四十四》今译

黄帝问说:五脏能使人发生痿病,这是什么原因呢?

岐伯回答说:肺是全身皮毛的主宰。心是全身血脉的主宰。肝是全身筋膜的主宰。脾是全身肌肉的主宰。肾是全身骨髓的主宰。

所以肺发热,肺叶卷缩,则全身皮毛虚弱干枯,如果留而不去,则发生痿躄(足不能行走)。

心发热则下部脉的血液向上逆行,向上逆行则下部的脉空虚,空虚则发生脉痿病,它的症状是如同折脱关节一样,小腿无力不能站立。

肝发热则胆汁泄出,口苦,筋膜干燥,筋膜干燥则筋拳曲不能伸开,于是成为筋痿。

脾发热则胃干燥而口渴,肌肉麻木不仁,于是成为肉痿。

肾发热则腰和背不能伸直,骨干枯,髓减少,于是成为骨痿。

黄帝说:如何得来的呢?

岐伯说:肺是五脏的领袖,覆盖在心的上面。如果有所思虑或忿恨,则呼吸有声。呼吸有声则肺发热,肺叶卷缩。所以说:"五脏因为肺发热,肺叶卷缩,而成为痿躄",就是指的这一回事。

如果悲哀太甚则胞络(包裹心脏的血络)阻绝,胞络阻绝则阳气(卫气)不能外出而在内部躁动,心气向下部崩溃,于是小便下血。所以《本病》曾说:"大经脉(大血管)空虚,则成为肌痹,转变而成脉痿。"

如果有无穷的思虑,有所羡慕而达不到愿望,房事过度,宗筋(阴茎和睾丸)弛纵(阳痿),则成为筋痿和白浊病。所以《下经》曾说:"筋痿是肝病,由于房事过度得来的。"

如果常在水湿的地方,受了湿气的伤害,肌肉湿润,而有麻木不仁的痹病,于是成为肉痿。所以《下经》曾说:"肉痿是由湿地方得来的。"

如果走远路而很劳倦，又遇着大热，口干，口干则阳气向内侵犯，于是热气停留在肾里面。肾是水脏（属水），水如果不能抵抗火（热气），则会骨枯髓干，于是两足无力，不能支持身体，而成为骨痿。所以《下经》曾说："骨痿是由于大热所致。"

黄帝说：如何来鉴别它们呢？

岐伯说：肺热的症状是面呈白色而毛发败坏（干枯）。心热的症状是面呈红色而络脉充盛。肝热的症状是面呈青色而指甲枯燥。脾热病的症状是面呈黄色而肌肉轻微弹动。肾热病的症状是面呈黑色而牙齿枯槁。

黄帝说：你说得很不错。古《论》曾说："治疗痿病应当专取阳明经脉的孔穴"，这是什么原因呢？

岐伯说：阳明经（足阳明胃经）是五脏六腑的海（总汇），它能使宗筋（阴茎和睾丸）润泽。宗筋的作用是使骨骼束紧和使关节滑利。冲脉是经脉的海（总汇），灌溉着全身的关节，而与足阳明胃经脉在宗筋这里相会合。宗筋总合着阴经和阳经，在气街穴①相聚会，而足阳明胃经是它们的领袖，都属于带脉，还联络着督脉。所以足阳明胃经如果虚弱，则宗筋弛纵（阳萎），带脉不能收缩，于是足痿而不能行走。

黄帝说：如何治疗呢？

岐伯说：（除了专取足阳明胃经脉的孔穴之外）应当根据是哪一脏的病而补这一经脉的荥穴，通这一经脉的俞穴，气虚的用补法，气实的用泻法，使逆的转成为顺，根据五脏所配合的季节和筋脉骨肉的受病情况来施用针刺，则病就会好了。

①气街穴：即气冲穴，在曲骨穴（肚脐下面十七公分、耻骨上方）旁边约六点六厘米。它是足阳明胃经脉的一个孔穴。它是双穴，左右各一。

厥论第四十五①

①厥论第四十五：《新校正》云：按全元起本在第五卷。

伯坚按：本篇第八段和第九段两段文字，据《新校正》说，全元起本在第九卷中。（见本篇第八段"太阴厥逆"句下集解）

伯坚按：本篇和《甲乙经》《黄帝内经太素》《类经》三书的篇目对照，列表于下：

素问	甲乙经	黄帝内经太素	类经
厥论第四十五	卷四——经脉第一中 卷七——阴衰发热厥阳衰发寒厥第三	卷二十六——寒热厥篇 卷二十六——经脉厥篇	卷十五——厥逆（疾病类三十四） 卷十五——十二经之厥（疾病类三十五）

【释题】 厥是一个症状的名称。《素问》第十《五藏生成篇》说："凝于足者为厥。"王冰注说："厥，谓足逆冷也。"本篇王冰注说："厥，谓气逆上也。"凡患病发厥的，先由手指足趾尖冷起，从肢端向躯干进行，这就是气逆，这就叫作厥。重的发厥，可以猝然仆倒，昏迷不醒。例如本篇说："厥或令人暴不知人，或至半日远至一日乃知人。"《素问》第四十八《大奇论》说："暴厥者不知与人言。"又第六十二《调经论》说："血之与气，并走于上，则为大厥。厥则暴死，气复反则生，不反则死。"又第六十三《缪刺论》说："邪客于手足少阴、太阴、足阳明之络，五络俱竭，令

人身脉皆动而形无知也,其状若尸,或曰尸厥。”这些都是重的发厥。《素问》第三《生气通天论》和第四十九《脉解篇》所说的煎厥,第四十六《病能论》所说的阳厥,它们的症状主要是善怒,凡人大怒的时候,常常气得手足发冷,所以也叫作厥。至于《素问》第十九《玉机真藏论》所说的厥(胁痛,出食。),第三十《阳明脉解篇》所说的厥(喘而惋,惋则恶人。),第四十《腹中论》所说的厥逆(膺肿,颈痛,胸满,腹胀。),第四十六《病能论》所说的厥(腰痛),第四十七《奇病论》所说的厥逆(头痛,齿亦痛。),厥(癃者一日数十溲,身热如炭,颈膺如格,喘息,气逆。)以及《素问》第三《阴阳别论》、第三十三《评热病论》和《灵枢》第四十六《五变篇》所说的风厥,那都是另外一些症候群的名称,与本篇所讲的厥不相干。本篇专讲厥,所以叫作《厥论》。

【提要】 本篇用黄帝、岐伯问答的形式,讲厥的分类、症状、病理和针刺疗法。内容可以分为二节。前一节将厥分为热厥、寒厥两种,讲它们的原因和病理。后一节将厥按三阴三阳六经脉分类,讲它们的症状和针刺疗法。

黄帝问曰:厥之寒热者①,何也?

岐伯对曰:阳气衰于下,则为寒厥。阴气衰于下,则为热厥②。

【本段提纲】 马莳说:此言厥病之分寒热者,以足之阴阳六经其气有偏胜也。

【集解】

①厥之寒热者:杨上善说:夫厥者,气动逆也。气之失逆,有寒有热,故曰厥寒热也。

王冰说:厥,谓气逆上也。世谬传为脚气,广饰方论焉。(丹波元简说:按《千金方》凡例,以厥为脚气,然王《注》已言及之,则唐时有为其说者可知也。考《灵·热病篇》曰:“厥痹者,厥气上及腹则死”,此特似指脚气冲心。)

张介宾说:厥者,逆也。气逆则乱,故忽为眩仆脱绝,是名为厥。愚按厥证之起于足者,厥发之始也,甚至猝倒暴厥,忽而不知人,轻则渐苏,重则即死,最为急候。后世不能详察,但以手足寒热为厥,又有以脚气为厥者,谬之甚也。虽仲景有寒厥热厥之分,亦以手足为言,盖被以辨伤寒之寒热耳,实非若《内经》之所谓厥也。观《大奇论》曰:“暴厥者不知与人言。”《调经论》曰:“血之与气,并走于上,则为大厥,厥则暴死。气复反则生,不反则死。”《缪刺论》曰:“手足少阴、太阴、足阳明,五络俱竭,令人身脉皆重而形无知也,其状若尸,或曰尸厥。”若此者,岂止于手足寒热及脚气之谓耶?今人多不知厥证,而皆指为中风也。夫中风者病多经络之受伤,厥逆者直因精神之内夺,表里虚实病情当辨。若义不正,无怪其以风治厥也。医中之害,莫此为甚。

丹波元简说:按“厥”,《尔雅》作“瘚”。《说文》亦作“瘚”,云“逆气也,从疒、从逆、从欠”;又云:“欮,瘚或省疒”。《史记·扁仓传》作“蹷”。刘熙《释名》:“厥,逆气也。”颜师古《注·急就章》云:“厥者,气从下起,上行入心胁也。”厥有气厥、血厥、痰厥、酒厥、藏厥、蛔厥、色厥等,《景岳全书》论之详焉。

喜多村直宽说:《圣惠方》,“厥”字作“瘚”。

田晋蕃说:张氏《穆斋文集》曰:“‘厥’当作‘瘚’。《说文》:‘厥,发石也。从厂,欮声。’引申为语助词。‘瘚,逆气也。从疒,从屰欠。’隶体厥瘚不分,故世人多见‘厥’,少见‘瘚’也”。

余岩《古代疾病名候疏义》第二三三页:《释名》:“厥,逆气从下厥起,上行入心胁也。”按厥,《说文》作瘚,云:“屰气也。”或省作欮,其字从屰欠。段玉裁注云:“欠犹气也。”《说文》干部屰下曰:“不顺也。”此文所云从下厥起上行,与不顺之义合。《山海经·中山经》中次七经云:“大䨼之山,有草焉,……其名曰牛伤,……服者不厥。”郭注云:“厥,逆气病。”《素问》卷三《五藏生成篇》:“凝于足者为厥。”王冰注云:“厥,谓足逆冷也。”《太素》卷十七杨上善注亦曰:“厥,逆也”皆训厥为逆，与《释名》合。字又作蹶。《吕氏春秋·重己篇》：“多阴则蹶。”高诱注曰：“蹶，逆寒疾也。”又《尽数篇》：“处足则为痿为蹶。”高注曰：“蹶，逆疾也（疾字上疑脱一‘寒’字）。”《史记·扁鹊传》云：“暴蹶。”《正义》引《释名》曰：“蹶，气从下蹶起上行，外及心胁也。”文虽少异，而厥正作蹶，是厥与蹶同也。仲景《伤寒论》或言手足厥冷，或言手足逆冷，厥即逆也。故《释名》以逆气从下上行释之也。凡重笃之病而至发厥者，必先手足指尖冷，进而至手至足，再进而至臂至胫，再进而至肱至股，再进则濒于死，而心胸之部亦冷矣。其寒冷之进行，从肢端而向躯干，故谓之厥，谓之逆也。

《素问·厥论》有热厥寒厥之分，以热厥为手足热，寒厥为手足寒，后世医家知厥无手足热之事，因委曲以解之。罗谦夫《卫生宝鉴》曰：“阳厥手足虽冷，有时或温。”张景岳亦谓：“阳厥即热厥，四肢逆冷，或时乍温。”曰：“有时或温，”曰：“或时乍温，”冷者常而温者暂也。然则虽热厥，亦手足常冷也，安有冷热阴阳可以强分乎。

成无己《伤寒明理论》又分逆与厥为二，谓逆是四肢不温，厥是手足冷，以为厥甚于逆。此不知厥逆二字其义本同，而妄生分别者也。李东垣驳之是矣。其言曰：“窃尝考之，仲景言四逆与厥者非一，或曰四逆，或曰厥，或曰厥逆，或曰厥冷，或曰厥寒，或曰手足逆冷，或曰手足厥冷，或曰手足厥逆冷，细详其义，俱是言寒冷耳。故厥逆二字，每每互言，未尝分逆为不温，厥为冷也。”

②阳气衰于下，则为寒厥。阴气衰于下，则为热厥：王冰说：阳谓足之三阳脉，阴谓足之三阴脉。下，谓足也。

马莳说：盖足有三阳经：足太阳膀胱经，足少阳胆经，足阳明胃经也。足有三阴经：足太阴脾经，足少阴肾经，足厥阴肝经也。三阳经气衰于下，则阳气少，阴气盛，而厥之所以为寒。三阴经气衰于下，则阴气衰，阳气盛，而厥之所以为热。下者，足也。

伯坚按：《灵枢》第九《终始篇》说：“刺热厥者，留针反为寒。刺寒厥者，留针反为热。刺热厥者，二阴一阳。刺寒厥者，二阳一阴。所谓二阴者，二刺阴也。一阳者，一刺阳也。”又第二十一《寒热病篇》说：“热厥，取足太阴、少阳，皆留之。寒厥，取足阳明、少阴于足，皆留之。”

帝曰：热厥之为热也，必起于足下者，何也①？

岐伯曰：阳气起于足五指之表②。阴脉者，集于足下而聚于足心③，故阳气胜则足下热也④。

【本段提纲】 马莳说：此言热厥之热在阴分者，以其阳胜阴也。

【集解】

①热厥之为热也，必起于足下者，何也：张介宾说：足下，足心也。热为阳邪，而反起于阴分，故问之。

②阳气起于足五指之表：王冰说：大约而言之，足太阳脉出于足小指之端外侧，足少阳脉出于足小指次指之端，足阳明脉出于足中指及大指之端，并循足阳而上。

《新校正》云：按《甲乙经》，“阳气起于足”作“走于足”。“起”当作“走”。（伯坚按：此段见《甲乙经》卷七《阴衰发热厥阳衰发寒厥》第三，今本《甲乙经》仍作“阳气起于足五指之表”，与《新校正》所引本不同。）

张介宾说：足指之端曰表，三阳之所起也。

高世栻说：太阳根起于足小指外侧，阳明根起于足大指次指之端，少阳根起于足小次指之端，是阳气起于足五指之表。（伯坚按：《素问》第六《阴阳离合论》说：“太阳根起于至阴。阳明根起于厉兑。少阳根起于窍阴。”《灵枢》第五《根结篇》同。《甲乙经》卷三说：“至阴在足小指外侧，去爪甲如韭叶。厉兑在足大指次指之端，去爪甲角如韭叶。窍阴在足小指次指之端，去爪甲如韭叶。”）

张志聪说：足三阳之血气出于足指之端。表者，外侧也。

③阴脉者，集于足下而聚于足心：张介宾说：足下足心，三阴之所聚也。

高世栻说：太阴根起于隐白，少阴根起于涌泉，厥阴根起于大敦，是阴脉者集于足下而聚于足心。（伯坚按：《素问》第六《阴阳离合论》说：“太阴根起于隐白。少阴根起于涌泉。厥阴根起于大敦。”《灵枢》第五《根结篇》同。《甲乙经》卷三说：“隐白在足大指端内侧，去爪甲如韭叶。涌泉在足心陷者中，屈足卷指宛宛中。大敦在足大指端，去爪甲如韭叶。”）

丹波元简说：按集、聚同义。然集有止之意，《国语》：“有隼集于陈候之庭而死”，是也。聚乃散之反。

④阳气胜则足下热也：张介宾说：若阳气盛则阴气虚，阳乘阴位，故热厥必从足下始。凡人病阴虚者，所以足心多热也。

帝曰：寒厥之为寒也，必从五指而上于膝者，何也①？

岐伯曰：阴气起于五指之里，集于膝下而聚于膝上②，故阴气胜则从五指至膝上寒。其寒也，不从外，皆从内也③。

【本段提纲】 马莳说：此言寒厥之寒上于膝，以其阴胜阳也。

【集解】

①寒厥之为寒也，必从五指而上于膝者，何也：张介宾说：五指为阳气之所起，寒为阴邪，反从阳分而上，故问之。

②阴气起于五指之里，集于膝下而聚于膝上：王冰说：亦大约而言之也。足太阴起于足大指之端内侧；足厥阴脉起于足大指之端三毛中；足少阴脉起于足小指之下，斜趋足心；并循足阴而上，循股阴入腹，故云集于膝下而聚于膝之上也。

张介宾说：里，言内也，亦足下也。

③故阴气胜则从五指至膝上寒。其寒也，不从外，皆从内也：张介宾说：若阴气盛则阳气虚，阳不胜阴，故寒厥必起于五指而上寒至膝。然其寒也非从外入，皆由内而生也。故凡病阳虚者，必手足多寒，皆从指端始。

帝曰：寒厥何失而然也？

岐伯曰：前阴者，宗筋之所聚①，太阴、阳明之所合也②。春夏则阳气多而阴气少，秋冬则阴气盛而阳气衰。此人者质③壮，以秋冬夺于所用④，下气上争不能复⑤，精气溢下⑥，邪气因从之而上也⑦。气因于中⑧，阳气衰不能渗营其经络⑨，阳气日损，阴气独在，故手足为之寒也⑩。

【本段提纲】 马莳说：此言寒厥之由，以肾经纵欲而然也。

【集解】

①前阴者，宗筋之所聚：杨上善说：大便处为后阴，阴器为前阴也。宗，总也，人身大筋总聚以为前阴也。

王冰说：宗筋侠齐下合于阴器，故曰前阴者宗筋之所聚也。

马莳说：前阴者，阴器也，外肾也。

丹波元简说：按宁氏《折骨分经》云：“睾丸，外肾也，属足厥阴肝经。”又《韵会》云：“外肾为势。宫刑，男子割势。”据此则宦者去其宗筋者，割去睾丸也。（伯坚按：“宦者去其宗筋”，见《灵枢》第六十《五音五味篇》。）

②太阴、阳明之所合也：王冰说：太阴者，脾脉。阳明者，胃脉。脾胃之脉皆辅近宗筋，故云太阴阳明之所合。

张介宾说：足之三阴、阳明、少阳，及冲、任、督、跻筋脉皆聚于此，故曰宗筋。此独言太阴阳明之合者，重水谷之藏也。盖胃为水谷气血之海，主润宗筋，又阴阳总宗筋之会，会于气街，而阳明为之长，故特言之。

③质：王冰说：质，谓形质也。

④以秋冬夺于所用：杨上善说：此人，谓是寒厥手足冷人也。其人形体壮盛，从其所欲，于秋冬阳气衰时，入房太甚，有伤，故曰夺于所用。

王冰说：夺于所用，谓多欲而夺其精气也。

⑤下气上争不能复：马莳说：在下之肾气，乃因强力，而遂与上焦之气相争，不能复如其旧。

吴崑说：下气，身半以下之气也。上争者，阳搏阴激，身半以下之气，亦引而上争也。不能复，谓不能复归其经也。

高世栻说：在下之阴气，上争于阳，致阳气不能复。复，内藏也。

⑥精气溢下：吴崑说：精气溢下者，阴精之气涌溢泄出而下也。

张志聪说：阳气上出，则阴藏之精气亦溢于下矣。

丹波元简说：按《上古天真论》：“二八肾气盛，天癸至，精气溢泻”，知是亦言精气漏泄。然彼由肾气有余，此因上盛下虚，义递异。

⑦邪气因从之而上也：杨上善说：寒邪之气，因虚上乘，以居于中。

张介宾说：精溢则气去，气去则阳虚，阳虚则阴胜为邪，故寒气因而上逆矣。

⑧气因于中：高世栻说：阴寒之邪气因于中，而阳气日衰。

汪昂说：寒从内发，即前不从外之意。（《素问》《灵枢类纂约注·病机》第三）

丹波元简说：按此一句，诸说参差。《甲乙》，“于”作“所”。而吴则以此四字移上文“前阴者宗筋之所聚”之上；马则改“因”作“困”；张则以气为上文之精气邪气；志则为气因于中焦水谷之所生；并不甚清晰。考上下文意，汪、高所释似允当，今姑从之。

⑨渗营其经络：张志聪说：兆璜曰：“渗者，渗于脉外。营者，营于脉中。营气、宗气皆精阳之气发行于脉中，诸阳之气淡渗于脉外，非独卫气之行于脉外也。”

⑩阳气日损，阴气独在，故手足为之寒也：杨上善说：阳气者，卫气也。卫气行于脉外，渗灌经络以营于身，以寒邪居上，卫气日损，阴气独用，故手足冷，名曰寒厥也。

滑寿说：张子和曰：“秋冬阴壮阳衰，人或恃赖壮勇，纵情嗜欲于秋冬之时，则阳夺于内，阴气下溢，邪气上行，阳气既衰，真精又竭，阳不荣养，阴气独行，故手足寒，发为寒厥也。”（《读素问钞·病能篇》）

帝曰：热厥何如而然也？

岐伯曰：酒入于胃，则络脉满而经脉虚①。脾主为胃行其津液者也，阴气虚则阳气入，阳气入则胃不和，胃不和则精气竭，精气竭则不营其四支也②。此人必数醉若③饱以入房，气聚于脾中不得散④，酒气与谷气相薄，热盛于中，故热遍于身，内热而溺赤也。夫酒气盛而慓悍，肾气日衰，阳气独胜，故手足为之热也⑤。

【本段提纲】 马莳说：此言热厥之由，以肾精纵欲、胃经纵酒而然也。

【集解】

①酒入于胃，则络脉满而经脉虚：杨上善说：酒为热液，故人醉酒，先入并络脉之中，故经脉虚也。

张志聪说：《灵枢经》云："饮酒者，卫气先行于皮肤，先充络脉。"夫卫气者水谷之悍气也，酒亦水谷悍热之液，故从卫气先行于皮肤，从皮肤而充于络脉，是不从脾气而行于经脉，故络脉满而经脉虚也。（伯坚按：张志聪所引《灵枢经》，是《灵枢》第十《经脉篇》的文字。）

②脾主为胃行其津液者也，阴气虚则阳气入，阳气入则胃不和，胃不和则精气竭，精气竭则不营其四支也：杨上善说：脾本为胃行于津液以灌四藏，今酒及食先满络中则脾藏阴虚，脾藏阴虚则脾经虚，脾经既虚则阳独乘之，阳气聚脾中则谷精气竭，谷精气绝则不营四支，阳邪独用，故手足热也。

王冰说：前阴为太阴、阳明之所聚，故胃不和则精气竭也。内精不足，故四支无气以营之。

马莳说：脾主为胃行其津液者也。今肾属足少阴者以欲而虚，胃属足阳明者以酒而盛，阴气虚则阳气入，阳气入则胃下陷而不和，胃不和则脾气亦衰，谷气不得化为精微之气而运之以行于四支矣。

张介宾说：脾主于胃行其津液，故酒入于胃必归于脾，湿热在脾故脾阴虚，阳独亢而胃不和矣。脾胃俱病则经气竭，故不能营其经络四支也。

高世栻说：酒入于胃，先行皮肤，先充络脉，则络脉满而经脉虚，不由脾气之运行，故曰脾主为胃行其津液者也，今不由脾运，是阴气虚，酒气先行皮毛络脉而后入则阳气入。入者，络脉之热复入于胃也。故阳气入则胃不和，胃不和则经遂之精气竭，精气竭则不营灌其四支也。

③若：王引之《经传释词》卷七若字条："若"，犹"及"也，"与"也。《书·召诰》曰："旅王若公。"《周官·罪隶》曰："凡封国若家。"《仪礼·燕礼》曰："幂用络若锡。"《礼记·内则》曰："父母有婢子若庶子庶孙。"襄十三年《左传》曰："请为灵若厉。"

④气聚于脾中不得散：高世栻说：若既醉且饱以入房，其谷气聚于脾中不得散。

⑤夫酒气盛而慓悍，肾气日衰，阳气独胜，故手足为之热也：杨上善说：此人，谓手足热厥之人，数经醉酒及饱食，酒谷未消入房，气聚于脾藏，二气相搏，内热于中，外遍于身，内外皆热。肾阴内衰，阳气外胜，手足皆热，名曰热厥也。

丹波元简说：《张氏医通》云：论得寒厥之由，以其人阳气衰，不能渗荣其经络，阳气日损，阴气独在，故手足为之寒也。附子理中汤。论得热厥之由，则谓其人必数醉若饱以入房，气聚于脾中，肾气日衰，阳气独胜，故手足为之热也。加减肾气丸。

帝曰：厥或令人腹满，或令人暴不知人①，或至半日远至一日乃知人者，何也？

岐伯曰：阴②气盛于上则下虚，下虚则腹胀满③。阳气盛于上④则下气重上而邪气逆⑤，逆则阳气乱，阳气乱则不知人也⑥。

【本段提纲】 马莳说：此言厥有腹满者以阴气行于上，其不知人者以阳气盛于上而阴气又行于上也。

【集解】

①暴不知人：王冰说：暴，犹卒也，卒然冒闷不醒觉也。不知人，谓闷甚不知识人也，或谓尸厥。（伯坚按：尸厥参阅《素问》第六十三《缪刺论》第二十三段"或曰尸厥"句下集解。）

②阴：王冰说：阴，谓足太阴气也。（《新校正》云：王《注》："阴谓足太阴"，亦为未尽。按

《缪刺论》云："邪客于手足少阴、太阴、足阳明之络，此五络皆会于耳中，上络左角，五络俱竭，令人身脉皆动而形无知，其状若尸，或曰尸厥。"焉得专解阴为太阴也?)

③气盛于上则下虚，下虚则腹胀满：马莳说：下气上争而行之于上则下虚，故气在腹而不在足，所以腹中胀满也。夫曰阴气盛于上则腹胀满者，乃上文之寒厥。

张介宾说：阴气盛于上则不守于下，故下虚。阴虚于下，则脾肾之气不化，故腹为胀满。

高世栻说：阴寒之气盛于上，则上下皆阴，而阳气虚于下。下虚，则腹胀满。以明腹满而为寒厥之意。

④阳气盛于上：《新校正》云：按《甲乙经》，"阳气盛于上"五字作"腹满"二字，当从《甲乙经》之说。何以言之? 别按《甲乙经》云："阳脉下坠，阴脉上争，发尸厥。"焉有阴气盛于上而又言阳气盛于上? 又按张仲景云："少阴脉不至，肾气微少，精血奔气促迫，上入胸鬲，宗气反聚，血结心下，阳气退下，热归阴股，与阴相动，令身不仁，此为尸厥。"仲景言阳气退下，则是阳气不得盛于上，故知当从《甲乙经》也。

丹波元简说：按帝问有二或字，故举阴气盛于上、阳气盛于上之两端而答之，则《新校正》似是而却非。

丹波元坚说：《医学读书记》曰："《甲乙经》削'阳气盛于上'五字，而增'腹满'二字于'虚则腹胀满'之下，'则下气重上'之上。林氏云当从《甲乙》，谓未有阴气盛于上而又阳气盛于上者。二公盖未体认分答语辞，故其言如此，殆所谓习而弗察者耶?"坚按：此说明确，正与原识合。

⑤下气重上而邪气逆：吴崑说：重，平声。重，并也。邪气，气失其常之名也。

丹波元简说：按《腹中论》云："阳气重上，有余于上"，此亦论厥逆也，即是同义。

⑥逆则阳气乱，阳气乱则不知人也：马莳说：阳气盛于上则不知人者，乃上文之热厥耳。

张介宾说：阳气盛于上则下气并而上行，并则逆，逆则乱，阳气乱则神明失守，故暴不知人也。

高世栻说：阳热之气盛于上，则下气重上而邪气逆，逆则阳气乱，乱则心神不宁，故暴不知人，或至半日远至一日乃知也。以明暴不知人而为热厥之意。

丹波元坚说：《医学读书记》曰："《素问》曰：'阴气盛于上则下虚，下虚则腹胀满。'又曰：'阳气盛于上则下气重上而邪气逆，则阳气乱，阳气乱则不知人。'此二段乃岐伯分答黄帝问厥或令人腹满，或令人昏不知人二语之辞。所谓阴气者，下气也。下气而盛于上，则下反无气矣。无气则不化故腹胀满也。所谓下气者，即阴气也。阳气上盛则阴气上奔，阴从阳之义也。邪气亦即阴气，以其失正而上奔，即为邪气。邪气既逆，阳气乃乱。气治则明，乱则昏，故不知人也。"

帝曰：善。愿闻六经脉之厥状病能[①]也。

岐伯曰：巨阳之厥，则肿首、头重[②]，足不能行，发为眴仆[③]。

阳明之厥，则癫疾欲走呼[④]，腹满，不得卧，面赤而热，妄见而妄言。

少阳之厥，则暴聋，颊[⑤]肿而热，胁痛，骱[⑥]不可以运。

太阴之厥，则腹满䐜胀[⑦]；后不利[⑧]，不欲食，食则呕，不得卧。

少阴之厥，则口干，溺赤，腹满，心痛。

厥阴之厥，则少腹[⑨]肿痛，腹胀，泾溲不利[⑩]，好卧屈膝[⑪]，阴缩肿[⑫]，骱内热[⑬]。

盛则泻之。虚则补之[⑭]。不盛不虚，以经取之[⑮]。

【本段提纲】 马莳说：此言足六经之厥状病能也。

【集解】

①病能:吴崑说:能,犹形也。

田晋蕃说:按"能"当读为"态",详《阴阳应象大论》。病能即病态,参阅《素问》第五《阴阳应象大论》第十七段"病之形能也"句下集解。

②肿首、头重:丹波元简说:按《脉解篇》:"肿腰、脽痛。"《著至教论》:"干嗌、喉塞。"乃与《论语》:"迅雷、风烈",《楚辞》:"吉日、辰良",并同字法。

伯坚按:俞樾《古书疑义举例》卷一错综成文例说:"古人之文,有错综成其辞以见文法之变者。如《论语》:'迅雷风烈',《楚辞》:'吉日兮辰良',《夏小正》:'剥枣栗零',皆是也。"

③眴仆:马莳说:眴眩而仆倒,乃上重下轻之证也。

吴崑说:眴,目眩乱也。仆,颠仆也。

田晋蕃说:《甲乙经》,"眴"作"眩"。按"眴"可以"眩"为之,《脉要精微论》:"为眴仆",王《注》谓:"头眩而仆倒",是其证。《文选·剧秦美新》:"臣尝有颠眴病。"《注》:"眴与眩古字通。"旬声玄声古音相近。

眴仆,参阅《素问》第十七《脉要精微论》第二十五段"为眴仆"句下集解。

④阳明之厥,则癫疾欲走呼:张介宾说:阳明,胃脉也,为多气多血之经。(伯坚按:见《素问》第二十四《血气形志篇》。)气逆于胃,则阳明邪实,故为癫狂之疾而欲走且呼也。阳邪盛则神明乱,故为妄见妄言。

丹波元简说:按《阴阳类论》云:"骂詈、妄行、巅疾、为狂。"王注以:"肾水不胜,故胃气盛而颠为狂",盖与此同证。详见《宣明五气篇》。(伯坚按:参阅《宣明五气篇》第八段"搏阳则为巅疾"句下集解。)

癫疾有癫痫和癫狂二义,参阅《素问》第四十七《奇病论》第九段"人生而有病巅疾者"句下集解。

⑤颊:参阅《素问》第三十二《刺热篇》第三段"颊痛"句下集解。

⑥骱:胫也。参阅《素问》第二十二《藏气法时论》第十二段"尻阴股膝髀腨胻足皆痛"句下集解。

⑦膜胀:膜胀即肿胀。参阅《素问》第五《阴阳应象大论》第二段"则生膜胀"句下集解。

⑧后不利:吴崑说:后便不利。

⑨少腹:少腹即小腹。参阅《素问》第二十二《藏气法时论》第九段"引少腹"句下集解。

⑩腹胀,泾溲不利:丹波元简说:《灵·本神篇》亦有"腹胀经溲不利"之文,"经"《甲乙经》作"泾"。盖泾溲是小便。《集韵》:"泾,去挺切,泉也。"刘熙《释名》:"水直波曰湿。泾,径也,言道径也。"溲者,二便之通称。《国语》:"少溲于豕牢。"《史记·仓公传》有"大小溲"语。《吴越春秋》:"太宰嚭奉溲恶。"《注》:"溲,即便也。恶,大便也。"故加泾字,别于大便。《脉要精微论》言小便为"水泉",此亦一证。

⑪屈膝:高世栻说:屈膝,蜷卧也。

⑫阴缩肿:高世栻说:阴缩肿,前阴萎缩而囊肿也。

⑬骱内热:张琦说:以上并热厥之候。

⑭盛则泻之。虚则补之:高世栻说:经脉有余而盛,则针刺以泻之。经脉不足而虚,则针刺以补之。

泻补,参阅《素问》第二十七《离合真邪论》第二段提纲附表。

⑮不盛不虚,以经取之:《灵枢》第十《经脉篇》:盛则泻之。虚则补之。不盛不虚,以经取之。

《灵枢》第四十八《禁服篇》:盛则泻之。虚则补之。不盛不虚,以经取之,名曰经刺。(伯坚按:"《灵枢》第七《官针篇》说:三日经刺。经刺者,刺大经之结络经分也。")

马莳说:不盛不虚,则在胆取胆而不取之肝,在肝取肝而不取之胆者,若所谓自取其经也,即名之曰经治,又曰经刺。(伯坚按:经治、经刺,均见《灵枢》第四十八《禁服篇》。)

吴崑说:《难经》曰:"实者泻其子,虚者补其母,当先补之,然后泻之。不盛不虚,以经取之者,是正经自病,不中他邪也,当自取其经。"正此谓也。经,经穴之所行者。(伯坚按:吴崑所引《难经》,是《第六十九难》的文字。)

太阴厥逆①,䯒急挛②,心痛引腹。治主病者③。

少阴厥逆,虚满④,呕变⑤,下泄清⑥。治主病者。

厥阴厥逆,挛,腰痛,虚满,前闭⑦,谵言⑧。治主病者。

三阴俱逆,不得前后⑨,使人手足寒,三日死。

太阳厥逆,僵仆⑩,呕血,善衄⑪。治主病者。

少阳厥逆,机关⑫不利。机关不利者,腰不可以行,项不可以顾。发肠痈,不可治。惊者死。

阳明厥逆,喘咳,身热,善惊,衄,呕血。

【本段提纲】 马莳说:此申足六经厥逆之证,其三阴各厥者各治其本经;三阴俱厥者易死;太阳、阳明厥者可治;惟少阳厥者发之为痈而惊则不可治也。

【集解】

①太阴厥逆:《新校正》云:详从"太阴厥逆"至篇末,全元起本在第九卷,王氏移于此。

张介宾说:按六经之厥已具上文,此复言者,考之全元起本,自本节之下另在第九卷中,盖彼此发明,原属两篇之文,乃王氏类移于此者,非本篇之重复也。

伯坚按:此段见《黄帝内经太素》卷二十六《经脉厥篇》,已将"太阴厥逆"以下移置,与王冰本同。

②䯒急挛:是小腿拳曲不能伸开。䯒,参阅《素问》第二十二《藏气法时论》第十二段"尻阴股膝髀腨胻足皆痛"句下集解。挛,参阅《素问》第十二《异法方宜论》第五段"其病挛痹"句下集解。

③治主病者:杨上善说:足太阴脉所发之穴,主疗此病者也。余仿此。

张介宾说:治主病者,谓如本经之左右上下及原俞等穴,各有宜用,当审其所主而刺之也。

④虚满:吴崑说:虚满者,中虚而满也。

⑤呕变:吴崑说:呕变者,水谷已变,犹呕逆而出。盖少阴在下,故食至下焦,其色已变犹呕也。

高世栻说:有欲呕之变证。

丹波元简说:按"呕变",当作"变呕"。《灵·五味篇》云:"若走骨,多食之令人变呕",与此篇大义相同。且有声无物曰呕,故不当作呕出变异之物解。按佛典有变呕之语,知是"呕变""变呕",乃呕逆之谓。诸注恐属强解。

喜多村直宽说:《医心方》引《医门方》云:"治呕逆变吐、食饮不下。"又治宿食不消方,引《南海传》云:"指别喉中变吐令尽。"

⑥清:喜多村直宽说:清、圊通用,疑是仲景所谓下利清水也。

⑦前闭:高世栻说:前阴闭结。

⑧谵言:《新校正》云:按全元起云:"谵言,气虚独言也。"

谵言,谓妄谬而不次也。参阅《素问》第三十一《热论》第五段"谵言"句下集解。

⑨不得前后:杨上善说:大小便不通。

丹波元简说:按此谓二便不通。

喜多村直宽说:按《仓公传》有"前后溲"字。

⑩僵仆:杨上善说:后倒曰僵。前倒曰仆。

高世栻说:僵仆,即上文发为眴仆之义。

⑪衄:衄俗字,见《广韵》,鼻出血也。参阅《素问》第四《金匮真言论》第二段"故春善病鼽衄"句下集解。

⑫机关:张介宾说:机关者,筋骨要会之所也。

手太阴厥逆,虚满而咳,善呕沫①。治主病者。

手心主,少阴厥逆,心痛引喉,身热,死不可治②。

手太阳厥逆,耳聋,泣出,项不可以顾,腰不可以俯仰。治主病者。

手阳明,少阳厥逆,发喉痹③,嗌④肿,痓⑤。治主病者。

【本段提纲】 马莳说:此言手六经之厥逆,惟心经则死,余则不言生死也。

【集解】

①善呕沫:喜多村直宽说:《仓公传》:"烦懑,食不下,呕沫。"

伯坚按:此段见《甲乙经》卷内《经脉》第一中,作"善呕吐沫"。又见《黄帝内经太素》卷二十六《经脉厥》篇作"善呕唾沫"。

②死不可治:马莳说:《灵枢·邪客篇》言:"心者,五藏六府之大主也,精神之所舍也,其藏坚固,邪弗能容也。容之则心伤,心伤则神去,神去则死矣。"此所以死不可治。

高世栻说:手心主厥阴包络,手少阴心经,经厥气逆,皆有心痛之病。

③喉痹:喉痹是喉闭塞肿痛。参阅《素问》第七《阴阳别论》第十四段"一阴一阳结谓之喉痹"句下集解。

④嗌:咽也。参阅《素问》第五《阴阳应象大论》第二十段"地气通于嗌"句下集解。

⑤痓:杨上善说:痓,身项强直也。

《新校正》云:按全元起本,"痓"作"痉"。

马莳说:按全元起本,"痓"作"痉"。按痓,音炽,《伤寒论》有刚痓、柔痓。痉,音敬,风强病也。此肿痓当以痉为是,后世互书者非。

余岩《古代疾病名候疏义》第一四二页:《说文》:"痉,强急也。从疒,巠声。"岩按《伤寒论》《金匮要略》皆有痉湿暍篇,而《金匮》为备,其述证候,有颈项强急、恶寒、颈热、面赤、目赤、头动摇、口噤、背反张、发热等候。考热性病之有头项强急、口噤、背反张者,惟流行性脑脊髓膜炎及破伤风为然。《金匮》又云:"太阳病,发热无汗,反恶寒者,名曰刚痉",今流行性脑脊髓膜炎之始发也,亦有恶寒。所谓太阳病者,《伤寒论·辨太阳病脉证并治》上第五云:"太阳之为病,脉浮,头项强痛而恶寒,"是刚痉之为病,有恶寒发热、头痛、项强、口噤、背反张,其流行性脑脊髓膜炎乎?头热面赤者,壮热使然也,目赤者,转移性眼炎也。《金匮》又云:"太阳病:发热、汗出、而不恶寒,名曰柔痉。"今破伤风不恶寒而热渐高,发汗极多,则柔痉者,其破伤风乎?

痉字或作痓,成无己《伤寒论》注云:"痓当为痉,传写之误也。"王筠《说文释例》云:"《脉经》卷八校语云:'痓一作痉,'《说文》有痉无痓,……《脉经》当以痉为正,六朝写书用草字,因讹为痓,后人因别为之音。"岩按成、王之言是也。

痓,参阅《素问》第三十七《气厥论》第二段"传为柔痓"句下集解。

《厥论第四十五》今译

黄帝问说:厥病有发冷的,也有发热的,这是什么原因呢?

岐伯回答说:人身下部的阳气衰退,则发生寒厥。人身下部的阴气衰退,则发生热厥。

黄帝说:热厥发热的时候,一定从脚下起始,这是什么原因呢?

岐伯说:阳气(足三阳经脉)都是从足五趾的表面外侧起始的。阴脉(足三阴经脉)则都是在足的下面集合而在足心聚会。所以阳气盛则足下发热。

黄帝说:寒厥发冷的时候,一定从足五趾起始而上达到膝部,这是什么原因呢?

岐伯说:阴气(足之阴经脉)是从足五趾的里面(内侧)起始的,在膝部的下面集合而在膝上聚会。所以阴气盛则从足趾起发冷一直上达到膝部。这种发冷,都是从内部发生而不是从外面来的。

黄帝说:寒厥是什么原因导致的呢?

岐伯说:前阴是宗筋(阴茎及睾丸)所聚会的地方,是足太阴脾经脉和足阳明胃经脉所集合的处所。在春季和夏季则阳气多而阴气少,在秋季和冬季则阴气盛而阳气衰。如果这个人体质强壮,在秋冬两季阳气衰的时候房事过度,身体下部的气向上争竞着而不能恢复正常状态,精气向下涌泻而出,于是邪气即趁着虚弱而向上侵入。寒气从里面发生,阳气衰退而不能灌溉各经络,阳气一天一天地减少,只有阴气独存,所以四肢寒冷。

黄帝说:热厥是什么原因导致的呢?

岐伯说:酒进到胃里面,则络脉充盛而经脉空虚。脾是为胃散布津液的,如果体内阴气空虚则阳气进入,阳气进入则胃不平和,胃不平和则精气衰竭,精气衰竭则不能营养四肢。这种病人一定是常常喝醉了酒或者吃饱了饭又去行房,饮食物的精气聚在脾中不能散布,酒和食物聚在一块,所发生的热气极盛,于是全身发热,内部发热,而小便呈现红色。酒气是壮盛而凶猛的,肾气阴气一天一天地衰弱,只有阳气独胜,所以四肢都发热。

黄帝说:厥病或者令人腹部满胀,或者令人突然不知人事,甚至半天到一天才知人事,这是什么原因呢?

岐伯说:上部的阴气盛则下部的阴气虚,下部的阴气虚则腹部胀满。上部的阳气盛则下部的气逆行并入上部,气逆行则乱,阳气乱所以不知人事。

黄帝说:好。我希望知道六经脉厥病的症状。

岐伯说:太阳经(足太阳膀胱经)厥病的症状是:头部肿大,头部沉重,脚不能走路,常因头眩而仆倒地上。

阳明经(足阳明胃经)厥病的症状是:发癫病乱叫乱跑,腹部胀满,不能睡,面呈红色而发热,眼睛常有幻觉,胡言乱语。

少阳经(足少阳胆经)厥病的症状是:突然耳聋,腮肿而发热,胁部痛,小腿无力不能动。

太阴经(足太阴脾经)厥病的症状是:腹部胀满,大便困难,不想吃东西,吃了东西即呕吐,不能睡。

少阴经(足少阴肾经)厥病的症状是:口干,小便呈红色,腹部胀满,心痛。

厥阴经(足厥阴肝经)厥病的症状是:小腹肿痛,腹胀,小便困难,睡时要屈膝而睡(蜷卧),阴茎萎缩,阴囊肿大,小腿内部发热。

经脉盛的应当用泻法。经脉虚的应当用补法。经脉不盛不虚的,应当取用患病的本经脉的孔穴。

太阴经(足太阴脾经)厥逆病的症状是:小腿蜷曲不能伸开,心痛,牵引着腹部也痛。应当取用本经脉中能治疗这些症状的孔穴。

少阴经(足少阴肾经)厥逆病的症状是:体内空虚而有胀闷的感觉,呕吐,大便泻清水。应当取用本经脉中能治疗这些症状的孔穴。

厥阴经(足厥阴肝经)厥逆病的症状是:筋蜷曲不能伸开,腰痛,体内空虚而有胀闷的感觉,小便不通,胡言乱语。应当取用本经脉中能治疗这些症状的孔穴。

如果三阴经同时都气逆,则大小便不通,四肢发冷,三天就会死。

太阳经(足太阳膀胱经)厥逆病的症状是:仆倒,呕血,容易出鼻血。应当取用本经脉中能治疗这些症状的孔穴。

少阳经(足少阳胆经)厥逆病的症状是:关节不活动。关节不活动则腰不能行走,后颈不能回顾。如果发生肠痈,则无法治疗。如果受了惊骇,则会死。

阳明经(足阳明胃经)厥逆病的症状是:气喘,咳嗽,全身发热,容易受惊,鼻出血,呕血。

手太阴(肺经)厥逆病的症状是:体内空虚而有胀闷的感觉,咳嗽,容易呕吐白沫。应当取用本经脉中能治疗这些症状的孔穴。

手心主(厥阴经)和少阴(心经)厥逆病的症状是:心痛,牵引着喉部也痛,全身发热。这是死证,无法治疗。

手太阳(小肠经)厥逆病的症状是:耳聋,出眼泪,后颈不能回顾,不能伸腰弯腰。应当取用本经脉中能治疗这些症状的孔穴。

手阳明(大肠经)和少阳(三焦经)厥逆病的症状是:喉痹(喉部肿痛闭塞),咽肿,痉(脑膜炎或破伤风)。应当取用本经脉中能治疗这些症状的孔穴。

卷 十 三

病能论第四十六①

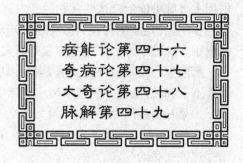

①病能论第四十六：《新校正》云：按全元起本在第五卷。

丹波元简说：按吴释前篇病能云："能犹形也"，此解为是。（伯坚按：丹波元简所引吴崑《注》，见《素问》第四十五《厥论》第七段"愿闻六经脉之厥状病能也"句下集解。）

喜多村直宽说：能，音耐，与态同。《厥论》："厥状病能。"《阴阳应象大论》："病之形能也。"

伯坚按：本篇和《甲乙经》《黄帝内经太素》《类经》三书的篇目对照，列表于下：

素问	甲乙经	黄帝内经太素	类经
病能论第四十六	卷九——肾小肠受病发腹胀腰痛引背少腹控睾第八 卷十——阳受病发风第二下 卷十一——阳厥大惊发狂痫第二十一 卷十一——邪气聚于下脘发内痈第八 卷十一——寒气客于经络之中发痈疽风成发厉浸淫第九下 卷十二——目不得眠不得视及多卧卧不安不得偃卧肉苛诸息有音及喘第三	卷十四——人迎脉口诊篇 卷十九——知针石篇 卷三十——卧息喘逆篇 卷三十——阳厥篇 卷三十——酒风篇 卷三十——经解篇	卷十五——酒风（疾病类三十二） 卷十五——厥腰痛（疾病类三十七） 卷十七——阳厥怒狂（疾病类六十四） 卷十八——不得卧（疾病类八十二·二） 卷十八——胃脘痈颈痈（疾病类八十八·一） 卷十八——胃脘痈颈痈（疾病类八十八·二） 卷三十——奇恒（会通类十一）

病能即病态。参阅《素问》第五《阴阳应象大论》第十七段"病之形能也"句下集解。

【释题】 "能"字应当做"态"字读,详见《阴阳应象大论》"病之形能也"句下集解。病能就是病态。本篇讨论几种个别疾病的病态,就叫作《病能论》。

【提要】 本篇用黄帝、岐伯问答的形式,讲几种个别疾病的诊断、病理和治疗。第一讲胃脘痈。第二讲卧而不安和不得偃卧。第三讲腰痛。第四讲颈痈。第五讲阳厥。第六讲酒风。本篇有药物治疗的两个处方,一个是生铁落饮,一个是泽泻饮,这是《腹中论》以后在《素问》中第二篇提出的药物治疗。

黄帝问曰:人病胃脘痈者①,诊当何如?

岐伯对曰:诊此者当候胃脉②,其脉当沉细。沉细者气逆,逆者人迎甚盛③,甚盛则热。人迎者、胃脉也④,逆而盛则热聚于胃口而不行,故胃脘为痈也。

【本段提纲】 马莳说:此言诊胃脘有痈之脉。

【集解】

①人病胃脘痈者:吴崑说:吸门之下,贲门之上,受纳水谷之脘,名曰胃脘。

丹波元简说:按《圣济总录》云:"夫阴阳升降,则荣卫流通。气逆而隔,则留结为痈。胃脘痈者,由寒气隔阳,热聚胃口,寒热不调,故血肉腐坏。以气逆于胃,故胃脉沉细。以阳气不得下通,故颈人迎甚盛。令人寒热如疟,身皮甲错,或咳或呕,或唾脓血。观伏梁之病亦有侠胃脘内痈者,以其裹大脓血,居肠胃之外故也。"方附于一百二十九卷。

喜多村直宽说:《说文》:"脘,胃府也。从肉,完声。读若患。"

胃脘,参阅《素问》第七《阴阳别论》第二段"胃脘之阳也"句下集解。

②诊此者当候胃脉:丹波元简说:以寸关尺配五藏六府者,《难经》以后之说。此言胃脉者,必别有所候。

张琦说:人迎,谓结喉旁脉,则上所云当候胃脉者,指趺阳也。夫阳明之气,自头走足,趺阳沉涩而人迎甚盛,则经气不降,故知热聚于胃口也。

丹波元坚说:《医学读书记》曰:"云当候胃脉者,谓趺阳也。趺阳不必沉且细,而今沉且细者,气逆于上而下乃虚,下虚则沉细也。人迎甚盛者,气逆于上则上盛,上盛故人迎甚盛。夫气聚于上而热不行,胃脘壅遏,得不畜积为痈耶?"琦亦以为趺阳。然诊趺阳创于仲景,《内经》所未见,则此说亦难从。

伯坚按:《素问》第二十《三部九候论》说:"下部人,足太阴也。人以候脾胃之气。"王冰注:"候胃气者,当取足跗之上、冲阳之分,穴中脉动乃应手也。"此处所说的胃脉,应当采用王冰的《三部九候论注》来做解释。参阅《素问》第二十《三部九候论》第三段"下部人足太阴也"句下集解。冲阳穴一名趺阳穴。

③逆者人迎甚盛:张介宾说:胃气逆而人迎盛,逆在藏而热在经也。即《终始》等篇所云"人迎三盛,病在阳明"之谓。

④人迎者、胃脉也:《灵枢》第二十一《寒热病篇》:人迎,足阳明也,在婴筋之前。

张介宾说:人迎在结喉旁,足阳明动脉也。

人迎,参阅《素问》第九《六节藏象论》第五段"故人迎一盛病在少阳"句下集解。

帝曰:善。人有卧而有所不安者,何也?

岐伯曰:藏有所伤。及精有所之寄则安①。故人不能悬其病也②。

【本段提纲】 马莳说:此言人有卧而不安者,以藏气伤而精气耗也。

【集解】

①藏有所伤。及精有所之寄则安:王冰说:五藏有所伤损及之。水谷精气有所之寄,扶其下则卧安。(伯坚按:王冰是将"藏有所伤及"五字作为一句。)

《新校正》云:按《甲乙经》,"精有所之寄则安"作"情有所倚则卧不安",《太素》作"精有所倚则不安"。

田晋蕃说:按"精""情"古字通假。(《荀子》:"术顺墨而精杂汙。"杨倞注:"精当为情。")"寄""倚"义亦通训。(《广雅·释诂》:"寄,依也。"《说文》:"倚,依也。")《甲乙经》《太素》与经无甚异义,惟安作不安,则涉上文问辞而误耳。帝问人之卧而有所不安者何也,岐伯对以藏有所伤,言有所伤则不安也。五藏主藏精者也,故曰及精有之寄则安。(之犹言归也。《孟子》:"夫然后之中国",《文选注》作:"夫然后归中国。")不安之病,上句之对已明,此句特反复以申其义耳。衍一"不"字非是。(《经脉别论》王注:"惊则心无所倚,神无所归",倚与归并言。)

②故人不能悬其病也:杨上善说:不能悬定病处数起动也。

王冰说:以伤及于藏,故人不能悬其病处于空中也。

马莳说:悬者,绝也。按《逆调论》第六节有:"不得卧而息有音者",诸证尤详,但此曰不安,则是不能安寝也,与彼有异。

吴崑说:不能悬其病于空,使之不成疾也。

喜多村直宽说:悬乃悬断之义。《后汉·皇甫谧》注:"悬,犹停也。"

帝曰:人之不得偃卧者①,何也?

岐伯曰:肺者,藏之盖也②。肺气盛则脉大,脉大则不得偃卧。论在《奇恒》《阴阳》中③。

【本段提纲】 马莳说:此言人之不得偃卧者,以其肺之邪气盛也。

【集解】

①人之不得偃卧者:王冰说:谓不得仰卧也。

高世栻说:偃卧,正卧也。《评热论》云:"不能正偃者,胃中不和也。"

丹波元坚说:《广雅》:"偃,仰也。"

②肺者,藏之盖也:王冰说:居高布叶,四藏下之,故言肺者藏之盖也。

丹波元简说:《痿论》云:"肺者,藏之长也,心之盖也。"《灵·九针论》云:"五藏之应天者肺。肺者,五藏六府之盖也。"(伯坚按:《灵枢》第二十九《师传篇》也说:"五藏六府者,肺为之盖。")

③论在《奇恒》《阴阳》中:王冰说:《奇恒》《阴阳》,上古经篇名,世本阙。

顾观光说:《奇恒》《阴阳》,当是二书。《玉版论要篇》云:"行奇恒之法,以太阴始。"《方盛衰论》云:"奇恒之势,乃六十首。"此单言奇恒者也。《著至教论》云:"子不闻阴阳传乎?"《阴阳类论》云:"决以度,察以心,合之阴阳之论。"此单论阴阳者也。盖二书中并有其说,故兼举之。

《奇恒》和《阴阳》,都是书名。参阅《素问》第七十七《疏五过论》第八段"阴阳奇恒"句下集解。

帝曰:有病厥者,诊右脉沉而紧,左脉浮而迟,不知病主安在①?

岐伯曰:冬诊之,右脉固当沉紧,此应四时;左脉浮而迟,此逆四时②。在左当主病在肾③,颇关在肺④,当腰痛也。

帝曰:何以言之?

岐伯曰:少阴脉贯肾、络肺⑤,今得肺脉,肾为之病⑥,故肾为腰痛之病也⑦。

【本段提纲】 马莳说:此言肾有浮沉之脉,当知其有腰痛之病也。

【集解】

①不知病主安在:原文作"不然病主安在"。

《新校正》云:按《甲乙经》,"不然"作"不知"。

张介宾说:"不然",《甲乙经》作"不知",于义为安,当从之。

伯坚按:此段见《甲乙经》卷九《肾小肠受病发腹胀腰痛引背少腹控睾》第八,作"不知病主安在"。今据张介宾说,依《甲乙经》校改。

②左脉浮而迟,此逆四时:张介宾说:冬气伏藏,故沉紧者为应时,浮迟者为逆,逆则为厥矣。

张志聪说:脉合四时,故冬诊之,左右脉皆当沉紧,今左脉反浮而迟,是逆四时之气矣。

③在左当主病在肾:张志聪说:肾主冬气,而又反浮在左,故当主病在肾。(伯坚按:《难经·三十六难》说:"肾两者,非皆肾也,其左者为肾,右者为命门。"所以张志聪说浮在左当主病在肾。)

④颇关在肺:王冰说:以冬左脉浮而迟,浮为肺脉,故言颇关在肺也。(伯坚按:《素问》第十九《玉机真藏论》说:"秋脉者,肺也,西方金也,万物之所以收成也,故其气来轻虚以浮,来急去散,故曰浮。"所以王冰说浮为肺脉。)

吴崑说:关,关系也。

⑤少阴脉贯肾、络肺:《灵枢》第十《经脉篇》:肾足少阴之脉,起于小指之下,邪走足心,出于然谷之下,循内踝之后,别入跟中,以上踹内,出腘内廉,上股内后廉,贯脊,属肾,络膀胱。其直者,从肾上贯肝膈,入肺中,循喉咙,挟舌本。其支者,从肺出络心,注胸中。

⑥今得肺脉,肾为之病:张介宾说:肾脉本络于肺,今以冬月而肺脉见于肾位,乃肾气不足,故脉不能沉而见浮迟,此非肺病,病在肾也。

⑦故肾为腰痛之病也:丹波元简说:《甲乙经》无"肾"字。

伯坚按:此段见《甲乙经》卷九《肾小肠受病发腹胀腰痛引背少腹控睾》第八,作"故为腰痛",没有"肾"字。今据《甲乙经》删去"肾"字。

帝曰:善。有病颈痈者①,或石②治之,或针灸治之,而皆已,其真③安在?

岐伯曰:此同名异等者也④。夫痈气之息者⑤,宜以针开除去之。夫气盛血聚者⑥,宜石而泻之⑦。此所谓同病异治也。

【本段提纲】 马莳说:此言有病颈痈者,当同病异治也。

【集解】

①有病颈痈者:丹波元简说:《痈疽篇》云:"发于颈者,名曰夭疽,其痈大而赤黑。不急治,则热气下入渊腋,前伤任脉,内薰肝肺,十余日而死矣。"

余岩《古代疾病名候疏义》第二三九页:古多痈疽并称。《巢氏病源候论》卷三十二论《痈候》,以为:"痈者,由六府不和所生。六府主表,气行经络而浮,故痈浮浅,皮薄以泽,久则热胜于寒,血肉腐坏,化而为脓。"论《疽候》,以为:"疽者,五藏不调所生。藏气主里,气行经络而沉,故疽肿深厚,其上皮强如牛领之皮,久则热胜于寒,血肉腐坏,化而为脓。"据此,则痈疽皆脓疡,而浮浅者为痈,深厚者为疽也。

②石:参阅《素问》第十二《异法方宜论》第二段"其治宜砭石"句下集解。

③其真:《素问》第四《金匮真言论》:非其人勿教,非其真勿授,是谓得道。

吴崑说:真,正治之法也。

④此同名异等者也:王冰说:言虽同曰颈痈,然其皮中别异不一等也。

张介宾说:颈痈之名虽同,而证则有异,故治亦各有所宜。

高世栻说:等,类也。颈痈之名虽同,而在气在血,则异类也。

⑤夫痈气之息者:王冰说:息,瘜也,死肉也。

吴崑说:瘜,腐肉也。

张介宾说:息,止也。痈有气结而留止不散者,治宜用针以开除其气,气行则痈愈矣。

丹波元简说:按《说文》:"瘜,寄肉也。"徐锴曰:"息者,身外生之也。故古谓赊赁生举钱为息钱,旋生土为息壤也。"《方言》作"腮"。王释为死肉,吴则为腐肉,无所考据。张注允当,今从之。

丹波元坚说:痈气之息,是脓未成者。

⑥夫气盛血聚者:丹波元坚说:气盛血聚,是脓已成者。

⑦宜石而泻之:王冰说:石,砭石也,可以破大痈出脓,今以铫针代之。

帝曰:有病怒狂者①,此病安生?

岐伯曰:生于阳也。

帝曰:阳何以使人狂?

岐伯曰:阳气者,因暴折而难决,故善怒也②。病名曰阳厥③。

帝曰:何以知之?

岐伯曰:阳明者常动④,巨阳、少阳不动⑤,不动而动大疾,此其候也⑥。

帝曰:治之奈何?

岐伯曰:衰其食⑦,即已。夫食入于阴,长气于阳,故夺其食即已⑧。使之服以生铁洛为饮⑨。夫生铁洛者,下气疾也⑩。

【本段提纲】 马莳说:此言有病怒狂者,有病由、有诊法、有治法也。

【集解】

①有病怒狂者:王冰说:怒不虑祸,故谓之狂。

丹波元简说:《灵·癫狂篇》云:"狂始发,少卧,不饥,自高贤也,自辨智也,自尊贵也,善骂詈,日夜不休。"《通评虚实论》云:"癫疾厥狂,久逆之所生也。"又《千金方》云:"狂风骂詈,挝斫人,名热阳风。"即怒狂也。(伯坚按:见《备急千金要方》卷十四《小肠腑风癫》第五。)

狂,参阅《素问》第二十八《通评虚实论》第二十一段"狂"句下集解。

②阳气者,因暴折而难决,故善怒也:王冰说:言阳气被折郁不散也。此人多怒,亦曾因暴折而心不疏畅故尔。

马莳说:此人者,因猝暴之顷,有所挫折,而事有难决,志不得伸,故三阳之气,厥逆上行,而善怒而狂。

吴崑说:阳气宜于升速,若暴折而抑之,不得剖决,则令人善怒而狂。

③阳厥:《灵枢》第十《经脉篇》:胆足少阳之脉,是动则病口苦,善太息,心胁痛,不能转侧,甚则面微有尘,体无膏泽,足外反热,是为阳厥。

④阳明者常动:马莳说:足阳明经常动者,《灵枢·动输篇》言:"足阳明独动不休",故凡冲

阳、地仓、大迎、下关、人迎、气冲之类，皆有动脉不止，而冲阳为尤甚。

吴崑说：阳明者常动，谓巨髎动于两颊，人迎动于喉之两侧，冲阳动于足趺也。

⑤巨阳、少阳不动：马莳说：足太阳膀胱经、足少阳胆经，则不动者也。虽膀胱经动天窗、委中、昆仑，胆经有天容、悬钟、听会，而皆不及胃经之尤动也。

吴崑说：巨阳、少阳不动，谓巨阳有委中、昆仑，少阳有悬钟、听会，其脉皆不甚动。

⑥不动而动大疾，此其候也：王冰说：不应常动而反动甚者，动当病也。

⑦衰其食：原文作“夺其食”。

《新校正》云：按《甲乙经》，“夺”作“衰”，《太素》同也。

田晋蕃说：按左氏桓二年《传》：“皆有等衰。”注：“衰，杀也。”是衰有减省之义。观王注，食少曰节去其食，似王氏所据之本作衰也。《风论》：“其寒也则衰食饮”，以食少为衰，古语如是。

伯坚按：此段见《甲乙经》卷十一《阳厥大惊发狂痫》第二；又见《黄帝内经太素》卷三十《阳厥篇》；都作“衰其食”。今据田晋蕃说，依《甲乙经》《太素》校改。

衰，参阅《素问》第四十二《风论》第二段“其寒也则衰食饮”句下集解。

⑧夫食入于阴，长气于阳，故夺其食即已：王冰说：食少则气衰，故节去其食，即病自止。

张介宾说：五味入口而化于脾，食入于阴也。藏于胃以养五藏气，长气于阳也。食少则气衰，故节夺其食，不使胃火复助阳邪，则阳厥怒狂者可已。

⑨使之服以生铁洛为饮：杨上善说：生铁洛，铁浆也。

王冰说：铁洛，味辛，微温，平。主治下气方，俗或呼为铁浆，非是生铁液也。

《新校正》云：按《甲乙经》，“铁洛”作“铁落”，“为饮”作“为后饮”。

《重修政和经史证类备用本草》卷四（《四部丛刊》影印本）：铁落，味辛，平。主风热恶疮、疡疽、疮痂疥气在皮肤中。（伯坚按：以上黑地白字，是《神农本草经》原文。）

张介宾说：生铁洛，即炉冶间锤落之铁屑，用水研浸，可以为饮。其属金，其气寒而重，最能坠热开结，平木火之邪，故可以下气疾、除狂怒也。凡药中用铁精、铁华粉、针砂、铁锈水之类，皆同此意。

丹波元简说：按《本草经》作铁落。唐本注云：“落，是铁皮滋液，黑于余铁。陶谓可以染皂，云是铁浆，误矣。”苏颂《图经》云：“铁落者，锻家烧铁赤沸，砧上打落细皮屑，俗呼为铁花是也。初炼去矿，用以铸鎢器物者，为生铁。再三销拍，可以作鍱者，为鑐铁，亦谓之熟铁。”此说是也。《别录》云：“铁落一名铁液”，故王云：“为铁浆，非是生铁液也”。按唐本注云：“诸铁疗病，并不入丸散，皆煮取浆用之。”此云“为饮”，亦煮取浆者欤？

陆懋修说：“洛”，《甲乙经》作“落”。按“洛”“落”古字相通。《春秋》闵元年“公及齐侯盟于落姑”，《左传》作“落”，《公羊》《谷梁》皆作“洛”。

喜多村直宽说：《妇人良方》：“《素问》云：‘阳厥狂怒，饮以铁落。’怒狂出于肝经，肝属木，铁落金也，以金制木之意。”

田晋蕃说：《本草经》作“铁落”，《经》作“洛”者，字之省，如《左传》闵元年：“公及齐侯盟于落姑”，《公羊》《谷梁》作“洛”是也。“为饮”，当从《经》，不当从皇甫本，观上文：“夺其食即已”，知非为后饮也。

⑩下气疾也：吴崑说：寒而镇重，故下气速，气下则不厥逆矣。

丹波元简说：按《列子·汤问》：“吴楚之国，有大木焉，其名为櫾（音柚），碧树而冬生，实丹而味酸。食其皮汁，已愤厥之疾。”张湛注云：“气疾也。”《梁书·姚察传》：“自免忧后，因加气疾。”盖愤厥乃阳厥之类，而气疾所指不一，凡狂易、癫眩、惊悸、痫瘈，心神不定之证，宜概称气疾焉。

丹波元坚说：桓谭《新论》云："子云亦言，成帝诏作《甘泉赋》，卒暴，遂倦卧，梦五藏出地，以手收内之。及觉，气病一年(《意林》引)。"盖气病即气疾也。

帝曰：善。有病身热，解惰，汗出如浴，恶风，少气①，此为何病？

岐伯曰：病名曰酒风②。

帝曰：治之奈何？

岐伯曰：以泽泻③、术④各十分，麋衔⑤五分⑥，合以三指撮⑦，为后饭⑧。

【本段提纲】 马莳说：此言酒风之证，而有治之之方也。《风论》曰："饮酒中风，则为漏风。漏风之状，或多汗，常不可单衣，食则汗出，甚则身汗，喘息，恶风，衣常濡，口干善渴，不能劳事。"

【集解】

①少气：气息微弱也。参阅《素问》第四十九《脉解》第三段"所谓胸痛少气者"句下集解。

②酒风：王冰说：饮酒中风者也。《风论》曰："饮酒中风则为漏风"，是亦名漏风也。

张介宾说：此即前《风论》中所谓漏风也。酒性本热，过饮而病，故令身热。湿热伤于筋，故解惰。湿热蒸于肤腠，故汗出如浴。汗多则卫虚，故恶风。卫虚则气泄，故少气。因酒得风而病，故曰酒风。

③泽泻：王冰说：泽泻，味甘，寒，平。主治风湿、益气。

《重修政和经史证类备用本草》卷六(《四部丛刊》影印本)：泽泻，味甘，寒。主风寒湿痹孔难消水，养五藏，益气力肥健。(伯坚按：以上黑地白字，是《神农本草经》原文。)

张介宾说：泽泻，味甘淡，性微寒，能渗利湿热。

④术：王冰说：术，味苦，温，平。主治大风，止汗。

《重修政和经史证类备用本草》卷六(《四部丛刊》影印本)：术，味苦，温。主风寒湿痹，死肌，痉，疸，止汗，除热，消食。(伯坚按：以上黑地白字，是《神农本草经》原文。)

张介宾说：白术，味甘苦，气温，能补中，燥湿，止汗。

丹波元简说：按苏颂云："凡古方云术者，乃白术也。"此方，《圣济》名泽泻汤，《三因》名麋衔汤，并用白术。

⑤麋衔：王冰说：麋衔，味苦，寒，平。主治风湿筋痿。

《重修政和经史证类备用本草》卷七(《四部丛刊》影印本)：薇衔，味苦，平。主风湿痹，历节痛，惊痫，吐舌悸气，贼风，鼠瘘，痈肿。一名麋衔。(伯坚按：以上黑地白字，是《神农本草经》原文。)

张介宾说：麋衔，即薇衔，一名无心草，南人呼为吴风草。味苦，平，微寒。主治风湿。

丹波元简说：麋衔，本经作"薇衔，一名麋衔"。唐本注云："一名鹿衔草，言鹿有疾，衔此草差。"

陆懋修说：麋，武悲切。《说文》："麋，鹿属。"又与蘪通。《尔雅·释草》："蘪芜。"注："蘪，香草。"又"蘪从水生"疏："草从水生曰蘪。"《本草》："一名薇衔。一名鹿衔。"《水经注》："魏兴锡义山多生薇衔草，有风不偃，无风独摇。"

⑥五分：张介宾说：十分者，倍之也。五分者，减半也。

丹波元简说：《圣济》，"十分"作"二两半"，"五分"作"一两一分"。陶氏《序录》云："古秤惟有铢两而无分名。今则以十黍为一铢，六铢为一分，四分为一两。"然则四分为一两者，六朝以降之事，而此经云分者，非分两之分，《总录》误尔。《三因》，"十分"作"一两"，"五分"作"半两”,乃与张注符矣。

丹波元坚说:仲景方于丸散持用分字,亦是裁分之谓,非六铢之分,即与本经同义。

⑦合以三指撮:吴崑说:三指撮者,言如三指宽一撮也。

张介宾说:合以三指,用三指撮合以约其数而为煎剂也。(丹波元简说:考经文,此谓散药,张《注》谬尔。)

丹波元简说:按陶《序例》:“一撮者,四刀圭也。刀圭者,十分方寸匕之一,准如梧桐子大也。”此云三指撮者,乃一方寸匕余也。《圣济》云:“右三味,捣罗为散,每服二钱匕,沸汤调,食后服。”《三因》亦云:“右为末,每服二钱,酒饭任调下,食前后。”

喜多村直宽说:徐氏《兰台轨范》:“三指为撮,约二三钱。”

⑧为后饭:杨上善说:先食后服,故曰后饭也。

王冰说:饭后药先,谓之后饭。

马莳说:饭后者,药在饭后也。(丹波元简说:误。)

所谓深之细者,其中手如针也①。摩之,切之②。聚者,坚也。博者,大也③。《上经》者,言气之通天也④。《下经》者,言病之变化也⑤。《金匮》者,决死生也⑥。《揆度》者,切度之也⑦。《奇恒》者,言奇病也⑧。所谓奇者,使奇病不得以四时死也。恒者,得以四时死也⑨。所谓揆者,方切求之也,言切求其脉理也。度者,得其病处,以四时度之也⑩。

【本段提纲】 王冰说:凡言所谓者,皆释未了义。今此所谓,寻前后经文悉不与此篇义相接,似今数句少成文义者,终是别释经文。世本既阙第七十二篇,应彼阙经错简文也。古文断裂,缪续于此。

马莳说:此历举古经篇名而释其义也。

张介宾说:此节乃病能论尾,观其辞意,皆释经文未明之义而与本论无涉,且其有见于经者,有不见于经者,王氏谓“古经断裂缪续于此”者是也。故不载正条,收类于此。

张琦说:自“所谓深之”至此(篇末),王注以为错经简文,是也。义既无当,应从删削。

【集解】

①其中手如针也:杨上善说:诊脉所知,中手如针,此细之状也。

②切之:杨上善说:切,按也。(喜多村直宽说:按此与杨玄操《难经注》同。)

③所谓深之细者,其中手如针也。摩之,切之。聚者,坚也。博者,大也:马莳说:首四句是以针法为解。

张志聪说:此论切求奇恒之脉法也。夫胃府五藏之病能者,其气逆者其脉沉细,故所谓沉之而细者,其应手如针之细而沉也。再按而摩之,切而求之。如胃精之聚于胃,脾气之聚于脾者,其脉坚牢而不鼓也。又如肺气之盛,肾气之上搏于肝,肝气之上搏于心者,其脉应指而大也。

④《上经》者,言气之通天也:马莳说:上经者,必以卫气为类,如《生气通天论》之义,故曰言气之通天也。

张志聪说:上经者,谓《上古天真》《生气通天》至《六节藏象》《藏气法时》诸篇,论人之藏府阴阳,地之九州九野,其气皆通于天气。

顾观光说:《气交变大论》引《上经》曰:“夫道者,上知天文,下知地理,中知人事,可以长久。"

⑤《下经》者,言病之变化也:张志聪说:下经者,谓《通评虚实》以下,至于《脉解》诸篇,论疾病之变化。

顾观光说:《逆调论》引《下经》曰:"胃不和则卧不安。"《痿论》引《下经》曰:"筋痿者,生于肝使内也。肉痿者,得之湿地也。骨痿者,生于大热也。"

伯坚按:《素问》第七十七《疏五过论》说:"《上经》《下经》。"又第七十九《阴阳类论》说:"帝曰:却念《上下经》。"

⑥《金匮》者,决死生也:马莳说:金匮者,疑是藏之金匮,如《金匮真言论》之类,然其义则决死生也。

张志聪说:金匮者,如《金匮真言》《脉要精微》《平人气象》诸篇,论脉理之要妙,以决死生之分,藏之金匮,非其人勿教,非其真勿授,故曰金匮者,所以决死生也。

⑦《揆度》者,切度之也:马莳说:《玉版论要篇》云:"揆度者,度病之浅深也。"

⑧《奇恒》者,言奇病也:马莳说:《玉版论要篇》云:"奇恒者,言奇病也。"

奇恒,参阅本篇第三段"论在《奇恒》《阴阳》中"句下集解。

⑨恒者,得以四时死也:杨上善说:得病传之,至于胜时而死,此为恒也。中生喜怒,令病次传死者,此为奇也。(顾观光说:杨上善云:"中生喜怒令病次传者",以《玉机真藏论》证之,当云:"令病不以次传者。")

马莳说:奇病不必以四时而死,如《奇病论》《大奇论》之类。恒病得以四时而死,如《藏气法时论》合于四时而死之类。

⑩所谓揆者,方切求之也,言切求其脉理也。度者,得其病处,以四时度之也:杨上善说:揆者,方将求病所在,揆量之也。度者,得其病处,更于四时度其得失也。

马莳说:《上经》《下经》《金匮》《揆度》《奇恒》,俱古经篇名,今皆失之。

顾观光说:按《史记·仓公传》云:"臣意即避席再拜谒受其《脉书》《上下经》《五色诊》《奇咳术》《揆度》《阴阳》。"则当时诸书尚存。

伯坚按:《上经》《下经》《揆度》《奇恒》,都是书名。参阅《素问》第七十七《疏五过论》第八段"上经下经揆度阴阳奇恒"句下集解。

《病能论第四十六》今译

黄帝问说:人有患胃痈病的,应当如何来诊断呢?

岐伯回答说:诊断这个病应当切按胃脉(冲阳穴),这个病的脉搏沉细。脉搏沉细说明是气逆,气逆则人迎脉很盛,人迎脉很盛则发热。人迎也是胃脉(人迎穴是足阳明胃经脉的孔穴),气逆而脉盛则热聚集在胃口而停留不走,于是发生胃痈。

黄帝说:好。人有睡着而时时不安,这是什么原因呢?

岐伯说:这是由于脏受了伤害所致。如果精气有所寄托则会平安。这个病是不能凭空断定的。

黄帝说:人有不能仰着睡的,是什么原因呢?

岐伯说:肺是覆盖着各脏的。肺气如果太盛则脉搏洪大,脉搏洪大则不能仰着睡。《奇恒》

和《阴阳》这两部书里面曾有讨论。

黄帝说:有患厥病的,右边的脉搏又沉又紧,左边的脉搏又浮又迟,不知这个病究竟在什么地方呢?

岐伯说:如果是在冬季来诊断这个病,右边的脉搏应当又沉又紧(冬脉应当沉紧),这是顺应着季节的;而左边的脉搏又浮又迟,则是违反着季节的。则左边的脉搏说明这是肾病,但和肺也颇有关系,这个病人当有腰痛。

黄帝说:怎样讲呢?

岐伯说:足少阴肾经脉贯穿着肾,络绕着肺。现在发现肺脉(浮),而肾有病,所以有腰痛的症状。

黄帝说:好。有人患颈痈,或者用砭石治疗,或者用针灸治疗,都能治愈,这是什么道理呢?

岐伯说:它们的病名虽同,而病状则各异。对于停留不散的痈,则应当用针刺去消除它。对于已成脓的痈,则应当用砭石来放脓。这就叫作病名虽同而治法各异。

黄帝说:有发怒成狂的病人,这个病是如何发生的呢?

岐伯说:由于阳气所致。

黄帝说:阳气为什么能使人发狂呢?

岐伯说:因为阳气受了突然的挫折,又遇着难决的事情,使他的情志抑郁,不能发泄,于是容易发怒。这个病名叫作阳厥。

黄帝说:怎样知道的呢?

岐伯说:足阳明胃经脉是常动的,而足太阳膀胱经脉和足少阳胆经脉则是不动的。如果不动的脉而动得特别厉害,就知道是这个病。

黄帝说:应当如何治疗呢?

岐伯说:减少病人的食物,病即会好。食物入口进到阴分(入于脾脏),而助长阳分的气(藏于胃腑),所以减少食物即可使病痊愈。应当内服生铁洛饮[①]。生铁洛饮是治气疾(精神病)的。

黄帝说:好。有人患全身发热,困倦,汗出如洗,厌恶风,气息微弱,这是什么病呢?

岐伯说:这个病名叫作酒风。

黄帝说:如何治疗呢?

岐伯说:用泽泻十份,白术十份,麋衔五份,约为三个手指宽的一撮,在饭前服。

所谓深而细的脉搏,是用手指按去如同按着针一样的。切脉是用手指扪摩着,用手指切按着。聚就是脉搏坚实的意思。搏就是脉搏洪大的意思。

《上经》这一部书,是讲人气和天气相通的。《下经》这一部书,是讲疾病的变化的。《金匮》这一部书,是预测死生的。《揆度》这一部书,是讲诊断的。《奇恒》这一部书,是讲非常的疾病的。凡非常的疾病而不在本脏被克的时日死亡,就叫作“奇”。凡非常的疾病而在本脏被克的时日死亡,就叫作“恒”。凡用手切按脉搏而求得脉理,就叫作“揆”。凡根据发病的部位而用四时来测度它,就叫作“度”。

①生铁洛饮:生铁洛饮是用水煎煮铁屑,滤出水来,内服这个水。

奇病论第四十七①

①奇病论第四十七:《新校正》云:按全元起本在第五卷。

吴崑说:奇病,特异于常之病也。

丹波元简说:凡风也、痹也、厥也、痿也,属类颇多。此篇所载重身声瘖、息积、疹筋等,率皆奇特之病,故以奇病名篇。

田晋蕃说:按《方盛衰论》云:"奇恒之势,乃六十首。"《玉版论要》云:"奇恒者,言奇病也。"顾氏观光疑此篇即古《奇恒》书之仅存者。(伯坚按:顾观光说见《素问》第十五《玉版论要篇》第一段"奇恒者言奇病也"句下集解。)

伯坚按:本篇和《甲乙经》《黄帝内经太素》《类经》三书的篇目对照,列表于下:

素问	甲乙经	黄帝内经太素	类经
奇病论第四十七	卷四——病形脉诊第二上 卷八——经络受病入肠胃五藏积发伏梁息贲肥气痞气奔豚第二 卷八——肾风发风水面胕肿第五 卷九——大寒内薄骨髓阳逆发头痛第一 卷九——邪在心胆及诸藏府发悲恐太息口苦不乐及惊第五 卷九——足厥阴脉动喜怒不时发㿗疝遗溺癃第十一 卷十一——阳厥大惊发狂痫第二 卷十一——五气溢发消渴黄瘅第六 卷十二——妇人杂病第十	卷二十九——风水论篇 卷三十——重身病篇 卷三十——息积病篇 卷三十——伏梁病篇 卷三十——脾瘅消渴篇 卷三十——胆瘅篇 卷三十——头齿痛篇 卷三十——疹筋篇 卷三十——癫病篇 卷三十——厥死篇	卷十五——肾风风水(疾病类三十一·二) 卷十五——厥逆头痛(疾病类三十六·一) 卷十五——厥逆头痛(疾病类三十六·二) 卷十六——脾瘅胆瘅(疾病类六十一) 卷十七——胎孕(疾病类六十二·二) 卷十七——癫疾(疾病类六十五·二) 卷十七——伏梁(疾病类七十三·二) 卷十七——息积(疾病类七十四) 卷十七——疹筋(疾病类七十五)

【释题】 本篇讨论几种奇特的疾病,所以叫作《奇病论》。

【提要】 本篇用黄帝、岐伯问答的形式,讨论几种疾病的病理、诊断和治疗。第一讲重身声瘖。第二讲息积。第三讲伏梁。第四讲疹筋。第五讲厥逆。第六讲脾瘅。第七讲胆瘅。第八讲厥。第九讲巅疾。第十讲肾风。本篇也提出了药物治疗,用导引服药治息积,用兰草治脾瘅,这是《腹中论》《病能论》以后,在《素问》中第三篇提出的药物治疗。

黄帝问曰:人有重身①九月而瘖②,此为何也?

岐伯对曰:胞之络脉绝也③。

帝曰:何以言之?

岐伯曰:胞络者,系于肾少阴之脉,贯肾,系舌本,故不能言④。

帝曰:治之奈何?

岐伯曰:无治也。当十月复⑤。《刺法》曰:"无损不足、益有余,以成其疹⑥。"然后调之⑦,所谓无损不足者,身羸瘦无用镵石也⑧。无益其有余者,腹中有形而泄之,泄之则精出而病独擅中,故曰疹成也⑨。

【本段提纲】 马莳说:此谓重身而瘖者,当产后愈,不必强施以攻补之法也。

【集解】

①重身:杨上善说:妇人怀子,又名曰重身。

王冰说:重身,谓身中有身,则怀妊者也。

丹波元简说:《诗·大雅》:"大任有身。"毛《传》:"身,重也。"《笺》:"谓怀孕也。"

田晋蕃说:按《诗·大明》笺:"重,谓怀孕也。"陈氏奂曰:"怀子曰重,今江苏有此遗语。"身,古傋字。《玉篇》:"傋,妊身也。"《广雅》:"身,傋也。"重与身同义,古人自有复语耳。

②九月而瘖:王冰说:瘖,谓不得言语也。妊娠九月,足少阴脉养胎约气,断则瘖不能言也。

马莳说:瘖,痖也。九月而瘖者,医书谓人之受孕者,一月肝经养胎,二月胆经养胎,三月心经养胎,四月小肠经养胎,五月脾经养胎,六月胃经养胎,七月肺经养胎,八月大肠经养胎,九月肾经养胎,十月膀胱经养胎,先阴经而后阳经,始于木而终于水,以五行之相生为次也。然以理推之,则手足十二经之经脉,昼夜流行无间,无时无日而不供养胎气也,必无分经养胎之理。今曰九月而瘖,盖时至九月,则妊胎已久,儿体日长,胞络宫之络脉系于胃经者,阻绝而不通,故间有为之瘖者,非人人然也。

丹波元简说:按徐之才《逐月养胎法》,见于《千金方》。

顾观光说:《脉经》云:"妇人怀胎,一月之时足厥阴脉养,二月足少阳脉养,三月手心主脉养,四月手少阳脉养,五月足太阴脉养,六月足阳明脉养,七月手太阴脉养,八月手阳明脉养,九月足少阴脉养,十月足太阳脉养。诸阴阳各养三十日。手太阳、少阴不养者,下主月水,上为乳汁。"

③胞之络脉绝也:马莳说:此乃阻绝之绝,非断绝之谓。《生气通天论》云:"大怒则形气绝而血菀于上",亦阻绝之绝。

吴崑说:胞,子室也。络脉,支络之脉也。

胞,参阅《素问》第四十三《痹论》第五段"胞痹者"句下集解。

④胞络者,系于肾少阴之脉,贯肾,系舌本,故不能言:《灵枢》第十《经脉篇》:肾足少阴之脉,起于小指之下,邪走足心,出于然谷之下,循内踝之后,别入跟中,以上踹内,出腘内廉,上股内后廉,贯脊,属肾,络膀胱。其直者,从肾上贯肝膈,入肺中,循喉咙,挟舌本。其支者,从肺出络心,注胸中。

⑤当十月复:王冰说:十月胎去,胞络复通,肾脉上营,故复旧而言也。

丹波元简说:《医说》引邵氏《后闻见录》云:"郝翁名允,博陵人。一妇人妊,咽嘿不能言。翁曰:'儿胞大经壅,儿生经行则言矣,不可毒以药。'"又引《医余》云:"孕妇不语,非病也。闻如此者,不须服药,临产日但服保生丸、四物汤之类,产后便语,亦自然之理,非药之功。"

⑥以成其疹:王冰说:疹,谓久病也。

王引之《经义述闻》卷二十殄病条:《鲁语》:"铸名器,藏宝财,固民之殄病是待。"按殄,亦病也。《周官·稻人》:"夏以水殄草而芟夷之。"郑注曰:"殄,病也。"《大雅·瞻卬篇》曰:"邦国殄瘁。"殄之言瘨也,疹也。《大雅·云汉篇》:"胡宁瘨我以旱。"郑《笺》曰:"瘨,病也。"《释文》:"瘨,韩《诗》作疹。"《越语》:"疾疹贫病。"疹、殄、瘨,声近而义同。

丹波元简说:按《国语》:"孤子寡妇疾疹。"《伤寒例》云:"小人触冒,必婴暴疹。"

田晋蕃说:按疹,籀文胗。《灵枢·胀论》:"必审其胗。"此疹字即疢疾之疢。《小雅·小弁篇》及《左传》成六年、哀五年《释文》,并云"疢或作疹"。《广雅音》云:"疢,今疹字也。"《考工记》:“疢疾险中。”注:“牛有久病。”王训疹为久病,足证疹即疢也。

⑦然后调之:《新校正》云:按《甲乙经》及《太素》无此四字。按全元起注云:“所谓不治者,其身九月而瘖,身重不得为治,须十月满身后复如常也,然后调之。”则此四字本全元起注文,误书于此,当删去之。

丹波元简说:此四字宜据《新校正》删之,明是全注羼入。

伯坚按:此段见《甲乙经》卷十二《妇人杂病》第十;又见《黄帝内经太素》卷三十《重身病篇》,都没有“然后调之”四字。今据《新校正》、丹波元简说,依《甲乙经》《太素》删去此四字。

⑧身羸瘦无用镵石也:王冰说:妊娠九月,筋骨疲劳,力少身重,又拒于谷,故身形羸瘦,不可以镵石伤也。(喜多村直宽说:注“妊娠九月”云云见《巢源》。)

张志聪说:镵,谓针。石,砭石也。《针经》曰:“形气不足,病气不足,此阴阳之气俱不足也,不可刺之。刺之则重不足,不足则阴阳俱竭,血气皆尽,五藏空虚,筋骨髓枯,老者绝灭,壮者不复矣。”是以身羸瘦者不可妄加针石。(伯坚按:张志聪所引《针经》,见《灵枢》第五《根结篇》。)

⑨腹中有形而泄之,泄之则精出而病独擅中,故曰疹成也:张介宾说:胎元在胞而刺之,则精气必泄,精泄则胎气伤,而病独专于中,是益其有余,故疹成也。

张志聪说:泄,谓用针泻之。《针经》曰:“刺之害中而不去则精泄,精泄则病益甚而恇。”按腹中胞积皆为有形,在女子胞则曰无益其有余,在息积则曰不可灸刺,在伏梁曰不可动之,是腹中有形者皆不可刺泄。刺虽中病而有形之物不去,则反泄其精气,正气出而邪病反独擅于其中,故为疹成也。(伯坚按:张志聪所引《针经》,见《灵枢》第一《九针十二原篇》,又见第二十一《寒热病篇》。)

帝曰:病胁下满、气逆①,二三岁不已,是为何病?

岐伯说:病名曰息积②。此不妨于食,不可灸刺。积为导引、服药③,药不能独治也。

【本段提纲】 马莳说:此言息积之病,当兼导引服药以治之也。

【集解】

①病胁下满,气逆:马莳说:胁下胀满,气甚喘逆。

②病名曰息积:《灵枢》第六十六《百病始生篇》:是故虚邪之中人也,始于皮肤,皮肤缓则腠理开,开则邪从毛发入,入则抵深,深则毛发立,毛发立则淅然,故皮肤痛。……留而不去,传舍于肠胃之外,募原之间,留著于脉,稽留而不去,息而成积。

张介宾说:积不在中而在胁之下者,初起微小,久而至大,则胁满气逆,喘促息难,故名息积。今人有积在左胁之下,俗名为痞者,其即此证,惟小儿为尤多。盖饮食过伤,脾不及化,则余气留滞而结聚于此,其根正在胁间,阳明病剧,则上连于肺,此其所以为息积也。

丹波元简说:按《百病始生篇》云:“稽留不去,息而成积。”据此则息谓生长(出《前汉·宣帝纪》师古注),犹瘜肉之瘜也。《圣济总录》云:“夫消息者,阴阳之更事也。今气聚胁下,息而不消,积而不散,故满逆为病。然气客于外,不干胃府,故不妨食,特害于气息也。导引能行积气,药力亦藉导引而行故也。”有方附于五十七卷。此以息而不消、积而不散,解息积之义,极是矣。而至谓害于气息,则竟未免歧误。

钱熙祚《素问跋》:《奇病论》云:“病胁下满、气逆,二三岁不已,名曰息积。”《甲乙经》作“息贲”,以此隶《难经》息贲条后,则“积”字为传写之误无疑。《难经》言“息贲在右胁下,覆大如杯,久不愈,病气逆、喘咳”,与经文正相合也。

顾观光说:"积"字误,当依《甲乙经》作"贲"。

田晋蕃说:《甲乙经》八,"积"作"贲"。按《难经》明曰:"留结为积",故经以息积名之。

伯坚按:钱熙祚《素问跋》所说的话是有问题的。按《甲乙经》这一部书,据皇甫谧《自序》所说,是将《针经》(即今天的《灵枢》)《素问》和《明堂孔穴针灸治要》三部书混合编成的,自序中并没有提到《难经》。根据《甲乙经》全书的体例,凡所引《素问》《灵枢》和《明堂》三部书的文字,都没有注明哪一条出于什么书。可见凡是注明书名或人名的,如"《素问》曰""《灵枢》曰""《难经》曰""张仲景曰""杨上善曰"等,都是后人的小注混入正文的文字,而不是皇甫谧《甲乙经》的原文。此段见《甲乙经》卷八《经络受病入肠胃五藏积发伏梁息贲肥气痞气奔豚第二》,上面明明冠有"《难经》曰"三字,这很明显是混入正文的后人小注。钱熙祚所说《甲乙经》"以此隶《难经》息贲条后",仿佛是皇甫谧当时有意如此,实则这是后人将这一段《难经》注入《甲乙经》的,与《甲乙经》原文无关。

③积为导引、服药:高世栻说:积,渐次也,须渐次为之导引而服药。导引,运行也。运行则经脉之亏者可复,若但服药,则药不能独治也。

导引,参阅《素问》第十二《异法方宜论》第六段"其治宜导引按跻"句下集解。

帝曰:人有身体、髀、股、骺皆肿,环齐而痛,是为何病?

岐伯曰:病名曰伏梁①。此风根也。其气溢于大肠而著于肓,肓之原、在齐下,故环齐而痛也。不可动之。动之,为水、溺涩之病也②。

【本段提纲】 王冰说:此一问答之义,与《腹中论》同,以为奇病,故重出于此。

伯坚按:《素问》第四十《腹中论》第四段说:"帝曰:'人有身体、髀、股、骺皆肿,环齐而痛,是为何病?'岐伯曰:'病名伏梁。此风根也。其气溢于大肠而著于肓,肓之原、在齐下,故环齐而痛也。不可动之。动之,为水、溺涩之病。'"

【集解】

①病名曰伏梁:《灵枢》第四《邪气藏府病形篇》:心脉微缓,为伏梁,在心下上下行,时唾血。

王冰说:以冲脉病,故名曰伏梁。然冲脉者,与足少阴之络起于肾下,出于气街,循阴股内廉,斜入腘中,循骺骨内廉,并足少阴经,下入内踝之后,入足下。其上行者,出齐下同身寸之三寸关元之分,侠齐直上,循腹各行,会于咽喉。故身体、髀皆肿,绕齐而痛,名曰伏梁。环,谓圆绕如环也。

②动之,为水、溺涩之病也:王冰说:以冲脉起于肾下,出于气街,其上行者起于胞中,上出齐下关元之分,故动之则为水而溺涩也。动,谓齐其毒药而击动之,使其大下也。

伯坚按:这一段和《素问》第四十《腹中论》第四段完全相同,参阅该段集解。

帝曰:人有尺脉数甚①,筋急而见②,此为何病?

岐伯曰:此所谓疹筋③。是人腹必急④。白色、黑色见,则病甚⑤。

【本段提纲】 高世栻说:此疹筋腹急,为先天奇病,而病必甚也。

【集解】

①人有尺脉数甚:王冰说:《脉要精微论》曰:"尺外以候肾。尺里以候腹中。"

丹波元简说:按《十三难》云:"脉数,尺之皮肤亦数。"丁氏注:"数,心也,所以臂内之皮肤热也。"盖与此同义。

丹波元坚说:《太素》无"脉"字。杨曰:"尺□(按当肤字)数□(按当筋字)急见出者,此为疹筋。筋急腹急,此必金水垂(按当作乘)。肝,故色白黑即甚也。有本为尺瘦也。”坚按《太素》为是。一作尺瘦者尤是。盖血液虚少故尺肉削减,即为腹筋竖急之诊。此脉字芟去,而《素》《灵》中遂无尺部诊脉之说矣。《难经·经释》于《十三难》下曰:“今去经文大小字而易数字。数者,一息六七至之谓。若皮肤则如何能数?”按所言经文者,《灵·邪气藏府病形篇》也。

伯坚按:此段见《甲乙经》卷四《病形脉诊》第二上,作“人有尺肤缓甚”。

②筋急而见:王冰说:筋急,谓掌后尺中两筋急也。

张介宾说:筋急而见,筋脉拘急而形色外见也。

高世栻:筋急而见,肌肉脱也。

③疹筋:吴崑说:疹筋,病筋也。

④是人腹必急:王冰说:腹急,谓侠齐竖筋俱急。以尺里候腹中,故见尺中筋急必腹中拘急矣。

丹波元简说:按《圣济总录》云:“夫热则筋缓,寒则筋急。今也肝气内虚,虚则生寒,故筋急而见。其尺脉数甚者,盖尺里以候腹中,其人腹急,则尺脉见数,数亦为虚,以腹内气虚故也。气既寒而筋急,其色又见白黑,是为寒甚之证。”有方附于四十二卷。又《外台》云:“痃癖,发即两筋弦急。”陈氏《妇人良方》云:“痃者,在腹内近齐左右,各有一条筋脉急痛,大者如臂,次者如指,因气而成,如弦之状,名曰痃气也。”慧琳《一切经音义》云:“痃病,即腹中冷气病也,发即脉胀牵急,如似弓弦,故俗呼为痃气病也。”据王注,此即疹筋也。

⑤白色、黑色见,则病甚:王冰说:色见,谓见于面部也。夫相五色者,白为寒,黑为寒,故二色见、病弥甚也。

帝曰:人有病头痛,以数岁不已,此安得之?名为何病①?

岐伯曰:当有所犯大寒,内至骨髓。髓者、以脑为主,脑逆故令头痛,齿亦痛②。病名曰厥逆③。

帝曰:善。

【本段提纲】 马莳说:此言岁久头痛者,以其寒入于脑,气有所逆而然也。

【集解】

①人有病头痛,以数岁不已,此安得之?名为何病:王冰说:头痛之疾,不当逾月,数年不愈,故怪而问之也。

②齿亦痛:王冰说:全注:“人先生于脑,缘有脑则有骨髓。齿者,骨之本也。”

张琦说:按王氏引全注,仅见此条。

伯坚按:张琦此说不确。王冰采用全元起注,共有五处。王冰明引全元起注计有二处。第一处是《素问》第十九《玉机真藏论》第十八段“此其候也”句下注。第二处是本篇此段。王冰暗引全元起注计有三处。第一处是本篇第八段“此有余也”句下注。第二处是《素问》第五十四《针解》第三段“人齿面目应星”句下注。第三处是《素问》第七十九《阴阳类论》第十六段“期在石水”句下注。王冰暗引的这三处,下面都有新校正,说明王冰是采用全元起注。

③病名曰厥逆:杨上善说:大寒入于骨髓,流入于脑中,以其脑有寒逆,故头痛数岁不已,齿为骨余,故亦齿痛。

丹波元简说:《圣济总录》,方附于五十一卷。李氏《兰室秘藏》有羌活附子汤,罗氏《卫生宝鉴》有麻黄附子细辛汤,危氏《得效方》有白附子散,并治大寒犯脑头痛。

帝曰:有病口甘者,病名为何?何以得之?

岐伯曰：此五气之溢也[①]。名曰脾瘅[②]。夫五味入口，藏于胃，脾为之行其精气[③]，津液在脾[④]，故令人口甘也。此肥美之所发也，此人必数食甘美而多肥也[⑤]。肥者、令人内热，甘者、令人中满，故其气上溢，转为消渴[⑥]。治之以兰[⑦]，除陈气也[⑧]。

【本段提纲】 马莳说：此言有脾瘅之疾者，当转为消渴，而有治之之法也。

【集解】

①此五气之溢也：杨上善说：五气，五谷之气。

王冰说：脾热则四藏同禀，故五气上溢也。

吴崑说：五气，腥、焦、香、臊、腐也。溢，上溢也。

张介宾说：五气，五味之所化也。

张志聪说：五气者，土气也。土位中央，在数为五，在味为甘，在臭为香，在藏为脾，在窍为口。

丹波元简说：按万历本《医说》作"土气"，志《注》为是。王意亦当如此。

顾观光说：五气，当谓五味之气。

田晋蕃说：按下文云，"五味入口，藏于胃，脾为之行其精气"，故曰五气。

②脾瘅：王冰说：瘅，谓热也。生因脾热，故曰脾瘅。

丹波元简说：《圣济总录》云："夫食入于阴，长气于阳，肥甘之过，令人内热而中满，则阳气盛矣，故单阳为瘅也。其证口甘。久而弗治，转为消渴，以热气上溢故也。"有方附于四十五卷。

喜多村直宽说：《汉·艺文志》："《五藏六府瘅十二病方》四十卷。"

③精气：吴崑说：精气，气之清而美者。

④津液在脾：杨上善说：液在脾者，五谷液也。

⑤此人必数食甘美而多肥也：《吕氏春秋·本生篇》：肥肉厚酒，务以自强，命之曰烂肠之食。

丹波元简说：《甲乙》作"数食美而多食甘肥"，简按《甲乙》为是。枚乘《七发》："甘脆肥浓，命曰腐肠之药。"

⑥消渴：《新校正》云：按《甲乙经》，"消渴"作"消瘅"。

吴崑说：消渴，饮水善消，而渴不已也。

余岩《古代疾病名候疏义》第二一三页：《释名》"消激：激，渴也。肾气不周于胸胃中，津液消渴，故欲得水也。"按《说文》激下曰："欲饮歠，从欠，渴声。"段氏《注》曰："渴者，水尽也，音同竭。水渴则欲水，人激则欲饮，其意一也。今则用竭为水渴字，用渴为饥激字，而激字废矣，渴之本义废矣。"据此则激字实为饥渴、口渴之本字。

消激乃病之证候，非病名也。《素问·奇病论》有病名脾瘅者，述其发病之因曰："此肥美之所发也，此人必数食甘美而多肥也。肥者令人内热，甘者令人中满，故其气上溢，转为消渴。"是则消渴者，脾瘅所呈之证候也。亦名消瘅。《素问·通评虚实论》曰："凡治消瘅、仆击、偏枯、痿、厥、气满、发逆，肥贵人则高梁之疾也。"高梁之疾，即《奇病论》之所谓食甘美而多肥者也。后人则径以消渴为病名，不复言脾瘅、消瘅矣。《素问·气厥论》又有肺消、鬲消之别，以饮一溲二为肺消，虽其说支离，不可为据，然观此可知消渴之候，于渴欲饮之外，又有溲多之候也。《金匮要略》卷中《消渴小便利淋》第十三亦云："男子消渴，小便反多。"又《脉经》卷八《消渴小便利淋脉证》第七曰："趺阳脉数，胃中有热，则消谷引食，大便必坚，小便则数。"于是知消渴之病，又有消谷引食与大便坚二候矣。又庾信《周大将军襄城公·郑伟墓志铭》曰："消歇连年，屡有相如之患。至于大渐，遂如范增之疾。"相如，司马相如也。相如之患即消渴。范增之疾乃发背，即痈疽也。巢元方《病源》卷五曰："其病变多发痈疽。"《千金方》亦曰："消渴之人，愈与未愈，常须思虑有大痈。”观此，可知消渴之病，又有发生痈疽之虞矣。

综合以上诸候，消渴之病，有多食、渴饮水、小便多、大便坚、发痈疽等证候，乃今日之糖尿病也。

⑦治之以兰：王冰说：兰，谓兰草也。《神农》曰：“兰草，味辛，热，平，利水道，辟不祥，胸中痰澼也。”

《重修政和经史证类备用本草》卷七（《四部丛刊》影印本）：兰草，味辛，平，主利水道，杀蛊毒，辟不祥。（伯坚按：以上黑地白字，是《神农本草经》原文。）

张介宾说：兰草性味甘寒，能利水道，辟不祥，除胸中痰癖，其气清香，能生津止渴，润肌肉，故可除陈积畜热之气。

丹波元简说：《圣济总录》：“治脾瘅口甘中满，兰草汤：兰草，一两，切。右一味，以水三盏煎，取一盏半，去滓，分温三服，不拘时候。”按李杲《试效方》有兰香饮子，《兰室秘藏》名甘露膏，治消渴、饮水极甚、善食而瘦。王逊《药性纂要》云：“《素问》所谓治之以兰除陈气者，幽兰、建兰之叶，非兰草、泽兰也。”建兰、幽兰古所无，此袭寇宗奭、陈嘉谟之谬说耳。

⑧除陈气也：王冰说：除，谓去也。陈，谓久也。言兰除陈久甘肥不化之气者，以辛能发散故也。《藏气法时论》曰：“辛者，散也。”

帝曰：有病口苦，取阳陵泉[①]。口苦者，病名为何？何以得之？

岐伯曰：病名曰胆瘅[②]。夫肝者，中之将也，取决于胆，咽为之使[③]。此人者，数谋虑不决，故胆虚气上溢[④]，而口为之苦。治之以胆募俞[⑤]。治在《阴阳十二官相使》中[⑥]。

【本段提纲】 马莳说：此言有胆瘅之疾者，当有治之之法也。

【集解】

①有病口苦，取阳陵泉：《新校正》云：按全元起本及《太素》，无“口苦取阳陵泉”六字。详前后文势，疑此为误。

丹波元简说：此六字宜据《新校正》而删之。

伯坚按：此段见《黄帝内经太素》卷三十《胆瘅篇》，没有“口苦取阳陵泉”六字。今据《新校正》、丹波元简说，依《太素》删去此六字。

②病名曰胆瘅：王冰说：亦谓热也。胆汁味苦，故口苦。

③夫肝者，中之将也，取决于胆，咽为之使：王冰说：《灵兰秘典论》曰：“肝者，将军之官，谋虑出焉。胆者，中正之官，决断出焉。”肝与胆合，气性相通，故诸谋虑取决于胆。咽胆相应，故咽为使焉。

《新校正》云：按《甲乙经》曰：“胆者，中精之府，五藏取决于胆，咽为之使。”疑此文误。（丹波元简说：《甲乙》，“肝”上有“胆者中精之府”六字，与《新校正》所援异。）

张介宾说：夫谋虑在肝，无胆不断，故肝为中之将，而取决于胆也。又足少阳之脉上挟咽，足厥阴之脉循喉咙之后上入颃颡，是肝胆之脉皆会于咽，故咽为之使。

丹波元简说：《灵·师传篇》云：“肝主为将。”《六节藏象论》云：“十二藏皆取决于胆。”《本输篇》云：“肝合胆。胆者，中精之府。”（《五行大义》引《河图》，文同。）盖本节主胆而言，《甲乙》文为正焉。《圣济总录》作“夫胆为中正之官，清净之府，十一藏之所取决，咽为之使。”

④此人者，数谋虑不决，故胆虚气上溢：丹波元简说：《甲乙》，无“虚”字。按数谋虑不决，宜胆气怫郁，《甲乙》似是。《圣济总录》云：“数谋不断，则清净者浊而扰矣，故气上溢而为口苦也。经所谓是动则病口苦，以气为是动也。”有方附于四十二卷。

伯坚按：此段见《甲乙经》卷九《邪在心胆及诸藏府发悲恐太息口苦不乐及惊》第五，作“胆气上溢”,没有“虚”字。今据丹波元简说,依《甲乙经》删去“虚”字。

⑤治之以胆募俞:杨上善说:可取胆募日月穴也。

王冰说:胸腹曰募。背脊曰俞。胆募在乳下二肋外,期门下同身寸之五分。俞在脊第十椎下两傍,相去各同身寸之一寸半。

丹波元简说:按《甲乙》云:“日月,胆募也,在期门下五分。”王《注》腹募背俞,原于《六十七难》。

伯坚按:募和俞都是孔穴的一种名称。《难经·六十七难》说:“五藏募皆在阴,而俞在阳者,何谓也?然。阴病行阳,阳病行阴,故令募在阴,俞在阳。”杨玄操《注》说:“腹为阴,五藏之募皆在腹,故曰募皆在阴。背为阳,五藏之俞皆在背,故曰俞皆在阳。”这里所说的俞穴,是指足太阳膀胱经脉的背俞而言,与井荥俞经合的俞穴不同。(井荥俞经合,参阅《素问》第三十六《刺疟篇》第二十一段“刺指井”句下集解。)关于五藏六府的募穴和俞穴,详载于《甲乙经》卷三,现在将这些孔穴名称和部位(根据《甲乙经》)以及它们所属的经脉(根据滑寿《十四经发挥》)列表于下,以供参考。

藏府	募穴			俞穴		
	名称	部位	所属经脉	名称	部位	所属经脉
肝	期门	在第二肋端,不容傍各一寸五分,上直两乳。足太阴、厥阴、阴维之会。举臂取之	足厥阴肝经	肝俞	在第九椎下两傍各一寸五分	足太阳膀胱经
心	巨阙	在鸠尾下一寸。任脉气所发	任脉	心俞	在第五椎下两傍各一寸五分	足太阳膀胱经
脾	章门	一名长平,一名胁窌。在大横外,直脐,季肋端。足厥阴、少阴之会。侧卧,屈上足,伸下足,举臂取之	足厥阴肝经	脾俞	在第十一椎下两傍各一寸五分	足太阳膀胱经
肺	中府	一名膺中俞。在云门下一寸,乳上三肋间陷者中,动脉应手。仰而取之。手太阴之会	手太阴肺经	肺俞	在第三椎下两傍各一寸五分。	足太阳膀胱经
肾	京门	一名气府,一名气俞。在监骨下腰中,挟脊,季肋下一寸八分	足少阳胆经	肾俞	在第十四椎下两傍各一寸五分	足太阳膀胱经
胃	中脘	一名太仓。在上脘下一寸,居心蔽骨与脐之中。手太阳、少阳、足阳明所生,任脉之会	任脉	胃俞	在第十二椎下两傍各一寸五分	足太阳膀胱经
胆	日月	在期门下一寸五分。足太阴、少阳之会	足少阳胆经	胆俞	在第十椎下两傍各一寸五分。足太阳脉所发。正坐取之	足太阳膀胱经
大肠	天枢	一名长溪,一名谷门。去肓俞一寸五分,侠脐两旁各二寸陷者中。足阳明脉气所发	足阳明胃经	大肠俞	在十六椎下两傍各一寸五分	足太阳膀胱经
小肠	关元	一名次门。在脐下三寸。足三阴、任脉之会	任脉	小肠俞	在第十八椎下两傍各一寸五分	足太阳膀胱经
膀胱	中极	一名气原,一名玉泉。在脐下四寸。足三阴、任脉之会	任脉	膀胱俞	在第十九椎下两傍各一寸五分	足太阳膀胱经
三焦	石门	一名利机,一名精露,一名丹田,一名命门。在脐下二寸。任脉气所发	任脉	三焦俞	在第十三椎下两傍各一寸五分	足太阳膀胱经

⑥治在《阴阳十二官相使》中：王冰说：言治法具于彼篇，今经已亡。

张介宾说："治"当作"论"。即《灵兰秘典论》也。

顾观光说：按《灵兰秘典论》下《新校正》云："全本名《十二藏相使》。"胆者中正之官决断出焉，正发明取胆募俞之义，则张说是也。但经又冠以阴阳，岂《灵兰秘典论》即《阴阳篇》之仅存者乎？

田晋蕃说：按《十二官相使》果即《灵兰秘典论》，则王氏但易其篇题，何得云"今经已亡"？然则《灵兰秘典论》特《阴阳篇》中之仅存者，殆信然也。

伯坚按：《灵兰秘典论》说："胆者，中正之官。膀胱者，州都之官。"中正是曹魏以后才有的官名。州都是刘宋、北魏以后才有的官名。并且皇甫谧《甲乙经》里面没有引用《灵兰秘典论》一句话。可见这一篇肯定是魏、晋以后的作品。其中可能继承了《阴阳十二官相使》这一书的一些内容，但决不即是《阴阳十二官相使》。

帝曰：有癃者①一日数十溲②，此不足也。身热如炭③，颈膺如格④，人迎躁盛⑤，喘息⑥，气逆⑦，此有余也。太阴脉微细如发者⑧，此不足也。其病安在？名为何病？

岐伯曰：病在太阴⑨，其盛在胃⑩，颇在肺⑪。病名曰厥⑫。死不治。此所谓得五有余、二不足也。

帝曰：何谓五有余、二不足？

岐伯曰：所谓五有余者⑬，五⑭病之气有余也。二不足者⑮，亦病气之不足也。今外得五有余，内得二不足，此其身不表不里，亦正死明矣⑯。

【本段提纲】 马莳说：此言表里俱病者，而决其为死也。

【集解】

①有癃者：杨上善说：癃，痳也。

王冰说：癃，小便不得也。

丹波元简说：陈氏《三因方》云："淋，古谓之癃，名称不同也。癃者，罢也。淋者，滴也。今名虽俗，于义为得。"此说非是。戴侗《六书故》曰："淋、癃，实一声也。汉殇帝讳隆，故改癃为瘽，改隆虑县为林虑县。"盖《内经》《本草经》皆用癃字，作淋皆后人所改。

丹波元坚说：按《六书故》曰："人病小便淋沥不通者，今谓之淋，古作癃"云云。《史记·孝景本纪》索隐曰："隆虑，音林闾，避殇帝讳改之。"

癃，参阅《素问》第二十三《宣明五气篇》第二段"膀胱不利为癃"句下集解。

②一日数十溲：吴崑说：癃，不得小便也。溲，得小便也。癃而一日数十溲者，由中气虚衰，欲便则气不能传送，出之不尽，少间则又欲便而溲出亦无多也。

丹波元简说：按《口问篇》云："中气不足，溲便为之变。"

③身热如炭：张介宾说：如炭者，热之甚也。

④颈膺如格：张介宾说：颈言咽喉。膺言胸臆。如格者，上下不通，若有所格也。

⑤人迎躁盛：王冰说：人迎躁盛，谓结喉两傍脉动盛满急数，非常躁速也，胃脉也。

张介宾说：人迎躁盛者，足阳明动脉在结喉两旁，所以候阳也。

人迎，参阅《素问》第九《六节藏象论》第五段"故人迎一盛病在少阳"句下集解。

⑥喘息：张介宾说：喘息者，呼吸急促也。

⑦气逆：张介宾说：气逆者，治节不行也。

⑧太阴脉微细如发者：王冰说：太阴脉微细如发者，谓手大指后同身寸之一寸骨高脉动处脉，则肺脉也。此正手太阴脉气之所流，可以候五藏也。

张介宾说：太阴脉微细者，即两手寸口之脉，所以候阴也。

伯坚按：《素问》第二十《三部九候论》说："中部天，手太阴也。天以候肺。"

王冰《注》说："谓肺脉也。在掌后寸口中，是谓经渠，动应于手。"

⑨病在太阴：马莳说：此病在太阴经之不足，观气口微细之脉可知也。

张介宾说：太阴之脉细微者，正以气口亦太阴也，藏气不足则脉见于此。

⑩其盛在胃：马莳说：其气盛在于胃，观人迎躁盛之脉可知也。《六节藏象论》《灵枢·终始》《禁服》等篇，皆以人迎三盛为病在阳明，所以谓之其盛在胃也。

张介宾说：上文云"身热如炭"者，胃主肌肉也。"颈膺如格"者，胃脉循喉咙、入缺盆、下膈也。人迎躁盛者，即《终始》等篇所云"人迎一盛二盛三盛四盛且大且数名曰溢阳"也。凡上三者皆属阳明，故曰其盛在胃。

⑪颇在肺：王冰说：以喘息、气逆，故云颇亦在肺也。

马莳说：至于喘息、气逆，颇关在肺，然肺虚也，非盛也，特邪气耳。

⑫病名曰厥：王冰说：病因气逆，证不相应，故病名曰厥，死不治也。

张介宾说：阴不入阳，故其盛在胃。阳不入阴，故太阴细微。病名曰厥者，阴阳皆逆也。

⑬所谓五有余者：王冰说：外五有余者，一身热如炭、二颈膺如格、三人迎躁盛、四喘息、五气逆也。

⑭五：丹波元简说：《甲乙》，无"五"字。

伯坚按：此段见《甲乙经》卷九《足厥阴脉动喜怒不时发癫疝遗溺癃》第十一，作"病之气有余也"，没有"五"字。今依《甲乙经》删去此"五"字。

⑮二不足者：王冰说：内二不足者，一病癃一日数十溲，二太阴脉微细如发。

⑯今外得五有余，内得二不足，此其身不表不里，亦正死明矣：王冰说：夫如是者，谓其病在表则内有二不足，谓其病在里则外得五有余，表里既不可凭，补泻固难为法，故曰此其身不表不里，亦正死明矣。

张介宾说：欲泻其邪，则阴虚于里。欲补其虚，则阳实于外。救里不可，治表亦不可，此不表不里之病，即阳证阴脉之类，有死而已，不能为也。

帝曰：人生而有病颠疾者[①]，病名曰何？安所得之？

岐伯曰：病名为胎病，此得之在母腹中。时其母有所大惊，气上而不下，精气并居，故令子发为颠疾也[②]。

【本段提纲】 高世栻说：癫，癫痫也。生而病癫，亦先天奇病。

【集解】

①人生而有病颠疾者：张介宾说：按巅疾者，即癫痫也。本经"巅""癫"通用，于此节之义可见，诸家释为顶巅者非。盖儿之初生即有病癫痫者，今人呼为胎里疾者即此，未闻有胎病顶巅者也。就诸篇有书巅字者，当因此以辨其义。

丹波元坚说：《太素》作"癫疾"。

顾观光说：按《甲乙经》《圣济总录》及《御览》七百三十九，并引作"癫"。"癫"与"颠"通。

余岩《古代疾病名候疏义》第一〇九页：按古多颠狂并言，而病不同。颠者，今谓之癫痫。

其病状则《灵枢经·巅狂》第二十二之言曰:“先不乐,头重痛,视举,目赤,甚作极,已而烦心”;曰:“引口啼呼,喘悸”;曰:“反僵”。视举者,戴眼直视也。悸,动也,谓痉挛也。僵,谓僵仆也。

巢氏《病源候论》卷二有《风癫候》,云:“其发则仆地,吐涎沫,无所觉”,是也。又有《五癫病候》。一曰:“阳癫,发如死人,遗尿,食顷乃解。”此乃今癫痫病小发作中之失神,此种发作但有失神而无搐动,故曰如死人也。在《病源》卷四十五《小儿杂病诸候》中有《风痫候》条云:“脉浮者为阳痫,内在六府,外在肌肤,犹易治,病先身冷,不惊瘛,不啼唤”,此所谓如死人也。二曰:“阴癫,初生小时,脐疮未愈,数洗浴,因此得之。”此未叙及病候。而在卷四十五《风痫》条中亦有阴痫。亦只云:“脉沉者为阴痫,内在五藏,外在骨髓,极者难治。”脉沉难治而外,亦不言何等病候。夫癫痫之发,脉反细数者,惟癫痫频发状态为然,此往往有生命危险,故为难治,然则所谓阴癫者,其即此欤?三曰:“风癫,发时眼目相引,牵纵,反强,羊鸣,食顷方解。”风癫,大名也。其上条《风癫候》云:“其发则仆地,吐涎沫,无所觉”,与此文合读,然后癫痫之候方备,互相足也。盖癫痫之主要证候有二,痉挛与意识消失是也。目相引者,眼球之搐动也,为眼肌之痉挛。牵纵与瘛瘲同,亦搐动也。反强,即上所引《灵枢》之反僵,即角弓反张也。角弓反张之候,见于癫痫大发作之始,所谓强直性痉挛期也。眼目相引,牵纵,则已入间代性痉挛之期矣。先后颠倒者,古人之审证不细、或行文不谨故也。羊鸣者,声带痉挛也,今谓之癫痫性叫号。吐涎沫者,咀嚼肌之间代性痉挛也。以上皆痉挛之候。至于仆地无所知,则意识消失之候也。四曰:“湿癫,眉头痛,身重。”此非癫痫发作时病候,其发作后之所感觉者乎?五曰:“马癫,发作时时,反目口噤,手足相引,身体皆然。”此皆癫痫痉挛期所有事,殊无独特分叙之必要,惟其“发作时时”一语,似谓发作反覆不休之状,或即今之癫痫频发状态乎?但不知何以名为马癫。宋钱乙《小儿药证直诀》卷一有《五痫论》,曰犬痫,曰羊痫,曰牛痫,曰鸡痫,曰猪痫,而无马痫。《小儿卫生总微论方》,则无羊痫而有马痫,其候为“张口,摇头,背强硬,马叫”。然此不过俗人因鸣声相似,杜撰分别,非《病源》之马痫也。

《病源·五癫病候》又云:“若僵倞起如狂及遗粪者,难治。”倞,亦强也。如狂者今之癫痫代偿症也,有精神错乱、幻觉、妄想、狂躁等候,甚者至于杀人放火,迨发作终熄,则全不记忆。此非真狂,故曰如狂也。此证往往害及周围之人,乃癫痫中最危险之证候,故曰难治。至于遗粪,则大小便失禁,为癫痫病人痉挛期常见之事,未为难治也。

癫,痫,一病也。《病源候论》卷四十《五痫候》云:“痫者,小儿病也,十岁以上为癫,十岁以下为痫。”《千金方》卷十四《风眩》第四引徐嗣伯曰:“大人曰癫,小儿则为痫,其实则一。”《玉篇》:“痫,小儿瘨病。”慧琳《一切经音义》六《大般若波罗密多经》第五百一十四卷癫痫下引《集训》云:“痫,小儿瘨病也。”又三十五《一字奇特佛顶经》上卷癫痫下引《文字集略》云:“痫,小儿风病也。”又三十七《孔雀王神咒经》下卷癫痫下引《声类》:“痫,小儿瘨也。”《玄应·一切经音义》十《佛阿毗昙论》下卷枯痫下引《声类》:“今谓小儿瘨曰痫也。”又十二《贤愚经》第五卷痫病下引《声类》:“小儿瘨也。”又二十二《瑜伽师地论》第二十三卷癫痫下引《声类》云:“痫,小儿癫也。”希麟《续一切经音义》三《新译十地》卷第四癫痫下亦引《集训》云:“痫,小儿癫病。”是《巢氏病源》以前固已训痫为小儿瘨病矣。乃王肯堂《证治准绳》、邹澍《本经疏证》等均非之,此不知古训,强为分别者也。

瘨亦训狂。《广雅疏证·释诂》四:“瘨,狂也。”王念孙《疏证》云:“瘨之言颠也。字通作颠。《急就篇》:‘疝瘕颠疾狂失响。’颜师古《注》云:‘颠疾,性理颠倒失常也。’”又云:“《急就篇》注云:‘颠疾,亦谓之狂獝,妄动作也。’”盖所谓颠狂者,乃包括精神病中意志、情绪、知能、思想之颠倒失常者为言，乃精神病中最宽泛之证候群名，非可专一病而言也，与癫痫不同。癫痫乃专一之病名，其病状上文已述之，以意识消失与痉挛为主候，此与其他精神病不同者也。惟瘨病既与痫同，而瘨又可训狂，故古来医家聚讼不休，莫能理解。夫瘨者，颠也。颠者，倒也。癫痫之瘨，以颠沛偃仆为义。瘨狂之瘨，以颠冥迷惑为义。今以癫痫为独特之病，以瘨狂为精神病颠倒失常之证候群名，则界限清而混沌辟，由此以董理众说，若纲在纲矣。《难经·五十九难》云："狂癫之病，何以别之？然。狂疾之始发，少卧而不饥，自高贤也，自辨智也，自居贵也，妄笑好歌乐，妄行不休是也。癫疾始发，意不乐，僵仆，直视。"此所云癫，乃癫痫之癫，非癫狂之癫也。王肯堂《证治准绳》卷五《癫狂痫总论》云："癫者，或狂或愚，或歌或笑，或悲或泣，如醉如痴，言语有头无尾，秽洁不知，积年累月不愈，俗呼心风，此志愿高大而不遂所欲者多有之。"又云："狂者，病之发时，猖狂刚暴，如伤寒阳明大实，发狂骂詈，不避亲疏，甚则登高而歌，弃衣而走，踰垣上屋，非力所能，或与人语所未尝见之事，如有邪依附之是也。"又《癫病》条云："癫病，俗谓之失心风，多因抑郁不遂、侘傺无聊而成。精神恍惚，言语错乱，喜怒不常，有狂之意，不如狂之甚。狂者暴病，癫者久病也。"此乃指癫狂之癫而言者也。盖王氏以狂为精神病之有发扬性者，以癫为精神病之有沉郁性也。《癫狂痫总论》又云："癫病发则昏不知人，眩仆倒地，不省高下，甚而瘛疭抽掣，目上视，或口角㖞斜，或口作六畜之声。"此则专以痫为癫痫病也。王氏以精神病发扬沉郁分狂颠，杜撰之说也。

颠疾，参阅《素问》第二十三《宣明五气篇》第八段"搏阳则为巅疾"句下集解。

②时其母有所大惊，气上而不下，精气并居，故令子发为癫疾也：吴崑说：惊则气乱，故阴精阳气并而为痫也。

张介宾说：惊则气乱而逆，故气上不下。气乱则精亦从之，故精气并及于胎，令子为癫痫疾也。

高世栻说：此得之在母腹中时，其母有所大惊，其气上而不下，精以养胎，气上不下则精与惊气并居，既生以后故令子发为癫疾也。此癫疾为先天奇病而属于不治也。

张志聪说：有所大惊，则气暴上而不下。夫精以养胎，而精气并居者也。母受惊而气上，则子之惊气亦逆，故令子发为巅疾也。

张琦说：精血随惊气俱上，故中于头首也。

帝曰：有病痝然①如有水状，切其脉大、紧②，身无痛者，形不瘦，不能食，食少，名为何病？

岐伯曰：病生在肾，名为肾风③。肾风而不能食④，善惊，惊已⑤，心气痿者死⑥。

帝曰：善。

【本段提纲】 马莳说：此言肾风之症，而至于心痿则死也。按肾风名色，又见《评热病论》《水热穴论》《灵枢·论疾诊尺篇》。

伯坚按：《素问》第三十三《评热病论》说："帝曰：'有病肾风者，面胕痝然壅，害于言，可刺不？'岐伯曰：'虚不当刺。不当刺而刺，后五日其气必至。'帝曰：'其至何如？'岐伯曰：'至必少气，时热，时热从胸背上至头，汗出，手热，口干苦渴，小便黄，目下肿，腹中鸣，身重难以行，月事不来，烦而不能食，不能正偃，正偃则咳，病名曰风水。论在《刺法》中。'"又第六十一《水热穴论说》："肾者，牝藏也。地气上者属于肾而生水液也，故曰至阴。勇而劳甚则肾汗出，肾汗出逢于风，内不得入于藏府，外不得越于皮肤，客于玄府，行于皮里，传为胕肿，本之于肾，名曰风水。"《灵枢》第七十四《论疾诊尺篇》说:"视人之目窠上微痈,如新卧起状,其颈脉动,时咳,按其手足上窅然而不起者,风水肤胀也。"

【集解】

①痝然:王冰说:痝然,谓面目浮起而色杂也。

丹波元简说:痝,庞,厖同。《玉篇》:"大也。"乃状浮起貌也。庞,又庞杂之庞,故王兼二义而释之。详见于《评热病论》。

②脉大、紧:王冰说:大紧,谓如弓弦也。

张介宾说:脉大者,阴虚也。脉紧者,寒气也。

③病生在肾,名为肾风:张介宾说:病生在肾,名为肾风,其非外感之风可知。然则五风有由内生者,皆此义也。所以风有内外之分,不可不辨。愚按风之为病,最多误治者,在不明其表里耳。盖外风者,八方之所中也。内风者,五藏之本病也。八风自外而入,必先有发热、恶寒、头痛、身痛等证,此因于外者,显然有可察也。五风由内而病,则绝无外证,而忽病如风,其由内伤可知也。

④肾风而不能食:马莳说:《水热穴论》云:"肾者,胃之关也。关门不利,故聚水而成其病。"则欲其能食也难矣。

⑤惊已:顾观光说:《甲乙经》作"不已"。

⑥心气痿者死:王冰说:肾水受风,心火痿弱,水火俱困,故必死。

马莳说:若惊后而心经痿弱无气者,则心本不受邪,今者心伤则神去,神去则死矣。(末语见《灵枢·邪客篇》)

吴崑说:肾邪陵心,令人善惊。若惊已而心气犹壮,是谓神王,生之徒也。惊已而心气痿者,是谓神亡,死之属也。

张志聪说:水者,火之胜。肾风非死证,此病生于肾,逆传其所胜,故死。

《奇病论第四十七》今译

黄帝问说:有的孕妇怀孕到了第九个月而发生失音的现象,这是什么原因呢?

岐伯回答说:是由于子宫的络脉阻绝所致。

黄帝说:怎样讲呢?

岐伯说:子宫的络脉,系着足少阴肾经的脉,贯穿着肾,系着舌本,所以就有失音的现象。

黄帝说:如何治疗呢?

岐伯说:不必治疗。到了第十个月生产之后自然就恢复了。《刺法》曾说:"不可减少不足的或增加有余的来造成疾病。"孕妇身体已经瘦弱,如果再用针石治疗,这就是将不足的再行减少。孕妇腹内有胎,如果用泻法则精气泻出而胎受了伤,于是造成疾病,这就是将有余的再行增加(增加疾病)。

黄帝说:有人患胁下胀满,气喘的,拖延两三年都不好,这个是什么病呢?

岐伯说:这个病名叫作息积。这个病不妨碍饮食,不可用灸法和针刺。应当逐渐采用导引和药物来治疗,但是药物不能单独治好它。

黄帝说:有人躯干、髀部(屁股两边髂骨嵴下面的部位)、大腿、小腿都肿大,围绕肚脐痛,这是什么病呢?

岐伯说:这个病名叫作伏梁。这是由于寒气所致。寒气充满了大肠而附着肓,肓的根源在肚脐下面,所以围绕着肚脐痛。不可动它,动了它则会成为水肿、小便闭塞的病。

黄帝说:有人尺部的皮肤发热,脉搏疾数,筋脉拘急(缩紧)可以看得见,这是什么病呢?

岐伯说:这个病名叫作疹筋。患这个病的人的腹部肌肉必定拘急(缩紧)。如果面部有白色、黑色出现,则病势很重。

黄帝说:有人患头痛,几年都不好,这是如何得来的呢?叫作什么病呢?

岐伯说:这是由于冒犯了大寒,寒气侵入到骨髓所致。髓的主宰是脑,脑受了寒气的侵害,所以头痛,牙齿也痛。这个病名叫作厥逆。

黄帝说:好。

黄帝说:有人患口甜,这是什么病?如何得来的呢?

岐伯说:这是由于五味(饮食物)的气向上溢出所致。这个病名叫作脾瘅。五味(饮食物)进入口中,藏在胃里面,由脾来散布精气,五味的津液既在脾里面(脾是和甜味相配合的),所以令人口甜。这种甜味是因肥厚甜美的食物而发生的,这个病人一定经常是吃肥厚甜美的食物。肥的食物令人内部发热,甜的食物令人内部发闷(口味滞人),所以它的气向上溢出,转而成为消渴(糖尿病)。应当用兰草(泽兰)内服,可以消除陈久不化的肥厚甜美的气味。

黄帝说:有人患口苦,这是什么病?如何得来的呢?

岐伯说:这个病名叫作胆瘅。肝是体内的将领,由胆来决断而咽做佐使。这个病人一定是经常谋虑不决,于是胆气向上溢出,而有口苦的现象。应当取用胆的募穴(日月穴)①和俞穴(胆俞穴)②来治疗。治疗这一病的方法,载在《阴阳十二官相使》这一部书里面。

黄帝说:有人患癃病(小便困难),一天要小便数十次而撒不出,这是不足的现象。而全身发热如同燃烧的炭一样,颈部和膺部(胸的两旁高处)如同有东西在内隔住一样,人迎脉躁盛,呼吸迫促,气喘,这又是有余的现象,而太阴脉(手太阴肺经脉即寸口脉)的脉搏微细如同头发一样,这又是不足的现象。这是哪一部位的病呢?病名叫作什么呢?

岐伯说:这个病是手太阴肺经的病,病势主要是在胃(人迎躁盛),而和肺颇有关系(呼吸迫促、气喘)。这个病名叫作厥。这是死证,无法治疗。这就是所谓五有余,二不足。

黄帝说:怎样叫作五有余,二不足呢?

岐伯说:所谓五有余是说病气的有余[(一)身热如同燃烧的炭一样,(二)颈部和膺部如同有东西在内隔住一样,(三)人迎脉躁盛,(四)呼吸迫促,(五)气喘]。所谓二不足也是说病气的不足[(一)癃病每天小便数十次,(二)太阴脉微细如同头发一样]。现在外面的症状则有五有余,里面的症状则有二不足,病既不在表(内有二不足),又不在里(外有五有余),所以是死证。

黄帝说:人有生出世即患癫病的,这叫作什么病呢?如何得来的呢?

岐伯说:这个病名叫作胎病,是从娘肚子里面得来的。娘怀孕的时候,受了大惊骇,气向上升而不下降,精血(胎)和惊气合并在一块,于是胎儿就发生癫病。

黄帝说:有患发肿的如同水肿一样,脉搏又大又紧,身上没有痛,形状不瘦,但是不能吃东西或者吃得很少,这是什么病呢?

岐伯说:这是肾病,这个病名叫作肾风。如果患肾风的病人而不能吃东西,容易发惊,发惊之后心脏虚弱的,则会死。

①胆的募穴(日月穴):五脏六腑各有一个募穴,胆的募穴即是日月穴。日月穴在期门穴

(乳的正下面,肋弓的边缘)的下面一点七厘米。它是足少阳胆经脉的一个孔穴。它是双穴,左右各一。

②俞穴(胆俞穴):五脏六腑在人体背部各有一个俞穴,都叫作背俞,这和井荥俞经合的俞穴不同,这是另外一回事,不可混为一谈。背俞里面的胆俞穴在背部第十椎下旁边,距离脊柱中线五厘米。是足太阳膀胱经脉的一个孔穴。它是双穴,左右各一。

大奇论第四十八①

①大奇论第四十八:《新校正》云:按全元起本在第九卷。

伯坚按:本篇第八段和第九段两段文字,据《新校正》说,全元起本在《厥论》中,见本篇第九段"二阳急为惊"句下集解。《厥论》,全元起本在第五卷。

伯坚按:本篇和《甲乙经》《黄帝内经太素》《类经》三书的篇目对照,列表于下:

素问	甲乙经	黄帝内经太素	类经
大奇论第四十八	卷四——经脉第一下 卷十一——邪气聚于下脘发内痈第八	卷十五——五藏脉诊篇 卷二十六——经脉厥篇	卷六——诸经脉证死期(脉色类二十四)

【释题】 大奇有两种不同的解释。马莳说:"内论诸病尤异,故以大奇名篇。"吴崑说:"前有《奇病论》,此言《大奇论》者,扩而大之也。"这是第一种解释。喜多村直宽说:"前《奇病论》,全本在第五卷,盖前乃论病之奇者。此即至奇至妙之论,大奇犹言大妙也,其意自殊。"这是第二种解释。根据本篇内容,似以第二种解释较为妥当。

【提要】 本篇可以分为两节。前一节讲各种不同的脉象、症状和诊断的关系。后一节讲各种不同的脉象和预后的关系。

肝满①,肾满,肺满,皆实②,即为肿③。

肺之雍④,喘而两胠⑤满。

肝雍,两胠满,卧则惊,不得小便。

肾雍,胠下至少腹满⑥,胫有大小⑦,髀⑧胻⑨大⑩跛易⑪、偏枯⑫。

【本段提纲】 高世栻说:此一节言肝满、肾满、肺满,为肿、为壅,而发为后天之奇病也。

【集解】

①肝满:王冰说:满,谓脉气满实也。

张介宾说:满,邪气壅滞而为胀满也。

张琦说:满,如下所次胠腹满也。

②肾满,肺满,皆实:张介宾说:此言肝肾肺经皆能为满,若其脉实,当为浮肿而辨如下文也。

张琦说:实,脉气实也。

③肿:王冰说:肿,谓痈肿也。

④肺之雍:《新校正》云:详"肺雍、肝雍、肾雍",《甲乙经》俱作"痈"。

马莳说:按《甲乙经》,"雍"作"痈"。今愚细思之,肺肝肾三经不宜生痈,若有一经生痈,则气血煎蚀,周身为患,各经证候,不止如本节所云而已。此雍断宜作壅,盖言气之壅滞也。惟三经之气壅滞,故其为病如此。

陆懋修说:本文"肺雍、肝雍、肾雍"三雍,《甲乙经》皆作"痈"。按"雍"亦作"痈"。"雍""痈"古字通用。孟子于卫主痈疽,《史记》作"雍渠",《韩非子》作"雍钼",《说苑》作"雍睢"。又与"壅"通。《释名》:"痈,壅也,气壅否结、裹而溃也。"

田晋蕃说:按"雍""痈"古通。《史记·孔子世家》"雍渠",《孟子》作"痈疽"。翟氏灏《四书考异》曰:"痈疽即雍渠,以声同通借耳。"

⑤胠:张介宾说:胠,音区,腋下胁也。

田晋蕃说:按《广雅》,膀、胠、胎并谓之胁。盖折言之曰胠,浑言之曰胁。

胠,参阅《素问》第十《五藏生成篇》第十一段"支鬲胠胁"句下集解。

⑥胠下至少腹满:原文作"脚下至少腹满"。

《新校正》云:按《甲乙经》,"脚下"作"胠下"。"脚"当作"胠",不得言脚下至少腹也。

田晋蕃说:钞《太素·五藏脉诊篇》《甲乙经》十一,"脚"作"胠"。晋蕃按:上节"肝雍两胠满",《脉经》泰定本亦"胠"误作"脚"。"胠"之为"脚",盖形近易误。

伯坚按:此段见《甲乙经》卷十一《邪气聚于下脘发内痈》第八;又见《黄帝内经太素》卷十五《五藏脉诊篇》;都作"胠下至少腹满"。今据《新校正》、田晋藩说,依《甲乙经》《太素》校改。

少腹是小腹,参阅《素问》第二十二《藏气法时论》第九段"引少腹"句下集解。

⑦胫有大小:张介宾说:足胫或肿或消,是谓大小。

⑧髀:股外也。参阅《素问》第二十二《藏气法时论》第十二段"尻阴股膝髀腨胻足皆痛"句下集解。

⑨胻:沈彤《释骨》:《说文》训胻为胫耑,然内经皆通称,惟《大奇论》胻与胫对言,而《甲乙经》所集,胻亦作胫,盖不可分也。

田晋蕃说:按《史记·龟策列传》:"壮士斩其胻。"《集解》:"胻,音衡,脚胫也。"慧琳《大藏音义》三十:"孔注《论语》云:'胫,脚胫也。'顾野王云:'胫,谓腓肠前骨。'"吴仁杰《两汉刊误补遗》云:"胫与腓肠相近。"段氏玉裁曰:"言胫则统胻。言胻不统胫。"

胻,参阅《素问》第二十二《藏气法时论》第十二段"尻阴股膝髀腨胻足皆痛"句下集解。

⑩大:顾观光说:《甲乙经》无"大"字,王注亦无释,疑衍。

伯坚按:此段见《甲乙经》卷十一《邪气聚于下脘发内痈》第八,没有"大"字。今据顾观光说,依《甲乙经》删去"大"字。

⑪跛易:吴崑说:令人偏跛变易其常。

丹波元简说:按易,是痿易、狂易之易,谓跛而变易其常。

张琦说:跛易者,足长短也。

易即弛也。参阅《素问》第七《阴阳别论》第十段"痿易"句下孙诒让说。

⑫偏枯:吴崑说:偏枯,半身不遂。

偏枯,参阅《素问》第三《生气通天论》第四段"使人偏枯"句下集解。

心脉①满、大,痫②、瘛③、筋挛④。

肝脉⑤小、急,痫、瘛、筋挛。

【本段提纲】 马莳说：此言痫、瘛、筋挛之症，心肝二经皆能成之，而以其脉之异者验之也。

【集解】

①心脉：伯坚按：《素问》第二十《三部九候论》说："中部人，手少阴也。人以候心。"王冰《注》说："谓心脉也。在掌后锐骨之端，神门之分，动应于手也。"

②痫：张介宾说：痫，音闲，癫痫也。

丹波元简说：按下文云："二阴急为痫厥。"《通评虚实论》云："刺痫惊脉五。"《灵·经筋篇》云："痫、瘛及痉。"《寒热病篇》云："暴挛痫眩，足不任。"《内经》言痫者如此。详见《通评虚实论》《注》。

痫，参阅《素问》第二十八《通评虚实论》第十九段"刺痫惊脉五"和第四十七《奇病论》第九段"人生而有病颠疾者"句下集解。

③瘛：张介宾说：瘛，音炽，抽搐也。

丹波元简说：《玉机真藏论》云："筋脉相引而急，病名曰瘛。"王注："筋脉受热而自跳掣，故名曰瘛。"《灵·邪气藏府病形篇》云："心脉急甚者，为瘛疭。肝脉微涩，为瘛挛筋痹。"（瘛疭，详见《诊要经终篇》注。）并与本篇互发。

瘛疭，参阅《素问》第十六《诊要经终论》第八段"瘛疭"句下集解。

④筋挛：《灵枢》第七十五《刺节真邪篇》：虚邪之中人也，洒淅动形，起毫毛而发腠理，其入深，搏于筋则为筋挛。

张介宾说：挛，音恋，拘挛也。

筋挛是筋肉拳曲不能伸开。参阅《素问》第十二《异法方宜论》第五段"其病挛痹"句下集解。

⑤肝脉：伯坚按：《素问》第二十《三部九候论》说："下部天，足厥阴也。故下部之天以候肝。"王冰注说："谓肝脉也。在毛际外羊矢下一寸半陷中，五里之分，卧而取之，动应于手也。"

肝脉骛暴①，有所惊骇②。脉不至若③瘖④，不治自已⑤。

【本段提纲】 马莳说：此言肝脉太过者主于惊，而不及者病易已也。

【集解】

①肝脉骛暴：王冰说：骛，谓驰骛，言其迅疾也。

张介宾说：骛，驰骤也。暴，急疾也。

丹波元简说：《后汉·光武帝纪》注："直骋曰驰，乱驰曰骛。"

张琦说：骛暴，迅急鼓动之意。

②有所惊骇：马莳说：《金匮真言论》曰："肝之病发惊骇。"故肝脉驰骤暴急，当有所惊骇也。

张琦说：阳气不安，故为惊骇得之。

③若：犹及也。参阅《素问》第四十五《厥论》第五段"此人必数醉若饱以入房"句下集解。

④瘖：失音也。参阅《素问》第二十三《宣明五气篇》第八段"搏阴则为瘖"句下集解。

⑤不治自已：吴崑说：脉不至，在诸病为危剧。若其人暴瘖失声，则是肝木厥逆，气壅不流，故脉不至耳，不必治之，厥还当自止。

丹波元坚说：《本事方》气中下曰："《经》云：'无故而瘖，脉不至，不治自已。'谓气暴逆也，气复自已。"

肾脉①小、急，肝脉小、急，心脉小、急，不鼓②，皆为瘕③。

【本段提纲】 马莳说：此言心、肝、肾脉之小、急、沉者，皆为瘕也。

【集解】

①肾脉：伯坚按：《素问》第二十《三部九候论》说："下部地，足少阴也。地以候肾。"王冰《注》说："谓肾脉也。在足内踝后跟骨上陷中，大溪之分，动应手。"

②不鼓：马莳说：不鼓击于手，则是沉也。

③瘕：马莳说：瘕者，假也。块似有形而隐现不常，故曰瘕。脉本急矣，而其急中甚小，又不鼓击于手，则是沉也，必有积瘕在中，故脉不和缓耳。

丹波元简说：按《巢源》云："瘕，假也，谓虚假可动也。"又云："谓其有形，假而推移也。盖癥瘕分而言之，癥，积也；瘕，聚也。然癥积亦可称瘕，《气厥论》："虙瘕"，《阴阳类论》："血瘕"，《邪气藏府病形篇》："水瘕"，《水胀篇》："石瘕"，《厥病篇》："虫瘕"，《伤寒论》："固瘕"，《神农本草经》："蛇瘕"，《仓公传》："遗积瘕、蛲瘕"之类是也。《说文》云："瘕，女病也"，盖依于《骨空论》："女子带下瘕聚"，误为此说耳；郭璞注《山海经》瘕疾云："虫病也"，此亦因有虫瘕、蛲瘕而言；并不可从。

余岩《古代疾病名候疏义》第一二九页：《说文》："瘕，女病也。"《素问·骨空论篇》第六十："任脉为病，男子内结七疝，女子带下瘕聚。"《灵枢·水胀》第五十七："石瘕生于胞中，寒气客于子门，子门闭塞，气不得通，恶血当泻不泻，衃以留止，日以益大，状如怀子。月事不以时下，皆生于女子。可导而下。"岩按《灵枢》所谓石瘕，今之子宫肿瘤也。又《隋书·经籍志》有徐文伯《疗妇人瘕》一卷，亦以瘕为女子病。瘕本女子生殖器之肿瘤，引申之，凡腹中有结块，亦谓之瘕。《山海经·南山经》之首曰䧿山，其首曰招摇之山："丽麢之水出焉，而西流注于海，其中多育沛，佩之无瘕疾。"郭注云："瘕，虫病也。"郝懿行《笺疏》引《列仙传》云："河间王病瘕，下蛇十余头。"又《史记》卷一百五《仓公列传》："临菑氾里女子薄吾病甚，众医皆以为寒热笃，当死不治，臣意诊其脉曰蛲瘕。蛲瘕为病，腹大，上肤黄粗，循之戚戚然。臣意饮以芫华一撮，即出蛲可数升，病已。"是因多数寄生虫团结成块者，无论男女，亦以瘕名之，故郭璞注《山海经》直曰"虫病"也。此引申义。而《仓公传》："齐中尉潘满如病少腹痛。臣意诊其脉曰：'遗积瘕也。'"此名为瘕，亦引申义也。《说文》训为女病，从其朔也。又按许书有瘕无癥，《急就篇》亦然，盖汉人不分为两疾也。

肾、肝并沉，为石水①；并浮，为风水②；并虚，为死；并小、弦，欲③惊。

【本段提纲】 马莳说：此历举肝、肾之脉相同者，其病亦无异也。

【集解】

①石水：马莳说：水气凝结，如石之沉，故名曰石水也。按《阴阳别论》有："阴阳结邪，多阴少阳，名曰石水，小腹肿"；《灵枢·邪气藏府病形篇》有："肾脉微大为石水，起脐已下至小腹，腄腄然上至胃腕，死不治"；《灵枢·水胀论》黄帝有石水之问而岐伯无答，必有脱简；皆为积聚之类。

吴崑说：石水者，水凝不流，结于少腹，其坚如石也。

丹波元简说：按《金匮要略》云："石水，其脉自沉，外证腹满，不喘。"

②风水：《素问》第三十三《评热病论》：帝曰："有病肾风者，面胕痝然壅，害于言，可刺不？"岐伯曰："虚不当刺。不当刺而刺，后五日其气必至。"帝曰："其至何如？"岐伯曰："至必少气，时热，时热从胸背上至头汗出，手热，口干苦渴，小便黄，目下肿，腹中鸣，身重难以行，月事不来，烦而不能食，不能正偃，正偃则咳，病名曰风水。论在《刺法》中。"

《素问》第六十一《水热穴论》：肾者，牝藏也。地气上者属于肾而生水液也，故曰至阴。勇而劳甚则肾汗出，肾汗出逢于风，内不得入于藏府，外不得越于皮肤，客于玄府，行于皮里，传为胕肿，本之于肾，名曰风水。所谓玄府者，汗空也。

《灵枢》第七十四《论疾诊尺篇》：视人之目窠上微痈，如新卧起状，其颈脉动，时咳，按其手足上窅而不起者，风水肤胀也。

马莳说：按风水之证，见《评热论》《水热穴论》《灵枢·论疾诊尺篇》。又《平人气象论》曰："面肿曰风。足胫肿曰水。"及前篇《奇病论》亦有肾风之证。

③欲：吴崑说：欲者，萌而未然也。

肾脉大、急、沉，肝脉大、急、沉，皆为疝①。

【本段提纲】 马莳说：此言肾、肝之脉大、急、沉者，皆为疝也。

【集解】

①肾脉大、急、沉，肝脉大、急，沉，皆为疝：王冰说：脉沉为实，脉急为痛。气实，寒薄聚，故为绞痛，为疝。

马莳说：疝者，寒气结聚之所为也，或结于少腹，或结于睾丸，或结于睾丸之上下两旁，及二脉经历之所皆是也。积土以高大者曰山，疝有渐积之义，故名。

丹波元简说：按《说文》云："疝，腹痛也。"刘熙《释名》云："心痛曰疝。疝，诜也，先诜诜然上而痛也。"又云："疝，诜也，诜诜引小腹急痛。"颜师古《急救篇注》云："疝，腹中气疾，上下引也。"《金匮要略》云："腹痛，脉弦而紧，弦则卫气不行，即恶寒，紧则不欲食，邪正相搏，即为寒疝。"楼氏《纲目》云："疝名虽七，寒疝即疝之总名也。"

喜多村直宽说：《汉书·艺文志》："《五藏六府疝十六病方》四十卷。"师古曰："疝，心腹气病，音山谏反，又音删。"

余岩《古代疾病名候疏义》第二一八页：《释名》："心痛曰疝。疝，诜也，气诜诜然上而痛也。"按旧说心痛有真伪之分。《灵枢·厥病》第二十四曰："真心痛，手足青至节，心痛甚，旦发夕死。"《脉经》卷六《心手少阴经病证篇》同。张景岳曰："凡病心腹痛者，有上中下三焦之别。上焦者痛在膈上，此即胃脘痛也。《内经》曰：'胃脘当心而痛'者即此。时人以此为心痛，不知心不可痛也。若病真心痛者，必手足冷至节，爪甲青，旦发夕死，夕发旦死，不可治也。"盖旧医书之所谓心痛者，大都皆以为胃脘痛，因真心痛不多见故也。以今日之知识言之，所谓真心痛者，惟狭心症足以当之。而冠状动脉栓塞、心内膜炎、心肌炎等亦皆有心痛者，亦皆有死者，此亦当属之真心痛之中也。

此书名心痛曰疝，而解之曰诜诜然上而痛，则其痛为自下而上可知，乃指胃脘痛而言，若狭心症等之真心痛，其痛之发生不自下而上也。考诸书言疝，皆统肠胃胸腹之痛而言。《说文》疒部疝下曰："腹痛也。"《汉书·艺文志》有《五藏六府疝十六病方》四十卷，颜注曰："疝，心腹气病。"《史记·仓公列传》有湧疝，其病不得前后溲，溺赤；有气疝，其病难于前后溲，溺赤。两者病候相似，而仓公以气疝为病客于膀胱，则湧疝当亦以为病在膀胱矣。夫不得前溲，当然有病在膀胱者，至于不得后溲，则非膀胱之病也。查排屎排溺同时发生障碍者，其病甚少。腹膜炎之时，直肠膀胱同时发生瘫痪者，能令大小便皆闭；脊髓被压迫（瘤肿、出血等），脊髓炎，脊体横断（外伤），脊髓痨，脊髓空洞病，瘫痪性痴呆，脏躁病等神经、精神障碍之病有之；此等原因，宜非古人之所知。惟既曰不得前后溲，则膀胱直肠同时发生障碍可知。然则统上之所述，胃病可名疝，腹痛亦可名疝，并直肠膀胱障碍亦有名疝者矣。

《巢氏病源候论》卷二十论诸疝候曰："疝者，痛也。"论寒疝腹痛曰："风冷邪气相击，则腹痛里急。”论寒疝心痛曰:“寒气盛则痛,上下无常处,冷气上冲于心,故令心痛也。”其上冲于心云云,与《释名》“诜诜然上而痛”之言合。其云上下无常处,则为肠中气体转动无疑。又《外台秘要》载《集验方》,有“桂心汤治寒疝气来往冲心腹痛”,来往云者即上下无常也。气体上冲至上腹部,使心窝痛,则谓之寒疝心痛;来往脐部及下腹部,使腹部痛,则谓之寒疝腹痛也。

《病源》又有七疝之候,其言曰:“七疝者,厥疝、癥疝、寒疝、气疝、盘疝、胕疝、狼疝,此名七疝也。厥逆、心痛、足寒、诸饮食吐不下,名曰厥疝也。腹中气乍满、心下尽痛、气积如臂,名曰癥疝也。寒饮食、即胁下腹中尽痛,名曰寒疝也。腹中乍满乍减而痛,名曰气疝也。腹中痛在脐旁,名曰盘疝也。腹中脐下有积聚,名曰胕疝也。小腹与阴相引而痛,大便难,名曰狼疝也。”观其所谓厥疝,有饮食吐不下之候,则胃痛也。第二癥疝,有气积如臂之候,则气体积聚于横行结肠而起痉挛也。第三寒疝,小肠蠕动而痉挛也。第四气疝,亦气体转动也。第五盘疝,痛在脐旁,亦小肠痉挛也。第六胕疝,谓脐下有积聚,则或下腹部藏府有肿瘤,或子宫膀胱有炎症,肠因其刺戟而起痉挛也。第七狼疝,谓少腹与阴相引而痛,则生殖器炎性作痛,及下文阴肿曰陨,皆是也。此七疝中,除第一、第七之外,多为肠痉挛,肠痉挛常有气体积聚,故疝多言气。以此推之,其第七之狼疝,乃今之脱脏,因小肠嵌入而起痉挛,故作痛也,是亦因肠痉挛而起矣。其第一厥疝之心痛,或亦指胃痉挛而起之痛言之欤?然则所谓疝者无他,胃肠之痉挛耳。彼《史记·仓公列传》之涌疝、气疝,乃因癃瘊而起,而亦名之为疝者,可视之为例外,盖《史记·扁鹊仓公传》所载之病名、病候,多与后世方书不同,非后世医家所能详也。

心脉搏①、滑、急,为心疝②。

肺脉③沉、搏,为肺疝④。

【本段提纲】 马莳说:此言心、肺二部皆为疝,即脉可以知之,不特肾、肝为然也。

【集解】

①心脉搏:搏,参阅《素问》第十七《脉要精微论》第十二段“心脉搏坚而长”句下集解。

②滑、急,为心疝:《素问》第十七《脉要精微论》:帝曰:“诊得心脉而急,此为何病?病形何如?”岐伯曰:“病名心疝,少腹当有形也。”

《素问》第六十四《四时刺逆从论》:滑则病心风疝。

《灵枢》第四《邪气藏府病形篇》:微滑为心疝,引脐小腹鸣。

伯坚按:心疝,据《脉要精微论》说:“少腹当有形”,当即是腹股沟疝。

③肺脉:伯坚按:《素问》第二十《三部九候论》说:“中部天,手太阴也。天以候肺。”王冰《注》说:“谓肺脉也。在掌后寸口中,是谓经渠,动应于手。”

④为肺疝:《素问》第六十四《四时刺逆从论》:少阴滑则病肺风疝。

高世栻说:肺疝,气疝也。

张志聪说:肺脉当浮,而反沉搏,是肺气逆聚于内,而为肺疝矣。

丹波元简说:按《四时刺逆从论》,肺风疝有目无证,不可得而知。《史记·仓公传》云:“气疝客于膀胱,难于前后溲,而溺赤。”《巢源》,气疝乃七疝之一,“腹中乍满乍减而痛,名曰气疝”。高以为气疝者,盖肺主气故也。

三阳急为瘕①。

三阴急为疝②。

【本段提纲】 马莳说:此言急脉虽同,而有膀胱与脾之分,当有为瘕、为疝之别也。

【集解】

①三阳急为瘕：杨上善说：瘕谓女子宫中病。男子亦有瘕而为病。三阳谓太阳。

王冰说：太阳受寒，血凝为瘕。

马莳说：三阳者，足太阳膀胱经也。

伯坚按：三阳，参阅《素问》第七《阴阳别论》第五段“二阳之病”句下集解。下“三阴”同。

②三阴急为疝：王冰说：太阴受寒，气聚为疝。

马莳说：三阴者，足太阴脾经也。

二阴①急为痫厥②。

二阳③急为惊④。

【本段提纲】 马莳说：此文言急脉虽同，而有心经与胃之分，当有为痫、为厥、为惊之别也。

【集解】

①二阴：杨上善说：二阴，少阴也。

马莳说：二阴者，心也。

伯坚按：二阴，参阅《素问》第七《阴阳别论》第五段“二阳之病”句下集解，下“二阳”同。

②痫厥：杨上善说：候得少阴脉急，发为小儿痫病，手足逆冷也。

张志聪说：痫厥者，昏迷仆扑，卒不知人。

丹波元简说：按痫厥惟是痫病，志注为长。

痫，参阅《素问》第二十八《通评虚实论》第十九段“刺痫惊脉五”和第四十七《奇病论》第九段“人生而有病颠疾者”句下集解。

③二阳：杨上善：二阳，阳明也。

马莳说：二阳者，胃也。

④急为惊：《新校正》云：详“三阳急为瘕”至此，全元起本在《厥论》，王氏移于此。

张介宾说：木邪乘胃，故发为惊。《阳明脉解篇》曰：“胃者土也，故闻木音而惊者，土恶木也”，是亦此义。

脾脉①外鼓②、沉，为肠澼③，久自已。

肝脉小、缓，为肠澼，易治④。

肾脉小、搏、沉，为肠澼、下血。血温⑤、身热者死。

心肝澼亦下血⑥；二藏同病者可治⑦。其脉小，沉、涩，为肠澼，其身热者死，热见七日死。

【本段提纲】 马莳说：此言心、肝、脾、肾皆为肠澼，而有死生之分者，以脉与证验之也。

【集解】

①脾脉：伯坚按：《素问》第二十《三部九候论》说：“下部人，足太阴也。人以候脾胃之气。”王冰《注》说：“谓脾脉也。在鱼腹上趋筋间直五里下，箕门之分，宽巩足单衣，沉取乃得之。”

②外鼓：王冰说：外鼓，谓鼓动于臂外也。

吴崑说：外鼓者，脉形向外而鼓也。外鼓有出表之象，故不必危之，久当自止也。

张琦说：外鼓，鼓动向外也。肠澼之脉多沉弦或沉数。今虽沉而有外出之象，则脾阳上升，故已。

③肠澼：马莳说：肠澼者，肠有所积而下之也。然有下血者，即今所谓失血；有下白沫者，即

今所谓去积;有下脓血者,即今之所谓痢;病在于肠,均谓之肠澼也,故《通评虚实论》曰:"肠澼之属。"

肠澼是痢疾。参阅《素问》第三《生气通天论》第八段"肠澼为痔"和第二十八《通评虚实论》第十一段"肠澼便血何如"句下集解。

④肝脉小、缓,为肠澼,易治:张介宾说:肝脉急大,则邪盛难愈。今脉小缓,为邪轻易治也。

⑤血温:田晋蕃说:"温""蕴"古字通,谓蓄血也。详《离合真邪论篇》。(伯坚按:参阅《素问》第二十七《离合真邪论》第三段"温血也"句下集解。)

⑥心肝澼亦下血:高世栻说:心肝澼,言心脉、肝脉不和而病肠澼也。亦下血,亦如肾脉之肠澼下血也。

⑦二藏同病者可治:王冰说:心火、肝木,木火相生,故可治之。

高世栻说:心、肝二藏同病而为肠澼者,主木火相生,故为可治。

胃脉[①]沉、鼓、涩,胃外鼓[②]、大,心脉小、坚、急,皆鬲[③]、偏枯[④]。男子发左,女子发右[⑤],不瘖[⑥]、舌转,可治,三十日起[⑦]。其从者[⑧],瘖,三岁起[⑨]。年不满二十者,三岁死。

【本段提纲】 马莳说:此言胃、心之脉,有为鬲症与偏枯者,其偏枯当有死生之分也。

【集解】

①胃脉:伯坚按:《素问》第二十《三部九候论》说:"下部人足太阴也。人以候脾胃之气。"

王冰注说:"候胃气者,当取足跗之上,冲阳之分,穴中脉动乃应手也。"

②外鼓:王冰说:外鼓,谓不当尺寸而鼓击于臂外侧也。

③鬲:参阅《素问》第七《阴阳别论》第七段"其传为隔"和第十四段"三阳结谓之隔"句下集解。

④偏枯:张介宾说:胃为水谷之海,心为血脉之主,胃气既伤,血脉又病,故致上下否鬲,半身偏枯也。

偏枯,参阅《素问》第三《生气通天论》第四段"使人偏枯"句下集解。

⑤男子发左,女子发右:张介宾说:男子左为逆,右为从;女子右为逆,左为从,今以偏枯而男子发左女子发右,是逆证也。(丹波元简说:按张注本于《玉版论》,为是。)

⑥瘖:失音也。参阅《素问》第二十三《宣明五气篇》第八段"搏阴则为瘖"句下集解。

⑦舌转,可治,三十日起:张介宾说:若声不瘖,舌可转,则虽逆于经,未甚于藏,乃为可治,而一月当起。若偏枯而瘖者,肾气内竭而然,其病必甚,如《脉解篇》曰:"内夺而厥,则为瘖俳,此肾虚也。"正以肾脉循喉咙、挟舌本故耳。

⑧其从者:张介宾说:从,顺也。

高世栻说:《玉版论要》云:"男子右为从,女子左为从。"其从者,谓男子发于右,女子发于左,不同于上文之发也。

⑨三岁起:张介宾说:证虽从而声则瘖,是外轻而内重也,故必三岁而后起。

脉至而搏、血衄[①]、身热者死[②]。脉来悬、钩、浮,为常脉[③]。

【本段提纲】 马莳说:此言有血衄二证者,脉搏身热为死,若悬、钩、浮为常脉则不至于搏之为可虑也。

【集解】

①衄:鼻出血也。参阅《素问》第四《金匮真言论》第二段“故春善病鼽衄”句下集解。

②身热者死:王冰说:血衄为虚,脉不应搏,今反脉搏,是气极乃然,故死。

③脉来悬、钩、浮,为常脉:王冰说:以其为血衄者之常脉也。

丹波元简说:按悬乃悬空无根之象,钩浮乃阳盛阴虚之候,(《十五难》云:“脉之来疾去迟,故曰钩。”吕广注云:“阳盛其脉来疾,阴虚脉去迟也。脉从下上至寸口疾,还尺中迟,环曲如钩。”)不似脉弦强而搏击于指,此乃亡血家之常脉。

张琦说:悬者,如物之悬。钩者,中微曲。悬钩即芤脉 ,为失血之常脉,以去血故中空也。

脉至如喘[①],名曰暴厥。暴厥[②]者,不知与人言。

脉至如数,使人暴惊。三四日自已[③]。

【本段提纲】 马莳说:此言病有暴惊者,有脉与证,当三四日自已也。

【集解】

①脉至如喘:王冰说:喘谓卒来盛、急去而便衰,如人之喘状也。

张介宾说:喘者,如气之喘,言急促也。

丹波元简说:按“如”,《甲乙》作“而”。“如”“而”通用,出于庄七年《左传》杜注。下“如数”同。

“如”“而”通用,参阅《素问》第三十九《举痛论》第一段“而发蒙解惑”句下集解。

②暴厥:张介宾说:暴厥,谓猝然厥逆而不知人也。

③脉至如数,使人暴惊。三四日自已:马莳说:脉来如数者,六至余也。数为热,热则内动肝心,主于猝暴惊骇。夫暴厥者,气降则愈,暴惊者热退则安,至三四日间当自已耳,盖木之生数在三耳。

张介宾说:数脉主热,而如数者,实非真数之脉,盖以猝动肝心之火,故令人暴惊,然脉非真数,故候三四日而气衰自愈矣。

脉至浮合[①],浮合如数,一息十至以上,是经气予不足也[②],微见,九十日死[③]。

【本段提纲】 马莳说:此言经气不足者,有脉象与死期也。

张介宾说:此下皆言死期也。

【集解】

①脉至浮合:王冰说:如浮波之合,后至者凌前,速疾而动,无常候也。

张介宾说:浮合,如浮波之合,后以催前,泛泛无常也。

高世栻说:浮合于皮肤之上,如汤沸也。

②一息十至以上,是经气予不足也:马莳说:经气者,手足十二经脉之气也。十二经脉之气,藏府血气尽于是矣,今脉如浮浪之合,数数而来,一息之间,遂有十至以上之脉,是邪气盛极,经气衰极也。

吴崑说:予,与同。

朱骏声《说文·通训定声》:予,推予也,象相予之形。《尔雅·释诂》:“畀,卜,予也。”《方言》十三:“埤,予也。”《广雅·释诂》三:“予,与也。”《淮南·本经》:“予之与夺也。”假借为与。《尔雅·释诂》:“予,赐也。赉,予也。”(《说文解字诂林》第一六八三页)

③微见,九十日死:马莳说:其死仅在九日与十日间耳。盖肺主元气其数在九,脾主五藏其成数在十耳。

吴崑说:微见,始见也。言始见此脉,便期九十日死,若见此脉已久,则不必九十日也。所以必九十日者，时更季易，天道变于上，人道亦从而变也。

脉至如火新然[①]，是心精之予夺[②]也，草干而死[③]。

脉至如散叶[④]，是肝气予虚也，木叶落而死[⑤]。

脉至如省客[⑥]，省客者、脉塞而鼓[⑦]，是肾气予不足也，悬去枣华而死[⑧]。

【本段提纲】 马莳说：此言心、肝、肾气之不足者，各有脉象、死期，乃五藏中之三也。

【集解】

①脉至如火新然：原文作“脉至如火薪然”。

王冰说：薪然之火焰，瞥瞥不定其形而便绝也。

吴崑说：新然，火之初燃，或明或灭也。

丹波元坚说：《脉经》《太素》，“薪”作“新”。坚按作“新”似是。

度会常珍说：古抄本，“薪”作“新”，宜从改。注“薪然”各本亦作“新然”。

田晋蕃说：日本森立之《经籍访古志》：“古抄本，‘薪’作‘新’。”晋蕃按，作“新”是。新本训取木也，以斤斫亲为薪也。(《说文》：“新，取木也。”)取木为新之本义，引申之为新故之新。《注》谓新然之火，不用新之本义而用新之借义，失之，然足证王氏所据之本作新也。

伯坚按：本段见《脉经》卷五《扁鹊诊诸反逆死脉要诀》第五；又见《黄帝内经太素》卷十五《五藏脉诊篇》；都作“脉至如火新然”。今据丹波元坚、度会常珍、田晋蕃说，依《脉经》《太素》校改。

②夺：吴崑说：夺，失也。

③草干而死：马莳说：心精被夺，火王于夏，犹有可支，至秋尽冬初，心气全衰，故曰草干而死。

吴崑说：草干，冬也。

④散叶：王冰说：如散叶之随风，不常其状。

《新校正》云：按《甲乙经》，“散叶”作“丛棘”。

吴崑说：散叶，飘零不定之状也。

张琦说：丛棘，弦硬杂乱之象。

⑤木叶落而死：吴崑说：木遇金而负，遇秋而凋，故深秋则死。

⑥省客：吴崑说：省客，省问之客。

张介宾说：省客如省问之客，或去或来也。

⑦脉塞而鼓：张介宾说：塞者，或无而止。鼓者，或有而搏。是肾原不固而无所主持也。

⑧悬去枣华而死：张介宾说：枣华之候，初夏时也。悬者华之开，去者华之落，言于枣华开落之时，火王而水败，肾虚者死也。(丹波元简说：张注稳妥。)

脉至如丸泥[①]，是胃精予不足也，榆荚落而死[②]。

脉至如横格[③]，是胆气予不足也，禾熟而死[④]。

【本段提纲】 马莳说：此言胃、胆之气不足者，各有脉象、死期，乃六府中之二也。

【集解】

①脉至如丸泥：张介宾说：丸泥者，泥弹之状，坚强短涩之谓。

张志聪说：丸泥者，如泥丸而不滑也。盖往来流利如珠曰滑，如丸泥者，无滑动之象。

②榆荚落而死：马莳说：榆落之候，秋冬之交也。

张介宾说：榆荚，榆钱也，春深而落。木王之时，土败者死。

丹波元简说：按《本草》，苏颂云，“榆，三月生荚”。李时珍云：“未生叶时，枝条间先生榆荚，形状似钱而小，色白成串，俗呼榆钱。”据此，则张《注》为胜。

田晋蕃说：《春秋元命苞》：“三月榆荚落。”《经》言：“胃精予不足，榆荚落而死”，盖木病死木王之时，为土受木克。

③脉至如横格：王冰说：脉长而坚，如横木之在指下也。

丹波元简说：按《说文》：“格，木长貌。”王释格为木，盖本于此。

④禾熟而死：杨上善说：至禾熟秋金时被克而死也。

脉至如弦缕[①]，是胞[②]精予不足也，病善言，下霜而死；不言，可治。

【本段提纲】 马莳说：此言胞气不足者，有脉象、证候、死期也。

【集解】

①弦缕：张介宾说：弦缕者，如弦之急，如缕之细，真元亏损之脉也。

田晋蕃说：俞氏正燮《癸巳类稿》，“弦”作“悬”，注云：“悬缕一作弦缕。”晋蕃按《通评虚实论》：“脉悬小者何如”，《脉经》“悬”作“弦”。《水经·河水》注引黄义仲《十三州记》云：“弦声近悬，故以取名。”弦之作悬，殆亦以声近而通也。

“弦”“悬”通用，参阅《素问》第二十八《通评虚实论》第十段“脉悬小者”句下集解。

②胞：张介宾说：胞，子宫也。

脉至如交[①]漆，交漆者，左右傍至也[②]，微见[③]，三十日死。

【本段提纲】 马莳说：此言脉如交漆者，一月而死也。

【集解】

①交：吴崑说：“交”当作“绞”。

②交漆者，左右傍至也：王冰说：左右傍至，言如沥漆之交，左右反戾。

马莳说：漆必有渣，古人亦必绞之，脉来如绞漆之状，是乃左右旁至，有降而无升，有出而无入，大小不匀，前盛后虚也。

张介宾说：交漆者，如泻漆之交，左右傍至，缠绵不清也。

③微见：张介宾说：微见，初见也。

脉至如涌泉[①]，浮、鼓肌中，太阳气予不足也，少气[②]，味韭英而死[③]。

【本段提纲】 马莳说：此言太阳气之不足者，有脉象、证候、死期也。

【集解】

①脉至如涌泉：吴崑说：涌泉，言如泉之涌出也。

喜多村直宽说：《脉要精微论》：“浑浑革至如涌泉。”

②少气：吴崑说：少气，气不足也。

少气，气息微弱也。参阅《素问》第四十九《脉解》第三段“所谓胸痛少气者”句下集解。

③味韭英而死：马莳说：太阳为三阳，三阳主于外，今精气不足，故浮鼓肌中而欲出于外，其势终不能入于阴也。主少气，正以脉涌则气乏也。当至味韭英之时而死。正以韭有英时，冬尽春初也。水已亏极，安能至于盛春邪？

吴崑说：韭至长夏而英，长夏属土，太阳壬水之所畏也，故死。

高世栻说：英，盛也。韭英，乃季春土王之时，韭英而死，土克水也。

脉至如颓土之状①,按之不得,是肌气予不足也,五色先见黑②,白垒发死③。

【本段提纲】 马莳说:此言肌气不足者,有脉象、证候、死期也。

【集解】

①脉至如颓土之状:王冰说:颓土之状,谓浮之大而虚软,按之则无。

吴崑说:颓土,颓败之土,虚大无力也。

②五色先见黑:马莳说:其面部先见黑色。

③白垒发死:马莳说:"垒"当"藟"。《诗》云:"绵绵葛藟。"藟亦葛之属。

张介宾说:"垒""蘽"同,即蓬蘽之属。蘽有五种,而白者发于春,木王之时,土当败也。

丹波元简说:按"垒""藟"通,不必改。《尔雅》:"诸虑山櫐。"郭注云:"今江东呼櫐为藤,似葛而粗大。"《广雅》云:"藟,藤也。"《一切经音义》引《集训》云:"藤,藟也。藟,谓草之有枝条蔓延,如葛之属也。吴越间谓之藤。"

丹波元坚说:按《齐民要术》引《诗义疏》曰:"櫐,巨荒也,似燕薁,连蔓生,叶似艾,(此二字据《诗释文》补)白色。子赤。可食,酢而不美。幽州谓之椎櫐。"

喜多村直宽说:按"五色先见"句,"黑白垒发"句,言五色共见而黑白之色累发者,盖阴阳互争之候,故死。"垒"字当从《甲乙》《太素》作"累"为是。诸家以白藟为说,然诸本草不载白藟之名,故难从。又前疹筋证曰:"白色黑色见则病甚。"王注:"色见,谓见于面部也。夫相五色者,黑为寒,白为寒,故二色见、病弥甚也。"

脉至如悬雍①,悬雍者,浮、揣②,切之益大,是十二俞③之予不足也,水凝而死④。

【本段提纲】 马莳说:此言十二俞气之不足者,有脉象与死期也。

【集解】

①脉至如悬雍:丹波元简说:"雍""甕"通。《山海经》:"悬甕之山,晋水出焉。"郭璞注云:"山腹有巨石,如甕形,因以为名。"甕亦作瓮,《说文》:"罂也",《广雅》:"瓶也",盖取其大腹小口,而形容浮揣切之益大之象也。

②揣:搏也。参阅《素问》第十七《脉要精微论》第十二段"心脉搏坚而长"句下集解。

③是十二俞:张介宾说:俞皆在背,为十二经藏气之所系。

④水凝而死:马莳说:水凝为冰,乃寒极之时,不能交于春而死矣。

脉至如偃刀①,偃刀者,浮之小、急,按之坚、大、急,五藏菀熟②,寒热独并于肾也,如此其人不得坐③,立春而死。

【本段提纲】 马莳说:此言五藏积热而寒热独并于肾者,有脉象、证候、死期也。

【集解】

①偃刀:张介宾说:偃刀,卧刀也。浮之小急,如刀口也。按之坚大急,如刀背也。

②菀熟:王冰说:菀,积也。熟,热也。

田晋蕃说:按菀熟,王训积热,下文云:"寒热",此云:"积热",于义非是。菀,郁通。熟,甚也。(《荀子·荣辱篇》杨注)五藏菀熟,盖言五藏郁甚也。

菀,参阅《素问》第二《四气调神大论》第五段"则菀槁不荣"句下集解。

③不得坐:吴崑说:不得坐,臀肉消也。

脉至如丸滑不直手①,不直手者、按之不可得也,是大肠气予不足也,枣叶生而死[②]。

脉至如华者[③]，令人善恐，不欲坐卧，行立常听[④]，是小肠气予不足也，季秋而死。

【本段提纲】 马莳说：此言大小肠气之不足者，各有脉象、证候、死期，亦六府中之二也。

【集解】

①脉至如丸滑不直手：张介宾说：如丸，短而小也。直，当也。言滑小无根，而不胜按也。

②枣叶生而死：杨上善说：孟夏枣叶生。

马莳说：枣叶之时，则先枣华之候矣。

③脉至如华者：王冰说：脉至如华，谓似华虚弱，不可正取也。

马莳说：脉至如华者，是似草木之华虚弱，而按之无本也。

④行立常听：张介宾说：行立常听者，恐惧多而生疑也。

《大奇论第四十八》今译

肝胀满，肾胀满，肺胀满，而脉搏坚实，即是痈肿（脓疡）的现象。

肺痈肿的现象是：气喘，两胁胀满。

肝痈肿的现象是：两胁胀满，睡则发惊，小便闭塞。

肾痈肿的现象是：胁下到小腹都胀满，小腿或肿或消，髀部和小腿不良于行，或则半身不遂。

心脉（神门穴）的脉搏又盛满、又洪大，是癫痫、手足搐搦、筋蜷曲不能伸开的脉象。

肝脉（男五里穴女太冲穴）的脉搏又小又急，是癫痫、手足搐搦、筋蜷曲不能伸开的脉象。

肝脉的脉搏跳动得快，是发生惊骇的脉象。如果脉搏停止不来而失音，则不必治疗，自然会好。

肾脉（太溪穴）的脉搏又小又急，或肝脉的脉搏又小又急，或心脉的脉搏又小又急，都沉伏，则都是瘕（腹中结块）的脉象。

肾脉和肝脉的脉搏如果都沉伏，则是石水（腹水）的脉象；如果都浮，则是风水（水肿）的脉象；如果都虚弱，则是死证；如果都是又小又弦（轻虚而滑，端直以长），则是将要发惊的脉象。

肾脉的脉搏又大又急又沉，或肝脉又大又急又沉，都是疝[①]的脉象。

心脉的脉搏，搏击有力，又滑又急，是心疝（腹股沟疝）的脉象。

肺脉（经渠穴）的脉搏又沉伏，又搏击有力，是肺疝[②]的脉象。

三阳（足太阳膀胱经脉）的脉搏急，是瘕（腹中结块）的脉象。

三阴（足太阴脾经脉箕门穴）的脉搏急，是疝的脉象。

二阴（手少阴心经脉）的脉搏急，是痫厥的脉象。

二阳（足阳明胃经脉冲阳穴）的脉搏急，是发惊骇的脉象。

脾脉（箕门穴）向外鼓动而沉，是肠澼（痢疾）的脉象，日久自然会好。

肝脉的脉搏又小又缓，是肠澼的脉象，容易治疗。

肾脉的脉搏又小又搏击有力又沉，是肠澼下血的现象。如果有血蓄聚不下而全身发热的，则会死。

由于心肝两脉不和而发生的肠澼也有下血的现象。如果心肝两脏同时有病的还可以治疗。如果这两脉的脉搏又小又沉又涩，发生肠澼而全身发热的，则会死，死的日期当在发热后第七天。

胃脉（冲阳穴）又沉又鼓动又涩，或胃脉向外鼓动而大，或心脉又小又坚又急，都是鬲病（大便不通）和半身不遂的脉象。男子如果发生在左边，女子如果发生在右边，又不失音，舌头可以转动自如的，可以治疗，三十天可以好。男子如果发生在右边，女子如果发生在左边，而有失音的现象，则需要三年才能好。如病人年龄不满二十岁的，三年就会死。

脉的来势搏击有力，出鼻血，全身发热，则会死。如果有悬（悬空无根）、钩（来盛去衰）、浮的脉象，则是鼻出血的正常脉象。

脉来急促如同喘气一样，这是暴厥（突然发厥）的脉象。暴厥的病人不能讲话。

脉来如同数脉一样而不是真数脉，使人容易突然发惊，三四天自然会好。

脉来泛泛无常，如同数脉一样，一息在十跳以上，则是经气（十二经脉的气）不足的现象。如果开始发现这种脉象，到了九十天（三个月）就会死。

脉来如同刚燃的火一样，或明或灭，这是心的精气夺掉了，到了草干的时候（冬季）就会死。

脉来如同散叶随风一样，飘零不定，这是肝气虚了，到了树木落叶的时候（秋季）就会死。

脉来如同来访的宾客一样，或去或来，或有或无，这是肾气不足，到了枣花开落的时候（四月）就会死。

脉来如同泥丸一样，坚强短涩，这是胃的精气不足，到了榆钱落的时候（三月）就会死。

脉来长而坚，如同横木硌在手指下一样，这是胆气不足，到了禾熟的时候（秋季）就会死。

脉来如同弦一样的急，如同丝一样的细，这是子宫的精气不足，如果喜欢讲话则到了下霜的时候就会死，如果不喜欢讲话则可以治疗。

脉来如同绞漆一样，左右旁至，缠绵不清，如果开始发现这种脉象，到了三十天就会死。

脉来如同泉水涌出一样，浮而在肌肉里面鼓动，这是太阳经气的不足，气息微弱，则到了韭菜开花的时候（六月）就会死。

脉来如同土崩一样，手按不着，这是肌肉的气不足，面部先呈现黑色，则到了白垒藤发生的时候（春季）就会死。

脉来如同悬着的瓮一样，浮，搏击有力，手按着则更大，这是十二个背俞的气不足，到了水结冰的时候（冬季）就会死。

脉来如同扪着刀一样，轻按着则又小又急，重按着则又坚又大又急，这是五脏抑郁过甚而寒热都并入到肾里面的脉象，这种病人不能坐（臀肉消瘦），到了立春就会死。

脉来如同弹丸一样，用手按不着，这是大肠气的不足，到了枣叶发生的时候（四月）就会死。

脉来如同花一样的虚弱，容易恐惧，不想坐也不想睡，行走和站立的时候总是用耳朵听着（多疑），这是小肠气的不足，到了秋季（九月）就会死。

①疝：疝是胃肠痉挛的总名。

②肺疝：肺疝是古代病名，是属于疝一类的病，内容不详。

脉解第四十九①

①脉解第四十九:《新校正》云:按全元起本在第九卷。

伯坚按:本篇和《甲乙经》《黄帝内经太素》《类经》三书的篇目对照,列表于下。

素问	甲乙经	黄帝内经太素	类经
脉解第四十九	卷七——足阳明脉病发热狂走第二	卷八——经脉病解篇	卷十四——六经病解(疾病类十一)

【释题】 马莳说:"按此篇论病,大抵出于《灵枢·经脉篇》诸经为病,篇内曰'所谓'者,正以古有是语而今述之也。故名篇。"本篇所讲的都是疾病的一般症状和病理,并没有讲脉象。因为这些疾病是按三阳三阴经脉分类的,所以篇名叫作脉解。喜多村直宽说:"此篇《太素》题曰《经脉病解》,《脉解》名义得之大明矣。"

【提要】 本篇讲一些疾病的一般症状和病理,内容可以分为六节。第一节讲足太阳膀胱经脉的肿腰脽痛,偏虚,强上引背,耳鸣,狂巅疾,聋,喑俳。第二节讲足少阳胆经脉的心胁痛,不可反侧,跃。第三节讲足阳明胃经脉的洒洒振寒,胫肿,水,胸痛少气,恶人与火闻木音则惕然而惊,独闭户牖而处,乘高而歌弃衣而走,头痛鼻鼽腹肿。第四节讲足太阴脾经脉的病胀,噫,呕,得后与气则快然如衰。第五节讲足少阴肾经脉的腰痛,呕咳上气喘,目𥆨𥆨无所见,煎厥,恐如人将捕之,恶闻食臭,面黑如地色,咳血。第六节讲足厥阴肝经脉的㿗疝少腹肿,腰脊痛,㿗癃疝肤胀,嗌干热中。

太阳所谓肿腰、脽[①]痛者,正月太阳寅,寅、太阳也[②],正月阳气出在上而阴气盛,阳未得自次也[③],故肿腰、脽痛也。

所谓[④]病偏虚为跛者[⑤],正月阳气冻解地气而出也[⑥],所谓[⑦]偏虚者,冬寒颇有不足者,故偏虚为跛也[⑧]。

所谓强上引背者[⑨],阳气大上而争[⑩],故强上也。

所谓耳鸣者,阳气万物[⑪]盛上而跃,故耳鸣也。

所谓甚则狂颠疾者[⑫],阳尽在上而阴气从下,下虚上实,故狂颠疾也[⑬]。

所谓浮为聋者,皆在气也[⑭]。

所谓入中为瘖者,阳盛已衰,故为瘖也[⑮]。内夺而厥[⑯]则为瘖[⑰]、俳[⑱],此肾虚也。少阴不至者,厥也[⑲]。

【本段提纲】 马莳说:此言膀胱经之诸证,其义应时合肾者也。按此节何以膀胱释之?盖其经络为病与手太阳无涉,故当以膀胱释之,以下诸经仿此。按膀胱诸证岂尽在正月哉,特论与时相应之义有如此耳。盖虚实在人,随时为病,不必尽在正月也。彼善养者,有实无虚,则时亦不能使之病矣。读者于此类经典,不以辞而害意斯可耳。后义仿此。

【集解】

①脽:杨上善说:脽,尻也,音谁也。

王冰说：脽，谓臀肉也。

高世栻说：《六元正纪大论》云："太阳终之气，则病腰脽痛。"

丹波元简说：脽，《说文》："尻也。"汉《东方朔传》："连脽尻。"《注》："臀也。"盖脽从肉，故王释为臀肉。此四字，即与《厥论》："肿首头重"，《著至教论》："干嗌喉塞"，字法正同。（伯坚按：参阅《素问》第四十五《厥论》第七段"则肿首头重"句下集解。）

丹波元坚说：按《经脉篇》膀胱足太阳有腰痛。

陆懋修说：《广雅·释亲》："臀谓之脽"。《汉书·东方朔传》："连脽尻。"注："脽，臀也。"

②正月太阳寅，寅、太阳也：王冰说：正月三阳生，主建寅，三阳谓之太阳，故曰寅太阳也。

丹波元坚说：按弟子掘川济曰："此篇以足三阳三阴配之六月，太阳为正月，厥阴为三月，阳明为五月，少阴为七月，少阳为九月，太阴为十一月，三阳三阴每互其位而必隔一月。今本《经》七月误作十月，殊为不伦。须从《太素》是正。"此说极确。

喜多村直宽说：物茂卿曰："所谓正月、九月、十月之类，非实指月而言，乃譬喻之言耳。"

陈遵妫《中国古代天文学简史》第三十七页：秦朝采取颛顼历，以十月为岁首，汉初也照常使用。到了汉武帝才改用太初历，以元封七年（公元前一〇四年）为太初元年，以建寅正月为岁首。

伯坚按：现在根据本篇内容，将十二月、十二地支和足三阴三阳经脉的配合列表于下，以期明显。

十二月	十二地支	三阴三阳经脉
正月	寅	足太阳膀胱经
二月	卯	
三月	辰	足厥阴肝经
四月	巳	
五月	午	足阳明胃经
六月	未	
七月	申	足少阴肾经
八月	酉	
九月	戌	足少阳胆经
十月	亥	
十一月	子	足太阴脾经
十二月	丑	

③正月阳气出在上而阴气盛，阳未得自次也：马莳说：正月之时，阳气虽出于上，而寒气正行，故阴气尚盛，阳气犹未得其王时之位次也。是以膀胱之气，名盛而实虚。

吴崑说：次，序也，阳未得自序，故人病亦应之也。

④所谓：原文作"病偏虚为跛者"，没有"所谓"二字。

高世栻说：旧本"所谓"二字误传"出也"下，今改正。

伯坚按：今据高世栻说，将"出也"下面的"所谓"二字移至此处，使前后文的体例一致。

⑤病偏虚为跛者：高世栻说：偏虚，犹偏枯。本经《大奇篇》云："肾壅，则髀骺大跛易偏枯"，故申明所谓病偏虚为跛者。

⑥正月阳气冻解地气而出也：高世栻说：正月阳气始生，地冻始解，地气从下而上出也。

丹波元简说：盖谓阳气自东方解地气之冻而上出也。

⑦所谓：丹波元简说："所谓"二字，从高而删之为是。

伯坚按：今据高世栻、丹波元简说，删去此处的"所谓"二字，移置前面"病偏虚为跛者"上。

⑧冬寒颇有不足者，故偏虚为跛也：高世栻说：此言冬失其藏，至春有偏枯之跛病也。

⑨所谓强上引背者：王冰说：强上，谓颈项噤强也。甚则引背矣。

高世栻说：本经《热论》云："伤寒一日，巨阳受之，头项痛，腰脊强。"是腰脊之强，上引于背而至头项也。

⑩阳气大上而争：吴崑说：阳气过盛，大上而争，故强上引背也。

⑪所谓耳鸣者，阳气万物：高世栻说：《灵枢·经筋篇》云："手太阳之筋，其病应耳中鸣。"故申明所谓耳鸣者，乃阳气万物盛上而跃，跃则振动，故耳鸣也。

张琦说："万物"二字衍。

张文虎说：按"万物"二字疑衍。上节云："所谓强上引背者，阳气大上而争"，是其例。

伯坚按：今据张琦、张文虎说，删去"万物"二字。

⑫所谓甚则狂癫疾者：杨上善说：脱衣登上，驰走妄言，即谓之狂。僵仆而倒，遂谓之颠也。

张介宾说："巅""癫"同。按《经脉篇》足太阳经脉条下作"癫"，盖古所通用也。所谓甚者，言阳邪甚也。阳邪甚于阳经，则阳尽在上，阴气在下，上实下虚，故当为狂颠之病。

田晋蕃说：《灵枢·经脉篇》，"颠"作"癫"。顾氏观光《校勘记》曰："二字古通。"

狂颠病，参阅《素问》第四十七《奇病论》第九段"人生而有病颠疾者"句下集解。

⑬阳尽在上而阴气从下，下虚上实，故狂颠疾也：高世栻说：《经脉论》云："足太阳所生病者，狂癫疾。"故申明所谓甚则狂癫疾者，乃阳尽在上而阴气从下，阴气从下则下寒而虚，阳尽在上则上热而实，下虚上实，故有太阳经脉之狂癫疾也。

⑭所谓浮为聋者，皆在气也：高世栻说：《经脉论》云："手太阳之脉，入耳中，所生病者耳聋。"申明所谓浮而聋者，是逆气上浮而为聋，皆在气也。

⑮所谓入中为瘖者，阳盛已衰，故为瘖也：高世栻说：本经《腹中论》云："阳气入阴，入则瘖。"故申明所谓入中为瘖者，"阳气盛时则不瘖"。阳盛已衰故为瘖也。

⑯内夺而厥：马莳说：夺者，即《通评虚实论》之所谓精气夺则虚也。

吴崑说：内，谓房劳也。夺，耗其阴也。

张介宾说：内夺者，夺其精也。精夺则气夺而厥，故声瘖于上，体废于下。

⑰瘖：杨上善说：瘖，不能言也。（丹波元坚说：杨本于《说文》。）

瘖，参阅《素问》第二十三《宣明五气篇》第八段"搏阴则为瘖"句下集解。

⑱俳：杨上善说：痱，音肥，风病不能言也，谓四肢不用。瘖不能言，心无所知。（伯坚按：《太素》，"俳"作"痱"。）

王冰说：俳，废也。舌瘖足废，故云此肾虚也。

高世栻说："俳""痱"同，音肥。瘖痱者，口无言而四肢不收，故曰此肾虚也。

丹波元简说：《灵·热病篇》云："痱之为病也，身无痛者，四肢不收，志乱不甚。其言微知，可治。甚则不能言，不可治也。"楼氏《纲目》曰："痱，废也。痱，即偏枯之邪气深者。痱与偏枯是二疾。以其半身无气营运,故名偏枯。以其手足废而不收,或名痱,或偏废,或全废,皆曰痱也。"《汉书·贾谊传》云:"辟者,一面病。痱者,一方病。"师古注:"辟,足病。痱,风病也。"(本出于《说文》)由此观之,痱即仲景《中风篇》所谓邪入于藏、舌即难言者。盖痱是病名,偏风是所因,偏枯是病证,必非有别也。《圣济总录》有《瘖俳门》,载治舌瘖不能言、足废不能用、肾虚弱、其气厥不至舌下、地黄饮子等方,具于五十一卷。

丹波元坚说:按《尔雅》:"痱,病也。"郝懿行《尔雅义疏》曰:"通作腓。《诗》:'百卉具腓。'《传》:'腓,病也。'《释文》引《韩诗》云:'变也。'变、病义近,声又相转。《文选·戏马台诗》注引《毛诗》作'痱今作腓',《玉篇》引《诗》正作'百卉具痱',可知腓古本作痱矣。"

顾观光说:王冰《注》云:"俳,废也。"此谓俳为痱之假借也。《说文》云:"痱,风病也。"

田晋蕃说:按《诗·小雅》:"百卉具腓。"此假腓为痱也。古无假俳为痱者。痱从疒。疒者,象人倚箸之形。今从人作俳,盖为痱之烂文。

余岩《古代疾病名候疏义》第十六页:岩按痱之为病有二。其一,为中风后所遗病候。《灵枢·热病》第二十三云:"痱之为病也,身无痛者,四肢不收,智乱不甚。其言微知,可治。甚则不能言,不可治也。"《病源候论》《千金方》皆谓之风痱。此盖中风之后,手足瘓癱,不能屈伸者也。其二,则皮肤病也。郝氏《义疏》云:"陶注《本草》说虾蟇云:'此是腹大,皮上多痱瘟者是也。'《一切经音义》廿五引《字略》云:'痱瘤,小肿也。'"岩按郝氏所云《一切经音义》,乃玄应《一切经音义》二十五《阿比达磨顺正理论》第十六卷痱瘤下注也。盖即今之汗疹。

余岩《古代疾病名候疏义》第一二三页:《说文》:"痱,风病也。从疒,非声。"《史记》卷一百七《灌夫列传》:"魏其良久乃闻,闻即恚,病痱。"《索隐》:"痱,音肥,又扶味反,风病也。"《汉书》卷五十二,《灌夫传》,颜《注》亦云:"痱,风病也,音肥。"《太素》卷二十五《热病》说:"痱为病也。"杨上善《注》:"痱,扶非反,风病也。"

⑲少阴不至者,厥也:张介宾说:此释上文内夺而厥之义也。少阴者,肾脉也,与太阳为表里。若肾气内夺,则少阴不至。少阴不至者,以阴虚无气,无气则阳衰,致厥之由也。

少阳所谓心胁痛者①,言少阳戌也。戌者,心之所表也②。九月阳气尽而阴气盛,故心胁痛也。

所谓不可反侧者③,阴气藏物也④。物藏则不动,故不可反侧也。

所谓甚则跃⑤者,九月万物尽衰,草木毕落而堕⑥,则气去阳而之阴,气盛而阳之下长⑦,故谓跃。

【本段提纲】 马莳说:此言胆经诸证,其义与时应也。按心胁痛、不能转侧,见《灵枢·经脉篇》本经是动则病之下。

【集解】

①少阳所谓心胁痛者:高世栻说:《经脉论》云:"足少阳则病心胁痛。"故申明少阳所谓心胁痛者。

丹波元坚说:《经脉篇》胆足少阳有心胁痛,不可转侧。

②戌者,心之所表也:原文作"言少阳盛也盛者心之所表也"。

丹波元坚说:《太素》,"盛"并作"成"。小岛尚质说:"成盖戌误 。"

顾观光说:心属君火,无为由少阳相火而表著。

喜多村直宽说:《太素》,"盛"并作"成"。宽按:"成"当"戌"讹。

田晋蕃说:《太素》,“盛”俱作“戍”。晋蕃按:以上下文“寅太阳也”“阳明者午也”之例,“盛”当作“戍”。《太素》作“成”者,与“戍”形近而讹,遂辗转以“盛”为之。《刺腰痛篇》:“成骨”,《甲乙经》作:“盛骨”。观下文王注曰:“其墓于戌”,故曰少阳戌也。顾氏观光谓:“心属君火,无为由少阳相火而表著”,故曰戌者心之所表也。

伯坚按:此段见《黄帝内经太素》卷八《经脉病解篇》。今本《太素》作“言少阳戍也,戍者心之所表也”。今据小岛尚质、喜多村直宽、田晋蕃说,依《太素》校改。参阅本篇第一段“寅太阳也”句下集解附表。

③所谓不可反侧者:高世栻说:反侧,犹转侧。《经脉论》云:“足少阳病不能转侧。”故申明所谓不可反侧者。

④阴气藏物也:马莳说:九月阴气方盛,主于藏物,物藏则不动,故不可反侧。

⑤跃:王冰说:跃,谓跳跃也。

⑥草木毕落而堕:丹波元简说:《文选》潘岳《寡妇赋》:“木落叶而陨枝。”李善注云:“毛苌《诗传》曰:‘陨,坠也。’”《千金方》:“蒲黄汤主疗小儿落床堕地。”

田晋蕃说:按“堕”当作“椭”。《太玄经》:“土不和,木科椭。”范望曰:“科椭,枝叶不布。”草木毕落而椭,言草木毕落而枝叶不布也。《说文》无堕字。段氏玉裁曰:“今字堕为陊。”阜部:“陊,落也。”木部:“橤,木叶陊也。”若作堕,则与毕落文义复矣。

⑦气盛而阳之下长:吴崑说:气盛,气盛于阴也。之,往也。下,下体也。阳之下,谓阳气往下,如少阳之脉出膝外廉行于两足是也。长,生长也。阳为动物,长于两足,故令跃。

阳明所谓洒洒振寒者①,阳明者、午也,五月盛阳之阴也②。阳盛而阴气加之,故洒洒振寒也。

所谓胫肿而股不收者③,是五月盛阳之阴也。阳者衰于五月,而一阴气上与阳始争,故胫肿而股不收也④。

所谓上喘而为水者⑤,阴气下而复上,上则邪客于藏府间,故为水也⑥。

所谓胸痛、少气者⑦,水气在藏府也。水者、阴气也,阴气在中,故胸痛、少气也。

所谓甚则厥⑧、恶人与火、闻木音则惕然而惊者⑨,阳气与阴气相薄⑩,水火相恶,故惕然而惊也⑪。

所谓欲独闭户牖而处者,阴阳相薄也。阳尽⑫而阴盛,故欲独闭户牖而居⑬。

所谓病至则欲乘高而歌、弃衣而走者,阴阳复争而外并于阳,故使之弃衣而走也⑭。

所谓客孙脉⑮则头痛、鼻鼽⑯、腹肿者,阳明并于上,上者则其孙络太阴也,故头痛、鼻鼽、腹肿也⑰。

【本段提纲】 马莳说:此言胃经诸证,其义应时合脾者也。按诸病见《灵枢·经脉篇》本经是动则病之下。

【集解】

①阳明所谓洒洒振寒者:高世栻说:《经脉论》云:“足阳明之脉,则病洒洒振寒。”故申明阳明所谓洒洒振寒者。

丹波元坚说:《经脉篇》,胃足阳明有洒洒振寒。

洒洒,寒貌。参阅《素问》第三十二《刺热篇》第四段“先洒淅然厥起毫毛”句下集解。

②阳明者、午也,五月盛阳之阴也:王冰说:五月夏至,一阴气上,阳气降下,故曰盛阳之阴也。

高世栻说:阳明者,午也。午主五月,一阴始生,故五月盛阳之阴也。

阳明者午也,参阅本篇第一段“寅太阳也”句下集解附表。

③所谓胫肿而股不收者:高世栻说:《经筋篇》云:“足阳明之筋,其病支胫转筋,髀前肿,筋弛纵缓不胜收。”故申明所谓胫肿而股不收者。

④阳者衰于五月,而一阴气上与阳始争,故胫肿而股不收也:高世栻说:五月之时,盛阳之阴也,阳者衰于五月,而一阴之气上与阳明始争,故阳明经脉有胫肿而股不收之病也。

⑤所谓上喘而为水者:高世栻说:本经《逆调论》云:“卧则喘者,是水气之客也。”故申明所谓上喘而为水者。

⑥阴气下而复上,上则邪客于藏府间,故为水也:吴崑说:藏,肺藏。府,胃府。

高世栻说:冬至一阳初生,阴气下降。五月之时,一阴始生,阴气下而复上,上则水邪客于藏府之间,故为水也。

⑦所谓胸痛、少气者:余岩《古代疾病名候疏义》第一四四页:《说文解字》:“瘱,病息也。从疒,夹声。”段氏《注》云:“病息,谓病之鼻息也。”桂氏《义证》云:“病息也者,本书:‘烪,息也,一曰少气也。’《玉篇》作:‘瘱,病少气。’”王筠《句读》云:“《玉篇》又收瘱字,云:‘病少气’,然则小息即少气之谓也。”岩按小徐本“病息”作“病小息”,故王筠云然。又按《集韵》入声三十帖:“欶,喘息。”然则瘱之义,盖谓呼吸浅短也。胡氏吉宣曰:“病息,谓非正常之呼吸,气息微弱也。”

⑧厥:参阅《素问》第四十五《厥论》第一段“厥之寒热者”句下集解。

⑨所谓甚则厥、恶人与火、闻木音则惕然而惊者:高世栻说:《经脉论》云:“阳明病至,则恶人与火、闻木音则惕然而惊,甚则骭厥。”故申明所谓甚则厥、恶人与火、闻木音则惕然而惊者。

丹波元坚说:《经脉篇》:“痛至则恶人与火,闻木声则惕然而惊,心欲动,独闭户塞牖而处。甚则欲上高而歌,弃衣而走。”

⑩阳气与阴气相薄:吴崑说:薄,摩荡也。

⑪水火相恶,故惕然而惊也:高世栻说:恶火者,厥为阴、为水,乃水火相恶;又木能生火,故闻木音则惕然而惊也。

丹波元简说:按本节所解,与《阳明脉解篇》异义。

伯坚按:《素问》第三十《阳明脉解》说:“黄帝问曰:‘足阳明之脉病,恶人与火,闻木音则惕然而惊。钟鼓不为动,闻木音而惊,何也?愿闻其故。’岐伯对曰:‘阳明者,胃脉也。胃者,土也。故闻木音而惊者,土恶木也。’帝曰:‘善。其恶火何也?’岐伯曰:‘阳明主肉,其脉血气盛,邪客之则热,热甚则恶火。’”

⑫阳尽:丹波元坚说:尽者,犹《伤寒论》:“血弱气尽”之尽,即阳气不振之义,非竭尽之义。

⑬故欲独闭户牖而居:王冰说:恶喧故尔。

伯坚按:《素问》第三十《阳明脉解》说:“帝曰:‘其恶人何也?’岐伯曰:‘阳明厥则喘而惋,惋则恶人。’”

⑭所谓病至则欲乘高而歌、弃衣而走者,阴阳复争而外并于阳,故使之弃衣而走也:《新校

正》云：详“所谓甚则厥”至此，与前《阳明脉解论》相通。

高世栻说：《经脉论》云：“阳明病至，甚则欲上高而歌、弃衣而走。”故申明所谓甚则欲乘高而歌、弃衣而走者。

伯坚按：《素问》第三十《阳明脉解》说：“帝曰：‘善。病甚则弃衣而走，登高而歌，或至不食数日，逾垣上屋，所上之处皆非其素所能也，病反能者何也？’岐伯曰：‘四支者，诸阳之本也。阳盛则四支实，实则能登高也。’帝曰：‘其弃衣而走者何也？’岐伯曰：‘热盛于身，故弃衣欲走也。’”

⑮孙脉：高世栻说：孙脉，孙络脉也。

⑯鼻鼽：鼽，鼻腔闭塞也。参阅《素问》第四《金匮真言论》第二段“故春善病鼽衄”句下集解。

⑰上者则其孙络太阴也，故头痛、鼻鼽、腹肿也：高世栻说：出处未详，大抵皆阳明之病。所谓客孙脉则头痛、鼻鼽、腹肿者，乃阳明之脉，不从下行，而并于上，并于上者，则其孙络之脉，合脾之大络而为太阴也。阳明并于上，故头痛、鼻鼽；孙络太阴，故腹肿也。

丹波元简说：按此一句难通，故吴改作“其头之孙络腹之太阴也”十字，张以为太阴者言阴邪之盛，非阴经之谓，俱臆见也。高注稍妥，姑从之。

丹波元坚说：按《经脉篇》惟有鼽衄。

太阴所谓病胀者①，太阴、子也，十一月万物气皆藏于中②，故曰病胀。

所谓上走心为噫者③，阴盛而上走于阳明，阳明络属心，故曰上走心为噫也④。

所谓食则呕者⑤，物盛满而上溢，故呕也。

所谓得后与气⑥则快然如衰者⑦，十一月阴气下衰而阳气且出，故曰得后与气则快然如衰也⑧。

【本段提纲】 马莳说：此言脾经诸证，其义应时合胃者也。按诸病，见《灵枢·经脉篇》本经是动则病之下。

【集解】

①太阴所谓病胀者：高世栻说：《经脉论》云：“太阴病腹胀。”故申明太阴所谓病胀者。

丹波元坚说：按《经脉篇》，脾足太阴有：“腹胀善噫，得后与气则快然如衰。”

②太阴、子也，十一月万物气皆藏于中：杨上善说：以十一月阴气大，故曰太阴。阴气内聚，阳气外通。十一月阴气内聚，虽有一阳始生，气微未能外通，故内病为胀也。

高世栻说：子，十一月也。十一月，万物之气皆藏于中。藏于中，故太阴经脉则曰病胀也。

太阴子也，参阅本篇第一段“寅太阳也”句下集解附表。

③所谓上走心为噫者：马莳说：《宣明五气论》曰：“心为噫。”又按《灵枢·口问篇》曰：“寒气客于胃，厥逆从下上散，复出于胃，故为噫。”夫《素问》言心而《灵枢》言胃，则此篇兼言阴气走于胃，胃走于心，见三经相须而为噫也。（丹波元简说：三经，谓心、脾、胃。）

高世栻说：《经脉论》云：“太阴病善噫。”本经《宣明五气篇》云：“心为噫。”故申明所谓上走心为噫者。

张志聪说：噫者，嗳气也。《灵枢经》云：“脾是动病腹胀善噫。”《口问篇》曰：“气出于胃则为噫。”《五气论》曰：“心为噫。”（伯坚按：张志聪所引《灵枢经》见《灵枢》第十《经脉篇》。）

噫，嗳气也，参阅《素问》第七《阴阳别论》第八段“善噫”句下集解。

④阴盛而上走于阳明，阳明络属心，故曰上走心为噫也：高世栻说：太阴阴甚而上走于阳明，阳明胃络连属心包之络，故太阴经脉而曰上走心为噫也。

⑤所谓食则呕者：高世栻说：《经脉论》云："太阴病食则呕。"故申明所谓食则呕者。

⑥所谓得后与气：杨上善说：得后便及泄气，快然腹减。

马莳说：后者，圊也。气者，肛门失气也。

⑦则快然如衰者：高世栻说：《经脉论》云："腹胀善噫，得后与气则快然如衰。"故申明所谓得后与气则快然如衰者。

衰，差也。参阅《素问》第四十二《风论》第二段"其寒也则衰食饮"和第四十六《病能论》第六段"衰其食"句下集解。

⑧十一月阴气下衰而阳气且出，故曰得后与气则快然如衰也：高世栻说：太阴为阴中之至阴。十二月，至阴也。至阴则阴气下衰而阳气且将出，故太阴经脉腹胀善噫，而曰得后与气则快然如衰也。

少阴所谓腰痛者①，少阴者、肾②也，七月③万物阳气皆伤④，故腰痛也⑤。

所谓呕、咳、上气、喘者⑥，阴气在下，阳气在上，诸阳气浮无所依从，故呕、咳、上气、喘也⑦。

所谓邑邑⑧不能久立久坐，起则目𥆨𥆨⑨无所见者⑩，万物阴阳不定，未有主也。秋气始至，微霜始下而方杀，万物阴阳内夺，故目𥆨𥆨无所见也⑪。

所谓少气⑫、善怒者⑬，阳气不治；阳气不治则阳气不得出，肝气当治而未得，故善怒⑭。善怒者，名曰煎厥⑮。

所谓恐如人将捕之者⑯，秋气万物未有毕去⑰，阴气少，阳气入，阴阳相薄，故恐也⑱。

所谓恶闻食臭者⑲，胃无气，故恶闻食臭也⑳。

所谓面黑如地色者㉑，秋气内夺，故变于色也㉒。

所谓咳则有血者㉓，阳脉伤也。阳气未盛于上而脉满，满则咳，故血见于鼻也㉔。

【本段提纲】 马莳说：此言肾、肝、脾、肺诸证，其义应于纯阴之候也。按诸证亦见《灵枢·经脉篇》各经是动则病之下。

【集解】

①少阴所谓腰痛者：高世栻说：《经脉论》云："足少阴之别，虚则腰痛。"故申明少阴所谓腰痛者。

②肾：喜多村直宽说：据前后例，"肾"当作"申"。

③七月：原文作"十月"。

丹波元坚说：《太素》作"七月"。

顾观光说："十月"当作"七月"，观下文"秋气始至"可见。此以三阳配寅、午、戌，三阴配申、子、辰，与术家三合之说同。

田晋蕃说：按"七""十"字形近易混。《周礼·考工记》："凡攻木之工七。"注："故书七为十。"辀人："轨前十尺。"注："十或作七。"

伯坚按：此段见《黄帝内经太素》卷八《经脉病解篇》，作"七月"。今据顾观光、田晋蕃说，依《太素》校改。参阅本篇第一段"寅太阳也"句下集解附表。

④伤：吴崑说：伤者，抑而不扬之意。

⑤故腰痛也：高世栻说：腰乃肾府，少阴者、肾也，少阴太阳雌雄相合，太阳主春之首，则少阴主冬之首。十月之时，万物阳气皆伤，所以然者，承秋之肃杀也，故少阴经脉而病腰痛也。

⑥所谓呕、咳、上气、喘者：高世栻说：《经脉论》云："足少阴脉病，则咳唾，喝喝而喘，咽肿上气。"故申明所谓呕、咳、上气、喘者。

丹波元坚说：《经脉篇》有："咳，唾则有血，喝喝而喘"，又有："上气"。

⑦阴气在下，阳气在上，诸阳气浮无所依从，故呕、咳、上气、喘也：张介宾说：阳根于阴，阴根于阳，互相倚也。若阴中无阳，沉而不升，则孤阳在上，浮而不降，无所依从，故为呕、咳、上气、喘也。按前章列本节义于手太阴肺病条下，（伯坚按：前章系指《类经·疾病类》第十《十二经病》条，即《灵枢·经脉篇》。）此则言于肾经，正以肺主气，肾主精，精虚则气不归元，即无所依从之义。

⑧所谓邑邑：原文作"所谓色色"。

《新校正》云：详"色色"字疑误。

张介宾说：色色，误也，当作邑邑，不安貌。

丹波元简说：按"邑邑"，与"悒悒"通。《史记·商君传》云："安能邑邑待数十百年。"悒，《说文》："不安也。"

丹波元坚说：《太素》，"色色"作"邑邑"。

田晋蕃说：按《太素》作"邑邑"，是也。

伯坚按：此段见《黄帝内经太素》卷八《经脉病解篇》，作"邑邑"。今据张介宾、丹波元简、田晋蕃说，依《太素》校改。

⑨𥆧𥆧：《玉篇》目部：𥆧，呼光切，目不明。

⑩无所见者：高世栻说：不能久立久坐，乃坐而欲起之意。《经脉论》云："坐而欲起，目𥆧𥆧如无所见。"故申明所谓不能久立久坐则目䀮䀮无所见者。

丹波元坚说：《经脉篇》有："坐而欲起，目䀮䀮如无所见。"

⑪秋气始至，微霜始下而方杀，万物阴阳内夺，故目䀮䀮无所见也：张介宾说：秋气至，微霜下，万物俱衰，阴阳未定，故内无所主而坐起不常，目则䀮䀮无所见，以阴肃阳衰，精气内夺，故应深秋十月之候。

⑫少气：气息微弱也。参阅本篇第三段"所谓胸痛少气者"句下集解。

⑬善怒者：高世栻说：少气者，气并于下也。本经《调经论》云："血并于上，气并于下，心烦惋，善怒。"故申明所谓少气、善怒者。

⑭阳气不治则阳气不得出，肝气当治而未得，故善怒：吴崑说：阳气不治者，阳气不舒也。肝气当治而未得者，木性不得条达也。肝志怒，故善怒。

⑮煎厥：马莳说：《生气通天论》亦有"煎厥"，当参考之。

吴崑说：煎厥者，怒志煎熬厥逆也。

丹波元简说：按此与少阴不相涉，乃属少阳、厥阴之病，则为可疑。

伯坚按：《素问》第三《生气通天论》说："阳气者，烦劳则筋张精绝，辟积于夏，使人煎厥。"

⑯所谓恐如人将捕之者：高世栻说：《经脉论》云："肾病则善恐，心惕惕如人将捕之。"故申明所谓恐如人将捕之者。

丹波元坚说：《经脉篇》："气不足则善恐，惕惕如人将捕之。"

伯坚按:《素问》第十五《玉版论要篇》说:"夏刺秋分,病不愈,令人心中欲无言,惕惕如人将捕之。"又第二十二《藏气法时论》说:"肝病者,虚则目䀮䀮无所见,耳无所闻,善恐,如人将捕之。"《灵枢》第四《邪气藏府病形篇》说:"胆病者,善太息,口苦,呕宿汁,心下澹澹恐人将捕之。"又第十九《四时气篇》说:"善呕,呕有苦,长太息,心中憺憺恐人将捕之。"

⑰秋气万物未有毕去:高世栻说:秋气万物凋谢,十月始冬,未能尽藏,故万物未有毕去。毕,尽也。未能尽去阳入阴也。

⑱故恐也:马莳说:《宣明五气论》曰:"精气并于肾则为恐"也。

吴崑说:恐,肾志也。阳邪入薄于肾,故善恐。

张介宾说:阴气,言肾气也。阳气,言邪气也。阴气将藏未藏,而阳邪入之,阴阳相薄,则伤肾而为恐,故亦应秋气。

⑲所谓恶闻食臭者:高世栻说:恶闻食臭者,不欲食也。《经脉论》云:"肾病饥不欲食。"故申明所谓恶闻食臭者。

⑳胃无气,故恶闻食臭也:张介宾说:胃无气,胃气败也。胃气所以败者,肾为胃关,肾中真火不足,不能温养化原,故胃气虚而恶闻食臭也。此即前章饥不欲食之义。(伯坚按:前章指《灵枢·经脉篇》。)

㉑所谓面黑如地色者:高世栻说:地色,地苍之色,如漆柴也。《经脉论》云:"肾病,面如漆柴。"故申明所谓面黑如地色者。

㉒秋气内夺,故变于色也:张介宾说:色以应目,阳气之华也。阴胜于阳,则面黑色变,故应秋气。此即前章面如漆柴之义。(伯坚按:前章指《灵枢·经脉篇》。)

高世栻说:因秋时肃杀之气,内夺其精华,故至冬则变于色,而黑如地色也。

㉓所谓咳则有血者:高世栻说:《经脉论》云:"肾病咳唾则有血。"故申明所谓咳则有血者。

㉔阳脉伤也。阳气未盛于上而脉满,满则咳,故血见于鼻也:张介宾说:阳脉伤者,上焦之脉伤也。阳气未盛于上而脉满,则所满者皆寒邪也。盖肾脉上贯肝膈,入肺中,故咳则血见于口,衄则血见于鼻也。

高世栻说:阴血乘于阳位,阳脉不归于阴,故曰阴脉伤也。阴血乘阳,脉不归阴,则阳脉满。十月之时,阳气未盛于上,未当盛时而脉满,则阳气内逆,故满则咳,咳则有血而且见于鼻也。

厥阴所谓癞疝①,妇人少腹肿者②,厥阴者、辰也,三月阳中之阴,邪在中,故曰癞疝、少腹肿也③。

所谓腰脊痛、不可以俯仰者④,三月一振⑤,荣华万物,一俯而不仰也⑥。

所谓癞⑦、癃⑧、疝⑨、肤胀者⑩,曰阴亦盛而脉胀不通,故曰癞、癃、疝也⑪。

所谓甚则嗌干⑫、热中者⑬,阴阳相薄而热,故嗌干也⑭。

【本段提纲】 马莳说:此言肝经诸证,其义亦应时也。按诸证见《灵枢·经脉篇》本经是动则病之下。

【集解】

①厥阴所谓癞疝:杨上善说:颓,谓丈夫少腹寒气成积阴气之中而痛也。疝,谓寒积气上入少腹而痛也。病在少腹痛,不得大小便,病名曰疝也。

高世栻说:癞疝,犹㿗疝,言高肿也。

丹波元简说:按王氏《资生经》云:"《千金》曰:'气冲主癞。'《明堂下经》曰:'治㿗疝。'则是癞即㿉疝也。"《巢源》云:"㿉者,阴核气结肿大也。"详见于《阴阳别论》颓疝《注》。

余岩《古代疾病名候疏义》第二二五页:《释名》:"阴肿曰隤,气下隤也。"又曰:"疝,亦言诜也,诜诜引小腹急痛也。"按《说文》隤字下云:"下队也",不云阴肿。《玉篇》作㿉,曰:"下肿病",下肿即阴肿,故《广韵》上平十五灰㿉字下注曰:"阴病",可见《玉篇》之下肿,即《广韵》之阴病,亦即《释名》之阴肿,而隤亦即㿉字矣。又《集韵》于㿉字下注曰:"《苍颉篇》,阴病或作癞、㿗、瘣。"于是知《广韵》阴病之训,本诸《苍颉篇》也。癞字见于《素问·脉解篇》:"厥阴所谓癞疝"是也。字亦作颓,《阴阳别论篇》曰:"三阳为病,……其传为颓疝"是也。颓亦用为下坠之义。《尔雅》:"焚轮谓之颓。"郭注曰:"暴风从上下。"《正义》引李巡曰:"焚轮暴风,从上来降,谓之颓。颓,下也。"《文选·长笛赋》:"感回飚而将颓。"注曰:"颓,落也。"《史记·河渠书》:"水颓以绝商颜。"《集解》引臣瓒曰:"下流曰颓。"水之从上下流曰颓,犹风之从上下降曰颓也。《礼记·檀弓》:"泰山其颓乎",亦崩坠之意也。癞字则后人就颓字而加疒傍耳。颓之为癞,犹隤之为㿉也。《灵枢》不作癞,皆作㿉,《邪气藏府病形篇》:"肝脉滑甚为㿉疝,"《经脉篇》:"肝足厥阴之脉,是动,丈夫㿉疝,妇人少腹痛"是也。㿉字《玉篇》始收之,癞字《集韵》始收之,则癞更为后起之字,昭然明矣。《素问》作癞,《灵枢》作㿉,知《灵枢》之字较古于《素问》,而说者乃谓《灵枢》之书后于《素问》而作,此亦足以证其说之非矣。

隤之名为疝,见于《素问》《灵枢》,上文所引《素问》之颓疝、癞疝,《灵枢》之㿉疝,是也。

疝病之名,古今异趣,《病源》七疝,与本条阴隤之疝异病。《千金》卷二十四,癞病分四种,一曰肠癞,二曰卵胀,三曰气癞,四曰水癞,而不详言其证候。明李梴《医学入门》以肠癞为小肠气;而卵胀作卵癞,谓为玉茎肿硬;气癞为睾丸能左右相过;水癞为外肾肿大如斗,不痛不痒。其以肠癞为小肠气,是也,名实俱符,即今日鼠蹊脱脏,下坠其肠于阴囊者也。其以卵胀为玉茎肿硬则非。《千金》所谓卵者,睾丸也,有"治癞疝、卵偏大、气上不能动方",以睾丸有两,分居左右,一肿大,一不肿大,故曰偏大,是卵即睾丸之证也。然则《千金》之卵胀,谓睾丸肿大也,非谓玉茎。玉茎者,阴茎也。其以气癞为睾丸能左右相过,以今日之病言之,无此病也,或为今之移动性脱脏,则未可知。其以水癞为外肾肿大如斗,乃今之慢性阴囊水肿,阴囊血瘤、象皮病、肠脱脏及肉肿瘤等病。是故《千金》之所谓阴癞,包含脱脏、睾丸胀大及阴囊水肿等病而言,则《释名》之所谓阴隤,当此包含此多种疾病,非一病之专名也。肠脱脏省曰肠脱,俗多作脱肠。

《病源候论》《千金方》而后,论疝者莫详于张子和。子和不以《病源》七疝之名为然,自立七疝之名,在《儒门事亲》卷二《疝本肝经宜通勿塞状》十九,曰寒疝、水疝、筋疝、血疝、气疝、狐疝、癞疝。其与《病源》不同之点,则以疝为专主阴器之病,以为专由足厥阴肝经所生也。其所以倡此说者,以《灵枢·经脉篇》言"足厥阴肝经,过阴器,入小腹",故也。故子和之七疝,为阴器之病,应属《释名》此条范围之内,与《病源》之七疝完全不同。

子和叙癞疝之候曰:"其状阴囊肿缒,如升如斗,不痒不痛者是也。……王冰曰:'阳气下坠,阴气上争,上争则寒多,下坠则筋缓,故睾垂纵缓,因作癞疝也。'"按此所引王冰之言,即《素问·阴阳别论》癞疝之注文也。其所述病候,乃有大至如升如斗者盖即今日之超巨大阴囊肠脱也。

癞疝为鼠蹊肠脱,至曰诜诜引小腹痛,则肠脱而有嵌顿者矣。

癞疝,参阅《素问》第七《阴阳别论》第六段"其传为颓疝"句下集解。

②妇人少腹肿者:高世栻说:《经脉论》云:"厥阴病,丈夫㿉疝,妇人少腹肿。"故申明所谓癞疝、妇人少腹肿者。

③厥阴者、辰也，三月阳中之阴，邪在中，故曰癞疝、少腹肿也：高世栻说：厥阴者，辰也。辰，三月也。三月之时，其气将阳。阳中之阴，言阳未尽阳，阳中有阴也。阳中之阴，则阴邪在厥阴经脉中，故厥阴而曰癞疝、少腹肿也。

厥阴者辰也，参阅本篇第一段“寅太阳也”句下集解附表。

④所谓腰脊痛、不可以俯仰者：高世栻说：《经脉论》云：“厥阴病腰痛，不可以俯仰。”故申明所谓腰脊痛，不可以俯仰者。

⑤三月一振：杨上善说：振，动也。

张介宾说：三月一振，阳气振也，故荣华万物。

⑥荣华万物，一俯而不仰也：高世栻说：三月之时，振动发生，草木向荣而华秀，故三月一振荣华，生机虽盛，犹未畅达，故万物一皆俯而不仰也。厥阴主三月，故厥阴经脉之病腰脊痛，不可以俯而复仰也。

⑦癞：高世栻说：癞，癞疝也。

癞，参阅本段“厥阴所谓癞疝”句下集解。

⑧癃：高世栻说：癃、溺闭也。

癃，参阅《素问》第二十三《宣明五气篇》第二段“膀胱不利为癃”和第四十七《奇病论》第八段“有癃者”句下集解。

⑨疝：参阅《素问》第四十八《大奇论》第六段“皆为疝”句下集解。

⑩肤胀者：高世栻说：出处未详，大抵皆厥阴之病。癞、癃、疝、肤胀者，阴器肿，不得小便，则肤胀也。故申明所谓癞、癃、疝、肤胀者。

丹波元简说：按《灵·水胀篇》云：“肤胀者，寒气客于皮肤之间，鼟鼟然不坚，腹大，身尽肿，皮厚，按其腹窅而不起，腹色不变，此其候也。”

⑪阴亦盛而脉胀不通，故曰癞、癃、疝也：高世栻说：阴气亦盛，而经脉胀不通，故曰癞、癃、疝而肤胀也。

丹波元简说：亦字，承上文癞疝及腰脊痛而下之，盖与《平人气象论》“一呼脉再动，一吸脉亦再动”之“亦”同义。

⑫嗌干：嗌，咽也。参阅《素问》第五《阴阳应象大论》第二十段“地气通于嗌”句下集解。

⑬热中者：高世栻说：《经脉论》云：“足厥阴病，甚则嗌干。手厥阴病，心中热。”故申明所谓甚则嗌干，热中者。

热中，热气在腹也。参阅《素问》第十八《平人气象论》第十四段“谓之热中”句下集解。

⑭阴阳相薄而热，故嗌干也：马莳说：阴阳相薄，而在内为热中，在上为嗌干也。

高世栻说：阴阳相薄而热，热甚于中，故嗌干也。

《脉解第四十九》今译

足太阳膀胱经的病所发生的症状：

腰肿，屁股痛。正月属寅①，是和太阳相配合的。在正月的时候，阳气虽已出在上面而阴气还很盛，阳气还没有达到旺时的位次，所以发生腰肿，屁股痛。

半身虚弱，不良于行。在正月的时候，地面解冻，阳气出来。由于冬季寒冷时没有将身体保养好,所以发生半身虚弱、不良于行。

后颈强直,牵引到背也强直。由于阳气过盛,向上部争扰,所以后颈强直。

耳鸣。由于阳气过盛,向上部活跃,所以耳鸣。

病重则有狂病、癫病。由于阳气尽在上部而阴气在下面,于是下部虚而上部实,所以发生狂病或癫病。

逆气上浮则成聋。这是由于气所致。

阳气进入内部则失音。由于阳气过盛而衰退,所以失音。如果房事过度而厥气逆上,则成为失音和瘫痪,这是肾虚的现象。(由于肾虚,于是)足少阴肾经的气不能来,这是发厥的原因。

足少阳胆经的病所发生的症状:

心部胁部痛。(九月属)戌,是和少阳相配合的。戌是表示心的。在九月的时候,阳气尽而阴气盛,所以心部胁部痛。

身体不能转动。阴气盛则万物闭藏,万物闭藏则不能动,所以身体不能转动。

病重则跳跃。在九月的时候,万物都衰,木叶坠落,万物的气都离阳就阴,阴气盛而阳气在下面仍旧生长,所以就跳跃。

足阳明胃经的病所发生的症状:

发寒战。(五月属)午,是和阳明相配合的。五月是盛阳进入到阴的时候,阳气盛而有阴气加入,所以发寒战。

小腿肿大而大腿无力。五月是盛阳进入到阴的时候,阳气到了五月就衰了,阴气开始上来和阳气争扰,所以小腿肿大而大腿无力。

气喘,水肿。阴气降到下部而又重复上来,于是邪气停留在脏腑之间,所以成为水肿。

胸痛,气息微弱。这是由于水气在脏腑所致。水是阴气,阴气在体内,所以发生胸痛,气息微弱。

病重则发厥(四肢寒冷),厌恶人与火,听见木头声音则发惊。这是由于阳气和阴气相摩荡,水火是对立的,彼此相厌恶,所以发惊。

关闭门窗独住,不愿见人。这是由于阴气和阳气相摩荡,阳气已尽而阴气正盛,所以关闭门窗独住,不愿见人。

发病的时候,登高唱歌,裸体乱跑。这是由于阴气和阳气争扰,为阳气所吞并,于是阳气独盛,所以裸体乱跑。

孙脉有病则头痛,鼻腔闭塞,腹部肿大。这是由于阳明脉(足阳明胃经脉)的孙络合并入太阴脉(足太阴脾经脉),所以发生头痛,鼻腔闭塞,腹部肿大。

足太阴脾经的病所发生的症状:

腹部发胀。(十一月属)子,是和太阴相配合的。在十一月的时候,万物的气都藏在体内,所以腹部发胀。

向上传到心而发生嗳气。阴气过盛而向上走入阳明(足阳明胃经),阳明的络脉和心相连,所以向上传到心而发生嗳气。

吃东西即呕吐。凡物盛满则向上溢出,所以呕吐。

大便通了和放屁之后即感觉舒服,如同病势已退一样。这是由于在十一月的时候,阴气将衰,阳气将出,所以大便通了和放屁之后即感觉舒服,如同病势已退一样。

足少阴肾经的病所发生的症状:

腰痛。(七月属)申,是和少阴相配合的。少阴是肾,在七月的时候,万物的阳气都受了伤,所以腰痛。

呕吐,咳嗽,呼吸迫促,气喘。这是由于阴气在下部,阳气在上部,阳气浮着无所依附,所以发生呕吐,咳嗽,呼吸迫促,气喘。

悒悒不乐,不能久站久坐,站起来则看不见东西。这是由于在七月的时候,万物的阴阳还没有定局,体内没有主宰所致。在这个时候,秋气刚来,微霜刚下,才有肃杀的气象,万物的阴阳虚脱,所以眼睛看不见东西。

气息微弱,容易发怒。这是由于阳气不舒畅所致。阳气不舒畅则阳气不得出外,肝气也不舒畅,所以容易发怒。容易发怒,这个病名叫作煎厥。

恐惧,如同有人捉他一样。在这个时候,万物的气还未能全部去阳入阴,阴气少,阳气侵入,阴气和阳气相摩荡,所以发生恐惧。

厌恶食物的臭味。这是由于胃气败坏,不想吃东西,所以厌恶食物的臭味。

面呈黑色,如同地面的黑色一样。这是由于秋季肃杀的气,夺去体内的精华,所以面部变色。

咳嗽出血。这是由于阳脉受伤所致。上部的阳气未盛而脉(血管)充满,脉充满则咳嗽,所以鼻部出血。

足厥阴肝经的病所发生的症状:

癞疝(腹股沟疝),在女子则小腹肿大。(三月属)辰,是和厥阴相配合的。这是由于三月是阳中之阴,邪气在体内,所以发生癞疝,小腹肿大。

腰部脊部痛,不能弯腰伸腰。这是由于在三月的时候,阳气振动,草木开花,草木如果一弯曲就不能再伸直,所以人也是一样。

癞(腹股沟疝),癃(小便困难),疝,皮肤发胀。这是由于阴盛,脉发胀而不通畅,所以发生癞,癃,疝。

病重则咽干、热中(腹内发热)。这是由于阴气和阳气相摩荡而发热,所以咽干。

①正月属寅:汉武帝太初元年公布太初历,以建寅为正月,所以说正月属寅。以后各月即按着十二地支的排列次序顺着推下去,二月属卯,三月属辰,四月属巳,五月属午,六月属未,七月属申,八月属酉,九月属戌,十月属亥,十一月属子,十二月属丑。

卷 十 四

刺要论第五十①

①刺要论第五十:《新校正》云:按全元起本在第六卷《刺齐篇》中。

伯坚按:今存残本《黄帝内经太素》没有收载本篇的文字。本篇和《甲乙经》《类经》二书的篇目对照,列表于下:

素 问	甲 乙 经	类 经
刺要论第五十	卷五——针灸禁忌第一下	卷二十二——刺禁(针刺类六十三·一)

【释题】 马莳说:"刺要者,刺针之要法,故名篇。"本篇讲针刺法中应当特别注意的要点,开头黄帝第一句问话就是:"愿问刺要",所以叫作《刺要论》。

【提要】 本篇用黄帝、岐伯问答的形式,讲针刺时应当特别注意针刺的浅深,刺毫毛腠理时不可伤皮,刺皮时不可伤肉,刺肉时不可伤脉,刺脉时不可伤筋,刺筋时不可伤骨,刺骨时不可伤髓。如果刺深了而受伤,就会发生一些什么后遗的疾病症状。

黄帝问曰:愿闻刺要①。

岐伯对曰:病有浮沉,刺有浅深②,各至其理③,无過其道④。过之则内伤;不及则生外壅,壅则邪从之⑤。浅深不得,反为大贼⑥,内动⑦五藏,后生大病⑧。

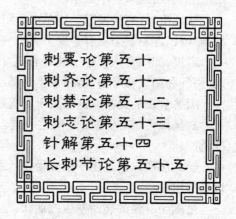

【本段提纲】 马莳说:此戒刺要不可不知,如下五节者正刺要也。

张志聪说:此节与《灵枢·官能篇》首节大义相同。

【集解】

①刺要:马莳说:刺要,刺针之要法也。

②病有浮沉,刺有浅深:江有诰《先秦韵读》:病有浮沉,刺有浅深。(侵部)

③各至其理:张志聪说:理者,皮肤肌肉之文理。

喜多村直宽说:按"理"字与"道"字相对之辞,乃道理之理,言刺有深浅之分也。志文理解误。

④无遇其道:王冰说:道,谓气所行之道也。

张介宾说:应浅不浅,应深不深,皆过其道也。

高世栻说:无过其道,无过其皮肉脉筋骨之道。刺中其道,毋容过也。

喜多村直宽说:按"道"谓针可刺之道,乃下文刺皮无伤肉云云是也。王注恐非。

江有诰《先秦韵读》:各至其理(叶音柳),无过其道。(之幽通韵)

⑤过之则内伤;不及则生外壅,壅则邪从之:王冰说:过之内伤,以太深也。不及外壅,以妄益他分之气也。气益而外壅,故邪气随虚而从之也。

马莳说:人之病有浮沉。浮则刺当浅,故过于深者则内伤。沉则刺当深,故不及而浅者则外壅留邪,所以反为大害也。

吴崑说:过之,内伤其不病之分也。不及则生外壅,益其在表之气也。

江有诰《先秦韵读》:过之则内伤;不及则生外壅(叶音汪),壅则邪从(叶音墙)之。(阳东通韵)

⑥浅深不得,反为大贼:张介宾说:贼,害也。

江有诰《先秦韵读》:浅深不得,反为大贼。(之部)

⑦内动:张介宾说:动,伤动也。

⑧内动五藏,后生大病:江有诰《先秦韵读》:内动五藏,后生大病。(阳部)

故曰:病有在毫毛、腠理者①,有在皮肤者,有在肌肉者,有在脉②者,有在筋者,有在骨者,有在髓者。

【本段提纲】 马莳说:此承上文而言病各有在,以见病有浮沉,而刺之当有浅深也。

【集解】

①病有在毫毛、腠理者:王冰说:毛之长者曰毫。皮之文理曰腠理。然二者皆皮之可见者也。

丹波元简说:按《文选·西京赋》注引《声类》及《广韵》云:"毫,长毛也。"

腠理,参阅《素问》第五《阴阳应象大论》第三段"清阳发腠理"句下集解。

②脉:《灵枢》第三十《决气篇》:壅遏营气,令无所避,是谓脉。

是故刺毫毛、腠理,无伤皮。皮伤则内动肺①,肺动则秋病温疟②,泝然寒栗③。

【本段提纲】 马莳说:此下五节正陈针刺之要,而此则言刺毫毛腠理者无伤皮也。

【集解】

①皮伤则内动肺:皮、肉、脉、筋、骨和五藏的配合,参阅《素问》第二十三《宣明五气篇》第十一段经文和集解。

②温疟:《素问》第三十五《疟论》:此先伤于风而后伤于寒,故先热而后寒也,亦以时作,名

曰温疟。

《素问》第三十六《刺疟篇》:温疟,汗不出,为五十九刺。

③淅然寒栗:原文作"溯溯然寒栗"。

丹波元简说:《甲乙》作:"淅淅然"。按"沂沂然"于义难协,今从《甲乙》而改之。《皮部论》:"沂然",《甲乙》又作:"淅然"。

伯坚按:此段见《甲乙经》卷五《针灸禁忌》第一下,作:"淅然寒栗"。《素问》第五十六《皮部论》:"沂然起毫毛",见《甲乙经》卷二《十二经脉络脉支别》第一下,作:"淅然起毫毛"。沂是淅的坏文,参阅《素问》第六十二《调经论》第三段"洒淅起于毫毛"句下张文虎说。今据丹波元简说,依《甲乙经》校改。

淅然,寒冷貌。参阅《素问》第十二《刺热篇》第四段"先洒淅然,厥起毫毛"句下集解。

刺皮,无伤肉。肉伤则内动脾,脾动则七十二日四季之月①,病腹胀、烦、不嗜食②。

【本段提纲】 马莳说:此言刺皮者无伤肉也。

【集解】

①脾动则七十二日四季之月:王冰说:七十二日四季之月者,谓三月、六月、九月、十二月,各十二日后,土寄王十八日也。

七十二日四季之月,参阅《素问》八十九《太阴阳明论》第三段"不得独生于时也"句下集解。

②病腹胀、烦、不嗜食:张介宾说:脾土寄王于四季之末,各一十八日,共为七十二日。脾气既伤不能运化,故于辰戌丑未之月当病胀、烦不嗜食也。

刺肉,无伤脉。脉伤则内动心,心动则夏病心痛。

【本段提纲】 马莳说:此言刺肉者无伤脉也。

刺脉,无伤筋。筋伤则内动肝,肝动则春病热而筋弛①。

【本段提纲】 马莳说:此言刺脉者无伤筋也。

【集解】

①弛:王冰说:弛,犹纵缓也。

刺筋,无伤骨。骨伤则内动肾,肾动则冬病胀、腰痛①。

【本段提纲】 马莳说:此言刺筋者无伤骨也。

【集解】

①骨伤则内动肾,肾动则冬病胀、腰痛:马莳说:盖筋在外,骨在内,骨伤则骨为肾之合,当内动肾。肾动则肾主冬,当病腹胀、腰痛也。

刺骨,无伤髓。髓伤则销铄①,胻酸②,体解亦然不去矣③。

【本段提纲】 马莳说:此言刺骨者无伤髓也。

【集解】

①髓伤则销铄:吴崑说:销铄者,骨髓日减,如五金遇火而销铄也。

高世栻说:髓伤则动肾藏之精,故精气消烁。

丹波元简说:按枚乘《七发》:"虽有金石之坚,犹将销铄而挺解也。"李善注:"贾逵《国语注》曰:'铄,销也。'"《甲乙》作"消泺",盖与《骨空论》"淫泺"同义。

销铄,参阅《素问》第三《生气通天论》第五段"形弱而气烁"和第三十五《疟论》第十三段

“令人消烁脱肉”句下集解。

②胻酸：高世栻说：“酸”作“痠”。

丹波元简说：《金匮·虚劳篇》：“足酸削”（此二字见于《周礼》郑《注》），《巢源》作“痠癖”，知“酸”痠通用，不必改痠。

胻，胫也。参阅《素问》第二十三《藏气法时论》第十二段“尻阴股膝髀腨胻足皆痛”句下集解。

③体解亦然不去矣：丹波元简说：按《三部九候论》：“脱肉不去者死”，王注云：“犹行去也。”

解亦，困倦难名之状。参阅《素问》第十八《平人气象论》第十四段“谓之解亦要卧”句下集解。

《刺要论第五十》今译

黄帝问说：我希望知道针刺疗法的要点。

岐伯回答说：病有深浅，所以针刺也应当有深浅，刺到恰当的地方，不可不及或超过。如果刺得太深，则内部受伤；如果刺得太浅，则外部壅塞，而邪气随着侵入。如果针刺的浅深不恰当，一定反成大害，内部伤及五脏，随后会发生大病。

病的侵入有只在毫毛腠理（皮肤的纹理）的，有侵入到皮肤的，有侵入到肌肉的，有侵入到脉的，有侵入到筋的，有侵入到骨的，有侵入到髓的。

所以在刺毫毛、腠理的时候，要注意不可伤皮。如果皮受了伤，则内部会影响到肺。如果肺受了影响，到了秋季会发生疟疾、寒战。

在刺皮的时候，要注意不可伤肉。如果肉受了伤，则内部会影响到脾。如果脾受了影响，则在四季中每季最末一个月的最末一十八天，会发生腹胀，烦闷，不想吃东西的现象。

在刺肉的时候，要注意不可伤脉。如果脉受了伤，则内部会影响到心。如果心受了影响，到了夏季会发生心痛。

在刺脉的时候，要注意不可伤筋。如果筋受了伤，则内部会影响到肝。如果肝受了影响，到了春季会患热病而筋弛纵无力。

在刺筋的时候，要注意不可伤骨。如果骨受了伤，则内部会影响到肾。如果肾受了影响，到了冬季会发生腹胀和腰痛的现象。

在刺骨的时候，要注意不可伤髓。如果髓受了，伤则会精神消减，小腿发酸，身体困倦，不能恢复。

刺齐论第五十一①

①刺齐论第五十一：《新校正》云：按全元起本在第六卷。

马莳说：齐者，后世剂同。刺以为剂，犹以药为剂，故名篇。

丹波元简说：按《一切经音义》云：“剂限，《考声》云：‘分段也’；《韵诠》云：‘分剂也’；《三苍》云：‘分齐也’。”知是齐，剂同。限剂、分剂之义，盖刺之浅深有限有分，故曰刺齐。

张文虎说：按上篇刺皮无伤肉云云，诫其太过，已言之矣。此文云刺骨者无伤筋，则恐刺深者误伤其浅也。此与上篇本当为一篇，盖后人妄分。

喜多村直宽说：旧本此篇与前合为一篇，而经文或与前段相矛盾者，盖有讹伪。今《太素》亦缺，故不可考。

田晋蕃说：按此篇文，抄《太素》已佚，其篇第无从考见。《甲乙经》则前篇在针灸禁忌下篇，此篇在针灸禁忌上篇，似分篇已在皇甫谧以前。

伯坚按：今存残本《黄帝内经太素》没有收载本篇的文字。本篇和《甲乙经》《类经》二书的篇目对照，列表于下：

素问	甲乙经	类经
刺齐论第五十一	卷五——针灸禁忌第一上	卷二十二——刺禁（针刺类六十三·二）

【释题】 齐与剂同，详见上面的马莳和丹波元简说。本篇讲针刺法剂量，也就是针刺的深浅，所以叫作刺齐论。

【提要】 本篇用黄帝、岐伯问答的形式，讲针刺的深浅，不可伤及其他部分。刺骨时不可伤筋，刺筋时不可伤肉，刺肉时不可伤脉，刺脉时不可伤皮，刺皮时不可伤肉，刺肉时不可伤筋，刺筋时不可伤骨。本篇和《刺要论》内容相似，《刺要论》注重在受伤后可以发生的疾病和症状，而本篇注重在使其他部分不受伤。

黄帝问曰：愿闻刺浅深之分①。

岐伯对曰：刺骨者，无伤筋。刺筋者，无伤肉。刺肉者，无伤脉②。刺脉者，无伤皮③。刺皮者，无伤肉。刺肉者，无伤筋。刺筋者，无伤骨④。

【本段提纲】 马莳说：此言刺有浅深之分也。

【集解】

①愿闻刺浅深之分：王冰说：谓皮肉筋脉骨之分位也。

②刺肉者，无伤脉：丹波元简说：按下文云："刺肉无伤脉者，至脉而去，不及肉也"，即脉浅肉深，与前篇"刺肉无伤脉"义相乖，恐是两篇各一家之言。

③刺脉者，无伤皮：马莳说：前四句之法，自内而之外者言之也。

张介宾说：前四句言宜深者勿浅。

张文虎说：文似有倒乱，当云："刺骨者无伤筋，刺筋者无伤脉，刺脉者无伤肉，刺肉者无伤皮。"

④刺筋者，无伤骨：马莳说：后三句之法，自外而之内者言之也。

张介宾说：后三句言宜浅者勿深也。

帝曰：余未知其所谓，愿闻其解。

岐伯曰：刺骨无伤筋者，针至筋而去，不及骨也①。刺筋无伤肉者，至肉而去，不及筋也②。刺肉无伤脉者，至脉而去，不及肉也③。刺脉无伤皮者，至皮而去，不及脉也④。

【本段提纲】 马莳说：此明言上文前四句之义也。

《新校正》云：详此谓刺浅不至所当刺之处也。下文则诫其太深也。

【集解】

①刺骨无伤筋者，针至筋而去，不及骨也：张介宾说：病在骨者，直当刺骨，勿伤其筋。若针

至筋分，索气而去，不及于骨，则病不在肝，攻非其过，是伤筋也。

②刺筋无伤肉者，至肉而去，不及筋也：张介宾说：病在筋者，直当刺筋，若针至肉分而去，不及于筋，则病不在脾，是伤肉也。

③刺肉无伤脉者，至脉而去，不及肉也：张介宾说：病在肉者，直宜刺肉，若刺至脉分而去，不及于肉，则病不在心，是伤脉也。

④刺脉无伤皮者，至皮而去，不及脉也：张介宾说：病在脉者，直当刺脉，若针至皮分而去，不及于脉，则病不在肺（伯坚按：此肺字当为脉字的错字。），是伤皮也。以上四节，言当深不深之为害也。

张文虎说：文似有倒乱，当云："刺骨无伤筋者，针至骨而去，不及筋也；刺筋无伤脉者，至筋而去，不及脉也；刺脉无伤肉者，至脉而去，不及肉也；刺肉无伤皮者，至肉而去，不及皮也。"

所谓刺皮无伤肉者，病在皮中，针入皮中，无伤肉也①。刺肉无伤筋者；过肉中筋也②。刺筋无伤骨者，过筋中骨也③。此之谓反也。

【本段提纲】 王冰说：此则诫过分太深也。

马莳说：此明言首节末三句之义也。

【集解】

①无伤肉也：张介宾说：刺皮过深而中肉者，伤其脾气。

②过肉中筋也：张介宾说：刺肉过深而中筋者，伤其肝气。

③过筋中骨也：张介宾说：刺筋过深而中骨者，伤其肾气。此上节言不当深而深者之害，是皆所谓反也。

张文虎说：末节又解上篇之意，亦有脱误。当云："所谓刺皮无伤肉者，病在皮中，无伤肉也；刺肉伤脉者，过肉中脉也；刺脉伤筋者，过脉中筋也；刺筋伤骨者，过筋中骨也；刺骨伤髓者，过骨中髓也。"中脉、中筋、中骨、中髓之"中"，当读去声，与下篇"刺中"之"中"同。

《刺齐论第五十一》今译

黄帝问说：我希望知道针刺深浅的标准。

岐伯回答说：刺骨的要注意不可伤筋。刺筋的要注意不可伤肉。刺肉的要注意不可伤脉。刺脉的要注意不可伤皮。刺皮的要注意不可伤肉。刺肉的要注意不可伤筋。刺筋的要注意不可伤骨。

黄帝说：我还不懂，希望你加以解释。

岐伯说：刺骨不可伤筋，是说（刺骨应当直接刺到骨而避免伤筋）不可使针只刺到筋即退出而并没有刺到骨。刺筋不可伤肉，是说（刺筋应当直接刺到筋而避免伤肉）不可使针只刺到肉即退出而并没有刺到筋。刺肉不可伤脉，是说（刺肉应当直接刺到肉而避免伤脉）不可只刺到脉即退出而并没有刺到肉。刺脉不可伤皮，是说（刺脉应当直接刺到脉而避免伤皮）不可只刺到皮即退出而没有刺到脉。

刺皮不可伤肉，是说病在皮肤里面，只可刺入皮中而不可伤肉。刺肉不可伤筋，是说不可刺过了肉而中着筋。刺筋不可伤骨，是说不可刺过了筋而中着骨。这都是违反了针刺的原则的。

刺禁论第五十二①

①刺禁论第五十二:《新校正》云:按全元起本在第六卷。

高世栻说:禁者,藏有要害,不可不察也。中伤藏气则死。中伤经脉或病或死。刺之所禁,不可不知。盖从之则有福,逆之则有咎也。

伯坚按:本篇和《甲乙经》《黄帝内经太素》《类经》三书的篇目对照,列表于下:

素问	甲乙经	黄帝内经太素	类经
刺禁论第五十二	卷五——针灸禁忌第一上 卷五——针道第四	卷十九——知针石篇	卷二十二——刺害(针刺类六十四)

【释题】 马莳说:"刺有刺禁之穴,故名篇。"本篇讲一些禁止针刺的地方和刺了会发生一些什么情况,所以叫作刺禁论。

【提要】 本篇用黄帝、岐伯问答的形式,内容可以分为四节。第一节讲内藏的位置,和刺中了什么内藏就会得一些什么结果。第二节讲某些地方不可刺,刺了会得一些什么结果。第三节讲某些情况的病人,如大醉、大怒、大劳、新饱、大饥、大渴、大惊都不可刺。第四节又讲一些不可刺的地方,刺了会得一些什么结果。

黄帝问曰:愿闻禁数①。

岐伯对曰:藏有要害②,不可不察③。肝生于左④,肺藏于右⑤,心部于表⑥,肾治于里⑦,脾为之使⑧,胃为之市⑨。鬲肓之上,中有父母⑩。七节之傍,中有小心⑪。从之有福,逆之有咎⑫。

【本段提纲】 马莳说:此将陈禁刺之数,乃先以藏府之有定次者言之也。

【集解】

①愿闻禁数:高世栻说:数,条目也。帝承上二篇之意,谓刺要刺齐,其中必有所禁,故愿闻禁数。

数,理也。参阅《素问》第十五《玉版论要篇》第一段"请言道之至数"句下集解。

②藏有要害:丹波元简说:顾炎武《日知录》云:"《南越尉佗传》:'发兵守要害处。'按《汉书·西南夷传》注:'师古曰,要害者,在我为要,于敌为害也。'此解未尽。要害,谓攻守必争之地。我可以害彼,彼可以害我,谓之害。人身亦有要害。《素问》岐伯对黄帝曰:'脉有要害。'《后汉·来歙传》:'中臣要害。'"

丹波元坚说:贾谊《过秦论》:"要害之郡。"又"要害之处。"

③不可不察:江有诰《先秦韵读》:藏有要害,(胡列反)不可不察。(祭部)

④肝生于左:杨上善说:肝者,为木,在春,故气生左。

⑤肺藏于右:杨上善说:肺者,为金,在秋,故气藏右也。

高世栻说:人身面南,左东右西。肝主春生之气,位居东方,故肝生于左。肺主秋收之气,位居西方,故肺藏于右。

⑥心部于表:杨上善说:心者,为火,在夏,居于太阳最上,故为表。

高世栻说：心为阳中之太阳（伯坚按：见《素问》第九《六节藏象论》。），故心部于表。

张志聪说：部分也。心为阳藏而主火，火性炎散，故心气分部于表。

张琦说：部者，统属之词。

⑦肾治于里：杨上善说：肾者，为水，在冬，居于太阴最下，故为里也。

高世栻说：肾为阴中之太阴（伯坚按：见《素问》第九《六节藏象论》。），故肾治于里。

张志聪说：肾为阴藏而主水，水性寒凝，故肾气主治于里。

⑧脾为之使：王冰说：营动不已，糟粕水谷，故使者也。

高世栻说：脾主为胃行其津液，以灌四旁，故脾为之使。

伯坚按：五脏和五行的配合，是阴阳五行学说在医学上的基本问题，在古代有两种不同的说法。一种是《今文尚书》欧阳说，这一配合是肝木、心火、脾土、肺金、肾水。一种是《古文尚书》说，这一配合是脾木、肺火、心土、肝金、肾水（见《礼记·月令》孟春之月"祭先脾"句下孔颖达《正义》引许慎《五经异义》）。这两种说法，古代医学家都采用过。《周礼·秋官司寇·大司寇》"以肺石达穷民"句下，贾公彦疏引《阴阳疗疾法》说："肺属南方火。"可见著《阴阳疗疾法》的这一位医学家采用的和《古文尚书》说相同。《吕氏春秋·十二纪》《礼记·月令》和《淮南子·时则训》所说也都与《古文尚书》说相同。但是《黄帝内经》采用的却和《今文尚书》欧阳说相同。西汉是今文家最兴盛的时代，所以今文说占了上风，古文说后来在医学上完全湮没了。郑玄说："今医疾之法，以肝为木、心为火、脾为土、肺为金、肾为水，则有瘳也。若反其术，不死为剧。"（见《礼记·月令》孟春之月"祭先脾"句下孔颖达《正义》引郑玄《驳五经异义》）这是说，现在医学上五脏和五行的配合和《今文尚书》说相同，然后才能治愈疾病，否则不死即会变厉害。这虽然是由于郑玄对许慎的有心立异，也由此可知当时一般认为用今文说来解释医学上的问题还是比较妥当的。

古文说所讲五脏与五行配合的位置，是根据祭祀的时候所宰杀的动物的向南的五脏实际位置排列的，所以脾在左，肝在右，肺在上，肾在下，心在中（详见《礼记·月令》孟春之月"祭先脾"句下孔颖达《正义》）。今文说所讲的五脏与五行配合的位置，则是根据理想的。现在将两说的配合列图于下：

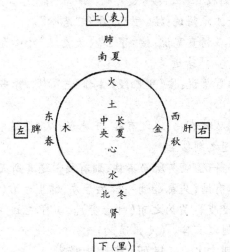

今文说（黄帝内经）五藏的理想位置

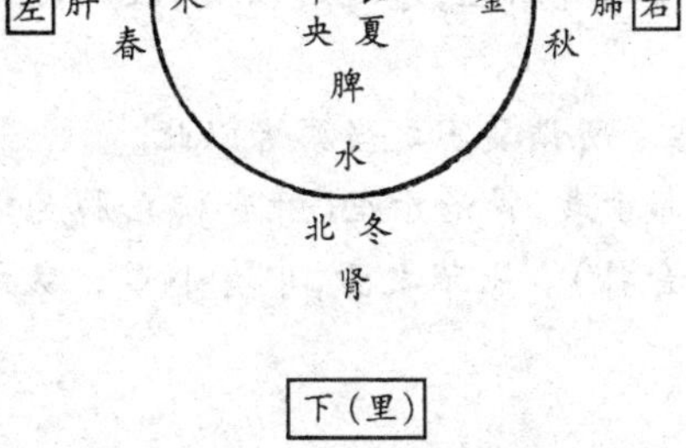

古文说（阴阳疗疾法）五藏的实际位置

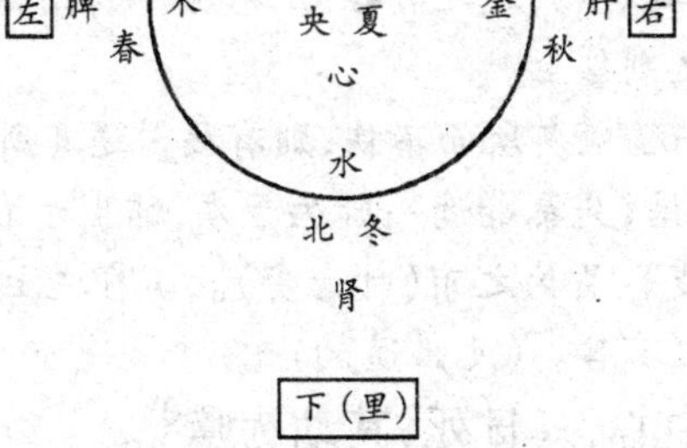

按照这一图看来,《黄帝内经》所讲五脏的位置,是肝在左,肺在右,心在上,肾在下,脾在中。这并不是五脏在动物或人身体内的实际位置,而是与五行相配合的理想位置。由此我们可以理解本篇所说:“肝生于左,肺藏于右,心部于表(上),肾治于里(下),脾为之使(中)”了。

⑨胃为之市:王冰说:水谷所归,五味皆入,如市杂,故为市也。

高世栻说:胃为水谷之海,众物所聚,故胃为之市。

张志聪说:心为阳中之太阳,故部于表。肾为阴中之太阴,故治于里。盖以四藏之气,分左右表里上下,脾胃居中,故为之市。

⑩中有父母:杨上善说:心下鬲上谓肓。心为阳,父也。肺为阴,母也。肺主于气,心主于血,共营卫于身,故为父母也。

喜多村直宽说:《阴阳类论》:“三阳为父。三阴为母。”

余岩《古代疾病名候疏义》第三四五页:成十年传:“居肓之上,膏之下。”杜《注》云:“肓,鬲也。心下为膏。”孔《疏》云:“此贾逵之言也,杜依用之。”《释文》云:“肓,徐音荒,《说文》云:‘心下鬲上也。’”岩按今本《说文》作“肓,心上鬲下也。从肉,亡声。《春秋传》曰:‘病在肓之下。’”与《传》文肓之上异,又与《释文》所引《说文》心下鬲上亦异。《太素》十九《知针石篇》:“鬲肓之上,中有父母。”杨上善注云:“心下鬲上谓肓。”与《释文》所引《说文》合,盖今本《说文》误也。段氏《说文注》云:“贾传中说:‘肓,鬲也’,统言之。许云:‘鬲上为肓’者,析言之。鬲上肓,肓上膏,膏上心。今本作心上鬲下,则不可通矣。”其说是也。贾、杜既以心下为膏,则心在膏上;《传》文云居肓之上膏之下,则膏在肓上;许云鬲上为肓,则肓在鬲上。以今日人体解剖学言之,心下为心囊,囊中有液,心囊下连横隔膜,横隔膜即鬲也。然则鬲上肓者,心囊也,古谓之心包络。肓上膏者,心在囊中液也。心者,直接浸于液中,故曰膏上心。

鬲,参阅《素问》第十《五藏生成篇》第十一段“病在鬲中”和第十六《诊要经终论》第七段“中鬲者”句下集解。

肓,参阅《素问》第四十《腹中论》第四段“肓之原在齐下”和第四十三《痹论》第十一段“重于肓膜”句下集解。

⑪中有小心:杨上善说:脊有三七二十一节,肾在下七节之傍。肾神曰志,五藏之灵皆名为神,神之所以任物得名为心,故志心者,肾之神也。

《新校正》云:按《太素》,“小心”作“志心”。

丹波元简说:按《甲乙》亦作“志心”。

喜多村直宽说:按《甲乙》《太素》,“小心”作“志心”,《阴阳类论》亦有“上空志心”之语,则其作“志心”者近是。

田晋蕃说:按《甲乙经》亦作“志心”。肾当十四椎下,自下数之,则当七节为肾,肾神曰志,故曰志心。

⑫从之有福,逆之有咎:王冰说:从,谓随顺也。八者,人之所以生,形之所以成,故顺之则福延,逆之则咎至。

马莳说:顺其所而不伤,则有福。逆其所而伤之,则有咎。所谓要害之当察者以此。

江有诰《先秦韵读》:肝生于左,肺生于右(叶音酉),心部于表,肾治于里(叶音柳),脾为之使(叶音叟),胃为之市(叶音受)。鬲肓之上,中有父母(叶音壮)。七节之旁,中有小心。从之有福,逆之有咎。(元幽通韵)

刺中心,一日死,其动为噫①。

刺中肝，五日死，其动为语②。

刺中肾，六日死，其动为嚏③。

刺中肺，三日死，其动为咳。

刺中脾，十日死，其动为吞④。

【本段提纲】 马莳说：此言误刺五藏者，有死期与死证也。

伯坚按：《黄帝内经素问》讲误刺五藏的死期，共有三处。现在列表于下，以供参考。

刺中五藏	本 篇	《素问》第十六《诊要经终论》	《素问》第六十四《四时刺逆从论》
刺中心	一日死，其动为噫	中心者环死	一日死，其动为噫
刺中肝	五日死，其动为语		五日死，其动为语
刺中肾	六日死，其动为嚏	中肾者七日死	六日死，其动为嚏欠
刺中肺	三日死，其动为咳	中肺者五日死	三日死，其动为咳
刺中脾	十日死，其动为吞	中脾者五日死	十日死，其动为吞

【集解】

①噫：嗳气也，参阅《素问》第七《阴阳别论》第八段"善噫"句下集解。

②语：张介宾说：语，谓无故妄言也。肝在气为语，语见则肝绝矣。

语，参阅《素问》第二十三《宣明五气篇》第二段"肝为语"句下集解。

③嚏：喷嚏也，参阅《素问》第二十三《宣明五气篇》第二段"肾为欠为嚏"句下集解。

④吞：《新校正》云：刺中五藏，与《诊要经终论》并《四时刺逆从论》相重。此叙五藏相次之法，以所生为次。《甲乙经》以心、肺、肝、脾、肾为次，是以所克为次。全元起本旧文则错乱无次矣。

丹波元简说：按《宣明五气篇》云："心为噫。肝为语。肾为嚏。肺为咳。脾为吞。"

吞，吞酸也，参阅《素问》第二十三《宣明五气篇》第二段"脾为吞"句下集解。

刺中胆，一日半死，其动为呕①。

【本段提纲】 马莳说：此言刺中胆者一日半死。按胆为六府之一，当别于五藏，故此另为一节。

【集解】

①刺中胆，一日半死，其动为呕：张介宾说：凡十一藏者皆取决于胆，（伯坚按：见《素问》第九《六节藏象论》。）是谓中正之官，（伯坚按：见《素问》第八《灵兰秘典论》。）奇恒之府，（伯坚按：见《素问》第十一《五藏别论》。）伤之者其危极速，故本篇不及六府，独言胆也。呕出于胃而胆证忌之，木邪犯土，见则死矣。

高世栻说：《灵枢·邪气藏府论》云："胆病者，呕宿汁。"故其动为呕。呕胆气虚也。

刺跗上，中大脉，血出不止，死①。

【本段提纲】 马莳说：此言中跗上而误中大脉者为死也。

【集解】

①刺跗上，中大脉，血出不止，死：马莳说：跗上者，足面也。刺跗上者，刺冲阳脉也。冲阳穴为胃经之原（《伤寒论》以为趺阳之脉），若刺此穴者误中大脉，以致血出不止，则胃为五藏六

府之大海,其气渐衰,必至于死也。前篇言刺肉者无伤脉,则自此以下,凡中脉之义皆同矣。

丹波元简说:按大脉,盖谓冲脉之别。《灵·动输篇》云:“冲脉,并少阴之经,下入内踝之后,入足下。其别者,邪入踝,出属跗上,入大指之间,注诸络以温足胫。”又《逆顺肥瘦篇》云:“其前者,伏行出跗,属下循跗,入大指间,添诸络而温肌肉。”其已如此,今刺而中伤之,则所以致死也。中,去声。

刺面,中溜脉①,不幸为盲。

【本段提纲】 马莳说:此言刺面部而误中溜脉者为盲也。

【集解】

①中溜脉:马莳说:按《灵枢·本输篇》云:“溜于鱼际。”则溜与流同。所谓溜脉者,凡脉与目流通者皆是也。又按《灵枢·大惑论》云:“五藏六府之精皆上注于目而为之精。”又按《灵枢·论疾诊尺篇》云:“赤脉从上下者,太阳病;从下上者,阳名病;从外走内者,少阳病。”此皆溜脉之义也。不知其脉与目通,而刺面部者误中流脉,则不幸而目当为盲也。

刺头,中脑户①,入脑立死。

【本段提纲】 马莳说:此言刺头而误中脑户者为立死也。

【集解】

①中脑户:张介宾说:脑户,督脉穴,在枕骨上,通于脑中。脑为髓海。乃元阳精气之所聚,针入脑则真气泄,故立死。

刺舌下,中脉太过,血出不止,为瘖①。

【本段提纲】 马莳说:此言刺舌下而失之太过者为瘖也。

【集解】

①刺舌下,中脉太过,血出不止,为瘖:张介宾说:舌下脉者,任脉之廉泉穴,足少阴之标也。中脉太过,血出不止,则伤肾,肾虚则无气,故令人瘖。按《忧恚无言论》曰:“足之少阴上系于舌,络于横骨,终于会厌。”《脉解篇》曰:“内夺而厥,则为瘖俳,此肾虚也。”然则瘖本于肾,无所疑矣。

瘖,失音也。参阅《素问》第二十三《宣明五气篇》第八段“搏阴则为瘖”句下集解。

刺足下布络①,中脉,血不出,为肿②。

【本段提纲】 马莳说:此言刺足下布络而误中其脉者当为肿也。

【集解】

①刺足下布络:王冰说:布络,谓当内踝前足下空处布散之络,正当然谷穴分也。

马莳说:布络者,凡足之六经皆有络脉也。误中其脉而血又不出,则必邪不得散而为肿矣。王《注》上以为然谷之中者,凿之甚也。

②血不出,为肿:张介宾说:若血不出,气必随针而壅,故为肿也。

刺郄①,中大脉,令人仆,脱色②。

【本段提纲】 马莳说:郄中者,委中也。误中郄中之大脉,则令人仆倒而面色如脱去也。

【集解】

①刺郄:王冰说:寻此经郄中主治,与《中诰流注经》委中穴正同。应郄中者以维穴为名,委中处所为名亦犹寸口、脉。气口皆同一处尔。

张介宾说:郄,足太阳委中穴也。

②令人仆,脱色:王冰说:令人仆倒而面色如脱去也。

丹波元简说:按《经脉篇》云:"甚者泻之则闷,闷甚则仆不得言,闷则急坐之也。"俱是后世所谓针晕也。详见于《针灸聚英》等。

刺气街①,中脉,血不出,为肿鼠仆②。

【本段提纲】 马莳说:此言刺气街而误中其脉者当为肿也。

【集解】

①气街:王冰说:气街,在腹下,挟齐两旁相去四寸,鼠仆上一寸,动脉应手也。

《新校正》云:《气府论》注:"气街在齐下横骨两端鼠鼷上一寸也。"

吴崑说:气街,穴名,一名气冲,在少腹两傍,去中行四寸,动脉应手,足阳明、少阳之所经也。

②为肿鼠仆:《新校正》云:按别本,"仆一作'鼷'"。

马莳说:"仆"作"鼷"。刺气冲者,误中其脉而血又不出,则血气并聚于中,故内结为肿在鼠鼷之中也。

丹波元简说:《甲乙》"仆"作"鼷"。鼷,《说文》"小鼠也"。鼷,《玉篇》"鼠名"。《巢源·附骨疽候》云:"产妇女人,喜着鼠膜髂头胜膝间。"知是仆、膜、鼷同义,即鼠鼷也。

刺脊间①,中髓,为伛②。

【本段提纲】 马莳说:此言刺脊中而误中其脊髓者为伛也。

【集解】

①刺脊间:王冰说:脊间,谓脊骨节间也。

②中髓,为伛:王冰说:伛,谓伛偻,身蜷屈也。

余岩《古代疾病名候疏义》第一五七页:《说文》,"伛,偻也。从人,区声。"《礼记·问丧》:"伛者不袒。"陆德明《经典释文》云:"伛,背曲也。"刘熙《释名》:"呕,伛也,将有所吐,脊曲伛也。"玄应《一切经音义》二《大望槃经》第十二卷背偻下注引《通俗文》:"曲脊谓之伛偻。"岩按伛偻,谓身蜷曲向前也。其形似俯,故《吕氏春秋·季春纪·明理篇》云:"盲、秃、伛、尪";高诱注云:"伛偻,俯者也。"左氏昭七年《传》:"一命而偻,再命而伛,三命而俯。"段氏《说文》伛下注说之曰:"析言之,毫无二义。"

刺乳上,中乳房,为肿、根蚀①。

【本段提纲】 马莳说:此言刺乳上而误中乳房者为肿,其根当自蚀也。

【集解】

①刺乳上,中乳房,为肿、根蚀:王冰说:为大肿,中有脓根,内蚀肌肤,化为脓水而久不愈。

张介宾说:乳房,乃胸中气血交凑之室,故刺乳上之穴而误中乳房,则气结不散,留而为肿,肿则必溃,且并乳根皆蚀,而难于愈也。

丹波元简说:根,谓乳房之根,非乳根穴。《汉书·西羌传》:"疽食浸淫,莫知所限。"又《后汉董卓传》:"溃痈虽痛,胜于内食。"

刺缺盆①,中内陷②,气泄③,令人喘、咳逆。

【本段提纲】 马莳说:此言刺缺盆而误中内陷者,当为喘,咳,逆气也。

【集解】

①刺缺盆:张志聪说:缺盆,在喉旁两横骨陷中,若缺盆然,故以为名。缺盆之中央任脉也。

②中内陷：高世栻说：刺之过深，则为内陷。

③气泄：伯坚按：中内陷，是刺穿肺尖，所以气泄。

刺手鱼腹[①]，内陷，为肿。

【本段提纲】 马莳说：此言刺手鱼腹而内陷者当为肿也。

【集解】

①刺手鱼腹：张志聪说：鱼腹，在手大指下，如鱼腹之圆壮，手太阴之鱼际穴也。

无刺大醉，令人气乱。无刺大怒，令人气逆。无刺大劳人。无刺新饱人。无刺大饥人。无刺大渴人。无刺大惊人[①]。

【本段提纲】 马莳说：此历举不可轻刺之人，无非刺禁之大义也。

【集解】

①无刺大醉，令人气乱。无刺大怒，令人气逆。无刺大劳人。无刺新饱人。无刺大饥人。无刺大渴人。无刺大惊人：《新校正》云：详"无刺大醉"至此七条，与《灵枢经》相出入。《灵枢经》云："新内无刺，已刺无内。大怒无刺，已刺无怒。大劳无刺，已刺无劳。大醉无刺，已刺无醉。大饱无刺，已刺无饱。大饥无刺，已刺无饥。大渴无刺，已刺无渴。大惊、大恐，必定其气乃刺之也。"（伯坚按：《新校正》所引《灵枢经》见《灵枢》第九《终始篇》，今字句次序略有异同）

刺阴股[①]，中大脉，血出不止，死。

【本段提纲】 马莳说：此言刺阴股而误中大脉者为死也。

【集解】

①刺阴股：吴崑说：脾、肾、肝三脉皆行于阴股。

刺客主人[①]，内陷中脉[②]，为内漏[③]，为聋。

【本段提纲】 马莳说：此言刺客主人而内陷中脉者，为内漏、为耳聋也。

【集解】

①刺客主人：王冰说：客主人，穴名也，今名上关。在耳前上廉起骨，开口有空，手少阳、足阳明交会于中。

②内陷中脉：王冰说：陷脉，言刺太深也。

③为内漏：王冰说：刺太深则交脉破决，故为耳内之漏。

张介宾说：脓生耳底，是为内漏。

刺膝髌[①]，出液，为跛。

【本段提纲】 马莳说：此言刺膝膑而出液者当为跛也。

【集解】

①刺膝膑：张介宾说：膑，膝盖骨也。

沈彤《释骨》：盖膝之骨曰膝髌。

丹波元简说：按《白虎通》云："髌，膝盖骨也。"《圣济总录》云："髀枢下端为膝盖旨者，左右共二，无势，多液。"

刺臂太阴脉[①]，出血多，立死。

【本段提纲】 马莳说：此言刺肺脉而出血过多者当立死也。

【集解】

①刺臂太阴脉：马莳说：臂太阴，即手太阴肺经之脉。按《灵枢·寒热病篇》亦有臂太阴，以

其脉行于臂,故既可曰手又可曰臂也。

刺足少阴脉①,重虚出血②,为舌难以言。

【本段提纲】 马莳说:此言刺肾经而使之重虚出血者当为瘖也。

【集解】

①刺足少阴脉:王冰说:足少阴,肾脉也。

②重虚出血:马莳说:肾既虚,而刺之出血,则为重虚。

刺膺①,中陷,中肺②,为喘逆、仰息③。

【本段提纲】 马莳说:此言刺膺中而误中其肺者当为喘逆、仰息也。

【集解】

①膺:胸之两傍高处也。参阅《素问》第三十二《刺热篇》第四段"痛走胸膺背"句下集解。

②中肺:马莳说:首中字平声,次中字去声。

丹波元简说:按此总言膺中诸穴。盖肺位于胸膺中,故误中肺则为云云证。

③喘逆、仰息:马莳说:病喘急而逆,仰首而息也。

刺肘①,中内陷,气归之,为不屈伸②。

【本段提纲】 马莳说:此言刺曲泽而误中陷脉者为不屈伸也。

【集解】

①刺肘:张介宾说:肘中者,手太阴之尺泽、厥阴之曲泽皆是也。

②中内陷,气归之,为不屈伸:高世栻说:刺肘过深,中伤内陷,邪气归之,则机关不利,故为不屈伸。

刺阴股下三寸,内陷,令人遗溺①。

【本段提纲】 马莳说:此言刺肝穴而误使内陷者当遗溺也。

【集解】

①刺阴股下三寸,内陷,令人遗溺:张介宾说:阴股之脉,足三阴也,皆上聚于阴器。惟少阴之在股间者,有经无穴。其在气冲下三寸者,足厥阴之五里也,主治肠中热泄不得溺,若刺深内陷,令人遗溺不禁,当是此穴。然厥阴之阴包,阳明之箕门,皆治遗溺,若刺之太深,则溺反不止矣。

刺掖下胁间①,内陷,令人咳。

【本段提纲】 马莳说:此言刺肺脉而误使内陷者当为咳也。

【集解】

①刺掖下胁间:王冰说:掖下,肺脉也。

丹波元简说:按"腋"字,《说文》所无,作"掖"为正。

掖下胁,胠也。参阅《素问》第十《五藏生成篇》第十一段"支鬲胠胁"句下集解。

刺少腹①,中膀胱,溺出令人少腹满。

【本段提纲】 马莳说:此言刺少腹而误中膀胱则溺出而少腹满也。

【集解】

①少腹:即小腹。参阅《素问》第二十二《藏气法时论》第九段"引少腹"句下集解。

刺腨肠①,内陷,为肿。

【本段提纲】 马莳说:此言刺腨肠而误使内陷者当为肿也。

【集解】

①腨肠：吴崑说：腨，足腹也。

张志聪说：腨肠，一名鱼腹，俗名腿肚。如鱼之腹，故以为名。

腨，参阅《素问》第二十二《藏气法时论》第十二段"尻阴股膝髀腨胻足皆痛"句下集解。

刺匡上陷骨[①]，中脉，为漏[②]、为盲。

【本段提纲】 马莳说：此言刺目眶而误中其脉者当为漏为盲也。

【集解】

①刺匡上陷骨：高世栻说：匡上，目匡之上，眉间也。陷骨，丝竹空穴，眉后陷骨也。

丹波元简说：按匡，眶同，《史记·淮南王安传》："涕满匡而横流"是也。《甲乙》："丝竹空，在眉后陷者中，足少阳脉气所发。"《外台》："一名目窌。"

匡，参阅《素问》第十九《玉机真藏论》第十一段"目匡陷"句下集解。

②为漏：王冰说：故为目漏。

张介宾说：流泪不止而为漏。

丹波元坚说：上文有内漏。《著至教论》："上为巅疾，下为漏病。"王注："漏血脓出。"此惟注目漏，其意亦恐谓脓漏出。《巢源》有目泪出止候，又有目脓漏候，曰："风热客于睑皆之间，热，搏于血液，令眦内结聚，津液乘之不止，故成脓汁不尽，谓之脓漏。"

刺关节中液出，不得屈伸[①]。

【本段提纲】 马莳说：此言刺关节中而使之液出者当不能屈伸也。

【集解】

①刺关节中液出，不得屈伸：王冰说：液出则筋膜干，故不得屈伸也。

《刺禁论第五十二》今译

黄帝问说：我希望知道针刺的一些禁忌部位。

岐伯回答说：五脏的部位都是要害，不可不注意。肝（木）的部位在左边，肺（金）的部位在右边，心（火）的部位在上面，肾（水）的部位在下面，脾（土）和胃的部位在中间。在鬲（横膈膜）肓（横膈膜的上面心的下面）的上面，其中有最主要的器官（心脏）。在脊椎从下面倒数上去第七节的两旁，其中有比心脏次一等重要的器官（肾脏）。要注意不可伤害这些部位，如果伤害了这些部位就会发生祸患。

刺中了心，一天就会死，症状是嗳气。

刺中了肝，五天就会死，症状是胡言乱语。

刺中了肾，六天就会死，症状是打喷嚏。

刺中了肺，三天就会死，症状是咳嗽。

刺中了脾，十天就会死，症状是吞酸。

刺中了胆，一天半就会死，症状是呕吐。

刺脚背，刺中了大脉（大血管），就会血出不止，会死。

刺面部，刺中了溜脉（和眼睛相连的脉），不幸会瞎眼。

刺头部，刺中了脑户穴[①]，针进入脑中立刻会死。

刺舌下,刺中了脉太过,就会血出不止,会失音。

刺足下各经散布的络脉,刺中了脉,如果血不出来,就会发肿。

刺郄(委中穴),刺中了大脉,就会令人仆倒,面部变色。

刺气街穴(即气冲穴),刺中了脉,如果血不出来,鼠鼷部位(腹股沟)就会发肿。

刺脊骨中间,刺中了髓,就会成为驼背。

刺乳上,刺中了乳房,就会发肿,乳房的根会溃烂。

刺缺盆穴[②],刺中了空陷,有气泄出来,就会气喘,咳嗽。

刺手上鱼腹的部位(鱼际穴),刺中了空陷,就会发肿。

大醉的人不可刺,刺则令人气乱。大怒的人不可刺,刺则令人气逆。在重劳动过后不可刺。饿得厉害的人不可刺。口干得厉害的人不可刺。受了大惊骇的人不可刺。

刺大腿内侧,刺中了大脉,如果血出不止,就会死。

刺客主人穴[③],刺中了空陷里面的脉,就会发生内漏(耳底生脓)和聋。

刺膝盖骨,刺出了浆液,就会跛脚。

刺手太阴肺经脉的孔穴,如果出血多,立刻会死。

刺足太阴肾经脉的孔穴,如果出了血,(肾虚又加以血虚)则是虚上加虚,舌头就会不能说话。

刺膺部(胸的两旁高处)而刺中空陷,即是刺中了肺,就会气喘,仰着头呼吸。

刺肘部刺中了空陷,邪气侵入,就会不能弯手伸手。

刺大腿内侧下三寸,刺中了空陷,就会小便失禁。

刺胁间,刺中了空陷,就会咳嗽。

刺小腹,刺中了膀胱,尿流出来,就会小腹胀满。

刺小腿肚,刺中了空陷,就会发肿。

刺眼眶上陷骨(丝竹空穴),刺中了脉,就会成为漏(流脓),瞎眼。

刺关节,刺出了浆液,就会不能屈伸。

①脑户穴:脑户穴在枕骨上强间穴的下面五厘米,正在后头部。是督脉的一个孔穴。它是单穴。

②缺盆穴:缺盆穴在锁骨上窝中央,肺尖部。它是足阳明胃经脉的一个孔穴。它是双穴,左右各一。

③客主人穴:客主人穴即是上关穴,在耳前颧弓的上侧,鬓角前面,发际处。是足少阳胆经脉的一个孔穴。它是双穴,左右各一。

刺志论第五十三[①]

①刺志论第五十三:《新校正》云:按全元起本在第六卷。

伯坚按:今存残本《黄帝内经太素》没有收载本篇的文字。本篇和《甲乙经》《类经》二书的篇目对照,列表于下:

素问	甲乙经	类经
刺志论第五十三	卷四——经脉第一下	卷十四——虚实之反者病(疾病类二十一)

【释题】 高世栻说:“本《经》有《血气形志篇》。血气之立乎外者为形,血气之存乎内者为志。刺志者,得其内之所存以为刺也。如形本乎气,气本乎谷,血本乎脉,而形气、谷气、血脉有虚实常反之道,得其虚实常反而刺治之,斯为刺志也。”丹波元简说:“按篇首论虚实,而篇末结以针法补泻之义,斯为刺志也。”

【提要】 本篇用黄帝、岐伯问答的形式,讲气和形的虚实,谷和气的虚实,脉和血的虚实,如何就是健康的现象,如何就是疾病的现象。末了讲泻实补虚的针刺疗法。

黄帝问曰:愿闻虚实之要。

岐伯对曰:气实,形实;气虚,形虚;此其常也①。反此者病。

谷盛,气盛;谷虚,气虚;此其常也②。反此者病。脉实,血实;脉虚,血虚;此其常也③。反此者病。

【本段提纲】 马莳说:此言虚实之要,凡气与形、谷与气、脉与血,相称者为常而相反者为病也。

喜多村直宽说:按此篇凡分三节,首节论其常,次节论其反状,末节论其病证,秩然有条不紊矣。

【集解】

①气实,形实;气虚,形虚;此其常也:王冰说:《阴阳应象大论》曰:“形归气。”由是故虚实同焉。气谓脉气,形谓身形也。

马莳说:气者,人身之气也。(如营气、卫气是也。)形者,人之形体也。(次节岐伯以身字为形字)气实则为形实,气虚则形虚,此其相称者为常而相反则为病矣。然此气之虚实必于脉而验之,但不可即谓气为脉也,观下文有血脉对举者可知。(王注引《阴阳应象大论》之形归气以验其虚实之同,甚有见。至以气为脉气则非矣。)

丹波元坚说:气之虚实,不啻验之于脉,亦必验之于息,故张《注》气多为喘满也。更宜与《玉机真藏论》相参。

顾观光说:气即营卫之气,非脉气也,观下文血脉对举可见。

②谷盛,气盛;谷虚,气虚;此其常也:王冰说:《灵枢经》曰:“荣气之道,内谷为实。(《新校正》云:按《甲乙经》,“实”作“宝”。)谷入于胃,气传与肺,专精者上行经隧。”由是故谷气虚实,占必同焉。(伯坚按:王冰所引《灵枢经》见《灵枢》第十六《营气篇》。)

马莳说:《灵枢·营卫生会篇》云:“人受气于谷,谷入于胃,以传于肺。五藏六府,皆以受气。其清者为营,浊者为卫。”

③脉实,血实;脉虚,血虚;此其常也:马莳说:《脉要精微论》谓:“脉者血之府”,言血之多少必聚于经脉之中也。故脉实则血实,脉虚则血虚,此其相称者为常,而相反则为病矣。

帝曰:如何而反?

岐伯曰:气盛,身寒①;气虚,身热;此谓反也②。

谷入多而气少,此谓反也。谷不入而气多,此谓反也③。

脉盛、血少,此谓反也。脉少④,血多,此谓反也⑤。

【本段提纲】 马莳说:此承上文而言相反为病者之有三也。

【集解】

①气盛,身寒:原文作“岐伯曰气虚身热此谓反也”,无“气盛身寒”四字。

《新校正》云:按《甲乙经》云:“气盛身寒,气虚身热此谓反也。”当补此四字。

张介宾说:按下文云:“气盛身寒,得之伤寒”,则此节亦当有“气盛身寒”四字,必脱简也。

丹波元简说:马、吴、高并依《甲乙》,“气”字上补“气盛身寒”四字,是。

田晋蕃说:按下文气盛身寒、气虚身热并举,则此处经文本有此四字,殆传写者失之。

伯坚按:此段见《甲乙经》卷四《经脉》第一下,作“气盛身寒,气虚身热,曰反。”今据《新校正》张介宾、丹波元简、田晋蕃说,依《甲乙经》校补“气盛身寒”四字。

②气虚,身热;此谓反也:马莳说:气盛者,身宜温而今反寒。气虚者身宜清而今反热。

③谷入多而气少,此谓反也。谷不入而气多,此谓反也:马莳说:谷多者,气宜多而今反少。谷少者,气宜少而今反多。

④脉少:马莳说:脉少之“少”,当作“小”。

顾观光说:“少”当作“小”,下文不误。

田晋蕃说:按《汉书·公卿百官表》上《集注》引应劭:“少者,小也。”管子《地员篇》之“小辛”,《中山经》作“少辛”。或古本作脉少,难断其定为误字也。

⑤血多,此谓反也:马莳说:脉盛者,血宜多而今反少。脉少者,血宜少而今反多。此皆谓之相反也。

张介宾说:脉盛血少者,阳实阴虚也。脉少血多者,阳虚阴实也。

丹波元简说:按血之多少,盖察面而知之。

气盛、身寒,得之伤寒①。气虚、身热,得之伤暑②。

谷入多而气少③者,得之有所脱血,湿居下也④。谷入少而气多者⑤,邪在胃及与肺也⑥。

脉小、血多者,饮中热也⑦。脉大、血少者,脉有风气,水浆不入⑧。此谓反也⑨。

【本段提纲】 马莳说:此承上文而究其所以为相反者由于邪气之所致也。

【集解】

①伤寒:王冰说:伤,谓触冒也。寒伤形,故气盛身寒。

马莳说:寒伤形,故伤寒则身寒也。此伤寒者,初时所感之寒。至于日久,则寒亦为热矣。故《热论》曰:“凡热病者,皆伤寒之类也。”《水热论》:“帝曰:‘人得于寒而传于热,何也?’岐伯曰:‘夫寒甚则身热也。’”

②气虚、身热,得之伤暑:张介宾说:愚按《热论篇》曰:“人之伤于寒也,则为病热。”奎即复以身寒者为伤寒,身热者为伤暑,其说若乎相反,不知四时皆有伤寒,而伤暑惟在夏月。病不同时者自不必辨,惟于夏至之后有感寒暑而同时为病者,则不可不察其阴阳也。盖阴邪中人,则寒集于表,气原于里,故邪气盛实而身本因寒也。暑邪中人,则热触于外,气伤于中,故正气疲困而固热无寒也。此夏月寒暑之明辨,故以二者并言于此,非谓凡患伤寒者皆身寒无热也。

丹波元坚说:此二句对举,以示寒暑二邪初受之略。盖至其传代,则非一言所蔽。

③气少:气少,气息微弱也。参阅《素问》第四十九《脉解》第三段“所谓胸痛又气者”句下集解。

④得之有所脱血,湿居下也:高世栻说:夫谷入多而气反少者,其内则得之有所脱血,或湿

邪居下之病。

丹波元简说：按血脱液干，水湿归下，并胃中津乏，故消谷善饥，与《伤寒论》抵当汤治证其理略同。

⑤谷入少而气多者：张介宾说：邪在胃则不能食，故谷入少。邪在肺则息喘满，故气多。

⑥邪在胃及与肺也：吴崑说："及"字下旧有"与"字，替去之。

伯坚按：今据吴崑说，删去"与"字。

⑦脉小、血多者，饮中热也：张介宾说：脉小者血应少，而反见其多必或酒或饮，中于热而动之也。

高世栻说：上文云："脉少血多。"夫脉小血反多者，其内必饮酒中热之病。酒行络脉，故血多。行于外而虚于内，故脉小。

丹波元简说：按"中"，读如字。高注义长。

⑧脉大、血少者，脉有风气，水浆不入：吴崑说：有风气，故脉大。水浆不入，则血无所养，故血少。

张介宾说：风为阳邪，居于脉中，故脉大。水浆不入，则中焦无以生化，故血少。

⑨此谓反也：原文作"此之谓也"。

吴崑说：此上皆释反者为病之词。

张琦说："此之谓"三字衍。

伯坚按：此段见《甲乙经》卷四《经脉》第一下作"脉大血少者，脉有风气，水浆不入，此谓反也"。今据《甲乙经》校改。

夫实者，气入也。虚者，气出也。气实者，热也。气虚者，寒也①。入实者，左手开针空②也。入虚者③，左手闭针空也④。

【本段提纲】 马莳说：此言泻实补虚之有法也。

【集解】

①夫实者，气入也。虚者，气出也。气实者，热也。气虚者，寒也：马莳说：夫所谓实者，邪气之入而实也，非真实也。所谓虚者，正气之出而虚也，乃真虚也。邪实者，其体必热。气虚者，其体必寒。寒热之间，虚实括矣。（虽有气盛身寒，其寒为邪，然终不能不成热也。）

高世栻说：夫实者，乃气之内入也。虚者，乃气之外出也。气实者，有馀而热也。气虚者，不足而寒也。

②空：高世栻说：空作孔。

田晋蕃说：按王氏筠《说文释例》云：罄下云击空声，空盖即孔字，《考工记》："视其钻空"，《史记》："张骞凿空"是也。《骨空论》："易髓无空"，注作"孔"。"空""孔"字通。

③入虚者：丹伯元简说：据上文"虚者气出也"，"入虚"当是"出虚"。

④左手闭针空也：王冰说：言用针之补泻也。右手持针，左手捻穴，故实者左手开针空以泻之，虚者左手闭针空以补之也。

马莳说：大凡用针之法，右手持针，左手掐穴。及其入针泻实之时，则左手掐穴，开针空以泻之。及其去针补虚之时，则左手闭穴，闭针空以补之。

《刺志论第五十三》今译

黄帝问说：我希望知道虚实的要义。

岐伯回答说：神气实的则形体也实，神气虚的则形体也虚，这是正常的现象。如果违反了正常现象，就是有病。

食物多的则神气壮盛，食物少的则神气虚弱，这是正常的现象。如果违反了正常现象，就是有病。

脉搏实的则血也实，脉搏虚的则血也虚，这是正常的现象。如果违反了正常现象，就是有病。

黄帝说：如何就叫作违反呢？

岐伯说：如果神气壮盛的而身体反发冷，神气虚弱的而身体反发热，这就是违反了正常现象。

如果食物多而神气反虚弱，食物不进而神气反壮盛，这就是违反了正常现象。

如果脉搏盛而血反少，脉搏小的而血反多，这就是违反了正常现象。

神气壮盛而身体反发冷的，这是由于伤寒所致。神气虚弱而身体反发热的，这是由于伤暑所致。

食物多而神气反虚弱的，这是由于失血而下面有湿气所致。食物少而神气反壮盛的，这是由于胃和肺里面有邪气所致。

脉搏小而血多的，这是由于饮酒中热所致。脉搏大而血少的，这是由于风气侵入脉中，水浆不能入口所致。这都是违反了正常现象的。

气入内就气实，气出外就气虚。气实就发热，气虚就发冷。凡是气实的病人，应当用左手张开针孔来施用泻法。凡是气虚的病人，应当用左手扪闭针孔来施用补法。

针解第五十四①

①针解第五十四：《新校正》云：按全元起本在第六卷。

度会常珍说：《古抄本》“解”下有“论”字，宜从补。

伯坚按：《甲乙经》没有收载本篇的文字。本篇和《黄帝内经太素》《类经》二书的篇目对照，列表于下：

素　问	黄帝内经太素	类　经
针解第五十四	卷十九——知针石篇	卷十九——九针之义应天人(针刺类三) 卷十九——用针虚实补泻(针刺类七·四)

【释题】 马莳说：“按《灵枢》有《九针十二原篇》，而《小针解》正所以解《九针十二原篇》之针法。此篇与《小针解篇》大同小异，故亦谓之《针解篇》。”本篇讲关于针刺疗法的一些解

释，所以叫作针解。

【提要】 本篇用黄帝、岐伯问答的形式，内容可以分为二节。第一节讲一些针刺技术的解释。第二节讲某几个孔穴的取穴方法。第三节讲人的身体与天、地、人、时、音、律、星、风、野相应（配合），和九针，各有所主。末了有一百二十九字的错简。

黄帝问曰：愿闻九针之解，虚实之道[①]。

岐伯对曰：刺虚则实之者，针下热也，气实乃热也[②]。

满而泄之者，针下寒也，气虚乃寒也[③]。

菀陈[④]则除之者，出恶血也[⑤]。

邪胜则虚之者，出针勿按[⑥]。

徐而疾则实者，徐出针而疾按之[⑦]。

疾而徐则虚者，疾出针而徐按之[⑧]。

言实与虚者，寒温气多少也[⑨]。

若无若有者[⑩]，疾不可知也[⑪]。

察后与先者，知病先后也[⑫]。

为虚与实者，工勿失其法。若得若失者，离其法也[⑬]。

虚实之要，九针最妙者，为其各有所宜也[⑭]。

补泻之时[⑮]者，与气开阖相合也[⑯]。

九针之名、各不同形者，针穷其所当补泻也[⑰]。

刺实须其虚者，留针，阴气隆[⑱]至乃去针也[⑲]。

刺虚须其实者，阳气隆至、针下热、乃去针也[⑳]。

经气已至、慎守勿失者，勿变更也[㉑]。

深浅在志者，知病之内外也[㉒]。

近远如一者，深浅其候等也[㉓]。

如临深渊者，不敢惰也[㉔]。

手如握虎者，欲其壮也[㉕]。

神无营于众物者，静志观病人，无左右视也[㉖]。

义无邪下者，欲端以正也[㉗]。

必正其神者，欲瞻病人目，制其神，今气易行也[㉘]。

【本段提纲】 马莳说：此详解针法之义也。

伯坚按：本节是解释《灵枢·九针十二原》和《素问·宝命全形论》两段经文的。现将这两段经文附录于下，以资对照。

《灵枢》第一《九针十二原》：凡用针者，虚则实之，满则泄之，宛陈则除之，邪胜则虚之。《大要》曰：徐而疾则实，疾而徐则舒。言实与虚，若有若无。察后另先，若存若亡。为虚为实，若得若失。虚实之要，九针最妙。补泻之时，以针为之。……九针之名，各不同形。

《素问》第二十五《宝命全形论》第二刺虚者须其实，刺实者须其虚。经气已至，慎守勿失。深浅在志，远近若一。如临深渊，手如握虎，神无营于众物。

【集解】

①愿闻九针之解，虚实之道：张介宾说：自此至下文“补泻之时，九针之名者”，皆释《九针十二原》之义。

高世栻说：刺法不外九针，九针必因虚实，故愿闻九针之解，虚实之道。

②刺虚则实之者，针下热也，气实乃热也：马莳说：《针经》有所谓刺虚则实之者，言气口虚而当补之也。补之者，即下文气虚须其实，候其阳气降至，针下既热，乃去针也。盖气实乃热也。此补法也。

张介宾说：针下热者，自寒而热也，热则正气至而虚者实矣，故为补。

高世栻说：《九针十二原》云：“凡用针者，虚则实之。”故申明刺虚而实之者，候其气聚，针下热也。必气聚而实，针乃热也。

③满而泄之者，针下寒也，气虚乃寒也：马莳说：刺满而泄之者，言气口盛而当泻之也。泻之者，即下文刺实须其虚，候其阴气隆至，针下已寒，乃去针也。盖气虚乃寒也。寒者，凉也。

张介宾说：针下寒者，自热而寒也，寒则邪气去而实者虚矣，故为泻。

高世栻说：又云：“满则泄之。”故申明满而泄之者，候其气聚而散，针下寒也。必气散而虚，乃寒也。

④菀陈：张介宾说：本经宛、菀皆通用，通作郁。

田晋蕃说：《灵枢·九针十二原》作“宛陈”。《甲乙经》作“菀”。

菀陈，参阅《素问》第十四《汤液醪醴论》第五段“去宛陈莝”句下集解。

⑤出恶血也：杨上善说：宛陈，恶血。

王冰说：菀，积也。陈，久也。除，去也。言络脉之中血积而久者，针刺而除去之也。

高世栻说：又云：“菀陈则除之。”故申明菀陈则除之者，出其瘀积之恶血也。

⑥邪胜则虚之者，出针勿按：马莳说：邪盛则虚之者，言诸经邪气之盛者，皆泻其邪。出针之时，勿按其穴，令邪气之发泄也。此上皆泻法也。

高世栻说：又云：“邪胜则虚之。”故申明邪胜则虚之者，出针之时，随针外泻，勿按针孔也。

⑦徐而疾则实者，徐出针而疾按之：马莳说：徐而疾则实者，言得经气已久，乃徐出之。然针既出穴，则速按之，故人之正气可不泄而实矣。此补法也。《灵枢·小针解》曰：“徐而疾则实，言徐纳而疾出也”，则以入针为徐而不可以出针为徐，与此解不同。

高世栻说：《大要》曰：“徐而疾则实。”故申明徐而疾则实者，针已得气，徐出其针，针方出穴而疾按之，此徐而疾，则补虚而实之之法也。

⑧疾而徐则虚者，疾出针而徐按之：马莳说：疾而徐则虚者，针既入穴，已至于经脉，即疾出之。然针既出穴则徐按之，而人之邪气可泄之而虚矣。此泻法也。《小针解》曰：“疾而徐则虚者，言其疾纳而徐出也”，亦与此不同。

高世栻说：又云：“疾而徐则虚。”故申明疾而徐则虚者，针已得气，疾出其针。针既出穴而徐按之。此疾而徐，则泻实而虚之之法也。

顾观光说：《灵枢·小针解》云：“徐而疾则实者，言徐内而疾出也。疾而徐则虚者，言疾内而徐出也。”与此不同。以《灵枢·官能篇》证之，则《小针解》不误。

田晋蕃说：按此篇与《灵枢·小针解》同释《灵枢·九针十二原》之文，而释语各异。林氏谓经同而解异，二经互相发明也。

⑨言实与虚者，寒温气多少也：马莳说：言实与虚者，针下寒而气少者为虚，邪气已去也。

针下热而气多者为实,正气已复也。

吴崑说:寒为虚,温为实。气少为虚,气多为实。

⑩若无若有者:顾观光说:《灵枢·九针十二原篇》作"若有若无",无与虚韵。此误倒。

田晋蕃说:按《灵枢·小针解》与《九针十二原》同,此信属误倒。但钞《太素·知针石篇》已作"若无若有",是误在王氏之前矣。

⑪疾不可知也:马莳说:若有若无者,其寒温多少至疾而速,正恍惚于有无之间,真不可易知也。《小针解》曰:"言实与虚、若有若无者,言实者有气、虚者无气也。"

高世栻说:又云:"言实与虚,若有若无。"故申明言实与虚者,针下寒而气少为虚,针下温而气多为实,是寒温之气有多少也。若有若无者,当宁静以俟之,若躁疾则不可知也。

⑫察后与先者,知病先后也:马莳说:察后与先者,言知病之虚实先后,然后施以补泻之法也。此下当有若存若亡之解。《小针解》曰:"察后与先,若亡若存者,言气之虚实补泻之先后也,察其气之已下与常存也。"

高世栻说:又云:"察后与先,若存若亡。"故申明察后与先者治病有先后,知之则能治之,当知病之先后也。

顾观光说:此下有"若亡若存"句,脱去不释。

田晋蕃说:按上文言实与虚若有若无,后与先若亡若存,小《针解》俱二句相连合释,此篇各析为二义(脱去若亡若存句不释),不独此二句为然,林氏所谓经同解异也。

⑬为虚与实者,工勿失其法。若得若失者,离其法也:《新校正》云:详自篇首至此,与《太素·九针解篇》经同而解异,二经互相发明也。(田晋蕃说:详此文在《太素·知针石篇》,且经同而解亦不甚异。林所指经同解异是《灵枢·小针解篇》。林校"《太素》九"三字误。)

马莳说:为虚与实者,言医工实则虚之,虚则实之,勿失补泻之法也。若得若失者,言医工自离其法,误施补泻,若有所得,其实若有所失也。《小针解》曰:"为虚与实、若得若失者,言补者佖(丹波元简说:音必,满貌。)然若有得也,泻则恍然若有失也",义与此亦异。

张介宾说:虚当补,实当泻,法不可失也。若有得若有失者,粗工妄为离其法耳。

高世栻说:又云:"为虚为实,若得若失。"故申明为虚为实者,虚则补之,实则泻之,工当勿失其补泻之法也。若得若失者,衷无定见,离其补泻之法也。

顾观光说:"为虚与实,若得若失",二句相连,不当折为二义,疑"离"字误。

⑭虚实之要,九针最妙者,为其各有所宜也:王冰说:热在头身宜镵针,肉分气满宜员针,脉气虚少宜鍉针,泻热出血发泄固病宜锋针,破痈肿出脓血宜铍针,调阴阳去暴痹宜员利针,治经络中痛痹宜毫针,痹深居骨解腰脊节腠之间者宜长针,虚风舍于骨解皮肤之间宜大针,此之谓各有所宜也。

高世栻说:又云:"虚实之要,九针最妙。"故申明虚实之要,九针最妙者。镵针泻阳气,员针泻分肉间气,鍉针泻脉致气,锋针主发锢疾,铍针主取大脓,员利针主取暴气,毫针主取痛痹,长针主取远痹,大针泻机关之水,为其九针各有所宜也。

⑮补泻之时:《新校正》云:《甲乙经》云:"补泻之时,以针为之者。"此脱此四字。

丹波元简说:《甲乙》此下有"以针为之"四字,《九针十二原》篇同。

⑯与气开阖相合也:王冰说:气当时刻谓之开,已过未至谓之阖。时刻者,然水下一刻人气在太阳,水下二刻人气在少阳,水下三刻人气在阳明,水下四刻人气在阴分,水下不已气行不已,如是则当刻者谓之开,过刻及未至者谓之阖也。《针经》曰:"谨候其气之所在而刺之,是谓

逢时。"此所谓补泻之时也。(伯坚按:王冰所引《针经》见《灵枢》第七十六《卫气行篇》。)

《新校正》云:详自篇首至此,文出《灵枢经》《素问》解之,互相发明也。

马莳说:其针入之后,若针下气来,谓之开,可以迎而泻之。气过谓之阖,可以随而补之。针与气开阖相合也。

高世栻说:又云:"补泻之时,以针为之。"故申明补泻之时者。气开则泻,气阖则补,针之补泻,与气之开阖相合也。

⑰九针之名、各不同形者,针穷其所当补泻也:王冰说:各不同形,谓长短锋颖不等。穷其补泻谓各随其疗而用之也。

高世栻说:又云:"九针之名,各不同形。"故申明九针之名,各不同形者。镵针、员针、鍉针、锋针、铍针、员利针、毫针、长针、大针,针形不同,各穷尽其所当补写之用而制之也。

顾观光说:自篇首至此,并释《灵枢·九针十二原》之文。

⑱阴气隆:田晋蕃说:《太素》,"隆"俱作"降"。晋蕃按:《生气通天论》云:"日中而阳气隆至",则字应作"隆"。但"隆""降"古通。《丧服小记》注:"以不贰降",《释文》:"降一本作隆。"《魏策》:"休祲降于天",曾刘本作:"休烈隆于天。"《荀子·天论篇》:"隆礼尊贤而王",《韩诗外传》:"隆"作"降"。《史记·司马相如传》:"业隆于襁褓"。《汉书》:"隆"作"降"。《易通卦验》:"大寒雪降"。《宝典》引作"雪隆"。《说文》:"隆,从生,降声。"顾氏炎武《唐韵正》曰:"古人降下之降,与降服之降,并读为平声,故自汉以上之文无读为去声者。"降与隆以同声而通,殆《素问》本作降,校者不知降与隆通而改作隆,日本钞《太素》则犹是未经校改之本也。

⑲至乃去针也:马莳说:刺实须甚虚者,留针候其阴气隆至,针下寒,乃去针也。

张介宾说:自此至下文"神无营于众物者",皆释《宝命全形论》之义。阴气隆至,针下寒也,阳邪已退,实者虚矣。

⑳刺虚须其实者,阳气隆至、针下热、乃去针也:马莳说:刺虚须其实者,候其阳气隆至,针下热,乃去针也。

张介宾说:阳气隆至,针下热也,元气已复,虚者实矣。

高世栻说:《宝命全形论》云:"刺虚者须其实,刺实者须其虚。"故申明刺实须其虚者。留针候气,俟阴气隆至而针下寒,乃去针。阴气隆至而去针,所以虚之也。刺虚须其实者,当阳气隆至而针下热,乃去针。阳气隆至而去针,所以补之也。

㉑勿变更也:王冰说:变,谓变易;更,谓更改;皆变法也。言得气至,必宜谨守,无变其法,反摺损也。

张介宾说:慎守勿失,勿变更者,戒其主持不定,多生惑乱,不惟无益,反招损也。

高世栻说:又云:"维气已至,慎守勿失。"故申明经气已至,慎守勿失者,守此经气,勿使变更也。

㉒深浅在志者,知病之内外也:马莳说:深浅在志者,言病深则针深,病浅则针浅,分病之内外也。

张介宾说:内宜刺深,外宜刺浅,最当在意,不可忽也。

㉓近远如一者,深浅其候等也:吴崑说:四支孔穴与胸背之孔穴,虽有远近不同,其浅深取气则一也。

张介宾说:深者取气远,浅者取气近,远近不同,以得气为候,则如一也。

高世栻说:又云:"深浅在志,远近若一。"故申明深浅在志者,病在内则刺深,病在外则刺浅,知病之内外以为深浅也。近远如一者,深则远,浅则近,其候气之法,与深浅等,故曰深浅其候等也。

㉔不敢惰也:张介宾说:言行针之际,当敬慎若此也。

㉕手如握虎者,欲其壮也:张介宾说:持针如握虎,欲其坚而有力也。

㉖神无营于众物者,静志观病人,无左右视也:张介宾说:"神志不定,先从目始,目静则神静,神静则志专,病以静观,方无失也,故无左右视。"

高世栻说:又云:"如临深渊,手如握虎,神无营于众物。"申明如临深渊者,兢兢业业,不敢堕也。手如握虎者,坚贞不怯,欲其壮也。神无营于众物者,清静其志,以观病人,专一其心,无左右视也。凡此,解《宝命全形》之说也。

㉗义无邪下者,欲端以正也:马莳说:邪,斜同。

张介宾说:此即指前篇(伯坚按:指《灵枢·九针十二原篇》)正指直刺,无针左右之义。

㉘必正其神者,欲瞻病人目,制其神,令气易行也:张介宾说:目者,神之窍,欲正病者之神,必瞻其目,制彼精神,令无散越,则气为神使,脉道易行也。

高世栻说:《九针十二原论》云:"正指直刺,无针左右,神在秋毫,属意病者。"夫正指直刺,无针左右,是义无斜下也。申明义无斜下者,针法欲端以正也。神在秋毫,属意病者,是必正其神也。申明必正其神者,以我之神,正病人之神,故欲瞻病人目以制其神。神制,则令气易行也。

所谓三里者,下膝三寸也①。

所谓低跗取之者②,举膝分易见也③。

巨虚者,跻足骱独陷者④。

下廉者,陷下者也⑤。

【本段提纲】 马莳说:此言取穴之法也。

张介宾说:按此下言取穴之法,非本篇上下之义,意必他篇之文,脱误于此者。

顾观光说:自"所谓三里"以下,释《灵枢·邪气藏府病形篇》文。

伯坚按:《灵枢》第四《邪气藏府病形篇》说:"取之三里者,低跗取之。巨虚者,举足取之。委阳者,屈伸而索之。委中者,屈而取之。阳陵泉者,正竖膝予之齐下至委阳之阳取之。取诸外经者,揄申而取之。"

【集解】

①所谓三里者,下膝三寸也:王冰说:三里,穴名,正在膝下三寸骱外两筋肉分间。极重按之,则足跗上动脉止矣,故曰举膝分易见。

张介宾说:三里有二,此言足三里,足阳明经穴也。

丹波元简说:《本输篇》云:"入于下陵。下陵,膝下三寸,骱骨外三里也。"唯云"膝下"似无准。《千金》云:"在膝头骨节下三寸。"《资生》云:"犊鼻下三寸。"

②所谓低跗取之者:原文作"所谓跗之者"。

《新校正》云:按全元起本,"跗之"作"低胻",《太素》作"付之"。按《骨空论》,"跗之"疑作"跗上"。

吴崑说:跗,拊误。拊,重按也。拊之者,以物重按于三里分也。盖三里,趺阳,一脉相通,重按其三里,则趺阳之脉不动,其穴易辨。(田晋蕃说:按《太素》作"付之"。《周礼·太师击拊》

《注》:"故书,拊为付。"付之即拊之,王《注》所谓极重按之也,义得两通。)

丹波元简说:今考唯云:"所谓跗之者举膝分易见也",而无按三里则趺上之脉止之说,则不可从。疑是"跗"上脱"低"字,"之"上脱"取"字。《灵枢·邪气藏府病形篇》云:"三里者低跗取之。巨虚者,举足取之。"而全本作"低胻",可以证也。

顾观光说:《灵枢·邪气藏府病形篇》云:"取之三里者,低跗取之。"按三里穴在膝下三寸骺外廉,则全本为是。

伯坚按:今据丹波元简说校改。

③举膝分易见也:张介宾说:"跗之"当作"跗上",即足阳明冲阳穴也。盖三里冲阳,一脉相贯,举膝下三里而重按之,则冲阳之脉不动矣,故举其膝分则易见也。

④巨虚者,跻足骺独陷者:王冰说:巨虚,穴名也。跻,谓举也。

张介宾说:巨虚有二,上廉、下廉也。跻,举也。此言巨虚上廉,当跷足取之,在骺骨外侧独陷者之中也。

丹波元简说:按《甲乙》云:"在三里下三寸。"《本输篇》云:"下三里三寸,为巨虚上廉。"《明堂下经》云:"在胻骨外大筋内,筋骨之间,陷者中。"《铜人》:"一名上巨虚。"

⑤下廉者,陷下者也:张介宾说:此言巨虚下廉,又在独陷者之下,盖上廉下廉相去三寸耳。

丹波元简说:按《本输篇》云:"复下上廉三寸,为巨虚下廉。"

帝曰:余闻九针上应天地、四时、阴阳,愿闻其方,令可传于后世以为常也。

岐伯曰:夫一天、二地、三人、四时、五音、六律、七星、八风、九野①,身形亦应之,针各有所宜,故曰九针。人皮应天。人肉应地。人脉应人。人筋应时。人声应音。人阴阳合度应律②。人齿、面、目应星③。人出入气应风。人九窍、三百六十五络应野④。故一针皮⑤,二针肉⑥,三针脉⑦,四针筋⑧,五针骨⑨,六针调阴阳⑩,七针益精⑪,八针除风⑫,九针通九窍、除三百六十五节气⑬,此之谓各有所主也。人心意应八风⑭。人气应天⑮。人发、齿、耳、目、五声应五音、六律⑯。人阴阳、脉、血、气应地⑰。

【本段提纲】 马莳说:此详人与天地相参,无非因九针之义而扩推之也。此节当与《灵枢·九针篇》第一节参看。

伯坚按:《灵枢》第七十八《九针论》说:"黄帝曰:'余闻九针于夫子,众多博大矣,余犹不能寤,敢问九针焉生?何因而有名?'岐伯曰:'九针者,天地之大数也,始于一而终于九,故曰一以法天,二以法地,三以法人,四以法时,五以法音,六以法律,七以法星,八以法风,九以法野。'黄帝曰:'以针应九之数,奈何?'岐伯曰:'夫圣人之起,天地之数也,一而九之,故以立九野,九而九之,九九八十一,以起黄钟数焉,以针应数也。一者,天也。天者,阳也。五藏之应天者肺。肺者,五藏六府之盖也。皮者,肺之合也,人之阳也。故为之治针,必以大其头而锐其末,令无得深入而阳气出。二者,地也。人之所以应土者,肉也。故为之治,针,必筩其身而员其末,令无得伤肉分,伤则气得竭。三者,人也。人之所以生成者,血脉也。故为之治针,必大其身而员其末,令可按脉勿陷,以致其气,令邪气独出。四者,时也。时者,四时八风之客于经络之中,为瘤病者也。故为之治针,必筩其身而锐其末,令可以泻热出血,而痼病竭。五者,音也。音者,冬夏之分,分于子午,阴与阳别,寒与热争,两气相搏,合为痈脓者也。故为之治针,必令其末如剑锋,可以取大脓。六者,律也。律者,调阴阳四时而合十二经脉,虚邪客于经络而为暴痹者也。故为之治针，必令尖如氂，且员且锐，中身微大，以取暴气。七者，星也。星者，人之七窍，邪之所客于经，而为痛痹，舍于经络者也。故为之治针，令尖如蚊虫喙，静以徐往，微以久留，正气因之，真邪俱往，出针而养者也。八者，风也。风者，人之股肱八节也。八正之虚风，八风伤人，内舍于骨解腰脊节腠理之间，为深痹也。故为之治针，必长其身，锋其末，可以取深邪远痹。九者野也。野者，人之节解皮肤之间也。淫邪流溢于身，如风水之状而溜，不能过于机关大节者也。故为之治针，令尖如挺，其锋微员，以取大气之不能过于关节者也。'"

【集解】

①九野：喜多村直宽说：《吕览》："天有九野，地有九州。"注："九野，八方中央。"按国语："观射父曰：'先王之祀也，以一纯、二精、三牲、四时、五色、六律、七事、八种、九祭、十日十二辰以致之。'"《左传》："晏子曰：'先王之济五味、和五声，以手其心、成其政也。声亦如味，一气、二体、三类、四物、五声、六律、七音、八风、九歌以相成也。'"文与此篇绝相类矣。

②人阴阳合度应律：原文作"人阴阳合气应律"。

《新校正》云：按别本，"气"一作"度"。

丹波元简说：按《新校正》引别本，"气"作"度"，近是。（伯坚按：今据丹波元简说校改。）

③人齿、面、目应星：王冰说：人面应七星者，所谓面有七孔应之也。（《新校正》云：详此注乃全元起之辞也。）

高世栻说：人齿排列，面目光明，一如星之明朗排列，故人齿面目应星。

张志聪说：《灵枢经》曰："天有列星，人有牙齿。"

④人九窍、三百六十五络应野：张志聪说：《阴阳应象论》曰："地有九野，人有九窍。"九野者，九州之分野也。人之三百六十五络，犹地之百川流注通会于九州之间。

⑤故一针皮：高世栻说：一曰镵针，针皮。

⑥二针肉：高世栻说：二曰员针，针肉。

⑦三针脉：高世栻说：三曰鍉针，针脉。

⑧四针筋：高世栻说：四曰锋针，针筋。

⑨五针骨：高世栻说：五曰铍针，针骨。

⑩六针调阴阳：高世栻说：六曰员利针，主调阴阳。

⑪七针益精：高世栻说：七曰毫针，主益精。

⑫八针除风：高世栻说：八曰长针，主除风。

⑬九针通九窍、除三百六十五节气：高世栻说：九曰大针，主通九窍，并除三百六十五节壅滞之气。

丹波元简说：《小针解》云："节之交三百六十五会者，络脉之渗灌诸节者也。"《子华子》云："一身之为骨凡三百有六十，精液之所朝夕也。"由此观之，与三百六十五络所指自异。

⑭人心意应八风：王冰说：动静不形，风之象也。

丹波元简说：此以下至"应之九"，必有脱误。

张琦说：按"人心意应八风"以下，皆可节。

⑮人气应天：王冰说：运行不息，天之象也。

⑯人发、齿、耳、目、五声应五音、六律：张介宾说：发之多，齿之列，耳之聪，目之明，五声之抑扬清浊，皆纷纭不乱，各有条理，故应五音、六律。

⑰人阴阳、脉、血、气应地：吴崑说：人之十二脉，外合十二水。血以象阴，水之类也，气以呴

之,血以濡之,脉行而不已,水流而不息,是其应地者也。

人肝目应之九[①]九窍三百六十五[②]人一以观动静天二以候五色七星应之以候发母泽五音一以候宫商角徵羽六律有余不足应之二地一以候高下有余九野一节俞应之以候闭节三人变一分人候齿泄多血少十分角之变五分以候缓急六分不足三分寒关节第九分四时人寒温燥湿四时一应之以候相反一四方各作解[③]

【集解】

①人肝目应之九:丹波元简说:吴、张以此六字,与下文一百二十三字,共为蠹简残缺,必有遗误,是也。

②九窍三百六十五:《新校正》云:按全元起本无此七字。

③人一以观动静天二以候五色七星应之以候发母泽五音一以候宫商角徵羽六律有余不足应之二地一以候高下有余九野一节俞应之以候闭节三人变一分人候齿泄多血少十分角之变五分以候缓急六分不足三分寒关节第九分四时人寒温燥湿四时一应之以候相反一四方各作解:王冰说:此一百二十四字,蠹简烂文,义理残缺,莫可寻究。而上古书,故且载之,以伫后之具本也。

《新校正》云:详王氏云一百二十四字,今有一百二十三字,又亡一字。

吴崑说:此一百二十九字,蠹简残经,无义可据,不敢强为之注。

喜多村直宽说:按"人一以观动静"以下至篇末,《太素》亦有,而杨《注》不太明。王以为残缺文,洵是也。

伯坚按:今据王冰、吴崑说,删去此一百二十九字。

《针解第五十四》今译

黄帝问说:我希望知道关于针刺疗法的一些解释和虚实的道理。

岐伯回答说:对于虚的病人应当使它实(补法),等到病人感觉针下有一股热气才出针,有了热气就说明是转虚为实了。

对于满(实)的病人应当用泻法,等到病人感觉针下有一股冷气才出针,有了冷气就说明是转实为虚了。

所谓除去郁积太久的东西,就是放出坏血。

所谓邪气太盛则应当使它虚,是说抽出针的时候不可用手按着针孔(泻法)。

所谓慢而快则可以使它实,是说慢慢地抽出针而快快地按着针孔(补法)。

所谓快而慢则可以使它虚,是说快快地出针而慢慢地按着针孔(泻法)。

所谓实和虚,是说针下有冷气感觉或热气感觉的多少(冷气感觉是虚,热气感觉是实,感觉少是虚,感觉多是实)。

所谓(冷热气的感觉)若有若无,是说虚实不容易决定。

所谓观察先后,是说了解病情的虚实,然后决定施用补法或泻法的先后。

应当使它虚则用泻法,应当使它实则用补法,医师必须掌握这一原则。如果离开了这一原则,就会胸无定见了。

所谓治虚治实需要使用九种形式不同的针,是说每种不同的针各有它的用法。

所谓补泻的时机,是说进针和出针的时候,要和病人的呼气或吸气相符合。

所谓九种不同形状的针,是说每种针各有它的作用。

所谓刺实病需要等它虚,是说要留着针在里面,等待着病人感觉针下有一股冷气再行出针。

所谓刺虚病需要等它实,是说要等待着病人感觉针下有一股热气再行出针。

所谓经气来到要紧紧守住,是说要严格遵守着操作方法,不可随意变更。

所谓深浅随意。是说已经了解病的所在部位。

所谓近远如一,是和深浅随意一样的道理。

所谓如同站在深水的旁边一样,是说要提高警惕,不可懈惰。

所谓手中如同握着老虎一样,是说胆子要壮。

所谓一切事物不要理会,是说要专心致志观察病人,不可左顾右盼。

所谓不可斜下,是说进针要又正又直,不可歪斜。

所谓端正精神,是说要注视着病人的眼睛,摄伏了病人的精神,使病人身上的气容易流通。

所谓三里穴①,是在膝下三寸。

所谓"低跗取之"(低头朝着脚背去取它),是说举起膝就可以看见。

所谓巨虚穴(巨虚上廉穴)②,是说举起脚来,在小腿骨陷中的即是。

所谓下廉(巨虚下廉穴)③,是在(巨虚上廉穴)陷中的下面。

黄帝说:我听说九种不同的针是和天地、四时、阴阳相呼应(配合)的,我希望知道它,以便传给后世。

岐伯说:一是天,二是地,三是人,四是四时,五是五音,六是六律,七是七星,八是八风,九是九野。人的身体也和它们相应(配合)。各种不同的针各有各的作用,所以叫作九针。人的皮是和天相应的。人的肉是和地相应的。人的脉是和人相应的。人的筋是和四时相应的。人的声音是和五音相应的。人的阴阳有一定的布置是和六律相应的。人的牙齿面目是和七星相应的。人的出气入气(呼吸)是和八风相应的。人的九窍、三百六十五条络脉是和九野相应的。所以第一种针是刺皮的。第二种针是刺肉的。第三种针是刺脉的。第四种针是刺筋的。第五种针是刺骨的。第六种针是调和阴阳的。第七种针是补益精气的。第八种针是除去风气的。第九种针是通九窍、除去三百六十五个关节邪气的。这就说明它们各有各的作用。人的心意是和八风相应的。人的气是和天相应的。人的头发、牙齿、耳、目、五声是和五音六律相应的。人的阴阳、脉、血、气是和地相应的。

①三里穴:三里穴在膝盖骨下十厘米、胫骨外约三点三厘米。是足阳明胃经脉的一个孔穴。它是双穴,左右各一。

②巨虚穴(巨虚上廉穴):巨虚上廉在三里穴下面十公分、两筋骨罅的当中。是足阳明胃经脉的一个孔穴。它是双穴,左右各一。

③下廉(巨虚下廉穴):巨虚下廉在三里穴下面二十厘米、巨虚上廉穴下面十厘米。是足阳明胃经脉的一个孔穴。它是双穴,左右各一。

长刺节论第五十五①

①长刺节论第五十五:《新校正》云:按全元起本在第三卷。

度会常珍说:古抄本无"论"字,宜从删。

伯坚按:今存残本《黄帝内经太素》没有收载本篇的文字。本篇和《甲乙经》《类经》二书的篇目对照,列表于下:

素　问	甲　乙　经	类　经
长刺节论第五十五	卷七——六经受病发伤寒热病第一中 卷九——三焦膀胱受病发少腹肿不得小便第九 卷十——阴受病发痹第一下 卷十——阳受病发风第二下 卷十一——阳厥大惊发狂痫第二 卷十一——寒气客于经络之中发痈疽风成发厉浸淫第九下	卷二十一——刺诸风(针刺类三十六·二) 卷二十一——刺灸癫狂(针刺类三十七·二) 卷二十一——刺寒热(针刺类四十一·二) 卷二十一——刺头项七窍病(针刺类四十四·一) 卷二十二——刺胸背腹病(针刺类四十七·二) 卷二十二——刺厥痹(针刺类五十·七) 卷二十二——刺痈疽(针刺类五十四·三)

【释题】 高世栻说:"《灵枢·官针篇》云:'刺有十二节。'《刺节真邪论》云:'刺有五节。'长,犹广也。长刺节者,即以病之所在而为刺之之节,如头痛、寒热、腐肿、积疝、痹病、狂癫、诸风,皆以病之所在而取刺之,所以广五节、十二节之刺,故曰长刺节。"丹波元简说:"按长者,触类而长之长(《易系辞》)。"根据上面两家的解释,长刺节论就是扩大针刺疗法的节目的讨论。

【提要】 本篇讲头痛、寒热、腐肿、积、疝、筋痹、肌痹、骨痹、狂、癫病、风、大风各病的针刺治疗法。

刺家不诊,听病者言①。

【本段提纲】 马莳说:此言刺家不能诊脉者,当审病者之言以刺之也。

【集解】

①刺家不诊,听病者言:马莳说:夫病形于脉,脉有虚实,则补泻可施。按《灵枢·九针十二原篇》云:"凡将用针,必先诊脉,视气之剧易乃可以治也。"但后世之士,既不能诊,又不详审病源,故神圣言此,为不能诊脉者设耳,非谓刺家之不必诊脉也,观前后诸篇之言脉者可知矣。

吴崑说:言刺家不必泥于诊法,但听病者言其所苦而刺之。

张介宾说:善刺者不必待诊,但听病者之言,则发无不中。此以得针之神者为言,非谓刺家概不必诊也。今后世之士,针既不精,又不能诊,则虚实补泻焉得无误?故《九针十二原篇》又曰:"凡将用针,必先诊脉,视气之剧易,乃可以治。"其义为可知矣。

在头,头疾痛①,为藏针之②。刺至骨,病已,止③。无伤骨肉及皮。皮者,道也④。

【本段提纲】 马莳说:此言刺头痛之法也。

【集解】

①在头,头疾痛:高世栻说:在头,病在头也。头疾痛,因病在头,卒然而痛也。

②为藏针之:《新校正》云:按全元起本云“为针之”,无“藏”字。

丹波元简说:按“藏”字未详,吴依全本删之,似是。

伯坚按:今据吴崑本和丹波元简说,删去“藏”字。

③病已,止:原文作“病已上”。

吴崑说:病已止者,头痛已而后止其刺也。

丹波元简说:吴,“上”作“止”,连上句,是。

度会常珍说:“上”,当作“止”。

伯坚按:今据吴崑本和丹波元简、度会常珍说校改。

④皮者,道也:王冰说:皮者,针之道,故刺骨无伤骨肉及皮也。

阳刺[①],入一,傍四处[②],治寒热。深专者,刺大藏[③]。迫藏刺背,背俞也[④]。刺之迫藏,藏会[⑤]。腹中寒热去而止[⑥]。与刺之要[⑦],发针而浅出血[⑧]。

【本段提纲】 马莳说:此言治寒热之法也。

【集解】

①阳刺:原文作“阴刺”。

《新校正》云:按《甲乙经》:“阳刺者,正内一,傍内四。阴刺者,左右卒刺之。”此阴刺疑是阳刺也。

马莳说:按《灵枢·官针篇》云:“五日阳刺。阳刺者,正纳一,旁纳四,而浮之以治寒气之博大者也。十日阴刺。阴刺者,左右率刺之,以治寒厥,中寒厥足踝后少阴也。”今本篇阴刺之法,乃是阳刺,则“阳”误作“阴”。

高世栻说:“阳”,旧本讹“阴”,今改。

伯坚按:今据《新校正》、马莳、高世栻说校改。

②入一、傍四处:吴崑说:入一傍四,谓刺百会一,前后两旁相去寸者各一也。

高世栻说:《灵枢·官针篇》:“五日阳刺。阳刺者,正内一,旁内四。”阳刺入一,即正内一也。旁四处,即旁内四也。此阳刺之法,乃治寒热之病。

③深专者,刺大藏:王冰说:寒热病气深专,攻中者当刺五藏以拒之。

高世栻说:若寒热不在阳分,深而且专,深专者入于阴分,故刺大藏。

④迫藏刺背,背俞也:王冰说:迫,近也。渐近于藏则刺背五藏之俞也。

马莳说:刺五藏之俞在于背者,即肺俞、心俞、肝俞、脾俞、肾俞也。

⑤刺之迫藏,藏会:吴崑说:刺俞之迫藏者,以其为藏气所会集也。

⑥腹中寒热去而止:马莳说:刺之无问其数,必使腹中寒热去而止针。

⑦与刺之要:丹波元坚说:“与”,盖施与之与。《金匮玉函经》有云:“与汗之,与下之”,语例相同。

⑧发针而浅出血:马莳说:刺之要,不宜出血太多,须发针而浅少出其血耳。

治腐[①]肿者,刺腐上,视痈小大深浅刺[②]。刺大者,多而深之[③],必端内针为故[④],止[⑤]。

【本段提纲】 马莳说:此言刺腐肿之法也。

【集解】

①治腐:《新校正》云:按全元起本及《甲乙经》,“腐”作“痈”。

丹波元坚说:《太素》,"腐"并作"痈"。坚按此"腐"字与《热论》"荣气热胕"之"胕"同义,然作"痈"为是。

②视痈小大深浅刺:王冰说:腐肿,谓肿中肉腐败为脓血者。痈小者浅刺之。痈大者深刺之。

③刺大者,多而深之:原文作"多血小者深之"。

《新校正》云:按《甲乙经》云:"刺大者多而深之,必端内针为故,近也。"此文云"小者深之",疑此误。

丹波元简说:"血小者",《甲乙》作"而"一字,今从之。

伯坚按:此段见《甲乙经》卷十一《寒气客于经络之中发痈疽风成发厉浸淫》第九下,作"多而深之"。今据《新校正》、丹波元简说,依《甲乙经》校改。

④故:故,事也。参阅《素问》第二十七《离合真邪论》第一段"以得气为故"句下集解。

⑤止:吴崑说:内,纳同。端,直也。为故,犹言为则也。止者,无他术之意。

张介宾说:为故止,言以此为则,而刺痈之法尽矣。

病在少腹有积[①],刺皮骺[②]以下至少腹而止[③],刺侠脊两傍四椎间[④],刺两髂髎[⑤]季胁肋间[⑥],导腹中气热下,已[⑦]。

【本段提纲】 马莳说:此言刺少腹有积者之法也。

【集解】

①病在少腹有积:王冰说:少腹积,谓寒热之气结积也。

少腹即小腹。参阅《素问》第二十二《藏气法时论》第九段"引少腹"句下集解。

②刺皮骺:王冰说:皮骺,谓齐下同身寸之五寸横约文,审刺而勿过深之。《刺禁论》曰:"刺少腹中膀胱溺出,令人少腹满",由此故不可深之矣。

《新校正》云:按《释音》,"皮骺"作"皮骷",苦末反。(顾观光说:今《释音》作光抹切。)是骷误作骺也。及遍寻《篇·韵》,中无骺字,只有骷字。骷,骨端也。皮骷者,盖谓齐下横骨之端也。全元起本作"皮髓",元起注云:"齐傍埵起也",亦未为得。

马莳说:按旧本《新校正》,因韵书无骺字,遂欲以骷易之。按骷,音括,《灵枢·师传篇》有:"骷骨有余以候髑骬",则骷字信可训为骨端也,但以此代骺字未安。愚意《内经》中有应用肉旁者每以骨傍代之,有应用骨傍者每以肉傍代之,故近有同文录,膀有髈,胭有䯗,则骺可作脂。《左传》桓公六年随季良谏追楚师而公言:"牲牷肥腯",腯亦肥意,胜似骷字。皮腯,原非穴名,愚意自少腹之皮肥厚以下,尽其少腹内取穴而止。王注谓皮腯在脐下同身寸之五寸,则是曲骨穴也。夫既曰曲骨,则当言为已上,不宜言已下也。今按曲骨虽治少腹胀满,但王注言已下,则可验其为强解也。全元起作"皮髓",亦未为得。

张介宾说:骺字,偏考《篇》《韵》皆无。全元起本作"髓"字,于义亦未为得。《新校正》云,当作皮骷,骺字误也,其说近理。骷,骨端也。此言皮骷以下者,盖谓足厥阴之章门、期门二穴,皆在横皮肋骨之端也。

丹波元简说:按骺,字书无所考。熊音徒骨切,盖以为腯字,马说本此。《新校正》引《释音》,作"皮骷,苦末反",今考卷末《释音》"光抹切",张注从之。骷,集韵"骨端也"今仍张《注》。

田晋蕃说:按《说文》篇、《韵》皆无"骺"字。《释者》作"皮骷"。全本作"皮髓"。皮骷、皮髓俱义不可通。马莳谓《内经》中有应用肉傍者每以骨傍代之,有应用骨傍者每以肉傍代之,骺当作腯。腯,肥也。(《文选·吴都赋》"鸟兽腯肤"刘注。)少腹有积,故少腹以上,皮为之腯。此篇文如头痛、寒热、腐肿、疝、痹、狂癫、诸风,皆于病之所在刺之,不专指某穴。刺皮腯以下至少腹而止,亦其例也。王注谓齐下同身寸之五寸,则是曲骨穴矣。《释名》:“少腹,小腹也,此于脐以上为小也。”是少腹即在齐以下。如皮骺在齐以下五寸,岂得言皮骺以下至少腹乎?

③以下至少腹而止:张介宾说:下至小腹而止者,如是阳明之天枢、归来,足太阴之府舍、冲门,足少阴之气血、四满,皆主奔豚、积聚等病。

④刺侠脊两傍四椎间:王冰说:侠脊四椎之间,据经无俞,恐当云五椎间。五椎之下两傍正心之俞,心应少腹,故当言椎间也。

马莳说:刺四椎两傍间,乃手厥阴心包络之俞也。按《脉要精微论》:“帝曰:‘诊得心脉而急,此为何病?病形何如?’岐伯曰:‘病名心疝,少腹当有形。心为壮藏,小肠为之使,故曰少腹当有形也。’”由此则刺少腹有积,刺厥阴俞宜矣。

吴崑说:刺侠脊两傍四椎间,当是膏肓穴处,肓之原在脐下是以刺之。

丹波元简说:按《千金方》:“厥阴俞在第四椎下,两傍各一寸半。”《甲乙》不载,故王云:“据经无俞”,知古经无此穴。

⑤刺两髂髎:王冰说:髂为腰骨。髎,谓居膠,(度会常珍说:古抄本,“膠”作“髎”。)腰侧穴也。

马莳说:两髂髎者,居髎穴也,系足少阳胆经。

丹波元简说:按髂,又作骬,《玉篇》:“腰骨也。”沈彤《释骨》云:“骶之上,侠骨十七节至二十节起骨,曰腰髁骨,曰两踝。其房临两股者,曰监骨,曰大骨,曰髂。”今依《玉篇》及王注,沈说为是。《甲乙》:“居髎,在章门下八寸三分,监骨上(当作下,字误。),陷者中。”

陆懋修说:髂,枯驾切。《文选》杨雄《解嘲》:“析胁摺髂。”注引《埤苍》:“髂,腰骨也。”髎,落萧切,《玉篇》:“髋也。”《史记·货殖传》:“马蹄躈千。”《集解》:“躈,马八髎也。”《索隐》引《埤苍》:“尻骨谓八髎。”《甲乙经》,“髎”字皆作“窌”。

⑥季胁肋间:王冰说:季胁肋间,当是刺季胁之间京门穴也。

丹波元简说:《甲乙》云:“京门,在监骨下,(当作上,字误。)腰中挟脊季胁下一寸八分。”

季胁,参阅《素问》第十《五藏生成篇》第十一段“支鬲胠胁”句下集解。

⑦导腹中气热下,已:吴崑说:导,引也。导引腹中热气下入少腹,则病已也。

病在少腹,腹痛,不得大小便,病名曰疝①。得之寒②。刺少腹两股间③,刺腰髁骨间④,刺而多之,尽炅⑤,病已。

【本段提纲】 马莳说:此言刺寒疝之法也。

【集解】

①疝:参阅《素问》第四十八《大奇论》第六段“皆为疝”句下集解。

②得之寒:马莳说:得之寒气所致也。

③刺少腹两股间:张介宾说:刺少腹者,去肝肾之寒也。刺两股间者,去阳明,太阴之邪也。

④刺腰髁骨间:马莳说:疝成于肝、肾二经,肝经环阴器,抵少腹,肾脉上股内后廉、贯脊、属肾,其气冲亦肾与冲脉之所经,故即少腹腰股髁骨间而多取其穴。

张介宾说:刺腰髁间者,凡腰中在后在侧之成片大骨,皆曰髁骨。在后者,足太阳之所行。在侧者,足少阳之所行。

⑤刺而多之,尽炅:王冰说:疝为寒生,故多刺之,少腹尽热乃止针。炅,热也。

炅,参阅《素问》第三十九《举痛论》第二段“得炅则痛立止”句下集解。

病在筋，筋挛[①]、节痛、不可以行，名曰筋痹[②]。刺筋上为故。刺分肉间[③]，不可中骨也[④]。病起，筋炅。病已，止[⑤]。

【本段提纲】 马莳说：此言刺筋痹之法也。

【集解】

①筋挛：筋挛是筋拳曲不能伸开。参阅《素问》第十二《异法方宜论》第五段“其病挛痹”句下集解。

②筋痹：《素问》第四十三《痹论》：以春遇此者为筋痹。

《素问》第六十四《四时刺逆从论》：少阳有余，病筋痹、胁满。

《灵枢》第四《邪气藏府病形篇》：肝脉微涩，为瘛、挛、筋痹。

《灵枢》第七《官针篇》：凡刺有十二节，以应十二经。三曰恢刺。恢刺者，刺傍之举之前后恢筋急，以治筋痹也。凡刺有五，以应五藏。三曰关刺。关刺者，直刺左右，尽筋上，以取筋痹，慎无出血。

痹，参阅《素问》第四十三《痹论》第一段“合而为痹也”句下集解。

③刺分肉间：王冰说：分，谓肉分间有筋维络处也。

④不可中骨也：王冰说：刺筋无伤骨，故不可中骨也。

⑤病已，止：高世栻说：刺之得宜，则病起，筋热。病起，筋热，则病已。病已，则正刺也。

病在肌肤，肌肤尽痛，名曰肌痹[①]。伤于寒湿。刺大分小分[②]，多发针而深之，以热为故。无伤筋骨。伤筋骨，痈发若变[③]。诸分尽热，病已，止[④]。

【本段提纲】 马莳说：此言刺肌痹之法也。

【集解】

①肌痹：《素问》第四十三《痹论》：以至阴遇此者为肌痹。

《素问》第六十四《四时刺逆从论》：太阴有余，病肉痹、寒中。

《灵枢》第七《官针篇》：凡刺有五，以应五藏。四曰合谷刺。合谷刺者，左右鸡足，针于分肉之间，以取肌痹。

②刺大分小分：王冰说：大分，谓大肉之分。小分，谓小肉之分。

马莳说：《气穴论》云：“肉之大会为谷”，则合谷、阳谷等为大分；“肉之小会为溪”，则解溪、侠溪等为小分。

③痈发若变：马莳说：若伤之，当发痈而有他变也。《灵枢·九针十二原篇》云：“针太深则邪气反成病益。”又《终始篇》云：“病浅针深，内伤良肉，皮肤为痈。”

吴崑说：痈发而变其常。

丹波元简说：《灵枢·官针篇》云：“疾浅针深，内伤良肉，皮肤为痈。”

喜多村直宽说：若、而古字通。顾欢注《老子》曰：“若，而也。”《易·夬卦》：“遇两若濡”，言遇两而濡也。见《经传释词》。

④诸分尽热，病已，止：高世栻说：刺得其宜，使诸分肉尽热，则病已而止针。

病在骨，骨重不可举，骨髓酸痛，寒气至[①]，名曰骨痹[②]。深者，刺无伤脉肉为故[③]。其道大分小分[④]。骨热，病已，止。

【本段提纲】 马莳说：此言刺骨痹之法也。

【集解】

①寒气至:高世栻说:寒气至骨。

②名曰骨痹:《素问》第三十四《逆调论》:帝曰:"人有身寒,汤火不能热,厚衣不能温,然不冻栗,是为何病?"岐伯曰:"是人者,素肾气胜,以水为事,太阳气衰,肾脂枯不长。肾者,水也,而生于骨,肾不生则髓不能满,故寒甚至骨也。所以不能冻栗者,肝一阳也,心二阳也,肾孤藏也,一水不能胜二火,故不能冻栗。病名曰骨痹,是人当挛节也。"

《素问》第四十三、《痹论》:以冬遇此者为骨痹。

《素问》第五十八《气穴论》:积寒留舍,荣卫不居,卷肉缩筋,肋时不得伸,内为骨痹,外为不仁。

《素问》第六十四《四时刺逆从论》:太阳有余,病骨痹、身重。

《灵枢》第七《官针篇》:凡刺有十二节,以应十二经。八曰短刺。短刺者,刺骨痹,稍摇而深之,致针骨所,以上下摩骨也。凡刺有五,以应五藏。五曰输刺。输刺者,直入直出,深内之至骨,以取骨痹。

《灵枢》第二十一《寒热病篇》:骨痹举节不用而痛,汗注烦心,取三阴之经补之。

《灵枢》第七十五《刺节真邪篇》:虚邪之中人也,洒淅动形,起毫毛而发腠理,其入深,内搏于骨,则为骨痹。

③刺无伤脉肉为故:喜多村直宽说:按骨痹深在骨,刺无伤脉肉者,《刺齐论》所谓"刺骨无刺脉肉"是也。

④其道大分小分:吴崑说:道,刺入之道也。

大分小分,参阅上段"刺大分小分"句下集解。

病在诸阳脉,且寒且热,诸分且寒且热,名曰狂[①]。刺之虚脉[②],视分尽热,病已,止[③]。

【本段提纲】 马莳说:此言刺狂病之法也。

【集解】

①病在诸阳脉,且寒且热,诸分且寒且热,名曰狂:马莳说:手足诸阳经之脉,及大小肉之分,发为寒热,是气乱为狂。

张介宾说:经脉分肉之间且寒且热者,皆阳邪乱其血气,热极则生寒也,故病为狂。

高世栻说:病在诸阳脉,而且寒且热,则邪气乘于经脉矣。诸分而且寒且热,则邪气乘于分肉矣。分肉之邪,经脉之邪,两相交并,病名曰狂。

丹波元简说:按上文"且寒且热"四字,疑衍。

余岩《古代疾病名候疏义》第二六九页:狂者,精神病之中,意志、情绪、知能、思想颠倒失常诸候之总称也,所包举甚广。

狂,参阅《素问》第二十八《通评虚实论》第二十一段"狂"句下集解。

②刺之虚脉:张介宾说:刺之虚脉,谓泻其盛者使之虚也。

③视分尽热,病已,止:马莳说:视诸分肉尽热,则病已,而可止针也。

病初发,岁一发;不治,月一发;不治,月四五发;名曰癫病[①]。刺诸分诸脉[②],其无寒者以针调之[③],病已,止。

【本段提纲】 马莳说:此言刺癫病之法也。

【集解】

①癫病:癫病有癫痫和癫狂二义,参阅《素问》第四十七《奇病论》第九段“人生而有病颠疾者”句下集解。

②刺诸分诸脉:张介宾说:诸分诸脉,刺法如前。(伯坚按:指《灵枢》第二十二《癫狂篇》。)

③其无寒者以针调之:张介宾说:其无寒者,则癫疾亦有阳邪,或泻或补,当用针调之也。

病风,且寒且热[①],炅汗出[②],一日数过[③],先刺诸分理络脉[④]。汗出,且寒且热,三日一刺,百日而已[⑤]。

【本段提纲】 马莳说:此言刺风证之法也。

【集解】

①且寒且热:马莳说:此即风论之所谓寒热证也。

②炅汗出:吴崑说:炅汗出者,寒去独热而汗出也。

③一日数过:吴崑说:数过,数次也。

④先刺诸分理络脉:吴崑说:刺诸分理络脉者,贵乎多刺也。

⑤汗出,且寒且热,三日一刺,百日而已:吴崑说:汗既出而犹寒热,则邪盛而患深,非可以旦夕除者,必三日一刺,百日始已。

病大风,骨节重,须眉堕,名曰大风[①]。刺肌肉为故,汗出百日[②];刺骨髓,汗出百日[③];凡二百日,须眉生而止针[④]。

【本段提纲】 马莳说:此言刺大风证之法也。

【集解】

①病大风,骨节重,须眉堕,名曰大风:马莳说:病大风者,即《风论》及《灵枢·四时气篇》皆谓之疠也。

伯坚按:《素问》第四十二《风论》说:“风气与太阳俱入,行诸脉俞,散于分肉之间,与卫气相干,其道不利,故使肌肉愤䐜而有疡。卫气有所凝而不行,故其肉有不仁也。疠者,有荣气热胕,其气不清,故使其鼻柱坏而色败,皮肤疡溃。风寒客于脉而不去,名曰疠风,或名曰寒热。”《灵枢》第十九《四时气篇》说:“疠风者,素刺其肿上,已刺,以锐针针其处,按出其恶气,肿尽乃止。常食方食,无食他食。”

大风即大麻风。参阅《素问》第十七《脉要精微论》第二十段“脉风,成为疠”句下集解。

②刺肌肉为故,汗出百日:张介宾说:其浅者遍腠理,故当刺肌肉为故,所以泄阳分之毒,风从汗散也。

③刺骨髓,汗出百日:张介宾说:刺深者须取骨髓,所以泄阴分之风毒也。

④须眉生而止针:吴崑说:风毒去尽,营卫皆复,须眉重生,而止针矣。

《长刺节论第五十五》今译

针刺的医师没有进行脉诊,只听着病人所诉说的痛苦,也可以使用针刺治疗。

如果病在头部,头突然发痛,应当针刺。刺到骨,病好了,即应当止针。不可伤骨肉和皮肤。皮肤是针的过道(而不是病的部位,所以不可伤)。

阳刺[①]的针刺法,是在正中刺一处,而在四旁各刺一处,这是治寒热病的针刺法。病势深而重的,应当刺进到五脏去。(因为五脏不能直接刺,所以)刺进五脏的方法是刺背俞。背俞和五脏的部位很接近,是脏气聚会的地点。待到腹内的寒热业已消除,即当止针。施用这种针刺,主要是进针要浅,出血不可多。

治腐肿(脓疡),应当刺在有脓血的部位,随着脓疡的大小深浅而刺。刺大脓疡,应当多刺而且深刺。进针必须端正直入。这就是刺脓疡的方法。

如果小腹有积(结块),应当刺腹部皮肉肥厚处到小腹为止,又刺脊柱第四椎的两旁,又刺髂骨间的髎(居髎穴)和最下的胁部的肋骨间(京门穴),使腹中的热气下行,则病就会好。

如果小腹有病,腹痛,不能大小便,这个病名叫作疝。这是由于寒气所致。应当刺小腹和两大腿内侧,又刺腰髁骨髂骨的部位,要多刺几处,使小腹全部发热,病就会好。

如果筋有病,筋蜷曲不能伸开,关节发痛,不能行走,这个病名叫作筋痹。应当以刺筋上为主,也可以刺肉,但不可刺中骨。病稍好则筋会发热。病痊愈即可止针。

如果肌肤有病,肌肤发痛,这个病名叫作肌痹。这是由于寒湿伤害而发生的。应当刺大肉和小肉的纹路。要多用几针,要刺深一点,以发热为主。不可伤了筋骨。如果伤了筋骨,就会发生痈肿(脓疡)而有其他的变化。到了肌肉发热,则病好了,就可止针。

如果骨有病,骨沉重不能举起,骨酸痛,发冷,这个病名叫作骨痹。对于病深的,在针刺时不可伤及脉和肉。针刺的时候,在大肉和小肉的纹理中间刺进去。到了骨发热,则病好了,就可止针。

如果各阳经脉有病,又发冷,又发热,肌肉也发寒热,这个病名叫作狂。应当刺充盛的血管放出血来。待至肌肉发热,则病好了,就可止针。

病最初发的时候,一年发一次。如果不治疗,就会进展到一月发一次。如果再不治疗,就会一月发四五次。这个病名叫作癫病。应当刺各肌肉的纹理和各脉。没有寒气的也应当施用针刺。病好了,就可止针。

如果有风病,又发冷,又发热,在发热之后出汗,一天发几次,应当先刺肌肉的纹理和络脉。如果出了汗,又发寒,又发热,应当每三天刺一次,要一百天才会好。

如果有大风病,骨节沉重,须眉脱落,这个病名叫作大风(大麻风)。应当以刺肌肉为主,令出汗,要刺一百天;再刺骨髓,也会出汗,也要刺一百天;一共刺二百天,待至须眉重生,就可止针。

①阳刺:阳刺是一种针刺操作方法的特殊名称。

卷　十　五

皮部论第五十六[1]

①皮部论第五十六:《新校正》云:按全元起本在第二卷。

伯坚按:本篇和《甲乙经》《黄帝内经太素》《类经》三书的篇目对照,列表于下:

素问	甲乙经	黄帝内经太素	类经
皮部论第五十六	卷二——十二经脉络脉支别第一下	卷九——经脉皮部篇	卷九——阴阳内外病生有纪(经络类三十一)

【释题】 吴崑说:"皮部,皮外诸经之分部也。"高世栻说:"皮部,皮之十二部也。手足三阴三阳十二经络之脉,皆在于皮,各有分部。"这是将全身的皮肤划分为若干部分,说明哪一部分皮肤上的浮络(静脉管)属于哪一经脉,所以叫作《皮部论》。

【提要】 本篇用黄帝、岐伯问答的形式,讲皮肤上的浮络(静脉管)和疾病的关系。内容可以分为四节。第一节讲皮部各有隶属,都是隶属各经脉的。第二节讲三阳经的皮部浮络。第三节讲三阴经的皮部浮络。第四节讲疾病由皮毛侵入,运到腠理,达到络脉,达到经脉,达到藏府,是这样由浅入深的。

黄帝问曰:余闻皮有分部[1],脉有经纪[2],筋有结络[3],骨有度量[4],其所生病各异[5]。别其分部左右、上下、阴阳所在[6],病之始终,愿闻其道。

岐伯对曰:欲知皮部以经脉为纪者[7],诸经皆然[8]。

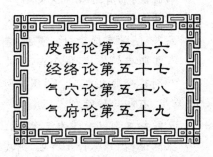

【本段提纲】 马莳说：此言皮部以经脉为纪，尽各经而皆然也。

【集解】

①皮有分部：张介宾说：皮有分部，言人身皮肤之外，上下前后，各有其位。

②脉有经纪：马莳说：脉有经纪，故《灵枢》有《经脉篇》。

丹波元坚说：经，经常。纪，别理。《月令》："毋失经纪，以初为常。"

③筋有结络：杨上善说：十二经筋，各有结聚，各有包络。

马莳说：筋有结络，故《灵枢》有《经筋篇》。

④骨有度量：杨上善说：骨有大小，长短度量。

马莳说：骨有度量，故《灵枢》有《骨度篇》。

⑤其所生病各异：张介宾说：凡生病者，亦各因其部而证有异也。

⑥别其分部左右、上下、阴阳所在：杨上善说：别在皮脉筋骨分部异者，有左、有右、有上、有下、有阴、有阳六种所在。

⑦欲知皮部以经脉为纪者：杨上善说：欲知皮之部别，十二经为纲纪也。

王冰说：循经脉行止所主，则皮部可知。

张介宾说：皮之有部，纪以经脉，故当因经以察部也。

张志聪说：纪，记也。欲知皮之分部，当以所见之络脉分之，然当以经脉为纪。

⑧诸经皆然：王冰说：诸经，谓十二经脉也。十二经脉皆同。

阳明之阳，名曰害蜚[①]。上下同法[②]。视其部中有浮络者[③]，皆阳明之络也。其色多青则痛，多黑则痹[④]，黄赤则热，多白则寒[⑤]，五色皆见则寒热也。络盛则入客于经。阳主外，阴主内[⑥]。

少阳之阳，名曰枢持[⑦]。上下同法[⑧]。视其部中有浮络者，皆少阳之络也。络盛则入客于经。故在阳者主内，在阴者主出，以渗于内，诸经皆然[⑨]。

太阳之阳，名曰关枢[⑩]。上下同法[⑪]。视其部中有浮络者，皆太阳之络也。络盛则入客于经。

【本段提纲】 马莳说：此言手足三阳经之皮部也。

【集解】

①阳明之阳，名曰害蜚：丹波元简说：害、盍、阖，古通用。（《尔雅·释言》："害，盍也。"郭注："盍，何不也，或作害。"《庄子·则阳篇》云："阖尝舍之？"注："何不试舍其所为乎？"）《尔雅·释宫》："阖，谓之扉。"《疏》："阖，扇也。"《说文》曰："阖，门扇也，一曰闭也。"蜚，音扉。害蜚，即是阖扉、门扇之谓。《离合真邪论》云："阳明为阖"，义相通。害读为胡腊切。（伯坚按："阳明为阖"，见《素问》第六《阴阳离合论》，此作《离合真邪论》，错了。）

②上下同法：张介宾说：上者，言手大肠经也。下者，言足胃经也。二经皆属阳明，故视察之法相同。

③视其部中有浮络者：杨上善说：浮，谓大小络见于皮者也。

④痹：参阅《素问》第四十三《痹论》第一段"合而为痹也"句下集解。

⑤黄赤则热，多白则寒：《素问》第三十九《举痛论》："五藏六府固尽有部，视其五色，黄赤为热，白为寒，黑为痛，此所谓视而可见者也。"

《灵枢》第四十九《五色篇》：青黑为痛，黄赤为热，白为寒，是谓五官。

⑥阳主外，阴主内：张介宾说：此因阳明浮络之色而察阳明经病之异也。凡病之始生，必自浅而后深，故络脉之邪盛而后入于经脉。络为阳，故主外。经为阴，故主内。如《寿夭刚柔篇》曰："内有阴阳，外亦有阴阳。在内者五藏为阴，六府为阳。在外者筋骨为阴，皮肤为阳"也。凡后六经之上下，五色之为病，其阴阳、内外皆同此。

⑦少阳之阳，名曰枢持：吴崑说：枢，枢轴也，所谓少阳为枢是也。持，把持也。盖少阳居于表里之间，犹持枢轴也。（伯坚按：《素问》第六《阴阳离合论》说："少阳为枢。"）

丹波元简说：《甲乙》，"持"作"杼"。据《甲乙》，"枢杼"即"枢轴"。《诗·小雅》："小东大东，杼柚其空。"柚，轴同。《淮南·说林训》："黼黻之美，在于杼轴。"

⑧上下同法：张介宾说：上者，手少阳三焦经也。下者，足少阳胆经也。凡二经部中有浮络之见于外者，皆少阳之络也。其五色为病，皆与阳明者同。

⑨故在阳者主内，在阴者主出，以渗于内，诸经皆然：张介宾说：邪必由络入经，故其在阳者主内，言自阳分而入于内也。在阴者主出，以渗于内，言出于经而渗入于藏也。此邪气之序诸经之皆然者。按出字义非外出之谓。《说文》曰："出，进也，象草木益滋上出远也。"观下文少阴经云："其出者从阴内注于骨"，与此出字皆同。

高世栻说：皮络之邪过盛，则入客于经。络为阳，主外；络盛客经，则阳气内入，故在阳者主内。经为阴，主内，阳气内入，则阴气外出，故在阴者主出。出而复入，以渗于内。此阴阳经络外内出入，不独手足少阳为然，而诸经皆然。

⑩太阳之阳，名曰关枢：吴崑说：关，固卫也。少阳为枢，转布阳气，太阳则约束而固卫其转布之阳，故曰关枢。

张介宾说：《阴阳离合论》云："太阳为开。"辞异而义同也。

高世栻说：太阳之阳，行贝之背而主开，故名曰关枢。关，犹系也。枢转始开，开之系于枢也。

丹波元简说：按《老子》："善闭者无关楗而不可开。"《说文》："关，以横木持门户也。"由是观之，关无开之义。《阴阳离合论》开阖枢则以形层而言。此篇则以皮部而言，此所以不能无异也。且害蜚、枢持、关枢之类，为三阳三阴之称者，不过借以见神机枢转之义，亦宜无深意焉。

⑪上下同法：张介宾说：上者，手太阳小肠经。下者，足太阳膀胱经。二经色病皆如前。

少阴之阴，名曰枢儒①。上下同法②。视其部中有浮络者，皆少阴之络也。络盛则入客于经。其入经也，从阳部注于经。其出者，从阴内注于骨③。

心主之阴④，名曰害肩⑤。上下同法⑥。视其部中有浮络者，皆心主之络也。络盛则入客于经。

太阴之阴，名曰关蛰⑦。上下同法⑧。视其部中有浮络者，皆太阴之络也。络盛则入客于经。

凡十二经络脉者，皮之部也⑨。

【本段提纲】　马莳说：此言手足三阴经之皮部也。

【集解】

①少阴之阴，名曰枢儒：《新校正》云：按《甲乙经》，"儒"作"檽"。

丹波元简说：儒，《新校正》引《甲乙》作"标"，似是。檽，音软，或作楆，又作栭。《尔雅》："栭谓之楶。"注："即栌也。"《疏》："谓斗栱也。"《苍颉篇》云："栌栱，柱上木也，柱上承斗之曲木也。"

(见《一切经音义》)少阴之阴,取名于枢上柱头之檽,故曰枢檽欤?今本《甲乙》作"枢儒"。

②上下同法:张介宾说:上者,手少阴心经。下者,足少阴肾经。二经色病俱如前。

③其入经也,从阳部注于经。其出者,从阴内注于骨:吴崑说:出,谓出于阳经也。出于阳则入于阴,入于阴故注于骨。

张介宾说:其入也,从阳部注于经,即自络入经之谓。其出者,从阴内注于骨,谓出于经而入于骨,即前少阴经云:"在阴者主出以渗于内"之义。

④心主之阴:高世栻说:心主,手厥阴心主包络也。手足无分,上下同法,故举手之厥阴以明之。是足之厥阴亦同于手之厥阴也。

张琦说:"心主",当作"厥阴"。

⑤害肩:丹波元简说:肩,槅同,穑也。《说文》,"穑,屋栌也。"徐锴云:"柱上横木承栋者,横之似竿也。"《说文》又曰:"关,门欂栌也。"《尔雅·释宫》曰:"关谓之槉。"注:"柱上欂也,亦名穑。"《疏》:"柱上方木是也。"《集韵》:"穑,或作槅。"合槅者,谓阖扉上容枢之穑欤?

⑥上下同法:张介宾说:上者,手厥阴心主也。下者,足厥阴肝经也。二经色病皆如前。

⑦关蛰:《新校正》云:按《甲乙经》,"蛰"作"执"。

丹波元简说:蛰,是槷之讹。槷,闑同。《谷梁传》昭八年:"以葛覆质以为槷。"范甯注:"槷,门中臬。"《释文》:"槷,门橛也。"《尔雅》:"橛谓之闑。"《周礼·考工记》郑注:"闑,古文作槷,乃门中橛也。"关槷者,取义于门中之橛,左右之扉所合处欤?

⑧上下同法:张介宾说:上者,手太阴肺经。下者,足太阴脾经。二经色病皆如前。

⑨凡十二经络脉者,皮之部也:杨上善说:皮有部者,以十二脉分为部也。

张介宾说:浮络见于皮,故曰皮之部。

是故百病之始生也,必先于皮毛。邪中之则腠理①开,开则入客于络脉。留而不去,传入于经。留而不去,传入于府,廪②于肠胃。邪之始入于皮也,泝然起毫毛③,开腠理。其入于络也,则络脉盛④,色变⑤。其入客于经也,则盛⑥,虚乃陷下⑦。其留于筋骨之间:寒多则筋挛⑧,骨痛;热多则筋弛⑨,骨消⑩,肉烁⑪,䐃破⑫,毛直而败⑬。

【本段提纲】 马莳说:此承上文而言百病之渐,始于皮毛,入于络脉,又入于经脉,又入于府,又入于藏,其寒热异邪,则证候悉分也。

伯坚按:《黄帝内经》中还有几段相类似的文字,可以和本段互相印证。《素问》第六十二《调经论》说:"风雨之伤人也,先客于皮肤,传入于孙脉。孙脉满则传入于络脉。络脉满则输入于大经脉。"第六十三《缪刺论》说:"夫邪之客于形也,必先舍于皮毛。留而不去,入舍于孙脉。留而不去,入舍于络脉。留而不去,入舍于经脉。内连五藏,散于肠胃,阴阳俱感,五藏乃伤。"《灵枢》第六十六《百病始生篇》说:"是故虚邪之中人也,始于皮肤,皮肤缓则腠理开,开则邪从毛发入,入则抵深,深则毛发立,毛发立则淅然,故皮肤痛。留而不去则传舍于络脉,在络之时,痛于肌肉,其痛之时息,大经乃代。留而不去,传舍于经,在经之时,洒淅喜惊。留而不去,传舍于输,在输之时,六经不通四肢,则肢节痛,腰脊乃强。留而不去,传舍于伏冲之脉,在伏冲之时,体重,身痛。留而不去,传舍于肠胃,在肠胃之时,贲乡,腹胀,多寒则肠鸣,飧泄,食不化;多热则溏出糜。留而不去,传舍于肠胃之外,募原之间,留著于脉,稽留而不去,息而成积。"《灵枢》第七十五《刺节真邪篇》说:"虚邪之中人也,洒淅动形,起毫毛而发腠理。其入深,内搏于骨,则为骨痹。搏于筋,则为筋挛。搏于脉中,则为血闭,不通则为痈。搏于肉,与卫气相搏,阳胜者则为热,阴胜者则为寒。寒则真气去,去则虚,虚则寒。搏于皮肤之间,其气外发,腠理开,毫毛摇,气往来行,则为痒。留而不去,则为痹。卫气不行,则为不仁。虚邪偏容于身半,其入深,内居荣卫,荣卫稍衰,则真气去,邪气独留,发为偏枯。”

【集解】

①腠理:王冰说:腠理,皆谓皮空及文理也。

腠理是皮肤的文理。参阅《素问》第五《阴阳应象大论》第三段“清阳发腠理”句下集解。

②廪:王冰说:廪,积也,聚也。

③淅然起毫毛:原文作“泝然起毫毛”。

王冰说:泝然,恶寒也。起,谓毛起竖也。

丹波元简说:《甲乙》作“淅然”。按从《甲乙》为是。

伯坚按:此段见《甲乙经》卷二《十二经脉络脉支别》第一下,作“淅然起毫毛”。泝是淅的坏文,参阅《素问》第六十二《调经论》第三段“洒淅起于毫毛”句下张文虎说。今据丹波元简说,依《甲乙经》校改。

淅然,寒冷貌。参阅《素问》第三十二《刺热篇》第四段“先洒洒然厥起毫毛”句下集解。

④盛:王冰说:盛,谓盛满。

⑤色变:王冰说:变,谓易其常也。

张介宾说:色变,异于常也。即上文五色为病之义。

张志聪说:邪盛于络,则变见青黄赤黑之色于皮部。

⑥则盛:原文作“则感”。

丹波元简说:《甲乙》,“感”作“盛”,似是。盛下句。

伯坚按:此段见《甲乙经》卷二《十二经脉络脉支别》第一下,作“则盛”。今据丹波元简说,依《甲乙经》校改。

⑦虚乃陷下:马莳说:由经之虚,故邪从而陷下矣。

吴崑说:陷下,脉陷下也。

张介宾说:邪所客者,必因虚乃深也。

⑧筋挛:王冰说:挛,急也。

筋挛是筋拳曲不能伸开,参阅《素问》第十二《异法方宜论》第五段“其病挛痹”句下集解。

⑨弛:张介宾说:弛,纵缓也。

⑩骨消:张介宾说:消,枯竭也。

⑪肉烁:吴崑说:肉烁,肉热也。

丹波元简说:按《逆调论》:“肉烁”,王注“烁言消也”,是。

肉烁,肉消瘦也。参阅《素问》第三《生气通天论》第五段“形弱而气烁”,第三十五《疟论》第十三段“令人消烁脱肉”和第五十《刺要论》第八段“髓伤则销铄”句下集解。

⑫䐃破:王冰说:䐃者,肉之标,故肉消则䐃破,毛直而败也。

吴崑说:䐃,肩肘髀厌皮肉也。䐃破者,人热盛则反侧多而皮破也。

丹波元简说:详见《玉机真藏论》注。

䐃,参阅《素问》第十九《玉机真藏论》第十一段“脱肉破䐃”句下集解。

⑬毛直而败:张介宾说:毛直而败者,液不足而皮毛枯槁也。

帝曰:夫子言皮之十二部,其生病皆何如?

岐伯曰:皮者,脉之部也。邪客于皮则腠理开,开则邪入客于络脉,络脉满则注于经脉,经脉满则入舍于府藏也。故皮者有分部,不愈而生大病也[①]。

帝曰:善。

【本段提纲】 马莳说:此因帝复问,而申言上文之义也。

【集解】

①不愈而生大病也:原文作"不与而生大病也"。

《新校正》云:按《甲乙经》,"不与"作"不愈"。全元起本作"不与"。元起云:"气不与经脉和调,则气伤于外,邪流入于内,必生大病也。"

吴崑说:不与,不及也。言邪客皮部,则部中壅滞,经气不及,而生大病也。

张介宾说:经脉即有分部,则邪之中人可视而知,当速去之,若不预为之治,则邪将日深而变生大病也。与,预同。

高世栻说:与,去声。府藏之气,通于皮中。故皮者各有分部,若府藏之气不与于皮,而生大病也。

丹波元简说:按《甲乙经》作"不愈",义尤明显。

伯坚按:此段见《甲乙经》卷二《十二经脉络脉支别》第一下,作"不愈而生大病也"。今据丹波元简说,依《甲乙经》校改。

《皮部论第五十六》今译

黄帝问说:我听说皮有划分的区域,脉有经络的系统,筋有结聚(起止处)和包络(筋膜),骨有大小长短的尺度,它们所生的病各有不同。如何来分别它们的左右、上下、阴阳的分区,来观察疾病的过程,我希望知道它。

岐伯回答说:皮的分区,都是根据它们所隶属的经脉来划分的。

阳明经脉的阳名叫害蜚(合扉)[①]。手阳明大肠经脉和足阳明胃经脉的皮的分区,它们的划分原则相同。凡是阳明经脉所经过的区域有看得见的浮络(静脉管),都是隶属于阳明经脉的络脉。这一区域的皮肤呈现青色的多则是痛的现象,呈现黑色的多则是痹的现象,呈现黄红色则是发热的现象,呈现白色则是发冷的现象,五色同时出现则是发寒热的现象。如果络脉里面的邪气过盛则会侵入经脉里面去。络脉属阳,是主管外面的。经脉属阴,是主管里面的。

少阳经脉的阳名叫枢持[①]。手少阳三焦经脉和足少阳胆经脉的皮的分区,它们的划分原则相同。凡是少阳经脉所经过的区域有看得见的浮络,都是隶属于少阳经脉的络脉。如果络脉里面的邪气过盛则会侵入经脉里面去。邪气由在阳(外)的络脉侵入在内的经脉,又由在阴(内)的经脉出来而渗入到五脏里面去。所有各经脉都是如此。

太阳经脉的阳名叫关枢[①]。手太阳小肠经脉和足太阳膀胱经脉的皮的分区,它们的划分原则相同。凡是太阳经脉所经过的区域有看得见的浮络,都是隶属于太阳经脉的络脉。如果络脉里面的邪气过盛则会侵入经脉里面去。

少阴经脉的阴名叫枢儒[①]。手少阴心经脉和足少阴肾经脉的皮的分区,它们的划分原则相同。凡是少阴经脉所经过的区域有看得见的浮络，都是隶属于少阴经脉的络脉。如果络脉里面的邪气过盛则会侵入经脉里面去。邪气由在阳（外）的络脉而侵入经脉，又由经脉出来而侵入到骨。

心主厥阴经脉的阴名叫害肩（合肩）①。手厥阴心主经脉和足厥阴肝经脉的皮的分区，它们的划分原则相同。凡是心主（厥阴）经脉所经过的区域有看得见的浮络，都是隶属于心主（厥阴）经脉的络脉。如果络脉里面的邪气过盛则会侵入经脉里面去。

太阴经脉的阴名叫关蛰①。手太阴肺经脉和足太阴脾经脉的皮的分区，它们的划分原则相同。凡是太阴经脉所经过的区域有看得见的浮络，都是隶属于太阴经脉的络脉。如果络脉里面的邪气过盛则会侵入经脉里面去。

凡十二经脉的络脉所在，即是皮所划分的区域。

一切疾病的发生，都必先从皮毛开始。邪气侵入则皮肤敞开（汗孔张开），皮肤敞开则侵入到络脉里面去。如果停留不去，就会侵入到经脉里面去。如果再停留不去，就会侵入到腑里面去，而聚集在肠胃之中。邪气开始侵入皮的时候，发冷，毫毛直竖，皮肤敞开。如果侵入到络脉里面，则络脉充盛，皮肤的颜色改变。如果侵入到经脉里面，则经脉充盛，倘若经脉空虚则脉会陷下。如果侵入到筋骨里面：倘若寒多则筋蜷曲不能伸开，骨痛；倘若热多则筋弛纵无力，骨枯，肉瘦，发生褥疮，皮毛枯槁。

黄帝说：你所说的皮的十二个区域，它们生病则如何呢？

岐伯说：皮的区域是按照经脉的区域划分的。邪侵入皮肤则汗孔张开，汗孔张开则邪侵入到络脉，络脉满则侵入到经脉，经脉满则侵入到脏腑。皮的区域有病，如果不愈，则会侵入内部而发生大病。

黄帝说：好。

①害蜚（合扉）、枢持、关枢、枢儒、害肩（合肩）、关蛰：这六个名辞，即是《素问》第六《阴阳离合论》所说太阳为关，阳明为合，少阳为枢，太阴为关，厥阴为合，少阴为枢。对于关合枢的解释，详见《阴阳离合论》注中。

经络论第五十七①

①经络论第五十七：《新校正》云：按全元起本在《皮部论》末，王氏分。

伯坚按：本篇和《甲乙经》《黄帝内经太素》《类经》三书的篇目对照，列表于下：

素问	甲乙经	黄帝内经太素	类经
经络论第五十七	卷二——十二经脉络脉支别第一下	卷九——经脉皮部篇	卷六——经有常色络无常变（脉色类三十五）

【释题】 马莳说：“内论经络所见之色，故名篇。”

【提要】 本篇用黄帝、岐伯问答的形式，讲经脉、络脉在健康的时候所呈现的颜色。倘若五色俱见，就是寒热。

黄帝问曰：夫络脉之见也，其五色各异，青、黄、赤、白、黑不同，其故何也？

岐伯对曰:经有常色而络无常①,变也②。

帝曰:经之常色何如?

岐伯曰:心赤,肺白,肝青,脾黄,肾黑,皆亦应其经脉之色也③。

帝曰:络之阴阳亦应其经乎?

岐伯曰:阴络之色应其经。阳络之色变无常④,随四时而行也⑤。此皆常色,谓之无病⑥。寒多则凝泣⑦,凝泣则青、黑。热多则淖泽⑧,淖泽则黄、赤。此皆常色谓之无病⑨,五色具见者,谓之寒热⑩。

帝曰:善。

【本段提纲】 马莳说:此言络脉无病之色有常,有病之色无常,皆异于经脉有常之色而可以验病也。

【集解】

①经有常色而络无常:丹波元简说:吴,"常"下句,是。

②变也:张介宾说:经有五行之分,故有常色。络兼阴阳之应,故无常变。

③心赤,肺白,肝青,脾黄,肾黑,皆亦应其经脉之色也:张介宾说:五藏合于五行,故五色各有所主,而经脉之色亦与本藏相应,是为经之常色。五色配五藏,参阅《素问》第四《金匮真言论》第八段和第五《阴阳应象大论》第十五段集解附表。

④阴络之色应其经,阳络之色变无常:吴崑说:阴络,六阴之络。阳络,六阳之络。

张介宾说:此言络有阴阳,而色与经应亦有同异也。《脉度篇》曰:"经脉为里,支而横者为络,络之别者为孙。"故合经络而言,则经在里为阴,络在外为阳。若单以络脉为言,则又有大络、孙络,在内、在外之别。深而在内者是为阴络,阴络近经,色则应之,故分五行以配五藏而色有常也。浅而在外者是为阳络,阳络浮显,色不应经,故随四时之气以为进退而变无常也。观《百病始生篇》曰:"阳络伤则血外溢,阴络伤则血内溢",其义可知。何近代诸家之注,皆以六阴为阴络,六阳为阳络,岂阳经之络必无常,阴经之络必无变乎? 皆误也。

高世栻说:络有阴阳。阴络在内,内系于经,故阴络之色应其经。阳络在外,外浮于皮,故阳络之色变无常。

张志聪说:阴络者,六阴经之络,应五藏之经各有常色而不变。阳络者,六阳经之络,合六府之阳,随四时之春青、夏赤、秋白、冬黑,并为变易者也。

⑤随四时而行也:吴崑说:随四时而行者,春青、夏赤、长夏黄、秋白、冬黑也。

⑥此皆常色,谓之无病:原文作"寒多则凝泣,凝泣则青黑,热多则淖泽,淖泽则黄赤,此皆常色,谓之无病。"

马莳说:"此皆常色谓之无病"八字,当在"随四时而行也"之下。

吴崑说:此二句旧在"淖泽则黄赤"之下,替次于此。

张志聪说:"此皆常色谓之无病"八字,当在"随四时而行也"之下,误脱在此。

伯坚按:今据马莳、吴崑、张志聪说,将"此皆常色谓之无病"八字,移置在"寒多则凝泣"的前面。

⑦凝泣:张介宾说:泣,涩同。

凝泣,参阅《素问》第十《五藏生成篇》第十、第一段"则脉凝泣而变色"句下集解。

⑧淖泽:王冰说:淖,湿也。泽,润液也。谓微湿润也。

丹波元简说:《甲乙》,"泽"作"滜"。注:"音皋"。考滜,泽同。《诗》:"鹤鸣九皋。"毛《传》"滜,泽也。"《史记·天官书》:"其色大环黄圜。"注:"音泽。"淖,出《阴阳别论》。

淖泽,参阅《素问》第七《阴阳别论》第十二段"淖则刚柔不和"和第二十六《八正神明论》第一段"则人血淖液而卫气浮"句下集解。

⑨此皆常色谓之无病:伯坚按:此八字据马莳、吴崑、张志聪说移置在"寒多则凝泣"的前面。马莳、吴崑、张志聪说见前。

⑩五色具见者,谓之寒热:《素问》第五十六《皮部论》:五色皆见则寒热也。

张介宾说:若五色具见,则阴阳变乱,失其常矣,故为往来寒热之病。

《经络论第五十七》今译

黄帝问说:络脉所呈现的颜色,有青、黄、红、白、黑的不同,这是什么原因呢?

岐伯回答说:经脉有一定的颜色而络脉却没有一定的颜色,这是由于它们有变化所致。

黄帝说:经脉的一定的颜色是怎样呢?

岐伯说:心是红色,肺是白色,肝是青色,脾是黄色,肾是黑色,它们经脉的颜色也是如此。

黄帝说:阴阳络脉的颜色是不是也和它们的经脉颜色一样呢?

岐伯说:阴络脉的颜色和它们的经脉颜色是一样的。阳络脉的颜色却变化无常,随着四时而变化。这都是正常的颜色,是没有病的现象。如果寒多则血液凝涩,血液凝涩则络脉呈现青色黑色。如果热多则血液润泽,血液润泽则络脉呈现黄色红色。五色同时出现的是发寒热的现象。

黄帝说:好。

气穴论第五十八①

①气穴论第五十八:《新校正》云:按全元起本在第二卷。

伯坚按:本篇和《甲乙经》《黄帝内经太素》《类经》三书的篇目对照,列表于下:

素问	甲乙经	黄帝内经太素	类经
气穴论第五十八	卷三——头直鼻中发际旁行至头维凡七穴第一	卷十一——气穴篇	卷七——气穴三百六十五(经络类七·一) 卷七——气穴三百六十五(经络类七·二) 卷七——孙络溪谷之应(经络类八) 卷二十二——刺胸背腹病(针刺类四十七·一)

【释题】 气穴,就是针刺疗法所取用的孔穴。为什么叫作气穴呢?杨上善说:"三百六十五穴,十二经脉之气发会之处,故曰气穴也。"本篇专门讨论气穴,又本篇开头黄帝第一句问语就说"余闻气穴三百六十五以应一岁",所以叫作《气穴论》。

【提要】 本篇用黄帝、岐伯问答的形式,讲针刺疗法所取用的孔穴共有三百六十五处,以与一年的三百六十五天相应(配合)。本篇只讲人体某一部位有几个孔穴,偶尔提出若干孔穴的名称,都没有详细叙述,可见当时有许多孔穴还只有部位而没有名称关于这些孔穴的详细叙述,须参阅《灵枢》第二《本输篇》和《甲乙经》卷三。本篇末了又讲孙络(小血管)的三百六十五穴会和溪谷(关节)的三百六十五穴会,都是和一年的三百六十五天相应(配合)的。

黄帝问曰:余闻气穴①三百六十五以应一岁②,未知其所,愿卒③闻之。

岐伯稽首再拜对曰:窘④乎哉问也!其非圣帝,孰能穷⑤其道焉?因请溢意⑥,尽言其处。

帝捧手⑦逡巡⑧而却曰:夫子之开余道也,目未见其处,耳未闻其数,而目以明、耳以聪矣⑨。

岐伯曰:此所谓圣人易语,良马易御也⑩。

帝曰:余非圣人之易语也。世言真数开人意,今余所访问者真数,发蒙解惑⑪,未足以论也⑫。然余愿闻夫子溢志尽言其处,令解其意。请藏之金匮⑬,不敢复出。

岐伯再拜而起曰:臣请言之。

【本段提纲】 马莳说:此帝欲闻气穴之真数而详问之也。

【集解】

①气穴:杨上善说:三百六十五穴,十二经脉之气发会之处,故曰气穴也。

吴崑说:人身孔穴皆气所居,故曰气穴。

②三百六十五以应一岁:张介宾说:周身三百六十五气穴,周岁三百六十五日,故以应一岁。

③卒:马莳说:卒,尽也。

卒,参阅《素问》第二十二《藏气法时论》第一段"愿卒闻之"句下集解。

④窘:张介宾说:窘,穷而难也。

⑤穷:杨上善说:穷,究寻也。

⑥溢意:杨上善说:溢意,纵志也。

张介宾说:溢,畅达也。

⑦捧手:杨上善说:捧手,端拱也。

⑧逡巡:张志聪说:逡巡,退让貌。

喜多村直宽说:《东都赋》:"逡巡降阶。"李善曰:"《公羊传》:'赵盾逡巡北面再拜。'郭璞《尔雅》注:'逡巡,却去也。'"又《上林赋》注:"《广雅》曰:'逡巡,却退也。'"

⑨目以明、耳以聪矣:马莳说:目以,耳以,俱"已"同。

"以"即"已"字。参阅《素问》第二十七《离合真邪论》第二段"其气以至"句下集解。

⑩良马易御也:丹波元简说:按"语""御"押韵,盖此古谚。

⑪发蒙解惑:丹波元简说:按枚乘《七发》:"况直眇少烦懑、酲醲病酒之徒哉,故曰发蒙解惑不足以言也。"李善注:"《素问》:'黄帝曰,发蒙解惑,未足以论也。'"所引本篇文。

发蒙解惑,参阅《素问》第三十九《举痛论》第一段"令验于己而发蒙解惑"句下集解。

⑫未足以论也:王冰说:问气穴真数,庶将解彼蒙昧之疑惑,未足以论述深微之意也。

喜多村直宽说:按此段据王意考之,言世云真数开发人意,何计今余所访问者乃此真数也,庶以发吾之蒙昧,解吾之疑惑。此虽未足以论微妙之道也,然余愿有闻也。下文云:"今日发蒙解惑”，与此段相应。

⑬请藏之金匮：伯坚按：《汉书·高帝纪》：“与功臣剖符作誓，丹书铁契，金匮石室，藏之宗庙。”颜师古注：“以金为匮，以石为室，重缄封之，保慎之义。”许慎《说文解字》十二下匚部：“匮，匣也。”金匮就是金做的匣子，表示宝贵的意思。

背与心相控而痛，所治天突与十椎及上纪，上纪者，胃脘也，下纪者，关元也，背胸斜系阴阳左右，如此其病前后痛涩，胸胁痛而不得息，不得卧，上气短气偏痛，脉满起，斜出尻脉，络胸胁支心贯鬲，上肩加天突，斜下肩交十椎下①。

【集解】

①背与心相控而痛，所治天突与十椎及上纪，上纪者，胃脘也，下纪者，关元也，背胸斜系阴阳左右，如此其病前后痛涩，胸胁痛而不得息，不得卧，上气短气偏痛，脉满起，斜出尻脉，络胸胁支心贯鬲，上肩加天突，斜下肩交十椎下：《新校正》云：详自“背与心相控而痛”至此，疑是《骨空论》文，简脱误于此。

吴崑说：此下旧有云：“背与心相控而痛所治天突与十椎及上纪上纪者胃脘也下纪者关元也背胸邪系阴阳左右如此其病前后病涩胸胁痛而不得息不得卧上气短气满痛脉满起斜出尻脉络胸胁支心贯鬲上肩加天突斜下肩交十椎下”计八十七字，按其文义与上下文不相流贯，僭去之。

伯坚按：今据《新校正》、吴崑说，删去此八十七字。

藏俞，五十穴①。

【本段提纲】 马莳说：此言五藏井荥俞经合之穴，左右共有五十穴也。

【集解】

①藏俞，五十穴：杨上善说：五藏各有五输，合二十五输，此一箱手足为言。今两箱合论，故有五十穴也。

王冰说：藏谓五藏。肝、心、脾、肺、肾，非兼四形藏也。俞谓井、荥、俞、经、合，非背俞也。然井荥俞经合者：肝之井者，大敦也；荥，行间；俞，太冲也；经，中封也；合，曲泉也。大敦在足大指端，去爪甲角如韭叶，及三毛之中，足厥阴脉之所出也；刺可入同身寸之三分，留十呼；若灸者，可灸三壮。行间在足大指之间，脉动应手陷者中，足厥阴脉之所流也；（《新校正》云：按《甲乙经》，“流”作“留”余“所流”并作“留”。）刺可入同身寸之六分，留十呼；若灸者，可灸三壮。太冲在足大指本节后，同身寸之二寸陷者中，（《新校正》云：按刺腰痛注云：“本节后内间同身寸之二寸陷者中，动脉应手。”）足厥阴脉之所注也；刺可入同身寸之三分，留十呼；若灸者，可灸三壮。中封在足内踝前同身寸之一寸半（《新校正》云：按《甲乙经》云“一寸”。）陷者中，仰足而取之，伸足乃得之，足厥阴脉之所行也；刺可入同身寸之四分，留七呼；若灸者，可灸三壮。曲泉在膝内辅骨下大筋上小筋下陷者中，屈膝而得之，足厥阴脉之所入也；刺可入同身寸之六分，留十呼；若灸者，可灸三壮。心包之井者，中冲也；荥，劳宫也；俞，大陵也；经，间使也；合，曲泽也。中冲在手中指之端，去爪甲角如韭叶陷者中，手心主脉之所出也；刺可入同身寸之一分，留三呼；若灸者，可灸一壮。劳宫在掌中央动脉，手心主脉之所流也；刺可入同身寸之三分，留六呼；若灸者，可灸三壮。大陵在掌后骨两筋间陷者中，手心主脉之所注也；刺可入同身寸之六分，留七呼；若灸者，可灸三壮。间使在掌后同身寸之三寸两筋间陷者中，手心主脉之所行也；刺可入同身寸之六分，留七呼；若灸者，可灸七壮。（《新校正》云：按《甲乙经》云：“灸三壮”。）曲泽在肘内廉下陷者中，屈肘而得之，手心主脉之所入也；刺可入同身寸之三分，留七呼；若灸者，可灸三壮。脾之井者，隐白也；荥，大都也；俞，太白也；经，商丘也；合，阴陵泉也。陷白在足大指之端内侧，去爪甲角如韭叶，足太阴脉之所出也；刺可入同身寸之一分，留三呼；若灸者，可灸三壮。大都在足大指本节后陷者中，足太阴脉之所流也；刺可入同身寸之三分，留七呼；若灸者，可灸三壮。太白在足内侧核骨下陷者中，足太阴脉之所注也；刺可入同身寸之三分，留七呼；若灸者，可灸三壮。商丘在足内踝下微前陷者中，足太阴脉之所行也；刺可入同身寸之四分，留七呼；若灸者，可灸三壮。阴陵泉在膝下内侧辅骨下陷者中，伸足乃得之，足太阴脉之所入也；刺可入同身寸之五分，留七呼；若灸者，可灸三壮。肺之井者，少商也；荥，鱼际也；俞，太渊也；经，经渠也；合，尺泽也。少商在手大指之端内侧，去爪甲角如韭叶，手太阴脉所出也；刺可入同身寸之一分，留一呼；若灸者，可灸三壮。（《新校正》云：按《甲乙经》作“一壮”。）鱼际在手大指本节后内侧散脉，手太阴脉之所流也；刺可入同身寸之二分，留三呼；若灸者，可灸三壮。太渊在掌后陷者中，手太阴脉之所注也；刺可入同身寸之二分，留二呼；若灸者，可灸三壮。经渠在寸口陷者中，手太阴脉之所行也；刺可入同身寸之三分，留三呼；不可灸，伤入神明。尺泽在肘中约上动脉，手太阴脉之所入也；刺可入同身寸之三分，留三呼；若灸者，可灸三壮。肾之井者，涌泉也；荥，然谷也；俞，大溪也；经，复溜也；（《新校正》云：按《甲乙经》“溜”作“留”，余“复溜”字并同。）合，阴谷也。涌泉在足心陷者中，屈足卷指宛宛中，足少阴脉之所出也；刺可入同身寸之三分，留三呼；若灸者，可灸三壮。然谷在足内踝前起大骨下陷者中，足少阴脉之所流也；刺可入同身寸之三分，留三呼；若灸者，可灸三壮；刺此多见血，令人立饥欲食。太溪在足内踝后跟骨上动脉陷者中，足少阴脉之所注也；刺可入同身寸之三分，留七呼；若灸者，可灸三壮。复溜在足内踝上同身寸之二寸陷者中，（《新校正》云：按《刺腰痛篇》注云：“在内踝后上二寸动脉。”）足少阴脉之所行也；刺可入同身寸之三分，留三呼；若灸者，可灸五壮。阴谷在膝下内辅骨之后大筋之下小筋之上，按之应手，屈膝而得之，足少阴脉之所入也；刺可入同身寸之四分；若灸者，可灸三壮。如是五藏之俞，藏各五穴则二十五俞，以左右脉具而言之则五十穴。

马莳说：此与《灵枢·本输篇》大同。

张介宾说：右五藏言心主而不言心，以《邪客篇》云：“手少阴之脉独无腧，诸邪之在于心者皆在于心之包络。包络有，心主之脉也，故独无腧焉。”义详《针刺类》二十三。

喜多村直宽说：王冰注：“四形藏”，见《三部九候论》《六节藏象论》。（伯坚按：《素问》第九《六节藏象论》说：“故形藏四，神藏五，合为九藏。”又第二十《三部九候论》说：“故神藏五，形藏四，合为九藏。”王冰注都说：“形藏四者，一头角，二耳同，三口齿，四胸中也。”）

府俞，七十二穴①。

【本段提纲】 马莳说：此言六府井荥俞原经合之穴，左右共有七十二穴也。

【集解】

①府俞，七十二穴：杨上善说：六府各有六输，此三十六输，此亦一箱手足为言。两箱合论，故有七十二穴也。

王冰说：府谓六府，非兼九形府也。俞亦谓井、荥、俞原、经、合，非背俞也。肝之府胆，胆之井者，窍阴也；荥，侠溪也；俞，临泣也；原，丘虚也；经，阳辅也；合，阳陵泉也。窍阴在足小指次指之端，去爪甲角如韭叶，足少阳脉之所出也；刺可入同身寸之一分，留一呼；（《新校正》云：按《甲乙经》作“三呼”。）若灸者，可灸三壮。侠溪在足小指次指歧骨间本节前陷者中，足少阳脉之所流也；刺可入同身寸之三分，留三呼；若灸者，可灸三壮。临泣在足小指次指本节后间陷者中，去侠溪同身寸之一寸半，足少阳脉之所注也；刺可入同身寸之三分，(《新校正》云：按《甲乙经》作“二分”。)留五呼；若灸者，可灸三壮。丘虚在足外踝下如前陷者中，去临泣同身寸之三寸，足少阳脉之所过也；刺可入同身寸之五分，留七呼；若灸者，可灸三壮。阳辅在足外踝上，(《新校正》云：按《甲乙经》云：“外踝上四寸。”)辅骨前绝骨之端，如前同身寸之三分所，去丘虚同身寸之七寸，足少阳脉之所行也；刺可入同身寸之五分，留七呼；若灸者，可灸三壮。阳陵泉在膝下同身寸之一寸骺外廉陷者中，足少阳脉之所入也；刺可入同身寸之六分，留十呼；若灸者，可灸三壮。脾之府胃，胃之井者，厉兑也；荥，内庭也；俞，陷谷也；原，冲阳也；经，解溪也；合，三里也。厉兑在足大指次指之端，去爪甲角如韭叶，足阳明脉之所出也；刺可入同身寸之一分，留一呼；若灸者，可灸一壮。内庭在足大指次指外间陷者中，足阳明脉之所流也；刺可入同身寸之三分，留十呼；(《新校正》云：按《甲乙经》云作“二十呼。”)若灸者，可灸三壮。陷谷在足大指次指外间本节后陷者中，去内庭同身寸之二寸，足阳明脉之所注也；刺可入同身寸之五分，留七呼；若灸者，可灸三壮。冲阳在足跗上同身寸之五寸骨间动脉，上去陷谷同身寸之三寸，足阳明脉之所过也；刺可入同身寸之三分，留十呼；若灸者，可灸三壮。解溪在冲阳后同身寸之二寸半，(《新校正》云按《甲乙经》作“一寸半”，刺疟注作“三寸半”，《素问》二注不同。当从《甲乙经》之说。)腕上陷者中，足阳明脉之所行也；刺可入同身寸之五分，留五呼；若灸者，可灸三壮。三里在膝下同身寸之三寸骺骨外廉两筋肉分间，足阳明脉之所入也；刺可入同身寸之一寸，留七呼；若灸者，可灸三壮。肺之府大肠，大肠之井者，商阳也；荥，二间也；俞，三间也；原，合谷也；经，阳溪也；合，曲池也。商阳在手大指次指内侧，去爪甲角如韭叶，手阳明脉之所出也；刺可入同身寸之一分，留一呼；若灸者可灸三壮。二间在手大指次指本节前内侧陷者中，手阳明脉之所流也；刺可入同身寸之三分，留六呼；若灸者，可灸三壮。三间在手大指次指本节后内侧陷者中，手阳明脉之所注也；刺可入同身寸之三分，留三呼；若灸者，可灸三壮。合谷在手大指次指歧骨之间手阳明脉之所过也；刺可入同身寸之三分，留六呼；若灸者，可灸三壮。阳溪在腕中上侧两筋间陷者中，手阳明脉之所行也；刺可入同身寸之三分，留七呼；若灸者，可灸三壮。曲池在肘外辅屈肘两骨之中，手阳明脉之所入也，以手拱胸取之；刺可入同身寸之五分，留七呼，若灸者，可灸三壮。心之府小肠，小肠之井者，少泽也；荥，前谷也；俞，后溪也；原，腕骨也；经，阳谷也；合，少海也。少泽在手小指之端，去爪甲下同身寸之一分陷者中，手太阳脉之所出也；刺可入同身寸之一分，留二呼；若灸者，可灸一壮。前谷在手小指外侧本节前陷者中，手太阳脉之所流也；刺可入同身寸之一分留三呼，若灸者，可灸三壮。后溪在手小指外侧本节后陷者中，手太阳脉之所注也；刺可入同身寸之一分，留二呼；若灸者，可灸一壮。腕骨在手外侧腕前起骨下陷者中，手太阳脉之所过也；刺可入同身寸之二分，留三呼；若灸者，可灸三壮。阳谷在手外侧腕中锐骨之下陷者中，手太阳脉之所行也；刺可入同身寸之二分，留三呼；(《新校正》云：按《甲乙经》作“二呼”。)若灸者，可灸三壮。少海在肘内大骨外去肘端同身寸之五分陷者中，屈肘乃得之，手太阳脉之所入也；刺可入同身寸之二分，留七呼；若灸者，可灸五壮。心包之府三焦，三焦之井者，关冲也；荥，液门也；俞，中渚也；原，阳池也；经，支沟也；合，天井也。关冲在手小指次指之端，去爪甲角如韭叶，手少阳脉之所出也；刺可入同身寸之一分，留三呼；若灸者，可灸三壮。液门在手小指次指间陷者中，手少阳脉之所流也；刺可入同身寸之二分；若灸者，可灸三壮。中渚在手小指次指本节后间陷者中，手少阳脉之所注也；刺可入同身寸之二分，留三呼；若灸者，可灸三壮。阳池在手表腕上陷者中，手少阳脉之所过也；刺可入同身寸之二分，留六呼；若灸者，可灸三壮。支沟在腕后同身寸之三寸两骨之间陷者中，手少阳脉之所行也;刺可入同身寸之二分,留七呼;若灸者,可灸三壮。天井在肘外大骨之后同身寸之一寸两筋间陷者中,屈肘得之,手少阳脉之所入也;刺可入同身寸之一寸,留七呼;若灸者,可灸三壮。肾之府膀胱,膀胱之井者,至阴也;荥,通谷也;俞,束骨也;原,京骨也;经,昆仑也;合,委中也。至阴在足小指外侧,去爪甲角如韭叶,足太阳脉之所出也;刺可入同身寸之一分,留五呼;若灸者,可灸三壮。通谷在足小指外侧本节前陷者中,足太阳脉之所流也;刺可入同身寸之二八,留五呼;若灸者,可灸三壮。束骨在足小指外侧本节后赤白肉际陷者中,足太阳脉之所注也;刺可入同身寸之三分,留三呼,若灸者,可灸三壮。京骨在足外侧大骨下赤白肉际陷者中,按而得之,足太阳脉之所过也;刺可入同身寸之三分,留七呼;若灸者,可灸三壮。昆仑在足外踝后跟骨上陷者中细脉动应手,足太阳脉之所行也;刺可入同身寸之五分,留十呼;若灸者,可灸三壮。委中在腘中央约文中动脉,(《新校正》云:详委中穴,与《甲乙经》及《刺疟篇》注,《痹论》注同。又《骨空论》云:"在膝解之后曲脚之中,背面取之。"又《热穴论》注,《刺热篇》注云:"在足膝后屈处。")足太阳脉之所入也;刺可入同身寸之五分,留七呼;若灸者,可灸三壮。如是六府之俞,府各六穴则三十六俞,以左右脉具而言之则七十二穴。

马莳说:此与《灵枢·本输篇》大同。

喜多村直宽说:王冰注"九形府",未详,宜考。《五藏别论》:"脑髓,骨,脉,胆,女子胞,名曰奇恒之府。"《脉要精微论》:"头者精明之府,背者胸中之府,腰者肾之府,膝者筋之府,骨者髓之府。"在参。

热俞,五十九穴①。

【本段提纲】 马莳说:此言刺热之俞,共有五十九穴也。

【集解】

①热俞,五十九穴:王冰说:并具《水热穴论》中。

《新校正》云:按热俞又见《刺热篇》注。

马莳说:《水热穴论》注云:"头上五行,每行五穴:中行、上星、囟会、前顶、百会、后顶;次两旁,五处、承光、通天、络却、玉枕;又次两旁,临泣、目窗、正营、承灵、脑空;以上共二十五穴。又大杼、膺俞、缺盆、风门,左右共八穴;又气冲、三里、上巨虚、下巨虚,左右共八穴;又云门、髃骨、委中、腰俞,左右共八穴;以上共三八二十四穴。又五俞之旁,魄户、神堂、魂门、意舍、志室,左右共十穴。"通共五十九穴。其分寸刺灸之数,俱见《水热穴论》中。

水俞,五十七穴①。

【本段提纲】 马莳说:此言刺水之俞,共有五十七穴也。

【集解】

①水俞,五十七穴:王冰说:并具《水热穴论》中。

马莳说:《水热穴论》注云:"尻上五行,行五:乃背脊当中行,督脉气所发者,即脊中,悬枢、命门、腰俞、长强,计五穴;次侠督脉两旁、足太阳脉气所发者,即大肠俞、小肠俞、膀胱俞、中胎内俞、白环俞,左右共十穴;又次外侠两旁,亦足太阳脉气所发者,即胃仓、肓门、志室、胞肓、秩边,左右共十穴。伏兔上各二行,行五,乃足少阴脉气所发者,即中注、四满、气穴、大赫、横骨,左右共十穴。次侠冲脉足少阴两旁,乃足阳明脉气所发者,即外陵、大巨、水道、归来、气冲,左右共十穴。踝上各一行,行六,乃足少阴阴跻脉气所发者,即太冲、复溜、阴谷、照海、交信、筑宾,左右共十二穴。"通共五十七穴。其分寸针灸之数,见《水热穴论》中。

头上五行,行五,五五二十五穴①。

【本段提纲】 马莳说：此即刺热俞之穴而重言之也。

【集解】

①五五二十五穴：王冰说：此亦热俞之五十九穴也。

中胎①两傍，各五，凡十穴②。

【本段提纲】 马莳说：此言五藏之背俞，凡十穴也。

【集解】

①中胎：张介宾说：胎，膂同。

陆懋修说：胎，两举切，亦作"吕"。《甲乙经》作"膂"。《说文》，"吕"篆文作"膂"，脊骨也。《国语·周语》："氏曰有吕。"注："吕之为言膂也。"《急就篇》："尻髋脊膂腰背吕。"注："膂，夹脊内肉也。吕，脊骨也。"王注："五藏俞穴，皆在胎之两旁一寸五分。"

②凡十穴：王冰说：谓五藏之背俞也。肺俞在第三椎下两旁。心俞在第五椎下两旁。肝俞在第九椎下两旁。脾俞在第十一椎下两旁。肾俞在第十四椎下两旁。此五藏俞者，各侠脊相去同身寸之一寸半，并足太阳脉之会；刺可入同身寸之三分，肝俞留六呼，余并留七呼；若灸者，可灸三壮。侠脊数之，则十穴也。

大椎上两傍，各一，凡二穴①。

【本段提纲】 马莳说：此言大椎上两旁，左右共二穴也。

【集解】

①大椎上两傍，各一，凡二穴：王冰说：今《甲乙经》《经脉流注孔穴图经》并不载，未详何俞也。

《新校正》云：按大椎上旁无穴，大椎下旁穴名大杼，后有，故王氏云未详。

马莳说：按大椎，乃督脉经穴，至腰俞共二十一椎。其曰二十四椎者，以项骨三椎不算也。至尾骶骨亦不算。今人灸大椎者，俱是项骨高起者，见其骨高而大，误以为大椎而取之。愚合除项骨三节，则大椎又数为第一椎，其两旁即大杼穴，乃足太阳膀胱经穴名也。《新校正》以为大椎旁无穴。意者亦若今人以项之高骨为大椎耳。

吴崑说：当是天柱二穴，在侠项后发际大筋外廉陷者中。

张介宾说：今于大椎上旁按之甚酸，必当有穴，意者《甲乙》等经犹有未尽。

高世栻说：大椎，脊骨高起第一椎也。上两旁，肩项相交，肩中俞也。两旁各一，凡二穴。

张志聪说：大椎两旁，足太阳膀胱经之大杼穴也。脊旁之高处曰椎，大椎上者，谓大椎高起间之两旁，非椎之上节也。王氏误认为椎之上节，故云："《甲乙经脉流注孔穴图经》并不载，未详何俞。"

丹波元简说：按《甲乙》："大杼，项第一椎下，两旁各一寸五分。"明是大椎上，非大杼之误。今从张注。

目：瞳子，浮白，二穴①。

【本段提纲】 马莳说：此言瞳子髎、浮白，左右共有四穴也。

【集解】

①瞳子，浮白，二穴：王冰说：瞳子髎，在目外，去眦同身寸之五分，手太阳手足少阳三脉之会；刺可入同身寸之三分；若灸者，可灸三壮。浮白，在耳后入发际同身寸之一寸，足太阳少阳二脉之会；刺可入同身寸之三分；若灸者，可灸三壮。左右言之，各二为四也。

马莳说：二穴俱属足少阳胆经。

丹波元简说:诸家并仍王注,为胆经二穴,果然,则二穴上阙“各”一字。或云:“是《甲乙经》所载足阳明四白穴。《骨空论》曰:‘督脉上系两目之下中央。’《气府论》曰:‘面鼽骨空各一。’皆谓之也。”此说近是。

两髀[1]厌分中,二穴[2]。

【本段提纲】 马莳说:此言有环跳穴,左右共二穴也。

【集解】

①髀:股外也。参阅《素问》第二十二《藏气法时论》第十二段“尻阴股膝髀腨胻足皆痛”句下集解。

②二穴:王冰说:谓环跳穴也,在髀枢后足少阳太阳二脉之会;刺可入同身寸之一寸,留二十呼;若灸者,可灸三壮。

《新校正》云:按王氏云:“在髀枢后”,按《甲乙经》云:“在髀枢中”,“后”当作“中”。“灸三壮”,《甲乙经》作“五壮”。

马莳说:属足少阳胆经穴。髀枢中,侧卧,伸下足,屈上足,以右手摸穴,左手摇撼取之。所谓髀厌者,即髀枢是也。

张介宾说:髀厌分中,谓髀枢骨分缝中,即足少阳环跳穴也。

沈彤《释骨》:骶之上侠脊十七节至二十节起骨,曰腰髁骨,曰两髁。其旁临两股者,曰监骨,曰大骨,曰髂。一身之屈伸司焉,故通曰机关。关之旁曰髀枢,亦曰枢。机者,髀骨之入枢者也。

丹波元简说:沈氏《经络全书》云:“谓之枢者,以楗骨转动,如户之枢也。亦曰髀关。”按厌,于协切,厌同。《经脉篇》云:“足少阳之脉,绕毛际,横入髀厌中”,是。

田晋蕃说:《太素·气穴篇》无“分”字。晋蕃按:无“分”字是。两髀厌中,义犹下文之两骸厌中也。厌,合也。(《周语》:“克厌帝心”韦注。)《金鉴·正骨心法》云:“楗骨之下,大腿之上,两骨合缝之所,曰髀枢,当足少阳环跳穴处。”髀枢为两骨合缝之所,故曰两髀厌中,而王注以为环跳穴也。《灵枢·经脉篇》云:“足少阳之脉,绕毛际,横入髀厌中”,亦无“分”字。

犊鼻,二穴[1]。

【本段提纲】 马莳说:此言有犊鼻穴,左右共二穴也。

【集解】

①犊鼻,二穴:王冰说:在膝髌下、胻上,侠解大筋中,足阳明脉气所发;刺可入同身寸之六分;若灸者,可灸三壮。

马莳说:系足太阳胃经穴,去膝髌下,胻骨上,侠解大筋陷中,形如牛鼻,故名。《灵枢·本输篇》云:“刺鼻犊者,屈不能伸。”

丹波元简说:按《骨空论》云:“胻骨穴,在辅骨之上端。”王注:“犊鼻穴也。”

耳中多所闻,二穴[1]。

【本段提纲】 马莳说:此言有多所闻穴,左右共二穴也。

【集解】

①耳中多所闻,二穴:王冰说:听宫穴也,在耳中珠子大如赤小豆,手足少阳手太阳三脉之会;刺可入同身寸之一分;若灸者,可灸三壮。(《新校正》云:按《甲乙经》云:“刺可入三分。”)

马莳说:一名听宫,手太阳小肠经穴。

丹波元简说:《根结篇》云:“少阳结于窗笼,窗笼者,耳中也。”张云:“即听宫也。”《刺节真邪论》云:“刺其听宫。”(伯坚按:丹波元简所引张介宾说,见《类经》卷九《经络类》第三十注。)

眉本,二穴①。

【本段提纲】 马莳说:此言有攒竹穴,左右共二穴也。

【集解】

①眉本,二穴:王冰说:攒竹穴也,在眉头陷者中,足太阳脉气所发;刺可入同身寸之三分,留六呼;若灸者,可灸三壮。

沈彤《释骨》:其横在发际前者,曰额颅,亦曰额。额之中曰颜,曰庭。其旁曰额角。其前在眉头者,曰眉本。

完骨,二穴①。

【本段提纲】 马莳说:此言有完骨穴,左右共二穴也。

【集解】

①完骨,二穴:王冰说:在耳后入发际同身寸之四分,足太阳少阳之会;刺可入同身寸之三分,留七呼;若灸者,可灸三壮。(《新校正》云:按《甲乙经》云:“刺可入二分,灸七壮。”)

马莳说:属足少阳胆经。

沈彤《释骨》:颠之后横起者,曰头横骨,曰枕骨。其两旁尤起者,曰玉枕骨。其旁下高以长在耳后者,曰完骨。

丹波元坚说:先兄曰:“《灵枢·骨度篇》云:‘耳后当完骨者广九寸。’《类经》云:‘完骨,耳后高骨也。’”(伯坚按:丹波元胤所引《类经》,见《类经》卷八《经络》类十八注。)

伯坚按:完骨是耳后高骨。参阅《灵枢》第十四《骨度篇》第六段“耳后当完骨者广四寸”句下集解。

项①中央,一穴②。

【本段提纲】 马莳说:此言有风府穴,止一穴也。

【集解】

①项:原文作“顶”。

度会常珍说:“项”,原误“顶”。

伯坚按:今据度会常珍说校改。

②一穴:王冰说:风府穴也,在项上入发际同身寸之一寸大筋内宛宛中,督脉阳维二经之会,疾言其肉立起,言休其肉立下;刺可入同身寸之四分,留三呼;灸之不幸使人瘖。

马莳说:一名舌本,系督脉经。

枕骨,二穴①。

【本段提纲】 马莳说:此言有枕骨穴,左右共二穴也。

【集解】

①枕骨,二穴:王冰说:窍阴穴也,在完骨上枕骨下摇动应手,足太阳少阳之会;刺可入同身寸之三分;若灸者,可灸三壮。(《新校正》云:按《甲乙经》云:“刺可入四分,灸可五壮。”)

马莳说:一名上窍阴,足少阳胆经穴也。完骨上,枕骨下,动摇有空。

高世栻说:脑后左右玉枕穴,即枕骨也。

沈彤《释骨》:颠之后横起者,曰头横骨,曰枕骨。

丹波元简说:按诸家仍王注,今亦从之。

上关,二穴[①]。

【本段提纲】 马莳说:此言有上关穴,左右共二穴也。

【集解】

①上关,二穴:王冰说:针经所谓刺之则却不能欠者也。在耳前上廉起骨,开口有空,手少阳足阳明之会;刺可入同身寸之三分,留七呼;若灸者,可灸三壮。刺深令人耳无所闻。

马莳说:一名客主人,足少阳胆经穴。耳前起骨上廉,开口有空,张口取之乃得。《灵枢·本输篇》云:"刺上关者,呿不能欠。"

大迎,二穴[①]。

【本段提纲】 马莳说:此言有大迎穴,左右共二穴也。

【集解】

①大迎,二穴:王冰说:在曲颔前同身寸之一寸三分骨陷者中动脉,足阳明脉气所发;刺可入同身寸之三分,留七呼;若灸者,可灸三壮。

马莳说:足阳明胃经穴。

下关,二穴[①]。

【本段提纲】 马莳说:此言有下关穴,左右共二穴也。

【集解】

①下关,二穴:王冰说:《针经》所谓刺之则欠不能却者也。在上关下耳前动脉下廉,合口有空,张口而闭,足阳明少阳二脉之会;刺可入同身寸之三分,留七呼;若灸者,可灸三壮。耳中有干擿之不得灸也。(《新校正》云:按《甲乙经》,"擿之"作"擿抵"。)

马莳说:属足阳明胃经穴。《灵枢·本输篇》云:"刺下关者,欠不能呿。"

天柱,二穴[①]

【本段提纲】 马莳说:此言有天柱穴,左右共二穴也。

【集解】

①天柱,二穴:王冰说:在侠项后发际大筋外廉陷者中,足太阳脉气所发;刺可入同身寸之二分,留六呼;若灸者,可灸三壮。

马莳说:足太阳膀胱经穴。

巨虚上下廉,四穴[①]。

【本段提纲】 马莳说:此言有巨虚上下廉穴,左右共四穴也。

【集解】

①巨虚上下廉,四穴:王冰说:上廉,足阳明与大肠合也,在膝犊鼻下骭外廉同身寸之六寸,足阳明脉气所发;刺可入同身寸之八分;若灸者,可灸三壮。下廉,足阳明与小肠合也,在上廉下同身寸之三寸,足阳明脉气所发;刺可入同身寸之三分;若灸者,可灸三壮。(《新校正》云:按《甲乙经》并《刺热篇》注、《水热穴》注:"上廉在三里下三寸。"此云:"犊鼻下六寸"者,盖三里在犊下三寸,上廉又在三里下三寸,故云六寸也。)

马莳说:俱阳明胃经穴也。

曲牙,二穴[①]。

【本段提纲】 马莳说:此言有曲牙穴,左右共二穴也。

【集解】

①曲牙，二穴：王冰说：颊车穴也，在耳下曲颊端陷者中，开口有空，足阳明脉气所发；刺可入同身寸之三分；若灸者，可灸三壮。

马莳说：曲牙一名颊车，一名机关。

张志聪说：属足阳明胃经。

沈彤《释骨》：其自齿左右转、势微曲者，曰曲牙。

顾观光说：沈果堂云："牝齿曰牙。其自齿左右转、势微曲者，曰曲牙。"颊车去曲牙远，恐非经意。若指牙之近颊车者，则其牙未尝曲也。惟地仓二穴，侠。旁四分，正当牙曲处。

天突，一穴①。

【本段提纲】 马莳说：此言有天突穴，止一穴也。

【集解】

①天突，一穴：王冰说：天突在颈结喉下同身寸之四寸中央宛宛中，阴维任脉之会，低针取之；刺可入同身寸之一寸，留七呼；若灸者，可灸三壮。

张介宾说：任脉穴也。

天府，二穴①。

【本段提纲】 马莳说：此言有天府穴，左右共二穴也。

【集解】

①天府，二穴：王冰说：在腋下同身寸之三寸臂臑内廉动脉，手太阴脉气所发；禁不可灸；刺可入同身寸之四分，留三呼。

马莳说：属手太阴肺经穴。

天牖，二穴①。

【本段提纲】 马莳说：此言有天牖穴，左右共二穴也。

【集解】

①天牖，二穴：王冰说：在颈筋间缺盆上、天容后、天柱前、完骨下、发际上，手少阳脉气所发；刺可入同身寸之一寸，留七呼；若灸者，可灸三壮。

马莳说：属手少阳三焦经穴。

扶突，二穴①。

【本段提纲】 马莳说：此言有扶突穴，左右共二穴也。

【集解】

①扶突，二穴：王冰说：在颈、当曲颊下同身寸之一寸人迎后，手阳明脉气所发，仰而取之；刺可入同身寸之四分；若灸者，可灸三壮。

马莳说：一名水突，手阳明大肠经。

天窗，二穴①。

【本段提纲】 马莳说：此言有天窗穴，左右共二穴也。

【集解】

①天窗，二穴：王冰说：在曲颊下、扶突后、动脉应手陷者中，手太阳脉气所发；刺可入同身寸之六分；若灸者，可灸三壮。

马莳说：一名窗笼，属手太阳小肠经。

肩解，二穴①。

【本段提纲】 马莳说：此言有肩解穴，左右共二穴也。

【集解】

①肩解，二穴：王冰说：谓肩井也。在肩上陷解中、缺盆上、大骨前、手足少阳阳维之会；刺可入同身寸之五分；若灸者，可灸三壮。（《新校正》云：按《甲乙经》："灸五壮。"）

马莳说：即肩井、又名膊井，属足少阳胆经。

丹波元坚说：先兄曰："《灵枢·经脉篇》：'手太阳之脉，出肩解，绕肩胛。'窦杰《针经指南》云：'肩解，背后缝。盖髃骨之后，与胛相对而陷解处，故谓之肩解。'窦说为妥。"

关元，一穴①。

【本段提纲】 马莳说：此言有关元穴，止一穴也。

【集解】

①关元，一穴：王冰说：关元者，少阳募也，在齐下同身寸之三寸，足三阴任脉之会；刺可入同身寸之二寸，留七呼；若灸者，可灸七壮。

马莳说：系任脉经穴。

委阳，二穴①。

【本段提纲】 马莳说：此言有委阳穴，左右共二穴也。

【集解】

①委阳，二穴：王冰说：三焦下辅俞也，在腘中外廉两筋间，此足太阳之别络；刺可入同身寸之七分，留五呼；若灸者，可灸三壮，屈身而取之。

马莳说：属足太阳膀胱经。

肩贞，二穴①。

【本段提纲】 马莳说：此言有肩贞穴，左右共二穴也。

【集解】

①肩贞，二穴：王冰说：在肩曲甲下、两骨解间，肩髃后陷者中，手太阳脉气所发刺可入同身寸之八分；若灸者，可灸三壮。

马莳说：属手太阳小肠经。

瘖门，一穴①。

【本段提纲】 马莳说：此言有瘖门穴，止一穴也。

【集解】

①瘖门，一穴：王冰说：在项发际宛宛中，入系舌本，督脉阳维二经之会，仰头取之；刺可入同身寸之四分；不可灸，灸之令人瘖。（《新校正》云：按气府注云："去风府一寸。"）

马莳说：一名亚门，又名舌厌，又名舌横，在项后风府后一寸，入发际五分，项中央宛宛中。针三分，留三呼。禁灸，令人哑。

张介宾说：督脉哑门也。

齐，一穴①。

【本段提纲】 马莳说：此言齐中有神阙穴，止一穴也。

【集解】

①齐，一穴：王冰说：齐中也禁不可刺，刺之使人齐中恶疡溃，矢出者死不可治。若灸者，可灸三壮。

张介宾说:任脉神阙也。

胸俞,十二穴[①]。

【本段提纲】 马莳说:此言胸中有六俞穴,左右共十二穴也。

【集解】

①胸俞,十二穴:王冰说:谓俞府、彧中、神藏、灵墟、神封、步廊,左右则十二穴也。俞府在巨骨下、侠任脉两傍,横去任脉各同身寸之二寸陷者中,下五穴递相去同身寸之一寸六分陷者中,并足少阴脉气所发,仰而取之;刺可入同身寸之四分;若灸者,可灸五壮。

马莳说:谓俞府、彧中、神藏、灵墟、神封、步廊,属足少阴肾经。

背俞,二穴[①]。

【本段提纲】 马莳说:此言背中有大杼穴,左右共二穴也。

【集解】

①背俞,二穴:王冰说:大杼穴也,在脊第一椎下,两傍相去各同身寸之一寸半陷者中,督脉别络手足太阳三脉气之会;刺可入同身寸之三分,留七呼;若灸者,可灸七壮。

马莳说:属足太阳膀胱经穴。

高世栻说:背俞,七椎两傍,鬲俞穴也。

膺俞,十二穴[①]。

【本段提纲】 马莳说:此言胸中有俞,左右共十二穴。

【集解】

①膺俞,十二穴:王冰说:谓云门、中府、周荣、胸乡、天溪、食窦,左右则十二穴也。(《新校正》云:按《甲乙经》,作"周荥胸乡"。)云门在巨骨下侠任脉傍,横去任脉各同身寸之六寸(《新校正》云:按《水热穴》注,作"胸中行两傍",与此文虽异,处所无别。)陷者中,动脉应手。云门、中府相去同身寸之一寸。余五穴递相去同身寸之一寸六分陷者中。并手太阴脉气所发。云门、食窦,举臂取之,余并仰面取之。云门刺可入同身寸之七分,太深令人逆息。中府刺可入同身寸之三分,留五呼。余刺可入同身寸之四分。若灸者,可灸五壮。(《新校正》云:详王氏,此十二穴并手太阴。按《甲乙经》,云门乃手太阴、中府乃手足太阴之会,周荥已下乃足太阴,非十二穴并手太阴也。)

马莳说:胸之两旁谓之膺。膺俞者,云门、中府、周荣、胸乡、天溪、食窦,左右共十二穴。其云门、中府,属手太阴肺经穴;胸乡、周荣、天溪、食窦,属足太阴脾经穴。

高世栻说:膺中俞府之外,左右气户、库房、屋翳、膺窗、乳中、乳根,凡十二穴。

膺、胸之两旁高处也。参阅《素问》第三十二《刺热篇》第四段"痛走胸膺背"句下集解。

分肉,二穴[①]。

【本段提纲】 马莳说:此言有分肉穴,左右各二穴也。

【集解】

①分肉,二穴:王冰说:在足外踝上绝骨之端、同身寸之三分筋肉分间,阳维脉气所发;刺可入同身寸之三分,留七呼;若灸者,可灸三壮。(《新校正》云:按《甲乙经》无分肉穴,详处所疑是阳辅,在足外踝上、辅骨前、绝骨端如前三分,所。)人按《刺腰痛》注,作"绝骨之端如后二分,刺入五分,留十呼",与此注小异。

马莳说:又名阳辅,足少阳胆经穴。

高世栻说:脐上水分穴,两旁滑肉门,为分肉。(丹波元简说:按此属臆解,不可从。)

丹波元简说:《刺腰痛论》云:"刺肉里之脉,在太阳之外,少阳绝骨之后。"王注:"分肉主之。穴在足外踝直上,绝骨之端,如后二分,筋肉分间。阳维脉气所发。"与此《注》稍异。

踝上横,二穴①。

【本段提纲】 马莳说:此言内外踝骨之上横有二穴,左右共四穴也。

【集解】

①踝上横,二穴:王冰说:内踝上者,交信穴也。交信去内踝上同身寸之二寸、少阴前、太阴后、筋骨间,足阴跻之郄;刺可入同身寸之四分,留五呼;若灸者,可灸三壮。外踝上,附阳穴也。附阳去外踝上同身寸之三寸,太阳前、少阴后,筋骨间,阳跻之郄;刺可入同身寸之六分,留七呼;若灸者,可灸三壮。(《新校正》云:按《甲乙经》,"附阳"作"付阳"。)

马莳说:内踝上,即交信穴,属足少阴肾经外踝上,即附阳穴,属足太阴膀胱经。

高世栻说:踝上横纹之解溪穴。(丹波元简说:按此说亦未见所出。)

顾观光说:依前后文例,当云四穴。

田晋蕃说:《太素·气穴篇》,"横"下有"骨"字,是。东西为横。(《太乙元台注》)兼内外踝而言,故曰踝上横骨。

阴阳跻,四穴①。

【本段提纲】 马莳说:此言阴阳跻共有四穴也。

【集解】

①阴阳跻,四穴:王冰说:阴跻穴,在足内踝下,是谓照海,阴跻所生;刺可入同身寸之四分,留六呼;若灸者,可灸三壮。阳跻穴,是谓中脉。阳跻所生,在踝下陷者中(《新校正》云:按《刺腰痛篇》注作:"在外踝下五分",《缪刺论》注云:"外踝下半寸。")容爪甲;刺可入同身寸之二分,留七呼;若灸者,可灸三壮。(《新校正》云:按《甲乙经》"留七呼"作"六呼",《刺腰痛篇》注作"十呼"。)

马莳说:阴跻在足内踝下,是谓照海,阴跻脉所生,属足少阴肾经穴。阳跻在外足踝下五分,是谓申脉,阳跻脉所生,属足太阳膀胱经穴。

俞正燮说:按阴跻,足内踝下照海穴。阳跻,足外踝下申脉穴。《素问·缪刺论》云:"邪客于阳跻之脉,令人目痛,从内眦起。刺外踝之下半寸所。左刺右。右刺左。"法不及阴跻,可推知之。

水俞在诸分①,热俞在气分②。

【本段提纲】 马莳说:此言治水、治热之俞各有所在也。

【集解】

①水俞在诸分:王冰说:分谓肉之分理。

马莳说:水俞固有五十七穴,其穴在诸经分肉之间。

张介宾说:水属阴,多在肉理诸分之间。故治水者,当取诸阴分,如水俞五十七穴者是也。

高世栻说:水气不行,则皮肤胀满,故水俞在诸分。诸分,周身肌腠之分理也。

②热俞在气分:马莳说:热俞固有五十九穴,其穴皆为气会之穴。

张介宾说:热为阳,多在气聚之穴。故治热者,当取诸阳分,如热俞五十九穴是也。

高世栻说:热气有余,则经脉消烁,故热俞在气穴。气穴,阳气循行之穴孔也。

寒热俞在两骸厌中,二穴[①]。

【本段提纲】 吴崑说:两骸厌中,谓膝外厌中,阳关穴也。

【集解】

①寒热俞在两骸厌中,二穴:王冰说:骸厌,谓膝外侠膝之骨厌中也。

马莳说:《骨空论》曰:"辅骨上、横骨下、为楗。侠髋为机。膝解为骸关。侠膝之骨为连骸。骸下为辅。辅上为腘。腘上为关头。横骨为枕。"则骸之为义,在膝解也。详见《骨空论》注中。厌中,即前环跳穴。王注以上节"骸"字连为"骸厌",则上节"两"字可读乎?甚非。

张介宾说:两骸厌中,谓膝下外侧骨厌中,足少阳阳关穴也。骸,音鞋,《说文》:"胫骨。"

高世栻说:寒热,阴阳皆病也。左右乃阴阳之道路,故寒热俞在两骸。两骸,形身左右也。环跳二穴,当身左右。厌中,即上文髀厌分中,环跳穴也。

张志聪说:两骸厌中二穴,谓足少阳之阳陵泉也。

沈彤《释骨》:自两髂而下,在膝以上者,曰髀骨、曰股骨,其直者曰楗。其斜上侠髋者,则所谓机也。在膝以下者,曰骱骨。骱者,小股也,亦曰足胫,曰骸、曰骭。髀胫之间曰骸关、曰股枢、亦曰枢。盖膝之骨曰膝膑。侠膝之骨曰辅骨。内曰内辅。外曰外辅。其专以骸上为辅者,则膝旁不曰辅而曰连骸。骸上者,胫之上端也。

丹波元简说:按《甲乙》:"阳关在阳陵泉上三寸,犊鼻外陷者中",则张注为是,今从之。

田晋蕃说:《太素·气穴篇》杨注曰:"骸,别本为骫,于靡反,骨端曲貌也。"晋蕃按,骫训骨端曲貌,别本作骫是也。厌,合也。(注见前)两骫厌中,言两骨端相合之中也,盖谓足少阳阳关穴。阳关在阳陵泉上三寸,阳陵泉在膝下一寸。膝上为髀骨,膝下为骱骨,然则阳关在髀骨下端,其下即骱骨上端,在两骨端之间,故曰两骫厌中。《说文》训骸为胫骨,训骱(骱,亦作胻。)为胫耑,若作骸则但言骱骨,非厌中之义矣。

大禁二十五[①]。在天府下五寸[②]。

【本段提纲】 马莳说:此言有大禁之穴,曰五里者,左右共二穴也。

【集解】

①大禁二十五:王冰说:谓五里穴也。所以谓之大禁者,谓其禁不可刺也。《针经》曰:"迎之五里,中道而止。五至而已,五往而藏之气尽矣,故五五二十五而竭其俞矣。"盖谓此也。又曰:"五里者尺泽之后五里。"与此文同。(丹波元简说:王所引《针经》文,见《玉版篇》。)

马莳说:大禁二十五者,即五里穴,肘上三寸行向里,大脉中央,属手阳明大肠经。按《灵枢·本输篇》云:"尺动脉在五里,五腧之禁也。"《灵枢·玉版论》云:"迎之五里,中道而止。五至而已,五往而藏之气尽矣,故五五二十五而竭其俞矣。"盖言针之二十五次而俞气尽,其人必死,故大禁刺也,非言穴有二十五也。

②在天府下五寸:吴崑说:此下旧有云"在天府下五寸"六字,衍文也,僭去之。

张琦说:按五里,手阳明穴,与天府下五寸不合,疑衍文也。

伯坚按:今据吴崑、张琦说,删去此六字。

凡三百六十五穴,针之所由行也[①]。

【集解】

①凡三百六十五穴,针之所由行也:《新校正》云:详自藏俞五十至此,并重复共得三百六十穴。(顾观光说:张景岳以大椎上两傍为大椎穴,连上两傍之二穴,共为三穴,则自藏俞五十至此,正得三百六十五穴,与经文合。林说盖脱五字。)通前天突十椎上纪下纪共三百六十五穴,

顾观光说:五当作九。)除重复实有三百一十三穴。

马莳说:通共计之,有三百五十七穴。其天突,大椎,上脘,关元,俱在内。天突,关元,环跳,俱重复想有脱简,故不全耳。

吴崑说:自藏俞至此,并重复共得四百零七穴。除重复,约得三百五十八穴。盖世远《经》残,不可考也。

张介宾说:自藏俞五十六至此,共三百六十五穴,若连前移附《针刺类》原文所列天突、十椎、胃脘、关元四穴,(伯坚按:张介宾将本篇第二段经文编入《类经·针刺类》四十七,这里所指的四穴就是本篇第二段经文中的四穴。)则总计三百六十九穴,内除天突、关元及头上二十五穴,俱系重复,外实止三百四十二穴。盖去古既远,相传多失必欲考其详数,不能也。

高世栻说:承上文而总计之,凡三百六十五穴,以应一岁之数,为针之所由行,皆气穴之所在也。自天突至天府下五寸,共三百六十六穴,一岁三百六十五日而有奇,周天三百六十五度四分度之一,则三百六十六数相吻合也。

张志聪说:自天突、十椎、上纪、关元,至厌中二穴,共计三百六十四穴,然内多重复,想有简脱,故不全耳。

丹波元简说:诸说纷纭不一,今查之,自藏俞至五里,凡三百五十七穴。

顾观光说:今按热俞之三里、委中四穴,在府俞中。水俞之气街,志室四穴,在热俞中;复溜、阴谷四穴,在藏俞中。头上五行之二十五穴,巨虚上下廉四穴,并在热俞中。天突、关元二穴,在错简文中。背俞之大杼二穴,膺俞之云门、中府四穴,并在热俞中。分肉二穴在府俞中。踝上横之交信二穴、阴阳跻之照海二穴,并在水俞中。通计重复五十五穴,又热俞五十九穴原缺髓空一穴,实存三百一十三穴,与林说合。经文明云三百六十五穴,必无一穴而当两数之理,或传写有脱误,未敢定也。

帝曰:余已知气穴之处,游针之居①。愿闻孙络②溪谷③亦有所应乎?

岐伯曰:孙络三百六十五穴会④,亦以应一岁,以溢奇邪⑤,以通荣卫⑥。荣卫稽留⑦,卫散荣溢,气竭血著⑧,外为发热,内为少气⑨,疾泻无怠,以通荣卫⑩。见而写之,无问所会⑪。

【本段提纲】 马莳说:此言孙络亦应一岁之数,其有奇邪为病,当泻之也。

【集解】

①游针之居:张介宾说:游针之居,针所游行之处也。

张志聪说:居,止也,谓针所止之处也。游针者,谓得针之道而以神遇之,若游刃然,恢恢乎有余地矣。

②孙络:王冰说:孙络,小络也,谓络之支别者。

张志聪说:《脉度篇》曰:“经脉为里,支而横者为络,络之别者为孙。盛而血者急诛之。盛者泻之。”

③溪谷:溪谷是关节。参阅《素问》第十《五藏生成篇》第七段“此四支八溪之朝夕也”句下集解。

④孙络三百六十五穴会:张介宾说:孙络之云穴会,以络与穴为会也。穴深在内,络浅在外,内外为会,故曰穴会,非谓气穴之外,别有三百六十五络穴也。

⑤亦以应一岁,以溢奇邪:马莳说:奇邪者,不正之邪也。一值此邪,则渐至外为发热而内

为少气,须当急泻无怠,以通荣卫可也。

高世栻说:奇邪者,《缪刺论》云:"邪入舍于孙络,不得入于经,流溢于大络而生奇病",奇邪犹奇病也。奇邪在络,故孙络以溢奇邪。溢,泛溢,犹外出也。孙络之所以溢奇邪者,以孙络合大络而通荣卫也。(丹波元简说:按高注义长。)

喜多村直宽说:奇,异也。奇邪二字,对下文荣卫之辞,只是病耳,不必深讲。

⑥以通荣卫:丹波元简说:以上下文义求之,"以通荣卫"四字恐衍。

荣卫,参阅《素问》第四十三、《痹论》第十一段经文和集解。

⑦荣卫稽留:吴崑说:稽,迟也。言荣卫稽迟而留,则有散溢之患。

⑧气竭血著:吴崑说:著,着同,凝结而不流也。气竭于内,故内为少气。血着于经,经气壅实,故外为发热。

著,附着也。参阅《素问》第十六《诊要经终篇》第三段"邪气著藏"句下集解。

⑨少气:气息微弱也。参阅《素问》第四十九《脉解》第三段"所谓胸痛少气者"句下集解。

⑩疾泻无怠,以通荣卫:吴崑说:疾,速也。荣卫不通,内外皆病,故疾速泻之,以救荣卫也。

⑪见而写之,无问所会:吴崑说:见其波陇,见其陷下,即其所在泻之,无问穴会也。

高世栻说:见其稽留而即泻之,无问孙络与气穴之所会也。

帝曰:善。愿闻溪谷之会也。

岐伯说:肉之大会为谷。肉之小会为溪①。肉分之间,溪谷之会②,以行荣卫,以会大气③。邪溢气壅,脉热肉败,荣卫不行,必将为脓,内销骨髓,外破大腘④,留于节凑,必将为败⑤。积寒留舍,荣卫不居,卷肉缩筋,肋肘不得伸,内为骨痹⑥,外为不仁⑦,命曰不足⑧,大寒留于溪谷也。溪谷三百六十五穴会,亦应一岁⑨。其小痹淫溢⑩,循脉⑪往来,微针所及,与法相同⑫。

【本段提纲】 马莳说:此言溪谷亦应一岁之数,其有奇邪为病,当调之也。

【集解】

①肉之大会为谷,肉之小会为溪:杨上善说:分肉相合之间,自有大小,大者称谷,小者名溪,更复小者以为沟洫,皆行荣卫,以舍邪之大气也。(喜多村直宽说:按《尔雅·释水》:"水注川曰溪,注溪曰谷,注谷曰沟、注沟曰浍、注浍曰渎。"此杨注所原。)

②肉分之间,溪谷之会:张介宾说:肉之会依乎骨,骨之会在乎节,故大节小节之间,即大会小会之所,而溪谷出乎其中。凡分肉之间,溪谷之会,皆所以行荣卫之大气者也。按溪谷之义,《说文》:"泉出通川为谷。"又《诗》有《谷风》,《诗诂》:"风自谷出也。"宋均曰:"无水曰谷,有水曰溪。"故溪谷之在天地则所以通风水,在人身则所以通血气。凡诸经俞穴,有曰天曰星者,皆所以应天也;有曰地曰山陵溪谷渊海泉泽都里者,皆所以应地也。又如穴名府者,为神之所集;穴名门户者,为神之所出入;穴名宅舍者,为神之所安;穴名台者,为神之所游行。此先圣之取义命名,皆有所因,用以类推,则庶事可见。

高世栻说:会,合也。肉之大合处即为谷。肉之小合处即为溪。会之所在即分之所在,分之所在即会之所在,故肉分之间即为溪谷之会。

丹波元简说:按王充《论衡》云:"投一寸之针,布一丸之艾,于血脉之溪,笃病有疗。"盖蹊,即溪谷之溪。

溪谷是关节。参阅《素问》第十《五藏生成篇》第七段"此四支八溪之朝夕也"句下集解。

③以行荣卫,以会大气:马莳说:大气即宗气。《灵枢·五味篇》云:"大气积于胸中。"《刺节真邪篇》云:"宗气流于海。"

高世栻说:大气,宗气也,积于胸中以司呼吸而合于皮毛者也。

④外破大腘:原文作"外破大䐃"。

张介宾说:"䐃"当作"腘",误也。盖腘可称大,䐃不必称大也。

伯坚按:今据张介宾说校改。

䐃,肉也。参阅《素问》著十九《玉机真藏论》第十一段"脱肉破䐃"句下集解。

⑤留于节凑,必将为败:吴崑说:留于骨节之间,津液所凑之处,必为败烂也。

⑥骨痹:参阅《素问》第四十三《痹论》第二段"以冬遇此著为骨痹"句下集解。

⑦不仁:不知痛痹也。参阅《素问》第十六《诊要经终论》第十段"不仁则终矣"。第二十四"四气形志篇"第四段"病生于不仁"和第四十三《痹论》第十二段"故为不仁"句下集解。

⑧不足:王冰说:不足,谓阳气不足也。

⑨溪谷三百六十五穴会,亦应一岁:马莳说:应一岁者,言亦有三百六十五也。

吴崑说:此又言溪谷亦三百六十五穴,盖在诸经孙络之内,非复别有三百六十五穴。

张介宾说:有骨节而后有溪谷,有溪谷而后有穴俞,人身骨节三百六十五,而溪谷穴俞应之,故曰穴会,亦应一岁之数。

⑩其小痹淫溢:张介宾说:邪在孙络,邪未深也,是为小痹。

⑪循脉:张志聪说:脉,谓孙络脉也。

⑫与法相同:王冰说:用针调者,无常法相同尔。

帝乃辟左右而起再拜曰:今日发蒙解惑,藏之金匮,不敢复出。

乃藏之金兰之室①,署曰气穴所在。

岐伯曰:孙络之脉别经者,其血盛而当写者,亦三百六十五脉②,并注于络③,传注十四络脉,非独十二络脉也④。内解写于中者十脉⑤。

【本段提纲】 马莳说:此言孙络当泻者众,而总括于五藏之十穴也。

【集解】

①乃藏之金兰之室:杨上善说:金兰之室,藏书府也。

丹波元简说:按此不过尊奉而珍宝之之谓。

②孙络之脉别经者,其血盛而当写者,亦三百六十五脉:张介宾说:三百六十五脉,即首节三百六十五穴会之义。

张志聪说:此复申明孙络之与大络相通也。夫经脉之支别曰络脉,络脉之支别曰孙络,而孙络之脉又有与经脉相别而与大络相通者,亦三百六十五脉,并注于大络。

③并注于络:高世栻说:流注于大络而生奇病,故曰并注于络。络,大络也。

④传注十四络脉,非独十二络脉也:原文作"传注十二络脉,非独十四络脉也。"

高世栻说:"四",旧本讹"二"。"二",旧本讹"四"。今改。《灵枢·经脉论》有手太阴、少阴、心主、太阳、阳明、少阳之别,足太阳、阳明、少阳、太阴、少阴、厥阴之别,并任脉之别,督脉之别,为十四大络,故曰传注十四络脉,非独手足三阳三阴之十二络脉也。又脾之大络为十四络脉之主,《经脉论》云:"皆取脾之大络脉也",此虽不及脾络,而脾络已在其中。

伯坚按:今据高世栻说校改。

⑤内解写于中者十脉:杨上善说:十脉,谓五藏脉,两箱合论故有十也。

马莳说:五藏之俞穴,左右各五,故曰十脉也。

张介宾说:解,解散也,即《刺节真邪篇》解结之谓。写,泻去其实也。中者,五藏也。此言络虽十二,而分属于五藏,故可解泻于中。左右各五,故云十脉。

高世栻说:解,散也。写,行也。十四络脉,外合孙络,则有三百六十五会;内合五藏,则有左右五俞之十脉。故曰内解泻于中者十脉,所以承十四络脉而申明内通五藏之俞脉,以补上文孙络之未尽者又如此。

张志聪说:十脉者,谓五藏之脉也。此言孙络三百六十五脉,与十二脉络,十四大络,设有邪客入于其间者,当从五藏之经脉以泻解之。盖诸络之原,本于五藏也。故《缪刺篇》曰:"凡刺之数,先治其经络,切而从之,审其虚实而调之。不调者,经刺之。有痛而经不病者,缪刺之。因视其皮肤有血络者,尽取之。"

《气穴论第五十八》今译

黄帝问说:我听说人身的孔穴共有三百六十五个,和一年(的三百六十五天)相配合,却不知道它们的部位,我希望全部知道它。

岐伯磕头再拜回答说:这是一个难题。若不是大圣人,还有谁来这样追着问呢?我现在将它们的部位畅畅快快地全部讲出来。

黄帝拱着手退让着说:根据你的讲说,虽然我没有接触实物,我仍旧可以看得很清楚,听得很明白。

岐伯说:这就是好马容易骑,对圣人讲话容易使他懂。

黄帝说:我并不是容易懂话的圣人。常言道:真理可以使人领悟。我现在问的是真理,我只希望能启发我的蒙昧,解决我的疑惑,还够不上说精微的大道理。我希望你将它们的部位畅畅快快地全部讲出来,使我了解。我将记载着藏在金匣子里面,不敢再拿出来。

岐伯再拜起来说:您且听我讲来。

五脏的孔穴有五十个[①]。

六腑的孔穴有七十二个[②]。

治热病的孔穴有五十九个[③]。

治水肿的孔穴有五十七个[④]。

头顶上划为五行,每一行有五个孔穴,五五共有二十五个孔穴[⑤]。

在脊柱两旁,每边有五个孔穴,人身左右共有十个孔穴[⑥]。

在大椎上两旁,每边有一个孔穴,人身左右共有二个孔穴[⑦]。

在眼睛部位有瞳子髎穴[⑧]和浮白穴[⑨]两个孔穴。

在髀厌(股关节)的骨缝中,人身左右共有两个孔穴(环跳穴)。

犊鼻穴人身左右共有两个孔穴[⑩]。

耳部有多所闻穴,人身左右共有两个孔穴[⑪]。

在眉本部位(眉毛部位),人身左右共有两个孔穴(攒竹穴)。

完骨穴，人身左右共有两个孔穴[12]。

后颈正中有一个孔穴（风府穴）。

在枕骨部位，人身左右共有两个孔穴（窍阴穴）。

上关穴，人身左右共有两个孔穴[13]。

大迎穴，人身左右共有两个孔穴[14]。

下关穴，人身左右共有两个孔穴[15]。

天柱穴，人身左右共有两个孔穴[16]。

巨虚上廉穴，巨虚下廉穴，人身左右共有四个孔穴。

曲牙穴，人身左右共有两个孔穴[17]。

天突穴，人身只有一个孔穴[18]。

天府穴，人身左右共有两个孔穴[19]。

天牖穴，人身左右共有两个孔穴[20]。

扶突穴，人身左右共有两个孔穴[21]。

天窗穴，人身左右共有两个孔穴[22]。

在肩解部位（肩上陷中），人身左右共有两个孔穴（肩井穴）。

关元穴，人身只有一个孔穴。

委阳穴，人身左右共有两个孔穴[23]。

肩贞穴，人身左右共有两个孔穴[24]。

喑门穴，人身只有一个孔穴[25]。

肚脐上有一个孔穴（神阙穴）[26]。

在胸部，人身左右共有十二个孔穴（俞府穴、彧中穴、神藏穴、灵墟穴、神封穴、步廊穴）。

有背上，人身左右共有两个孔穴（大杼穴）。

在膺部（胸部两旁高处），人身左右共有十二个孔穴（云门穴、中府穴、周荣穴、胸乡穴、天溪穴、食窦穴。）

分肉穴，人身左右共有两个孔穴[27]。

足内踝骨和外踝骨上横着有两个孔穴（内踝上是交信穴，外踝上是跗阳穴。）

阴跻穴[28]和阳跻穴[29]，人身左右共有四个孔穴。

治水肿的孔穴都在肌肉的纹理中。治热病的孔穴都是阳气所聚会的穴孔。

治寒热病的孔穴在膝下外侧骨缝中，人身左右共有两个孔穴（阳关穴）。

大禁的孔穴（手五里穴）如果针刺二十五次则必会死。

以上凡三百六十五个孔穴，都是针刺疗法所取用的。

黄帝说：我已经知道了针刺的孔穴部位。我希望知道孙络（小血管）和关节与这些孔穴的关系怎样。

岐伯说：孙络和三百六十五个孔穴相会合，也配合着一年（的三百六十五天）。它们在有病的时候是邪气停留的地方，在健康的时候是流通荣气和卫气的。如果荣气和卫气停留在这里，卫气消散则气衰竭，荣气充满则血凝涩，外面表现为发热，里面表现为气息微弱，应当立刻施用泻法，以使荣气和卫气流通。只要是有病的地方（小血管凸起的地方）即用泻法，不必管它是不是孔穴。

黄帝说：好。我希望知道关节和孔穴的关系。

岐伯说:大肌肉聚会的地方是大关节,小肌肉聚会的地方是小关节。凡是肌肉的纹理中间和关节的接臼处所,都是流通荣气和卫气的,都是和宗气(心脏)相联系的。如果邪气充满了关节,气壅住了,则脉会发热,肌肉消瘦,荣气和卫气不能流通,必成脓疡,里面则骨髓枯竭,外面则肌肉溃烂,倘若停留在这里,整个关节都会败坏。如果有寒气聚积停留在关节中,荣气和卫气不来,筋肉就会卷缩,关节不能伸开,在里面则成为骨痹,在外面则成为麻木不仁,这是阳气不足的病,由于大寒气停留在关节里面所致。关节和三百六十五个孔穴相会合,也配合着一年(的三百六十五天)。在邪气还没有深入只成小痹的时候,是沿着脉(血管)来往的,可以用针刺治疗,和其他针刺疗法一样。

黄帝叫左右退出,起身再拜,说:今天启发了我的蒙昧,解决了我的疑惑,我决定藏在金匣子里面,不敢再拿出来。

于是将这一篇记录藏在金兰之室里面,题名为气穴的部位。

岐伯说:由经脉分出来的孙络脉,可以施用针刺法的部位也有三百六十五处。它们都注入到大络中去,注入到十四个大络中去,不仅止于注入到十二经的络脉而已。如果想去除内部的邪气,可以泻五藏的络脉。

①五脏的孔穴有五十个:五脏经脉所属的孔穴中,各有五个孔穴,分别叫作井、荥、俞、经、合。五五是二十五个孔穴。它们都是双穴,左右两边相加,总共是五十个孔穴。现将它们的孔穴名称列表于下:

五脏经脉	手太阴肺经脉	手少阴心经脉	足厥阴肝经脉	足太阴脾经脉	足少阴肾经脉
井穴(木)	少商穴	中冲穴	大敦穴	隐白穴	涌泉穴
荥穴(火)	鱼际穴	劳宫穴	行间穴	大都穴	然谷穴
俞穴(土)	太渊穴	大陵穴	太冲穴	太白穴	太溪穴
经穴(金)	经渠穴	间使穴	中封穴	商丘穴	复溜穴
合穴(水)	尺泽穴	曲泽穴	曲泉穴	阴陵泉穴	阴谷穴

②六腑的孔穴有七十二个:六腑经脉所属的孔穴中,各有六个孔穴,分别叫作井、荥、俞、原、经、合。六六是三十六个孔穴,它们都是双穴,左右两边相加,总共是七十二个孔穴。现将它们的孔穴名称列表于下:

六腑经脉	足太阳膀胱经脉	足少阳胆经脉	足阳明胃脉	手少阳三焦经脉	手太阳小肠经脉	手阳明大肠经脉
井穴(金)	至阴穴	窍阴穴	厉兑穴	关冲穴	少泽穴	商阳穴
荥穴(水)	通谷穴	侠溪穴	内庭穴	液门穴	前谷穴	二间穴
俞穴(木)	束谷穴	临泣穴	陷谷穴	中渚穴	后溪穴	三间穴
原穴	京骨穴	丘墟穴	冲阳穴	阳池穴	腕骨穴	合谷穴
经穴(火)	昆仑穴	阳辅穴	解溪穴	支沟穴	阳谷穴	阳溪穴
合穴(土)	委中穴	阳陵泉穴	下陵穴	天井穴	小海穴	曲池穴

③治热病的孔穴有五十九个：详见《素问》第六十一《水热穴论》第四段。

④治水肿的孔穴有五十七个：详见《素问》第六十一《水热穴论》第二段。

⑤五五共有二十五个孔穴：头上二十五个孔穴名称列表于下（这是根据《素问》第六十一《水热穴论》第四段王冰《注》列出的）：

头上左边第二侧行	临泣穴	目窗穴	正营穴	承灵穴	脑空穴
头上左边第一侧行	五处穴	承光穴	通天穴	络却穴	玉枕穴
头上正中一行	上星穴	囟会穴	前顶穴	百会穴	后顶穴
头上右边第一侧行	五处穴	承光穴	通天穴	络却穴	玉枕穴
头上右边第二侧行	临泣穴	目窗穴	正营穴	承灵穴	脑空穴

⑥人身左右共有十个孔穴：每边五个孔穴是肺俞穴、心俞穴、肝俞穴、脾俞穴、肾俞穴。它们都是双穴，左右两边相加，总共是十个孔穴。

⑦人身左右共有二个孔穴：此处只有孔穴部位，还没有孔穴名称。

⑧瞳子髎穴：瞳子髎穴在眼睛外角旁边一点七厘米的部位。它是足少阳胆经脉的一个孔穴。它是双穴，左右各一。凡本篇经文中举出穴名的，则在小注内加注详细部位。凡本篇经文中只举出部位没有举出穴名而由后代注释家补注穴名的，则只在现代语译文正文中用括弧注明注释家所注的穴名，概不在小注内加注详细部位。因为后代注释家所注穴名，是否和经文原意完全符合，尚不能十分肯定，所以概不加注。下篇《气府论》也采用这一办法，现在发凡起例于此。所有没有注明部位的孔穴，可参阅本书附录的《明堂孔穴针灸治要》辑本和《孔穴图》。

⑨浮白穴：浮白穴在耳部根的上边后面，入发际三点三厘米，和脑户穴相平。它是足少阳胆经脉的一个孔穴。它是双穴，左右各一。

⑩犊鼻穴人身左右共有两个孔穴：犊鼻穴在膝下、胫骨上端外侧凹陷中，和髌骨尖相平。它是足阳明经脉的一个孔穴。它是双穴，左右各一。

⑪耳部有多所闻穴，人身左右共有两个孔穴：多所闻穴一名听宫穴，在耳前小尖瓣（即耳珠）的前下方陷中。它是手太阳小肠经脉的一个孔穴。它是双穴，左右各一。

⑫完骨穴，人身左右共有两个孔穴：完骨穴在耳后入发际一点三厘米的部位。它是足少阳胆经脉的一个孔穴。它是双穴，左右各一。

⑬上关穴，人身左右共有两个孔穴：上关穴在耳前颧弓的上侧，鬓角前面，发际处。它是足少阳胆经脉的一个孔穴。它是双穴，左右各一。

⑭大迎穴，人身左右共有两个孔穴：大迎穴在曲颌前四点三厘米。它是足阳明胃经脉的一个孔穴。它是双穴，左右各一。

⑮下关穴，人身左右共有两个孔穴：下关穴在耳前、颧弓下、陷中。它是足阳明胃经脉的一个孔穴。它是双穴，左右各一。

⑯天柱穴，人身左右共有两个孔穴：天柱穴在后颈的后面发际、大肌外侧陷中。它是足太阳膀胱经脉的一个孔穴。它是双穴，左右各一。

⑰曲牙穴，人身左右共有两个孔穴：曲牙穴一名颊车穴，在耳下三点三厘米、下颌角的前上方一横指陷中。它是足阳明胃经脉的一个孔穴。它是双穴，左右各一。

⑱天突穴,人身只有一个孔穴:天突穴在喉结(喉头)的下面六点六厘米的陷中。它是任脉的一个孔穴。它是单穴。

⑲天府穴,人身左右共有两个孔穴:天府穴在上臂部的腋平线下十厘米。它是手太阴肺经脉的一个孔穴。它是双穴,左右各一。

⑳天牖穴,人身左右共有两个孔穴:天牖穴在颈大肌后、发角上、完骨穴的下面、天柱穴的前面。它是手少阳三焦经脉的一个孔穴。它是双穴,左右各一。

㉑扶突穴,人身左右共有两个孔穴:扶突穴在喉结两旁约十厘米,大肌中央的陷中。它是手阳明大肠经脉的一个孔穴。它是双穴,左右各一。

㉒天窗穴,人身左右共有两个孔穴:天窗穴在扶突穴的后面,动脉应手的陷中。它是手太阳小肠经脉的一个孔穴。它是双穴,左右各一。

㉓委阳穴,人身左右共有两个孔穴:委阳穴在腘窝外侧、两肌的中间。它是足太阳膀胱经脉的一个孔穴。它是双穴,左右各一。

㉔肩贞穴,人身左右共有两个孔穴:肩贞穴在臑俞穴肩关节后面,正对腋缝的下面、肱骨和肩胛骨的中间,直对腋缝。它是手太阳小肠经脉的一个孔穴。它是双穴,左右各一。

㉕喑门穴,人身只有一个孔穴:喑门穴一名哑门穴,在后颈中央后发际、风府穴的下面约三点三厘米。它是督脉的一个孔穴。它是单穴。

㉖肚脐上有一个孔穴(神阙穴):神阙穴在肚脐窝的中央。它是任脉的一个孔穴。它是单穴。

㉗分肉穴,人身左右共有两个孔穴:分肉穴一名阳辅穴,在足外踝的上面十三公分。它是足少阳胆经脉的一个孔穴。它是双穴,左右各一。

㉘阴跻穴:阴跻穴一名照海穴,在足内踝的下面三点三厘米的陷中。它是足少阳肾经脉的一个孔穴。它是双穴,左右各一。

㉙阳跻穴:阳跻穴一名申脉穴,在足外踝下面一点七厘米的陷中。它是足太阳膀胱经脉的一个孔穴。它是双穴,左右各一。

气府论第五十九①

①气府论第五十九:《新校正》云:按全元起本在第二卷。

伯坚按:《甲乙经》没有收载本篇的文字。本篇和《黄帝内经太素》《类经》二书的篇目对照,列表于下:

素问	黄帝内经太素	类经
气府论第五十九	卷十一——气府篇	卷七——气府三百六十五(经络类九)

【释题】 马莳说:气府者,各经脉气交会之府也,故有言本经而他经之穴入其中者,止论脉所发所会,不以本经别经为拘也。其穴有多少,亦不拘于本经故耳。前篇论穴,故名气穴;而此论脉气所发,故名气府也。本篇内容与《气穴论》相似,但是分类不同。《经脉别论》第二十一"行气于府"句下王冰《注》说:"府谓气之所聚处也",这就是气府的意义。

【提要】 本篇与《气穴论》相似，也是讲针刺疗法所取的孔穴，但是两篇叙述的分类不同。《气穴论》先讲藏俞、府俞、热俞、水俞，然后从头部的孔穴叙述起，由上而下，到脚部的孔穴为止。本篇则是按经脉分类叙述的，分为足太阳脉、足少阳脉、足阳明脉、手太阳脉、手阳明脉、手少阳脉、督脉、任脉、冲脉等部分的孔穴。本篇所讲的孔穴，有些是《气穴论》已经叙述的，有些是《气穴论》没有叙述的。本篇和《气穴论》可能是两派不同的医学家的作品。

本篇的孔穴分类法是将孔穴按经脉分类的最早开始。马莳所说："有言本经而他经之穴入其中者"，这说明当时的孔穴分经和后代的孔穴分经不同，并不是有意将他经的孔穴混入到里面去。我们由本篇也可以知道当时有许多孔穴还只有部位而没有名称。

足太阳脉气所发者，七十八穴①。

两眉头，各一②。

入发至顶③三寸半，傍五，相去三寸④。

其浮气在皮中者凡五行，行五，五五二十五⑤。

项中大筋两傍，各一⑥。

风府两傍，各一⑦。

侠背以下至尻尾二十一节十五间，各一⑧。

五藏之俞，各五⑨。

六府之俞，各六⑩。

委中以下至足小指傍，各六俞⑪。

【本段提纲】 马莳说：此言太阳膀胱经脉气所发之穴，凡本经与别经有关于脉气所发者七十八穴，不必尽拘于本经者也。

【集解】

①七十八穴：王冰说：兼气浮薄相通者言之，当言九十三穴，非七十八穴也。正经脉会发者七十八穴，浮薄相通者一十五穴，则其数也。（顾观光说：王注："浮薄相通者一十五穴"，谓囟会、前顶、百会、后顶、强间五穴与督脉通，临泣、目窗、正营、承灵、脑空十穴与足少阳通。）

吴崑说：下文考得九十一穴，多一十三穴。此与近世不同，近世左右共一百二十六穴。

张介宾说：详考本经下文，共得九十三穴，内除督脉、少阳二经其浮气相通于本经而重见者，凡十五穴，则本经只七十八穴。近世经络相传，足太阳左右共一百二十六穴，即下文各经之数亦多与今时者不同。盖本篇所载者，持举诸经脉气所发及别经所会而言，故曰气府。至于俞穴之详，仍散见各篇，此犹未尽。

张琦说：今所传经穴图，足太阳凡百三十穴，与此不同。且各经穴错出，悉多伪缺，难以核计。又止言手足三阳与督、冲、任，而不及手足三阴，亦遗脱也。

②两眉头，各一：王冰说：谓攒竹穴也。所在、刺灸分壮，与《气穴》同法。

③入发至顶：原文作"入发至项"。

伯坚按：今据《新校正》、张介宾、高世栻、丹波元简说校改。他们所说详见下面的集解中。

④相去三寸：王冰说：谓大杼、风门各二穴也。所在、刺灸分壮，与《气穴》同法。

《新校正》：按别本云："入发至顶三寸。"又注云："寸，同身寸也。诸寸同法。"与此注全别。此注："谓大杼、风门各二穴，所在刺灸分壮，与此气穴同法。"今《气穴篇》中无风门穴，而注言与同法，此注之非可见。此非王氏之误，误在后人。详此："入发至项三寸半，傍五，相去三寸"，盖是说下文浮气之在皮中五行行五之穴，故王都不解释，直云："寸为同身寸"也。但以顶误作项，剩半字耳。所以言入发至顶者，自入发囟会穴至顶百会凡三寸，自百会后至后顶又三寸，故云入发至顶三寸。傍五者，为兼中行傍数有五行也。相去三寸者，盖谓自百会顶中数左右前后各三寸，有五行，行五，共二十五穴也。后人误认将顶为项，以为大杼、风门，此甚误也。况大杼在第一椎下两傍，风门又在第二椎下，上去发际非止三寸半也，其误甚明。（伯坚按：同身寸，参阅《素问》第三十一《热论》第一段"其脉连于风府"句下集解。）

马莳说："入发至项三寸半，傍五，相去三寸"，谓大杼，风门二穴也。盖自后项上至入发，则自入发至项而下，计有三寸半许，其数正如二穴所在也。中乃督脉，旁有四行，俱足太阳经穴，故曰傍五。二穴各开中行一寸半，则在左之穴，至在右之穴，其相去三寸也。按王注以为大杼、风门二穴，而解之不明。按入发者，入后发际也。在后曰项，在侧曰颈，在前曰喉。《新校正》以入发为前发际，故欲以项字更为顶字，其以囟会至百会，百会至后顶，俱有三寸之数，又以半字为衍何其强也。今如愚注，则王注自明，《新校正》不必赘矣。

张介宾说："项"当作"顶"。自眉上入发，曲差穴也。自曲差上行，至顶中通天穴，则三寸半也。并通天而居中者，督脉之百会也。百会为太阳、督脉之会，故此以为言。百会居中，而前后共五穴，左右凡五行，故曰傍五。自百会前至囟会，后至强间，左右至少阳经穴，相去各三寸，共五五二十五穴如下文者也。

高世栻说："顶"，旧本讹"项"，今改。顶，前顶穴也。自攒竹入发际，至前顶，其中有神庭、上星、囟会，故长三寸半。前顶有中行，次两行，外两行，故旁五，言自中及旁有五行也。五行之内，左右相去三寸。

丹波元简说：按《甲乙》，神庭在发际直鼻；上星在直鼻中央，入发际一寸；囟会在上星后一寸；前顶在囟会后一寸五分；凡四穴通三寸半。高注似是。

⑤其浮气在皮中者凡五行，行五，五五二十五：王冰说：浮气，谓气浮而通之可以去热者也。五行，谓头上自发际中同身寸之二寸，后至顶之后者也。二十五者，其中行，则颅会、前顶、百会、后顶、强间，五、督脉气也。次侠傍两行，则五处、承光、通天、络却、玉枕，各五，本经气也。又次傍两行，则临泣、目窗、正营、承灵、脑空，各五，足少阳气也。两傍四行各五，则二十穴；中行五，则二十五也。其刺灸分壮，与水热穴同法。

吴崑说：浮气，阳气浮于颠顶之上者也。

张介宾说：言脉气之浮于颠也。

⑥项中大筋两傍，各一：王冰说：谓天柱二穴也。所在、刺灸分壮与《气穴》同法。

马莳说：天柱二穴，系足太阳膀胱经穴，在项后发际大筋外廉陷中。

高世栻说：风池二穴。

⑦风府两傍，各一：杨上善说：天牖二穴。

王冰说：谓风池二穴也。刺灸分壮，与《气穴》同法。

《新校正》云：按《甲乙经》："风池，足少阳、阳维之会"，非太阳之所发也。经言风府两傍，乃天柱穴之分位，此亦复明上项中大筋两傍穴也。此注剩出风池二穴，于九十三数外，更剩前大杼、风门及此风池六穴也。（顾观光说：古以风池为足太阳之会，与《甲乙经》不同。《伤寒论》云："太阳病，初服桂枝汤，反烦不解者，先刺风池、风府"，即其证矣。况经文两言各一，安得以一穴解之。）

马莳说：风府系督脉经。风池系足少阳胆经，乃手足少阳、阳维之会。

高世栻说：天柱二穴。以明上文外两傍，在项中大筋两傍各为风池者各一，内两傍在风府穴两傍名为天柱者各一也。（丹波元简说：此与王《注》互异。）

丹波元简说：《甲乙》："天柱，在侠项后发际，大筋外廉陷者中，足太阳脉气所发。"又云："风池，在颞颥后，发际陷者中。"由此观之，王注为是。

⑧侠背以下至尻尾二十一节十五间，各一：王冰说：十五间各一者，今《中诰孔穴图经》所存者十三穴，左右共二十六，谓附分、魄户、神堂、譩譆、鬲关、魂门、阳纲、意舍、胃仓、肓门、志室、胞肓、秩边，十三也。附分在第二椎下、附项内廉，两傍各相去侠脊同身寸之三寸，足太阳之会；刺可入同身寸之八分；若灸者，可灸五壮。魄户在第三椎下两傍、上直附分，足太阳脉气所发，下十一穴并同，正坐取之；刺可入同身寸之五分；若灸者，如附分法。神堂在第五椎下两傍，上直魄户；刺可入同身寸之三分；灸同附分法。譩譆在第六椎下两傍 ，上直神堂；（《新校正》云：按《骨空论》注云："以手厌之，令病人呼譩譆之声，则指下动矣"。）刺可入同身寸之六分，留七呼；灸如附分法。鬲关在第七椎下两傍，上直譩譆，正坐开肩取之；刺可入同身寸之五分；若灸者，可灸三壮。（《新校正》云：按《甲乙经》可灸五壮。）魂门在第九椎下两傍，上直鬲关，正坐取之；刺灸分壮如鬲关法。阳纲在第十椎下两傍，上直魂门，正坐取之；刺灸分壮如魂门法意舍在第十一椎下两傍，上直阳纲，正坐取之；刺灸分壮如阳纲法。胃仓在第十二椎下两傍，上直意舍；刺灸分壮如意舍法。肓门在第十三椎下两傍，上直胃仓；刺同胃仓；可灸三十壮。（《新校正》云：按肓门灸三十壮与《甲乙经》同，水穴注作灸三壮。）志室在第十四椎下两傍，上直肓门，正坐取之；刺灸分壮如魄户法。胞肓在第十九椎下两傍，上直志室，伏而取之；刺灸分壮如魄户法。（《新校正》云：按志室胞肓；灸如魄户。"五壮"《甲乙经》作"三壮"，水穴注亦作"三壮"。热穴注志室亦作"三壮"。）秩边在第二十一椎下两傍，上直胞肓，伏而取之；刺灸分壮如魄户法。

吴崑说：间，两骨之间。自大椎至胞肓，凡十五肋，故曰十五间。十五间各一者，今《甲乙经》所载十三穴，并去脊三寸，附分、魄户、神堂、譩譆、鬲关、魂门、阳纲、意舍、胃仓、肓门、志室、胞肓、秩边，左右合成二十六穴。近世有膏肓二穴，在魄户之次，晋汉而上，率未有也。曰十五间各一，当得三十穴方是，不然，则五当作三矣。

顾观光说：王注："今《中诰孔穴图经》所存者十三穴，左右共二十六。"以前后文考之，此处当有十四穴，左右共二十八。今针灸书，魄户下有膏肓二穴，虽不见于《甲乙经》，而用以治病历有明效，不可以晚出而疑之也。

⑨五藏之俞，各五：王冰说：肺俞在第三椎下两傍，侠脊相去各同身寸之一寸半；刺可入同身寸之三分，留七呼；若灸者，可灸三壮。心俞在第五椎下两傍，相去及刺如肺俞法，留七呼。肝俞在第九椎下两傍，相去及刺如心俞法，留六呼脾俞在第十一椎下两傍，相去及刺如肝俞法，留七呼。肾俞在第十四椎下两傍，相去及刺如脾俞法，留七呼。

⑩六府之俞，各六：王冰说：胆俞在第十椎下两傍，相去如肺俞法，正坐取之；刺可入同身寸之五分，留七呼。胃俞在第十二椎下两傍，相去及刺如脾俞法，留七呼。三焦俞在第十三椎下两傍，相去及刺如胆俞法。大肠俞在第十六椎下两傍，相去及刺如肺俞法，留六呼。小肠俞在第十八椎下两傍，相去及刺如心俞法，留六呼。膀胱俞在第十九椎下两傍，相去及刺如肾俞法，留六呼。五藏六府之俞，若灸者并可灸三壮。

《新校正》云：详或有疑经中各五各六，以各字为误者，非也。所以言各有，谓左右各五各六，非谓每藏府而各五各六也。

⑪委中以下至足小指傍，各六俞：王冰说：谓委中、昆仑、京骨、束骨、通谷至阴六穴也。左

右言之,则十二俞也。其所在刺灸,如气穴法。经言脉气所发者七十八穴,今此所有兼亡者九十三穴,由此则大数差错,传写有误也。

顾观光说:王注:“由此则大数差错,传写有误也。”经盖不计浮薄相通之十五穴,非有误也。

足少阳脉气所发者,六十二穴。

两角上,各二①。

直目上、发际内,各五②。

耳前角上,各一③。

耳前角下,各一④。

锐发⑤下,各一⑥。

客主人,各一⑦。

耳后陷中,各一⑧。

下关,各一⑨。

耳下牙车之后,各一⑩。

缺盆,各一⑪。

掖下三寸⑫,胁下至胠⑬,八间各一⑭。

髀枢中傍,各一⑮。

膝以下至足小指、次指,各六俞⑯。

【本段提纲】 马莳说:此言足少阳胆经脉气所发之穴名,凡本经与别经有关于脉气所发者计六十二穴,不尽拘于此本经也。

【集解】

①两角上,各二:王冰说:谓天冲、曲鬓,左右各二也。天冲在耳上如前同身寸之三分,足太阳少阳二脉之会;刺可入同身寸之三分;若灸者,可灸五壮。曲鬓在耳上入发际曲阳陷者中,鼓颔有空,足太阳少阳二脉之会;刺灸分壮,如天冲法。

吴崑说:角,谓额角。

高世栻说:角,头角也。

丹波元简说:沈氏《释骨》云:“额之中曰颜,曰庭。其旁曰额角。颠之旁崭然起者,曰头角,亦曰角,《经筋篇》云:‘足少阳之筋,循耳后,上额角,交颠上。’彤按,耳上近颠者乃头角,非额角也,故额角为头角之讹。”简按,据沈之说,此所言两角,亦头角之谓。天冲穴在耳后发际二寸。

②直目上、发际内,各五:王冰说:谓临泣、目窗、正营、承灵、脑空,左右是也。临泣在直(顾观光说:在直二字当衍真一。)目上入发际同身寸之五分,足太阳少阳阳维三脉之会;留七呼。目窗在临泣后同身寸之一寸,正营在目窗后同身寸之一寸,承灵在正营后同身寸之一寸半,脑空在承灵后同身寸之一寸半侠枕骨后枕骨上,并足少阳阳维二脉之会;刺可入同身寸之四分,余并刺可入同身寸之三分;若灸者,并可灸五壮。(《新校正》云:按脑空在“枕骨后枕骨上”,《甲乙经》作“玉枕骨下。”)

③耳前角上,各一:王冰说:谓颔厌二穴也。在曲角下颞颥之上上廉,(顾观光说:两个上字当衍其一。)手足少阳足阳明三脉之会;刺可入同身寸之七分,留七呼;若灸者,可灸三壮。刺深

令人耳无所闻。

沈彤《释骨》:当耳之后上起者,曰耳上角,曰耳后上角。其前曰耳前角,亦曰角。形曲,故又曰曲角。

④耳前角下,各一:王冰说:谓悬厘二穴也。在曲角上颞颥之下廉,手足少阳阳明四脉之交会;刺可入同身寸之三分,留七呼;若灸者,可灸三壮。(《新校正》云:按后手少阳中云:"角上",此云"角下",必有一误。)

⑤锐发:高世栻说:锐发,即鬓发。

丹波元坚说:人锐经曰:"耳前发脚为兑发。"

⑥锐发下,各一:王冰说:谓和髎二穴也。在耳前锐发下横动脉,手足少阳二脉之会;刺可入同身寸之三分;若灸者,可灸三壮。(《新校正》云:按《甲乙经》云:"手足少阳手太阳之会"。)

马莳说:锐发下各一,谓和髎二穴也,系手少阳三焦经。

⑦客主人,各一:杨上善说:一名上关,二穴。

王冰说:客主人,穴名也。在耳前上廉起骨,开口有空,手足少阳足阳明三脉之会;刺可入同身寸之三分,留七呼;若灸者,可灸三壮。(《新校正》云:按《甲乙经》及《气穴》注、《刺禁》注,并云:"手少阳足阳明之会",与此异。)

丹波元坚说:按《甲乙》,"上关"一名"客主人"。

⑧耳后陷中,各一:王冰说:谓翳风二穴也。在耳后陷者中,按之引耳中,手足少阳二脉之会;刺可入同身寸之三分;若灸者,可灸三壮。

马莳说:耳后陷中各一,谓翳风二穴,系手少阳三焦经穴也。

⑨下关,各一:王冰说:下关,穴名也。所在刺灸,气穴同法。

马莳说:下关各一,系足阳明胃经穴也。

⑩耳下牙车之后,各一:杨上善说:大迎,一名髓空,二穴。

王冰说:谓颊车二穴也。刺灸分壮,《气穴》同法。

马莳说:耳下牙车之后各一,谓颊车穴,系足阳明胃经也。

丹波元坚说:按后足阳明手少阳并有大迎骨空,仍如王注为是。《甲乙》,颊车足阳明脉气所发,大迎足太阳脉气所发,并与本《经》不同。《外台》引《甲乙》:"大迎足阳明。"

⑪缺盆,各一:杨上善说:缺盆,一名天盖。(丹波元坚说:按杨注本于《甲乙》。)

王冰说:缺盆,穴名也。在肩上横骨陷者中,足阳明脉气所发;刺可入同身寸之二分,留七呼;若灸者,可灸三壮。太深令人逆息。(《新校正》云:按骨空注作"手阳明"。)

马莳说:缺盆各一,系足阳明胃经穴也。

⑫掖下三寸:张揖《广雅·释亲》:"胳谓之腋。"王念孙《疏证》:"腋,本作亦,或作掖。《说文》:'亦,人之臂亦也。'又云:'掖,人臂下也。'"

⑬胁下至胠:喜多村直宽说:按此段"胠"字据王注盖指季肋而言。(伯坚按:王注见下面集解十四。王注说:"所以谓之八间者,自掖下三寸至季肋,凡八肋骨。")

掖下叫作胠,胠下叫作胁。参阅《素问》第十《五藏生成篇》第十一段"支鬲胠胁"句下集解。

⑭八间各一:杨上善说:掖下左右三寸间,泉液、辄筋、天池三穴;胁下至胠,章门、维道、日月三穴;正经气发也。腹哀、大横,此二穴正经虽不言发,近此三正经气也。带脉、五枢,此二穴少阳别气至也。上窌一穴,少阳脉络别至也。左右二十二,三十六穴也。是则掖下三寸为胁,胁下八间之外为胠,则胠胁之言可别矣。(伯坚按:杨上善对于胠胁的解释,和王冰的解释完全

相反,当以王冰的解释为妥,详见《素问》第十《五藏生成篇》第十一段“支鬲胠胁”句下集解。)

王冰说:掖下三寸,同身寸也。掖下,谓渊掖辄筋,天池。胁下至胠,则日月、章门、带脉、五枢、维道、居髎九穴也。左右共十八穴也。渊掖在掖下同身寸之三寸,足少阳脉气所发,举臂得之;刺可入同身寸之三分;禁不可灸。辄筋在腋下同身寸之三寸复前行同身寸之一寸搓胁,(《新校正》云:按《甲乙经》,“搓”作“著”,下同。)足少阳脉气所发;刺可入同身寸之六分;若灸者可灸三壮。天池在乳后同身寸之二寸(《新校正》云:按《甲乙经》作“一寸”。)掖下三寸搓胁,直掖撅肋间,手心主足少阳二脉之会;刺可入同身寸之三分;(《新校正》云:按《甲乙经》作“七分”。)若灸者,可灸三壮。日月,胆募也,在第三肋揣横直心蔽骨傍各同身寸之二寸五分,上直两乳,(《新校正》云:按《甲乙经》云:“日月在期门下五分。”)足太阴少阳二脉之会;刺可入同身寸之七分,若灸者,可灸五壮。章门,脾募也,在季肋端,足厥阴少阳二脉之会;侧卧,屈上足,伸下足,举臂取之;刺可入同身寸之八分留六呼;若灸者,可灸三壮。带脉在季肋下同身寸之一寸八分足少阳带脉二经之会;刺可入同身寸之六分;若灸者,可灸五壮。五枢在带脉下同身寸之三寸,足少阳带脉二经之会;刺可入同身寸之一寸;若灸者,可灸五壮。维道在章门下同身寸之五寸三分,足少阳带脉二经之会;刺灸分壮如章门法。居髎在章门下同身寸之四寸三分髂骨上,(《新校正》云:按《甲乙经》作“监骨”。)陷者中,阳跻足少阳二脉之会;刺灸分壮如维道法。所以谓之八间者,自腋下三寸至季肋,凡入肋骨。

张介宾说:掖下三寸,渊腋也。自渊腋下胁至胠八间各一者,谓辄筋、天池、日月、章门、带脉、五枢、维道、居髎,连渊腋共九穴,左右合十八穴。内天池属手厥阴,章门属足厥阴,皆足少阴之会。

⑮髀枢中傍,各一:杨上善说:环跳、居髎,左右四穴。

王冰说:谓环跳二穴也。刺灸分壮,气穴同法。(《新校正》云:按《气穴论》云:“两髀厌分中”,王《注》为:“环跳穴”,又《甲乙经》注:“环跳在髀枢中”今云髀枢中傍各一者,盖谓此穴在髀枢中也。傍各一者,谓左右各一穴也,非谓环跳在髀枢中傍也。)

⑯各六俞:王冰说:谓阳陵泉、阳辅、丘虚、临泣、侠溪、窍阴、六穴也。左右言之,则十二俞也。其所在、刺灸分壮,气穴同法。

足阳明脉气所发者,六十八穴。

额颅发际傍,各三①。

面鼽②骨空,各一③。

大迎之骨空,各一④。

人迎,各一⑤。

缺盆外骨空,各一⑥。

膺中骨间,各一⑦。

侠鸠尾之外、当乳下三寸、侠胃脘,各五⑧。

侠齐,广三寸,各三⑨。

下齐二寸侠之,各三⑩。

气街动脉,各一⑪。

伏兔上,各一⑫。

三里以下至足中指,各八俞⑬,分之所在穴空⑭。

【本段提纲】 马莳说：此言足阳明胃经脉气所发之穴，凡本经与别经有关于脉气所发者计六十八穴不必尽拘于本经也。

【集解】

①额颅发际傍，各三：杨上善说：头维、本神、曲差，左右六穴也。

王冰说：谓悬颅、阳白、头维，左右共六穴也。正面发际横行数之，悬颅在曲角上颞颥之中，足阳明脉气所发；刺入同身寸之三分，留三呼；若灸者可灸三壮。阳白在眉上同身寸之一寸，直瞳子，足阳明阴维二脉之会；刺可入同身寸之三分，灸三壮。头维在额角发际，侠本神两旁各同身寸之一寸五分，足少阳阳明二脉之交会；刺可入同身寸之五分；禁不可灸。

（《新校正》云：按《甲乙经》阳白足少阳阳维之会，今王氏注云"足阳明阴维之会"；详此在足阳明脉气所发中，则足阳明近是，然阳明经不到此，又不与阴维会，疑王注非，《甲乙经》为得矣。）

马莳说：悬颅、阳白，系足少阳胆经；头维系本经穴也。

高世栻说：从头颅入发际，有本神，头维、悬颅，两旁各三，凡六穴。

②面鼽：沈彤《释骨》：鼻之骨曰鼻柱，曰明堂骨。其旁微起者，曰鼻髃。目之下起骨曰颇。其下旁高而大者，曰面鼽骨，曰顴骨，亦曰大顴，亦曰頄。鼽，頄，古通用。

丹波元坚说：先兄曰："《易夬》九三：'壮于頄。'《释文》：'頄，求龟反，顴也。翟云：頄，面顴颊间骨也。'"

③面鼽骨空，各一：杨上善说：顴窌二穴。

王冰说：谓四白穴也，在目下同身寸之一寸，足阳明脉气所发；刺可入同身寸之四分；不可灸。（《新校正》云：按《甲乙经》，刺入三分，"灸七壮"。）

马莳说：四白，系本经穴。

丹波元坚说：按《甲乙》："四白在目下一寸，向頄骨顴空。"据此，王注为允。

④大迎之骨空，各一：王冰说：大迎，穴名也。在曲颔前同身寸之一寸三分骨陷者中动脉，足阳明脉气所发；刺可入同身寸之三分，留七呼；若灸者，可灸三壮。

马莳说："大迎者，穴名，系本经。"

⑤人迎，各一：王冰说：人迎，穴名也。在颈侠结喉旁大脉动应手，足阳明脉气所发；刺可入同身寸之四分，过深杀人；禁不可灸。

马莳说：人迎者，亦穴名，系本经。

⑥缺盆外骨空，各一：王冰说：谓天髎二穴也。在肩缺盆中上伏骨之陬陷者中，手足少阳阳维三脉之会；刺可入同身寸之八分；若灸者，可灸三壮。（《新校正》云：按《甲乙经》，"伏骨"作"毖骨"。）

马莳说：缺盆外骨空各一，谓天髎二穴也。系手少阳三焦经。

⑦膺中骨间，各一：杨上善说：膺中，膺窗也，左右二穴。

王冰说：谓膺窗等六穴也。膺窗在胸两旁，侠中行各相去同身寸之四寸巨骨下、同身寸之四寸八分陷者中，足阳明脉气所发，仰而取之；刺可入同身寸之四分；若灸者，可灸五壮。此穴之上又有气户、库房、屋翳；下又有乳中、乳根。气户、在巨骨下下直膺窗，去膺窗上同身寸之四寸八分。库房在气户下同身寸之一寸六分。屋翳在气户下同身寸之三寸二分，下即膺窗也。膺窗之下，即乳中也。乳中穴下同身寸之一寸六分陷者中，则乳根穴也并足阳明脉气所发，仰而取之。乳中禁不可灸刺灸刺之不幸生蚀疮，疮中有清汁脓血者可治，疮中有瘜肉，苦蚀疮者死余五穴并刺可入同身寸之四分；若灸者，可灸三壮（《新校正》云：按《甲乙经》：“灸五壮。”）。

膺，胸之两旁高处也。参阅《素问》第三十二《刺热篇》第四段“痛走胸膺背”句下集解。

⑧侠鸠尾之外、当乳下三寸、侠胃脘，各五：杨上善说：乳根、不容、承满、梁门、关门，左右十穴。

王冰说：谓不容、承满、梁门、关门、太一，五穴也。左右共十穴也。侠腹中行两旁相去各同身寸之四寸，（《新校正》云：按《甲乙经》云：“各二寸”，疑此注剩各字。）不容在第四肋端下，至太一各上下相去同身寸之一寸，并足阳明脉气所发；刺可入同身寸之八分；若灸者，可灸五壮。（《新校正》云：按《甲乙经》：“不容人八分”，疑此注误。）

马莳说：谓本经不容，承满，梁门，关门，太乙，五穴也。

⑨侠齐，广三寸，各三：杨上善说：太乙、滑肉、大枢，左右六穴。

王冰说：广，谓去齐横广也。广三寸者，各如太一之远近也。各三者，谓滑肉门、天枢、外陵也。滑肉门，在太一下同身寸之一寸，天枢在滑肉门下同身寸之一寸，正当于齐；外陵在天枢下同身寸之一寸；并足阳明脉气所发。天枢刺可入同身寸之五分留七呼。滑肉门，外陵各刺可入同身寸之八分。若灸者，并可灸五壮。（《新校正》云：按《甲乙经》：“天枢在齐傍各二寸，上曰滑肉门，下曰外陵。”是三穴者去齐各二寸也。今此经注云：“广三寸”，《素问》《甲乙经》不同，然《甲乙经》分寸与诸书同，特此经为异也。）

高世栻说：“二寸”，旧本讹“三寸”，今改。齐脐同。侠脐，与脐相并也。广，开广也。侠脐广二寸，天枢穴也。各三，乃天枢、外陵、大巨左右各三，凡六穴。（丹波元简说：按高据《甲乙》等改二寸，似是。然而遗滑肉门一穴，何诸？）

⑩下齐二寸侠之，各三：杨上善说：外陵、太巨、水道、归来、府舍、冲门，左右十二穴。太阴脉穴，更无别类，所以亦入阳明也。（伯坚按：《黄帝内经太素》作：“下齐二寸侠之，各六。”）

王冰说：下齐二寸，则外陵下同身寸之一寸，大巨穴也。各三者，谓大巨、水道、归来也。大巨在外陵下同身寸之一寸，足阳明脉气所发；刺可入同身寸之八分；若灸者，可灸五壮。水道在大巨下同身寸之三寸，足阳明脉气所发；刺可入同身寸之二寸半；若灸者，可灸五壮。归来在水道下同身寸之二寸；刺可入同身寸之八分；若灸者，可灸五壮。

马莳说：谓大巨，水道，归来也，皆本经穴。

高世栻说：“三寸”，旧本讹“二寸”，今改。下脐三寸，关元穴也。下脐三寸侠之，乃外两旁之水道、归来、气冲，在右各三，凡六穴。（丹波元简说：按若作“二寸”，则阙气冲一穴，故高作“三寸”。然而气冲下文学之，则不可徙。）

⑪气街动脉，各一：王冰说：气街，穴名也。在归来下鼠鼷上同身寸之一寸脉动手足阳明脉气所发；刺可入同身寸之三分，留七呼；若灸者，可灸三壮。（《新校正》云：详此注与《甲乙经》同。《刺热》注及《热穴》注云：“气街在腹脐下横骨两端鼠鼷上。”《刺禁论》注：“在腹下侠齐两旁相去四寸鼠仆上。”《骨空》注云：“在毛际两旁鼠鼷上。”诸注不同，今备录之。）

马莳说：气街者，即气冲也，系本经穴。

街即冲，参阅《素问》第六十一《水热穴论》第二段“此肾之街也”句下田晋蕃说。

⑫伏兔上，各一：王冰说：谓髀关二穴也。在膝上伏兔后交分中；刺可入同身寸之六分；若灸者，可灸三壮。

马莳说：伏兔上各一，谓髀关穴也，系本经穴。

陆懋修说：伏菟，穴名。菟，汤故切。《灵枢》作：“伏兔”。《甲乙经》：“伏兔穴在膝上”。菟与兔通。《史记·六国表》安王十九年魏败赵兔台,《索隐》"兔"字亦作"菟"。《汉书·邹阳传》:"上覆飞鸟,下不见伏兔。"《楚辞》屈原《天问》:"顾菟在腹。"亦从草。

伯坚按:伏菟,参阅《素问》第六十一《水热穴论》第二段"伏菟上各二行"句下集解。

⑬三里以下至足中指,各八俞:王冰说:谓三里、上廉、下廉、解溪、冲阳、陷谷、内庭、厉兑,八穴也。左右言之,则十六俞也。上廉,足阳明与大肠合;下廉,足阳明与小肠合也。其所在,刺灸分壮,与《气穴》同法。

⑭分之所在穴空:王冰说:所谓分之所在穴空者,足阳明脉自三里穴分而下行,其直者循骱过跗,入中指,出其端,则厉兑也。其支者与直俱行,至足跗上,入中指外间,故云分之所在穴空也。之往也,言分而各行往指间穴空处也。

张介宾说:足阳明支者,一出下廉三寸而别下入中指,一自跗上别入大指端,故曰分之所在穴空。之,走也。

手太阳脉气所发者,三十六穴①。

目内眦,各一②。

目外,各一③。

鼽骨下,各一④。

耳郭上,各一⑤。

耳中,各一⑥。

巨骨穴,各一⑦。

曲掖上骨空,各一⑧。

柱骨上陷者,各一⑨。

上天窗四寸,各一⑩。

肩解,各一⑪。

肩解下三寸,各一⑫。

肘以下至手小指本,各六俞⑬。

【本段提纲】 马莳说:此言手太阳小肠经脉气所发之穴,凡本经与别经有关于脉气所发者计有三十六穴,不必尽拘于本经也。

【集解】

①三十六穴:喜多村直宽说:骊恕公曰:"今通计得三十四穴。"

②目内眦,各一:王冰说:谓睛明二穴也。在目内眦,手足太阳、足阳明、阴跻、阳跻五脉之会;刺可入同身寸之一分,留六呼;若灸者,可灸三壮。

马莳说:谓睛明二穴也,系足太阳膀胱经。

③目外,各一:王冰说:谓瞳子髎二穴也。在目外,去眦同身寸之五分,手太阳、手足少阳三脉之会;刺可入同身寸之三分;若灸者,可灸三壮。

马莳说:谓瞳子髎二穴也,系足少阳胆经。

高世栻说:目外,谓目外眦。两瞳子髎穴。

④鼽骨下,各一:王冰说:谓颧髎二穴也。鼽頄也。頄面颧也。在面頄骨下陷者中,手太阳少阳二脉之会;刺可入同身寸之三分。

马莳说:谓颧髎二穴也,系本经。

高世栻说：即上文面鼽骨空之下，两巨髎穴。（丹波元简说：按《甲乙》："颧髎在面頄骨下廉陷者中"，则旧注为是。）

⑤耳郭上，各一：王冰说：谓角孙二穴也。在耳上郭表之中间上、发际之下，开口有空，手太阳、手足少阳三脉之会；刺可入同身寸之三分；若灸者，可灸三壮。（《新校正》云：按《甲乙经》，"手太阳"作"手阳明"。）

马莳说：谓角孙二穴也，系手少阳三焦经。

高世栻说：郭，匡郭也。

喜多村直宽说：恕公曰："《寒热病篇》：'足太阳在入頄，偏齿者，名曰角孙。'"

⑥耳中，各一：王冰说：谓听宫二穴也。所在、刺灸分壮，与气穴同法。

马莳说：谓听宫二穴也，系本经。

⑦巨骨穴，各一：王冰说：巨骨，穴名也。在肩端上行两义骨间陷者中，手阳明、跻脉二经之会；刺可入同身寸之一寸半；若灸者，可灸三壮。（《新校正》云：按《甲乙经》作"五壮"。）

马莳说：谓巨骨二穴也，系手阳明大肠经。

⑧曲掖上骨空，各一：杨上善说：曲垣，左右二穴。

王冰说：谓臑俞二穴也。在肩臑后大骨下胛上廉陷者中，手太阳、阳维、跻脉三经之会，举臂取之；刺可入同身寸之八分；若灸者，可灸三壮。（《新校正》云：按《甲乙经》作："手足太阳。"）

马莳说：曲掖上骨穴也，一谓臑俞二穴也，系本《经》。

高世栻说：肩端尖骨，从后下陷，是为曲掖。曲掖上骨两臑俞穴，举臂取之。

丹波元简说：按曲掖，盖谓肘掖曲弯之处，犹曲脉之曲。臑俞，肩髃之后，大骨之下，腋之曲弯上，是穴。高注恐非。

丹波元坚说：杨曰："曲垣，左右二穴。"坚按《甲乙》："曲垣，左肩中央曲甲陷者中，按之动脉应手"，据此，杨注盖误。

⑨柱骨上陷者，各一：王冰说：谓肩井二穴也。在肩上陷解中，缺盆上，大骨前，丰足少阳、阳维三脉之会；刺可入同身寸之五分；若灸者，可灸三壮。

马莳说：谓肩井二穴也，系足太阳胆经。

高世栻说：柱骨，项骨也。柱骨上陷者，两肩井穴也。

丹波元简说：按肩井，在肩上陷者中，即是项骨外傍，安得言项骨上陷者？此必别有所指。诸注并同，今无可考。

⑩上天窗四寸，各一：王冰说：谓天窗、窍阴四穴也。所在，刺灸分壮，与《气穴》同法。

马莳说：谓天窗、窍阴四穴也，系本《经》。

高世栻说：天窗，项侧发际尽处也。上天窗四寸，浮白穴也。天窗、浮白，左右各一，凡四穴。（丹波元简说：按与前注异，未知就是。）

⑪肩解，各一：王冰说：谓秉风二穴也。在肩上小髃骨后，举臂有空，手太阳、阳明、手足少阳四脉之会，举臂取之；刺可入同身寸之五分；若灸者，可灸三壮。（《新校正》云：按《甲乙经》："灸五壮。"）

马莳说：谓秉风二穴也，系本《经》。

⑫肩解下三寸，各一：杨上善说：天宗，臑输、肩贞，左右六穴。

王冰说：谓天宗二穴也。在秉风后大骨下陷者中，手太阳脉气所发；刺可入同身寸之五分，留六呼；若灸者，可灸三壮。

马莳说:谓天宗二穴,系本《经》。

⑬肘以下至手小指本,各六俞:王冰说:六俞所起于指端,《经》言至小指本,则以端为本,言上之本也。下文阳明、少阳同也。六俞,谓小海、阳谷、腕骨、后溪、前谷、少泽,六穴也。左右言之,则十二俞也。其所在,刺灸分壮,气穴同法。(《新校正》云:按此手太阳、阳明、少阳三经各言至手某指本,王注以端为本者非也。详手三阳之井穴尽出手某指之端爪甲下际,此言本者是遂指爪甲之本也,安得以端为本哉?)

马莳说:谓小海、阳谷、腕骨、后溪、前谷、少泽六穴,系本经。

高世栻说:指本指头也。肘以下至手小指本,谓肘骨之下,从侧而下,至小指之头。

丹波元简说:按《新校正》以本为爪甲之本,却非。

手阳明脉气所发者,二十二穴。

鼻空外廉,项上,各二①。

大迎骨空,各一②。

柱骨之会,各一③。

髃骨之会,各一④。

肘以下至手大指、次指本,各六俞⑤。

【本段提纲】 马莳说:此言手阳明大肠经脉气所发之穴,凡本经与别经有关于脉气所发者计二十二穴,不必尽拘于本经也。

【集解】

①鼻空外廉,项上,各二:杨上善说:迎香,天窗,左右四穴。

王冰说:谓迎香、扶突各二穴也。迎香,在鼻下孔旁,手足阳明二脉之会;刺可入同身寸之三分。扶突在曲颊下同身寸之一寸人迎后,手阳明脉气所发,仰而取之;刺可入同身寸之四分;若灸者,可灸三壮。

马莳说:谓迎香、扶突各二穴也,系本经。

②大迎骨空,各一:王冰说:大迎,穴名也。在曲颔前同身寸之一寸三分骨陷者中动脉,足阳明脉气所发;刺可入同身寸之三分,留七呼,若灸者可灸三壮。(《新校正》云:详大迎穴已见前足阳明经中,今又见于此,王氏不注所以,当如颧髎穴两出之义。)

马莳说:大迎,穴名也,系足阳明胃经。

吴崑说:一出足阳明,一出乎此,岂手阳明、足阳明二经所并发乎?《甲乙》为晚出之书,未足据也。

③柱骨之会,各一:杨上善说:柱骨,左右二穴。

王冰说:谓天鼎二穴也。在颈缺盆上,直扶突气舍后同身寸之半寸,手阳明脉气所发;刺可入同身寸之四分;若灸者,可灸三壮。(《新校正》云:按《甲乙经》作"一寸半"。)

马莳说:谓天鼎穴也,系本经。

高世栻说:柱骨,项骨也。柱骨之会,谓项肩相会之处,两天鼎穴。

④髃骨之会,各一:王冰说:谓肩髃二穴也。所在,刺灸分壮,与气穴同法。(《新校正》云:按髃骨,《气穴注》中无,刺热注,水热穴注、骨空论注中有之。)

马莳说:谓肩髃二穴也,系本经。

高世栻说:髃骨,两肩髃穴之骨。髃骨之会,谓肩髃,乃肩臂相会之处。

⑤肘以下至手大指、次指本,各六俞:王冰说:谓三里、阳溪、合谷、三间、二间、商阳六穴也。左右言之,则十二俞也。所在、刺灸分壮,与《气穴》同法。(《新校正》云:按《气穴论》注有曲池而无三里。曲池,手阳明之合也。此误出三里而遗曲池也。)

高世栻说:从肘以下,至大指、次指头,有曲池、阳溪、合谷、三间、二间、商阳,左右各六俞,凡十二穴。

手少阳脉气所发者,三十二穴。

鼽骨下,各一①。

眉后,各一②。

角上,各一③。

下完骨后,各一④。

项中足太阳之前,各一⑤。

侠扶突,各一⑥。

肩贞,各一⑦。

肩贞下三寸分间,各一⑧。

肘以下至手小指、次指本,各六俞⑨。

【本段提纲】 马莳说:此言手少阳三焦经脉气所发之穴,凡本经与别经有关于脉气所发者计三十二穴,不必尽拘于本经也。

【集解】

①鼽骨下,各一:王冰说:谓颧髎二穴也。所在、刺灸分壮,与手太阳脉同法。

马莳说:谓颧髎二穴也,系本《经》。

高世栻说:鼽骨下,两巨髎穴也。见手太阳脉气内。

②眉后,各一:王冰说:谓丝竹空二穴也。在眉后陷者中,手少阳脉气所发;刺可入同身寸之三分,留六呼;不可灸,灸之不幸使人目小及盲。(《新校正》云:按《甲乙经》"手少阳"作"足少阳","留六呼"作"三呼"。)

马莳说:谓丝竹空二穴也,系本《经》。

③角上,各一:杨上善说:颔厌,左右二穴。

王冰说:谓悬厘二穴也。此与足少阳脉中同以是二脉之会也。(《新校正》云:按足少阳脉中言角下,此云角上,疑此误。)

马莳说:谓悬厘二穴也系足少阳胆经。

吴崑说:颔厌穴也。

高世栻说:头角之上,两天冲穴也。

丹波元简说:按王注前文"足少阳耳前角下各一"云,"谓悬厘二穴",而此注亦云悬厘,误矣。吴以角为额角,高为头角,故其说不一。《甲乙》:"颔厌在曲周颞颥上廉,("周",《铜人》作"角"。)悬厘在曲周颞颥下廉。"《铜人》:"天冲在耳后入发际二寸。"则吴《注》为得。

张琦说:即足少阳颔厌二穴,重出。

伯坚按:吴崑的时候,《太素》已亡佚,他没有见着《太素》。但他的解释却与杨上善的解释暗合。颔厌穴今属足少阳胆经。

④下完骨后,各一:杨上善说:天容,左右二穴。

王冰说：谓天牖二穴也。所在、刺灸分壮，与气穴同法。

马莳说：谓天牖二穴也，系足少阳胆经。

高世栻说：下完骨后，谓完骨之下，完骨之后，两天牖穴。（伯坚按：完骨，穴名。《甲乙经》卷三说："完骨，在耳后，入发际四分。"）

⑤项中足太阳之前，各一：杨上善说：大椎、大杼，左右及中三穴。（丹波元坚说：按大杼是足太阳经穴，不宜言"之前"，杨说难从。）

王冰说：谓风池二穴也。在耳后陷者中，按之引于耳中，手足少阳脉之会；刺可入同身寸之四分；若灸者，可灸三壮。（《新校正》云：按《甲乙经》："在颞颥后发际，足少阳阳维之会，刺可入三分。"）

马莳说：谓风池二穴也，系足少阳胆经。

高世栻说：足太阳之脉，下项，行身之背，今在足太阳项中之前，乃人迎之下，气舍二穴。（丹波元简说：按在后曰项，在侧曰颈，在前曰喉。今气舍在颈，不可云项中足太阳之前也。当从王注。）

张琦说：即足少阳风池二穴，重出。

⑥侠扶突，各一：杨上善说：扶突，左右二穴。扶突，近手少阳经也。

王冰说：谓天窗二穴也。在曲颊下、扶突后、动脉应手陷者中，手太阳脉气所发；刺可入同身寸之六分；若灸者，可灸三壮。

马莳说：谓天窗二穴也，系本《经》。

高世栻说：承上文气舍而言，故曰侠扶突，谓气舍、扶突相并也。（丹波元简说：按此注亦非。）

张琦说：即手太阳天窗二穴，重出。

⑦肩贞，各一：王冰说：肩贞，穴名也。在肩曲胛下两骨解间、肩髃后陷者中，手太阳脉气所发；刺可入同身寸之八分；若灸者，可灸三壮。

马莳说：肩贞各一，系本经穴名也。

⑧肩贞下三寸分间，各一：王冰说：谓肩髎、臑会、消泺，各二穴也。其穴各在肉分间也。肩髎在肩端臑上斜，举臂取之，手少阳脉气所发；刺可入同身寸之七分；若灸者，可灸三壮。臑会在臂前廉，去肩端同身寸之三寸，手阳明、少阳二络气之会；刺可入同身寸之五分；灸者，可灸五壮。消泺在肩下臂外关掖斜肘分下行间，手少阳脉之会；刺可入同身寸之五分；若灸者可灸三壮。

马莳说：谓肩髎、臑俞、消泺三穴也，系本《经》。

高世栻说：肩贞下三寸，消泺穴也。分间，即肩贞分肉之间，天宗、臑俞穴也。

⑨各六俞：王冰说：谓天井、支沟、阳池、中渚、液门、关冲，六穴也。左右言之，则十二俞也。所在，刺灸分壮，与气穴同法。

督脉气所发者，二十八穴[①]。

项中央，二[②]。

发际后中，八[③]。

面中，三[④]。

大椎以下至尻尾及傍，十五穴[⑤]。至骶下，凡二十一节，脊椎法也[⑥]。

【本段提纲】 马莳说：此言督脉经脉气所发之穴，凡本经与别经有关于脉气所发者计二十八穴，不必尽拘于本经也。

【集解】

①二十八穴：王冰说：今少一穴。

《新校正》云：按会阳二穴，为二十九穴。乃剩一穴，非少也。"少"当作"剩"。

②项中央，二：王冰说：是谓风府、瘖门二穴也，悉在项中。余一穴，今亡。风府在项上入发际同身寸之一寸大筋内宛宛中，督脉阳维之会；刺可入同身寸之四分，留三呼；不可妄灸，灸之不幸令人瘖。瘖门在项发际宛宛中，去风府同身寸之一寸，督脉阳维二经之会，仰头取之；刺可入同身寸之四分；禁不可灸灸之令人瘖。（《新校正》云：按王氏云："风府瘖门悉在项中，余一穴今亡者"，非谓此二十八穴中亡其一穴也。王氏盖见《气穴论》大椎上两旁各一穴，亦在项之穴也，今亡，故云余一穴今亡也。）

马莳说：谓风府、瘖门二穴也，系本《经》。

③发际后中，八：王冰说：谓神庭、上星、囟会、前顶、百会、后顶、强间、脑户，八穴也。其正发际之中也。神庭，在发际直鼻，督脉、足太阳、阳明脉三经之会；禁不可刺，若刺之令人巅疾，目失睛；若灸者，可灸三壮。上星在颅上直鼻中央、入发际同身寸之一寸陷者中，容豆。囟会在上星后同身寸之一寸陷者中。前顶在囟会后同身寸之一寸五分骨间陷者中。百会在前顶后同身寸之一寸五分顶中央旋毛中陷容指，督脉足太阳之交会。后顶在百会后同身寸之一寸五分。强间在后顶后同身寸之一寸五分。脑户在强间后同身寸之一寸五分，督脉足太阳之会，不可灸。此八者，并督脉气所发也。上星、百会、强间、脑户，各刺可入同身寸之三分，上星留六呼，脑户留三呼。余并刺可入同身寸之四分。若灸者，可灸五壮。（《新校正》云：按《甲乙经》脑户不可灸。《骨空论》注云："不可妄灸。"）

高世栻说：发际之后，从中至顶，下额则有脑户、强间、后顶、百会、前顶、囟会、上星、神庭八穴。

④面中，三：王冰说：谓素髎，水沟、龈交，三穴也。素髎在鼻柱上端，督脉气所发；刺可入同身寸之三分。水沟在鼻柱下人中，直唇取之，督脉手阳明之会；刺可入同身寸之二分，留六呼；若灸者，可灸三壮。龈交在唇内齿上龈缝，督脉任脉二经之会；可逆刺之入同身寸之三分；若灸者，可灸三壮。此三者，正居面左右之中也。

马莳说：谓素髎、水沟、龈交三穴也，系本《经》。

张介宾说：素髎、水沟、兑端三穴也。

高世栻说：面之中央，从鼻至唇，有素髎、水沟、兑端三穴。

丹波元简说：诸家载龈交而不载兑端。龈交在唇内齿上，不宜言面中。今从张、高。

⑤大椎以下至尻尾及傍，十五穴：王冰说：脊椎之间，有大椎、陶道、身柱、神道、灵台、至阳、筋缩、中枢、脊中、悬枢、命门、阳关、腰俞、长强、会阳，十五俞也。大椎在第一椎上陷者中，三阳督脉之会。陶道在项大椎节下间，督脉足太阳之会，俯而取之。身柱在第三椎节下间，俯而取之。神道在第五椎节下间，俯而取之。灵台在第六椎节下间，俯而取之。至阳在第七椎节下间，俯而取之。筋缩在第九椎节下间，俯而取之。中枢在第十椎节下椎，俯而取之。脊中在第十一椎节下间，俯而取之；禁不可灸，令人偻。悬枢在第十三椎节下间，伏而取之。命门在第十四椎节下间，伏而取之。阳关在第十六椎节下间，坐而取之。腰俞在第二十一椎节下间。长强在脊骶端。督脉别络、少阴二脉所结。会阳穴在阴尾骨两旁 。凡此十五者，并督脉气所发。腰

俞、长强，各刺可入同身寸之二分，（《新校正》云：按《甲乙经》作“二寸”《水穴论》注作“二分”。腰俞穴，《缪刺论》注作“二寸”，《热穴注》作“二寸”，《刺热注》作“二分”，诸注不同。虽《甲乙经》作二寸，疑太深。与其失之深，不若失之浅，宜从二分之说。）留七呼。悬枢刺可入同身寸之三分。会阳刺可入同身寸之八分。余并刺可入同身寸之五分。陶道、神道，各留五呼。陶道、身柱、神道、筋缩，可灸五壮。大椎可九壮。余并可三壮。（《新校正》云：按《甲乙经》，无灵台、中枢、阳关三穴。）

吴崑说：从大椎至长强十三穴，又会阳在两旁各一，共十五穴。

张介宾说：内会阳二穴，属足太阳经，在尻尾两旁，故曰及旁。共十六穴。本经连会阳则二十九穴也。

⑥至骶下，凡二十一节，脊椎法也：马莳说：脊椎法者谓自大椎以下，至尻尾，共二十一节，此乃取脊中各椎之法也。然大椎之上，有项骨三节，则总计为二十四节也。人言应二十四气者以此。

张介宾说：骶，音底，尾骶也。椎，音槌，脊骨也。

任脉之气所发者，二十八穴①。

喉中央，二②。

膺中骨陷中，各一③。

鸠尾下三寸，胃脘五寸，胃脘以下至横骨六寸半，一④，腹脉法也⑤。

下阴别，一⑥。

目下，各一⑦。

下唇，一⑧。

龈交，一⑨。

【本段提纲】 马莳说：此言任脉气所发之穴也。

【集解】

①任脉之气所发者，二十八穴：王冰说：今少一穴。

田晋蕃说：按王注，廉泉、天突、旋机、华盖、紫宫、玉堂、膻中、中庭、鸠尾、巨阙、上脘、中脘、建里、下脘、水分、齐中、阴交、脖胦、丹田、关元、中极、曲骨、会阴、承泣（二穴）、承浆、龈交，只二十七穴，故云今少一穴。《外台秘要》移承泣、承浆入胃经，移龈交入大肠经，任脉只二十三穴。今依王注二十七穴，而经云二十八穴，岂尚有从别经移入之穴乎？

②喉中央，二：王冰说：谓廉泉、天突二穴也。廉泉在颔下结喉上，舌本下，阴维任脉之会；刺可入同身寸之三分，留三呼；若灸者，可灸三壮。天突在颈结喉下同身寸之四寸中央宛宛中，阴维任脉之会，低针取之；刺可入同身寸之一寸，留七呼；若灸者，可灸三壮。

③膺中骨陷中，各一：王冰说：谓旋机、华盖、紫宫、玉堂、膻中、中庭，六穴也。旋机在天突下同身寸之一寸，华盖在旋机下同身寸之一寸；紫宫、玉堂、膻中、中庭，各相去同身寸之一寸六分陷者中；并任脉气所发，仰而取之。各刺可入同身寸之三分。若灸者，可灸五壮。

④鸠尾下三寸，胃脘五寸，胃脘以下至横骨六寸半，一：王冰说：鸠尾，心前穴名也，其正当心蔽骨之端，言其骨垂下如鸠鸟尾形，故以为名也。鸠尾下有鸠尾、巨阙、上脘、中脘、建里、下脘、水分、脐中、阴交、脖胦、丹田、关元、中极、曲骨，十四俞也。鸠尾在臆前蔽骨下同身寸之五分，任脉之别，不可灸刺。人无蔽骨者，从歧骨际下行同身寸之一寸（《新校正》云：按《甲乙经》

云:“一寸半。”)为鸠尾处也。下次巨阙、上脘、中脘、建里、下脘、水分,递相去同身寸之一寸。上脘则足阳明、手太阳之会,中脘则手太阳、少阳、足阳明三脉所生也。脐中禁不可刺,若刺之使人脐中恶疡溃,矢出者死不治。阴交在齐下同身寸之一寸,任脉阴冲之会。脖胦在齐下同身寸之一寸半。丹田,三焦募也,在脐下同身寸之二寸。关元,小肠募也,在脐下同身寸之三寸,足三阴、任脉之会也。中极在关元下一寸足三阴之会也。曲骨在横骨上、中极下、同身寸之一寸,足厥阴之会。凡此十四者,并任脉气所发。建里、丹田,并刺可入同身寸之六分,留七呼。(《新校正》云:按《甲乙经》作“五分十呼”。)上脘、阴交,并刺可入同身寸之八分。下脘、水分,并刺可入同身寸之一寸。中脘、脖胦,并刺可入同身寸之一寸二分。曲骨刺可入同身寸之一寸半,留七呼。余并刺可入同身寸之一寸二分。若灸者,关元,中脘各可灸七壮,脐中,中极、曲骨各三壮,余并可五壮。自鸠尾下至阴间,并任脉主之腹脉法也。(《新校正》云:据此注云:“余并刺入一寸二分”,关元在中,与《甲乙经》及《气穴》《骨空》注:“刺入二寸”不同,当从《甲乙经》之寸数。)

马莳说:“鸠尾下三寸,胃脘五寸”,言鸠尾下一寸曰巨阙,又下一寸半曰上脘,今曰三寸者,正以鸠尾上之蔽骨数起也。鸠尾下三寸半为胃之中脘,今五寸者,字之讹也。“以下至横骨”,言自中脘以下,有建里、下脘、水分、神阙、阴交、气海、石门、关元、中极、曲骨等穴,共计一十三寸。今曰“六寸半一”者,疑“一”当为“二”。六寸半者,二则为十三寸也。

张介宾说:鸠尾,心前蔽骨也。胃脘,言上脘。自脐以下至横骨长六寸半,《骨度篇》曰:“髑骬以下至天枢长八寸,天枢以下至横骨长六寸半”,正合此数。一,谓一寸当有一穴。此上下共十四寸半,故亦有十四穴,即鸠尾、巨阙、上脘、中脘、建里、下脘、水分、脐中、阴交、气海、丹田、关元、中极、曲骨是也。(伯坚按:气海之名脖胦,见《甲乙经》卷三。)

高世栻说:鸠尾下三寸,自鸠尾之下,有巨阙、上脘、中脘三穴,当三寸也。胃脘五寸,自上脘至脐中,有中脘、建里、下脘、水分、脐中五穴,当五寸也。胃脘以下,指脐中也。自胃脘以下之脐中,由中极至两傍横骨,有阴交、气海、石门、关元、中极五穴,五寸。中极至横骨约寸半余,当六寸半一分也。自鸠尾至两横骨,凡十五穴。此任脉任于前,而为中行腹脉之法。(伯坚按:气海一名脖胦,石门一名丹田。均见《甲乙经》卷三。)

顾观光说:“鸠尾下三寸,胃脘五寸,胃脘以下至横骨六寸半”,当云五寸脐,脐以下至横骨六寸半。《灵枢·骨度篇》云:“髑骬以下至天枢长八寸,天枢以下至横骨长六寸半”,正与此文合也。“一”上当脱“寸”字。寸一,谓每寸一穴也。下冲脉穴正同。

伯坚按:张介宾对于这一句的断句法是“鸠尾下三寸胃脘,五寸胃脘,以下至横骨六寸半一”。马莳、高世栻的断句法是“鸠尾下三寸,胃脘五寸,胃脘以下至横骨六寸半,一”。今从马莳、高世栻的断句法。

⑤腹脉法也:马莳说:此乃腹部中行之脉法耳。

张志聪说:此取腹穴之法,上以蔽骨,下以横骨,中以脐之中央为准,各分百度之也。

⑥下阴别,一:王冰说:谓会阴一穴也。自曲骨下至阴,阴之下两阴之间则此穴也。是任脉别络侠督脉者冲脉之会,故曰下阴别一也。刺可入同身寸之二寸,留七呼。若灸者,可灸三壮。(《新校正》云:按《甲乙经》,“七呼”作“三呼”。)

吴崑说:阴别,任脉至阴而支别也。

张介宾说:自曲骨之下别络,两阴之间,为冲、督之会,故曰阴别。

高世栻说:下阴,下于阴前,会阴穴也。别一,上文横骨不通会阴,别从曲骨至会阴之一穴。

丹波元简说：按下阴别，盖今阴一名。高注恐非。

⑦目下，各一：王冰说：谓承泣二穴也。在目下同身寸之七分，上直瞳子，阳跻、任脉、足阳明三经之会；刺可入同身寸之三分；不可灸。

⑧下唇，一：王冰说：谓承浆穴也。在颐前下唇之下，足阳明脉、任脉之会，开口取之，刺可入同身寸之二分，留五呼；若灸者，可灸三壮。（《新校正》云按：《甲乙经》作留六呼。）

⑨龈交，一：王冰说：龈交，穴名也。所在、刺灸分壮，与督脉同法。

高世栻说：齿缝，任督之交，故曰龈交。以上任脉所发，凡二十八穴。

张志聪说：龈交穴，一在唇内齿下龈缝中。盖上古以龈交有二，督脉之龈交入上齿，任脉之龈交入下齿也。以上下之龈齿相交，故名龈交。以上共二十七穴，尚少一穴。（丹波元简说：龈交有二其说难依据。考上文诸穴，则其误自明。）

冲脉气所发者，二十二穴。

侠鸠尾外各半寸至齐，寸一①。

侠齐下傍各五分至横骨，寸一②。

腹脉法也③。

【本段提纲】 马莳说：此言冲脉经脉气所发之穴也。

【集解】

①侠鸠尾外各半寸至齐，寸一：王冰说：谓幽门、通谷、阴都、石关、商曲、肓俞，六穴，左右则十二穴也。幽门侠巨阙两傍相去各同身寸之半寸陷者中，下五穴各相去同身寸之一寸，并冲脉、足少阴二经之会；各刺可入同身寸之一寸；若灸者，可灸五壮。（《新校正》云：按此云各刺入一寸，按《甲乙经》云："幽门通谷刺入五分。"）

马莳说：侠鸠尾外各半寸至脐寸一，谓足少阴肾经之穴，乃幽门、通谷、阴都、石关、商曲、肓俞等穴，即冲脉所会也。

张介宾说：齐，脐同。寸一，谓每寸一穴。

②侠齐下傍各五分至横骨，寸一：王冰说：谓中注、髓府、胞门、阴关、下极五穴，左右则十穴也。中注在肓俞下同身寸之五分，上直幽门，下四穴各相去同身寸之一寸，并冲脉、足少阴二经之会；各刺可入同身寸之一寸；若灸者，可灸五壮。（伯坚按：四满一名髓府，气穴一名胞门，大赫一名阴关，横骨一名下极，均见《甲乙经》卷三。）

张介宾说：按此皆足少阴穴，盖冲脉并足少阴之经而上行也。

③腹脉法也：张志聪说：此取腹脉之法。盖腹穴无隘中可取，正可以分寸度量，上以蔽骨鸠尾，中以齐中，下以横骨为准绳也。

足少阴舌下①。

【本段提纲】 马莳说：此言肾经脉气所发之穴也。

【集解】

①足少阴舌下：王冰说：足少阴舌下二穴，在人迎前陷中动脉前，是曰舌本，左右二也；足少阴脉气所发；刺可入同身寸之四分。

马莳说：按《刺疟篇》第二十一节有："刺舌下出血"，又云："舌下两脉者廉泉也"，此虽系任脉经，而实为肾经脉气所发，故言之。

张介宾说：《刺疟论》曰："舌下两脉者，廉泉也"，指此而言。故廉泉虽任脉之穴，而实为督脉经气所发。重出。

张志聪说：谓肾脉之上通于心，循喉咙，侠舌本，而舌下有肾经之穴窍也。

丹波元简说：按《刺疟论》云："舌下两脉者，廉泉也"；《根结篇》云："少阴根于涌泉，结于廉泉"；知是任脉廉泉之外，有肾经廉泉，故王云："足少阴舌下二穴。"薛氏《口齿类要》云："舌下廉泉穴，此属肾经。"马、张以任脉廉泉释之，疏矣。

廉泉，参阅《素问》第三十六《刺疟篇》第二十一段"舌下两脉者廉泉也"句下集解。

厥阴毛中急脉各一①。

【本段提纲】 马莳说：此言肝经有脉气所发之穴也。

【集解】

①厥阴毛中急脉各一：王冰说：急脉在阴毛中，阴上两旁，相去同身寸之二寸半，按之隐指坚然、甚按则痛引上下也。其左者中寒则上引少腹，下引阴丸，善为痛，为少腹急中寒。此两脉皆厥阴之大络通行其中，故曰厥阴急脉，即睾之系也。可灸而不可刺。病疝少腹痛即可灸。《新校正》云：详舌下毛中之穴《甲乙经》无。

吴崑说：少阴舌下、厥阴毛中，四穴，古无穴名。

张介宾说：急脉在阴毛之中，几疝气急痛者，上引小腹，下引阴丸，即急脉之验，厥阴脉气所发也。今《甲乙》《针灸》等书，俱失此穴。

丹波元简说：《图翼》云："按此穴自《甲乙经》以下诸书皆无，是遗误也。《经脉篇》云：'足厥阴，循股阴，入毛中，过阴器。'又曰：'其别者，循胫，上睾，结于茎。'然此实厥阴之正脉，而会于阳明者也。"（伯坚按：丹波元简所引《图冀》见张介宾《类经图翼》卷八足厥阴肝经穴急脉条下。）

手少阴各一①。

【本段提纲】 马莳说：此言手少阴心经有脉气所发之穴也。

【集解】

①手少阴各一：王冰说：谓手少阴郄穴也。在腕后同身寸之半寸，手少阴郄也；刺可入同身寸之三分；若灸者，可灸三壮。左右二也。

马莳说：王注以为手少阴之郄穴，当是阴郄穴也。

高世栻说：手少阴，心脉也。心脉起于心中，循手小指少冲出其端。左右少冲各一。

张志聪说：言三百六十五穴之中，有心脉之穴二也。

丹波元简说：按马、吴、张依王注，似是。

阴阳跻各一①。

【本段提纲】 马莳说：此言阴跻，阳跻有脉气所发之穴也。

【集解】

①阴阳跻各一：王冰说：阴跻一，谓交信穴也。交信在足内踝上同身寸之二寸、少阴前、太阴后、筋骨间，阴跻之郄；刺可入同身寸之四分，留五呼，若灸者、可灸三壮。阳跻一，谓附阳穴也。附阳在足外踝上同身寸之三寸、太阳前、少阳后、筋骨间，谨取之，阳跻之郄；刺可入同身寸之六分，留七呼；若灸者，可灸三壮。左右四也。

马莳说：阴跻脉气所发，乃足少阴肾经照海穴。阳跻脉气所发，乃足太阳膀胱经申脉穴。

伯坚按：吴崑、张介宾、张志聪、张琦都从王冰说。高世栻从马莳说。

手足诸鱼际脉气所发者①。

【本段提纲】 马莳说:此言手足及诸鱼际有脉气之所发也。无穴名。

【集解】

①手足诸鱼际脉气所发者:吴崑说:凡手足黑白肉分之处,如鱼腹色际,皆曰鱼际。

张介宾说:手足诸鱼际,言手足鱼际非一也,然则手足掌两旁丰肉处皆谓之鱼。此举诸鱼际为言者,盖四肢为十二经发脉之本,故言此以明诸经气府之纲领也。

高世栻说:此举手足鱼际之脉,以明手鱼际属手太阴,是鱼际属足太阴,而三百六十五穴之脉,皆主于手足之太阴也。手大指后,白肉降起,如鱼腹,为鱼际穴。手足诸鱼际,谓足大指后亦有白肉隆起,皆可谓之鱼际。手足鱼际凡四穴。手之脉气,手太阴鱼际主之。足之脉气,足太阴鱼际主之。故手足诸鱼际脉气所发者,凡三百六十五穴,以明手足三阳三阴周身脉气而为手足太阴之所主也。

张志聪说:鱼际者,谓手足之白肉隆起处,有如鱼腹,而穴在其际也。手之鱼际,肺之脉气所发;足之鱼际,脾之脉气所发也。

丹波元简说:按志云:"手之鱼际,肺之脉气所发;足之鱼际,脾之脉气所发也。"高同。此说不可从。

凡三百六十五穴也①。

【集解】

①凡三百六十五穴也:杨上善说:此言三百六十五穴者,举大数为言,过与不及,不为非也。

王冰说:经之所存者,多凡一十九穴,此所谓气府也。然散穴俞,诸经脉部分皆有之,故经或不言。而《甲乙经》经脉流注多少不同者,以此分。(顾观光说:依经总数计之凡三百八十六穴,于三百六十五外,多二十一穴。注意不数膏肓二穴,故云十九穴也。然风池二穴,足太阳与手太阳重。大迎二穴,手阳明与足阳明重。颧髎、天窗四穴,手太阳与手少阳重。悬厘二穴,手少阳与足少阳重。龈交一穴,督脉与任脉重。除此十一穴,则仅多八穴耳。此与前篇总数不符,皆传写脱误所致,去古久远,无以定之。)

吴崑说:上文所指,凡三百九十八穴,除去重出四穴,实多二十九穴。

张介宾说:总计前数,共三百八十六穴,除重复十二穴,仍多九穴。

高世栻说:按本篇脉气所发之穴,手足三阳,计二百九十六穴;督脉至鱼际,计九十穴;共三百八十六穴。除督脉发际后之脑户、强间、后顶、百会、前顶、囟会、上星、神庭八穴,重于太阳。足少阳直目上发际内各五,其正营、承灵、脑空左右六穴,亦重于太阳。又手足阳明,重大迎、骨空二穴。手少阳、手太阳,重颅骨下巨髎二穴。冲脉、任脉,重横骨二穴。足少阴舌下与喉中央,重廉泉一穴。除所重二十一穴,乃三百六十五穴,亦以应一岁之数。

张志聪说:手足三阳经脉气所发者二百九十八穴。督、任、冲脉所发者七十八穴。五藏脉气所发者十穴。阴阳跻四穴。通共三百九十穴。内太阳经内重督脉五穴,重足少阳十穴。手阳明内重大迎二穴。手少阳内重悬厘二穴,风池二穴,天窗二穴,颧髎二穴。共重二十五穴。除去所重,实三百六十五穴也。

丹波元简说:按志高强合三百六十五穴之数,不可凭焉。

《气府论第五十九》今译

足太阳膀胱经脉的气所发的孔穴共有七十八个。

两个眉毛头上各有一个孔穴(攒竹穴)。

由前额正中的发际,直上到头顶的当中,计三寸半(共有四个孔穴)[①]。头顶左右两边各有两行孔穴,连同正中一行,共为五行,最左的一行和最右的一行彼此距离为三寸。

阳气浮在顶上皮肤中的孔穴共有五行,每行有五个孔穴,五五共有二十五个孔穴[②]。

在后颈中间大筋的两旁,人身左右各有一个孔穴(天柱穴)。

在风府穴的两旁,人身左右各有一个孔穴(风池穴)。

夹着脊柱两旁直下到尾骶骨计二十一节,其中有十五个椎骨间两旁,人身左右各有一个孔穴(附分穴、魄户穴、神堂穴、譩譆穴、膈关穴、魂门穴、阳纲穴、意舍穴、胃仓穴、肓门穴、志室穴、胞肓穴、秩边穴)。

五脏的俞穴,人身左右各有五个孔穴(肺俞穴、心俞穴、肝俞穴、脾俞穴、肾俞穴)。

六腑的俞穴,人身左右各有六个孔穴(胆俞穴、胃俞穴、三焦俞穴、大肠俞穴、小肠俞穴、膀胱俞穴)。

由委中穴下到足小趾的旁边,人身左右各有六个孔穴(委中穴、昆仑穴、京骨穴、束骨穴、通谷穴、至阴穴)。

足少阳胆经脉的气所发的孔穴共有六十二个。

在两边的头角上,人身左右各有二穴(天冲穴、曲鬓穴)。

正在眼睛之上的头发里面,人身左右各有五个孔穴(临泣穴、目窗穴、正营穴、承灵穴、脑空穴)。

在耳的前角上,人身左右各有一个孔穴(颔厌穴)。

在耳的前角下,人身左右各有一个孔穴(悬厘穴)。

在耳前发脚下,人身左右各有一个孔穴(和髎穴)。

客主人穴,人身左右各有一个孔穴。

在耳后的陷中,人身左右各有一个孔穴(翳风穴)。

下关穴,人身左右各有一个孔穴。

在耳下牙车(下颌关节)的后面,人身左右各有一个孔穴(颊车穴)。

缺盆穴,人身左右各有一个孔穴。

在腋下三寸,由胠部(腋下胁上)到胁部,有八个间隔,人身左右各有一个孔穴(渊腋穴、辄筋穴、天地穴、日月穴、章门穴、带脉穴、五枢穴、维道穴、居髎穴)。

在髀枢(股关节)当中,人身左右各有一个孔穴(环跳穴)。

膝以下到足小趾、次趾,人身左右各有六个孔穴(阳陵泉穴、阳辅穴、丘虚穴、临泣穴、侠溪穴、窍阴穴)。

足阳明胃经脉的气所发的孔穴共有六十八个。

在额角的发际旁,人身左右各有三个孔穴(悬颅穴、头维穴、本神穴)。

在颧骨部位,人身左右各有一个孔穴(四白穴)。

大迎穴，人身左右各有一个孔穴。

人迎穴，人身左右各有一个孔穴[③]。

在缺盆穴上的部位，人身左右各有一个孔穴（天髎穴）。

在膺部（胸部两旁高起处）的各肋骨间，人身左右各有一个孔穴（气户穴、库房穴、屋翳穴、膺窗穴、乳中穴、乳根穴）。

在鸠尾（胸骨剑突）两旁，在乳下三寸，夹着胃的部位，人身左右各有五个孔穴（不容穴、承满穴、梁门穴、关门穴、太乙穴）。

在肚脐两旁，距离中线和太乙穴相同，人身左右各有三个孔穴（滑肉门穴、天枢穴、外陵穴）。

夹着肚脐两旁，比肚脐低二寸，人身左右各有三个孔穴（大巨穴、水道穴、归来穴）。

气冲穴，人身左右各有一个孔穴。

在伏兔穴上面，人身左右各有一个孔穴（髀关穴）。

足三里穴以下，到足中趾，人身左右各有八个孔穴（三里穴、巨虚上廉穴、巨虚下廉穴、解溪穴、冲阳穴、陷谷穴、内庭穴、厉兑穴）。足阳明胃经脉自三里穴分支向下走。

手太阳小肠经脉的气所发的孔穴共有三十六个。

在眼睛的内角，人身左右各有一个孔穴（睛明穴）。

在眼睛的外角，人身左右各有一个孔穴（瞳子髎穴）。

在颧骨的下面，人身左右各有一个孔穴（颧髎穴）。

在耳部的上面，人身左右各有一个孔穴（角孙穴）。

在耳的中部，人身左右各有一个孔穴（听宫穴）。

巨骨穴，人身左右各有一个孔穴[④]。

在腋臂弯曲的地方（肩关节），人身左右各有一个孔穴（臑俞穴）。

在后颈骨的陷中，人身左右各有一个孔穴（肩井穴）。

在天窗穴上四寸，人身左右各有一个孔穴（天窗穴、窍阴穴）。

在肩解部位（肩上陷中），人身左右各有一个孔穴（秉风穴）。

在肩解下面三寸，人身左右各有一个孔穴（天宗穴）。

肘以下，到手小指尖，人身左右各有六个孔穴（小海穴、阳谷穴、腕骨穴、后溪穴、前谷穴、少泽穴）。

手阳明大肠经脉的气所发的孔穴共有二十二个。

在鼻孔外侧和颈上，人身左右各有两个孔穴（迎香穴、扶突穴）。

大迎穴，人身左右各有一个孔穴。

在颈骨和肩会合的部位，人身左右各有一个孔穴（天鼎穴）。

在肩和上臂会合的部位，人身左右各有一个孔穴（肩髃穴）。

肘以下，到手大指、次指尖，人身左右各有六个孔穴（曲池穴、阳溪穴、合谷穴、三间穴、二间穴、商阳穴）。

手少阳三焦经脉的气所发的孔穴共有三十二个。

在颧骨的下面，人身左右各有一个孔穴（颧髎穴）。

在眉毛后边，人身左右各有一个孔穴（丝竹空穴）。

在额角上，人身左右各有一个孔穴（颔厌穴）。

在完骨穴的下后面,人身左右各有一个孔穴(天牖穴)。

在后颈足太阳膀胱经脉的前面,人身左右各有一个孔穴(风池穴)。

在扶突穴的旁边,人身左右各有一个孔穴(天窗穴)。

肩贞穴,人身左右各有一个孔穴。

在肩贞穴下面三寸间的肌肉部位,人身左右各有一个孔穴(肩髎穴、臑会穴、消泺穴)。

肘以下,到手小指、次指尖,人身左右各有六个孔穴(天井穴、支沟穴、阳池穴、中渚穴、液门穴、关冲穴)。

督脉的气所发的孔穴共有二十八个。

后颈中央有两个孔穴(风府穴、哑门穴)。

发际后面正中直线(经过头顶到前额)有八个孔穴(脑户穴、强间穴、后顶穴、百会穴、前顶穴、囟会穴、上星穴、神庭穴)。

面部的中央有三个孔穴(素髎穴、水沟穴、兑端穴)。

大椎穴以下,到尾骶骨,和两旁边,有十五个孔穴(大椎穴、陶道穴、身柱穴、神道穴、灵台穴、至阳穴、筋缩穴、中枢穴、脊中穴、悬枢穴、命门穴、阳关穴、腰俞穴、长强穴、会阳穴)。

从大椎到尾骶骨一共二十一节,这是推算脊椎数目的标准。

任脉的气所发的孔穴共有二十八个。

喉部的中央有两个孔穴(廉泉穴、天突穴)。

两膺中间的骨的陷凹处各有一个孔穴(璇玑穴、华盖穴、紫宫穴、玉堂穴、膻中穴、中庭穴)。

从鸠尾(胸骨剑突)起向下三寸是胃,再向下五寸(是肚脐),再向下到横骨(耻骨联合)六寸半,在这一根直线上,每一寸部位有一个孔穴,这是测定腹部孔穴的标准(鸠尾穴、巨阙穴、上脘穴、中脘穴、建里穴、下脘穴、水分穴、脐中穴、阴交穴、脖胦穴、丹田穴、关元穴、中极穴、曲骨穴)。

在前阴的下面有一个孔穴(会阴穴)。

在眼睛下面,人身左右各有一个孔穴(承泣穴)。

下唇有一个孔穴(承浆穴)。

龈交穴,有一个孔穴⑤。

冲脉的气所发的孔穴共有二十二个。

夹着鸠尾(胸骨剑突)两边,距离中线半寸的部位,一直下到肚脐,每一寸有一个孔穴(幽门穴、通谷穴、阴都穴、石关穴、商曲穴、肓俞穴)。

夹着肚脐两边,距离中线五分的部位,一直下到横骨(耻骨联合),每一寸有一个孔穴(中注穴、髓府穴、胞门穴、阴关穴、下极穴)。

这是测定腹部孔穴的标准。

足少阴肾经脉在舌下有孔穴⑥。

足厥阴肝经脉在阴毛中跳动的脉上,人身左右各有一个孔穴。

手少阴心经脉,在人身左右各有一个孔穴(阴郄穴)。

阴跻脉和阳跻脉各有一个孔穴(阴跻的郄穴交信穴、阳跻的郄穴跗阳穴)。

手足的鱼际(手足掌两旁肉多的地方)也有脉气所发。

总共是三百六十五个孔穴。

①计三寸半(共有四个孔穴):指头顶前部正中一行的孔穴,计为神庭穴、上星穴、囟会穴、

前顶穴,共四个孔穴。

②五五共有二十五个孔穴:头上二十五个孔穴名称列表于下(这是根据本篇第一段王冰注列出的,和《水热穴论》第四段王冰注所列略有不同,本篇王注少一上星穴,多一强间穴):

头上左边第二侧行	临泣穴	目窗穴	正营穴	承灵穴	脑空穴
头上左边第一侧行	五处穴	承光穴	通天穴	络却穴	玉枕穴
头上正中一行	囟会穴	前顶穴	百会穴	后顶穴	强间穴
头上右边第一侧行	五处穴	承光穴	通天穴	络却穴	玉枕穴
头上右边第二侧行	临泣穴	目窗穴	正营穴	承灵穴	脑空穴

③人迎穴,人身左右各有一个孔穴:人迎穴在喉头两旁五厘米,与廉泉穴平高。它是足阳明胃经脉的一个孔穴。它是双穴、左右各一。

④巨骨穴,人身左右各有一个孔穴:巨骨穴在肩髃穴(肩端两骨缝间、举臂有凹陷)上面、锁骨和肩胛骨相联的地方、陷中。它是手阳明大肠经脉的一个孔穴。它是双穴,左右各一。

⑤龈交穴,有一个孔穴:龈交穴在唇内、上齿龈缝的中间。它是督脉的一个孔穴。它是单穴。

⑥足少阴肾经脉在舌下有孔穴:《素问》第三十六《刺疟篇》第二十一段说:"舌下两脉者廉泉也。"据顾观光的解释,可能即是金津、玉液穴。金津玉液穴在舌下系带两侧、舌底部静脉上,左边叫作金津穴,右边叫作玉液穴。

卷 十 六

骨空论第六十
水热穴论第六十一

骨空论第六十①

①骨空论第六十:《新校正》云:按全元起本在第二卷。自“灸寒热之法”已下在第六卷《刺齐篇》末。

伯坚按:本篇和《甲乙经》《黄帝内经太素》《类经》三书的篇目对照,列表于下:

素问	甲乙经	黄帝内经太素	类经
骨空论第六十	卷二——奇经八脉第二 卷八——五藏传病发寒热第一上	卷十——督脉篇 卷十一——骨空篇 卷二十六——灸寒热法	卷八——骨空(经络类十九) 卷九——任冲督脉为病(经络类二十七) 卷二十一——刺诸风(针刺类三十六·一) 卷二十一——灸寒热(针刺类四十二) 卷二十一——刺头项七窍病(针刺类四十四·三) 卷二十一——刺头项七窍病(针刺类四十四·四) 卷二十二——刺腰痛(针刺类四十九·二) 卷二十二——刺四肢病(针刺类五十一·三) 卷二十二——刺诸病诸痛(针刺类五十三·八) 卷二十二——刺痈疽(针刺类五十四·二)

【释题】 马莳说:“骨必有空,空即穴也,故名篇。”本篇中有一节叙述骨空的,骨空就是两骨间的空隙,就单取这一段的两个字作本篇篇题。

【提要】 本篇用黄帝、岐伯问答的形式,讲针灸治疗法,内容可以分为五节。第一节讲一些疾病的针刺治疗法。第二节讲任、冲、督脉的分布概说病状和针刺疗法。第三节讲下肢部一些疾病的针刺疗法和这一部分的某些解剖名辞的解释。第四节讲人身上骨间有空隙的一些地方,这是最早的表面解剖学,为针刺疗法服务的。第五节讲治寒热的灸法。《内经》全书所讲主要都是针刺疗法，而这是惟一讲灸法最具体的一段。

黄帝问曰：余闻风者百病之始也[①]，以针治之，奈何？

岐伯对曰：风从外入，令人振寒、汗出、头痛、身重、恶寒，治在风府[②]。调其阴阳，不足则补，有余则写[③]。大风，颈项痛，刺风府[④]。风府在上椎[⑤]。

【本段提纲】 马莳说：此言感风及有大风疾者，皆可以取风府穴也。

【集解】

①余闻风者百病之始也：《素问》第三《生气通天论》：故风者，百病之始也。

《素问》第十九《玉机真藏论》：是故风者，百病之长也。

《素问》第四十二《风论》：故风者，百病之长也。

《灵枢》第四十九《五色篇》：小子闻风者，百病之始也。

②风府：吴崑说：穴在项上，入发际同身寸之一寸宛宛中，督脉、足太阳之会。

张介宾说：风府，督脉穴。

风府，参阅《素问》第三十一《热论》第一段"其脉连于风府"句下集解。

③不足则补，有余则写：张介宾说：察其正气不足则补之，邪气有余则泻之。

不足则补，有余则写，参阅《素问》第二十五《宝命全形论》第三段"虚者实之满者泄之"句下集解。

④大风，颈项痛，刺风府：杨上善说：大风，谓眉须落、大风病也。

马莳说：有大风病者，致颈项皆痛，则亦治在此穴也。按《长刺节论》有曰："病大风，骨节重，须眉堕，名曰大风"，此其病名也。

张志聪说：此言风邪入于经者，亦当治其风府也。夫风伤卫，卫气一日一夜大会于风府，是以大风之邪随卫气而直入于风府者，致使其头项痛也。

丹波元简说：按马引《长刺节论》以大风为疠风，误。

⑤风府在上椎：吴崑说：言在项骨第一节上椎也。

高世栻说：项上高起第一椎为大椎。项上平垣第一椎为上椎。大椎至尾骶共二十一节，大椎之上另有六即也。

丹波元简说：按《甲乙》诸书，并云："风府在入发际一寸"。而此云："在上椎"。又《灵枢·本输篇》云："颈中央之脉，名曰风府。"若其入发中，则不宜云在上椎，又云颈中央。况本篇下文云："髓空在脊骨上空，在风府上"，则知风府不入发中，《甲乙》等说可疑矣。录以俟考。

大风，汗出，灸譩譆。譩譆在背下侠脊傍三寸所，厌之[①]令病者呼譩譆[②]，譩譆[③]应手。

【本段提纲】 马莳说：此言感大风而欲出汗者，当灸譩譆穴也。

【集解】

①厌之：马莳说：厌，读作压。

吴崑说：厌之，以手按其穴也。

丹波元简说：《说文》曰："痙，大指按也。"

②令病者呼譩譆：丹波元简说：譩譆，又作噫嘻。《诗·周颂》："噫嘻成王。"毛《传》："噫，叹也。嘻，和也。"郑笺："噫嘻，有所多大之声也。"《左传》定人年："嘻，速驾。"杜注："嘻，惧声。"《正义》曰："噫嘻，皆是叹声，犹云嗟嗟也。"《说文》："譆，痛也。"徐锴云："痛而呼之言也。"

陆懋修说：譩譆，与噫嘻通。《玉篇》："譩，不平之声也。嘻，悲恨之声也。"《说文》："譆，痛也。"《系传》："痛而呼之言也。"《文选》曹植《七启》："俯而应之曰譆。"注："愁恨之声也。"

③譩譆：王冰说：譩譆穴也。在肩髆内廉侠第六椎下两傍，各同身寸之三寸，以手厌之，令病人呼譩譆之声，则指下动矣。足太阳脉气所发。刺可入同身寸之六分，留七呼。若灸者，可灸五壮。譩譆者，因取为名尔。

张介宾说：譩譆，足太阳经穴。厌之，以指按其穴也。乃令病人呼譩譆之声，则应手而动，故即以为名。

从风①，憎风②，刺眉头③。

【本段提纲】 马莳说：此言感风恶风者，当刺攒竹穴也。

【集解】

①从风：张志聪说：从风，迎风也。

②憎风：吴崑说：病由于风则憎风。

③刺眉头：王冰说：谓攒竹穴也。在眉头陷者中，脉动应手，足太阳脉气所发；刺可入同身寸之三分；若灸者，可灸三壮。

张志聪说：迎风憎风，是邪在颈额间，故当取眉间之骨穴。

失枕①，在肩上横骨间②。

【本段提纲】 马莳说：此言失枕者，有当刺之穴也。

【集解】

①失枕：吴崑说：失枕者，风在颈项，颈痛不利，不能就枕也。

丹波元简说：《巢源》失枕候云："失枕，头项有风，在于筋脉间，因卧而气血虚者，值风发动，故失枕。"又《和剂指南》云："诸风挫枕转筋者，皆因气虚，项筋转侧不得，筋络不顺、疼痛"，乃亦失枕之谓。

②在肩上横骨间：王冰说：谓缺盆穴也。在肩上横骨陷者中，手阳明脉气所发；刺可入同身寸之二分，留七呼；若灸者，可灸三壮。刺入深，令人逆息。

马莳说：肩上横骨间，乃肩尖端上行两×骨罅间陷中，名巨骨穴，系手阳明、阳跻之会，针一寸半，灸三壮至七壮，治肩臂不得屈伸。王注以为缺盆穴者，恐缺盆难治失枕，盖因横骨间遂以为缺盆也。

张介宾说：刺在肩上横骨间，当是后肩骨上、手太阳之肩外俞也，或为足少阳之肩井穴，亦主颈项之痛。若王氏云缺盆者，其脉皆行于前，恐不可以治失枕。

折①，使揄②臂齐肘，正灸脊中③。

【本段提纲】 马莳说：此言折臂者，当有灸之之法也。

【集解】

①折：张介宾：折，痛如折也。

张志聪说：折者，谓脊背磬折而不能伸舒也。

丹波元简说：《脉要精微论》王注折髀云："髀如折"，又注折腰云："腰如折也"。马、张解折字盖本于此。

顾观光说：折字绝句，谓痛如折也。

②揄：王冰说：揄，读为摇。摇，谓摇动也。

马莳说：《礼·杂记》："大夫不揄绞"，《玉藻》："夫人揄狄"，其揄俱读为摇。

张介宾说：揄，引也。

丹波元简说：揄，引也，出于《说文》。而《灵枢·邪气藏府病形篇》云："取诸外经者，揄申而从之。"则张注有所据焉。

陆懋修说：《庄子·论父篇》："被发揄袂。"《释文》："音遥。"《礼·玉藻》："夫人揄狄。"《疏》："揄读如摇，狄读如翟，谓画摇翟之雉于衣也。"

③臂齐肘，正灸脊中：王冰说：使摇动其臂，屈折其肘，自项之下，横齐肘端，当其中间，则其处也。是曰阳关，在第十六椎节下间，督脉气所发；刺可入同身寸之五分；若灸者，可灸三壮。（《新校正》云：详阳关穴，《甲乙经》无。）

张介宾说：使病者引臂下齐肘端，以度脊中，乃其当灸之处，即督脉之阳关穴也。

丹波元简说：阳关穴，《甲乙》《千金》《外台》并不载，但《铜人》云："伏而取之。"

胠络[①]季胁[②]引少腹[③]而痛胀，刺譩譆。

【本段提纲】 马莳说：此言胠络及季胁引少腹而痛胀者，当刺譩譆也。

【集解】

①胗络：王冰说：胗，谓侠脊两旁空软处也。

马莳说：胗络者，胗间之络。

丹波元坚说：胗络季胁，义未晰。

胗，参阅《素问》第十《五藏生成篇》第十一段"支鬲胠胁"和第十九《玉机真藏论》第四段"胗中清"句下集解。

②季胁：高世栻说：季胁，胁之尽处也。

季胁，参阅《素问》第十《五藏生成篇》第十一段"支鬲胠胁"句下集解。

③引少腹：王冰说：少腹，脐下也。

少腹即小腹。参阅《素问》第二十二《藏气法时论》第九段"引少腹"句下集解。

腰痛不可以转摇，急引阴卵，刺八髎与痛上。八髎在腰、尻分间[①]。

【本段提纲】 马莳说：此言腰痛不可以转摇者，当刺八髎穴也。

【集解】

①八髎在腰，尻分间：马莳说：八髎者，上髎、次髎、中髎、下髎也。左右相同，故曰八。系足太阳膀胱经。上髎第一空、腰髁第一寸夹脊陷中；次髎在第二空，中髎在第三空，下髎在第四空，俱夹脊陷中，针三分，灸三壮。

丹波元简说：本篇下文云："尻骨空，在髀骨之后，相去四寸。"王云："谓尻骨，髎穴也。"又《刺腰痛论》云："腰痛引少腹，控胗，不可以仰，刺腰尻交者、两踝胂上。"王注："腰尻交者，谓踝下尻骨两旁四骨空，左右八穴，俗呼此骨为髎穴也。"当考《甲乙》《千金》及《十四经发挥》诸书。

喜多村直宽说："髎"，《太素》作"窌"。杨曰："窌，音聊，空穴也。"

鼠瘘[①]寒热，还刺寒府。寒府在附膝外解营[②]。取膝上外者，使之拜[③]。取足心者，使之跪[④]。

【本段提纲】 马莳说：此言刺鼠瘘病者之有穴，而示以穴之法也。此与《灵枢·寒热》第七十、《论疾诊尺》第七十四，参论。

伯坚按：《灵枢》第四《邪气藏府病形篇》说："肺脉微涩为鼠瘘，在颈支腋之间，下不胜其上，其应善酸矣。"又第七十《寒热篇》说："黄帝问于岐伯曰：'寒热瘰疬在于颈腋者，皆何气使生?'岐伯曰:'此皆鼠瘘寒热之毒气也,留于脉而不去者也。'黄帝曰:'去之奈何'?岐伯曰:'鼠瘘之本,皆在于藏,其未上出于颈腋之间,其浮于脉中而未内著于肌肉而外为脓血者易去也。'"《灵枢》第七十四《论疾诊尺篇》中没有论鼠瘘的文字。

【集解】

①鼠瘘:吴崑说:鼠瘘,寒气陷脉为瘘,其形如鼠也,为病令人寒热。

张介宾说:鼠瘘,瘰疬也。

丹波元简说:按《灵枢·寒热篇》云:"寒热瘰疬在于颈腋者,皆何气使生?岐伯曰:此皆鼠瘘寒热之毒气也,留于脉而不去者也。"张注云:"瘰疬者,其状累然而历贯上下也,故于颈腋之间皆能有之。因其形如鼠穴,塞其一后穿其一,故又名鼠瘘。盖寒热之毒,留于经脉,所以联络不止。一曰结核连续者为瘰疬,形长如蚬蛤者为马刀。"朱震亨云:"瘰疬不作寒热者可生,稍久转为潮热者危",是也。《淮南·说山训》:"狸头愈鼠,鸡头已瘘。"《说文》:"瘺,漏疮也。瘘,肿也,一曰久创。"知是二字俱漏疮之谓。盖其壮累然未溃者为瘰疬,已溃而脓不止者为鼠瘘。

余岩《古代疾病名候疏义》第一零页:鼠瘘者,《病源》卷三十四《鼠瘘候》云:"由饮食不择,虫蛆毒变化入于府藏,出于脉,稽留脉内而不去,使人寒热。其根在肺,出于颈腋之间。其浮于脉中,而未内著于肌肉,而外为脓血者易去也。"考《灵枢》卷十《寒热》第七十云:"黄帝问于岐伯曰:'寒热,瘰疬在于颈腋者,皆何气使生?'岐伯曰:'此皆鼠瘘,寒热之毒气也,留于脉而不去者也。'黄帝曰:'去之奈何'?岐伯曰:'鼠瘘之本,皆在于藏。其末,上出于颈脉之间。其浮于脉中,而未内著于肌肉,而外为脓血者,易去也。'"《病源》盖本此。又《病源》卷三十四《诸瘘候》云:"瘘病之生,或因寒暑不调故血气壅结所作。或由饮食乖节,狼鼠之精,入于府藏,毒流经脉,变化而生。皆能使血脉结聚,寒热相交,久则成脓而溃漏也。"然则瘘之名,谓溃漏也。字或作漏,俗作瘺。玄应《一切经音义》十,《佛阿毗昙》下卷,出血瘺二字,云:"宜作瘘,音漏,瘺属也。中有虫。颈腋急处皆有。或作漏,血如水下也。"是瘘即漏,与《病源》合。慧琳《一切经音义》十六,《佛说胞胎经》,秃瘘下引《考声》云:"久疮不差曰瘘。"希麟《续一切经音义》六,《一切如来宝箧印陀罗尼经》,疬瘘下,引《玉篇》云:"瘫瘘也。顾野王云:'中多虫也。'"今本《玉篇》无之,然则玄应所云中有虫,据古本《玉篇》也。由以上诸说观之:瘘者,颈腋之瘰疬,溃破流脓血、而久不差者,乃颈部淋巴腺结核也。所以谓之鼠者,《病源》引《养生方》云:"正月勿食鼠残食,作鼠瘘。"《外台》卷二十三引《集验》九种瘘云:"二曰鼠瘘,始发于颈,无头尾,如鼷鼠,瘘核时上时下,使人寒热脱肉,此得之由食大鼠余毒。不去,其根在胃。狸骨主之,知母为佐。"《千金方》卷二十三同,唯无"瘘核时上时下"六字。《外台》又引《肘后》云:"凡瘘病,有鼠、蛇、蜂、蚁、蚓,类似而小异,皆从饮食中得其精气,入人肌体,变化成形,疮既穿溃,浸诸经脉,则亦杀人,而鼠蚁最多,以其间近人故也。"由上诸说观之,谓之鼠瘘者,以其形如鼷鼠,以为由食鼠之残食,或食鼠之精而生,因名为鼠瘘,狸能捕鼠,故《淮南》有狸头愈鼠,《集验》有狸骨主之之方也。此皆古人想象之臆说,实则颈腋等处之淋巴腺结核耳。

余岩《古代疾病名候疏义》第一一九页:《说文》:"瘘,颈肿也,从疒,娄声。"岩按瘘为瘰疬,今之颈部淋巴腺结核也。颈淋巴腺结核之进行者,软化而溃破,久不收口,《病源候论》卷三十四诸瘘候所谓久则成脓而溃漏也,故名为瘘。瘘,漏也。又引伸为凡疮口久不合,常流脓水者,皆谓之瘘。《病源候论》诸瘘候所举九瘘,皆发于颈,或颈腋之间。其余三十四候之中与九瘘同者凡六。此外二十八候,言发于颈者五,发无定处者三,著面颊边者一,头颈逐气者一,不言发处者十八。然诸瘘候末,谓瘘病之生,喜发于颈边,亦发于两腋下及两颞颥间,是瘘之为病,实以在颈为主。其发于身体而与颈瘘相似者，因亦名之为瘘。如《病源》卷三十四诸痔候云："痔久不瘥，变为瘘，"是也。《病源》又屡言脓溃成瘘。然则医家之所谓瘘，实指疮疡溃后，久不收口，留小孔道，常常出汁，或脓或水者而言，今亦谓之瘘，又谓之瘘孔。

②寒府在附膝外解营：杨上善说：寒热府在膝外解之营穴也，名曰髋关也。

王冰说：膝外，骨间也。屈伸之处，寒气喜中，故名寒府也。解，谓骨解。营，谓深刺而必中其营也。

张介宾说：寒府在附膝外解营，谓在膝下外辅骨之骨解间也。凡寒气自下而上者，必聚于膝，是以膝膑最寒，故名寒府。营，窟也。当是足少阳经之阳关穴。盖鼠瘘在颈腋之间，病由肝胆，故当取此以治之。

丹波元简说：营，窟也，乃外解之穴也。《礼运》："冬则居营窟，夏则居橧巢。"《孟子·滕文公篇》："下者为巢，上者为营窟。"下文云"齐下之营"，明是营乃窟之义。张注为是。鼠瘘之患在于颈腋，而取之于膝外解营，故曰还刺。

③取膝上外者，使之拜：杨上善说：凡取膝上外解使拜者，屈膝伏也。

丹波元简说：按吴澄《礼记纂言》云："《周礼》九拜，一曰拜，先跪，两膝着地，次拱两手到地，乃俯其首，不至于地，其首悬空，俱与腰平，《荀子》所谓'平衡曰拜'是也。《周礼》谓之空首。《尚书》谓之拜手。"举凡经传记单言拜者，皆谓此拜也。

④使之跪：杨上善说：取涌泉者，屈膝至地，身不伏，为跪也。

丹波元简说：按《释名》云："跪，危也，两膝隐地体危倪也。"《礼记》郑注，坐皆训跪。然《记》云："授立不跪，授坐不立"，《庄子》亦云："跪坐而进之"，则跪与坐又有小异。跪有危义，故两膝着地，伸腰及股而势危者，为跪。（盖此以跟着尻、耸身者也。）更引身而起者，为长跪。（盖膝着地、伸腰者也。）两膝着地，以尻着蹠，而稍安者，为坐也。详见《朱子文集》六十八卷及《日知录》。（伯坚按：《晦庵先生朱文公文集》卷六十八《跪坐拜说》说："古人之坐者，两膝着地，因反其蹠而坐于其上，正如今之胡跪者。其为肃拜，则又拱两手而下之至地也。其为顿首，则又以头顿于手上也。其为稽首，则又郤其手而以头著地亦如今之礼拜者。皆因跪而益致其恭也。跪与坐又似有小异处。疑跪有危义，故两膝着地伸腰及股而势危者为跪，两膝着地以尻着蹠而稍安者为坐也。至于拜之为礼亦无所考。但杜子春说太祝九拜处，解奇拜云：'拜时先屈一膝，今之雅拜也。'夫特以先屈一膝为雅拜，则他拜皆当齐屈两膝如今之礼拜明矣。"顾炎武《日知录》卷二十八《拜稽首》条说："古人席地而坐，引身而起则为长跪，首至手则为拜手，手至地则为拜，首至地则为稽首，此礼之等也。"又坐条说："古人之坐，皆以两膝着席。有所敬，引起而起，则为长跪矣。"）

任脉者①，起②于中极之下，以上毛际，循腹里，上关元，至咽喉，上颐，循面，入目③。

【本段提纲】 马莳说：此言任脉之所起所止也。

【集解】

①任脉者：丹波元简说：按杨玄操注《二十八难》云："任者，妊也。此是人之生养之本，故曰位中极之下，长强之上。"李时珍云："任脉起于会阴，循脉而行于身之前，为阴脉之承任，故曰阴脉之海。"（伯坚按：杨玄操说见《难经集注》第《二十八难》注。李时珍说见《奇经八脉考》。）

丹波元坚说：先考曰："任为衽之义，其脉行腹中行，犹衣衽之在于腹前也。"先兄曰："《说文》：'袵，交衽也。衽，衣袵也。'"

②起：张介宾说：起，言外脉之所起，非发源之谓也。

③起于中极之下，以上毛际，循腹里，上关元，至咽喉，上颐，循面，入目：王冰说：任脉当齐中而上行。中极者，谓齐下同身寸之四寸也。言中极之下者，言中极从少腹之内，上行而外出于毛际而上，非谓本起于此也。关元者，谓齐下同身寸之三寸也。

《新校正》云：按《难经》《甲乙经》，无"上颐循面入目"六字。（田晋蕃说：按今本《甲乙经》有"上颐循面入目"六字，盖后人依《素问》校改。正统本《甲乙经》篇中无宋臣校语，正无此六字。）

马莳说：任脉，奇经八脉之一也。中极者，脐下四寸。起于中极之下，则始于会阴穴也。（伯坚按：奇经八脉，参阅《素问》第四十一《刺腰痛篇》第八段"阳维之脉令人腰痛"句下集解。）

张介宾说：中极，任脉穴名，在曲骨下一寸。中极之下，即胞宫之所。任、冲、督三脉皆起于胞宫而出于会阴之间，任由会阴而行于腹，督由会阴而行于背，冲由会阴出并少阴而散于胸中。故此自毛际、行腹里、关元、上至咽喉面目者，皆任脉之道也。

冲脉者①，起于气街②，并少阴之经侠齐上行，至胸中而散③。

【本段提纲】 马莳说：此言冲脉之所起所止也。

【集解】

①冲脉者：丹波元简说：杨玄操云："冲者，通也，言此脉下至于足，上至于头，通受十二经之气血，故曰冲焉。"李时珍云："冲脉起于会阴，夹脐而行，直冲于上，为诸脉之冲要，故曰十二经之海。"（伯坚按：杨玄操说见《难经集注·第二十八难》注。李时珍说见《奇经八脉考》。）

丹波元坚说：先兄曰："《说文》：'冲，通道也。'《春秋传》云：'及冲，以戈击之。冲，四通道也。'"

②起于气街：丹波元简说：虞庶云："《素问》曰：'冲脉起于气街。'《难经》曰：'起于气冲。'又《针经》穴中，两存其名。冲街之义，俱且通也。"（伯坚按：虞庶说见《难经集注·第二十八难注》。）

伯坚按：街即冲，参阅《素问》第六十一《水热穴论》第二段"此肾之街也"句下田晋蕃说。

③并少阴之经侠齐上行，至胸中而散：王冰说：任脉、冲脉，皆奇经也。任脉当齐中而上行，冲脉侠齐两傍而上行。气街者，穴名也，在毛际两旁鼠鼷上同身寸之一寸也。言冲脉起于气街者，亦从少腹之内与任脉并行而至于是乃循腹也。

张介宾说：气街即气冲，足阳明经穴，在毛际两旁。冲脉起于气街，并足少阴之经，会于横骨、大赫等十一穴，侠脐上行，至胸中而散，此言冲脉之前行者也。然少阴之脉，上股内后廉，贯脊，属肾，冲脉亦入脊内为伏冲之脉，然则冲脉之后行者，当亦并少阴无疑也。《痿论》曰："冲脉者，经脉之海也，主渗灌溪谷，与阳明合于宗筋，阴阳总宗筋之会，会于气街，而阳明为之长，皆属于带脉而络于督脉。"《五音五味篇》曰："冲脉、任脉，皆起于胞中，上循背里，为经络之海。其浮而外者，循腹右上行，会于咽喉，别而络唇口。"《逆顺肥瘦篇》曰："冲脉者，五藏六府之海也，五藏六府皆禀焉。其上者，出于颃颡，渗诸阳，灌诸精。其下者，注少阴之大络，出于气街，循阴股内廉，入腘中，伏行骭骨内，下至内踝之后属而别。其下者，并于少阴之经，渗三阴。其前者，伏行出跗踝下，循跗，入大指间，渗诸络而温肌肉。故别络结则跗上不动，不动则厥，厥则寒矣。"《动输篇》曰："冲脉者，十二经之海也，与少阴之大络起于肾下，出于气街，并足少阴之经入足下。其别者，邪入踝，出属跗上，入大指之间，注诸络以温足胫。"《海论》曰："冲脉者，为十二经之海，其输上在于大杼，下出于巨虚之上下廉。"按此诸篇之义，则冲脉之下行者虽会于阳明之气街，而实并于足少阴之经，且其上自头，下自足，后自背，前自腹，内自溪谷，外自肌肉，阴阳表里,无所不涉。又按《岁露篇》曰:"入脊内注于伏冲之脉",《百病始生篇》曰:"传舍于伏冲之脉",所谓伏冲者,以其最深也。故凡十二经之气血,此皆受之以荣养周身,所以为五藏六府之海也。

丹波元简说:按虞庶云:"《素问》曰:'并足少阴之经',《难经》却言:'并足阳明之经'。(简按《瘘论》:"与阳明合于宗筋。")况少阴之经侠齐左右各五分,阳明之经伏齐左右各二寸,气冲又是阳明脉气所发,如此推之,则冲脉自气冲起,在阳明、少阴二经之内侠齐上行,其理明矣。"李时珍云:"足阳明去腹中行二寸,少阴去腹中行五分,冲脉行于二经之间也。"(伯坚按:虞庶说见《难经集注》第《二十八难》注。李时珍说见《奇经八脉考》。)

任脉为病,男子内结、七疝①,女子带下②、瘕聚③。

冲脉为病,逆气、里急④。

督脉为病,脊强、反折⑤。

【本段提纲】 马莳说:此言任脉、冲脉、督脉之为病也。

【集解】

①任脉为病,男子内结、七疝:马莳说:内者,腹也。腹之中行乃任脉所行之脉络,则宜其为病者若是。(《难经·二十九难》云:"其内若结,男子为七疝,女子为瘕聚。")七疝者,按《内经·刺逆从篇》有狐疝、有肺风疝、《大奇论》有肺疝。)脾风疝、心风疝;《脉要精微论》《大奇论》《灵枢·邪气藏府病形篇》,俱有心疝、肾风疝、肝风疝;《脉解篇》有妇人㿗疝;《至真要大论》有男子㿗疝;《阴阳别论》亦有㿗疝;《五藏生成篇》有厥疝;《灵枢·邪气藏府病形篇》有肝脉急甚为㿉疝、脾脉微大为疝气。今疑厥疝者,乃诸疝总名也。疝气者,自脾脉而言,即脾疝也。㿉疝者,当是㿗疝也。且尝总计其数,共有七疝,乃五藏疝、及狐疝、㿗疝也。其大义俱见各篇注释之下。

吴崑说:七疝,寒、水、筋、血、气、狐、㿗也。(伯坚按:此根据张子和《儒门事亲》卷二。)

丹波元简说:张注《四时刺逆从篇》云:"七疝者,乃总诸病为言。如本篇所言者,六也(狐疝风及五藏风疝)。《邪气藏府病形篇》所言者,一也。(溃疝)盖以诸经之疝,所属有七,故云七疝。若狐、㿗、冲、厥之类,亦不过为七疝之别名耳。后世如巢氏所叙七疝,则曰厥、癥、寒、气、盘、肘、狼。丹波元简说:(虞庶《难经》注依巢氏为之。)至张子和非之曰:'此俗工所玄谬名也',于是亦立七疝之名,曰寒、水、筋、血、气、狐、㿗。学者当以经旨为宗。"简按七疝,考经文其目未明显,姑从马张之义。王永辅《惠济方》以石、血、阴气、妒、肌、疝、癖为七疝,亦未知何据。李中梓《必读》别立七疝之名,分㿉与㿗,误甚。

顾观光说:合《内经》诸篇观之,则七疝者,当是五藏疝及狐疝、㿗疝。

余岩《古代疾病名候疏义》第二一九页:《病源》又有七疝之候,其言曰:"七疝者,厥疝、癥疝、寒疝、气疝、盘疝、胕疝、狼疝,此名七疝也。厥逆、心痛、足寒、诸饮食吐不下,名曰厥疝也。腹中气乍满,心下尽痛,气积如臂,名曰癥疝也。寒饮食,即胁下腹中尽痛,名曰寒疝也。腹中乍满乍减而痛,名曰气疝也。腹中痛在脐旁,名曰盘疝也。腹中脐下有积聚,名曰肘疝也。小腹与阴相引而痛,大便难,名曰狼疝也。"观其所谓厥疝,有饮食吐不下之候,则胃痛也。第二癥疝,有气积如臂之候,则气体积聚于横行结肠而起痉挛也。第三寒疝,小肠蠕动而痉挛也。第四气疝,亦气体转动也。第五盘疝,痛在脐旁,亦小肠痉挛也。第六胕疝,谓脐下有积聚,则或下腹部藏府有肿瘤,或子宫膀胱有炎症,肠因其刺激而起痉挛也。第七狼疝,谓少腹与阴相引而痛,则生殖器炎性作痛,及下文阴肿曰隤,皆是也。此七疝中,除第一第七之外,多为肠痉挛。肠痉挛常有气体积聚,故疝多言气。以此推之,其第七之狼疝,乃今之脱脏,因小肠嵌入而起痉挛,故作痛也,是亦因肠痉挛而起矣。其第一厥疝之心痛,或亦指胃痉挛而起之痛言之欤?然则所谓疝者,无他,胃肠之痉挛耳。彼《史记·仓公列传》之涌疝、气疝,乃因瘫痪而起,而亦名之为疝者,可视之为例外。盖《史记·扁鹊仓公传》所载之病名、病候,多与后世方书不同,非后世医家所能详也。

余岩《古代疾病名候疏义》第二二七页:《诸病源候论》而后,论疝者莫详于张子和。子和不以《病源》七疝之名为然,自立七疝之名,在《儒门事亲》卷二《疝本肝经宜通勿塞状》十九,曰寒疝、水疝、筋疝、血疝、气疝、狐疝、癞疝。其与《病源》不同之点,则以疝为专主阴器之病,以为专由足厥阴肝经所生也。其所以倡此说者,以《灵枢经·脉篇》言足厥阴肝经,过阴器,入小腹,故也。故子和之七疝,为阴器之病,应属《释名》此条范围之内,与《病源》之七疝完全不同。然其所述病形,实支离庞杂不能与今日诸阴肿之病相吻合,爰略论之如下:

子和叙寒疝之候曰:“其状,囊冷,结硬如石阴茎不举或控睾丸而痛……久而无子。”此病极似副睾丸结核。水疝之候曰:“其状,肾囊肿痛,阴汗时出,或囊肿而状如水晶,或囊痒而燥,出黄水,或少腹中按之作水声。”此条所述病候复杂,决非一病之证候群,与阴囊水肿颇相近。然按之作水声,则又与还纳性之鼠蹊肠脱相似,而鼠鼷肠脱又无状如水晶及出黄水之候也。

筋疝之候曰:“其状,阴茎肿胀,或溃,或脓,或痛,而里急筋缩,或茎中痛,痛极则痒,或挺纵不收,或白物如精随溲而下。”按筋疝之名,杜撰,误甚。《素问·阴阳别论》:“其传为癞疝。”王冰注曰:“睾垂纵缓,内作癞疝。”张仲景《金匮要略》有阴狐疝气之病,其证曰:“阴狐疝气者,偏有小大,时时上下。”此皆是睾丸及阴囊内容之病,与《病源》之七疝不同,故《金匮要略》不与寒疝同章叙述,亦犹《释名》心痛之疝不与阴肿之疝同条叙述也。是则《内经》之颓疝,《金匮要略》之阴狐疝,同为阴囊睾丸之病,即子和所谓厥阴阴器之疝也。《金匮要略》仲景之说,《素问》王冰之《注》,皆专主阴囊内容,未有牵及阴茎者。以此推之,《释名》之所谓肿阴,当亦专指阴囊而言,未必包含阴茎在内。乃子和七疝横及阴茎,别立筋疝之名,真不免多事矣。其误盖在过信《内经》,认疝为足厥阴肝经之病,认足厥阴肝为环阴器而上入少腹,于是以为所环之阴器,不可有阴囊而无阴茎,故不得不兼收阴茎,以图包举阴器全部,不使罣漏,以求附合《内经》也。彼李梃《医学入门》以《千金》之卵胀为玉茎胀硬(见上文。)亦踵子和之误也。阴茎固自有肿胀之病,疮疡肿瘤等是也,然决非阴肿曰隤之疝,故兹不备论。

血疝之候曰:“其状如黄瓜,在少腹两傍,横骨两端约中,俗名便痈……脓少血多。”此今之横痃也。若只在少腹一侧,或是未全鼠蹊肠脱,今云在少腹两傍,且有脓血,则知其为化脓。性之横痃矣。化脓性横痃多自软性下疳而生,而白浊病、梅毒亦间有之,乃花柳病之一候,非阴肿之瘄疝也。子和又别立一名以入之疝病之中,亦非《释名》隤疝所有之病。

气疝之候曰:“其状,上连肾区,下及阴囊,或因号哭忿怒,则气郁之而胀怒,哭号罢则气散者,是也。……或小儿亦有此病,俗名偏气……胎中病也。”按此即今先天性鼠蹊肠脱也,亦即《病源》卷五十小儿之病癀,差癀也。狐疝之候曰:“其状如瓦,卧则入少腹,行立则出少腹入囊中,狐则昼出穴而溺,夜入穴而不溺此疝出入上下,往来正与狐相类也。亦与气疝大同小异,今人带钩铃是也。”按狐疝之名,乃据《金匮要略》之阴狐疝而立,即今日之不全肠脱也。

癞疝之候曰:其状阴囊肿坠,如升如斗,不痒不痛者是也……王冰曰:“阳气下坠,阴气上争,上争则寒多,下坠则筋缓,故睾垂纵缓,因作癞疝也。”……按此所引王冰之言,即《素问·阴阳别论》癞疝之注文也。其所述病候,乃有大至如升斗者,盖即今日之超巨大阴囊肠脱也。

观上所述子和之七疝,寒疝似副睾丸结核;水疝似阴囊水肿;筋疝、血疝非阴隤之病;气疝、狐疝、癞疝为鼠蹊肠脱；至曰诜诜引小腹急痛，则肠脱而有嵌顿者矣。

疝，参阅《素问》第四十八《大奇论》第六段“皆为疝”句下集解。

②女子带下：吴崑说：带下，赤白带下也。

高世栻说：带下湿浊下淫也。

丹波元简说：按赤白带下，昉见于《病源》，而所谓带下，乃腰带以下之义，疾系于月经者总称带下。《史记》扁鹊为带下医，《金匮要略》有带下三十六病之目，可以见也。

丹波元坚说：先兄曰：“《一切经音义》引《苍颉篇》云：‘带下，妇人病也。’《字林》：‘女人赤白带二病也。’”

③瘕聚：马莳说：瘕聚者，即积聚也。《大奇论》曰：“三阳急为瘕。”

吴崑说：瘕聚，气痛不常之名。

高世栻说：瘕聚，血液内瘀也。

张志聪说：瘕者，假血液而时下汁沫。聚者，气逆滞而为聚积也。

丹波元简说：虞庶注《二十九难》云：“瘕者，谓假于物形，”是也。（伯坚按：虞庶注见《难经集注》。）

瘕，参阅《素问》第四十八《大奇论》第四段“皆为瘕”句下集解。

④冲脉为病，逆气、里急：张介宾说：冲脉侠齐上行，至于胸中，故其气不顺，则隔塞逆气；血不和则胸腹里急也。

丹波元简说：按丁德用注《二十九难》云：“逆气，腹逆也。里急，腹痛也。”《巢氏病源》云：“里急，腹里拘急也。”（伯坚按：丁德用注见《难经集注》。）

⑤督脉为病，脊强、反折：马莳说：言督脉行于脊中，故其为病脊强反折，而不能屈伸者也。

督脉者[①]，起于少腹[②]以下骨中央[③]。女子入系廷孔[④]；其孔，溺孔之端也[⑤]。其络循阴器，合篡间，绕篡后[⑥]。别绕臀，至少阴，与巨阳中络者合少阴，上股内后廉，贯脊，属肾[⑦]。与太阳起于目内眦，上额，交巅上，入络脑，还出。别下项，循肩髆内，侠脊，抵腰中，入循膂，络肾[⑧]。其男子循茎[⑨]下至篡，与女子等。其少腹直上者，贯齐中央，上贯心，入喉，上颐，环唇，上系两目之下中央[⑩]。

此生病，从少腹上冲心而痛，不得前后[⑪]，为冲疝[⑫]。其女子，不孕，癃[⑬]，痔[⑭]，遗溺[⑮]，嗌[⑯]干。

督脉生病，治督脉，治在骨上。甚者在齐下营[⑰]。

【本段提纲】 马莳说：此言督脉所起所止，而又指其病名与治法也。

【集解】

①督脉者：王冰说：督脉，亦奇经也。然任脉、冲脉、督脉者，一源而三歧也。故经或谓冲脉为督脉也。何以明之？今《甲乙》及《古经脉流注图经》以任脉循背者谓之督脉，自少腹直上者谓之任脉、亦谓之督脉，是则以背腹阴阳别为名目尔。

丹波元简说：杨玄操注《二十八难》云：“督之为言都也，是人阳脉之都纲。”李时珍云：“督脉起于会阴，循背而行于身之后，为阳脉之总督，故曰阳脉之海。”（伯坚按：杨玄操注见《难经集注》。李时珍说见《奇经八脉考》。）简按《庄子·养生主》：“缘督以为经。”《释文》：“督，中也。”朱子云：“督，旧以为中。盖人身有督脉，循脊之中，贯彻上下，见医书。故衣背当中之缝，亦谓之督，见《深衣注》。皆中意也。”考督，又作裻、祷。

②少腹：丹波元简说：刘熙《释名》曰："自脐以下曰水腹，水汋所聚也；又曰少腹，少、小也，比于脐上为小也。"

少腹，参阅《素问》第三二《藏气法时论》第九段"引少腹"句下集解。

③骨中央：张介宾说：骨中央，横骨下、近外之中央也。

④廷孔：吴崑说：廷孔，阴廷之孔也。

张介宾说：廷，正也，直也。廷孔，言正中之直孔，即溺孔也。

丹波元简说：廷，挺同。产门挺出，故曰廷孔。

⑤溺孔之端也：张志聪说：庭孔，阴户也。溺孔之端，阴内之产门也。此言督脉起于少腹之内，故举女子之产户以明之。当知男子之督脉亦起于少腹内宗筋之本处也，故下文曰："其男子循茎下至篡与女子等。"盖此节举女子则男子可知，下节论男子则与女子等也。

⑥其络循阴器，合篡间，绕篡后：王冰说：督脉别络，自溺孔之端，分而各行，下循阴器，乃合篡间也。所谓间者，谓在前阴后阴之两间也。自两间之后，已复分而行绕篡之后。

张介宾说：督脉别络，自溺孔之端，循阴器分行向后，复合于篡间，乃又自篡间分而为二，绕行于篡之后。篡，交篡之义，谓两便争行之所，即前后二阴之间也。

丹波元简说：《甲乙》作"篡"。简按，"篡"当作"纂"，《甲乙》为是。《说文》："纂，似组而赤。"盖两阴之间有一道缝处，其状如纂组，故谓之纂。

⑦别绕臀，至少阴，与巨阳中络者合少阴，上股内后廉，贯脊，属肾：马莳说：又别络者，分而行之，绕其臀肉内廉，贯脊，属肾。彼足太阳膀胱经之络，从外行者循髀枢络股阳而下，其中行者下贯臀至腘中，与外行络合。足少阴肾经自股内后廉，贯脊，属肾。督脉之别绕臀者，至此则与二经相合而行也。

张介宾说：足少阴之脉，上股内后廉。足太阳之脉，外行者过髀枢，中行者挟脊贯臀。故此督脉之别络，自篡后绕臀，至股内后廉少阴之分，与巨阳中络者合少阴之脉并行，而贯脊、属肾也。

⑧别下项，循肩髆内，侠脊，抵腰中，入循膂，络肾：张介宾说：此亦督脉之别络，并足太阳之经上头、下项、侠脊、抵腰中，复络于肾。若其直行者，自尻上循脊里、上头、由鼻而至于人中也。

⑨茎：张介宾说：茎，阴茎也。

⑩其少股直上者，贯齐中央，上贯心，入喉，上颐，环唇，上系两目之下中央：王冰说：自其少腹直上，至两目之下中央，并任脉之行，而云是督脉所系，由此言之，则任脉、冲脉、督脉，名异而同一体也。

张介宾说：按此自少腹直上者，皆任脉之道，而本节列为督脉。《五音五味篇》曰："任脉、冲脉皆起于胞中，上循背里，为经络之海。"然则前亦督也，后亦任也。故启玄子引古经云："任脉循背者谓之督脉。自少腹直上者谓之任脉，亦谓之督脉。"由此言之，则是以背腹分阴阳而言任督，若三脉者则名虽异而体则一耳，故曰任脉、冲脉、督脉一源而三歧也。

⑪不得前后：大小便不通也。参阅《素问》第四十五《厥论》第八段"不得前后"句下集解。

⑫冲疝：丹波元简说：《五藏生成篇》云："有积聚在腹中，有厥气，名曰厥疝。"《史记·仓公传》云："齐郎中令循病，众医皆以为蹷入中而刺之，臣意诊之曰，涌疝也，令人不得前后溲。"盖与此同证异名，后世或呼为奔豚疝气是。

⑬癃：瘙，不得小便也。参阅《素问》第二十三《宣明五气篇》第二段"膀胱不利为癃"句下集解。

⑭痔:参阅《素问》第三《生气通天论》第八段"肠澼为痔"句下集解。

⑮遗溺:溺不止也。参阅《素问》第二十三《宣明五气篇》第二段"不约为遗溺"句下集解。

⑯嗌:咽也。参阅《素问》第五《阴阳应象大论》第二十段"地气通于嗌"句下集解。

⑰督脉生病,治督脉,治在骨上。甚者在齐下营:王冰说:此亦正任脉之分也。冲、任、督三脉异名同体亦明矣。骨上,谓腰横骨上毛际中曲骨穴也,任脉足厥阴之会;刺可入同身寸之一寸半;若灸者,可灸三壮。齐下,谓齐直下同身寸之寸阴交穴,任脉阴冲之会;刺可入同身寸之八分;若灸者,可灸五壮。

张介宾说:骨上,谓横骨上、毛际中、曲骨也。齐下营,谓脐下一寸、阴交穴也。皆任脉之穴而治此督脉之病,正以本篇所发明者虽分三脉,其所言治则但云督脉而不云任冲,故所用之穴亦以任为督,可见三脉本同一体,督即任冲之纲领,任冲即督之别名耳。

其上气有音①者,治其喉中央在缺盆中者②。

其病上冲喉者,治其渐。渐者,上侠颐也③。

【本段提纲】 马莳说:此言上息有音者,当治天突;而上冲喉者,当治大迎也。

【集解】

①有音:杨上善说:有音,上气喘鸣声也。

②治其喉中央在缺盆中者:杨上善说:喉中央,廉泉也。缺盆中央,天突穴也。

王冰说:中,谓缺盆两间之中天突穴,在颈结喉下同身寸之四寸中央宛宛中,阴维任脉之会,低针取之;刺可入同身寸之一寸,留七呼;若灸者,可灸三壮。

③上侠颐也:王冰说:阳明之脉渐上颐而环唇,故以侠颐名为渐也,是谓大迎。大迎在曲颔前骨同身寸之一寸三分陷中动脉,足阳明脉气所发;刺可入同身寸之三分,留七呼;若灸者,可灸三壮。

蹇膝伸不屈①,治其楗②。

坐而膝痛,治其机③。

起而引解④,治其骸关⑤。

膝痛痛及拇指⑥,治其腘⑦。

坐而膝痛如物隐者⑧,治其关⑨。

膝痛不可屈伸,治其背内⑩。

连骱若折⑪,治阳明中俞髎⑫。若别,治巨阳少阴荥⑬。

淫泺⑭胫酸不能久立,治少阳之维⑮,在外上五寸⑯。

【本段提纲】 马莳说:此言膝痛诸证各有当治之所也。

【集解】

①蹇膝伸不屈:王冰说:蹇膝,谓膝痛屈伸蹇难也。

张介宾说:蹇膝,膝痛而举动艰难也。伸不屈,能伸不能屈也。

丹波元简说:按《说文》:"蹇,跛也。"《释名》云:"蹇,跛蹇也,病不能执事役也。"蹇训难,见《易蹇卦》。

陆懋修说:《元言》:"㝩,蹇也。"注:"跛者行跳踔也。"《广雅·释诂》:"尥㝩,蹇也。"《史记·晋世家》:"郤克偻而鲁使蹇。"《庄子·达生篇》:"聋盲跛蹇。"皆训跛。

②治其楗:张介宾说:股骨曰楗。治其楗者,谓治其膝辅骨之上、前阴横骨之下,盖指股中

足阳明髀关等穴也。

陆懋修说：本篇“辅骨上、横骨下、为楗。”

③坐而膝痛，治其机：张介宾说：侠臀两傍，骨缝之动处曰机，即足少阳之环跳穴也。

陆懋修说：本篇：“侠髋为机。”《释名》：“尻又谓之机，要髀股动摇如枢机也。”《说文》：“主发谓之机。”

④起而引解：原文作“立而暑解”。

王冰说：暑，热也。若膝痛立而膝骨解中热者，治其骸关。骸关，谓膝解也。一经云：“起而引解。”言膝痛起立，痛引膝骨解之中也。暑引二字，其义则异。起立二字，其意颇同。

丹波元简说：按王引一经，似是。

田晋蕃说：按《注》“暑热也”，《素问》之热，有作炅无作暑者。王引一经作“起而引解”，是也。

伯坚按：今据丹波元简、田晋蕃说，依王冰所引一经校改。

⑤治其骸关：张介宾说：治其骸关，谓足少阳之阳关穴也。

⑥拇指：高世栻说：足大指也。

丹波元简说：按《说文》：“拇，将指也。”《急就篇》颜师古注：“拇，大指也，一名将指。”

陆懋修说：《说文》：“拇，将指也。”《易》咸卦：“咸其拇。”注：“拇，足大指也。”《国语·楚语》：“至于手拇毛脉。”注：“拇，大指也。”《庄子·骈拇篇》：“骈拇枝指，出乎性哉。”《释文》引司马《注》：“骈拇，足拇指连第二指也。”

⑦腘：王冰说：腘，谓膝解之后、曲脚之中、委中穴，背面取之，脉动应手，足太阳脉之所入；刺可入同身寸之五分，留七呼；若灸者，可灸三壮。

马莳说：腘中者，即委中也，系足太阳膀胱经。

⑧坐而膝痛如物隐者：高世栻说：隐，犹藏也。膝痛如物隐者，痛而高肿，如物内藏也。

⑨治其关：马莳说：今坐而膝痛如膝中有物隐于内者，当治其关，疑是承扶穴也，系足太阳膀胱经。

⑩膝痛不可屈伸，治其背内：杨上善说：背内，谓足太阳背输内也。

王冰说：谓大杼穴也。所在灸刺分壮，与《气穴》同法。（丹波元简说：按马张仍王注，定为大杼穴，恐非。）

吴崑说：背内，谓太阳经之气穴，背俞之类也。

⑪连骱若折：张介宾说：骱，足胫骨也。膝痛不可屈伸，连胻若折者。

伯坚按：骱，参阅《素问》第二十二《藏气法时论》第十二段“尻阴股膝髀腨骱足皆痛”句下集解。

⑫治阳明中俞髎：杨上善说：足阳明中输，谓是巨虚上廉也。窌，输穴也。

王冰说：是则正取三里穴也。

吴崑说：俞髎，谓六俞之穴，井荥俞原经合，取其所宜也。（伯坚按：井荥原经合，参阅《素问》第三十六《刺疟篇》第十六段“刺指井”句下集解。）

张介宾说：治在阳明之中俞髎，王氏注为三里，愚谓指阳明俞穴，当是陷谷耳。

高世栻说：中俞，足阳明俞穴也。五俞之穴，前有井荥，后有经合，俞居中，故曰中俞髎，足中指间陷谷穴也。

⑬若别，治巨阳少阴荥：张介宾说：若再别求治法，则足太阳之荥穴通谷、足少阴之荥穴然

谷，皆可以治前证。

⑭淫泺：王冰说：淫泺，谓似酸痛而无力也。

丹波元简说：按此状胫酸之貌也。《灵枢·厥病篇》："风痹淫泺。"又云："股胫淫泺。"《巢源》："皮肤淫跃。"又云："淫淫跃跃。"《肘后方》云："风尸者，淫跃不知痛之所在。"《本草》黑字云："狸骨，主风疰、尸疰、鬼疰、毒气在皮中淫跃如针刺者。"《千金》隐轸六十四种风："淫液走人皮中。"（伯坚按：见《千金方》卷二十二。）《巢源》注病："肌肉淫奕。"又"淫奕皮肤，去来击痛。"（伯坚按：见《巢氏诸病源候论》卷二十四。）《文选》枚乘《七发》："血脉淫濯，手足惰窳。"李善注："淫濯，谓过度而且大也。"又曰："濯，大也。"龙龛手鉴云："瘧，音药，淫病也。瘵，病消也。并是淫泺之泺。"盖淫泺、淫跃、淫液、淫奕、淫濯，并同。又《灵枢·厥病篇》注，马云："风痹者，其邪气淫佚消烁，病难得愈"；张云："淫泺者，淫浸日深之谓"；二说亦通。

⑮维：张介宾说：维，络也。

丹波元简说：按《扁鹊传》："中经维络"，知维乃络之谓。

⑯在外上五寸：王冰说：《中诰图经》，外踝上五寸是光明穴也，足少阳之络；刺可入同身寸之七分，留十呼；若灸者，可灸五壮。

张介宾说：《经脉篇》云："足少阳之别，名曰光明，去踝五寸。坐不能起，取之所别。"

田晋蕃说：《圣济总录》百九十一，"外"下有"踝"字。

辅骨上、横骨下、为楗①。

侠髋为机②。

膝解为骸关③。

侠膝之骨为连骸④。

骸下为辅⑤。

辅上为腘⑥。

腘上为关⑦。

头横骨为枕⑧。

【集解】

①辅骨上、横骨下、为楗：吴崑说：辅骨，膝辅骨。横骨，腰横骨。是楗为股骨也。

高世栻说：上文云："蹇膝伸不屈，治其楗。"所谓楗者，辅骨上、横骨下、为楗。股胫皆有辅骨，乃大骨之旁骨。此辅骨，股内旁骨也。横骨，脐下小腹两旁之骨也。（丹波元简说：按辅骨有二，经文无所考，可疑矣。）

沈彤《释骨》：自两髂而下，在膝以上者，曰髀骨，曰股骨。其直者，曰楗。（《骨空论》云："辅骨上、横骨下、为楗"，是楗即髀骨之直者也。）

丹波元简说：考楗，通作键。《说文》："楗，距门也。"《颜氏家训》曰："蔡邕月令章句云：'键，关牡也，所以止扉。'"楗骨之义，盖取于此。

②侠髋为机：吴崑说：髋，两股间也。侠髋相接之处为机。

张介宾说：髋，尻也，即脽臀也。机，枢机也。侠臀之外，即楗骨上运动之机，故曰侠髋为机，当环跳穴处是也。

高世栻说，上文云："坐而膝痛，治其机。"所谓机者，侠髋为机。侠，并也。髋，臀上两旁侧骨也。

丹波元简说：沈承之《经络全书》云："髋，腰胯骨也，亦谓之踝（即腰踝骨）。腰旁侠脊平立陷者中，按之有骨，机关处动者是也。"简按髋，《说文》"髀上也"，《广雅》《释名》并云髂也。髂、腰骨也。

丹波元坚说：先兄曰："机，髀骨之入枢者，在臀上两旁。其所侠为髋。髋则臀上侧骨，与骼本是一大骨。腰旁侠脊平立陷者中，按之有骨，机关处动者是也。"

③膝解为骸关：张介宾说：骸，《说文》云："胫骨也"。胫骨之上，膝之节解也，是为骸关。

高世栻说：上文云："立而暑解，治其骸关。"所谓骸关者，膝后分解之处。

沈彤《释骨》：髀胫之间曰骸关。（《骨空论》云："膝解为骸关"，王《注》谓在膝外，彤按即膝外解上下之辅骨。盖名关本取两骨可开合之义，故指骨解与两骨并通。）

④侠膝之骨为连骸：张介宾说：膝上两侧皆有侠膝高骨，与骸骨相为接连，故曰连骸。

沈彤《释骨》：其专以骸上为辅者，则膝旁不曰辅而曰连骸。骸上者，胫之上端也。

⑤骸下为辅：张介宾说：连骸下高骨，是为内外辅骨。

高世栻说：骸下，即骸关之下。

沈彤《释骨》：侠膝之骨曰辅骨，内曰内辅，外曰外辅。

丹波元简说：按《诗》有"乃弃尔辅"，（《正义》云："辅，是可解脱之物，盖如今人缚杖于辐，以防辅车也。"）《左传》有"辅车相依"，（韩非子《十过篇》："夫虞之有虢也，如车之有辅，辅依车，车亦依辅"。）可知辅即夹车轴，故假为颊车，又假为侠膝之称也。

⑥辅上为腘：张介宾说：辅骨上向膝后曲处为腘，即委中穴也。

⑦腘上为关：张介宾说：腘上骨节动处，即所谓骸关也。

高世栻说：上文："膝痛如物隐者治其关。"所谓关者，腘上为关，腿曲处之上也。

⑧头横骨为枕：张介宾说：脑后横骨为枕骨。

丹波元简说：以上下文义求之，盖有他篇释周身骨节之名者，此其断文，以上文有楗机骸关等之名，后人次于此者，所以上文无治其枕之说也。《一切经音义》云："烦，《声类》云：'项中有所枕也。'《考声》：'脑后骨也今谓之玉烦。'"知枕又作烦。

水俞五十七穴者：尻上五行，行五。伏菟上两行，行五；左右各二行[①]，行五。踝上各一行，行六穴[②]。

【本段提纲】 马莳说：此言治水之俞，计有五十七穴也。

伯坚按：《素问》第六十一《水热穴论》说："肾俞五十七穴，积阴之所聚也，水所从出入者。尻上五行、行五者，此肾俞。故水病下为胕肿，大腹，上为喘呼、不得卧者，标本俱病。故肺为喘呼，肾为水肿，肺为逆不得卧，分为相输俱受者，水气之所留也。伏菟上各二行、行五者，此肾之街也。三阴之所交，接于脚也。踝上各一行、行六者，此肾脉之下行也，名曰太冲。凡五十七穴者，皆藏之阴络，水之所客也。"

【集解】

①左右各二行：原文作"左右各一行"。

高世栻说：旧本讹"左右各一行"，今改"二行"。

丹波元简说：按考下篇《水热穴论》，若一行则不合五十七之数。

伯坚按：今据高世栻、丹波元简说校改。

②踝上各一行，行六穴：王冰说：所在刺灸分壮，具《水热穴论》中。此皆是骨空，故《气穴篇》内与此重言尔。

马莳说：尻上五行，每行五穴，谓背脊当中行督脉经脉气所发者，乃脊中、悬枢、命门、腰俞、长强是也。次夹督脉两旁，足太阳脉气所发者，乃大肠俞、小肠俞、膀胱俞、中膂内俞、白环俞是也。又次外夹两旁，亦足太阳脉气，乃胃仓、肓门、志室、胞肓、秩边是也。伏菟上两行、行五者，中行任脉，两旁乃中注、四满、气穴、大赫、横骨是也。次夹足少阴两旁，足阳明脉气所发，乃外陵、大巨、水道、归来、气冲是也。已上在背在腹者，俱左右之穴相同，每穴在左在右，各有一行，故在背在腹数之，各有五行也。每行六者，谓足内踝之上，足少阴脉，即太冲、复溜、阴谷三穴；阴跻脉有照海、交信、筑宾等三穴；共为六穴也。大意又见《水热穴论》。

高世栻说：《水热穴论》云："尻上五行行五者，此肾俞也。伏兔上各二行行五者，此肾之街也。踝上各一行行六者，此肾脉之下行也。"夫尻上五行行五，则五五二十五俞，其俞在背。伏兔上两行行五，乃左右各二行行五，则四五二十俞，其俞在胭。踝上各一行行六穴，则左右十二俞，其俞在足。是水俞五十七穴，而本于肾也。

髓空在脑后五分①，在颅际锐骨之下②。一在断基下③。一在项后中复骨下④。一在脊骨上空，在风府上⑤。

脊骨下空，在尻骨下空⑥。

数髓空，在面侠鼻⑦。

或骨空，在口下，当两唇⑧。

两髆骨空，在髆中之阳⑨。

臂骨空，在臂阳⑩，去踝四寸两骨空之间⑪。

股骨上空，在股阳⑫，出上膝四寸⑬。

骱骨空，在辅骨之上端⑭。

股际骨空，在毛中动下⑮。

尻骨空，在髀骨之后，相去四寸⑯。

扁骨有渗理凑，无髓孔⑰。

易髓无空⑱。

【本段提纲】 马莳说：此举周身之骨空而极言之。

【集解】

①髓空在脑后五分：高世栻说：此言髓空有在头上下者，有在脊上下者。髓藏骨空，故曰髓空。

伯坚按："五分"，明顾从德本作"三分"。

②在颅际锐骨之下：王冰说：是谓风府，通脑中也。

高世栻说：脑为髓海，故髓空在脑后三分。申明脑后三分，在悬颅穴之际。悬颅在头两旁锐骨之下。锐骨，尖骨也。（丹波元简说：按悬颅，在曲角颞颥中，不得言脑后。）

沈彤《释骨》：头横骨中央之下端、颅际锐骨。

丹波元简说：诸家仍王为风府，今亦从之。

丹波元坚说：《气府论》足阳明脉气所发，有"额颅发际傍各三。"《灵枢·骨度篇》曰："发所覆者，颅至项尺二寸。"据此，颅字似专指前发际。然《说文》："项，项颅，首骨也。颅，项颅也。"（并据段《注》本录。）阮孝绪《文字集略》云："颅，脑盖也。"（《和名钞》引）然则项后亦得称之颅也。沈彤《释骨》曰，"头横骨中央之下端曰颅际锐骨"，是。

③一在断基下:王冰说:当颐下骨陷中,有穴容豆,《中诰》名下颐。(丹波元简说:按下颐,当在承浆下。)

吴崑说:言一空在口内上龈之基。(丹波元简说:吴注似指龂交。)

张介宾说:唇内上齿缝中曰龈交,则下齿缝中当为龈基。今曰龈基下者,乃颐下正中骨罅也。

④一在项后中复骨下:王冰说:谓瘖门穴也,在项发际宛宛中,入系舌本,督脉、阳维之会,仰头取之;刺可入同身寸之四分;禁不可灸。

张介宾说:即大椎上骨节空也。"复"当作"伏"。盖项骨三节不甚显,故云伏骨下也。

沈彤《释骨》:自颅际锐骨而下、骨三节植颈项者通曰柱骨,其隐筋肉中者曰复骨。

丹波元简说:"伏""复"通用。"骨蒸复连"或作"伏连,一伏时本是一复时",则不必改字。

伯坚按:《史记·乐书》:"复乱以饬归。"张守节《史记正义》:"复者,伏也。"

⑤在风府上:王冰说:上,谓脑户穴也。在枕骨上大羽后同身寸之一寸五分宛宛中,督脉足太阳之会;此别脑之户,不可妄灸,灸之不幸令人瘖;刺可入同身寸之三分,留三呼。(《新校正》云:按《甲乙经》,大羽者,强间之别名。《气府》注云:"若灸者,可灸五壮。")

⑥在尻骨下空:王冰说:不应主疗,经阙其名。(《新校正》云:按《甲乙经》长强在脊骶端,正在尻骨下。王氏云:"不应主疗,经阙其名",得非误乎?)

马莳说:有一骨空在脊骨之下,其空在尻骨之侠间,有空,即长强穴也,系督脉经。

⑦数髓空,在面侠鼻:王冰说:谓颧髎等穴,经不一一指陈其处,小小者尔。

张介宾说:数,数处也。在面者,如足阳明之承泣、巨髎,手太阳之颧髎,足太阳之睛明,手少阳之丝竹空,足少阳之瞳子髎、听会;侠鼻者,如手阳明之迎香美处;皆在面之骨空也。

⑧当两唇:原文作"当两肩"。

杨上善说:"两肩",有本为"唇"也。

王冰说:谓大迎穴也。所在、刺灸分壮,与前侠颐同法。

沈彤《释骨》:通回帀口颊下之骨,曰或骨。(《骨空论》云:"或骨空,在口下,当两肩。"王太仆注曰:"谓大迎穴也。"彤按《说文》,或即域本字,云或骨者,以其骨在口颊下,象邦域之回帀也。)

丹波元简说:按《甲乙》,大迎一名髓空,故王以为大迎。

田晋蕃说:钞《太素·骨空篇》杨上善注:"'两肩'有本为'唇'也。"晋蕃按:注云:"谓大迎穴也。所在、刺灸分壮,与前侠颐同法。"上文"渐者上侠颐也",注云:"阳明之脉,渐上颐而环唇,故以侠颐名为渐也,是谓大迎。"据王注,"两肩"字应作"唇"。

伯坚按:今据田晋蕃说,依杨上善所引一本校改。

⑨在髆中之阳:王冰说:近肩髃穴,经无名。

吴崑说:髆,肩髆也。髆阳,髆之外也。

张介宾说:髆,肩髆也。中之阳,肩中之上髃也,即手阳明肩髃之次。

张志聪说:阳外侧也。

丹波元简说:按《说文》:"髃,肩甲也。"

⑩臂阳:吴崑说:臂阳,臂外也。

⑪去踝四寸两骨空之间:王冰说:在皮沟上同身寸之一寸,是谓通间。(《新校正》云:按《甲乙经》,支沟上一寸名三阳络,通间岂其别名欤?)

吴崑说：臂有两骨，去踝四寸许，髓空在其间。

张介宾说：去踝四寸，两骨之间，手少阳通间之次也，亦名三阳络。

丹波元简说：按《甲乙》："三阳络在臂上大交脉支沟上一寸"，而《甲乙》又云："支沟在腕后二寸两骨之间陷者中"，如此则不合去踝四寸之数，可疑矣。吴不指言某穴，似是。

⑫股阳：吴崑说：股阳，股面也。

⑬出上膝四寸：王冰说：在阴市上、伏菟穴下，在承楗也。

张介宾说：出上膝四寸，当足阳明伏菟、阴市之间。

⑭骺骨空，在辅骨之上端：王冰说：谓犊鼻穴也。在膝膑下骺骨上侠解大筋中，足阳明脉气所发；刺可入同身寸之六分；若灸者，可灸三壮。

张介宾说：胻，足胫骨也。胻骨之上为辅骨，辅骨之上端，即足阳明犊鼻之次。

伯坚按：骺，参阅《素问》第二十二《藏气法时论》第十二段"尻阴股膝髀腨胻足皆痛"句下集解。

⑮股际骨空，在毛中动下：王冰说：经阙其名。

吴崑说：股际骨，前阴曲骨也。（丹波元简说：按曲骨在毛际，今曰毛中，不可定为曲骨穴。）

张介宾说：毛中动下，谓曲骨两傍股际，足太阴冲门动脉之下也。

高世栻说：股际，阴股交会之际。股际骨空，在毛中动下，乃动脉之下，跨缝间也。

⑯尻骨空，在髀骨之后，相去四寸：高世栻说：尻骨，尾骨也。髀骨，臀侧骨也。髀骨之后，相去四寸，正当尻骨空之处。

张志聪说：尻骨，臀骨也。髀骨，在股骨之上，少股两旁突起之大骨，前下连于横骨，后连于尻骨。

丹波元简说：按以上骨空，诸家定为某穴，惟志、高不注穴名，盖有所见也。

尻，参阅《素问》第二十二《藏气法时论》第十二段"尻阴股膝髀腨胻足皆痛"句下集解。

⑰扁骨有渗理凑，无髓孔：张介宾说：扁骨者，对圆骨而言。凡圆骨内皆有髓，有髓则有髓孔。若扁骨则但有血脉渗灌之理凑，而内无髓，无髓亦无空矣。

⑱易髓无空：高世栻说：扁骨，胸脊相交之肋骨也。渗，淡渗也。理纹理也。凑，会合也。扁骨有渗淡之纹理，凑会于胸脊，其内则无髓孔。

张琦说："易髓无空"，四字衍文。

伯坚按：今据张琦说，删去此四字。

灸寒热之法，先灸项大椎，以年为壮数①。

次灸橛骨②，以年为壮数。

视背俞陷者，灸之③。

举臂、肩上陷者，灸之④。

两季胁之间，灸之⑤。

外踝上、绝骨之端，灸之⑥。

足小指、次指间，灸之⑦。

腨下陷脉，灸之⑧。

外踝后，灸之⑨。

缺盆骨上、切之坚动如筋者，灸之⑩。

膺中陷骨间,灸之[11]。

掌束骨下,灸之[12]。

齐下关元三寸,灸之[13]。

毛际动脉,灸之[14]。

膝下三寸分间,灸之[15]。

足阳明跗上动脉,灸之[16]。

巅上一,灸之[17]。

犬所啮之处,灸之三壮,即以犬伤病法灸之[18]。

凡当灸二十九处[19]。

伤食,灸之[20]。不已者必视其经之过于阳者,数刺其俞而药之[21]。

【本段提纲】 马莳说:此举灸寒热之穴而悉言之也。

【集解】

①灸寒热之法,先灸项大椎,以年为壮数:王冰说:如患人之年数。

马莳说:凡灸寒热之法,先灸项下大椎穴,系督脉经。似年为壮数,如十岁灸十壮之谓。谓之壮者,盖唯年壮则灸艾易加,故即以壮名之耳。

丹波元简说:《千金方》云:"凡言壮数者,若丁壮,病根深笃,可倍于方数。老少羸弱,可减半。"沈括《笔谈》云:"医用艾一灼谓之一壮,以壮人为法也。其言若干壮,壮人当依此数,老幼羸弱,量力减之。"(伯坚按:见《千金方》卷二十九《灸例》第六和《梦溪笔谈》卷十八。)

②橛骨:王冰说:尾穷谓之橛骨。

丹波元简说:按《说文》:"橛,弋也。又骶,尻骨也。"知橛骨即是骶骨。

丹波元坚说:《太素》作厥骨。杨曰:"厥骨,尾骶骨也。有本,厥与骨通为一字。"坚按:厥,尽也。椎骨之所尽,故称厥骨乎?其厥与骨为一字者,盖指骶字也。

③视背俞陷者,灸之:张介宾说:背俞,皆足太阳经穴。陷下之处,即经气之不足者,故当灸之。

④举臂、肩上陷者,灸之:杨上善说:肩贞等穴也。

王冰说:肩髃穴也。在肩端两骨间,手阳明、跻脉之会;刺可入同身寸之六分,留六呼;若灸者,可灸三壮。

马莳说:谓肩髃穴也,系手阳明大肠经。

高世栻说:五藏六府之俞,皆在于背,故视背俞,其俞内陷者,则于左右以灸之。视之之法,须举其臂肩,举臂肩而背上陷者,即灸之。(伯坚按:高世栻系将两句联为一句解释,他的断句法是:"视背俞陷者,灸之;举臂肩,上陷者,灸之。")

丹波元简说:按诸家以肩髃释之,拘矣。以下,高不指言穴名。

⑤两季胁之间,灸之:王冰说:京门穴,肾募也。在髂骨与腰中季胁本侠脊;刺可入同身寸之三分,留七呼;若灸者,可灸三壮。(伯坚按:肾募,参阅《素问》第四十七《奇病论》第七段"治之以胆募俞"句下集解附表。)马莳说:京门穴,系足少阳胆经。

⑥外踝上、绝骨之端,灸之:王冰说:阳辅穴也。在足外踝上、辅骨前、绝骨之端,如前同身寸之三分所,去丘虚七寸,足少阳脉之所行也;刺可入同身寸之五分,留七呼;若灸者,可灸三壮。(《新校正》云:按《甲乙经》云:"在外踝上四寸。")

马莳说：阳辅穴也，系足少阳胆经。

伯坚按：绝骨是足外踝上附着骱骨的细而短的骨(腓骨)。参阅《素问》第三十六《刺疟篇》第二十四段“针绝骨出血”句下集解。

⑦足小指、次指间，灸之：杨上善说：临泣等穴也。

王冰说：侠溪穴也。在足小指、次指歧骨间本节前陷者中，足少阳脉之所流也；刺可入同身寸之三分，留三呼；若灸者，可灸三壮。(《新校正》云：按《甲乙经》，“流”当作“留”字。)

马莳说：谓侠溪穴也，系足少阳胆经。

⑧腨下陷脉，灸之：杨上善说：承山等穴。

王冰说：承筋穴也。在腨中央陷者中，足太阳脉气所发也；禁不可刺；若灸者，可灸三壮。(《新校正》云：按《刺腰痛篇》注云，“腨中央如外陷者中。”)

马莳说：谓承筋穴也，系足太阳膀胱经。

腨，足腹也，俗名腿肚。参阅《素问》第二十二《藏气法时论》第十二段“尻阴股膝髀腨胻足皆痛”句下集解。

⑨外踝后，灸之：王冰说：昆仑穴也。在足外踝后、跟骨上、陷者中，细脉动应手，足太阳脉之所行也；刺可入同身寸之五分，留十呼；若灸者，可灸三壮。

马莳说：谓昆仑穴也，系足太阳膀胱经。

⑩缺盆骨上、切之坚动如筋者，灸之：王冰说：经阙其名，当随其所有而灸之。

吴崑说：此非谓穴，乃肉间结核也。

张介宾说：此结聚也，但随其所有而灸之，不必拘于俞穴。

⑪膺中陷骨间，灸之：王冰说：天突穴也。所在、灸刺分壮，与前缺盆中者同法。

马莳说：谓天突穴也，系任脉经。

膺，胸之两旁高处也。参阅《素问》第三十二《刺热篇》第四段“痛走胸膺背”句下集解。

⑫掌束骨下，灸之：王冰说：阳池穴也。在手表腕上陷者中，手少阳脉之所过也；刺可入同身寸之二分，留六呼；若灸者，可灸三壮。

马莳说：谓阳池穴也，系手少阳三焦经。

高世栻说：束骨，横骨也。掌束骨下，犹言掌下束骨。谓横骨缝中，大陵二穴。

沈彤《释骨》：束掌者，曰掌束骨。

丹波元简说：按《甲乙》，阳池在手表上脘中陷者中，大陵在掌两筋间陷者中，亦未知孰是。

⑬齐下关元三寸，灸之：王冰说：正在齐下同身寸之三寸也，足三阴、任脉之会；刺可入同身寸之二寸，留七呼；若灸者，可灸七壮。

马莳说：即关元穴也，系任脉经。

⑭毛际动脉，灸之：王冰说：以脉动应手为处，即气街穴也。

马莳说：谓气冲穴也，系足阳明胃经。(伯坚按：气冲即气街，参阅《素问》卷十五、气府论第五十九、第三段“气街动脉各一”句下集解。)

⑮膝下三寸分间，灸之：王冰说：三里穴也。在膝下同身寸之三寸、骱骨外廉两筋肉分间，足阳明脉之所入也；刺可入同身寸之一寸，留七呼；若灸者，可灸三壮。

马莳说：谓三里穴也，系足阳明胃经。

⑯足阳明跗上动脉，灸之：王冰说：冲阳穴也。在足跗上同身寸之五寸骨间动脉，足阳明脉之所过也；刺可入同身寸之三分，留十呼；若灸者，可灸三壮。

《新校正》云：按《甲乙经》及全元起本，"足阳明"下有"灸之"二字，并跗上动脉是二穴。今王氏去"灸之"二字，则是一穴。今于注中却存"灸之"二字，以关疑耳。

马莳说：谓冲阳穴也，系足阳明胃经。

⑰巅上一，灸之：王冰说：百会穴也。在顶中央旋毛中陷容指，足太阳脉之交会；刺可入同身寸之三分；若灸者，可灸五壮。

马莳说：谓百会穴也，系督脉经。

⑱犬所啮之处，灸之三壮，即以犬伤病法灸之：吴崑说：犬伤令人寒热，古别有灸法，故云然也。

马莳说：灸之三壮，盖灸其所伤处。

丹波元简说：按《千金翼》云："狂犬咬人，令人吮去恶血尽，灸百壮后，日日灸，百日止。"《铜人经》云："外丘，治猘犬所伤，毒不出，发寒热，速以三壮艾，可灸啮处，立愈。"鲗，本作啮，非。

⑲凡当灸二十九处：丹波元简说：今考自大椎至巅上一，合左右共二十七处，加犬所啮，为二十八处。知如《新校正》所言，"跗上"之下去"灸之"二字者误也。

⑳伤食，灸之：王冰说：伤食为病，亦发寒热，故灸。

㉑不已者必视其经之过于阳者，数刺其俞而药之：马莳说：人有伤食而发寒热者，灸之。如灸之而寒热不止，必视其各部阳经有病者数刺其俞，而用药以调治之，则寒热稍却矣。所谓过者，病也。俞者，如手阳明大肠之俞穴三间是也。

张介宾说：过于阳者，阳邪之盛者也。刺可泻其阳，药可调其阴。灸之不已，当变其治法如此。

《骨空论第六十》今译

黄帝问说：风是一切疾病的主要原因，应当如何施用针刺来治疗它？

岐伯回答说：风从外面侵入，使人发冷、出汗、头痛、身体沉重、畏寒，治疗它应当取用风府穴。调和阴阳，对于不足的则施用补法，对于有余的则施用泻法。如果患了大风病（大麻风），颈部发痛，应当刺风府穴。风府穴的部位在后颈骨第一节上椎。

大风病，出了汗，应当灸譩譆穴[①]，譩譆穴在背下脊柱两旁距离中线约三寸，用手按着穴位而令病人口呼"譩譆"二字，在手指下感觉跳动的地方即是正穴。

由于风所致的病，如果厌恶风，应当刺眉毛头的孔穴（攒竹穴）。

如果有颈痛不能就枕的现象的，应当刺肩上横骨（锁骨）部位的孔穴。

如果有痛如同骨折一样的，应当使病人引起手臂和肘部相平，而灸脊柱的正中。

如果软腰部位（腹部没有肋骨的腰）有痛胀，牵引着小腹也痛胀，应当刺譩譆穴。

如果腰痛不能转动，牵引着阴囊也痛，应当刺八髎穴[②]和痛的部位。八髎穴在腰部和尻部肌肉中间。

患鼠瘘病（颈部淋巴腺结核）的人，发寒热，应当刺寒府穴。寒府穴[③]在膝下面的外辅骨（股骨外髁）的骨缝中（阳关穴）。凡取膝部外侧的孔穴，应当使病人屈膝伏着。凡取足心的孔穴（涌泉穴），应当使病人跪着（屈膝至地面）但身不伏下口。

任脉起于中极穴[④]的下面，向上走入阴毛边，沿着腹部，上到关元穴，再向上到咽喉，向上到腮，沿着面部，进入眼睛。

冲脉起于气街穴，在肚脐两旁，并着足少阴肾经脉一同向上行走，到了胸中就散布开来。

任脉所发生的病：在男子是腹内有结块、七种疝病[5]。在女子是白带、腹内有结块。

冲脉所发生的病是气逆、腹内拘急。

督脉所发生的病是脊柱强直、角弓反张。

督脉起于小腹以下的骨中央。在女子则系着尿道孔的尖端。沿着生殖器，在会阴部位会合，绕到会阴后面。有一枝绕着臀部，到足少阴肾经脉，和足太阳膀胱经脉一同会合于足少阴肾经脉，上到臀部后面，贯穿脊柱，进入肾里面。和足太阳膀胱经一同起于眼睛内角，上额，到头顶上，络绕着脑，又出来。有一枝下到后颈，沿着肩髆里面，夹在脊柱两边，到腰部，沿着脊柱旁边的肌肉，络绕着肾。在男子则沿着生殖器到会阴，正和女子一样。由小腹直上的，贯穿着肚脐中央，上贯着心，进入喉咙，上腮，围绕着嘴唇，向上系着眼睛的下面中央。

如果督脉有病，从小腹向上冲着心发痛，大小便不通，成为冲疝。在女子则有不孕，小便困难，痔疮，小便失禁，咽干等现象。

如果督脉有病，应当治督脉，刺骨上的孔穴（曲骨穴）。如果病势很重，则刺肚脐下面的孔穴（阴交穴）。

如果呼吸有声的，应当刺喉中缺盆部位的中央（天突穴）。

如果病向上冲着喉咙的，应当刺腮上（大迎穴）。

如果膝痛屈伸困难，应当刺楗（股骨）的部位。

如果坐着而膝痛，应当刺机（股关节）的部位。

如果站起的时候牵引着膝的骨缝发痛，应当刺骸关（膝关节）的部位。

如果膝痛牵着足大踇趾也痛，应当刺腘的部位。

如果坐着而膝痛如有东西藏在膝里面一样地痛，应当刺关（腘的上面）的部位。

如果胁痛不能屈伸，应当刺背内的部位。

如果膝痛，牵连着小腿也痛如同骨折一样，应当刺足阳明胃经脉的俞穴（陷谷穴）。倘若别求治法，则可刺足太阳膀胱经脉的荥穴（通谷穴）和足少阴肾经脉的荥穴（然谷穴）。

如果小腿酸不能久站立，应当刺足少阳胆经脉的络穴（光明穴），在足外踝上面五寸。

膝的辅骨上面，腰的横骨（髂骨）下面，叫作楗（股骨）。

髋骨的两旁，叫作机（股关节）。

膝的骨缝，叫作骸关（膝关节）。

膝两边的骨，和小腿骨相连的，叫作连骸（胫骨粗隆）。

骸关下面的高骨，叫作辅（股骨的内髁和外髁）。

辅的上面，叫作腘。

腘的上面，是骸关。

脑后的横骨，叫作枕骨。

治水肿病的孔穴共有五十七个：尻（臀沟）的上部有五行，每行有五个孔穴。在伏兔穴[6]的上部，左右各二行，每行有五个孔穴。在足内踝的上部，左右各一行，每行有六个孔穴。

髓空（髓的空隙处）有一个在脑后五分，在颅际锐骨（枕骨）的下部。有一个在断基（下齿正缝中）的下部。有一个在后颈当中的伏骨下部。有一个在脊柱的上部，在风府穴以上。

脊骨的下空，在尻骨（骶骨）下。

有好几个髓空在面部夹着鼻梁的部位。

或骨(下颌骨)的骨空,在口部,和两唇相平(大迎穴)。

两个肩髆骨的骨空,在肩髆的上部。

臂骨空,在臂的外侧,在腕骨上四寸,两骨的空间。

股骨的上空,在大腿前面,在膝上四寸。

小腿骨空,在辅骨的上端。

大腿和前阴中间的骨空,在阴毛中动脉跳动的部位。

尻骨(骶骨)空,在髀骨(骼骨嵴的下面)后面,相去四寸的部位。

平扁的骨有血脉渗灌,则没有髓孔。

对于寒热病的灸法,首先灸后颈的大椎,灸的壮数(灼数)随着年龄而定(二十岁二十壮、三十岁三十壮)。

其次灸橛骨(骶骨),灸的壮数也依年龄而定。

如果背俞(足太阳膀胱经脉的五脏六腑俞)的孔穴有凹陷下去的 ,应当灸。

举起手臂,如果肩上有凹陷下去的部位,应当灸。

两胁没有肋骨的部位,应当灸。

足外踝的上部,绝骨(腓骨)头上,应当灸。

足小趾、次趾的中间,应当灸。

小腿肚上凹陷的脉,应当灸。

足外踝的后面,应当灸。

缺盆骨上,按着坚韧而摇动像筋一样的部位,应当灸。

两膺的中间凹陷的骨,应当灸。

手掌的横骨下面,应当灸。

肚脐下面三寸的关元穴,应当灸。

阴毛中跳动的脉,应当灸。

膝下三寸肌肉间,应当灸。

足阳明胃经脉在脚背上跳动的脉,应当灸。

头顶上有一穴,应当灸。

犬咬的伤处,应当灸三壮,即用治疗犬咬的方法。

总共应当灸的部位有二十九处。

如果伤了食(食物过饱),应当灸。倘若灸了还不好,必须找出阳邪过盛的经脉,而刺它的俞穴,要多刺几刺,并须用药调理。

①谚语:谚语穴在脊椎第六椎下面,距离脊柱中线十厘米。它是足太阳膀胱经脉的一个孔穴。它是双穴,左右各一。

②八髎穴:八髎穴是上髎穴、次髎穴、中髎穴、下髎穴。它们都是双穴,左右各一,所以叫作八髎穴。上髎穴在第十八椎的下面,距离脊柱中线约一横指,和髂后上棘相平。次髎穴在第十九椎的下面,距离脊柱中线约一横指。中髎穴在第二十椎的下面,距离脊柱中线约一横指。下髎穴在第二十一椎的下面,距离脊柱中线约一横指。它们都是足太阳膀胱经脉的孔穴。

③寒府穴:现代没有寒府穴的名称,根据所叙述的部位,可能即是阳关穴的别名。

④中极穴:中极穴在腹部中线,肚脐的下面十三点三厘米。它是任脉的一个孔穴。它是单穴。

⑤七种疝病:是厥疝、癥疝、寒疝、气疝、盘疝、胕疝、狼疝,详见巢元方《诸病源候论》卷二十七《疝候》条。根据巢元方所叙述的症状,都是胃肠痉挛。狼疝则是腹股沟疝,因小肠嵌入而起痉挛。

⑥伏兔穴:在膝上二十厘米、大腿前侧肌肉中。它是足阳明胃经脉的一个孔穴。它是双穴,左右各一。

水热穴论第六十一①

①水热穴论第六十一:《新校正》云:按全元起本在第八卷。

伯坚按:本篇和《甲乙经》《黄帝内经太素》《类经》三书的篇目对照,列表于下:

素 问	甲 乙 经	黄帝内经太素	类 经
水热穴论第六十一	卷五——针灸禁忌第一上 卷七——六经受病发伤寒热病第一上 卷七——六经受病发伤寒热病第一中 卷八——肾风发风水面胕肿第五	卷十一——变输篇 卷十一——气穴篇 卷三十——温暑病篇	卷二十——四时之刺(针刺类十八·三) 卷二十一——肾主水水俞五十七穴(针刺类三十八·一) 卷二十一——热病五十九俞(针刺类三十九)

【释题】 马莳说:"内论治水、治热之穴,故名篇。"水是水肿,用针刺法治疗水肿所取的孔穴就叫作水穴。热是全身发热的疾病,用针刺法治疗全身发热病所取的孔穴就叫作热穴。本篇讲这两类孔穴,所以叫作《水热穴论》。

【提要】 本篇用黄帝、岐伯问答的形式,内容可以分为三节。第一节讲水肿的病理和水穴的所在部位。第二节讲针刺法在春夏秋冬四季各有应当取的孔穴。第三节讲各种热病所应当取的孔穴。

黄帝问曰:少阴何以主肾?肾何以主水?

岐伯对曰:肾者,至阴也①。至阴者,盛水也②。肺者,太阴也③。少阴者,冬脉也④。故其本在肾,其末在肺,皆积水也⑤。

帝曰:肾何以能聚水而生病?

岐伯曰:肾者,胃之关也。关闭不利⑥,故聚水而从其类也⑦。上下溢于皮肤,故为胕肿⑧。胕肿者,聚水而生病也。

帝曰:诸水皆生于肾乎?

岐伯曰:肾者,牝藏也⑨,地气上者属于肾而生水液也,故曰至阴⑩。勇而劳甚则肾汗出⑪,肾汗出逢于风,内不得入于藏府,外不得越于皮肤,客于玄府⑫,行于皮里,传为胕肿。本之于肾,名曰风水⑬。所谓玄府者,汗空⑭也。

【本段提纲】 马莳说:此言风水之病,本之于肾,而传之于肺也。按风水之证,又见《评热病论》《奇病论》《灵枢·论疾诊尺篇》。

伯坚按:《素问》第三十三《评热病论》说:“帝曰:‘有病肾风者,面胕庞然壅,害于言,可刺不?’岐伯曰:‘虚不当刺。不当刺而刺,后五日其气必至。’帝曰:‘其至何如?’岐伯曰:‘至必少气、时热,时热从胸背上至头,汗出,手热,口干,苦渴,小便黄,目下肿,腹中鸣,身重难以行,月事不来,烦而不能食,不能正偃,正偃则咳,病名曰风水。’”又第四十七《奇病论》说:“帝曰:‘有病庞然如有水状,切其脉大紧,身无痛者,形不瘦,不能食,食少,名为何病?’岐伯曰:‘病生在肾,名为肾风。肾风而不能食,善惊,惊已,心气痿者死。’”《灵枢》第七十四《论疾诊尺篇》说:“视人之目窠上微痈,如新卧起状,其颈脉动,时咳,按其手足上窅然而不起者,风水肤胀也。”

【集解】

①肾者,至阴也:马莳说:肾居下焦,为阴中之阴,乃至阴也。

张介宾说:肾应北方之气,其藏居下,故曰至阴也。

伯坚按:《素问》第九《六节藏象论》说:“肾者为阴中之太阴。”《灵枢》第四十一《阴阳系日月篇》说:“肾为阴中之太阴。”

②至阴者,盛水也:马莳说:水为阴,肾亦为阴,今肾为至阴,则水病乃盛水也。

张介宾说:水王于冬,而肾主之,故曰盛水也。

高世栻说:肾所以主水者,以至阴者盛水也。

张志聪说:盛者,受盛而多也。

③肺者,太阴也:张介宾说:肺为手太阴经,其藏属金。

④少阴者,冬脉也:马莳说:肾为足少阴经,少阴者主于冬,水之脉也。(伯坚按:《灵枢》第十《经脉篇》说:“肾足少阴之脉。”)

五脏、五行和四时的配合,参阅《素问》第三十二《刺热篇》第一段“甲乙大汗”句下集解附表。

⑤故其本在肾,其末在肺,皆积水也:马莳说:肾为足少阴经,其脉从肾上贯鬲入肺中,故其病本在肾,其病末在肺。本者,病之根也。末者,病之标也。

⑥关闭不利:原文作“关门不利”。

度会常珍说:古抄本,“门”作“闭”,与注合,为是。(伯坚按:王冰注见本段集解七。)

喜多村直宽说:《太素》,“门”作“闭”。宽按,据王《注》《太素》似是。王旧本必是闭字。《宣明五气篇》注,亦作“关闭”,《圣济总录》引同。《六元正纪论》,“关闭不利”。

田晋蕃说:钞《太素·气穴篇》,“门”作“闭”。日本《经籍访古志》曰:“古钞本,‘门’作‘闭’,与《注》合。”晋蕃按:王注作“关闭不利”,是所见之本作“闭”。“闭”之误“门”,如《庄子·外物篇》“而闭其所誉”,《释文》“一本文注并作门”是也。

伯坚按:此段见《黄帝内经太素》卷十一《气穴篇》,作“关闭不利”。今据度会常珍、喜多村直宽、田晋蕃说,依《太素》校改。

⑦故聚水而从其类也:王冰说:关者,所以司出入也。肾主下焦,膀胱为府主,其分注开窍二阴,故肾气化则二阴通,二阴闭则胃填满,故云肾者胃之关也。关闭则水积,水积则气停,气停则水生,水生则气溢。气水同类,故云关闭不利,聚水而从其类也。《灵枢经》曰:“下焦溢为水”,此之谓也。(伯坚按:此注中“关闭不利”,守山阁本作“关门不利”,今据明顾从德覆宋本校改。)

吴崑说:若关门不利,则水不行而聚于下焦。水聚下焦,则以肾属水而从之,是从其类也。

⑧上下溢于皮肤，故为胕肿：王冰说：上谓肺，下谓肾，肺肾俱溢，故聚水于腹中而生病也。

张介宾说：肌肤浮肿曰胕肿。

丹波元简说：按胕，音符。《山海经》："竹山有草焉，其名曰黄雚，浴之已疥，又可以已胕。"郭璞《注》云："治胕肿也。"

喜多村直宽说：《阴阳应象大论》："寒胜则浮"，《太素》"浮"作"胕"。

余岩《古代疾病名候疏义》第一二一页：《说文》："疛，小腹病，从疒，肘省声。"《玉篇》疒部疛下注云："心腹疾也。《吕氏春秋》云：'身尽疛肿'。"岩按今本《吕氏春秋·仲春纪·情欲篇》作"身尽府肿"，高训府为腹疾，与《说文》疛训小腹疾合，以府为疛也。《内经素问·水热穴论篇》第六十一："上下溢于皮肤，故为胕肿。"王冰注云："故聚水于腹中而生病也。"是王太仆以腹释胕，亦以胕为疛也。《内经·太素》卷十一《气穴篇》亦云："上下溢于皮肤，故为胕肿。"杨上善注云："胕，扶府反，与腐同义也。"与王义不同，然证以《水热穴论》下文"故水病下为胕肿"之言，则王冰注义为长，盖即今之腹水。

余岩《古代疾病名候疏义》第二五五页：痡者，王氏《广雅·疏证》云："《玉篇》：'痡，肿也。'《素问·水热穴论》云：'胕肿者，聚水而生病也。'《西山经》：'可以已胕。'郭璞《注》云：'治胕肿也。'《吕氏春秋·情欲篇》云：'身尽府肿。'痡、胕、府，并通。"岩按《内经》屡言胕肿。《素问·水热穴论》又云："肾者，胃之关也，关门不利，故聚水而从其类也，上下溢于皮肤，故为胕肿。"又云："肾汗出，逢于风，内不得入于脏腑，外不得越于皮肤，客于元府，行于皮里，传为胕肿，本之于肾，名曰风水。"《至真要大论》云："太阴司天，湿淫所胜，胕肿、骨痛、阴痹。"又云："少阴司天，热淫所胜，民病胸中烦热、嗌干，右胠满，……甚则疮疡、胕肿。"又云："少阳司天，火淫所胜，民病头痛，……皮肤痛，色变黄赤，传而为水，身面胕肿。"又云："太阴之胜，头重、足胫胕肿，饮发于中，胕肿于上。"又云："少阳之复，少气、脉萎，化而为水，传为胕肿。"又云："少阴司天，客胜，则鼽嚏，颈项强，……甚则胕肿。"又云："太阴司天，客胜，则首面胕肿。"又云："少阴在泉，客胜则腰痛，……胕肿，不能久立。"又云："诸病胕肿、疼酸、惊骇，皆属于火。"《素问·五常政大论》云："少阳司天，火气下临，……寒热胕肿。"其曰聚水生病，曰身面胕肿，曰首面胕肿，曰上下溢于皮肤，故为胕肿，曰行于皮里，传为胕肿，皆水肿也。

胕，参阅《素问》第五《阴阳应象大论》第八段"寒胜则浮"和第四十二《风论》第四段"有荣气热胕"句下集解。

⑨肾者，牝藏也：《灵枢》第四十四《顺气百分为四时篇》：肝为牡藏。心为牡藏。脾为牝藏。肺为牝藏。肾为牝藏。

⑩地气上者属于肾而生水液也，故曰至阴：张介宾说：牝，阴也。地气上者，阴气升也。以阴从阴而生水液，故曰至阴。

⑪勇而劳甚则肾汗出：丹波元简说：《经脉别论》云："持重远行，汗出于肾。"

⑫玄府：马莳说：玄府者，即皮肤上之汗空也。汗空虽细微，最为玄远，故曰玄。

张介宾说：汗属水，水色玄，汗之所居，故名玄府。从孔而出，故曰汗空，然汗由气化，出乎玄微，是亦玄府之义。

⑬行于皮里，传为胕肿。本之于肾，名曰风水：张介宾说：勇而劳甚者，汗自阴分深处而发，故曰肾汗。汗出逢风则腠理闭，内已离于藏府、外不得泄于皮肤，故客于玄府而为胕肿。此因水因风，故名风水。

⑭汗空：高世栻说：空、孔同。

帝曰：水俞五十七处者，是何主也？

岐伯曰：肾俞五十七穴，积阴之所聚也，水所从出入也①。尻上五行、行五者，此肾俞②。故水病下为胕肿、大腹，上为喘呼、不得卧者，标本俱病③。故肺为喘呼，肾为水肿，肺为逆不得卧④，分为相输俱受者，水气之所留也⑤。伏菟上⑥各二行、行五者，此肾之街也⑦。三阴之所交，结于脚也⑧。踝上各一行、行六者，此肾脉之下行也⑨，名曰太冲⑩。凡五十七穴者，皆藏之阴络，水之所客也⑪。

【本段提纲】 马莳说：此言治水之俞有五十七所也。

【集解】

①水所从出入也：吴崑说：肾俞，即水俞。

伯坚按：守山阁本："水所从出入也"误作"水所从出入也"。今据明顾从德覆宋本校正。

②尻上五行、行五者，此肾俞：杨上善说：尻上五行、合二十五输者，有非肾脉所发，皆言肾输，以其近肾，并在肾部之内，肾气所及，故皆称肾输也。

马莳说：尻上计有五行，每行计有五穴，此肾之俞也。夫尻上之俞，果有五行，其中行系督脉一经，旁四行系足太阳膀胱经，而今曰肾之俞者，以肾与膀胱为表里，故不曰膀胱而曰肾俞也。其脊中五穴，即脊中、悬枢、命门、腰俞、长强是也。次两旁，即大肠俞、小肠俞、膀胱俞、中膂内俞、白环俞是也。又次两旁，即胃仓、肓门、志室、胞肓、秩边是也。

③故水病下为胕肿、大腹，上为喘呼、不得卧者，标本俱病：张介宾说：水之本在肾，标在肺。标本俱病，故在下则为胕肿、大腹，在上则为喘呼、不得卧。

④肺为逆不得卧：丹波元坚说：《评热病论》："真气上逆，故口苦舌干，卧不得正偃，正偃则咳出清水也。诸水病者故不得卧。"

⑤分为相输俱受者，水气之所留也：杨上善说：肾以主水，肺以主气，故曰分之。二气通聚，故曰相输受也。相输受者，水之与气并留止也。（伯坚按：经文此句，《黄帝内经太素》作"分之相输受者，水气之所留也"。）

王冰说：分其居处以名之，则是气相输应。本其俱受病气，则皆是水所留也。

马莳说：此二经之分，本为相输相应。俱受其病者，以水气之所留也。

张介宾说：言水能分行诸气，相为输应，而俱受病者，正以水气同类水病则气应，气病则水应，留而不行，俱为病。

高世栻说：肾气上升，肺气下降，上下分行相为输布，今俱受病者，乃水气之所留聚也。

张志聪说：此水分为相输，而上下俱受病者，盖肾俞之循尻而下，复循腹而上，贯肺中，水气之留于经俞故也。

丹波元坚说：先兄曰："按水气同类，肺肾俱为标本，故其感病也，互相输而俱受，分为胕肿、喘呼之证也。本是二藏属阴，而水气之所留也。诸家以相输为二藏之气，以俱受为病气恐非是也。"

⑥伏菟上：张介宾说：伏菟、足阳明经穴。伏菟之上，即腹部也。

张志聪说：伏菟在膝上六寸起肉，以左右各三指按膝上有肉起如兔之状故以为名。

丹波元简说：按伏菟，诸家以为足阳明经穴，恐非也。此盖谓膝上有肉起如兔之状，故名之。又据辅骨考之，取义于车伏菟。輹，一名伏兔，又作轐。《考工记》郑注："轐，伏兔也。"贾《疏》云："汉时名，今人谓之车屐也。"行五，盖今无可考。诸注为腹上，亦恐非。

伏菟，参阅《素问》第五十九《气府论》第三段“伏菟上各一”句下集解。

⑦伏菟上各二行、行五者，此肾之街也：王冰说：街，谓道也。

马莳说：伏菟上各二行，每行有五穴者，此肾脉所通之街。谓夹中行任脉两旁，有中注，四满、气穴、大赫、横骨是也。次夹两旁，有外陵、大巨、水道、归来、气冲是也。

田晋蕃说：钞《太素·气穴篇》作“此肾之所冲也”。晋蕃按：王注：“街谓道也。”左氏昭元年《传》：“及冲，击之以戈。”注：“冲，交道。”是冲之与街，文异而义同，《素问》作街，《太素》作冲，犹《痿论》“会于气街”，《甲乙经·热在五藏发痿篇》作“会于气冲”。惟《太素》作“所冲”，“所”是衍字。

⑧三阴之所交，结于脚也：马莳说：足三阴之所交者，必结于脚。内踝上三寸有穴，名三阴交，以肾、肝、脾三阴之所交也。

张介宾说：三阴，肝、脾、肾三阴也。三经所交，俱结于脚，故足太阴有三阴交。

丹波元简说：《经脉篇》云：“足太阴，交出厥阴之前，上膝股内前廉。足少阴，上股内后廉。足厥阴，交出太阴之后，上腘内廉，循脉，入毛中。”此所谓三阴所交结于脚是也。

⑨踝上各一行、行六者，此肾脉之下行也：马莳说：其踝上各一行，每行六穴者，此督脉之所行，名曰太冲。以肾与冲脉并皆下行于足，合而盛大，故曰太冲。又其穴在内踝之上，即太冲后复溜、阴谷、照海、交信、筑宾是也。

张介宾说：踝上各一行，独指足少阴肾经而言。行六穴，则大钟、照海、复溜、交信、筑宾、阴谷是也。左右共十二穴。

高世栻说：踝上，足踝处也。足踝上各一行、行六，谓三阴交、漏谷、商丘、公孙、太白、大都，六穴，左右十二穴。肾脉从足而上，亦可从胫而下，故曰此肾脉之下行也。

张志聪说：踝上各一行，左右二足各一行也。行六者，谓照海、水泉、大钟、太溪、然谷、涌泉六穴也。

⑩名曰太冲：《素问》第六《阴阳离合论》：圣人南面而立，前曰广明，后曰太冲。太冲之地，名曰少阴。

王冰说：肾脉与冲脉并下行循足，合而盛大，故曰太冲。

高世栻说：肾脉下行，则名曰太冲。《阴阳离合论》曰：“太冲之地名曰少阴”者此也。

张志聪说：夫圣人南面而立，前曰广明，后曰太冲，太冲之地，名曰少阴，少阴根起于涌泉，是泉在地之下，从至阴而涌出，故曰肾者至阴也，至阴者盛水也。

太冲，参阅《素问》第三十五《疟论》第三段“注于伏旅之脉”句下集解。

⑪凡五十七穴者，皆藏之阴络，水之所客也：王冰说：经所谓五十七者，然尻上五行、行五，则背脊当中行者督脉气所发者，脊中、悬枢、命门、腰俞、长强当其处也；次侠督脉两傍足太阳脉气所发者，有大肠俞、小肠俞、膀胱俞、中膂内俞、白环俞当其处也；又次外侠两傍足太阳脉气所发者，有胃仓、肓门、志室、胞肓、秩边当其处也。伏菟上各二行、行五者，腹部正俞侠中行任脉、两傍冲脉、足少阴之会者，有中注、四满、气穴、大赫、横骨当其处也；次侠冲脉足少阴两傍、足阳明脉气所发者，有外陵、大巨、水道、归来、气街当其处也。踝上各一行，行六者，足内踝之上有足少阴、阴跻脉，并循腨上行，足少阴脉有大钟、复溜、阴谷三穴，阴跻脉有照海、交信、筑宾三穴。阴跻既足少阴脉之别，亦可通而主之。脊中在第十一椎节下间，俯而取之；刺可入同身寸之五分；不可灸，令人偻。悬枢在十三椎节下间，伏而取之；刺可入同身寸之三分；若灸者，可灸三壮。命门在第十四椎节下间，伏而取之；刺可入同身寸之五分；若灸者，可灸三壮。腰俞在第

二十一椎节下间;刺可入同身寸之二分,(《新校正》云:按《甲乙经》及《缪刺论注》并《热穴注》俱云:“刺入二寸”,而《刺热注》,《气府注》、并此注作“二分”;宜从二分之说。)留七呼;若灸者、可灸三壮。长强在脊骶端,督脉别络少阴所结;刺可入同身寸之二分,留七呼;若灸者,可灸三壮。此五穴者,并督脉气所发也。次侠督脉两傍,大肠俞在第十六椎下侠督脉两傍,去督脉各同身寸之一寸半;刺可入同身寸之三分,留六呼;若灸者,可灸三壮。小肠俞在第十八椎下两傍,相去及刺灸分壮法如大肠俞。膀胱俞在第十九椎下两傍,相去及刺灸分壮法如大肠俞。中膂内俞在第二十椎下两傍,相去及刺灸分壮法如大肠俞,侠脊膂胂起肉,留十呼。白环俞在第二十一椎下两傍,相去如大肠俞,伏而取之;刺可入同身寸之五分;若灸者,可灸三壮。(《新校正》云:按《甲乙经》云,“刺可入八分,不可灸”。)此五穴者,并足太阳脉气所发、所谓肾俞者则此也。又次外两傍,胃仓在第十二椎下两傍,相去各同身寸之三寸;刺可入同身寸之五分;若灸者,可灸三壮。肓门在第十三椎下两傍,相去及刺灸分壮法如胃仓。志室在第十四椎下两傍,相去及刺灸分壮法如胃仓,正坐取之。胞肓在第十九椎下两傍,相去及刺灸分壮法如胃仓,伏而取之。秩边在第二十一椎下两傍,相去及刺灸分壮法如胃仓,伏而取之。此五穴者,并足太阳脉气所发也。次伏菟上两行,中注在齐下同身寸之五分两傍,相去任脉各同身寸之五分,(《新校正》云:按《甲乙经·同气府注》云:“侠中行方一寸”,文异而义同。)四满在中注下同身寸之一寸,气穴在四满下同身寸之一寸,大赫在气穴下同身寸之一寸,横骨在大赫下同身寸之一寸,各横相去同身寸之一寸,并冲脉足少阴之会;刺可入同身寸之一寸;若灸者,可灸五壮。次外两傍穴,外陵在齐下同身寸之一寸(《新校正》云:按《气府论注》云:“外陵在天枢下一寸”与此正同。)两傍,去冲脉各同身寸之一寸半,大巨在外陵下同身寸之一寸,水道在大巨下同身寸之三寸,归来在水道下同身寸之三寸,气街在归来下,(《新校正》云:按《气府注》《刺热注》《热穴注》云:“在腹齐下横骨两端鼠鼷上一寸。”《刺禁注》云:“在腹下侠齐两傍相去四寸鼠仆上一寸,动脉应手。”《骨空》注云:“在毛际两傍鼠鼷上。”诸注不同,今备录之。)鼠鼷上同身寸之一寸,各横相去同身寸之二寸,此五穴者并足阳明脉气所发。水道刺可入同身寸之二寸半;若灸者,可灸五壮。气街刺可入同身寸之三分,留七呼;若灸者,可灸三壮。余三穴并刺可入同身寸之八分;若灸者,并可五壮。所谓肾之街者则此也。踝上各一行、行六者,大钟在足内踝后街中,(《新校正》云:按《甲乙经》云:“跟后冲中。”)《刺疟注》《刺腰痛注》,作“跟后街中动脉”。此云:“内踝后”,此注非。足少阴络别走太阳者;刺可入同身寸之二分,留三呼;若灸者,可灸三壮。复溜在内踝上同身寸之二寸陷者中,足少阴脉之所行也;刺可入同身寸之三分,留三呼;若灸者,可灸五壮。照海在内踝下;刺可入同身寸之四分,留六呼;若灸者,可灸三壮。交信在内踝上同身寸之二寸、少阴前、太阴后、筋骨间,阴跻之郄;刺可入同身寸之四分,留五呼;若灸者,可灸三壮。筑宾在内踝上腨分中,阴维之郄;刺可入同身寸之三分;若灸者,可灸五壮。阴谷在膝下内辅骨之后、大筋之下、小筋之上按之应手,屈膝而得之,足少阴脉之所入也;刺可入同身寸之四分;若灸者,可灸三壮。所谓肾经之下行名曰太冲者,则此也。

高世栻说:凡此五十七穴者,尻上之穴为肾俞,伏兔之穴为肾街,踝上之穴为肾脉,是皆肾藏之阴络,而为水之所客也。

张琦说:阴气所行,故曰阴络。内督脉及足阳明穴亦曰阴络,其义未闻。

徐大椿《医学源流论》卷下《水病针法论》:凡刺之法,不过补泻经络,祛邪纳气而已,其取穴甚少。惟水病、风水、肤胀、必制五十七穴,又云:皮肤之血尽取之,何也?盖水旺必克脾土,脾土衰则偏身皮肉皆肿,不特一经之中有水气矣。若仅刺一经,则一经所过之地,水自渐消,而他经之水不消，则四面会聚，并一经已泻之水亦仍满矣。故必周身肿满之处皆刺而泻之；然后其水不复聚耳。此五十七穴者，皆藏之阴络，水之所客也。此与大禹治洪水之法同。盖洪水泛滥，必有江淮河济各引其所近之众流以入海，必不能使天下之水只归一河以入海也。又出水之后，更必调其饮食。《经》云："方饮无食，方食无饮。欲使饮食异居，则水不从食，以至于脾土受湿之处也。无饮他食，百三十五日。"此症之难愈如此。余往时治此病，轻者多愈，重者必复肿，盖由五十七穴未能全刺，而病人亦不能守戒一百三十五日也。此等大症，少违法度，即无愈理，可不慎哉！

帝曰：春取络脉、分肉，何也①？

岐伯曰：春者，木始治，肝气始生，肝气急，其风疾，经脉常深，其气少不能深入，故取络脉、分肉间②。

帝曰：夏取盛经、分腠，何也③？

岐伯曰：夏者，火始治，心气始长，脉瘦、气弱④，阳气留溢⑤，热熏分腠，内至于经，故取盛经、分腠⑥。绝肤而病去者⑦，邪居浅也⑧。所谓盛经者，阳脉也⑨。

帝曰：秋取经俞，何也⑩？

岐伯曰：秋者，金始治，肺将收杀⑪，金将胜火，阳气在合，阴气初胜，湿气及体，阴气未盛，未能深入，故取俞以泻阴邪⑫，取合以虚阳邪⑬。阳气始衰，故取于合。

帝曰：冬取井、荥，何也⑭？

岐伯曰：冬者，水始治，肾方闭，阳气衰少，阴气坚盛，巨阳伏沉，阳脉乃去⑮，故取井以下阴逆，取荥以实阳气⑯。故曰："冬取井、荥，春不鼽、衄"，此之谓也⑰。

【本段提纲】 《新校正》云：按此与《四时刺逆从论》及《诊要经终论》义颇不同，与《九卷》之义相通。（丹波元简说：按《灵枢·顺气一日分为四时篇》："冬刺井。春刺荥。夏刺输。长夏刺经。秋刺合。"又《本输篇》："春荥。夏腧。秋合。冬井。"并与此篇同。（《新校正》云："与《九卷》义相通"，即是也。）

马莳说：此下四节，当与《灵枢·本输篇》第十八节参看。按此篇秋曰治合，则阳气尚在合而治之。冬曰井荥，以阴邪欲下逆而出之。其春必刺络脉分肉处，夏必刺盛经分腠矣。《难经》以春为刺井，夏为刺荥，秋为刺经，冬为刺合，与此大反。要知经之所言者是，而《难经》则非也。

丹波元简说：按《本输篇》《四时气篇》《寒热病篇》《终始篇》《四时刺逆从论》《诊要经终篇》，并论四时刺法，本节最详，而义互异。然与水热穴义不太涉，疑是他篇错简。

张琦说：此疑《四时刺逆从论》中脱文误次者。知四时之治变，庶切脉用药无大过矣。

丹波元坚说：此节《太素》别为类，题曰"变输"，是以知其错文。

伯坚按：《黄帝内经》讲四时刺法什么季节应当取用什么孔穴，共有六处，所说各有出入，这表明是不同学派的医学家的作品。现在列表于下，并附《难经》的说法，以供参考：

什么季节应当取用什么孔穴							
篇名 四时	《素问》第十六《诊要经终论》	《素问》第六十一《水热穴论》	《灵枢》第二《本输篇》	《灵枢》第十九《四时气篇》	《灵枢》第二十一《寒热病篇》	《灵枢》第四十四《顺气一日分为四时篇》	《难经·第七十四难》
春	春刺散俞及与分理	春取络脉分肉	春取络脉诸荥,大经分肉之间	春取经,血脉分肉之间	春取络脉。络脉治皮肤	色主春,春刺荥。病变于色者,取之荥	春刺井
夏	夏刺络俞	夏取盛经、分腠	夏取诸腧孙络,肌肉皮肤之上	夏取盛经孙络,取分间,绝皮肤	夏取分腠。分腠治肌肉	时主夏,夏刺输。病时间时甚者,取之输	夏刺荥
长夏						音主长夏,长夏刺经。病变于音者,取之经	季夏刺俞
秋	秋刺皮肤循理	秋取经俞	秋取诸合	秋取经腧。邪在府,取之合	秋取气口。气口治筋脉	味主秋,秋刺合。经满而血者,病在胃及以饮食不节得病者,取之于合,故命曰味主合	秋刺经
冬	冬刺俞窍于分理	冬取井荥	冬取诸井,诸腧之分	冬取井荥	冬取经输经输治骨髓	藏主冬,冬刺井。病在藏者,取之井	冬刺合

井、荥、俞、经、合,参阅《素问》第三十六《刺疟篇》第十六段"刺指井"句下集解附表。

【集解】

①春取络脉、分肉,何也:高世栻说:《本俞论》云:"春取络脉诸荥,大筋分肉之间。"故问春取络脉之分肉,刺极浅者,何也?

②春者,木始治,肝气始生,肝气急,其风疾,经脉常深,其气少不能深入,故取络脉、分肉间:张介宾说:春属木、木应肝、肝主风。

高世栻说:天之四时,地之五行,人之五藏,气相输应。故时之春者,五行之木气始治,五藏之肝气始生。肝始生,则肝气急。肝气急,一如其风之疾。人之经脉常深,其急疾之肝气始生,故其气少,不能深入于经脉,故春时取络脉间之分肉而浅刺也。

③夏取盛经、分腠,何也:高世栻说:《灵枢·四时气论》云:"夏取盛经孙络,取分间,绝皮肤。"故问夏取盛经分腠,刺稍深者,何也?

张介宾说:夏属火,火应心,心主热。

④夏者,火始治,心气始长,脉瘦、气弱:马莳说:藏气始长,其脉尚瘦,其气尚弱。

⑤阳气留溢:《新校正》云:按别本,"留"一作"流"。

丹波元简说:《甲乙》,"留"作"流"。

丹波元坚说:《太素》,"留"作"流"。坚按,此与《新校正》引别本合。

田晋蕃说:"留""流"字古通。嵇康《琴赋》:"乍留联而扶疏。"注:"留联,即流联。"是其证也。

⑥热熏分腠内至于经，故取盛经、分腠：张介宾说：夏属火，火应心，心主热。夏令阳浮于外，热熏分腠，气在盛经孙络之间，故夏取盛经分腠者，治在阳分，所以去心邪也。

⑦绝肤而病去者：王冰说：绝，谓绝破令病得出也。

马莳说：用刺法者，必取此，盛经分腠以治之。先以左手按绝其皮肤，而右手刺之即病去者，邪尚浅也。

吴崑说：绝肤，取盛经分腠而刺之，是绝其邪气于肤间，故云然也。

高世栻说：夏时亦有绝皮肤取孙络之病，故又言绝肤而病去者，邪居浅也。今所谓取盛经者，乃盛阳之经脉，不在皮肤也。

⑧邪居浅也：高世栻说：时之夏者，五行之火气始治，五藏之心气始长。心主脉，心气始长，故脉瘦气弱。火为阳，火始治，故阳气留溢。留溢，留满于中也。热熏分腠，充达于外也。分腠，乃盛经之分腠，故热重分腠则内至于经。热熏分腠，内至于经，故取盛经分腠，刺之稍深。所以答帝夏取盛经分腠之间。

⑨所谓盛经者，阳脉也：马莳说：盛经者，人身阳经之脉也。

张介宾说：谓手足三阳凡十二经之经穴，如手太阴经渠之类，凡夏气所在者，即阳脉也。

张志聪说：阳脉，谓浮见于皮肤之脉。

⑩秋取经俞，何也：张介宾说：经俞者，诸经之经穴、俞穴也。俞应夏，经应长夏，皆阳分之穴。

高世栻说：《四时气论》云："秋取经俞。邪在府，取之合。"故问秋取经俞，刺之深者，何也？

经俞，参阅《素问》第三十六《刺疟篇》第十六段"刺指井"句下集解。

⑪收杀：高世栻说：收，收敛。杀，肃杀也。

⑫金将胜火，阳气在合，阴气初胜，湿气及体，阴气未盛，未能深入，故取俞以泻阴邪：高世栻说：时之秋者，五行之金气始治，五藏之肺气将收杀。夏火气消，故金将胜火。阳气内收，故阳气在合。时方清肃，故阴气初胜。白露乃下，故湿气及体。阴气初胜则阴气未盛，湿气及体则未能深入，故取俞以泻阴湿之邪。俞，经俞也。所以答帝秋取经俞之问。

⑬取合以虚阳邪：高世栻说：秋时亦有阳邪内入之病，若果阳气在合，则取合以虚阳邪。所以然者，秋时阳气始衰，故当更取于合，不但取于经俞也。

丹波元简说：按马云："此节帝分明以经俞为问，而伯乃对言所取在合，其阴经则取俞。要知伯之所答者为是，而帝之所问者误也。"此说不可从。皇甫士安既云："是谓始秋之治变"，是也。

合，参阅《素问》第三十六《刺疟篇》第十六段"刺指井"句下集解。

⑭冬取井、荥，何也：高世栻说：《四时气论》云："冬取井、荥，必深以留之。"故问冬取井、荥，刺亦深者，何也。

伯坚按：井荥，参阅《素问》第三十六《刺疟篇》第十六段"刺指井"句下集解。

⑮巨阳伏沉，阳脉乃去：马莳说：巨阳者，太阳也，与肾为表里，其脉亦伏沉，而阳脉乃下去矣。

张介宾说：井应冬，荥应春也。冬属水，水主肾，水王于冬，其气闭藏也。少阴，肾也。巨阳，膀胱也。二经表里，阴气方盛，所以阳脉衰去。

⑯故取井以下阴逆，取荥以实阳气：张介宾说：取井以下阴逆，抑有余也。取荥以实阳气，

扶不足也。

田晋蕃说:《甲乙经》《千金方》作"取荥以通阳气"。晋蕃按:钞《太素·变输篇》亦作"实"。《广雅·释诂》:"实塞也。"通之为塞,犹乱之为治,徂之为存也。

⑰故曰:"冬取井、荥,春不鼽、衄",此之谓也:吴崑说:"故曰",古语也。冬时既取其在下之井荥,则下无逆阴,故春时木气升发,亦无鼽衄之患也。

高世栻说:冬取井、荥,使其藏也。《金匮真言论》云:"冬不按跻,春不鼽、衄。"不按跻者使之藏,取井荥者亦使之藏,故不曰冬不按跻而曰冬取井荥,其义一也。

帝曰:夫子言治热病五十九俞,余论其意,未能领别其处①。愿闻其处,因闻其意。

岐伯曰:头上五行,行五者,以越诸阳之热逆也②。大杼、膺俞、缺盆、背俞,此八者以泻胸中之热也③。气街、三里、巨虚上下廉,此八者以泻胃中之热也④。云门、髃骨、委中、髓空,此八者以泻四支之热也⑤。五藏俞傍五,此十者以泻五藏之热也⑥,凡此五十九穴者,皆热之左右也⑦。

帝曰:人伤于寒而传为热,何也⑧?

岐伯曰:夫寒盛则生热也⑨。

【本段提纲】 马莳说:此详言刺热病者有五十九穴也。

伯坚按:《灵枢》第二十三《热病篇》说:"所谓五十九刺者,两手外内侧各三,凡十二痏;五指间各一,凡八痏;足亦如是;头入发一寸,傍三分各三,凡六痏;更入发三寸边五,凡十痏;耳前后口下者各一,项中一,凡六痏;巅上一,囟会一,发际一,廉泉一,风池二,天按二。"

【集解】

①未能领别其处:丹波元简说:《礼记·仲尾燕居》郑注:"领,犹治也。"

田晋蕃说:按论,理也。(《礼记·王制篇》:"必即天论。"《释文》:"论,理也。")领,亦理也。(《汉书·贾谊传》:"谁与领此。"师古曰:"领,理也。")"余论其意,未能领别其处"犹《著至教论》云:"诵而未能解,(未原作颇,从《御览》正。)解而未能别也。"

②头上五行,行五者,以越诸阳之热逆也:杨上善说:人头为阳,故头上二十五输以起诸阳热者也。

王冰说:头上五行者,当中行谓上星、囟会、前顶、百会、后顶;次两傍谓五处、承光、通天、络却、玉枕;又次两傍谓临泣、目窗、正营、承灵、脑空也。上星在颅上直鼻中央入发际同身寸之一寸陷者中,容豆;刺可入同身寸之三分。囟会在上星后同身寸之一寸陷者中,刺可入同身寸之四分。前顶在囟会后同身寸之一寸五分骨间陷者中,刺如囟会法。百会在前顶后同身寸之一寸五分顶中央旋毛中陷容指,督脉足太阳脉之交会,刺如上星法。后顶在百会后同身寸之一寸五分枕骨上,刺如囟会法。然是五者,皆督脉气所发也。上星留六呼。若灸者并可灸五壮。次两傍穴,五处在上星两傍同身寸之一寸五分,承光在五处后同身寸之一寸,通天在承光后同身寸之一寸五分,络却在通天后同身寸之一寸五分,玉枕在络却后同身寸之七分,然是五者并足太阳脉气所发;刺可入同身寸之三分,五处,通天各留七呼,络却留五呼,玉枕留三呼;若灸者,可灸三壮。(《新校正》云:按《甲乙经》,承光不灸,玉枕刺入二分。)又次两傍,临泣在头直目上入发际同身寸之五分,足太阳、少阳、阳维三脉之会。目窗、正营,递相去同身寸之一寸。承灵、脑空,递相去同身寸之一寸五分。然是五者并足少阳、阳维二脉之会;脑空一穴刺可入同身寸之四分,余并可刺入同身寸之三分,临泣留七呼;若灸者,可灸五壮。

田晋蕃说：按下文胸中、胃中、四支、五藏诸热俱言泻，于头上五独言越者，《阴阳应象大论》所谓“其高者因而越之”也。

③大杼、膺俞、缺盆、背俞，此八者以泻胸中之热也：杨上善说：膺输、膺中输也。背输，肺输。

王冰说：大杼在项第一椎下两旁，相去各同身寸之一寸半陷者中，督脉别络、手足太阳三脉气之会；刺可入同身寸之三分，留七呼；若灸者，可灸五壮。（《新校正》云：按《甲乙经》并《气穴注》作“七壮”，《刺疟》注《刺热》注作“五壮”。）膺俞者，膺中之俞也，正名中府，在胸中行两傍相去同身寸之六寸云门下一寸、乳上三肋间、动脉应手陷者中，仰而取之，手足太阴脉之会；刺可入同身寸之三分，留五呼；若灸者，可灸五壮。缺盆在肩上横骨陷者中，手阳明脉气所发；刺可入同身寸之二分，留七呼；若灸者，可灸三壮。背俞，即风门热府俞也，在第二椎下两旁各同身寸之一寸三分，督脉、足太阳之会；刺可入同身寸之五分，留七呼；若灸者可灸五壮。今《中诰孔穴图经》虽不名之，既曰风门热府，即治热之背俞也。

（《新校正》云：按王氏注《刺热论》云“背俞未详何处”注此指名风门热府，注《气穴论》以大杼为背俞，三注不同者，盖亦疑之者也。）

高世栻说：背俞，背中第一俞两旁、肺俞穴也。

丹波元简说：高注与旧注异，未知孰是。《新校正》亦疑王注，其说不一。

田晋蕃说：《甲乙经·六经受病》《发伤寒热病篇》，“俞”作“椎”。晋蕃按：俞在背因谓之背俞，在脊椎旁因谓之背椎，未能实指其处，斯无一定之名乎？王注云：“既曰风门热府，即治背之热俞也”，亦是意度之辞。《太素·气穴篇》杨上善《注》谓是肺俞。风门热府在第二椎下两傍各一寸五分，肺俞在第三椎下两傍各一寸五分，未能定孰是也。

④气街、三里、巨虚上下廉，此八者以泻胃中之热也：王冰说：气街在腹齐下横骨两端鼠鼷上同身寸之一寸，动脉应手，足阳明脉气所发；刺可入同身寸之三分，留七呼；若灸者，可灸三壮。（《新校正》云：按气街诸注不同，具前《水穴》注中。）三里在膝下同身寸之三寸骱外廉、两筋肉分间，足阳明脉之所入也；刺可入同身寸之一寸，留七呼；若灸者，可灸三壮。巨虚上廉，足阳明与大肠合，在三里下同身寸之三寸，足阳明脉气所发；刺可入同身寸之八分；若灸者，可灸三壮。巨虚下廉，足阳明与小肠合，在上廉下同身寸之三寸，足阳明脉气所发；刺可入同身寸之三分；若灸者，可灸三壮也。

⑤云门、髃骨、委中、髓空，此八者以泻四支之热也：杨上善说：髓空在腰，一名腰输，皆主于脚，故泻四支之热也。

王冰说：云门在巨骨下胸中行两傍，相去同身寸之六寸，动脉应手，足太阴脉气所发也，（《新校正》云：按《甲乙经》同《气穴》注作“手太阴”，《刺热》注亦作“手太阴”。）举臂取之；刺可入同身寸之七分；若灸者，可灸五壮。验今《中诰孔穴图经》无髃骨穴，有肩髃穴，在肩端两骨间，手阳明跻脉之会；刺可入同身寸之六分，留六呼；若灸者，可灸三壮。委中在足膝后屈处腘中央约文中动脉，足太阳脉之所入也；刺可入同身寸之五分，留七呼；若灸者，可灸三壮。按今《中诰孔穴图经》云：“腰俞穴一名髓空”，在脊中第二十一椎节下，主汗不出、足清不仁，督脉气所发也；刺可入同身寸之二寸，留七呼；若灸者，可灸三壮。（《新校正》云：详腰俞刺入“二寸”，当作“二分”，已具前水穴注中。）

高世栻说：髓空，《骨空论》云：“髓空在脑后三分锐骨之下。”悬颅二穴。

张志聪说：髓空，即横骨穴，所谓股际骨空，在毛中动下。

丹波元简说：按《甲乙》，大迎一名髓孔。若为督脉之腰俞，则不合此八者之数，王注恐非。

然若为悬颅、大迎等穴，则并在头部，不宜次于委中之下，亦似可疑。

顾观光说：王《注》："腰俞穴一名髓空。"腰俞在中行，止有一穴，疑非经之髓空也。若如《注》说，则热俞仅五十八穴，且腰俞一穴与水俞重。

喜多村直宽说：骊曰："四十五难：'髓会绝骨云云，热病在内者取其会之气穴。'据之则绝骨穴近之。"

⑥五藏俞傍五，此十者以泻五藏之热也：王冰说：俞傍五者，谓魄户、神堂、魂门、意舍、志室五穴，侠脊两傍各相去同身寸之三寸，并足太阳脉气所发也。魄户在第三椎下两傍，正坐取之；刺可入同身寸之五分；若灸者，可灸五壮。神堂在第五椎下两傍；刺可入同身寸之三分；若灸者，可灸五壮。魂门在第九椎下两傍，正坐取之；刺可入同身寸之五分；若灸者，可灸三壮。意舍在第十一椎下两傍，正坐取之；刺可入同身寸之五分；若灸者，可灸三壮。志室在第十四椎下两傍，正坐取之；刺可入同身寸之五分；若灸者，可灸五壮。

⑦皆热之左右也：杨上善说；皆热病左右之输也。

马莳说：皆治热之左右穴也。

⑧人伤于寒而传为热，何也：王冰说：人伤于寒，转而为热。

田晋蕃说：《文选·风赋》李善注《御览》三十四引"传"并作"转"。晋蕃按：高诱《吕览·必已篇》注："传犹转。"左氏哀二十六年《传》注："传泻失之。"《释文》："一本作转。"传、转，古字通。

⑨夫寒盛则生热也：杨上善说：夫阳极则降，阴极则升，是以寒极生热，热极生寒，斯乃物理之常也。故热病号曰伤寒，就本为名耳。

《水热穴论第六十一》今译

黄帝问说：少阴为什么主肾？肾为什么主水？

岐伯回答说：肾（和北方相配合，在人体的下部，是阴中之阴，所以）是至阴。至阴是容纳水的（所以肾主水）。肺是太阴。肾是少阴，它的脉搏和冬季相配合。（足少阴肾经脉从肾贯穿横膈膜入肺）所以病的本在肾，病的标在肺，肾和肺都聚积有水。

黄帝说：肾为什么能聚积水而生病呢？

岐伯说：（饮水由胃到肾，所以）肾是胃的关口，如果关口封闭了，水流不畅，于是身体内的水就随着主水的肾而聚积在那里。水溢出在全身上下的皮肤里面，于是成为水肿。水肿就是由于聚积的水而发生的病。

黄帝说：所有的水肿病都是由肾发生的吗？

岐伯说：肾是属阴的一个器官，阴气上升所生出的水液都属于肾，所以说肾是至阴。如果劳动过度则肾汗（体内水液）出来，肾汗出来而遇着风，这样的汗既不能向内进入脏腑，又不能向外散出皮肤，只能停留在玄府（汗孔）之中，流行于皮肤里面，于是成为水肿。这是由肾发生的，这个病名叫作风水。玄府就是汗孔。

黄帝说：治水肿的孔穴共有五十七个，它们是一些什么作用呢？

岐伯说：治水肿的孔穴共有五十七个，它们是阴气聚积的处所，是水液出入的门户。尻（臀沟）的上部有五行，每行有五个孔穴，这是肾的孔穴。凡有水肿、大肚子、气喘、不能睡卧的，这是标（肺）和本（肾）都有病。气喘是肺的病，水肿是肾的病，不能睡卧是肺的病，因为肺和肾能彼此输送水液,所以它们两个器官都受了病。伏兔穴上左右各有两行,每行五个孔穴,这是肾的道路。足三阴经脉相交的地方,都在脚上。左右足踝骨上各一行,每行有六个孔穴,这是足少阴肾经脉下行的路线,名叫作太冲。总共凡五十七个孔穴,都是藏的阴络,水液所停留的地方①。

黄帝说:为什么在春季针刺应当刺络脉和肌肉纹理呢?

岐伯说:在春季的时候,五行的木气开始主治万物,五脏的肝气开始发生。才开始发生的肝气是急迫的,和它相配合的风是快速的,而经脉的部位却很深,肝气的数量少,不能深入,(由于络脉和肌肉纹理的部位较浅)所以应当刺络脉和肌肉纹理。

黄帝说:为什么在夏季针刺应当刺盛经(浮见于皮肤的脉)和皮肤纹理呢?

岐伯说:在夏季的时候,五行的火气开始主治万物,五脏的心气开始生长。在这个时候,脉还瘦小,心气还微弱。此时阳气流溢,热气薰蒸,外达皮肤纹理,内达经脉,所以应当刺盛经和皮肤纹理。由于邪气侵入人体尚浅,所以刺皮肤即可以使病好转。所谓盛经,是指阳脉(浮见于皮肤的脉)而言。

黄帝说:为什么在秋季针刺应当刺各经脉的俞穴呢?

岐伯说:在秋季的时候,五行的金气开始主治万物,(因为秋气是收敛肃杀的,所以和它相配合的)肺也收敛肃杀,在这个时候,火气渐衰,金气渐盛,人身的阳气存在在合穴里面。此时阴气才盛,还未达到全盛的时候,湿气虽侵入体内还不能深入,所以应当刺俞穴来泻阴邪,刺合穴来泻阳邪。此时阳气才衰,所以要刺合穴。

黄帝说:为什么在冬季针刺应当刺各经脉的井穴和荥穴呢?

岐伯说:在冬季的时候,五行的水气开始主治万物肾正在闭藏的时候,阳气衰少,阴气很盛,足太阳膀胱经脉的脉搏沉伏,于是阳脉就沉下了,所以应当刺井穴来泻阴邪,刺荥穴来补阳气。所以说:“如果在冬季刺了井穴和荥穴,则到了春季就不会发生鼻孔闭塞和鼻出血。”就是这一回事。

黄帝说:你说治疗热病的孔穴共有五十九个,我知道了原则,但不能确定它们的部位。我希望知道它们的部位,因而可以领悟原则。

岐伯说:头上有五行,每行有五个孔穴,是发散各阳经脉的热的。大杼穴②、膺俞穴③、缺盆穴、背俞穴④,左右相加共八个孔穴,是泻胸中热的。气街穴、三里穴、巨虚上廉穴、巨虚下廉穴,左右相加共八个孔穴,是泻胃中热的。云门穴⑤、髃骨穴⑥,委中穴⑦,髓空穴⑧,左右相加共八个孔穴,是泻四肢热的。五脏俞的旁边有五个孔穴,左右相加共十个孔穴,是泻五脏热的。以上共计五十九个孔穴,都是人体左右两边治热病的孔穴⑨。

黄帝说:伤了寒的人反发热,这是什么原因呢?

岐曰说:寒气太盛就产生热。

①水液所停留的地方:治水肿的五十七个孔穴名称,现在根据本篇王冰的注解列表于下:

②大杼穴:大杼穴在脊椎旁第一侧线,在第一椎下面,距离脊柱中线五厘米。它是足太阳膀胱经脉的一个孔穴。它是双穴,左右各一。

③膺俞穴:膺俞穴一名中府穴,在胸部旁第三侧线,在云门穴(锁骨下部的外端,距离胸部中线约二十厘米)的下边三点三厘米,距离胸部中线约二十厘米。它是手太阴肺经脉的一个孔穴。它是双穴,左右各一。

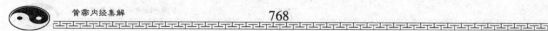

尻上五行	中　线	脊中穴	悬枢穴	命门穴	腰俞穴	长强穴	它们都是单穴,共五穴
	第一侧线	大肠俞穴	小肠俞穴	膀胱俞穴	中膂内俞穴	白环俞穴	它们都是双穴,左右共十穴
	第二侧线	胃仓穴	肓门穴	志室穴	胞肓穴	秩边穴	它们都是双穴,左右共十穴
伏兔上四行	腹部第一侧线	中注穴	四满穴	气穴	大赫穴	横骨穴	它们都是双穴,左右共十穴
	腹部第二侧线	外陵穴	大巨穴	水道穴	归来穴	气街穴	它们都是双穴,左右共十穴
踝上二行	大钟穴	复溜穴	阴谷穴	照海穴	交信穴	筑宾穴	它们都是双穴,左右共十二穴

④背俞穴:据王冰的解释即是风门穴。风门穴在脊柱旁第一侧线,在第二椎下面,距离脊柱中线五厘米。它是足太阳膀胱经脉的一个孔穴,左右各一。

⑤云门穴:云门穴在胸部旁第三侧线,在锁骨下部的外端,距离胸部中线约二十厘米。它是手太阴肺经脉的一个孔穴。它是双穴,左右各一。

⑥髃骨穴:髃骨穴一名肩髃穴,在肩端两首缝间,举臂有凹陷。它是手阳明大肠经脉的一个孔穴。它是双穴,左右各一。

⑦委中穴:委中穴在腘窝中央、约文中的动脉侧。它是足太阳膀胱经脉的一个孔穴。它是双穴,左右各一。

⑧髓空穴:髓空穴各家解释不一,现在根据丹波元简的解释,依《甲乙经》卷三所说:“大迎一名髓孔”,假定是大迎穴。

⑨以上共计五十九个孔穴,都是人体左右两边治热病的孔穴:治热病的五十九个孔穴,在《黄帝内经》中有两处有比较详细的叙述,一是本篇,一是《灵枢》第二十三《热病篇》。这两篇各有各的说法,并不相同。现在根据本篇王冰的解释,将五十九个孔穴列表于下:

越诸阳之热	中　线	上星穴	囟会穴	前顶穴	百会穴	后顶穴	共五穴	总共二十五穴
	第一侧线	五处穴	承光穴	通天穴	络却穴	玉枕穴	左右共十穴	
	第二侧线	临泣穴	目窗穴	正营穴	承灵穴	脑空穴	左右共十穴	
泻胸中之热	大杼穴	膺俞穴	缺盆穴	背俞穴	左右共八穴			
泻胃中之热	气街穴	三里穴	巨虚上廉穴	巨虚下廉穴	左右共八穴			
泻四肢之热	云门穴	髃骨穴	委中穴	髓空穴	左右共八穴			
泻五脏之热	魄户穴	神堂穴	魂门穴	意舍穴	志室穴	左右共十穴		

卷　十　七

调经论第六十二

调经论第六十二①

①调经论第六十二:《新校正》云:按全元起本在第一卷。

伯坚按:本篇和《甲乙经》《黄帝内经太素》《类经》三书的篇目对照,列表于下:

素　问	甲　乙　经	黄帝内经太素	类　经
调经论第六十二	卷六——五藏六府虚实大论第三	卷二十四——虚实补泻篇 卷二十四——虚实所生篇	卷十四——有余有五,不足有五(疾病类十八) 卷十四——气血以并有者为实,无者为虚(疾病类十九) 卷十四——阴阳虚实寒热随而刺之(疾病类二十)

【释题】 调经的意义是调和经脉。本篇最末一段说:"经脉支节,各生虚实,其病所居,随而调之。"本篇就取这一段话里面的调经两个字作篇题。

【提要】 本篇用黄帝、岐伯问答的形式,讲针刺的治疗方法,内容可以分为两节。前一节讲神、气、血、形、志的有余和不足,有余应当泻,不足应当补。后一节讲虚实,虚就应当补,实就应当泻。

黄帝问曰:余闻《刺法》①言:"有余,泻之。不足,补之②。"何谓有余?何谓不足?

岐伯对曰:有余有五,不足亦有五,帝欲何问?

帝曰:愿尽闻之。

岐伯曰:神有余,有不足。气有余,有不足。血有余,有不足。形有余,有不足。志有余,有不足。凡此十者,其气不等也③。

【本段提纲】 马莳说:此言神、气、血、形、志各有余不足也。

【集解】

①《刺法》:参阅《素问》第七十七《疏五过论》第八段“《揆度》《阴阳》《奇恒》”句下集解。

②有余,泻之。不足,补之:《素问》第二十四《血气形志篇》:然后泻有余,补不足。

《素问》第三十五《疟论》:夫经言:“有余者泻之。不足者补之。”

《灵枢》第五《根结篇》:故曰:“有余者泻之,不足者补之”,此之谓也。

补泻,参阅《素问》第二十七《离合真邪论》第二段提纲附表。

③神有余,有不足。气有余,有不足。血有余,有不足。形有余,有不足。志有余,有不足。凡此十者,其气不等也:王冰说:神属心,气属肺,血属肝,形属脾,志属肾,以各有所宗,故不等也。

高世栻说:神、气、血、形、志,各有所余,各有不足。凡此有余不足之气,不相同等。

帝曰:人有精气①、津液②、四支③、九窍④、五藏⑤、十六部⑥、三百六十五节⑦,乃生百病。百病之生,皆有虚实。今夫子乃言有余有五,不足亦有五,何以生之乎?

岐伯曰:皆生于五藏也。夫心藏神,肺藏气,肝藏血,脾藏肉⑧,肾藏志。而此成形⑨志意通⑩,内连骨髓,而成身形五藏⑪。五藏之道,皆出于经隧⑫,以行血气。血气不和,百病乃变化而生。是故守经隧焉⑬。

【本段提纲】 马莳说:此言人有虚实而生百病者,以血气之不和也。

【集解】

①人有精气:丹波元简说:《易·系辞》云:“精气为物。”《疏》:“阴阳精灵之气,氤氲积聚而为万物也。”《春秋繁露》云:“气之清者为精,治身者以积精为宝。”

②津液:王冰说:《针经》曰:“两神相薄,合而成形,常先身生,是谓精。上焦开发,宣五谷味,熏肤、充身、泽毛,若雾露之溉,是谓气。腠理发泄,汗出腠理,是谓津。津之渗于空窍,留而不行者,为液也。”

丹波元简说:王引《针经》见《灵·决病篇》,云:“腠理发泄,汗出溱溱,是谓津。谷入气满,淖泽注于骨,骨属屈伸泄泽,补益脑髓,皮肤润泽,是为液。”文少异。

③四支:张介宾说:四支,手足也。

④九窍:参阅《素问》第三《生气通天论》第一段“九窍”句下集解。

⑤五藏:喜多村直宽说:《庄子·逍遥游》:“百骸、九窍、六藏,赅而存焉。”

五藏,参阅《素问》第三《生气通天论》第一段“五藏”句下集解。

⑥十六部:杨上善说:九窍、五藏,以为十四,四支合手足,故有十六部。

王冰说:十六部者,谓手足二、九窍九、五藏五,合为十六部也。

高世栻说:形体之十六部,谓两肘、两臂、两腘、两股、身之前后左右、头之前后左右也。(丹波元简说:按高胜于旧注。)

张志聪说:十六部者,十六部之经脉也。手足经脉十二,跻脉二,督脉一,任脉一,共一十六部。

⑦三百六十五节:张介宾说:三百六十五节者,言脉络之会。《九针十二原篇》曰:“节之交,三百六十五会。所谓节者,神气之所游行出入也,非皮肉筋骨也。”凡此诸部,皆所以生百病者。

高世栻说:大谷小溪之三百六十五节。

⑧脾藏肉:高世栻说:脾藏身形之肉,则形有余不足,脾所主也。

张琦说:五神藏当云肝藏魂,脾藏意,而此以血肉言者,以本篇主血气身形立说故也,盖互文见意耳。

⑨而此成形:张琦说:"而此成形",四字衍。

萧延平校本《黄帝内经太素》卷二十四《虚实补泻篇》注:平按《甲乙》无"而此成形"四字。

伯坚按:此段见《甲乙经》卷六《五藏六府虚实大论》第三,没有"而此成形"四字。今据张琦说,依《甲乙经》删去此四字。

⑩志意通:顾观光说:《甲乙经》,"通"下有"达"字。

⑪内连骨髓,而成身形五藏:王冰说:志意者,通言五神之大凡也。骨髓者,通言表里之成化也。言五神通泰,骨髓化成,身形既立,乃五藏五相为有矣。

张介宾说:志意迩调,内连骨髓,以成身形五藏,则五相为用矣。

伯坚按:《甲乙经》作志意通达,内连骨髓而成形。

⑫经隧:王冰说:隧,潜道也。经脉伏行而不见,故谓之经隧焉。

吴崑说:道,路也。隧,田间之水道也。谓之经隧者,经脉流行之道也。

丹波元简说:按王据于《左传》杜注"阙地通道口隧",吴本于《周礼》隧人职,义并通。

⑬是故守经隧焉:王冰说:血气者,令神,邪侵之则血气不正,血气不正故变化而百病乃生矣然经脉者,所以决死生,处百病,调虚实,故守经隧焉。

张介宾说:隧,潜道也。经脉伏行,深而不见,故曰经隧。五藏在内,经隧在外。脉道相通,以行血气。血气不和,乃生百病。故但守经隧,则可以治五藏之病。

帝曰:神有余、不足,何如?

岐伯曰:神有余,则笑不休。神不足,则悲①。血气未并②,五藏安定,邪客于形,洒淅起于毫毛③,未入于经络也,故命曰神之微④。

帝曰:补泻⑤奈何?

岐伯曰:神有余,则泻其小络之脉出血⑥,勿之深斥⑦,无中其大经,神气乃平⑧。神不足者,视其虚络,按而致之⑨,刺而利之⑩,无出其血,无泄其气,以通其经⑪,神气乃平。

帝曰:刺微奈何⑫?

岐伯曰:按摩勿释,著针勿斥⑬,移气于不足,神气乃得复⑭。

【本段提纲】 马莳说:此言神有虚实为病者,皆当刺之,而复有刺邪之法也。按此节当分为四段。其曰:"神有余则笑不休,神不足则悲",言有余不足皆能为病也,是乃本体之病。自"血气未并":至"故曰神之微",言始时皆能感邪,其病必微,是乃外感之病。其曰"神有余"者,至"神气乃平",言刺其有余之法,亦非刺其邪也。其曰"神不足",至"神气乃平",言刺其不足之法,亦非刺其邪也。至于"刺微奈何"至末,方与第二段相应,此"微"字正是"命曰神之微"之"微"也,乃所以刺其邪也。若以第二段为三,第三段为二,则文理自无不明。

【集解】

①神有余,则笑不休。神不足,则悲:张介宾说:《本神篇》曰:"心藏脉,脉舍神,心气虚则悲,实则笑不休。"《行针篇》曰:"多阳者多喜。多阴者多怒。"皆此义也。

②血气未并:王冰说:并,谓并合也。未与邪合,故曰未并也。

张介宾说:并,偏聚也。邪之中人,久而不散,则或并于气,或并于血,病乃甚矣。今血气未并，邪犹不深，故五藏安定。

③洒淅起于毫毛：王冰说：洒淅，寒貌也。

《新校正》云：按《甲乙经》，"洒淅"作"凄厥"，《太素》作"泏沂"。杨上善云："泏，毛孔也。水逆流曰溯。谓邪气入于腠理，如水逆流于泏。"

张文虎说：按凄厥亦寒貌，与洒淅文异义同。泏与洒形近而讹，溯则淅之环文。《刺要论》云："溯溯然寒栗"，《皮部论》云："邪之始入于皮也，溯然起毫毛，开腠理"，溯皆淅之误。杨训泏为毛孔，未知所本，且如其说，则当作溯泏矣。

洒淅，参阅《素问》第三十二《刺热篇》第四段"先洒淅然厥起毫毛"句下集解。

④未入于经络也，故命曰神之微：张介宾说：此外邪之在心经也。洒淅起于毫毛，未及经络，此以浮浅微邪在脉之表，神之微病也，故命曰神之微。

⑤补泻：参阅《素问》第二十七《离合真邪论》第二段提纲附表。

⑥则泻其小络之脉出血：王冰说：邪入小络，故可泻其小络之脉出其血。《针经》曰："经脉为里，支而横者为络，络之别者为孙络。"（《新校正》云：详此注引《针经》曰，与《三部九候论》《注》两引之，在彼云《灵枢》而此曰《针经》，则王氏之意，指《灵枢》为《针经》也。按今《素问》《注》中引《针经》者多《灵枢》之文，但以《灵枢》今不全，故未得尽知也。）

顾观光说："脉"字原误"血"，依马本改。王注亦云"小络之脉"。

⑦勿之深斥：王冰说：斥，推也。勿深推针，针深则伤肉，以邪居小络，故不欲令针中大经也。

高世栻说：斥，开柘也。（伯坚按：《汉书·司马相如传》下："除边关，边关益斥。"颜师古注："斥，开广也。"高世栻说本此。）

丹波元坚说：按《广雅》曰："斥推也。"王念孙疏证曰：《众经音义》卷十四引《三仓》云："斥推也。"又《说文》："推，排也。"是推有开柘之义。（伯坚按：丹波元坚所引《广雅》见《广雅·释诂》三。）

⑧神气乃平：王冰说：络血既出，神气自平。

⑨按而致之：吴崑说：以按摩致气于其虚络。

⑩刺而利之：张志聪说：刺其络而利其血。

⑪无出其血，无泄其气，以通其经：张介宾说：病以神不足，故不宜出血及泄其气，但欲通其经耳。

⑫刺微奈何：王冰说：覆前初起于毫毛未入于经络者。

⑬著针勿斥：丹波元简说：此谓着针于病处，勿开拓而泄其气也。

⑭按摩勿释，著针勿斥，移气于不足，神气乃得复：王冰说：按摩其病处，手不释散。著针于病处，亦不推之。使其人神气内朝于针，移其人神气令自充足，则微病自去，神气乃得复常。

张介宾说：此刺外邪之在心经者，即上文所谓神之微也。微邪在心经之表，故当按摩勿释，欲散其外也；著针勿斥，毋伤其内也；乃可移气于不足，邪去而神自复矣。

帝曰：善。气有余、不足，奈何？

岐伯曰：气有余，则喘咳、上气①。不足，则息利②、少气③。血气未并，五藏安定，皮肤微病，命曰白气微泄④。

帝曰：补泻奈何？

岐伯曰：气有余，则泻其经隧[⑤]，无伤其经，无出其血，无泄其气。不足，则补其经隧，无出其气。

帝曰：刺微奈何[⑥]？

岐伯曰：按摩勿释，出针视之，曰："我将深之"，适人必革[⑦]，精气自伏，邪气散乱，无所休息，气泄腠理，真气乃相得[⑧]。

【本段提纲】 马莳说：此言气有虚实为病者，皆当刺之，而复有刺邪之法也。

【集解】

①上气：逆喘也。参阅《素问》第三《生气通天论》第九段"上逆而咳"句下集解。

②息利：高世栻说：息利，鼻气出入也。

③少气：杨上善说：肺气不足则出入易，故呼吸气少而利也。

马莳说：《灵枢·本藏篇》言："肺藏气，气舍魄，肺虚则鼻塞不利、少气"，即本文之少气也；"实则喘喝、胸盈、仰息"，即本文之喘咳上气也。（伯坚按：马莳所引《灵枢》见《灵枢》第八《本神篇》，此作《本藏篇》，错了。）

少气，气息微弱也。参阅《素问》第四十九《脉解》第三段"所谓胸痛少气者"句下集解。

④命曰白气微泄：杨上善说：肺藏外主皮肤，内主于气。今外言其皮肤病，其内言于气之微病。五色气中，肺为白。气泄者，肺气泄也。

王冰说：肺合皮，其色白，故皮肤微病，命曰白气微泄。

高世栻说：当血气未并，五藏安定之时，若皮肤微病，命曰白气微泄。白气，肺气也。肺主皮肤故曰白气。微泄，犹言微虚也。

⑤气有余，则泻其经隧：杨上善说：经隧者，手太阴之别，从手太阴走手阳明，乃是手太阴向手阳明之道，故曰经隧。隧，道也。欲通藏府阴阳，故补泻之，皆取其正经别走之络也。

张介宾说：泻其经隧者，谓察其有余之脉，泻其邪气而已。

高世栻说：泻经隧者，通经脉之隧道，故必无伤其经。

张志聪说：经隧，大络也，五藏之所以出血气者也。故有余则泻其经隧之血气，而勿再伤其经脉之血气者也。

⑥刺微奈何：王冰说：覆前白气微泄者。

⑦"我将深之"，适人必革：杨上善说：革，改也。夫人闻乐至，身心欣悦；闻痛及体，情必改易。欣悦则百体俱纵，改革精志必拒，拒则邪精消伏也。

王冰说：我将深之，适人必革者，谓其深而浅刺之也。如是胁从则人怀惧色，故精气潜伏也。

⑧适人必革，精气自伏，邪气散乱，无所休息，气泄腠理，真气乃相得：张介宾说：此刺肺经之微邪也。适，至也。革，变也。先行按摩之法，欲皮肤之气流行也。次出针而视之曰："我将深之"，欲其恐惧而精神内伏也。适人必革者，谓针之至人必变革前说而刺仍浅也。如是，则精气既伏于内，邪气散乱无所止息而泄于外，故真气得其所矣。

江有诰《先秦韵读》：我将深之，适人必革，精气自伏，邪气散乱，无所休息，气泄腠理，真气乃相得。（之部）

帝曰：善。血有余、不足，奈何？

岐伯曰：血有余，则怒。不足，则恐[①]。血气未并，五藏安定，孙络外溢[②]，则经有留血[③]。

帝曰:补泻奈何?

岐伯曰:血有余,则泻其盛经,出其血。不足,则视其虚经,内针其脉中,久留而视。脉大,疾出其针[④],无令血泄[⑤]。

帝曰:刺留血奈何?

岐伯曰:视其血络,刺出其血,无令恶血得入于经,以成其疾[⑥]。

【本段提纲】 马莳说:此言血有虚实为病者,皆当刺之,而复有刺邪之法也。

【集解】

①血有余,则怒。不足,则恐:马莳说:《灵枢·本神篇》言:"肝藏血,血舍魂。肝气虚则恐,实则怒。"正与此同。

②孙络外溢:原文作"孙络水溢"。

丹波元简说:《甲乙》,"水"作"外"。

顾观光说:"水"字误,当依《甲乙经》作"外"。藏本正文作"水",注文仍作"外",是其迹之未尽泯者。

田晋蕃说:《太素》,"水"作"外"。晋蕃按,作"外"是也。汉建宁二年《史晨碑》、熹平二年《鲁峻碑》,"外"字并作"夘",与"水"字形相涉而误也。

伯坚按:此段见《甲乙经》卷六《五藏六府虚实大论》第三;又见《黄帝内经太素》卷二十四《虚实补泻篇》;都作"孙络外溢"。今据顾观光、田晋蕃说,依《甲乙经》《太素》校改。

③则经有留血:张介宾说:此肝经之表邪也。邪不在藏而在经。恒察其孙络之脉有外溢者,则知其大经之内有留止之血也。

④脉大,疾出其针:吴崑说:脉大者,留针之久,气至而脉渐大也。脉大则不足者平矣,乃疾速出针,无令血泄。

⑤无令血泄:张介宾说:血有余则盛经满溢,故当泻而出之。不足,则察其经之虚者内针补之。然补虚之法,必留针以候气,所谓"如待所贵、不知日暮"者也。留针既久,但视其脉已大,是气已至,则当疾出其针矣。血去则愈虚,故无令血泄也。

⑥视其血络,刺出其血,无令恶血得入于经,以成其疾:张介宾说:此刺肝经之表邪也。邪血在络,但速去之,自可免入经之患矣。

帝曰:善。形有余、不足,奈何?

岐伯曰:形有余,则腹胀、泾溲有利[①]。不足,则四支不用[②]。血气未并,五藏安定,肌肉蠕动,命曰微风[③]。

帝曰:补泻奈何?

岐伯曰:形有余,则泻其阳经。不足,则补其阳络[④]。

帝曰:刺微奈何?

岐伯曰:取分肉间,无中其经,无伤其络,卫气得复,邪气乃索[⑤]。

【本段提纲】 马莳说:此言形有虚实为病者,皆当刺之,而复有刺邪之法也。

【集解】

①泾溲不利:吴崑说:泾,水行有常也。溲,溺溲也。泾溲不利,言常行之小便不利也。

泾溲是小便,参阅《素问》第四十五《厥论》第七段"泾溲不利"句下集解。

②不足，则四支不用：马莳说：《灵枢·本神篇》言："脾藏营，营舍意。脾气虚则四支不用，五藏不安；实则腹胀，泾溲不利。"正与此同。

③血气未并，五藏安定，肌肉蠕动，命曰微风：吴崑说：肌肉蠕动，肌肉间如虫行动也。风为动物，故动者命曰微风。

高世栻说：当血气未并，五藏安定之时，风邪入于肌肉，则肌肉蠕动，命曰微风，言微风在肌肉也。

丹波元坚说：刘河间《保命集》曰："中风俱有先兆之证，凡人如觉大拇指及次指麻木不仁，或手足不用，或肌肉蠕动者，三年内必有大风之至。《经》曰：'肌肉蠕动，名曰微风。'"

④不足，则补其阳络：张介宾说：经穴，络穴，皆足阳明者，以胃为脾之阳也。故实者泻之，泻脾之阳邪也；虚者补之，补脾之阳气也。

⑤取分肉间，无中其经，无伤其络，卫气得复，邪气乃索：张介宾说：此刺脾经之微邪也。邪在肌肉，故但当刺其分肉间，使卫气得复，则邪气自索。索，散也。

帝曰：善。志有余、不足，奈何？

岐伯曰：志有余，则腹胀、飧泄[①]。不足，则厥[②]。血气未并，五藏安定，骨节有动[③]。

帝曰：补泻奈何？

岐伯曰：志有余，则泻然筋血者[④]。不足，则补其复溜[⑤]。

帝曰：刺未并奈何[⑥]？

岐伯曰：即取之，无中其经，邪所乃能立虚[⑦]。

【本段提纲】 马莳说：此言志有虚实为病者，皆当刺之，而复有刺邪之法也。

【集解】

①飧泄：飧泄是消化不良的腹泄，参阅《素问》第二《四气调神大论》第三段"冬为飧泄"句下集解。

②不足，则厥：马莳说：《灵枢·本神篇》言："肾藏精，精藏志。肾气虚则厥；实则胀，五藏不安。"正与此同。

厥，参阅《素问》第四十五《厥论》第一段"厥之寒热者"句下集解。

③骨节有动：王冰说：肾合骨，故骨有邪，薄则骨节鼓动，或骨节之中如有物鼓动之也。

④则泻然筋血者：杨上善说：然筋，足少阴营，在足内踝之下，名曰然谷。足少阴经无然筋，当是然谷下筋也。

王冰说：然谓然谷，足少阴荥也，在内踝之前、大骨之下、陷者中，血络盛则泄之；其刺可入同身寸之三分，留三呼；若灸者，可灸三壮。

张介宾说："然筋"当作"然谷"，足少阴之荥穴也，出其血可以泻肾之实。

丹波元简说：按《本输篇》云："肾溜于然谷，然骨之下者也。"《缪刺论》云："刺足内踝之下、然骨之前出血。"据此，则杨注为是。

⑤不足，则补其复溜：王冰说：复溜，足少阴经也，在内踝上同身寸之二寸陷者中；刺可入同身寸之三分，留三呼；若灸者，可灸五壮。

张介宾说：复溜，足少阴之经穴也，刺其气可以补肾之虚。

⑥刺未并奈何：高世栻说：血气未并，五藏安定，骨节有动，故问刺未并奈何。

⑦即取之,无中其经,邪所乃能立虚:王冰说:不求穴俞而直取居邪之处,故云即取之。

张介宾说:此刺肾经骨节之邪也。即取之,取其邪居之所而取之,故无中其经穴,则邪自能去,而可以立虚矣。

高世栻说:血气未并,骨节有动之时,当即取之,使病无中其经,庶受邪之所,乃能立虚。立虚者,使邪即去,毋容缓也。

帝曰:善。余已闻虚实之形,不知其何以生?

岐伯曰:气血以并①,阴阳相倾②,气乱于卫,血逆于经③,血气离居,一实一虚④。血并于阴,气并于阳,故为惊狂⑤。血并于阳,气并于阴,乃为炅中⑥。血并于上,气并于下⑦,心烦惋⑧、善怒⑨。血并于下,气并于上,乱而喜忘⑩。

【本段提纲】 马莳说:此言血气之所以偏胜,而皆有其病也。

【集解】

①气血以并:张介宾说:并,偏胜也。

丹波元简说:"以",《甲乙》作"已"。以,已同。

以、已同。参阅《素问》第二十七《离合真邪论》第二段"其气以至"句下集解。

②倾:张介宾说:倾,倾陷也。

③气乱于卫,血逆于经:江有诰《先秦韵读》:气血以并,阴阳相倾,气乱于卫,血逆于经。(耕部)

④血气离居,一实一虚:王冰说:卫行脉外,故气乱于卫。血行经内,故血逆于经。血气不和,故一虚一实。

张介宾说:气为阳,故乱于卫。血为阴,故逆于经。阴阳不和,则气血离居,故实者偏实,虚者偏虚,彼此相倾也。

江有诰《先秦韵读》:血气离居,一实一虚。(鱼部)

⑤血并于阴,气并于阳,故为惊狂:王冰说:气并于阳,则阳气外盛,故为惊狂。

吴崑说:血并于阴藏,是为重阴。气并于阳府,是为重阳。惊狂,癫狂也。

张志聪说:此言血分气分之为阴阳也。脉外气分为阳,脉内气分为阴。(伯坚按:《灵枢》第十八《营卫生会篇》说:"营在脉中卫在脉外。"本篇第十五段"取气于卫"句下王冰《注》说:"营主血,阴气也。卫主气,阳气也。")阴血满之于外,阳气注于脉中,是为阴阳匀平。如血并居于阴,则阴盛而血实,心主血脉故阴盛则惊。气并于阳,则阳盛而气实,阳盛则发狂也。

江有诰《先秦韵读》:血并于阴,气并于阳,故为惊狂。(阳部)

⑥血并于阳,气并于阴,乃为炅中:王冰说:气并于阴,则阳气内盛,故为热中。炅,热也。

吴崑说;血并于阳,则表寒。气并于阴,则里热。炅中,热中也。

江有诰《先秦韵读》:血并于阳,气并于阴,乃为炅中。(中侵合韵)

热中,热气在腹中也。参阅《素问》第十八《平人气象论》第十四段"谓之热中"句下集解。

⑦血并于上,气并于下:王冰说:上,谓鬲上。下,谓鬲下。

⑧心烦惋:杨上善说:悗,则闷同也。

马莳说:惋,宜作悗。《灵枢经》俱用此悗字,读为闷。

喜多村直宽说:《太素》"惋"作"悗",《甲乙》作"闷"。杨曰:"血盛上冲心,故心闷烦而喜怒。悗,则闷同也。"宽按:惋、悗、闷,并同。

悗，与闷通用。参阅《素问》第三十《阳明脉解》第一段“喘而悗”句下集解。

⑨善怒：江有诰《先秦韵读》：血并于上，气并于下，心烦悗善怒。（鱼部）

⑩血并于下，气并于上，乱而喜忘：马莳说：按《灵枢·大惑论》善忘之义，与此异。（伯坚按：《灵枢》第八十《大惑论》说：“黄帝曰：‘人之善忘者，何气使然？’岐伯曰：‘上气不足，下气有余，肠胃实而心肺虚，虚则营卫留于下，久之不以时上，故善忘也。’”）

张介宾说：血并于下则阴气不升。气并于上，则阳气不降。阴阳离散，故神乱而喜忘。

张志聪说：《灵枢经》曰：“清浊之气相干，乱于胸中，是为大悗。”《伤寒论》曰：“其人喜忘者，必有蓄血，抵当汤下之。”（伯坚按：张志聪所引《灵枢经》见《灵枢》第三十四《五乱篇》。）

江有诰《先秦韵读》：血并于下，气并于上，（平声）乱而善忘。（阳部）

帝曰：血并于阴，气并于阳，如是血气离居①，何者为实？何者为虚？

岐伯曰：血气者喜温而恶寒，寒则泣②不能流，温则消而去之③。是故气之所并为血虚，血之所并为气虚④。

帝曰：人之所有者，血与气耳。今夫子乃言血并为虚，气并为虚，是无实乎？

岐伯曰：有者为实，无者为虚⑤。故气并则无血，血并则无气。今血与气相失⑥，故为虚焉⑦。络之与孙脉俱输于经⑧，血与气并则为实焉⑨。血之与气并走于上，则为大厥⑩，厥则暴死。气复反则生，不反则死。

【本段提纲】 马莳说：此详论血气之虚实。

【集解】

①血并于阴，气并于阳，如是血气离居：张介宾说：血并于阴，则阳中无阴。气并于阳，则阴中无阳。阴阳不和，故血气离居。

②泣：张介宾说：泣，涩同。

泣，参阅《素问》第十《五藏生成篇》第三段“则脉凝泣而变色”句下集解。

③温则消而去之：马莳说：温则消释而易行。

张介宾说：血之与气，体虽异而性则同，故皆喜温而恶寒，寒则凝泣而留滞，温则消散而运行，邪之或并于血，或并于气，由于此矣。

高世栻说：消，不凝也。去，流也。

④是故气之所并为血虚，血之所并为气虚：张介宾说：气并于阳，则无血，是血虚也。血并于阴，则无气，是气虚也。

⑤有者为实，无者为虚：张介宾说：有血无气，是血实气虚也。有气无血，是气实血虚也。

⑥今血与气相失：王冰说：气并于血则血失其气，血并于气则气失其血，故曰血与气相失。

⑦故为虚焉：张琦说：气并为气实而血虚。血并为血实而气虚。然气血本不相离、偏胜则相失，故皆为虚。

⑧络之与孙脉俱输于经：吴崑说：络，正络也。孙络，支络也。

张志聪说：络者，经脉之支别也。孙脉者，乃孙络之脉别经者。

⑨血与气并则为实焉：张介宾说：上文言血与血并，气与气并，偏虚偏实也。此言血与气并，并者为实，不并者为虚也。

张琦说：惟气血并于经络者为实，以藏府未动也。若邪入内相并，皆为虚矣。

⑩血之与气并走于上，则为大厥：张介宾说：血气并走于上，则上实下虚，下虚则阴脱，阴脱

则根本离绝而下厥上竭，是为大厥，所以暴死。

厥，参阅《素问》第四十五《厥论》第一段“厥之寒热者”句下集解。

帝曰：实者，何道从来①？虚者，何道从去？虚实之要，愿闻其故。

岐伯曰：夫阴与阳皆有俞会②，阳注于阴，阴满之外③，阴阳匀平，以充其形。九候若一，命曰平人④。

【本段提纲】 马莳说：此言气血之虚实，必有道以为之往来也。道，犹路也。

【集解】

①何道从来：丹波元简说：按《天真论》：“病安从来”，字法同。

②夫阴与阳皆有俞会：马莳说：六阳经，六阴经，皆有俞穴所会。

吴崑说：经穴有俞有会也。

高世栻说：俞会者，五五二十五俞，六六三十六俞，与周身阴阳血气相会合也。

张志聪说：俞者，谓三百六十五俞穴，乃血脉之所流注。会者，谓三百六十五会，乃神气之所游行，皆阴阳血气之所输会者也。

③阳注于阴，阴满之外：江有诰《先秦韵读》：夫阴与阳皆有俞会。阳注于阴，阴满之外。（祭部）

④阴阳匀平，以充其形。九候若一，命曰平人：王冰说：平人，谓平和之人。

张介宾说：阳注于阴，则自经归藏。阴满之外，则自藏及经。九候若一，则阴阳和、血气匀、身安无病，故曰平人。

伯坚按：《素问》第十八《平人气象论》说：“平人者，平病也。”又第二十《三部九候论》说：“九候之相应也，上下若一，不得相失。”《灵枢》第四十八《禁服篇》说：“寸口主中，人迎主外，两者相应，俱往俱来，若引绳大小齐等，春夏人迎微大，秋冬寸口微大，如是者名曰平人。”

江有诰《先秦韵读》：阴阳匀平，以充其形，九候若一，命曰平人。（真耕通韵）

夫邪之生也，或生于阴，或生于阳。其生于阳者，得之风雨、寒暑。其生于阴者，得之饮食、居处、阴阳、喜怒①。

【本段提纲】 马莳说：此言阳经之邪得之外感，而阴经之邪得之内伤也。何也？阳经主表，阴经主里故也。

【集解】

①其生于阳者，得之风雨、寒暑。其生于阴者，得之饮食、居处、阴阳、喜怒：《吕氏春秋·尽数篇》：天生阴阳、寒暑、燥湿，四时之化，万物之变，莫不为利，莫不为害。圣人察阴阳之宜，辨万物之利，以便生，故精神安乎形，而年寿得长焉。长也者，非短而续之也，毕其数也。毕数之务，在乎去害。何谓去害？大甘、大酸、大苦、大辛、大咸，五者充形，则生害矣。大喜、大怒、大忧、大恐、大哀，五者接神，则生害矣。大寒、大热、大燥、大湿、大风、大霖、大雾，七者动精，则生害矣。故凡养生，莫若知本，知本则疾无由至矣。

杨上善说：阴，五藏也。阳，六府也。风雨、寒暑，外邪从外先至六府，故曰生于阳也。饮食、起居、男女、喜怒，内邪生于五藏，故曰生于阴也。

张介宾说：风雨寒暑，生于外也，是为外感，故曰阳。饮食、起居、阴阳、喜怒，生于内也，是为内伤，故曰阴。外感多有余，内伤多不足，此实之所以来，虚之所以去也。

丹波元坚说：按生于阳生于阴之阴阳，即言表里，杨《注》非是。阴阳喜怒之阴阳，盖指房室，杨释以男女，其意为然。《解精微论》曰："若先言悲哀、喜怒、燥湿、寒暑、阴阳、男女"，亦是同义。又《疏五过论》："凡欲诊病者，必问饮食居处。"

帝曰：风雨之伤人奈何？

岐伯曰：风雨之伤人也，先客于皮肤，传入于孙脉，孙脉满则传入于络脉，络脉满则输于大经脉①。血气与邪并客于分腠之间，其脉坚、大，故曰实。实者，外坚充满，不可按之，按之则痛②。

帝曰：寒湿之伤人奈何？

岐伯曰：寒湿之中人也，皮肤不收③，肌肉坚紧，荣血泣，卫气去，故曰虚④。虚者，聂辟⑤气不足，按之则气足以温之，故快然而不痛⑥。

【本段提纲】 马莳说：此言阳经病有虚实，皆得之外感，而以痛否为验也。

【集解】

①络脉满则输于大经脉：马莳说：按《皮部论》云："邪客于皮则腠理开，开则邪入客于络脉，络脉满则注于经脉，经脉满则舍入于府藏也。"《缪刺论》云："邪之客于形也，必先舍于皮毛；留而不去，入舍于孙脉；留而不去，入舍于络脉；留而不去，入舍于经脉。"义同。

《黄帝内经》中还有几段相类似的文字，可以和本段互相印证，参阅《素问》第五十六《皮部论》第四段提纲。

②实者，外坚充满，不可按之，按之则痛：张介宾说：此外感之生实也。实痛者必坚满，中有留邪也。按之则实邪相拒，故痛愈甚。虚痛者必柔软，中空无物也。按之则气至而温，故其痛止。是以可按者为虚，拒按者为实也。

③寒湿之中人也，皮肤不收：《新校正》云：《甲乙经》及《太素》云："皮肤收"，无"不"字。

丹波元简说：按寒主收敛，此云不收，则与肌肉坚紧相反。《甲乙》《太素》近是。

丹波元坚说：先兄曰："按下文'阳盛生外热'注有'寒外盛则皮肤收'之语，则王氏原本似无'不'字"（伯坚按：丹波元胤所引王冰注见本篇第十四段"卫气不得泄越故外热"句下集解。）

伯坚按：此段见《甲乙经》卷六《五藏六府虚实大论》第三；又见《黄帝内经太素》卷二十四《虚实所生篇》都作"皮肤收"。今据丹波元简说，依《甲乙经》《太素》删去"不"字。

④肌肉坚紧，荣血泣，卫气去，故曰虚：杨上善说：皮肤收者，言皮肤急而聚也。肌肉坚者，肌肉坚而不迎也。营血泣者，邪气至于脉中，故营血泣也。卫气去者，邪气至于脉外，卫气不行，故曰去也。卫去之处，即为虚也。

⑤聂辟：王冰说：聂，谓聂皱。辟，谓辟叠也。

《新校正》云：按《甲乙经》作"摄辟"，《太素》作"慑辟"。

马莳说：聂辟，乃肌肉辟积之意。《灵枢·根结篇》有："肠胃聂辟"，是主肠胃而言。

吴崑说：聂，皱也。辟，叠也。言皮肤皱叠也。

张介宾说：凡言语轻小曰聂，足弱不能行曰辟，皆气不足也。

高世栻说：聂辟，谓肌肉皮肤，聂聂然而辟动也。

张志聪说：聂、慑同。辟，积也。《灵枢经》曰："血气竭枯，肠胃慑辟。"盖言此虚者虚于外，而辟积于内也。

丹波元简说：按聂辟，褶襞也。《仪礼》："隧者以褶。"《礼记》："衣有襞折曰褶。"通作褶。《一切经音义》云："褶皱，褶犹褶叠也，亦细褶。"王注义同。

田晋蕃说:按《灵枢·根结篇》作"偎辟"。聂、摄、慑、偎四字,古相通假。《山海经》:"聂耳之国,为人两手聂其耳",是假聂为摄也。左氏哀十一年《传》:"武震以摄威之",是假摄为慑了。《说文》:"偎,心服也;慑,一曰服也";是假慑为偎也。又按摄,敛着也。(《史记·郦生陆贾传》《正义》)辟,相着也。(《庄子·庚桑楚篇释文》)所谓壮者气行则愈,虚者著而生病也。

⑥按之则气足以温之,故快然而不痛:张介宾说:气虚作痛者,按之可以致气,气至则阳聚阴散,故可快然而痛止也。

帝曰:善。阴之生实奈何?

岐伯曰:喜怒不节则阴气上逆①,上逆则下虚,下虚则阳气走之,故曰实矣②。

帝曰:阴之生虚奈何?

岐伯曰:喜则气下③,悲则气消④,消则脉虚空,因寒饮食,寒气熏满⑤,则血泣,气去,故曰虚矣⑥。

【本段提纲】 马莳说:此言阴经病有虚实,皆得之于内伤也。

【集解】

①喜怒不节则阴气上逆:《新校正》云:按经云:"喜怒不节则阴气上逆",疑剩"喜"字。

张介宾说:按下文以喜则气下为虚,而此节所重在怒,故曰实也。观阴气上逆之意,言怒可知。又《举痛论》曰:"怒则气上",正此之谓。

丹波元简说:按下文云:"喜则气下",则此"喜"字衍,《新校正》为是。《淮南·精神训》云:"人大怒伤阴,大喜坠阳。"

喜多村直宽说:按喜怒专重"怒"字,与利害、缓急同例,《新校正》以"喜"字为剩文,非。(伯坚按:参阅《素问》第一《上古天真论》第十三段"逆从阴阳"句下集解。)

田晋蕃说:观下文"喜则气下",则喜不得言气上逆,自是剩字。

②上逆则下虚,下虚则阳气走之,故曰实矣:张介宾说:此内伤之生实也。阴逆于上则虚于下,阴虚则阳邪凑之,所以为实。然则实因于虚,此所谓内伤多不定也。

③喜则气下:杨上善说:天寒则气聚,温则气散,怒则气上,喜则气下,此物理之常也。喜则气和志达,营卫之行通利,故缓而下也。

④悲则气消:张琦说:举喜悲以统忧思恐惊。

⑤熏满:《新校正》云:按《甲乙经》作"动藏"。

丹波元简说:今仍《甲乙》作"动藏"。

⑥则血泣,气去,故曰虚矣:张介宾说:此内伤之生虚也。下,陷也。消散也。《举痛论》曰:"喜则气缓",与此稍异。因寒饮食者,寒气熏满中焦,必伤阳气,故血涩、气去,而中为虚也。

帝曰:《经》言:"阳虚则外寒,阴虚则内热,阳盛则外热,阴盛则内寒①",余已闻之矣,不知其所由然也。

岐伯曰:阳受气于上焦②以温皮肤分肉之间,今寒气在外则上焦不通,上焦不通则寒气独留于外,故寒栗③。

帝曰:阴虚生内热奈何?

岐伯曰:有所劳倦,形气衰少,谷气不盛④,上焦不行、下脘不通⑤,胃气热,热气熏胸中,故内热。

帝曰:阳盛生外热奈何?

岐伯曰：上焦不通利，则皮肤致密，腠理[6]闭塞，玄府[7]不通，卫气不得泄越，故外热[8]。

帝曰：阴盛生内寒奈何？

岐伯曰：厥气上逆，寒气积于胸中而不泻，不泻则温气去，寒独留，则血凝泣，凝则脉不通，其脉盛大以涩，故中寒[9]。

【本段提纲】 马莳说：此言阴阳之有虚实，而寒热之在内外者不同也。

【集解】

①阳盛则外热，阴盛则内寒：王冰说：经言，谓上古经言也。

马莳说：阳者，卫气也。阴者，营气也。

张介宾说：阳主表，其气热。阴主里，其气寒。所以阳虚则寒，阳盛则热，阴虚则热，阴盛则寒也。

《经》言，参阅《素问》第七十七《疏五过论》第八段"《揆度》《阴阳》《奇恒》"句下集解。

②阳受气于上焦：上焦是肺部的胸腔。参阅《素问》第八《灵兰秘典论》第一段"三焦者决渎之官水道出焉"句下集解。

③今寒气在外则上焦不通，上焦不通则寒气独留于外，故寒栗：杨上善说：阳，卫气也。

王冰说：栗，谓振栗也。

张介宾说：寒气在外，阻过阳道，故上焦不通，卫气不温于表而寒气独留，乃为寒栗，此阳虚则外寒也。

④有所劳倦，形气衰少，谷气不盛：马莳说：形衰气少，而饮食随减，所以谷气不盛也。

张志聪说：饮食劳倦则伤脾，脾主肌肉，故形气衰少也。

⑤上焦不行、下脘不通：高世栻说：上焦不能宣五谷味，故上焦不行下脘不能化谷之精，故下脘不通。

张琦说：谷入于胃，精归于脾，脾上输肺，以散布藏府经脉。今脾虚、谷气又少，不能行于上焦。胃以下行为顺，脾不上行故胃亦不下降。

⑥腠理：是皮肤的文理。参阅《素问》第五《阴阳应象大论》第三段"清阳发腠理"句下集解。

⑦玄府：《素问》第六十一《水热穴论》：所谓玄府者，汗空也。

张志聪说：玄府，毛窍之汗空也。毫毛之腠理闭塞，则卫气不得泄越而为热矣。

⑧卫气不得泄越，故外热：王冰说：外伤寒毒，内薄诸阳，寒外盛则皮肤收，皮肤收则腠理密，故卫气蓄聚，无所流行矣。寒气外薄，阳气内争，积少内燔，故生外热也。

张介宾说：上焦之气，主阳分也。故外伤寒邪则上焦不通，肌表闭塞，卫气郁聚无所流行，而为外热，所谓人伤于寒则病为热，此外感证也。

⑨厥气上逆，寒气积于胸中而不泻，不泻则温气去，寒独留，则血凝泣，凝则脉不通，其脉盛大以涩，故中寒：张介宾说：厥逆，寒厥之气也。或寒气伤藏、或食饮寒凉，寒留中焦，阳气乃去，经脉凝滞，故盛大而涩。盖阳脉流利多滑，不滑则无阳可知。此内伤证也。

丹波元简说：厥气上逆，故脉盛大。血凝泣，故脉涩。

帝曰：阴与阳并，血气以并，病形以[1]成，刺之奈何？

岐伯曰：刺此者取之经隧，取血于营，取气于卫[2]。用形哉[3]，因四时、多少、高下[4]。

帝曰:血气以并,病形以成,阴阳相倾,补泻奈何?

岐伯曰:泻实者,气盛乃内针⑤。针与气俱内,以开其门,如⑥利其户。针与气俱出⑦,精气不伤,邪气乃下⑧。外门不闭,以出其疾⑨,摇大其道,如利其路,是谓大泻⑩。必切而出,大气乃屈⑪。

帝曰:补虚奈何?

岐伯曰:持针勿置,以定其意⑫。候呼内针,气出针入⑬,针空四塞⑭,精无从去。方实而疾出针,气入针出,热不得还⑮,闭塞其门⑯,邪气布散,精气乃得存。动无后时⑰。近气不失,远气乃来,是谓追之⑱。

【本段提纲】 马莳说:此言刺病取乎营卫,而补泻又有其法也。此节当与《离合真邪论》《灵枢·官能篇》参看。

伯坚按:《素问》第二十七《离合真邪论》说:"岐伯曰:'吸则内针,无令气忤。静以久留,无令邪布。吸则转针,以得气为故。候呼引针,呼尽乃去。大气皆出,故命曰泻。'帝曰:'不足者,补之奈何?'岐伯曰:'必先扪而循之,切而散之,推而按之,弹而怒之,抓而下之,通而取之。外引其门,以闭其神。呼尽内针,静以久留,以气至为故。如待所贵,不知日暮。其气以至,适而自护。候吸引针,气不得出,各在其处。推合其门,令神气存,大气留止,故名曰补。'"《灵枢》第七十三《官能篇》说:"泻必用员,切而转之,其气乃行。疾而徐出,邪气乃出。伸而迎之,遥大其穴,气出乃疾。补必用方,外引其皮,令当其门。左引其枢,右推其肤,微旋而徐推之。必端以正,安以静。坚心无解,欲微以留。气下而疾出之,推其皮,盖其外门,真气乃存。用针之要,无忘其神。"

补泻,参阅《素问》第二十七《离合真邪论》第二段提纲附表。

【集解】

①以:丹波元简说:《甲乙》"以"作"已",次节并同。

"以""已"同。参阅《素问》第二十七《离合真邪论》第二段"其气以至"句下集解。

②取血于营,取气于卫:王冰说:营主血,阴气也。卫生气,阳气也。

张介宾说:取血于营,刺阴气也。取气于卫,刺阳气也。

③用形哉:王冰说:夫行针之道,必先知形之长短、骨之广狭,循《三备法》通计身形以施分寸,故曰用形也。(喜多村直宽说:恕公曰:"形之长短,骨之广狭,及针刺之法,是为三备。")

吴崑说:用形哉,言因其形之长短、阔狭、肥瘦而施刺法也。

④因四时、多少、高下:吴崑说:因四时、多少、高下者,如曰以月生死为痏数,多少之谓也。(丹波元简说:《缪刺论》。)春时俞在颈项,夏时俞在胸胁,秋时俞在肩背,冬时俞在腰股,高下之谓也。(丹波元简说:《金匮真言论》。)

⑤气盛乃内针:张介宾说:气盛乃内针者,因病人之吸气而入针也。

⑥如:丹波元简说:如,而同。下文"如利其路"之"如"亦同。

顾观光说:如,而也。《春秋》庄七年"星陨如雨"亦以如为而。

"而""如"古通用。参阅《素问》第三十九《举痛论》第一段"而发蒙解惑"句下集解。

⑦针与气俱出:张介宾说:针与气俱出者,候病人之呼气而出针也。

⑧精气不伤,邪气乃下:江有诰《先秦韵读》:针与气俱内,以开其门,如利其户。针与气俱出,精气不伤,邪气乃下。(鱼部)

⑨外门不闭，以出其疾：江有诰《先秦韵读》：外门不闭，以出其疾。（脂部）

⑩摇大其道，如利其路，是谓大泻：王冰说：言欲开其穴而泄其气也。

张介宾说：气盛内针，迎而夺之也，开其门，利其户，针与气俱出，则邪必从而竭矣。

江有诰《先秦韵读》：摇大其道，如利其路，是谓大泻。（音絮。鱼部）

⑪必切而出，大气乃屈：王冰说：切，谓疾也，言急出其针也。《针解论》曰："疾而徐则虚者，疾出针而徐按之也。"大气，谓大邪气也。屈，胃退屈也。

马莳说：大气，大邪之气也见热论中。

江有诰《先秦韵读》：必切而出，大气乃屈。（脂部）

⑫持针勿置，以定其意：吴崑说：言持针勿使放置也。

张介宾说：持针勿置、以定其意，谓宜详审补法而后下之针也，如必先扪而循之，切而散之、推而按之、弹而怒之、抓而下之之类皆是也。

张志聪说：持针在手，勿置之意外，以定其迎随之意。

⑬候呼内针，气出针入：吴崑说：人气呼出之时，则阳气升于表，于此时内针者，欲其致气易也。

⑭针空四塞：吴崑说："空""孔"同。四塞，气实也。既入针之后，气至而实，针孔四塞，则真气无从散去，补虚之法也。

⑮方实而疾出针，气入针出，热不得还：吴崑说：热，针下所致之气热也。

张介宾说：候呼引针，即气出针入，谓乘其虚而济之也。方实而急出针，候吸引针也。气入针出。则针下所聚之气聚而不退，故热不得还也。

⑯闭塞其门：吴崑说：闭塞其门，扪其穴也。

⑰动无后时：原文作"动气候时"。

《新校正》云：按《甲乙经》作"动无后时"。

丹波元坚说：《太素》作"动无后时之"。坚按此与《甲乙》同。之，语助词。

伯坚按：此段见《甲乙经》卷六《五藏六府虚实大论》第三，作"动后时"。又见《黄帝内经太素》卷二十四《虚实所生篇》，作"动无后时"。今依《太素》校改。

⑱近气不失，远气乃来，是谓追之：王冰说：近气，谓已至之气。远气，谓未至之气也。追，言补也。《针经》曰："追而济之，安得无实"，则此谓也。

帝曰：夫子言虚实者有十①，生于五藏。五藏、五脉耳，夫十二经脉皆生其病，今夫子独言五藏。夫十二经脉者皆络三百六十五节②，节有病必被③经脉，经脉之病皆有虚实，何以合之④？

岐伯曰：五藏者故⑤得六府与⑥为表里，经络支节各生虚实，其病所居，随而调之⑦。病在脉，调之血⑧。病在血，调之络⑨。病在气，调之卫⑩。病在肉，调之分肉。病在筋，调之筋。病在骨，调之骨⑪。燔针劫刺其下⑫，及与急者⑬。病在骨，焠针⑭，药熨⑮。病不知所痛⑯，两跻为上⑰。身形有痛，九候莫病⑱，则缪刺之⑲。痛在于左而右脉病者，巨刺⑳之。必谨察其九候，针道备矣㉑。

【本段提纲】 马莳说：此言藏府虚实之病相为表里，而当施以治法也。

【集解】

①夫子言虚实者有十：马莳说：神、气、血、肉、志，各有虚实，是计之有十也。

②夫十二经脉者皆络三百六十五节：杨上善说：节，即气穴也。

张介宾说：所谓节者，神气之所会也，以穴俞为言，故有三百六十五节。

张志聪说：三百六十五节，乃筋骨之会。

丹波元坚说：宜参《六节藏象论》。然下有经络支节文，则志说似是。

③被：吴崑说：被，及也。

④何以合之：张介宾说：何以合之，谓何以皆合于五藏也。

⑤故：丹波元简说：《通雅》云："故，固古通。《周语》：'咨于故实'，《史·世家》作'固实'。""故""固"同。参阅《素问》第二《四气调补大论》第五段"方物命故不施"句下集解。

⑥与：喜多村直宽说：与，犹以也。《史·袁盎传》："妾、主岂可与同坐哉"，《汉书》"与"作"以"。见《经传释词》。

五藏六府相为表里，参阅《素问》第二十四《血气形志篇》第二段。

⑦经络支节各生虚实，其病所居，随而调之：吴崑说：经络支节者，经络有支节也。所居，所在也。调，调其虚实也。

张介宾说：藏府相为表里，故为十二经。经络各生枝节，故为三百六十五节。气脉贯通，故皆合于五藏。其间各生虚实，则病有所居，随其所在皆可调之。

⑧病在脉，调之血：王冰说：脉者血之府，脉实血实，脉虚血虚，由此脉病而调之血也。

⑨病在血，调之络：张介宾说：《痈疽篇》曰："血和则孙脉先满溢，乃注于络脉，而后注于经脉。"《百病始生篇 》曰："易络伤则血外溢，阴络伤则血内溢。"本论曰："孙络外溢则经有留血。"故病在血者当调之于络也。

⑩病在气，调之卫：王冰说：卫主气 ，故气病而调之卫也。

张介宾说：卫主阳气也。

⑪病在筋，调之筋。病在骨，调之骨：张介宾说：此二节如《终始篇》曰："手屈而不伸者，其病在筋。伸而不屈者，其病在骨。在骨守骨。在筋守筋。"是虽以手为言，然凡病之在筋在骨者，可于此而类求矣。

⑫燔针劫刺其下：王冰说：调筋法也。筋急则烧针而劫刺之。

吴崑说：燔针者，内针之后，以火燔之取暖耳，不必赤也。

高世栻说：燔针劫刺其下者，治痹证也。《灵枢·经筋篇》有十二筋痹证，皆治以燔针劫刺。痹发于阴，故刺其下也。

张志聪说：上论五藏之气不合，以致外合之血气筋骨为病，各随其处而调之。今复论风有寒湿，为病于脉肉筋骨之间，皆能为痹，刺之法也。盖阳受之风寒暑湿，客于筋肉肌骨之间，皆能为痹，故当以燔针劫刺其所病之下，而及与筋痹之急者。

⑬及与急者：马莳说：用燔针以劫刺其下，及其所劫处。

高世栻说：及与急者，谓筋痹也。

⑭焠针：王冰说：调骨法地。焠针，火针也。

吴崑说：焠针者，用火先赤其针而后刺，不但暖也。此治寒痹之在骨者也。

张志聪说：按《灵枢·官针篇》曰："九日焠刺。焠刺者，刺燔针则取痹也。"又曰："刺寒痹之法，刺布衣者以火焠之，刺大人者以药熨之。"（伯坚按：又曰一段文字，见《灵枢》第六《寿夭刚柔篇》。）

丹波元简说：按《玉篇》："火入水谓之焠。"《史·天官书》："火与水合为焠。"然则焠针，烧针而入水者乎?《官针篇》曰:"焠刺者,刺燔针则取痹也。"王《注》燔针则云烧针,注焠针则云火针,知是燔针焠针即火针也。(《荀子·解蔽篇》注:"焠,灼也。")《千金方》云:"火针亦用锋针,油火烧之,务在猛热,不热即于人有损也。"《针灸聚英》云:"经曰焠针者,以麻油满盏,灯草令多,如大指许,取其灯火烧针,频以麻油蘸其针,烧令通红,用方有功。若不红者,反损于人。"又有煨针、温针,意与火针有少异。

⑮药熨:吴崑说:药熨者,以药之辛热者熨其处也。筋骨病有浅深之殊,故古人治法亦因以异。

喜多村直宽说:见《寿夭刚柔篇》。(伯坚按:《灵枢》第六《寿夭刚柔篇》说:"黄帝曰:'药熨奈何?'伯高答曰:'用淳酒二十斤,蜀椒一升,干姜一斤,桂心一斤,凡四种,皆㕮咀,渍酒中。用绵絮一斤,细白布四丈,并内酒中。置酒马矢煴中,盖封涂,勿使泄。五日五夜,出布绵絮,曝干之。干复渍,以尽其汁。每渍必晬其日乃出干。干并用滓与绵絮复布为复巾,长六七尺,为六七巾,则用之生桑炭炙巾,以熨寒痹所刺之处,令热入至于病所,寒复炙巾以熨之,三十遍而止。汗出,以巾拭身亦三十遍而止。起步内中,无见风。每刺必熨如此病已矣。此所谓内热也。'")

⑯病不知所痛:吴崑说:不知所痛者,湿痹为患而无寒也。故湿胜为痹,寒胜为痛,今不知所痛,湿痹明矣。

⑰两跻为上:杨上善说:上者,胜也。

王冰说:两跻,谓阴阳跻脉。阴跻之脉出于照海,阳跻之脉出于申脉。申脉在足外踝下陷者中容爪甲;(《新校正》云:按《刺腰痛论》注云:"在踝下五分"。)刺可入同身寸之三分,留六呼;若灸者,可灸三壮。照海在足内踝下;刺可入同身寸之四分,留六呼;若灸者,可灸三壮。

张介宾说:两跻者,阳跻脉出足太阳之申脉,阴跻脉出足少阴之照海,俱当取之,故曰为上。

⑱莫病:王冰说:莫病,谓无病也。

⑲则缪刺之:王冰说:缪刺者,刺络脉,左痛刺右,右痛刺左。

⑳痛在于左而右脉病者,巨刺:王冰说:巨刺者,刺经脉,左痛刺右,右痛刺左。

张志聪说:《缪刺篇》曰:"邪客于经,左盛则右病,右盛则左病,亦有移易者,左痛未已而右脉先痛,如此者必巨刺之。"

㉑必谨察其九候,针道备矣:张志聪说:九候,三部九候也。

丹波元简说:按上文云:"九候若一,命曰平人",若不一则为病脉,故谨察之,前后贯串,以明九候之不可不察也。

《调经论第六十二》今译

黄帝问说:我听说《刺法》上说:"有余则用泻法。不足则用补法。"什么叫作有余?什么叫作不足?

岐伯回答说:有五种有余,也有五种不足。您想问哪一种?

黄帝说:我都希望知道。

岐伯说:神有余,也有不足。气有余,也有不足。血有余,也有不足。形有余,也有不足。志有余,也有不足。这十种现象,是由于气的数量不同,于是发生有余或不足。

黄帝说:人有精气、津液、四肢、九窍、五脏、十六部、三百六十五个关节,于是才发生各种疾病。各种疾病的发生,有时是虚的现象,有时是实的现象。现在你说有余有五种,不足也有五种,它们是从何处发生的呢?

岐伯说:都是从五脏发生的。心藏着神,肺藏着气,肝藏着血,脾藏着肉,肾藏着志。精神通达,形体化成,然后全身和五脏就组织完备了。大经脉是五脏间的交通道路,是流通血气的。如果血气不和,则发生各种疾病。所以必须特别注意大经脉。

黄帝说:神的有余或不足是怎样的呢?

岐伯说:神如果有余,则发笑不止。神如果不足,则发生悲哀,当邪气最初侵入人体的时候,还未和血气相并合,这时五脏还很安定,邪气只在皮肤部分,于是皮肤发冷,毫毛直竖,还没有侵入到经络里面去,这是神的小病。

黄帝说:应当如何针刺呢?

岐伯说:神如果有余,应当刺小络脉(小血管)放出血来,不可推针进去过深,不可刺中大经脉(大血管),神气就会平复。神如果不足,应当在虚的络脉上,先用手按摩,然后再用针刺,以使血气流通,不可出血,不可泄气,只求经脉通畅,神气就会平复。

黄帝说:刺小病是怎样的呢?

岐伯说:用手按摩着针刺的处所不可停止,进针之后不可摇动扩大,目的只在引导着血气来充实不足的处所,神气就平复了。

黄帝说:好。气的有余或不足是怎样的呢?

岐伯说:气如果有余,则气喘、咳嗽、呼吸迫促。气如果不足,则鼻孔呼吸气息微弱。当邪气最初侵入人体的时候,还未和血气相并合,这时五脏还很安定,邪气只在皮肤部分,这是气的小病叫作"白气微泄"(肺气微虚)。

黄帝说:应当如何针刺呢?

岐伯说:气如果有余,应当泻大经脉,但是不可出血,不可泄气,以免经脉受伤。气如果不足,应当补大经脉,不可放出气来。

黄帝说:刺小病是怎样的呢?

岐伯说:用手按摩着针刺的处所不可停止,拿出针来给病人看,并且恐吓他说:"我将刺得很深",但是实际刺的时候仍须浅刺,如此则病人受了恐吓,精气就会潜伏,邪气就会散乱而无处停留,于是邪气由皮肤泄出,正气就平复了。

黄帝说:好。血的有余或不足是怎样的呢?

岐伯说:血如果有余,则发怒。血如果不足,则发生恐惧。当邪气最初侵入人体的时候,还未和血气相并合,这时五脏还很安定,孙络脉(最小血管)充盛,这说明有血留滞在经脉里面。

黄帝说:应当如何针刺呢?

岐伯说:血如果有余,应当刺充盛的脉(血管),放出血来。血如果不足,应当在虚的脉上,进针到脉里去,留针不出,详细观察,等到脉变成充盛时,快快取出针来,不可使血泄出。

黄帝说:如果有留滞的血,应当如何针刺呢?

岐伯说:看清楚血留滞在哪一络脉,即在哪里刺出血来,不可使恶血流入经脉而助成它的病势。

黄帝说:好。形的有余或不足是怎样的呢?

岐伯说:形如果有余,则腹胀、小便不利。形如果不足,则四肢不能举动,当邪气最初侵入人体的时候,还未和血气相并合,这时五脏还很安定,只有肌肉微微动弹,这是形的小病,叫作“微风”。

黄帝说:应当如何针刺呢?

岐伯说:形如果有余,应当泻阳经脉。形如果不足,应当补阳络脉。

黄帝说:刺小病是怎样的呢?

岐伯说:应当刺肌肉纹理的中间,不可刺中经脉,不可伤了络脉,倘若卫气平复,邪气就会散了。

黄帝说:好。志的有余或不足是怎样的呢?

岐伯说:志如果有余,则发生腹胀,飧泄(消化不良的腹泻)。志如果不足,则发生厥病。当邪气最初侵入人体的时候,还未和血气相并合,这时五脏还很安定,只骨节有颤动的感觉。

黄帝说:应当如何针刺呢?

岐伯说:志如果有余,应当使用泻法,刺(然筋然谷穴)[①],放出血来。志如果不足,应当使用补法,刺复溜穴[②]。

黄帝说:对于还没有和血气相并合的病,应当如何刺呢?

岐伯说:立刻在有病的处所刺它,不可刺中经脉,邪气就会散去。

黄帝说:好。我已知道虚实的现象,但不知道它们是如何发生的?

岐伯说:如果邪气和血气相并合,则阴(血)阳(气)互相倾轧,卫气(阳气)乱了,经脉中的血液(阴气)也逆着流,于是血(阴)和气(阳)分开,一方充实,一方就空虚。倘若血和阴分相并合,气和阳分相并合,则发生惊狂病(癫狂)。倘若血和阳分相并合,气和阴分相并合,则发生炅中病(腹内发热)。倘若血和上部相并合,气和下部相并合,则会发生心烦闷、容易发怒的现象。倘若血和下部相并合,气和上部相并合,则会发生精神错乱而容易忘记事情。

黄帝说:如果血和阴分(里)相并合,气和阳分(表)相并合,血和气像这样分开,哪一部分是实呢?哪一部分是虚呢?

岐伯说:血和气都喜欢温暖而厌恶寒冷。如果寒冷则它们凝滞而不能畅通。如果温暖则它们消融而容易流走。如果气和阳分相并合,(则是阳盛,阳盛则阴虚,所以)则是血虚。如果血和阴分相并合,(则是阴盛,阴盛则阳虚,所以)则是气虚。

黄帝说:人身最重要的是血和气,现在你说血和阴分相并合是虚,气和阳分相并合也是虚,岂不没有实了吗?

岐伯说:有是实,没有是虚。气和阳分相并合则没有血,血和阴分相并合则没有气,没有血,没有气,所以是虚。络脉(小血管)和孙脉(最小血管)都是通向经脉(大血管)的,如果血和气都在经络相并合,则成为实了。如果血和气在上部相并合,则成为大厥病而突然死去;倘若气又回来则仍会活,倘若气不回来则就死了。

黄帝说:实是从哪里来的?虚是从哪里去的?我希望知道虚实的原因。

岐伯说:阴经阳经都有相会合的孔穴。阳经注入到阴经,阴经满了又回到阳经,如此则阴阳均匀,形体充实,九候的脉搏协调如一,这就叫作健康的人。

邪气的发生,有从阴分(里)发生的,也有从阳分(表)发生的。从阳分(表)发生的是从风雨、寒暑得来的。从阴分(里)发生的是从饮食、居处、男女、喜怒得来的。

黄帝说:风雨伤了人则如何呢?

岐伯说:风雨伤了人,首先停留在皮肤,然后传入到孙脉(最小血管),孙脉满了则传入到络脉(小血管),络脉满了则传入到大经脉(大血管)。血气和邪气同时停留在肌肉纹理之间,于是脉又坚又大,这是实症。患病的部位坚实充满,不能用手按,按着即发痛,这就是实的现象。

黄帝说:寒湿伤了人则如何呢?

岐伯说:寒湿伤了人,则皮肤收敛,肌肉坚紧,血液凝涩,卫气散失,这是虚证。患病部位的皮肤皱叠,阳气不足,如果用手按摩,则可以使阳气来温暖它,于是病人感觉愉快而不痛,这就是虚的现象。

黄帝说:好。阴如何产生实的现象呢?

岐伯说:喜怒没有节制则阴气向上逆行,阴气向上逆行则下部空虚,下部空虚则阳邪侵入,充满其中,而成为实证。

黄帝说:阴如何产生虚的现象呢?

岐伯说:喜乐则气向下行。悲哀则气会消失。气消失了则脉内空虚,此时再吃了冷饮食,于是寒气充满,血液凝涩,阳气散失,而成为虚证。

黄帝说:经书上说,阳虚则外部发冷,阴虚则内部发热,阳盛则外部发热,阴盛则内部发冷,我早已听到过了,但不知道这是什么原因?

岐伯说:阳气是从上焦(躯干上段)来的,它的作用是使皮肤肌肉温暖。如果身体外部有寒气则上焦不通,上焦不通则(阳气不能来,于是)寒气独自停留在身体外部,所以发冷颤抖。

黄帝说:阴虚则内部发热是什么原因呢?

岐伯说:劳动过度,发生疲倦,形体衰弱,饮食减少,上焦不活动,大便不通,胃的热气充满胸中,所以内部发热。

黄帝说:阳盛则外部发热是什么原因呢?

岐伯说:上焦不通,则皮肤紧密,汗孔闭塞,卫气(阳气)不得外散,所以外部发热。

黄帝说:阴盛则内部发冷是什么原因呢?

岐伯说:寒气向上逆行积胸中而不泻出,于是热气散去,寒气独存,血液凝涩,脉流不通,脉搏又盛又大又涩,所以内部发冷。

黄帝说:如果阴和阳相并合,血和气相并合,病势已成,应当如何针刺呢?

岐伯说:应当刺经脉,刺阴气的血液,刺阳气的卫气。应当根据病人形体的长短、大小、肥瘦和四时的变迁,来决定针刺的多少和部位。

黄帝说:如果血气业以并合,病势业已形成,阴阳互相倾轧,应当如何针刺呢?

岐伯说:实证应当用泻法。泻法是在病人吸气的时候进针,针和吸气同时俱入,则进入便利。针和呼气同时俱出,如此则精气不受伤,邪气就可以除去。不可扪按穴孔以便邪气出来。要摇动针头,扩大针孔,使出路畅通,这就叫作大泻。出针要快,才能制服邪气。

黄帝说:虚证用补法应当怎样呢?

岐伯说:手拿着针却不要即刻进针,需要做好一些准备工作(详见《素问》第二十七《离合真邪论》第二段)。应当在病人呼气的时候进针,气出来,针进去,如此则穴孔四面都塞住了,体内的精气无从散出。在病人吸气的时候,快快出针,气进来,针出去,如此则针下所聚的热气聚而不散。用手扪按着穴孔,使邪气四散,于是精气就保存了。每一动不可失掉时机。如此则针下已聚的气不会散失,还未聚积的气也就会来,这就是补法。

黄帝说:你说虚实有十种不同(神虚、神实、气虚、气实、血虚、血实、肉虚、肉实、志虚、志实),都是由五脏发生的。五脏只不过是五条经脉而已,所有十二条经脉都可以生病,为什么你只说五脏？十二条经脉绕住了三百六十五个关节，关节有病必通十二经脉，十二经脉的病都有虚有实，这又如何能同你所说的相合呢？

岐伯说：五脏是和六腑相为表里的。经脉、络脉、四肢、关节，都有虚有实，只看病是生在什么处所，即在那里来治疗它。如果脉有病，则治疗血。如果血有病，则治疗络脉。如果气有病，则治疗卫气。如果肌肉有病，则治疗肌肉的纹理。如果筋有病，则治疗筋。如果骨有病，则治疗骨。如果伤于寒湿成了痹病，则用烧热的针来刺，对于筋痹也是一样的治法。如果骨有痹病，则用烧红的针来刺，用药来烫熨有病的处所。如果痹病而不痛，则应当刺两跻脉（阴跻照海穴、阳跻申脉穴）。如果形体有痛的处所，而九候的脉搏都没有病，则应当用缪刺法来刺络脉。如果病在左边而右边的脉搏有病的，则应当用巨刺法[3]来刺经脉。一定要详细诊察九候的脉搏，则针刺疗法才算完备。

①刺（然筋然谷穴）：然谷穴在足内踝前面的大骨下面陷中。它是足少阴肾经脉的一个孔穴。它是双穴，左右各一。

②刺复溜穴：复溜穴在足内踝的上面六点六厘米，它是足少阳肾经脉的一个孔穴。它是双穴，左右各一。

③巨刺法：巨刺法是针刺疗法的一种方法，左边身体有病则刺右边的孔穴，右边身体有病则刺左边的孔穴。它和缪刺法相同，但缪刺法是刺络脉，巨刺法则是刺经脉。

卷 十 八

缪刺论第六十三[①]

①缪刺论第六十三:《新校正》云:按全元起本在第二卷。

伯坚按:本篇和《甲乙经》《黄帝内经太素》《类经》三书的篇目对照,列表于下:

素 问	甲 乙 经	黄帝内经太素	类 经
缪刺论第六十三	卷五——缪刺第三	卷十——阴阳跻脉篇 卷二十三——量缪刺篇	卷二十——缪刺巨刺(针刺类三十)

【释题】 王冰注说:"缪刺,言所刺之穴应用如纰缪纲纪也。"(见本篇第一段"何谓缪刺"句下集解。)

丹波元简说:"缪,《广韵》:'靡幼切。'《礼·大传》注:'纰缪,犹错也。'王注从之。盖左病刺右,右病刺左,交错其处,故曰缪刺。"

【提要】 本篇用黄帝、岐伯问答的形式,说一种特殊的针刺技术,就是左边的病要刺右边的孔穴,右边的病要刺左边的孔穴,这就叫作缪刺。本篇将疾病按手足三阴三阳的络脉分类,还有堕坠、痹、耳聋、齿龋等病,叙述治疗这些疾病的缪刺法。

黄帝问曰:余闻缪刺,未得其意,何谓缪刺[①]?

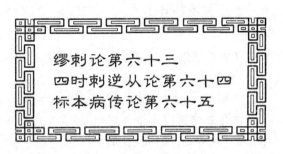

岐伯对曰:夫邪之客于形也,必先舍于皮毛。留而不去,入舍于孙脉。留而不去,入舍于络脉。留而不去,入舍于经脉,内连五藏,散于肠胃,阴阳俱感,五藏乃伤[2]。此邪之从皮毛而入，极于五藏之次也[3]。如此，则治其经焉[4]。今邪客于皮毛，入舍于孙络，留而不去，闭塞不通，不得入于经，流溢于大络[5]而生奇病[6]也。夫邪客大络者，左注右，右注左，上下左右与经相干[7]而布于四末[8]，其气无常处，不入于经俞，命曰缪刺[9]。

帝曰：愿闻缪刺，以左取右，以右取左，奈何？其与巨刺何以别之[10]？

岐伯曰：邪客于经，左盛则右病，右盛则左病，亦有移易者，左痛未已而右脉先病，如此者必巨刺之[11]，必中其经，非络脉也[12]。故络病者，其痛与经脉缪处，故命曰缪刺[13]。

【本段提纲】 马莳说：此言缪刺之所以异于巨刺也。

【集解】

①缪刺：王冰说：缪刺，言所刺之穴应用如纰缪纲纪也。

②五藏乃伤：《黄帝内经》中还有几段相类似的文字，可以和本段互相印证，参阅《素问》第五十六《皮部论》第四段提纲。

③极于五藏之次也：张志聪说：极，至也。次，处也。

丹波元简说：按极，至也，见《诗·周颂》注。

④则治其经焉：张介宾说：邪气自浅入深而极于五藏之次者，当治其经。治经者，十二经穴之正刺也，尚非缪刺之谓。

⑤流溢于大络：吴崑说：大络者，十二经、支注之大络，《难经》所谓络脉十五是也。

高世栻说：流溢，传注也。《气穴论》云："孙络之脉别经者，并注于络，传注十四络脉"者是也。

⑥奇病：张介宾说：病在支络，行不由经，故曰奇病。

张志聪说：奇病者，谓病气在左而证见于右，病气在右而证见于左，盖大络乃经脉之别，阳走阴而阴走阳者也。

⑦上下左右与经相干：马莳说：其邪客大络，左注于右，右注于左，上下左右，与经相干，其实不得入于经，而止布于四末。

高世栻说：经，经隧也，经隧者，五藏六府之大络也，故与经相干，而输布于手足之四末。其气左右流行，无有常处。经隧相干，故不入于经俞。不入于经俞，刺其络脉，故命曰缪刺。

丹波元简说：干，预也，即干涉之干。

⑧四末：王冰说：四末，谓四支也。

喜多村直宽说：左氏昭元年《传》："风淫末疾。"杜注："末，四支也。"

⑨命曰缪刺：张介宾说：支而横者为络，邪客于大络，故左注右，右注左，布于四末，而气无常处，故当治以缪刺。

⑩其与巨刺何以别之：高世栻说：《灵枢·官针篇》："八曰巨刺，左取右，右取左"，故问缪刺巨刺何以别之。

⑪如此者必巨刺之：杨上善说：以刺左右大经，故曰巨刺。巨，大也。

吴崑说：巨刺，大经之刺也。

张志聪说：巨，大也。谓当以长针取之，亦左取右而右取左也。

丹波元简说：按《官针篇》无长针取之之说，今从吴注。

⑫非络脉也：张介宾说：缪刺之法，以左取右，以右取左，巨刺亦然。但巨刺者，刺大经者也，故曰巨刺。缪刺者，刺其大络异于经者也，故曰缪刺。

⑬故络病者，其痛与经脉缪处，故命曰缪刺：高世栻说：《灵枢·脉度论》云："经脉为里，支而横者为络。"故络病者，其痛与经脉缪处。缪处，异处也。谓经脉之痛，深而在里，络脉之痛，支而横居，病在于络，左右纰缪，故命曰缪刺。

张志聪说：按《灵枢经》有《经脉篇》论藏府之十二经脉者也。有《经别篇》即巨刺之经也。有十五大络，即缪刺之络也。在十二经脉则曰盛则泻之，虚则补之，热则疾之，寒则留之，陷下则灸之，不盛不虚，以经取之。在十五大络、十二经别，未论其缪刺巨刺之法，故补论于诸刺篇之后，名曰《缪刺论》。

帝曰：愿闻缪刺奈何？取之何如？

岐伯曰：邪客于足少阴之络①，令人卒心痛、暴胀、胸胁支②满。无积者，刺然骨之前③出血，如食顷④而已。不已⑤左取右，右取左⑥。病新发者，取五日已⑦。

【本段提纲】 马莳说：此以下至末，承上文而言缪刺之实。此则指肾络为病，当有缪刺之法也。

【集解】

①足少阴之络：马莳说：肾经之络穴，即大钟也。（伯坚按：络穴，参阅《素问》第二十八《通评虚实论》第十五段"春亟治经络"句下集解。）

丹波元简说：按张、吴诸家不指言其穴，盖络泛言一经之络也。马每络注某穴，恐非。

②支：支柱也。参阅《素问》第十《五藏生成篇》第十一段"支鬲胠胁"句下集解。

③刺然骨之前：王冰说：然骨之前，然谷穴也。在足内踝前起大骨下陷者中，足少阴荥也；刺可入同身寸之三分，留三呼；若灸者，可灸三壮。刺此多见血，令人立饥欲食。（伯坚按：荥，参阅《素问》第三十六《刺疟篇》第十六段："刺指井"句下集解。）

高世栻说："谷"，旧本讹"骨"，今改。胀满有积，当刺其胸胁。若无积者，当刺少阴然谷之前而出其血。（丹波元简说：按《本输篇》云："肾溜于然谷，然骨之下者也。"不必改字。）

伯坚按：然骨是足内踝下面前起的大骨（舟状骨）。参阅《灵枢》第二《本输篇》第五段"然骨之下者也"句下集解。

④食顷：张介宾说：食顷，一饭顷也。

⑤不已：丹波元简说：《甲乙经》无"不已"二字。简按此已系于络病，何得其不已而缪刺之，《甲乙》为是。

丹波元坚说：《太素》无"不已"二字。坚按此与《甲乙》合。

伯坚按：此段见《甲乙经》卷五《缪刺》第三；又见《黄帝内经太素》卷二十三《量缪刺篇》；都没有"不已"二字。今据丹波元简说依《甲乙经》《太素》删去此二字。

⑥左取右，右取左：王冰说：言痛在左，取之右。痛在右，取之左。余如此例。

⑦病新发者，取五日已：张介宾说：病新发者，邪未深也，虽不即愈亦不过五日而已矣。

邪客于手少阳之络①，令人喉痹②、舌卷、口干、心烦、臂外廉痛、手不及头。刺手小指③、次指爪甲上去端如韭叶④，各一痏⑤。壮者立已，老者有顷已。左取右，右取左。此新病，数日已。

【本段提纲】 马莳说：此言三焦络为疾，当有缪刺之法也。

【集解】

①邪客于手少阳之络:马莳说:三焦经之络穴,即外关也。

②喉痹:喉痹、喉闭、喉痛也。参阅《素问》第七《阴阳别论》第十四段“一阴一阳结谓之喉痹”句下集解。

③刺手小指:原文作“刺手中指”。

《新校正》云:按《甲乙经》:“关冲穴出手小指、次指之端”,今言中指者,误也。

丹波元简说:《本输篇》:“关冲者,手小指、次指之端也。”《气府论》:“肘以下至手小指、次指本,各六俞。”《热病篇》:“取手小指、次指爪甲下,去端如韭叶。”《厥病篇》:“取手小指、次指爪甲上与肉交者。”诸篇言关冲穴者如是,当从《新校正》。

丹波元坚说:《太素》,“中”作“小”。坚按,此与《新校正》意合。

伯坚按:此段见《黄帝内经太素》卷二十三《量缪刺篇》,作“刺小指”。今据《新校正》、丹波元简说,依《太素》校改。

④手小指、次指爪甲上去端如韭叶:王冰说:谓关冲穴,少阳之井也;刺可入同身寸之一分,留三呼;若灸者,可灸三壮。(伯坚按:并参阅《素问》第三十六《刺疟篇》第十六段“刺指井”句下集解。)

丹波元简说:按《甲乙》:“少泽,手小指之端,去爪甲一分。”以此推之,凡云如韭叶者,当以一分为准。

⑤各一痏:王冰说:左右手皆刺之,故言各一痏。痏,疮也。

张介宾说:痏,刺瘢也。

痏,伯坚按:参阅《素问》第二十八《通评虚实论》第十六段“刺手少阴傍三痏”句下集解。

邪客于足厥阴之络①,令人卒疝、暴痛②。刺足大指爪甲上与肉交者③,各一痏。男子立已,女子有顷已。左取右,右取左。

【本段提纲】 马莳说:此言肝络为病,而有缪刺之法也。

【集解】

①足厥阴之络:马莳说:肝经络穴,即蠡沟也。

②令人卒疝、暴痛:高世栻说:《经脉论》云:“足厥阴之别,其病气逆,则睾肿卒疝。”故邪客于足厥阴之络,令人卒疝、暴痛。

③刺足大指爪甲上与肉交者:王冰说:谓大敦穴,足大指之端,去爪甲角如韭叶,厥阴之井也;刺可入同身寸之三分,留十呼;若灸者,可灸三壮。

邪客于足太阳之络①,令人头项肩痛。刺足小指爪甲上与肉交者②,各一痏,立已。不已,刺外踝下,三痏③。左取右,右取左。如食顷已。

【本段提纲】 马莳说:此言膀胱络脉为病,当有缪刺之法也。

【释题】

①足太阳之络:马莳说:膀胱经之络穴即飞扬也。

②刺足小指爪甲上与肉交者:王冰说:谓至阴穴,太阳之井也;刺可入同身寸之一分,留五呼;若灸者,可灸三壮。(《新校正》云:按《甲乙经》云:“在足小指外侧去爪甲角如韭叶。”)

③三痏:王冰说:谓金门穴,足太阳郄也,在外踝下;刺可入同身寸之三分;若灸者,可灸三壮。

吴崑说：金门、京骨、通谷，三痏也。

高世栻说：三痏者，通谷为荥，束骨为俞，京骨为原也。（伯坚按：荥、俞、原，参阅《素问》第三十六《刺疟篇》第十六段“刺指井”句下集解附表。）

丹波元简说：《甲乙》，“下”作“上”。据《甲乙》，盖谓跗阳穴。跗阳，左踝上三寸。

邪客于手阳明之络①，令人气满、胸中喘息而支胠②、胸中热。刺手大指、次指爪甲上去端如韭叶③，各一痏。左取右，右取左。如食顷已。

【本段提纲】 马莳说：此言大肠经络脉为病，当有缪刺之法也。

【集解】

①手阳明之络：马莳说：大肠经之络穴，即偏历也。

②支胠：支，支柱也。胠，腋下胁也。伯坚按：参阅《素问》第十《五藏生成篇》第十一段“支鬲胠胁”句下集解。

③手大指、次指爪甲上去端如韭叶：王冰说：谓商阳穴，手阳明之井也；刺可入同身寸之一分，留一呼；若灸者，可灸一壮。（《新校正》云：按《甲乙经》云：“商阳在手。大指次指内侧，去爪甲角如韭叶。”）

邪客于臂掌之间，不可得屈①。刺其踝后②。先以指按之痛，乃刺之③。以月死生为数。月生一日一痏，二日二痏，十五日十五痏。十六日十四痏④。

【本段提纲】 马莳说：此言心包络经客邪为病。

【集解】

①邪客于臂掌之间，不可得屈：杨上善说：腕前为掌。腕后为臂。

高世栻说：《经脉论》云：“心主手厥阴心包络之脉，下臂入掌中，病则臂肘挛急，掌中热。”故邪客于臂掌之间，不可得屈。

②刺其踝后：《新校正》云：按全元起云：“是人手之本节踝也。”

马莳说：当刺心经之通里穴也。

张介宾说：手厥阴经也。踝后者，以两踝言，踝中之后，则内关也。内关为手厥阴之络，故当取之。

③先以指按之痛，乃刺之：高世栻说：当刺其手踝之后，先以指按之，按之而痛，乃刺之。不言俞穴，按之而痛，即俞穴也。

丹波元简说：考文义，不宜定为某穴，故王不注，高为得矣。

④以月死生为数。月生一日一痏，二日二痏，十五日十五痏。十六日十四痏：王冰说：随日数也。月半以前谓之生，月半以后谓之死，亏满而异也。

吴崑说：望前为月生，望后为月死。此以应痛为痏，不拘穴法。

张介宾说：月之死生，随日盈缩以为数也。故月初一到十五，月日以盈为之生，数当一日一痏。一痏，即一刺也。至十五日渐增至十五痏矣。自十六至三十日，月日以缩为之死，数当日减一刺，故十六日止十四痏，减至月终惟一刺矣。盖每日一刺，以朔望为进止也。

高世栻说：刺之痏数，当以月死生为数。月生一日一痏，二日二痏，十五日十五痏，乃由微而盛，如月之生，故渐多之。十六日十四痏，乃由盛而微，如月之衰，故渐减之。至二十九日则一痏。月郭空，则无治也。

邪客于足阳跷之脉，令人目痛，从内眦始①。刺外踝之下半寸所②，各二痏。左刺右,右刺左。如行十里顷而已[③]。

【本段提纲】 马莳说:此申言阳跷客邪为病,当有缪刺之法也。

【集解】

①从内眦始:高世栻说:《脉度论》云:"跷脉从足至目,属目内眦。"故邪客于足阳跷之脉,令人目痛从内眦始。

②刺外踝之下半寸所:王冰说:谓申脉穴,阳跷之所生也。在外踝下陷者中,容爪甲;刺可入同身寸之三分,留六呼;若灸者,可灸三壮。(《新校正》云:按《刺腰痛注》云:"外踝下五分"。)

高世栻说:外踝之下,仆参穴也。半寸所,相去仆参半寸,申脉穴也。刺其左右各二痏。

丹波元简说:按《甲乙》云:"申脉,阳跷所生也,在足外踝下陷者中,容爪甲许。"

③如行十里顷而已:高世栻说:跷脉属奇经,其行最疾,故如人行十里之顷,而痛病可已。

丹波元简说:据《汉书·贾揖之传》:"书行日五十里"之数而度之,即得一时三刻有奇。

喜多村直宽说:按"如行十里顷",对"如食顷"而言稍缓也。若以时刻计之,恐凿。

人有所堕坠,恶血留内,腹中满胀,不得前后[①]。先饮利药[②]。此上伤厥阴之脉,下伤少阴之络[③]。刺足内踝之下,然骨之前,血脉出血[④]。刺足跗上动脉[⑤]。不已,刺三毛上各一痏[⑥],见血立已。左刺右,右刺左。善悲惊不乐[⑦],刺如右方。

【本段提纲】 马莳说:此言恶血为病,当有缪刺之法也。

【集解】

①不得前后:杨上善说:不得大小便。

伯坚按:不得前后,参阅《素问》第四十五《厥论》第八段"不得前后"句下集解。

②先饮利药:杨上善说:可饮破血之汤,利而出之。

吴崑说:先宜饮利瘀血药也。

张介宾说:先饮利药,逐留内之瘀血也。

③此上伤厥阴之脉,下伤少阴之络:张介宾说:凡堕坠者,必病在筋骨,故上伤厥阴之脉,肝主筋也,下伤少阴之络,肾主骨也。刺然骨之前出血,即少阴络也。

④血脉出血:王冰说:此少阴之络也。

⑤刺足跗上动脉:王冰说:谓冲阳穴,胃之原也;刺可入同身寸之三分,留十呼;若灸者,可灸三壮。主腹大不嗜食,以腹胀满,故尔取之。(顾观光说:与胃无涉,疑是足厥阴之太冲穴。)

张介宾说:足厥阴之腧,太冲穴也。按王氏谓为阳明之冲阳,似与此无涉。(伯坚按:腧,参阅《素问》第三十六《刺疟篇》第十六段"刺指井"句下集解。)

⑥刺三毛上各一痏:王冰说:谓大敦穴,厥阴之井也。

⑦善悲惊不乐:吴崑说:厥阴之脉,连于肝则惊。少阴之病,逆于膻中则不乐。故刺法相伴也。

张介宾说:堕跌伤阴,神气散失,故善悲惊不乐。

邪客于手阳明之络[①],令人耳聋,时不闻音。刺手大指、次指爪甲上去端如韭叶[②],各一痏,立闻。不已,刺中指爪甲上与肉交者[③],立闻。其不时闻者,不可刺也。耳中生风[④]者,亦刺之如此数。左刺右,右刺左。

【本段提纲】 马莳说:此言大肠经络脉为病,当有缪刺之法也。

【集解】

①手阳明之络：马莳说：大肠经之络，即偏历穴。

②手大指次指爪甲上去端如韭叶：王冰说：商阳穴也。

张介宾说：手阳明之井，商阳穴也。

③刺中指爪甲上与肉交者：王冰说：谓中冲穴，手心主之井也。在手中指之端，去爪甲如韭叶陷者中；刺可入同身寸之一分，留三呼；若灸者，可灸二壮。（顾观光说：此四十四字必非王注，当是林氏引别说以解经，而传写脱其姓氏，又误置王注前也。）古经脱简，无络可寻，恐是刺小指爪甲上与肉交者也。何以言之？下文云："手少阴络会于耳中也"，若小指之端，是谓少冲，手少阴之井；刺可入同身寸之一分，留一呼；若灸者，可灸一壮。（《新校正》云：按王氏云恐是小指爪甲上少冲穴，按《甲乙经》："手心主之正，上循喉咙，出耳后，令少阳完骨之下"，如是安得不刺中冲而疑为少冲也？）

丹波元简说：按马、张、高并从《新校正》，为是。

④生风：吴崑说：生风，如风之号也。

张志聪说：耳中生风者，耳鸣之如风生也。

丹波元简说：按《千金方》"耳中嗖嗖"是也。

凡痹往来、行无常处者①，在分肉间痛而刺之②，以月死生为数。用针者随气盛衰以为痏数，针过其日数则脱气，不及日数则气不泻。左刺右，右刺左。病已，止。不已，复刺之如法。月生一日一痏，二日二痏，渐多之。十五日十五痏，十六日十四痏，渐少之③。

【本段提纲】 马莳说：此言痹病无常，当有缪刺之法也。

【集解】

①凡痹往来、行无常处者：高世栻说：凡痹往来，谓之行痹。其行无常处者，邪在分肉之间，不涉经脉也。

丹波元简说：按《千金方》："风痹，游走无定处，名曰血痹。"此亦邪在于血络者。

行痹，参阅《素问》第四十三《痹论》第一段"其风气胜者为行痹"句下集解。

②在分肉间痛而刺之：张介宾说：在分肉间痛而刺之，谓随痛所在，求其络而缪刺之也。

高世栻说：此言往来行痹，不涉经脉，但当缪刺其络脉，不必刺其俞穴也。凡痹必痛，痛而刺之。

③渐少之：高世栻说：上文手厥阴心包主血脉，故以月死生为痏数。此言痹痛，则冲任之血不能热血充肤，淡渗皮毛故亦以月死生为痏数。篇中缪刺无痏数，皆以月死生为痏数也。

邪客于足阳明之络①，令人鼽②、衄③、上齿寒。刺足中指、次指爪甲上与肉交者④，各一痏。左刺右，右刺左。

【本段提纲】 马莳说：此言胃络为病，当有缪刺之法也。

【集解】

①足阳明之络：原文作"邪客于足阳明之经"。

《新校正》云：按全元起本与《甲乙经》，"阳明之经"作"阳明之络"。

丹波元简说：今仍《新校正》。

伯坚按：此段见《甲乙经》卷五《缪刺》第三；又见《黄帝内经太素》卷二十三《量缪刺篇》；都作"邪客于足阳明之络"。今据丹波元简说，依《甲乙经》《太素》校改。

②鼽:鼻塞也。伯坚按:参阅《素问》第四《金匮真言论》第二段"故春善病鼽衄"句下集解。

③衄:衂俗字,见《广韵》。衄,鼻出血也。参阅《素问》第四《金匮真言论》第二段"故春善病鼽衄"句下集解。

④刺足中指、次指爪甲上与肉交者:王冰说:中当为大,亦传写中大之误也。据《灵枢经》《孔穴图经》,中指次指爪甲上无穴,当言刺大指次指爪甲上,乃厉兑穴,阳明之井,不当更有次指二字也。厉兑者,刺可入同身寸之一分,留一呼;若灸者,可灸一壮。

《新校正》云:按《甲乙经》云:"刺足中指爪甲上",无次指二字,盖以大指次指为中指,义与王《注》同。下文云:"足阳明中指爪甲上"亦谓此穴也。厉兑在足大指次指之端,去爪甲角如韭叶。

丹波元简说:考《本输篇》:"胃出于厉兑。厉兑者,足大指内次指之端也"。本篇下文则云:"足阳明中指爪甲上一痏",明是足以第二指为中指,而与手之中指不同,当以《甲乙》为是。

邪客于足少阳之络①,令人胁痛、不得息②、咳而汗出。刺足小指、次指爪甲上与肉交者③,各一痏。不得息,立已。汗出,立止。咳者,温衣饮食④,一日已。左刺右,右刺左。病立已。不已,复刺如法。

【本段提纲】 马莳说:此言胆络为病,当有缪刺之法也。

【集解】

①足少阳之络:马莳说:足少阳之络,光明穴也。

②息:张志聪说:一呼一吸曰息,肺所司也。

③刺足小指、次指爪甲上与肉交者:王冰说:谓窍阴穴,少阳之井也;刺可入同身寸之十分,留一呼;若灸者,可灸三壮。(《新校正》云:按《甲乙经》:"窍阴在足小指次指之端,去爪甲角如韭叶。")

④温衣饮食:张介宾说:温衣饮食,言饮食俱宜暖也。

邪客于足少阴之络①,令人嗌痛②,不可内食③,无故善怒,气上走贲上④。刺足下中央之脉⑤,各三痏,凡六刺,立已。左刺右,右刺左。嗌中肿不能内⑥唾、时不能出唾者,刺然骨之前出血⑦,立已。左刺右,右刺左⑧。

【本段提纲】 马莳说:此又言肾脉为病,当有缪刺之法也。

【集解】

①足少阴之络:马莳说:肾经之络,大钟穴也。

②令人嗌痛:高世栻说:令人嗌痛,即嗌干及痛也。

嗌,咽也。参阅《素问》第五《阴阳应象大论》第二十段"地气通于嗌"句下集解。

③不可内食:高世栻说:不可内食,即饥不欲食也。

④贲上:杨上善说:贲,膈也。

王冰说:贲,谓气奔也。

《新校正》云:详王注以贲上为气奔者,非。按《难经》胃为贲门,杨玄操云:"贲,鬲也",是气上走鬲上也。《经》既云气上走,安得更以贲为奔上之解耶。

丹波元简说:按《新校正》引杨玄操,是也。丁德用云:"胃言若虎贲之士,围达之象,故曰贲门也。说胃者,围也,主仓廪,故别名大仓。"今考《诗》注;"贲,大也。"胃已名大仓,贲门盖取于此。若以虎贲之贲,则义不叶。(伯坚按:杨玄操、丁德用注,均见《难经集注·第四十四难经》。)

喜多村直宽说:《尚书·大传》郑注:"贲,大也。"

⑤刺足下中央之脉:王冰说:谓涌泉穴,少阴之井也,在足心陷者中,屈足蜷指宛宛中;刺可入同身寸之三分,留三呼;若灸者,可灸三壮。

⑥内:高世栻说:"内,犹咽也。"

⑦刺然骨之前出血:王冰说:亦足少阴之络也,以其络并大经,循喉咙,故尔刺之。(《新校正》云:详王注以其络并大经,循喉咙差互,按《甲乙经》,足少阴之络并经上走心包,少阴之经循喉咙,今王氏之注,经与络交互,当以《甲乙经》为正也。)

张介宾说:"然骨之前,足少阴之荥,然谷穴也。"

⑧左刺右,右刺左:王冰说:此二十九字本错简,在邪客手足少阴太阴足阳明之络前,今迁于此。

邪客于足太阴之络①,令人腰痛、引少腹②、控胠③、不可以仰息④。刺腰尻之解,两胂之上⑤。是腰俞⑥以月死生为痏数。发针,立已。左刺右。右刺左⑦。

【本段提纲】 马莳说:此言脾络为病,当有缪刺之法也。

伯坚按:《素问》第四十一《刺腰痛篇》有类似的一段文字,说:"腰痛引少腹,控胠,不可以仰。刺腰尻交者,两髁胂上,以月生死为痏数,发针,立已。左取右,右取左。"

【集解】

①足太阴之络:马莳说:"脾经络脉,公孙穴也。"

②少腹:少腹即小腹。参阅《素问》第二十二《藏气法时论》第九段"引少腹"句下集解。

③控胠:王冰说:胠,谓季胁之下空软处也。

张介宾说:控,引也。

胠,参阅《素问》第十九《玉机真藏论》第四段"胠中清"句下集解。

④不可以仰息:马莳说:不可以仰伸而喘息也。

⑤刺腰尻之解,两胂之上:王冰说:腰尻骨间曰解,当中有腰俞;刺可入同身寸之二寸,留七呼;主与经同。《中诰孔穴经》云:"左取右,右取左",穴当中,不应尔也。次腰下侠尻有骨空各四,皆主腰痛。下髎主与经同,是足太阴、厥阴、少阳所结;刺可入同身寸之二寸,留十呼;若灸者,可灸三壮。此胂谓两髁胂也。腰俞、髁胂,皆当取之也。

马莳说:腰俞在中行二十一椎之下,则腰俞无左右,断是白环俞也。

吴崑说:腰尻之解,腰俞一穴也。两胂之上,脾腧二穴也。

张介宾说:腰尻骨解两胂之上者,督脉腰俞之旁也。腰俞止一穴居中,本无左右,此言左取右、右取左者,必腰俞左右,即足太阳之下髎穴也。

高世栻说:解,骨缝也。胂上,髁胂之上,即髀股也。申明腰髁之解、两胂之上,腰俞是也。盖腰尻之解,属于腰俞;两胂之上,即腰俞两旁之下也。

丹波元简说:按《刺腰痛论》云:"腰痛引少腹,控胠,不可仰,刺腰尻交者,两髁胂上,以月生死为痏数。"王注:"腰尻交者,谓髁下尻骨两旁四骨空,左右八穴,俗呼此骨为八髎骨也。"今由此考之,"是腰俞"三字衍,而其义则张注为得矣。

胂,两髁骨下坚起肉也。参阅《素问》第四十一《刺腰痛篇》第十八段"两髁胂上"句下集解。

⑥是腰俞:《新校正》云:按此邪客足太阴之络并刺法一项,已见《刺腰痛篇》中,彼注甚详,此特多"是腰俞"三字耳。别按全元起本旧无此三字。王氏颇知腰俞无左右取之理而注之,而不知全元起本旧无。

伯坚按:此段见《黄帝内经太素》卷二十三《量缪刺篇》,没有“是腰俞”三字。今据《新校正》说,依《太素》删去此三字。

⑦右刺左:伯坚按:参阅《素问》第四十一《刺腰痛篇》第十八段经文和集解。

邪客于足太阳之络,令人拘挛背急①,引胁而痛。刺之从项始,数脊椎,侠脊疾按之,应手如②痛,刺之傍三痏,立已③。

【本段提纲】 马莳说:此言膀胱络脉为病,当有缪刺之法也。

【集解】

①足太阳之络,令人拘挛背急:马莳说:膀胱之络,飞扬穴也。

挛,拳曲不能伸开。参阅《素问》第十二《异法方宜论》第五段“其病挛痹”句下集解。

②如:顾观光说:《甲乙经》,“如”作“而”。古字通。

“如”“而”古通用。参阅《素问》第三十九《举痛论》第一段“而发蒙解惑”句下集解。

③刺之傍三痏,立已:王冰说:从项始数脊椎者,谓从大椎数之,至第二椎两旁各同身寸之一寸五分内,循脊两旁按之,有痛应手,则邪客之处也。随痛应手深浅即而刺之。邪客在脊骨两旁,故言刺之旁也。

吴崑说:此不拘穴俞而刺,谓之应痛穴。

邪客于足少阳之络①,令人留于枢②中痛,髀不可举③。刺枢中以毫针④,寒则久留针,以月死生为数,立已。

【本段提纲】 马莳说:此言胆络脉为病,当有缪刺之法也。

【集解】

①足少阳之络:马莳说:胆经之络,光明穴也。

②枢:王冰说:“枢,谓髀枢也。”

沈彤《释骨》:骶之上侠脊十七节至二十节起骨,曰腰髁骨,曰两髁。其旁临两股者,曰监骨,曰大骨,曰髂。一身之屈伸司焉,故通曰机关。关之旁曰髀枢,亦曰枢。机者,髀骨之入枢者也。

③髀不可举:髀,股外也。参阅《素问》第二十二《藏气法时论》第十二段“尻阴股膝髀腨胻足皆痛”句下集解。

④刺枢中以毫针:王冰说:髀枢之后,则环跳穴也。正在髀枢后,故言刺髀枢后也。环跳者,足少阳脉气所发;刺可入同身寸之一寸,留二十呼;若灸者,可灸三壮。毫针者,第七针也。(《新校正》云:按《甲乙经》:环跳在髀枢中,《气穴论》云:“在两髀厌分中”,此《经》云:“刺枢中”,而王氏以谓髀枢之后者,误也。)

伯坚按:《灵枢》第一《九针十二原篇》说:“七曰毫针,长三寸六分。毫针者,尖如虱虻喙,静以徐往,微以久留之,而养以取痛痹。”又第七十八《九针论》说:“七曰毫针,取法于毫毛,长一寸六分,主寒热痛痹在络者也。”

治诸经,刺之所过者①。不病,则缪刺之②。

【本段提纲】 马莳说:此言各经有病者当巨刺之,而邪在于络则当缪取之也。

【集解】

①治诸经,刺之所过者:马莳说:凡治诸经,当刺之有过者,盖经旨以病为有过也。

②不病,则缪刺之:马莳说:经不病则邪在络,乃缪刺之耳。

耳聋，刺手阳明①。不已，刺其通脉出耳前者②。

【本段提纲】 马莳说：此言耳聋者。

【集解】

①刺手阳明：王冰说：手阳明，谓前手大指、次指去端如韭叶者也，是谓商阳。据《中诰孔穴图经》，手阳明脉中，商阳、合谷、阳溪、偏历四穴并主耳聋。今经所指谓前商阳，不谓此合谷等穴也。

②刺其通脉出耳前者：王冰说：耳前通脉，手阳明脉，正当听会之分；刺可入同身寸之四分；若灸者可灸三壮。

齿龋①，刺手阳明②。不已，刺其脉入齿中者③，立已。

【本段提纲】 马莳说：此言齿病者。

【集解】

①齿龋：高世栻：齿龋，齿腐病也。

丹波元简说：《说文》："齿蠹也。"《释名》："龋，朽也，虫齧之齿缺朽也。"

②刺手阳明：杨上善说：刺手阳明输三间等穴。不已，刺手阳明兑端穴。

王冰说：据《甲乙流注图经》，手阳明脉中商阳、二间、三间、合谷、阳溪、偏历、温留七穴并主齿痛。

③刺其脉入齿中者：王冰说：手阳明脉，贯颊入下齿中；足阳明脉，循鼻外入上齿中也。

张介宾说：刺其痛脉之入齿中者。

喜多村直宽说：骊曰："《寒热病篇》：'臂阳明有入颀偏齿者，名曰大迎，下齿龋取之。'此谓脉入齿中者是也。"（伯坚按：《灵枢》第二十一《寒热病篇》还有一段说："足太阳有入颀偏齿者，名曰角孙，上齿龋取之。"）

邪客于五藏之间①，其病也脉引而痛②，时来时止。视其病，缪刺之于手足爪甲上③。视其脉，出其血④。间日一刺。一刺不已，五刺已。

【本段提纲】 马莳说：此言五藏客邪为病，当有缪刺之法也。

【集解】

①邪客于五藏之间：吴崑说：五藏之间，谓五藏络也。

②其病也脉引而痛：张介宾说：邪客于五藏之间，必各引其经而痛。

③缪刺之于手足爪甲上：王冰说：各刺其井，左取右，右取左。

张介宾说：邪客于五藏之间，必各引其经而痛，但视病处，各取其井而缪刺之。

④出其血：张介宾说：有血络者，当刺去其血。

缪传引上齿①，齿唇寒痛。视其手背脉血者去之②，足阳明中指爪甲上一痏③，手大指、次指爪甲上各一痏④，立已。左取右，右取左。

【本段提纲】 马莳说：此言齿唇寒痛者，当刺其手阳明之络穴、手足阳明之井穴也。

【集解】

①缪传引上齿：吴崑说：缪传者，病本在下齿，今缪传于上齿也。

②视其手背脉血者去之：王冰说：刺手背阳明络也。

马莳说：盖指手阳明之络穴偏历也。

丹波元简说：按诸家不注某穴，此泛言手背，不必指一穴也。

③足阳明中指爪甲上一痏：王冰说：谓第二指厉兑穴也。

④手大指、次指爪甲上各一痏：王冰说：手大指次指，谓商阳穴，手阳明井也。《针经》曰："齿痛不恶清饮，取足阳明。恶清饮，取手阳明。"（伯坚按：王冰所引《针经》见《灵枢》第二十八《杂病篇》。）

邪客于手足少阴、太阴、足阳之络[①]，此五络皆会于耳中，上络左角[②]。五络俱竭，令人身脉皆动而形无知也，其状若尸，或曰尸厥[③]。刺其足大指内侧爪甲上，去端如韭叶[④]；后刺足心[⑤]；后刺足中指爪甲上[⑥]；各一痏。后刺手大指内侧，去端如韭叶[⑦]；后刺手心主[⑧]少阴锐骨之端[⑨]；各一痏。立已。不已，以竹管吹其两耳[⑩]，鬄[⑪]其左角之发方一寸燔治，饮以美酒一杯[⑫]。不能饮者，灌之，立已。

【本段提纲】 马莳说：此言五络为病，当有刺之之法也。

【集解】

①邪客于手足少阴、太阴、足阳之络：马莳说：邪客于手少阴心经、足少阴肾经、手太阴肺经、足太阴脾经、足阳明胃经，则合心、肾、肺、脾、胃之五络而皆有邪矣。

②上络左角：马莳说：上络于左耳之额角。

③或曰尸厥：《史记·扁鹊传》：扁鹊过虢，虢太子死，扁鹊至虢宫门下，问中庶子喜方者曰："太子何病？国中治穰过于众事？"中庶子曰："太子病血气不时交错而不得泄；暴发于外，则为中害。精神不能止邪气，邪气畜积而不得泄，是以阳缓而阴急，故暴厥而死。"扁鹊曰："其死何如时？"曰："鸡鸣至今。"曰："收乎？"曰："未也。其死未能半日也。"言："臣齐勃海秦越人也，家在于郑，未尝得望精光侍谒于前也。闻太子不幸而死，臣能生之。"中庶子曰："先生得无诞之乎？何以言太子可生也！臣闻上古之时，医有俞跗，治病不以汤液醴洒、镵石、挢引、案扤、毒熨，一拨见病之应，因五藏之输，乃割皮解肌，诀脉结筋，搦髓脑，揲荒爪幕，湔浣肠胃，漱涤五藏，练精易形。先生之方能若是，则太子可生也。不能若是而欲生之，曾不可以告咳婴之儿。"终日，扁鹊仰天叹曰："夫子之为方也，若以管窥天，以郄视文。越人之为方也，不待切脉、望色、听声、写形、言病之所在；闻病之阳，论得其阴；闻病之阴，论得其阳。病应见于大表，不出千里，决者至众，不可曲止也。子以吾言为不诚，试入诊太子，当闻其耳鸣而鼻张；循其两股以至于阴，当尚温也。"中庶子闻扁鹊言，目眩然而不瞚，舌挢然而不下。乃以扁鹊言入报虢君，虢君闻之大惊。出见扁鹊于中阙曰："窃闻高义之日久矣，然未尝得拜谒于前也。先生过小国，幸而举之，偏国寡臣幸甚。有先生则活，无先生则弃捐填沟壑，长终而不得反。"言未卒，因嘘唏服臆，魂精泄横，流涕长潸，忽忽承睫，悲不能自止，容貌变更。扁鹊曰："若太子病，所谓尸蹷者也。夫以阳入阴中，动胃，缠缘中经维络，别下于三焦膀胱，是以阳脉下遂，阴脉上争，会气闭而不通，阴上而阳内行，下内鼓而不起，上外绝而不为使，上有绝阳之络，下有破阴之纽，破阴绝阳之色已废，脉乱，故形静如死状。太子未死也。夫以阳入阴支兰藏者生，以阴入阳支兰藏者死。凡此数事，皆五藏蹷中之时暴作也。良工取之，拙者疑殆。"扁鹊乃使弟子子阳厉针砥石，以取外三阳五会。有间，太子苏。乃使子豹为五分之熨，以八减之齐和煮之，以更熨两胁下。太子起坐。更适阴阳，但服汤二旬而复故。故天下尽以扁鹊为能生死人。扁鹊曰："越人非能生死人也，此自当生者，越人能使之起耳。"

王冰说：言其卒冒闷而如死尸，身脉犹如常人而动也。以是从厥而生，故或曰尸厥。

丹波元坚说：仲景曰："尸厥脉动而无气，气闭不通，故静而死也，"（伯坚按：见《金匮要略》

卷下《杂疗》第二十三治尸厥方。)

④去端如韭叶：王冰说：谓隐白穴，足太阴之井也；刺可入同身寸之一分，留三呼；若灸者，可灸三壮。

⑤后刺足心：王冰说：谓涌泉穴，足少阴之井也。刺同前取涌泉穴法。

⑥后刺足中指爪甲上：王冰说：谓第二指，足阳明之井也。刺同前取历兑穴法。

⑦去端如韭叶：王冰说：谓少商穴，手太阴之井也；刺可入同身寸之一分，留三呼；若灸者，可灸三壮。

⑧后刺手心主：王冰说：谓中冲穴，手心主之井也；刺可入同身寸之一分，留三呼；若灸者，可灸一壮。

《新校正》云：按《甲乙经》不刺手心主，详此五络之数亦不及手心主，而此刺之，是有六络，未会王冰相随注之不为明辨之旨也。

丹波元简说：按上文不及手心主厥阴，是必错出，《新校正》为是。

张琦说：心主二字衍。

丹波元坚说：《太素》无“手心主”三字。

伯坚按：此段见《甲乙经》卷五《缪刺》第三，没有“心主”二字。又见《黄帝内经太素》卷二十三《量缪刺篇》，没有“手心主”三字。今据《新校正》、丹波元简、张琦说，依《甲乙经》删去心“主”二字。

⑨少阴锐骨之端：王冰说：谓神门穴，在拿后锐骨之端陷者中，手少阴之俞也；刺可入同身寸之三分，留三呼；若灸者，可灸三壮。

⑩以竹管吹其两耳：王冰说：言使气入耳中，内助五络，令气复通也。当内管入耳，以手密厌之，勿令气泄，而极吹之，气蹙然后络脉通也。

《新校正》云：按陶隐居云：“吹其左耳极三度，复吹其右耳三度也。”

丹波元坚说：《说苑》，扁鹊治虢太子尸厥，子明吹耳。

⑪鬄：高世栻说：鬄、鬀同。俗作剃。

丹波元简说：《金匮》《甲乙》，“鬄”作“剔”。

陆懋修说：亦作鬍、剔、鬀、剃。《甲乙经》作“剔”。《说文》：“鬀、鬍发也。”《广雅·释诂》：“剃，剔也。”《仪礼·士丧礼》：“四鬄。”注：鬄，解也。今文鬄为剃。《汉书·司马迁传》：“其次鬄毛发。”《后汉书·冯鲂传》：“皆自鬄剔。”注引《声类》：“剔亦鬄字，谓剃去发也。”

⑫鬄其左角之发方一寸燔治，饮以美酒一杯：王冰说：左角之发是五络血之余，故鬄之燔治，饮之以美酒也。

张介宾说：燔治，烧制为末也。饮以美酒，助药力行血气也。补以其类，故可使尸厥立已。

丹波元简说：“燔治”，《金匮》作“烧末”。

凡刺之数，先视其经脉，切而从之①，审其虚实而调之②。不调者，经刺之③。有痛而经不病者，缪刺之④。因视其皮部有血络者，尽取之⑤。此缪刺之数也⑥。

【本段提纲】 张志聪说：此总结治法。

【集解】

①视其经脉，切而从之：吴崑说：言先诊其诸经之动脉，既切其脉然后从而刺之，则无失也。

②审其虚实而调之：张介宾说：病在经者，治从其经，但审其虚实而调之。调者，如汤液、导

引之类皆是也。

③不调者，经刺之：张介宾说：调之而不调，然后刺其经脉，是谓经刺，亦曰巨刺。

伯坚按：经刺。参阅《素问》第十六《诊要经终论》第七段“经刺勿摇”句下集解。

④有痛而经不病者，缪刺之：吴崑说：身有痛处，而其经脉所至之分不皆病者，是为络病，非经病也，则缪刺之。

⑤因视其皮部有血络者，尽取之：张介宾说：皮部有血络者，邪在皮肤孙络也，故当尽取其血。

⑥此缪刺之数也：杨上善说：数，法也。

张介宾说：凡此刺经者，刺大络者，刺皮部血络者，各有其治，所以辨缪刺之术数也。

伯坚按：《吕氏春秋·决胜篇》：“知先后远近纵舍之数。”高诱注：“数，术也。”

《缪刺论第六十三》今译

黄帝问说：我听说过缪刺，但不了解它，什么叫作缪刺呢？

岐伯回答说：凡邪气侵入人体，必定首先侵入皮毛。如果停留而不去，则入侵到孙脉（最小血管）。如果再停留而不去，则入侵到络脉（小血管）。如果再停留而不去，则入侵到经脉（大血管），再向内进入五脏，散布到肠胃里面，阴分（里）阳分（表）都感受了邪气，于是五脏就受伤了。这是邪气从皮毛侵入到五脏的层次。像这种按着层次入侵的疾病，则应当施用平常的针刺疗法按着十二经脉的孔穴来刺。如果邪气侵入皮毛，进入到孙络，滞留不去，于是孙络闭塞不流通，不能进入到经脉去，只流布到大络脉，则会发生奇病[①]。凡邪气侵入大络脉的，总是左边的病而注到右边来，或则右边的病而注到左边来，邪气在上下左右扰乱着经脉却不侵入经脉，只向四肢散布，这种邪气没有固定停留的处所，并不进入到经脉的孔穴里面去，所以需要施用缪刺法来治疗它。

黄帝说：缪刺法刺左边来治右边的病，刺右边来治左边的病，是如何刺的？它和巨刺法有什么分别？

岐伯说：如果邪气侵入经脉，左边邪盛则在右边发生症状，右边邪盛则在左边发生症状，也有左边的痛还没有好而右边的脉又呈病象，像这样的情况必须施用巨刺法，必须刺中经脉而不是络脉。如果邪气侵入络脉，它的症状和经脉也是左右交错，这就需要施用缪刺法。

黄帝说：我希望知道缪刺法。缪刺是怎样刺的呢？

岐伯说：邪气侵入足少阴肾经的络脉，令人突然心痛、突然发胀、胸部胁部胀满。如果没有结块，则应当刺然骨（舟状骨）[②]的上面（然谷穴）放出血来，大约一餐饭的时间即可好。左边有病则刺右边，右边有病则刺左边。若是新感的病，针刺至多五天可以好。

邪气侵入手少阳三焦经的络脉，令人喉痹（喉部肿痛闭塞）、舌头卷起、口干、心烦、手臂外侧痛、手抬不起。应当刺手第四指靠着小指那一边距离指甲约一片韭叶（零点三厘米）的部位（关冲穴），各刺一次。少壮的人立刻会好，年老的人稍停一些时候也会好。左边有病则刺右边，右边有病则刺左边。若是新感的病，只要几天就可以好。

邪气侵入足厥阴肝经的络脉，令人突然发生疝气痛。应当刺足大趾在指甲和肉交界处（大敦穴），各刺一次。男子立刻会好，女子稍停一些时候也会好。左边有病则刺右边，右边有病则刺左边。

邪气侵入足太阳膀胱经的络脉,令人头部后颈部肩部发痛。应当刺足小趾在指甲和肉交界处(至阴穴),各刺一次,立刻会好。如果不好,则刺足外踝的下面(金门穴),刺三次。左边有病则刺右边,右边有病则刺左边。约一餐饭的时间就会好。

邪气侵入手阳明大肠经的络脉,令人气满、气喘、胁部胀满、胸中发热。应当刺手第二指靠着大指那一边距离指甲约一片韭叶的部位(商阳穴),各刺一次。左边有病刺右边,右边有病刺左边。约一餐饭的时间就会好。

邪气侵入手臂手掌,使手臂手掌不能弯屈。应当刺手踝(腕部)后面。先用手指按着,看哪里有痛即在哪里进针。按照月亮的盈亏来决定每天针刺的次数,初一日刺一次,初二日刺二次,十五日刺十五次,十六日刺十四次。

邪气侵入足阳跻脉,令人眼睛痛,从眼睛内角痛起。应当刺足外踝的下面半寸的处所(申脉穴),各刺二次。左边有病则刺右边,右边有病则刺左边。约如走十里路的时间就会好。

如果跌伤了,瘀血停留在体内,腹中胀满,不能大小便。应当先内服去瘀血的药。这个病,在上部则厥阴脉受伤,在下部则少阴络脉受伤。应当刺足内踝下面然骨(舟状骨)上面的血脉(然谷穴),放出血来。应当刺脚背上动脉(冲阳穴)。如果还不好,应当刺三毛上(大敦穴),各刺一次,见血立刻就会好。左边有病则刺右边,右边有病则刺左边。容易悲伤、惊恐、不快乐的,也照着这样刺。

邪气侵入手阳明大肠经的络脉,令人耳聋、听不见声音。应当刺手第二指靠着大指那一边距离指甲约一片韭叶的部位(商阳穴),各刺一次,立刻会听见声音。如果还不好,应当刺中指的指甲和肉交界处(中冲穴),立刻会听见。如果还听不见,则不可再刺。耳鸣如有风声一样,也照此法来刺。左边有病则刺右边,右边有病则刺左边。

凡患痹病而往来没有固定处所的,应当在肌肉纹理间有痛的部位来刺,按照月亮的盈亏来决定每天针刺的次数。如果针刺超过月亮盈亏的日数则气会脱掉,如果不及这一日数则气泻不出来。左边有病则刺右边,右边有病则刺左边。病如果好了,应即止针。病如果还未好,依法再刺。初一日刺一次,初二日刺二次,如此逐渐增加。十五日刺十五次,十六日刺十四次,如此逐渐减少。

邪气侵入足阳明胃经的络脉,令人鼻闭塞不通、鼻出血、上齿发冷。应当刺足第二趾靠着中趾那一边的指甲和肉交界处(厉兑穴),各刺一次。左边有病则刺右边,右边有病则刺左边。

邪气侵入足少阳胆经的络脉,令人胁部发痛、不能呼吸、咳嗽、出汗。应当刺足第四趾靠着小趾那一边的指甲和肉交界处(窍阴穴),各刺一次。不能呼吸的会即刻好。出汗的也会即刻好。咳嗽的需要穿厚衣吃温暖饮食,一天就会好。左边有病则刺右边,右边有病则刺左边。病立刻会好。如果还不好,依法再刺。

邪气侵入足少阴肾经的络脉,令人咽痛、不能吃东西,无故容易发怒、气向上逆行。应当刺脚底下正中的脉(涌泉穴),左右各刺三次,一共六次,立刻会好。左边有病则刺右边,右边有病则刺左边。如果咽部发肿不能吞唾液,时而不能吐痰的,应当刺然骨(舟状骨)上面(然谷穴),放出血来,立刻会好。左边有病则刺右边,右边有病则刺左边。

邪气侵入足太阴脾经的络脉,令人腰痛、牵引着小腹和软腰,腹部两旁的腰部没有肋骨的空软处也痛、不能仰伸呼吸。应当刺腰部和尻部臀沟中间的骨缝在两胂(髂骨嵴下夹着脊柱两旁的肉)的上面(下髎穴),按照月亮的盈亏来决定每天针刺的次数。进针之后,立刻会好。左边有病则刺右边,右边有病则刺左边。

邪气侵入足太阳膀胱经的络脉,令人背屈曲不能伸直,牵引着胁部也痛。应当刺脊柱两旁的痛处,从后颈起用手按着脊柱两旁,看哪里有痛的地方即刺哪里,刺三次,立刻会好。

邪气侵入足少阳胆经的络脉,令人枢中(股关节)痛,久久不休,大腿不能举起。应当用毫针(如毫毛一样的针)刺枢中(环跳穴),如果发冷则久留针不取出,以月亮的盈亏来决定针刺的次数,立刻会好。

如果各经脉有病,则刺有病的部位。如果各经脉没有病,(是络脉的病)则应当施用缪刺法。

耳聋,应当刺手阳明大肠经脉的孔穴。如果还不好,则刺通出耳前的脉(听会穴)。

龋齿(虫牙),应当刺手阳明大肠经脉的孔穴。如果还不好,则刺进入牙齿中的脉,立刻会好。

邪气侵入五脏的络脉,它发病的时候牵引着经脉也痛,时发时止。应当看清病情,用缪刺法来刺手足的指甲上(井穴)。如果有血络(皮肤上凸起的小血管)的地方,也应当刺出血来。间一天一刺。如果一刺不能好,五刺就会好。

如果牙齿的病由下齿传到上齿,牙齿和嘴唇都发冷发痛,应当刺手背上的脉有血滞留的地方,放出血来;应在脚的中趾趾甲上刺足阳明胃经脉(厉兑穴),刺一次;应当刺手第二指靠着大指那一边的指甲上(商阳穴),各刺一次,立刻会好。左边有病则刺右边,右边有病则刺左边。

邪气侵入手少阴心经、足少阴肾经、手太阴肺经、足太阴脾经、足阳明胃经的络脉,这五条络脉都在耳中聚会,向上络绕左耳的额角,五条络脉都衰竭了,则令人全身脉搏都跳动而人则无知无觉和死尸一样,这个病名叫作尸厥。应当刺足大趾内侧的趾甲上距离趾尖约一片韭菜处(隐白穴);再刺脚心(涌泉穴);再刺足第二趾趾甲上(厉兑穴);各刺一次。再刺手大指内侧,距离指尖约一片韭菜处(少商穴);再刺手少阴心经脉所经过的手掌锐骨部位(神门穴),各刺一次。立刻会好。如果还不好,应当用竹管吹病人的耳朵,在左边头角上剃下一寸见方的头发,火烧成末,用美酒一杯饮服。若是不能饮酒的,应当灌他,立刻会好。

针刺时应当首先观察病人的经脉,看清楚它们的虚实情况,再来决定治疗的方法。如果经脉不调和的,则刺经脉。如果有痛而经脉没有病的,(则是络脉有病,)则应当用缪刺法。凡皮肤上有血络(凸起的小血管)的地方,都要刺它。这就是缪刺的技术。

①奇病:奇病是奇怪的病。因为邪气侵入大络脉,则左边的病注到右边来。右边的病注到左边来,所以叫它做奇怪的病。

②然骨(舟状骨):然骨是足内踝下面前起的大骨,即是舟状骨。

四时刺逆从论第六十四①

①四时刺逆从论第六十四:《新校正》云:按“厥阴有余”至“筋急目痛”,全元起本在第六卷。“春气在经脉”全篇末,全元起本在第一卷。

丹波元简说:按篇中无问答之语,宜删“论”字。

伯坚按:今存残本《黄帝内经太素》没有收载本篇的文字。本篇和《甲乙经》《类经》二书的篇目对照列表于下:

素问	甲乙经	类经
四时刺逆从论第六十四	卷四——经脉第一中 卷五——针灸禁忌第一上	卷十七——六经痹疝(疾病类七十) 卷二十——刺分四时逆则为害(针刺类十九·二)

【释题】本篇主要讲春、夏、秋、冬四时的气,在人身体中都有一定的部位。当施行针刺的时候,要顺从着四时气所在的部位来刺,不可违逆着四时气所在的部位来刺。所以本篇就叫作《四时刺逆从论》。

【提要】本篇内容可以分为三节。第一节讲足三阴三阳经脉脉搏的有余不足和滑涩表示出来一些什么疾病和症状。第二节讲春、夏、秋、冬的气在人体中的部位,当施行针刺法的时候,应当随着四季按照它们所在的部位来刺(从),如果刺错了(逆),就会发生一些什么症状。第三节讲刺中了五藏会发生一些什么结果,这和《素问》第五十三《刺禁论》第一段所讲相同,而和《素问》第十六《诊要经终论》第七段所讲有些出入。

厥阴①有余②,病阴痹③;不足④,病生热痹⑤。滑则病狐疝风⑥;涩则病少腹积气⑦。

少阴⑧有余,病皮痹⑨、隐轸⑩;不足,病肺痹⑪。滑则病肺风疝⑫;涩则病积,溲血⑬。

太阴⑭有余,病肉痹⑮、寒中⑯;不足,病脾痹⑰。滑则病脾风疝;涩则病积、心腹时满⑱。

【本段提纲】 马莳说:此言足之三阴经,其经有虚有实,其脉有滑有涩,而病有寒有热,有内有外也。

【集解】

①厥阴:马莳说:厥阴者,足厥阴肝经也。

伯坚按:《素问》第二十《三部九候论》说:"下部天,足厥阴也。下部之天以候肝。"王冰注说:"谓肝脉也。在毛际外际外羊矢下一寸半陷中,五里之分,卧而取之,动应于手也。女子取太冲,在足大指本节后二寸陷中是。"

②有余:王冰说:有余,谓厥阴气盛满。

③阴痹:王冰说:痹,谓痛也。阴,谓寒也。阴发于外而为寒痹。

张志聪说:痹者,闭也,血气留着于皮肉筋骨之间而为痛也。

丹波元简说:按王以阴为寒,故依《痹论》"寒胜者为痛痹"之义而释之。

痹,参阅《素问》第四十三《痹论》第一段"合而为痹也"句下集解。

④不足:马莳说:不足者,以其气血皆衰而为虚也。

⑤热痹:王冰说:阴不足则阳有余,故为热痹。

⑥滑则病狐疝风:张介宾说:滑为阳邪有余,而病风者,热则生风也。疝者,前阴少腹之病,男女五藏皆有之。狐之昼伏夜出,阴兽也,疝在厥阴,其出入上下不常与狐相类,故曰狐疝风。此非外入之风,乃以肝邪为言也。下准此。

张介宾说:本经诸篇,所言疝证不一。有云狐疝,以其出入不常也。有癞疝者,以其硕肿不仁也。有冲疝者,以其自少腹上冲心而痛也。有厥疝者,以积气在腹中而气逆为疝也。有瘕者，以少腹觉热而痛出白，一名曰虫也。有六经风疝者，如本篇之所云也。有小肠疝者，如《邪气藏府病形篇》曰："小肠病者，小腹痛，腰脊控睾而痛，时窘之后"者，亦疝之属也。是皆诸疝之义。按《骨空论》曰："任脉为病，男子内结七疝，女子带下瘕聚。"盖任脉者，起于中极之下，而上毛际，循腹里，上关元，总诸阴之会，故诸疝之在小腹者，无不由任脉为之原，而诸经为之派耳。云七疝者，乃总诸疝为言，如本篇所言者六也，《邪气藏府病形篇》所言者一也。盖以诸经之疝所属有七，故云七疝。若狐、癞、冲、厥之类，亦不过为七疝之别名耳。后世如巢氏所叙七疝，则曰厥、癥、寒、气、盘、胕、狼。至张子和非之曰："此俗工所立谬名也。盖环阴器上抵少腹者，乃属足厥阴肝经之部分，是受疝之处也。"又曰："凡疝者，非肝木受邪，则肝木自甚，皆属肝经。"于是亦立七疝之名，曰寒、水、筋、血、气、狐、癞，治多用下。继自丹溪以来，皆宗其说。学者当以经旨为正。

丹波元简说：按《本藏篇》云："肾下则腰尻痛，不可以俯仰，为狐疝。"《经脉篇》云："肝所生病者，狐疝，遗溺。"而本篇系以风者，《寿夭刚柔篇》云："病在于阴者，谓之痹。病在于阳者，谓之风。"凡脉滑为阳有余，今脉滑者并以风称之，其义可知矣。陈氏《三因方》云："寒疝之气，注入癞中，(按陈误以癞为阴囊，故其言如此。)名曰狐疝，亦属癞疝。"葛氏《伤寒直格》云："狐疝言狐者，疝气之变化隐见往来不可测如狐也。"

疝，参阅《素问》第四十八《大奇论》第六段"皆为疝"和第六十《骨空论》第十一段"七疝"句下集解。

⑦涩则病少腹积气：马莳说：其脉若滑，则必病狐疝风，外感之邪也。其脉若涩，则必小腹有积气，内伤之邪也。

参阅《素问》第二十二《藏气法时论》第九段"引少腹"句下集解。

⑧少阴：马莳说：少阴者，足少阴肾经也。

伯坚按：《素问》第二十《三部九候论》说："下部地，足少阴也。地以候肾。"王冰注说："谓肾脉也。在足内踝后跟骨上陷中，大溪之分，动应手。"

⑨皮痹：《素问》第四十三《痹论》：以秋遇此者为皮痹。

⑩隐轸：吴崑说：隐轸，即瘾疹。

丹波元简说：按《释名》："胗，展也，痒搔之捷展起也。"乃知胗借而作轸，后世从疒作疹也。厥阴为阴痹、为狐疝，太阴为肉痹、为脾风疝，太阳为骨痹、为肾风疝，少阳为筋痹、为肝风疝，其理固明矣。而至少阴为皮痹、为肺风疝，阳明为脉痹、为心风疝者，则与常例异。盖此篇以三阴三阳单配乎五藏，故与他篇之例不同也。

陆懋修说：《甲乙经》作瘾疹。《玉篇》："瘾疹，皮外小起也。"《释名》："胗，展也，痒搔之捷展起也。"《伤寒论》："风气相抟，必成瘾瘮。"

⑪病肺痹：《素问》第十《五藏生成篇》：白，脉之至也喘而浮，上虚下实，惊，有积气在胸中，喘而虚，名曰肺痹。

《素问》第十九《玉机真藏论》：病入舍于肺，名曰肺痹，发咳，上气。

《素问》第四十三《痹论》：肺痹者，烦满，喘而呕。

《灵枢》第四《邪气藏府病形篇》：肺脉微大，为肺痹，引胸背，起恶日光。

⑫滑则病肺风疝：《素问》第四十八《大奇论》：肺脉沉、抟，为肺疝。

⑬涩则病积，溲血：马莳说：其脉若滑，则当病肺风疝，外感之邪也。其脉若涩，则当病有积及溲血，内伤之邪也。

张介宾说：涩为心血不足，故经滞而为积聚，血乱而为溲血也。

⑭太阴：马莳说：太阴者，足太阴脾经也。

伯坚按：《素问》第二十《三部九候论》说："下部人，足太阴也。人以候脾胃之气。"王冰注说："谓脾脉也。在鱼腹上趋筋间直五里下，箕门之分，宽巩足单衣，沉取乃得之，而动应于手也。"

⑮病肉痹：《素问》第四十三《痹论》：以至阴遇此者为肌痹。

《素问》第五十五《长刺节论》：病在肌肤，肌肤尽痛，名曰肌痹。伤于寒湿。

《灵枢》第七《官针篇》：凡刺有五，以应五藏。四曰合谷刺。合谷刺者，左右鸡足，针于分肉之间，以取肌痹。

丹波元简说：所谓肌痹，即肉痹。

⑯寒中：寒中是白痢，参阅《素问》第四《金匮真言论》第二段"长夏善病洞泄寒中"句下集解。

⑰病脾痹：《素问》第四十三《痹论》：肌痹不已，复感于邪，内舍于脾。脾痹者，四支解堕、发咳、呕汁、上为大塞。

⑱滑则病脾风疝；涩则病积、心腹时满：马莳说：其脉若滑，则病脾风疝，外感之邪也。若脉若涩，则病当有积及心腹时满，内伤之邪也。

阳明①有余，病脉痹②、身时热；不足，病心痹③。滑则病心风疝；涩则病积、时善惊④。

太阳⑤有余，病骨痹⑥、身重；不足，病肾痹⑦。滑则病肾风疝；涩则病积、善时巅疾⑧。

少阳⑨有余，病筋痹⑩、胁满；不足，病肝痹⑪。滑则病肝风疝；涩则病积，时筋急、目痛⑫。

【本段提纲】 马莳说：此言足之三阳经，其经有虚有实，其脉有滑有涩，而病有寒有热，有内有外也。

【集解】

①阳明：马莳说：阳明者，足阳明胃经也。

伯坚按：《素问》第二十《三部九候论》说："下部人，足太阴也。人以候脾胃之气。"王冰注说："候胃气者，当取足跗之上，冲阳之分，穴中脉动乃应手也。"

②脉痹：《素问》第四十三《痹论》：以夏遇此者为脉痹。

③心痹：《素问》第七《阴阳别论》：二阳之病，发心痹，有不得隐曲，女子不月。

《素问》第十《五藏生成篇》：赤，脉之至也喘而坚，诊曰有积气在中，时害于食，名曰心痹，得之外疾思虑而心虚，故邪从之。

《素问》第四十三《痹论》：脉痹不已，复感于邪，内舍于心。心痹者，脉不通，烦则心下鼓，暴上气而喘，嗌干，善噫，厥气上则恐。

《灵枢》第四《邪气藏府病形篇》：心脉微大，为心痹，引背，善泪出。

《灵枢》第七《官针篇》：凡刺有十二节，以应十二经。一曰偶刺。偶刺者，以手直心若背，直痛所，一刺前，一刺后，以治心痹。

④涩则病积，时善惊：马莳说：其脉若滑，则病心风疝，外感之邪也。其脉若涩，则病积、时善惊，内伤之邪也。

⑤太阳：马莳说：太阳者，足太阳膀胱经也。

⑥骨痹:《素问》第三十四《逆调论》:帝曰:“人有身寒,汤火不能热,厚衣不能温,然不冻栗,是为何病?”岐伯曰:“是人者,素肾气胜,以水为事,太阳气衰,肾脂枯不长。肾者,水也,而生于骨,肾不生则髓不能满,故寒甚至骨也。所以不能冻栗者,肝一阳也,心二阳也,肾孤藏也,一水不能胜二火,故不能冻栗。病名曰骨痹,是人当挛节也。”

《素问》第四十三《痹论》:以冬遇此者为骨痹。

《素问》第五十五《长刺节论》:病在骨,骨重不可举,骨髓酸痛,寒气至,名曰骨痹。

《素问》第五十八《气穴论》:积寒留舍,荣卫不居,卷肉缩筋,肋肘不得伸,内为骨痹,外为不仁。

《灵枢》第七《官针篇》:凡刺有十二节 ,以应十二经。八曰短刺。短刺者,刺骨痹,稍摇而深之,致针骨所,以上下摩骨也。凡刺有五,以应五藏。五曰输刺。输刺者,直入直出,深内之至骨,以取骨痹。

《灵枢》第二十一《寒热病篇》:骨痹举节不用而痛,汗注烦心,取三阴之经补之。

《灵枢》第七十五《刺节真邪篇》:虚邪之中人也,洒淅动形,起毫毛而发腠理,其入深,内搏于骨,则为骨痹。

⑦肾痹:《素问》第十《五藏生成篇》:黑,脉之至也上坚而大,有积气在小腹与阴,名曰肾痹。得之沐浴清水而卧。

《素问》第四十三《痹论》:骨痹不已,复感于邪,内舍于肾。肾痹者,善胀,尻以代踵,春以代头。

⑧滑则病肾风疝;涩则病积、善时巅疾:马莳说:其脉若滑,则病肾风疝,外感之邪也。其脉若涩,则病积、时巅疾,内伤之邪也。

伯坚按:巅疾有癫痫和癫狂二义,参阅《素问》第四十七《奇病论》第九段“人生而有病颠疾者”句下集解。

⑨少阳:马莳说:少阳者,足少阳胆经也。

⑩筋痹:《素问》第四十三《痹论》:以春遇此者为筋痹。

《素问》第五十五《长刺节论》:病在筋,筋挛节痛,不可以行,名曰筋痹。

《灵枢》第四《邪气藏府病形篇》:肝脉微涩,为瘛、挛、筋痹。

《灵枢》第七《官针篇》:凡刺有十二节以应十二经。三曰恢刺。恢刺者,刺旁之举之前后恢筋急,以治筋痹也。凡刺有五,以应五藏。三曰关刺。关刺者,直刺左右,尽筋上,以取筋痹,慎无出血。

⑪肝痹:《素问》第十《五藏生成篇》:青,脉之至也长而左右弹,有积气在心下支胠,名曰肝痹。得之寒湿,与疝同法。腰痛,足清,头痛。

《素问》第十九《玉机真藏论》:肺即传而行之肝,病名曰肝痹,一名曰厥。胁痛,出食。

《素问》卷四十三《痹论》:筋痹不已,复感于邪,内舍于肝。肝痹者,夜卧则惊,多饮,数小便,上为引如怀。

《灵枢》第四《邪气藏府病形篇》:肝脉微大,为肝痹。阴缩,咳引小腹。

《灵枢》第十九《四时气篇》:著痹不去,久寒不已,为肝痹。

⑫滑则病肝风疝;涩则病积,时筋急、目痛:马莳说:其脉若滑,则病肝风疝,外感之邪也。其脉若涩,则病积,时筋急、目痛,内伤之邪也。

是故春,气在经脉;夏,气在孙络;长夏,气在肌肉;秋,气在皮肤;冬,气在骨髓中①。

帝曰:余愿闻其故。

岐伯曰:春者,天气始开,地气始泄,冻解冰释②,水行经通,故人气在脉③。夏者,经满气溢,入孙络受血,皮肤充实④。长夏者⑤,经络皆盛,内溢肌中⑥。秋者,天气始收,腠理⑦闭塞,皮肤引急⑧。冬者盖藏,血气在中,内著⑨骨髓,通于五藏⑩。是故邪气者,常随四时之气血而入客也。至其变化,不可为度。然必从其经气辟除其邪⑪,除其邪则乱气不生。

【本段提纲】 马莳说:此言四时之气,合于人身,当随时以刺其邪也。

【集解】

①是故春,气在经脉;夏,气在孙络;长夏,气在肌肉;秋,气在皮肤;冬,气在骨髓中:伯坚按:本篇所讲什么季节,气在人身的什么部分,和《灵枢》第九《终始篇》所讲有些不同,这说明是不同派别的医学家的作品,现在列表于下,以供参考。关于四时气和五藏的配合,参阅《素问》第二十二《藏气法时论》第二段提纲附表。关于筋、脉、肉、皮、骨和五藏的配合,参阅《素问》第二十三《宣明五气篇》第十一段提纲附表。关于什么季节应当取用什么孔穴,参阅《素问》第六十一《水热穴论》第三段提纲附表。

四时气	五　藏	什么季节气在人身什么部分	
		本　篇	《灵枢》第九《终始篇》
春	肝	春,气在经脉	春,气在毛
夏	心	夏,气在孙络	夏,气在皮肤
长夏	脾	长夏,气在肌肉	
秋	肺	秋,气在皮肤	秋,气在分肉
冬	肾	冬,气在骨髓中	冬,气在筋骨

②冻解冰释:喜多村直宽说:《风俗通》:"冰壮曰冻。"

③水行经通,故人气在脉:张介宾说:春时天地气动,水泉流行,故人气亦在经脉。

④夏者,经满气溢,入孙络受血,皮肤充实:张介宾说:夏时气盛,故溢入孙络而充皮肤,所以人气在孙络。

⑤长夏者:《素问》第九《六节藏象论》"春胜长夏"句下王冰注:长夏,六月也。

⑥内溢肌中:马莳说:长夏者,六月建未之月,其气在肌肉者,正以长夏经脉、络脉皆盛,内溢于肌中,所以人气在肌肉也。(伯坚按:六月建未之月,参阅《素问》第四十九《脉解》第一段"寅太阳也"句下集解附表。)

⑦腠理:腠理是皮肤的文理,伯坚按:参阅《素问》第五《阴阳应象大论》第三段"清阳发腠理"句下集解。

⑧皮肤引急:王冰说:引,谓牵引以缩急也。

马莳说:秋气在皮肤者,正以秋时天气始收,人之腠理闭塞,皮肤引急,所以人气在皮肤也。

⑨著:附著也。伯坚按:参阅《素问》第十六《诊要经终论》第三段"邪气著藏"句下集解。

⑩通于五藏:高世栻说:冬气之所以在骨髓者,盖以冬者,气机盖藏,血气在中,内着骨髓,

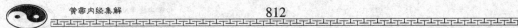

通于五藏。藏者，藏也。惟冬生藏，故通五藏，而冬气在骨髓。

⑪然必从其经气辟除其邪：马莳说：辟，阙同。

高世栻说：人身经络肌肉皮肤骨髓，各主其时。是故邪气者，常随四时所主之气血内虚而入客也。四时主气，各有常度。至其邪气变化，不可为度。然必从其经脉之正气，经气充足，辟除其邪。除其邪则乱气不生，而合于常度也。

帝曰：逆四时而生乱气，奈何？

岐伯曰：春刺络脉①。血气外溢，令人少气②。春刺肌肉，血气环逆③，令人上气④。春刺筋骨，血气内著⑤，令人腹胀⑥。

夏刺经脉，血气乃竭，令人解㑊⑦。夏刺肌肉，血气内却⑧，令人善恐⑨。夏刺筋骨，血气上逆，令人善怒⑩。

秋刺经脉，血气上逆，令人善忘⑪。秋刺络脉。气不外行，令人卧不欲动⑫。秋刺筋骨，血气内散，令人寒栗⑬。

冬刺经脉，血气皆脱，令人目不明⑭。冬刺络脉，内气外泄，留为大痹⑮。冬刺肌肉，阳气竭绝，令人善忘⑯。

凡此四时刺者，大逆之病，不可不从也。反之则生乱气，相淫病焉⑰。故刺不知四时之经、病之所生，以从为逆，正气内乱，与精相薄⑱。必审九候，正气不乱，精气不转⑲。

帝曰：善。

【本段提纲】 马莳说：此承上文言刺逆四时者，必生乱气而为病也。

【集解】

①春刺络脉：《新校正》：按自"春刺络脉"至"令人目不明"，与《诊要经终论》义同文异。彼注甚详于此。彼分四时，此分五时。然此有长夏刺肌肉之分，而逐时各阙刺秋分之事，疑此肌肉之分，即被秋皮肤之分也。

②令人少气：《素问》第十六《诊要经终论》：春刺夏分，脉乱气微，入淫骨髓，病不能愈，令人不嗜食，且又少气。

伯坚按：少气，气息微弱也。参阅《素问》第四十九《脉解》第三段"所谓胸痛少气者"句下集解。

③血气环逆：马莳说：血气旋逆。

伯坚按：环与还通，旋疾也。参阅《素问》第十六《诊要经终论》第七段"中心者环死"句下孙贻让说。

④令人上气：《素问》第十六《诊要经终论》：春刺秋分，筋挛，逆气，环为咳嗽，病不愈，令人时惊且又哭。

张介宾说：按本篇与前《诊要经终论》者，义同文异。但彼分四时，此分五时，故有刺肌肉之谓。然本篇春、夏、冬三时皆阙刺秋分皮肤等义，意者以长夏近秋，故取肌肉即所以刺秋分也。

伯坚按：上气，逆喘也。参阅《素问》第三《生气通天论》九段"上逆而咳"句下集解。

⑤血气内著：马莳说：血气著于内腹，必有所胀矣。

伯坚按：著，附著也，参阅《素问》第十六《诊要经终论》第三段"邪气著藏"句下集解。

⑥令人腹胀：《素问》第十六《诊要经终论》：春刺冬分，邪气著藏，令人胀，病不愈，又且欲

言语。

⑦令人解㑊:《素问》第十六《诊要经终论》:夏刺春分,病不愈,令人解堕。

解㑊,困倦难名之状。参阅《素问》第十八《平人气象论》第十四段"谓之解㑊要卧"句下集解。

⑧血气内却:王冰说:却,闭也。血气内闭,则阳气不通,故善恐。

田晋蕃说:按王《注》"却闭也",字亦作郄。《灵枢·岁露论》,腠理郄与腠理开相对为文,故训为闭。

⑨令人善恐:《素问》第十六《诊要经终论》:夏刺秋分,病不愈,令人心中欲无言,惕惕如人将捕之。

张介宾说:长夏未至而先夺其气,所以血气却弱,故令人善恐。

⑩令人善怒:《素问》卷十六《诊要经终论》:夏刺冬分,病不愈,令人少气,时欲怒。

⑪令人善忘:《素问》第十六《诊要经终论》:秋刺春分,病不已,令人惕然欲有所为,起而忘之。

⑫令人卧不欲动:《素问》第十六《诊要经终论》:秋刺夏分,病不已,令人益嗜卧,又且善寝。

⑬令人寒栗:《素问》第十六《诊要经终论》:秋刺冬分,病不已,令人洒洒时寒。

⑭令人目不明:《素问》第十六《诊要经终论》:冬刺春分,病不已,令人欲卧不能眠,眠而有见。

⑮留为大痹:《素问》第十六《诊要经终论》:冬刺夏分,病不愈,气上发为诸痹。

丹波元坚说:《生气通天论》"大偻",大字同语例。

⑯令人善忘:《素问》第十六《诊要经终论》:冬刺秋分,病不已,令人善渴。

⑰相淫病焉:王冰说:淫,不次也。不次而行,如浸淫相染而生病也。

张介宾说:刺失四时,是为大逆,此时气之不可不从也。若反而为之,必生乱气,故相淫为病。

淫,参阅《素问》第十六《诊要经终论》第三段"入淫骨髓"句下集解。

⑱与精相薄:吴崑说:精,真气也。薄,邪正摩盪之名。

张介宾说:薄,邪正相迫也。

⑲精气不转:王冰说:不转,谓不逆转也。

吴崑说:九候,头三候,手三候、足三候也。必审明之,则知病之所在,从而刺之,庶几正气不乱,精气不变。

高世栻说:不转,内存也。

刺五藏:中心,一日死,其动为噫①。

中肝,五日死,其动为语②。

中肺,三日死,其动为咳③。

中肾,六日死,其动为嚏④、欠⑤。

中脾,十日死,其动为吞⑥。

刺伤人五藏,必死;其动则依其藏之所变⑦,候知其死也⑧。

【本段提纲】 马莳说:此言误刺五藏之死期,其变动之候随各藏而见之也。

张文虎说:"刺五藏,中心一日死",按自此至篇末,与上"帝曰善"三字不相蒙,尚有脱文。

田晋蕃说：按“刺中心”云云，为《刺禁论》之文，重见于此。

伯坚按：《素问》第十六《诊要经终论》第七段说：“凡刺胸、腹者，必避五藏。中心者环死。中脾者五日死。中肾者七日死。中肺者五日死。中鬲者皆为伤中，其病虽愈，不过一岁必死。”又第五十二《刺禁论》第二段说：“刺中心，一日死，其动为噫。刺中肝，五日死，其动为语。刺中肾，六日死，其动为嚏。刺中肺，三日死，其动为咳。刺中脾，十日死，其动为吞。刺中胆，一日半死，其动为呕。”

【集解】

①其动为噫：王冰说：《诊要经终论》曰：“中心者环死。”《刺禁论》：“一日死，其动为噫。”

伯坚按：噫，嗳气也。参阅《素问》第七《阴阳别论》第八段“善噫”句下集解。

②其动为语：王冰说：《诊要经终论》阙而不论。《刺禁论》曰：“中肝五日死，其动为语。”

伯坚按：语，多言也。参阅《素问》第二十三《宣明五气篇》第二段“肝为语”句下集解。

③其动为咳：王冰说：《诊要经终论》曰：“中肺五日死。”《刺禁论》曰：“中肺三日死，其动为咳。”

④嚏：嚏，喷也。参阅《素问》第二十三《宣明五气篇》第二段“肾为欠为嚏”句下集解。

⑤欠：王冰说：《诊要经终论》曰：“中肾七日死。”《刺禁论》曰：“中肾六日死，其动为嚏。”

《新校云》云：按《甲乙经》无“欠”字。

田晋蕃说：按《刺禁论》亦无“欠”字。

伯坚按：此段见《甲乙经》卷五《针灸禁忌》第一上，没有“欠”字。但《素问》第二十三《宣明五气篇》：“肾为欠、为嚏”，却有“欠”字。

伯坚按：欠，呵欠也。参阅《素问》第七《阴阳别论》第八段“善欠”句下集解。

⑥其动为吞：王冰说：《诊要经终论》曰：“中脾五日死。”《刺禁论》曰：“中脾十日死，其动为吞。”然此三论皆岐伯之言，而死日动变不同，传之误也。

伯坚按：吞，吞酸也。参阅《素问》第二十三《宣明五气篇》第二段“脾为吞”句下集解。

⑦变：王冰说；变，谓气动变也。

吴崑说：变，谓藏气变动为疔也。

⑧候知其死也：张介宾说：见其变动之候，则识其伤在某藏，故可知其死期。

高世栻说：复举《刺禁论》岐伯之言，以明刺伤五藏，各有死期，各有动病。其死者，刺失其宜，伤人五藏必死。其动者，则依其藏之所变病，以候其动而知其死也。

伯坚按：马莳、吴崑、高世栻对于这一句的断句法是：“其动则依其藏之所变，候知其死也。”张介宾、张志聪对于这一句的断句法是：“其动则依其藏之所变候，知其死也。”丹波元简说：据王注，“变”下句，为是。今据丹波元简说，依马莳、吴崑、高世栻断句。

《四时刺逆从论第六十四》今译

足厥阴肝经脉的脉搏如果有余盛满，就是阴痹病①；如果不足衰弱，就是热痹病①。如果脉搏滑，就是狐疝风病②；如果脉搏涩，就是小腹有气聚积的现象。

足少阴肾经脉的脉搏如果有余，就是皮痹病①，会发生风疹；如果不足，就是肺痹病①。如果脉搏滑，就是肺风疝病②；如果脉搏涩，就是体内有积(结块)、血尿的现象。

足太阴脾经脉的脉搏如果有余，就是肉痹病[①]、寒中（痢疾）；如果不足，就是脾痹病[①]。如果脉搏滑，就是脾风疝病[②]；如果脉搏涩，就是体内有积、心腹胀满的现象。

足阳明胃经脉的脉搏如果有余，就是脉痹病[①]，全身发热；如果不足，就是心痹病[①]。如果脉搏滑，就是心风疝病[②]；如果脉搏涩，就是体内有积、容易出现发惊的现象。

足太阳膀胱经脉的脉搏如果有余，就是骨痹病[①]，身体沉重；如果不足，就是肾痹病[①]。如果脉搏滑，就是肾风疝病[②]；如果脉搏涩，就是体内有积，时发癫病。

足少阳胆经脉的脉搏如果有余，就是筋痹病[①]、胁部胀满；如果不足，就是肝痹病。如果脉搏滑，就是肝风疝病[②]；如果脉搏涩，就是体内有积、筋拘急（紧缩）、眼睛痛的现象。

春季的时候，气在经脉（大血管）；夏季的时候，气在孙络（最小血管）；长夏（六月）的时候，气在肌肉；秋季的时候，气在皮肤；冬季的时候，气在骨髓里面。

黄帝说：我希望知道它们的原因。

岐伯说：在春季的时候，天气才开朗，地气才泄出，冰冻才融解，水才流行，经脉才通畅，所以此时人气就在经脉。在夏季的时候，经脉充满，营气血液流溢，孙络也容纳着血，皮肤充实，（所以夏季的气在孙络）。在长夏的时候，经脉络脉都充盛，（血液）流溢到肌肉里面（所以长夏的气在肌肉）。在秋季的时候，天气开始收敛，皮肤闭塞而紧缩（所以秋季的气在皮肤）。在冬季的时候，万物闭藏，血气闭藏在体内，附着骨髓，和五脏相通（所以冬季的气在骨髓里面）。邪气总是随着四时的气血变化而侵入人体中。邪气的变化是没有一定的。在治疗的时候，应当随着四时的气的所在部位而来驱除邪气。如果除掉了邪气，就不会有紊乱的现象发生。

黄帝说：如果违反了四时而发生了紊乱现象，则又怎样呢？

岐伯说：在春季的时候如果刺了络脉（夏分），血气会向外流溢，则会发生气息微弱的现象。在春季的时候如果刺了肌肉（长夏分），血气会随即逆流，则会发生气喘。在春季的时候如果刺了筋骨（冬分），血气会滞留在筋骨上，则会发生腹胀。

在夏季的时候如果刺了经脉（春分），血气会衰竭，则会发生困倦得很的现象。在夏季的时候如果刺了肌肉（长夏分），血气会向内部退却，则会容易发生恐惧。在夏季的时候如果刺了筋骨（冬分），血气会向上逆行，则会令人容易发怒。

在秋季的时候如果刺了经脉（春分），血气会向上逆行，则会容易忘记事情。在秋季如果刺了络脉（夏分），气不能向外流行，则会发生想睡而不想动的现象。在秋季的时候如果刺了筋骨（冬分），血气会向内散布，则会发冷颤抖。

在冬季的时候如果刺了经脉（春分），血气虚脱，则会发生眼睛看东西不清楚的现象，在冬季的时候如果刺了络脉（夏分），体内的气向外泄出，则会成为大痹。在冬季的时候如果刺了肌肉（长夏分），阳气竭尽，则会容易忘记事情。

以上所说的四时刺法，一定要按照着它来做，如果违反了它，就是大逆，会发生紊乱现象，遂渐成为疾病。如果在针刺的时候，不知道四时应当刺的部位，不知道疾病发生的由来，分不清楚顺逆，则体内的正气会发生扰乱，邪气会和正气发生斗争。必须观察九候的脉搏，（然后知道疾病的发生部位，再加针刺，）才能使正气不乱，精气内存。

黄帝说：好。

刺五脏：刺中了心，一天就会死，症状是嗳气。

刺中了肝，五天就会死，症状是胡言乱语。

刺中了肺，三天就会死，症状是咳嗽。

刺中了肾，六天就会死，症状是打喷嚏、打呵欠。

刺中了脾，十天就会死，症状是吞酸。

刺伤了五脏，必定会死。它们的症状则随着各脏而不同，由这些症状可以知道是哪一脏的死证。

①阴痹病：阴痹、热痹、皮痹、肺痹、肉痹、脾痹、脉痹、心痹、骨痹、肾痹、筋痹、肝痹，都是古代病名，都是一些症候群的名称。它们所表现的症状，除了本篇所叙述的一些症状外，可参阅《素问》和《灵枢》其他各篇。皮痹参阅《素问》第四十三《痹论》。肺痹参阅《素问》第十《五藏生成篇》、第十九《玉机真藏论》、第四十三《痹论》《灵枢》第四《邪气藏府病形篇》。肉痹参阅《素问》第四十三《痹论》、第五十五《长刺节论》、《灵枢》第七《官针篇》。脾痹参阅《素问》第四十三《痹论》。脉痹参阅《素问》第四十三《痹论》。心痹参阅《素问》第七《阴阳别论》、第十《五藏生成篇》、第四十三《痹论》、《灵枢》第四《邪气藏府病形篇》第七《官针篇》。骨痹参阅《素问》第三十四《逆调论》、第四十三《痹论》、第五十五《长刺节论》、《灵枢》第二十一《寒热病篇》、七十五《刺节真邪篇》。肾痹参阅《素问》第十《五藏生成篇》、第四十三《痹论》。筋痹参阅《素问》第四十三《痹论》、第五十五《长刺节论》、《灵枢》第四《邪气藏府病形篇》、第七《官针篇》。肝痹参阅《素问》第十《五藏生成篇》、第十九《玉机真藏论》、第四十三《痹论》《灵枢》第四《邪气藏府病形篇》、第十九《四时气篇》。

②狐疝风病：狐疝风、肺风疝、脾风疝、心风疝、肝风疝，都是古代病名，都是症候群的名称，大概都和疝气病有关，内容不详。

标本病传论第六十五①

①标本病传论第六十五：《新校正》云：按全元起本在第二卷《皮部论篇》前。

伯坚按：今存残本《黄帝内经太素》没有收载本篇的文字。本篇和《甲乙经》《类经》二书的篇目对照，列表于下：

素问	甲乙经	类经
标本病传论第六十五	卷六——逆顺病本末方宜形志大论第二 卷六——五藏传病大论第十	卷十——病有标本刺有逆从（标本类四） 卷十——标本逆从治有先后（标本类五） 卷十八——病传死期（疾病类九十四·二）

【释题】 马莳说："本篇前二节论标本，后八节论病传，故名篇。《灵枢》以《病本篇》论标本，以《病传篇》论病之所传，分为二篇，其义全同。"

【提要】 本篇用黄帝、岐伯问答的形式，讲标本和病传两件事，内容可以分为两节。前一节讲标本，疾病在什么情况下应当先治本，在什么情况下应当先治标。后一节讲病传，就是疾病在人体内的传变，也就是疾病的发展过程，分别讲心病、肺病、肝病、脾病、肾病、胃病、膀胱病等的病传和死期。

黄帝问曰：病有标本①，刺有逆从②，奈何？

岐伯对曰：凡刺之方，必别阴阳③，前后相应④，逆从得施⑤，标本相移⑥，故曰有其在标而求之于标，有其在本而求之于本，有其在本而求之于标，有其在标而求之于本。故治有取标而得者，有取本而得者，有逆取而得者⑦，有从取而得者⑧。故知逆与从，正行无问⑨。知标本者，万举万当。不知标本，是谓妄行。

【本段提纲】 马莳说：此言病有标本，刺有逆从也。

【集解】

①病有标本：马莳说：标者，病之后生。本者，病之先成。此乃病体之不同也。

②刺有逆从：马莳说：逆者，如病在本而求之于标，病在标而求之于本。从者，如在本求本，在标求标。此乃治法之不同也。

③凡刺之方，必别阴阳：马莳说：凡刺之方必别病在阴经阳经。

张介宾说：阴阳二字，所包者广，如经络、时令、气血、疾病，无所不在。

④前后相应：马莳说：前后者，背腹也，其经络互相为应。

吴崑说：谓经穴前后刺之，气相应也。

张志聪：前后相应者，有先病后病也。

⑤逆从得施：吴崑说：逆者反治。从者正治。得施，谓施治无失也。

⑥标本相移：马莳说：施逆从之法，以移标本之病。

吴崑说：刺者或取于标，或取于本，互相移易。

⑦有逆取而得者：高世栻说：有逆取而得者，即在本求标，在标求本也。

⑧有从取而得者：吴崑说：言标本逆从之刺，各有所宜，治非一途取也。

高世栻说：有从取而得者，即在标求标、在本求本也。

⑨故知逆与从，正行无问：马莳说：故知刺法之逆从者，乃正行之法，而不必问之于人也。

夫阴阳、逆从、标本之为道也，小而大，言一而知百病之害①。少而多，浅而博，可以言一而知百也。以浅而知深，察近而知远②，言标与本，易而勿及③。治反，为逆。治得④，为从⑤。先病而后逆者，治其本。先逆而后病者，治其本⑥。先寒而后生病者，治其本。先病而后生寒者，治其本。先热而后生病者，治其本。先热而后生中满者，治其标。先病而后泄者，治其本⑦。先泄而后生他病者，治其本，必且调之，乃治其他病。先病而后生中满者，治其标⑧。先中满而后烦心者，治其本。人有客气，有固气⑨。小大不利，治其标⑩。小大利，治其本。病发而有余，本而标之，先治其本，后治其标⑪。病发而不足，标而本之，先治其标，后治其本⑫。谨察间、甚⑬，以意调之⑭。间者，并行。甚者，独行⑮。先小大不利而后生病者，治其本。

【本段提纲】 马莳说：此言凡病皆当先治其本，惟中满及大小便不利者，则不分为标为本而必先治之也。

伯坚按：《灵枢》第二十五《病本篇》说："先病而后逆者，治其本。先逆而后病者，治其本。先寒而后生病者，治其本。先病而后生寒者，治其本。先热而后生病者，治其本。先泄而后生他病者，治其本，必且调之，乃治其他病。先病而后中满者，治其标。先病后泄者，治其本。先中满而后烦心者，治其本。有客气有固气。大小便不利，治其标。大小便利，治其本。病发而有余，本而标之，先治其本，后治其标。病发而不足，标而本之，先治其标，后治其本。谨详察间、甚，以意调之。间者并行。甚为独行。先小大便不利而后生他病者，治其本也。"

【集解】

①言一而知百病之害：吴崑说：一者，本也。百者，标也。

②察近而知远：王冰说：虽事极深玄，人非咫尺，略以浅近而悉贯之。

③易而勿及：王冰说：标本之道虽易可为言，而世人识见无能及者。

④治得：张介宾说：得相得也，犹言顺也。

⑤为从：吴崑说：此释逆从二字之义。

高世栻说：不知标本，治之相反则为逆。识其标本，治之得宜，则为从。

⑥先逆而后病者，治其本：马莳说：凡先生病而后病势逆者，必先治其初病之为本。若先病势之逆而后生他病者，则又以病势逆之为本而先治之也。

吴崑说：此二逆字，皆是呕逆。

张介宾说：有因病而致血气之逆者，有因逆而致变生之病者，有因寒热而生为病者，有因病而生为寒热者，但治其所因之本原，则后生之标病可不治而自愈矣。

⑦先病而后泄者，治其本：丹波元简说："本"，疑"标"误。泄者，脾胃虚败所致，故宜治其标。下文云："先泄而后生他病者治其本，且调之，乃治其他病"，其义自明。

⑧先病而后生中满者，治其标：张介宾说：诸病皆先治本，而惟中满者先治其标，盖以中满为病，其邪在胃，胃者藏府之本也，胃满则药石之气不能行，而藏府皆失其所禀，故先治此者，亦所以治本也。

⑨有固气：原文作"有同气"。

《新校正》云：按全元起本，"同"作"固"。

丹波元简说：按全本，"同"作"固"，似是。盖客气谓邪气，固气谓真气欤？

伯坚按：今据丹波元简说，依《新校正》所引全元起本校改。

⑩小大不利，治其标：吴崑说：小大二便不利，危急之候也，虽为标亦先治之。

⑪本而标之，先治其本，后治其标：王冰说：本而标之，谓有先病，复有后病也。以其有余，故先治其本，后治其标也。

吴崑说：正气有余者，先治其本而后标之。

高世栻说：病发而邪气有余，则本而标之。申明本而标之者，先治其邪气之本，后治正气之标，此治有余之法也。

⑫标而本之，先治其标，后治其本：王冰说：标而本之，谓先发轻微缓者，后发重大急者。以其不足，故先治其标，后治其本也。

吴崑说：正气不足者，先治其标而后本之。

张介宾说：此以病气强弱而言标本也。如病发之气有余则必侮及他藏他气，而因本以传标，故必先治其本。病发之气不足，则必受他藏他气之侮，而因标以传本，故必先治其标。盖亦治所从生也。

张琦说：先病为本，后病为标。藏府为本，经脉为标。正气为本，病气为标。察标本之道，必知有余不足，消息之，方可施治。有余者，病虽多端，必从其受邪之所先治之，后及其标。若不足之人，不任峻攻，则先剪其羽翼，徐杀其势，乃可治其本病之处。此因人之本气虚实不同而异治也。

⑬间、甚：吴崑说：间，差间也。甚，益甚也。

张介宾说：间者，言病之浅。甚者，言病之重也。

⑭以意调之：王冰说：以意调之，谓审量标本、不足、有余，非谓舍法而以意妄为也。

⑮甚者，独行：张介宾说：病浅者可以兼治，故曰并行。病甚者难容杂乱，故曰独行。盖治不精专，为法之大忌，故当加意以调之也。一曰："病轻者邪气与元气互为出入，故曰并行。病甚者邪专王而肆虐，故曰独行。"于义亦通。

高世栻说：如邪正之有余不足，叠胜而相间者，则并行其治。并行者，补泻兼施、寒热互用也。如但邪气有余，但正气不足，而偏甚者，则独行其治。独行者，专补、专泻、专寒、专热也。

张琦说：间者并行谓病势轻者标本可以兼治。甚者独行，谓病势甚者或宜治本或宜治标，一意专行，勿多胆狗也。

夫病传者，心病，先心痛；一日而咳①；三日胁支痛②；五日闭塞不通，身痛，体重③。三日不已，死④，冬夜半，夏日中⑤。

【本段提纲】 马莳说：此以心病言之也。

伯坚按：《灵枢》第四十二《病传篇》说："病先发于心，一日而之肺，三日而之肝，五日而之脾。三日不已，死，冬夜半，夏日中。"

【集解】

①一日而咳：张介宾说：《病传论》所谓"一日而之肺"者，即其义也。

②三日胁支痛：张介宾说：肺复传肝，故胁支痛，即所谓"三日而之肝"也。

伯坚按：支，支柱也。参阅《素问》第十《五藏生成篇》第十一段"支鬲胠胁"句下集解。

③体重：张介宾说：所谓"五日之脾"也。脾病则不能运化，故闭塞不通。

④三日不已，死：张介宾说：再三日不已，则脾又传肾，五藏俱伤，故死。

⑤夏日中：王冰说：谓正子午之时也。

肺病，喘咳①；三日而胁支满痛②；一日身重，体痛③；五日而胀④。十日不已，死⑤，冬日入，夏日出⑥。

【本段提纲】 马莳说：此言肺病相传之死期也。

伯坚按：《灵枢》第四十二《病传篇》说："病先发于肺，三日而之肝，一日而之脾，五日而之胃。千日不已，死，冬日入，夏日出。"

【集解】

①肺病，喘咳：张介宾说：肺主息，故病为喘咳。

②三日而胁支满痛：张介宾说："三日而之肝"也。

③体痛：吴崑说：身体痛，脾病也。

张介宾说："一日而之脾"也。

④五日而胀：吴崑说：胀，胃病也。胀者，由于闭塞不通使然，此土气败绝，升降之机息，即痞胀也。

张介宾说："五日而之胃"，自藏传府也。

⑤十日不已，死：张介宾说：十日不已，则胃复传肾，五行生成之数已极，故死。

⑥冬日入，夏日出：王冰说：孟冬之中，日入于申之八刻三分。仲冬之中，日入于申之七刻三分。季冬之中，日入于申，与孟月等。孟夏之中，日出于寅之八刻一分。仲夏之中，日出于寅之七刻三分。季夏之中，日出于寅，与孟月等也。

肝病，头目眩，胁支满①；三日体重，身痛②；五日而胀③；三日腰脊少腹痛，胫酸④。三日不已，死⑤，冬日入⑥，夏早食⑦。

【本段提纲】 马莳说:此言肝病相传之死期也。

伯坚按:《灵枢》第四十二《病传篇》说:"病先发于肝,三日而之脾,五日而之胃,三日而之肾。三日不已,死,冬日入,夏蚕食。"

【集解】

①胁支满:张介宾说:肝开窍于目,而经脉布于胁肋也。

②三日体重,身痛:张介宾说:即"三日而之脾"也。

③五日而胀:张介宾说:即"五日而之胃"也。

④三日腰脊少腹痛,胫酸:张介宾说:即"三日而之肾"也。

少腹即小腹。参阅《素问》第二十二《藏气法时论》第九段"引少腹"句下集解。

⑤三日不已,死:张介宾说:三日不已,则肾复传心,故死。

⑥冬日入:王冰说:日入,早晏如冬法也。

⑦夏早食:王冰说:早食,谓早于食时,则卯正之时也。

喜多村直宽说:《左传》林注:"食时当公。"《玉海》"辰时也。"《淮南子》曰:"至于曾泉,是谓蚕食也。"

脾病,身痛,体重①;一日而胀②;二日少腹腰脊痛,胫酸③;三日背胎筋痛④,小便闭⑤。十日不已,死⑥,冬人定⑦,夏晏食⑧。

【本段提纲】 马莳说:此言脾病相传之死期也。

伯坚按:《灵枢》第四十二《病传篇》说:"病先发于脾,一日而之胃,二日而之肾,三日而之膂膀胱。十日不已,死,冬人定,夏晏食。"

【集解】

①脾病,身痛,体重:张介宾说;脾主肌肉也。

②一日而胀:张介宾说:即"一日而之胃"也。

③二日少腹腰脊痛,胫酸:张介宾说:即"二日而之肾"也。

④三日背胎筋痛:马莳说:胎,膂同。肾自传于膀胱,故背胎筋痛,少便自闭也。

⑤小便闭:张介宾说:即"三日而之膂膀胱"也。

⑥十日不已,死:张介宾说:十日不已,则复传于心,故死。

⑦冬人定:王冰说:人定谓申后二十五刻。

喜多村直宽说:《左传》杜注:"人定为舆。"《玉海》"亥时也。"

⑧夏晏食:王冰说:晏食,谓寅后二十五刻。

丹波元简说:晏,晚也。《淮南·天文训》:"日至于桑野,是谓晏食。"未详王注何据。

肾病,少腹腰脊痛,骱酸①;三日背胎筋痛,小便闭②;三日腹胀③;三日两胁支痛④。三日不已,死⑤,冬大晨⑥,夏晏晡⑦。

【本段提纲】 马莳说:此言肾病相传之死期也。

伯坚按:《灵枢》第四十二《病传篇》说:"病先发于肾,三日而之膂膀胱,三日而上之心,三日而之小肠。三日不已,死,冬大晨,夏晏晡。"

【集解】

①骱酸:张介宾说:肾主下部,其经脉行于少腹腰脊胻骨之间也。

②三日背胎筋痛,小便闭:张介宾说:即"三日而之膂膀胱"也。

③三日腹胀：张介宾说：即"三日而之小肠"也。

④三日两胁支痛：张介宾说：即"三日而上之心"也。

⑤死：张介宾说：复伤肺金也。

⑥冬大晨：王冰说：大晨，谓寅后九刻，大明之时也。

马莳说：冬之大晨在寅末。

吴崑说：冬大晨，辰也。

⑦夏晏晡：王冰说：晏晡，谓申后九刻，向昏之时也。

马莳说：夏之晏晡以向昏。

吴崑说：夏晏晡戌也。

喜多村直宽说：《左传》杜注："晡时为仆。"《玉海》："申时也。"《淮南子》曰："至于悲谷，是谓晡时。"高注："悲谷，西南方之大壑。"

胃病，胀满①；五日少腹腰脊痛，骭酸②；三日背𦛗筋痛，小便闭③；五日身体重④。六日不已，死⑤，冬夜半后⑥，夏日昳⑦。

【本段提纲】 马莳说：此言胃病相传之死期也。

伯坚按：《灵枢》第四十二《病传篇》说："病先发于胃，五日而之肾，三日而之膂膀胱，五日而上之心。二日不已，死，冬夜半，夏日昳。"

【集解】

①胀满：王冰说：以其脉循腹故如是。

②骭酸：张介宾说：即"五日而之肾"也。

③三日背𦛗筋痛，小便闭：张介宾说：即"三日而之膂膀胱"也。

④五日身体重：马莳说：据理当以《灵枢》五日而上之心者为正，乃水克火也。

张介宾说：《病传论》曰："五日而上之心。"此云身体重者疑误。

⑤死：张介宾说：心复传肺也。

⑥冬夜半后：王冰说：夜半后，谓子后八刻，丑正时也。

⑦夏日昳：王冰说：日昳，谓午后八刻，未正时也。

喜多村直宽说：《左传》杜注："夜半为皂。日昳为台。"《玉海》："谓子时与未时也。"

膀胱病，小便闭①；五日少腹胀，腰脊痛，骭酸②；一日腹胀③；一日身体痛④。二日不已，死⑤，冬鸡鸣⑥，夏下晡⑦。

【本段提纲】 马莳说：此言膀胱病相传之死期也。

伯坚按：《灵枢》第四十二《病传篇》说："病先发于膀胱，五日而之肾，一日而之小肠，一日而之心。二日不已，死，冬鸡鸣。夏下晡。"

【集解】

①膀胱病，小便闭：王冰说：以其为津液之府故尔。

②五日少腹胀，腰脊痛，骭酸：张介宾说：即"五日而之肾"也。

③一日腹胀：张介宾说：即"一日而之小肠"也。

④一日身体痛：张介宾说：即"一日而之心"，府传藏也。心主血脉，故为身体痛。

⑤二日不已，死：张介宾说：心病不已，必又传金藏，故死。

⑥冬鸡鸣：王冰说：鸡鸣，谓早鸡鸣，丑正之分也。

马莳说：冬之鸡鸣在丑。

吴崑说：冬鸡鸣，丑也。

喜多村直宽说：《左传》杜注："鸡鸣为士。"《玉海》："丑时也。"

⑦夏下晡：王冰说：下晡，谓日下于晡时，申之后五刻也。

马莳说：夏之下晡在申。

吴崑说：夏下晡，未也。

诸病以次是相传①，如是者皆有死期，不可刺②。间一藏止③，及至三四藏者，乃可刺也④。

【本段提纲】 马莳说：此结言相传而为甚者死，不必刺，间藏而为生者可刺之也。

伯坚按：《灵枢》第四十二《病传篇》说："诸病以次相传，如是者皆有死期，不可刺也。间一藏及二三四藏者，乃可刺也。"

【集解】

①诸病以次是相传：度会常珍说：古抄本无"是"字。

顾观光说："是"字衍，当依《甲乙经》删。

伯坚按：本段见《甲乙经》卷六《五藏传病大论》第十，没有"是"字。今据顾观光说，依《甲乙经》删去"是"字。

②如是者皆有死期，不可刺：王冰说：五藏相移皆如此。有缓传者，有急传者。缓者、或一岁二岁三岁而死，其次或三月若六月而死，急者一日二日三日四日或五六日而死，则此类也。寻此病传之法，皆五行之气，考其日数，理不相应。夫以五行为纪，以不胜之数传于所胜者，谓火传于金，当云一日；金传于木，当云二日；木传于土，当云四日；土传于水，当云三日；水传于火，当云五日也。若以已胜之数传于不胜者，则木三日传于土，土五日传于水，水一日传于火，火二日传于金，金四日传于水。经之传日，似法三阴三阳之气。《玉机真藏论》曰："五藏相通，移皆有次，不治，三月若六月，若三日，若六日，传而当死。"此与同也。虽尔，犹当临病详视日数，方悉是非尔。

张介宾说：上文相传死期各有远近，盖其藏有要害，气有虚实也。仓公曰："能谷者过期、不能谷者不及期"，正此之谓。即有死徵，不可刺矣。

张志聪说：以上诸病如是相胜克而传者，皆有速死之期，非刺之可能救也。

③间一藏止：《新校正》云按《甲乙经》无"止"字。

丹波元简说：《病传篇》《甲乙》，并无"止"字。

④及至三四藏者，乃可刺也：王冰说：间一藏止者，谓隔过前一藏而不更传也，则谓木传土，土传水，水传火，火传金，金传木而止，皆间隔一藏也。及至三四藏者，皆谓至前第三第四藏也。诸至三藏者，皆是其已不胜之气也；至四藏者，皆至已所生之父母也。不胜则不能为害于彼，所生则父子无克伐之期，气顺以行，故刺之可矣。

张介宾说：间三四藏者，皆非以次相传者也。治之则愈，故可用针刺之。

张志聪说：或间一藏相传而止，不复再传别藏者，乃可刺也。假如心病传肝，肺病传脾，此乃子行乘母，至肝藏、脾藏而止，不复再胜克相传于他藏者，可刺也。假如心病传脾，肺病传肾，乃母行乘子，得母藏之生气，不死之证也。如心病传肾，肺病传心，肝病传肺，此从所不胜，来者为微邪，乃可刺也。金西铭曰："五藏相传，止可间二藏三藏，经言四藏者，或藏传之于府，而后传于他藏，府亦可以名藏也。"

伯坚按：现将间藏传病绘图于下，以期明显：

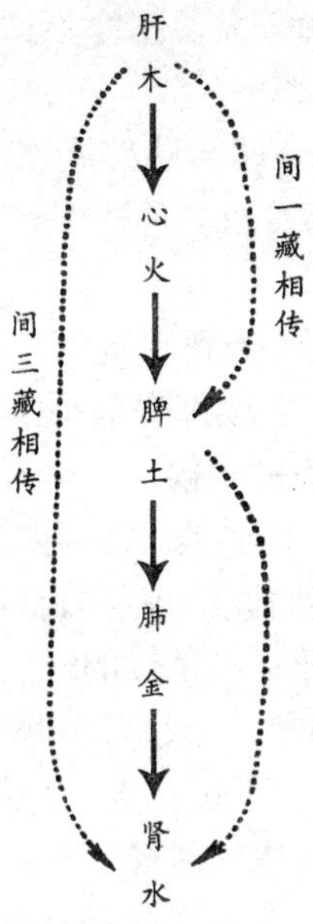

《标本病传论第六十五》今译

黄帝问说：疾病有标有本，针刺有顺有逆，这是怎样讲的？

岐伯回答说：凡是针刺，必须分清楚阴阳经脉，必须使背部和腹部互相照应，必须搞清楚顺逆，然后决定或者治标病，或者治本病。有病在标而治标的，有病在本而治本的，有病在本而治标的，有病在标而治本的。治疗的方法有治标而成功的，有治本而成功的，有逆治而成功的，有顺治而成功的。如果知道顺逆，只须照着去做，不必再问他人。如果搞得清楚标病本病，则一切举动都会如法。如果搞不清楚标病本病，就会乱走乱来。

阴阳、顺逆、标本，只要掌握了它们的基本原则，由小而大，由少而多，由浅而博，对于一切疾病都可以应用。从浅的可以知道深的，从近的可以知道远的。虽然说起来标和本是很容易的，但是一般人并没有掌握着。治疗反了就叫作逆，治疗成功就叫作顺。先病而后逆的，应当治本。先逆而后病的，应当治本。先发冷而后生病的，应当治本。先生病而后发冷的，应当治本。先发热而后生病的，应当治本。先发热而后发生内部胀满的，应当治标。先生病而后下泻的，应当治本。先下泻而后生其他的病的，应当治本，必须先治下泻，再治其他的病。先生病而后发生内部胀满的，应当治标。先发生内部胀满而后发生心闷的，应当治本。病人体内有邪气，有正气（必须分清楚）。小大便不通畅，应当治标。小大便通畅，应当治本。如果病气有余（病势重），则应当先治本而后治标。如果病气不足（病势轻），则应当先治标而后治本。应当小心地观察病势的轻重，而后斟酌治疗。病势轻的，标本可以兼治。病势重的，或治本，或治标，应当只专治一项。先发生大小便不通畅而后生病的，应当治本。

疾病的传变(发展过程)如下:心病,会发生心痛。一天(传到肺)就会咳嗽。再过三天(传到肝)就会胁部胀痛。再过五天(传到脾)就会大便闭塞不通,全身发痛,身体沉重。再过三天不愈就会死,冬季死在夜半,夏季死在日中。

肺病,会发生气喘,咳嗽。三天(传到肝)就会胁部胀痛。再过一天(传到脾)就会身体沉重,全身发痛。再过五天(传到胃)就会内部发胀。再过十天不愈就会死,冬季死在太阳落山的时候,夏季死在太阳出山的时候。

肝病,会发生头晕目眩,胁部胀满。三天(传到脾)就会身体沉重,全身发痛。再过五天(传到胃)就会内部发胀。再过三天(传到肾)就会腰部脊部小腹痛,小腿发酸。再过三天不愈就会死,冬季死在太阳落山的时候,夏季死在早饭的时候。

脾病,会发生全身痛,身体沉重。一天(传到胃)就会内部发胀。再过两天(传到肾)就会小腹腰部脊部痛,小腿发酸。再过三天(传到膀胱)就会脊柱两旁肉痛,小便不通。再过十天不愈就会死,冬季死在半夜人定的时候,夏季死在晏早饭的时候。

肾病,会发生小腹腰部脊部痛,小腿发酸。三天(传到膀胱)就会发生脊柱两旁肉痛,小便不通。再过三天(传到小肠)就会腹部发胀。再过三天(传到心)就会胁部胀痛。再过三天不愈就会死,冬季死在大清早晨,夏季死在天快黑的时候。

胃病,会发生内部胀满。五天(传到肾)就会发生小腹腰部脊部痛,小腿发酸。再过三天(传到膀胱)就会脊柱两旁肉痛,小腿发酸。再过五天(传到心)就会身体沉重。再过六天不愈就会死,冬季死在夜半后,夏季死在下午。

膀胱病,会发生小便不通。五天(传到肾)就会发生小腹发胀,腰部脊部痛,小腿发酸。再过一天(传到小肠)就会发生腹胀。再过一天(传到心)就会身体痛。再过两天不愈就会死,冬季死在鸡叫的时候,夏季死在下午。

各病都是按照着次序传下去的。像这样传的都有一定的死期,无法治疗。如果间隔着跳过一脏相传,即停止不再传,或则间隔着跳过三脏或四脏相传,才可以施用针刺治疗①。

①如果间隔着跳过一脏相传,即停止不再传,或则间隔着跳过三脏或四脏相传,才可以施用针刺治疗:五脏的排列次序是肝木、心火、脾土、肺金、肾水。如果由肝木,间隔着心火一脏,而传给脾土,这就是间隔着一脏相传。如果由肝木,间隔着心火脾土肺金三脏,而传给肾水,这就是间隔着三脏相传。

卷　十　九

天元纪大论第六十六①

①天元纪大论第六十六：伯坚按：《甲乙经》和今存残本《黄帝内经太素》都没有收载本篇的文字。本篇和《类经》的篇目对照，列表于下：

素　问	类　经
天元纪大论第六十六	卷二十三——天元纪（运气类三）

黄帝问曰：天有五行①，御五位，以生寒、暑、燥、湿、风。人有五藏，化五气，以生喜、怒、思、忧、恐②。《论》言："五运相袭而皆治之，终期之日，周而复始"，余已知之矣。愿闻其与三阴三阳之候，奈何合之③？

鬼臾区④稽首再拜对曰：昭乎哉问也！夫五运阴阳者，天地之道也，万物之纲纪，变化之父母，生杀之本始，神明之府也，可不通乎⑤？故物生谓之化⑥，物极谓之变⑦，阴阳不测谓之神⑧，神用无方谓之圣⑨。夫变化之为用也⑩，在天为玄⑪，在人为道⑫，在地为化⑬。化生五味⑭。道生智⑮。玄生神⑯。神在天为风⑰，在地为木⑱；在天为热⑲，在地为火⑳；在天为湿㉑，在地为土㉒；在天为燥㉓，在地为金㉔；在天为寒㉕，在地为水㉖。故在天为气，在地成形㉗，形气相感而化生万物矣㉘。然天地者，万物之上下也㉙。左右者，阴阳之道路也㉚。水火者，阴阳之征兆也㉛。金木者，生成之终始也㉜。气有多少，形有盛衰，上下相召，而损益彰矣㉝。

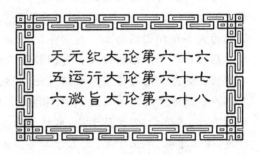

【集解】

①天有五行：张介宾《类经图翼》卷一《五行统论》：五行者，水、火、木、金、土也。五行即阴阳之质，阴阳即五行之气。气非质不立，质非气不行。行也者，所以行阴阳之气也。朱子曰：五行质具于地而气行于天。其实元初只一太极，分为二，二分为四，天得一个四，地得一个四，又各有一个太极行乎其中，便是两其五行而已。故《河洛图书》具阴阳之象，分左右中前后以列五行生成之数焉。先儒曰：天地者，阴阳对待之定体。一二三四五六七八九十者，阴阳流行之次序。对待非流行不能变化，流行非对待不能自行，此五行所以流行于天地中而为用也。故大挠察天地之阴阳，立十干十二支以著日月之象。十干，以应日天之五行也。甲阳乙阴为木。丙阳丁阴为火。戊阳己阴为土。庚阳辛阴为金。壬阳癸阴为水。十二支以应月，地之五行也。子阳亥阴曰水。午阳巳阴曰火。寅阳卯阴曰木。申阳酉阴曰金。辰戌阳丑未阴曰土。干支出而六甲成。运气分而时序定。所谓天地相临，阴阳相合，而生成之道存乎其中。故五行之化，无乎不在。精浮于天则为五星，水曰辰星，火曰荧惑，木曰岁星，金曰太白，土曰镇星。形成于地则为五方，水位于北，火位于南，木位于东，金位于西，土位于中。其为四时，则木王于春，火王于夏，金王于秋，水王于冬，土王于四季。其为六气，则木之化风，火之化暑与热，土之化湿，金之化燥，水之化寒。其为名目，则水曰润下，火曰炎上，木曰曲直，金曰从革，土爰稼穑。其为功用，则水主润，火主熯，木主敷，金主敛，土主溽。其为形体，则水质平，火质锐，木质长，金质方，土质圜。其为赋性，则水性寒，火性热，木性温，金性清，土性蒸。其为五帝，则木曰太皞，火曰炎帝，土曰黄帝，金曰少皞，水曰颛顼。其为五神，则木曰勾芒，火曰祝融，土曰后土，金曰蓐收，水曰玄冥。其为五则，则火以应衡，水以应权，木以应规，金以应矩，土以应绳。至若五谷、五果、五畜、五音、五色、五臭、五味、五藏之类，无非属于五行也。又如五行气数之异，阴阳之辨，亦有所不同者。若以气言时之序，则曰木、火、土、金、水。如木当春令为阳穉，火当夏令为阳盛，金当秋令为阴穉，水当冬令为阴盛，是木火为阳，金水为阴也。若以数言生之序，则曰水、火、木、金、土。如天之生水为阳穉，天三生木为阳盛，地二生火为阴穉，地四生金为阴盛，是水木为阳，而火金为阴也。此外如洛书、乐律、刘向、班固等义，序各不同，无非变化之道，而运用之机亦无过生克之理耳。故自其相生者言，则水以生木，木以生火，火以生土，土以生金，金以生水。自其相克者言，则水能克火，火能克金，金能克木，木能克土，土能克水。自其胜复者言，则凡有所胜必有所败，有所败必有所复，母之败也，子必救之，如水之太过，火受伤矣，火之子土出而制焉；火之太过，金受伤矣，金之子水而制焉；金之太过，木受伤矣，木之子火出而焉；木之太过，土受伤矣，土之子金出而制焉；土之太过，水受伤矣，水之子木出而制焉。盖造化之几，不可无生，亦不可无制。无生则发育无由，无制则亢而为害。生克循环，运行不息，而天地之道，斯无穷已。第人知夫生之为生，而不知生中有克；知克之为克，而不知克中有用；知五之为五，而不知五者之中，五五二十五，而复有互藏之妙焉。所谓生中有克者，如木以生火，火胜则木乃灰烬；火以生土，土胜则火为扑灭；土以生金，金胜则土无发生；金以生水，水胜则金为沉溺；水以生木，木胜则水为壅滞；此其所以相生者，实亦有所相残也。所谓克中之用者，如火之炎炽，得水克而成既济之功；金之顽钝，得火克而成煅炼之器；木之曲直，得金克而成芟削之材；土之旷墁，得木克而见发生之化，水之泛滥，得土克而成堤障之用；此其所以相克者，实又所以相成也。而五常之德亦然，如木德为仁，金德为义，火德为礼，水德为智，土德为信，仁或失于柔故以义断之，义或失于刚故以礼节之，礼或失于拘故以智通之，智或失于诈故以信正之，是皆生克反用之道也。所谓五者之中有互藏者，如木之有津，木中水也；土之有泉，土中水也；金之有液，金

中水也；水之镕物，火中水也；夫水为造化之原，万物之生其初皆水，而五行之中一无水之不可也。火之互藏，木钻之而见，金击之而见，石凿之而见，惟是水中之火人多不知，而油能生火，酒能生火，雨大生雷，湿多成热皆是也。且火为阳生之本，虽若无形而实无不在，凡属气化之物，非火不足以生，故五行之中一无火之不可也。土之互藏，木非土不长，火非土不荣，金非土不生，水非土不畜，万物生成无不赖土，而五行之中一无土之不可也。木之互藏，生于土，植于土，荣于火，成于金，凡发生之气其化在木，即以人生而言，所衣所食皆木也，得木则生，失木则死，故曰人生于寅，寅者阳木之位也，由人而推，则凡动植之类何非阳气，而又何非木化，此五行万物之中一无木之不可也。金之互藏，产于山石，生诸土也；淘于河沙，隐诸水也；草有汞，木有镍，藏于木也；散可结，柔可刚，化于火也。然金之为用，坚而不毁，故易曰乾为金。夫乾象正圆，形如爪卵，柔居于中，刚包乎外，是以天愈高而愈刚，地愈下而愈刚，故始皇起坟骊山深入黄泉二百丈，凿之不入，烧之不毁，使非至刚之气，真金之体，乃能若是其健而运行不息乎？故凡气化之物，不得金气无以坚强，所以皮壳在外而为捍卫者，皆得乾金之气以固其形，此五行万物之中一无金之不可也。由此而观，则五行之理，交互无穷，故甲、丙、戊、庚、壬，天之阳干也，而交于地之子、寅、辰、午、申、戌。乙、丁、己、辛、癸，天之阴干也，而交于地之丑、亥、酉、未、巳、卯。天地五行挨相交配，以天之干而交于地之十二，是于五行之中各具五行，乃成六十花甲，由六十花甲而推于天地万物，其变可胜言哉！然而变虽无穷，总不出乎阴阳，阴阳之用，总不离乎水火。所以天地之间，无往而非水火之用。欲以一言而蔽五行之理者，曰乾坤付正性于坎离，坎离为乾坤之用耳。

五 行 图

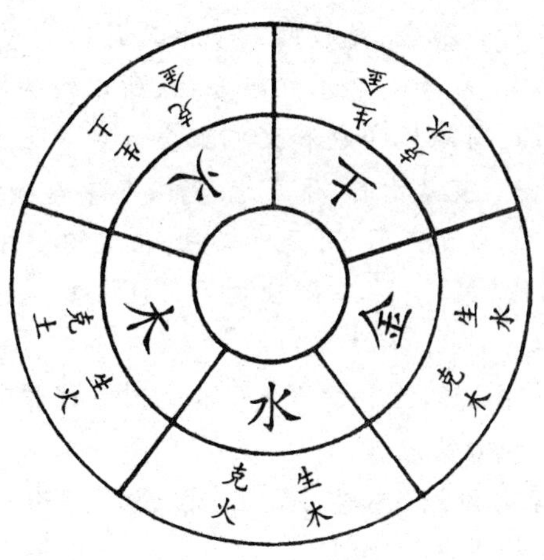

木火土金水，相生谓之顺；
木土水火金，相克谓之逆。

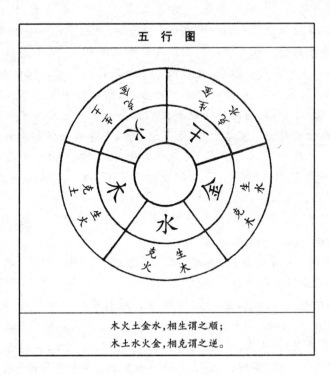

干支所属五行图

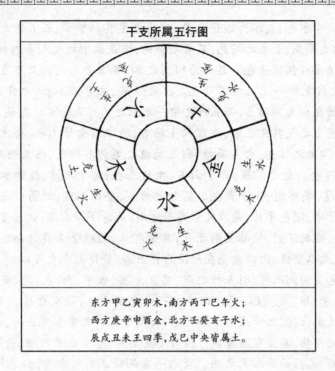

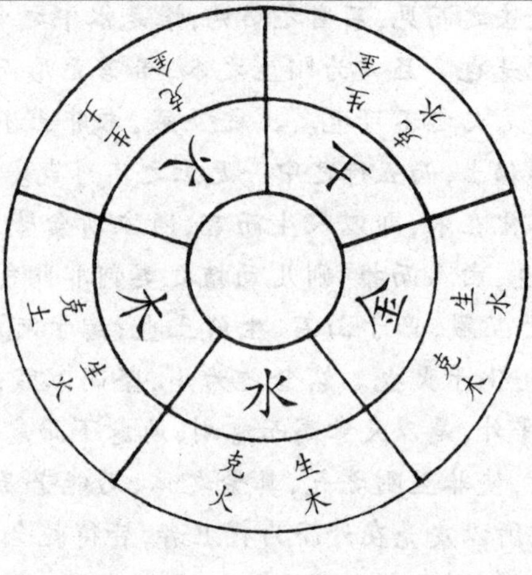

东方甲乙寅卯木，南方丙丁巳午火；

西方庚辛申酉金，北方壬癸亥子水；

辰戌丑未王四季，戊已中央皆属土。

伯坚按：医学上五行的排列次序，是按照木火土金水的次序排列的，也就是按照所配合的四方和四季的次序排列的。它们的次序是：东方春木，南方夏火，中央土，西方秋金，北方冬水，十天干和五行的配合，是按照十天干的排列次序而配合的，所以甲乙和木配合，丙丁和火配合，庚辛和金配合，壬癸和水配合。戊已的排列次序是在十天干的正中，土是和中央配合的，所以戊已和土配合。十二地支和五行的配合，是按照四季十二月的次序而配合的。汉武帝的太初历正月建寅，寅是正月，卯是二月，春季是和木相配合的，所以寅卯也和木相配合。巳是四月，午是五月，夏季是和火相配合的，所以巳午也和火相配合。申是七月酉是八月，秋季是和金相配合的，所以申酉也和金相配合。亥是十月，子是十一月，冬季是和水相配合的，所以亥子也和水相配合。辰是三月，未是六月，戌是九月，丑是十二月，在这四个月中，土各寄王一十八天（详禁《素问》第二十九《太阴阳明论》第三段“不得独主于时也”句下集解），所以这四个月和土相配合。

②人有五藏，化五气，以生喜、怒、思、忧、恐：王冰说：御，谓临御。化，谓生化也。天真之气，无所不周，器象虽殊，参应一也。

《新校正》云：按《阴阳应象大论》云：“喜、怒、悲、忧、恐。”二论不同者，思者脾也，四藏皆受成焉，悲者胜怒也，二论所以互相成也。

张介宾说：御，临御也。位，方位也。化，生化也。天有五行以临五位，故东方生风，木也；南方生暑，火也；中央生湿，土也；西方生燥，金也；北方生寒，水也。人有五藏以化五气，故心化火，其志喜；肝化木，其志怒；脾化土，其志思；肺化金，其志忧；肾化水，其志恐。而天人相应也。

③愿闻其与三阴三阳之候，奈何合之：王冰说：《论》，谓《六节藏象论》也。运，谓五行应天之五运，各周三百六十五日而为纪者也，故曰终期之日周而复始也。以六合五，数未参同，故问之也。

张介宾说：《论》，即前《六节藏象论》也。终期之日，周而复始，谓期年一周而复始也。三阴三阳,六气也。言气有五运,复有六气,五六不侔,其将何以合之。

④鬼臾区:陆懋修说:《史记·孝武帝纪》:"黄帝得宝鼎,宛侯问于鬼臾区。"《索隐》:"黄帝佐也。"《封禅书》:"鬼臾区号大鸿,死葬雍,故鸿冢是也。"《汉书·艺文志》阴阳家:"《鬼臾区》三篇,《图》一卷。"《古今人表》:"鬼臾区。"注:"即鬼容区也。"《亢仓子》作"鬼容邱"。《晋书·律历志》作"车区"。

⑤夫五运阴阳者,天地之道也,万物之纲纪,变化之父母,生杀之本始,神明之府也,可不通乎:王冰说:道,谓化生之道。纲纪,谓生长化成收藏之纲纪也。父母,谓万物形之先也。本始,谓生杀皆因而有之也。夫有形禀气而不为五运阴阳之所摄者,未之有也。所以造化不极,能为万物生化之元始者,何哉?以其是神明之府故也。然合散不测,生化无穷,非神明运为,无能尔也。

《新校正》云:详"阴阳者"至"神明之府也",与《阴阳应象大论》同,而两论之注颇异。

张介宾说:此数句与《阴阳应象大论》同,但此多"五运"二字。

⑥故物生谓之化:张介宾说:万物之生,皆阴阳之气化也。

⑦物极谓之变:张介宾说:盛极必衰,衰极复盛,故物极者必变。

⑧阴阳不测谓之神:张介宾说:莫之为而为者谓之不测,故曰神,此以天道言也。

⑨神用无方谓之圣:王冰说:所谓化变,圣神之道也。化,施化也。变,散易也。神,无期也。圣,无思也。气之施化故曰生。气之散易故曰极。无期禀候故曰神。无思测量故曰圣。由化与变,故万物无能逃五运阴阳。由圣与神,故众妙无能出幽玄之理。深乎妙用,不可得而称之。

《新校正》云:按《六微旨大论》云:"物之生,从于化。物之极,由乎变。变化之相薄,成败之所由也。"又《五常政大论》云:"气始而生化,气散而有形,气布而蕃育,气终而象变,其致一也。"

张介宾说:神之为用,变化不测,故曰无方。无方者,大而化之之称。《南华·天运篇》曰:"无方之传,应物而不穷者也,故谓之圣。"此以人道言也。

⑩夫变化之为用也:王冰说:应万化之用也。

张介宾说:用,功用也。天地阴阳之道,有体有用。阴阳者变化之体。变化者,阴阳之用。此下乃承上文而发明神用之道也。

⑪在天为玄:王冰说:玄,远也。天道玄远,变化无穷。《传》曰:"天道远。人道迩。"

张介宾说:玄,深远也。天道无穷,故在天为玄。

⑫在人为道:王冰说:道,谓妙用之道也。经术政化,非道不成。

张介宾说:道,众妙之称。惟人能用之,故在人为道。

⑬在地为化:王冰说:化,谓生化也。生万物者地,非土气孕育则形质不成。

张介宾说:化,化生也。物之生息出乎地,故在地为化。

⑭化生五味:王冰说:金石草木,根叶华实,酸苦甘淡辛咸,皆化气所生,随时而有。

张介宾说:由化以生物,有物则有味,故化生五味,出乎地也。

⑮道生智:王冰说:智通妙用,唯道所生。

张介宾说:有道则有为,有为则有智,故道生智,存乎人也。

⑯玄生神:王冰说:玄远幽深,故生神也。神之为用,触遇玄通,契物化成,无不应也。

张介宾说:玄远则不测,不测则神存,故玄生神,本乎天也。

⑰神在天为风:王冰说:风者教之始,天之使也,天之号令也。

⑱在地为木:王冰说:东方之化。

张介宾说:此以下皆言神化之为用也。神以气言,故在天之无形者为风,则在地之成形者为木,风与木同气,东方之化也。余仿此。

⑲在天为热:王冰说:应火为用。

⑳在地为火:王冰说:南方之化。

张介宾说:热与火同气,南方之化也。

㉑在天为湿:王冰说:应土为用。

㉒在地为土:王冰说:中央之化。

张介宾说:湿与土同气,中央之化也。

㉓在天为燥:王冰说:应金为用。

㉔在地为金:王冰说:西方之化。

张介宾说:燥与金同气,西方之化也。

㉕在天为寒:王冰说:应水为用。

㉖在地为水:王冰说:北方之化。神之为用,如上五化。木为风所生,火为热所炽,金为燥所发,水为寒所资,土为湿所全,盖初因而成立也。虽初因之以生成,卒因之以败散尔。岂五行之独有是哉,凡因所因而成立者悉因所因而散落尔。

《新校正》云:详"在天为玄"至此,与《阴阳应象大论》及《五运行大论》文重,注颇异。

张介宾说:寒与水同气,北方之化也。

俞正燮说:按此在天六气之五,《左传》昭元年医和言:"天有阴、阳、风、雨、晦、明六气,降为五味,发为五色,徵为五声。"《正义》引左氏先儒言:"雨为木,风为土,晦为水,明为火,阳为金,阴气属天。"合于此,则阴为相火,阳为燥,风为湿,雨为风,晦为寒,明为热。先师所传,各以明义。

㉗故在天为气,在地成形:王冰说:气,谓风、热、湿、燥、寒。形,谓木、火、土、金、水。

张介宾说:气即上文之风、热、湿、燥、寒。形即上文之木、火、土、金、水。此举五行之大者言,以见万物之生,亦莫不质具于地而气行乎天也。

㉘形气相感而化生万物矣:王冰说:此造化生成之大纪。

张介宾说:形,阴也。气,阳也。形气相感,阴阳合也,合则化生万物矣。故《宝命全形论》曰:"天地合气,命之曰人",正此义也。

㉙然天地者,万物之上下也:王冰说:天覆地载,上下相临,万物化生,无遗略也。由是故万物自生自长,自化自成,自盈自虚,自复自变也。夫变者何?谓生之气极本而更始化也。孔子曰:"曲成万物而不遗。"

张介宾说:天覆之,故在上。地载之,故在下。若以司天在泉言,则亦为上下也。

㉚左右者,阴阳之道路也:王冰说:天有六气御下,地有五行奉上。当岁者为上,主司天。承岁者为下,主司地。不当岁者,二气居右,北行转之;二气居左,南行转之。金、木、水、火运北面正之,(顾观光说:"金木水火运北面正之",当云"面北言之"。)常左为右,右为左,则左者南行,右者北行而反也。(顾观光说:"左者南行,右者北行而反也",左右二字当互易。)

《新校正》云:详上下左右之说,义具《五运行大论》中。

张介宾说:左为阳主升,故阳道南行。右为阴主降,故阴道北行。是为阴阳之道路,如司天在泉之左右四间,亦其义也。

㉛水火者，阴阳之征兆也：王冰说：征，信也，验也。兆，先也。以水火之寒热，彰信阴阳之先兆也。

张介宾说：征，证也。兆，见也。阴阳之征见于水火，水火之用见于寒暑，所以阴阳之往复，寒暑彰其兆，即此谓也。上数句与《阴阳应象大论》稍同。

㉜金木者，生成之终始也：王冰说：木主发生，应春，春为生化之始。金主收敛，应秋，秋为成实之终。终始不息，其化常行，故万物生长化成，收藏自久。

《新校正》云：按《阴阳应象大论》云："天地者，万物之上下也。阴阳者，血气之男女。（顾观光说：此下当依《阴阳应象大论》补"也"字。下二句同。）左右者，阴阳之道路。水火者，阴阳之征兆。阴阳者，万物之能始也。"与此论相出入。

张介宾说：金主秋，其气收敛而成万物；木主春，其气发扬而生万物；故为生成之终始。按上文水、火、金、木，乃五行之四，各有其用，独不言土，何也？盖土德居中，凡此四者，一无土之不可，故兼四气之用，而寄王于四季，是以不可列言也。

㉝气有多少，形有盛衰，上下相召，而损益彰矣：王冰说：气有多少，谓天之阴阳三等多少不同秩也。形有盛衰，谓五运之气有太过不及也。由是少多衰盛，天地相召，而阴阳损益昭然彰著可见也。（《新校正》云：详阴阳三等之义，具下文注中。）

张介宾说：在天之气有多少，故阴阳有三等之分。在地之形有盛衰，故五行有大小之异。上下相召，即形气相感之谓。盖天气下降，气流于地，地气上升，气胜于天，升降相因，则气运有大过不及胜复微甚之变，而损益彰矣。本类诸篇所言者，皆发明损益之义，当详察也。

帝曰：愿闻五运之主时也何如①？

鬼臾区曰：五气运行，各终期日，非独主时也②。

【集解】

①愿闻五运之主时也何如：王冰说：时，四时也。

张介宾说：主四时之令也。

②五气运行，各终期日，非独主时也：王冰说：一运一日，终三百六十五日四分度之一乃易之，非主一时当其王相囚死而为绝法也，气交之内迢然而别有之也。

张介宾说：各终期日，谓五运各主期年以终其日，如甲己之岁，土运统之之类是也，非独主四时而已。

帝曰：请问其所谓也。

鬼臾区曰：臣积考《太始天元册文》①曰："太虚寥廓，肇基化元②。万物资始，五运终天③。布气真灵，总统坤元④。九星悬朗，七曜周旋⑤。曰阴、曰阳、曰柔、曰刚⑥。幽显既位，寒暑弛张⑦。生生化化，品物咸章⑧"。臣斯十世，此之谓也⑨。

【集解】

①《太始天元册文》：王冰说：《天元册》，所以记天真元气运行之纪也。自神农之世，鬼臾区十世祖始诵而行之，此太古占候灵文。洎乎伏羲之时，已镌诸玉版，命曰册文。太古灵文，故命曰《太始天元册》也。

《新校正》云：详今世有《天元玉册》，或者以为即此《太始天元册文》，非是。

②太虚寥廓，肇基化元：王冰说：太虚，谓空玄之境，真气之所充，神明之宫府也。真气精微，无远不至，故能为生化之本始，运气之真元矣。肇，始也。基，本也。

张介宾说：《太始天元册文》，盖太古之文，所以纪天元者也。太虚，即周子所谓无极，张子所谓由太虚有天之名也。廖廓，空而无际之谓。肇，始也。基，立也。化元，造化之本原也。

③万物资始，五运终天：王冰说：五运，谓木、火、土、金、水运也。终天，谓一岁三百六十五日四分度之一也，终始更代周而复始也。言五运更统于太虚，四时随部而迁复，六气分居而异主，万物因之以化生。非曰自然，其谁能始，故曰万物资始。《易》曰："大哉乾元，万物资始乃统天，云行雨施，品物流形。"孔子曰："天何言哉？四时行焉！百物生焉！"此其义也。

张介宾说：资始者，万物藉化元而始生。终天者，五行终天运而无已也。

④布气真灵，总统坤元：王冰说：太虚真气无所不至也。气齐生有，故禀气含灵者抱真气以生焉。总统坤元，言天元气常司地气化生之道也。《易》曰："至哉坤元，万物资生，乃顺承天"。

张介宾说：布者，布天地之气，无所不至也。气有真气，化几是也。物有灵明，良知是也。虽万物形气禀乎天地，然地亦天中之物。故《易》曰："大哉乾元，万物资始，乃统天。""至哉坤元，万物资生，乃顺承天。"又曰："成象之谓乾。效法之谓坤。"然则坤之元不外乎乾之元也，故曰总统坤元。

⑤九星悬朗，七曜周旋：王冰说：九星，上古之时也。上古世质人淳，归真反朴，九星悬朗，五运齐宣。中古道德稍衰，标星藏耀，故计星之见者七焉。九星谓天蓬、天芮、天冲、天辅、天禽、天心、天任、天柱、天英，此盖从标而为始，遁甲式法今犹用焉。七曜谓日月五星，今外蕃多以此历为举动吉凶之信也。周，谓周天之度。旋，谓左循天度而行。五星之行，犹各有进退高下小大矣。

张介宾说：九星者，天蓬一，天芮二，天冲三，天辅四，天禽五，天心六，天任七，天柱八，天英九也，见补遗《本病论》，及详《九宫星野图》，今奇门阴阳家皆用之。七曜，日月五星也。《舜典》谓之七政。七者如纬，运行于天，有迟有速，有顺有逆，故曰周旋。

江有诰《先秦韵读》：太虚寥廓，肇基化元。万物资生，五运终天。布气真灵，总统坤元。九星悬朗，七曜周旋。（元真合韵）

⑥曰阴、曰阳、曰柔、曰刚：王冰说：阴阳，天道也。柔刚，地道也。天以阳生阴长，地以柔化刚成也。《易》曰："立天之道，曰阴与阳。立地之道，曰柔与刚。"此之谓也。

张介宾说：阴阳者，天道也。柔刚者，地道也。《易系》曰："立天之道，曰阴与阳。立地之道，曰柔与刚。"邵子曰："天之大，阴阳尽之。地之大，刚柔尽之。故天道资始，阴阳而已。地道资生，刚柔而已。"然刚即阳之道，柔即阴之道，故又曰："动静有常，刚柔断矣。"此又以阴阳刚柔合天地而总言之也。

⑦幽显既位，寒暑弛张：王冰说：幽显既位，言人神各得其序。寒暑弛张，言阴阳不失其宜也。人神各守所居，无相干犯，阴阳不失其序，物得其宜，天地之道且然，人神之道（顾观光说：吴刻，"道"作"理"。）亦犹也。（度会常珍说：古抄本，"犹"作"似"。）

《新校正》云：按《至真要大论》云："幽明何如？岐伯曰：'两阴交尽故曰幽，两阳合明故曰明。幽明之配，寒暑之异也。'"

张介宾说：阳主昼，阴主夜，一日之幽显也。自晦而朔，自弦而望，一月之幽显也。春夏主阳而生长，秋冬主阴而收藏，一岁之幽显也。幽显既定其位，寒暑纵而弛张矣。弛张，往来也。

⑧生生化化，品物咸章：王冰说：上生，谓生之有情有识之类也。下生，谓生之无情无识之类也。前化，谓形容彰显者也。后化，谓蔽匿形容者也。有情有识，彰显形容，天气主之；无情无识，蔽匿形质，地气主之；禀元灵气之所化育尔。《易》曰："天地絪蕴，万物化醇"，斯之谓欤。

张介宾说：《易》曰："云行雨施，品物流形。"又曰："天地絪蕴，万物化醇。"此所以生生不息，化化无穷，而品物咸章矣。章，昭著也。

江有诰《先秦韵读》：曰阴曰阳，曰柔曰刚。幽显既位，寒暑弛张。生生化化，万物咸章。（阳部）

⑨臣斯十世，此之谓也：王冰说：传习斯文，至鬼臾区十世于兹，不敢失坠。

张介宾说：言传习之久，凡十世于兹者，此道之谓也。

帝曰：善。何谓气有多少，形有盛衰？

鬼臾区曰：阴阳之气各有多少，故曰三阴三阳也①。形有盛衰，谓五行之治各有太过、不及也②。故其始也，有余而往，不足随之；不足而往，有余从之③。知迎知随，气可与期④。应天为天符。承岁为岁直。三合为治⑤。

【集解】

①何谓气有多少，形有盛衰？鬼臾区曰：阴阳之气各有多少，故曰三阴三阳也：王冰说：由气有多少，故随其升降分为三别也。

《新校正》云：按《至真要大论》云："'阴阳之三也何谓？'岐伯曰：'气有多少异用。'"王冰云："太阴为正阴，太阳为正阳。次少者为少阴，次少者为少阳。又次为阳明，又次为厥阴。"

②形有盛衰，谓五行之治各有太过、不及也：王冰说；太过，有余也。不及，不足也。气至不足，太过迎之。气至太过，不足随之。天地之气亏盈如此，故云形有盛衰也。

张介宾说：此以下皆明形气之盛衰也。阴阳之气各有多少，故厥阴为一阴，少阴为二阴，太阴为三阴，少阳为一阳，阳明为二阳，太阳为三阳也。形有盛衰，如木有太少角，火有太少徵，土有太少宫，金有太少商，水有太少羽，此五行之治各有太过不及也。

③故其始也，有余而往，不足随之；不足而往，有余从之：张介宾说：此气运迭为消长也。始，先也。随，后也。以六十年之常而言，如甲往则乙来，甲为太宫，乙为少商，此有余而往，不足随之也。乙往则丙来，乙为少商，丙为太羽，此不足而往，有余从之也。岁候皆然。以盈虚之胜负言，如火炎者水必涸，水盛者火必灭，阴衰者阳凑之，阳衰者阴凑之，皆先往后随之义也。盖气运之消长，有盛必有衰，有胜必有复，往来相因，强弱相加，而变由作矣。

④知迎知随，气可与期：王冰说：言盈亏无常，互有胜负尔。始，谓甲子岁也。《六微旨大论》曰："天气始于甲。地气始于子。子甲相合，命曰岁立。"此之谓也。则始甲子之岁，三百六十五日所禀之气当不足也。次而推之，终六甲也。故有余已则不足，不足已则有余。亦有岁运非有余非不足者，盖以同天地之化也。若余已复余，少已复少，则天地之道变常，而灾害作苛疾生矣。（《新校正》云：按《六微旨大论》云："木运临卯，火运临午，土运临四季，金运临酉，水运临子，所谓岁会气之平也。"又按《五常政大论》云："委和之纪，上角与正角同，上商与正商同，上宫与正宫同。伏明之纪，上商与正商同。卑监之纪，上宫与正宫同，上角与正角同。从革之纪，上商与正商同，上角与正角同。涸流之纪，上宫与正宫同。赫曦之纪，上羽与正徵同。坚成之纪，上徵与正商同。"又《六元正纪大论》云："不及而加，同岁会。"已前诸岁并为正岁，气之平也，今王《注》以同天之化为非有余不足者非也。）

张介宾说：迎者，迎其至也。随者，随其去也。如时令有盛衰，则候至有迟速，至与不至，必先知之，是知迎也。气运有胜复，胜微者复微，胜甚者复甚，其微其甚，必先知之，是知随也。知迎知随，则岁气可期，而天和可自保矣。

⑤应天为天符。承岁为岁直，三合为治：王冰说：应天，谓木运之岁上见厥阴，火运之岁上见少阳、少阴，土运之岁上见太阴，金运之岁上见阳明，水运之岁上见太阳，此五者天气下降如合符运，故曰应天为天符也。承岁，谓木运之岁岁当于卯，火运之岁岁当于午，土运之岁岁当辰戌丑未，金运之岁岁当于酉，水运之岁岁当于子，此五者岁之所直，故曰承岁为岁直也。三合，谓火运之岁上见少阴，年辰临午；土运之岁上见太阴，年辰临丑未；金运之岁上见阳明，年辰临酉；此三者天气运气与年辰俱会，故云三合为治也。岁直亦曰岁位。三合亦为天符。《六微旨大论》曰："天符岁会曰太一天符，"谓天运与岁俱会也。

《新校正》云：按天符岁会之详，具《六微旨大论》中。又详火运上少阴，年辰临午，即戊午岁也。土运上太阴，年辰临丑未，即己丑、己未岁也。金运上阳明，年辰临酉，即乙酉岁也。

张介宾说：符，合也。承，下奉上也。直，会也。应天为天符，如丁巳，丁亥，木气合也；戊寅，戊申，戊子，戊午，火气合也；己丑，己未，土气合也；乙卯，乙酉，金气合也；丙辰，丙戌，水气合也；此十二年者，中运与司天同气，故曰天符。承岁为岁直，如丁卯之岁，木承木也；戊午之岁，火承火也；乙酉之岁，金承金也；丙子之岁，水承水也；甲辰，甲戌，己丑，己未之岁，土承土也；此以年支与岁，同气相承，故曰岁直，即岁会也。然不分阳年阴年，但取四正之年为四直承岁，如子、午、卯、酉是也。惟土无定位，寄王于四季之末各一十八日有奇，则通论承岁，如辰、戌、丑、未是也，共计八年。三合为治，言天气运气年辰也。凡天符岁会之类，皆不外此三者。若上中下三气俱合，乃为太一天符，如乙酉岁金气三合，戊午岁火气三合，己丑己未岁土气三合者是也，共四年。右详注见《图翼》二卷《天符岁会图说》。

张介宾《类经图翼》卷二《天符岁会图说》：天符岁会者，气运相符之谓也。《六微旨大论》曰："天气始于甲，地气始于子，子甲相合，命曰岁立。"气运相临，而天符岁会盛衰虚实所由生矣。故每岁天地之令，各有上中下三气之分。司天者主行天令，行乎上也。岁运者主生化运动之机，行乎中也。在泉者主地之化，行乎下也。遇而同其气者，化之平。遇而异其气者，化之逆。故曰："非其位则邪，当其位则正。邪则变甚，正则微也。"又曰："天符为执法。岁会为行令。太乙天符为贵人。中执法者，其病速而危。中行令者，其病徐而持。中贵人者，其病暴而死。"虽天符岁会，皆得纯正之气，然其过亢，则未免中邪，亦有轻重。故中岁会者为轻，以行令者之权轻也。中天符者为重，以执法者之权重也。中太乙者为尤重，以三气皆伤而贵人之不可犯也。故《天元纪大论》曰："知迎知随，气可与期"也。

天符者，《天元纪大论》曰："应天为天符"，谓中运之气与司天之气相同者，命曰天符。符之为言合也。如《六微旨大论》曰："木运之岁，上见厥阴；火运之岁，上见少阳、少阴；土运之岁，上见太阴；金运之岁，上见阳明；水运之岁，上见太阳"者是也。又《六元正纪大论》曰："戊子、戊午，太徵上临少阴。戊寅、戊申，太徵上临少阳。丙辰、丙戌，太羽上临太阳。如是者三。丁巳、丁亥，少角上临厥阴。乙卯、乙酉，少商上临阳明。己丑、己未，少宫上临太阴。如是者三"。前三者，言三太也。后三者，言三少也。上者，言司天也。临者，天运相临也。二论之词不同，而义则一也。天符共十二年，而戊午、乙酉、己丑、己未四年又是岁会。然既为天符，又为岁会，是天气运气岁支三者俱会，乃为太乙天符也。如戊午年，戊为火运，午年君火司天，又午属南方火位，故曰三合为治也。

太乙天符者，尊之之号也，故太乙天符称贵人。共四年，即戊午、己丑、己未、乙酉是也。

岁会者，《天元纪大论》曰："承岁为岁直"，乃中运之气与岁支相同者是也。《六微旨大论》曰："木运临卯，火运临午，土运临四季，金运临酉，水运临子，所谓岁会，气之平也。"不分阴年阳年，但取四正之支与运相合，乃为四直承岁。四正支者，子、午、卯、酉是也。如辰、戌、丑、未四年，土无定位，寄旺于四时之末，各一十八日有奇，则亦通论承岁也。岁会共计八年，而四年同于天符，是即太乙天符也。按八年之外，犹有四年类岁会而实非者，如壬寅皆木，庚申皆金，癸巳皆火，辛亥皆水，亦是运与年支相合，而不为岁会者，以不当四正之位故也。然除壬寅、庚申二阳年不相和顺者无论，至若癸巳、辛亥二阴年虽不为岁会，而上下阴阳相佐，亦得乎气，其物生脉应亦皆合期也。

同天符同岁会者，言中运之气与在泉相合也。但分阳年曰同天符，阴年曰同岁会。《六元正纪大论》曰："甲辰，甲戌，太宫，下加太阴；壬寅、壬申，太角，下加厥阴；庚子，庚午，太商，下加阳明；如是者三。"三者，谓三太之年为同天符也。又曰："癸巳，癸亥，少徵，下加少阳；辛丑、辛未，少羽，下加太阳；癸卯、癸酉，少徵，下加少阴；如是者三。"三者，谓三少之年为同岁会也。故又曰："太过而加同天符"，即三太之年也；"不及而加同岁会"，即三少之年也。下加者，在泉为下也。

右天符十二年，太乙天符四年，岁会八年，同天符六年，同岁会六年，五者分而言之，共三十六年。然太乙天符四年，已同在天符十二年中矣。岁会八年，亦有四年同在天符中矣。故合而言之，六十年中，止得二十八年也。《六元正纪大论》曰："凡二十四岁"者，盖止言天符十二年，同天符同岁会共十二年，总为二十四年，而不言岁会及太乙天符也，亦所当审。

天符之图

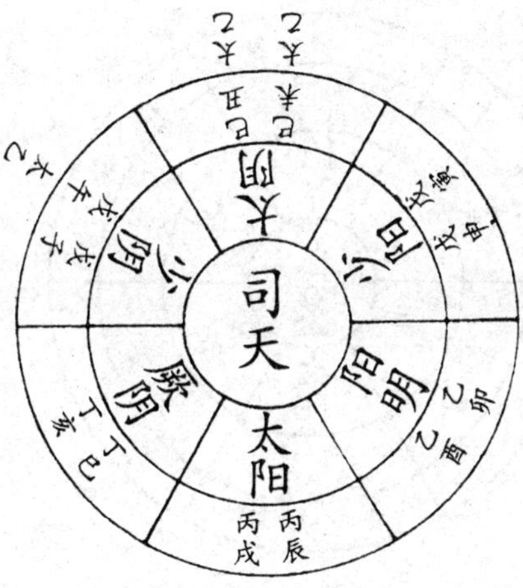

天符者。中运与司天相符也。

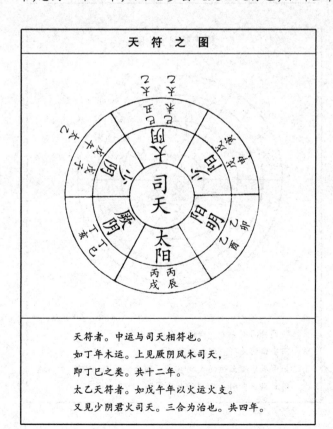

如丁年木运。上见厥阴风木司天，

即丁巳之类。共十二年。

太乙天符者。如戊午年以火运火支。

又见少阴君火司天。三合为治也。共四年。

岁会之图

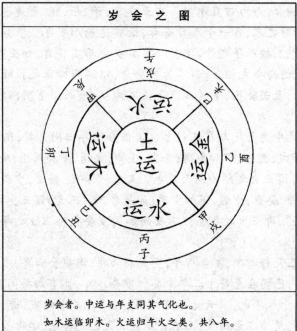

岁会者。中运与年支同其气化也。
如木运临卯木。火运归午火之类。共八年。

同天符同岁会图

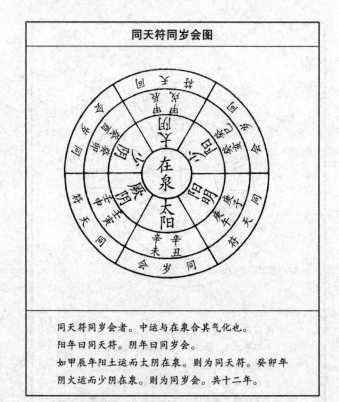

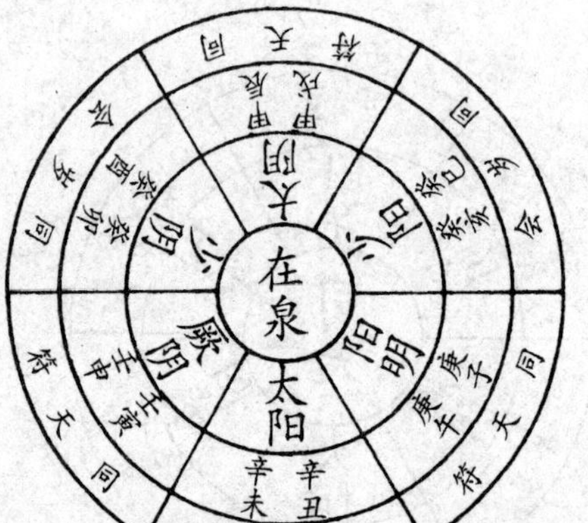

同天符同岁会者。中运与在泉合其气化也。
阳年曰同天符。阴年曰同岁会。
如甲辰年阳土运而太阴在泉。则为同天符。癸卯年阴火运而少阴在泉。则为同岁会。共十二年。

伯坚按：现将这些名辞，详细解释于下。

(一)天符——凡各年中运的五行，和本年司天的五行相同的，这一年就叫作天符。例如《六元正纪大论》曰："戊子、戊午，上临少阴"，这是说戊子年戊午年，按照固定规格的排列，是少阴(热气)司天,戊年中运的五行是火,少阴的五行也是火,所以戊子戊午这两年就叫作天符。

(二)岁会——凡各年中运的五行,和本年干支纪年中的地支本身的五行相同的,这一年就叫作岁会。例如丁卯年,丁年中运的五行是木,本年地支的卯的本身五行也是木;又如乙酉年,乙年中运的五行是金,本年地支的酉的本身五行也是金;所以丁卯年乙酉年这两年就叫作岁会。

(三)太乙天符——凡各年中运的五行,既和本年司天的气的五行相同,又和本年干支纪年中的地支本身的五行相同,这是三合为治,既是天符,又是岁会,这一年就叫作太乙天符。例如戊午年,戊年中运的五行是火,按照固定规格的排列,这一年是少阴(热气)司天,少阴的五行也是火,本年地支的午的本身五行也是火,这是三合为治,所以戊午年就叫作太乙天符。

(四)同天符——十个天干中有五个属阳,五个属阴。甲、丙、戊、庚、壬五个天干属阳。乙、丁、己、辛、癸五个天干属阴。凡是阳天干纪年的中运的五行,和本年在泉的气的五行相同的,这一年就叫作同天符。例如《六元正纪大论》说:"甲辰、甲戌,下加太阴",这是说甲辰年甲戌年,按照固定规格的排列,是太阴(湿气)在泉,甲是阳天干,甲年中运的五行是土,太阴的五行也是土,所以甲辰年甲戌年这两年就叫作同天符。

(五)同岁会——凡是阴天干纪年的中运的五行,和本年在泉的气的五行相同的,这一年就叫作同岁会。例如《六元正纪大论》说:"癸巳、癸亥,下加少阳",这是说癸巳年癸亥年,按照固定规格的排列,是少阳(暑气)在泉,癸是阴天干,癸年中运的五行是火,少阳的五行也是火,所以癸巳年癸亥年这两年就叫作同岁会。

要想了解这一段内容,首先必须明了五运、六气、天干、地支和五行的配合,这些配合分别见于《天元纪大论》和《五运行大论》的经文和集解中,现在汇集列表于下,以期明显:

五行	五运的五行		六气的五行					天干本身的五行	地支本身的五行
				司天的六气		在泉的六气			
	干支纪年	五运(中运即岁运)	干支纪年	六气	六气的代表名词	六气	六气的代表名词		
土	甲己之岁	土	丑未之岁	湿(土)	太阴(土)	寒(水)	太阳(水)	戊己(土)	丑辰未戌(土)
金	乙庚之岁	金	卯酉之岁	燥(金)	阳明(金)	热(君火)	少阴(君火)	庚辛(金)	申酉(金)
水	丙辛之岁	水	辰戌之岁	寒(水)	太阳(水)	湿(土)	太阴(土)	壬癸(水)	子亥(水)
木	丁壬之岁	木	巳亥之岁	风(木)	厥阴(木)	暑(相火)	少阳(相火)	甲乙(木)	寅卯(木)
火	戊癸之岁	火	子午之岁	热(君火)	少阴(君火)	燥(金)	阳明(金)	丙丁(火)	巳午(火)
			寅申之岁	暑(相火)	少阳(相火)	风(木)	厥阴(木)		

帝曰:上下相召奈何①?

鬼臾区曰:寒、暑、燥、湿、风、火,天之阴阳也,三阴三阳上奉之②。木、火、土、金、水、火,地之阴阳也,生、长、化、收、藏下应之③。天以阳生阴长。地以阳杀阴藏④。天有阴阳,地亦有阴阳⑤。木火土金水火,地之阴阳也,生长化收藏⑥。故阳中有阴,阴中有阳⑦。所以欲知天地之阴阳者,应天之气,动而不息,故五岁而右迁;应地之气,静而守位,故六期而环会⑧。动静相召,上下相临,阴阳相错,而变由生也⑨。

【集解】

①上下相召奈何:张介宾说:此以下皆明上下相召也。

②寒、暑、燥、湿、风、火,天之阴阳也,三阴三阳上奉之:王冰说:太阳为寒,少阳为暑,阳明为燥,太阴为湿,厥阴为风,少阴为火,皆其元在天,故曰天之阴阳也。

张介宾说:寒、暑、燥、湿、风、火,六气化于天者也,故为天之阴阳。三阴三阳上奉之,谓厥阴奉风气,少阴奉火气,太阴奉土气,此三阴也;少阳奉暑气,阳明奉燥气,太阳奉寒气,此三阳也。

③木、火、土、金、水、火,地之阴阳也,生、长、化、收、藏下应之:王冰说:木,初气也。火,二气也。相火,三气也。土,四气也。金,五气也。水,终气也。以其在地应天,故云下应也。气在地,故曰地之阴阳也。

《新校正》云:按《六微旨大论》曰:"'地理之应六节气位何如?'岐伯曰:'显明之右,君火之位。退行一步,相火治之。复行一步,土气治之。复行一步,金气治之。复行一步,水气治之。复行一步,木气治之。'"此即木、火、土、金、水、火,地之阴阳之义也。

张介宾说:木、火、土、金、水、火,五行成于地者也。故为地之阴阳。生、长、化、收、藏下应之,谓木应生,火应长,土应化,金应收,水应藏也。按上文神在天为风等十句,其在天者止言风、热、湿、燥、寒,在地者止言木、火、土、金、水。而此二节乃言寒、暑、燥、湿、风、火,木、火、土、金、水、火。盖以在天之热,分为暑火而为六,在地之火,分为君相而为六,此因五行以化六气,而所以有三阴三阳之分也。二火义如下文。

④天以阳生阴长。地以阳杀阴藏:王冰说:生长者,天之道。藏杀者,地之道。天阳主生,故以阳生阴长。地阴主杀,故以阳杀阴藏。天地虽高下不同,而各有阴阳之运用也。

《新校正》云:详此经与《阴阳应象大论》文重,注颇异。

张介宾说:天为阳,阳主升,升则向生,故天以阳生阴长,阳中有阴也。地为阴,阴主降,降则向死,故地以阳杀阴藏,阴中有阳也。以岁气纪之,其征可见,如上半年为阳,阳升于上,天气治之,故春生夏长;下半年为阴,阴降于下,地气治之,故秋收冬藏也。

⑤天有阴阳,地亦有阴阳:王冰说:天有阴故能下降,地有阳故能上腾,是以各有阴阳也。阴阳交泰,故化变由之成也。

⑥木火土金水火,地之阴阳也,生长化收藏:顾观光说:张氏《类经》删此十六字,与《困学纪闻》合。(伯坚按:见《困学纪闻》卷九《天道》。)

钱熙祚《素问跋》:按"木火"以下十六字,必因上文误衍。上下文势紧相承接,不当以此十六字横亘于中。观王注亦无释,是误在王氏后矣。

伯坚按:今据钱熙祚说,删去此十六字。

⑦故阳中有阴,阴中有阳:王冰说:阴阳之气,极则过亢,故各兼之。《阴阳应象大论》曰:"寒极生热,热极生寒。"又曰:"重阴必阳,重阳必阴。"言气极则变也。故阳中兼阴,阴中兼阳,《易》之卦离中虚,坎中满,此其义象也。

张介宾说:天本阳也,然阳中有阴。地本阴也,然阴中有阳。此阴阳互藏之道,如坎中有奇,离中有偶,水之内明,火之内暗皆是也。惟阳中有阴,故天气得以下降;阴中有阳,故地气得以上升;此即上下相召之本。

⑧故六期而环会:王冰说:天有六气,地有五位。天以六气临地,地以五位承天。盖以天气不加君火故也。以六加五,则五岁而余一气,故迁一位。若以五承六,则常六岁乃备尽天元之

气，故六年而环会，所谓周而复始也。地气左行，往而不返。天气东转，常自火运数五岁已，其次气正当君火之上，法不加临，则右迁君火气上，以临相火气上，故曰五岁而右迁也。由斯动静上下相临，而天地万物之情，变化之机可见矣。

张介宾说：应天之气，五行之应天干也。动而不息，以天加地而六甲周旋也。五岁而右迁，天干之应也，即下文甲己之岁土运统之之类是也。盖甲、乙、丙、丁、戊竟五运之一周，己、庚、辛、壬、癸又五运之一周，甲右迁而己来，己右迁而甲来，故五岁而右迁也。应地之气，六气之应地支也。静而守位，以地承天而地支不动也。六期而环会，地支之周也，即下文子午之岁上见少阴之类是也。盖子、丑、寅、卯、辰、巳终六气之一备，午、未、申、酉、戌、亥又六气之一备，终而复始，故六期而环会。

⑨动静相召，上下相临，阴阳相错，而变由生也：王冰说：天地之道，变化之微，其由是矣。孔子曰："天地设位而易行乎其中"，此之谓也。

《新校正》云：按《五运行大论》云："上下相遘，寒暑相临，气相得则和，不相得则病。"又云："上者右行，下者左行，左右周天，余而复会。"

张介宾说：动以应天，静以应地，故曰动静，曰上下，无非言天地之合气，皆所以结上文相召之义。

帝曰：上下周纪，其有数乎？

鬼臾区曰：天以六为节。地以五为制①。周天气者，六期为一备。终地纪者，五岁为一周②。君火以明，相火以位③。五六相合，而七百二十气为一纪凡三十岁④，千四百四十气凡六十岁而为一周，不及、太过，斯皆见矣⑤。

【集解】

①地以五为制：张介宾说：天数五，而五阴五阳，故为十干。地数六，而六阴六阳，故为十二支。然天干之五必得地支之六以为节，地支之六必得天干之五以为制，而后六甲成，岁气备。又如子、午之上为君火，丑、未之上为湿土，寅、申之上为相火，卯、酉之上为燥金，辰、戌之上为寒水，巳、亥之上为风木，是六气之在天，而以地支之六为节也。甲、己为土运，乙、庚为金运，丙、辛为水运，丁、壬为木运，戊、癸为火运，是五行之在地，而以天干之五为制也。此以地支而应天之六气，以天干而合地之五行，正其上下相召，以合六五之数也。

②五岁为一周：王冰说：六节，谓六气之分。五制，谓五位之分。位应一岁，气统一年，故五岁为一周，六年为一备。备，谓备历天气。周，谓周行地位。所以地位六而言五者，天气不临君火故也。

张介宾说：天之六气各治一岁，故六期为一备。地之五行亦各治一岁，故五岁为一周。一曰当以"周天气者六"为句"终地纪者五"为句，亦通。谓一岁六气各主一步，步各六十日，六六三百六十日，是周天气者六也，故期为一备。一岁五行各主一运，运七十二日，五七三百五十，二五一十，亦三百六十日，是终地纪者五也，故岁为一周，此以一岁之五六为言，以合下文一纪一周之数，尤见亲切。

③君火以明，相火以位：王冰说：君火在相火之右，但立名于君位，不立岁气，故天之六气不偶其气以行君火之政，守位而奉天之命以宣行火令尔。以名奉天，故曰君火以名。守位禀命，故云相火以位。

张介宾说：此明君之六气，惟火有二之义也。君者，上也。相者，下也。阳在上者，即君火也。阳在下者，即相火也。上者应离，阳地外也。故君火以明。下者应坎，阳在内也，故相火以位。火一也，而上下幽显其象不同，此其所以有辨也。愚按王氏注此曰："君火在相火之右，但立名于君位，不立岁气。"又曰："以名奉天，故曰君火以名。守位禀命，故曰相火以位。"详此说，是将明字改为名字，则殊为不然。此盖因《至真要大论》言少阴不司气化，故引其意而云君火不立岁气，殊不知彼言不司气化者，言君火不主五运之化，非言六气也。如子午之岁上见少阴，则六气分主天地，各有所司，何谓不立岁气。且君为大主，又岂寄空名于上者乎？以致后学宗之，皆谓君火以名，竟将明字灭去，大失先圣至要之旨。夫天人之用，神明而已。惟神则明，惟明乃神，天得之而明照万方，人得之而明见万里，皆此明字之用，诚天地万物不可须臾离者。故《气交变大论》曰："天地之动静，神明为之纪。"《生气通天论》曰："阳气者，若天与日，失其所则折寿而不彰，故天运当以日光明。"此皆君火以明之义也。又如《周易·说卦传》曰："离也者，明也。万物皆相见，南方之卦也。圣人南面而听天下，响明而治，盖取诸此也。"由此言之，则天时人事无不赖此明字为之主宰，而后人泯去之，其失为何如哉？不得不正。又按君火以明，相火以位，虽其注义如前，然以凡火观之，则其气质上下亦自有君相明位之辨。盖明者，光也，火之气也。位者，形也，火之质也。如一寸之灯，光被满室，此气之为然也。盈炉之炭，有热无焰，此质之为然也。夫焰之与炭皆火也，然焰明而质暗，焰虚而质实，焰动而质静，焰上而质下，以此证之，则其气之与质固自有上下之分，亦岂非君相之辨乎？是以君火居上，为日之明，以昭天道，故于人也属心，而神明出焉。相火居下，为原泉之温，以生养万物，故于人也属肾，而元阳蓄焉。所以六气之序，君火在前，相火在后。前者肇物之生，后者成物之实。而三百六十日中，前后二火所主者止四五六七月，共一百二十日，以成一岁化育之功，此君相二火之为用也。或曰六气中五行各一，惟火言二，何也？曰天地之道，阴阳而已。阳主生，阴主杀。使阳气不充，则生意终于不广，故阳道实，阴道虚，阳气刚，阴气柔，此天地阴阳当然之道。且六气之分，属阴者三，湿、燥、寒是也；属阳者二，风、热而已。使火无君相之化，则阴胜于阳而杀甚于生矣，此二火之所以必不可无也。若因惟火有二，便谓阳常有余而专意抑之，则伐天之和，伐生之本，莫此为甚。此等大义，学者最宜详察。《至真要大论》云："少阴不司气化"，《生气通天论》云："天运当以日光明"，俱当参阅。

顾观光说："君火以明"，依注则"明"当作"名"。林校《至真要大论》亦引作"名"。

④五六相合，而七百二十气为一纪凡三十岁：张介宾说：天以六期为备，地以五岁为周。周余一气，终而复会，如五个六，三十岁也，六个五，亦三十岁也，故五六相合而七百二十气为一纪，凡三十岁也。然此以大数言之耳，若详求之，则三十年之数正与一岁之度相合。盖一岁之数凡三百六十日，六分分之为六气，各得六十日也，五分分之为五运，各得七十二日也，七十二分分之为七十二候，各得五日也。三十年之数，凡三百六十月，六分分之各得六十月，五分分之各得七十二月，七百二十分分之各得十五日，是为一气，又曰一节。此五六之大会，而元会运世之数皆自此起，故谓之一纪，又谓之一世。

⑤千四百四十气凡六十岁而为一周，不及、太过，斯皆见矣：王冰说：历法一气十五日，因而乘之，积七百二十气即三十年，积千四百四十气即六十年也。《经》云："有余而往，不足随之。不足而往，有余从之。"故六十年中，不及、太过，斯皆见矣。

《新校正》云：按《六节藏象论》云："五日谓之候，三候谓之气，六气谓之时，四时谓之岁，而各从其主治焉。五运相袭而皆治之，终期之日，周而复始，时立气布，如环无端，候亦同法。故曰：不知年之所加，气之盛衰虚实之所起，不可为工矣。"

张介宾说：以三十年而倍之，则得此数，是为六十年花甲一周也。其间运五气六，上下相临之数，尽具于此。故凡太过不及，逆顺胜复之气，皆于此可见矣。

帝曰：夫子之言，上终天气，下毕地纪，可谓悉矣，余愿闻而藏之。上以治民，下以治身，使百姓昭著，上下和亲，德泽下流，子孙无忧，传之后世，无有终时，可得闻乎①？

鬼臾区曰：至数之机，迫迮②以微。其来可见，其往可追③。敬之者昌，慢之者亡。无道行私，必得天殃④。谨奉天道，请言真要⑤。

【集解】

①上以治民，下以治身，使百姓昭著，上下和亲，德泽下流，子孙无忧，传之后世，无有终时，可得闻乎：王冰说：安不忘危，存不忘亡，大圣之至教也。求民之瘼，恤民之隐，大圣之深仁也。

张介宾说：此以下言明五六之义也。观帝言上以治民，则圣帝重民之意为可知矣。

②迫迮：陆懋修说：迮，侧伯切。《后汉书·窦融传》："嚣势排迮。"注："排迮，谓蹙迫也。"《陈忠传》："共相压迮。"注："迮，迫也。"《文选》陆机《叹逝赋》："途薄莫而意迮。"注引《声类》："迮，迫也。"

③其来可见，其往可追：江有诰《先秦韵读》：至数之机，迫迮以微。其来可见，其往可追。（脂部）

④敬之者昌，慢之者亡。无道行私，必得天殃：王冰说：谓传非其人，授于情狎及寄求名利者也。

张介宾说：至数之机，即五六相合之类也。迫迮以微，谓天地之气数，其精微切近，无物不然也。其来可见，其往可追，谓因气可以察至，因至可以求数也。然至数之微，为安危所系，故敬之者昌，慢之者亡。敬者，如《摄生类》诸章所载，凡合同于道者皆是也。设或无道行私，而逆天妄为，天殃必及之矣，可不慎哉！

江有诰《先秦韵读》：敬之者昌，慢之者亡。无道行私，必得天殃。（阳部）

⑤谨奉天道，请言真要：王冰说："申誓戒于君王，乃明言天道至真之要旨也。"

张介宾说：至真之要道也。

帝曰：善言始者必会于终，善言近者必知其远①，是则至数极而道不惑，所谓明矣。愿夫子推而次之，令有条理，简而不匮，久而不绝，易用难忘，为之纲纪，至数之要，愿尽闻之②。

鬼臾区曰：昭乎哉问！明乎哉道！如鼓之应桴，响之应声也③。臣闻之：甲己之岁，土运统之。乙庚之岁，金运统之。丙辛之岁，水运统之。丁壬之岁，木运统之。戊癸之岁，火运统之④。

【集解】

①善言近者必知其远：王冰说：数术明著，应用不差，故远近于言，始终无谬。

张介宾说：必精明于道者，庶能言始以会终，言近以知远。

②简而不匮，久而不绝，易用难忘，为之纲纪，至数之要，愿尽闻之：王冰说：简，省要也。匮，乏也。久，远也。要，枢纽也。

③如鼓之应桴，响之应声也：王冰说：桴，鼓槌也。响，应声也。

张介宾说：桴，鼓槌也。发者为声，应者为响。

④甲己之岁,土运统之。乙庚之岁,金运统之。丙辛之岁,水运统之。丁壬之岁,木运统之。戊癸之岁,火运统之:王冰说:太始天地初分之时,阴阳析位之际,天分五气,地列五行。五行定位,布政于四方。五气分流,散支于十干。当是(顾观光说:“是”,当作“时”。)黄气横于甲己,白气横于乙庚,黑气横于丙辛,青气横于丁壬,赤气横于戊癸,故甲己应土运,乙庚应金运,丙辛应水运,丁壬应木运,戊癸应火运。太古圣人望气以书天册,贤者谨奉以纪天元,下论文义备矣。

《新校正》云:详运有太过、不及、平气。甲、庚、丙、壬、戊主太过,乙、辛、丁、癸、己主不及,大法如此。取平气之法,其说不一,具如诸篇。

张介宾说:此即五行之应天干也,是为五运,详义见下章(伯坚按:“下章”,指《五运行大论》第一段第二段。)及《图翼·五运图解》。

张介宾《类经图翼》卷二《五运图解》:自太始初分,阴阳析位,虽五运大象昭于五天,然尚有月建之法及十二肖之说,则立运之因,是又一理。月建者,单举正月为法,如甲己之岁,正月首建丙寅,丙者火之阳,火生土,故甲己为土运。乙庚之岁,正月首建戊寅,戊者土之阳,土生金,故乙庚为金运。丙辛之岁,正月首建庚寅,庚者金之阳,金生水,故丙辛为水运。丁壬之岁,正月首建壬寅,壬者水之阳,水生木,故丁壬为木运。戊癸之岁,正月首建甲寅,甲者木之阳,木生火,故戊癸为火运。此五运生于正月之建者也。十二肖者,谓十二宫中,惟龙善变而属辰位。凡十二起甲,但至辰宫,即随其所遇之干而与之俱变矣。如甲己干头,起于甲子,至辰属戊,戊为土,此甲己之所以化土也。乙庚干头,起于丙子,至辰属庚,庚为金,此乙庚之所以化金也。丙辛干头,起于戊子,至辰属壬,壬为水,此丙辛之所以化水也。丁壬干头,起于庚子,至辰属甲,甲为木,此丁壬之所以化木也。戊癸干头,起于壬子,至辰属丙,丙为火,此戊癸之所以化火也。此又五运之遇龙而变者也。又一说谓甲刚木,克己柔土,为夫妇而成土运。乙柔木,嫁庚刚金而成金运。丁阴火,配壬阳水而成木运。丙阳火,娶辛柔金而成水运。戊阳土,娶癸阴水

五　运　图

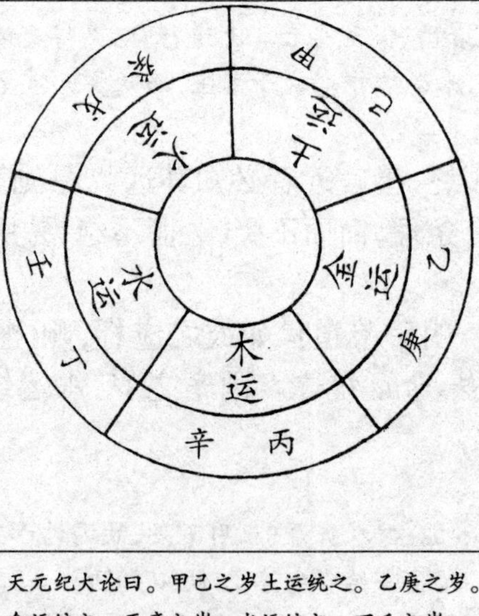

天元纪大论曰。甲己之岁土运统之。乙庚之岁。金运统之。丙辛之岁。水运统之。丁壬之岁。木运统之。戊癸之岁。火运统之。五运行大论义亦同。

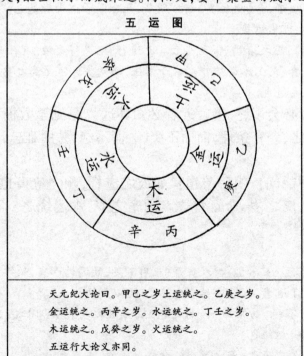

而成火运。此二说者义各不同,今并存之,以备参校。

帝曰:其于三阴三阳合之奈何?

鬼臾区曰:子午之岁,上见少阴。丑未之岁,上见太阴。寅申之岁,上见少阳。卯酉之岁,上见阳明。辰戌之岁,上见太阳。已亥之岁,上见厥阴[①]。少阴,所谓标也。厥阴,所谓终也[②]。厥阴之上,风气主之。少阴之上,热气主之。太阴之上,湿气主之。少阳之上,相火主之。阳明之上,燥气主之。太阳之上,寒气主之。所谓本也,是谓六元[③]。

帝曰:光乎哉道!明乎哉论!请著之玉版,藏之金匮,署曰《天元纪》[④]。

【集解】

①子午之岁,上见少阴。丑未之岁,上见太阴。寅申之岁,上见少阳。卯酉之岁,上见阳明。辰戌之岁,上见太阳。已亥之岁,上见厥阴:张介宾说:此即三阴三阳之应地支也,是为六气。上者言司天,如子午之岁上见少阴司天是也。十二年皆然。

②少阴,所谓标也。厥阴,所谓终也:王冰说:标,谓上首也。终,谓当三甲六甲之终。

《新校正》云:详午、未、寅、酉、戌、亥之岁为正化,正司化令之实;子、丑、申、卯、辰、已之岁为对化,对司化令之虚;此其大法也。

张介宾说:标,首也。终,尽也。六十年阴阳之序始于子、午,故少阴谓标;尽于已、亥,故厥阴谓终。

③是谓六元:王冰说:三阴三阳为标,寒暑燥湿风火为本,故云所谓本也。天真元气分为六化,以统坤元生成之用。徵其应用则六化不同,本其所生则正是真元之一气,故曰六元也。

《新校正》云:按别本,"六元"作"天元"也。

张介宾说:三阴三阳者,由六气之化为之主。而风化厥阴,热化少阴,湿化太阴,火化少阳,燥化阳明,寒化太阳,故六气谓本,三阴三阳谓标也。然此六者皆天元一气之所化,一分为六,故曰六元。本篇曰天元纪者,义本诸此。

④请著之玉版,藏之金匮,署曰《天元纪》:张介宾说:著之玉版,垂永久也。藏之金匮,示珍重也。署,表识也。

五运行大论第六十七[①]

①五运行大论第六十七:伯坚按:《甲乙经》和今存残本《黄帝内经太素》都没有收载本篇的文字。本篇和《类经》的篇目对照,列表于下:

素问	类经
五运行大论第六十七	卷三——五气之合人万物之生化(藏象类六) 卷二十三——五运六气上下之应(运气类四) 卷二十三——南政北政阴阳交尺寸反(运气类五·一)

黄帝坐明堂[①]，始正天纲，临观八极，考建五常[②]，请天师而问之曰：《论》言："天地之动静，神明为之纪。阴阳之升降，寒暑彰其兆[③]。"余闻五运之数于夫子，夫子之所言正五气之各主岁尔，首甲定运，余因论之。鬼臾区曰："土主甲己，金主乙庚，水主丙辛，木主丁壬，火主戊癸[④]。子午之上，少阴主之。丑未之上，太阴主之。寅申之上，少阳主之。卯酉之上，阳明主之。辰戌之上，太阳主之。巳亥之上，厥阴主之。"不合阴阳，其故何也[⑤]？

岐伯曰：是明道也，此天地之阴阳也[⑥]。夫数之可数者，人中之阴阳也；然所合，数之可得者也。夫阴阳者，数之可十，推之可百，数之可千，推之可万。天地阴阳者，不以数推，以象之谓也[⑦]。

【集解】

①黄帝坐明堂：顾观光说：《汉书·郊祀志》云："济南人公玉带上黄帝时《明堂图》，明堂中有一殿，四面无壁，以茅盖，通水，水园宫垣，为复道，上有楼，从西南入，名曰昆仑。"《淮南·主术训》亦云："昔者神农祀于明堂，明堂之制，有盖而无四方，风雨不能袭，寒暑不能伤。"盖古制如此，不可执《考工记》《礼记》以驳之。

②黄帝坐明堂，始正天纲，临观八极，考建五常：王冰说：明堂，布政宫也。八极，八方目极之所也。考，谓考校；建，谓建立也。五常，谓五气行天地之中者也。端居正气以候天和。

张介宾说：明堂，王者朝会之堂也。正天纲者，天之大纲在于斗，正斗纲之建以占天也。八极，八方之舆极也。观八极之理，以志地也。考，察也。建，立也。五常，五行气运之常也。考建五常，以测阴阳之变化也。

③阴阳之升降，寒暑彰其兆：《新校正》云：详《论》，谓《阴阳应象大论》及《气交变大论》文。彼云："阴阳之往复，寒暑彰其兆。"

④土主甲己，金主乙庚，水主丙辛，木主丁壬，火主戊癸：张介宾说：此五运也。首甲定运，谓六十年以甲子为始，而定其运也。

⑤不合阴阳，其故何也：王冰说：首甲，谓六甲之初，则甲子年也。

《新校正》云：详金主乙庚者，乙者庚之柔，庚者乙之刚。大而言之，阴与阳；小而言之，夫与妇；是刚柔之事也。余并如此。

张介宾说：此三阴三阳之所主也。主者，司天也。不合阴阳，如五行之甲乙，东方木也，而甲化土运，乙化金运；六气之亥子，北方水也，而亥年之上，风木主之，子年之上，君火主之；又如君火司气，火木阳也，而反属少阴；寒水司气，水本阴也，而反属太阳之类；似皆不合于阴阳者也。

⑥是明道也，此天地之阴阳也：王冰说：上古圣人仰观天象以正阴阳，夫阴阳之道非不昭然，而人昧宗源迷其本始，则百端疑议从是而生。黄帝恐至理真宗便因诬废，愍念黎庶，故启问曰。天师知道出从真，必非谬述，故对上曰："是明道也，此天地之阴阳也。"《阴阳法》曰："甲己合。乙庚合。丙辛合。丁壬合。戊癸合。"盖取圣人仰观天象之义。不然，则十干之位，各在一方，征其离合，事亦寥阔。呜呼远哉，百姓日用而不知尔。故太上立言，曰吾言甚易知，甚易行，天下莫能知，莫能行，此其类也。

张介宾说：言鬼臾区之言，是明显之道也。其所云运五气六，不合阴阳者，正所以明天地之阴阳也。

⑦夫数之可数者，人中之阴阳也；然所合，数之可得者也。夫阴阳者，数之可十，推之可百，数之可千，推之可万。天地阴阳者，不以数推，以象之谓也：王冰说：言智识偏浅，不见原由，虽所指弥远，其知弥近，得其原始，桴鼓非遥。

张介宾说：人中之阴阳，言其浅近可数，而人所易知者也。然阴阳之道，或本阳而标阴，或内阳而外阴，或此阳而彼阴，或先阳而后阴。故小之而十百，大之而千万、无非阴阳之变化，此天地之阴阳无穷，诚有不可以限数推言，故当以象求之，则无不有理存焉。数之可十以下四句，又见《经络类》二十九（伯坚按："《经络类》二十九"，是《素问》第六《阴阳离合论》。）及三十四。（伯坚按："《经络类》三十四"，是《灵枢》第四十一《阴阳系日月篇》。）

帝曰：愿闻其所始也。

岐伯曰：昭乎哉问也！臣览《太始天元册文》，丹天之气，经于牛、女、戊分；黅[①]天之气，经于心、尾、己分；苍天之气，经于危、室、柳、鬼；素天之气，经于亢、氐、昴、毕；玄天之气，经于张、翼、娄、胃[②]。所谓戊己分者，奎、壁、角、轸，则天地之门户也[③]。夫候之所始，道之所生，不可不通也[④]。

【集解】

①黅：陆懋修说：黅，居吟切。《玉篇》："黄色也。"《广雅·释器》："黅，黄也。"本经《五常政大论》："敦阜之纪，其色黅玄仓。"

②丹天之气，经于牛、女、戊分；黅天之气，经于心、尾、己分；苍天之气，经于危、室、柳、鬼；素天之气，经于亢、氐、昴、毕；玄天之气，经于张、翼、娄、胃：张介宾说：此所以辨五运也。始，谓天运初分之始。《太始天元册文》，太古占天文也。丹，赤色，火气也。黅，黄色，土气也。苍，青色，木气也。素，白色，金气也。玄，黑色，水气也。此天地初分之时，赤气经于牛、女、戊分；牛、女、癸之次；戊当乾之次；故火主戊、癸也。黄气经于心、尾、己分；心、尾，甲之次；己当巽之次；故土主甲、己也。青气经于危、室、柳、鬼；危、室，壬之次；柳、鬼，丁之次；故木主丁、壬也。白色经于亢、氐、昴、毕；亢、氐，乙之次；昴、毕，庚之次；故金，主乙、庚也。黑气经于张、翼、娄、胃；张、翼，丙之次；娄、胃，辛之次；故水主丙、辛也。此五运之所以化也。又详义见《图翼》二卷《五天五运图解》。

张介宾《类经图翼》卷二《五天五运图解》：此太古占天之始，察五气，纪五天，而所以立五运也。五天五气者，谓望气之时，见丹天之火气经于牛女壁奎四宿之上，下临戊癸之方，此戊癸之所以为火运也。黅天之土气经于心尾角轸四宿之上，下临甲己之方，此甲己之所以为土运也。苍天之木气经于危室柳鬼四宿之上，下临丁壬之方，此丁壬之所以为木运也。素天之金气经于亢氐昴毕四宿之上，下临乙庚之方，此乙庚之所以为金运也。玄天之水气经于张翼娄胃四宿之上，下临丙辛之方，此丙辛之所以为水运也。是知五运之化，莫不有所由从，盖已肇于开辟之初矣。

五天五运图

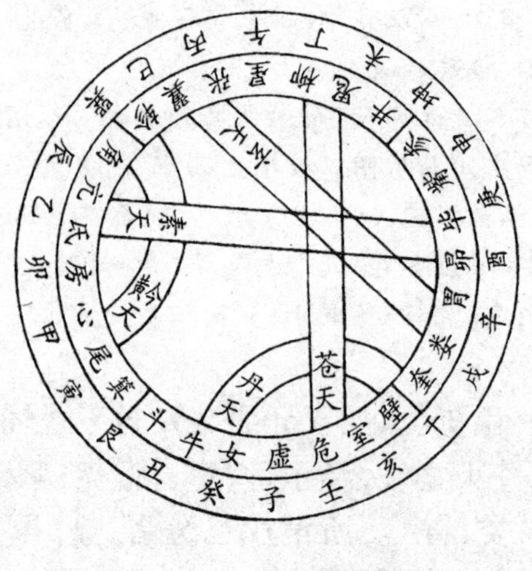

五天歌

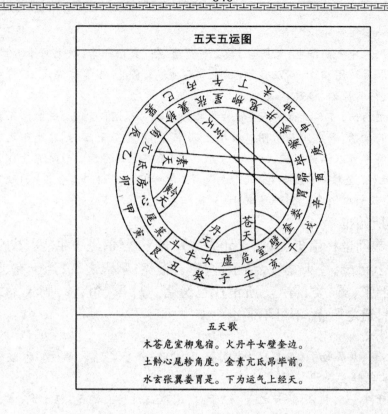

木苍危室柳鬼宿。火丹牛女壁奎边。

土黅心尾轸角度。金素亢氐昴毕前。

水玄张翼娄胃是。下为运气上经天。

③所谓戊己分者,奎、壁、角、轸,则天地之门户也:王冰说:戊土属乾,己土属巽。《遁甲经》曰:"六戊为天门,六己为地户,晨暮占雨以西北东南。"义取此雨为土,用湿气生之,故此占焉。

张介宾说:奎,壁临乾,戊分也。角,轸临巽,己分也。戊在西北,己在东南。《遁甲经》曰:"六戊为天门,六己为地户",故曰天地之门户。详义见《图翼》一卷《奎壁角轸天地之门户说》。

张介宾《类经图翼》卷一《奎壁角轸天地之门户》说:《五运行大论》曰:"所谓戊己分者,奎壁角轸,则天地之门户也。"夫奎壁临乾,当戊土之位。角轸临巽,当己土之位。《遁甲经》亦曰:"六戊为天门。六己为地户。"然而曰门曰户,必有所谓,先贤俱未详及。予尝考周天七政躔度,则春分二月中日缠壁初,以次而南,三月入奎娄,四月入胃昴毕,五月入觜参,六月入井鬼,七月入柳星张。秋分八月中日缠翼末,以交于轸,循次而北,九月入角亢,十月入氐房心,十一月入尾箕,十二月入斗牛,正月入女虚危。至二月复交于春分而入奎壁矣。是日之长也,时之暖也,万物之发生也,皆从奎壁始。日之短也,时之寒也,万物之收藏也,皆从角轸始。故曰春分司启,秋分司闭。夫既司启闭,要非门户而何?然自奎壁而南,日就阳道,故曰天门。角轸而北,日就阴道,故曰地户。又如春分日缠壁初,故言奎壁。秋分日缠翼末,何以不言翼轸而言角轸?盖自角以后十四宿计一百七十三度四分度之一,自奎以后十四宿计一百九十二度,度有不齐,此秋分之所以在翼末,而《经》言角轸者,正以翼度将完而角轸正当其令。且奎壁角轸为对待之宿,而奎壁为西北之交,角轸为东南之交,故《经》云:"奎壁角轸,天地之门户也。"是以伏羲《六十四卦方图》,以乾居西北,坤居东南,正合天地门户之义。凡候之所始,即道之所生,有不可不通也。

④夫候之所始,道之所生,不可不通也:张介宾说:此五天五运,即气候之所始,天道之所生也。

帝曰：善。《论》言："天地者万物之上下，左右者阴阳之道路"，未知其所谓也①。

岐伯曰：所谓上下者，岁上下见阴阳之所在也②。左右者，诸上见厥阴，左少阴，右太阳；见少阴，左太阴，右厥阴；见太阴，左少阳，右少阴；见少阳，左阳明，右太阴；见阳明，左太阳，右少阳；见太阳，左厥阴，右阳明。所谓面北而命其位，言其见也③。

【集解】

①《论》言："天地者万物之上下，左右者阴阳之道路"，未知其所谓也：王冰说：《论》，谓《天元纪》及《阴阳应象大论》也。

张介宾说：此所以辨六气也。《论》，即《天元纪大论》及《阴阳应象大论》。

②岁上下见阴阳之所在也：张介宾说：上，司天也。下，在泉也。岁之上下即三阴三阳迭见之所在也。

③所谓面北而命其位，言其见也：王冰说：面向北而言之也。上，南也。下，北也。左，西也。右，东也。

张介宾说：司天在泉，俱有左右，诸上见者，即言司天，故厥阴司天则左见少阴，右见太阳，是为司天之左右间也。余义放此。同天在上，故位南面北而命其左右之见。左，西也。右，东也。

帝曰：何谓下？

岐伯曰：厥阴在上，则少阳在下，左阳明，右太阴。少阴在上，则阳明在下，左太阳，右少阳。太阴在上，则太阳在下，左厥阴，右阳明。少阳在上，则厥阴在下，左少阴，右太阳。阳明在上，则少阴在下，左太阴，右厥阴。太阳在上，则太阴在下，左少阳，右少阴。所谓面南而命其位，言其见也①。上下相遘，寒暑相临，气相得则和，不相得则病②。

【集解】

①所谓面南而命其位，言其见也：王冰说：主岁者位在南，故面北而言其左右；在下者位在北，故面南而言其左右也。上，天位也。下，地位也。面南，左东也，右西也，上下异而左右殊也。

张介宾说：下者即言在泉，故位北面南而命其左右之见，是为在泉之左右间也。左，东也。右，西也。司天在泉，上下异而左右殊也。按右二节，阴阳六气迭为迁转，如已亥年厥阴司天，明年子、午，则左间少阴来司天矣。又如初气厥阴用事，则二气少阴来相代矣。六气循环无已，此所以上下左右阴阳逆顺有异，而见气候之变迁矣。有《司天在泉左右间气图解》在《图翼》二卷。

张介宾《类经图翼》卷二《司天在泉图解》：司天在泉四间气者，客气之六步也。（伯坚按：随着每年春夏秋冬四时的固定次序而变化的六气，叫作主气。随着每年不同的司天而变化的六气，叫作客气。张介宾《主气图解》说："主气者，地气也，在地成形，静而守位，谓木火土金水分主四时而司地化，以为春夏秋冬，岁之常令者是也。"张介宾《客气图解说》："客气者，天气也，在天为气，动而不息，乃为天之阴阳，分司天在泉左右四间之六气者是也。"）凡主岁者为司天，位当三之气。司天之下，相对者为在泉，位当终之气。司天之左为天之左间，右为天之右间。在泉之左为地之左间，右为地之右间。每岁客气始于司天前二位，乃地之左间，是为初气，以至二气三气而终于在泉之六气。每气各主一步。然司天通主上半年，在泉通主下半年，故又曰："岁半已前，天气主之，岁半已后，地气主之"也。

《五运行大论》曰："天地者，万物之上下也。左右者，阴阳之道路也。诸上见厥阴，左少阴，右太阳。见少阴，左太阴，右厥阴。见太阴，左少阳，右少阴。见少阳，左阳明，右太阴。见阳明，左太阳，右少阳。见太阳，左厥阴，右阳明。所谓面北而命其位也。"面北命位者，谓司天在上，位在南方，面北而命其左右，则东南为司天之右间，西南为司天之左间也。又曰："何谓下？曰：厥阴在上，则少阳在下，左阳明，右太阴。少阴在上，则阳明在下，左太阳，右少阳。太阴在上，则太阳在下，左厥阴，右阳明。少阳在上，则厥阴在下，左少阴，右太阳。阳明在上，则少阴在下，左太阴，右厥阴。太阳在上，则太阴在下，左少阳，右少阴。所谓面南而命其位也。"面南命位者，谓在泉在下，位在北方，面南而命其左右，则东北为在泉之左间，西北为在泉之右间也。上者右行，自西南而降。下者左行，自东北而升。左右周天，余而复会，故上下相遘，天地相临，而变化逆顺，由兹生矣。虽同类相和气化相生者谓之顺，异类相临气化相制者谓之逆，然有气虽同类而亦为病者，以相火临于君火，为不当位故也。故《六微旨大论》曰："君位臣则顺，臣位君则逆。逆则病近害速，顺则病远害微。所谓二火者是也。"

《六微旨大论》曰："天道六六之节，盛衰何也？曰：上下有位，左右有纪。故少阳之右，阳明治之。阳明之右，太阳治之。太阳之右，厥阴治之。厥阴之右，少阴治之。少阴之右，太阴治之。太阴之右，少阳治之。此言客气阴阳之次序也。"

司天在泉左右间气图

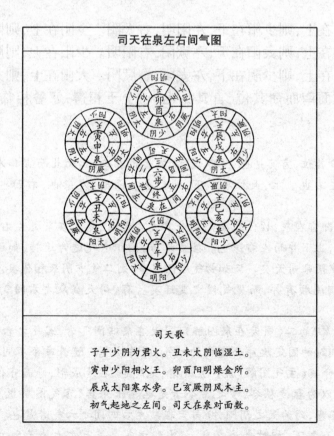

司天歌

子午少阴为君火。丑未太阴临湿土。
寅申少阳相火王。卯酉阳明燥金所。
辰戌太阳寒水旁。巳亥厥阴风木主。
初气起地之左间。司天在泉对面数。

②上下相遘，寒暑相临，气相得则和，不相得则病：王冰说：木火相临，金水相临，水木相临，火土相临，土金相临，为相得也。木土相临，土水相临，水火相临，火金相临，金木相临，为不相得也。上临下为顺，下临上为逆。逆亦郁抑而病生，土临相火君火之类者也。

张介宾说：此明上下之相遘也。遘，交也。临，遇也。司天在上，五运在中，在泉在下，三气之交，是上下相遘而寒暑相临也。所遇之气彼此相生者，为相得而安；彼此相克者，为不相得而病矣。详义见《图翼》五运六气诸解中。

帝曰：气相得而病者何也？

岐伯曰：以下临上，不当位也[①]。

【集解】

①不当位也：王冰说：六位相临，假令土临火，火临木，木临水，水临金，金临土，皆为以下临上，不当位也。父子之义，子为下，父为上，以子临父，不亦逆乎？

张介宾说：气同类者，本为相得而亦不免于病者，以下临上也。如《六微旨大论》曰："君位臣则顺，臣位君则逆"，此指君相二火而言也。

帝曰：动静何如[①]？

岐伯曰：上者右行。下者左行。左右周天，余而复会也[②]。

【集解】

①动静何如：王冰说：言天地之行左右也。

张介宾说：此言迁转之动静也。

②上者右行。下者左行。左右周天，余而复会也：王冰说：上，天也。下，地也。周天，谓天周地五行之位也。天垂六气，地布五行，天顺地而左回，地承天而东转。木运之后，天气常余，余气不加于君火，却退一步加临相火之上，是以每五岁已退一位而右迁，故曰左右周天，余而复会。会，遇也，合也。言天地之道，常五岁毕，则以余气迁加，复与五行座位再相会合而为岁法也。周天，谓天周地位，非周天之六气也。

张介宾说：上者右行，言天气右旋，自东而西以降于地。下者左行，言地气左转，自西而东以升于天。故司天在上，必历巳、午、未、申而西降；在泉在下，必历亥、子、丑、寅而东升也。

顾观光说：上者右行，谓太阳循黄道东行，移一度也。下者左行，则《尚书·考灵曜》所谓地有四游，冬至、地上行北而西三万里，夏至、地下行南而东亦三万里，春秋二分其中也。右行左行，皆一岁一周天，而右行之度微不及于左行，故云余而复会，是即西法之最高行矣。此论天地运行之理，与五运六气全无关涉，如注则仍是鬼臾区说，何以黄帝疑而复问耶？

帝曰：余闻鬼臾区曰："应地者静"。今夫子乃言下者左行，不知其所谓也。愿闻何以生之乎[①]？

岐伯曰：天地动静，五行迁复，虽鬼臾区其上候而已，犹不能偏明[②]。夫变化之用，天垂象，地成形，七曜纬虚[③]，五行丽地。地者，所以载生成之形类也。虚者，所以列应天之精气也。形精之动，犹根本之与枝叶也。仰观其象，虽远可知也[④]。

【集解】

①愿闻何以生之乎：王冰说：诘异也。

《新校正》云：按鬼臾区言"应地者静"，见《天元纪大论》中。

张介宾说：应地者静，见前《天元纪篇》。

②犹不能偏明：王冰说：不能偏明，无求备也。

张介宾说：上候而已，天运之候也。不能偏明，犹未详言左右也。

③七曜纬虚：顾观光说：此言七曜皆在太虚之中，非同丽一天，亦非各有一天也。近日西人所自矜为创论者，岐伯早已言之。

④虽远可知也：王冰说：观五星之东转，则地体左行之理昭然可知也。丽，著也。有形之物，未有不依据物而得全者也。

张介宾说：天地之体虽殊，变化之用则一，所以在天则垂象，在地则成形。故七曜纬于虚，即五行应天之精气也。五行丽于地，即七曜生成之形类也。是以形精之动，亦犹根本之与枝叶耳。故凡物之在地者，必悬象于天，第仰观其象则无有不应，故上之右行，下之左行者，周流不息，而变化乃无穷也。

帝曰：地之为下否乎①？

岐伯曰：地为人之下，太虚之中者也②。

【集解】

①地之为下否乎：王冰说：言转不居，为下乎？为否乎？

张介宾说：此欲详明上下之义也。

②地为人之下，太虚之中者也：王冰说：言人之所居可谓下矣，徵其至理，则是太虚之中一物尔。《易》曰："坤厚载物，德合无疆"，此之谓也。

张介宾说：人在地之上，天在人之上。以人之所见言，则上为天，下为地。以天地之全体言，则天包地之外，地居天之中，故曰太虚之中者也。由此观之，则地非天之下矣。然则司天者主地之上，在泉者主地之下，五行之丽地者是为五运，而运行于上下之中者也。此特举地为辨者，盖以明上中下之大象耳。

顾观光说：自人视之，地为下矣，而地实太虚中之一物，与七曜等，盖上下无定位，特随人之所见以为上下耳。旨哉斯言，非圣人孰能知之。

帝曰：冯乎①？

岐伯曰：大气举之也②。燥以干之。暑以蒸之。风以动之。湿以润之。寒以坚之。火以温之③。故风、寒在下④，燥、热在上，湿气在中，火游行其间⑤，寒暑六入，故令虚而化生也⑥。故燥胜则地干，暑胜则地热，风胜则地动，湿胜则地泥，寒胜则地裂，火胜则地固矣⑦。

【集解】

①冯乎：王冰说：言太阴无碍，地体何冯而止住。

张介宾说：冯，凭同。言地在太虚之中而不坠者，果亦有所依凭否也。

陆懋修说：冯，扶冰切。亦作凭。《小尔雅·释言》："凭，依也。"《文选》张衡《西京赋》："有凭虚公子者。"薛注："凭，依托也。"

②大气举之也：王冰说：大气，谓造化之气，任持太虚者也。所以太虚不屈地久天长者，盖由造化之气任持之也。气化而变，不任持之，则太虚之器亦败坏矣。夫落叶飞空，不疾而下，为其乘气，故势不得速焉。凡有形处地之上者，皆有生化之气任持之也。然器有大小不同，坏有迟速之异，及至气不任持，则大小之坏一也。

张介宾说：大气者，太虚之元气也。乾坤万物无不赖之以立，故地在太虚之中，亦惟元气任持之耳。

③燥以干之。暑以蒸之。风以动之。湿以润之。寒以坚之。火以温之：张介宾说：此即大气之所化，是为六气而运用于天地之间者也。曰燥，曰风、曰暑、曰湿、曰寒、曰火，六者各一其性，而功用亦异。

④故风、寒在下：顾观光说：风在空中而亦云下者，《庄子·齐物论》云："夫大块噫气，其名为风。"

⑤故风、寒在下，燥、热在上，湿气在中，火游行其间：顾观光说：风寒在下，西法之温际也。燥热在上，西法之火际也。湿气在中，西法之冷际也。寒性坚凝，风以动之，而太阳之火游行其间，则化而为温矣。水土之气为太阳所吸引，升而上浮，至于冷际而止，遂能映小为大，映卑为高，西人清蒙气差之法从此生矣。

⑥寒暑六入，故令虚而化生也：王冰说：地体之中，凡有六入。一曰燥。二曰暑。三曰风。四曰湿。五曰寒。六曰火。受燥，故干性生焉。受暑，故蒸性生焉。受风，故动性生焉。受湿，故润性生焉。受寒，故坚性生焉。受火，故温性生焉。此谓天之六气也。

张介宾说：寒居北，风居东，自北而东，故曰风寒在下，下者左行也。热居南，燥居西，故曰燥热在上，上者右行也。地者土也，土之化湿。故曰湿气在中也。惟火有二，君火居湿之上，相火居湿之下，故曰火游行其间也。凡寒暑再更而气入者六，非虚无以寓气，非气无以化生，故曰令虚而化生也。

⑦故燥胜则地干，暑胜则地热，风胜则地动，湿胜则地泥，寒胜则地裂，火胜则地固矣：王冰说：六气之用。

张介宾说：凡此六者，皆言地气本乎天也。自上文"地之为下"至此，正所以发明此义。《天元纪大论》曰："太虚廖廓，肇基化元"，亦此之谓。

帝曰：天地之气，何以候之①？

岐伯曰：天地之气，胜复之作，不形于诊也②。《脉法》曰："天地之变，无以脉诊"，此之谓也③。

【集解】

①天地之气，何以候之：张介宾说：此欲因脉候以察天地之气也。

②不形于诊也：王冰说：言平气及胜复，皆以形证观察，不以诊知也。

③"天地之变，无以脉诊"，此之谓也：王冰说：天地以气不以位，故不当以诊知之。

张介宾说：天地之气，有常有变。其常气之形于诊者，如春弦、夏洪、秋毛、冬石、及厥阴之至其脉弦，少阴之至其脉钩，太阴之至其脉沉，少阳之至大而浮，阳明之至短而涩，太阳之至大而长者皆是也。若其胜复之气，卒然初至，安得遽变其脉而形于诊乎，故天地之变有不可以脉诊而当先以形证求之者。如《气交变大论》曰："应常不应卒"，亦此之谓。

帝曰：间气何如①？

岐伯曰：随气所在，期于左右②。

【集解】

①间气何如：张介宾说：间气，谓司天在泉左右之间气，而脉亦当有应之也。夫此间气者，谓之为常则气有变迁，谓之为变则岁有定位，盖帝因上文云："天地之变无以脉诊"，故复举此常中之变以求夫脉之应也。

②期于左右：王冰说：于左右尺寸四部分位承之，以知应与不应，过与不过。

张介宾说：气在左则左应，气在右则右应，左右者，左右尺寸也，详如下文。

帝曰：期之奈何？

岐伯曰：从其气则和，违其气则病①。不当其位者，病②。迭移其位者，病③。失守其位者，危④。尺寸反者，死⑤。阴阳交者，死⑥。先立其年，以知其气。左右应见，然后乃可以言死生之逆顺⑦。

【集解】

①从其气则和，违其气则病：王冰说：谓当沉不沉，当浮不浮，当涩不涩，当钩不钩，当弦不弦，当大不大之类也。

《新校正》云：按《至真要大论》云："厥阴之至，其脉弦。少阴之至，其脉钩。太阴之至，其脉沉。少阳之至，大而浮。阳明之至，短而涩。太阳之至，大而长。至而和，则平。至而甚，则病。至而反，则病。至而不至者，病。未至而至者，病。阴阳易者，危。"

张介宾说：气至脉亦至，从其气也，故曰和。气至脉不至，气未至而脉至，违其气也，故为病。

②不当其位者，病：王冰说：见于他位也。

张介宾说：应左而右，应右而左，应上而下，应下而上也。

③迭移其位者，病：王冰说：谓左见右脉，右见左脉，气差错故尔。

张介宾说：迭，更也。应见不见而移易于他位也。

④失守其位者，危：王冰说：已见于他乡，本宫见贼杀之气，故病危。

张介宾说：克贼之脉见，而本位失守也。

⑤尺寸反者，死：王冰说：子、午、卯、酉，四岁有之。反，谓岁当阴在寸而脉反见于尺，岁当阳在尺而脉反见于寸，尺寸俱，乃谓反也。若尺独然或寸独然，是不应气，非反也。

⑥阴阳交者，死：王冰说：寅、申、巳、亥、丑、未、辰、戌，八年有之。交，谓岁当阴在右、脉反见左，岁当阳在左、脉反见右，左右交见，是谓交。若左独然或右独然，是不应气，非交也。

张介宾说：此二句之义，一以尺寸言，一以左右言，皆以少阴为之主也。如阴当在尺则阳当在寸，阴当在寸则阳当在尺，左右亦然。若阴之所在，脉宜不应而反应，阳之所在，脉宜应而反不应，其在尺寸则谓之反，其在左右则谓之交，皆当死也。尺寸反者，惟子、午、卯、酉四年有之。阴阳交者，惟寅、申、巳、亥、辰、戌、丑、未八年有之。若尺寸独然，或左右独然，是为气不应，非反非交也。

⑦先立其年，以知其气。左右应见，然后乃可以言死生之逆顺：王冰说：《经》言岁气备矣。

《新校正》云：详此备《六元正纪大论》中。

张介宾说：先立其年之南北政及司天在泉左右间应见之气，则知少阴君主之所在，脉当不应而逆顺乃可见矣。此章详义，具《南北政图说》中，在《图翼》二卷。

张介宾说《类经图翼》卷二《南北政》说：南北二政，运有不同，上下阴阳，脉有不应。《五运行大论》曰："先立其年，以知其气，左右应见，乃可以言死生之逆顺也。"倘粗工不知而呼寒呼热，妄施治疗，害莫大矣。

南北政者，即甲己为南政，余为北政是也。《至真要大论》曰："阴之所在寸口何如？岐伯曰：视岁南北可知之矣。"谓南政之年，南面行令，其气在南，所以南为上而北为下，司天在上，在泉在下。人气应之,故寸为上而尺为下,左右俱同。北政之岁,北面受令,其气在北,所以北为上而南为下,在泉应上,司天应下。人气亦应之,故尺应上而寸应下。司天应两尺,在泉应两寸。地之左间为右寸,右间为左寸。天之左间为右尺,右间为左尺。正与男子面南受气,女子面北受气之理同也。

脉有不应者,谓阴之所在,脉乃沉细,不应本脉也。阴者,言六气有三阴三阳,而三阴之位,则少阴居中,太阴居左,厥阴居右。脉之不应者,乃以三阴之中少阴所居之处言之,而又分南北二政以定其上下也。故《至真要大论》曰:“北政之岁,三阴在下则寸不应,三阴在上则尺不应。南政之岁,三阴在天则寸不应,三阴在泉则尺不应。”又曰:“北政之岁,少阴在泉则寸口不应”,正以北政之年,司天应尺而在泉应寸也。“厥阴在泉则右不应”,右者右寸也,以少阴居厥阴之左,而以地之左间为右寸也。“太阴在泉则左不应”,左者左寸也,以少阴居太阴之右,而以地之右间为左寸也。“南政之年,少阴司天则寸口不应”,寸口者两寸也,正以南政之年,上为寸而下为尺也。“厥阴司天则右不应”,右者右寸也,以少阴居厥阴之左,而当右寸之位也。“太阴司天则左不应”,左者左寸也,以少阴居太阴之右,而当左寸之位也。此经文虽未尽言,然北举在泉则天在其中矣,南举司天则泉在其中矣。故又曰:“诸不应者,反其诊则见矣。”反其诊者,谓南北相反而诊之,当自见矣。故北政之年,少阴司天则两尺不应;太阴司天则少阴在右,所以右尺不应;厥阴司天则少阴在左,所以左尺不应。南政之年,少阴在泉则两尺不应;太阴在泉则少阴在右,所以右尺不应;厥阴在泉则少阴在左,所以左尺不应也。

南北政图

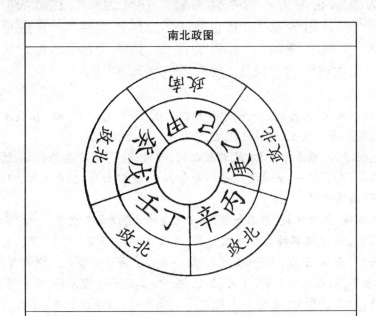

南北政者。五运以土为尊。居中央而统于金木水火。故十干以甲己年土运为君象。主南面行令而为南政。其余乙庚丙辛丁壬戊癸八年为臣象。皆北面受令而为北政南政北政。脉当各有不应。若当应不应。不当应而应者乃谓之阴阳交。尺寸反。斯为害矣。

南政年脉不应图

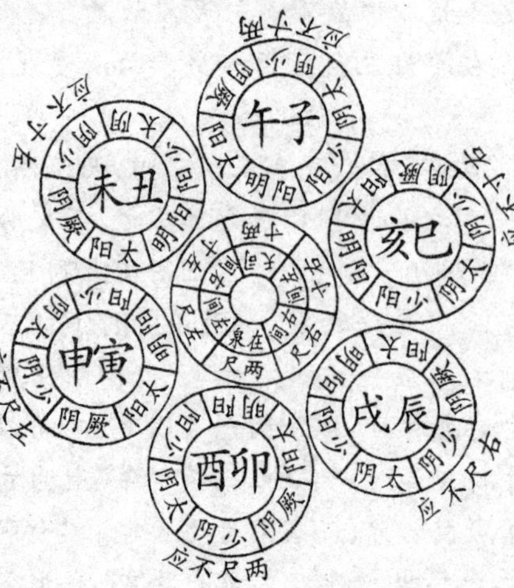

北政年脉不应图

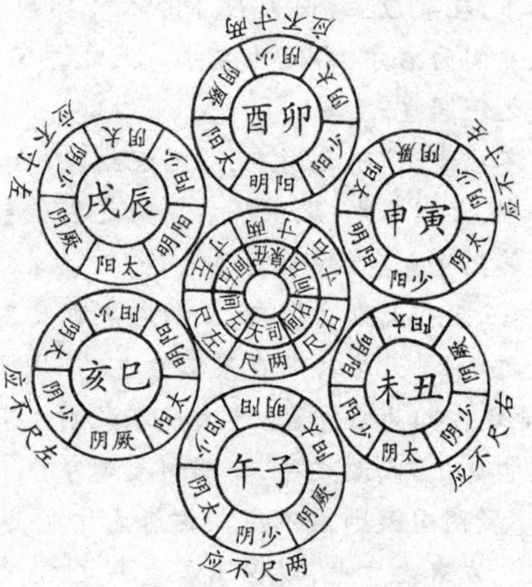

帝曰:寒、暑、燥、湿、风、火,在人合之奈何？其于万物何以生化[1]？

岐伯曰:东方生风[2]。风生木[3]。木生酸[4]。酸生肝[5]。肝生筋[6]。筋生心[7]。其在天为玄[8],在人为道[9],在地为化[10]。化生五味[11]。道生智[12]。玄生神[13]。化生气[14]。神在天为风[15],在地为木[16],在体为筋[17],在气为柔[18],在藏为肝[19]。其性为暄[20]。其德为和[21]。其用为动[22]。其色为苍[23]。其化为荣[24]。其虫毛[25]。其政为散[26]。其令宣发[27]。其变摧拉[28]。其眚为陨[29]。其味为酸[30]。其志为怒[31]。怒伤肝[32],悲胜怒[33]。风伤肝[34],燥胜风[35]。酸伤筋[36],辛胜酸[37]。

【集解】

①其于万物何以生化:王冰说:合,谓中外相应。生,谓承化而生。化,谓成立众象也。

张介宾说:此明人身之表里,万物之化生,皆合乎大地之气也。

②东方生风:王冰说:东者日之初,风者教之始,天之使也,所以发号施令,故生自东方也。景霁山昏,苍埃际合,崖谷若一,岩岫之风也。黄白昏埃,晚空如堵,独见天垂,川泽之风也。加以黄黑,白埃承下,山泽之猛风也。

③风生木:王冰说:阳升风鼓,草木敷荣,故曰风生木也,此和气之生化也。若风气施化,则飘扬敷折;其为变极,则木拔草除也。运乘丁卯、丁丑、丁亥、丁酉、丁未、丁巳之岁,则风化不足。若乘壬申、壬午、壬辰、壬寅、壬子、壬戌之岁,则风化有余于万物也。(《新校正》云:详王注以丁壬分运之有余不足,或者以丁卯、丁亥、丁巳、壬申、壬寅五岁为天符、同天符、正岁会,非有余不足,为平木运,以王注为非,是不知大统也。必欲细分,虽除此五岁,亦未为尽。下文火、土、金、水运等并同此。)

④木生酸:王冰说:万物味酸者,皆始自木气之生化也。

⑤酸生肝:王冰说:酸味入胃,生养于肝藏。

⑥肝生筋:王冰说:酸味入肝,自肝藏布化,生成于筋膜也。

⑦筋生心:王冰说:酸气荣养筋膜毕已,自筋流化,乃入于心。

张介宾说:此东方之生化也。明此者,可以治肝补心。

⑧其在天为玄:王冰说:玄,谓玄冥也。丑之终,东方白。寅之初,天色反黑。太虚皆闇,在

天为玄，象可见。（《新校正》云：详“在天为玄”至“化生气”七句，通言六气五行生化之大法，非东方独有之也。而王注玄谓丑之终寅之初天色黑，则专言在东方，不兼诸方，此注未通。）

⑨在人为道：王冰说：正理之道，生养之政化也。

⑩在地为化：王冰说：化，生化也。有生化而后有万物，万物无非化气以生成者也。

⑪化生五味：王冰说：金玉、土石、草木、菜果、根茎、枝叶、花谷、实核、无识之类，皆地化生也。

⑫道生智：王冰说：智，正知也，虑远也。知正则不疑于事，虑远则不涉于危，以道处之，理符于智。《灵枢》经曰：“因虑而处物谓之智。”伯坚按：见《灵枢》第八《本神篇》。

⑬玄生神：王冰说：神用无方，深微莫测，迹见形隐，物鲜能期，由是则玄冥之中，神明棲据，隐而不见，玄生神明也。

⑭化生气：王冰说：飞走、蚑行、鳞介、毛倮、羽五类变化，内属神机，虽为五味所该，然其生禀则异，故又曰化生气也。此上七句通言六气五行生化之大法，非东方独有之也。

《新校正》云：按《阴阳应象大论》及《天元纪大论》，无“化生气”一句。

张介宾说：气由化生，物因气化也。

⑮神在天为风：王冰说：鸣紊启坼，风之化也。振拉摧拔，风之用也。岁属厥阴在上，则风化于天；厥阴在下，则风行于地。

⑯在地为木：王冰说：长短曲直，木之体也。幹举机发，木之用也。

⑰在体为筋：王冰说：维结束络，筋之体也。繻纵卷舒，筋之用也。

⑱在气为柔：王冰说：木化宣发，风化所行，则物体柔软。

张介宾说：得木化者，其气柔软，筋之类也。

⑲在藏为肝：王冰说：肝有二布叶，一小叶，如木甲拆之象也。各有支络，脉游于中，以宣发阳和之气，魂之宫也，为将军之官，谋虑出焉。乘丁岁，则肝藏及经络先受邪而为病也。胆府同。

⑳其性为暄：王冰说：暄，温也，肝木之性也。

张介宾说：暄，温暖也。肝为阴中之阳，应春之气，故其性暄。

㉑其德为和：王冰说：敷布和气于万物，木之德也。

《新校正》云：按《气交变大论》云：“其德敷和。”

张介宾说：春阳布和，木之德也。

㉒其用为动：王冰说：风摇而动，无风则万类皆静。

《新校正》云：按木之用为动，火太过之政亦为动，盖火木之主暴速，故俱为动。

㉓其色为苍：王冰说：有形之类，乘木之化，则外色皆见薄青之色。今东方之地，草木之上，色皆苍；遇丁岁，则苍物兼白及黄，色不纯也。

张介宾说：浅青色也。

㉔其化为荣：王冰说：荣，美色也。四时之中，物见华荣，颜色鲜丽者，皆木化之所生也。

《新校正》云：按《气交变大论》云：“其化生荣。”

张介宾说：物色荣美，木之化也。

㉕其虫毛：王冰说：万物发生，如毛在皮。

张介宾说：毛虫丛植，得木气也。

㉖其政为散：王冰说：发散生气于万物。

《新校正》云:按《气交变大论》云:"其政舒启。"详木之政散,平木之政发散,木太过之政散,土不及之气散,金之用散落,木之灾散落。所以为散之异有六,而散之义惟二。一谓发散之散,是木之气也。二谓散落之散,是金之气所为也。

张介宾说:阳散于物,木之政也。按散义有二,一曰升散,木气之生也;一曰散落,金气之杀也。

㉗其令宣发:王冰说:阳和之气,舒而散也。

张介宾说:宣扬升发,春木令也。

㉘其变摧拉:王冰说:摧拔成者也。

《新校正》云:按《气交变大论》云:"其变振发。"

张介宾说:摧拉,损折败坏也。风气刚强,木之变也。

陆懋修说:《说文》:"拉,摧也。摧,折也。"《文选》左思《吴都赋》:"拉捭摧藏。"注:"拉,顿折也。"

㉙其眚为陨:王冰说:陨,坠也。大风暴起,草泯木坠。

《新校正》云:按《气交变大论》云:"其灾散落。"

张介宾说:眚,灾也。陨,坠落也。木兼金化,陨为灾也。

陆懋修说:《易》讼卦:"无眚。"《释文》引《子夏传》云:"妖祥曰眚。"《左》庄二十五年《传》:"非日月之眚。"注:"眚,犹灾也。月侵日为眚。"

㉚其味为酸:王冰说:夫物之化之变而有酸味者,皆木气之所成败也。今东方之野生,味多酸。

㉛其志为怒:王冰说:怒,直声也。怒所以威物。

㉜怒伤肝:王冰说:凡物之用极,皆自伤也。怒发于肝,而反伤肝藏。

㉝悲胜怒:王冰说:悲发而怒止,胜之信也。

《新校正》云:详五志,"悲"当为"忧",盖忧伤意,悲伤魂,故云悲胜怒也。

㉞风伤肝:王冰说:亦犹风之折木也。风生于木,而反折之,用极而衰。

《新校正》云:按《阴阳应象大论》云:"风伤筋。"

㉟燥胜风:王冰说:风自木生,燥为金化,风余则制之以燥,肝盛则治之以凉,凉清所行,金之气也。

㊱酸伤筋:王冰说:酸泻肝气,泻甚则伤其气。《灵枢经》曰:"酸走筋。筋病无多食酸。"以此尔。走筋,谓宣行其气速疾也。气、血、肉、骨同(《新校正》云:详注云"《灵枢经》云",乃是《素问·宣明五气篇》文。按《甲乙经》以此为《素问》,王云《灵枢经》者,误也。)

㊲辛胜酸:王冰说:辛,金味,故胜木之酸。酸余则胜之以辛也。

张介宾说:此东方之性用,德化,政令,皆本乎木,而内合人之肝气者也,故肝主于左。

南方生热①。热生火②。火生苦③。苦生心④。心生血⑤。血生脾⑥。其在天为热⑦,在地为火⑧,在体为脉⑨,在气为息⑩,在藏为心⑪。其性为暑⑫。其德为显⑬。其用为躁⑭。其色为赤⑮。其化为茂⑯。其虫羽⑰。其政为明⑱。其令郁蒸⑲。其变炎烁⑳。其眚燔焫㉑。其味为苦㉒。其志为喜㉓。喜伤心㉔,恐胜喜㉕。热伤气㉖,寒胜热㉗。苦伤气㉘,咸胜苦㉙。

【集解】

①南方生热:王冰说:阳盛所生相火君火之政也。太虚昏翳,其若轻尘,山川悉然,热之气

也。大明不彰，其色如丹，郁热之气也。若形云暴升，丛然叶积，乍盈乍缩，崖谷之热也。

②热生火：王冰说：热甚之气，火运盛明，故曰热生火。火者，盛阳之生化也。热气施化，则炎暑郁燠；其为变极，则燔灼销融。运乘癸酉、癸未、癸巳、癸卯、癸丑、癸亥岁，则热化不足。若乘戊辰、戊寅、戊子、戊戌、戊申、戊午岁，则热化有余。火有君火相火，故曰热生火，又云火也。

③火生苦：王冰说：物之味苦者，皆始自火之生化也。甘物遇火，体焦则苦，苦从火化，其可徵也。

④苦生心：王冰说：苦物入胃，化入于心，故诸癸岁则苦化少，诸戊岁则苦化多。

⑤心生血：王冰说：苦味自心，化已则布化生血脉。

⑥血生脾：王冰说：苦味营血已，自血流化，生养脾也。

张介宾说：此南方之生化也。明此者，可以治心补脾。

⑦其在天为热：王冰说：亦神化气也。暄暑郁蒸，热之化也。炎赫沸腾，热之用也。岁属少阴、少阳，在上则热化于天，在下则热行于地。

⑧在地为火：王冰说：光显炳明，火之体也。燔燎焦然，火之用也。

⑨在体为脉：王冰说：流行血气，脉之体也。壅泄虚实，脉之用也。络脉同。

⑩在气为息：王冰说：息，长也。

张介宾说：经络流行，脉之体也。血气和平，息之调也。心主血脉，故皆属火。

⑪在藏为心：王冰说：心形如未敷莲花，中有九空，以导引天真之气，神之宇也，为君主之官，神明出焉。乘癸岁，则心与经络受邪而为病。小肠府亦然。

⑫其性为暑：王冰说：暑，热也，心之气性也。

张介宾说：南方暑热，火之性也。心为火藏，其气应之。

⑬其德为显：王冰说：明显见象，定而可取，火之德也。

《新校正》云：按《气交变大论》云："其德彰显。"

张介宾说：阳象明显，火之德也。

⑭其用为躁：王冰说：火性躁动，不专定也。

张介宾说：阳用躁动，火之性也。

⑮其色为赤：王冰说：生化之物，乘火化者，悉表备赭丹之色。今南方之地，草木之上，皆兼赤色；乘癸岁，则赤色之物兼黑及白也。

⑯其化为茂：王冰说：茂蕃盛也。

《新校正》云：按《气交变大论》云："其化蕃茂。"

张介宾说：万物茂盛，火之化也。

⑰其虫羽：王冰说：参差长短，象火之形。

张介宾说：羽虫飞扬，得火气也。

⑱其政为明：王冰说：明曜彰见，无所蔽匿，火之政也。

《新校正》云：按《气交变大论》云："其政明曜。"又按火之政明，水之气明，水火异而明同者，火之明明于外，水之明明于内，明虽同而实异也。

张介宾说：阳明普照，火之政也。

⑲其令郁蒸：王冰说：郁，盛也。蒸，热也。言盛热，气如蒸也。（《新校正》云：详注谓郁为盛，其义未安。按王冰注《五常政大论》云："郁谓郁燠不舒畅也。"当如此解。）

张介宾说：暑热郁蒸，夏火令也。

⑳其变炎烁：王冰说：热甚炎赫，烁石流金，火之极变也。

《新校正》云：按《气交变大论》云："其变销烁。"

张介宾说：火烁焦枯，火之变也。

㉑其眚燔焫：王冰说：燔焫山川，旋及屋宇，火之灾也。

《新校正》云：按《气交变大论》云："其灾燔焫。"

张介宾说：燔焫焚烧，火之灾也。

㉒其味为苦：王冰说：物之化之变而有苦味者，皆火气之所合散也。今南方之野生物多苦。

㉓其志为喜：王冰说：喜，悦乐也。悦以和志。

㉔喜伤心：王冰说：言其过也。喜发于心而反伤心，亦犹风之折木也，过则气竭，故见伤也。

㉕恐胜喜：王冰说：恐至则喜乐皆泯，胜喜之理，目击道存。恐则水之气也。

㉖热伤气：王冰说：天热则气伏不见，人热则气促喘急，热之伤气，理亦可征。此皆谓大热也，小热之气犹生诸气也。《阴阳应象大论》曰："壮火散气，少火生气"，此其义也。

㉗寒胜热：王冰说：寒胜则热退，阴盛则阳衰，制热以寒，是求胜也。

㉘苦伤气：王冰说：大凡如此尔。苦之伤气，以其燥也。苦加以热，则伤尤甚也。何以明之？饮酒气促，多则喘急，此其信也。苦寒之物，偏服岁久，益火滋甚，亦伤气也。暂以方治，乃同少火，反生气也。

《新校正》云：详此论所伤之旨有三。东方曰风伤肝，酸伤筋；中央曰湿伤肉，甘伤脾；西方曰辛伤皮毛；是自伤者也。南方曰热伤气，苦伤气；北方曰寒伤血，咸伤血；是伤己所胜也。西方曰热伤皮毛，是被胜伤己也。凡此五方，所伤之例有三，若《太素》则俱云自伤焉。

㉙咸胜苦：王冰说：酒得咸而解，物理昭然。火苦之胜，制以水咸。

张介宾说：此南方之性用，德化，政令，皆本乎火，而内合人之心气者也，故心主于前。

中央生湿①。湿生土②。土生甘③。甘生脾④，脾生肉⑤。肉生肺⑥。其在天为湿⑦，在地为土⑧，在体为肉⑨，在气为充⑩，在藏为脾⑪。其性静兼⑫。其德为濡⑬。其用为化⑭。其色为黄⑮。其化为盈⑯。其虫倮⑰。其政为谧⑱。其令云雨⑲。其变动注⑳。其眚淫溃㉑。其味为甘㉒。其志为思㉓。思伤脾㉔，怒胜思㉕。湿伤肉㉖，风胜湿㉗。甘伤脾㉘，酸胜甘㉙。

【集解】

①中央生湿：王冰说：中央，土也。高山土湿，泉出地中，水源山隈，云生岩谷，则其象也。夫性内蕴动，而为用则雨降云腾，中央生湿，不远信矣。故《历候记》："土润溽暑于六月"，谓是也。

②湿生土：王冰说：湿气内蕴，土体乃全，湿则土生，干则土死，死则庶类凋丧，生则万物滋荣，此湿气之化尔。湿气施化，则土宅而云腾雨降；其为变极，则骤注土崩也。运乘己巳、己卯、己丑、己亥、己酉、己未之岁，则湿化不足。乘甲子、甲戌、甲申、甲午、甲辰、甲寅之岁，则湿化有余也。

③土生甘：王冰说：物之味甘者，皆始自土之生化也。

④甘生脾：王冰说：甘物入胃，先入于脾，故诸己岁则甘少化，诸甲岁甘多化。

⑤脾生肉：王冰说：甘味入脾，自脾藏布化，长生脂肉。

⑥肉生肺：王冰说：甘气营肉已，自肉流化，乃生养肺藏也。

张介宾说：此中央之生化也。明此者，可以治脾补肺。

⑦其在天为湿：王冰说：言神化也。柔润重泽，湿之化也。埃郁云雨，湿之用也。岁属太阴在上，则湿化于天；太阴在下，则湿化于地。

⑧在地为土：王冰说：敦静安镇，聚散复形，群品以生，土之体也。含垢匿秽，静而下民，为变化母，土之德也。（《新校正》云："详《注》云：'静而下民，为土之德'，下民之义恐字误也。"顾观光说："下民者，下于民也。"）

⑨在体为肉：王冰说：覆裹筋骨，气发其间，肉之用也。疏密不时，中外否闭，肉之动也。

⑩在气为充：王冰说：土气施化，则万象盈。

张介宾说：土之施化，其气充盈，故曰充气。脾健则肉丰，此其征也。

⑪在藏为脾：王冰说：形象马蹄，内包胃脘，象土形也。经络之气，交归于中，以营运真灵之气，意之舍也，为仓廪之官，化物出焉。乘己岁，则脾及经络受邪而为病。（《新校正》云：详肝、心、肺、肾四藏《注》各言府同，独此《注》不言胃府同者，阙文也。）

⑫其性静兼：王冰说：兼，谓兼寒热暄凉之气也。《白虎通》曰："脾之为言并也，谓四气并之也。"

张介宾说：脾属至阴，故其性静。土养万物，故其性兼。

⑬其德为濡：王冰说：津湿润泽，土之德也。

《新校正》云：按《气交变大论》云："其德溽蒸。"

张介宾说：濡润泽物，土之德也。

⑭其用为化：王冰说：化，谓兼诸四化，并己为五化，所谓风化、热化、燥化、寒化，周万物而为生长化成收藏也。

⑮其色为黄：王冰说：物乘土化，则表见黅黄之色。今中央之地，草木之上，皆兼黄色。乘己岁，则黄色之物兼苍及黑。

⑯其化为盈：王冰说：盈，满也。土化所及，则万物盈满。

《新校正》云：按《气交变大论》云："其化丰备。"

张介宾说：万物充盈，土之化也。

⑰其虫倮：王冰说：倮露皮革，无毛介也。

张介宾说：赤体曰倮，土应肉也。

陆懋修说：倮，郎果切。亦作蠃、羸。《说文》"蠃，袒也。"《礼月令》："中央土，其虫倮。"《周礼大司徒》："其动物宜羸物。"《大戴礼·天图篇》："唯人为倮匈而后生。"注："倮匈，谓无毛羽、无鳞介也。"

⑱其政为谧：王冰说：谧，静也。土性安静。

《新校正》云：按《气交变大论》云："其政安静。"详土之政谧，水太过其政谧者，盖水太过而土下承之，故其政亦谧。

张介宾说：谧，静也。安静宁谧，土之政也。

陆懋修说：谧，弥毕切。《说文》："谧，静语也。"《尔雅·释诂》："谧，静也。"本经《气交变大论》："其化清谧。"

⑲其令云雨：王冰说：湿气布化之所成。

张介宾说：云雨湿蒸，土之令也。

⑳其变动注：王冰说：动，反静也。地之动则土失性，风摇不安，注雨久下也。久则垣岸复

为土矣。

《新校正》云:按《气交变大论》云:“其变骤注。”

张介宾说:风雨动注,土之变也。

㉑其眚淫溃:王冰说:淫,久雨也。溃,土崩溃也。

《新校正》云:按《气交变大论》云:“其灾霖溃。”

张介宾说:霖淫崩溃,土之变也。

㉒其味为甘:王冰说:物之化之变而有甘味者,皆土化之所终始也。今中原之地,物味多甘淡。

㉓其志为思:王冰说:思以成务。

《新校正》云:按《灵枢经》曰:“因志而存变谓之思。”(伯坚按:见《灵枢》第八《本神篇》。)

㉔思伤脾:王冰说:思劳于智,过则伤脾。

㉕怒胜思:王冰说:怒则不思,忿而忘祸,则胜可知矣。思甚不解,以怒制之,调性之道也。

㉖湿伤肉:王冰说:湿甚为水,水盈则肿,水下去已,形肉已消,伤肉之验,近可知矣。

㉗风胜湿:王冰说:风木气故胜土湿,湿甚则制之以风。

㉘甘伤脾:王冰说:过节也。

《新校正》云:按《阴阳应象大论》云:“甘伤肉。”

㉙酸胜甘:王冰说:甘余则制之以酸,所以救脾气也。

张介宾说:此中央之性用,德化,政令,皆本乎土,而内合人之脾气者也,故脾主乎中。

西方生燥①。燥生金②。金生辛③。辛生肺④。肺生皮毛⑤。皮毛生肾⑥。其在天为燥⑦,在地为金⑧,在体为皮毛⑨,在气为成⑩,在藏为肺⑪。其性为凉⑫。其德为清⑬。其用为固⑭。其色为白⑮。其化为敛⑯。其虫介⑰。其政为劲⑱。其令雾露⑲。其变肃杀⑳。其眚苍落㉑。其味为辛㉒。其志为忧㉓。忧伤肺㉔,喜胜忧㉕。热伤皮毛㉖,寒胜热㉗。辛伤皮毛㉘,苦胜辛㉙。

【集解】

①西方生燥:王冰说:阳气已降,阴气复升,气爽风劲,故生燥也。夫岩谷青埃,川源苍翠,烟浮草木,远望氤氲,此金气所生,燥之化也。夜起白朦,轻如微雾,遐迩一色,星月皎如,此万物阴成,亦金气所生,白露之气也。太虚埃昏,气郁黄黑,视不见远,无风自行,从阴之阳,如云如雾,此杀气也,亦金气所生,霜之气也。山谷川泽,浊昏如雾,气郁蓬勃,惨然戚然咫尺不分,此杀气将用,亦金气所生,运之气也。天雨大霖,和气西起,云卷阳曜,太虚廓清,燥生西方,义可征也。若西风大起,木偃云胜,是为燥与湿争,气不胜也,故当复雨。然西风雨晴,天之常气,假有东风雨止,必有西风复雨,因雨而乃自晴,观是之为,则气有往复,动有燥湿,变化之象,不同其用矣。由此,则天地之气,以和为胜,暴发奔骤,气所不胜,则多为复也。

②燥生金:王冰说:气劲风切,金鸣声远,燥生之信,视听可知,此则燥化,能令万物坚定也。燥之施化于物如是,其为变极,则天地凄惨,肃杀气行,人悉畏之,草木凋落。运乘乙丑、乙卯、乙巳、乙未,乙酉、乙亥之岁,则燥化不足。乘庚子、庚寅、庚辰、庚午、庚申、庚戌之岁,则燥化有余。岁气不同,生化异也。

③金生辛:王冰说:物之有辛味者,皆始自金化之所成也。

④辛生肺:王冰说:辛物入胃,先入于肺,故诸乙岁则辛少化,诸庚岁则辛多化。

⑤肺生皮毛：王冰说：辛味入肺，自肺藏布化，生养皮毛也。

⑥皮毛生肾：王冰说：辛气自入皮毛，乃流化生气，入肾藏也。

张介宾说：此西方之生化也。明此者，可以治肺补肾。

⑦其在天为燥：王冰说：神化也。雾露清劲，燥之化也。肃杀凋零，燥之用也。岁属阳明在上，则燥化于天；阳明在下，则燥行于地。

⑧在地为金：王冰说：从革坚刚，金之体也。锋刃铦利，金之用也。（《新校正》云：按别本，"铦"作"括"。）

⑨在体为皮毛：王冰说：柔韧包裹，皮毛之体也。渗泄津液，皮毛之用也。

⑩在气为成：王冰说：物乘金化则坚成。

张介宾说：《庚桑子》曰："春气发而百草生。正得秋而万宝成。"盖物得金气而后坚，故金曰坚成。

⑪在藏为肺：王冰说：肺之形似人肩，二布叶，数小叶，中有二十四空、行列以分布诸藏清浊之气，主藏魄也，为相传之官，治节出焉。乘乙岁，则肺与经络受邪而为病也。大肠府亦然。

⑫其性为凉：王冰说：凉，清也，肺之性也。

张介宾说：西方凉爽，金之气也。肺为金藏故应之。

⑬其德为清：王冰说：金以清凉为德化。

《新校正》云：按《气交变大论》云："其德清洁。"

张介宾说：秋气清肃，金之德也。

⑭其用为固：王冰说：固，坚定也。

张介宾说：坚而能固，金之用也。

⑮其色为白：王冰说：物乘金化，则表彰缟素之色。今西方之野，草木之上，色皆兼白。乘乙岁，则白色之物兼赤及苍也。

⑯其化为敛：王冰说：敛，收也。金化流行，则物体坚敛。

《新校正》云：按《气交变大论》云："其化紧敛。"详金之化为敛，而木不及之气亦敛者，盖木不及而金胜之。故为敛也。

张介宾说：万物收敛，金之化也。

⑰其虫介：王冰说：介，甲也。外被介甲，金坚之象也。

张介宾说：皮甲坚固，得金气也。

⑱其政为劲：王冰说：劲，前锐也。

《新校正》云：按《气交变大论》云："其政劲切。"

张介宾说：风气刚劲，金之政也。

⑲其令雾露：王冰说：凉气化生。

张介宾说：凉生雾露，秋金令也。

⑳其变肃杀：王冰说：天地惨凄，人所不喜，则其气也。

张介宾说：凋残肃杀，金之变也。

㉑其眚苍落：王冰说：青干而凋落。

张介宾说：青苍毁败，金之灾也。

㉒其味为辛：王冰说：夫物之化之变而有辛味者，皆金气所离合也。今西方之野，草木多辛。

㉓其志为忧：王冰说：忧，虑也，思也。(《新校正》云：详王以"忧"为"思"，有害于义。按本论思为脾之志，忧为肺之志，是"忧"非"思"，明矣。又《灵枢经》曰："愁忧则闭塞而不行。"又云："愁忧而不解则伤意。"若是则"忧"者愁也，非"思"也。)

㉔忧伤肺：王冰说：愁忧则气闭塞而不行。肺藏气，故伤肺。

㉕喜胜忧：王冰说：神悦则喜，故喜胜忧。

㉖热伤皮毛：王冰说：火有二别，故此再举热伤之形证也。火气薄烁则物焦干，故热气盛则皮毛伤也。

㉗寒胜热：王冰说：以阴消阳，故寒胜热。

《新校正》云：按《太素》作"燥伤皮毛。热胜燥。"

㉘辛伤皮毛：王冰说：过节也。辛热又甚焉。

㉙苦胜辛：王冰说：苦，火味，故胜金之辛。

张介宾说：此西方之性用，德化，政令，皆本乎金，而内合人之肺气也，故肺主乎右。

北方生寒①。寒生水②。水生咸③。咸生肾④。肾生骨髓⑤。髓生肝⑥。其在天为寒⑦，在地为水⑧，在体为骨⑨，在气为坚⑩，在藏为肾⑪。其性为凛⑫。其德为寒⑬。其用为□⑭。其色为黑⑮。其化为肃⑯。其虫鳞⑰。其政为静⑱。其令□⑲。其变凝冽⑳。其眚冰雹㉑。其味为咸㉒。其志为恐㉓。恐伤肾㉔，思胜恐㉕，寒伤血㉖，燥胜寒㉗。咸伤血㉘，甘胜咸㉙。

【集解】

①北方生寒：王冰说：阳气伏，阴气升，政布而大行，故寒生也。太虚澄净，黑气浮空，天色黯然，高空之寒气也。若气似散麻，木末皆黑，微见(顾观光说：以《六元正纪大论》考之，此下当有"黄色"二字。)川泽之寒气也。太虚清白，空犹雪映，遐迩一色，山谷之寒气也。太虚白昏，火明不翳，如雾雨气，遐迩肃然，北望色玄，凝雰夜落，此水气所生，寒之化也。太虚凝阴，白埃昏翳，天地一色，远视不分，此寒湿凝结，雪之将至也。地裂水冰，河渠干涸，枯泽浮咸，水敛土坚，是土胜水，水不得自清，水所生寒之用也。

②寒生水：王冰说：寒资阴化，水所由生，此寒气之生化尔。寒气施化，则水冰雪雰；其为变极，则水涸冰坚。运乘丙寅、丙子、丙戌、丙申、丙午、丙辰之岁，则寒化大行。乘辛未、辛巳、辛卯、辛丑、辛亥、辛酉之岁，则寒化少。

③水生咸：王冰说：物之有咸味者，皆始自水化之所成结也。水泽枯涸，卤咸乃蓄，沧海味咸，盐从水化，则咸因水产，其事炳然，煎水味咸，近而可见。

④咸生肾：王冰说：咸物入胃，先归于肾，故诸丙岁咸物多化，诸辛岁咸物少化。

⑤肾生骨髓：王冰说：咸味入肾，自肾藏布化，生养骨髓也。

⑥髓生肝：王冰说：咸气自生骨髓，乃流化生气，入肝藏也。

张介宾说：此北方之生化也。明此者，可以治肾补肝。

⑦其在天为寒：王冰说：神化也。凝惨冰雪，寒之化也。凛冽霜雹，寒之用也。岁属太阳在上，则寒化于天；太阳在下，则寒行于地。

⑧在地为水：王冰说：阴气布化，流于地中，则为水泉。澄澈流衍，水之体也。漂荡没溺，水之用也。

⑨在体为骨：王冰说：强干坚劲，骨之体也。包裹髓脑，骨之用也。

⑩在气为坚：王冰说：柔软之物，遇寒则坚，寒之化也。

张介宾说：物之热者，遇寒则坚，此其征也。

⑪在藏为肾：王冰说：肾藏有二，形如豇豆相并，而曲附于膂筋，外有脂裹，里白表黑，主藏精也，为作强之官，技巧出焉。乘辛岁，则肾藏及经络受邪而为病。膀胱府同。

⑫其性为凛：王冰说：凛，寒也，肾之性也。

张介宾说：凛烈战栗，水之性也。

⑬其德为寒：王冰说：水以寒为德化。

《新校正》云：按《气交变大论》云："其德凄沧。"

张介宾说：冬气寒冷，水之德也。

⑭其用为□：王冰说：本阙。

张介宾说："藏"字原阙，脱简也，今补之。闭藏生气，水之用也。

伯坚按："其用为□"，张介宾《类经》作"其用为藏"。

⑮其色为黑：王冰说：物禀水成，则表被玄黑之色。今北方之野，草木之上，色皆兼黑。乘辛岁，则黑色之物兼黄及赤也。

⑯其化为肃：王冰说：肃，静也。

《新校正》云：按《气交变大论》云："其化清谧。"详水之化为肃，而金之政太过者为肃，平金之政劲肃。金之变肃杀者何也？盖水之化肃者，肃静也；金之政肃者，肃杀也；文虽同而事异者也。

张介宾说：肃然静定，水之化也。

⑰其虫鳞：王冰说：鳞，谓鱼蛇之族类。

张介宾说：鳞潜就下，得水气也。

⑱其政为静：王冰说：水性澄澈而清静。

《新校正》云：按《气交变大论》云："其政凝肃。"详水之政为静，而平土之政安静，土太过之政亦为静，土不及之政亦为静定。水土异而静同者，非同也，水之静，清净也，土之静，安静也。

⑲其令□：王冰说：本阙。

张介宾说："闭塞"二字原阙，今补足之。天地闭塞，冬水令也。

伯坚按："其令□"，张介宾《类经》作"其令闭塞"。

⑳其变凝冽：王冰说：寒甚故致是。

《新校正》云：按《气交变大论》云："其变凛冽。"

张介宾说：寒凝严冽，水之变也。

㉑其眚冰雹：王冰说：非是而有，及暴过也。

《新校正》云：按《气交变大论》云："其灾冰雪霜雹。"

张介宾说：非时冰雹，水之灾也。

㉒其味为咸：王冰说：夫物之化之变而有咸味者，皆水化所凝散也。今北方川泽地多咸卤。

㉓其志为恐：王冰说：恐以远祸。

㉔恐伤肾：王冰说：恐甚动中则伤肾。《灵枢经》曰："恐惧而不解则伤精。"（伯坚按：见《灵枢》第八《本神篇》。）

㉕思胜恐：王冰说：思见祸机，故无忧恐。"思"一作"忧"，非也。

㉖寒伤血：王冰说：肾胜心也。寒甚血凝，故伤血也。

㉗燥胜寒：王冰说：寒化则水积，燥用则物坚，燥与寒兼，故相胜也，天地之化、物理之常也。

㉘咸伤血：王冰说：味过于咸，则咽干、引饮，伤血之义，断可知矣。

㉙甘胜咸：王冰说：渴饮甘泉，咽干自已，甘为土味，故胜水咸。

《新校正》云：详自上"岐伯曰"至此，与《阴阳应象大论》同，小有增损而《注》颇异。

张介宾说：此北方之性用，德化，政令，皆本乎水，而内合人之肾气者也，故肾主于下。

五气更立，各有所先①。非其位则邪。当其位则正②。

【集解】

①各有所先：王冰说：当其岁时，气乃先也。

张介宾说：五行之气，化有不同。天干所临，是为五运，地支所司，是为六气，五运六气皆有主客之分，故岁时变迁，五气更立，各有所先，以主岁气也。

②当其位则正：王冰说：先立运，然后知非位与当位者也。

张介宾说：运气既立，则位之当与不当，气之或邪或正，可得而察矣。此与《六微旨大论》同。

帝曰：病之生变何如？

岐伯曰：气相得则微，不相得则甚①。

【集解】

①气相得则微，不相得则甚：王冰说：木居火位，火居土位，土居金位，金居水位，水居木位，木居君位，如是者为相得。又木居水位，水居金位，金居土位，土居火位，火居木位，如是者虽为相得，终以子僭居父母之位，下陵其上，犹为小逆也。木居金土位，火居金水位，土居水木位，金居火木位，水居火土位，如是者为不相得，故病甚也。皆先立运气及司天之气，则气之所在、相得与不相得可知矣。

张介宾说：主客相遇，上下相临，气有相得不相得，则病变由而生矣。相得者，如彼引相生则气和而病微；不相得者，如彼此相克则气乖而病甚也。

帝曰：主岁何如？

岐伯曰：气有余，则制己所胜，而侮所不胜。其不及，则己所不胜侮而乘之，己所胜轻而侮之①。侮反受邪②。侮而受邪，寡于畏也③。

帝曰：善。

【集解】

伯坚按：现将本段各种配合列表于下，以期明显：

五方	在天	在地	在体	在气	在藏	其性	其德	其用	其色	其化	其虫	其政	其令	其变	其眚	其味	其志
东	风	木	筋	柔	肝	暄	和	动	苍	荣	毛	散	宣发	摧拉	陨	酸	怒
南	热	火	脉	息	心	暑	显	躁	赤	茂	羽	明	郁蒸	炎烁	燔焫	苦	喜
中央	湿	土	肉	充	脾	静兼	濡	化	黄	盈	倮	谧	云雨	动注	淫溃	甘	思
西	燥	金	皮毛	成	肺	凉	清	固	白	敛	介	劲	雾露	肃杀	苍落	辛	忧
北	寒	水	骨	坚	肾	凛	寒	□	黑	肃	鳞	静	□	凝冽	冰雹	咸	恐

【集解】

①己所不胜侮而乘之,己所胜轻而侮之:王冰说:木余则制土,轻忽于金,以金气不争,故木恃其余而欺侮也。又木少金胜,土反侮木,以木不及,故土妄凌之也。四气并同。侮,谓侮慢而凌忽之。

张介宾说:主岁,谓五运六气各有所主之岁也。己所胜,我胜彼也。所不胜,彼胜我也。假令木气有余,则制己所胜而土受其克,湿化乃衰;侮所不胜,则金反受木之侮,而风化大行也。木气不足,则己所不胜者乘虚来侮,而金令大行;己所胜者因弱相轻,而土邪反甚也。

《六节藏象论》曰:"未至而至,此谓太过,则薄所不胜而乘所胜也,命曰气淫。至而不至,此谓不及,则所胜妄行而所生受病,所不胜薄之也,命曰气迫。"运气相同,举此可类推矣。

②侮反受邪:王冰说:或以己强盛,或遇彼衰微,不度卑弱,妄行凌忽,虽侮而求胜,故终必受邪。

张介宾说:若恃己之强,肆行暴侮,有胜必复,反受其邪。《五常政大论》曰:"乘危而行,不速而至,暴虐无德,灾反及之",正此谓也。

③侮而受邪,寡于畏也:王冰说:受邪,各谓受己不胜之邪也。然捨己宫观,适他乡邦,外强中干,邪盛真弱,寡于敌畏,由是纳邪,故曰寡于畏也。

《新校正》云:按《六节藏象论》曰:"未至而至,此谓太过,则薄所不胜而乘所胜,命曰气淫。至而不至,此谓不及,则所胜妄行而所生受病,所不胜薄之,命曰气迫。"即此之义也。

张介宾说:五行之气,各有相制。畏其所制,乃能守位。寡于畏,则肆无忌惮,而势极必衰,所以反受其邪。此天道之盈虚,自毫发无容爽者。上文自"五气更立"至此,详义见《五运太少齐兼化逆顺图解》及《主气客气》《主运客运》《司天在泉》各图说中,在《图翼》二卷。

张介宾《类经图翼》卷二《五行太少齐兼化逆顺图解》:气运有盛衰之殊,年干有太少之异。阳年曰五太,因其气旺有余也。阴年曰五少,因其气衰不及也。太过则己胜,反齐胜己者之化。不及则己弱,以致胜己者来兼其化。上应于天,有星辰倍减之象。下应于地,有动植耗育之征。盖以五运之休囚旺相不同,而万物之成熟灾伤有厚薄也。然而不及之年,得助合则同其正化。太过之纪,被制抑则得其平和。此生化胜复之理,所以无穷,而方月应变之妙,岂容执一,要非知权违变之士,有不可以易造者也。条略于下:

太过岁——凡五运阳年,各主六年,五六共三十年。太过之年,反齐胜己之化,如太宫土运反齐木化,太角木运反齐金化,太商金运反齐火化,太徵火运反齐水化,太羽水运反齐土化也。

不及岁——五运阴年,各主六年,五六共三十年。不及之年,则胜者来兼其化,如少宫土运木来兼化,少角木运金来兼化,少商金运火来兼化,少徵火运水来兼化,少羽水运土来兼化也。

太宫——六甲年也。

太商——六庚年也,金运太过。若逢子午君火、寅申相火司天之年,则太商被天之抑,乃得其平,所谓上徵与正商同也。正商者,如乙酉比和之类。余放此。若逢辰戌寒水司天,亦为小逆,以水为金子,子居父上,故曰逆。余放此。

太角——六壬年也,木运太过。若逢子午寅申二火司天,则为逆,以子居父上也。

太徵——六戊年也,火运太过。若逢辰戌寒水司天,则太徵被抑,乃得其平,所谓上羽与正徵同也。

太羽——六丙年也。

少宫——六己年也,土运不及。若逢丑未湿土司天,为中运得助,所谓上宫同正宫也。若逢已亥风木司天,则木兼土化,所谓上角同正角也。

少商——六乙年也,金运不及。若逢卯酉燥金司天,为中运得助,所谓上商同正商也。若逢已亥风木司天,以金不及,火来兼化,则木得其政,所谓上角同正角也。

少角——六丁年也,木运不及。若逢已亥风木司天,为中运得助,所谓上角同正角也。若逢卯酉燥金司天,则金兼木化,所谓上商同正商也。若逢丑未湿土司天,以木不及,金来兼化,则土得其政,所谓上宫同正宫也。

少徵——六癸年也,火运不及。若逢卯酉燥金司天之年,以火不及,水来兼化,则金得其政,所谓上商同正商也。

少羽——六辛年也,水运不及,若逢丑未湿土司天,则土兼水化,所谓上宫同正宫也。

齐化——凡阳年太过,则为我旺。若遇克我之气,其有不能胜我,我反齐之。如戊运水司天,上羽同正徵,是以火齐水也;庚运火司天,上徵同正商,是以金齐火也。

兼化——凡阴年不及,则为我弱,我弱则胜我者来兼我化,以强兼弱也。如己运木司天,上角同正角,是以木兼土也。辛运土司天,上宫同正宫,是以土兼水也。丁运金司天,上商同正商,是以金兼木也。

平气——如运太过而被抑,运不及而得助也。如戊辰阳年,火运太过,而寒水司天抑之;癸巳阴年,火运不及,而巳位南方助之;辛亥水运不及,而亥位北方位之。又如丁运木司天,上角同正角也;己运土司天,上宫同正宫也;乙运金司天,上商同正商也;皆曰平气,而物生脉应皆得和平之气也。

得政——如乙年阴金木司天,金运不及,火来兼化,则木不受克而得其政,所谓上角同正角也。丁年阴木土司天,木运不及,金来兼化,则土不受克而得其政,所谓上宫同正宫也。癸年阴火金司天,火运不及,水来兼化,则金不受克而得其政,所谓上商同正商也。此虽非亢则害,然亦以子救母,而实则承乃制之义。

干德符——谓新运初交之月日时与运相合者,亦得其平,如丁亥年初交之月日时得壬者,则壬与丁合之类是也。非初交之时日则不相济。所谓合者,甲与己合,乙与庚合,丙与辛合,丁与壬合,戊与癸合也。又如阴年胜气未至,及被胜既复之后,得六气初交之时日,及月建之干相助合者,即得正位,亦获平气也。

右凡诸言上者,司天为上也。诸言正宫正商类者,乃五运之平气为正也。五运太少所纪各不同者,盖有遇有不遇也。又如君火、相火、寒水例属阳年之司天,风木、湿土、燥金例属阴年之司天,六十年中各有上下临遇,或天胜运,或运胜天,或太过者不务其德,或不及者逢其所胜,故《五运行大论》曰:"气相得则微,不相得则甚"。相得者,如木火相临,火土相临,土金相临,金水相临,水木相临,以上生下,司天生运者是也。不相得者,如木土相临,土水相临,水火相临,火金相临,金木相临,以上克下,司天克运者是也。又如土临火,火临木,木临水,水临金,金临土,以下生上,虽曰相生,然子居母上,亦为小逆而主微病。又如木临金土,火临水金,土临木水,金临火木,水临土火,乃天运相克,为不相得,故其病甚。其他若太乙天符、岁会、同天符、同岁会,则其符会虽皆曰平气,然而纯驳固自不同,逆顺亦有轻重。且司天既有临遇,在泉岂无临遇,天地既有临遇,六步岂无临遇,玄理无穷,一隅三反,贵在因机推测也。

五运太少齐兼化图

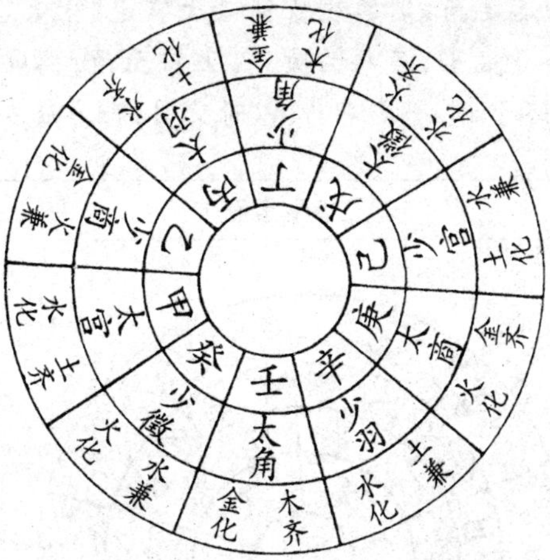

伯坚按：五运和五音的配合，列表于下，以期明显。

五运	干支纪年		五　音	
土	甲己之岁	甲（阳） 己（阴）	宫	太宫（阳） 少宫（阴）
金	乙庚之岁	乙（阴） 庚（阳）	商	少商（阴） 太商（阳）
水	丙辛之岁	丙（阳） 辛（阴）	羽	太羽（阳） 少羽（阴）
木	丁壬之岁	丁（阴） 壬（阳）	角	少角（阴） 太角（阳）
火	戊癸之岁	戊（阳） 癸（阴）	徵	太徵（阳） 少徵（阴）

张介宾《类经图翼》卷二《五运主运图》说：《六元正纪大论》曰："夫五运之化，或从天气，或逆天气，或泛天气而逆地气，或从地气而逆天气，或相得，或不相得。"又曰："先立其年以明其气，金木水火土运行之数，寒暑燥湿风火临御之纪，则天道可见，民病可调。"此经文明言五运之化有常数，客主之运有逆顺也。盖六气之有主客，而五运亦有主客，六气之有六步，而五运之气岂一主其岁而四皆无用，不行生化者乎？故每岁于客运之外，仍有每岁之主运，皆起于角而以次下生者也。如木主春令而为角；木生火，故火次之，主夏令而为徵；火生土，故土又次之，主长夏令而为宫；土生金，故金又次之，主秋令而为商；金生水，故水又次之，主冬令而为羽。每岁三百六十五日二十五刻，以五分之，则每运得七十三日零五刻，（云七十二日者，以三百六十日为言也。）亦与六步之主气同，而皆始于大寒日，但岁气分阴阳而主运有太少之异耳。假如甲年为阳，土运，属太宫用事，而上推至初运之角，则其生太宫者少徵也，生少徵者太角也，是以甲年主

运起太角，太少相生而终于太羽。己年属阴，土运，属少宫用事，而上推至初运之角，则其生少宫者太徵也，生太徵者少角也，是己年之主运起少角，亦少太相生而终于少羽也。又如乙年为阴，金运，属少商，而上推至初运之角，则其生少商者太宫也，生太宫者少徵也，生少徵者太角也，是乙年之主运起太角，而终于太羽，庚年为太商，上推至角，属少角而终于少羽也。余年仿此。此主运之气，必始于角而终于羽，一定不易，以时交司，而为每岁之常令也。

五运主运图

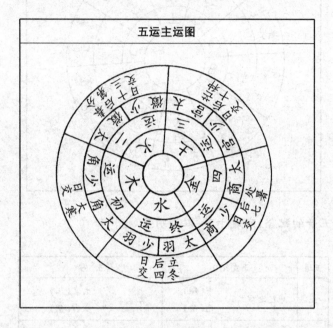

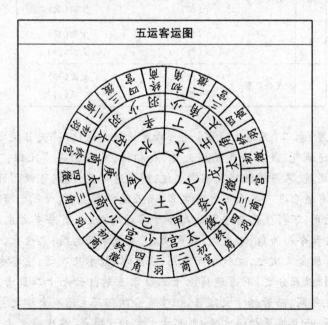

张介宾《类经图翼》卷二《五运客运图说》：客运者，亦一年五步，每步各得七十三日零五刻。假如甲己之年为土运，甲属阳土为太宫，己属阴土为少宫，故甲年则太宫为初运；太生少，故少商为二运；少又生太，故太羽为三运；太又生少，故少角为四运；少又生太，故太徵为终运。己年

五运客运图

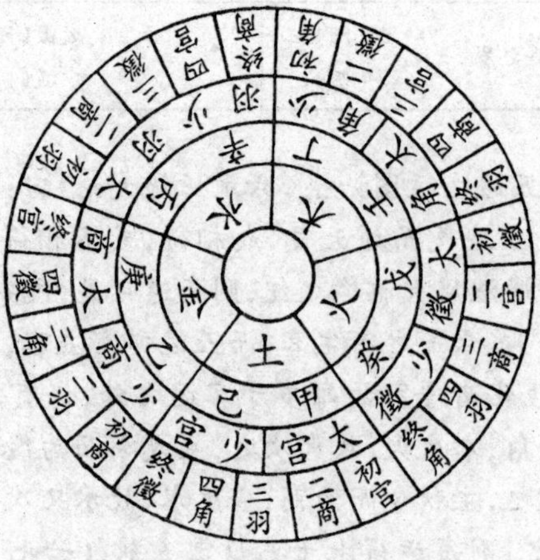

则少宫阴土为初运；少宫生太商，为二运；太商生少羽，为三运；少羽生太角，为四运；太角生少徵，为终运。太少互生，凡十年一主令而竟天干也。但主运则必春始于角而冬终于羽，客运则以本年中运为初运，而以次相生，此主运客运之所以有异也。夫五运六气者，无非天地之气候。六气有司天在泉以主岁，五运有大运以主岁。六气有主客气以主岁时，五运亦有主客运以行天令。《运气全书》云："地之六位则分主于四时，天之五运亦相生而终岁度。"《天元玉册·截法》中，亦有岁之客运，行于主运之上，与六气主客之法同。虽本经未有明言，而气运生化之理在所必至，当以《天元玉册》为法。

张介宾《类经图翼》卷二《主运图解》：主气者，地气也。在地成形，静而守位，谓木火土金水分主四时而司地化，以为春夏秋冬岁之常令者是也。然主气以五行相生为序，而太阴土所以居少阳火之后也。如厥阴木之所以主初气者，以春木为方生之始也，主春分前六十日有奇，自斗建丑中起至卯中止，天度至此，风气乃行。春木生火，故少阴君火为二气，主春分后六十日有奇，自斗建卯中起至巳中止，天度至此，暄淑乃行。君相以同气相随，故少阳相火，继君火而为三气，主夏至前后各三十日有奇，自斗建巳中起至未中止，天度至此，炎热乃行。夏火生土，故太阴湿土为四气，主秋分前六十日有奇，自斗建未中起至酉中止，天度至此，云雨乃盛，湿蒸乃作。长夏之土生金，故阳明燥金为五气，主秋分后六十日有奇，自斗建酉中起至亥中止，天度至此，清气乃行，万物皆燥，秋金生水，故太阳寒水为终气，主冬至前后各三十日有奇，自斗建亥中起至丑中止，天度至此，寒气乃行。此为一岁之主气，有常而无变者也。至于年神有太少之异，六步有正对之殊，客气布行天令，以加临于主气之上，斯上下相召而变生矣。

逐年主气图

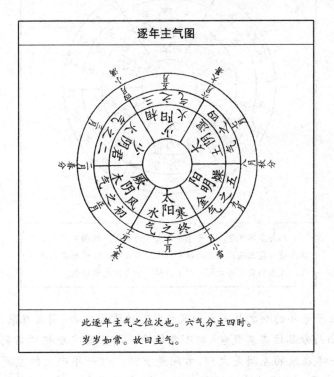

此逐年主气之位次也。六气分主四时。岁岁如常。故曰主气。

张介宾《类经图翼》卷二《客气图解》：客气者，天气也，在天为气，动而不息，乃为天之阴阳，分司天在泉左右四间之六气者是也。故三阴三阳之气，更迭主时而行天令，以加临于主气之上，而为一岁之变化。然客气以阴阳先后之数为序，故太阴土所以居少阳火之前也。如三阴之序，以厥阴为始者，一阴也；次少阴者，二阴也；又次太阴者，三阴也。三阳之序，以少阳为始者，一阳也；次阳明者，二阳也；又次太阳者，三阳也。湿土一也，而客气之湿居火前，主气之土居火后，虽若前后有不同，而实皆处于六者之中，正以见土德之位也。凡客令所至，则有寒暑燥湿风火非常之化，故冬有烁石之热，夏有凄沧之凉，和则为生化，不和则为灾伤，此盖以客气所加，乃为胜制郁发之变耳。故《五运行大论》曰："五运更立，各有所先。非其位则邪，当其位则正。气相得则微，不相得则甚。"又曰："气有余，则制己所胜而侮所不胜。气不及，则己所不胜侮而乘之，己所胜轻而侮之。侮反受邪。侮而受邪，寡于畏也。"此客气有不时之加临，而主气则只当奉行天令耳，故凡客主之气，则但有胜而无复也。总而言之，司天通主上半年，在泉通主下半年，此客气之概也。析而言之，则六气各有所主，此分六气之详也。司天在上，在泉在下，中运居中，通主一岁。如司天生克中运，谓之以上临下，为顺。运气生克司天，谓之以下临上，为逆。在泉亦然。顺分生克之殊，逆有大小之别，此古人举运气之端倪耳。若其二气相合，象变迥异，千变万化，何有穷尽？如四时有非常之化，常外更有非常。四方有高下之殊，殊中又分高下。百步之内，晴雨不同。千里之外，寒暄非类。故察气候者，必因诸天。察方宜者，必因诸地。圆机之士，又当因常以察变，因此以察彼，庶得古人未发之玄，而尽其不言之妙欤。

逐年客气图

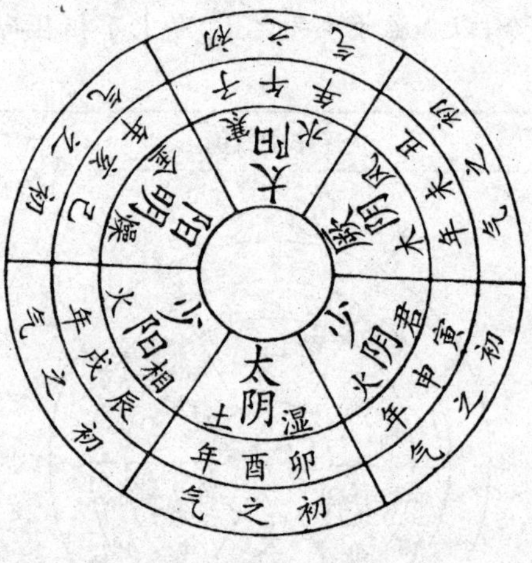

此逐年客气也。如子午年则太阳为初气。厥阴为二气。少阴为司天焉三气。太阴为四气。少阳为五气。阳明为在泉为六气。丑未则厥阴为初气。以次而转。余可放此类推也。

伯坚按：为什么子午年的初之气是太阳寒水呢？这需要参看《司天在泉左右间气图》，在本篇第二段"所谓面南而命其位言其见也"句下集解中。按照固定规格的排列，子午年是少阴司天，阳明在泉。这一年在泉的左间是太阳，右间是少阳。这一年司天的左间是太阴，右间是厥阴。每年的初之气都是从本年在泉的左间数起，二之气就是本年司天的右间，三之气就是本年的司天，四之气就是本年司天的左间，五之气就是本年在泉的右间，终之气就是本年的在泉。所以子午年的初之气是太阳寒水。其余各年由此例推。

伯坚按:《司天在泉图解》,见本篇第二段“所谓面南而命其位言其见也”句下集解。

六微旨大论第六十八①

①六微旨大论第六十八:伯坚按:《甲乙经》和今存残本《黄帝内经太素》都没有收载本篇的文字。本篇和《类经》的篇目对照,列表于下:

素问	类经
六微旨大论第六十八	卷二十三——天地六六之节标本之应亢则害承乃制(运气类六) 卷二十四——天符岁会(运气类七·一) 卷二十四——六步四周三合会同子甲相合命曰岁立(运气类八) 卷二十四——上下升降气有初中神机气立生化为用(运气类九)

黄帝问曰:呜呼远哉,天之道也,如迎浮云,若视深渊。视深渊尚可测,迎浮云莫知其极①。夫子数言谨奉天道,余闻而藏之,心私异之,不知其所谓也,愿夫子溢志尽言其事,令终不灭,久而不绝。天之道可得闻乎②?

岐伯稽首再拜对曰:明乎哉问!天之道也,此因天之序,盛衰之时也③。

【集解】

①视深渊尚可测,迎浮云莫知其极:王冰说:深渊静滢而澄澈,故视之可测其深浅。浮云飘泊而合散,故迎之莫诣其边涯。言苍天之象如渊,可视乎鳞介。运化之道犹云,莫测其去留。六气深微,其于运化,当如是喻矣。

《新校正》云:详此文与《疏五过论》文重。

张介宾说:此甚言天道之难穷也。《疏五过论》亦有此数句,但彼言医道,此言天道也。

②天之道可得闻乎:王冰说:运化生成之道也。

③盛衰之时也:张介宾说:因天道之序更,所以成盛衰之时变也。

帝曰:愿闻天道六六之节盛衰何也①?

岐伯曰:上下有位,左右有纪②。故少阳之右,阳明治之;阳明之右,太阳治之;太阳之右,厥阴治之;厥阴之右,少阴治之;少阴之右,太阴治之;太阴之右,少阳治之;此所谓气之标,盖南面而待之也③,故曰:“因天之序,盛衰之时,移光定位,正立而待之”④,此之谓也⑤。少阳之上,火气治之,中见厥阴⑥。阳明之上,燥气治之,中见太阴⑦。太阳之上,寒气治之,中见少阴⑧。厥阴之上,风气治之,中见少阳⑨。少阴之上,热气治之,中见太阳⑩。太阴之上,湿气治之,中见阳明⑪。所谓本也。本之下,中之见也。见之下,气之标也⑫。本标不同,气应异象⑬。

【集解】

①愿闻天道六六之节盛衰何也:王冰说:六六之节,经已启问,(顾观光说:见《六节藏象论》。)天师未敷其旨,故重问之。

②上下有位,左右有纪:王冰说:上下,谓司天地之气二也。余左右四气,在岁之左右也。

张介宾说：此言六位之序，以明客气之盛衰也。

③此所谓气之标，盖南面而待之也：王冰说：标，末也。圣人南面而立以阅气之至也。

张介宾说：此即天道六六之节也。三阴三阳以六气为本，六气以三阴三阳为标。然此右字皆自南面而观以待之，所以少阳之右为阳明也。有《天地六气图解》，在《图翼》二卷。

张介宾《类经图翼》卷二《天地六气图解》：《天元纪大论》曰："夫五运阴阳者，天地之道也。"又曰："在天为气，在地成形，形气相感而化生万物矣。"又曰："神在天为风，在地为木。在天为热，在地为火。在天为湿，在地为土。在天为燥，在地为金。在天为寒，在地为水。"夫六气之合于三阴三阳者，分而言之，则天地之化有气有形；合而言之，则阴阳之理标出乎本。（所谓标本者，六气为本，三阴三阳为标。）如主气之交司于四时者，春属木为风化，夏初君火为热化，盛夏相火为暑化，长夏属土为湿化，秋属金为燥化，冬属水为寒化，此六化之常，不失其常，即所谓当其位则正也。如客气之有盛衰逆顺者，则司天主上，在泉主下，左右四间各有专王，不时相加以为交合，此六化之变，变有不测，即所谓非其位则邪也。故正则为德化政令，邪则为灾变眚伤。太者之至徐而常，少者之至暴而亡。而凡为淫胜、邪胜、相胜、相复等变，亦何莫非天地六化之气所致欤！

天地六气之图

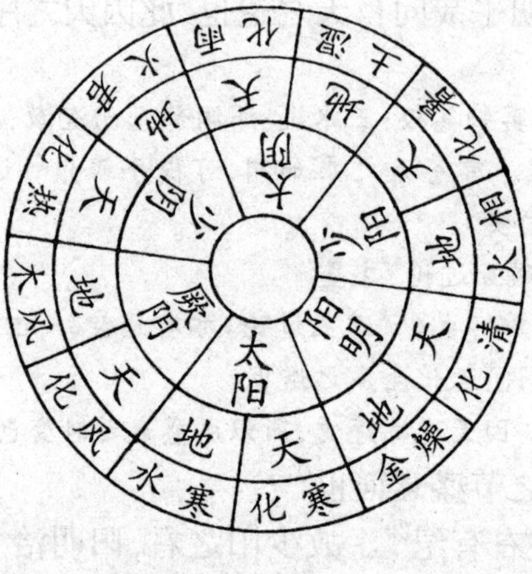

④正立而待之：顾观光说：此引《八正神明论》文。

⑤此之谓也：王冰说；移光，谓日移光。定位，谓面南观气。正立观岁，数气之至，则气可待之也。

张介宾说：光，日光也。位，位次也。凡此六气之次，即因天之序也。天既有序，则气之王者为盛，气之退者为衰。然此盛衰之时，由于日光之移，日光移而后位次定。圣人之察之者，但南面正立而待之，则其时更气易皆于日光而见之矣。故《生气通天论》曰："天运当以日光明"，正此移光定位之义。此数句与《八正神明论》同。

⑥少阳之上，火气治之，中见厥阴：王冰说：少阳，南方火，故上见火气治之；与厥阴合，故中见厥阴也。

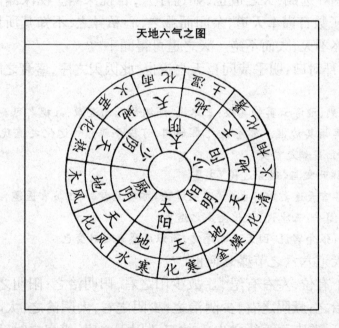

张介宾说：此以下言三阴三阳各有表里，其气相通，故各有互根之中气也。少阳之本文，故火气在上；与厥阴为表里，故中见厥阴；是以相火而兼风木之化也。此有《上中下本标中气图解》，在《图翼》四卷。

张介宾《类经图翼》卷四《标本中气从化解》：《至真要大论》曰："少阳太阴从本。少阴太阳从本，从标。阳明、厥阴不从标本，从乎中也。"启玄子《注》曰："少阳之本火，太阴之本湿，本末同，故从本也。少阴之本热，其标阴；太阳之本寒，其标阳；本末异，故从本从标。阳明之中太阴，厥阴之中少阳，本末与中不同，故不从标本，从乎中也。从本、从标、从中、皆以其为化生之用也。"此注殊欠明显，即汪石山《图注》亦隐晦难解。愚按少阳、太阴从本者，以少阳本火而标阳，太阴本湿而标阴，标本同气，故当从本。然少阳太阴亦有中气而不言从中者，以少阳之中，厥阴木也，木火同气，木从火化矣，故不从中也；太阴之中，阳明金也，土金相生，燥从湿化矣，故不从中也。少阴太阳从本从标者，以少阴本热而标阴，太阳本寒而标阳，标本异气，故或从本，或从标，而治之有先后也。然少阴太阳亦有中气，以少阴之中，太阳水也，太阳之中，少阴火也，同于本则异于标，同于标则异于本，故皆不从中气也。至若阳明厥阴不从标本从乎中者，以阳明之中，太阴湿土也，亦以燥从湿化矣；厥阴之中，少阳火也，亦以木从火化矣；故阳明厥阴不从标本而从中气也。要之，五行之气，以木遇火则从火化，以金遇土则从湿化，总不离于水流湿，火就燥，同气相求之义耳。故本篇曰："从本者化生于本，从标本者有标本之化，从中者以中气为化"也。必详明标本化生之所自，则知所以调治之矣。故张子和《标本运气歌》曰："少阳从本为相火。太阴从本湿土坐。厥阴从中火是家。阳明从中湿是我。太阳少阴标本从。阴阳二气相包裹。风从火断汗之宜。燥与湿兼下之可。万病能将火湿分。彻开轩、岐无缝锁。"又其《十二经水火分治歌》，其义大同，皆本诸此。详载《儒门事亲》第十四卷中。

上中下本标中气图

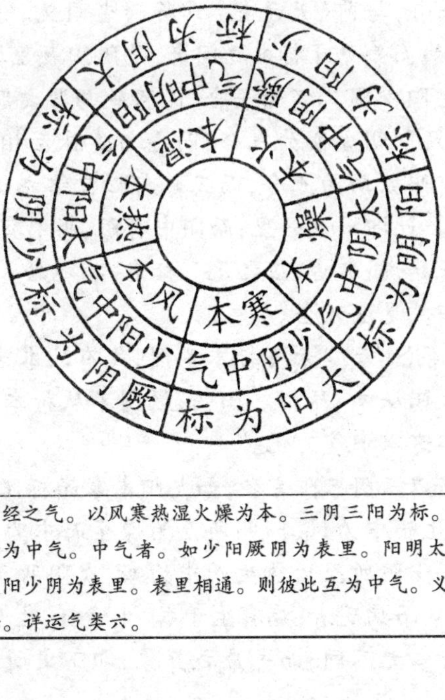

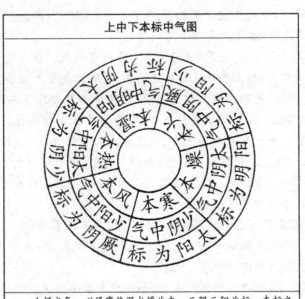

六经之气。以风寒热湿火燥为本。三阴三阳为标。本标之中见者为中气。中气者。如少阳厥阴为表里。阳明太阴为表里。太阳少阴为表里。表里相通。则彼此互为中气。义出六微旨大论。详运气类六。

⑦阳明之上，燥气治之，中见太阴：王冰说：阳明，西方金，故上燥气治之；与太阴合，故燥气之下，中见太阴也。

张介宾说：阳明之本燥，故燥气在上；与太阴为表里，故中见太阴；是以燥金而兼湿土之化也。

⑧太阳之上，寒气治之，中见少阴：王冰说：太阳，北方水，故上寒气治之；与少阴合，故寒气之下，中见少阴也。

《新校正》云：按《六元正纪大论》云："太阳所至为寒生，中为温。"与此义同。

张介宾说：太阳之本寒，故寒气在上；与少阴为表里，故中见少阴；是以寒水而兼君火之化也。

⑨厥阴之上，风气治之，中见少阳：王冰说：厥阴，东方木，故上风气治之；与少阳合，故风气之下，中见少阳也。

张介宾说：厥阴之本风，故风气在上；与少阳为表里，故中见少阳；是以风木而兼相火之化也。

⑩少阴之上，热气治之，中见太阳：王冰说：少阴，东南方君火，故上热气治之；与太阳合，故热气之下，中见太阳也。

《新校正》云：按《六元正纪大论》云："少阴所至为热生，中为寒。"与此义同。

张介宾说：少阴之本热，故热气在上；与太阳为表里，故见太阳；是以君火而兼寒水之化也。

⑪太阴之上，湿气治之，中见阳明：王冰说：太阴，西南方土，故上湿气治之；与阳明合，故湿气之下，中见阳明也。

张介宾说：太阴之本湿，故湿气在上；与阳明为表里，故中见阳明；是以湿土而兼燥金之化也。

⑫所谓本也。本之下，中之见也。见之下，气之标也：王冰说：本，谓元气也。气别为主，则文言著矣。（《新校正》云：详注云："文言著矣"，疑误。）

张介宾说："所谓本也"一句，与前《天元纪》章所云者同义。盖上之六气，为三阴三阳之本；下之三阴三阳，为六气之标；而兼见于标本之间者，是阴阳表里之相合，而互为中见之气也。其于人之应之者亦然。故足太阳少阴二经为一合，而膀胱与肾之脉互相络也。足少阳厥阴为二合，而胆与肝脉互相络也。足阳明太阴为三合，而胃与脾脉互相络也。手太阳少阴为四合，而小肠与心脉互相络也。手少阳厥阴为五合，而三焦与心包络之脉互相络也。手阳明太阴为六合，而大肠与肺脉互相络也。此即一表一里，而阳中有阴、阴中有阳之义。

⑬本标不同，气应异象：王冰说：本者，应之元。标者，病之始。病生形用，求之标。方施其用，求之本。标本不同，求之中。见法万全。

《新校正》云：按《至真要大论》云："六气标本不同，气有从本者，有从标本者，有不从标本者。少阳、太阴从本。少阴、太阳从本、从标。阳明、厥阴不从标本，从乎中。故从本者化生于本，从标本者有标本之化，从中者以中气为化。"

张介宾说：标本不同者，若以三阴三阳言之，如太阳本寒而标阳，少阴本热而标阴也。以中见之气言之，如少阳所至为火生而中为风，阳明所至为燥生而中为湿，太阳所至为寒生而中为热，厥阴所至为风生而中为火，少阴所至为热生而中为寒，太阴所至为湿生而中为燥也。故岁气有寒热之非常者；诊法有脉从而病反者；病有生于本，生于标，生于中气者；治有取本而得，取标而得，取中气而得者；此皆标本之不同，而气应之异象，即下文所谓物生其应，脉气其应者是也。故如瓜甜蒂苦，葱白叶青，参补芦泻，麻黄发汗，根节止汗之类，皆本标不同之象。

帝曰：其有至而至，有至而不至，有至而太过，何也①？

岐伯曰：至而至者，和。至而不至，来气不及也。未至而至，来气有余也②。

【集解】

①其有至而至，有至而不至，有至而太过，何也：王冰说：皆谓天之六气也。初之气，起于立春前十五日。余二、三、四、五、终气，次至而分治六十日余八十七刻半。

张介宾说：此下正以明气候之盛衰也。六气治岁，各有其时，气至有迟早，而盛衰见矣。

②未至而至，来气有余也：王冰说：时至而气至，和平之应，此则为平岁也。假令甲子岁气有余，于癸亥岁未当至之期先时而至也。乙丑岁气不足，于甲子岁当至之期后时而至也。故曰来气不及，来气有余也。言初气之至期如此。岁气有余，六气之至皆先时。岁气不及，六气之至皆后时。先时后至，后时先至，各差十三日而应也。（顾观光说："十三"当作"三十"。）

《新校正》云：按《金匮要略》云："有未至而至，有至而不至，有至而不去，有至而太过。冬至之后得甲子，夜半少阳起，少阴之时阳始生，（顾观光说："阴"字误，当依《金匮要略》作"阳"。）天得温和。以未得甲子天因温和，此为未至而至也。以得甲子而天未温和，此为至而不至。以得甲子而天寒不解，此为至而不去。以得甲子而天温如盛夏时，此为至而太过。"此亦论气应之一端也。

张介宾说：时至气亦至，和平之应也，此为平岁。若时而气不至，来气不及也。时未至而气先至，来气有余也。

帝曰：至而不至，未至而至，何如①？

岐伯曰：应则顺，否则逆。逆则变生，变生则病②。

【集解】

①至而不至，未至而至，何如：王冰说：言太过不及岁，当至晚至早之时应也。

②应则顺，否则逆。逆则变生，变生则病：王冰说：当期为应，愆时为否。天地之气生化不息，无止碍也，不应有而有，应有而不有，是造化之气失常，失常则气变，变常则气血纷挠而为病也。天地变而失常，则万物皆病。

张介宾说：当期为应，愆期为否。应则顺而生化之气正，否则逆而胜复之变生。天地变生，则万物亦病矣。

帝曰：善。请言其应。

岐伯曰：物生，其应也。气脉，其应也①。

【集解】

①物生，其应也。气脉，其应也：王冰说：物之生荣有常时，脉之至有常期，有余岁早，不及岁晚，皆依期至也。

张介宾说：物生其应，如《五常政大论》之五谷、五果、五虫、五畜之类是也。气脉其应，如《至真要大论》之南北政及厥阴之至其脉弦之类是也。至不至之义，又见《六元正纪大论》。

帝曰：善。愿闻地理之应六节气位何如①？

岐伯曰：显明之右，君火之位也②。君火之右，退行一步，相火治之③。复行一步，土气治之④。复行一步，金气治之⑤。复行一步，水气治之⑥。复行一步，木气治之⑦。复行一步，君火治之⑧。相火之下，水气承之⑨。水位之下，土气承之⑩。土位之下，风气承之⑪。风位之下，金气承之⑫。金位之下，火气承之⑬。君火之下，阴精承之⑭。

【集解】

①愿闻地理之应六节气位何如：张介宾说：此下言地理之应六节，即主气之静而守位者也。故曰六位，亦曰六步，乃六气所主之位也。

②显明之右，君火之位也：张介宾说：显明者，日出之所，卯正之中，天地平分之处也。显明之右，谓自斗建卯中以至巳中，步居东南，为天之右间，主二之气，乃春分后六十日有奇，君火治令之位也。若客气以相火加于此，是谓以下临上，臣位居则逆矣。此下有《交六气节令图解》及《地理之应六节图》，在《图翼》二卷。

张介宾《类经图翼》卷二《交六气节令图解》：四时六气，节有常期。湿暑寒凉，岁有常令。《运气全书》云："阴阳相遘，分六位而日月推移。寒暑弛张，运四时而气令更变。"故凡一岁之气，始于大寒日交风木之初气，次至春分日交君火之二气，次至小满日交相火之三气，次至大暑日交湿土之四气，次至秋分日交燥金之五气，次至小雪日交寒水之终气，每气各主六十日八十七刻半，是谓六步。每步中各有节序四气，是谓二十四气，而所以节分六步者也。总六步而得三百六十五日二十五刻以成一岁，故《六微旨大论》曰："显明之右，君火之位也，君火之右，退行一步，相火治之，复行一步，土气治之，复行一步，金气治之，复行一步，水气治之，复行一步，木气治之"者，正以言六位之主气也。显明者，谓日出之地，即卯位也。右者谓卯在东方，面东视之，君火当二之气，位在卯之右也。退行者，谓君火又右一步，当三气相火之位也。余仿此。

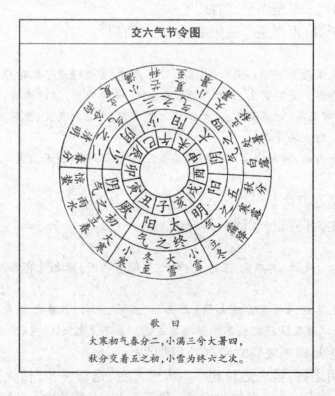

交六气节令图

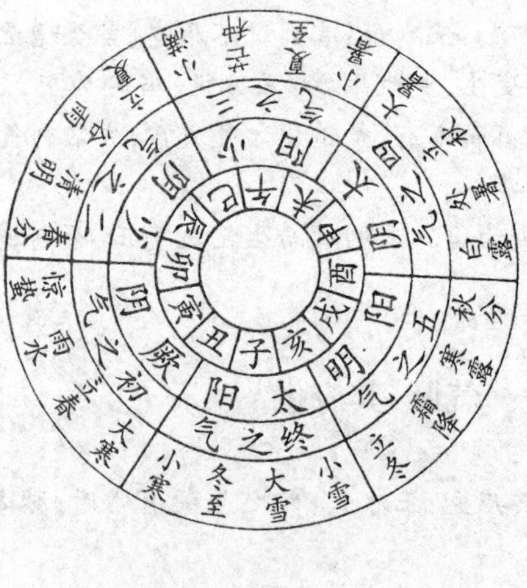

歌曰

大寒初气春分二，小满三兮大暑四，

秋分交着五之初，小雪为终六之次。

张介宾《类经图翼》卷二《地理之应六节图》：此图上者右行，下者左行，自初至终，乃为地之主气，静而守位者也。义出《六微旨大论》中。

地理之应六节图

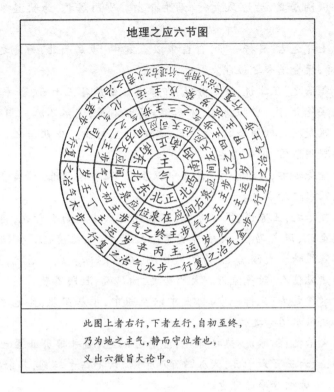

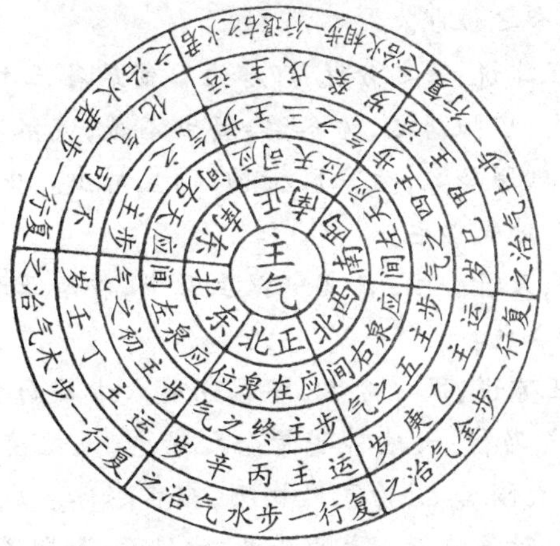

此图上者右行，下者左行，自初至终，
乃为地之主气，静而守位者也，
义出六微旨大论中。

③君火之右，退行一步，相火治之：王冰说：日出谓之显明，则卯地气分春也。（顾观光说："分春"二字疑倒。）自春分后六十日有奇，斗建卯正，至于巳正，君火位也。自斗建巳正至未之中，三之气分，相火治之，所谓少阳也。君火之位，所谓少阴，热之分也。天度至此，暄淑大行，居热之分，不行炎暑，君之德也。少阳居之，为僭逆，大热早行，疫疠乃生。阳明居之，为温凉不时。太阳居之，为寒雨间热。厥阴居之，为风湿雨生羽虫。少阴居之，为天下疵疫，以其得位君令宣行故也。太阴居之，为时雨。火有二位，故以君火为六气之始也。相火则夏至日前后各三十日也，少阳之分，火之位也。天度至此，炎热大行。少阳居之，为热暴至，草萎，河干炎亢，湿化晚布。阳明居之，为凉气间发。太阳居之，为寒气闲至，热争，冰雹。厥阴居之，为风热大行，雨生羽虫。少阴居之，为大暑炎亢。太阴居之，为云雨雷电。退，谓南面视之，在位之右也。一步，凡六十日又八十七刻半。余气同法。

张介宾说：退行一步，谓退于君火之右一步也。此自斗建巳中，以至未中，步居正南，位直司天，主三之气，乃小满后六十日有奇，相火之治令也。

④复行一步，土气治之：王冰说：雨之分也，即秋分前六十日而有奇，斗建未正至酉之中，四之气也。天度至此，云雨大行，湿蒸乃作。少阳居之，为炎热沸腾，云雨雷电。阳明居之，为清雨雾露。太阳居之，为寒雨害物。厥阴居之，为暴风雨摧拉，雨生倮虫。少阴居之，为寒热气反用，山泽浮云暴雨溽蒸。太阴居之，为大雨霪霪。

张介宾说：复行一步，谓于相火之右又行一步也。此自未中以至酉中，步居西南，为天之左间，主四之气，乃大暑后六十日有奇，湿土治令之位也。

⑤复行一步，金气治之：王冰说：燥之分也，即秋分后六十日而有奇，自斗建酉正至亥之中，五之气也。天度至此，万物皆燥。少阳居之，为温清更正，万物乃荣。阳明居之，为大凉燥疾。

太阳居之,为早寒。厥阴居之,为凉风大行,雨生介虫。少阴居之,为秋湿热病时行。太阴居之,为时雨沉阴。

张介宾说:此于土气之右,又行一步,自酉中以至亥中,步居西北,为地之右间,主五之气,乃秋分后六十日有奇,燥金治令之位也。

⑥复行一步,水气治之:王冰说:寒之分也,即冬至日前后各三十日,自斗建亥至丑之中,六之气也。天度至此,寒气大行。少阳居之,为冬温,蛰虫不藏,流水不冰。阳明居之,为燥寒劲切。太阳居之,为大寒凝冽。厥阴居之,为寒风标扬,雨生鳞虫。少阴居之,为蛰虫出见,流水不冰。太阴居之,为凝阴寒雪,地气湿也。

张介宾说:此于金气之右,又行一步,自亥中以至丑中,步居正北,位当在泉,主终之气,乃小雪后六十日有奇,寒水之治令也。

⑦复行一步,木气治之:王冰说:风之分也,即春分前六十日而有奇也,自斗建丑正至卯之中,初之气也。天度至此,风气乃行,天地神明号令之始也,天之使也。少阳居之,为温疫至。阳明居之,为清风雾露朦昧。太阳居之,为寒风切冽,霜雪水冰。厥阴居之,为大风发荣,雨生毛虫。少阴居之,为热风伤人,时气流行。太阴居之,为风雨,凝阴不散。

张介宾说:此于水气之右,又行一步,自丑中以至卯中,步居东北,为地之左间,主初之气,乃大寒后六十日有奇,风水治令之位也。

⑧复行一步,君火治之:王冰说:热之分也,复春分始也,自斗建卯正至巳之中,二之气也。凡此六位,终纪一年,六六三百六十日,六八四百八十刻,六七四十二刻,其余半刻积而为三,约终三百六十五度也。余奇细分率之可也。

张介宾说:此自木气之末,复行于显明之右,君火之位,是为主气六步之一周。

⑨相火之下,水气承之:王冰说:热盛水承,条蔓柔弱,凑润衍溢,水象可见。

《新校正》云:按《六元正纪大论》云:"少阳所至为火生,终为蒸溽。"则水承之义可见。又云:"少阳所至为标风,燔燎,霜凝。"亦下承之水气也。

⑩水位之下,土气承之:王冰说:寒甚物坚,水冰流涸,土象斯见,承下明矣。

《新校正》云:按《六元正纪大论》云:"太阳所至为寒雪,冰雹,白埃。"则土气承之之义也。

⑪风气承之:王冰说:疾风之后,时雨乃零,是则湿为风吹,化而为雨。

《新校正》云:按《六元正纪大论》云:"太阴所至为湿生,终为注雨。"则土位之下,风气承之而为雨也。又云:"太阴所至为雷霆,骤注,烈风。"则风承之义也。

⑫风位之下,金气承之:王冰说:风动气清,万物皆燥,金承木下,其象昭然。

《新校正》云:按《六元正纪大论》云:"厥阴所至为风生,终为肃。"则金承之义可见。又云:"厥阴所至为飘怒,大凉。"亦金承之义也。

⑬金位之下,火气承之:王冰说:锻金生热,则火流金,乘火之上,理无妄也。

《新校正》云:按《六元正纪大论》云:"阳明所至为散落,温。"则火乘之义也。

⑭君火之下,阴精承之:王冰说:君火之位,大热不行,盖为阴精制承其下也。诸以所胜之气乘于下者,皆折其标盛,此天地造化之大体尔。

《新校正》云:按《六元正纪大论》云:"少阴所至为热生,中为寒。"则阴承之义可知。又云:"少阴所至为大暄,寒。"亦其义也。又按《六元正纪大论》云:"'水发而雹雪,土发而飘骤,木发而毁折,金发而清明,火发而曛昧,何气使然?'曰:'气有多少,发有微甚。微者当其气,甚者兼其下。征其下气,而见可知也。'"所谓征其下者,即此六承气也。

张介宾说：此言六位之下，各有所承。承者，前之退而后之进也。承之为义有二，一曰常，一曰变。常者，如六气各专一令，一极则一生，循环相承，无所间断。故于六位盛极之下，各有相制之气随之以生，由生而化，由微而著，更相承袭，时序乃成，所谓阳盛之极则阴生承之，阴盛之极则阳生承之，亦犹阴阳家五行胎生之义，此岁气不易之令，故谓之常。常者，四时之序也。变者、如《六元正纪大论》所谓："少阳所至为火生，终为蒸溽，水承相火之象也；水发而雹雪，土气承水之象也；土发而飘骤，风木承土之象也；木发而毁折，金气承木之象也；金发而清明，火气承金之象也；火发而曛昧，阴精承君火之象也。此则因亢而制，因胜而复，承制不常，故谓之变。变者，非时之邪也。然曰常曰变，虽若相殊，总之防其太过，而成乎造化之用，理则一耳。"

帝曰：何也？

岐伯曰：亢则害，承乃制①。制生则化②，外列盛衰③。害则败乱，生化大病④。

【集解】

①亢则害，承乃制：王冰说：亢，过极也。物恶其极。

张介宾说：亢者，盛之极也。制者，因其而抑之也。盖阴阳五行之道，亢极则乖，而强弱相残矣。故凡有偏盛，则必有偏衰。使强无所制，则强者愈强，弱者愈弱，而乖乱日甚。所以亢而过甚，则害乎所胜而承其下者必从而制之，此天地自然之妙，真有莫之使然而不得不然者。天下无常胜之理，亦无常屈之理。《易》之《乾象》曰："亢之为言也，知进而不知退，知存而不知亡，知得而不知丧。"《复》之《彖》曰："复其见天地之心乎。"即此亢承之义。

②制生则化：顾观光说："制生则化"，吴刻作"制则生化"。盖依王氏《溯洄集》改。

③外列盛衰：张介宾说："制生则化"当作"制则生化"，传写之误也。夫盛极有制则无亢害，无亢害则生化生乎自然，当盛者盛，当衰者衰，循序当位，是为外列盛衰。外列者，言发育之多也。

④害则败乱，生化大病：张介宾说：亢而无制，则为害矣。害则败乱失常，不生化正气而为邪气，故为大病也。按王安道曰："予读《内经》，至'亢则害，承乃制'，喟然叹曰，至矣哉，其造化之枢纽乎。王太仆发之于前，刘河间阐之于后，圣人之蕴，殆靡遗矣。然学者尚不能释然，得不犹有未悉之旨欤？请推而陈之。夫自'显明之右'至'君火治之'十五句，言六节所治之位也。自'相火之下'至'阴精承之'十二句，言地理之应岁气也。'亢则害，承乃制'三句，言抑其过也。'制则生化'至'生化大病'四句，言有制之常与无制之变也。承，犹随也。然不言随而言承者，以下言之，则有上奉之象，故曰承。虽谓之承，而有防止之义存焉。亢者，过极也。害者，害物也。制者，克胜之也。然所承者，其不亢则随之而已，故虽承而不见；既亢则克胜以平之，承斯见矣，然而迎之不知其所来，迹之不知其所止，固若有不可必者。然可必者常存乎杳冥恍惚之中，而莫之或欺也。"河间曰："已充过极，则反似胜己之化。"夫似也者，其可以形质求哉？故后篇云："厥阴所至为风生，终为肃，少阴所至为热生，终为寒"之类，其为风生为热生者亢也，其为肃为寒者制也。又水发而雹雪，土发而飘骤之类，其水发土发者亢也，其雹雪飘骤者制也。若然者，盖造化之常不能以无亢，亦不能以无制焉耳。又虞天民曰："制者，制其气之太过也。害者，害承者之元气也。"所谓元气者，总而言之，谓之一元，如天一生水，水生木，木生火，火生土，土生金，金复生水，循环无端，生生不息也。分而言之，谓之六元，如水为木之化元，木为火之化元，火为土之化元，土为金之化元，金为水之化元，亦运化而无穷也。假如火不亢，则所承之水随之而已，一有亢极，则其水起以平之，盖恐害吾金元之气，子来救母之意也。六气皆然。此五行胜复之理，不期然而然者矣。由此观之，则天地万物，固无往而非五行，而亢害承制，又

安往而不然哉？故求之于人，则五藏更相平也，五志更相胜也，五气更相移也，五病更相变也。故火极则寒生，寒极则湿生，湿极则风生，风极则燥生，燥极则热生，皆其化也。第承制之在天地者出乎气化之自然，而在人为亦有之，则在挽回运用之得失耳。使能知其微，得其道，则把握在我，何害之有？设承制之盛衰不明，似是之真假不辨，则败乱可立而待也，惟知者乃能慎之。

帝曰：盛衰何如？

岐伯曰：非其位则邪。当其位则正。邪则变甚。正则微①。

【集解】

①当其位则正。邪则变甚。正则微：张介宾说：气不相和者为非位，气相得者为当位，故有邪正微甚之分。上二句又出《五运行大论》。

帝曰：何谓当位？

岐伯曰：木运临卯①，火运临午，土运临四季，金运临酉，水运临子，所谓岁会，气之平也②。

【集解】

①木运临卯：张介宾说：此下言岁会也。

②火运临午，土运临四季，金运临酉，水运临子，所谓岁会，气之平也：王冰说：非太过，非不及，是谓平运主岁也。平岁之气，物生、脉应，皆必合期，无先后也。

《新校正》云：详木运临卯，丁卯岁也。火运临午，戊午岁也。土运临四季，甲辰、甲戌、己丑、己未岁也。金运临酉，乙酉岁也。水运临子，丙子岁也。内戊午、己丑、己未、乙酉，又为太一天符。

张介宾说：此岁运与年支同气，故曰岁会，其气平也，共八年。

帝曰：非位何如？

岐伯曰：岁不与会也①。

【集解】

①岁不与会也：王冰说：不与本辰相逢会也。

张介宾说：岁运不与地支会，则气有不平者矣。

帝曰：土运之岁，上见太阴①；火运之岁，上见少阳、少阴②；金运之岁，上见阳明；木运之岁，上见厥阴；水运之岁，上见太阳；奈何③？

岐伯曰：天之与会也④，故《天元册》曰天符⑤。

【集解】

①上见太阴：张介宾说：此下言天符也。上谓司天。

②上见少阳、少阴：王冰说：少阴、少阳皆火气。

③奈何：张介宾说：奈何，谓此十二年以岁运与司天同气者，又何以然也。

④天之与会也：王冰说：天气与运气相逢会也。

《新校正》云：详土运之岁，上见太阴，己丑、己未也。火运之岁，上见少阳，戊寅、戊申也；上见少阴，戊子、戊午也。金运之岁，上见阳明，乙卯、乙酉也。木运之岁，上见厥阴，丁巳、丁亥也。水运之岁，上见太阳，丙辰、丙戌也。内己丑、己未、戊午、乙酉，又为太一天符。按《六元正纪大论》云：太过而同天化者三，不及而同天化者亦三。戊子、戊午，太徵，上临少阴，戊寅、戊申、太徵，上临少阳，丙辰、丙戌，太羽，上临太阳；如是者三。丁巳、丁亥，少角，上临厥阴；乙卯、乙酉，少商，上临阳明；己丑、己未，少宫，上临太阴；如是者三。临者太过不及，皆曰天符。

⑤故《天元册》曰天符：张介宾说："天与运会也。"

天符岁会何如①？

岐伯曰：太一天符之会也②。

【集解】

①天符岁会何如：张介宾说：此帝问太一天符也。

②太一天符之会也：王冰说：是谓三合，一者天会，二者岁会，三者运会也。《六元正纪大论》曰："三合为治"，此之谓也。

《新校正》云：按太一天符之详，具《天元正纪大论》注中。

张介宾说：既为天符，又为岁会，是为太一天符之会，如上之己丑、己未、戊午、乙酉四岁是也。太一者，至尊无二之称。

帝曰：其贵贱何如？

岐伯曰：天符为执法。岁位为行令。太一天符为贵人①。

【集解】

①太一天符为贵人：王冰说：执法犹相辅。行令犹方伯。贵人犹君主。

张介宾说：执法者位于上，犹执政也。行令者位乎下，犹诸司也。贵人者，统乎上下，犹君主也。

帝曰：邪之中也奈何①？

岐伯曰：中执法者，其病速而危②。中行令者，其病徐而持③。中贵人者，其病暴而死④。

【集解】

①邪之中也奈何：张介宾说：言以非常之邪，不时相加而中伤者也。

②中执法者，其病速而危：王冰说：执法，官人之绳准，自为邪僻，故病速而危。

张介宾说：中执法者，犯司天之气也。天者生之本，故其病速而危。

③中行令者，其病徐而持：王冰说：方伯，无执法之权，故无速害，病但执持而已。

张介宾说：中行令者，犯地支之气也。害稍次之，故其病徐而持。持者，邪正相持而吉凶相半也。

④中贵人者，其病暴而死：王冰说：义无凌犯，故病则暴而死。

张介宾说：中贵人者，天地之气皆犯矣。故暴而死。按此三者，地以天为主，故中天符者甚于岁会。而太一天符者，乃三气合一，其盛可知，故不犯则已，犯则无能解也，人而受之，不能免矣。

帝曰：位之易也何如？

岐伯曰：君位臣则顺。臣位君则逆。逆则其病近，其害速。顺则其病远，其害微。所谓二火也①。

【集解】

①所谓二火也：王冰说：相火居君火，是臣居君位，故逆也。君火居相火，是君居臣位，故顺也。远，谓里远；近，谓里近也。

张介宾说：君者，君火也。臣者，相火也。君位臣者，如以少阴之客而加以少阳之主，是君在上而臣在下,故为顺,顺则病期远而害亦微。臣位君者,如以少阳之客而加于少阴之主,是臣在上而君在下,故为逆,逆则病期近而害亦速。此以二火为言也。盖五行各一,而其胜复逆顺之相加各有所辨,惟此二火者虽曰同气,然亦有君相上下之分,故持举而辨之。有天符岁会图说:在《图翼》二卷。(伯坚按:天符岁会图说,见《素问》第六十六《天元纪大论》第二段"三合为治"句下集解。)

帝曰:善。愿闻其步何如[①]?

岐伯曰:所谓步者,六十度而有奇[②]故二十四步积盈百刻而成日也[③]。

【集解】

①愿闻其步何如:张介宾说:此连前章(伯坚按:"前章",指《六元正纪大论》第十二段。)而详求其六步之数。六步,即六气之位数也。

②六十度而有奇:王冰说:奇,谓八十七刻又十分刻之五也。

张介宾说:一日一度,度即日也。周岁共三百六十五日二十五刻,以六步分之,则每步得六十日又八十七刻半,故曰有奇也。

③故二十四步积盈百刻而成日也:王冰说:此言天度之余也。夫言周天之度者三百六十五度四分度之一也。二十四步,正四岁也。四分度之一,二十五刻也。四岁气乘积已盈百刻,故成一日。度,一日也。

张介宾说:二十四步,合四岁之步也。积者,积二十四个八十七刻半,共得二千一百刻,是为二十一日。以四岁全数合之,正得一千四百六十一日。此共以二十四步之余,积盈百刻,合成四岁之全日,而三合会同之气数于斯见矣。

帝曰:六气应五行之变何如?

岐伯曰:位有终始,气有初中,上下不同,求之亦异也[①]。

【集解】

①位有终始,气有初中,上下不同,求之亦异也:王冰说:位,地位也。气,天气也。气与位互有差移,故气之初,天用事。气之中,地主之。地主则气流于地。天用则气腾于天。初与中皆分天步而率刻尔。初、中,各三十日余四十三刻四分刻之三也。

张介宾说:此复求上文天道六六之节,地理之应六节气位,及《天元纪大论》所谓上下相召五六相合之至数也。位,地位也。气,天气也。位有上下左右之终始,气有前后升降之初中,以天之气而加于地之位,则上下相错,互有差移,故曰上下不同,求之亦异也。初中详义见后章。(伯坚按:"后章",指本篇第六段。)

帝曰:求之奈何?

岐伯曰:天气始于甲,地气始于子,子甲相合,命曰岁立,谨候其时,气可与期[①]。

【集解】

①子甲相合,命曰岁立,谨候其时,气可与期:王冰说:子甲相合,命日岁立,则甲子岁也。谨候水刻早晏,则六气悉可与期尔。

张介宾说:天气有十干而始于甲,地气有十二支而始于子,子甲相合即甲子也。干支合而六十年之岁气立,岁气立则有时可候,有气可期矣。

帝曰:愿闻其岁六气始终早晏何如?

岐伯曰：明乎哉问也！甲子之岁，初之气，天数始于水下一刻[①]，终于八十七刻半[②]；二之气，始于八十七刻六分[③]，终于七十五刻[④]；三之气，始于七十六刻[⑤]，终于六十二刻半[⑥]；四之气，始于六十二刻六分[⑦]，终于五十刻[⑧]；五之气，始于五十一刻[⑨]，终于三十七刻半[⑩]；六之气，始于三十七刻六分[⑪]，终于二十五刻[⑫]；所谓初六，天之数也[⑬]。

【集解】

①天数始于水下一刻：王冰说：常起于平明寅初一刻，艮中之南也。

《新校正》云：按戊辰、壬申、丙子、庚辰、甲申、戊子、壬辰、丙申、庚子、甲辰、戊申、壬子、丙辰、庚申岁同。此所谓辰、申、子岁气会同，《阴阳法》以是为三合。

②终于八十七刻半：王冰说：子正之中，夜之半也。外十二刻半入二气之初，诸余刻同入也。

张介宾说：甲子岁，六十年之首也。初之气，六气之首，地之左间也。始于水下一刻，漏水百刻之首，寅初刻也。终于八十七刻半，谓每步之数各得六十日又八十七刻半也。故甲子岁初之气，始于首日寅时初初刻，终于六十日后子时初四刻。至子之正初刻，则属于春分节而交于二之气矣。凡后之申、子、辰年皆同。有《甲子等岁六气终始日刻图解》，在《图翼》二卷。

③始于八十七刻六分：王冰说：子中之左也。

④终于七十五刻：王冰说：戌之后四刻也。外二十五刻入次三气之初率。

张介宾说：此继初气而始于八十七刻六分，直子之正初刻也。又加二气之六十日余八十七刻半，则此当终于七十五刻，直戌之正四刻也。后义仿此。

⑤始于七十六刻：王冰说：亥初之一刻。

⑥终于六十二刻半：王冰说：酉正之中也。外三十七刻半差入后。

张介宾说：始于七十六刻，亥初初刻也。终于六十二刻半，酉初四刻也。

⑦始于六十二刻六分：王冰说：酉中之北。

⑧终于五十刻：王冰说：未后之四刻也。外五十刻差入后。

张介宾说：始于六十二刻六分，酉正初刻也。终于五十刻，未正四刻也。

⑨始于五十一刻：王冰说：申初之一刻。

⑩终于三十七刻半：王冰说：午正之中，昼之半也。外六十二刻半差入后。

张介宾说：始于五十一刻，申初初刻也。终于三十七刻半，午初四刻也。

⑪始于三十七刻六分：王冰说：午中之西。

⑫终于二十五刻：王冰说：辰正之后四刻。外七十五刻差入后。

张介宾说：始于三十七刻六分，午正初刻也。终于二十五刻，辰正四刻也。此二十五刻者，即岁余法四分日之一也。

⑬所谓初六，天之数也：王冰说：天地之数，二十四气乃大会而同，故命此曰初六天数也。

张介宾说：初六者，子年为首之六气也。此以天之气数而加于地之步位，故曰天之数也。后仿此。

张介宾《类经图翼》卷二《甲子岁六气终始日刻图》：《六微旨大论》曰："甲子岁，初之气，天数始于水下一刻，终于八十七刻半"者，言每岁六步，每步各得六十日又八十七刻半也。如甲子

甲子岁六气终始日刻图

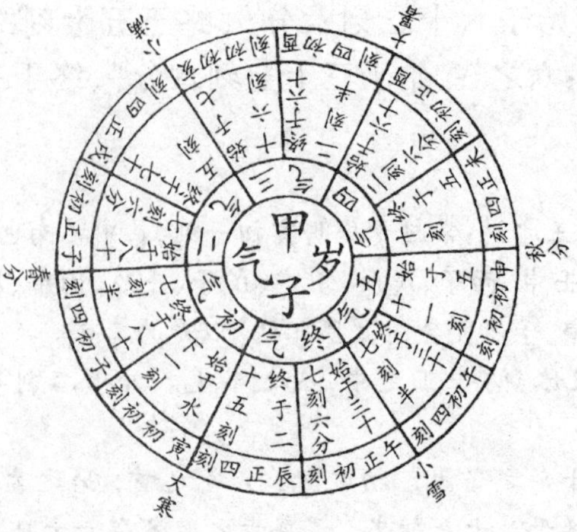

《六微旨大论》曰"甲子岁初之气,天数始于水下一刻,终于八十七刻半"者,言每岁六步,每步各得六十日又八十七刻半也。如甲子岁初之气。始于寅初初,终于子初四。乃交春分二之气正合此数。余仿此。"

岁初之气始于寅初初,终于子初四,乃交春分二之气,正合此数。余仿此。

乙丑岁,初之气,天数始于二十六刻[1],终于一十二刻半[2];二之气,始于一十二刻六分[3],终于水下百刻[4];三之气,始于一刻[5],终于八十七刻半[6];四之气,始于八十七刻六分[7],终于七十五刻[8];五之气,始于七十六刻[9],终于六十二刻半[10];六之气,始于六十二刻六分[11],终于五十刻[12];所谓六二,天之数也[13]。

【集解】

①天数始于二十六刻:王冰说:巳初之一刻。

《新校正》云:按己巳、癸酉、丁丑、辛巳、乙酉、己丑、癸巳、丁酉、辛丑、乙巳、己酉、癸丑、丁巳、辛酉岁同。所谓巳、酉、丑岁气会同也。

②终于一十二刻半:王冰说:卯正之中。

张介宾说:始于二十六刻,巳初初刻也。终于一十二刻半,卯初四刻也。凡后之巳、酉、丑年皆同。

③始于一十二刻六分:王冰说:卯中之南。

④终于水下百刻:王冰说:丑后之四刻。

张介宾说:始于一十二刻六分,卯正初刻也。终于水下百刻,丑正四刻也。

⑤始于一刻:王冰说:又寅初之一刻。

⑥终于八十七刻半:王冰说:子正之中。

张介宾说:始于一刻,寅初初刻也。终于八十七刻半,子初四刻也。

⑦始于八十七刻六分:王冰说:子中之东。

⑧终于七十五刻：王冰说：戌后之四刻。

张介宾说：始于八十七刻六分，子正初刻也。终于七十五刻，戌正四刻也。

⑨始于七十六刻：王冰说：亥初之一刻。

⑩终于六十二刻半：王冰说：酉正之中。

张介宾说：始于七十六刻，亥初初刻也。终于六十二刻半，酉初四刻也。

⑪始于六十二刻六分：王冰说：酉中之北。

⑫终于五十刻：王冰说：未后之四刻。

张介宾说：始于酉正初刻，终于未正四刻，此五十刻者，四分日之二也。

⑬所谓六二，天之数也：王冰说：一六为初六，二六为六二，名次也。

张介宾说：丑次于子，故曰六二。

张介宾《类经图翼》卷二《乙丑岁六气终始日刻图》：《六微旨大论》曰："乙丑岁，初之气，天数始于二十六刻"者，言大寒日寅后二十六刻也。又六十日八十七刻半，乃交于春分节二之气。余步仿此。

乙丑岁六气终始日刻图

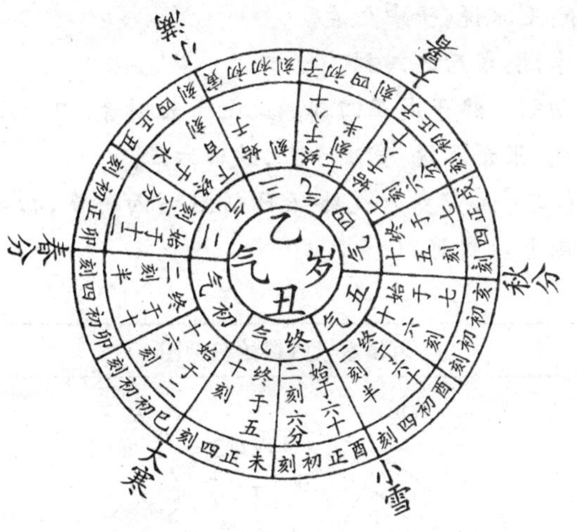

《六微旨大论》曰："乙丑岁，初之气，天数始于二十六刻"者，言大寒日寅后二十六刻也。及六十日八十七刻半，乃交于春分节二之气。余步仿此。

丙寅岁，初之气，天数始于五十一刻①，终于三十七刻半②；二之气，始于三十七刻六分③，终于二十五刻④；三之气，始于二十六刻⑤，终于一十二刻半⑥；四之气，始于一十二刻六分⑦，终于水下百刻⑧；五之气，始于一刻⑨，终于八十七刻半⑩；六之气，始于八十七刻六分⑪，终于七十五刻⑫；所谓六三，天之数也⑬。

【集解】

①天数始于五十一刻：王冰说：申初之一刻。

《新校正》云：按庚午、甲戌、戊寅、壬午、丙戌、庚寅、甲午、戊戌、壬寅、丙午、庚戌、甲寅、戊午、壬戌岁同。此所谓寅、午、戌岁气会同。

②终于三十七刻半：王冰说：午正之中。

张介宾说：始于申初初刻，终于午初四刻。凡后寅、午、戌年皆同。

③始于三十七刻六分：王冰说：午中之西。

④终于二十五刻：王冰说：辰后之四刻。

张介宾说：始于午正初刻，终于辰正四刻。

⑤始于二十六刻：王冰说：巳初之一刻。

⑥终于一十二刻半：王冰说：卯正之中。

张介宾说：始于巳初初刻，终于卯初四刻。

⑦始于一十二刻六分：王冰说：卯中之南。

⑧终于水下百刻：王冰说：丑后之四刻。

张介宾说：始于卯正初刻，终于丑正四刻。

⑨始于一刻：王冰说：寅初之一刻。

⑩终于八十七刻半：王冰说：子正之中。

张介宾说：始于寅初初刻，终于子初四刻。

⑪始于八十七刻六分：王冰说：子中之左。

⑫终于七十五刻：王冰说：戌后之四刻。

张介宾说：始于子正初刻。终于戌正四刻。此七十五刻者，四分日之三也。

⑬所谓六三，天之数也：张介宾说：寅次于丑，故曰六三。

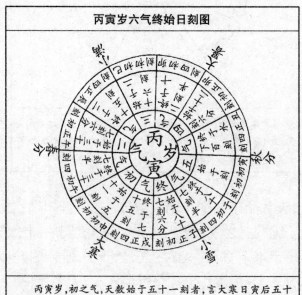

张介宾《类经图翼》卷二《丙寅岁六气终始日刻图》：丙寅岁，初之气，天数始于五十一刻者，言大寒日寅后五十一刻也。同前。

丙寅岁六气终始日刻图

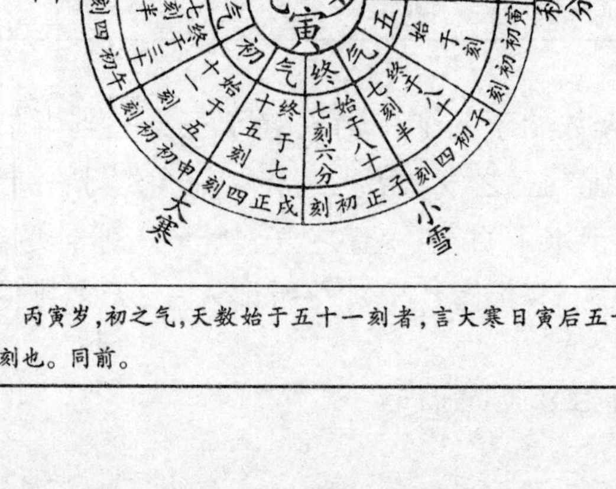

丙寅岁，初之气，天数始于五十一刻者，言大寒日寅后五十一刻也。同前。

丁卯岁，初之气，天数始于七十六刻[①]，终于六十二刻半[②]；二之气，始于六十二刻六分[③]，终于五十刻[④]；三之气，始于五十一刻[⑤]，终于三十七刻半[⑥]；四之气，始于三十七刻六分[⑦]，终于二十五刻[⑧]；五之气，始于二十六刻[⑨]，终于一十二刻半[⑩]；六之气，始于一十二刻六分[⑪]，终于水下百刻[⑫]；所谓六四，天之数也[⑬]。

【集解】

①天数始于七十六刻：王冰说：亥初之一刻。

《新校正》云：按辛未、乙亥、己卯、癸未、丁亥、辛卯、乙未、己亥、癸卯、丁未、辛亥、乙卯、己未、癸亥岁同。此所谓卯、未、亥岁气会同。

②终于六十二刻半：王冰说：酉正之中。

张介宾说：始于亥初初刻，终于酉初四刻。凡后之亥、卯、未年皆同。

③始于六十二刻六分：王冰说：酉中之北。

④终于五十刻：王冰说：未后之四刻。

张介宾说：始于酉正初刻。终于未正四刻。

⑤始于五十一刻：王冰说：申初之一刻。

⑥终于三十七刻半：王冰说：午正之中。

张介宾说：始于申初初刻。终于午初四刻。

⑦始于三十七刻六分：王冰说：午中之酉。

⑧终于二十五刻：王冰说：辰后之四刻。

张介宾说：始于午正初刻。终于辰正四刻。

⑨始于二十六刻：王冰说：巳初之一刻。

⑩终于一十二刻半：王冰说：卯正之中。

张介宾说：始于巳初初刻。终于卯初四刻。

⑪始于一十二刻六分：王冰说：卯中之南。

⑫终于水下百刻：王冰说：丑后之四刻。

张介宾说：始于卯正初刻。终于丑正四刻。此水下百刻者，即上文所谓二十四步，积盈百刻而成日也。

⑬所谓六四，天之数也：张介宾说：卯次于寅，故曰六四。此一纪之全数也。

张介宾说：《类经图翼》卷二《丁卯岁六气终始日刻图》：丁卯岁，终之气，终于水下百刻，是子丑寅卯四年而一周之数已尽，至戊辰岁初之气复始于水下一刻，而与甲子岁气同矣。

丁卯岁六气终始日刻图

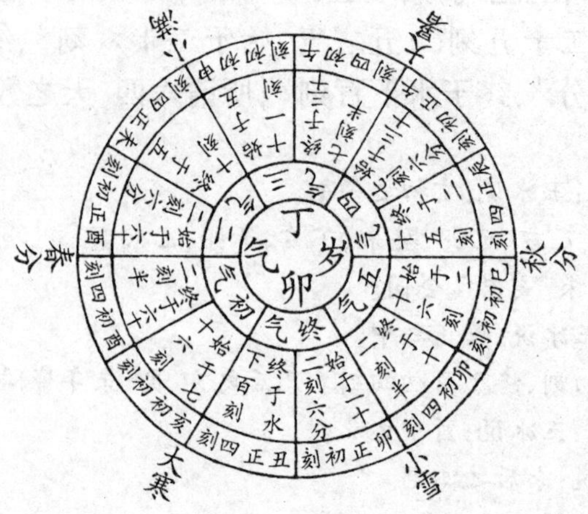

丁卯岁终之气，终于水下百刻，是子丑寅卯四年而一周之数已尽，至戊辰岁初之气复始于水下一刻，而与甲子岁气同矣。

次戊辰岁，初之气复始于一刻，常如是无已，周而复始[①]。

【集解】

①次戊辰岁，初之气复始于一刻，常如是无已，周而复始：王冰说：始自甲子年终于癸亥岁，常以四岁为一小周，一十五周为一大周，以辰命岁，则气可与期。

张介宾说：以上丁卯年六之气，终于水下百刻，是子、丑、寅、卯四年气数至此已尽，所谓一纪。故戊辰年则气复始于一刻，而辰、巳、午、未四年又为一纪。辰、巳、午、未之后，则申、酉、戌、亥四年又为一纪。此所以常如是无已，周而复始也。

帝曰：愿闻其岁候何如？

岐伯曰：悉乎哉问也！日行一周，天气始于一刻[①]。日行再周，天气始于二十六刻[②]。日行三周，天气始于五十一刻[③]。日行四周，天气始于七十六刻[④]。日行五周，天气复始于一刻[⑤]，所谓一纪也[⑥]。是故寅、午、戌，岁气会同；卯、未、亥，岁气会同；辰、申、子，岁气会同；巳、酉、丑，岁气会同；终而复始[⑦]。

【集解】

①日行一周，天气始于一刻：王冰说：甲子岁也。

张介宾说：岁候者，通岁之大候。此承上文而复总其气数之始也。一周者，一周于天，谓甲子一年为岁之首也。

②天气始于二十六刻：王冰说：乙丑岁也。

③天气始于五十一刻：王冰说：丙寅岁也。

④天气始于七十六刻：王冰说：丁卯岁也。

⑤天气复始于一刻：王冰说：戊辰岁也。余五十五岁循环周而复始也。

⑥所谓一纪也:王冰说:法以四年为一纪,循环不已,余三岁一会同,故有三合也。

张介宾说:如前四年是也,一纪尽而复始于一刻矣。纪者如《天元纪大论》所谓终地纪者,即此纪字之义。

⑦终而复始:王冰说:《阴阳法》以是为三合者,缘其气会同也。不尔,则各在一方,义无由合。

张介宾说:六十年气数周流,皆如前之四年。故四年之后,气复如初。所以寅、午、戌为会同,卯、未、亥为会同,辰、申、子为会同,巳、酉、丑为会同。今阴阳家但知此为三合类局,而不知由于气数之会同如此。有《六十年岁气三合会同图》,在《图翼》二卷。

张介宾《类经图翼》卷二《水下一刻三合会同解》:《六微旨大论》曰:"甲子之岁,天数始于水下一刻,终于八十七刻半",谓起于艮中之南,寅初一刻,盖寅为岁日之首,如《灵枢·卫气行篇》曰:"常以平旦为纪"者是也。一昼一夜凡百刻,司天者纪以漏水,故曰始于水下一刻。岁气三合会同者,如甲子岁,初之气始于水下一刻,以至终之气终于二十五刻,所谓初六,日行一周也。乙丑岁,初之气始于二十六刻,终之气终于五十刻,所谓六二,日行再周也。丙寅岁,初之气始于五十一刻,终之气终于七十五刻,所谓六三,日行三周也。丁卯岁,初之气始于七十六刻,终之气终于水下百刻,所谓六四,日行四周也。四周谓之一纪。次至戊辰、壬申岁,复皆始于一刻,与甲子岁同。所以申、子、辰岁气会同三合也。此后巳年、酉年俱同丑年。午年、戌年俱同寅年。亥年、未年俱同卯年。故申、子、辰,巳、酉、丑,寅、午、戌、亥、卯、未,岁气皆同如此,所以谓之三合。以是类推,则六十年气数可指诸掌矣。

六十年岁气三合会同图

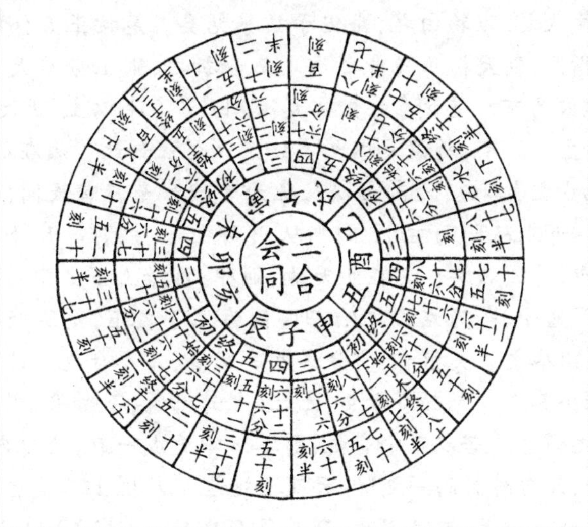

帝曰:愿闻其用也①。

岐伯曰:言天者求之本,言地者求之位,言人者求之气交②。

【集解】

①愿闻其用也:张介宾说:此连前章(伯坚按:"前章",指本篇第四段第五段。)而详求其上下升降之用也。

②言天者求之本，言地者求之位，言人者求之气交：王冰说：本，谓天六气，寒、暑、燥、湿、风、火也。三阴三阳由是生化，故云本，所谓六元者也。位，谓金、木、火、土、水、君火也。天地之气，上下相交，人之所处者也。

张介宾说：本者，天之六气，风、寒、暑、湿、火、燥是也。位者，地之六步，木、火、土、金、水、火是也。言天者求之本，谓求六气之盛衰，而上可知也。言地者求之位，谓求六步之终始，而下可知也。人在天地之中，故求之于气交，则安危亦可知矣。

帝曰：何谓气交？

岐伯曰：上下之位，气交之中，人之居也①。故曰："天枢之上，天气主之；天枢之下，地气主之；气交之分，人气从之，万物由之"；此之谓也②。

【集解】

①上下之位，气交之中，人之居也：王冰说：自天之下，地之上，则二气交合之分也。人居地上，故气交合之中，人之居也。是以化生变易，皆在气交之中也。

张介宾说：上者谓天，天气下降。下者谓地，地气上升。一升一降，则气交于中也，而人居之，而生化变易，则无非气交之使然。

②"天枢之上，天气主之；天枢之下，地气主之；气交之分，人气从之，万物由之"；此之谓也：王冰说：天枢，当脐之两旁也，所谓身半矣。伸臂指天，则天枢正当身之半也。三分析之，上分应天，下分应地，中分应气交。天地之气，交合之际，所遇寒暑燥湿风火胜复之变之化，故人气从之，万物生化悉由而合散也。

张介宾说：枢，枢机也。居阴阳升降之中，是为天枢。故天枢之义，当以中字为解。中之上，天气主之。中之下，地气主之。气交之分，即中之位也。而形气之相感，上下之相临，皆中宫应之而为之市，故人气从之，万物由之，变化于兹乎见矣。愚按王太仆曰："天枢当脐之两旁也，所谓身半矣。伸臂指天，则天枢正当身之半。三分折之，则上分应天，下分应地，中分应气交。"此单以人身之天枢穴为言。盖因《至真要大论》曰："身半以上，天之分也，天气主之。身半以下，地之分也，此气主之。半，所谓天枢也。"故王氏之注如此。然在彼篇本以人身为言，而此节云"人气从之，万物由之"二句，又岂止以人身为言哉？是其言虽同，而所指有不同也。夫所谓枢者，开阖之机也。开则从阳而主上，阖则从阴而主下，枢则司升降而主乎中者也。故其在人，则天枢穴居身之中，是固然矣。其在于天地，则卯、酉居上下之中，为阴阳之开阖，为辰宿之出入，非所谓天枢乎？盖子、午为左右之轴，卯、酉为上下之枢，无所疑也。第以卯酉一线之平，而谓为气交，殊不足以尽之。夫枢者，言分界也。交者，言参合也。此则有取于王氏三折之说，然必以卦象求之，庶得其义。凡卦有六爻，☰☷，上卦象天，下卦象地，中象天枢之界。此以两分言之，则中惟一线之谓也。若以三分言之，则二三四爻成一卦，此自内卦而一爻升，地交于天也。五四三爻成一卦，此自外卦而一爻降，天交于地也。然则上二爻主乎天，下二爻主乎地，皆不易者也。惟中二爻则可以天，亦可以地，斯真气交之象。《易系》曰："六爻之动，三极之道也"，其斯之谓。由此观之，则司天在泉之义亦然。如《至真要大论》曰："初气终三气，天气主之，四气尽终气，地气主之"，此即上下卦之义。然则三气四气，则一岁之气交也，故自四月中以至八月中，总计四个月一百二十日之间，而岁之旱潦丰俭，物之生长成收，皆系乎此，故曰气交之分，人气从之，万物由之也。如后篇《六元正纪大论》诸云持于气交者，其义即此。

顾观光说：张景岳云："王以天枢为穴名，本《至真要大论》，然彼以人身为言，而此云人气从之，万物由之，又岂止以人身言哉？夫枢者，开阖之机也。开则从阳而主上，阖则从阴而主下，枢则司升降而主中。《至真要大论》曰：'初气终三气，天气主之。四气尽终气，地气主之。'然则三气四气，一岁之气交也。故自四月以至八月，一百二十日之间，岁之旱潦丰俭，物之生长成收，皆系乎此。"

帝曰：何谓初中①？

岐伯曰：初凡三十度而有奇。中气同法②。

【集解】

①何谓初中：张介宾说：前章（伯坚按："前章"，指本篇第五段。）言气有初中，此复求其详也。

②初凡三十度而有奇。中气同法：王冰说：奇，谓三十日余四十三刻又四十分刻之三十也。初中相合，则六十日余八十七刻半也。以各余四十分刻之三十，故云中气同法也。

张介宾说：度，即日也。一步之数，凡六十日八十七刻半，而两分之则前半步始于初，是为初气，凡三十度而有奇。奇，谓四十三刻又四分刻之三也。后半步始于中，是为中气，其数如初，故曰同法。

帝曰：初中何也？

岐伯曰：所以分天地也①。

【集解】

①所以分天地也：王冰说：以是知气高下生，人病主之也。

帝曰：愿卒闻之。

岐伯曰：初者，地气也。中者，天气也①。

【集解】

①初者，地气也。中者，天气也：王冰说：气之初，天用事。天用事，则地气上腾于太虚之内。气之中，地气主之。地气主，则天气下降于有质之中。

张介宾说：初中者，所以分阴阳也。凡一气之度必有前后，有前后则前阳而后阴。阳主进，自下而上，故初者地气也。阴主退，自上而下，故中者天气也。愚按初中者，初言其始，气自始而渐盛也。中言其盛，气自盛而渐衰也。但本篇所谓初中者，以一步之气为言，故曰初凡三十度而有奇，中气同法。然阴阳之气，无往不在，故初中之数亦无往不然。如以一岁言之，则冬至气始于北，夏至气中于南，北者盛之始，南者衰之始，此岁气之初中也。以昼夜言之，夜则阳生于坎，昼则日中于离，坎者升之始，离者降之始，此日度之初中也。不惟是也，即一月一节，一时一刻，靡不皆然。所以月有朔而有望，气有节而有中，时有子而有午，刻有初而有正，皆所以分初中也。故明初中者则知阴阳，明阴阳则知上下，明上下则知升降，明升降则知孰为天气，孰为地气，孰为气交，而天地人盈虚消长死生之数，不外乎是矣。

帝曰：其升降何如？

岐伯曰：气之升降，天地之更用也①。

【集解】

①气之升降，天地之更用也：王冰说：升谓上升，降谓下降。升极则降，降极则升，升降不已，故彰天地之更用也。

张介宾说：天无地之升则不能降，地无天之降则不能升，故天地更相为用。

帝曰：愿闻其用何如？

岐伯曰：升已而降，降者谓天。降已而升，升者谓地[①]。天气下降，气流于地。地气上升，气腾于天。故高下相召，升降相因，而变作矣[②]。

【集解】

①升已而降，降者谓天。降已而升，升者谓地：王冰说：气之初，地气升。气之中，天气降。升已而降，以下彰天气之下流。降已而升，以上表地气之上应。天气下降，地气上腾，天地交合，泰之象也。《易》曰："天地交泰。"是以天地之气升降，常以三十日半下上，下上不已，故万物生化无有休息，而各得其所也。

张介宾说：升出于地，升无所升，则升已而降，此地以天为用也，故降者谓天。降出于天，降无所降，则降已而升，此天以地为用也，故升者谓地。

②天气下降，气流于地。地气上升，气腾于天。故高下相召，升降相因，而变作矣：王冰说：气有胜复，故变生也。

《新校正》云：按《六元正纪大论》云："'天地之气盈虚何如？'曰：'天气不足，地气随之。地气不足，天气从之。运居其中而常先也。恶所不胜，归所和同，随运归从而生其病也。故上胜则天气降而下，下胜则地气迁而上，多少而差。其分微者小差，甚者大差。甚则位易，气交易则大变生而病作矣。'"

张介宾说：召，犹招也。上者必降，下者必升，此天运循环之道也。阳必召阴，阴必召阳，此阴阳配合之理也。故高下相召，则有升降，有升降则强弱相因而变作矣。

帝曰：善。寒湿相遘，燥热相临，风火相值，其有间乎[①]？

岐伯曰：气有胜复。胜复之作，有德有化，有用有变，变则邪气居之[②]。

【集解】

①其有间乎：张介宾说：间，异也。惟其有间，故或邪或正而变由生也。

②气有胜复。胜复之作，有德有化，有用有变，变则邪气居之：王冰说：夫抚掌成声，沃火生沸，物之交合，象出其间，万类交合，亦由是矣。天地交合，则八风鼓拆，六气交驰于其间，故气不能正者反成邪气。

张介宾说：六气皆有胜复，而胜复之作，正则为循环当位之胜复，故有德、有化、有用；邪则为亢害承制之胜复，故有灾、有变。

帝曰：何谓邪乎[①]？

岐伯曰：夫物之生，从于化。物之极，由乎变。变化之相薄，成败之所由也[②]。故气有往复，用有迟速，四者之有，而化而变，风之来也[③]。

【集解】

①何谓邪乎：王冰说：邪者，不正之目也。天地胜复，则寒、暑、燥、湿、风、火六气互为邪也。

张介宾说：凡六气之不当位者，皆互相为邪也。

②变化之相薄，成败之所由也：王冰说：夫气之有生化也，不见其形，不知其情，莫测其所起，莫究其所止，而万物自生自化，近成无极，是谓天和。见其象，彰其动，震烈刚暴，飘泊骤卒，拉坚摧残，摺拆鼓栗，是谓邪气。故物之生也，静而化成；其毁也，躁而变革。是以生从于化，极由乎变，变化不息，则成败之由常在。生有涯分者，言有终始尔。

《新校正》云：按《六元正纪大论》云："物生谓之化。物极谓之变。"

张介宾说：物之生，从于化，由化而生也。物之极，由乎变，由极而变也。《天元纪大论》曰：

“物生谓之化。物极谓之变。”《五常政大论》曰：“气始而生化。气终而象变。”诸家之释此者，有曰阴阳运行则为化，春生秋落则为变；有曰万物生息则为化，寒暑相易则为变；有曰离形而易为之化，因形而易谓之变；有曰自无而有、自有而无则为化，自少而壮、自壮而老则为变；是皆变化之谓。故变化之薄于物者，生由化而成，其气进也，败由变而致，其气退也，故曰变化之相薄，成败之所由也。薄，侵迫也。

③气有往复，用有迟速，四者之有，而化而变，风之来也：王冰说：天地易位，寒暑移方，水火易处，当动用时，气之迟速往复故不常在，虽不可究识意端，然微甚之用而为化为变，风所由来也。人气不胜，因而感之，故病生焉，风匪求胜于人也。

张介宾说：气有往复，进退也。用有迟速，盛衰也，凡此四者之有，而为化为变矣。但从乎化，则为正风之来。从乎变，则为邪风之来。而人之受之者，安危系之矣。

帝曰：迟速往复，风所由生，而化而变，故因盛衰之变耳，成败倚伏游乎中，何也[①]？

岐伯曰：成败倚伏生乎动，动而不已，则变作矣[②]。

【集解】

①成败倚伏游乎中，何也：王冰说：夫倚伏者，祸福之萌也。有祸者，福之所倚也。有福者，祸之所伏也。由是故祸福互为倚伏。物盛则衰，乐极则哀，是福之极，故为祸所倚。否极之泰，未济之济，是祸之极，故为福所伏。然吉凶成败，目击道存，不可以终自然之理，故无尤也。

张介宾说：倚伏者，祸福之萌也。夫物盛则衰，乐极则哀，是福之极而祸之倚也。未济而济，否极而泰，是祸之极而福所伏也。故当其成也，败实倚之；当其败也，成实伏之；此成败倚伏游行于变化之中者也。本节特以为言者，盖示人以处变处常之道耳。《易》曰：“知进退存亡而不失其正者，其惟圣人乎！”

②成败倚伏生乎动，动而不已，则变作矣：王冰说：动静之理，气有常运，其微也为物之化，其甚也为物之变。化流于物，故物得之以生。变行于物，故物得之以死。由是成败倚伏，生于动之微甚迟速尔。岂唯气独有是哉？人在气中，养生之道，进退之用，当皆然也。

《新校正》云：按《至真要大论》云：“阴阳之气清静则生化治，动则苛疾起”，此之谓也。

张介宾说：动静者，阴阳之用也。所谓动者，即形气相感也，即上下相召也，即往复迟速也，即升降出入也，由是而成败倚伏无非由动而生也。故《易》曰：“吉凶悔吝者，生乎动者也。”然而天下之动，其变无穷，但动而正则吉，不正则凶，动而不已，则灾变由之而作矣。

帝曰：有期乎？

岐伯曰：不生不化，静之期也[①]。

【集解】

①不生不化，静之期也：王冰说：人之期可见者二也，天地之期不可见也。夫二可见者，一曰生之终也，其二曰变易与土同体，然后舍小生化归于大化，以死后犹化变未已，故可见者二也。天地终极，人寿有分，长短不相及，故人见之者鲜矣。

张介宾说：阳动阴静，相为对待，一消一长，各有其期。上文言成败倚伏生乎动，即动之期也。动极必变，而至于不生不化，即静之期也。然则天地以春夏为动，秋冬为静，人以生为动，死为静也。

帝曰：不生化乎[①]？

岐伯曰：出入废则神机化灭。升降息则气立孤危②。故非出入，则无以生、长、壮、老、已；非升降，则无以生、长、化、收、藏③。是以升降出入，无器不有④。故器者，生化之宇。器散则分之，生化息矣⑤。故无不出入，无不升降⑥。化有小大，期有近远⑦，四者之有，而贵常守⑧。反常，则灾害至矣⑨。故曰，无形无患，此之谓也⑩。

【集解】

①不生化乎：王冰说：言亦有不生不化者乎？

张介宾说：帝疑天地之道，岂真有不生化者乎？

②出入废则神机化灭。升降息则气立孤危：王冰说：出入，谓喘息也。升降，谓化气也。夫毛羽、倮、鳞介及飞走、支行，皆生气根于身中，以神为动静之主，故曰神机也。然金玉、土石、镕埏、草木，皆生气根于外，假气以成立主持，故曰气立也。《五常政大论》曰："根于中者命曰神机，神去则机息。根于外者命曰气立，气止则化绝。"此之谓也。故无是四者，则神机与气立者生死皆绝。

《新校正》云：按《易》云："本乎天者亲上。本乎地者亲下。"《周礼·大宗伯》有天产、地产；《大司徒》云动物、植物；即此神机、气立之谓也。

张介宾说：此言天地非不生化，但物之动静各有所由耳。凡物之动者，血气之属也，皆生气根于身之中，以神为生死之主，故曰神机。然神之存亡由于饮食呼吸之出入，出入废则神机化灭而动者息矣。物之植者，草木金石之属也，皆生气根于形之外，以气为荣枯之主，故曰气立。然气之盛衰由于阴阳之升降，升降息则气立孤危而植者败矣。此其物之修短固各有数，但禀赋者出乎天，自作者由乎我，孰非所谓静之期，亦各有其因耳。《五常政大论》曰："根于中者命曰神机，神去则机息。根于外者命曰气立，气止则化绝。"

③故非出入，则无以生、长、壮、老、已；非升降，则无以生、长、化、收、藏：王冰说：夫自东自西自南自北者，假出入息以为化主。因物以全质者，承阴阳升降之气以作生源。若非此道，则无能致是生者也。

张介宾说：生、长、壮、老、已，动物之始终也，故必赖呼吸之出入。生、长、化、收、藏，植物之盛衰也，故必赖阴阳之升降。

④是以升降出入，无器不有：王冰说：包藏生气者，皆谓生化之器触物然矣。夫窍横者皆有出入去来之气，窍竖者皆有阴阳升降之气，往复于中。何以明之？壁窗户牖，两面伺之，皆承来气冲击于人，是则出入气也。夫阳升则井寒，阴升则水暖，以物投井，及叶坠空中，翩翩不疾，皆升气所碍也。虚管溉满，念上悬之，水固不泄，为无升气而不能降也。空瓶小口，顿溉不入，为气不出而不能入也。由是观之，升无所不降，降无所不升，无出则不入，无入则不出。夫群品之中，皆出入升降不失常守，而云非化者，未之有也。有识无识，有情无情，去出入，已升降，而云存者，未之有也。故曰："升降出入，无器不有。"

张介宾说：器，即形也。凡万物之成形者，皆神机气立之器也，是以升降出入，无器不有。《易》曰："形乃谓之器"，义即此也。

⑤器散则分之，生化息矣：王冰说：器，谓天地及诸身也。宇，谓屋宇也。以其身形，包藏府藏，受纳神灵，与天地同，故皆名器也。诸身者，小生化之器宇；太虚者，广生化之器宇也。生化之器，自有小大，无不散也。夫小大器，皆生有涯分，散有远近也。

张介宾说：宇者，天地四方曰宇，夫形所以存神。亦所以寓气。凡物之成形者皆曰器，而生化出乎其中，故谓之生化之宇。若形器散敝，则出入升降无所依凭，各相离分而生化息矣。此天地万物合一之道。观邵子《观易吟》曰："一物其来有一身，一身还有一乾坤。能知万物备于我，肯把三才别立根。天向一中分造化，人于心上起经纶。天人焉有二般义，道不虚行只在人。"盖其义也。

⑥故无不出入，无不升降：王冰说：真生假立，形器者无不有此二者。

张介宾说：万物之多，皆不能外此四者。

⑦化有大小，期有近远：王冰说：近者不见远，谓远者无涯。远者无常见近，而叹有其涯矣。既近远不同期，合散殊时节，即有无交竞，异见常乖，及至分散之时，则近远同归于一变。

张介宾说：物之小者如秋毫之微，大者如天地之广，此化之小大也。夭者如蜉蝣之朝暮，寿者如彭聃之百千，此期之近远也。化之小者其期近，化之大者其期远，万物之气数固有不齐，而同归于化与期，其致则一耳。

⑧四者之有，而贵常守：王冰说：四者，谓出、入、升、降也。有出、入、升、降，则为常守。有出无入，有入无出，有升无降，有降无升，则非生之气也。若非胎息道成，居常而生，则未之有屏出入息，泯升降气，而能存其生化者。故贵常守。

张介宾说：四者，出入升降也。常守，守其所固有也。出入者守其出入，升降者守其升降，固有弗失，多寿无疑也。今之人外劳其形，内摇其精，固有且不保，而妄言人道，匪独欺人而且自欺，惑亦甚矣。

⑨反常，则灾害至矣：王冰说：出、入、升、降，生化之元主，故不可无之。反常之道，则神去其室，生化微绝，非灾害而何哉？

张介宾说：不当出而出，不当入而入，不当升而升，不当降而降，动失其宜，皆失常也。反而无害，未之有也。

⑩无形无患，此之谓也：王冰说：夫喜于遂，悦于色，畏于难，惧于祸，外恶风寒暑湿，内繁饥饱爱欲，皆以形无所隐，故常婴患累于人间也。若便想慕滋蔓，嗜欲无厌，外附权门，内丰情伪，则动以牢纲，坐招燔焫，欲思释傅，其可得乎？是以身为患阶尔。《老子》曰："吾所以有大患者，为吾有身。及吾无身，吾有何患？"此之谓也。夫身形与太虚释然消散，复未知生化之气，为有而聚耶？为无而灭乎？

张介宾说：形即上文之所谓器也。夫物有是形，则有是患，外苦六气所侵，劳伤所累，内惧情欲所系，得失所牵，故君子有终身之忧，皆此形之为患耳。然天地虽大，能役有形而不能役无形。阴阳虽妙，能化有气而不能化无气。使其无形，何患之有？故曰无形无患。然而形者迹也，动也。动而无迹则无形矣，无形则无患矣。此承上文而言成败倚伏生乎动，动而不已则变作矣，是因有形之故也。四者之有，而贵常守；常守者，守天然于无迹无为，而即无形之义也。若谓必无此身，方是无迹，则必期寂灭而后可，圣人之道，岂其然哉？如《老子》曰："吾所以有大患者，为吾有身。及吾无身，吾有何患？"其义即此。观其所谓吾者，所重在吾，吾岂虚无之谓乎，盖示人以有若无，实若虚耳。故曰："圣人处无为之事，行不言之教，万物作焉而不辞，生而不有，为而不恃，功而不居。夫惟不居，是以不去。"又曰："为学日益，为道日损。损而又损，以至于无为，无为而无不为矣。"皆无形无患之道也。如《孔子》之毋意，毋必，毋固、毋我，又孰非其道乎？故《丝尹子》曰："人无以无知无为者为无我，虽有知有为不害其为无我"，正此之谓也。

帝曰：善。有不生不化乎[1]？

岐伯曰:悉乎哉问也!与道合同,惟真人也②。

帝曰:善③。

【集解】

①有不生不化乎:王冰说:言人有逃阴阳,免生化,而不生不化,无始无终,同太虚自然者乎?

张介宾说:不生不化,即不生不死也。言人有逃阴阳,免生化,而无始无终,同太虚于自然者乎?观《老子》曰:"出生入死,生之徒十有三,死之徒十有三。民之生,动之死地亦十有三。夫何故?以其生生之厚。"苏子由释之曰:"生死之道,以十言之,三者各居其三矣,岂非生死之道九,而不生不死之道一而已矣。不生不死,即《易》所谓寂然不动者也。《老子》言其九不言其一,使人自得之,以寄无思无为之妙也。有生则有死,故生之徒即死之徒也。人之所赖于生者厚,则死之道常十九。圣人常在不生不死中,生地且无,焉有死地哉?"即此不生不化之谓。(伯坚按:张介宾所引苏子由说,见苏辙《道德真经注》。苏辙《道德真经注》有涵芬楼影印明正统《道藏》本,在第三七四册内。)又昔人云:"爱生者,可杀也。爱洁者,可污也。爱荣者,可辱也。爱完者,可破也。本无生,孰杀之?本无洁,孰污之?本无荣,孰辱之?本无完,孰破之?知乎此者,可以出入造化,游戏死生。"此二家说,俱得不生不死之妙,故并录之。

②惟真人也:王冰说:真人之身,隐现莫测,出入天地内外,顺道至真以生。其为小也,入于无间。其为大也,过虚空界。不与道如一,其孰能尔乎?

③善:张介宾说:真人者体合于道,道无穷则身亦无穷,故能出入生死,寿敝天地,无终时也。

卷 二 十

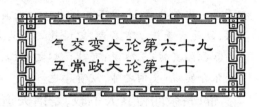

气交变大论第六十九
五常政大论第七十

气交变大论第六十九[1]

①气交变大论第六十九:《新校正》云:详此论专明气交之变,乃五运太过不及德化政令灾变胜复为病之事。

伯坚按:《甲乙经》和今存残本《黄帝内经太素》都没有收载本篇的文字。本篇和《类经》的篇目对照,列表于下:

素问	类经
气交变大论第六十九	卷二十四——五运太过不及下应民病上应五星德化政令灾变异候(运气类十) 卷二十四——五星之应(运气类十一) 卷二十四——德化政令不能相过(运气类十二)

黄帝问曰:五运更治,上应天期[1],阴阳往复,寒暑迎随,真邪相薄,内外分离,六经波荡,五气倾移[2],太过不及,专胜兼并,愿言其始而有常名[3],可得闻乎[4]?

岐伯稽首再拜对曰:昭乎哉问也!是明道也。此上帝所贵,先师传之,臣虽不敏,往闻其旨[5]。

【集解】

①五运更治,上应天期:江有诰《先秦韵读》:五运更治,上应天期。(之部)

②六经波荡,五气倾移:江有诰《先秦韵读》:阴阳往复,寒暑迎随,真邪相薄,内外分离,六经波荡,五气倾移。(歌部)

③愿言其始而有常名:江有诰《先秦韵读》:太过不及,专胜兼并,愿言其始,而有常名。(耕部)

④可得闻乎：王冰说：期，三百六十五日四分日之一也。专胜，谓五运主岁太过也。兼并，谓主岁之不及也。常名，谓布化于太虚，人身参应，病之形诊也。

《新校正》云：按《天元纪大论》云："五运相袭而皆治之，终期之日周而复始。"又云："五气运行各终期日。"《太始天元册文》曰："万物资始，五运终天。"即五运更治，上应天期之义也。

张介宾说：期，周岁也。五运更治，上应天期，即应天之气，动而不息也。阴阳往复，寒暑迎随，即应天之气，动而不息也。阴阳往复，寒暑迎随，即应地之气，静而守位也。真邪相薄，邪正相干也。内外分离，表里不相保也。六经波荡，五气倾移，皆其变也。因太过，故运有专胜。因不及，故气有兼并。常名者，纪运气之名义也。

⑤往闻其旨：王冰说：言非己心之生知，备闻先人往古受传之遗旨也。

张介宾说：岐伯之师，僦贷季也。

帝曰：余闻得其人不教，是谓失道。传非其人，慢泄天宝。余诚菲德，未足以受至道，然而众子哀其不终，愿夫子保于无穷，流于无极，余司其事，则而行之，奈何①？

岐伯曰：请遂言之也。《上经》曰："夫道者，上知天文，下知地理，中知人事，可以长久"，此之谓也②。

【集解】

①余闻得其人不教，是谓失道。传非其人，慢泄天宝。余诚菲德，未足以受至道，然而众子哀其不终，愿夫子保于无穷，流于无极，余司其事，则而行之，奈何：王冰说：至道者，非传之难，非知之艰，行之难。圣人愍念苍生，同居永寿，故屈身降志，请受于天师。太上贵德，故后己先人。苟非其人，则道无虚授。黄帝欲仁慈惠远，博爱流行，尊道下身，拯乎黎庶，乃曰余司其事则而行之也。

张介宾说：道者，天地万物之所由，故曰至道。惟圣人知之，故能合于道。今人守之，故可不失道。然古今相传，惟圣人乃知圣人，而道统之传自有其真，故传道非难，而得人为难。得而不教则失其人，非人而教则失其道，均可惜也。此帝虽借己为言，而实深慨夫绍统者之难耳。

②"夫道者，上知天文，下知地理，中知人事，可以长久"，此之谓也：王冰说：夫道者，大无不包，细无不入，故天文、地理、人事咸通。

《新校正》云：详"夫道者"一节，与《著至教论》文重。

张介宾说：知此三者，则大无不通，细无不得，合同于道，永保天年，故可以长久。昔人云："能明《内经》之理而不寿者未之有也"，即此之谓。此一节出《著至教论》。

帝曰：何谓也？

岐伯曰：本气，位也。位天者，天文也。位地者，地理也。通于人气之变化者，人事也①。故太过者先天，不及者后天，所谓治化而人应之也②。

【集解】

①本气，位也。位天者，天文也。位地者，地理也。通于人气之变化者，人事也：张介宾说：三才气位，各有所本。位天者为天文，如阴阳、五星、风雨、寒暑之类是也。位地者为地理，如方宜、水土、草木、昆虫之类是也。通于人气之变化者为人事，如表里、血气、安危、病治之类是也。

②故太过者先天，不及者后天，所谓治化而人应之也：王冰说：三阴、三阳、司天、司地，以表定阴阳生化之纪，是谓位天、位地也。五运居中，司人气之变化，故曰通于人气也。先天、后天，

谓生化气之变化所主时也。太过岁化先时至。不及岁化后时至。

张介宾说:运太过者,气先天时而至。运不及者,气后天时而至。天之治化运于上,则人之安危应于下。

帝曰:五运之化太过何如①?

岐伯曰:岁木太过,风气流行,脾土受邪②。民病飧泄,食减,体重,烦冤,肠鸣,腹支满③。上应岁星④。甚则忽忽善怒,眩冒,巅疾⑤。化气不政,生气独治。云物飞动,草木不宁,甚而摇落⑥。反胁痛而吐甚。冲阳绝者,死不治⑦。上应太白星⑧。

【集解】

①五运之化太过何如:王冰说:太过,谓岁气有余也。

《新校正》云:详太过五化,具《五常政大论》中。

张介宾说:此下言五运之太过也。岁运有余为太过,如甲、丙、戊、庚、壬五阳年是也。若过而有制,则为平岁,不在太过之例。

②脾土受邪:王冰说:木余,故土气卑屈。

张介宾说:六壬岁也。木之化风,木胜则克土,故脾藏受邪。

③民病飧泄,食减,体重,烦冤,肠鸣,腹支满:《新校正》云:按《藏气法时论》云:"脾虚,则腹满、肠鸣、飧泄、食不化。"

张介宾说:水谷不化,故飧泄。脾虚不运,故食减。脾主肌肉,其气衰,故体重。脾脉从胃别上膈注心中,故烦冤。冤,抑郁不舒也。《口问篇》曰:"中气不足,肠为之苦鸣。"

④上应岁星:王冰说:飧泄,谓食不化而下出也。脾虚,故食减、体重、烦冤、肠鸣、腹支满也。岁木气太盛,岁星光明,逆守星属,分皆灾也。

张介宾说:木星也。木气胜则岁星明而专其令。

⑤甚则忽忽善怒,眩冒,巅疾:王冰说:凌犯太甚,则遇于金,故自病。

《新校正》云:按《玉机真藏论》云:"肝脉太过,则令人喜怒,忽忽眩冒巅疾",为肝实而然,则此病不独木太过遇金自病,肝实亦自病也。

张介宾说:木胜则肝强,故善怒。厥阴随督脉而会于巅,故眩冒巅疾。

⑥化气不政,生气独治。云物飞动,草木不宁,甚而摇落:张介宾说:化气,土气也。生气,木气也。木盛则土衰,故化气不能布政于万物,而木之生气独治也。风不务德,则太虚之中云物飞动,草木不宁。木胜不已,金则承之,故甚至草木摇落者,金之气也。

⑦冲阳绝者,死不治:张介宾说:肝脉布于胁肋,木强则肝逆,故胁痛也。吐甚者,木邪伤胃也。冲阳者,胃脉也,木亢则胃绝,故死不治。

⑧上应太白星:王冰说:诸壬岁也。木余土抑,故不能布政于万物也。生气,木气也。太过,故独治而生化也。风不务德,非分而动,则太虚之中云物飞动,草木不宁,动而不止,金则胜之,故甚则草木摇落也。胁反痛,木乘土也。冲阳,胃脉也,木气胜而土气乃绝,故死也。金复而太白逆守属星者,危也。其灾之发,害于东方。人之内应,则先害于脾,后伤肝也。《书》曰:"满招损",此其类也。

《新校正》云:详此太过五化,言星之例有三。木与土运,先言岁、镇,后言胜己之星。火与金运,先言荧惑、太白,次言胜己之星,后再言荧惑、太白。水运,先言辰星,次言镇星,后再言辰星,兼见己胜之星也。

张介宾说：金星也。木胜而金制之，故太白星光芒以应其气。是岁木之为灾，先临宿属，金气之复，后及东方。人之应之，则先伤于脾，后伤于肝。《书》曰："满招损"，《六微旨大论》曰："承乃制"，此之类也。

岁火太过，炎暑流行，金肺受邪①。民病疟，少气，咳喘，血溢，血泄，注下，嗌燥，耳聋，中热，肩背热②。上应荧惑星③。甚则胸中痛，胁支满，胁痛，膺背肩胛间痛，两臂内痛④，身热骨痛而为浸淫⑤。收气不行，长气独明。雨水霜寒⑥。上应辰星⑦。上临少阴、少阳，火燔焫，水泉涸，物焦槁⑧。病反谵妄，狂越，咳喘，息鸣，下甚血溢泄不已。太渊绝者，死不治。上应荧惑星⑨。

【集解】

①金肺受邪：王冰说：火不以德，则邪害于金，若以德行，则政和平也。

②民病疟，少气，咳喘，血溢，血泄，注下，嗌燥，耳聋，中热，肩背热：《新校正》云：详火盛而克金，寒热交争，故为疟。按《藏气法时论》云："肺病者，咳喘。肺虚者，少气不能报息、耳聋、嗌干。"

张介宾说：火邪伤阴，寒热交争，故为疟。壮火食气，故少气。火乘肺金，故咳喘。火逼血而妄行，故上溢于口鼻，下泄于二便。火性急速，故水泻、注下、嗌燥、耳聋、中热、肩背热，皆火炎上焦也。

③上应荧惑星：王冰说：少气，谓气少不足以息也。血泄，谓血利便血也。血溢，谓血上出于七窍也。注下，谓水利也。中热，谓胸心之中也。背者胸中之府，肩接近之，故胸心中及肩背热也。火气太盛，则荧惑光芒，逆临宿属，分皆灾也。

张介宾说：火星也。火气胜，则荧惑星明而当其令。

④甚则胸中痛，胁支满，胁痛，膺背肩胛间痛，两臂内痛：《新校正》云：按《藏气法时论》云："心病者，胸中痛、胁支满、胁下痛、膺背肩甲间痛、两臂内痛。"

张介宾说：此皆心经及手心主所行之处，火盛为邪，故有是病。

⑤身热骨痛而为浸淫：王冰说：火无德令，纵热害金，水为复雠，故火自病。

《新校正》云：按《玉机真藏论》云："心脉太过，则令人身热而肤痛，为浸淫。"此云骨痛者，误也。

张介宾说：火盛故身热，水亏故骨痛，热流周身故为浸淫。

⑥收气不行，长气独明。雨水霜寒：王冰说：今详"水"字当作"冰"。

《新校正》云：按《五常政大论》，"雨水霜寒"作"雨冰霜雹"。

张介宾说：收气，金气也。长气，火气也。火盛则金衰，故收气不行而长气独明也。火不务德，水则承之，故雨水霜寒也。

⑦上应辰星：王冰说：金气退避，火气独行，水气折之，故雨零冰雹，及偏降霜寒而杀物也。水复于火，天象应之，辰星逆凌，乃寒灾于物也。占辰星者，常在日之前后三十度。其灾发之当至南方。在人之应，则内先伤肺，后反伤心。

张介宾说：水星也。火亢而水制之，故辰星光芒以应其气。是岁火之为灾，先临宿属，水气之复，并及南方。人之应之，则先伤于肺，后伤于心。

⑧上临少阴、少阳，火燔焫，水泉涸，物焦槁：《新校正》云：按《五常政大论》云："赫曦之纪，上徵而收气后。"又《六元正纪大论》云："戊子、戊午，太徵，上临少阴。戊寅、戊申，太徵，上临

少阳。临者太过不及皆曰天符。”

张介宾说：凡此戊年，皆太过之火，而又遇子午则上临少阴君火也，遇寅申则上临少阳相火也，皆为天符，其热尤甚，故火当燔焫，水泉当涸，物当焦枯也。

⑨病反谵妄，狂越，咳喘，息鸣，下甚血溢泄不已。太渊绝者，死不治。上应荧惑星：王冰说：诸戊岁也。戊午、戊子岁，少阴上临；戊寅、戊申岁，少阳上临；是谓天符之岁也。太渊，肺脉也，火胜而金绝，故死。火既太过，又火热上临，两火相合，故形斯候。荧惑逆犯，宿属皆危。

《新校正》云：详戊辰、戊戌岁，上见太阳，是谓天刑，运故当盛而不得盛，则火化减半，非太过又非不及也。

张介宾说：火盛天符之岁，其在民病则上为谵妄、狂越、咳喘、息鸣，下为血溢、血泄不已。太渊，肺脉也，火亢则肺绝，故死不治。其盛其衰，则皆应于荧惑也。

岁土太过，雨湿流行，肾水受邪[①]。民病腹痛，清厥，意不乐，体重，烦冤[②]。上应镇星[③]。甚则肌肉萎，足痿不收，行善瘛，脚下痛，饮发中满，食减，四支不举[④]。变生得位[⑤]。藏气伏，化气独治之。泉涌，河衍，涸泽生鱼，风雨大至，土崩溃，鳞见于陆[⑥]。病腹满，溏泄，肠鸣[⑦]。反下甚而太溪绝者，死不治[⑧]。上应岁星[⑨]。

【集解】

①肾水受邪：王冰说：土无德乃尔。

张介宾说：六甲年也。土之化，土胜则克水，故肾藏受邪。

《新校正》云：按《藏气法时论》云：“肾病者，身重。肾虚者，大腹小腹痛、清厥、意不乐。”

②民病腹痛，清厥，意不乐，体重，烦冤：张介宾说：清厥，四支厥冷也。此以土邪伤肾，故为是病。

③上应镇星：王冰说：腹痛，谓大腹小腹痛也。清厥，谓足逆冷也。意不乐，如有隐忧也。土来刑水，天象应之。镇星逆犯宿属则灾。

张介宾说：土星也。土气胜则镇星明耀主其令。

④甚则肌肉萎，足痿不收，行善瘛，脚下痛，饮发中满，食减，四支不举：王冰说：脾主肌肉，外应四支，又其脉起于足中指之端，循核骨内侧斜出络跗，故病如是。

《新校正》云：按《藏气法时论》云：“脾病者，身重、善饥、（顾观光说：今《藏气法时论》，“饥”作“肌”。《甲乙经》云：“善饥，肌肉痿。”）肉痿、足不收、行善瘛、脚下痛。”又《玉机真藏论》云：“脾太过则令人四支不举。”

张介宾说：萎，痿同。瘛，抽掣也。甚则土邪有余，脾经自病，脾主肌肉，外应四支，其脉起于足大指而上行，故为病如此。

⑤变生得位：《新校正》云：详太过五化，独此言变生得位者，举一而四气可知也；又以土王时月难知，故此详言之也。

张介宾说：详太过五运独此言变生得位者，盖土无定位，凡在四季中土邪为变，即其得位之时也。

⑥藏气伏，化气独治之。泉涌，河衍，涸泽生鱼，风雨大至，土崩溃，鳞见于陆：张介宾说：藏气，水气也。化气，土气也。衍，溢也。土胜则水衰，故藏气伏而化气独治也。土不务德，令大行，故泉涌河衍，涸泽生鱼甚不已，风木承之，故为风雨大至、土崩溃、鳞见于陆者，水气之复也。

⑦病腹满，溏泄，肠鸣：《新校正》云：按《藏气法时论》云：“脾虚，则腹满、肠鸣、飧泄、食

不化。”

⑧反下甚而太溪绝者，死不治：张介宾说：此皆土湿自伤，脾不能制，故为是证。太溪，肾脉也，土亢则肾绝，故死不治。

⑨上应岁星：王冰说：诸甲岁也。得位，谓季月也。藏，水气也。化，土气也。化太过故水藏伏匿，而化气独治。土胜木复，故风雨大至，水泉涌，河渠溢，干泽生鱼。湿既甚矣，风又鼓之，故土崩溃。土崩溃，谓垣颓岸仆，山落地入也。河溢泉涌，枯泽水滋，鳞物丰盛，故见于陆地也。太溪，肾脉也，土胜而水绝，故死。木来折土，天象逆临，加其宿属，正可忧也。

张介宾说：木星也。土胜而木承之，故岁星光芒应其气。是岁土盛为灾，先临宿属，木气之复，后及中宫。人之应之，则先伤于肾，后伤于脾。

岁金太过，燥气流行，肝木受邪①。民病两胁下少腹痛，目赤痛，眦疡，耳无所闻②。肃杀而甚，则体重，烦冤，胸痛引背，两胁满且痛，引少腹③。上应太白星④。甚则喘咳，逆气，肩背痛，尻、阴、股、膝、髀、腨、骱、足皆病⑤。上应荧惑星⑥。收气峻，生气下。草木敛，苍干凋陨⑦。病反暴痛，胠胁不可反侧⑧，咳逆甚而血溢。太冲绝者，死不治。上应太白星⑨。

【集解】

①燥气流行，肝木受邪：王冰说：金暴疟乃尔。

张介宾说：六庚年也。金之化燥，金胜则克木，故肝藏受邪。

②民病两胁下少腹痛，目赤痛，眦疡，耳无所闻：王冰说：两胁，谓两乳之下，胁之下也。少腹，谓齐下两旁髎骨内也。目赤，谓白睛色赤也。痛，谓渗痛也。眦，谓四际睑睫之本也。

张介宾说：两胁、少腹、耳目，皆肝胆经气所及，金胜则木藏受伤，故为是病。

③肃杀而甚，则体重，烦冤，胸痛引背，两胁满且痛，引少腹：《新校正》云：按《藏气法时论》云：“肝病者，两胁下痛、引少腹。肝虚，则目䀮䀮无所见、耳无所闻。”又《玉机真藏论》云：“肝脉不及，则令人胸痛引背、下则两胁胠满。”

张介宾说：金气太过则肃杀甚，故伤及肝经而为此病。

④上应太白星：王冰说：金气已过，肃杀又甚，木气内畏，感而病生。金盛应天，太白明大，加临宿属，必受灾害。

张介宾说：金星也。金气胜则太白星明而当其令。

⑤甚则喘咳，逆气，肩背痛，尻、阴、股、膝、髀、腨、骱、足皆病：《新校正》云：按《藏气法时论》云：“肺病者，喘咳、逆气，肩背痛、汗出、尻阴股膝髀腨骱足皆痛。”

张介宾说：甚则金邪有余，肺经自病，故喘咳、气逆、肩背痛。金病不能生水，以致肾阴亦病，故尻、阴、股、膝以下皆病也。

⑥上应荧惑星：王冰说：火气复之，自生病也。天象示应在荧惑，逆加守宿属，则可忧也。

张介宾说：火星也。金胜则火复，故荧惑光芒而应其气。是岁金气太过，宿属为灾，火气承之，西方并及。而人之应之，则先伤于肝，后伤于肺。

⑦收气峻，生气下。草木敛，苍干凋陨：张介宾说：收气，金气也。生气，木气也。陨，坠落也。金胜木衰，则收气峻速；生气下而不伸，故草木多敛而苍干凋陨也。

⑧病反暴痛，胠胁不可反侧：《新校正》云：详此云反暴痛，不言何所痛者，按《至真要大论》云：“心胁暴痛不可反侧”，则此乃心胁暴痛也。

⑨太冲绝者，死不治。上应太白星：王冰说：谓庚岁也。金气峻虐，木气被刑，火未来复，则如是也。敛，谓已生枝叶，敛附其身也。太冲，肝脉也，金胜而木绝，故死。当是之候，太白应之，逆守星属，病皆危也。

《新校正》云：按庚子、庚午、庚寅、庚申岁，上见少阴，少阳司天，是谓天刑，运金化减半，故当盛而不得盛，非太过又非不及也。

张介宾说：病反暴痛，胠胁不可反侧，金伤于肝也。咳逆甚而血溢，火复于肺也。太冲，肝脉也，金亢则肝绝，故死不治。其胜其复，皆太白星应之。

岁水太过，寒气流行，邪害心火[①]。民病身热，烦心躁悸，阴厥上下，中寒，谵妄，心痛，寒气早至[②]。上应辰星[③]。甚则腹大，胫肿，喘咳，寝汗出，憎风[④]。大雨至，埃雾朦郁[⑤]。上应镇星[⑥]。上临太阳，雨冰，雪霜不时降，湿气变物[⑦]。病反腹满，肠鸣，溏泄，食不化[⑧]，渴而妄冒。神门绝者，死不治。上应荧惑、辰星[⑨]。

【集解】

①岁水太过，寒气流行，邪害心火：王冰说：水不务德，暴虐乃然。

张介宾说：六丙岁也。水之化寒，水胜则克火，故心藏受邪。

②民病身热，烦心躁悸，阴厥上下，中寒，谵妄，心痛，寒气早至：《新校正》云：按阴厥，在后“金不及复则阴厥”有注。

张介宾说：悸，心惊跳也。此皆心藏受邪，故为是病，而寒当蚤至。

③上应辰星：王冰说：悸，心跳动也。谵，乱语也。妄，妄见闻也。天气水盛，辰星莹明，加其宿属，灾乃至。

张介宾说：水星也。水气胜则辰星明而主其令。

④甚则腹大，胫肿，喘咳，寝汗出，憎风：《新校正》云：按《藏气法时论》云：“肾病者，腹大、胫肿、喘咳、身重、寝汗出、憎风。”再详太过五化，木言化气不政、生气独治，火言收气不行、长气独明，土言藏气伏、化气独治，金言收气峻、生气下，水当言藏气乃盛、长气失政，今独亡者，阙文也。

张介宾说：甚则水邪有余，肾藏自病。

⑤大雨至，埃雾朦郁：张介宾说：水盛不已，土则复之，故见斯候，土之气也。

⑥上应镇星：王冰说：木盛不已，为土所乘，故彰斯候。埃雾朦郁，土之气。肾之脉从足下上行入腹，从肾上贯肝鬲，入肺中，循喉咙，故生是病。肾为阴，故寝则汗出而憎风也。卧寝汗出，即其病也。夫土气胜，折水之强，故镇星明盛，昭其应也。

张介宾说：土星也。水胜则土复，故镇星光芒而应其气。是岁水气太过，宿属应灾，土气承之，并及于北。而人之应之，则先伤于心，后伤于肾。

⑦上临太阳，雨冰，雪霜不时降，湿气变物：《新校正》云：按《五常政大论》云：“流衍之纪，上羽而长气不化。”又《六元正纪大论》云：“丙辰、丙戌、太羽，上临太阳，临者太过不及皆曰天符。”

张介宾说：此以水运而遇太阳司天，乃丙辰、丙戌岁也，是为天符。其寒尤甚，故雨水霜雪不时降，湿气变物也。

⑧病反腹满，肠鸣，溏泄，食不化：《新校正》云：按《藏气法时论》云：“脾虚，则腹满、肠鸣、飧泄、食不化。”

⑨上应荧惑、辰星：王冰说：诸丙岁也。丙辰、丙戌岁，太阳上临，是谓天符之岁也。寒气太

甚,故雨化为冰雪。雨冰,则雹也。霜不时降,彰其寒也。土复其水,则大雨霖霪。湿气内深,故物皆湿变。神门,心脉也,水胜而火绝,故死。水盛太甚,则荧惑减曜,辰星明莹,加以逆守宿属,则危亡也。

《新校正》云:详太过五,独记火水之上临者,火临火,水临水,为天符故也。火临水为逆,水临木为顺,火临土为顺,水临土为运胜天,火临金为天刑运,水临金为逆,更不详出也。又此独言上应荧惑、辰星,举此一例,余从而可知也。

张介宾说:水盛天符之岁,阳气大衰,反克脾土,故为腹满等病。若水邪侮火,心失其职,则为渴而妄冒。神门,心脉也,水亢则心绝,故死不治。上应荧惑、辰星,胜者明而衰者暗也。按太过五运,独水火言上临者,盖特举阴阳之大纲也。且又惟水运言荧惑、辰星者,谓水盛火衰,则辰星明朗,荧惑减耀,五运皆然,举此二端,余可从而推矣。

帝曰:善。其不及何如①?

岐伯曰:悉乎哉问也!岁木不及,燥乃大行②,生气失应,草木晚荣③,肃杀而甚,则刚木辟著,柔萎苍干。上应太白星④。民病中清,胠胁痛,少腹痛,肠鸣,溏泄⑤。凉雨时至。上应太白星⑥。其谷苍⑦。上临阳明,生气失政,草木再荣,化气乃急。上应太白、镇星。其主苍早⑧。复则炎暑流火,湿性燥,柔脆草木焦槁,下体再生,华实齐化。病寒热,疮,疡,痱,胗,痈,痤。上应荧惑、太白。其谷白坚⑨。白露早降,收杀气行,寒雨害物,虫食甘黄,脾土受邪,赤气后化,心气晚治,上胜肺金,白气乃屈。其谷不成。咳而鼽。上应荧惑、太白星⑩。

【集解】

①其不及何如:王冰说:谓政化少也。

《新校正》云:详不及五化,具《五常政大论》中。

张介宾说:此以下言五运不及之化,如乙、丁、己、辛、癸五阴年是也。若不及有助,则为平岁,不在不及之例。

②岁木不及,燥乃大行:王冰说:清冷时至,加之薄寒,是谓燥气。燥,金气也。

张介宾说:六丁岁也。木不及而金乘之,故燥气大行。

③生气失应,草木晚荣:王冰说:后时之谓失应也。

张介宾说:失应者不能应时,所以晚荣。

④肃杀而甚,则刚木辟著,柔萎苍干。上应太白星:王冰说:天地凄怆,日见朦昧,谓雨非雨,谓晴非晴,人意惨然,气象凝敛,是为肃杀甚也。刚,劲硬也。辟著,谓辟著枝茎,干而不落也。柔,软也。苍,青也。柔木之叶,青色不变而干卷也。木气不及,金气乘之,太白之明,光芒而照其空也。

张介宾说:肃杀而甚,金气胜也,故刚木辟著,谓碎裂如劈著也。柔木萎而苍干,谓色青黑而凋枯也。其上应于星,则太白光芒而主其气。

⑤民病中清,胠胁痛,少腹痛,肠鸣,溏泄:《新校正》云:详中清、胠胁痛、少腹痛,为金乘木,肝病之状。肠鸣、溏泄,乃脾病之证。盖以木少,脾土无畏,侮反受邪之故也。

⑥凉雨时至。上应太白星:《新校正》云:按不及五化民病证中上应之星,皆言运星失色,畏星加临,宿属为灾;此独言畏星不言运星者,经文阙也。当云"上应太白星、岁星。"

张介宾说:中清、胠胁少腹痛者,金气乘木,肝之病也。肠鸣、溏泄者,木不生火,脾之寒也。

金气清肃，故凉雨时至，亦皆应于太白星之明也。

⑦其谷苍：王冰说：金气乘木，肝之病也。乘此气者，肠中自鸣而溏泄者，即无胠胁少腹之痛疾也。微者善之，甚者止之，遇夏之气亦自止也，遇秋之气而复有之。凉雨时至，谓应时而至也。金土齐化，故凉雨俱行。火气来复，则夏雨少。金气胜木，太白临之，加其宿属，分皆灾也。金胜毕岁，火气不复，则苍色之谷不成实也。

张介宾说：谷之苍者属木，麻之类也。金胜而火不复，则苍谷不成。

⑧上临阳明，生气失政，草木再荣，化气乃急。上应太白、镇星。其主苍早：王冰说：诸丁岁也。丁卯、丁酉岁，阳明上临，是谓天刑之岁也。金气承天，下胜于木，故生气失政，草木再荣。生气失政，故木华晚启。金气抑木，故秋夏始荣，结实成熟，以化气急速故晚结成就也。金气胜木，天应同之，故太白之见，光芒明盛。木气既少，土气无制，故化气生长急速。木少金胜，天气应之，故镇星、太白润而明也。苍色之物又早凋落，木少乘金故也。

《新校正》云：按不及五化，独纪木上临阳明、土上临厥阴、水上临太阴，不纪木上临厥阴、土上临太阴、金上临阳明者，《经》之旨各记其甚者也。故于太过运中，只言火临火、水临水。此不及运中，只言木临金、土临木、水临土，故不言厥阴临木、太阴临土、阳明临金也。

张介宾说：上临阳明，丁卯、丁酉岁也。金气亢甚，故生气失政、草木再荣者，以木气既衰，得火土王时，土无所制，化气乃急，故夏秋再荣也。其上应于星，则金土明耀。其下主于物，则苍者蚤凋。

⑨复则炎暑流火，湿性燥，柔脆草木焦槁，下体再生，华实齐化。病寒热，疮，疡，痱，胗，痈痤。上应荧惑、太白。其谷白坚：王冰说：火气复金，夏生大热，故万物湿性时变为燥。流火烁物，故柔脆草木及蔓延之类皆上干死，而下体再生；若辛热之草，死不再生也。小热者死少，大热者死多。火大复已，土气间至（伯坚按：守山阁本原作“上气间至”，今据明顾从德覆宋本校改），则凉雨降，其酸苦甘咸性寒之物乃再发生，新开之与先结者齐承化而成熟。火复其金，太白减曜，荧惑上应，则益光芒，加其宿属，则皆灾也。以火反复，故白坚之谷，秀而不实。

张介宾说：复者，子为其母而报复也。木衰金亢，火则复之，故为炎暑流火。而湿性之物皆燥，柔脆草木皆枝叶焦枯，下体复生，其生既迟，则旋花旋实，是谓齐化。火气反甚，故其为病如此。其应于星，则荧惑光芒，太白减曜，而宿属为灾。其应于谷，则坚属金，秀而不实也。

⑩白露早降，收杀气行，寒雨害物，虫食甘黄，脾土受邪，赤气后化，心气晚治，上胜肺金，白气乃屈。其谷不成。咳而鼽。上应荧惑、太白星：王冰说：阳明上临，金自用事，故白露早降，寒凉大至，则收杀气行。以太阳居土湿之位，寒湿相合，故寒雨害物，少于成实。金行伐木，假道于土，子居母内，虫之象也。故甘物黄物虫蠹食之。清气先胜，热气后复，复已乃胜，故火赤之气后生化也。赤后化，谓草木赤华及赤实者皆后时而再荣秀也。其五藏则心气晚王，胜于肺。心胜于肺，则金之白气乃屈退也。金谷，稻也。鼽，鼻中水出也。金为火胜，天象应同，故太白芒减，荧惑益明。

张介宾说：阳明上临，金气清肃，故为白露蚤降，收杀气行，寒雨害物。然金胜者火必衰，火衰者土必弱，故虫食味甘色黄之物，以甘黄皆属土，而阴气蚀之，故虫生焉。观晒能除蛀，则虫为阴物可知。故其在人，又当脾土受邪也。若金胜不已而火复之，则赤气之物后时而化，而人之心火晚盛，上克肺金，凡白色属金之物其气乃屈也。金谷，稻也。鼽，鼻塞也。其上应于星，则当荧惑明，太白暗，而灾有所属也。

岁火不及，寒乃大行，长政不用，物荣而下，凝惨而甚，则阳气不化，乃折荣美。

上应辰星[①]。民病胸中痛,胁支满,两胁痛,膺、背、肩胛间及两臂内痛[②],郁冒朦昧,心痛,暴瘖,胸、腹大,胁下与腰、背相引而痛[③],甚则屈不能伸,髋、髀如别。上应荧惑、辰星。其谷丹[④]。复则埃郁,大雨且至,黑气乃辱。病鹜溏[⑤],腹满,食饮不下,寒中,肠鸣,泄注,腹痛,暴挛,痿痹,足不任身。上应镇星、辰星。玄谷不成[⑥]。

【集解】

①岁火不及,寒乃大行,长政不用,物荣而下,凝惨而甚,则阳气不化,乃折荣美。上应辰星:王冰说:火少水胜,故寒乃大行。长政不用,则物容卑下。火气既少,水气洪盛,天象出见,辰星益明。

张介宾说:六癸岁也。火不及而水乘之,故寒乃大行,长政不用,则物不能茂盛于上而但荣于下。凝惨阳衰,则荣美乃折。其上应天象,辰星当明。

②民病胸中痛,胁支满,两胁痛,膺、背、肩胛间及两臂内痛:《新校正》云:详此证与"火太过甚则反病"之状同,旁见《藏气法时论》。

③郁冒朦昧,心痛,暴瘖,胸、腹大,胁下与腰、背相引而痛:《新校正》云:按《藏气法时论》云:"心虚则胸、腹大,胁下与腰、背相引而痛。"(顾观光说:今《藏气法时论》无"背"字。《脉经》有。)

张介宾说:冒,若有所蔽也,一曰目无所见也。火不足则阴邪盛而心气伤,故为此诸病,皆手心主及心经所行之处。二经虽不行背,然心在膈上,为背之阳藏,故痛连腰背也。

④甚则屈不能伸,髋、髀如别。上应荧惑、辰星。其谷丹:王冰说:诸癸岁也。患以其脉行于是也。火气不行,寒气禁固,髋、髀如别,屈不得伸。水行乘火,故荧惑芒减,丹谷不成,辰星临其宿属之分,则皆灾也。

张介宾说:甚至阴寒凝滞,阳气不行,故为是病。髋髀,臀股之间也。如别,若有所别而不为用也。水行乘火,则荧惑无光,辰星增耀,宿属为灾。丹色之谷,应其气而不成也。

⑤病鹜溏:陆懋修说:鹜,莫卜切。《说文》:"鹜,舒凫也。"王注:"鸭也。"本经《至真要大论》:"下为鹜溏。"注:"言如鸭之后也。"《金匮方论》:"大肠有寒者,多鹜溏。肺水者,其身肿,时时鸭溏。"

⑥上应镇星、辰星。玄谷不成:王冰说:埃郁云雨,土之用也。后寒之气必以湿,湿气内淫,则生腹疾、身重,故如是也。黑气,水气也。辱,屈辱也。鹜,鸭也。土复于水,故镇星明润,临犯宿属,则民受病灾矣。

张介宾说:火衰水亢,土则复之。土之化湿,反浸水藏,故为腹满、食不下、肠鸣、泄注、痿痹、足不任身等疾。黑气,水气也。辱,屈也。鹜,鸭也。言如鸭粪清稀,寒湿所致也。土复于水,故镇星明润,辰星减光,玄色之谷不成也。

岁土不及,风乃大行,化气不令,草木茂荣,飘扬而甚,秀而不实。上应岁星[①]。民病飧泄,霍乱,体重,腹痛,筋骨繇复,肌肉瞤酸,善怒。藏气举事,蛰虫早附,咸病寒中。上应岁星、镇星。其谷黅[②]。复则收政严峻,名木苍凋。胸胁暴痛,下引少腹,善太息。虫食甘黄,气客于脾,黅谷乃减,民食少失味,苍谷乃损[③]。上应太白、岁星[④]。上临厥阴,流水不冰,蛰虫来见,藏气不用,白乃不复。上应岁星,民乃康[⑤]。

【集解】

①岁土不及，风乃大行，化气不令，草木茂荣，飘扬而甚，秀而不实。上应岁星：王冰说：木无德也。木气专行，故化气不令。生气独擅，故草木茂荣。飘扬而甚，是木不以德，土气薄少，故物实不成。不实，谓粃恶也。木不及，木乘之，故岁星之见，润而明也。

张介宾说：六己岁也。土不及而木乘之，故风气行，化气失令，木专其政，则草木茂荣。然发生在木而成实在土，土气不充，故虽秀不实。木气上应，则岁星当明也。

②民病飧泄，霍乱，体重，腹痛，筋骨繇复，肌肉瞤酸，善怒。藏气举事，蛰虫早附，咸病寒中。上应岁星、镇星。其谷黅：王冰说：诸己岁也。风客于胃，故病如是。土气不及（伯坚按：守山阁本原文作"上气不及"，今据明顾从德覆宋本校改。），水与齐化，故藏气举事，蛰虫早附于阳气之所，人皆病中寒之疾也。繇，摇也。筋骨摇动，已复常则已繇复也。土抑不伸，若岁星临宿属，则皆灾也。

《新校正》云：详此文云"筋骨繇复"王氏虽注，义不可解。按《至真要大论》："筋骨繇并"，疑此"复"字，"并"字之误也。

张介宾说：繇复，摇动反复也。《根结篇》曰，所谓骨繇者，摇故也，即此繇字。瞤，跳动也。酸，酸痛也。凡此飧泄等病，皆脾弱肝强所致。土气不及，则寒水无畏，故藏气举事，蛰虫早附，应藏气也。咸病寒中。火土衰也。上应岁星镇星者，岁星明而镇星暗也。谷之黄者属土，不能成实矣。

③复则收政严峻，名木苍凋。胸胁暴痛，下引少腹，善太息。虫食甘黄，气客于脾，黅谷乃减，民食少失味，苍谷乃损：王冰说：金气复木，故名木苍凋。金入于土，母怀子也，故甘物黄物虫食其中。金入土中，故气客于脾。金气大来，与土仇复，故黅减实，谷不成也。

④上应太白、岁星：王冰说：太白芒盛，岁减明也。一经少此六字，缺文耳。

张介宾说：土衰木亢，金乃复之，故收气峻而名木凋也。其为胸胁暴痛、下引少腹者，肝胆病也。虫食甘黄，气客于脾，黅谷乃减者，火土衰也。土衰者脾必弱，故民食少，滋味失。金胜者木必衰，故苍谷损。其上应于星，当太白增明而岁星失色也。

⑤上临厥阴，流水不冰，蛰虫来见，藏气不用，白乃不复。上应岁星，民乃康：王冰说：己亥，己巳岁，厥阴上临，其岁少阳在泉，火司于地，故蛰虫来见，流水不冰也。金不得复，故岁星之象如常，民康不病。

《新校正》云：详木不及上临阳明，水不及上临太阴，俱后言复，此先言复而后举上临之候者，盖白乃不复，嫌于此年有复也。

张介宾说：己巳、己亥岁也。上临厥阴则少阳相火在泉，故流水不冰，蛰虫来见。火司于地，故水之藏气不能用，金之白气不得复。岁星得专其令，民亦康而无病。

岁金不及，炎火乃行，生气乃用，长气专胜，庶物以茂，燥烁以行。上应荧惑星①。民病肩背瞀重，鼽，嚏，血便，注下。收气乃后。上应太白星。其谷坚芒②。复则寒雨暴至，乃零冰雹，霜雪杀物。阴厥且格，阳反上行，头脑户痛，延及囟顶，发热。上应辰星③。丹谷不成。民病口疮，甚则心痛④。

【集解】

①岁金不及，炎火乃行，生气乃用，长气专胜，庶物以茂，燥烁以行。上应荧惑星：王冰说：火不务德而袭金危。炎火既流，则夏生大热，生气举用，故庶物蕃茂。燥烁气至，物不胜之，烁石流金，涸泉焦草，山泽燔烁，雨乃不降，炎火大盛。天象应之，荧惑之见而大明也。

张介宾说：六乙岁也。金不及而火乘之，故炎火乃行，金不胜木，故生气用而庶物茂。火气独王，故长气胜而燥烁行。其应于星，则荧惑光芒也。

②民病肩背瞀重，鼽，嚏，血便，注下。收气乃后。上应太白星。其谷坚芒：王冰说：诸乙岁也。瞀，谓闷也。受热邪故生是病。收，金气也。火光胜故收气后。火气胜金，金不能盛，若荧惑逆守，宿属之分皆受病。

《新校正》云：详其谷坚芒，白色可见，故不云其谷白也。《经》云："上应太白"，以前后例相照，经脱"荧惑"二字，及详王注言荧惑逆守之事，盖知《经》中之阙也。

张介宾说：瞀，闷也。鼽，鼻塞流涕也。金受火邪，故为此诸病。收气后，太白无光，坚芒之谷不成，皆金气不足之应。

③上应辰星：《新校正》云：详不及之运，克我者行，胜我者之子来复。当来复之后，胜星减曜，复星明大。此只言上应辰星而不言荧惑者，阙文也。当云："上应辰星，荧惑。"

④甚则心痛：王冰说：寒气折火，则见冰雹霜雪，冰雹先伤而霜雪后损，皆寒气之常也。其灾害乃伤于赤化也。诸不及而为胜所犯，子气复之者，皆归其方也。阴厥，谓寒逆也。格，至也，亦拒也。水行折火，以救困金，天象应之，辰星明莹，赤色之谷为霜雹损之。

张介宾说：金衰火亢，水来复之，故寒雨暴至，纵以冰雹霜雪，灾伤万物，寒之变也。厥，逆也。格，拒也。寒胜于下，则阴厥格阳而反上行，是谓无根之火，故为头顶。心等病。其应于天者，辰星当明，应于地者，丹色之谷不成也。按此水复火衰，当云上应荧惑辰星。此不言荧惑者，阙文也。

岁水不及，湿乃大行，长气反用，其化乃速，暑雨数至。上应镇星[①]。民病腹满，身重，濡泄，寒疡流水，腰股痛发，腘、腨、股、膝不便，烦冤，足痿，清厥，脚下痛，甚则跗肿。藏气不政，肾气不衡。上应辰星。其谷秬[②]。上临太阴，则大寒数举，蛰虫早藏，地积坚冰，阳光不治。民病寒疾于下，甚则腹满，浮肿。上应镇星[③]。其主黅谷[④]。复则大风暴发，草偃木零，生长不鲜。面色时变，筋骨并辟，肉瞤[⑤]瘛，目视䀮䀮，物疏璺[⑥]，肌肉胗发，气并鬲中，痛于心腹。黄气乃损，其谷不登。上应岁星[⑦]。

【集解】

①岁水不及，湿乃大行，长气反用，其化乃速，暑雨数至。上应镇星：王冰说：湿大行，谓数雨也。化速，谓物早成也。火湿齐化，故暑雨数至。乘水不及而土胜之，镇星之象增益光明，逆凌留犯，其又甚矣。

张介宾说：六辛岁也。水不及而土乘之，故湿乃大行。水衰则火土同化，故长气反用，其化乃速，上应镇星光明也。

②民病腹满，身重，濡泄，寒疡流水，腰股痛发，腘、腨、股、膝不便，烦冤，足痿，清厥，脚下痛，甚则跗肿。藏气不政，肾气不衡。上应辰星。其谷秬：王冰说：藏气不能申其政令，故肾气不能内致和平。衡，平也。辰星之应，当减其明，或遇镇星临属宿者乃灾。

《新校正》云：详《经》云："上应辰星"，注言镇星，以前后例相校，此《经》阙"镇星"二字。

张介宾说：土湿太过，伤及肾阴，故为此诸病。寒疡流水，阴蚀阴疽之类也。烦冤，烦闷抑郁也。清厥，寒厥也。跗肿，浮肿也。藏气，水气也。衡，平也。不政不衡，水气衰也。上应辰星不明，下应秬谷不成。秬，黑黍也。

③上临太阴，则大寒数举，蛰虫早藏，地积坚冰，阳光不治。民病寒疾于下，甚则腹满，浮肿。上应镇星:《新校正》云:详木不及，上临阳明，上应太白镇星，此独言镇星而不言荧惑者，文阙也。盖水不及而又上临太阴，则镇星明盛以应。土气专盛，水既益弱，则荧惑无畏而明大。

④其主黅谷:王冰说:诸辛岁也。辛丑、辛未岁，上临太阴，太阳在泉，故大寒数举也。土气专盛，故镇星益明，黅谷应天岁成也。

张介宾说:辛丑、辛未岁也。太阴湿土司天，则太阳寒水在泉，故大寒举而阳光不治也。甚则腹满浮肿，湿土胜而肾气伤也。其上应者，当镇星增曜。下应者，当黅谷有成。

⑤肉瞤:陆懋修说:瞤，如匀切。《说文》:"瞤，目动也。"《西京杂记》:"陆贾曰:目瞤得酒食。"《伤寒论》:"则厥逆、筋惕、肉瞤。"(伯坚按:陆懋修所引《伤寒论》，见《伤寒论》卷三《辨太阳病脉证并治》中第六。)

⑥物疏璺:陆懋修说:璺，亡运切。《广雅·释诂》:"璺，裂也。"《方言》:"器破而未离谓之璺。"本经《六元正纪大论》:"为璺启。"注:"璺，微裂也。"

⑦上应岁星:王冰说:木复其土，故黄气反损，而黅谷不登也。谓实不成无以登祭器也。木气暴复，岁星下临宿属分者灾。

《新校正》云:详此当云:"上应岁星、镇星。"

张介宾说:水衰土亢，木后复之，故大风暴发，草仆木落，而生长失时，皆不鲜明也。面色时变，肝气动也。并，拘挛也。辟，偏欹也。瞤瘛，动掣也。䀮䀮，目不明也。璺，物因风而破裂也。肝气在外，则肌肉风疹;肝气在中，则痛于心腹;皆木胜之所致。故黄气损而属土之谷不登。其上应于天，则惟岁星当明也。愚按五运之有太过不及，而胜复之所以生也。太过者其气胜，胜而无制，则伤害甚矣。不及者其气衰，衰而无复，则败乱极矣。此胜复循环之道，出乎天地之自然，而亦不得不然者也。故其在天则有五星运气之应，在地则有万物盛衰之应，在人则有藏府疾病之应。如木强胜土，则岁星明而镇星暗。土母受侮，子必复之，故金行伐木以救困土，则太白增光，岁星反晦也。凡气见于上，则灾应于下。宿属受伤，逆犯尤甚。五运互为胜复，其气皆然。至其为病，如木胜肝强，必伤脾土。肝胜不已，燥必复之，而肝亦病矣。燥胜不已，火必复之，而肺亦病矣。此五藏互为盛衰，其气亦皆然也。夫天运之有太过不及者，即人身之有虚实也。惟其有虚而后强者胜之，有胜而后承者复之。无衰，则无胜矣。无胜，则无复矣。无胜无复，其气和平，焉得有病?恃强肆暴，元气泄尽，焉得无虚?故曰:"有胜则复，无胜则否，胜微则复微，胜甚则复甚。"可见胜复之微甚，由变化之盛衰，本无其常也。如本经《六元正纪》等论所载天时地化人事等义，至详至备，盖以明其理之常者如此也。即如《周易》之六十四卦，三百八十四爻，乃开明易道之微妙，而教人因易以求理，因象以知变。故孔子曰:"书不尽言。言不尽意。"此其大义，正与本经相同。夫天道玄微，本不易测，及其至也，虽圣人亦有所不知焉。故凡读《易》者，当知《易》道有此变，不当曰变止于此也。读运气者，当知天道有是理，不当曰理必如是也。然变化虽难必，而《易》尽其几矣。天道虽难测，而运气尽其妙矣。自余有知以来，常以五六之义，逐气推测，则彼此盈虚，十应八九。即有少不相符者，正属井蛙之见，而见有未至耳，岂天道果不足凭耶?今有昧之者，初不知常变之道，盛衰之理，孰者为方，孰者为月，孰者为相胜反胜主客承制之位，故每鉴执经文以害经意，徒欲以有限之年辰，既无穷之天道，隐微幽显，诚非易见，管测求全，陋亦甚矣。此外复有不明气化，如马宗素之流者，假仲景之名而为《伤寒铃法》等书，用气运之更迁，拟主病之方治，拘滞不通，诚然谬矣。然又有一等偏执己见，不信运气者，每谓运气之学，何益于医?且云疾病相加，岂可依运气以施治乎，非切要也。

余喻之曰,若所云者,似真运气之不必求,而运气之道,岂易言哉?凡岁气之流行,即安危之关系。或疫气偏行,而一方皆病风温。或清寒伤藏,则一时皆犯泻痢。或痘疹盛行,而多凶多吉,期各不同。或疔毒偏生,而是阴是阳,每从其类。或气急咳嗽,一乡并兴。或筋骨疼痛,人皆道苦。或时下多有中风。或前此盛行痰火。诸如此者,以众人而患同病,谓非运气之使然欤?观东垣于元时太和二年制普济消毒饮以救时行疫疠,所活甚众,非此而何?第运气之显而明者,时或盛行,犹为易见,至其精微,人多阴受,而识者为谁?夫人殊禀赋,令易寒暄,利害不侔,气交使然。故凡以太阳之人而遇流衍之气,以太阴之人而逢赫曦之纪,强者有制,弱者遇扶,气得其平,何病之有?或以强阳遇火,则炎烈生矣;阴寒遇水,则冰霜及矣。天有天符,岁有岁会,人得无人和乎?能先觉预防者,上智也。能因几辨理者,明医也。既不能知,而且云乌有者,下愚也。然则运气之要与不要,固不必辨,独慨夫知运气者之难其人耳。由此言之,则鉴执者本非智士,而不论者又岂良材,二者病则一般,彼达人之见,自所不然。故善察运气者,必当顺天以察运,因变以求气。如杜预之言历,曰治历者必当顺天以求合,非为合以验天。知乎此,则可以言历矣。而运气之道亦然。既得其义,则胜复盛衰,理可窥也。随其几而应其用,其有不合于道者,未之有也。戴人曰:"病如不是当年气,看与何年运气同,便向某年求活法,方知都在至真中。"此言虽未尽善,其亦庶几乎得运气之意矣。

帝曰:善。愿闻其时也①。

岐伯曰:悉乎哉问也!木不及,春有鸣条律畅之化,则秋有雾露清凉之政。春有惨凄残贼之胜,则夏有炎暑燔烁之复。其眚东②。其藏肝。其病内舍胠胁,外在关节③。

【集解】

①愿闻其时也:张介宾说:此下言不及之岁,其政化胜复,各有时地。本篇凡太过之年,不言胜复,故不及之。

②木不及,春有鸣条律畅之化,则秋有雾露清凉之政。春有惨凄残贼之胜,则夏有炎暑燔烁之复。其眚东:王冰说:化,和气也。胜,金气也。复,火气也。火复于金,悉因其木,故灾眚之作,皆在东方。余眚同。

《新校正》云:按木火不及,先言春夏之化、秋冬之政者,先言木火之政化,次言胜复之变也。

③其藏肝。其病内舍胠胁,外在关节:王冰说:东方,肝之主也。

张介宾说:和则为化为政,运之常也。不和则为胜为复,气之变也。如岁木不及,金当克之。使金不来胜,而木气无伤,则春有鸣条律畅之化,至秋之时,则金亦无复,而有雾露清凉之政,此气之和也。若春见金气而有惨凄残贼之胜,则木生火,火来克金,而夏有炎暑燔烁之复矣,此气之变也。然此之胜复皆因于木,故灾眚当见于东方。在人之藏应于肝,肝之部分,内在胠胁,外在关节,故其为病如此。下节之义大约俱同。

火不及,夏有炳明光显之化,则冬有严肃霜寒之政。夏有惨凄凝冽之胜,则不时有埃昏大雨之复。其眚南①。其藏心。其病内舍膺胁,外在经络②。

【集解】

①夏有惨凄凝冽之胜,则不时有埃昏大雨之复。其眚南:王冰说:化,火德也。胜,水虐也。复,土变也。南方,火也。

②其藏心。其病内舍膺胁,外在经络:王冰说:南方,心之主也。

张介宾说：火不及者，水当乘之。若水不侮火而夏有此化，则水亦无复而冬有此政。若水不务德而夏有此胜，则火生土，土来克水，而不时有此复矣。其眚南，其藏心，皆火之应。

土不及，四维有埃云润泽之化，则春有鸣条鼓拆之政①。四维发振拉飘腾之变，则秋有肃杀霖霪②之复。其眚四维③。其藏脾。其病内舍心腹，外在肌肉四支④。

【集解】

①土不及，四维有埃云润泽之化，则春有鸣条鼓拆之政：孙诒让说：按后《五常政大论》篇云："发生之纪，其德鸣靡启拆。"《六元正纪大论》篇云："其化鸣紊启拆。"与此"鸣条鼓拆"，三文并小异而义旨似同。窃疑"鸣条"当作"鸣璺"，"鼓"亦当作"启"。上文云："水不及则物疏璺。"《六元正纪大论》又云："厥阴所至，为风府，为璺启。"注云："璺，微裂也。启，开拆也。"然则鸣璺者，亦谓风过璺隙而鸣也。其作条、作紊、作靡者，皆讹字也。璺者釁之别体。《方言》云："器破而未离谓之璺。"郭注云："璺，音问。"与紊音同，故讹为紊。校写者不解鸣紊之义，或又改为鸣条。（条，俗省作条，与紊相近。）釁，俗又作亹。钮树玉《说文新附考》云："亹，釁之俗字。"《尔雅·释文》音亡匪反，与靡音近，则又讹作靡。古书传写展转舛巽，往往有此，参互校覈，其沿讹之迹固可推也。

②则秋有肃杀霖霪：陆懋修说：霪，余针切，与淫通。《玉篇》："霪，久雨也。"《淮南子·修务训》："沐浴霪雨栉扶风。"《礼·月令》："淫雨早降。"左隐九年《传》："凡雨自三日以往为霖雨。"《尔雅·释天》："淫，谓之霖。"

③其眚四维：王冰说：东南、东北、西南、西北方也。维，隅也，谓日在四隅月也。

《新校正》云：详土不及（伯坚按：守山阁本原文作"详上不及"，今据明顾从德覆宋本校改。），亦先言政化，次言胜复。

④其眚四维。其藏脾。其病内舍心腹，外在肌肉四支：王冰说：四维、中央，脾之主也。

张介宾说：四维，辰、戌、丑、未方月也。岁土不及，木当胜之。若木不侮土而四季有此化，则木亦无复而春有此政。若木胜土而四季有此变，则土生金，金来克木，而秋有此复矣。其眚四维，其藏脾，皆土之应。

金不及，夏有光显郁蒸之令，则冬有严凝整肃之应。夏有炎烁燔燎之变，则秋有冰雹霜雪之复。其眚西。其藏肺。其病内舍膺、胁、肩、背，外在皮毛①。

【集解】

①金不及，夏有光显郁蒸之令，则冬有严凝整肃之应。夏有炎烁燔燎之变，则秋有冰雹霜雪之复。其眚西。其藏肺。其病内舍膺、胁、肩、背，外在皮毛：王冰说：西方，肺之主也。

张介宾说：藏金不及，火当胜之。若火得其正而夏有此令，则水亦无复而冬有此应。若火气侮金而夏有此变，则金之子水，水来克火，而秋有此复矣。其眚西，其藏肺，皆金之应。按此下二节，不先言金水之本化，而先言火土之制化，与上三节不同者，不过文体之变耳，文虽变而义则无异也。

水不及，四维有湍润埃云之化，则不时有和风生发之应，四维发埃昏骤注之变，则不时有飘荡振拉之复。其眚北①。其藏肾。其病内舍腰、脊、骨、髓，外在溪、谷、踹、膝②。

【集解】

①水不及,四维有湍润埃云之化,则不时有和风生发之应,四维发埃昏骤注之变,则不时有飘荡振拉之复。其眚北:王冰说:飘荡振拉,大风所作。

《新校正》云:详金水不及,先言火土之化令与应,故不当秋冬而言也;次言者,火土胜复之变也。与木火土之例不同者,互文也。

②其藏肾。其病内舍腰、脊、骨、髓,外在溪、谷、踹、膝:王冰说:肉之大会为谷。肉之小会为溪。肉分之间,溪谷之会,以行荣卫,以会大气。(伯坚按:此《素问》第五十八《气穴论》文。)

张介宾说:岁水不及,土当胜之。若土不为虐,而四季有此正化,则木亦无复而不时有此正应。若土肆其胜而有四维之变,则水之子木,木来克土,而不时有此复矣。其眚北,其藏肾,皆水之应。

夫五运之政,犹权衡也。高者抑之,下者举之,化者应之,变者复之,此生、长、化、成、收、藏之理,气之常也。失常,则天地四塞矣①。故曰:"天地之动静,神明为之纪;阴阳之往复,寒暑彰其兆";此之谓也②。

【集解】

①失常,则天地四塞矣:王冰说:失常之理,则天地四时之气闭塞而无所运行,故动必有静,胜必有复,乃天地阴阳之道也。

张介宾说:夫天地阴阳之道,亦犹权衡之平,而不能少有损益也。故高而亢者必有所抑,因太过也。卑而下者必有所举,因不及也。正而为化,则有以应之,不相悖也。邪而为变,则有以复之,承乃制也。此所以生长化成收藏,皆不失其物理之常。失常,则高下不相保,而天地闭塞矣。如《玉版论要》曰:"回则不转,乃失其机",即此之谓。

②"天地之动静,神明为之纪;阴阳之往复,寒暑彰其兆";此之谓也:《新校正》云:按"故曰"已下,与《五运行大论》同。上两句又与《阴阳应象大论》文重。彼云:"阴阳之升降,寒暑彰其兆也。"

张介宾说:应天之气,动而不息。应地之气,静而守位。神明为之纪,则九星悬朗,七曜周旋也。阴阳寒暑,即动静神明之用也。此承上文而总言盛衰胜复,即天地之动静;生长化成收藏,即阴阳之往复。动静不可见,有神有明,则有纪可察矣。阴阳不可测,有寒有暑,则有兆可知矣。天地之道,此之谓也。

帝曰:夫子之言五气之变,四时之应,可谓悉矣。夫气之动乱,触遇而作,发无常会,卒然灾合,何以期之①?

岐伯曰:夫气之动变固不常在,而德化、政令、灾变,不同其候也。

【集解】

①夫气之动乱,触遇而作,发无常会,卒然灾合,何以期之:张介宾说:此下言气动之乱,皆随遇而变,故其德化政令灾变之候,各有所不同也。

帝曰:何谓也?

岐伯曰:东方生风,风生木,其德敷和,其化生荣,其政舒启,其令风,其变振发,其灾散落①。

【集解】

①东方生风,风生木,其德敷和,其化生荣,其政舒启,其令风,其变振发,其灾散落:王冰说:敷,布也。和,和气也。荣,滋荣也。舒,展也。启,开也。振,怒也。发,出也。散,谓物飘

零而散落也。

《新校正》云:按《五运行大论》云:"其德为和,其化为荣,其政为散,其令宣发,其变推拉,其眚为陨。"义与此通。

张介宾说:敷,布也。和,柔和也。荣,滋荣也。舒,展也。启,开也。振,奋动也。发,飞扬也。散落,飘零散落也。

南方生热,热生火,其德彰显,其化蕃茂,其政明曜,其令热,其变销烁,其灾燔焫①。

【集解】

①南方生热,热生火,其德彰显,其化蕃茂,其政明曜,其令热,其变销烁,其灾燔焫:《新校正》云:详《五运行大论》云:"其德为显,其化为茂,其政为明,其令郁蒸,其变炎烁,其眚燔焫。"

张介宾说:彰,昭著也。蕃,盛也。燔焫,焚灼也。销烁缓而燔焫甚也。

中央生湿,湿生土,其德溽蒸,其化丰备,其政安静,其令湿,其变骤注,其灾霖溃①。

【集解】

①其令湿,其变骤注,其灾霖溃:王冰说:溽,湿也。蒸,热也。骤注,急雨也。霖,久雨也。溃,烂泥也。

《新校正》云:按《五运行大论》云:"其德为濡,其化为盈,其政为谧,其令云雨,其变动注,其眚淫溃。"

张介宾说:溽蒸,湿热也。丰备,充盈也。骤注,急雨也。霖,久雨也。溃 ,崩决也。

西方生燥,燥生金,其德清洁,其化紧敛,其政劲切,其令燥,其变肃杀,其灾苍陨①。

【集解】

①其德清洁,其化紧敛,其政劲切,其令燥,其变肃杀,其灾苍陨:王冰说:紧,缩也。敛,收也。劲,锐也。切,急也。燥,干也。肃杀,谓风动草树,声若干也。杀气太甚,则木青干而落也。

《新校正》云:按《五运行大论》云:"其德为清,其化为敛,其政为劲,其令雾露,其变肃杀,其眚苍落。"

张介宾说:紧敛,收缩也。劲切,锐急也。肃杀,气寒肃而杀令行也。苍陨,草木苍枯而凋落也。

北方生寒,寒生水,其德凄沧,其化清谧,其政凝肃,其令寒,其变凛冽,其灾冰雪霜雹①。

【集解】

①其德凄沧,其化清谧,其政凝肃,其令寒,其变凛冽,其灾冰雪霜雹:王冰说:凄沧,薄寒也。谧,静也。肃,中外严整也。凛冽,甚寒也。冰雪霜雹,寒气凝结所成。水复火,则非时而有也。

《新校正》云:按《五运行大论》云:"其德为寒,其化为肃,其政为静,其变凝冽,其眚冰雹。"

张介宾说:凄沧,寒气也。谧,静也。凝肃,坚敛也。凛冽,寒甚也。冰霜雪雹,阴气所凝,或太阳用事,或以水复火,则非时而见。

是以察其动也，有德、有化、有政、有令、有变、有灾，而物由之，而人应之也[①]。

【集解】

①有德、有化、有政、有令、有变、有灾，而物由之，而人应之也：王冰说：夫德化政令，和气也。其动静胜复，施于万物，皆悉生成。变与灾，杀气也。其出暴速，其动骤急，其行损伤，虽皆天地自为动静之用，然物有不胜其动者，且损、且病、且死焉。

张介宾说：德化政令，和气也。为灾为变，乖气也。施化出乎天地，而人物应之。得其和，则为生为成。遇其乖，则为灾为害。

帝曰：夫子之言岁候不及其[①]太过而上应五星，令夫德化、政令、灾眚、变易，非常而有也，卒然而动，其亦为之变乎[②]。

岐伯曰：承天而行之，故无妄动，无不应也。卒然而动者，气之交变也，其不应焉。故曰："应常不应卒"，此之谓也[③]。

【集解】

①其：顾观光说：马《注》云："'其'字当在'不及'上。"

②令夫德化、政令、灾眚、变易，非常而有也，卒然而动，其亦为之变乎：张介宾说：此承前章而详求五星之应，谓凡德化、政令、灾眚、变易，其有卒然而动者，是亦应之否也。

③承天而行之，故无妄动，无不应也。卒然而动者，气之交变也，其不应焉。故曰："应常不应卒"，此之谓也：王冰说：德化政令，气之常也。灾眚变易，气卒交会而有胜负者也。常，谓岁四时之气不差晷刻者。不常，不久也。

张介宾说：承天而行，谓岁候承乎天运，故气无妄动，而五星之见，则动无不应也。但其卒然而动者，非关天运，随遇为变，则五星未必应焉，以应常不应卒也。常，谓盛衰之常，其来有自，故必无不应。卒者，一时之会，非有大变，则亦有不应者矣。

帝曰：其应奈何？

岐伯曰：各从其气化也[①]。

【集解】

①各从其气化也：王冰说：岁星之化，以风应之。荧惑之化，以热应之。镇星之化，以湿应之。太白之化，以燥应之。辰星之化，以寒应之。（伯坚按：参阅《素问》第四《金匮真言论》第八段集解附表和第五《阴阳应象大论》第十五段集解附表。）气变则应，故各从其气化也。上文言复胜皆上应之，今《经》言应常不应卒，所谓无大变易而不应，然其胜复，当色有枯燥润泽之异，无见小大以应之。

张介宾说：各从其气化者，岁星之化其应风，荧惑之化其应火，镇星之化其应湿，太白之化其应燥，辰星之化其应寒也。

帝曰：其行之徐疾逆顺何如？

岐伯曰：以道留久，逆守而小，是谓省下[①]。以道而去，去而速来，曲而过之，是谓省遗过也[②]。久留而环，或离或附，是谓议灾，与其德也[③]。应近则小，应远则大[④]。芒而大，倍常之一其化甚，大常之二其眚即也[⑤]。小常之一其化减，小常之二是谓临视。省下之过与其德也[⑥]，德者福之，过者伐之[⑦]。是以象之见也，高而远则小，下而近则大[⑧]。故大则喜怒迩，小则祸福远[⑨]。岁运太过，则运星北越[⑩]。运气相得，则各行以道[11]。故岁运太过，畏星失色而兼其母[12]；不及，则色兼，其所不胜[13]。肖者瞿瞿，莫知其妙。闵闵之当，孰者为良[14]。妄行无征，示畏侯王[15]。

【集解】

①以道留久，逆守而小，是谓省下：王冰说：以道，谓顺行。留久，谓过应留之日数也。省下，谓察天下人君之有德有过者也。

张介宾说：道，五星所行之道也。留久，稽留延久也。逆守，逆行不进而守其度也。小，无芒而光不露也。省下，谓察其分野君民之有德有过者也。

②以道而去，去而速来，曲而过之，是谓省遗过也：王冰说：顺行已去，已去辄逆行而速，委曲而经过，是谓遗其过而辄省察之也。行急行缓，往多往少，盖谓罪之有大有小，按其遗而断之。

张介宾说：谓既去而复速来，委曲逡巡而过其度也。省遗过，谓省察有未尽，而复省其所遗过失也。

③久留而环，或离或附，是谓议灾，与其德也：王冰说：环，谓如环之远，盘回而不去也。火议罪，金议杀，土木水议德也。

张介宾说：环，回环旋远也。或离或附，欲去不去也。议灾与德，若有所议而为灾为德也。

④应近则小，应远则大：王冰说：近，谓犯星常在。远，谓犯星去久。大小，谓喜庆及罚罪事。

张介宾说：应，谓灾德之应也。所应者近而微，其星则小。所应者远而甚，其星则大。

⑤倍常之一其化甚，大常之二其眚即也：王冰说：甚，谓政令大行也。发，谓起也。（顾观光说：依《注》，则正文当有"发"字，在"即"字下。）即，至也。金火有之。

张介宾说：芒，光芒也。甚，气化之盛也。即，灾眚即至也。

⑥省下之过与其德也：王冰说：省，谓省察万国人吏侯王有德有过者也。故侯王人吏安可不深思诫慎耶？

⑦德者福之，过者伐之：王冰说：有德则天降福以应之，有过则天降祸以淫之，则知祸福无门，惟人所召尔。

张介宾说：减气化之衰也。若小于常之二倍，则不及甚矣。其灾眚亦所必至。临视，犹言观察也。省下之过与其德，谓省察其宿属分野之下，有德者锡之以福，有过者伐之以灾也。

⑧高而远则小，下而近则大：王冰说：见物之理也。

顾观光说：高于太阳，则距地远而视之若小。下于太阳，则距地近而视之若大。五星以太阳为心，古人盖知之矣。

⑨故大则喜怒迩，小则祸福远：王冰说：象见高而小，既未即祸，亦未即福。象见下而大，福既不远，祸亦未遥。但当修德省过以候厥终，苟未能慎祸而务求福祐，岂有是者哉。

张介宾说：凡高而远者，其象则小。下而近者，其象必大。大则近，而喜怒之应亦近。小则远，而祸福之应亦远。观五星有迟留伏逆之变，则其或高或下，又可知矣。按上文云："应近则小，应远则大"，此云："大则喜怒迩，小则祸福远"，似乎相反。但上文之近远，近言其微，远言其甚，故应微而近则象小，应甚而远则象大。此言迩远者，迩言其急，远言其缓，故象大则喜怒之应近而急，象小则祸福之应远而缓。盖上文以体象言，此以远近辨，二者词若不同，而理则无二也。

⑩则运星北越：王冰说：火运火星，木运木星之类也。北越，谓北而行也。

张介宾说：运星，主岁之星也。北越，越出应行之度而近于北也。盖北为紫微太一所居之位，运星不守其度，而北越近之，其恃强骄肆之气可见。

⑪则各行以道：王冰说：无克伐之嫌，故守常而各行于中道。

张介宾说：无强弱胜负之气，故各守其当行之道。

⑫岁运太过，畏星失色而兼其母：王冰说：木失色而兼玄，火失色而兼苍，土失色而兼赤，金失色而兼黄，水失色而兼白，是谓兼其母也。

张介宾说：畏星，即所制之星，如木运太过，则镇为畏星也。失色而兼其母者，木失色而兼玄，火失色而兼苍，土失色而兼赤，金失色而兼黄，水失色而兼白也。其所以然者，如木气有余则土星失色而兼赤，赤为木之子，而又为土之母，子母气必相应。故兼见也。此正其循环相承之妙。

⑬不及，则色兼，其所不胜：王冰说：木兼白色，火兼玄色，土兼苍色，金兼赤色，水兼黄色，是谓兼不胜也。

张介宾说：木不及则兼白，火不及则兼玄，土不及则兼苍，金不及则兼赤，水不及则兼黄，兼其所相制也。

⑭肖者瞿瞿，莫知其妙。闵闵之当，孰者为良：《新校正》云：详“肖者”至“为良”，与《灵兰秘典论》重，彼有注。

张介宾说：肖，取法也。瞿瞿，却顾貌。闵闵，多忧也。夫天道难穷，谭非容易，虽欲取法者瞿瞿多顾，然皆莫知其妙，故于闵闵之才，能当忧世之任者，果孰为良哉？盖甚言难其人也。《灵兰秘典论》曰：“消者瞿瞿，孰言其要”，文义与此稍异。

⑮妄行无征，示畏侯王：王冰说：不识天意，心私度之，妄言灾咎，卒无徵验，适足以示畏之兆于侯王，荧惑于庶民矣。

张介宾说：知天道者既难其人，故每有妄行之徒，用无徵之说，以示畏侯王。言而不应，反惑其敬畏修德之心。若此辈者，不惟无补于事，而适足为误事之罪人也。

帝曰：其灾应何如？

岐伯曰：亦各从其化也。故时至有盛衰，凌犯有逆顺，留守有多少，形见有善恶，宿属有胜负，征应有吉凶矣①。

【集解】

①故时至有盛衰，凌犯有逆顺，留守有多少，形见有善恶，宿属有胜负，征应有吉凶矣：王冰说：五星之至，相王为盛；囚死为衰；东行凌犯为顺，灾轻；西行凌犯为逆，灾重；留守日多，则灾深；留守日少，则灾浅；星喜润则为见善；星怒燥忧丧则为见恶。宿属，谓所生月之属，二十八宿及十二辰相分所属之位也。命胜星，不灾不害；不胜星，为灾小重；命与星相得，虽灾无害。灾者，狱讼疾病之谓也。虽五星凌犯之事，时遇星之囚死时月，虽灾不成。然火犯留守逆临，则有诬谮狱讼之忧。金犯，则有刑杀气郁之忧。木犯，则有震惊风鼓之忧。土犯，则有中满下利跗肿之忧 。水犯，则有寒气冲胻之忧。故曰徵应有吉凶也。

张介宾说：时至，四时之更至也。五星之运，当其时则盛，非其时则衰。退而东行凌犯者，星迟于天，故为顺，灾轻。进而西行凌犯者，星速于天，故为逆，灾重。留守日多则灾深。留守日少则灾浅。形见有喜润之色，为善。形见有怒燥忧丧之色，为恶。宿属，谓二十八宿及十二辰位，各有五行所属之异。凡五星所临，太过逢王，不及逢衰，其灾更甚；太过有制，不及得助，其灾必轻；即胜负也。五星之为德为化者吉，为灾为变者凶，皆徵应也。

帝曰:其善恶何谓也?

岐伯曰:有喜、有怒、有忧、有丧、有泽、有燥,此象之常也,必谨察之①。

【集解】

①必谨察之:王冰说:夫五星之见也,从夜深见之。人见之喜,星之喜也。见之畏,星之怒也。光色微曜,乍明乍暗,星之忧也。光色迥然,不彰不莹,不与众同,星之丧也。光色圆明,不盈不缩,怡然莹然,星之喜也。光色勃然临人,芒彩满溢,其象懔然,星之怒也。泽,洪润也。燥,干枯也。

张介宾说:班固曰:"五行精气,其成形在地,则结为木、火、土、金、水。其成象在天,则木合岁星居东,火合荧惑居南,金合太白居西,水合辰星居北,土合镇星居中央。分旺四时,则春木、夏火、秋金、冬水,各旺七十二日,土旺四季,辰、戌、丑、未之月各十八日,合之为三百六十日。其为色也,则木青、火赤、金白、水黑、土黄。其为分野,各有归度。旺相休废,其色不同。旺则光芒。相则内实。休则光芒无角,不动摇。废则光少色。白圜者丧。赤圜者兵。青圜者夏水。黑圜者疾多死。黄圜吉。白角者哭泣之声。赤角者犯我城。黑角者水行穷兵。"太史公曰"五星同色,天下偃兵,百姓安宁,五谷蕃昌,春风秋雨,冬寒夏暑,日不食朔,月不食望,是为有道之国,必有圣人在乎其位也。"

帝曰:六者高下异乎?

岐伯曰:象见高下,其应一也,故人亦应之①。

【集解】

①象见高下,其应一也,故人亦应之:王冰说:观象睹色,则中外之应,人天咸一矣。

张介宾说:有此象则有此应,高下虽异,气应则一也。

帝曰:善。其德化政令之动静损益皆何如?

岐伯曰:夫德化、政令、灾变,不能相加也①;胜复、盛衰,不能相多也②;往来、小大,不能相过也③;用之升降,不能相无也④;各从其动而复之耳⑤。

【集解】

①其德化、政令、灾变,不能相加也:王冰说:天地动静,阴阳往复,以德报德,以化报化,政令灾眚及动复亦然,故曰不能相加也。

张介宾说:加,增重也,亦相陵也。夫天地动静,阴阳往复,政令灾眚,报施不爽,故不能相加也。

②胜复、盛衰,不能相多也:王冰说:胜盛复盛,胜微复微,不应以盛报微,以化报变,故曰不能相多也。

张介宾说:胜微则复微,胜甚则复甚,故不能相多也。

③往来、小大,不能相过也:王冰说:胜复日数多少皆同,故曰不能相过也。

张介宾说:胜复小大,气数皆同,故不能相过也。

④用之升降,不能相无也:王冰说:木之胜金必报,火土金水皆然,未有胜而无报者,故气不能相使无也。

张介宾说:五行之用,先者退而后者进,迭为升降。升降大则气化息矣,故不能相无也。

⑤各从其动而复之耳:王冰说:动必有复,察动以言复也。《易》曰:"吉凶悔吝生乎动",此之谓与。天虽高,不可度;地虽广,不可量;以气动复言之,其犹视掌矣。

张介宾说：五运之政，犹权衡也，故动有盛衰，则复有微甚，各随其动而应之。《六微旨大论》曰："成败倚伏生乎动。动而不已，则变作矣。"《易》曰："吉凶悔吝者，生乎动者也。"皆此之谓。然则天地和平之道，有必不可损益于其间者，于此章之义可见矣。

帝曰：其病生何如[①]？

岐伯曰：德化者，气之祥。政令者，气之章。变易者，复之纪。灾眚者，伤之始[②]。气相胜者和，不相胜者病，重感于邪则甚也[③]。

【集解】

①其病生何如：张介宾说：言灾变眚伤之应于病也。

②政令者，气之章。变易者，复之纪。灾眚者，伤之始：张介宾说：祥，瑞应也。章，昭著也。纪者，变易之候。始者，灾伤所由。

③气相胜者和，不相胜者病，重感于邪则甚也：王冰说：祥，善应也。章，程也，式也。复纪，谓报复之纲纪也。重感，谓年气已不及天气，是为重感。重，谓重累也。

张介宾说：相胜，相当也。谓人气与岁气相当，则为比和而无病。不相当，则邪正相干而病生矣。重感于邪，如有余逢王，不足被伤，则盛者愈盛，虚者愈虚，其病必甚也。

帝曰：善。所谓精光之论，大圣之业，宣明大道，通于无穷，究于无极也。余闻之，善言天者必应于人，善言古者必验于今，善言气者必彰于物，善言应者同天地之化，善言化言变者通神明之理，非夫子孰能言至道欤[①]？乃择良兆而藏之灵室，每旦读之，命曰气交变。非齐[②]戒不敢发，慎传也[③]。

【集解】

①非夫子孰能言至道欤：王冰说：太过不及，岁化无穷，气交迁变，流于无极。然天垂象，圣人则之以知吉凶。何者？岁太过而星大、或明莹，岁不及而星小、或失色，故吉凶可指而见也。吉凶者何谓？物禀五常之气以生成，莫不上参，应之有否有宜，故曰吉凶斯至矣，故曰"善言天者必应于人"也。言古之道而今必应之，故曰"善言古者必验于今"也。化气生成，万物皆禀，故言气应者以物明之，故曰"善言气者必彰于物"也。彰，明也。气化之应，如四时行，万物备，故善应者必同天地之造化也。物生谓之化，物极谓之变，言万物化变终始必契于神明运为，故言化变者通于神明之理。圣人智周万物，无所不通，故言必有发，动无不应之也。

②非齐：明顾从德本亦作"齐"。

按：《新校正》云："详此文与《六元正纪大论》末同。"查《六元正纪大论》末云："非斋戒不敢示"据此则"齐"应作"斋"。康熙字典"齐"字下："《正韵》：'斋字古单作齐。'详斋字注。"又"斋"字下："《洪武正韵》云：'古单作齐，后人于其下加立心以别之耳。'"中华书局一九三六年版《辞海》"齐"字下："蓄埃切，音斋，侄韵，斋戒字古多作齐。"据以上说，此处"齐"字应读作"斋"。

③慎传也：王冰说：灵室，谓灵兰室，黄帝之书府也。

《新校正》云：详此文与《六元正纪大论》末同。

张介宾说：圣人知周万物，故能通于无穷，究于无极。因天以应人，因古以知今，因气应变化以通神明之理。帝所以极言赞美，用示珍藏者，重之甚也。

五常政大论第七十①

①五常政大论第七十:《新校正》云:详此篇统论五运,有平气、不及、太过之事。次言地理,有四方、高下、阴阳之异。又言岁有不病而藏气不应,为天气制之而气有所从之说。仍言六气、五类相制胜,而岁有胎孕不育之理。而后明在泉、六化、五味有薄厚之异,而以治法终之。此篇之大概如此,而专名《五常政大论》者,举其所先者言也。

伯坚按:《甲乙经》和今存残本《黄帝内经太素》都没有收载本篇的文字。本篇和《类经》的篇目对照,列表于下:

素　问	类　经
五常政大论第七十	卷十二——病之中外治有先后(论治类六·三) 卷十二——有毒无毒制方有约必先岁气无伐天和(论治类十一) 卷十二——久病而瘠必养必和(论治类十二) 卷二十五——五运三气之纪物生之应(运气类十三) 卷二十五——天气地气制有所从(运气类十四·一) 卷二十五——天气地气制有所从(运气类十四·二) 卷二十五——岁有胎孕不育根有神机气立(运气类十五) 卷二十五——天不足西北地不满东南阴阳高下寿夭治法(运气类十六)

黄帝问曰:太虚寥廓,五运回薄①,衰盛不同,损益相从②,愿闻平气何如而名,何如而纪也。

岐伯对曰:昭乎哉问也!木曰敷和③。火曰升明④。土曰备化⑤。金曰审平⑥。水曰静顺⑦。

【集解】

①太虚寥廓,五运回薄:江有诰《先秦韵读》:太虚寥廓(指入声),五运回薄。(鱼部)

②衰盛不同,损益相从:江有诰《先秦韵读》:衰盛不同,损益相从。(东部)

③木曰敷和:王冰说:敷布和气,物以生荣。

张介宾说:木得其平,则敷布和气以生万物。

④火曰升明:王冰说:火气高明。

张介宾说:阳之性升,其德明显。

⑤土曰备化:王冰说:广被化气,资于群品。

张介宾说:土含万物,无所不备。土生万物,无所不化。

⑥金曰审平:王冰说:金气清,审平而定。

张介宾说:金主杀伐,和则清宁,故曰审平,无妄刑也。

⑦水曰静顺:王冰说:水体清静,顺于物也。

张介宾说:水体清静,性柔而顺。

帝曰:其不及奈何?

岐伯曰：木曰委和[①]。火曰伏明[②]。土曰卑监[③]。金曰从革[④]。水曰涸流[⑤]。

【集解】

①木曰委和：王冰说：阳和之气，委屈而少用也。

张介宾说：阳委屈，发生少也。

②火曰伏明：王冰说：明曜之气，屈伏不伸。

张介宾说：阳德不彰，光明伏也。

③土曰卑监：王冰说：土虽卑少，犹监万物之生化也。

张介宾说：气陷不达，政屈不化也。

④金曰从革：王冰说：从顺革易，坚成万物。

张介宾说：金性本刚，其不及则从火化而变革也。

⑤水曰涸流：王冰说：水少，故流注干涸。

张介宾说：水气不及，则源流干涸也。

帝曰：太过何谓？

岐伯曰：木曰发生[①]。火曰赫曦[②]。土曰敦阜[③]。金曰坚成[④]。水曰流衍[⑤]。

【集解】

①木曰发生：王冰说：宣发生气，万物以荣。

张介宾说：木气有余，发生盛也。

②火曰赫曦：王冰说：盛明也。

张介宾说：阳光炎盛也。

③土曰敦阜：王冰说：敦，厚也。阜，高也。土余，故高而厚。

张介宾说：敦，厚也。阜，高也。土本高厚，此言其尤盛也。

④金曰坚成：王冰说：气爽风劲，坚成庶物。

张介宾说：金性坚刚，用能成物，其气有余，则坚成尤甚也。

⑤水曰流衍：王冰说：衍，泮衍也。溢也。

张介宾说：衍，满而溢也。

帝曰：三气之纪，愿闻其候。

岐伯曰：悉乎哉问也[①]！敷和之纪，木德周行，阳舒阴布，五化宣平[②]。其气端[③]。其性随[④]。其用曲直[⑤]。其化生荣[⑥]。其类草木[⑦]。其政发散[⑧]。其候温和[⑨]。其令风[⑩]。其藏肝[⑪]。肝，其畏清[⑫]，其主目[⑬]。其谷麻[⑭]。其果李[⑮]。其实核[⑯]。其应春[⑰]。其虫毛[⑱]。其畜犬[⑲]。其色苍[⑳]。其养筋[㉑]。其病里急支满[㉒]。其味酸[㉓]。其音角[㉔]。其物中坚[㉕]。其数八[㉖]。

【集解】

①悉乎哉问也：《新校正》云：按此论与《五运行大论》及《阴阳应象大论》《金匮真言论》相通。

②敷和之纪，木德周行，阳舒阴布，五化宣平：王冰说：自当其位，不与物争，故五气之化，各布政令于四方，无相干犯。（《新校正》云：按王注太过不及，各纪年辰，此平木运注不纪年辰者，平气之岁不可以定纪也。或者欲补注云："谓丁巳、丁亥、壬寅、壬申岁"者，是未达也。）

张介宾说：此下详言平运之纪也。木之平运，是曰敷和。木德周行，则阳气舒而阴气布，故凡生长化收藏之五化,无不由此而宣行其和平之气也。按此论与《金匮真言论》《阴阳应象大论》《五运行大论》义通,所当参阅。

③其气端:王冰说:端,直也,丽也。

张介宾说:正而直也。

④其性随:王冰说:顺于物化。

张介宾说:柔和随物也。

⑤其用曲直:王冰说:曲直材干,皆应用也。

张介宾说:曲直成材也。

⑥其化生荣:王冰说:木化宣行,则物生荣而美。

张介宾说:生气荣茂也。

⑦其类草木:王冰说:木体坚高,草形卑下,然各有坚脆刚柔,蔓结条屈者。

张介宾说:凡长短坚脆,皆木类也。

⑧其政发散:王冰说:春气发散,物禀以生,木之化也。

张介宾说:木主春,其气上升,故政主发散。

⑨其候温和:王冰说:和,春之气也。

张介宾说:春之候也。

⑩其令风:王冰说:木之令,行以和风。

张介宾说:木之化也。

⑪其藏肝:王冰说:五藏之气与肝同。

张介宾说:肝属木也。

⑫其畏清:王冰说:清,金令也。木性暄,故畏清。《五运行大论》曰:"木其性暄。"又曰:"燥胜风。"

张介宾说:清者,金气也。

⑬其主目:王冰说:阳升明见,目与同也。

张介宾说:肝之窍也。

⑭其谷麻:王冰说:色苍也。

《新校正》云:按《金匮真言论》云:"其谷梦。"与此不同。

张介宾说:麻之色苍也。

⑮其果李:王冰说:味酸也。

⑯其实核:王冰说:中有坚核者。

张介宾说:诸核皆属木,其质强也。

⑰其应春:王冰说:四时之中,春化同。

张介宾说:木王之时也。

⑱其虫毛:王冰说:木化宣行,则毛虫生。

张介宾说:毛直如木,气类同也。

⑲其畜犬:王冰说:如草木之生,无所避也。

《新校正》云:按《金匮真言论》云:"其畜鸡。"

张介宾说:味酸也。

⑳其色苍:王冰说:木化宣行,则物浮苍翠。

张介宾说：青翠色也。

㉑其养筋：王冰说：酸入筋。

张介宾说：酸为木化也。

㉒其病里急支满：王冰说：木气所生。

《新校正》云：按《金匮真言论》云："是以知病之在筋也。"

张介宾说：厥阴肝气为病也。

㉓其味酸：王冰说：木化敷和，则物酸味厚。

张介宾说：酸为木化也。

㉔其音角：王冰说：调而直也。

张介宾说：角音属木，其声在清浊之间。

㉕其物中坚：王冰说：象土中之有木也。

张介宾说：象土中有木也。

㉖其数八：王冰说：成数也。

张介宾说：木之生数三，成数八也。

升明之纪，正阳而治，德施周普，五化均衡①。其气高②。其性速③。其用燔灼④。其化蕃茂⑤。其类火⑥。其政明曜⑦。其候炎暑⑧。其令热⑨。其藏心⑩。心，其畏寒⑪，其主舌⑫。其谷麦⑬。其果杏⑭。其实络⑮。其应夏⑯。其虫羽⑰。其畜马⑱。其色赤⑲。其养血⑳。其病瞤瘛㉑。其味苦㉒。其音徵㉓。其物脉㉔。其数七㉕。

【集解】

①五化均衡：王冰说：均，等也。衡，平也。

张介宾说：火之平运，是曰升明。火主南方，故曰正阳。阳气无所不至，故曰周普。五化义见前。

②其气高：王冰说：火炎上。

张介宾说：阳主升也。

③其性速：王冰说：火性躁疾。

④其用燔灼：王冰说：灼，烧也。燔之与灼，皆火之用。

张介宾说：烧炙也。

⑤其化蕃茂：王冰说：长气盛，故物大。

⑥其类火：王冰说：五行之气，与火类同。

张介宾说：诸火皆其类也。

⑦其政明曜：王冰说：德合高明，火之政也。

张介宾说：阳之光也。

⑧其候炎暑：王冰说：气之至也，以是候之。

张介宾说：火之候也。

⑨其令热：王冰说：热至乃令行。

张介宾说：火之化也。

⑩其藏心：王冰说：心气应之。

张介宾说：心属火也。

⑪其畏寒：王冰说：寒，水令也。心性暑热，故畏寒。《五运行大论》曰："心其性暑。"又曰："寒胜热。"

张介宾说：寒为水气也。

⑫其主舌：王冰说：火以烛幽，舌申明也。

张介宾说：心之官也。

⑬其谷麦：王冰说：色赤也。

《新校正》云：按《金匮真言论》云："其谷黍。"又《藏气法时论》云："麦也。"（伯坚按：《素问》第二十二《藏气法时论》说："肺色白，宜食苦。麦、羊肉、杏、薤，皆苦。"本篇以麦配心，《藏气法时论》以麦配肺，配合不同。）

⑭其果杏：王冰说：味苦也。

⑮其实络：王冰说：中有支络者。

张介宾说：实中之系，脉络之类也。

⑯其应夏：王冰说：四时之气，夏气同。

张介宾说：火王之时也。

⑰其虫羽：王冰说：羽，火象也。火化宣行，则羽虫生。

张介宾说：羽翔而升，属乎火也。

⑱其畜马：王冰说：健决躁速，火类同。

《新校正》云：按《金匮真言论》云："其畜羊。"

张介宾说：快健躁疾，得火性也。

⑲其色赤：王冰说：色同火明。

张介宾说：赤色属火也。

⑳其养血：张介宾说：心主血也。

㉑其病瞤瘛：王冰说：火之性动也。

《新校正》云：按《金匮真言论》云："是以知病之在脉也。"

㉒其味苦：王冰说：升明气化，物苦味纯。

张介宾说：苦为火化也。

㉓其音徵：王冰说：和而美。

张介宾说：徵音属火，其声次清。

㉔其物脉：王冰说：中多支脉，火之化也。

张介宾说：脉之所至，即阳气所及也。

㉕其数七：王冰说：成数也。

张介宾说：火之生数二，成数七。

备化之纪，气协天休，德流四政，五化齐修[①]。其气平[②]。其性顺[③]。其用高下[④]。其化丰满[⑤]。其类土[⑥]。其政安静[⑦]。其候溽蒸[⑧]。其令湿[⑨]。其藏脾[⑩]。脾，其畏风[⑪]，其主口[⑫]。其谷稷[⑬]。其果枣[⑭]。其实肉[⑮]。其应长夏[⑯]。其虫倮[⑰]。其畜牛[⑱]。其色黄[⑲]。其养肉[⑳]。其病否[㉑]。其味甘[㉒]。其音宫[㉓]。其物肤[㉔]。其数五[㉕]。

【集解】

①备化之纪,气协天休,德流四政,五化齐修:王冰说:土之德静,分助四方,赞成金木水火之政。土之气厚,应天休和之气,以生长收藏,终而复始,故五化齐修。

张介宾说:土之平运,是曰备化。气协天休,顺承天化,而济其美也。德流四政,土德分助四方,以赞成金木水火之政也。故生长化收藏咸得其政,而五者齐修矣。

②其气平:王冰说:土之生也平而正。

张介宾说:土之气象平而厚也。

③其性顺:王冰说:应顺群品,悉化成也。

张介宾说:顺万物之性,而各成其化也。

④其用高下:王冰说:田土高下,皆应用也。

张介宾说:或高或下,皆其用也。

⑤其化丰满:王冰说:丰满万物,非土化不可也。

张介宾说:万物成实,必赖乎土,故土曰充气。

⑥其类土:王冰说:五行之化,土类同。

张介宾说:诸土皆其类也。

⑦其政安静:王冰说:土体厚,土德静,故政化赤然。

张介宾说:土厚而安静,其政亦然。

⑧其候溽蒸:王冰说:溽,湿也。蒸,热也。

张介宾说:长夏之候也。

⑨其令湿:王冰说:湿化不绝竭,则土令延长。

张介宾说:土之化也。

⑩其藏脾:王冰说:脾气同。

张介宾说:脾属土也。

⑪其畏风:王冰说:风,木令也。脾性虽四气兼并,然其所主,犹畏木也。《五运行大论》云:"脾其性静兼。"又曰:"风胜湿。"

张介宾说:风者,木气也。

⑫其主口:王冰说:土体包容,口主受纳。

张介宾说:脾之窍也。

⑬其谷稷:王冰说:色黄也。

《新校正》云:按《金匮真言论》作"稷",《藏气法时论》作"粳"。

张介宾说:小米之粳者曰稷,苋谷也。

⑭其果枣:王冰说:味甘也。

⑮其实肉:王冰说:中有肌肉者。

张介宾说:土主肌肉也。

⑯其应长夏:王冰说:长夏,谓长养之夏。

《新校正》云:按王注《藏气法时论》云:"夏为土母,土长于中,以长而治,故云长夏。"又注《六节藏象论》云:"所谓长夏者,六月也。土生于火,长在夏中,既长而王,故云长夏。"

张介宾说:长夏者,六月也。土生于火,长在夏中,既长而王,故云长夏。

⑰其虫倮:王冰说:无毛羽鳞甲,土形同。

张介宾说:倮,赤体也。《礼记·月令》亦曰:"其虫倮",注曰:"人为倮虫之长"。

⑱其畜牛：王冰说：成彼稼穑，土之用也。牛之应用，其缓而和。

张介宾说：其性和缓，其功稼穑，得土气也。

⑲其色黄：王冰说：土同也。

张介宾说：黄属土也。

⑳其养肉：王冰说：所养者厚而静。

张介宾说：脾土所主也。

㉑其病否：王冰说：土性拥碍。

《新校正》云：按《金匮真言论》云："病在舌本。是以知病之在肉也。"

张介宾说：脾之病也。

陆懋修说：否，符鄙切，与痞、脴通。《说文》："痞，痛也。"《释名》："脴，否也，气否结也。"

㉒其味甘：王冰说：备化气丰，则物甘味厚。

张介宾说：甘为土化也。

㉓其音宫：王冰说：大而重。

张介宾说：宫音属土，其声下而浊。

㉔其物肤：王冰说：物禀备化之气，则多肌肉。

张介宾说：即肌肉也。

㉕其数五：王冰说：生数也。正土不虚加故也。

张介宾说：土之生数五，成数十。

审平之纪，收而不争，杀而无犯，五化宣明①。其气洁②。其性刚③。其用散落④。其化坚敛⑤。其类金⑥。其政劲肃⑦。其候清切⑧。其令燥⑨。其藏肺⑩。肺，其畏热⑪，其主鼻⑫。其谷稻⑬。其果桃⑭。其实壳⑮。其应秋⑯。其虫介⑰。其畜鸡⑱。其色白⑲。其养皮毛⑳。其病咳㉑。其味辛㉒。其音商㉓。其物外坚㉔。其数九㉕。

【集解】

①审平之纪，收而不争，杀而无犯，五化宣明：王冰说：犯，谓刑犯于物也。收而不争，杀而无犯，匪审平之德何以能为是哉。

张介宾说：金之平运，是曰审平。金气平则收而不争，杀而无犯。犯，谓残害于物也。金气清肃，故五化得之皆以宣明。

②其气洁：王冰说：金气以洁白莹明为事。

张介宾说：洁白莹明，金之气也。

③其性刚：王冰说：性刚，故摧缺于物。

张介宾说：刚劲锋利，金之性也。

④其用散落：王冰说：金用则万物散落。

张介宾说：散落万物，金之用也。

⑤其化坚敛：王冰说：收敛坚强，金之化也。

⑥其类金：王冰说：审平之化，金类同。

张介宾说：诸金皆其类也。

⑦其政劲肃：王冰说：化急速而整肃也。劲，锐也。

张介宾说:急速而严,金之政也。
⑧其候清切:王冰说:清,大凉也。切,急也。风声也。
张介宾说:秋之候也。
⑨其令燥:王冰说:燥,干也。
张介宾说:金之化也。
⑩其藏肺:王冰说:肺气之用,同金化也。
张介宾说:肺属金也。
⑪其畏热:王冰说:热,火令也。肺性凉,故畏火热。《五运行大论》曰:“肺其性凉。”
张介宾说:热为火气也。
⑫其主鼻:王冰说:肺藏气,鼻通息也。
张介宾说:肺之窍也。
⑬其谷稻:王冰说:色白也。
《新校正》云:按《金匮真言论》作“稻”、《藏气法时论》作“黄黍”。
⑭其果桃:王冰说:味辛也。
⑮其实壳:王冰说:外有坚壳者。
张介宾说:凡物之皮壳皆坚,金刚居外也。
陆懋修说:《文选》张协《七命》:“剖椰子之壳。”注:“凡物内盛者皆谓之壳。”
⑯其应秋:王冰说:四时之化,秋气同。
张介宾说:金之王也。
⑰其虫介:王冰说:外被坚甲者。
张介宾说:甲坚而固,得金气也。
⑱其畜鸡:王冰说:性善斗伤,象金用也。
《新校正》云:按《金匮真言论》云:“其畜马。”
张介宾说:性好斗,故属金。
⑲其色白:王冰说:色同也。
张介宾说:白色属金也。
⑳其养皮毛:王冰说:坚同也。
张介宾说:肺金所主也。
㉑其病咳:王冰说:有声之病,金之应也。
《新校正》云:按《金匮真言论》云:“病在背,是以知病之在皮毛也。”
张介宾说:肺金病也。
㉒其味辛:王冰说:审平化治,则物辛味正。
张介宾说:辛为金化也。
㉓其音商:王冰说:和利而扬。
张介宾说:商音属金,其声次浊。
㉔其物外坚:王冰说:金化宣行,则物体外坚。
张介宾说:壳之类也。
㉕其数九:王冰说:成数也。
张介宾说:金之生数四,成数九。

静顺之纪,藏而勿害,治而善下,五化咸整①。其气明②。其性下③。其用沃衍④。其化凝坚⑤。其类水⑥。其政流演⑦。其候凝肃⑧。其令寒⑨。其藏肾⑩。肾,其畏湿⑪,其主二阴⑫。其谷豆⑬。其果栗⑭。其实濡⑮。其应冬⑯。其虫鳞⑰。其畜彘⑱。其色黑⑲。其养骨髓⑳。其病厥㉑。其味咸㉒。其音羽㉓。其物濡㉔。其数六㉕。

【集解】

①静顺之纪,藏而勿害,治而善下,五化咸整:王冰说:治,化也。水之性下,所以德全。江海所以能为百谷王者,以其善下之也。

张介宾说:水之平运,是曰静顺。水气平则藏而勿害,治而善下矣。江海之所以为百谷王者,以其德全善下也。五化得水而后齐,故曰咸整。

②其气明:王冰说:清净明照,水气所生。

张介宾说:水为天一之气,故外暗而内明。

③其性下:王冰说:归流于下。

张介宾说:流湿就卑,水之性也。

④其用沃衍:王冰说:用非净事,故沫生而流溢。沃,沫也。衍,溢也。

张介宾说:沃,灌溉也。衍,溢满也。

⑤其化凝坚:王冰说:藏气布化,则水物凝坚。

⑥其类水:王冰说:净顺之化,水同类。

张介宾说:诸水皆其类也。

⑦其政流演:王冰说:井泉不竭,河流不息,则流演之义也。

张介宾说:演,长流貌。

⑧其候凝肃:王冰说:凝,寒也。肃,静也。寒来之气候。

张介宾说:冬之候也。

⑨其令寒:王冰说:水令宣行,则寒司物化。

张介宾说:水之化也。

⑩其藏肾:王冰说:肾藏之用,同水化也。

张介宾说:肾属水也。

⑪其畏湿:王冰说:湿,土气也。肾性凛,故畏土湿。《五运行大论》曰:"肾其性凛。"

⑫其主二阴:王冰说:流注应同。

《新校正》云:按《金匮真言论》曰:"北方黑色,入通于肾,开窍于二阴。"

张介宾说:肾之窍也。

⑬其谷豆:王冰说:色黑也。

《新校正》云:按《金匮真言论》及《藏气法时论》同。

张介宾说:菽也。谷色纯黑,惟豆有之。

⑭其果栗:王冰说:味咸也。

⑮其实濡:王冰说:中有津液也。

⑯其应冬:王冰说:四时之化,冬气同。

张介宾说:水之王也。

⑰其虫鳞：王冰说：鳞，水化生。

⑱其畜彘：王冰说：善下也。彘，豕也。

张介宾说：豕也。其色多黑，其性善下。

⑲其色黑：王冰说：色同也。

张介宾说：黑色属水也。

⑳其养骨髓：王冰说：气入也。

张介宾说：其色深，肾水所主也。

㉑其病厥：王冰说：厥，气逆也，凌上也，倒行不顺也。

《新校正》云：按《金匮真言论》云："病在溪，是以知病之在骨也。"

㉒其味咸：王冰说：味同也。

张介宾说：咸为水化也。

㉓其音羽：王冰说：深而和也。

张介宾说：羽音属水，声高而清。

㉔其物濡：王冰说：水化丰洽，照物濡润。

张介宾说：濡，湿润也。

㉕其数六：王冰说：成数也。

张介宾说：水之生数一，成数六。

故生而勿杀，长而勿罚，化而勿制，收而勿害①，藏而勿抑，是谓平气②。

【集解】

①故生而勿杀，长而勿罚，化而勿制，收而勿害：江有诰《先秦韵读》：故生而勿杀，长而勿罚，化而勿制，收而勿害。（祭部）

②藏而勿抑，是谓平气：王冰说：生气主岁，收气不能纵其杀。长气主岁，藏气不能纵其罚。化气主岁，生气不能纵其制。收气主岁，长气不能纵其害。藏气主岁，化气不能纵其抑。夫如是者，皆天气平，地气正，五化之气不以胜克为用，故谓曰平和气也。

张介宾说：此总结上文平气之五化也。

江有诰《先秦韵读》：藏而勿抑（去声），是谓平气。（脂部）

委和之纪，是谓胜生①，生气不政，化气乃扬②，长气自平，收令乃早③，凉雨时降，风云并兴④，草木晚荣，苍干凋落⑤，物秀而实，肤肉内充⑥。其气敛⑦。其用聚⑧。其动软、戾、拘、缓⑨。其发惊骇⑩。其藏肝⑪。其果枣、李⑫。其实核、壳⑬。其谷稷、稻⑭。其味酸、辛⑮。其色白、苍⑯。其畜犬、鸡⑰。其虫毛、介⑱。其主雾露、凄沧⑲。其声角、商⑳。其病摇动、注恐㉑。从金化也㉒。少角与判商同㉓。上角与正角同㉔。上商与正商同㉕。其病支废㉖、痈肿、疮疡㉗。其甘虫㉘。邪伤肝也㉙。上宫与正宫同㉚。萧飋㉛肃杀则炎赫、沸腾㉜。眚于三㉝。所谓复也㉞。其主飞、蠹、蛆、雉㉟。乃为雷霆㊱。

【集解】

①委和之纪，是谓胜生：王冰说：丁卯、丁丑、丁亥、丁酉、丁未、丁巳之岁。

张介宾说：此下详言不及之纪也。木气不及，是谓委和。凡丁壬皆属木运，而丁木阴柔，乃为不及，故于六丁之岁，生气不政，收气胜之，是曰胜生。

②生气不政，化气乃扬：王冰说：木少，故生气不政。土宽，故化气乃扬。

张介宾说：木气衰，土气无制也。

③长气自平，收令乃早：王冰说：火无忤犯，故长气自平。木气既少，故收令乃早。

张介宾说：火无所生，故长气自平。木衰金胜，故收气乃蚤。

④凉雨时降，风云并兴：王冰说：凉，金化也。雨，湿气也。风，木化也。云，湿气也。

张介宾说：凉为金化，风为木化，云雨皆为湿化，此以木不及，故兼土金之化也。

⑤草木晚荣，苍干凋落：王冰说：金气有余，木不能胜故也。

《新校正》云：详委和之纪，木不及而金气乘之，故苍干凋落，非金气有余木不能胜也，盖木不足而金胜之也。

张介宾说：木不及，故草木晚荣。金胜之，故苍干凋落。

⑥物秀而实，肤肉内充：王冰说：岁生，虽晚成者满实，土化气速，故如是也。

张介宾说：生气虽晚，化气速成故也。

⑦其气敛：王冰说：收敛，兼金气故。

⑧其用聚：王冰说：不布散也。

张介宾说：木兼金化，收气胜也。

⑨其动緛、戾、拘、缓：王冰说：緛，缩短也。戾，了戾也。拘，拘急也。缓，不收也。

张介宾说：緛，缩短也。戾，斜曲也。拘，拘急也。缓，不收也。皆厥阴不及之病。

⑩其发惊骇：王冰说：大屈卒伸，惊骇象也。

张介宾说：风木气衰，肝胆俱病也。

⑪其藏肝：王冰说：内应肝。

张介宾说：木之应也。

⑫其果枣、李：王冰说：枣，土；李，木；实也。

《新校正》云：详"李木实也"，按火土金水不及之果，"李"当作"桃"，王注亦非。

张介宾说：枣，土果也。"李"当作"桃"，金果也。盖木不及，则土金二果盛。下不及五运皆同。

⑬其实核、壳：王冰说：核，木；壳，金主。

张介宾说：核应木，壳应金，木衰金盛也。

⑭其谷稷、稻：王冰说：金、土谷也。

张介宾说：土之稷，金之稻，木不及则二谷当成也。

⑮其味酸、辛：王冰说：味酸之物，熟兼辛也。

张介宾说：酸者衰，辛者胜，木兼金化也。

⑯其色白、苍：王冰说：苍色之物，熟兼白也。

张介宾说：白，金色。苍，木色。白盛于苍也。

⑰其畜犬、鸡：王冰说：木从金畜。

张介宾说：犬，木畜。鸡，金畜。有盛衰也。

⑱其虫毛、介：王冰说：毛从介。

张介宾说：毛，木虫。介，金虫。盛衰同上。

⑲其主雾露、凄沧：王冰说：金之化也。

张介宾说：金之胜也。

⑳其声角、商：王冰说：角从商。

张介宾说：木从金也。

㉑其病摇动、注恐：王冰说：木受邪也。

张介宾说：摇动者，筋之病。注恐者，肝胆之病。

㉒从金化也：王冰说：木不自政，故化从金。

张介宾说：此结上文木不及者从金之化也。

㉓少角与判商同：王冰说：少角木不及，故与商金化同。判，半也。

《新校正》云：按火土金水之文，“判”作“少”，则此当云“少角与少商同”，不云“少商”者，盖少角之运共有六年，而丁巳、丁亥、上角与正角同，丁卯、丁酉、上商与正商同，丁未、丁丑、上宫与正宫同，是六年者各有所同，与火土金水之少运不同，故不云同少商，只大约而言半从商化也。

张介宾说：此总言六丁年也。角为木音，木不及，故曰少角。金乘之，故半与商金同其化。判，半也。

㉔上角与正角同：王冰说：上见厥阴，与敷和岁化同，谓丁亥、丁巳岁上之所见者也。

张介宾说：此丁巳、丁亥年也。上见厥阴司天，是为上角。岁运不及而得司天之助，则得其敷和之平，故与正角同也。

㉕上商与正商同：王冰说：上见阳明，则与平金岁化同。丁卯、丁酉岁，上见阳明。

张介宾说：此丁卯、丁酉年也。木运不及，则半兼金化。若遇阳明司天，金又有助，是以木运之纪而得审平之化，故上商与正商同也。

㉖其病支废：伯坚按：守山阁本原文作“其病支发”，今据明顾从德覆宋本校改。

㉗痈肿、疮疡：王冰说：金刑木也。

张介宾说：木被金刑，经筋受病，风淫末疾故为支废。支废则溪谷关节多有壅滞，而痈肿疮疡所由生也。

㉘其甘虫：王冰说：子在母中。

张介宾说：味甘者易生虫，金胜木而土无制也。此即《气交变大论》虫食甘黄之义。

㉙邪伤肝也：王冰说：虽化悉与金同，然其所伤则归于肝木也。

张介宾说：木气不及，则邪伤在肝。

㉚上宫与正宫同：王冰说：土盖其木，与未出等也。木未出土，与无木同，土自用事，故与正土运岁化同也。上见太阴，是谓上宫丁丑、丁未岁，上见太阴司天之化也。

张介宾说：此丁丑、丁未年也。上宫者，太阴司天也。岁木不及，则土得自专，又见湿土司天之助，是以木运之纪而行备化之政，故上宫与正宫同也。

㉛萧飋：陆懋修说：飋，所栉切，与瑟通。《玉篇》：“飋，秋风也。”《文选》王延寿《鲁灵光殿赋》：“飋萧条而清冷。”注：“飋，萧条清凉之貌。”

㉜肃杀则炎赫、沸腾：王冰说：萧飋肃杀，金无德也。炎赫沸腾，火之复也。

张介宾说：此总言木运之胜复也。萧飋肃杀，金胜木也。炎赫沸腾，火复金也。

㉝眚于三：王冰说：火为木复，故其眚在东。三，东方也。此言金之物胜也。

《新校正》云：按《六元正纪大论》云：“灾三宫。”

张介宾说：胜复皆因于木，故灾眚在三，东方震宫也。

㉞所谓复也：王冰说：复，报复也。

张介宾说：此承上文言子为其母而报复也。余仿此。

㉟其主飞、蠹、蛆、雉：王冰说：飞，羽虫也。蠹，内生虫也。蛆，蝇之生者。此则物内自化尔。雉，鸟耗也。

张介宾说：飞而蠹者，阴中之阳虫也。蛆者，蝇之子，蛆入灰中，蜕化为蝇，其性喜暖畏寒，火运之年尤多也。雉，火禽也。凡此皆火复之气所化。

㊱雷霆：王冰说：雷，谓大声生于太虚云暝之中也。霆，谓迅雷卒如火之爆者，即霹雳也。

张介宾说：雷之迅者曰霆。木郁极而火达之，其气则为雷霆。故《易》曰："震为雷。"

伏明之纪，是谓胜长①，长气不宣，藏气反布②，收气自政，化令乃衡③，寒清数举，暑令乃薄④，承化物生，生而不长⑤，成实而稚，遇化已老⑥，阳气屈伏，蛰虫早藏⑦。其气郁⑧。其用暴⑨。其动彰、伏、变易⑩。其发痛⑪。其藏心⑫。其果栗、桃⑬。其实络、濡⑭。其谷豆、稻⑮。其味苦、咸⑯。其色玄、丹⑰。其畜马、彘⑱。其虫羽、鳞⑲。其主冰雪、霜寒⑳。其声徵、羽㉑。其病昏惑、悲、忘㉒。从水化也㉓。少徵与少羽同㉔。上商与正商同㉕。邪伤心也㉖。凝惨凛冽则暴雨霖霪㉗。眚于九㉘。其主骤注、雷霆、震惊㉙。沈黔淫雨㉚。

【集解】

①伏明之纪，是谓胜长：王冰说：藏气胜长也，谓癸酉、癸未、癸巳、癸卯、癸丑、癸亥之岁也。

张介宾说：伏明之纪，火不及也。凡戊癸皆属火运，而癸以阴柔，乃为不及，故于六癸之岁，长气不宣，藏气胜之，是谓胜长。

②长气不宣，藏气反布：王冰说：火之长气不能施化，故水之藏气反布于时。

③收气自政，化令乃衡：王冰说：金土之义，与岁气素无干犯，故金自行其政，土自平其气也。

张介宾说：金无所畏，故收气自行其政。土无所生，故化令惟平衡耳。

④暑令乃薄：王冰说：火气不用故。

张介宾说：阴盛阳衰也。

⑤承化物生，生而不长：王冰说：火令不振，故承化生之物皆不长也。

张介宾说：物承土化而生者，以土无火生，虽生不长也。此即上文化令乃衡之义。

⑥遇化已老：王冰说：物实成孰，苗尚稚短，及遇化气，未长极而气已老矣。

张介宾说：长气不宣，故物之成实者惟稚而短，及遇土化之令，而气已老矣。

⑦蛰虫早藏：王冰说：阳不用而阴胜也。若上临癸卯、癸酉岁，则蛰反不藏。(《新校正》云：详癸巳、癸亥之岁，蛰亦不藏。)

张介宾说：阳不施于物也。

⑧其气郁：王冰说：郁燠不舒畅。

张介宾说：阳气升，不升则郁矣。

⑨其用暴：王冰说：速也。

张介宾说：火性急，郁而不伸，出必暴矣。

⑩其动彰、伏、变易：王冰说：彰，明也。伏，隐也。变易，谓不常其象见也。

张介宾说：彰者火之德，火不足则彰伏不常而多变易矣。

⑪其发痛：王冰说：痛由心所生。

张介宾说:寒胜之也。

⑫其藏心:王冰说:岁运之气通于心。

张介宾说:火气通于心也。

⑬其果栗、桃:王冰说:栗,水;桃,金;果也。

张介宾说:栗,水果。桃,金果。火不及,故二果成也。

⑭其实络、濡:王冰说:络,支脉也。濡,有汁也。

张介宾说:络应火,濡应水也。

⑮其谷豆、稻:王冰说:豆,水;稻,金;谷也。

张介宾说:豆,水谷。稻,金谷。二谷成也。

⑯其味苦、咸:王冰说:苦兼咸也。

张介宾说:苦衰咸胜也。

⑰其色玄、丹:王冰说:色丹之物,孰兼玄也。

张介宾说:玄盛丹衰也。

⑱其畜马、彘:王冰说:火从水畜。

张介宾说:马,火畜,当衰。彘,水畜,当王也。

⑲其虫羽、鳞:王冰说:羽从鳞。

张介宾说:羽属火,鳞属水,有盛衰也。

⑳其主冰雪、霜寒:王冰说:水之气也。

张介宾说:水反胜也。

㉑其声徵、羽:王冰说:徵从羽。

张介宾说:火音从水也。

㉒其病昏惑、悲、忘:王冰说:火之燥动,不拘常律。阴冒阳火,故昏惑不治。心气不足,故喜悲善忘也。

张介宾说:火不足而心神溃也。

㉓从水化也:王冰说:火弱水强,故伏明之纪半从水之政化。

张介宾说:此结上文火不及者,从水化也。

㉔少徵与少羽同:王冰说:火少,故半同水化。

《新校正》云:详少徵运六年,内癸卯、癸酉同正商,癸巳、癸亥同岁会外,癸未、癸丑二年少徵与少羽同,故不云判羽也。

张介宾说:此总言六癸年也。徵为火音,火不及,故云少徵。水胜之,故与少羽同其化。

㉕上商与正商同:王冰说:岁上见阳明,则与平金岁化同也。癸卯及癸酉岁,上见阳明。

《新校正》云:详此不言上宫上角者,盖宫角与火无大克罚,故经不备云。

张介宾说:癸卯、癸酉年也。上见阳明司天是为上商,岁火不及则全无所畏,又得燥金司天之助,是以火运之纪而行审平之气,故曰上商与正商同也。按少徵六年。癸丑、癸未,上宫也。癸巳、癸亥,上角也。此正言上商而不及宫角者,以火与土木无所克伐,而同归少羽之化矣。

㉖邪伤心也:王冰说:受病者心。

张介宾说:火气不及,故寒邪伤于心。

㉗凝惨凛冽则暴雨霖霪:王冰说:凝惨凛冽,水无德也。暴雨霖霪,土之复也。

张介宾说:凝惨凛冽,水胜火也。暴雨霖霪,土复水也。

㉘眚于九：王冰说：九，南方也。

《新校正》云：按《六元正纪大论》云："灾九宫。"

张介宾说：胜复皆因于火，故灾眚于九，南方离宫也。

㉙其主骤注、雷霆、震惊：王冰说：天地气争，而生是变。气交之内，害及粢盛，及伤鳞类。

张介宾说：骤注，土复之变也。雷霆震惊，火郁之达也。土火相协，故为是变。

㉚沈黔淫雨：王冰说：沈阴淫雨，湿变所生也。

张介宾说：沈黔，阴云蔽日也。淫，久雨也。此皆湿复之变。

陆懋修说：《说文》："黔，云覆日也。"《玉篇》："黔，今作阴。"《大戴礼·官人篇》："生民有黔阳。"

卑监之纪，是谓减化①，化气不令，生政独彰②，长气整，雨乃愆，收气平③，风寒并兴，草木荣美④，秀而不实，成而粃也⑤。其气散⑥。其用静定⑦。其动疡、涌、分、溃、痈肿⑧。其发濡滞⑨。其藏脾⑩。其果李、栗⑪。其实濡、核⑫。其谷豆、麻⑬。其味酸、甘⑭。其色苍、黄⑮。其畜牛、犬⑯。其虫倮、毛⑰。其主飘怒、振发⑱。其声宫、角⑲。其病留满、否塞⑳。从木化也㉑。少宫与少角同㉒。上宫与正宫同㉓。上角与正角同㉔。其病飧泄㉕。邪伤脾也㉖。振拉飘扬则苍干、散落㉗。其眚四维㉘。其主败折虎狼㉙。清气乃用，生政乃辱㉚。

【集解】

①卑监之纪，是谓减化：王冰说：谓化气减少，己巳、己卯、己丑、己亥、己酉、己未之岁也。

张介宾说：卑监之纪，土气不及也。凡甲己皆属土运，而己以阴柔，乃为不及，故于六己之年化气不令，是谓减化。

②生政独彰：王冰说：土少而木专其用。

张介宾说：土气不足，木专其政也。

③雨乃愆，收气平：王冰说：不相干犯，则平整。化气减，故雨愆期。

张介宾说：火土无犯，故长气整。土德衰，故雨愆期。金无所生，故收气平也。

④风寒并兴，草木荣美：王冰说：风，木也。寒，水也。土少，故寒气得行。生气独彰，故草木敷荣而端美。

张介宾说：土衰而木肆其暴，水无所畏，故风寒并兴。

⑤成而粃也：王冰说：荣秀而美，气生于木，化气不满，故物实中空，是以粃恶。

张介宾说：生政独彰，故草木荣美，化气不令，故虽秀而不实。

陆懋修说：粃，卑履切。亦作粊、秕。《说文》："粊，恶米也。秕，不成粟也。"《家语·相鲁篇》："是用粃糠。"

⑥其气散：王冰说：气不安静，木且乘之，从木之风，故施散也。

张介宾说：土从风化，飘扬而散也。

⑦其用静定：王冰说：虽不能专政于时物，然或举用，则终归土德而静定。

张介宾说：土政本静，其气衰则化不及物，而过于静定矣。

⑧其动疡、涌、分、溃、痈肿：王冰说：疡，疮也。涌，呕吐也。分，裂也。溃，烂也。痈肿，脓疮也。

张介宾说：土藏病则为涌呕。肉理病则为疮疡、溃烂、痈肿。

⑨其发濡滞：王冰说：土性也。濡，湿也。

张介宾说：土不制水也。

⑩其藏脾：王冰说：主藏病。

张介宾说：土气通于脾也。

⑪其果李、栗：王冰说：李，木；栗，水；果也。

张介宾说：李，木果。栗，水果。土不及而二果成也。

⑫其实濡、核：王冰说：濡，中有汁者，核，中坚者。

《新校正》云：详前后，濡实主水，此“濡”字当作“肉”。王注亦非。

张介宾说：濡应水，核应木也。

⑬其谷豆、麻：王冰说：豆，水；麻，木；谷也。

张介宾说：豆，水谷。麻，木谷。二谷成也。

⑭其味酸、甘：王冰说：甘味之物，熟兼酸也。

张介宾说：酸胜甘衰也。

⑮其色苍、黄：王冰说：色黄之物，外兼苍也。

张介宾说：苍多黄少也。

⑯其畜牛、犬：王冰说：土从木畜。

张介宾说：牛为土畜，当衰。犬为木畜，当盛。

⑰其虫倮、毛：王冰说：倮从毛。

张介宾说：倮属土，毛属木，有盛衰也。

⑱其主飘怒、振发：王冰说：木之气用也。

张介宾说：木之胜也。

⑲其声宫、角：王冰说：宫从角。

张介宾说：土从木也。

⑳其病留满、否塞：王冰说：土气拥碍故。

张介宾说：土不足而脾不运也。

㉑从木化也：王冰说：不胜，故从佗化。

张介宾说：总结上文。

㉒少宫与少角同：王冰说：上少，故半从木化也。

《新校正》云：详少宫之运六年，内除己丑、己未与正宫同，己巳、己亥与正角同外，有己卯、己酉二年少宫与少角同，故不云判角也。

张介宾说：此总言六己年也。宫为土音，土之不及，故云少宫。土不足则木乘之，故与少角同其化。

㉓上宫与正宫同：王冰说：上见太阴，则与平土运生化同也。己丑、己未、其岁见也。

张介宾说：上宫者，太阴湿土司天也。岁土不及，而有司天之助，是以少宫之纪而得备化之气，故与正宫同，己丑、己未年是也。

㉔上角与正角同：王冰说：上见厥阴，则悉是敷和之纪也。己亥、己巳，其岁见也。

张介宾说：上角者，厥阴风木司天也。岁土不及，则半兼木化，若遇厥阴司天，木又有助，是以土运之纪而行敷和之化，故上角与正角同，己巳、己亥年是也。按此不言己卯、己酉、上商者，以土金无犯，故不纪之。

㉕其病飧泄：王冰说：风之胜也。

张介宾说：土衰风胜也。

㉖邪伤脾也：王冰说：纵诸气金病，即自伤脾。

《新校正》云：详此不言上商者，土与金无相克罚，故经不纪之也。又注云："纵诸气金病即自伤脾也"，"金"字疑误。

张介宾说：土气不及，故邪伤在脾。

㉗振拉飘扬则苍干、散落：王冰说：振拉飘扬，木无德也。苍干散落，金之复也。

张介宾说：振拉飘扬，木胜土也。苍干散落，金复木也。

㉘其眚四维：王冰说：东南、西南、东北、西北，土之位也。

《新校正》：云：按《六元正纪大论》云："灾五宫。"

张介宾说：胜复皆因于土，故灾眚见于四维。四维者，土位中宫而寄王于四隅，辰、戌、丑、未之位也。

㉙其主败折虎狼：王冰说：虎、狼、猴、豺、豹、鹿、马、獐麂诸四足之兽，害于粢盛及生命也。

张介宾说：败折者，金之变。虎狼多刑伤，皆金复之气所化。

㉚生政乃辱：王冰说：金气行则木气屈。

张介宾说：金复之用，木胜之屈也。

从革之纪，是谓折收①，收气乃后，生气乃扬②，长化合德，火政乃宣，庶类以蕃③。其气扬④。其用躁切⑤。其动铿、禁、瞀、厥⑥。其发咳喘⑦。其藏肺⑧。其果李、杏⑨。其实壳、络⑩。其谷麻、麦⑪。其味苦、辛⑫。其色白、丹⑬。其畜鸡、羊⑭。其虫介、羽⑮。其主明曜、炎烁⑯。其声商、徵⑰。其病嚏、咳、鼽、衄⑱。从火化也⑲。少商与少徵同⑳。上商与正商同㉑。上角与正角同㉒。邪伤肺也㉓。炎光赫烈则冰雪、霜雹㉔。眚于七㉕。其主鳞、伏、彘、鼠㉖。岁气早至，乃生大寒㉗。

【集解】

①从革之纪，是谓折收：王冰说：火折金收之气也，谓乙丑、乙亥、乙酉、乙未、乙巳、乙卯之岁也。

张介宾说：从革之纪，金不及也。凡乙庚皆属金运，而乙以阴柔，乃为不及，故于六乙之年收气减折，是谓折收。

②收气乃后，生气乃扬：王冰说：后，不及时也。收气不能以时而行，则生气自应布扬而用之也。

张介宾说：金之收气后时，则木之生气布扬而盛也。

③长化合德，火政乃宣，庶类以蕃：王冰说：火土之气同生化也。宣，行也。

张介宾说：金衰，则火乘之。火王，则土得所助。故长化合德，火政宣行，而庶类蕃盛也。

④其气扬：王冰说：顺火也。

⑤其用躁切：王冰说：少虽后用，用则切急，随火躁也。

张介宾说：火之气用，升扬而躁急也。

⑥其动铿、禁、瞀、厥：王冰说：铿，咳声也。禁，谓二阴禁止也。瞀，闷也。厥，谓气上逆也。

张介宾说：铿然有声，咳也。禁，声不出也。瞀，闷也。厥，气上逆也。金不足者肺应之，肺主气，故为是病。

⑦其发咳喘:王冰说:咳,金之有声。喘,肺藏气也。

张介宾说:肺病也。

⑧其藏肺:王冰说:主藏病。

张介宾说:金气通于肺也。

⑨其果李、杏:王冰说:李,木;杏,火;果也。

张介宾说:李,木果。杏,火果。金不及故二果成也。

⑩其实壳、络:王冰说:外有壳,内有支络之实也。

张介宾说:壳属金,络属火,有盛衰也。

⑪其谷麻、麦:王冰说:麻,木;麦,火;谷也。麦,色赤也。

张介宾说:麻,木谷。麦,火谷。二谷成也。

顾观光说:程瑶田《九谷考》云:"《经》注三'麦'字,本皆'黍'字,后人因'火曰升明其谷麦'而妄改之。不知麦之色赤,已见上注,此注不应重见矣。《经》以麦黍二谷赤色,可互取之,故于火木令中,火谷取麦;金水令中,火谷取黍;此古人之神明,后人所弗能及者。"

⑫其味苦、辛:王冰说:苦味胜辛,辛兼苦也。

张介宾说:苦盛,辛衰也。

⑬其色白、丹:王冰说:赤加白也。

张介宾说:丹多白少也。

⑭其畜鸡、羊:王冰说:金从火土之兼化。

《新校正》云:详火畜马,土畜牛,今言羊,故王注云:"泛火土之兼化"为羊也。或者当去注中之土字,甚非。

张介宾说:鸡为金畜,当衰。羊为火畜,当盛。《金匮真言论》:"火畜曰羊。"

⑮其虫介、羽:王冰说:介从羽。

张介宾说:介,金虫。羽,火虫。有盛衰也。

⑯其主明曜、炎烁:王冰说:火之胜也。

张介宾说:火气之胜也。

⑰其声商、徵:王冰说:商从徵。

张介宾说:金从火也。

⑱其病嚏、咳、鼽、衄:王冰说:金之病也。

张介宾说:火有余而病及肺也。

⑲从火化也:王冰说:火气来胜,故屈己以从之。

张介宾说:结上文金气不及之化。

⑳少商与少徵同:王冰说:金少,故半同火化也。

《新校正》云:详少商运六年,内除乙卯、乙酉同正商,乙巳、乙亥同正角外,乙未、乙丑二年为少商同少徵,故不云判徵也。

张介宾说:此总言六乙年也。商为金音,金不及故云少商。金不及则火乘之,故与少徵同其化。

㉑上商与正商同:王冰说:上见阳明,则与平金运生化同。乙卯、乙酉,其岁上见也。

张介宾说:上商者,阳明燥火司天也。岁金不及而有司天之助,是以少商之纪而得审平之气,故与正商同,乙卯、乙酉年是也。

㉒上角与正角同：王冰说：上见厥阴，则与平木运生化同。乙巳、乙亥、其岁上见也。

《新校正》云：详金土无相胜克，故《经》不言上宫与正宫同也。

张介宾说：岁金不及，而上见厥阴司天，木无所畏则木齐金化，故与正角之气同，乙巳、乙亥年是也。按此不言乙丑、乙未、上宫者，土金无犯也，故不及之。

㉓邪伤肺也：王冰说：有邪之胜则归肺。

张介宾说：金不及则邪伤于肺。

㉔炎光赫烈则冰雪、霜雹：王冰说：炎光赫烈，火无德也。冰雪霜雹，水之复也。水复之作雹，形如半珠。

《新校正》云：详注云："雹形如半珠"，半字疑误。

（顾观光说：《至真要大论·注》亦云："暴雨半珠形雹"，"半"字不误。）

张介宾说：炎光赫烈，火胜金也。冰雪霜雹，水复火也。

㉕眚于七：王冰说：七，西方也。

《新校正》云：按《六元正纪大论》云："灾七宫。"

张介宾说：胜复皆因于金，故灾眚在七，西方兑宫也。

㉖其主鳞、伏、彘、鼠：王冰说：突戾潜伏，岁主纵之，以伤赤实及羽类也。

张介宾说：水复之化也。

㉗岁气早至，乃生大寒：王冰说：水之化也。

张介宾说：皆水之复也。

涸流之纪，是谓反阳[①]，藏令不举，化气乃昌[②]，长气宣布，蛰虫不藏[③]，土润，水泉减[④]，草木条茂，荣秀满盛[⑤]。其气滞[⑥]。其用渗泄[⑦]。其动坚止[⑧]。其发燥槁[⑨]。其藏肾[⑩]。其果枣、杏[⑪]。其实濡、肉[⑫]。其谷黍、稷[⑬]。其味甘、咸[⑭]。其色黅、玄[⑮]。其畜彘、牛[⑯]。其虫鳞、倮[⑰]。其主埃郁、昏翳[⑱]。其声羽、宫[⑲]。其病痿、厥、坚下[⑳]。从土化也[㉑]。少羽与少宫同[㉒]。上宫与正宫同[㉓]。其病癃、闷[㉔]。邪伤肾也[㉕]。埃昏骤雨则振拉、摧拔[㉖]。眚于一[㉗]。其主毛显、狐狢[㉘]、变化、不藏[㉙]。

【集解】

①涸流之纪，是谓反阳：王冰说：阴气不及，反为阳气代之，谓辛未、辛巳、辛卯、辛酉、辛亥、辛丑之岁也。

张介宾说：涸流之纪，水不及也。凡丙辛皆属水运，而辛以阴柔，乃为不及，故于六辛阴水之年，阳反用事，是谓反阳。

②藏令不举，化气乃昌：王冰说：少水而土盛。

张介宾说：水衰，故藏气不令。土胜，故化气乃昌 。

③长气宣布，蛰虫不藏：王冰说：太阳在泉，《经》文背也。厥阴、阳明司天，乃如《经》谓也。

张介宾说：火无所畏，故长气宣布，蛰虫不藏也。按此不言收气者，金水无犯，故不及之。

④土润，水泉减：张介宾说：土胜水也。

⑤荣秀满盛：王冰说：长化之气，丰而厚也。

⑥其气滞：王冰说：从土也。

⑦其用渗泄：王冰说：不能流也。

张介宾说：水不畜也。

⑧其动坚止：王冰说：谓便泻也。水少不濡，则干而坚止。藏气不能固，则注下而奔速。

张介宾说：土邪留滞，则坚止为症也。

⑨其发燥槁：王冰说：阴少而阳盛故尔。

张介宾说：阴气虚也。

⑩其藏肾：王冰说：主藏病也。

张介宾说：水气通于肾也。

⑪其果枣、杏：王冰说：枣，土；杏，火；果也。

张介宾说：枣，土果。杏，火果。水不及则二果当成。

⑫其实濡、肉：王冰说：濡，水；肉，土；化也。

张介宾说：濡应水者衰，肉应土者盛也。

⑬其谷黍、稷：王冰说：黍，火；稷，土；谷也。

《新校正》云：按本论上文麦为火之谷，今言“黍”者，疑“麦”字误为“黍”也。虽《金匮真言论》作“黍”，然本论作“麦”，当从本篇之文也。（顾观光说：此“黍”字不误，林说失之。）

张介宾说：黍，火谷。稷，土谷。二谷当成也。

⑭其味甘、咸：王冰说：甘入于咸，味甘美也。

张介宾说：甘胜咸衰也。

⑮其色黅、玄：王冰说：黄加黑也。

张介宾说：黄多黑少也。

⑯其畜彘、牛：王冰说：水从土畜。

张介宾说：彘，水畜，当衰。牛，土畜，当王。

⑰其虫鳞、倮：王冰说：鳞从倮。

张介宾说：鳞，水虫。倮，土虫。盛衰亦然。

⑱其主埃郁、昏翳：王冰说：土之胜也。

⑲其声羽、宫：王冰说：羽从宫。

张介宾说：水从土也。

⑳其病痿、厥、坚下：王冰说：水土参并，故如是。

张介宾说：阳明实而少阴虚也。

㉑从土化也：王冰说：不胜于土，故从他化。

张介宾说：结上文水不及之化也。

㉒少羽与少宫同：王冰说：水土各半化也。

《新校正》云：详少羽之运六年，内除辛丑、辛未与正宫同外，辛卯、辛酉、辛巳、辛亥四岁为同少宫，故不言判宫也。

张介宾说：此总言六辛年也。羽为水音，水之不及，故云少羽。水不及而土乘之，故与少宫同其化。

㉓上宫与正宫同：王冰说：上见太阴，则与平土运生化同。辛丑、辛未、岁上见之。

《新校正》云：详此不言上角、上商者，盖水于金木无相克罚故也。

张介宾说：上宫，太阴司天也。水衰土胜之年，若司天遇土，又得其助，是以少羽之纪而行备化之气，故上宫与正宫同，辛丑、辛未年是也。按此不言辛巳、辛亥、上角者，水木无犯也；辛卯、辛酉、上商者，金水无犯也。故皆不及之。

㉔其病癃、閟：王冰说：癃，小便不通。閟，大便干涩不利也。

张介宾说：肾气不化也。

陆懋修说：閟，兵媚切，与闭通。《诗·鄘风》："我思不閟。"《传》："閟，闭也。"

㉕邪伤肾也：王冰说：邪胜则归肾。

张介宾说：水不及故邪伤在肾。

㉖埃昏骤雨则振拉、摧拔：王冰说：埃昏骤雨，土之虐也。振拉摧拔，木之复也。

张介宾说：埃昏骤雨，土胜水也。振拉摧拔，木复土也。

㉗眚于一：王冰说：一，北方也。诸谓方者，国郡州县境之方也。

《新校正》云：按《六元正纪大论》云："灾一宫。"

张介宾说：胜复皆因于水，故灾眚在一，北方坎宫也。

㉘其主毛显、狐狢：陆懋修说：狢，下各切。亦作貉。《穆天子传》："白狐玄貉。"《文选》谢惠连《雪赋》："御狐貉之兼衣。"注引《论语》"狐貉之厚以居"，作"狢"。

㉙变化、不藏：王冰说：毛显，谓毛虫，麋、鹿、獐、麂、猯、兔、虎、狼，显见伤于黄实，兼害倮虫之长也。变化，谓为魅，狐狸当之。不藏，谓害粢盛，鼠猯兔狸狢当之，所谓毛显不藏也。

张介宾说：木复之气行也。

故乘危而行，不速而至，暴虐无德，灾反及之，微者复微，甚者复甚，气之常也①。

【集解】

①故乘危而行，不速而至，暴虐无德，灾反及之，微者复微，甚者复甚，气之常也：王冰说：通言五行气少而有胜复之大凡也。乘彼孤危，恃乎强盛，不召而往，专肆威刑，怨祸自招，又谁咎也。假令木弱，金气来乘，暴虐仓卒，是无德也。木被金害，火必雠之，金受火燔，则灾及也。夫如是者，刑甚则复甚，刑微则复微，气动之常，固其宜也。五行之理，咸迭然乎。

《新校正》云：按五运不及之详，具《气交变大论》中。

张介宾说：此总结上文不及五运。凡相胜者，乘此孤危，恃彼强盛，不召而至，暴虐无德，至于子孙报复，灾反及之。如木被金伤，则火来救母，起而相报，金为火制，乃反受灾。五行迭用，胜复皆然。所以胜之微者报亦微，胜之甚者报亦甚。故《气交变大论》曰："五运之政，犹权衡也。"又曰："胜复盛衰，不能相多也。往来小大，不能相过也。"正此之义。

发生之纪，是谓启敕①，土疏泄，苍气达②，阳和布化，阴气乃随③，生气淳化，万物以荣④。其化生。其气美⑤。其政散⑥。其令条舒⑦。其动掉眩、巅疾⑧。其德鸣靡、启坼⑨。其变振、拉、摧、拔⑩。其谷麻、稻⑪。其畜鸡、犬⑫。其果李、桃⑬。其色青、黄、白⑭。其味酸、甘、辛⑮。其象春⑯。其经足厥阴、少阳⑰。其藏肝、脾⑱。其虫毛、介⑲。其物中坚、外坚⑳。其病怒㉑。太角与上商同㉒。上徵则其气逆，其病吐利㉓。不务其德，则收气复，秋气劲切，甚则肃杀，清气大至，草木凋零，邪乃伤肝㉔。

【集解】

①发生之纪，是谓启敕：王冰说：物乘木气以发生，而启陈其容质也。是谓壬申、壬午、壬辰、壬寅、壬子、壬戌之六岁化也。敕，古陈字。

张介宾说：此下详言太过之纪也。木之太过，是谓发生。阳刚之木，六壬是也。启，开也。

敍,布也。布散阳和,发生万物之象也。《四气调神大论》曰:“春三月,此谓发陈”,与此义同。

②土疏泄,苍气达:王冰说:生气上发,故土体疏泄。木之专政,故苍气上达。达,通也,出也,行也。

张介宾说:木气动,生气达,故土体疏泄而通也。苍气,木气也。

③阳和布化,阴气乃随:王冰说:少阳先生发于万物之表,厥阴次随营运于万象之中也。

张介宾说:木火相生,则阳和布化。阳气日进,则阴气日退。乃随,犹言乃后也。

④生气淳化,万物以荣:王冰说:岁木有余,金不来胜,生令布化,故物以舒荣。

张介宾说:木气有余,故能淳化以荣万物。

⑤其化生,其气美:王冰说:木化宣行,则物容端美。

张介宾说:生,发生。美,芳美也。

⑥其政散:王冰说:布散生荣,无所不至。

张介宾说:布散和气,风之象也。

⑦其令条舒:王冰说:条,直也,理也。舒,启也。端直舒启,万物随之,发生之化,无非顺理者也。

张介宾说:条舒,顺气化而修长畅达也。

⑧其动掉眩、巅疾:王冰说:掉,摇动也。眩,旋转也。巅,上首也。疾,病气也。

《新校正》云:详王不解其动之义。按后敦厚之纪“其动濡积并稸”,王注云:“动谓变动”;又坚成之纪“其动暴折疡疰”,王注云:“动以生病”,盖谓气既变动,因动以生病也,则木火土金水之动义皆同也。又按王注《脉要精微论》云:“巅疾,上巅疾也。”又注《奇病论》云:“巅,谓上巅,则头首也。”此注云:“巅,上首也。疾,病气也。”气字为衍。

张介宾说:掉,颤摇也。眩,旋转也。巅,顶巅也。风木太过故其为病如此。

⑨其德鸣靡、启坼:王冰说:风气所生。

《新校正》云:按《六元正纪大论》云:“其化鸣紊启坼。”

张介宾说:鸣,风木声也。靡,散也,奢美也。启坼,即发陈之义。其德应春也。

⑩其变振、拉、摧、拔:王冰说:振,谓振怒。拉,谓中折。摧,谓仆落。拔,谓出本。

《新校正》云:按《六元正纪大论》同。

⑪其谷麻、稻:王冰说:木化齐金。

张介宾说:麻,木谷。稻,金谷。齐其化也。

⑫其畜鸡、犬:王冰说:齐鸡孕也。

张介宾说:鸡,金畜。犬,木畜。犬齐鸡也。

⑬其果李、桃:王冰说:李齐桃实也。

张介宾说:李,木果。桃,金果。李齐桃也。

⑭其色青、黄、白:王冰说:青加于黄、白,自正也。

张介宾说:木能克土而齐金,故三色见象也。

⑮其味酸、甘、辛:王冰说:酸入于甘,辛齐化也。

张介宾说:三味亦木、土、金也。

⑯其象春:王冰说:如春之气,布散阳和。

张介宾说:风温春化同也。

⑰其经足厥阴、少阳:王冰说:厥阴,肝脉。少阳,胆脉。

张介宾说：足厥阴肝，足少阳胆，木之应也。

⑱其藏肝、脾：王冰说：肝胜脾。

⑲其虫毛、介：王冰说：木余，故毛齐、介育。

⑳其物中坚、外坚：王冰说：中坚，有核之物，齐等于皮壳之类也。

张介宾说：木金并化也。

㉑其病怒：王冰说：木余故。

张介宾说：木强也。

㉒太角与上商同：王冰说：太过之木气与金化齐等。

《新校正》云：按太过五运，独太角言与上商同，余四运并不言者，疑此文为衍。

张介宾说：按六壬之年无卯酉，是太角本无上商也。故《新校正》云："太过五运，独太角言与上商同，余四运并不言者，疑此文为衍。"或非衍则误耳。

㉓上徵则其气逆，其病吐利：王冰说：上见少阴、少阳，则其气逆行。壬子、壬午岁上见少阴，壬寅、壬申岁上见少阳，木余过火，故气不顺。

《新校正》云：按《五运行大论》云："气相得而病者，以下临上，不当位也。"不云上羽者，水临火为相得故也。

张介宾说：上徵者，司天见少阴君火，少阳相火，乃壬子、壬午、壬寅、壬申四年是也。木气有余而上行生火，子居母上，是为气逆，故其为病如此。按此不言壬辰、壬戌、上羽者，水木相临为顺，故不及之。

㉔不务其德，则收气复，秋气劲切，甚则肃杀，清气大至，草木凋零，邪乃伤肝：王冰说：恃己太过，凌犯于土，土气屯极，金为复雠，金行杀令，故邪伤肝木也。

张介宾说：若木恃太过，不务其德而侮土，则金必复之，故乘秋令而为灾如此。至其为病，则邪反伤肝矣。

赫曦之纪，是谓蕃茂[①]，阴气内化，阳气外荣[②]，炎暑施化，物得以昌[③]。其化长。其气高[④]。其政动[⑤]。其令鸣、显[⑥]。其动炎灼、妄扰[⑦]。其德暄暑、郁蒸[⑧]。其变炎烈、沸腾[⑨]。其谷麦、豆[⑩]。其畜羊、彘[⑪]。其果杏、栗[⑫]。其色赤、白、玄[⑬]。其味苦、辛、咸[⑭]。其象夏[⑮]。其经手少阴、太阳[⑯]；手厥阴、少阳[⑰]。其藏心、肺[⑱]。其虫羽、鳞[⑲]。其物脉、濡[⑳]。其病笑、疟、疮疡、血流、狂妄、目赤[㉑]。上羽与正徵同。其收齐[㉒]。其病痓[㉓]。上徵而收气后也[㉔]。暴烈其政，藏气乃复，时见凝惨，甚则雨水、霜雹、切寒，邪伤心也[㉕]。

【集解】

①赫曦之纪，是谓蕃茂：王冰说：物遇太阳则蕃而茂，是谓戊辰、戊寅、戊子、戊戌、戊申、戊午之岁也。

《新校正》云：按或者云："注中太阳当作太徵。"详木土金水之太过，注俱不言角、宫、商、羽等运，而水太过注云："阴气大行"，此火太过是物遇太阳也，安得谓之太徵乎？

张介宾说：火之太过，是谓赫曦。六戊之岁，皆阳刚之火也。阳盛则万物俱盛，故曰蕃茂。

②阴气内化，阳气外荣：王冰说：阴阳之气，得其序也。

张介宾说：阴降于下，阳升于上也。

③炎暑施化，物得以昌：王冰说：长气多故尔。

张介宾说:阳气为发生之本也。

④其化长。其气高:王冰说:长化行则物容大。高气达则物色明。

张介宾说:阳主进,故化长。火主升,故气高。

⑤其政动:王冰说:革易其象不常也。

张介宾说:阳主动也。

⑥其令鸣、显:王冰说:火之用而有声,火之燔而有焰,象无所隐,则其信也。显,露也。

张介宾说:火之声壮,火之光明也。

⑦其动炎灼、妄扰:王冰说:妄,谬也。扰,挠也。

张介宾说:火盛之害也。

⑧其德暄暑、郁蒸:王冰说:热化所生,长于物也。

《新校正》云:按《六元正纪大论》云:“其化暄嚣郁燔。”又作“暄曜。”

张介宾说:热化所行,其德应夏也。

⑨其变炎烈、沸腾:王冰说:胜复之有,极于是也。

张介宾说:火气太过,热极之变也。

⑩其谷麦、豆:王冰说:火齐水化也。

张介宾说:麦,火谷。豆,水谷。麦齐豆也。

⑪其畜羊、彘:王冰说:齐孕育也。

《新校正》云:按本论上文马为火之畜,今言“羊”者,疑“马”字误为“羊”。《金匮真言论》及《藏气法时论》俱作“羊”,然本论作“马”,当从本论之文也。

张介宾说:羊,火畜。彘,水畜。其育齐也。

⑫其果杏、栗:王冰说:等实也。

张介宾说:杏,火果。栗,水果。其实同也。

⑬其色赤、白、玄:王冰说:赤色加白、黑,自正也。

张介宾说:火、金、水三色,盛衰见也。

⑭其味苦、辛、咸:王冰说:辛物兼苦与咸,化齐成也。

张介宾说:亦火、金、水三味也。

⑮其象夏:王冰说:如夏气之热也。

张介宾说:热曛昏火,夏化同也。

⑯其经手少阴、太阳:王冰说:少阴,心脉。太阳,小肠脉。

⑰手厥阴、少阳:王冰说:厥阴,心包脉。少阳,三焦脉。

张介宾说:手少阴心,手太阳小肠,手厥阴心包络,手少阳三焦,皆火之应也。

⑱其藏心、肺:王冰说:心胜肺。

张介宾说:心胜肺也。

⑲其虫羽、鳞:王冰说:火余,故鳞羽齐化。

张介宾说:羽属火,鳞属水,羽齐鳞化也。

⑳其物脉、濡:王冰说:脉,火物。濡,水物。水火齐也。

《新校正》云:详脉即络也,文虽殊而义同。

张介宾说:脉为火,濡为水,其化亦然。

㉑其病笑、疟、疮疡、血流、狂妄、目赤:王冰说:火盛故。

㉒其收齐：张介宾说：上羽者，太阳寒水司天，戊辰、戊戌年是也。火运太过，得水制之，则与升明正徵同其化。火既务德，则金不受伤，而收令齐备也。

㉓其病痓：王冰说：上见太阳则天气见制，故太过之火反与平火运生化同也。戊辰、戊戌岁上见之。若平火运同，则五常之气无相凌犯，故金收之气生化同等。

张介宾说：痓者，口噤如痫，肢体拘强也，水火相激而然。痓证有二，无汗恶寒曰刚痓，有汗不恶寒曰柔痓，皆足太阳病。

㉔上徵而收气后也：王冰说：上见少阴、少阳，则其生化自政，金气不能与之齐化。戊子、戊午岁上见少阴，戊寅、戊申岁上见少阳，火盛故收气后化。

《新校正》云：按《气交变大论》云："岁火太过，上临少阴、少阳，火燔焫，水泉涸，物焦槁。"

张介宾说：上徵者，二火司天也。谓戊子、戊午，上见少阴君火；戊寅、戊申，上见少阳相火。火盛则金衰，故收气后也。

㉕邪伤心也：王冰说：不务其德，轻侮致之也。

《新校正》云：按《气交变大论》云："雨冰霜寒。"与此互文也。

张介宾说：若火不务德，暴烈其政，则金气受伤，木必复之，故其为灾如此，而寒邪反伤心也。

敦阜之纪，是谓广化[①]，厚德清静，顺长以盈[②]，至阴内实，物化充成[③]，烟埃曚郁，见于厚土[④]，大雨时行，湿气乃用，燥政乃辟[⑤]。其化圆。其气丰[⑥]。其政静[⑦]。其令周备[⑧]。其动濡积、并蓄[⑨]。其德柔润、重淖[⑩]。其变震惊、飘骤、崩溃[⑪]。其谷稷、麻[⑫]。其畜牛、犬[⑬]。其果枣、李[⑭]。其色黅、玄、苍[⑮]。其味甘、咸、酸[⑯]。其象长夏[⑰]。其经足太阴、阳明[⑱]。其藏脾、肾[⑲]。其虫倮、毛[⑳]。其物肌、核[㉑]。其病腹满、四支不举[㉒]。大风迅至，邪伤脾也[㉓]。

【集解】

①敦阜之纪，是谓广化：王冰说：土余，故化气广被于物也。是谓甲子、甲戌、甲申、甲午、甲辰、甲寅之岁也。

张介宾说：土之太过，是谓敦阜。六甲之岁，皆阳刚之土也。土之化气，广被于物，故曰广化。

②厚德清静，顺长以盈：王冰说：土性顺用，无与物争，故德厚而不躁，顺火之长育，使万物化气盈满也。

张介宾说：土德至厚，土性至静，顺火之长气而化政以盈，土生于火也。

③至阴内实，物化充成：王冰说：至阴，土精气也。夫万物所以化成者，皆以至阴之灵气生化于中也。

张介宾说：至厚至静，故曰至阴。万物之化，无不赖土，故物化充成。

④烟埃曚郁，见于厚土：王冰说：厚，土山也。烟埃，土气也。

张介宾说：土本厚矣，而尤厚者则在山川。烟埃曚郁，土之气也，故见于此。

⑤湿气乃用，燥政乃辟：王冰说：湿气用则燥政辟，自然之理尔。

张介宾说：土之化湿，湿气行则燥气辟。

⑥其化圆。其气丰：王冰说：化气丰圆，以其清静故也。

张介宾说：圆，周遍也。丰，盈充也。

⑦其政静：王冰说：静而能久，故政常存。

张介宾说：其德厚重，故其政安静。

⑧其令周备：王冰说：气缓，故周备。

张介宾说：土王四时而充万物，故曰周备。

⑨其动濡积、并稸：王冰说：动，谓变动。

张介宾说：湿则多濡，静则积稸。

⑩其德柔润、重淖：王冰说：静而柔润，故厚德长存。

《新校正》云：按《六元正纪大论》云："其化柔润重泽。"

张介宾说：淖，泥湿也。又和也。

⑪其变震惊、飘骤、崩溃：王冰说：震惊，雷霆之作也。飘骤，暴风雨至也。大雨暴注，则山崩土溃，随水流没。

张介宾说：震惊飘骤，雷霆暴风也。崩溃，洪水冲决也。此以土极而兼木复之化也。

⑫其谷稷、麻：王冰说：土木齐化。

张介宾说：稷，土谷。麻，木谷。土齐木化也。

⑬其畜牛、犬：王冰说：齐孕育也。

张介宾说：牛，土畜。犬，木畜。其育齐也。

⑭其果枣、李：王冰说：土齐木化。

张介宾说：枣，土果。李，木果。

⑮其色黅、玄、苍：王冰说：黄色加黑、苍，自正也。

张介宾说：土、水、木三色，土胜水而齐木也。

⑯其味甘、咸、酸：王冰说：甘入于咸，酸，齐化也。

⑰其象长夏：王冰说：六月之气，土化同。

张介宾说：凡云雨昏暝埃，皆长夏化同。

⑱其经足太阴、阳明：王冰说：太阴，脾脉。阳明，胃脉。

张介宾说：足太阴脾经，足阳明胃经，土之应也。

⑲其藏脾、肾：王冰说：脾胜胃。

⑳其虫倮、毛：王冰说：土余，故毛倮齐化。

㉑其物肌、核：王冰说：肌，土；核，木；化也。

张介宾说：亦土木之化也。

㉒四支不举：王冰说：土性静，故病如是。

《新校正》云：详此不云上羽、上徵者，徵羽不能亏盈于土，故无他候也。

张介宾说：土邪有余，则濡积壅滞，故其为病如此。按甲上六年，甲子、甲午、甲寅、甲申、上徵也；甲辰、甲戌、上羽也；此俱不言者，以不能犯于土也。故皆不及之。

㉓大风迅至，邪伤脾也：王冰说：木盛怒，故土脾伤。

张介宾说：土极木复，其变若此，故其为病，邪反伤脾。

坚成之纪，是为收引①，天气洁，地气明②，阳气随，阴治化③，燥行其政，物以司成④，收气繁布，化洽不终⑤。其化成。其气削⑥。其政肃⑦。其令锐切⑧。其动暴折、疡、疰⑨。其德雾露、萧飋⑩。其变肃杀、凋零⑪。其谷稻、黍⑫。其畜鸡、马⑬。

其果桃、杏[14]。其色白、青、丹[15]。其味辛、酸、苦[16]。其象秋[17]。其经手太阴、阳明[18]。其藏肺、肝[19]。其虫介、羽[20]。其物壳、络[21]。其病喘喝、胸凭、仰息[22]。上徵与正商同。其生齐[23]。其病咳[24]。政暴变则名木不荣，柔脆焦首，长气斯救，大火流，炎烁且至，蔓将槁，邪伤肺也[25]。

【集解】

①坚成之纪，是为收引：王冰说：引，敛也。阳气收，阴气用，故万物收敛，谓庚午、庚辰、庚寅、庚子、庚戌、庚申之岁也。

张介宾说：金之太过，是谓坚成。六庚之岁，阳金也。金胜则收气大行，故曰收引。引者，阴盛阳衰，万物相引而退避也。

②天气洁，地气明：王冰说：秋气高洁，金气同。

张介宾说：金气清也。

③阳气随，阴治化：王冰说：阳顺阴而生化。

张介宾说：随，后也。

④燥行其政，物以司成：王冰说：燥气行化万物，专司其成熟，无遗略也。

张介宾说：燥行其政，气化乃坚，故司万物之成也。

⑤收气繁布，化治不终：王冰说：收杀气早，土之化不得终其用也。

《新校正》云：详"繁"字疑误。

张介宾说：金之收气，盛而蚤布，则土之化气不得终其令也。洽，和也，泽也。（伯坚按："化治不终"，张介宾《类经》作"化洽不终"。）

⑥其化成。其气削：王冰说：减削也。

张介宾说：收成也。消削也。

⑦其政肃：王冰说：肃，清也，静也。

张介宾说：严肃也。

⑧其令锐切：王冰说：气用不屈，劲而急。

张介宾说：刚劲也。

⑨其动暴折、疡、疰：王冰说：动以生病。

张介宾说：暴折者，金气有余。疡疰者，皮肤之疾。

陆懋修说：疰，之戍切，与注通。《广雅·释诂》："疰，病也。"《释名》："注，病一人，死一人，复得气相灌注也。"《说文·上部·系传》曰："又若医家之言病疰，故有鬼疰，言鬼气转相染著注也。"

⑩其德雾露、萧飋：王冰说：燥之化也。萧飋，风声也。静为雾露，用则风生。

《新校正》云：按《六元正纪大论》，"德"作"化"。

张介宾说：清肃之化也。

⑪其变肃杀、凋零：王冰说：陨坠于物。

张介宾说：杀令行也。

⑫其谷稻、黍：王冰说：金火齐化也。

《新校正》云：按本论上文麦为火之谷，当言"其谷稻麦"。（顾观光说：此"黍"不误，林说失之。）

张介宾说：稻，金谷。黍，火谷。金齐火化也。

⑬其畜鸡、马：王冰说：齐孕育也。

张介宾说：金火二畜，孕育齐也。

⑭其果桃、杏：王冰说：金火齐实。

⑮其色白、青、丹：王冰说：白加于青丹，自正也。

张介宾说：金有余则克木齐火，故见于三色也。

⑯其味辛、酸、苦：王冰说：辛入酸、苦，齐化。

张介宾说：亦金、木、火三味也。

⑰其象秋：王冰说：气爽清洁，如秋之化。

张介宾说：凡燥清烟露，皆秋化同也。

⑱其经手太阴、阳明：王冰说：太阴，肺脉。阳明，大肠脉。

张介宾说：手太阴肺经，手阳明大肠经，皆金之应也。

⑲其藏肺、肝：王冰说：肺胜肝。

⑳其虫介、羽：王冰说：金余，故介羽齐育。

㉑其物壳、络：王冰说：壳，金；络，火；化也。

张介宾说：亦金火齐化也。

㉒其病喘喝、胸凭、仰息：王冰说：金气余故。

张介宾说：肺金邪实也。

㉓其生齐：张介宾说：上徵者，少阴少阳二火司天，谓庚子、庚午、庚寅、庚申四年也。金气太过，得火制之，则同审平之化，故与正商同，金气和平，木不受伤，故生气得齐其化也。

㉔其病咳：王冰说：上见少阴、少阳，则天气见抑，故其生化与平金岁同。庚子、庚午岁上见少阴，庚寅、庚申岁上见少阳，上火制金，故生气与之齐化，火乘金肺，故病咳。

《新校正》云：详此不言上羽者，水与金非相胜克故也。

张介宾说：火乘肺金，故其病为咳。按此不言庚辰、庚戌，上羽者，以金水无犯也。

㉕政暴变则名木不荣，柔脆焦首，长气斯救，大火流，炎烁且至，蔓将槁，邪伤肺也：王冰说：变，谓太甚也。政太甚则生气抑，故木不荣，草首焦死。政暴不已，则火气发怒，故火流炎烁，至柔条蔓草之类皆干死也。火乘金气，故肺伤也。

张介宾说：金不务德而暴害乎木，火必报复而金又受伤，故其为病则邪害于肺。

流衍之纪，是谓封藏①，寒司物化，天地严凝②，藏政以布，长令不扬③。其化凛。其气坚④。其政谧⑤。其令流注⑥。其动漂泄、沃涌⑦。其德凝惨、寒雰⑧。其变冰雪、霜雹⑨。其谷豆、稷⑩。其畜彘、牛⑪。其果栗、枣⑫。其色黑、丹、黅⑬。其味咸、苦、甘⑭。其象冬⑮。其经足少阴、太阳⑯。其藏肾、心⑰。其虫鳞、倮⑱。其物濡、满⑲。其病胀⑳。上羽而长气不化也㉑。政过则化气大举，而埃昏气交，大雨时降，邪伤肾也㉒。

【集解】

①流衍之纪，是谓封藏：王冰说：阴气大行，则天地封藏之化也，谓丙子、丙寅、丙戌、丙申、丙午、丙辰之岁也。

张介宾说：水之太过，是谓流衍。阳水之岁，六丙是也。水盛则阴气大行，天地闭而万物藏，故曰封藏。

②寒司物化,天地严凝:王冰说:阴之气也。

张介宾说:阴气盛也。

③长令不扬:王冰说:藏气用则长化止,故令不发也。

张介宾说:水胜火也。

④其化凛。其气坚:王冰说:寒气及物则坚定。

张介宾说:凛冽坚凝,寒之胜也。

⑤其政谧:王冰说:谧,静也。

⑥其令流注:王冰说:水之象也。

⑦其动漂泄、沃涌:王冰说:沃,沫也。涌,溢也。

张介宾说:漂,浮于上也。泄,泻于下也。沃,灌也。涌,溢也。

⑧其德凝惨、寒雰:王冰说:寒之化也。

《新校正》云:按《六元正纪大论》作"其化凝惨栗冽"。

张介宾说:寒雰,雨雪貌。

陆懋修说:雰,府文切。与氛通。《文选》张衡《西京赋》:"消雰埃于中辰。"薛注"雰埃,尘秽也。"本经《六元正纪大论》:"寒雰结为霜雪。"注:"寒雰,白气也,其状如雾而不流。"

⑨其变冰雪、霜雹:王冰说:非时而有。

⑩其谷豆、稷:王冰说:水齐土化。

张介宾说:豆,水谷。稷,土谷。水有余则齐土化地。

⑪其畜彘、牛:王冰说:齐孕育也。

张介宾说:彘,水畜。牛,土畜。彘齐牛育也。

⑫其果栗、枣:王冰说:水土齐实。

张介宾说:栗齐枣实也。

⑬其色黑、丹、黅:王冰说:黑加于丹、黄,自正也。

张介宾说:水胜火而齐土,三色之见有盛衰也。

⑭其味咸、苦、甘:王冰说:咸入于苦,甘化齐焉。

张介宾说:亦水、火、土三味也。

⑮其象冬:王冰说:气序凝肃,似冬之化。

张介宾说:凡寒气霜雪冰,皆冬化同也。

⑯其经足少阴、太阳:王冰说:少阴,肾脉。太阳,膀胱脉。

张介宾说:足少阴肾经,足太阳膀胱经,皆水之应也。

⑰其藏肾、心:王冰说:肾胜心。

⑱其虫鳞、倮:王冰说:水余,故鳞倮齐育。

⑲其物濡、满:王冰说:濡,水;满,土;化也。

《新校正》云:按土不及作肉,土太过作肌,此作满,互相成也。

张介宾说:濡,水化也。濡当作肉,土化也。

⑳其病胀:王冰说:水余也。

张介宾说:水气盛也。

㉑上羽而长气不化也:王冰说:上见太阳,则火不能布化以长养也。丙辰、丙戌之岁,上见天符水运也。

《新校正》云:按《气交变大论》云:"上临太阳,则雨冰雪霜不时降,湿气变物。"不云上徵者,运所胜也。

张介宾说:上羽者,太阳寒水司天,丙辰、丙戌岁也。水气有余,又得其助,则火之长气不能布其化矣。按此不言丙子、丙午、丙寅、丙申、上徵者,运所胜也。

㉒政过则化气大举,而埃昏气交,大雨时降,邪伤肾也:王冰说:暴寒数举,是谓政过。火被水凌,土来仇复,故天地昏翳,土水气交,大雨斯降,而邪伤肾也。

张介宾说:水政太过,火受其害,土之化气起而复之,故为埃昏大雨而湿邪伤于肾也。

故曰:"不恒其德则所胜来复,政恒其理则所胜同化,"此之谓也。①

【集解】

①故曰:"不恒其德则所胜来复,政恒其理则所胜同化,"此之谓也:王冰说:不恒,谓恃己有余,凌犯不胜。恒,谓守常之化,不肆威刑。如是,则克己之气岁同治化也。

《新校正》云:详五运太过之说,具《气交变大论》中。

张介宾说:恒,常也,此结上文太过五运也。不恒其德,则所胜来复,谓暴虐无德,侮彼不胜,则所胜者必起而报之也。政恒其理,则所胜同化,谓安其常,处其顺,则所胜者亦同我之气而与之俱化矣,如木与金同化,火与水齐育之类是也。

帝曰:天不足西北,左寒而右凉。地不满东南,右热而左温。其故何也①?

岐伯曰:阴阳之气,高下之理,太少之异也②。东南方,阳也。阳者,其精降于下,故右热而左温③。西北方,阴也。阴者,其精奉于上,故左寒而右凉④。是以地有高下,气有温凉,高者气寒,下者气热⑤。故适寒凉者胀,之温热者疮。下之,则胀已。汗之,则疮已。此凑理开闭之常,太少之异耳⑥。

【集解】

①天不足西北,左寒而右凉。地不满东南,右热而左温,其故何也:王冰说:面巽言也。

张介宾说:天不足西北,故西北为天门,地不满东南,故东南为地户。《五常政大论》曰:"所谓戊己分者,奎壁角轸,则天地之门户也",义与此通。此节以背乾面巽而言,乾居西北,则左为北,右为西,故左寒右凉;巽居东南,则右为南,左为东,故右热左温;而四季之气应之也。

②阴阳之气,高下之理,太少之异也:王冰说:高下,谓地形。太少,谓阴阳之气,盛衰之异。今中原地形,西北方高,东南方下,西方凉,北方寒,东方温,南方热,气化犹然矣。

张介宾说:此下皆言地理之异也。高下,谓中原地形,西北方高,东南方下也。大小,谓山河疆域,各有大小也。故阴阳之气有不齐,而寒热温凉亦各随其地而异矣。

③东南方,阳也。阳者,其精降于下,故右热而左温:王冰说:阳精下降,故地以温而和之于下矣。阳气生于东而盛于南,故东方温而南方热,气之多少明矣。

④西北方,阴也。阴者,其精奉于上,故左寒而右凉:王冰说:阴精奉上,故地以寒而和之于上矣。阴气生于西而盛于北,故西方凉,北方寒,君面巽而言,臣面乾而对也。

《新校正》云:详天地不足阴阳之说,亦具《阴阳应象大论》中。

张介宾说:阳气自上而降下,东南方下,故东方温而南方热,阳始于东而盛于南也。阴气自下而奉上,西北方高,故西方凉而北方寒,阴始于西而盛于北也。

⑤是以地有高下,气有温凉,高者气寒,下者气热:《新校正》云:按《六元正纪大论》云:"至高之地,冬气常存。至下之地,春气常在。"

⑥故适寒凉者胀,之温热者疮。下之,则胀已。汗之,则疮已。此凑理开闭之常,太少之异耳:王冰说:西北、东南,言其大也。夫以气候验之,中原地形所居者,悉以居高则寒,处下则热。尝试观之,高山多雪,平川多雨,高山多寒,平川多热,则高下寒热可征见矣。中华之地,凡有高下之大者,东西南北各三分也。其一者,自汉蜀江南至海也。二者自汉江北至平遥县也。三者,自平遥北山北至蕃界北海也。故南分大热,中分寒热兼半,北分大寒,南北分外寒热尤极。大热之分其寒微,大寒之分其热微,然而登涉极高山顶,则南面北面寒热悬殊,荣枯倍异也。又东西高下之别亦三矣。其一者,自汧源县西至沙州。二者,自开封县西至汧源县。三者,自开封县东至沧海也。故东分大温,中分温凉兼半,西分大凉。大温之分,其寒五分之二。大凉之分,其热五分之二。温凉分外,温凉尤极,变为大暄大寒也。约其大凡如此。然九分之地,寒极于东北,热极于西南。(顾观光说:"东""西"二字互误,当依《类经》改)九分之地,其中有高下不同,地高处则湿,下处则燥(顾观光说:"湿""燥"二字互误 ,当依《类经》改。),此一方之中小异也。若大而言之,是则高下之有二也。何者?中原地形,西高北高,东下南下,今百川满凑东之沧海,则东南西北高下可知。一为地形高下,故寒热不同。二则阴阳之气,有多有少,故表温凉之异尔。今以气候验之,乃春气西行,秋气东行,冬气南行,夏气北行。以中分校之,自开封至汧源,气候正与历候同。以东行校之,自开封至沧海,每一百里,秋气至晚一日,春气早发一日。西行校之,自汧源县西至蕃界积石(顾观光说:"积"原误"碛",今改。),其以南向及西北东南者,春气发晚一日,秋气至早一日;北向及东北西南者,每一十五里春气发晚一日,秋气至早一日。南行校之,川形有北向及东北西南者,每五百里(《新校正》云:"按别本作'十五里'。"顾观光说:"以下文校之,当作'二十五里'。")阳气行晚一日,阴气行早一日。(顾观光说:"晚""早"二字当互易。)南向及东南西北川,每一十五里热气至早一日,寒气至晚一日;广平之地,则每五十里(顾观光说:当作"二十里"。下文不误。)阳气早发一日,寒气至晚一日。北行校之,川形有南向及东南西北川,每一十五里寒气至早一日,热气至晚一日;广平之地,则每二十里热气行晚一日,寒气至早一日。大率如此。然高处峻处,冬气常在;平处下处,夏气常在。观其雪零草茂,则可知矣。然地土固有弓形川、蛇形川、月形川,地势不同。生杀荣枯,地同而天异。凡此之类,有离向、丙向、巽向、乙向、震向处(顾观光说:"震向"下脱"艮向"二字。),则春气早至,秋气晚至,早晚校十五日。有丁向、坤向、庚向、兑向、辛向、乾向、坎向、艮向处,(顾观光说:此"艮向"二字衍。)则秋气早至,春气晚至,早晚亦校二十日,是所谓带山之地也。审观向背,气候可知。寒凉之地,凑理开少而闭多,闭多则阳气不散,故适寒凉腹必胀也。湿热之地,凑理开多而闭少,开多则阳气发散,故往温热皮必疮也。下文则中气不余,故胀已。下之则阳气外泄,故疮愈。

张介宾说:之,亦适也。适寒凉之地,则凑理闭密,气多不达,故作内胀。之温热之地,则凑理多开,阳邪易入,故为疮疡。胀在里,故下之则已。疮在表,故汗之则已。此其为胀为疮,虽为凑理开闭之常,然寒热甚者病则甚,微者病则微,乃有大小之异耳。

帝曰:其于寿夭何如①?

岐伯曰:阴精所奉,其人寿。阳精所降,其人夭②。

【集解】

①其于寿夭何如:王冰说:言土地居人之寿夭。

张介宾说:土地之气既不同,则人之寿夭亦有异也。

②阴精所奉,其人寿。阳精所降,其人夭:王冰说:阴精所奉,高之地也。阳精所降,下之地

也。阴方之地，阳不妄泄，寒气外持，邪不数中，而正气坚守，故寿延。阳方之地，阳气耗散，发泄无度，风湿数中，真气倾竭，故夭折。即事验之，今中原之境，西北方众人寿，东南方众人夭，其中犹各有微甚尔，此寿夭之大异也，异方者审之乎！

张介宾说：阴精所奉之地，阳气坚固，故人多寿，谓崇高之处也。阳精所降之地，阳气易泄，故人多夭，谓污下之处也。

帝曰：善。其病也治之奈何？

岐伯曰：西北之气，散而寒之。东南之气，收而温之。所谓同病异治也①。故曰："气寒气凉，治以寒凉，行水渍之；气温气热，治以温热，强其内守。"必同其气，可使平也。假者，反之②。

【集解】

①西北之气，散而寒之。东南之气，收而温之。所谓同病异治也：王冰说：西方北方人皮肤闭，凑理密，人皆食热，故宜散、宜寒。东方南方人皮肤疏，凑理开，人皆食冷，故宜收、宜温。散，谓温浴，使中外条达。收，谓温中不解表也。今土俗皆反之，依而疗之，则反甚矣。

《新校正》云：详分方为治，亦具《异法方宜论》中。

张介宾说：西北气寒，寒固于外，则热郁于内，故宜散其外寒，清其内热。东南气热，气泄于外，则寒生于中，故宜收其外泄，温其中寒。此其为病则同而治则有异也。

②"气寒气凉，治以寒凉，行水渍之；气温气热，治以温热，强其内守。"必同其气，可使平也。假者，反之：王冰说：寒方以寒，热方以热，温方以温，凉方以凉，是正法也，是同气也。行水渍之，谓汤浸渍也。平，谓平调也。若西方北方有冷病，假热方温方以除之，东方南方有热疾，须凉方寒方以疗者，则反上正法以取之。

张介宾说：西北气寒气凉，人多食热而内火盛，故宜治以寒凉，及行水渍之法，谓用汤液浸渍以散其外寒也。东南气温气热，人多食凉而内寒生，故宜治以温热，又必强其内守，欲令阳气不泄而固其中也。天气地气有阴阳升降，病治亦有阴阳升降，用合气宜，是同其气而病可平矣。然西北未必无假热，东南未必无假寒，假者当反治，则西北有当热，东南有当寒者矣。然余备历南北，还是热方多热病，寒方多寒病，又不可不知也。

帝曰：善。一州之气，生化寿夭不同，其故何也？

岐伯曰：高下之理，地势使然也。崇高，则阴气治之。污下，则阳气治之。阳胜者，先天。阴胜者，后天①。此地理之常，生化之道也②。

【集解】

①阳胜者，先天。阴胜者，后天：王冰说：先天，谓先天时也。后天，谓后天时也。悉言土地生荣枯落之先后也。物既有之，人亦如然。

②此地理之常，生化之道也：张介宾说：一州之地，非若天下之广，其中亦有生化寿夭之不同者，以地势有高下耳。高者阴气升而治之，阴性迟，故物之荣枯皆后天而至，后天者其荣迟其枯亦迟，故多寿也。下者阳气降而治之，阳性速，故物之成败皆先天而至，先天者其成速其败亦速，故多夭也。观孙真人曰："婴儿三岁以上，十岁以下，观其性气高下，即可知其寿夭。大略儿小时敏悟过人者多夭，则项橐颜回之流是也。小儿骨法，成就威仪，回转迟舒，稍费人精神雕琢者寿。其预知人意，回旋敏速者亦夭，则杨修、孔融之流是也。由此言之，寿夭大略可知也。亦犹梅花早发，不睹岁寒。甘菊晚荣，终于年事。是知晚成者，寿之征也。"此即先天后天之义。

帝曰:其有寿夭乎?

岐伯曰:高者,其气寿。下者,其气夭①。地之小大异也,小者小异,大者大异②。故治病者必明天道、地理、阴阳更胜、气之先后、人之寿夭生化之期,乃可以知人之形气矣③。

【集解】

①其气夭:顾观光说:孙思邈云:"儿小时敏悟过人者,多夭。其预知人意回旋敏速者,亦夭。"此即阳胜先夭之理。

②小者小异,大者大异:王冰说:大,谓东南西北相远万里许也。小,谓居所高下相近二十三十里或百里许也。地形高下悬倍不相计者,以近为小,则十里、二十里。高下平慢气相接者,以远为小,则三百里、二百里。地气不同,生乃异也。

张介宾说:地有高下,则气有阴阳,寿夭之所由也。然大而天下,则千万里之遥有所异也。小而一州,则数十里之近亦有所异也。故小有小之异,大有大之异耳。

③乃可以知人之形气矣:王冰说:不明天地之气,又昧阴阳之候,则以寿为夭,以夭为寿,虽尽上圣救生之道,毕经脉药石之妙,犹未免世中之诬斥也。

张介宾说:不明天道,则不知运气之变。不明地理,则不知方土之宜。不明阴阳更胜,则本末俱失。不明气之先后,则缓急倒施。不明寿夭生化之期,则中无确见,而轻率招尤。凡此数者,缺一不可。斯足因形以察人之外,因气以知人之内,而治病之道,庶保万全矣。

帝曰:善。其岁有不病而藏气不应不用者,何也?

岐伯曰:天气制之,气有所从也①。

【集解】

①天气制之,气有所从也:王冰说:从,谓从事于彼,不及营于私应用之。

张介宾说:岁有不病不应不用者,谓岁运当病而有不病,及藏气当应当用而有不应不用者也。天气制之气有所泛者,谓司天制之则泛乎天气,故有不应乎岁者矣。制,禁制也。

帝曰:愿卒闻之。

岐伯曰:少阳司天,火气下临,肺气上从,白起,金用,草木眚,火见燔焫,革金且耗,大暑以行。咳,嚏,鼽,衄,鼻窒,曰疡,寒热,胕肿①。风行于地,尘沙飞扬。心痛,胃脘痛,厥逆,鬲不通。其主暴速②。

【集解】

①少阳司天,火气下临,肺气上从,白起,金用,草木眚,火见燔焫,革金且耗,大暑以行。咳,嚏,鼽,衄,鼻窒,曰疡,寒热,胕肿:王冰说:寅、申之岁候也。临,谓御于下。从,谓从事于上。起,谓价高于市。用,谓用行刑罚也。临从起用同之。革,谓皮革,亦谓革也。金,谓器属也。耗,谓费用也。火气燔灼,故曰生疮。疮,身疮也。疡,头疮也。寒热,谓先寒而后热,则疟疾也。肺为热害,水且救之,水守肺中,故为胕肿。胕肿,谓肿满按之不起,此天气之所生也。

《新校正》云:详《注》云:"故曰生疮。疮,身疮也。疡,头疮也。"今《经》只言"曰疡",疑《经》脱一"疮"字。别本,"曰"字作"口"。

张介宾说:少阳相火司天,寅、申岁也。火气下临,金之所畏,故肺气上从。从者应而动也。金动则白色起,而金为火用,故草木受眚。然火见燔焫必革易金性,且至于耗,金曰从革,即此之谓。若其为病,则咳嚏、鼽衄、鼻塞、疮疡,皆火盛伤肺而然。金寒火热,金火相搏,则为寒热。

肺主皮毛,邪热凑之,故为胕肿。皆天气之所生也。

②风行于地,尘沙飞扬。心痛,胃脘痛,厥逆,鬲不通。其主暴速:王冰说:厥阴在泉,故风行于地。风淫所胜,故是病生焉。少阳厥阴,其化急速,故病气起发疾速而为,故云其主暴速,此地气不顺而生是也。

《新校正》云:详厥阴与少阳在泉,言其主暴速,其发机速,故不言甚则某病也。

张介宾说:凡少阳司天,则厥阴在泉,故风行于地,尘沙飞扬也。风淫所胜,病在厥阴,厥阴之脉,挟胃、属肝、贯膈,故其为病如此。然至疾者莫如风,故又主于暴速,皆地气之所生也。

阳明司天,燥气下临,肝气上从,苍起,木用而立,土乃眚,凄沧数至,木伐草萎。胁痛,目赤,掉振,鼓栗,筋痿不能久立①。暴热至,土乃暑,阳气郁发。小便变,寒热如疟,甚则心痛。火行于槁②,流水不冰,蛰虫乃见③。

【集解】

①阳明司天,燥气下临,肝气上从,苍起,木用而立,土乃眚,凄沧数至,木伐草萎。胁痛,目赤,掉振,鼓栗,筋痿不能久立:王冰说:卯、酉之岁候也。木用,亦谓木功也。凄沧,大凉也。此病之起,天气生焉。

张介宾说:阳明燥金司天,卯、酉岁也。燥气下临,木之所畏,故肝气应而上从。木应则苍色起,而木为金用,故土必受伤,然金盛则凄沧数至,故木伐草萎而病在肝。肝经行于胁,故胁痛。肝窍在目,故目赤。肝主风,故掉振鼓栗。肝主筋,故筋痿不能久立。皆天气之所生也。

②火行于槁:伯坚按:守山阁本原文作"火行子槁",今据明顾从德覆宋本校改。

③火行于槁,流水不冰,蛰虫乃见:王冰说:少阴在泉,热盛于地而为是也。病之所有,地气生焉。

张介宾说:凡阳明司天,则少阴君火在泉,热行于地,故其应候如此。火在阴分,则寒热交争,故令如疟。火郁不伸,故心痛。火就燥,故行于槁。槁,干枯也。皆地气之所生者。

太阳司天,寒气下临,心气上从,而火且明①,丹起,金乃眚,寒清时举,胜则水冰,火气高明。心热烦,嗌干,善渴,鼽,嚏,喜悲,数欠。热气妄行,寒乃复,霜不时降。善忘,甚则心痛②。土乃润,水丰衍,寒客至,沈阴化,湿气变物。水饮内稸,中满不食,皮痛③,肉苛,筋脉不利;甚则胕肿,身后痈④。

【集解】

①火且明:《新校正》云:详"火且明"三字,当作"火用"二字。

②寒清时举,胜则水冰,火气高明。心热烦,嗌干,善渴,鼽,嚏,喜悲,数欠。热气妄行,寒乃复,霜不时降。善忘,甚则心痛:王冰说:辰、戌之岁候也。寒清时举,太阳之令也。火气高明,谓燔焫于物也。不时,谓太早及偏害不循时令,不普及于物也。病之所起,天气生焉。

张介宾说:太阳寒水司天,辰、戌岁也。寒气下临,火之所畏,故心气应而上从,火应则明而丹色起,故金乃眚。然水胜则为寒,故其候若此。火应则动热,故其病若此。皆天气之所生也。

③痛:陆懋修说:痛:五还切。《广雅·释言》:"痛,痹也。"

④身后痈:王冰说:太阴在泉,湿盛于地,而为是也。病之源始,地气生焉。

《新校正》云:详"身后痈"当作"身后难"。

张介宾说:凡太阳司天,则太阴在泉,湿行于地,故其为候为病如此。痛,痹而重也。肉苛,不仁不用也。身后痈者,以肉苛胕肿不能移,则久著枕席,而身后臀背为痈疮也。皆脾土之证,地气之所生也。

厥阴司天,风气下临,脾气上从,而土且隆,黄起,水乃眚,土用革。体重,肌肉萎,食减,口爽。风行太虚,云物摇动,目转、耳鸣[①]。火纵其暴,地乃暑,大热消烁,赤沃下、蛰虫数见,流水不冰[②]。其发机速[③]。

【集解】

①厥阴司天,风气下临,脾气上从,而土且隆,黄起,水乃眚,土用革。体重,肌肉萎,食减,口爽。风行太虚,云物摇动,目转、耳鸣:王冰说:巳、亥之岁候也。土隆,土用革,谓土气有用而革易其体,亦谓土功也。(伯坚按:守山阁本原文作"亦谓上功也",今据明顾从德覆宋本校改。)云物摇动,是谓风高,此病所生,天之气也。

张介宾说:厥阴风木司天,巳、亥岁也。风气下临,土之所畏,故脾气应而上从。土应则气隆而黄色起,故水乃眚。然土为木制,故土用受革,脾经为病,而风云动摇,皆天气之所生也。

②流水不冰:王冰说:少阳在泉,火盛于地而为是也。病之宗兆,地气生焉。

③其发机速:王冰说:少阳厥阴之气,变化卒急,其为疾病,速若发机,故曰其发机速。

张介宾说:凡厥阴司天,则少阳在泉,相火下行,故其气候如此。赤沃下者,霖雨多热,受赤气也。其发机速,相火之发暴而速也。此皆地气之所生者。

少阴司天,热气下临,肺气上从,白起,金用,草木眚。喘,呕,寒热,嚏,鼽,衄,鼻窒。大暑流行[①]。甚则疮疡,燔灼。金烁石流[②],地乃燥,凄沧数至。胁痛,善太息。肃杀行,草木变[③]。

【集解】

①大暑流行:王冰说:子、午之岁候也。热司天气,故是病生,天气之作也。

②金烁石流:王冰说:天之交也。

张介宾说:少阴君相司天,子,午岁也。火气下临,金之所畏,故其气候疾病与前少阳司天大同,皆天气之所生也。

③胁痛,善太息。肃杀行,草木变:王冰说:变,谓变易容质也。胁痛、太息,地气生也。

太阴司天,湿气下临,肾气上从,黑起,水变[①]。埃冒云雨。胸中不利,阴痿,气大衰,而不起不用[②]。当其时,反腰脽痛,动转不便也[③],厥逆[④]。地乃藏阴。大寒且至,蛰虫早附。心下否痛。地裂,冰坚。少腹痛,时害于食。乘金则止水增,味乃咸,行水减也[⑤]。

【集解】

①水变:《新校正》云:详前后文,此少"火乃眚"三字。

②不用:《新校正》云:详"不用"二字,当作"水用"。

③反腰脽痛,动转不便也:王冰说:丑、未之岁候也。水变,谓甘泉变咸也。埃,土雾也。冒,不分远也。云雨,土化也。脽,谓臀肉也。病之有者,天气生焉。

④厥逆:《新校正》云:详"厥逆"二字,疑当连上文。

张介宾说:太阴湿土司天,丑、未岁也。湿土下临,水之所畏,故肾气应而上泛。水应则黑起为变,心火受制,故胸中不利。然土胜者水必伤,故为阴痿以下等疾。当其时者,当土王之时也。凡此诸病,俱属肾经,皆天气之所生也。

⑤心下否痛。地裂,冰坚。少腹痛,时害于食。乘金则止水增,味乃咸,行水减也:王冰说:

止水，井泉也。行水，河渠流注者也。止水虽长，乃变常甘美而为咸味也。病之有者，地气生焉。

《新校正》云：详太阴司天之化，不言甚则病某而云当其时，又云乘金则云云者，与前条互相发明也。

张介宾说：凡太阴司天，则太阳在泉，寒行于地，故为地乃藏阴等候，心下否痛等疾，皆寒水侮火也。乘金者，如岁逢六乙乘金运也。时遇燥金，乘金气也。水得金生，寒凝尤甚，故止蓄之水增，味乃咸，流行之水减，以阴胜阳，以静胜动，皆地气之所生也。愚按运气之化，凡一胜则一负，一盛则一衰，此理之常也。观本篇司天六气，如少阳少阴火气下临，则肺气上从，白起金用等义，皆被克之气反起而用者何也？盖五运各有所制，制气相加，则受制者不得不应，应则反从其化而为用，其理其徵，本属皆然，而实人所不知也。故如热甚者，燥必随之，此金之从火也。燥甚者，风必随之，此木之从金也。风甚者，尘霾随之，此土之从木也。湿蒸甚者，霖注随之，此水之随土也。阴凝甚者，雷电随之，此火之泛水也。故《易》曰："云从龙，风从虎。"夫龙得东方木气，故云从之，云者土气也。虎得西方金气，故风从之，风者木气也。即此篇之义以观五运之变化，藏象之虚实，其有不可以偏执论者，类可知矣。

帝曰：岁有胎孕不育，治之不全，何气使然。

岐伯曰：六气五类，有相胜制也，同者盛之，异者衰之，此天地之道，生化之常也。故厥阴司天，毛虫静，羽虫育，介虫不成①；在泉，毛虫育，倮虫耗，羽虫不育②。

【集解】

①故厥阴司天，毛虫静，羽虫育，介虫不成：王冰说：谓乙巳、丁巳、己巳、辛巳、癸巳、乙亥、丁亥、己亥、辛亥、癸亥之岁也。静，无声也。亦谓静退不先用事也。羽为火虫，气同地也。火制金化，故介虫不成，谓白色有甲之虫少孕育也。

张介宾说：巳、亥年也。厥阴风木司天，则少阳相火在泉。毛虫同天之气，故安静无损。惟羽虫同地之气，故多育。火制金之化，故介虫不成。

②在泉，毛虫育，倮虫耗，羽虫不育：王冰说：地气制土，黄倮耗损，岁乘木运，其又甚也。羽虫不育，少阳自抑之。是则五寅五申岁也。凡称不育、不成、皆谓少，非悉无也。

张介宾说：寅，申岁也。厥阴风木在泉，毛虫同其气，故育。木克土，故倮虫耗。木郁于下，火失其生，故羽虫虽生而不育。按此六气五类，胜制不育，岁有司天在泉之分，故其气各有时，而五类之生育亦各有时。以生育之期而合气应之候，再以五色五性参其盛衰，无不应者，观《六元正纪大论》曰："岁半之前，天气主之。岁半之后，地气主之。上下交互，气交主之。"则司天之气，当自大寒节为始，以主上半年。在泉之气，当自大暑节为始，以主下半年。上下交互之气，则间于二者之间而主乎中也。

少阴司天，羽虫静，介虫育，毛虫不成①；在泉，羽虫育，介虫耗不育②。

【集解】

①少阴司天，羽虫静，介虫育，毛虫不成：王冰说：谓甲子、戊子、丙子、庚子、壬子、甲午、戊午、丙午、庚午、壬午之岁也。静谓胡越燕、百舌鸟之类也。是岁色色毛虫孕育少成。

张介宾说：子、午岁也。少阴君火司天，羽虫同天之气，故安静。介虫同地之气，故育。金气在地则木衰，故毛虫胎孕不成。

②在泉，羽虫育，介虫耗不育：王冰说：地气制金，白介虫不育，岁乘火运，斯复甚焉。是则

五卯,五酉岁也。

《新校正》云:详介虫耗,以少阴在泉,火克金也。介虫不育,以阳明在天,自抑之也。

张介宾说:少阴在泉,卯、酉岁也。羽虫同其气,故育。介虫受其制,故耗而不育。

太阴司天,倮虫静,鳞虫育,羽虫不成①;在泉,倮虫育,鳞虫②不成③。

【集解】

①太阴司天,倮虫静,鳞虫育,羽虫不成:王冰说:谓乙丑、丁丑、己丑、辛丑、癸丑、乙未、丁未、己未、辛未、癸未之岁也。倮虫,谓人及虾蟆之类也。羽虫,谓青绿色者则鹦鹉、鸳鸟、翠碧鸟之类,诸青绿色之有羽者也。岁乘金运,其复甚焉。

张介宾说:太阴湿土司天,丑、未岁也。倮虫同天之气,故安静无损。鳞虫同地之气,故育。在泉水盛则火衰,故羽虫胎孕不成。

②鳞虫:《新校正》云:详此少一"耗"字。

③不成:王冰说:地气制水,黑鳞不育,岁乘土运,而又甚焉。则是五辰五戌岁也。

张介宾说:太阴在泉,辰、戌岁也。倮虫同其气,故育。鳞虫受其制,故不成。详此少一耗虫。

少阳司天,羽虫静,毛虫育,倮虫不成①;在泉,羽虫育,介虫耗,毛虫不育②。

【集解】

①少阳司天,羽虫静,毛虫育,倮虫不成:王冰说:谓甲寅、丙寅、戊寅、庚寅、壬寅、甲申、丙申、戊申、庚申、壬申之岁也。倮虫,谓青绿色者也。羽虫,谓黑色诸有羽翼者,则越燕、百舌鸟之类是也。

张介宾说:少阳相火司天,寅、申岁也。羽虫同天之气,故静。毛虫同地之气,故育。在泉木盛则土衰,故倮虫不成。白介耗损,岁乘。

②在泉,羽虫育,介虫耗,毛虫不育:王冰说:地气制金。

火运,其又甚也。毛虫不育,天气制之。是则五巳五亥岁也。

张介宾说:少阳在泉,巳、亥岁也。羽虫同其气,故育。介虫受其制,故耗。在泉则木为退气,故毛虫亦不育。

阳明司天,介虫静,羽虫育,介虫不成①;在泉,介虫育,毛虫耗,羽虫不成②。

【集解】

①阳明司天,介虫静,羽虫育,介虫不成:王冰说:谓乙卯、丁卯、己卯、辛卯、癸卯、乙酉、丁酉、己酉、辛酉、癸酉之岁也。羽为火虫,故蕃育也。介虫,诸有赤色甲壳者也。赤介不育,天气制之也。

张介宾说:阳明燥金司天,卯、酉岁也。介虫同天之气,故静。羽虫同地之气,故育。复言介虫不成者,虽同乎天气而实制乎地气也。

②在泉,介虫育,毛虫耗,羽虫不成:王冰说:地气制木,黑毛虫耗,岁乘金运,损复甚焉。是则五子、五午岁也。羽虫不就,以上见少阴也。

张介宾说:阳明在泉,子、午岁也。介虫同其气,故育。毛虫受其制,故耗。金火之气不相和,故羽虫不成。

太阳司天,鳞虫静,倮虫育①;在泉,鳞虫耗,倮虫不育②。

【集解】

①太阳司天,鳞虫静,倮虫育:王冰说:谓甲辰、丙辰、戊辰、庚辰、壬辰、甲戌、丙戌、戊戌、庚戌、壬戌之岁也。倮虫育,地气同也。鳞虫静,谓黄鳞不用也。是岁雷霆少举,以天气抑之也。

《新校正》云:详此当云"鳞虫不成"。

张介宾说:太阳寒水司天,辰、戌岁也。鳞虫同天之化,故静。倮虫同地之化,故育。

②在泉,鳞虫耗,倮虫不育:王冰说:天气制胜,黄黑鳞耗,是则五丑、五未岁也。

《新校正》云:详此当为"鳞虫育,羽虫耗,倮虫不育"。注中"鳞"字亦当作"羽"。

张介宾说:太阳在泉,丑、未岁也。鳞虫同其气,故育。羽虫受其制,故耗。水土之气不相和,故倮虫不育。按此当云:"鳞虫育,羽虫耗"。今于鳞虫下缺育羽虫三字,必脱简也。

诸乘所不成之运,则甚也①。故气主有所制,岁立有所生②。地气制已胜。天气制胜已③。天制色。地制形④。五类衰盛。各随其气之所宜也⑤。故有胎孕不育,治之不全,此气之常也⑥。所谓中根也⑦。根于外者亦五⑧。故生化之别,有五气、五味、五色、五类、五宜也⑨。

【集解】

①诸乘所不成之运,则甚也:王冰说:乘木之运,倮虫不成。乘火之运,介虫不成。乘土之运,鳞虫不成。乘金之运,毛虫不成。乘水之运,羽虫不成。当是岁者,与上文同,悉少能孕育也。斯并运与气同者。运乘其胜,复遇天符及岁会者,十孕不全一二也。

张介宾说:上文言六气,此兼五运也。以气乘运,其不成尤甚。故木乘木运则倮虫不成。火乘火运,则介虫不成。土乘土运,则鳞虫不成。金乘金运,则毛虫不成。水乘水运,则羽虫不成。故上文言不成不育者,谓其衰少耳。非全无也。此言甚者,则十全其二三耳。

②故气主有所制,岁立有所生:张介宾说:气主者,六气主乎天地也。岁立者,子甲相合,岁气立乎中运也。制者,盛衰相制也。生者,化生所由也。《六微旨大论》曰:"天枢之上,天气主之。天枢之下,地气主之。气交之分,人气从之,万物由之。"即气主所制,岁立所生之义。

③地气制已胜,天气制胜已:张介宾说:地气制已胜,谓以已之胜,制彼之不胜,如以我之木,制彼之土也。天气制胜已,谓司天之气,能制夫胜已者也。如丁丑、丁未,木运不及,而上见太阴,则土齐木化,故上宫与正宫同;癸卯、癸酉,火运不及,而上见阳明,则金齐火化,故上商与正商同;乙巳、乙亥,金运不及,而上见厥阴,则木齐金化,故上角与正角同者是也。盖以司天在上,理无可胜,故反能制胜已者。胜已者犹可制,则已胜者不言可知矣。

④天制色。地制形:王冰说:天气随已不胜者制之,谓制其色也;地气随已所胜者制之,谓制其形也;故又曰天制色,地制形焉。是以天地之间,五类生化,互有所胜,互有所化,互有所生,互有所制矣。

张介宾说:色化于气,其象虚,虚本乎天也。形成为质,其体实,实出乎地也。故司天之气制五色,在泉之气制五形。

⑤各随其气之所宜也:王冰说:宜则蕃息。

⑥故有胎孕不育,治之不全,此气之常也:王冰说:天地之间有生之物,凡此五类也。五,谓毛、羽、倮、鳞、介也。故曰:毛虫三百六十,鳞为之长。羽虫三百六十,凤为之长。倮虫三百六十,人为之长。鳞虫三百六十,龙为之长。介虫三百六十,龟为之长。凡诸有形,跂行、飞走、喘息、胎息、大小、高下、青黄赤白黑身被毛羽鳞介者,通而言之,皆谓之虫矣。不具是四者,皆为倮虫。凡此五物,皆有胎生,卵生湿生、化生。因人致问,言及五类也。

张介宾说：气之所宜，谓色青形毛者宜于木之类也。有所宜则有所不宜，故胎孕有不育，治化有不全，皆岁气之常也。

⑦所谓中根也：王冰说：生气之根本，发自身形之中，中根也。非是五类，则生气根系悉因外物以成立，去之则生气绝矣。

张介宾说：凡动物之有血气心知者，其生气之本皆藏于五内，以神气为主，故曰中根。

⑧根于外者亦五：王冰说：谓五味、五色类也。然木火土金水之形类，悉假外物色藏乃能生化，外物既去则生气离绝，故皆是根于外也。（《新校正》云：详注中"色藏"二字，当作"已成"。）

张介宾说：凡植物之无知者，其生成之本悉由外气所化，以皮谷为命，故根于外。

⑨故生化之别，有五气、五味、五色、五类、五宜也：王冰说：然是二十五者，根中根外悉有之。五气，谓臊、焦、香、腥、腐也。五味，谓酸、苦、辛、咸、甘也。五色，谓青、黄、赤、白、黑也。五类有二矣。其一者，谓毛、羽、倮、鳞、介。其二者，谓燥、湿、液、坚、软也。夫如是等，于万物之中互有所宜也。

张介宾说：无论动植之物，凡在生化中者，皆有五行之别，如臊、焦、香、腥、腐，五气也。酸、苦、甘、辛、咸，五味也。青、赤、黄、白、黑，五色也。物各有类，不能外乎五者。物之类殊，故各有互宜之用。

帝曰：何谓也。

岐伯曰：根于中者，命曰神机，神去则机息。根于外者，命曰气立，气止则化绝①。故各有制，各有胜，各有生，各有成②。故曰："不知年之所加，气之同异，不足以言生化"，此之谓也③。

【集解】

①根于中者，命曰神机，神去则机息。根于外者，命曰气立，气止则化绝：王冰说：谓有形之类根于中者，生源系天，其所动静皆神气为机发之主，故其所为也物莫之知，是以神舍去则机发动用之道息矣。根于外者，生源系地，故其所生长化成收藏皆为造化之气所成立，故其所出也亦物莫之知，是以气止息则生化结成之道绝灭矣。其木、火、土、金、水、燥、湿、液、坚、柔，虽常性不易，及乎外物去，生气离，根化绝止，则其常体性颜色皆必小变移其旧也。

《新校正》云：按《六微旨大论》曰："出入废则神机化灭，升降息则气立孤危，故非出入则无以生长壮老已，非升降则无以生长化收藏。"

张介宾说：物之根于中者，以神为之主，而其知觉运动，即神机之所发也，故神去则机亦随而息矣。物之根于外者，必假外气以成立，而其生长收藏即气化之所立也，故气止则化亦随而绝矣。所以动物之神去即死，植物之皮剥即死，此其生化之根，动植之有异也。

②各有成：王冰说：根中根外悉如是。

张介宾说：根中根外，皆如是也。

③"不知年之所加，气之同异，不足以言生化"，此之谓也：《新校正》云：按《六节藏象论》云："不知年之所加，气之盛衰，虚实之所起，不可以为工矣。"

帝曰：气始而生化，气散而有形，气布而蕃育，气终而象变，其致一也①。然而五味所资，生化有薄厚，成熟有少多，终始不同，其故何也②。

岐伯曰：地气制之也，非天不生地不长也③。

【集解】

①气始而生化，气散而有形，气布而蕃育，气终而象变，其致一也：王冰说：始，谓始发动。散，谓流散于物中。布，谓布化于结成之形。终，谓终极于收藏之用也。故始动而生化，流散而有形，布化而成结，终极而万象皆变也。即事验之，天地之间，有形之类，其生也柔弱，其死也坚强，凡如此类，皆谓变易生死之时形质，是谓气之终极。

《新校正》云：按《天元纪大论》云："物生谓之化，物极谓之变。"又《六微旨大论》云："物之生，从于化。物之极，由乎变。变化相薄，成败之所由也。"

②然而五味所资，生化有薄厚，成熟有少多，终始不同，其故何也：张介宾说：此以下详明在泉六化，五味五谷之有异也。始者，肇其生几。散者，散于万物。布者，布其茂盛。终者，收于成功。此言万物之始终散布，本同一气，及其生化成熟，乃各有厚薄少多之异也。

③地气制之也，非天不生地不长也：王冰说：天地虽无情于生化，而生化之气自有异同尔。何者？以地体之中有六入故也。气有同异，故有生有化，有不生有不化，有少生少化，有广生广化矣。故天地之间，无必生必化，必不生必不化，必少生少化，必广生广化也。各随其气分所好，所恶，所异，所同也。

张介宾说：地气者，即在泉也。制之，由其所成也。在泉六化各有盛衰。物生于地，气必应之。故气薄则薄，非天之不生；气少则少，非地之不长也。

帝曰：愿闻其道。

岐伯曰：寒、热、燥、湿，不同其化也[①]。故少阳在泉，寒毒不生，其味辛，其治苦、酸，其谷苍、丹[②]。

【集解】

①寒、热、燥、湿，不同其化也：王冰说：举寒、热、燥、湿，四气不同，则温清异化可知之矣。

张介宾说：气有六而言其四，举大概之要耳。

②故少阳在泉，寒毒不生，其味辛，其治苦、酸，其谷苍、丹：王冰说：巳、亥岁气化也。夫毒者，皆五行慓盛，暴烈之气所为也。今火在地中，其气正热，寒毒之物，气与地殊，生死不同，故生少也。火制金气，故味辛者不化也。少阳之气，上奉厥阴，故其岁化苦与酸也。六气主岁，唯此岁通和，木火相承，故无间气也。苦、丹，地气所化；酸、苍，天气所生也。余所生化，悉有上下胜克，故皆有间气矣。

张介宾说：少阳相火在泉，巳、亥岁也。所谓毒者，凡五行暴烈之气各有所化，故火在地中，则寒毒之物不生。火气制金，则味辛之物应之。少阳在上，厥阴主之，下火上木，故其治苦酸，其谷苍丹。苦丹属火，地气所化。酸苍属木，天气所生也。按在泉六化之治，虽少阳厥阴不言间味者，以木火相生，气无所间也。其他生化皆有上下克伐，故间味不能无矣。

阳明在泉，湿毒不生，其味酸，其气湿[①]，其治辛、苦、甘，其谷丹、素[②]。

【集解】

①阳明在泉，湿毒不生，其味酸，其气湿：《新校正》云：详在泉六，唯阳明与太阴在泉之岁云其气湿其气热，盖以燥湿未见寒温之气，故再云其气也。

②其治辛、苦、甘，其谷丹、素：王冰说：子、午岁气化也。燥在地中，其气清凉，故湿温毒药少生化也。金木相制，故味酸者少化也。阳明之气上奉少阴，故其岁化辛与苦也。辛、素，地气也。苦、丹，天气也。甘，间气也。所以间金火之胜克，故兼治甘。

张介宾说：阳明燥金在泉，子、午岁也。燥在地中，故湿毒之物不生。金克木，故味酸者应之。燥胜湿,故气湿者应之。阳明之上,少阴主之。下金上火,故其治辛苦,其谷丹素。辛素属金,地气所化。苦丹属火,天气所生。然治兼甘者,火金之间味也。甘属土,为火之子,为金之母,故能调和于二者之间。

太阳在泉,热毒不生,其味苦,其治淡、咸,其谷黅秬①。

【集解】

①太阳在泉,热毒不生,其味苦,其治淡、咸,其谷黅秬:王冰说:丑、未岁气化也。寒在地中,与热殊化,故其岁物热毒不生。水胜火味,故当苦也。太阳之气,上奉太阴。故其岁化生淡咸也。太阴土气,上主于天,气远而高,故甘之化薄而为淡也。所以淡亦属甘甘之类也。淡,黅,天化也。咸、秬,地化也。黅,黄也。

《新校正》云:详注云:"味故当苦",当作"故味苦者不化",传写误也。

张介宾说:太阳寒水在泉,丑、未岁也。寒在地中,故热毒之物不生。水克火,故味苦者应之。太阳之上,太阴主之。上土下水,故其治淡咸,其谷黅秬。淡,即甘之薄味也。秬,黑黍也。淡黅属土,天之所生。咸秬属水,地之所化也。太阳间味,义详下文太阴在泉。

厥阴在泉,清毒不生,其味甘,其治酸、苦,其谷苍、赤①。其气专,其味正②。

【集解】

①厥阴在泉,清毒不生,其味甘,其治酸、苦,其谷苍、赤:王冰说:寅、申岁气化也。温在地中,与清殊性,故其岁物清毒不生。木胜其土,故味甘少化也。厥阴之气,上合少阳,所合之气既无乖忤,故其治化酸与苦也。酸、苍,地化也。苦、赤,天化也。气无胜克,故不间气以甘化也。

张介宾说:厥阴风木在泉,寅、申岁也。风行地中,与清殊性,故清毒之物不生。木克土,故味甘者应之。厥阴之上,少阳主之。上火下木,故其治酸苦,其谷苍赤。苦赤属火,天之所生。酸苍属木,地之所生也。

②其气专,其味正:王冰说:厥阴少阳在泉之岁,皆气化专一,其味纯正,然余岁悉上下有胜克之气,故皆有间气、间味矣。

张介宾说:厥阴在泉,则少阳司天,上阳下阴,木火相合,故其气化专一,味亦纯正,其他岁气则上下各有胜制,气不专一,故皆兼夫间味也。

少阴在泉,寒毒不生,其味辛,其治辛、苦、甘,其谷白、丹①。

【集解】

①少阴在泉,寒毒不生,其味辛,其治辛、苦、甘,其谷白、丹:王冰说:卯、酉岁气化也。热在地中,与寒殊化,故其岁药寒毒甚微。火气烁金,故味辛少化也。少阴、阳明主天主地,故其所治苦与辛焉。苦、丹为地气所育。辛、白为天气所生。甘,间气也。所以间止克伐也。

张介宾说:少阴君火在泉,卯、酉岁也。热在地中,故寒毒之物不生。火克金,故味辛者应之。少阴之上,阳明主之,上金下火,故其治辛苦,其谷白丹。辛白属金,天之所化。苦丹属火,地之所生也。

太阴在泉,燥毒不生,其味咸,其气热,其治甘、咸,其谷黅秬①。化淳则咸守。气专则辛化而俱治②。

【集解】

①太阴在泉,燥毒不生,其味咸,其气热,其治甘、咸,其谷黅秬:王冰说:辰、戌岁气化也。

地中有湿，与燥不同，故干毒之物不生也。土制于木，故味咸少化也。太阴之气，上承太阳，故其岁化甘与咸也。甘、黅，地化也。咸、秬，天化也。寒湿不为大忤，故间气同而气热者应之。

张介宾说：太阴湿土在泉，辰、戌岁也。湿在地中，故燥毒之物不生。土克水，故味咸者应之。湿不远寒，故气热之物不成。太阴之上，太阳主之，下湿上寒，故其治甘咸，其谷黅秬。咸秬属水，天气所生。甘黅属土，地气所主也。

②化淳则咸守。气专则辛化而俱治：王冰说：淳，和也。化淳，谓少阳在泉之岁也。火乘居水而反能化育，是水咸自守不与火争化也。气专，谓厥阴在泉之岁也。木居于水而复下化，金不受害，故辛复生化与咸俱王也。唯此两岁上下之气无克伐之嫌，故辛得与咸同应王而生化也。余岁皆上下有胜克之变，故其中间甘味兼化以缓其制抑，余苦咸酸三味不同其生化也。故天地之间，药物辛甘者多也。

张介宾说：六气惟太阴属土，太阴司地，土得位也，故其化淳。淳，厚也。五味惟咸属水，其性善泄，淳土制之，庶得其守矣。土居土位，故曰气专。土盛生金，故与辛化而俱治。俱治者，谓辛与甘咸兼用为治也。盖辛属金，为土之子，为水之母，能调和于水土之间，此即太阴在泉，其治甘咸之间味也。然太阴太阳相为上下，皆当用之，但太阴在泉辛化厚，太阳在泉辛化薄耳。

故曰："补上下者从之，治上下者逆之，以所在寒热盛衰而调之[①]。"故曰："上取，下取，内取，外取，以求其过，能毒者以厚药，不胜毒者以薄药"，此之谓也[②]。气反者：病在上，取之下；病在下，取之上；病在中，傍取之[③]。治热以寒，温而行之。治寒以热，凉而行之。治温以清，冷而行之。治清以温，热而行之[④]。故消之，削之，吐之，下之，补之，泻之，久新同法[⑤]。

【集解】

①补上下者从之，治上下者逆之，以所在寒热盛衰而调之：王冰说：上，谓司天。下，谓在泉也。司天地气太过，则逆其味以治之。司天地气不及，则顺其味以和之。从，顺也。

张介宾说：此下皆言治法也。补者，补其不足。治者，治其有余。上，谓司天。下，谓在泉。从之，谓同其气。如以辛补肺，以甘补脾之类是也。逆之，谓反其气，如以苦治肺，以酸治脾之类是也。当各以病之所在，随其寒热盛衰而调之也。

②"上取，下取，内取，外取，以求其过，能毒者以厚药，不胜毒者以薄药"，此之谓也：王冰说：上取，谓以药制有过之气也，制而不顺则吐之。下取，谓以迅疾之药除下病，攻之不去则下之。内取，谓食及以药内之，审其寒热而调之。外取，谓药熨，令所病气调适也。当寒反热，以冷调之。当热反寒，以温和之。上盛不已，吐而脱之。下盛不已，下而夺之。谓求得气过之道也。药厚薄，谓气味厚薄者也。

《新校正》云：按《甲乙经》云："胃厚、色黑、大骨、肉肥者，皆胜毒。其瘦而薄胃者，皆不胜毒。"又按《异法方宜论》云："西方之民，陵居而多风，水土刚强，不衣而褐荐，华食而脂肥，故邪不能伤其形体，其病生于内，其治宜毒药。"

张介宾说：上取下取，察其病之在上在下也。内取外取，察其病之在表在里也。于此四者而求其过之所在，然后因其强弱以施厚薄之治。若其入胃厚色黑，骨大肉肥，此能毒者也。宜治以厚药。若其胃薄色浮，骨小肉瘦，此不能毒者也。宜治以薄药。

③病在上，取之下；病在下，取之上；病在中，傍取之：王冰说：下取，谓寒逆于下而热攻于上，不利于下气盈于上，则温下以调之。上取，谓寒积于下，温之不去，阳藏不足，则补其阳也。

傍取，谓气并于左则药熨其右，气并于右则药熨其左以和之，必随寒热为适。凡是七者，皆病无所逃，动而必中，斯为妙用矣。

张介宾说：气反者，本在此而标在彼也。其病既反，其治亦宜反。故病在上取之下，谓如阳病者治其阴，上壅者疏其下也。病在下取之上，谓如阴病者治其阳，下滞者宣其上也。病在中傍取之，谓病生于内而经连乎外，则或刺或灸，或熨或按，而随其所在也。

④治热以寒，温而行之。治寒以热，凉而行之。治温以清，冷而行之。治清以温，热而行之：王冰说：气性有刚柔，形证有轻重，方用有大小，调制有寒温。盛大则顺气性以取之，小软则逆气性以伐之，气殊则主必不容，力倍则攻之必胜，是则谓汤饮调气之制也。

《新校正》云：按《至真要大论》云："热因寒用，寒因热用，必伏其所主而先其所因，其始则同，其终则异，可使破积，可使溃坚，可使气和，可使必已。"

张介宾说：此即《至真要大论》"寒因热用，热因寒用"之义。凡药与病逆者，恐不相投，故从其气以行之，假借之道也。

⑤故消之，削之，吐之，下之，补之，泻之，久新同法：王冰说：量气盛虚而行其法，病之新久无异道也。

张介宾说：消以去滞。削以攻坚。上实者宜吐。下实者宜下。补因正之不足。泻因邪之有余。但此中用有缓急，治有先后，而病之久新同其法也。

帝曰：病在中而不实不坚，且聚且散，奈何？

岐伯曰：悉乎哉问也！无积者，求其藏虚则补之①，药以祛之，食以随之②，行水渍之，和其中外，可使毕已③。

【集解】

①无积者，求其藏虚则补之：王冰说：随病所在，命其藏以补之。

张介宾说：积者，有形之病。有积在中，则坚实不散矣。今其不实不坚且聚且散者，无积可知也。无积而病在中者，藏之虚也，故当随病所在，求其藏而补之，藏气充则病自安矣。

②药以祛之，食以随之：王冰说：食以无毒之药，随汤丸以迫逐之，可使其尽也。

③和其中外，可使毕已：王冰说：中外通和，气无流碍，则释然消散，真气自平。

张介宾说：药以祛之，去其病也。食以随之，养其气也。行水渍之，通其经也。若是则中外和调而病可已矣。祛者，非攻击之谓，凡去病者皆可言祛。

帝曰：有毒无毒，服有约乎①？

岐伯曰：病有久新，方有大小，有毒无毒，固宜常制矣②。大毒治病，十去其六③。常毒治病，十去其七④。小毒治病，十去其八⑤。无毒治病，十去其九⑥。谷、肉、果、菜，食养尽之，无使过之伤其正也⑦。不尽，行复如法⑧。必先岁气，无伐天和⑨。无盛盛，无虚虚，而遗人夭殃⑩。无致邪，无失正，绝人长命⑪。

【集解】

①服有约乎：张介宾说：约，度也。《禁服篇》曰："夫约方者，犹约囊也。囊满而弗约，则输泄。方成弗约，则神与弗俱。"

②方有大小，有毒无毒，固宜常制矣：张介宾说：病重者宜大，病轻者宜小，无毒者宜多，有毒者宜少，皆常制之约也。

③大毒治病，十去其六：王冰说：下品药毒，毒之大也。

④常毒治病，十去其七：王冰说：中品药毒，次于下也。

⑤小毒治病，十去其八：王冰说：上品药毒，毒之小也。

⑥无毒治病，十去其九：王冰说：上品、中品、下品无毒药，悉谓之平。

张介宾说：药性有大毒、常毒、小毒、无毒之分，去病有六分、七分、八分、九分之约者，盖以治病之法，药不及病，则无济于事；药过于病，则反伤其正而生他患矣；故当知约制，而进止有度也。

⑦谷、肉、果、菜，食养尽之，无使过之伤其正也：王冰说：大毒之性烈，其为伤也多。小毒之性和，其为伤也少。常毒之性，减大毒之性一等，加小毒之性一等，所伤可知也。故至约必止之以待来证尔。然无毒之药，性虽平和，久而多之，则气有偏胜则有偏绝，（顾观光说：《类经》，下“则”字作“必”。）久攻之则藏气偏弱，既弱且困，不可长也。故十去其九而止。服至约已，则以五谷、五肉、五果、五菜，随五藏宜者食之已尽其余病（顾观光说：“已”即“以”字。），药食兼行亦通也。

《新校正》云：按《藏气法时论》云：“毒药攻邪，五谷为养，五果为助，五畜为益，五菜为充。”

张介宾说：病已去其八九，而有余未尽者，则当以谷肉果菜饮食之类，培养正气，而余邪自尽矣。如《藏气法时论》曰：“毒药攻邪，五谷为养，五果为助，五畜为益，五菜为充”者是也。然毒药虽有约制，而饮食亦贵得宜，皆不可使之太过，过则反伤其正也。

⑧不尽，行复如法：王冰说：法，谓前四约也。余病不尽，然再行之，毒之大小至约而止，必无过也。

张介宾说：如此而犹有未尽，则再行前法以渐除之，宁从乎慎也。

⑨必先岁气，无伐天和：王冰说：岁有六气分主，有南面北面之政，先知此六气所在，人脉至尺寸应之。太阴所在，其脉沉。少阴所在，其脉钩。厥阴所在，其脉弦。太阳所在，其脉大而长。阳明所在，其脉短而涩。少阳所在，其脉大而浮。如是六脉，则谓天和。不识不知呼为寒热；攻寒令热，脉不变而热疾已生；制热令寒，脉如故而寒病又起；欲求其适，安可得乎？夭枉之来，率由于此。

张介宾说：五运有纪，六气有序，四时有令，阴阳有节，皆岁气也。人气应之以生长收藏，即天和也。设不知岁气变迁而妄呼寒热，则邪正盛衰无所辨，未免于犯岁气，伐天和矣。夭枉之由，此其为甚。

⑩无盛盛，无虚虚，而遗人夭殃：王冰说：不察虚实，但思攻击，而盛者转盛，虚者转虚，万端之病，从兹而甚，真气日消，病势日侵，殃咎之来，苦夭之兴，难可逃也，悲夫！

张介宾说：邪气实者复助之，盛其盛矣。正气夺者复攻之，虚其虚矣。不知虚实，妄施攻补，以致盛者愈盛，虚者愈虚，真气日消，则病气日甚，遗人夭殃，医之咎也。

⑪无致邪，无失正，绝人长命：王冰说：所谓伐天和也。攻虚谓实，是则致邪。不识藏之虚，斯为失正。正气既失，则为死之由矣。

张介宾说：盛其盛，是致邪也。虚其虚，是失正也。重言之者，所以深戒夫伐天和而绝人长命，以见岁气不可不慎也。

帝曰：其久病者，有气从不康，病去而瘠，奈何①？

岐伯曰：昭乎哉圣人之问也！化不可代，时不可违②。夫经络以通，血气以从，复其不足，与众齐同③，养之和之，静以待时④，谨守其气，无使倾移，其形乃彰，生气以长，命曰圣王[5]。故《大要》曰："无代化，无违时，必养必和，待其来复。"此之谓也[6]。

帝曰：善。

【集解】

①有气从不康，病去而瘠，奈何：王冰说：从，谓顺也。

张介宾说：谓气已顺而身犹不康，病已去而形则瘠瘦也。

②化不可代，时不可违：王冰说：化谓造化也。代大匠斩犹伤其手，况造化之气，人能以力代之乎？夫生长收藏，各应四时之化，虽巧智者亦无能先时而致之，明非人力所及。由是观之，则物之生长收藏化，必待其时也。物之成败理乱，亦待其时也。物既有之，人亦宜然。或言力必可致而能代造化、违四时者，妄也。

张介宾说：化，造化也。凡造化之道，衰王各有不同，如木从春化，火从夏化，金从秋化，水从冬化，土从四季之化，以及五运六气各有所主，皆不可以相代也，故曰化不可代。人之藏气亦必随时以为衰王，欲复藏气之亏，不因时气不可也，故曰时不可违。不违时者，如金水根于春夏，木火基于秋冬，藏气皆有化原，设不预为之地，则临时不易于复元，或邪气乘虚再至，虽有神手无如之何矣。愚按此节诸注，皆谓天地有自然之化，人力不足以代之，故曰化不可代。然则当听之矣，而下文曰养之和之者，又将何所为乎？谓非以人力而赞天工者乎，其说不然也。

③夫经络以通，血气以从，复其不足，与众齐同：张介宾说：疾病既去而不求其复，则元气由衰而瘠矣。

江有诰《先秦韵读》：夫经络以通，血气以从，复其不足，与众齐同。（东部）

④养之和之，静以待时：江有诰《先秦韵读》：养之和之，静以待时。（之部）

⑤谨守其气，无使倾移，其形乃彰，生气以长，命曰圣王：张介宾说：养者，养以气味。和者，和以性情。静以待时者，预有修为而待时以复也。如阳虚者喜春夏，阴虚者喜秋冬，病在肝者愈于夏，病在心者愈于长夏，病在脾者愈于秋，病在肺者愈于冬，病在肾者愈于春，皆其义也。谨守其气，无使倾移，则固有弗失，日新可期，是即复原之道，而生气可渐长矣。

江有诰《先秦韵读》：谨守其气，无使倾移，其形乃彰，生气以长，命曰圣王。（阳部）

⑥故《大要》曰："无代化，无违时，必养必和，待其来复。"此之谓也：王冰说：《大要》，上古经法也。引古之要旨，以明时化之不可违，不可以力代也。

张介宾说：《大要》，上古书名。此引古语以明化不可代，时不可失，不可不养，不可不和，以待其来复，未有不复者矣。来复之义，即易之复卦，一阳生于五阴之下，阳气渐回，则生意渐长，同此理也。

卷二十一

六元正纪大论第七十一

六元正纪大论第七十一[①]

①六元正纪大论第七十一：伯坚按：《甲乙经》和今存残本《黄帝内经太素》都没有收载本篇的文字。本篇和《类经》的篇目对照，列表于下：

素问	类经
六元正纪大论第七十一	卷十二——妇人重身毒之何如（论治类十三） 卷二十四——天符岁会（运气类七·二） 卷二十六——六十年运气病治之纪（运气类十七·一） 卷二十六——六十年运气病治之纪（运气类十七·二） 卷二十六——至有先后行有位次（运气类十八·一） 卷二十六——至有先后行有位次（运气类十八·二） 卷二十六——数有终始气有同化（运气类十九） 卷二十六——用寒远寒用热远热（运气类二十·一） 卷二十六——用寒远寒用热远热（运气类二十·二） 卷二十六——六气正纪十二变（运气类二十一） 卷二十六——上下盈虚（运气类二十二） 卷二十六——五郁之发之治（运气类二十三·一） 卷二十六——五郁之发之治（运气类二十三·二）
类经将本篇第一、第二、第三、第四、第五、第六、第七，共七段和本篇第十五段混合重编，所以类经这几段的次序与《素问》的次序不同。	

黄帝问曰：六化，六变，胜复，淫治，甘、苦、辛、咸、酸、淡[①]，先后，余知之矣。夫五运之化，或从五气[②]，或逆天气，或从天气而逆地气，或从地气而逆天气，或相得，

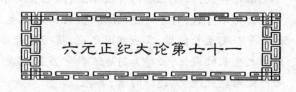

或不相得，余未能明其事。欲通天之纪，从地之理，和其运，调其化，使上下合德，无相夺伦，天地升降不失其宜，五运宣行勿乖其政，调之正味从逆③，奈何？

岐伯稽首再拜对曰：昭乎哉问也！此天地之纲纪，变化之渊源，非圣帝孰能穷其至理欤？臣虽不敏，请陈其道，令终不灭，久而不易④。

帝曰：愿夫子推而次之，从其类序，分其部主，别其宗司，昭其气数，明其正化，可得闻乎⑤？

岐伯曰：先立其年以明其气，金、木、水、火、土运行之数，寒、暑、燥、湿、风、火临御之化，则天道可见，民气可调，阴阳卷舒，近而无惑，数之可数者，请遂言之⑥。

【集解】

①甘、苦、辛、咸、酸、淡：沈祖绵说：按甘属土，苦属火，辛属金，咸属水，酸属木，谓之五味，至于淡，无味之可言，欲以配六气，妄。

②五气：《新校正》云：详“五气”疑作“天气”，则与下文相协。

张介宾说：“五气”当作“天气”。

③调之正味从逆：王冰说：气同谓之从，气异谓之逆。胜制为不相得。相生为相得。司天地之气，更淫胜复，各有主治法，则欲令平调气性，不违忤天地之气以致清静和平也。

张介宾说：五运之化，与司天在泉之气有所异同，同则为从，异则为逆，从则相得，逆则不相得也。自“通天之纪”至“勿乖其政”，则必察上中下三气之化，而调和于逆从之间，即下文“折其郁气，资其化源，抑其运气，扶其不胜，无使过暴而生其疾”等义也。“调之正味从逆”，即下文“食岁谷以全其真”，及“用寒远寒，用热远热”等义也。

④此天地之纲纪，变化之渊源，非圣帝孰能穷其至理欤？臣虽不敏，请陈其道，令终不灭，久而不易：王冰说：气主循环，同于天地，太过不及，气序当然，不言永定之制，则久而更易，去圣辽远，何以明之。

张介宾说：天地万物，皆不能外乎六元之化。是六元者，即天地之纲纪，变化之渊源也。

⑤分其部主，别其宗司，昭其气数，明其正化，可得闻乎：王冰说：部主，谓分六气所部主者也。宗司，谓配五气运行之位也。气数，谓天地五运气更用之正数也。正化，谓岁直气味所宜酸、苦、甘、辛、咸、寒、温、冷、热也。

张介宾说：类序者，类分六元，序其先后，如太阳之类皆属辰、戌者是也。部主者，凡天地左右，主气静，客气动，各有分部以主岁时，如六气五音次有不同者是也。宗司者，统者为宗，分者为司也。气数者，五行之化各有其气，亦各有其数也。正化者，当其位者为正，非其位者为邪也。

⑥先立其年以明其气，金、木、水、火、土运行之数，寒、暑、燥、湿、风、火临御之化，则天道可见，民气可调，阴阳卷舒，近而无惑，数之可数者，请遂言之：王冰说：遂，尽也。

张介宾说：先立其年，如甲子、乙丑之类是也。年辰立则岁气可明矣。

帝曰：太阳之政奈何？

岐伯曰：辰、戌之纪也。

太阳　太角　太阴　壬辰　壬戌　其运风，其化鸣紊启拆①，其变振拉摧拔②，其病眩掉目瞑③。

太角初正　少徵　太宫　少商　太羽终④

太阳　太徵　太阴　戊辰　戊戌　同正徵[5]。其运热，其化暄暑郁燠[6]，其变炎烈沸腾[7]，其病热郁[8]。

太徵　少宫　太商　少羽终　少角初[9]

太阳　太宫　太阴　甲辰岁会同天符　甲戌岁会同天符[10]　其运阴埃[11]，其化柔润重泽[12]，其变震惊飘骤[13]，其病湿下重[14]。

太宫　少商　太羽终　太角初　少徵[15]

太阳　太商　太阴　庚辰　庚戌　其运凉，其化雾露萧飋[16]，其变肃杀凋零[17]，其病燥背瞀胸满[18]。

太商　少羽终　少角初　太徵　少宫

太阳　太羽[19]　太阴　丙辰天符　丙戌天符[20]　其运寒[21]，其化凝惨凛冽[22]，其变冰雪霜雹[23]，其病大寒留于溪谷[24]。

太羽终　太角初　少徵　太宫　少商

【集解】

①其化鸣紊启拆：《新校正》云：按《五常政大论》云："其德鸣靡启拆"。

张介宾说：风为木化。鸣，风木声也。紊，繁盛也。启拆，萌芽发而地脉开也。此单言壬年风运之正化。后仿此。

②其变振拉摧拔：《新校正》云：详此其运、其化、其变，从太角等运起。

张介宾说：振，撼动也。拉，支离也。摧，败折也。拔，发根也。壬为阳木，风运太过，则金令承之，故有此变。

③其病眩掉目瞑：《新校正》云：详此病证，以运加司天地为言。

张介宾说：目运曰眩。头摇曰掉。目不开曰瞑。木运太过故有此风木之病。

④太角初正　少徵　太宫　少商　太羽终：张介宾说：此本年主客五运之序，皆以次相生者也。每年四季主运，在春属木，必始于角而终于羽，故于角下注初字，羽下注终字，此所以纪主运也。客运则随年干之化，如壬年阳木起太角，丁年阴木起少角，戊年阳火起太徵，癸年阴火起少徵，各年不同，循序主令，所以纪客运也。然惟丁壬木运之年，主客皆起于角，故于角音之下，复注正字，谓气得四时之正也。详具《图翼》二卷《主客运图》及《五音建运图解》中。后仿此。

张介宾《类经·图翼》卷二《五音建运图解》：《运气全书》云："五音者，五行之声音也。土曰宫，金曰商，水曰羽，木曰角，火曰徵。"《晋书》曰："角者触也，象诸阳气触动而生也，其化丁壬。徵者止也，言物盛则止也，其化戊癸。商者强也，言金坚强也，其化乙庚。羽者舒也，言阳气将复，万物将舒也，其化丙辛。宫者中也，得中和之道，无往不畜，又总堂室奥阼谓之宫，所围不一，盖以土气贯于四行，王于四季，荣于四藏，而总之之谓也，其化甲己。"故天干起于甲土，土生金，故乙次之。金生水，故丙次之。水生木，故丁次之。木生火，故戊次之。火又生土，故己又次之。循序以终于癸而复于甲也。十干以甲、丙、戊、庚、壬为阳，乙、丁、己、辛、癸为阴。在阳则属太，在阴则属少。太者为有余，少者为不及。阴阳相配，太少相生，如环无端，共成气化。但气有太少，则至有迟速。故《六元正纪大论》曰："常以正月朔日平旦视之，运有余，其至先；运不及，其至后；非有余非不足，是谓平岁，其至当其时也。"《六微旨大论》曰："至而至者和。至而不至，来气不及也。未至而至，来气有余也。又如太过被抑，不及得助，皆为平气，所谓候之所始，道之所生，不可不通也。"

五音建运太少相生图

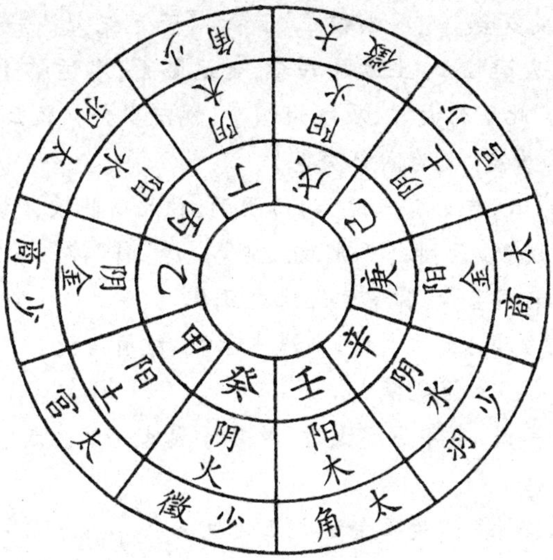

伯坚按:《主客运图》,见《素问》第六十七《五运行大论》第四段"寡于畏也"句下集解。

⑤同正徵:《新校正》云:按《五常政大论》云:"赫曦之纪,上羽与正徵同。"

张介宾说:本年火运大过,得司天寒水制之,则火得其平,故云同正徵,所谓赫曦之纪,上羽与正徵同者此也。后仿此。

⑥其化暄暑郁燠:《新校正》云:按《五常政大论》,"燠"作"蒸"。

张介宾说:此戊年火运之正化也。

⑦其变炎烈沸腾:张介宾说:沸腾者,水气之薰蒸也。戊为火运火过,则寒水承之,故有此变。

⑧其病热郁:张介宾说:火运大过,故有是病。

⑨太徵　少宫　太商　少羽终　少角初:张介宾说:初终者,纪主运也。戊为阳火,故起于太徵,纪客运也。详义见《图翼》二卷五音《太少相生》及《主运客运图说》中。后仿此。

张介宾《类经·图翼》卷二《五音五运太少相生解》:运气有三,曰大运,主运,客运,皆有五音之属。大运者,中运也,主一岁之气,如甲己之年土运统之之类也。主运者,四时之常令也,如春木属角,夏火属徵,秋金属商,冬水属羽,土寄四季属宫,岁岁相仍者是也。客运者,十年一周,如甲年阳土则本宫起初运,乙年阴金则少商起初运,五运不同,迭相用事者是也。然三运之中,俱有太少相生之异。盖太者属阳,少者属阴,阴以生阳,阳以生阴一动一静,乃成《易》道。故甲以阳土,生乙之少商;乙以阴金,生丙之太羽;丙以阳水,生丁之少角;丁以阴木,生戊之太徵;戊以阳火,生己之少宫;己以阴土,生庚之太商;庚以阳金,生辛之少羽;辛以阴木,生壬之太角;壬以阳木,生癸之少徵;癸以阴火,复生甲之太宫。大运不离于阴阳,主客不离于大运。主运之气,每岁相同,故春必始于角而冬则终于羽。客运之气,各以本年中运为初运,而以次相生也。故《六元正纪大论》列各年运气,如太阳少阳太阴之政,子午寅申辰戌之纪,三十年运皆起于五太,太阴阳明厥阴之政,丑未卯酉巳亥之纪,三十年运皆起于五少者,所以纪客运也。又如角下注一初字,羽下注一终字,凡甲乙丙壬癸五年皆以太角为初,戊己庚辛丁五年皆以少角为初者，所以纪主运也。

伯坚按：主运客运图说，见《素问》第六十七《五运行大论》第四段"寡于畏也"句下集解。

⑩甲辰岁会同天符　甲戌岁会同天符：《新校正》云：按《天元纪大论》云："承岁为岁直。"又《六微旨大论》云："木运临卯，火运临午，土运临四季，金运临酉，水运临子，所谓岁会，气之平也。"王冰云："岁直亦曰岁会"。此甲为太宫，辰戌为四季，故曰岁会。又云同天符者，按本论下文云太过而加天符，是此岁一为岁会，又为同天符也。

⑪其运阴埃：《新校正》云：详太宫三运，两曰阴雨，独此曰阴埃，"埃"疑作"雨"。

⑫其化柔润重泽：《新校正》云：按《五常政大论》，"泽"作"淖"。

张介宾说：埃，尘也。柔润重泽，皆中运湿土之正化。

⑬其变震惊飘骤：张介宾说：土运太过，则风木承之，故有是变。

⑭其病湿下重：张介宾说：土湿之病也。

⑮太角初　少徵：张介宾说：本年土运太过，故起于太宫。然生太宫者少徵，生少徵者太角，故土运以太角为初。余仿此。

⑯其化雾露萧飂：张介宾说：此庚年金运之正化也。

⑰其变肃杀凋零：张介宾说：金运肃杀，万物凋零，火气承金，即阳杀之象。

⑱其病燥背瞀胸满：张介宾说：金气太过，故病燥。肺金受病，故背闷瞀而胸胀满。

⑲太羽：《新校正》云：按《五常政大论》云："上羽而长气不化。"

⑳丙戌天符：《新校正》云：按《天元纪大论》云："应天为天符。"又《六微旨大论》云："土运之岁上见太阴，火运之岁上见太阳、少阴，金运之岁上见阳明，木运之岁上见厥阴，水运之岁上见太阳，曰天与之会，故曰天符。"又本论下文云："五运行同天化者，命曰天符。"又云："临者太过不及皆曰天符。"

㉑其运寒：《新校正》云：详太羽三运，此为上羽，少阳、少阴司天为太徵，（顾观光说："太"当作"上"。）而少阳司天运言寒肃，此与少阴司天运言其运寒者，疑此太阳司天运合太羽当言其运寒肃，少阳、少阴司天运当云其运寒也。

㉒其化凝惨凛冽：《新校正》云：按《五常政大论》作"凝惨寒雰。"

张介宾说：此丙年水运之正化也。

㉓其变冰雪霜雹：张介宾说：水太过者，土气承之，故有此变。冰雹者，土之象也。

㉔其病大寒留于溪谷：张介宾说：溪谷者，筋骨肢节之会，水运太过，寒甚气凝，故为是病。

凡此太阳司天之政，气化运行先天①。天气肃，地气静，寒临太虚，阳气不令。水、土合德，上应辰星、镇星②。其谷玄、黅③。其政肃。其令徐。寒政大举，泽无阳焰，则火发待时④。少阳中治，时雨乃涯⑤。止极雨散，还于太阴，云朝北极，湿化乃布⑥。泽流万物，寒敷于上，雷动于下⑦。寒湿之气，持于气交⑧。民病寒湿，发肌肉萎，足痿不收，濡泻、血溢⑨。

【集解】

①凡此太阳司天之政，气化运行先天：王冰说：六步之气，生、长、化、成、收、藏，皆先天时而应至也。余岁先天同之也。

张介宾说：此下总结辰戌年太阳司天六气之化也。凡子、寅、辰、午、申、戌六阳年皆为太过，丑、亥、酉、未、巳、卯六阴年皆为不及。太过之气常先天时而至，故其生长化收藏气化运行皆早。不及之气常后天时而至,故其气化运行皆迟。如《气交变大论》曰:“太过者先天。不及者后天。”本篇后文曰:“运太过则其至先。运不及则其至后。”皆此义也。后仿此。

②天气肃,地气静,寒临太虚,阳气不令。水、土合德,上应辰星、镇星:王冰说:明而大也。

张介宾说:太阳寒水司天,则太阴湿土在泉,故天气肃,地气静,水土合德,而二星当先后明也。

③其谷玄、黅:王冰说:天地正气之所生、长、化、成也。黅,黄也。

张介宾说:玄应司天,黅应在泉,本年正气所化。

④其政肃。其令徐。寒政大举,泽无阳焰,则火发待时:王冰说:寒甚则火郁,待四气乃发,暴为炎热也。

张介宾说:政肃者寒之气,令徐者阴之性也。寒盛则火郁,郁极必发,待王时而至也。

⑤少阳中治,时雨乃涯:张介宾说:少阳中治,三之主气也。以相火王时,而寒水之客胜其主,故时雨乃涯。涯,水际也。雨至之谓。

⑥止极雨散,还于太阴,云朝北极,湿化乃布:王冰说:北极,雨府也。

张介宾说:岁半之后,地气主之。自三气止极雨散之后,交于四气,则在泉用事而太阴居之,故又云朝北极,湿化布焉。

⑦泽流万物,寒敷于上,雷动于下:张介宾说:泽流万物,土之德也。雷动于下,火郁发也。

⑧寒湿之气,持于气交:王冰说:岁气之大体也。

张介宾说:上寒下湿,相持于气交之中也。

⑨血溢:《新校正》云:详血溢者,火发待时所为之病也。

张介宾说:血溢者火郁之病。他皆寒湿使然。

初之气,地气迁,气乃大温①,草乃早荣②。民乃厉,温病乃作,身热,头痛,呕吐,肌腠疮疡③。

二之气,大凉反至,民乃惨,草乃遇寒,火气遂抑④。民病气郁,中满,寒乃始⑤。

三之气,天政布,寒气行,雨乃降⑥。民病寒,反热中,痈疽,注下,心热瞀闷,不治者死⑦。

四之气,风湿交争,风化为雨,乃长,乃化,乃成⑧。民病大热,少气,肌肉萎,足痿,注下赤白⑨。

五之气,阳复化,草乃长,乃化,乃成。民乃舒⑩。

终之气,地气正,湿令行,阴凝太虚,埃昏郊野,民乃惨凄。寒风以至,反者孕乃死⑪。

【集解】

①气乃大温:王冰说:畏火致之。

②草乃早荣:张介宾说:本年初之气少阳用事,上年在泉之气至此迁易,故曰地气迁。后仿此。然上年终气君火也,今之初气相火也,二火之交,故气乃大温,草乃早荣。

③肌腠疮疡:王冰说:赤斑也。是为肤腠中,疮在皮内也。

张介宾说:客气相火,主气风木,风火相搏,故为此诸病。肌腠疮疡,班疹之属也。

④火气遂抑:张介宾说:燥金用事,故大凉至而火气抑。

⑤寒乃始:王冰说:因凉而反之于寒气,故寒气始来近人也。

张介宾说：清寒滞于中，阳气不行也。

⑥三之气，天政布，寒气行，雨乃降：张介宾说：三之气，即司天也。太阳寒水用事，故寒气行，雨乃降。

⑦民病寒，反热中，痈疽，注下，心热瞀闷，不治者死：王冰说：当寒反热，是反天常。热起于心，则神之危亟，不急扶救，神必消亡。故治者则生，不治则死。

张介宾说：民病寒，反为热中等证，即人伤于寒而为病热之理，亦《五常政大论》所谓"太阳司天，寒气下临，心气上从"之义。盖寒水侮阳，则火无不应。若不治之，则阳绝而死矣。按六气司天，皆无不治者死之说，而惟此太阳寒水言之，可见人以阳气为生之本，有不可不顾也。

⑧四之气，风湿交争，风化为雨，乃长，乃化，乃成：张介宾说：厥阴客气用事，而加于太阴主气，故风湿交争而风化为雨，木得土化，故乃长、乃化、乃成也。

⑨民病大热，少气，肌肉痿，足痿，注下赤白：张介宾说：厥阴木气，值大暑之时，木能生火，故民病大热。以客胜主，脾土受伤，故为少气、肉萎等证。

⑩五之气，阳复化，草乃长，乃化，乃成。民乃舒：王冰说：大火临御，故万物舒荣。

张介宾说：五之气，少阴君火用事。岁半之后，地气主之，以太阴在泉而得君火之化，故万物能长能成，民亦舒而无病。

⑪终之气，地气正，湿令行，阴凝太虚，埃昏郊野，民乃惨凄。寒风以至，反者孕乃死：张介宾说：太阴湿土在泉，地气正也。故湿令行，阴凝太虚，埃昏郊野。民情喜阳恶阴，故惨凄。以湿令而寒风至，风能胜湿，故曰反。反者孕乃死，所以然者，人为倮虫，从土化也，风木非时相加，故土化者当不育也。

故岁宜苦以燥之、温之[①]。必折其郁气，先资其化源[②]。抑其运气，扶其不胜[③]。无使暴过而生其疾[④]。食岁谷以全其真。避虚邪以安其正[⑤]。适气同异，多少制之。同寒湿者燥热化，异寒湿者燥湿化[⑥]。故同者多之，异者少之[⑦]。用寒远寒，用凉远凉，用温远温，用热远热。食宜同法[⑧]。有假者反常。反是者病，所谓时也[⑨]。

【集解】

①故岁宜苦以燥之、温之：《新校正》云：详"故岁宜苦以燥之温之"九字，当在"避虚邪以安其正"下，错简在此。

张介宾说：以上十年，皆寒水司天，湿土在泉，湿宜燥之，寒宜温之。味必苦者，苦从火化，治寒以热也。

②必折其郁气，先资其化源：王冰说：化源，谓九月，迎而取之，以补心火。

《新校正》云：详水将胜也，先于九月迎取其化源，先泻肾之源也。盖以水王十月，故先于九月迎而取之。泻水，所以补火也。

张介宾说：折其郁气，泻有余也。资其化源，补不足也。如上文寒水司天则火气郁，湿土在泉则水气郁，故必折去其致郁之气，则郁者舒矣。又如补遗《本病篇》曰："辰戌之岁，木气升之，主逢天柱，胜而不前。少阳降地，主窒地玄，胜之不入。"故《刺法论》云："木欲升而天柱室抑之，当刺足厥阴之井，火欲降而地玄室抑之，当刺足少阴之所出，足太阳之所入"等义，皆所以折其郁气也。化源者，化生之源，如本年火失其养则当资木，金失其养则当资土，皆自其母气资养之，则被刺者可以无伤，亦化源之谓。按《新校正》云："详水将胜也，先于九月迎取其化源，先泻肾之源也。盖以水王十月，故先于九月迎而取之，泻水所以补火也。"此亦一义。但资取之辨，似于太过之气当曰取,不及之气当曰资。然本篇六气司天,如太阳、阳明、厥阴俱言资其化源,少阳、太阴、少阴俱言先取化源,其或言资或言取者,盖资中非不言取,取中非不言资,皆互文耳。但总不外乎化源者,即必求其本之义。

③扶其不胜:王冰说:太角岁,脾不胜;太徵岁,肺不胜;太宫岁,肾不胜;太商岁,肝不胜;太羽岁,心不胜;岁之宜也如此。然太阳司天五岁之气,通宜先助心,后扶肾气。

④无使暴过而生其疾:张介宾说:运,言五运。气,言六气。如太角岁脾不胜,太徵岁肺不胜,太宫岁肾不胜,太商岁肝不胜,太羽岁心不胜,此五运也。六气者,如上文十年寒水司天则心火不胜,太阴在泉则肾水不胜。诸太过者抑之,不胜者扶之,则气无暴过,而疾不生矣。后仿此。

⑤食岁谷以全其真。避虚邪以安其正:王冰说:木过则脾病生,火过则肺病生,土过则肾病生,金过则肝病生,水过则心病生,天地之气过亦然也。岁谷,谓黄色黑色谷也。虚邪,谓从冲后来之风也。

张介宾说:岁谷,即上文玄黅谷也。其得岁气最厚,故能全真。虚邪者,从其冲后来为虚风,伤人者也。

⑥适气同异,多少制之。同寒湿者燥热化,异寒湿者燥湿化:王冰说:太宫、太商、太羽岁同寒湿,宜治以燥热化。太角、太徵岁异寒湿,宜治以燥湿化。

张介宾说:适,酌所宜也。气,司天在泉之气也。同异,运与气会有异同也。多少制之,因其同异之多少而为制以治之也。如太宫、太商、太羽,岁运同寒湿者,则当用燥热所化之物,盖燥以治湿,热以治寒也。若太徵、太角,岁运异寒湿者,则或从气之寒湿而用燥热之化,或从运之风热而用寒湿之化,当各因其同异多少以制之也。

⑦故同者多之,异者少之:王冰说:多谓燥热,少谓燥湿,气用多少,随其岁也。

张介宾说:气运同者其气甚,非多不足以制之。异者其气微,当少用以调之耳。

⑧用寒远寒,用凉远凉,用温远温,用热远热。食宜同法:张介宾说:远,避也。言用寒药者当远岁气之寒,用凉药者当远岁气之凉,温热者亦然。凡饮食居处之宜,皆所同法,而岁气当察也。

⑨有假者反常。反是者病,所谓时也:王冰说:时,谓春夏秋冬及间气所在,同则远之。即虽其时,若六气临御,假寒热温凉以除疾病者,则勿远之。如太阳司天寒为病者,假热以疗,则热用不远夏。余气例同。故曰有假反常也。食同药法尔。若无假反法,则为病之媒,非方制养生之道。

《新校正》云:按用寒远寒及有假者反常等事,下文备矣。

张介宾说:假者反常,谓气有假借而反乎常也。如夏当热而反寒,冬当寒而反热,春秋亦然。反者病,以其违于时也。按后文曰:"假者何如,所谓主气不足客气胜也",即此之谓。

帝曰:善。阳明之政奈何?

岐伯曰:卯、酉之纪也。

阳明　少角　少阴　清热胜复同,同正商[①]。丁卯岁会　丁酉　其运风清热[②]。

少角初正　太徵　少宫　太商　少羽终

阳明　少徵　少阴　寒雨胜复同,同正商[③]。癸卯同岁会　癸酉同岁会[④]　其运热寒雨⑤。

少徵　太宫　少商　太羽终　太角初

阳明　少宫　少阴　风凉胜复同。己卯　己酉　其运雨风凉⑥。

少宫　太商　少羽终　少角初　太徵

阳明　少商　少阴　热寒胜复同,同正商⑦。乙卯天符　乙酉岁会太一天符⑧。其运凉热寒⑨。

少商　太羽终　太角初　少徵　太宫

阳明　少羽　少阴　雨风胜复同⑩,辛卯　少宫同⑪。辛酉　辛卯⑫　其运寒雨风⑬。

少羽终　少角初　太徵　少宫　太商

【集解】

①清热胜复同,同正商:王冰说:清胜少角,热复清气,故曰清热胜复同也。余少运皆同也。同正商者,上见阳明,上商与正商同,言岁木不及也。余准此。

《新校正》云:按《五常政大论》云:"委和之纪,上商与正商同。"

张介宾说:丁年岁木不及,而司天燥金胜之,则金兼水化,反得其政,所谓委和之纪上商与正商同也。

②其运风清热:王冰说:不及之运,常兼胜复之气言之。风,运气也。清,胜气也。热,复气也。余少运悉同。

张介宾说:风为中运少角之气。清为胜风之气。热为复清之气。余少运胜复皆同。后仿此。

③同正商:《新校正》云:按伏明之纪,上商与正商同。

张介宾说:癸年火运不及,上见燥金,则金得其政,所谓伏明之纪上商与正商同也。

④同岁会:《新校正》云:按本论下文云:"不及而加同岁会"。此运少徵为不及,下加少阴,故云同岁会。

⑤其运热寒雨:张介宾说:热,少徵运也。寒,胜气也。雨,复气也。

⑥其运雨风凉:张介宾说:雨,少宫之气。风,胜气也。凉,复气也。

⑦同正商:《新校正》云:按《五常政大论》云:"从革之纪上商与正商同。"

张介宾说:乙年金运不足,得阳明司天之助,所谓从革之纪上商与正商同也。

⑧乙酉岁会太一天符:《新校正》云:按《天元正纪大论》云:"三合为治。"又《六微旨大论》云:"天符岁会,曰太一天符。"王冰云:"是谓三合,一者天会,二者岁会,三者运会。"或云:"此岁三合曰太一天符,不当更曰岁会者,甚不然也。乙酉本为岁会,又为太一天符,岁会之名不可去也。"或云:"己丑、己未、戊午,何以不连言岁会而单言太一天符"?曰:"举一隅不以三隅反,举一则三可知,去之则是太一天符不为岁会也,故曰不可去也。"

⑨其运凉热寒:张介宾说:凉为少商之气。热为胜气。寒为复气。

⑩雨风胜复同:顾观光说:此下当有"同少宫"三字。

⑪辛卯　少宫同:《新校正》云:按《五常政大论》云:"五运不及,除同正角、正商、正宫外,癸丑、癸未,当云少徵与少羽同;己卯、己酉,少宫与少角同;乙丑、乙未,少商与少徵同;辛卯、辛酉、辛巳、辛亥,少羽与少宫同;合有十年。今此论独于此言少宫同者,盖以癸丑、癸未,丑未为

土,故不更同少羽;己卯、己酉,为金,故不更同少角;辛巳、辛亥为木,故不更同少宫;乙丑、乙未下见太阳为水,故不更同少徵;又除此八年外,只有辛卯、辛酉二年为少羽同少宫也。

张介宾说:辛为水运不及,土得乘之,故与少宫也。按五运不及之岁,凡三十年,内除丁巳、丁亥、己巳、己亥、乙巳、乙亥同正角,丁卯、丁酉、癸卯、癸酉、乙卯、乙酉同正商,丁丑、丁未、己丑、己未、辛丑、辛未同正宫外,尚余不及者十二年。内癸巳、癸亥、癸丑、癸未四年,火不及也,当云少徵与少羽同。但巳、亥二年,少阳在泉,同岁会也,火气有助,故不言同少羽。丑、未二年,湿土在上,土能制水,故亦不言同少羽。己卯、己酉二年,土不及也,当云少宫与少角同。但卯酉燥金在上,金能制木,故不言同少角。乙丑、乙未二年,金不及也,当云少商与少徵同。但丑、未寒水在泉,水能制火,故不言同少徵。辛巳、辛亥、辛卯、辛酉四年,水不及也,当云少羽与少宫同。但巳、亥二年,风木司天,木能制土,故不言同少宫。凡此十二年中,除去以上十年,只有辛卯辛酉二年为少羽同少宫也,故于此独言之。然但言少宫而不言正宫者,盖非有司天当令,则气不甚王也。本节止言辛卯,不言辛酉,或其传久之误耳。

顾观光说:"少宫同"此三字衍。

⑫辛卯:顾观光说:"辛卯"此二字衍。

⑬其运寒雨风:张介宾说:寒,运气。雨,胜气。风,复气。

凡此阳明司天之政,气化运行后天①。天气急,地气明②,阳专其令,炎暑大行,物燥以坚,淳风乃治,风燥横逆,流于气交③。多阳少阴,云趋雨府,湿化乃敷④,燥极而泽⑤。其谷白、丹⑥。间谷命太者⑦。其耗白甲品羽⑧。金、火合德,上应太白、荧惑⑨。其政切,其令暴⑩。蛰虫乃见,流水不冰⑪。民病咳,嗌塞,寒热,发暴振凓,癃闷⑫。清先而劲,毛虫乃死⑬。热后而暴,介虫乃殃⑭。其发躁,胜复之作,扰而大乱⑮。清热之气,持于气交⑯。

【集解】

①凡此阳明司天之政,气化运行后天:王冰说:六步之气,生长化成庶务动静,皆后天时而应。余少岁同。

张介宾说:此总结卯、酉年阳明司天六气之化也。凡此卯、酉十年,岁气不足,故气化运行后天。详义见前太阳之政。

②天气急,地气明:张介宾说:燥金司天,故急。君火在泉,故明。

③阳专其令,炎暑大行,物燥以坚,淳风乃治,风燥横逆,流于气交:张介宾说:凡阳明司天之年,金气不足,火必乘之,故阳专其令,炎暑大行。木亦无畏,故淳风乃治。金木之气并行,则风燥行于岁运,流于气交之际也。

④云趋雨府,湿化乃敷:王冰说:雨府,太阴之所在也。

⑤燥极而泽:王冰说:燥气欲终则化为雨泽,是谓三气之分也。

张介宾说:多阳少阴,火气胜也。云趋雨府,湿化乃敷,燥气盛极,化为雨泽,皆火土合气于气交也。雨府,谓土厚湿聚之处。

⑥其谷白、丹:王冰说:天地正气所化生也。

张介宾说:白应司天,丹应在泉,正气所化,即岁谷也。

⑦间谷命太者:王冰说:命太者,谓前文太角商等气之化者。间气化生,故云间谷也。

《新校正》云:按《玄珠》云:"岁谷与间谷者何?即在泉为岁谷,及在泉之左右间者皆为岁谷。其司天及运间而化者，名间谷。又别有一名间谷者，是地化不及即反所胜而生者故名间谷，即邪气之化又名并化之谷也，亦名间谷。”与王注颇异。

张介宾说：间谷，间气所化之谷也。命，天赋也。太，气之有余也。除正化岁谷之外，则左右四间之化皆为间谷。但太者得间气之厚，故其所化独盛，是为间谷。少者得气之薄，则无所成矣。按太少间谷之义，其说有二。凡司天属太者，在泉必为少。司天属少者，在泉必为太。如卯、酉年，阳明司天，少在上也；少阴在泉，太在下也。命其太者，则当以在泉之间气命其谷也。左为太阴其色黄，右为厥阴其色苍，是苍黄二色者为本年之间谷，此以上下言也。后凡巳、亥、丑、未年，皆察在泉左右之气以求间谷，其义仿此。然本篇凡不及之岁则言间谷，而太过之岁则无，似又以胜制之气为间谷也。如卯、酉年金气不及，则火胜木强，其谷丹苍也。巳、亥年，木气不及，则金胜土强，其谷白黄也。丑、未年土气不及，则木胜水强，其谷苍黑也。亦皆命太之义。故凡君火相火寒水司天之年，正化有余，则别无命太之间谷矣。此以岁气言也。总之，岁候不齐，凡在气之有余者便是太，则所受必盛，而五谷之成所以有厚薄之分也。惟不以本年正化所出，故皆可谓之间谷，但当因气求之则善矣。后仿此。

⑧其耗白甲品羽：王冰说：白色甲虫多品羽类有羽翼者，耗散粢盛，虫鸟甲兵岁为灾以耗竭物类。

张介宾说：耗，伤也。白与甲，金所化也。品羽，火虫品类也。本年卯酉，金气不及而火胜之，则白甲当耗；火胜而水复，则羽虫亦耗；或此义也。然又惟厥阴司天亦曰其耗文角品羽，余者皆无，未详其义。

⑨金、火合德，上应太白、荧惑：王冰说：见大而明。

张介宾说：上金下火，故云合德，而二星当明。

⑩其政切，其令暴：张介宾说：金火之气也。

⑪蛰虫乃见，流水不冰：张介宾说：君火在泉也。

⑫民病咳，嗌塞，寒热，发暴振溧，癃闷：张介宾说：皆金火燥热之病。

⑬清先而劲，毛虫乃死：张介宾说：司天金气在先，木受其克，故毛虫死。

⑭热后而暴，介虫乃殃：张介宾说：在泉火气居后，金受其制，故介虫殃。

⑮其发躁，胜复之作，扰而大乱：王冰说：金先胜，木已承害，故毛虫死。火后胜，金不胜，故介虫复殃。胜而行杀，弱者已亡。复者后来，强者又死。非大乱气其何谓也？

⑯持于气交：张介宾说：天气地气，金火相持，故胜复互作，阴阳扰乱也。气交者，三四气之际。

初之气，地气迁，阴始凝，气始肃，水乃冰，寒雨化①。其病中热，胀，面目浮肿，善眠，鼽，衄，嚏，欠，呕，小便黄赤，甚则淋②。

二之气，阳乃布，民乃舒，物乃生荣③。厉大至，民善暴死④。

三之气，天政布，凉乃行，燥热交合，燥极而泽⑤。民病寒热⑥。

四之气，寒雨降⑦。病暴仆，振栗，谵妄，少气，嗌干，引饮，及为心痛，痈肿，疮疡，疟寒之疾，骨痿，血便⑧。

五之气，春令反行，草乃生荣⑨。民气和。

终之气，阳气布，候反温，蛰虫来见，流水不冰⑩。民乃康平。其病温⑪。

【集解】

①初之气，地气迁，阴始凝，气始肃，水乃冰，寒雨化：张介宾说：初气太阴用事，时寒气湿，故阴凝。燥金司天，故气肃。水冰者，气肃所成。寒雨者，湿土所化。

②其病中热，胀，面目浮肿，善眠，鼽，衄，嚏，欠，呕，小便黄赤，甚则淋：王冰说：太阴之化。

《新校正》云：详气肃水冰，疑非太阴之化。

张介宾说：主气风，客气湿。风为阳，湿为阴。风湿为患，脾肾受伤，故为此诸病。

③二之气，阳乃布，民乃舒，物乃生荣：张介宾说：相火用事于春分之后，故其气应如此。

④厉大至，民善暴死：王冰说：臣位君故尔。

张介宾说：主君火，客相火，二火交炽，臣位于君，故疫厉大至，民善暴死。

⑤三之气，天政布，凉乃行，燥热交合，燥极而泽：张介宾说：天政布，司天燥金用事也。故凉乃行。然主气相火当令，故燥热交合。至三气之末以交四气，则主太阴，客太阳，故燥极而泽矣。

⑥民病寒热：王冰说：寒热，疟也。

张介宾说：以阳盛之时，行金凉之气，故民病寒热也。

⑦四之气，寒雨降：张介宾说：太阳用事于湿土王时，故寒雨降也。

⑧病暴仆，振栗，谵妄，少气，嗌干，引饮，及为心痛，痈肿，疮疡，疟寒之疾，骨痿，血便：王冰说：骨痿无力。

张介宾说：四气之后，在泉君火所主，而太阳寒水临之，水火相犯，故为暴仆振栗及心痛等病，皆心肾二经也。

⑨五之气，春令反行，草乃生荣：张介宾说：厥阴风木用事，而得在泉君火之温，故春令反行，草乃生荣。

⑩终之气，阳气布，候反温，蛰虫来见，流水不冰：张介宾说：少阴君火用事，故其气候如此。

⑪其病温：王冰说：君之化也。

张介宾说：其病为温，火之化也。

故食岁谷以安其气。食间谷以去其邪[①]。岁宜以咸、以苦、以辛，汗之、清之、散之[②]。安其运气，无使受邪；折其郁气，资其化源[③]。以寒热轻重，少多其制[④]。同热者多天化，同清者多地化[⑤]。用凉远凉，用热远热，用寒远寒，用温远温。食宜同法。有假者反之，此其道也[⑥]。反是者，乱天地之经，扰阴阳之纪也[⑦]。

【集解】

①故食岁谷以安其气。食间谷以去其邪：张介宾说：岁谷，正气所化，故可安其气。间谷，间气所生，故可以去邪。去邪者，有补偏救弊之义，谓实者可用以泻，虚者可用以补。

②岁宜以咸、以苦、以辛，汗之、清之、散之：张介宾说：咸从水化，在泉之君火也。苦从火化，治司天之燥金也。以辛者，辛从金化，本年火盛金衰，同司天之气以求其平也。然燥金司天，则岁半之前，气过于敛，故宜汗之散之。君火在泉，则岁半之后，气过于热，故宜清之也。

③资其化源：王冰说：化源，谓六月，迎而取之也。

《新校正》云：按金王七月，故逆于六月泻金气。

张介宾说：安者，顺其运气而安之也。本年燥金司天则木郁，君火在泉则金郁，详义见前。又如补遗《本病篇》曰："卯、酉之年，太阳升天，主窒天内，胜之不前。太阴降地，主窒地苍，胜之不入。"故《刺法论》于水欲升而天内窒抑之，当刺足少阴之合。土欲降而地苍窒抑之，当刺足厥阴之所出,足少阳之所入。"王氏注曰:"化源,谓六月迎而取之也。"《新校正》云:"按金王七月,故迎于六月,泻金气。"是皆折其郁气,资取化源之义。

④以寒热轻重,少多其制:张介宾说:本年上清下热,其气不同,故寒多者当多其热以温之,热多者当多其寒以清之。

⑤同热者多天化,同清者多地化:王冰说:少角、少徵岁同热,用方多以天清之化治之。少宫、少商、少羽岁同清,用方多以地热之化治之。火在地,故同清者多地化。金在天,故同热者多天化。

张介宾说:同者,言上文十年,运与天地,各有所同也。凡运与在泉少阴同热者,则当多用司天阳明清肃之化以治之,故曰同热者多天化,如前少角少徵年,木火同归热化者是也。运与司天阳明同清者,则当多用在泉少阴温热之化以治之,故曰同清者多地化,如前少宫少商少羽年,土金水同归寒化者是也。

⑥用凉远凉,用热远热,用寒远寒,用温远温。食宜同法。有假者反之,此其道也:张介宾说:此节义见前太阳之政。假者反之,谓当反而治之也。

⑦反是者,乱天地之经,扰阴阳之纪也:张介宾说:反之者,谓不知以上治法而反其用,故足以乱天地之经纪。

帝曰:善。少阳之政奈何?

岐伯曰:寅、申之纪也。

少阳　太角[①]　厥阴　壬寅同天符　壬申同天符　其运风鼓[②],其化鸣紊启坼[③],其变振拉摧拔[④],其病掉眩支胁惊骇[⑤]。

太角初正　少徵　太宫　少商　太羽终

少阳　太徵[⑥]　厥阴　戊寅天符　戊申天符　其运暑,其化暄嚣郁燠[⑦],其变炎烈沸腾[⑧],其病上热郁血溢血泄心痛[⑨]。

太徵　少宫　太商　少羽终　少角初

少阳　太宫　厥阴　甲寅　甲申　其运阴雨,其化柔润重泽[⑩],其变震惊飘骤[⑪],其病体重胕肿痞饮[⑫]。

太宫　少商　太羽终　太角初　少徵

少阳　太商　厥阴　庚寅　庚申　同正商[⑬]　其运凉,其化雾露清切[⑭],其变肃杀凋零[⑮],其病肩背胸中[⑯]。

太商　少羽终　少角初　太徵　少宫

少阳　太羽　厥阴　丙寅　丙申　其运寒肃[⑰],其化凝惨溧冽[⑱],其变冰雪霜雹[⑲],其病寒浮肿[⑳]。

太羽终　太角初　少徵　太宫　少商

【集解】

①太角:《新校正》云:按《五常政大论》云:"上徵则其气逆"。

②其运风鼓:《新校正》云:详风火合势,故其运风鼓。少阴司天太角运亦同。

③其化鸣紊启坼:《新校正》云:按《五常政大论》云:"其德鸣靡启坼"。

张介宾说:此壬年太角之正化。

④其变振拉摧拔：张介宾说：太角之变。

⑤其病掉眩支胁惊骇：张介宾说：风木相火合病也。

⑥太徵：《新校正》云：按《五常政大论》云："上徵而收气后"。

⑦其化暄嚣郁燠：《新校正》云：按《五常政大论》作"暄暑郁燠"，此变"暑"为"嚣"者，以上临少阳故也。

张介宾说：暄嚣，火盛之象，此戊年太徵之正化。

⑧其变炎烈沸腾：张介宾说：太徵之变。

⑨其病上热郁血溢血泄心痛：张介宾说：火之为病，内应于心。

⑩其化柔润重泽：张介宾说：甲年太宫之正化。

⑪其变震惊飘骤：张介宾说：太宫之变。

⑫其病体重胕肿痞饮：张介宾说：皆太宫湿胜之病。

⑬同正商：《新校正》云：按《五常政大论》云："坚成之纪，上徵与正商同。"

张介宾说：木年金运太过，遇相火司天制之，则金得其平，所谓坚成之纪上徵与正商同也。

⑭其化雾露清切：《新校正》云：按《五常政大论》云："雾露萧飋。"又太商三运，两言萧飋，独此言清切，详此下加厥阴，当此萧飋。

张介宾说：此庚年太商之正化。

⑮其变肃杀凋零：张介宾说：太商之变。

⑯其病肩背胸中：张介宾说：金邪在肺也。

⑰其运寒肃：《新校正》云：详此运不当言寒肃，以注太阳司天太羽运中。

⑱其化凝惨溧冽：《新校正》云：按《五常政大论》作"凝惨寒雰"。

张介宾说：此丙年太羽之正化。

⑲其变冰雪霜雹：张介宾说：太羽之变也。此上二条，与丙辰、丙戌年文同，但彼以寒水司天，此以相火司天，必有微甚于其间者。

⑳其病寒浮肿：张介宾说：太羽寒胜之病。

凡此少阳司天之政，气化运行先天[①]。天气正[②]，地气扰[③]，风乃暴举，木偃沙飞，炎火乃流[④]，阴行阳化，雨乃时应[⑤]。火、木同德，上应荧惑、岁星[⑥]。其谷丹、苍[⑦]。其政严。其令扰。故风热参布，云物沸腾，太阴横流，寒乃时至，凉雨并起[⑧]。民病寒中，外发疮疡，内为泄满[⑨]。故圣人遇之，和而不争[⑩]。往复之作，民病寒热，疟，泄，聋，瞑，呕吐，上怫肿，色变[⑪]。

【集解】

①凡此少阳司天之政，气化运行先天：张介宾说：此总结寅、申年少阳司天六气之化也。

②天气正：《新校正》云：详少阳司天，太阴司地，（顾观光说："太阴"当作"厥阴"。）正得天地之正。又厥阴、少阳司地，各云得其正者，以地主生荣为言也。本或作天气止者，少阳火之性用动躁，云止义不通也。

③地气扰：张介宾说：少阳火气司天，阳得其位，故天气正。厥阴木气在泉，风动于下，故地气扰。

④风乃暴举，木偃沙飞，炎火乃流：张介宾说：此风木在泉，相火司天之化。

⑤阴行阳化，雨乃时应：张介宾说：太阴湿土主二之气，与少阳并行于岁半之前，故阴行阳

化，雨乃时应。

⑥火、木同德，上应荧惑、岁星：王冰说：见明而大。

《新校正》云：详六气惟少阳、厥阴司天司地为上下通和，无相胜克，故言火、木同德，余气皆有胜克，故言合德。

张介宾说：木火同气，故二星当明。按六气司天，惟少阳厥阴言同德，其他皆言合德。盖此以上下相生，本乎一气，故言同。彼以上下相制，各行其政，故云合也。

⑦其谷丹、苍：张介宾说：丹应司天，苍应在泉。

⑧凉雨并起：张介宾说：此皆木火之化，火盛则寒水来复故寒至雨起。

⑨民病寒中，外发疮疡，内为泄满：张介宾说：火盛于外，故民病寒中。外热故为疮疡。内寒故为泄漏。

⑩故圣人遇之，和而不争：张介宾说：圣人调摄得中，故使水火气和而不致争也。

⑪往复之作，民病寒热，疟，泄，聋，瞑，呕吐，上怫肿，色变：张介宾说：热盛寒复，则水火交争，故为诸病。

初之气，地气迁，风胜乃摇，寒乃去，候乃大温，草木早荣，寒来不杀[①]。温病乃起，其病气怫于上，血溢，目赤，咳逆，头痛，血崩[②]，胁满，肤腠中疮[③]。

二之气，火反郁[④]，白埃四起，云趋雨府，风不胜湿，雨乃零。民乃康[⑤]。其病热郁于上，咳逆，呕吐，疮发于中，胸嗌不利，头痛，身热，昏愦，脓疮[⑥]。

三之气，天政布，炎暑至，少阳临上，雨乃涯[⑦]。民病热中，聋，瞑，血溢，脓疮，咳，呕，鼽，衄，渴，嚏，欠，喉痹，目赤，善暴死[⑧]。

四之气，凉乃至，炎暑间化，白露降。民气和平[⑨]。其病满，身重[⑩]。

五之气，阳乃去，寒乃来，雨乃降，气门乃闭[⑪]。刚木早凋。民避寒邪，君子周密[⑫]。

终之气，地气正，风乃至，万物反生，霿雾以行[⑬]。其病关闭不禁，心痛，阳气不藏而咳[⑭]。

【集解】

①初之气，地气迁，风胜乃摇，寒乃去，候乃大温，草木早荣，寒来不杀：张介宾说：初气君火用事，而兼相火司天，故气候大温也。

②血崩：原文作“血崩”。

王冰说：今详“崩”字当作“崩”。

伯坚按：今据王冰说校改。

③胁满，肤腠中疮：王冰说：少阴之化。

张介宾说：君相二火合气，故其为病如此。

④二之气，火反郁：王冰说：太阴分故尔。

⑤白埃四起，云趋雨府，风不胜湿，雨乃零。民乃康：张介宾说：太阴湿土用事，故主气君火反郁而埃起湿胜雨零也。然主客相生，故民乃康。

⑥其病热郁于上，咳逆，呕吐，疮发于中，胸嗌不利，头痛，身热，昏愦，脓疮：张介宾说：皆湿热所化之病。

⑦三之气，天政布，炎暑至，少阳临上，雨乃涯：张介宾说：天政布，司天布化也。客主之气，

皆属少阳，相火专令，故炎暑至，雨乃涯。涯言其际，凡雨之起止皆得云也。

⑧民病热中，聋，瞑，血溢，脓疮，咳，呕，鼽，衄，渴，嚏，欠，喉痹，目赤，善暴死：张介宾说：主客之火交炽，故为热病如此。

⑨民气和平：张介宾说：燥金之客，加于湿土之主，故凉气至而炎暑间化。间者，时作时止之谓。土金相生，故民气和平。

⑩其病满，身重：张介宾说：燥胜者肺自病，故胸中满。湿胜者脾自病，故身体重。

⑪气门乃闭：《新校正》云：按王注《生气通天论》："气门，玄府也，所以发泄经脉荣卫之气，故谓之气门。"

张介宾说：寒水之客，加于燥金之主，水寒金敛，故候如此。气门，腠理空窍也，所以发泄营卫之气，故曰气门。

⑫民避寒邪，君子周密：张介宾说：金肃水寒，当畏避也。

⑬霿雾以行：张介宾说：厥阴在泉，风木用事，主气以寒水生之，故地得其正而风至物生，霿雾行也。

陆懋修说：霿，莫红切。亦作雺。《说文》："天气下，地不应，曰霿。地气发，天不应，曰雾。"《尔雅》，"霿"作"雺"。《易·稽览图》："雺者，霿也。"

⑭阳气不藏而咳：张介宾说：时当闭藏，而风木动之，风为阳，故其为病如此。

抑其运气，赞所不胜①。必折其郁气，先取化源②。暴过不生，苛疾不起③。故岁宜咸、宜辛、宜酸，渗之，泄之，渍之，发之④。观气寒温，以调其过。同风热者多寒化，异风热者少寒化⑤。用热远热，用温远温，用寒远寒，用凉远凉。食宜同法。此其道也。有假者反之。反是者，病之阶也。

【集解】

①赞所不胜：张介宾说：抑其太过，助其不及也。

②必折其郁气，先取化源：王冰说：化源，年之前十二月，迎而取之。

《新校正》云：详王注"资取化源"，俱注云取，其意有四等。太阳司天取九月，阳明司天取六月，是二者先取在天之气也。少阳司天取年前十二月，太阴司天取九月，是二者乃先时取在地之气也。少阴司天取年前十二月，厥阴司天取四月，义不可解。按《玄珠》之说则不然。太阳、阳明之月与王注合。少阳、少阴俱取三月，太阴取五月，厥阴取年前十二月。《玄珠》之义可解。王注之月疑有误也。

张介宾说：本年相火司天则金郁，风木在泉则土郁。郁气化源，详义见前。又如《本病篇》曰："寅、申之年，阳明升天，主窒天英，胜之不前。少阴降地，主窒地玄胜之不入。"故《刺法论》于"金欲升而天英窒抑之，当刺手太阴之经。火欲降而地玄窒抑之，当刺足少阴之所出、足太阳之所入。"

③暴过不生，苛疾不起：王冰说：苛，重也。

《新校正》云：详此不言食岁谷、间谷者，盖此岁天地气正上下通和，故不言也。

张介宾说：能行上法，其气自和故无暴过苛疾之患。

④故岁宜咸、宜辛、宜酸，渗之，泄之，渍之，发之：张介宾说：以上十年，相火司天，风木在泉。咸从水化，能胜火也。辛从金化，能胜木也。酸从木化，顺木火之性也。渗之泄之，所以去二便之实。渍之发之，所以去腠理之邪也。

⑤同风热者多寒化,异风热者少寒化:王冰说:太角、太徵岁同风热,以寒化多之。太宫、太商、太羽岁异风热,以凉调其过也。

张介宾说:虽岁气宜用之治如上文,然必当观寒温之盛衰以调其有过者也。故此十年之中,其大运有与在泉同风化,司天同热化者则当多用寒化之品以治之,如太角、太徵岁是也。其有异于在泉司天风热之化者则当少用寒化之品以治之,如太宫、太商、太羽岁是也。

帝曰:善。太阴之政奈何?

岐伯曰:丑、未之纪也。

太阴　少角　太阳　清热胜复同,同正宫[①]。丁丑　丁未　其运风清热[②]。

少角初正　太徵　少宫　太商　少羽终

太阴　少徵　太阳　寒雨胜复同。癸丑　癸未　其运热寒雨[③]。

少徵　太宫　少商　太羽终　太角初

太阴　少宫　太阳　风清胜复同,同正宫[④]。己丑太一天符 己未太一天符 其运雨风清[⑤]。

少宫　太商　少羽终　少角初　太徵

太阴　少商　太阳　热寒胜复同。乙丑　乙未　其运凉热寒[⑥]。

少商　太羽终　太角初　少徵　太宫

太阴　少羽　太阳　雨风胜复同,同正宫[⑦]。辛丑同岁会　辛未同岁会　其运寒雨风[⑧]。

少羽终　少角初　太徵　少宫　太商

【集解】

①同正宫:《新校正》云:按《五常政大论》云:"委和之纪,上宫与正宫同。"

张介宾说:本年木运不及,则土得其政,所谓委和之纪上宫与正宫同也。

②其运风清热:张介宾说:风为中运少角之气。清为胜风之气。热为复清之气。

③其运热寒雨:张介宾说:热为中运少徵之气。寒为胜热之气。雨为复寒之气。

④同正宫:《新校正》说:按《五常政大论》云:"卑监之纪,上宫与正宫同。"

张介宾说:本年土运不及,得司天湿土之助,所谓卑监之纪上宫与正宫同也。

⑤其运雨风清:张介宾说:雨为土运之气。风为胜雨之气。清为复风之气。

⑥其运凉热寒:张介宾说:凉为中运少商之气。热为胜凉之气。寒为复热之气。

⑦同正宫:《新校正》云:按《五常政大论》云:"涸流之纪,上宫与正宫同。"或以此二岁为同岁会,为平水运,欲去同正宫三字者,非也。盖此岁有二义,而辄去其一,甚不可也。

张介宾说:辛年水运不及,而湿土司天胜之,所谓涸流之纪上宫与正宫同也。

⑧其运寒雨风:张介宾说:寒为中运少羽之气。雨为胜寒之气。风为复雨之气。

凡此太阴司天之政,气化运行后天[①]。阴专其政,阳气退辟[②],大风时起[③]。天气下降,地气上腾,原野昏霿,白埃四起,云奔南极,寒雨数至,物成于差夏[④]。民病寒湿,腹满,身䐜愤,胕肿,痞逆,寒厥,拘急[⑤]。湿,寒合德,黄黑埃昏,流行气交,上应镇星、辰星[⑥]。其政肃,其令寂[⑦]。其谷黅、玄[⑧]。故阴凝于上,寒积于下。寒水胜火,则为冰雹。阳光不治,杀气乃行[⑨]。故有余宜高,不及宜下;有余宜晚,不及宜早。土之利，气之化也，民气亦从之[10]。间谷命其大也[11]。

【集解】

①凡此太阴司天之政，气化运行后天：王冰说：万物生、长、化、成，皆后天时而生成之也。

张介宾说：此总结丑、未岁太阴司天六气之化也。

②辟：陆懋修说："辟"，与"避"通，经传多作"辟"。

③大风时起：《新校正》云：详此太阴之政，何以言大风时起。盖厥阴为初气，居木位，春气正，风乃来，故言大风时起。

张介宾说：太阴司天以湿，太阳在泉以寒，故阴专其政，阳气退辟，土不及则风胜之，故大风时起。

④天气下降，地气上腾，原野昏霿，白埃四起，云奔南极，寒雨数至，物成于差夏：王冰说：南极，雨府也。差夏，谓立秋之后一十日也。（顾观光说："一"字误，当作"三"。）

张介宾说：湿气下降，寒气上腾，故原野昏霿，白埃四起。司天主南，而太阴居之，故云奔南极，雨湿多见于南方。差，参差也。夏尽入秋，谓之差夏。盖主气当湿土之时，客气值少阳之令，土气稍温，故物成也。

⑤腹满，身䐜愤，胕肿，痞逆，寒厥，拘急：张介宾说：皆寒湿所化之病，䐜愤，胀满也。

⑥湿，寒合德，黄黑埃昏，流行气交，上应镇星、辰星：王冰说：见而大明。

张介宾说：湿寒、黄黑、镇星、辰星，皆土水之化。

⑦其政肃，其令寂：张介宾说：寒之政肃，湿之令寂。

⑧其谷黅、玄：王冰说：正气所生成也。

张介宾说：黅应司天，玄应在泉。

⑨杀气乃行：王冰说：黄黑昏埃，是谓杀气，自北及西，流行于东及南也。

张介宾说：上湿下寒，故政如此，杀气，阴气也。

⑩故有余宜高，不及宜下；有余宜晚，不及宜早。土之利，气之化也，民气亦从之：张介宾说：有余不及，言谷气也。凡岁谷间谷，色味坚脆，各有气衰气盛之别。本年寒政太过，故谷气有余者，宜高宜晚，以其能胜寒也。不及者，宜下宜早，以其不能胜寒也。民之强弱，其气亦然。

⑪间谷命其大也：王冰说：以间气之大者言其谷也。

初之气，地气迁，寒乃去，春气正，风乃来，生布万物以荣，民气条舒，风湿相薄，雨乃后[1]。民病血溢，筋络拘强，关节不利，身重，筋痿[2]。

二之气，大火正，物承化，民乃和[3]。其病温厉大行，远近咸若。湿蒸相薄，雨乃时降[4]。

三之气，天政布，湿气降，地气腾，雨乃时降，寒乃随之[5]。感于寒湿，则民病身重，胕肿，胸腹满[6]。

四之气，畏火临，溽蒸化，地气腾，天气否隔，寒风晓暮，蒸热相薄，草木凝烟，湿化不流，则白露阴布，以成秋令[7]。民病腠理热，血暴溢，疟，心腹满热，胪胀[8]，甚则胕肿[9]。

五之气，惨令已行，寒露下，霜乃早降，草木黄落[10]。寒气及体，君子周密。民病皮腠[11]。

终之气，寒大举，湿大化，霜乃积，阴乃凝，水坚冰，阳光不治⑫。感于寒，则病人关节禁固，腰脽痛⑬。

【集解】

①初之气，地气迁，寒乃去，春气正，风乃来，生布万物以荣，民气条舒，风湿相薄，雨乃后：张介宾说：客主之气，皆厥阴风木用事，故寒去物荣，以太阴湿土司天，故风湿相薄。风胜湿，故雨乃后时而至。

②民病血溢，筋络拘强，关节不利，身重，筋痿：张介宾说：风病在筋，湿病在肉，故为此诸证。血溢者，风伤于肝也。

③物承化，民乃和：张介宾说：客主之气，皆少阴君火用事，故大火气正，物承其化，民亦和也。

④湿蒸相薄，雨乃时降：王冰说：应顺天常，不愆时候，谓之时雨。

《新校正》云：详此以少阴居君火之位，故言大火正也。

张介宾说：火盛气热，故民病温厉。以太阴司天，故湿蒸相薄，时雨应期，故曰时降。

⑤三之气，天政布，湿气降，地气腾，雨乃时降，寒乃随之：张介宾说：太阴司天，湿土用事，故湿气降，地气腾而为雨。三气之后，则太阳在泉，故寒乃随之。

⑥感于寒湿，则民病身重，胕肿，胸腹满：张介宾说：寒凝湿滞，故其为病如此。

⑦四之气，畏火临，溽蒸化，地气腾，天气否隔，寒风晓暮，蒸热相薄，草木凝烟，湿化不流，则白露阴布，以成秋令：王冰说：万物得之以成。

张介宾说：少阳相火用事，其气尤烈，故曰畏火，以下凡言畏火者，皆相火也。客以相火，主以湿土，火土合气，溽蒸上腾，故天气否隔。然太阳在泉，故寒风随发于朝暮。以湿遇火，故湿化不流，惟白露阴布，以成秋令也。

⑧胪胀：陆懋修说：胪，力居切。《艺文类聚》引韦昭《辩释名》云："腹前肥者曰胪。"《急就篇》："寒气泄注腹胪胀。"注："腹前曰胪。"又甫吾切，与肤通。《说文》："胪，皮也。"义微别。

⑨甚则胕肿：张介宾说：湿热并行，故为是病。胪，皮也，一曰腹前曰胪。胕肿，肉浮肿也。

⑩寒露下，霜乃早降，草木黄落：张介宾说：客主之气，皆阳明燥金用事，故其政令如此。

⑪皮腠：张介宾说：皮腠属金，气求同类也。

⑫终之气，寒大举，湿大化，霜乃积，阴乃凝，水坚冰，阳光不治：张介宾说：在泉客主之气，皆太阳寒水用事，故其政令如此。

⑬感于寒，则病人关节禁固，腰脽痛：张介宾说：关节在骨，腰脽属肾与膀胱，皆寒求同类为病。

寒湿持于气交而为疾也，必折其郁气，而取化源①。益其岁气，无使邪胜②。食岁谷以全其真。食间谷以保其精③。故岁宜以苦燥之、温之。甚者，发之，泄之。不发，不泄，则湿气外溢，内溃皮拆而水血交流④。必赞其阳火，令御甚寒⑤。从气异同，少多其判也⑥。同寒者以热化，同湿者以燥化⑦。异者少之，同者多之⑧。用凉远凉，用寒远寒，用温远温，用热远热。食宜同法。假者反之，此其道也。反是者，病也。

【集解】

①寒湿持于气交而为疾也，必折其郁气，而取化源：王冰说：九月化源，迎而取之，以补

益也。

张介宾说:以上十年,上湿下寒,故寒湿持于气交。然太阴司天则水郁,太阳在泉则火郁,郁气化源,详义见前太阳之政。又如补遗本病篇曰:“丑、未之岁,少阳升天,主窒天蓬,胜之不前。厥阴降地,主窒地晶,胜而不前。”故《刺法论》于:“火欲升而天蓬窒抑之,君火相火,同刺包络之荣。木欲降而地晶窒抑之,当刺手太阴之所出,手阳明之所入。”是皆折郁气取化源之义。

②益其岁气,无使邪胜:张介宾说:太阴司天,丑、未不及之岁也,故当益其岁气。

③食岁谷以全其真。食间谷以保其精:张介宾说:岁谷,即上文黅玄谷也。间谷义见前阳明之政。

④内溃皮拆而水血交流:张介宾说:以苦燥之温之,苦从火化,燥以治湿,温以治寒也。发之泄之,发散可以逐寒,渗泄可以去湿也。

⑤必赞其阳火,令御甚寒:王冰说:冬之分其用五步量气用之也。

张介宾说:岁气阴寒,故当扶阳。

⑥从气异同,少多其判也:王冰说:通言岁运之同异也。

⑦同寒者以热化,同湿者以燥化:王冰说:少宫、少商、少羽岁同寒。少宫岁又同湿。湿过故宜燥。寒过故宜热。少角、少徵岁平和处之也。

张介宾说:以上十年,运之与气有与在泉同寒者,当多用热化之品以治之,如少商、少羽岁是也。有与司天同湿者当多用燥化之品以治之,如少宫岁是也。其少角、少徵岁,当稍从和平以处之也。

⑧异者少之,同者多之:张介宾说:虽以热以燥,各有分治,然或少或多,当因运气异同随其宜而酌之。

帝曰:善。少阴之政奈何?

岐伯曰:子、午之纪也。

少阴　太角[①]　阳明　壬子　壬午　其运风鼓,其化鸣紊启拆[②],其变振拉摧拔[③],其病支满[④]。

太角初正　少徵　太宫　少商　太羽终

少阴　太徵[⑤]　阳明　戊子天符　戊午太一天符　其运炎暑[⑥],其化暄曜郁燠[⑦],其变炎烈沸腾[⑧],其病上热血溢[⑨]。

太徵　少宫　太商　少羽终　少角初

少阴　太宫　阳明　甲子　甲午　其运阴雨,其化柔润时雨[⑩],其变震惊飘骤[⑪],其病中满身重[⑫]。

太宫　少商　太羽终　太角初　少徵

少阴　太商　阳明　庚子同天符　庚午同天符　同正商[⑬]　其运凉劲[⑭],其化雾露萧飔[⑮],其变肃杀凋零[⑯],其病下清[⑰]。

太商　少羽终　少角初　太徵　少宫

少阴　太羽　阳明　丙子岁会　丙午　其运寒,其化凝惨溧冽[⑱],其变冰雪霜雹[⑲],其病寒下[⑳]。

太羽终　太角初　少徵　太宫　少商

【集解】

①太角:《新校正》云:按《五常政大论》云:"上徵则其气逆。"

②其化鸣紊启拆:《新校正》云:按《五常政大论》云:"其德鸣靡启拆。"

张介宾说:此壬年太角之正化。

③其变振拉摧拔:张介宾说:太角之变也。

④其病支满:张介宾说:肝木强也。

⑤太徵:《新校正》云:按《五常政大论》云:"上徵而收气后。"

⑥其运炎暑:《新校正》云:详太徵运,太阳司天曰热,少阳司天曰暑,少阴司天曰炎暑,兼司天之气而言运也。

⑦其化暄曜郁燠:《新校正》云:按《五常政大论》作:"暄暑郁燠",此变"暑"为"曜"者,以上临少阴故也。

张介宾说:此戊年太徵之正化。

⑧其变炎烈沸腾:张介宾说:太徵之变也。

⑨其病上热血溢:张介宾说:阳火盛也。

⑩其化柔润时雨:《新校正》云:按《五常政大论》云:"柔润重淖。"又太宫三运,两作柔润重泽,此"时雨"二字疑误。

张介宾说:此甲年太宫之正化。

⑪其变震惊飘骤:张介宾说:太宫之变也。

⑫其病中满身重:张介宾说:土湿之滞也。

⑬同正商:《新校正》云:按《五常政大论》云:"坚城之纪,上徵与正商同。"

张介宾说:本年金运太过,而君火司天制之,则金得其平,所谓坚成之纪上徵与正商同也。

⑭其运凉劲:《新校正》云:详此以运合在泉,故云凉劲。

⑮其化雾露萧飔:张介宾说:此庚年大商之正化,运与在泉同其气,故曰凉劲。

⑯其变肃杀凋零:张介宾说:太商之变也。

⑰其病下清:张介宾说:下清,二便清泄及下体清冷也,金气之病。

⑱其化凝惨溧冽:《新校正》云:按《五常政大论》作"凝惨寒芬"。

⑲其变冰雪霜雹:张介宾说:太羽之变也。

⑳其病寒下:张介宾说:寒下,中寒下利,腹足清冷也。

凡此少阴司天之政,气化运行先天[①]。地气肃,天气明,寒交暑,热加燥[②]。云驰雨府,湿化乃行,时雨乃降[③]。金、火合德,上应荧惑、太白[④]。其政明,其令切[⑤]。其谷丹、白[⑥]。水火寒热持于气交而为病始也。热病生于上,清病生于下,寒热凌犯而争于中[⑦]。民病咳,喘,血溢,血泄,鼽,嚏,目赤,眦疡,寒厥入胃,心痛,腰痛,腹大,嗌干,肿上[⑧]。

【集解】

①凡此少阴司天之政,气化运行先天:张介宾说:此总结子、午年少阴司天六气之化也。

②地气肃,天气明,寒交暑,热加燥:《新校正》云:详此云寒交暑者,谓前岁终之气少阳,今岁初之气太阳,太阳寒交前岁少阳之暑也。热加燥者,少阴在上而阳明在下也。

张介宾说:阳明燥金在泉,故地气肃。少阴君火司天、故天气明。金寒而燥,火暑而热。以下临上曰交。以上临下曰加。

③云驰雨府，湿化乃行，时雨乃降：张介宾说：此即阳明天，燥极而泽之义。

④金、火合德，上应荧惑、太白：王冰说：见而明大。

张介宾说：上火下金，二气合德，其星当明也。

⑤其政明，其令切：张介宾说：火明金切。

⑥其谷丹、白：张介宾说：丹应司天，白应在泉。

⑦热病生于上，清病生于下，寒热凌犯而争于中：张介宾说：少阴司天，阳明在泉，上火下金，故水火寒热，持于气交之中，而为病如此。

⑧民病咳，喘，血溢，血泄，鼽，嚏，目赤，眦疡，寒厥入胃，心痛，腰痛，腹大，嗌干，肿上：张介宾说：火为热，金为寒，故热病见于上，寒病见于下。

初之气，地气迁，燥将去[1]。寒乃始，蛰复藏，水乃冰，霜复降，风乃至[2]。阳气郁[3]。民反周密，关节禁固，腰脽痛。炎暑将起，中外疮疡[4]。

二之气，阳气布，风乃行，春气以正，万物应荣，寒气时至，民乃和[5]。其病淋，目瞑，目赤，气郁于上而热[6]。

三之气，天政布，大火行，庶类蕃鲜，寒气时至[7]。民病气厥，心痛，寒热更作，咳，喘，目赤[8]。

四之气，溽暑至，大雨时行，寒热互至[9]。民病寒热，嗌干，黄瘅，鼽，衄，饮发[10]。

五之气，畏火临，暑反至，阳乃化，万物乃生，乃长荣，民乃康[11]。其病温[12]。

终之气，燥令行。余火内格，肿于上，咳，喘，甚则血溢。寒气数举，则霿雾翳[13]。病生皮腠，内舍于胁，下连少腹，而作寒中，地将易也[14]。

【集解】

①燥将去：《新校正》云：按阳明在泉之前岁为少阳。少阳者暑，暑往而阳明在地，太阳初之气，故上文寒交暑，是暑去而寒始也。此"燥"字乃是"暑"字之误也。

张介宾说：初气太阳用事，上年己亥少阳终之气至此已尽，当云热将去，燥字误也。

②风乃至：《新校正》云：按王注《六微旨大论》云："太阳居木位为寒风切冽。"此"风乃至"当作"风乃冽"。

③阳气郁：张介宾说：寒水之气，客于春前，故其为候如此。

④炎暑将起，中外疮疡：张介宾说：此皆寒气之病。然少阴君火司天，又值二之主气，故炎暑将起，中外疮疡。

⑤二之气，阳气布，风乃行，春气以正，万物应荣，寒气时至，民乃和：张介宾说：风木之客，加于君火之主，故阳布风行，春气正，万物荣也。司天君火未盛，故寒气时至。木火应时，故民气和。

⑥其病淋，目瞑，目赤，气郁于上而热：张介宾说：君火为病也。

⑦大火行，庶类蕃鲜，寒气时至：张介宾说：客气君火司天，加于相火之主，故大火行，庶类蕃鲜。火极水复，热极寒生，故寒气时至。

⑧民病气厥，心痛，寒热更作，咳，喘，目赤：张介宾说：二火交炽，故病如此。

⑨四之气，溽暑至，大雨时行，寒热互至：张介宾说：客主之气皆湿土用事，故为溽暑大雨等候。

⑩民病寒热,嗌干,黄瘅,鼽,衄,饮发:张介宾说:湿热之病也。

⑪五之气,畏火临,暑反至,阳乃化,万物乃生,乃长荣,民乃康:张介宾说:畏火,相火也。时当秋收而阳气化,故万物荣,民乃康。

⑫其病温:张介宾说:时寒气热,阳邪胜也。

⑬寒气数举,则霿雾翳:张介宾说:燥金之客,加于寒水之主,金气收,故五气之余火内格,而为病如此。格,拒也。寒气举,雾霿翳,皆金水之化。

⑭病生皮腠,内舍于胁,下连少腹,而作寒中,地将易也:王冰说:气终则迁,何可长也。

张介宾说:病生皮腠,金之合也。内舍于胁下连少腹,金乘木也。金性寒,故寒中。在泉气终,故地将易。

必抑其运气,资其岁胜①。折其郁发,先取化源②。无使暴过而生其病也③。食岁谷以全真气。食间谷以辟虚邪④。岁宜咸以软之,而调其上⑤。甚则以苦发之,以酸收之,而安其下⑥。甚则以苦泄之⑦。适气同异而多少之。同天气者以寒清化,同地气者以温热化⑧。用热远热,用凉远凉,用温远温,用寒远寒。食宜同法。有假则反,此其道也。反是者,病作矣。

【集解】

①必抑其运气,资其岁胜:张介宾说:以上子、午十年,运气太过,必抑有余,欲得其平;岁有所胜,必资不足,无令受伤也。

②先取化源:王冰说:先于年前十二月迎而取之。

③无使暴过而生其病也:张介宾说:本年少阴司天则金郁,阳明在泉则木郁,郁气化源,义见前太阳之政,又如《本病篇》曰:"子午之岁,太阴升天,主窒天冲,胜之不前。太阳降地,主窒地阜,胜之不入。"故《刺法论》于"土欲升而天冲窒抑之,当刺足太阴之俞。水欲降而地阜窒抑之,当刺足太阴之所出,足阳明之所入。"是皆折郁气取化源之义。

④食岁谷以全真气。食间谷以辟虚邪:张介宾说:岁谷,即上文丹白谷也。间谷义见前阳明之政。

⑤岁宜咸以软之,而调其上:张介宾说:咸从水化,故能调其上之君火。

⑥甚则以苦发之,以酸收之,而安其下:张介宾说:苦发之可以散火,酸收之可以补金,平其上之君火,则下之燥金得安矣。

⑦甚则以苦泄之:张介宾说:热燥甚者,非苦寒泄之不可。愚按五味之属,如《阴阳应象大论》曰:"火生苦。"《金匮真言论》曰:"其味苦。其类火。"是分五行之味,苦从火化也。故在本篇如太阳太阴阳明等政,云以苦燥之温之及以苦发之者,皆用苦之阳也。又《阴阳应象大论》及《至真要大论》皆云:"酸苦涌泄为阴"是言气味之效,苦从阴用也,故本节云以苦泄之。《至真要大论》云:"湿司于地,热反胜之,治以苦冷,湿化于天,热反胜之,治以苦寒"者,皆用苦之阴也。再如《宣明五气论》及《五味论》俱云:"苦走骨",夫北方生寒;在体为骨,是骨本属阴而苦则走之,岂非阴乎?可见苦味一也,而有从阴从阳,苦热苦寒之不同,何可不辨?今有谓苦属火而讳其寒者,有但知苦寒而忘其热者,皆不明气味变通之理耳举此一端,则五味之性可类见矣。又如《藏气法时论》云:"粳米牛肉枣葵皆甘,麦羊肉杏薤皆苦"之类,是于饮食常味之中,又各有辨。味变之理如此,不得其精,不足以言气味也。

⑧同天气者以寒清化,同地气者以温热化:王冰说:太角、太徵岁同天气,宜以寒清治之。

太宫、太商、太羽岁同地气，宜以温热治之。化，治也。

张介宾说：言以上十年，运之与气有与司天同热者，当以寒清所化之品治之，如太角、太徵岁是也。有与在泉同寒者，当以温热所化之品治之，如太羽、太宫、大商岁是也。当各因其同异而制为之多少耳。

帝曰：善。厥阴之政奈何？

岐伯曰：巳、亥之纪也。

厥阴　少角　少阳　清热胜复同，同正角[①]。丁巳天符　丁亥天符　其运风清热[②]。

少角初正　太徵　少宫　太商　少羽终

厥阴　少徵　少阳　寒雨胜复同。癸巳同岁会　癸亥同岁会　其运热寒雨[③]。

少徵　太宫　少商　太羽终　太角初

厥阴　少宫　少阳　风清胜复同，同正角[④]。己巳　己亥　其运雨风清[⑤]。

少宫　太商　少羽终　少角初　太徵

厥阴　少商　少阳　热寒胜复同，同正角[⑥]。乙巳　乙亥　其运凉热寒[⑦]。

少商　太羽终　太角初　少徵　太宫

厥阴　少羽　少阳　雨风胜复同。辛巳　辛亥　其运寒雨风[⑧]。

少羽终　少角初　太徵　少宫　太商

【集解】

①同正角：《新校正》云：按《五常政大论》云："委和之纪，上角与正角同"。

张介宾说：本年木运不及，得司天厥阴之助，所谓委和之纪上角与正角同也。

②其运风清热：张介宾说：风为中运少角之气。清为胜风之气。热为复清之气。

③其运热寒雨：张介宾说：热为运气。寒为胜气。雨为复气。

④同正角：《新校正》云：按《五常政大论》云："卑监之纪，上角与正角同"。

张介宾说：本年土运不及，风木司天胜之，则木兼土化，所谓卑监之纪上角与正角同也。

⑤其运雨风清：张介宾说：雨为运气，风为胜气。清为复气。

⑥同正角：《新校正》云：按《五常政大论》云："从革之纪，上角与正角同"。

张介宾说：本年金运不及，而厥阴司天，木无所制，则木得其政，所谓从革之纪上角与正角同也。

⑦其运凉热寒：张介宾说：凉为运气。热为胜气。寒为复气。

⑧其运寒雨风：张介宾说：寒为运气。雨为胜气。风为复气。

凡此厥阴司天之政，气化运行后天[①]。诸同正岁，气化运行同天[②]。天气扰，地气正[③]。风生高远，炎热从之，云趋雨府，湿化乃行[④]。风、火同德，上应岁星、荧惑[⑤]。其政挠。其令速[⑥]。其谷苍、丹[⑦]。间谷言大者。其耗文角品羽[⑧]。风燥火热，胜复更作，蛰虫来见，流水不冰[⑨]。热病行于下，风病行于上，风燥胜复形于中[⑩]。

【集解】

①凡此厥阴司天之政，气化运行后天：张介宾说：此总结巳、亥年厥阴司天六气之化也。

②诸同正岁,气化运行同天:王冰说:太过岁,运化气行先天时。不及岁,化生成后天时。同正岁,化生成与天二十四气迟速同,无先后也。

《新校正》云:详此注云:"同正岁与二十四气同",疑非,恐是"与大寒日交司气候同"。

张介宾说:诸同正岁者其气正,其生长化收藏皆与天气相合,故曰运行同天。此虽以上文丁巳、丁亥、己巳、己亥、乙巳、乙亥六岁为言,然六十年之气亦莫不皆然。

③天气扰,地气正:张介宾说:风木司天,故天气扰。相火在泉,土得温养,故地气正。

④风生高远,炎热从之,云趋雨府,湿化乃行:张介宾说:木在上,故风生高远。火在下,故炎热从之。上气得温,故云雨作,湿化行。

⑤风、火同德,上应岁星、荧惑:张介宾说:木火同气,故二星当明。

⑥其政挠。其令速:张介宾说:风政挠,火令速。

⑦其谷苍、丹:张介宾说:苍应司天,丹应在泉。

⑧其耗文角品羽:张介宾说:前阳明之政曰:"其耗白甲品羽"。义未详。

⑨风燥火热,胜复更作,蛰虫来见,流水不冰:张介宾说:风甚则燥胜,燥胜则热复,故胜复更作如是。

⑩风燥胜复形于中:张介宾说:上下之气,持于气交也。

初之气,寒始肃,杀气方至①。民病寒于右之下②。

二之气,寒不去,华雪水冰,杀气施化,霜乃降,名草上焦,寒雨数至,阳复化③。民病热于中④。

三之气,天政布,风乃时举⑤。民病泣出,耳鸣,掉眩⑥。

四之气,溽暑湿热相薄,争于左之上⑦。民病黄瘅,而为胕肿⑧。

五之气,燥湿更胜,沉阴乃布,寒气及体,风雨乃行⑨。

终之气,畏火司令,阳乃大化,蛰虫出见,流水不冰,地气大发,草乃生,人乃舒⑩。其病温厉⑪。

【集解】

①寒始肃,杀气方至:张介宾说:燥金用事也。

②民病寒于右之下:张介宾说:金位西方,金王则伤肝,故寒于右之下。

③阳复化:张介宾说:太阳用事,故其气候如此。然以寒水之客,加于君火之主,其气必应,故阳复化。

④民病热于中:张介宾说:客应外加,火应则热于中。

⑤天政布,风乃时举:张介宾说:厥阴司天用事也。

⑥民病泣出,耳鸣,掉眩:张介宾说:风木之气见证也。

⑦争于左之上:张介宾说:以君火之客,加于太阴之主,四气为天之左间,故湿热争于左之上。

⑧民病黄瘅,而为胕肿:张介宾说:此湿热之为病也。胕肿,肉浮肿也。与足跗之跗不同。

⑨五之气,燥湿更胜,沉阴乃布,寒气及体,风雨乃行:张介宾说:客以湿土,主以燥金,燥湿更胜,其候若此。

⑩阳乃大化,蛰虫出见,流水不冰,地气大发,草乃生,人乃舒:张介宾说:少阳在泉,故候如此。

⑪其病温厉：张介宾说：时寒气热，故病温厉。

必折其郁气，资其化源①。赞其运气，无使邪胜②。岁宜以辛调上，以咸调下。畏火之气，无妄犯之③。用温远温，用热远热，用凉远凉，用寒远寒。食宜同法。有假反常，此之道也。反是者病。

【集解】

①必折其郁气，资其化源：王冰说：化源，四月也。迎而取之。

张介宾说：本年厥阴司天则土郁，少阳在泉则金郁，郁气化源，义见前。又如《本病篇》曰："巳、亥之岁，君火升天，主窒天蓬，胜之不前。阳明降地，主窒地彤，胜而不入。"故《刺法论》于"火欲升而天蓬窒抑之，当刺包络之荥。金欲降而地彤窒抑之，当刺心包络之所出，手少阳之所入。"是皆折郁气取化源之义。

②赞其运气，无使邪胜：张介宾说：补其不足以抑有余也。

③岁宜以辛调上，以咸调下。畏火之气，无妄犯之：《新校正》云：详此运何以不言适气同异少多之制者，盖厥阴之政与少阳之政同，六气分政惟厥阴与少阳之政上下无克罚之异，治化惟一，故不再言同风热者多寒化，异风热者少寒化也。

张介宾说：辛从金化，以调上之风木。咸从水化，以调下之相火。然相火虚实，尤多难辨，故曰："畏火之气，无妄犯之"，以明其当慎也。

帝曰：善。夫子之言可谓悉矣。然何以明其应乎？

岐伯曰：昭乎哉问也！夫六气者，行有次，止有位，故常以正月朔日平旦视之，睹其位而知其所在矣①。运有余，其至先。运不及，其至后②。此天之道，气之常也③。运非有余，非不足，是谓正岁，其至当其时也④。

【集解】

①夫六气者，行有次，止有位，故常以正月朔日平旦视之，睹其位而知其所在矣：王冰说：阴之所在，天应以云。阳之所在，天应以清净。自然分布，象见不差。

张介宾说：次，序也。位，方也。凡主客六气各有次序，亦各有方位，故欲明其应，当于正月朔日平旦视之，以察其阴阳晦明寒温风气之位，而岁候可知。盖此为时日之首，故可以占一岁之兆。

②运有余，其至先。运不及，其至后：王冰说：先后者寅时之先后也。先则丑后，后则卯初。

张介宾说：至先者，气先节候而至。至后者气后节候而至也。

③此天之道，气之常也：王冰说：天道昭然，当期必应，见无差失，是气之常也。

张介宾说：有余至蚤，不及至迟，此天气之常也。

④是谓正岁，其至当其时也：王冰说：当时，谓当寅之正也。

张介宾说：正岁者，和平之岁，时至气亦至也。

帝曰：胜复之气，其常在也，灾眚时至，候也奈何①？

岐伯曰：非气化者，是谓灾也②。

【集解】

①胜复之气，其常在也，灾眚时至，候也奈何：张介宾说：言胜复之气，本常有也，而灾眚之至，何以知之？

②非气化者，是谓灾也：王冰说：十二变备矣。

张介宾说：当其位，则为正化。非其位，则为邪化，邪则为灾矣。（伯坚按："非气化者"，张介宾《类经》作"非正化者"。）

帝曰：天地之数，终始奈何①？

岐伯曰：悉乎哉问也！是明道也。数之始，起于上而终于下②。岁半之前，天气主之。岁半之后，地气主之③。上下交互，气交主之。岁纪毕矣④。故曰：位明气月可知乎，所谓气也⑤。

【集解】

①天地之数，终始奈何：张介宾说：司天在泉，各有所主之数。

②起于上而终于下：张介宾说：司天在前，在泉在后，司天主上，在泉主下，故起于上而终于下。

③岁半之前，天气主之。岁半之后，地气主之：王冰说：岁半，谓立秋之日也。

《新校正》云：详初气交司在前岁大寒日，岁半当在立秋前一气十五日，不得云立秋日也。

张介宾说：岁半之前，始于大寒，终于小暑也。岁半之后，始于大暑，终于小寒也。《至真要大论》曰："初气终三气，天气主之。四气尽终气，地气主之"。

④上下交互，气交主之。岁纪毕矣：王冰说：交互，互体也。上体下体之中有二互体也。

张介宾说：交互者，天气地气交互为用也。气交主之，即三气四气之际，乃天地气交之时。

⑤位明气月可知乎，所谓气也：王冰说：大凡一气主六十日而有奇，以六位数之，位同一气，则月之节气中气可知也。故言天地气者以上下体，言胜复者以气交，言横运者以上下互，皆以节气准之候之，灾眚变复可期矣。

张介宾说：上下左右之位既明，则气之有六，月之有十二，其终始移易之数，皆可知矣，此即所谓天地之气也。

帝曰：余司其事，则而行之，不合其数，何也①？

岐伯曰：气用有多少，化洽有盛衰，衰盛多少同其化也②。

帝曰：愿闻同化何如？

岐伯曰：风温，春化同。热曛昏火，夏化同。胜与复同③。燥清烟露，秋化同④。云雨昏暝埃，长夏化同⑤。寒气霜雪冰，冬化同⑥。此天地五运六气之化更用，盛衰之常也⑦。

【集解】

①不合其数，何也：张介宾说：不合其数，谓上中下运气之数推其岁候，其有不能相合者也。

②气用有多少，化洽有盛衰，衰盛多少同其化也：张介宾说：洽，合也。气用有多少，化洽有盛衰，言一岁之上下左右主客运气必有所合，若以多合多则盛者愈盛，以少合少则衰者愈衰，故盛衰之化各有所从，则各同其化也。（伯坚按："化洽有盛衰"，张介宾《类经》作"化洽有盛衰"。）

③风温，春化同。热曛昏火，夏化同。胜与复同：张介宾说：凡四时气化有见风温者，皆木气也，故与春化同。有见热曛昏火者，皆火气也，故与夏化同。胜与复同者，言初气终三气，胜之常也，四气尽终气，复之常也，凡此同化之气，所遇皆然，而无分乎四时也。下文燥清烟露等化亦然。

④秋化同：张介宾说：皆金气之同化也。

⑤长夏化同：张介宾说：皆土气之同化也。

⑥冬化同:张介宾说:皆水气之同化也。

⑦此天地五运六气之化更用,盛衰之常也:张介宾说:运气更用,则化有盛衰,盛衰有常变,故难合于数也。

帝曰:五运行同天化者命曰天符,余知之矣。愿闻同地化者何谓也①?

岐伯曰:太过而同天化者三。不及而同天化者亦三。太过而同地化者三。不及而同地化者亦三。此凡二十四岁也②。

帝曰:愿闻其所谓也。

岐伯曰:甲辰、甲戌、太宫,下加太阴;壬寅、壬申、太角,下加厥阴;庚子、庚午、太商,下加阳明;如是者三③。

癸巳、癸亥、少徵,下加少阳;辛丑、辛未、少羽,下加太阳;癸卯、癸酉、少徵,下加少阴;如是者三④。

戊子、戊午、太徵,上临少阴;戊寅、戊申、太徵,上临少阳;丙辰、丙戌、太羽,上临太阳;如是者三⑤。

丁巳、丁亥、少角,上临厥阴;乙卯、乙酉、少商,上临阳明;己丑、己未、少宫,上临太阴;如是者三⑥。除此二十四岁,则不加不临也⑦。

【集解】

①愿闻同地化者何谓也:张介宾说:五运行同天化,以中运而同司天之化,故曰天符。此问同地化者,言中运之同在泉也。

②此凡二十四岁也:王冰说:六十年中,同天地之化者凡二十四岁,余悉随己多少。

张介宾说:同司天之化者,其太过不及各有三;同在泉之化者,其太过不及亦各有三也。太过谓阳年,甲、丙、戊、庚、壬也。不及谓阴年,乙、丁、己、辛、癸也。二十四岁,义如下文。

③甲辰、甲戌、太宫,下加太阴;壬寅、壬申、太角,下加厥阴;庚子、庚午、太商,下加阳明;如是者三:张介宾说:下加者,以上加下也,谓以中运而加于在泉也。太宫加太阴,皆土也。太角加厥阴,皆木也。太商加阳明,皆金也。此上文所谓太过而同地化者三。三者,太阴、厥阴、阳明也。共六年,是为同天符。

④癸巳、癸亥、少徵,下加少阳;辛丑、辛未、少羽,下加太阳;癸卯、癸酉、少徵,下加少阴;如是者三:张介宾说:少徵加少阳,皆火也。少羽加太阳,皆水也。少徵加少阴,皆火也。此上文所谓不及而同地化者亦三。三者,少阳、太阳、少阴也。共六年,是为同岁会。

⑤戊子、戊午、太徵,上临少阴;戊寅、戊申、太徵,上临少阳;丙辰、丙戌、太羽,上临太阳;如是者三:张介宾说:上临者,以下临上也,谓以中运而临于司天也。太徵临少阴、少阳,皆火也。太羽临太阳,皆水也。此上文所谓太过而同天化者三,三者,少阴、少阳、太阳也。

⑥丁巳、丁亥、少角,上临厥阴;乙卯、乙酉、少商,上临阳明;己丑、己未、少宫,上临太阴;如是者三:张介宾说:少角上临厥阴,皆木也。少商上临阳明,皆金也。少宫上临太阴,皆土也。此上文所谓不及而同天化者亦三。三者厥阴、阳明、太阴也。此上二节,太过六年,不及六年,共十二年,皆重言天符也。而其中戊午、乙酉、己丑、己未,又为太乙天符。但戊午有余,而乙酉己丑、己未为不及也。

⑦除此二十四岁,则不加不临也:张介宾说:谓六十年中,除此二十四岁之外,则无同气之加临矣。二十四岁详义,亦见《图翼》二卷天符岁会图说。(伯坚按:天符岁会图说见《素问》卷

六十六《天元纪大论》第二段“三合为治”句下集解。)

帝曰:加者何谓?

岐伯曰:太过而加,同天符。不及而加,同岁会也①。

帝曰:临者何谓?

岐伯曰:太过不及皆曰天符,而变行有多少,病形有微甚,生死有早晏耳②。

【集解】

①太过而加,同天符。不及而加,同岁会也:张介宾说:此复明上文下加之义也。太过六年,下加在泉者,谓之同天符。不及六年,下加在泉者,谓之同岁会。

②太过不及皆曰天符,而变行有多少,病形有微甚,生死有早晏耳:张介宾说:此复明上文上临之义也。无论太过不及,上临司天者皆谓之天符,共十二年。其变行有多少,因其气之盛衰也,故病形死生,亦各有所不同耳。按此二论,(伯坚按:“二论”,指《六微旨大论》第三段和本篇第十二段。)曰岁会、曰天符、曰太一天符、曰同天符、同岁会,其目凡五,皆上下符会,无所克侮,均为气之相得,故于天时民病多见平和。然其气纯而一,亦恐亢则为害,故曰变行有多少,病形有微甚,生死有早晏耳。观上文二十四年之间,惟于岁会八年曰“所谓岁会气之平也”,则其他之不平可知。故曰“制则生化”,然则无制者乃为害矣。所以有至而不至,未至而至之变,皆其气之偏耳。不可因其为和,便以为常而不之察也。

帝曰:夫子言用寒远寒,用热远热,余未知其然也。愿闻何谓远?

岐伯曰:热无犯热,寒无犯寒①。从者和,逆者病。不可不敬畏而远之,所谓时与六位也②。

帝曰:温凉何如③?

岐伯曰:司气以热,用热无犯。司气以寒,用寒无犯。司气以凉,用凉无犯。司气以温,用温无犯④。间气同其主无犯,异其主则小犯之⑤。是谓四畏,必谨察之⑥。

帝曰:善。其犯者何如⑦?

岐伯曰:天气反时,则可依时⑧。及胜其主,则可犯⑨。以平为期,而不可过⑩。是谓邪气反胜者⑪。故曰:无失天信,无逆气宜⑫,无翼其胜,无赞其复,是谓至治⑬。

【集解】

①愿闻何谓远?岐伯曰:热无犯热,寒无犯寒:张介宾说:远,避忌之谓,即无犯也。凡用热者无犯司气之热,用寒者无犯司气之寒,是谓热无犯热,寒无犯寒。

②所谓时与六位也:王冰说:四时气王之月,药及食、衣,寒热温凉同者皆宜避之。若四时同犯,则以水济水,以火助火,病必生也。

张介宾说:时,谓四时,即主气也。位,谓六步,即客气也。主客之气皆当敬畏,不犯为从,犯则为逆矣。

③温凉何如:王冰说:温凉减于寒热,可轻犯之乎?

张介宾说:谓温凉稍次于寒热,亦可犯否?

④司气以热,用热无犯。司气以寒,用寒无犯。司气以凉,用凉无犯。司气以温,用温无

犯:张介宾说:司气者,司天司地之气也。"用热无犯"等四句,谓寒热温凉俱当避,即有应用者亦无过用,恐无岁气也。

⑤间气同其主无犯,异其主则小犯之:张介宾说:间气,左右四间之客气也。主,主气也。同者,同热同寒,其气甚,故不可犯。异者,主寒客热,主热客寒,其气分,其邪不一,故可因其势而小犯之。上节言司气,此节言间气,如《至真要大论》曰:"主岁者纪岁,间气者纪步"也。

⑥是谓四畏,必谨察之:张介宾说:四畏,寒、热、温、凉也。

⑦其犯者何如:王冰说:须犯者。

张介宾说:言有必不得已而犯之者,将何如也?

⑧天气反时,则可依时:王冰说:反甚为病,则可依时。

张介宾说:天气,即客气。时,即主气。客不合主,是谓反时。反时者则可依时,以主气之循环有常,客气之显微无定,故姑从乎主也。

⑨及胜其主,则可犯:王冰说:夏寒甚,则可以热犯热。寒气不甚,则不可犯之。

张介宾说:胜其主者,客气太过也。如夏而寒甚,客水胜也。冬而热甚,客火胜也。春凉秋温,其气皆然。故可以热犯热,以寒犯寒,以温犯温,以凉犯凉,而从其变,乃所谓从治也。

⑩以平为期,而不可过:王冰说:气平则止,过则病生。过而病生,与犯同也。

张介宾说:过则伤正气而增病矣。

⑪是谓邪气反胜者:王冰说:气动有胜,是谓邪客胜于主,不可不御也。六步之气,于六位中,应寒反热,应热反寒,应温反凉,应凉反温,是谓六步之邪胜也。差冬反温,差夏反冷,差秋反热,差春反凉是谓四时之邪胜也。胜则反其气以平之。

张介宾说:邪气反胜,则非时而至,如应热反寒,应寒反热,应温反凉,应凉反温,皆邪气反胜也。反胜者,故当反其气以平之。

⑫无失天信,无逆气宜:张介宾说:客主气运,至必应时,天之信也。不知时气,失天信矣。寒热温凉,用之必当,气之宜也。不知逆从,逆气宜矣。

⑬无翼其胜,无赞其复,是谓至治:王冰说:天信,谓至时必定翼赞皆佐之。谨守天信,是谓至真妙理也。

张介宾说:翼其胜,赞其复,皆助邪也。知而弗犯,是谓至妙之治。

帝曰:善。五运气行主岁之纪,其有常数乎?

岐伯曰:臣请次之。

甲子　甲午岁

上少阴火　中太宫土运　下阳明金

热化二[①]。雨化五[②],燥化四[③],所谓正化日也[④]。其化上咸寒,中苦热,下酸热,所谓药食宜也[⑤]。

【集解】

①热化二:《新校正》云:详对化从标,成数。正化从本,生数。甲子之年,熟化七,燥化九。甲午之年,热化二,燥化四。

张介宾说:司天。

②雨化五:《新校正》云:按本论正文云:"太过、不及,其数何如？太过者,其数成。不及者,其数生,土常以生也"。甲年太宫土运太过,故言雨化五。五,土数也。

张介宾说:中运。

③燥化四:张介宾说:在泉。

④所谓正化日也:王冰说:正气化也。

⑤其化上咸寒,中苦热,下酸热,所谓药食宜也:《新校正》云:按《玄珠》云:"上酸平,下甘温"。又按《至真要大论》云:"湿淫所胜,平以苦热,寒淫于内,治以甘热。"

张介宾说:中苦热,治太宫湿胜也。下酸热,与前后四运稍异,然彼言温,此言热,亦不相远。

乙丑　乙未岁

上太阴土　中少商金运　下太阳水

热化寒化胜复同,所谓邪气化日也。

灾七宫[①]。

湿化五[②],清化四[③],寒化六[④],所谓正化日也。

其化上苦热,中酸和,下甘热,所谓药食宜也[⑤]。

【集解】

①灾七宫:《新校正》云:详七宫,西室兑位,天柱司也。灾之方,以运之当方言。

张介宾说:七,西方兑宫也。金运不及,故灾及之。

②湿化五:《新校正》云:详太阴正司于未,对司于丑,其化皆五,以生数也。不以成数者,土王四季,不得正方;又天有九宫,不可至十。

张介宾说:司天。

③清化四:《新校正》云:按本论下文云:"不及者其数生。"乙年少商金运不及,故言清化四。四,金生数也。

张介宾说:中运。

④寒化六:《新校正》云:详乙丑寒化六,乙未寒化一。

张介宾说:在泉。

⑤其化上苦热,中酸和,下甘热,所谓药食宜也:《新校正》云:按《玄珠》云:"上酸平,下甘温。"又按《至真要大论》云:"湿淫所胜,平以苦热。寒淫于内,治以甘热。"

张介宾说:中酸和者,金位之主。其补以酸,治少商之不足也。

丙寅　丙申岁[①]

上少阳相火　中太羽水运　下厥阴木

火化二[②],寒化六[③],风化三[④],所谓正化日也。

其化上咸寒,中咸温,下辛温,所谓药食宜也[⑤]。

【集解】

①丙申岁:《新校正》云:详丙申之岁,申金生水,水化之令转盛,司天相火,为病减半。

②火化二:《新校正》云:详丙寅火化二,丙申火化七。

张介宾说:司天。

③寒化六:张介宾说:中运。

④风化三:《新校正》云:详丙寅风化八,丙申风化三。

张介宾说:在泉。

⑤其化上咸寒,中咸温,下辛温,所谓药食宜也:《新校正》云:按《玄珠》云:"下辛凉。"又按《至真要大论》云:"火淫所胜,平以咸冷。风淫于内,治以辛凉。"

张介宾说:中咸温,咸同水化,温以治寒也。下辛温,以在泉之木兼寒运之气也。

丁卯岁会 丁酉岁①

上阳明金② 中少角木运③ 下少阴火④

清化热化胜复同,所谓邪气化日也⑤。

灾三宫⑥。

燥化九⑦,风化三⑧,热化七⑨,所谓正化日也。

其化上苦小温,中辛和,下咸寒,所谓药食宜也⑩。

【集解】

①丁酉岁:《新校正》云:详丁年正月壬寅为干德符,便为平气,胜复不至,通同正角,金不胜木,木亦不灾土。又丁卯年得卯木佐之,即上阳明不得灾之。

②上阳明金:张介宾说:司天。

③中少角木运:张介宾说:岁运丁为阴木,故属少角。

④下少阴火:张介宾说:在泉。

⑤清化热化胜复同,所谓邪气化日也:张介宾说:丁年少角,木运不及,故有燥金来胜之清化。有清化,则有火子来复之热化,然皆非本年正化,故曰邪化日也。同者,谓二年相同也。凡阴年不及,故有胜复邪化,而阳年则不言胜气。后仿此。

⑥灾三宫:《新校正》云:详三宫,东室震位,天冲司。

张介宾说:灾,伤也。三宫,东方震宫,木正之方也。木运不及,故木方受灾。阳年太过,则不言灾宫也。五方宫次,详《图翼》二卷《九宫星野图说》。凡言灾宫,皆以五正宫生数为例,故言三不言八。后仿此。

张介宾《类经图翼》卷二《九宫星野图说》:《天元纪大论》曰:"九星悬朗,七曜周旋。"此星曜之所以有象也。而《六元正纪大论》中,凡不及之年则有所向灾宫,五行九星咸有分野,不可不察。如少羽岁云灾一宫者,以少羽属辛,为水之不及,而一乃正北坎位,天蓬水星司也。少角岁灾三宫者,以少角属丁,为木之不及,而三乃正东震位,天冲木星司也。少宫岁灾五宫者,以少宫属己,为土之不及,而五乃中宫,天禽土星司也。少商岁灾七宫者,以少商属乙,为金之不及,而七乃正西兑位,天柱金星司也。少徵岁灾九宫者,以少徵属癸,为火之不及,而九乃正南离位,天英火星司也。此皆以五运不及之方,故灾及之。若甲丙戊庚壬年,乃为岁运太过之年,则无灾宫矣。然经文止言五正之宫,而不详言九宫者,乃既举五方为言也。使能再兼五行不尽之意而推广之,则四隅之外,及五太之年,岂无所伤,亦可意会而通矣。

按《天元玉册》九星注曰:"天蓬一,水正之宫也。天芮二,土神之应宫也。天冲三,木正之宫也。天辅四,木神之应宫也。天禽五,土正之宫也。天心六,金神之应宫也。天柱七,金正之宫也。天任八,土神之应宫也。天英九,火正之宫也。九星有位,以应九州之分野,即冀、兖、青、徐、扬、荆、豫、梁、雍,《禹贡》九州之次也。"

九宫星野图

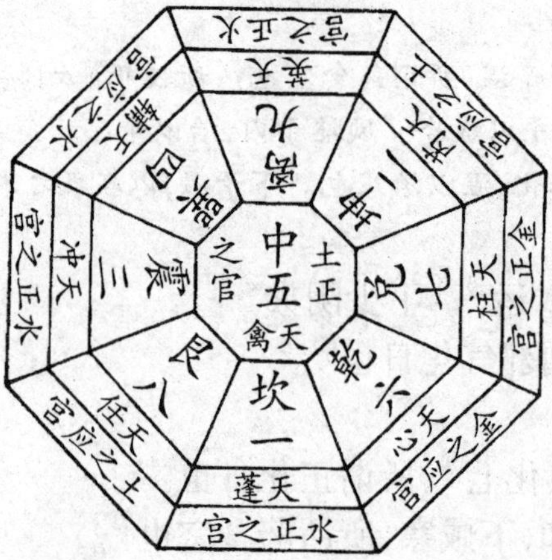

此即洛书数。戴九履一。左三右七。二四为肩。六八为足。五居中央也。此数上中下三层横皆十五。左中右三层纵皆十五。巽中乾坤中艮四隅皆十五。故奇门家曰。纵横十五在其中也。

⑦燥化九:《新校正》云:详丁卯燥化九,丁酉燥化四。

张介宾说:司天也。

⑧风化三:张介宾说:中运不及,其数生也。

⑨热化七:《新校正》云:详丁卯热化二,丁酉热化七。

张介宾说:在泉也。

⑩其化上苦小温,中辛和,下咸寒,所谓药食宜也:《新校正》云:按《至真要大论》云:"燥淫所胜,平以苦温。热淫于内,治以咸寒。"又《玄珠》云:"上苦热。"

张介宾说:上苦小温,苦属火,以治金也。中辛和,辛属金,以和少角也。下咸寒,以水治火也。

戊辰　戊戌岁

上太阳水　中太徵火运①　下太阴土

寒化六②,热化七③,湿化五,所谓正化日也④。

其化上苦温,中甘和,下甘温,所谓药食宜也⑤。

【集解】

①中太徵火运:《新校正》云:详此上见太阳,火化减半。

张介宾说:戊为阳火,故曰太徵。

②寒化六:《新校正》云:详戊辰寒化六,戊戌寒化一。

张介宾说:言司天也。

③热化七:张介宾说:七者,火之成数。戊火太过,故其数成也。后仿此。

④所谓正化日也:张介宾说:日即度日也。此结上文句。

⑤其化上苦温,中甘和,下甘温,所谓药食宜也:《新校正》云:按《至真要大论》云:"寒淫所胜,平以辛热。湿淫于内,治以苦热。"又《玄珠》云:"上甘温,下酸平"。

己巳　己亥岁

上厥阴木　中少宫土运①　下少阳相火

风化清化胜复同，所谓邪气化日也。

灾五宫[②]。

风化三[③]，湿化五[④]，火化七[⑤]，所谓正化日也。

其化上辛凉，中甘和，下咸寒，所谓药食宜也[⑥]。

【集解】

①中少宫土运：《新校正》云：详至九月甲戌月，己得甲戌，方还正宫。

②灾五宫：《新校正》云：按《五常政大论》云："其眚四维。"又按《天元玉册》云："中室天禽司非维宫，同正宫寄位二宫坤位。"

张介宾说：五，中宫也。土运不及，故灾及之。

③风化三：《新校正》云：详己巳风化八，己亥风化三。

张介宾说：司天。

④湿化五：张介宾说：中运。

⑤火化七：《新校正》云：详己巳热化七，己亥热化二。

张介宾说：在泉。

⑥其化上辛凉，中甘和，下咸寒，所谓药食宜也：《新校正》云：按《至真要大论》云："风淫所胜，平以辛凉。火淫于内，治以咸冷。"

张介宾说：中运少宫不及，故宜甘和。

庚午同天符　庚子岁同天符

上少阴火　中太商金运[①]　下阳明金

热化七[②]，清化九[③]，燥化九[④]，所谓正化日也。

其化上咸寒，中辛温，下酸温，所谓药食宜也[⑤]。

【集解】

①中太商金运：《新校正》云：详庚午年金令减半，以上见少阴君火，年午亦为火故也。庚子年，子是水、金水相得，与庚午年又异。

②热化七：《新校正》云：详庚午年热化二，燥化四。庚子年热化七，燥化九。

张介宾说：司天。

③清化九：张介宾说：中运。

④燥化九：张介宾说：在泉。

⑤其化上咸寒，中辛温，下酸温，所谓药食宜也：《新校正》云：按《玄珠》云："下苦热"。又按《至真要大论》云："燥淫于内，治以苦热。"

张介宾说：中辛温，辛以从金，温以治寒也。

辛未同岁会　辛丑岁同岁会

上太阴土　中少羽水运[①]　下太阳水

雨化风化胜复同，所谓邪气化日也。

灾一宫[②]。

雨化五[③]，寒化一[④]，所谓正化日也。

其化上苦热，中苦和，下苦热，所谓药食宜也[⑤]。

【集解】

①中少羽水运:《新校正》云:详此至七日丙申月,水还正羽。

②灾一宫:《新校正》云:详一宫,北室坎位,天玄司。

张介宾说:一,北方坎宫也。水运不及,故灾及之。

③雨化五:张介宾说:司天。

④寒化一:《新校正》云:详此以运与在泉俱水,故只言寒化一,寒化一者,少羽之化气也。若太阳在泉之化,则辛未寒化一,辛丑寒化六。

张介宾说:中运、在泉同。

⑤其化上苦热,中苦和,下苦热,所谓药食宜也:《新校正》云:按《玄珠》云:"上酸和,下甘温。"又按《至真要大论》云:"湿淫所胜,平以苦热。寒淫于内,治以甘热。"

张介宾说:中苦和,下苦热,苦从火化,治寒以热也。

壬申同天符　壬寅岁同天符

上少阳相火[①]　中太角木运[②]　下厥阴木[③]

火化二[④],风化八[⑤],所谓正化日也。

其化上咸寒[⑥],中酸和[⑦],下辛凉[⑧],所谓药食宜也。

【集解】

①上少阳相火:张介宾说:司天。

②中太角木运:张介宾说:中运。

③下厥阴木:张介宾说:在泉。

④火化二:《新校正》云:详壬申热化七,壬寅热化二。

张介宾说:司天。

⑤风化八:《新校正》云:详此以运与在泉俱木,故只言风化八。风化八,乃太角之运化也。若厥阴在泉之化,则壬申风化三,壬寅风化八。

张介宾说:运与在泉同。

⑥其化上咸寒:张介宾说:治司天之火。

⑦中酸和:张介宾说:木运太过,故宜酸和。

⑧下辛凉:张介宾说:治在泉也,木火合气,故宜辛凉。

癸酉同岁会　癸卯岁同岁会

上阳明金　中少徵火运[①]　下少阴火

寒化雨化胜复同,所谓邪气化日也。

灾九宫[②]。

燥化九[③],热化二[④],所谓正化日也。

其化上苦小温,中咸温,下咸寒,所谓药食宜也[⑤]。

【集解】

①中少徵火运:《新校正》云:详此五月遇戊午月,火还正徵。

张介宾说:癸为阴火,故属少徵。

②灾九宫:《新校正》云:详九宫,离位南室,天英司。

张介宾说:九,南方离宫也。火运不及而胜复所由,故灾及之。

③燥化九:《新校正》云:详癸酉燥化四,癸卯燥化九。

张介宾说:司天。

④热化二:《新校正》云:详此以运与在泉俱火,故只言热化二。热化二者,少徵之运化也。若少阴在泉之化。则癸酉热化七,癸卯热化二。

张介宾说:运与在泉同。

⑤其化上苦小温,中咸温,下咸寒,所谓药食宜也:《新校正》云:按《玄珠》云:"上苦热。"

张介宾说:中少徵火,故治虽用咸而必温也。

甲戌岁会同天符　甲辰岁岁会同天符

上太阳水　中太宫土运[①]　下太阴土

寒化六[②],湿化五[③],正化日也。

其化上苦热,中苦温,下苦温,药食宜也[④]。

【集解】

①中太宫土运:张介宾说:甲为阳土,故属太宫。

②寒化六:《新校正》云:详甲戌寒化一,甲辰寒化六。

张介宾说:司天。

③湿化五:《新校正》云:详此以运与在泉俱土,故只言湿化五。

张介宾说:中运与在泉同气,故只言湿化五而止。

④其化上苦热,中苦温,下苦温,药食宜也:《新校正》云:按《玄珠》云:"上甘温,下酸平。"又按《至真要大论》云:"寒淫所胜,平以辛热。湿淫于内,治以苦热。"

张介宾说:中苦温,宜湿土也。

乙亥　乙巳岁

上厥阴木　中少商金运[①]　下少阳相火

热化寒化胜复同,邪气化日也。

灾七宫[②]。

风化八[③],清化四[④],火化二[⑤],正化度也[⑥]。

其化上辛凉,中酸和,下咸寒,药食宜也[⑦]。

【集解】

①中少商金运:《新校正》云:详乙亥年三月得庚辰月,见干德符,即气还正商,火未得王而先平,火不胜则水不复,又亥是水得力年,故火不胜也。乙巳岁火来小胜,巳为火佐于胜也。即于二月中气君火时化日,火来行胜,不待水复。遇三月庚辰月,乙见庚而气自全,金还正商。

②灾七宫:张介宾说:七,兑宫也。金运不及,故灾及之。

③风化八:《新校正》云:详乙亥风化三,乙巳风化八。

张介宾说:司天。

④清化四:张介宾说:中运。

⑤火化二:《新校正》云:详乙亥热化二,乙巳热化七。

张介宾说:在泉。

⑥正化度也:王冰说:度,谓日也。

⑦其化上辛凉,中酸和,下咸寒,药食宜也:张介宾说:中运少商不及,故宜治以酸和。

丙子岁会　丙午岁

上少阴火　中太羽水运　下阳明金

热化二[①]，寒化六[②]，清化四[③]，正化度也。

其化上咸寒，中咸热，下酸温，药食宜也[④]。

【集解】

①热化二：《新校正》云：详丙子岁热化七，金之灾得其半。以运水太过，胜于天令，天令减半。丙午热化二，午为火，少阴君火司天，运虽水，一水不能胜二火，故异于丙子岁。

张介宾说：司天。

②寒化六：张介宾说：中运。

③清化四：《新校正》云：详丙子燥化九，丙午燥化四。

张介宾说：在泉。

④其化上咸寒，中咸热，下酸温，药食宜也：《新校正》云：按《玄珠》云："下苦热。"又按《至真要大论》："燥淫于内，治以酸温。"

张介宾说：中太羽，故治宜咸热。

丁丑　丁未岁

上太阴土[①]　中少角木运[②]　下太阳水[③]

清化热化胜复同，邪气化度也。

灾三宫[④]。

雨化五[⑤]，风化三[⑥]，寒化一[⑦]，正化度也。

其化上苦温[⑧]，中辛温[⑨]，下甘热[⑩]，药食宜也[⑪]。

【集解】

①上太阴土：《新校正》云：详此木运平气上刑天令，减半。

张介宾说：司天。

②中少角木运：《新校正》云：详丁年正月壬寅为干德符，为正角。

张介宾说：中运。

③下太阳水：张介宾说：在泉。

④灾三宫：张介宾说：三，东方震宫也。木运不及，故灾及之。

⑤雨化五：张介宾说：司天。

⑥风化三：张介宾说：中运。

⑦寒化一：《新校正》云：详丁丑寒化六，丁未寒化一。

张介宾说：在泉。

⑧其化上苦温：张介宾说：苦温从火化，治司天之湿也。

⑨中辛温：张介宾说：辛从金化，治中运之风木也。少角不及，故宜从温。

⑩下甘热：张介宾说：甘热从土火之化，治在泉之寒水也。

⑪药食宜也：《新校正》云：按《玄珠》云："上酸平，下甘温。"又按《至真要大论》云："湿淫所胜，平以苦热。寒淫于内，治以甘热。"

戊寅天符　戊申岁天符[①]

上少阳相火　中太徵火运　下厥阴木

火化七[②],风化三[③],正化度也。

其化上咸寒,中甘和[④],下辛凉,药食宜也。

【集解】

①戊寅天符　戊申岁天符:《新校正》云:详戊申年与戊寅年小异,申为金,佐于肺,肺受火刑,其气稍实,民病得半。

②火化七:《新校正》云:详天符司天与运合,故只言火化七。火化七者,太徵之运气也。若少阳司天之气,则戊寅火化二,戊申火化七。

张介宾说:司天与运同。

③风化三:《新校正》云:详戊寅风化八,戊申风化三。

张介宾说:在泉。

④中甘和:张介宾说:中甘和者,太徵之火,泻以甘也。

己卯[①]　己酉岁

上阳明金　中少宫土运[②]　下少阴火

风化清化胜复同,邪气化度也[③]。

灾五宫[④]。

清化九[⑤],雨化五[⑥],热化七[⑦],正化度也。

其化上苦小温,中甘和[⑧],下咸寒,药食宜也。

【集解】

①己卯:《新校正》云:详己卯金与运土相得,子临父位为逆。

②中少宫土运:《新校正》云:详复罢土气未正,后九月甲戌月,土还正宫,己酉之年,木胜火微。

张介宾说:己为阴土,故属少宫。

③邪气化度也:张介宾说:凡上下文曰凉、曰清、曰燥,皆金气之化也。后仿此。

④灾五宫:张介宾说:五,中宫也。土运不及,故灾及之。

⑤清化九:《新校正》云:详己卯燥化九,己酉燥化四。

张介宾说:司天。

⑥雨化五:张介宾说:中运。

⑦热化七:《新校正》云:详己卯热化二,己酉热化七。

张介宾说:在泉。

⑧中甘和:张介宾说:中甘和,治土运不足也。

庚辰　庚戌岁

上太阳水　中太商金运[①]　下太阴土

寒化一[②],清化九[③],雨化五[④],正化度也。

其化上苦热,中辛温,下甘热,药食宜也[⑤]。

【集解】

①中太商金运:张介宾说:庚为阳金,故属太商。

②寒化一:《新校正》云:详庚辰寒化六,庚戌寒化一。

张介宾说:言司天也。一者,水之生数。然本篇曰太过者其数成,似亦当云六也。

③清化九：张介宾说：中运。

④雨化五：张介宾说：在泉。

⑤其化上苦热，中辛温，下甘热，药食宜也：《新校正》云：按《玄珠》云："上甘温，下酸平。"又按《至真要大论》云："寒淫所胜，平以辛热。湿淫于内，治以苦热。"

张介宾说：中辛温，辛从金化，太商宜温也。

辛巳　辛亥岁

上厥阴木　中少羽水运①　下少阳相火

雨化风化胜复同，邪气化度也。

灾一宫②。

风化三③，寒化一④，火化七⑤，正化度也⑥。

其化上辛凉，中苦和⑦，下咸寒，药食宜也。

【集解】

①中少羽水运：《新校正》云：详辛巳年木复土罢，至七月丙申月，水还正羽。辛亥年为水平气，以亥为水，相佐为正羽，与辛巳年小异。

②灾一宫：张介宾说：一，坎宫也。水运不及，故灾及之。

③风化三：《新校正》云：详辛巳风化八，辛亥风化三。

张介宾说：司天。

④寒化一：张介宾说：中运。

⑤火化七：《新校正》云：详辛巳热化七，辛亥热化二。

张介宾说：在泉。

⑥正化度也：张介宾说：愚按上文六十年气化之数，有言生数者，有言成数者。《新校正》注云："详对化从标成数。正化从本生数。"谓如甲子年司天热化七，在泉燥化九，俱从对化也。甲午年司天热化二，在泉燥化四，俱从正化也。六十年司天在泉正对皆同此意，似乎近理。今诸家多宗之，而实有未必然者，何也？如少阴司天，子午年也，固可以子午分正对矣。然少阴司天，则阳明在泉，阳明用事则气属卯酉也，又安得以子午之气言在泉之正对耶？且凡司天有余，则在泉必不足，司天不足则在泉必有余，气本不同，若以司天从对化之成数而言在泉亦成数，司天从正化之生数而言在泉亦生数，则上有余而下亦有余，上不足下亦不足是未求上下不同之义耳。故以司天言正对则可，以在泉言正对则不合矣。且《内经》诸篇并无正对之说，惟本篇后文曰："太过者其数成，不及者其数生"，此但欲因生成之数以明气化之微甚耳，故其言生者不言成，言成者不言生，皆各有深意存焉，似不可以强分也。然欲明各年生成之义者，但当以上中下三气合而观之，以察其盛衰之象，庶得本经之意。但正化对化之义，亦不可不知，今并附图说于《图翼》二卷，以备明者参正。

张介宾《类经·图翼》卷二《正化对化图说》：六气分上下左右而行天令，十二支分节令时日而司地化，然以六气而加于十二支，则有正化对化之不同。如厥阴之所以司于巳亥者，以厥阴属木，木生于亥，故正化于亥对化于巳也。少阴之所以司于子午者，以少阴为君火，当正南离位，故正化于午对化于子也。太阴所以司于丑未者，以太阴属土居中，王于西南未宫，故正化于未对化于丑也。少阳之所以司于寅申者，以少阳属相火，位卑于君，火生于寅，故正化于寅对化于申也。阳明所以司于卯酉者，以阳明属金，酉为西方金位，故正化于酉对化于卯也。太阳所以司于辰戌者，太阳为水，辰戌属土，然水行土中而戌居西北，为水渐王乡，是以洪范五行以戌属水，故正化于戌对化于辰也。一曰正司化令之实，对司化令之虚。一曰正化从本生数，对化从标成数，皆以言阴阳之衰盛合于十二辰以为动静消息者也。此说详具《玄珠》。今录之以备参考。

六气正化对化图

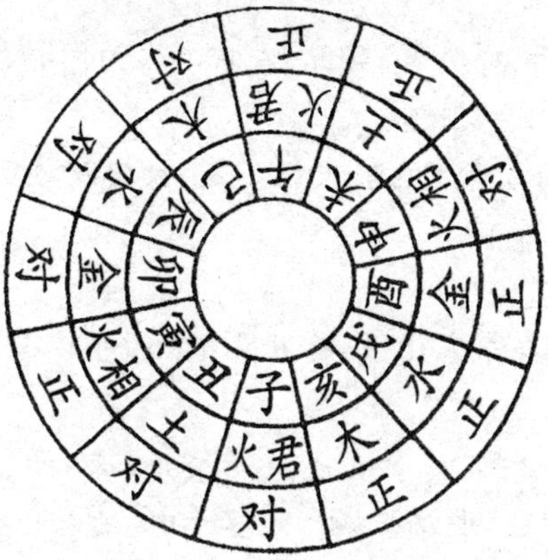

⑦中苦和：张介宾说：中苦和，苦从火化，以温少羽之寒也。

壬午　壬子岁

上少阴火[1]　中太角木运[2]　下阳明金[3]

热化二[4]，风化八[5]，清化四[6]，正化度也。

其化上咸寒[7]，中酸凉[8]，下酸温[9]，药食宜也[10]。

【集解】

①上少阴火：张介宾说：司天。

②中太角木运：张介宾说：中运。

③下阳明金：张介宾说：在泉。

④热化二：《新校正》云：详壬午热化二，壬子热化七。

张介宾说：司天。

⑤风化八：张介宾说：中运。

⑥清化四：《新校正》云：详壬午燥化四，壬子燥化九。

张介宾说：在泉。

⑦其化上咸寒：张介宾说：咸寒从水化，治司天之君火也。

⑧中酸凉：张介宾说：酸从木气，大角宜凉也。

⑨下酸温：张介宾说：酸本从木，以治阳明何也？盖燥金在泉，金病在肺。《藏气法时论》曰："肺欲收，急食酸以收之，用酸补之。"《至真要大论》曰："金位之主其补以酸。"又曰："阳明之客，以酸补之。"此以阳明居少阴之下，其气不足，故宜治之如此。

⑩药食宜也：《新校正》云：按《玄珠》云："下苦热。"又按《至真要大论》云："燥淫于内，治以苦热。"

癸未　癸丑岁

上太阴土　中少徵火运[1]　下太阳水

寒化雨化胜复同，邪气化度也。

灾九宫②。

雨化五③，火化二④，寒化一⑤，正化度也。

其化上苦温，中咸温，下甘热，药食宜也⑥。

【集解】

①中少徵火运：《新校正》云：详癸未、癸丑，左右二火为间相佐。又五月戊午干德符。癸见戊而气全，水未行胜。为正徵。

②灾九宫：张介宾说：九，南方离宫也。火运不及，故灾及之。

③雨化五：张介宾说：司天。

④火化二：张介宾说：中运。

⑤寒化一：《新校正》云：详癸未寒化一，癸丑寒化六。

张介宾说：在泉。

⑥其化上苦温，中咸温，下甘热，药食宜也：《新校正》云：按《玄珠》云："上酸和，下甘温。"又按《至真要大论》云："湿淫所胜，平以苦热。寒淫于内，治以甘热。"

张介宾说：中咸温，咸从水化，所以治火，少徵不及，故宜从温。

甲申　甲寅岁

上少阳相火　中太宫土运①　下厥阴木

火化二②，雨化五③，风化八④，正化度也。

其化上咸寒，中咸和⑤，下辛凉，药食宜也。

【集解】

①中太宫土运：《新校正》云：详甲寅之岁小异于甲申，以寅木可刑土气之平也。

②火化二：《新校正》云：详甲申火化七，甲寅火化一。

张介宾说：司天。

③雨化五：张介宾说：中运。

④风化八：《新校正》云：详甲申风化三，甲寅风化八。

张介宾说：在泉。

⑤中咸和：张介宾说：中咸和，以软坚利湿，治土胜也。

乙酉太一天符　乙卯岁天符

上阳明金　中少商金运①　下少阴火

热化寒化胜复同，邪气化度也。

灾七宫②。

燥化四③，清化四④，热化二⑤，正化度也。

其化上苦小温，中苦和⑥，下咸寒，药食宜也。

【集解】

①中少商金运：《新校正》云：按乙酉为正商，以酉金相佐，故得平气。乙卯之年，二之气君火分中，火来行胜，水未行复，其气以平。（顾观光说："以"字误，当作"未"。）以三月庚辰，乙得庚合，金运正商其气乃平。

张介宾说：乙为阴金，故属少商。

②灾七宫：张介宾说：七，西方兑宫也。金运不及，故灾及之。

③燥化四：《新校正》云：详乙酉燥化四，乙卯燥化九。

张介宾说：司天。

④清化四：张介宾说：中运。

⑤热化二：《新校正》云：详乙酉热化七，乙卯热化二。

张介宾说：在泉。

⑥中苦和：张介宾说：中苦和，苦从火化，所以制金，金运不足，故治宜苦和。

丙戌天符　丙辰岁天符

上太阳水　中太羽水运①　下太阴土

寒化六②，雨化五③，正化度也。

其化上苦热，中咸温，下甘热，药食宜也④。

【集解】

①中太羽水运：张介宾说：丙为阳水，故属太羽。

②寒化六：《新校正》云：详此以运与司天俱水，故只言寒化六。寒化六者，太羽之运化也。若太阳司天之化，则丙戌寒化一，丙辰寒化六。

张介宾说：司天中运同。

③雨化五：张介宾说：在泉。

④其化上苦热，中咸温，下甘热，药食宜也：《新校正》云：按《玄珠》云："上甘温，下酸平。"又按《至真要大论》云："寒淫所胜，平以辛热。湿淫于内，治以苦热。"

张介宾说：中咸温，咸从水化，太羽宜温也。

丁亥天符　丁巳岁天符

上厥阴木①　中少角木运②　下少阳相火③

清化热化胜复同，邪气化度也。

灾三宫④。

风化三⑤，火化七⑥，正化度也。

其化上辛凉⑦，中辛和⑧，下咸寒⑨，药食宜也。

【集解】

①上厥阴木：张介宾说：司天。

②中少角木运：《新校正》云：详丁年正月壬寅，丁得壬合，为干德符，为正角，平气。

张介宾说：中运。

③下少阳相火：张介宾说：在泉。

④灾三宫：张介宾说：三，东方震宫也。木气不及，故灾及之。

⑤风化三：《新校正》云：详此运司天俱木，故只言风化三。风化三者，少角之运化也。若厥阴司天之化，则丁亥风化三，丁巳风化八。

张介宾说：司天与运同。

⑥火化七：《新校正》云：详丁亥热化二，丁巳热化七。

张介宾说：在泉。

⑦其化上辛凉：张介宾说：辛凉从金化，治风木在上也。

⑧中辛和：张介宾说：木运不及，而得司天之助，故宜辛宜和。

⑨下咸寒：张介宾说：咸寒从水化，治相火在下也。

戊子天符　戊午岁太一天符

上少阴火　中太徵火运　下阳明金

热化七[①]，清化九[②]，正化度也。

其化上咸寒，中甘寒，下酸温，药食宜也[③]。

【集解】

①热化七：《新校正》云：详此运与司天俱火，故只言热化七。热化七者，太徵之运化也。若少阴司天之化，则戊子热化七，戊午热化二。

张介宾说：司天中运同。

②清化九：《新校正》云：详戊子清化九，戊午清化四。

张介宾说：在泉。

③其化上咸寒，中甘寒，下酸温，药食宜也：《新校正》云：按《玄珠》云："下苦热。"又按《至真要大论》云："燥淫于内，治以苦温。"

张介宾说：中甘寒，治太徵之火也。

己丑太一天符　己未岁太一天符

上太阴土　中少宫土运[①]　下太阳水

风化清化胜复同，邪气化度也。

灾五宫[②]。

雨化五[③]，寒化一[④]，正化度也。

其化上苦热，中甘和，下甘热，药食宜也[⑤]。

【集解】

①中少宫土运：《新校正》云：详是岁木得初气而来胜，脾乃病久，土至危，金乃来复，至九月甲戌月，已得甲合，土还正宫。

②灾五宫：张介宾说：五，中宫也。土运不及，故灾及之。

③雨化五：《新校正》云：详此运与司天俱土，故只言雨化五。

张介宾说：司天中运同。

④寒化一：《新校正》云：详己丑寒化六，己未寒化一。

张介宾说：在泉。

⑤其化上苦热，中甘和，下甘热，药食宜也：《新校正》云：按《玄珠》云："上酸平。"又按《至真要大论》云："湿淫所胜，平以苦热。"

张介宾说：本年土运阴盛，故上宜苦热，稍异于前。中运土气不足，故宜甘和也。

庚寅　庚申岁

上少阳相火　中太商金运[①]　下厥阴木

火化七[②]，清化九[③]，风化三[④]，正化度也。

其化上咸寒，中辛温[⑤]，下辛凉，药食宜也。

【集解】

①中太商金运:《新校正》云:详庚寅岁为正商,得平气,以上见少阳相火,下克于金,运不能太过。庚申之岁,申金佐之,乃为太商。

②火化七:《新校正》云:详庚寅热化二,庚申热化七。

张介宾说:司天。

③清化九:张介宾说:中运。

④风化三:《新校正》云:详庚寅风化八,庚申风化三。

张介宾说:在泉。

⑤中辛温:张介宾说:中运同正商,故宜辛温。

辛卯　辛酉岁

上阳明金　中少羽水运①　下少阴火

雨化风化胜复同,邪气化度也。

灾一宫②。

清化九③,寒化一④,热化七⑤,正化度也。

其化上苦小温,中苦和⑥,下咸寒,药食宜也。

【集解】

①中少羽水运:《新校正》云:详此岁七月丙申,水还正羽。

张介宾说:辛为阴水,故属少羽。

②灾一宫:张介宾说:一,北方水宫也。水运不及,故灾及之。

③清化九:《新校正》云:详辛卯燥化九,辛酉燥化四。

张介宾说:司天。

④寒化一:张介宾说:中运。

⑤热化七:《新校正》云:详辛卯热化二,辛酉热化七。

张介宾说:在泉。

⑥中苦和:张介宾说:中苦和,以火温中也。

壬辰　壬戌岁

上太阳水①　中太角木运②　下太阴土③

寒化六④,风化八⑤,雨化五⑥,正化度也⑦。

其化上苦温,中酸和,下甘温,药食宜也⑧。

【集解】

①上太阳水:张介宾说:辰戌年,太阳寒水司天。司之为言主也,主行天令,其位在上。后仿此。

②中太角木运:张介宾说:壬年岁运也。壬为阳木,故属太角。运之为言动也,主气交之化,其位在中。后仿此。

③下太阴土:张介宾说:本年湿土在泉也。在泉者主地之化,气行地中,其位在下。后仿此。

④寒化六:《新校正》云:详壬辰寒化六,壬戌寒化一。

张介宾说:六者,水之成数。太过者其数成。此言太阳司天也。后仿此。详义见《图翼》一卷《五行生成数图解》中。

张介宾《类经图翼》卷一《五行生成数解》：五行之理，原出自然，天地生成，莫不有数，圣人察河图而推定之。其序曰：天一生水，地六成之。地二生火，天七成之。天三生木，地八成之。地四生金，天九成之。天五生土，地十成之。夫五行各具形质，而惟水火最为轻清，乃为造化之初，故天以一奇生水，地以二偶生火。若以物理论之，亦必水火为先。以小验大，以今验古，可知之矣。如草木未实，胎卵未生，莫不先由于水而后成形，是水为万物之先，故水数一。化生已兆，必分阴阳，既有天一之阳水，必有地二之阴火，故火次之，其数则二。阴阳既合，必有发生，水气生木，故木次之，其数则三。既有发生，必有收杀，燥气生金，故金次之，其数则四。至若天五生土，地十成之，似乎土生最后。而戴廷槐曰："有地即有土矣。若土生在后，则天三之木，地四之金，将何所附？且水火木金，无不赖土，土岂后生者哉？然土之所以言五与十者，盖以五为全数之中，十为成数之极，中者言土之不偏而总统乎四方，极者言物之归宿而包藏乎万有，皆非所以言后也。"再以方位阴阳之理合之亦然。如水王于子，子者阳生之初，一者阳起之数，故水曰一。火王于午，午者阴生之初，二者阴起之数，故火曰二。木王东方，东者阳也，三者奇数亦阳也，故木曰三。金王西方，西者阴也，四者偶数亦阴也，故金曰四。土王中宫而统乎四维，五为数中，故土曰五。此五行生数之祖，先有生数而后有成数，乃成一阴一阳生成之道，此天地自然之理也。虽河图列五行之次序，而实以分五行之阴阳，阴阳既有次序，气数必有盛衰。如《六元正纪大论》曰："寒化一，寒化六、灾一宫、灾三宫"之类，皆由此数而定。岐伯曰："太过者其数成，不及者其数生"，土常以生也。谓如甲丙戊庚壬五太之年为太过，其数应于成。乙丁己辛癸五少之年为不及，其数应于生。惟土之常以生数者，盖五为数之中，土居位之中，而兼乎四方之气，故土数常应于中也。虽易系有天十成之谓，而《三部九候论》曰："天地之数，始于一终于九焉"，此所以土不待十而后成也。先圣察生成之数，以求运气者，盖欲因数以占夫气化之盛衰，而示人以法阴阳，和术数，先岁气，合天和也。其所以关于生道者非浅，观者其毋忽之。

五行生成数图

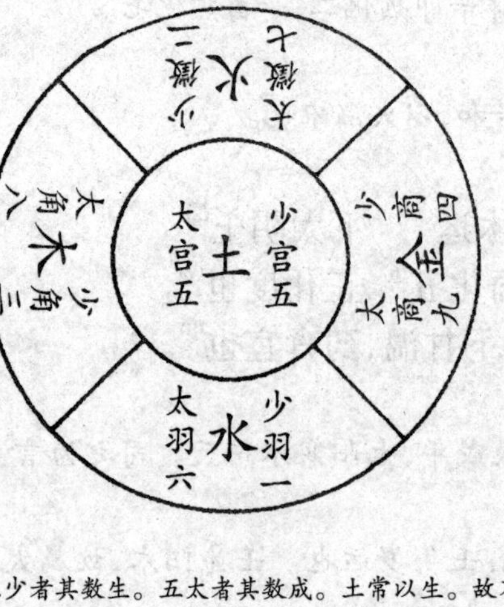

此即河图数也。五少者其数生。五太者其数成。土常以生。故不言十。有解。

⑤风化八：张介宾说：八者，木之成数。此言中运也。壬木太过，故其数八。义详《五行生成数图解》中。后仿此。

⑥雨化五：张介宾说：五者，土之生数。此言在泉也。土常以生，故其数五。后仿此。

⑦正化度也：张介宾说：此结上文三句，言本年上中下三气正化之度。正化，正气所化也。度，即日也，日即度也，指气令用事之时候也。后仿此。

⑧其化上苦温，中酸和，下甘温，药食宜也：《新校正》云：按《玄珠》云："上甘温，下酸平。"又《至真要大论》云："寒淫所胜，平以辛热。湿淫于内，治以苦热。"

张介宾说：其化，言气化病治之宜也。本年寒水在上，故宜苦温。太角在中，故宜酸和。湿土在下，故宜甘温。此所谓药食之宜也。后仿此。

癸巳同岁会　癸亥岁同岁会

上厥阴木　中少徵火运①　下少阳相火

寒化雨化胜复同，邪气化度也。

灾九宫②。

风化八③，火化二④，正化度也。

其化上辛凉，中咸和⑤，下咸寒，药食宜也。

【集解】

①中少徵火运：《新校正》云：详癸巳正徵火气平，一谓巳为火，一名岁会；二谓水未得化；三谓五月戊午月，癸得戊合，故得平气。癸亥之岁，亥为水，水得年力便来行胜，至五月戊午月，火还正徵，其气始平。

②灾九宫：张介宾说：九为离宫。火运不及，故灾及之。

③风化八：《新校正》云：详癸巳风化八，癸亥风化三。

张介宾说：司天。

④火化二：《新校正》云：详此运与在泉俱火，故只言火化二。火化二者，少徵火运之化也。若少阳在泉之化，则癸巳热化七，癸亥热化二。

张介宾说：运与在泉同。

⑤中咸和：张介宾说：中运少徵得天地之生助，故宜咸和。

凡此定期之纪，胜复正化皆有常数，不可不察，故知其要者，一言而终，不知其要，流散无穷，此之谓也①。

【集解】

①故知其要者，一言而终，不知其要，流散无穷，此之谓也：张介宾说："知其要者"四句，本经凡三见。《至真要大论》者，言阴阳南北政，详本类前五。《九针十二原篇》者，言井荥五腧，详经络类十四。此言六十年之纪也。

帝曰：善。五运之气，亦复岁乎①？

岐伯曰：郁极乃发，待时而作也②。

帝曰：请问其所谓也。

岐伯曰：五常之气，太过、不及，其发异也③。

帝曰：愿卒闻之。

岐伯曰：太过者暴。不及者徐。暴者为病，甚。徐者为病，持④。

【集解】

①五运之气，亦复岁乎：王冰说：复，报也。先有胜制，则后必复也。

张介宾说：复，报复也。此问五运之气亦如六气之胜复而岁见否？

②郁极乃发，待时而作也：王冰说：待，谓五及差分位也。大温发于辰、巳。大热发于未、申。大凉发于戌、亥。大寒发于丑、寅。上件所胜临之，亦待间气而发，故曰待时也。

《新校正》云：详注"及"字疑作"气"。

张介宾说：五运被胜太甚，其郁必极。郁极者必复，其发各有时也。

③太过、不及，其发异也：王冰说：岁太过，其发早。岁不及，其发晚。

④太过者暴。不及者徐。暴者为病，甚。徐者为病，持：王冰说：持，谓相执持也。

张介宾说：持者，进退缠绵，相持延久也。按太过者其气暴，不及者其气徐，此理之当然也。然前章（伯坚按："前章"，指《六元正纪大论》第二十四段。）云"太者之至徐而常，少者暴而亡"，若与此节相反。而不知太者之暴肆强也，少者之亡受伤也，肆强者犹可制，受伤者不易支。故此二节互言，正以发明微甚之义耳。

帝曰：太过、不及，其数何如？

岐伯曰：太过者，其数成。不及者，其数生。土常以生也①。

【集解】

①太过者，其数成。不及者，其数生。土常以生也：王冰说：数，谓五常化行之数也，水数一，火数二，木数三，金数四，土数五。成数，谓水数六，火数七，木数八，金数九，土数五也。故曰土常以生也。数生者，各取其生数多少以占，故政令德化胜复之休作日、及尺寸分毫并以准之，此盖都明诸用者也。

张介宾说：太过者其数成，成者，气之盛也。不及者其数生，生者，气之微也。土气长生于四季，故常以生数而不待于成也。按此数有生成，其即气有初中之义欤？详见《图翼》一卷《五行生成数解》。（伯坚按：五行生成数解，见本篇第十五段"壬辰、壬戌岁寒化六"句下集解。）前章（伯坚按："前章"，指本篇第十五段。）六十年运气政令之数，凡云寒化一寒化六等义即此。

帝曰：其发也何如？

岐伯曰：土郁之发，岩谷震惊①，雷殷气交②，埃昏黄黑③，化为白气④，飘骤高深⑤，击石飞空，洪水乃从⑥，川流漫衍，田牧土驹⑦，化气乃敷，善为时雨⑧，始生，始长，始化，始成⑨。故民病心腹胀，肠鸣而为数后，甚则心痛，胁䐜，呕吐，霍乱，饮发，注下，胕肿，身重⑩。云奔雨府，霞拥朝阳，山泽埃昏。其乃发也，以其四气⑪。云横天山，浮游生灭，佛之先兆⑫。

【集解】

①土郁之发，岩谷震惊：张介宾说：木胜制土，土之郁也。郁极则怒，怒动则发。岩谷者，土深之处。震惊者，土气之发也。

②雷殷气交：张介宾说：殷，盛也。气交者，升降之中，亦三气四气之间。盖火湿合气，发而为雷，故盛于火湿之令。

陆懋修说：殷，亦作磤。《广雅·释诂》："磤，声也。"《一切经音义》引《通俗文》："雷声曰磤。"《诗·召南》："殷其雷。"《传》："殷，雷声也。"《史记·封禅书》："其声殷。"《集解》引瓒曰："声也。"又曰："神来时，天为之殷殷雷鸣。"《汉书·司马相如传·上林赋》："殷天动地。"注引郭璞曰："殷，犹震也。"何晏《景福殿赋》："声訇殷其若震。"注引毛苌《传》曰："磤，雷声也。"

③埃昏黄黑：张介宾说：尘霾蔽日也。

④化为白气:张介宾说:湿蒸之气,岚之属也。

⑤飘骤高深:王冰说:郁,谓郁抑天气之甚也。故虽天气亦有涯也。分终则衰,故虽郁者怒发也。土化不行,炎亢无雨,木盛过极,故郁怒发焉。土性静定,至动也雷雨大作,而木土相持之气乃休解也。易曰:“雷雨作解”,此之谓也。土虽独怒,木尚制之,故但震惊于气交之中,而声尚不能高远也,故曰:“雷殷气交”。气交,谓土之上,尽山之高也。诗云:“殷其雷也。”所谓雷雨生于山中者,土既郁抑,天木制之,平川土薄,气常干燥,故不能先发也。山原土厚,湿化丰深,土厚气深,故先怒发也。

张介宾说:飘风骤注,冲决高深也。

⑥击石飞空,洪水乃从:张介宾说:岩崩石走,洪水从而出也。

⑦川流漫衍,田牧土驹:王冰说:疾气骤雨,岸落山化,大水横流,石迸势急,高山空谷击石先飞,而洪水随至也。洪,大也。巨川衍溢,流漫平陆,漂荡瘗没于粢盛。大水去已,石土危然,若群驹散牧于田野。凡言土者,沙石同也。

张介宾说:川流漫衍,洇没郊原也。田牧土驹,以洪水之后,惟余土石嵬然,若群驹散牧于田野也。

⑧化气乃敷,善为时雨:张介宾说:土湿之化,郁而伸也。

⑨始生,始长,始化,始成:王冰说:化,土化也。土被制,化气不敷,否极则泰,屈极则伸,处怫之时,化气因之,乃能敷布于庶类,以时而雨,滋泽草木而成也。善,谓应时也。化气既少,长气已过,故万物始生、始长、始化、始成。言是四始者,明万物化成之晚也。

张介宾说:土气被郁,物化皆迟。然土郁之发,必在三气四气之时,故犹能生长化成不失其时也。

⑩故民病心腹胀,肠鸣而为数后,甚则心痛,胁䐜,呕吐,霍乱,饮发,注下,胕肿,身重:王冰说:脾热之生。

张介宾说:此皆湿土为病。湿在上中二焦,故心腹胀。湿在下焦,故数后下利。心为湿乘,故心痛。肝为湿侮,故胁䐜。䐜,胀也。有声为呕。有物为吐。霍乱者,吐利并行而心目瞭乱也。饮,痰饮也。注下,大便暴泄也。湿气伤肉,则胕肿身重,皆土发湿邪之证。

⑪云奔雨府,霞拥朝阳,山泽埃昏。其乃发也,以其四气:王冰说:雨府,太阴之所在也。埃,白气似云而薄也。埃固有微甚,微者如纱縠之腾,甚者如薄云雾也;甚者发近,微者发远。四气,谓夏至后三十一日起,尽至秋分日也。

张介宾说:雨府,太阴湿聚之处也。霞拥朝阳,见于旦也。埃昏,土气之浊也。土主四之气,在大暑六月中后凡六十日有奇,故土郁之发以其四气。

⑫云横天山,浮游生灭,怫之先兆:王冰说:天际云横,山犹冠带,岩谷丛薄,乍灭乍生,有土之见,怫兆已彰,皆平明占之浮游,以午前候望也。

张介宾说:浮游,蜉蝣也,朝生暮死,其出以阴。此言大者为云横天山,小者为浮游生灭,皆湿化也。二者之见,则土郁将发,先兆彰矣。怫,郁也。

金郁之发,天洁地明,风清气切①,大凉乃举,草树浮烟②,燥气以行,霿雾数起③,杀气来至,草木苍干,金乃有声④。故民病咳逆,心胁满,引少腹,善暴痛,不可反侧,嗌干,面尘,色恶⑤。山泽焦枯,土凝霜卤⑥。怫乃发也,其气五⑦。夜零白露,林莽声凄,怫之兆也⑧。

【集解】

①金郁之发，天洁地明，风清气切：张介宾说：火胜制金，金之郁也。金气清明急切，故其发如此。

②大凉乃举，草树浮烟：张介宾说：大凉者，金之寒气。浮烟者，金之敛气。

③燥气以行，霿雾数起：张介宾说：金风至则燥气行，阴气凝则霿雾起。霿雾，厚雾也。

④杀气来至，草木苍干，金乃有声：王冰说：大凉，次寒也。举，用事也。浮烟，燥气也。杀气霜雰。正杀气者以丑时，至长者亦卯时、辰时也。其气之来，色黄赤黑杂而至也。物不胜杀，故草木苍干。苍，薄青色也。

张介宾说：杀气，阴气也。苍干，凋落也。金乃有声，金气劲而秋声发也。

⑤引少腹，善暴痛，不可反侧，嗌干，面尘，色恶：王冰说：金胜而木病也。

张介宾说：咳逆嗌干，肺病而燥也。心胁满引少腹，善暴病不可反侧，金气胜而伤肝也。陈，晦也。金气肃杀，故面色陈而恶也。

⑥山泽焦枯，土凝霜卤：陆懋修说：卤，郎古切。西方咸地也。东方谓之斥，西方谓之咸卤。《易·兑卦》："其于地也为刚卤。"《释文》："咸，土也。"《春秋·说题词》："广延曰大卤。"

⑦其气五：王冰说：夏火炎亢，时雨既愆，故山泽焦枯，土上凝白咸卤，状如霜也。五气，谓秋分后，至立冬后十五日内也。

张介宾说：燥气行故山泽焦枯，土面凝白，卤结为霜也。金王五之气，主秋分八月中后凡六十日有奇，故其发也在气之五。

⑧夜零白露，林莽声凄，怫之兆也：王冰说：夜濡白露，晓听风凄，有是乃为金发徵也。

张介宾说：二者之见，皆金郁欲发之先兆。

水郁之发，阳气乃辟[①]，阴气暴举，大寒乃至，川泽严凝，寒雰结为霜雪[②]。甚则黄黑昏翳[③]，流行气交，乃为霜杀，水乃见祥[④]。故民病寒客心痛，腰脽痛，大关节不利，屈伸不便，善厥逆，痞坚，腹满[⑤]。阳光不治，空积沉阴，白埃昏暝，而乃发也。其气二火前后[⑥]。太虚深玄，气犹麻散，微见而隐，色黑微黄，怫之先兆也[⑦]。

【集解】

①水郁之发，阳气乃辟：张介宾说：土胜制水，水之郁也。水郁而发，寒化大行，故阳气乃辟。辟，避同。

②寒雰结为霜雪：王冰说：雰，音纷。寒雰，白气也。其状如雾而不流行，坠地如霜雪，得日晞也。

张介宾说：寒雰，寒气之如雾者。

③甚则黄黑昏翳：陆懋修说：《方言》："翳，掩也。"《广雅·释诂》："翳，障也。"《楚辞》刘向《九叹》："举霓旌之墆翳兮。"注："墆翳，蔽隐貌。"又作瞖，目病也，义别。

④水乃见祥：王冰说：黄黑，亦浊恶气，水气也。祥，妖祥，亦谓泉出平地。

张介宾说：黄，土色。黑，水色。水为土郁而发，故二色并见于气交。祥，灾异也。凡吉凶之兆皆曰祥。

⑤善厥逆，痞坚，腹满：王冰说：阴胜阳故。

张介宾说：此皆寒水之气为病。火畏水，故心痛。寒入肾，故腰脽痛。寒则气血滞，筋脉急，故关节不利，屈伸不便。阴气胜，阳气不行，故厥逆、痞坚、腹满。

⑥其气二火前后：王冰说：阴精与水皆上承火，故其发也在君相二火之前后，亦犹辰星迎随日也。

张介宾说：二火前后，君火二之气，相火三之气，自春分二月中而尽于小暑六月节，凡一百二十日，皆二火之所主。水本王于冬，其气郁，故发于火令之时，阴乘阳也。

⑦太虚深玄，气犹麻散，微见而隐，色黑微黄，怫之先兆也：王冰说：深玄，言高远而黯黑也。气似散麻，薄微可见之也。寅后卯时候之，夏月兼辰前之时亦可候也。

张介宾说：深玄，黑色也。麻散，如麻散乱可见，微见而隐也。大都占气之法，当于平旦候之，其色黑而微黄，黄为土色，黑为水色，微黄兼黑，水郁将发之先兆也。

木郁之发，太虚埃昏，云物以扰，大风乃至，屋发折木，木有变[①]。故民病胃脘当心而痛，上支两胁，鬲咽不通，食饮不下。甚则耳鸣，眩转，目不识人，善暴僵仆[②]。太虚苍埃，天山一色，或为浊色，黄黑郁若，横云不起雨。而乃发也，其气无常[③]。长川草偃，柔叶呈阴，松吟高山，虎啸岩岫，怫之先兆也[④]。

【集解】

①木郁之发，太虚埃昏，云物以扰，大风乃至，屋发折木，木有变：王冰说：屋发，谓发鸱吻。折木，谓大树摧拔摺落，悬竿中拉也。变，谓土生异木奇状也。

张介宾说：金胜制木，木之郁也。木郁之发，风气大行，故有埃昏云扰，发屋折木等候，皆木之为变也。

②故民病胃脘当心而痛，上支两胁，鬲咽不通，食饮不下。甚则耳鸣，眩转，目不识人，善暴僵仆：王冰说：筋骨强直而不用，卒倒而无所知也。

张介宾说：此皆风木肝邪之为病。厥阴之脉，挟胃贯膈，故胃脘当心而痛，鬲咽不通，食饮不下也。上支两胁，肝气自逆也。肝经循喉咙，入颃颡，连目系，上会于巅，故为耳鸣、眩转，目不识人等证。风木坚强，最伤胃气，故令人善暴僵仆。

③太虚苍埃，天山一色，或为浊色，黄黑郁若，横云不起雨。而乃发也，其气无常：王冰说：气如尘如云，或黄黑郁然，犹在太虚之间而特异于常，乃其候也。

张介宾说：苍埃浊色，黄黑郁若，皆风尘也。风胜湿，故云虽横而不起雨。风气之至，动变不定，故其发也亦无常期。

④长川草偃，柔叶呈阴，松吟高山，虎啸岩岫，怫之先兆也：王冰说：草偃，谓无风而自低。柔叶，谓白杨叶也。无风而叶皆背见，是谓呈阴，如是皆通微甚，甚者发速，微者发徐也。山行之候，则以松虎期之。原行亦以麻黄为候，秋冬则以梧桐、蝉叶候之。

张介宾说：草偃，草尚之风必偃也。呈阴，凡柔叶皆垂，因风翻动而见叶底也。松吟，声在树间也。虎啸则风生，风从虎也。凡见此者，皆木郁将发之先兆。

火郁之发，太虚肿翳，大明不彰[①]，炎火行，大暑至，山泽燔燎，材木流津，广厦腾烟，土浮霜卤，止水乃减，蔓草焦黄，风行惑言，湿化乃从[②]。故民病少气，疮疡，痈肿，胁，腹，胸，背，面，首，四支䐜愤，胪胀，疡，疿，呕逆，瘛疭，骨痛，节乃有动，注下，温疟，腹中暴痛，血溢流注，精液乃少，目赤，心热。甚则瞀闷，懊侬，善暴死[③]。刻终大温，汗濡玄府。其乃发也，其气四[④]。动复则静，阳极反阴，湿令乃化，乃成[⑤]。华发水凝，山川冰雪，焰阳午泽，怫之先兆也[⑥]。

【集解】

①火郁之发,太虚肿翳,大明不彰:王冰说:肿翳,谓赤气也。大明,日也。

《新校正》云:详经注中"肿"字疑误。

张介宾说:木胜制火,火之郁也。"肿"字误,当作"曛"。盖火郁而发,热化大行,故太虚曛翳昏昧,大明反不彰也。

《释音》:朦,音蒙。

顾观光说:《释音》出"朦"字,疑《经》《注》"肿"字皆朦之误也。观《长刺节论》校语,则《释音》固在林氏前。(伯坚按:《素问》第五十五《长刺节论》第五段"刺皮骺"句下《新校正》说:"按《释音》,'皮骺'作'皮骷',苦未反"。但今本《释音》作"光抹切"。《新校正》所引《释音》,可能是别一本《释音》,而不是今本《释音》。)

②炎火行,大暑至,山泽燔燎,材木流津,广厦腾烟,土浮霜卤,止水乃减,蔓草焦黄,风行惑言,湿化乃从:王冰说:太阴、太阳在上,寒湿流于太虚,心火应天,郁抑而莫能彰显,寒湿盛已,火乃与行阳气火光,故山泽燔燎,井水减少,妄作讹言雨已愆期也。湿化乃后,谓阳亢主时,气不争长,故先旱而后雨也。

张介宾说:燔燎腾烟,炎热甚也。材木流津,汁溶流也。霜卤,水泉干涸而卤为霜也。止水,畜积之水也。风行惑言,热极风生,风热交炽,而人言惑乱也。湿化乃后,雨不至也。

③故民病少气,疮疡,痈肿,胁,腹,胸,背,面,首,四支䐜愤,胪胀,疡,疿,呕逆,瘛疭,骨痛,节乃有动,注下,温疟,腹中暴痛,血溢流注,精液乃少,目赤,心热。甚则瞀闷,懊憹,善暴死:王冰说:火郁而怒,为土水相持,客主皆然,悉无深犯,则无咎也。但热已胜寒,则为摧敌,而热从心起,是神气孤危,不速救之,天真将竭,故死火之用速,故善暴死。

张介宾说:此皆火盛之为病也。壮火食气,故少气。火能腐物,故疮痈。阳邪有余,故为䐜塞、愤闷、胪腔胀满、疡疿疮毒等患。火气上冲,故呕逆。火伤筋,则瘛疭抽掣。火伤骨,则骨痛难支。火伏于节,则节乃有动。火在肠胃,则注下。火在少阳,则温疟。火实于腹,则腹暴痛。火入血分,则血溢流汁。火烁阴分,则精液乃少。火入肝,则目赤。火入心,则心热。火炎上焦,则瞀闷。火郁膻中,则懊憹。火性急速,败绝真阴,则暴死。

④刻终大温,汗濡玄府。其乃发也,其气四:王冰说:刻终,谓昼夜水刻终尽之时也。大温,次热也。玄府,汗空也。汗濡玄府,谓早行而身蒸热也。刻尽之时,阴盛于此,反无凉气,是阴不胜阳,热既已萌,故当怒发也。

《新校正》云:详二火俱发四气者何?盖火有二位为水发之所,又大热发于申、未,故火郁之发在四气也。

张介宾说:刻终者,百刻之终也。日之刻数,始于寅初,终于丑末,此阴极之时也,故一日之气惟此最凉。刻终大温而汗濡玄府,他热可知矣。玄府,汗空也。火本王于夏,其气郁,故发于未申之四气。四气者,阳极之余也。

⑤动复则静,阳极反阴,湿令乃化,乃成:王冰说:火怒烁金,阳极过亢,畏火求救土中,土救热金,发为飘骤,继为时雨,气乃和平,故万物由是乃生、长、化、成。壮极则反,盛亦何长也?

张介宾说:上文言"湿化乃后",至此则火王生土,故动复则静,阳极反阴,土气得行,湿令复至,故万物得以化成也。

⑥华发水凝,山川冰雪,焰阳午泽,怫之先兆也:王冰说:谓君火王时有寒至也,故岁君火发亦待时也。

张介宾说:群华之发,君火二气之候也。午泽,南面之泽也。于华发之时而水凝冰雪,见火气之郁也。于面南之泽而焰阳气见，则火郁将发之先兆也。

有佛之应而后报也，皆观其极而乃发也[①]。木发无时，水随火也[②]。谨候其时，病可与期。失时反岁，五气不行。生、化、收、藏，政无恒也[③]。

【集解】

①有怫之应而后报也，皆观其极而乃发也：张介宾说：此以下总结上文郁发之义也。凡应有先兆，报必随之，盖物极则变，故郁极乃发。

②木发无时，水随火也：王冰说：应为先兆，发必后至，故先有应而后发也。物不可以终壮，观其壮极则怫气作焉，有郁则发，气之常也。

张介宾说：土金火之郁发，各有其时。惟风木善行数变，上文云"其气无常"，即木发无时也。水能胜火，上文云"其气二火前后"，即水随火也。

③失时反岁，五气不行。生、化、收、藏，政无恒也：王冰说：人失其时，则候无期准也。

张介宾说：知时气，则病气可与期。失时气，则五气之行尚不能知，又焉知生化收藏之常政哉？

帝曰：水发而雹雪，土发而飘骤，木发而毁折，金发而清明，火发而曛昧，何气使然？

岐伯曰：气有多少，发有微甚。微者当其气，甚者兼其下。征其下气而见可知也[①]。

【集解】

①气有多少，发有微甚。微者当其气，甚者兼其下。征其下气而见可知也：王冰说：六气之下，各有承气也。则如火位之下，水气承之。水位之下，土气承之。土位之下，木气承之。木位之下，金气承之。金位之下，火气承之。君位之下，阴精承之。各征其下，则象可见矣。故发兼其下，则与本气殊异。

张介宾说：此发明承制之义也。气有多少，太过不及也。发有微甚，郁微则发微，郁甚则发甚也。微者当其气，本气之见也。甚者兼其下，承气兼见也。如水位之下，土气承之，土位之下木气承之，木位之下金气承之，金位之下火气承之，火位之下水气承之是也。故水发之微者为寒，甚者为雹雪，是兼乎土，雹雪之体如土故也。土发之微者为湿，甚者为飘骤，是兼乎木，风主飘骤故也。木发之微者为风，甚者为毁折，是兼乎金，金主杀伐故也。金发之微者为燥，甚者为清明，是兼乎火，火主光明故也。火发之微者为热，甚者为曛昧，是兼乎水，水主昏昧故也。徵，证也。取证于下承之气，而郁发之微甚可知矣。

帝曰：善。五气之发，不当位者何也[①]？

岐伯曰：命其差[②]。

帝曰：差有数乎[③]？

岐伯曰：后皆三十度而有奇也[④]。

【集解】

①不当位者何也：王冰说：言不当其正月也。

张介宾说：不当位，谓有不应其时也。

②命其差：王冰说：谓差四时之正月位也。

《新校正》云：按《至真要大论》云："胜复之作，动不当位，或后时而至，其故何也。"岐伯曰：

“夫气之生化，与其盛衰异也。寒暑温凉盛衰之用，其在四维。故阳之动始于温，盛于暑。阴之动始于清，盛于寒。春夏秋冬各差其分。故大要曰：彼春之暖，为夏之暑。彼秋之忿，为冬之怒。”谨按四维斥候皆归，其终可见，其始可知，彼论胜复之不当位，此论五气之发不当位，所论胜复五发之事则异，而命其差之义则同也。

张介宾说：气有盛衰，则有先后，故曰命其差。差者，不当其位也。如《至真要大论》曰：“胜复之作，动不当位，或后时而至。”但彼论胜复之至不当位，此论五气之发不当位，虽所论似异，而义则一也。

③差有数乎：王冰说：言日数也。

张介宾说：言日数也。

④后皆三十度而有奇也：王冰说：后，谓四时之后也。差三十日余八十七刻半，气犹未去而甚盛也。度，日也。四时之后令当尔。

《新校正》云：详注云：“八十七刻半”，当作“四十三刻又四十分刻之三十。”

张介宾说：后者，自始及终也。度，日也。三十度而有奇，一月之数也。奇，谓四十三刻七分半也。盖气有先至后至之差，不过三十度耳。即如气盈朔虚节序置闰之法，蚤至者先十五日有奇，迟至者后十五日有奇，或前或后，总不出一月有奇之数，正此义也。愚按本篇风云雷雨之至，虽五行各有所主，然阴阳清浊之分，先贤亦有所辨，此虽非本篇之意，然格致之理有不可不知者，今并附之。如或问雷霆风云霜雪雨露于张子者，对曰：“阴气凝聚，阳在内不得出，则奋击而为雷霆。阳在外不得入，则周旋不舍而为风。阳为阴累，则相持为雨而降。阴为阳得，则飘扬为云而升。”又有问雨风雷云于邵子者，答曰：“阳得阴为雨。阴得阳为风。刚得柔为云，柔得刚为雷。无阴不能为雨。无阳不能为雷。雨柔属阴，待阳而后兴。雷刚属阳，待阴而后发。”张氏释之曰：“风雨自天降，故言阴阳。雷云自地升，故言柔刚。天阳无阴，不能为雨。地阴无阳，不能成雷。雨阴形柔，本乎天气之阳。雷阳声刚，出乎地体之阴。阴阳互相用也。”又有以八卦爻象问于蔡节斋者，答曰：“坎阴为阳所得，则升为云；阳浅则为雾。坎阳为阴所累，则降为雨；阴浅则为露。阴在外阳不得出则为雷；阴固则为地动，震也。阴在内阳不得入则为风；阴固则为大风，巽也。阳包阴则离为霰。阳和阴则为雪，离交坎也。阴包阳则坎为雹。阴入阳则为霜，坎交离也。阴阳之精互藏其宅，则离为日，坎为月，阴阳相戛则为电。阴阳失位则为霓。”此固诸贤之说也。若以愚见观之。风者阳中之清气也。气之微者和，气之甚者烈，无阳不为风也。云者，阳中之浊气也。浊之清者轻，浊之浊者重，无阴不成云也。阴之清者，从阳凝聚而为露。阴之浊者，从阳升降则为雨。阳为阴郁，激而成雷，雷即电之声，电即雷之形，故雷之将发，电必先之。其所以有先后者，形显见之速，声远闻之迟也。有有雷而无电者，或以阳气未盛，声已达而形未露也；或以阴气太重，而蔽火之光也。有有电而无雷者，或以光远可见，而声远不可闻也；或以孤阳见形，阴气未及，而无水之激也。凡欲得雷之情者，当验以水之沃火也。雾乃阴气，由阳逼而升。雾多见于蚤者，以夜则日居地下，旦则水气上达，故日将中则雾必收，又为阳逼而降。凡欲得雾之情者，当验以釜中之气也。虹为日影，穿雨而成，故虹必见于雨将霁。日东则虹西，日西则虹东，而中必有残雨以间之其形乃见，无雨则无虹，无日亦无虹。秋冬日行南陆，黄道既远，故虹藏不见矣。凡欲得虹霓之情者，当验水盆映日之影也。雹是重阴凝寒所成。如岐伯曰：“至高之地，冬气常在。”所以高山之巅，夏无暑热。而碧空之寒，凝结有之。然地穴可以藏水，则深山穷谷宁无蓄此？云龙所带，于义亦通。是以汉文时雹如桃李，汉武时电似马头，随结随下者，有如是其巨哉！然则结者带者，皆理之所有也。至若雨凝为雪，露结为霜，是又无待于辨者。天道茫茫,诚非易测,姑纪管窥,以资博雅之择云。

帝曰:气至而先后者何①?

岐伯曰:运太过则其至先,运不及则其至后,此候之常也②。

帝曰:当时而至者何也?

岐伯曰:非太过,非不及,则至当时。非是者,眚也③。

帝曰:善。气有非时而化者何也?

岐伯曰:太过者当其时,不及者归其己胜也④。

【集解】

①气至而先后者何:王冰说:谓未应至而至太早,应至而至反太迟之类也。正谓气至在期前后。

张介宾说:先言其早,后言其迟也。

②此候之常也:张介宾说:此即前(伯坚按:"前",指本篇第二、第三、第四、第五、第六、第七各段而言。)先天后天之义。

③非是者,眚也:王冰说:当时,谓应日刻之期也。非应先后至而有先后至者,皆为灾眚灾也。

张介宾说:当时者应期而至也,是为正岁。若应早而迟,应迟而早,皆为灾眚也。《六微旨大论》:"帝曰:'至而不至,未至而至,何如?'岐伯曰:'应则顺。否则逆。逆则变生,变生则病。'帝曰:'请言其应'。岐伯曰:'物生,其应也。气脉,其应也。'"

④太过者当其时,不及者归其己胜也:王冰说:冬雨、春凉、秋热、夏寒之类,皆为归己胜也。

张介宾说:非时而化,谓气不应时也,太过者气盛,故当其时。不及者气衰,故归其己胜。己胜者,己被胜也。如春反肃、夏反寒、秋反热、冬反雨之类是也。

帝曰:四时之气,至有早晏高下左右,其候何如?

岐伯曰:行有逆顺,至有迟速,故太过者化先天,不及者化后天①。

帝曰:愿闻其行何谓也②。

岐伯曰:春气西行③,夏气北行④,秋气东行⑤,冬气南行⑥。故春气始于下⑦,秋气始于上⑧,夏气始于中⑨,冬气始于标⑩,春气始于左⑪,秋气始于右⑫,冬气始于后⑬,夏气始于前⑭,此四时正化之常⑮。故至高之地,冬气常在;至下之地,春气常在⑯。必谨察之。

帝曰:善⑰。

【集解】

①故太过者化先天,不及者化后天:王冰说:气有余,故化先。气不足,故化后。

张介宾说:太过气速,不及气迟也。

②愿闻其行何谓也:张介宾说:上文先天后天,止言其至未及于行,故复有此问。

③春气西行:张介宾说:春属木而王于东,居东者其行必西,故春三月风自东方来。凡四季有东风者,皆得春之气。

④夏气北行:张介宾说:夏属火而王于南,居南者其行必北,故夏三月风自南方来。凡四季有南风者,皆得夏之气。

⑤秋气东行:张介宾说:秋属金而王于西,居西者其行必东,故秋三月风自西方来。凡四季有西风者,皆得秋之气。

⑥冬气南行:王冰说:观万物生、长、收、藏,如斯言。

张介宾说:冬属水而王于北,居北者其行必南,故冬三月风自北方来。凡四季有北风者,皆得冬之气。

⑦故春气始于下:张介宾说:春气发生自下而升,故始于下。

⑧秋气始于上:张介宾说:秋气收敛自上而降,故始于上。

⑨夏气始于中:张介宾说:夏气长成,盛在气交,故始于中。

⑩冬气始于标:张介宾说:标,万物盛长之表也。冬气伏藏,由盛而杀,故始于标。

⑪春气始于左:张介宾说:木气自东而西也。

⑫秋气始于右:张介宾说:金气自西而东也。

⑬冬气始于后:张介宾说:水气自北而南也。

⑭夏气始于前:张介宾说:火气自南而北也。

⑮此四时正化之常:王冰说:察物以明之,可知也。

张介宾说:气非正化,则为虚邪贼风矣。《九宫八风篇》曰:"风从其所居之乡来为实风,主生长养万物。从其冲后来为虚风,伤人者也。"即上文之谓。

⑯故至高之地,冬气常在;至下之地,春气常在:王冰说:高山之巅,盛夏冰雪,汙下川泽,严冬草生,长在之义足明矣。

《新校正》云:按《五常政大论》云:"地有高下,气有温凉,高者气寒,下者气暑。"

张介宾说:高山之巅,夏有冰雪,此冬气常在也。卑下之地,冬有草生,此春气常在也。《五常政大论》曰:"高者气寒,下者气热",此之谓也。

顾观光说:《周髀》云:"极下者,其地高,人所居,六万里滂沲四溃而下。"是北极左右为至高,而中衡左右为至下也。冬气常在,故夏有不释之冰。春气常在,故冬有不死之草。

⑰善:王冰说:天地阴阳,视而可见,何必思诸冥昧,演法推求,智极心劳,而无所得耶?

黄帝问曰:五运六气之应见,六化之正,六变之纪,何如?

岐伯对曰:夫六气正纪,有化、有变、有胜、有复、有用、有病,不同其候,帝欲何乎?

帝曰:愿尽闻之。

岐伯曰:请遂言之①。

夫气之所至也,厥阴所至为和平②。少阴所至为暄③。太阴所至为埃溽④。少阳所至为炎暑⑤。阳明所至为清劲⑥。太阳所至为寒雰⑦。时化之常也⑧。

【集解】

①请遂言之:王冰说:遂,尽也。

张介宾说:正纪者,凡六气应化之纪,皆曰正纪。与本篇前文邪化正化之正不同。

②厥阴所至为和平:王冰说:初之气,木之化。

③少阴所至为暄:王冰说:二之气,君火也。

④太阴所至为埃溽:王冰说:四之气,土之化。

⑤少阳所至为炎暑:王冰说:三之气,相火也。

⑥阳明所至为清劲：王冰说：五之气，金之化。

⑦太阳所至为寒雰：王冰说：终之气，水之化。

⑧时化之常也：王冰说：四时气，正化之常候。

张介宾说：此四时正化，主气之常也。按三阳三阴之次，厥阴一阴也，少阴二阴也，太阴三阴也，少阳一阳也，阳明二阳也，太阳三阳也，皆因次为序，下文十二化皆然，此客气之常也。

厥阴所至为风府，为璺启①。少阴所至为火府，为舒荣②。太阴所至为雨府，为员盈③。少阳所至为热府，为行出④。阳明所至为司杀府，为庚苍⑤。太阳所至为寒府，为归藏⑥。司化之常也⑦。

【集解】

①厥阴所至为风府，为璺启：王冰说：璺，微裂也；启，开拆也。

张介宾说：府者，言气化之所司也。微裂未破曰璺，开拆曰启，皆风化所致。

②少阴所至为火府，为舒荣：张介宾说：少阴为君，故曰大火府。物得阳气，故舒展荣美。

③太阴所至为雨府，为员盈：王冰说：物承土化，质员盈满，又雨界地绿，文见如环，为员化明矣。

张介宾说：太阴化湿，故为雨府。物得土气而后充实，故为员盈。员，周也。

④少阳所至为热府，为行出：王冰说：藏热者出行也。

张介宾说：少阳为相，故曰热府。相火用事，其热尤甚，阳气盛极，尽达于外，物得之而形全，故曰行出。

⑤阳明所至为司杀府，为庚苍：王冰说：庚，更也。更，代也，易也。

张介宾说：金气用事，故为司杀府。庚，更也。苍，木化也。物得发生之化者，遇金气而更易也。

⑥为归藏：王冰说：物寒，故归藏也。

张介宾说：寒水用事，物得其气而归藏也。

⑦司化之常也：张介宾说：司，主也。六气各有所主，乃正化之常也。

厥阴所至为生，为风摇①。少阴所至为荣，为形见②。太阴所至为化，为云雨③。少阳所至为长，为蕃鲜④。阳明所至为收，为雾露⑤。太阳所至为藏，为周密⑥。气化之常也⑦。

【集解】

①厥阴所至为生，为风摇：王冰说：木之化也。

张介宾说：木气升，故主生。风性动，故为摇。

②少阴所至为荣，为形见：王冰说：火之化也。

张介宾说：阳气方盛，故物荣而形显。

③太阴所至为化，为云雨：王冰说：土之化也。

张介宾说：土能化生万物，云雨其气也。

④少阳所至为长，为蕃鲜：王冰说：火之化也。

张介宾说：阳气太盛，故物长而蕃鲜。

⑤阳明所至为收，为雾露：王冰说：金之化也。

⑥太阳所至为藏，为周密：王冰说：水之化也。

⑦气化之常也：张介宾说：六气各有所化，亦正化之常也。以上二化，皆兼植物为言。

厥阴所至为风生，终为肃[①]。少阴所至为热生，中为寒[②]。太阴所至为湿生，终为注雨[③]。少阳所至为火生，终为蒸溽[④]。阳明所至为燥生，终为凉[⑤]。太阳所至为寒生，中为温[⑥]。德化之常也[⑦]。

【集解】

①厥阴所至为风生，终为肃：王冰说：风化以生，则风生也。肃，静也。

《新校正》云：按《六微旨大论》云："风位之下，金气承之。"故厥阴为风生而终为肃也。

②少阴所至为热生，中为寒：王冰说：热化以生，则热生也。阴精承上，故中为寒也。

《新校正》云：按《六微旨大论》云："少阴之上，热气治之，中见太阳。"故为热生而中为寒也。又云："君位之下，阴精承之。"亦为寒之义也。

③太阴所至为湿生，终为注雨：王冰说：湿化以生，则湿生也。太阴在上，故终为注雨。

《新校正》云：按《六微旨大论》云："土位之下，风气承之。"王注云："疾风之后，雨乃零（顾观光说："雨乃零"，《六微旨大论》注"雨"上有"时"字。）湿为风吹，化而为雨，故太阴为湿生而终为注雨也。"

④少阳所至为火生，终为蒸溽：王冰说：火化以生，则火生也。阳在上，故终为蒸溽。

《新校正》云：按《六微旨大论》云："相火之下，水气承之。"故少阳为火生而终为蒸溽也。

⑤阳明所至为燥生，终为凉：王冰说：燥化以生，则燥生也。阴在上，故终为凉。

《新校正》云：详此六气俱先言本化，次言所反之气，而独阳明之化言燥生，终为凉，未见所反之气，再寻上下文义，当云："阳明所至为凉生，终为燥"，方与诸气之义同贯。盖以金位之下，火气承之，故阳明为清生而终为燥也。

张介宾说：此燥凉二字，当互更用之为是。盖金位之下，火气承之，故阳明凉生而终为燥也。

⑥太阳所至为寒生，中为温：王冰说：寒化以生，则寒生也。阳在内，故中为温。

《新校正》云：按《五运行大论》云："太阳之上，寒气治之中见少阴。"故为寒生而中为温。

张介宾说：按上文六化，厥阴、太阴、少阳、阳明俱言终，而惟少阴、太阳言中者，何也？盖六气之道，阴阳而已。阴阳征兆，水火而已。少阴者，君火也。太阳者，寒水也。阳胜则阴复，故少阴所至为热生，中为寒，此离象之外阳内阴也。阴胜则阳复，故太阳所至为寒生，中为温，此坎象之外阴内阳也。故惟此二气言中者，言阴阳互藏之纲领也。其他言终者，言五行下承之义耳。

⑦德化之常也：王冰说：风生毛形，热生翮形，湿生倮形，火生羽形，燥生介形，寒生鳞形，六化皆为主岁及间气所在而各化生，常无替也。非德化，则无能化生也。

张介宾说：此以六气之正化，而承者随之，皆生物之本也，故为德化之常。

厥阴所至为毛化[①]。少阴所至为羽化[②]。太阴所至为倮化[③]。少阳所至为羽化[④]。阳明所至为介化[⑤]。太阳所至为鳞化[⑥]。德化之常也[⑦]。

【集解】

①厥阴所至为毛化：王冰说：形之有毛者。

张介宾说：毛虫之族，得木化也。

②少阴所至为羽化：王冰说：有羽翼飞行之类。

张介宾说：羽虫之族，得火化也。

③太阴所至为倮化：王冰说：无毛羽鳞甲之类。

张介宾说：倮虫之族，得土化也。

④少阳所至为羽化：王冰说：薄明羽翼蜂蝉之类，非翎羽之羽也。

⑤阳明所至为介化：王冰说：有甲之类。

张介宾说：甲虫之类，得金化也。

⑥太阳所至为鳞化：王冰说：身有鳞也。

张介宾说：鳞虫之族，得水化也。

⑦德化之常也：张介宾说：此动物赖之以生，所谓德化之常也。

厥阴所至为生化①。少阴所至为荣化②，太阴所至为濡化③。少阳所至为茂化④。阳明所至为坚化⑤。太阳所至为藏化⑥。布政之常也⑦。

【集解】

①厥阴所至为生化：王冰说：温化也。

张介宾说：万物始生，温化布也。

②少阴所至为荣化：王冰说：暄化也。

张介宾说：物荣而秀，暄化布也。

③太阴所至为濡化：王冰说：湿化也。

张介宾说：物滋而泽，湿化布也。

④少阳所至为茂化：王冰说：热化也。

张介宾说：物茂而繁，热化布也。

⑤阳明所至为坚化：王冰说：凉化也。

张介宾说：物坚而敛，金化布也。

⑥太阳所至为藏化：王冰说：寒化也。

张介宾说：物隐而藏，水化布也。

⑦布政之常也：张介宾说：气布则物从其化，故谓之政。

厥阴所至为飘怒，大凉①。少阴所至为大暄，寒②。太阴所至为雷霆，骤注，烈风③。少阴所至为飘风，燔燎，霜凝④。阳明所至为散落，温⑤。太阳所至为寒雪，冰雹，白埃⑥。气变之常也⑦。

【集解】

①厥阴所至为飘怒，大凉：王冰说：飘怒，木也。大凉，下承之金气也。

张介宾说：飘怒，木亢之变也。大凉，金之承制也。

②少阴所至为大暄，寒：王冰说：大暄，君火也。寒，下承之阴精也。

张介宾说：大暄，火亢之变也。寒，阴精之承制也。

③太阴所至为雷霆，骤注，烈风：王冰说：雷霆骤注，土也。烈风，下承之木气也。

张介宾说：雷霆骤注，土亢之变也。烈风，木之承制也。

④少阴所至为飘风，燔燎，霜凝：王冰说：飘风，旋转风也。霜凝，下承之水气也。

张介宾说：飘风燔燎，热亢之变也。霜凝，水之承制也。

⑤阳明所至为散落，温：王冰说：散落，金也。温，下承之火气也。

张介宾说：散落，金亢之变也。温，火之承制也。

⑥太阳所至为寒雪，冰雹，白埃：王冰说：霜雪冰雹，水也。白埃，下承之土气也。

张介宾说：寒雪冰雹，水亢之变也。白埃，土之承制也。

⑦气变之常也：王冰说：变，谓变常平之气而为甚用也。甚用不已，则下承之气兼行，故皆非本气也。

张介宾说：变者，变平常也。六气亢极，则承者制之，因胜而复，皆非和平正气，故谓之变。

厥阴所至为挠动，为迎随[①]。少阴所至为高明焰，为曛[②]。太阴所至为沉阴，为白埃，为晦暝[③]。少阳所至为光显，为彤云，为曛[④]。阳明所至为烟埃，为霜，为劲切，为凄鸣[⑤]。太阳所至为刚固，为坚芒，为立[⑥]。令行之常也[⑦]。

【集解】

①厥阴所至为挠动，为迎随：王冰说：风之性也。

张介宾说：挠动，风之性。迎随，木之性。

②少阴所至为高明焰，为曛：王冰说：焰，阳焰也。曛，赤黄色也。

张介宾说：高明焰，阳光也。曛，热气也。

③太阴所至为沉阴，为白埃，为晦暝：王冰说：暗蔽不明也。

张介宾说：晦暝，昏黑色也。皆湿土之气。

④少阳所至为光显，为彤云，为曛：王冰说：光显，电也，流光也，明也。彤，赤色也。少阴气同。

张介宾说：光显，虹电火光之属也，彤云，赤云也。

⑤阳明所至为烟埃，为霜，为劲切，为凄鸣：王冰说：杀气也。

张介宾说：皆金气肃杀之令。

⑥太阳所至为刚固，为坚芒，为立：王冰说：寒化也。

张介宾说：皆水气寒凝之令。

⑦令行之常也：王冰说：令行则庶物无违。

张介宾说：气行而物无敢违，故谓之令。

以上曰政、曰变、曰令者，凡三类。

厥阴所至为里急[①]。少阴所至为疡，胗，身热[②]。太阴所至为积饮，否隔[③]。少阳所至为嚏，呕，为疮疡[④]。阳明所至为浮虚[⑤]。太阳所至为屈伸不利[⑥]。病之常也。

【集解】

①厥阴所至为里急：王冰说：筋软缩，故急。

张介宾说：风木用事，则病在筋，故为里急。

②少阴所至为疡，胗，身热：王冰说：火气生也。

张介宾说：君火用事则血脉热，故疡胗、身热。

③太阴所至为积饮，痞隔：王冰说：土碍也。

张介宾说：湿土用事则脾多湿滞，故为积饮、否隔。

④少阳所至为嚏，呕，为疮疡：王冰说：火气生也。

张介宾说：相火炎上，故为嚏呕。热伤皮腠，故为疮疡。

⑤阳明所至为浮虚:王冰说:浮虚,薄肿,按之复起也。

张介宾说:阳明用事而浮虚,皮毛为金之合也。

⑥太阳所至为屈伸不利:张介宾说:寒水用事则病在骨,故为屈伸不利。

厥阴所至为支痛[①]。少阴所至为惊惑,恶寒,战栗[②],谵妄[③]。太阴所至为稸满[④]。少阳所至为惊躁,瞀昧,暴病[⑤]。阳明所至为鼽,尻、阴、股、膝、髀、腨、䯒、足病[⑥]。太阳所至为腰痛[⑦]。病之常也。

【集解】

①厥阴所至为支痛:王冰说:支,柱妨也。

张介宾说:厥阴主肝,故两胁肋支为痛。

②少阴所至为惊惑,恶寒,战栗:原文作"战慄"。

王冰说:今详"慄"字当作"慄"。

张介宾说:少阴主心,故为惊惑。热极反兼寒化,故恶寒战栗。

伯坚按:今据王冰说校改。

③谵妄:王冰说:谵,乱言也。

张介宾说:阳亢伤阴,心神迷乱,故谵妄。

④太阴所至为稸满:张介宾说:太阴主脾,病在中焦,故胕满。

⑤少阳所至为惊躁,瞀昧,暴病:张介宾说:少阳主胆而火乘之,故为惊躁。火外阳而内阴,故瞀昧。相火急疾,故为暴病。

⑥阳明所至为鼽,尻、阴、股、膝、髀、腨、䯒、足病:张介宾说:阳明胃经起于鼻,故为鼽。会于气冲,总于宗筋以下于足,故为尻、阴、膝、足等病。

⑦太阳所至为腰痛:张介宾说:太阳膀胱之脉挟脊抵腰中,故为腰痛。

厥阴所至为软戾[①]。少阴所至为悲妄,衄衊[②]。太阴所至为中满,霍乱,吐下[③]。少阳所至为喉痹,耳鸣,呕涌[④]。阳明所至为胁痛,皴揭[⑤]。太阳所至为寝汗,痉[⑥]。病之常也。

【集解】

①厥阴所至为软戾:张介宾说:厥阴木病在筋,故令肢体软缩,乖戾不支。

②少阴所至为悲妄,衄衊:王冰说:衊,污血,亦脂也。

张介宾说:火病于心而并于肺,故为悲妄。火逼血而妄行,故鼻血为衄,污血为衊。

③太阴所至为中满,霍乱,吐下:张介宾说:土湿伤脾也。

④少阳所至为喉痹,耳鸣,呕涌:王冰说:涌,谓溢食不下也。

张介宾说:相火上炎也。

⑤阳明所至为胁痛,皴揭:王冰说:身皮麸象。

张介宾说:燥金用事,则肝木受伤,故胁痛、皮肤甲错,而起为皴揭,皆燥病也。

陆懋修说:皴,七伦切。《玉篇》:"皴,皵也。"《一切经音义》引《埤苍》:"皴,皮皴皵也。树皮甲错粗厚亦曰皴。"揭,居竭切。《说文》:"揭,高举也。"

⑥太阳所至为寝汗,痉:王冰说:寝汗,谓睡中汗发于胸、嗌、颈、掖之间也。俗误呼为盗汗。

张介宾说:寒水用事,故为寝汗。《脉要精微论》曰:"阴气有余为多汗身寒"者是也。支体强直、筋急反戾曰痉,阴寒凝滞而阳气不行也。

厥阴所至为胁痛，呕泄[①]。少阴所至为语笑[②]。太阴所至为重，胕肿[③]。少阳所至为暴注，瞤，瘛，暴死[④]。阳明所至为鼽，嚏[⑤]。太阳所至为流泄，禁止[⑥]。病之常也[⑦]。

【集解】

①厥阴所至为胁痛，呕泄：王冰说：泄，谓利也。

张介宾说：木自为病，故胁痛。肝乘于脾，故呕泄。

②少阴所至为语笑：张介宾说：少阴主心，心藏神，神有余，则笑不休。

③太阴所至为重，胕肿：王冰说：胕肿，谓肉泥，按之不起也。

张介宾说：土气湿滞，则身重肉浮而肿，谓之胕肿。

④少阳所至为暴注，瞤，瘛，暴死：张介宾说：相火乘金，大肠受之，则为暴注而下。乘脾，则肌肉瞤动。乘肝则肢体筋脉抽瘛。相火急暴，故为暴死。

⑤阳明所至为鼽，嚏：张介宾说：金气寒肃而敛，故为鼽嚏。

⑥太阳所至为流泄，禁止：张介宾说：寒气下行，能为泻利，故曰流泄。阴寒凝结，阳气不化，能使二便不通，汗窍不解，故曰禁止。

⑦病之常也：张介宾说：以上病候凡四类。

凡此十二变者，报德以德，报化以化，报政以政，报令以令，气高则高，气下则下，气后则后，气前则前，气中则中，气外则外，位之常也[①]。故风胜则动[②]，热胜则肿[③]，燥胜则干[④]，寒胜则浮[⑤]，湿胜则濡泄，甚则水闭、胕肿[⑥]，随气所在以言其变耳[⑦]。

【集解】

①凡此十二变者，报德以德，报化以化，报政以政，报令以令，气高则高，气下则下，气后则后，气前则前，气中则中，气外则外，位之常也：王冰说：气报德、报化、谓天地气也。高下、前后、中外，谓生病所也。手之阴阳其气高，足之阴阳其气下，足太阳气在身后，足阳明气在身前，足太阴少阴厥阴气在身中，足少阳气在身侧，各随其所在言之气变生病象也。

张介宾说：此总结上文胜复变病之候，各因其所至之气而为之报也。故气至有德化政令之异，则所报者亦以德化政令。气至有高下、前后、中外之异，则所报者亦以高下、前后、中外。其在人之应之者，如手之三阴三阳其气高，足之三阴三阳其气下，足太阳行身之后，足阳明行身之前，足少阴、太阴、厥阴行身之中，足少阳行身之外，亦各有其位之常也。

②故风胜则动：王冰说：动不宁也。

《新校正》云：详"风胜则动"至"湿胜则濡泄"五句与《阴阳应象大论》文重，而两注不同。

张介宾说：此下总言六气之病应也。风善行而数变，故风胜则动。

③热胜则肿：王冰说：热胜气则为丹熛；胜血则为痈脓；胜骨肉则为胕肿，按之不起。

张介宾说：疮疡痈肿，火之病也。

④燥胜则干：王冰说：干于外则皮肤皴拆，干于内则精血枯涸，干于气及津液则肉干而皮著于骨。

张介宾说：精血津液枯涸于内，皮肤肌肉皴揭于外，皆燥之病也。

⑤寒胜则浮：王冰说：浮，谓浮起，按之处见也。

张介宾说：腹满身浮，阳不足而寒为病也。

⑥湿胜则濡泄，甚则水闭、胕肿：王冰说：濡泄，水利也。胕肿，肉泥，按之陷而不起也，水闭则逸于皮中也。

张介宾说：濡泄，水利也。水闭胕肿，水道不利，而肌肉肿胀，按之如泥不起也。以上六句，与《阴阳应象大论》同。

⑦随气所在以言其变耳：张介宾说：气有高下前后中外之异，人之为病，其气亦然。故气胜于高，则病在头项。气胜于下，则病在足膝。气胜于前，则病在面腹手臂。气胜于后，则病在肩背腰臀。气胜于中，则病在藏府筋骨。气胜于外，则病在经络皮毛。而凡风胜则动，热胜则肿，燥胜则干，寒胜则浮，湿胜则濡泄胕肿之类，无不随气之所在而为病变也。

帝曰：愿闻其用也①。

岐伯曰：夫六气之用，各归不胜而为化②。故太阴雨化，施于太阳③。太阳寒化，施于少阴④。少阴热化，施于阳明⑤。阳明燥化，施于厥阴⑥。厥阴风化，施于太阴⑦。各命其所在以征之也⑧。

帝曰：自得其位何如？

岐伯曰：自得其位，常化也⑨。

帝曰：愿闻所在也。

岐伯曰：命其位而方月可知也⑩。

【集解】

①愿闻其用也：张介宾说：此言施化之用也。

②夫六气之用，各归不胜而为化：王冰说：用，谓施其化气。

张介宾说：各归不胜，谓必从可克者而施其化也。

③故太阴雨化，施于太阳：张介宾说：土能胜水也。

④太阳寒化，施于少阴：《新校正》云：详此当云："少阴少阳。"（顾观光说：言少阴而少阳可知矣，不必补。）

张介宾说：水能胜火也。

⑤少阴热化，施于阳明：张介宾说：火能胜金也。

⑥阳明燥化，施于厥阴：张介宾说：金能胜木也。

⑦厥阴风化，施于太阴：张介宾说：木能胜土也。

⑧各命其所在以征之也：张介宾说：所在，即方月也。征，验也。主气之方月有常，如九宫八方各有所属，六气四时各有其序也。客气之方月无定，如子午岁少阴司天，则太阳在东北，厥阴在东南，少阴在正南，太阴在西南，少阳在西北，阳明在正北，此子午客气之方也；太阳主初气，厥阴主二气，少阴主三气，太阴主四气，少阳主五气，阳明主六气，此子午客气之月也。若其施化，则太阳寒化，当施于正南之少阴及西北之少阳，初气之征也。厥阴风化，当施于西南之太阴，二气之征也。少阴热化，当施于正北之阳明，三气之征也。太阴雨化，当施于东北之太阳，四气之征也。少阴火化，当施于正北之阳明，五气之征也。阳明燥化，当施于东南之厥阴，终气之征也。此子午年少阴司天方月施化之义也。然岁步各有盛衰，气太过则乘彼不胜而施其邪化，气不及则为彼所胜而受其制化，气和平则各布其政令而无灾变之化。是以盈虚消长，又各有微妙存焉。举此一年，他可类求矣。

⑨自得其位，常化也：张介宾说：自得其位，言六气所临，但施化于本位之方月而无彼此之

相犯也。如前注子午岁，太阳在东北，初之气，于本位施其寒化，厥阴在东南，主二之气，于本位施其风化之类，皆自得其位之常化也。

⑩命其位而方月可知也：王冰说：随气所在以定其方，六分占之则日及地分无差矣。

张介宾说：命，命其名也。位，即上下左右之位也。方，方隅也。月，月令也。命其位则名次立，名次立则所有之方、所主之月，各有其应，而常变可知矣。愚按上文云："报德以德，报化以化，报政令以政令"者，言胜复之气，因变之邪正而报有不同也。云："气高则高，气下则下，气后则后，气前则前，气中外则中外"者，言胜复之方，随气所在，而或此或彼变无定位也。故以天下之广言之，则东南方阳也，阳者其精降于下，故右热而左温；西北方阴也，阴者其精奉于上，故左寒而右凉。以一州之地言之，则崇高者阴气治之，故高者气寒；污下者阳气治之，故下者气热。此方隅大小之气有不同也。以运气所主言之，则厥阴所至为风，少阴所至为火，太阴所至为雨，少阳所至为热，阳明所至为燥，太阳所至为寒，此六气之更胜，有衰有王不一也。以九宫所属言之，则有曰灾一宫、灾三宫、灾四宫、灾五宫、灾九宫，而四正四隅有异也。故本篇言位、言方、言月，夫以三者相参，则四时八方之候其变不同者多矣。故有应于此而不应于彼者。有寒热温凉主客相反者。有南方清燥而温，北方雨湿而潦者。有中原冰雪而寒，左右温凉更互者。此以地理有高下，形势有大小，气位方月有从逆，小者小异，大者大异，而运气之变所以有无穷之妙也。先儒有以天下旱潦不同，而非运气主岁之说者，盖未达此章之理耳。

帝曰：六位之气盈虚何如？

岐伯曰：太、少异也。太者之至，徐而常。少者暴而亡①。

【集解】

①少者暴而亡：王冰说：力强而作，不能久长，故暴而无也。亡，无也。

张介宾说：六阳年谓之太。六阴年谓之少。太者气盈，故徐而常。少者气虚，故暴而亡。如前章（伯坚按："前章"，指本篇第十五段。）六十年运气之纪，凡六太之年止言正化，而六少之年则有邪化，正以不及之年乃有胜气，有胜则有复，胜复之气皆非本年之正化，故乘虚而后至，故其为病反甚也。愚按人之死生，全以正气为主。正气强，邪虽盛者必无害。正气弱，邪虽微者亦可忧。故欲察病之安危者，但察正气则吉凶可判矣。观此云太者徐而常，少者暴而亡，此正盈虚之理也。故凡气运盈者，人气亦盈，其为病则有余。有余之病反徐而微，以其正气盛也。气运虚者，人气亦虚，其为病则不足。不足之病必暴而甚，以其本气亏也。设不明邪正盈虚之道，而攻补倒施，多致气脱暴亡，是不知太者之易与而少者之可畏也。

顾观光说：太过年无胜复，徐而常也。不及年有胜复，暴而无也。此与前文"太过者暴，不及者徐"，正相反。

帝曰：天地之气盈虚何如？

岐伯曰：天气不足，地气随之；地气不足，天气从之；运居其中而常先也①。恶所不胜，归所同和，随运归从而生其病也②。故上胜则天气降而下，下胜则地气迁而上③。多少而差其分④。微者小差，甚者大差，甚则位易，气交易则大变生而病作矣⑤。《大要》曰："甚纪五分，微纪七分，其差可见"，此之谓也⑥。

【集解】

①天气不足，地气随之；地气不足，天气从之；运居其中而常先也：王冰说：运，谓木、火、土、金、水各主岁者也。地气胜则岁运上升，天气胜则岁运下降，运气常先迁降也。

张介宾说：天气即司天，地气即在泉。运即岁运，岁运居上下之中，气交之分，故天气欲降则运必先之而降，地气欲升则运必先之而升也。

②恶所不胜，归所同和，随运归从而生其病也：王冰说：非其位则变生，变生则病作。

张介宾说：此亦言中运也。如以木运而遇燥金司其天地，是为不胜则恶之，遇水火司其天地，是为同和则归之。不胜者受其制，同和者助其胜，皆能为病，故曰随运归从而生其病也。

③故上胜则天气降而下，下胜则地气迁而上：王冰说：胜，谓多也。上多则自降，下多则自迁，多少相移，气之常也。

《新校正》云：按《六微旨大论》云："升已而降，降者谓天。降已而升，升者谓地。天气下降，气流于地。地气上升，气腾于天。故高下相召，升降相同，而变作矣。"此亦升降之义也。

张介宾说：上胜者司天之气有余也，上有余则气降而下。下胜者，在泉之气有余也，下有余则气迁而上。此即上文天气不足，地气随之，地气不足天气随之之谓。

④多少而差其分：王冰说：多则迁降多，少则迁降少，多少之应，有微有甚之异也。（伯坚按：守山阁本原文作"有微有甚异之也"今据明顾从德覆宋本校改。）

张介宾说：胜多少，言气之微甚也。胜微则迁降少，胜多则迁降多。胜有多少，则气交之变有多寡之差分矣。

⑤微者小差，甚者大差，甚则位易，气交易则大变生而病作矣：张介宾说：小差则小变，大差则大变。甚则上下之位，易于气交之际。运居其中而常先之。故易则大变生，民病作矣。

⑥"甚纪五分，微纪七分，其差可见"，此之谓也：王冰说：以其五分七分之所，以知天地阴阳过差矣。

张介宾说：甚纪五分，胜气居其半也。微纪七分，胜止十之三也。此天地盈虚之数，有大差小差之分，故变病亦有微甚。

帝曰：善。《论》言："热无犯热，寒无犯寒"，余欲不远寒，不远热，奈何[①]？

岐伯曰：悉乎哉问也！发表不远热。攻里不远寒[②]。

帝曰：不发不攻而犯寒犯热，何如[③]？

岐伯曰：寒热内贼，其病益甚[④]。

帝曰：愿闻无病者何如？

岐伯曰：无者生之。有者甚之[⑤]。

帝曰：生者何如？

岐伯曰：不远热则热至。不远寒则寒至。寒至，则坚否、腹满痛、急下利之病生矣[⑥]。热至，则身热、吐下、霍乱、痈疽、疮疡、瞀郁、注下、瞤、瘛、肿胀、呕、鼽、衄、头痛、骨节变、肉痛、血溢、血泄、淋闷之病生矣[⑦]。

帝曰：治之奈何？

岐伯曰：时必顺之。犯者，治以胜也[⑧]。

【集解】

①"热无犯热，寒无犯寒"，余欲不远寒，不远热，奈何：张介宾说：不远寒，不远热，谓有不可远寒，不可远热者，其治当何如也。

②发表不远热。攻里不远寒：王冰说：汗泄，故用热不远热；下利，故用寒不远寒；皆以其不住于中也。如是，则夏可用热，冬可用寒。不发不泄而无畏忌，是谓妄造，法所禁也。皆谓不获

已而用之也。秋冬亦同。(顾观光说:“秋冬”当作“春秋”。)

《新校正》云:按《至真要大论》云:“发不远热,无犯温凉。”

张介宾说:中于表者多寒邪,故发表之治不能远热,夏月亦然。郁于里者多热邪,故攻里之治不能远寒,冬月亦然。愚按此二句大意,全在发攻二字。发者,逐之于外也。攻者逐之于内也。寒邪在表,非温热之气不能散,故发表者不远热。热郁在内,非沉寒之物不能除,故攻里者不远寒。此必然之理也。然亦有用小柴、白虎、益元、冷水之类而取汗愈病者,何也?此因表里俱热,故当凉解,非发之之谓也。又有用理中、四逆、回阳之类而除痛去积者,何也?此因阴寒留滞,故当温中,非攻之之谓也。所谓发者,开其外之固也。攻者,伐其内之实也。今之昧者但见外感发热等病,不能察人伤于寒而传为热者,有本寒标热之义,辄用芩连等药以清其标,亦焉知邪寒在表,药寒在里,以寒得寒,气求声应,致使内外合邪,遂不可解,此发表用寒之害也。其于春秋冬三季及土金水三气治令阴胜阳微之时为尤甚,故凡寒邪在表未散,外虽炽热而内无热证者,正以火不在里,最忌寒凉,此而悮人,是不知当发者不可远热也。又如内伤喘痛胀满等证,多有三阴亏损者,今人但见此类,不辨虚寒,便用硝黄之属,且云先去其邪,然后固本,若乎近理,亦焉知有假实真虚之病而复伐之,则病未去而元气不能支矣,此而悮人,是不知当攻者方不远寒也。二者之害,余见之多矣。不得不特表出之,以为当事者之戒。

③不发不攻而犯寒犯热,何如:张介宾说:言不因发表而犯热,不因攻里而犯寒,则其病当何如?犯,谓不当用而悮用也。

④寒热内贼,其病益甚:王冰说:以水济水,以火济火,适足以更生病,岂惟本病之益甚乎?

张介宾说:以水济水,以火济火,则寒热内贼而病益甚矣。

⑤无者生之。有者甚之:王冰说:无病者犯禁犹能生病,况有病者而求轻减,不亦难乎?

张介宾说:无病而犯寒热者,则生寒生热,有病而犯寒热者,则寒热反甚。

⑥寒至,则坚否、腹满痛、急下利之病生矣:王冰说:食已不饥,吐利腥秽,亦寒之疾也。

张介宾说:寒至则阳衰,不能运化,故为是病。

⑦热至,则身热、吐下、霍乱、痈疽、疮疡、瞀郁、注下、瞤、瘛、肿胀、呕、鼽、衄、头痛、骨节变、肉痛、血溢、血泄、淋閟之病生矣:王冰说:暴瘖目昧,目不识人躁扰狂越,妄见妄闻,骂詈惊痫,亦热之病。

张介宾说:热至则火灼诸经,故为是病。

⑧时必顺之。犯者,治以胜也:王冰说:春宜凉,夏宜寒,秋宜温,冬宜热,此时之宜,不可不顺。然犯热治以寒,犯寒治以热,犯春宜用凉,犯秋宜用温,是以胜也。犯热治以咸寒,犯寒治以甘热,犯凉治以苦温,犯温治以辛凉,亦胜之道也。

张介宾说:时必顺之,治当顺时也。若有所误犯,则当治之以胜,如犯热者胜以咸寒,犯寒者胜以甘热,犯凉者胜以苦温,犯温者胜以辛凉,治以所胜则可解也。

黄帝问曰:妇人重身,毒之何如?

岐伯曰:有故无殒,亦无殒也[①]。

帝曰:愿闻其故何谓也。

岐伯曰:大积大聚,其可犯也,衰其大半而止,过者死[②]。

【集解】

①妇人重身,毒之何如?岐伯曰:有故无殒,亦无殒也:王冰说:故,谓有大坚癥瘕,痛甚不

堪，则治以破积愈癥之药，是谓不救必乃尽死，救之盖存其大也，虽服毒不死也。上"无殒"言母必全。"亦无殒"，言子亦不死也。

张介宾说：重身，孕妇也。毒之，谓峻利药也。故，如下文大积大聚之故。有是故而用是药，所谓有病则病受之，故孕妇可以无殒，而胎气亦无殒也。殒，伤也。

②衰其大半而止，过者死：王冰说：衰其大半，不足以害生，故衰大半则止其药。若过禁待尽，毒气内余，无病可攻以当毒药，毒攻不已则败损中和，故过则死。

《新校正》云：详此妇人身重二节，与上下文义不接，疑他卷脱简于此。

张介宾说：身虽孕而有大积大聚，非用毒药不能攻，攻亦无害，故可犯也。然但宜衰其大半，便当止药，如上篇（伯坚按："上篇"指《五常政大论》第十段。）云："大毒治病十去其六"者是也。若或过用，则病未必尽而胎已受伤，多致死矣。

帝曰：善。郁之甚者，治之奈何①？

岐伯曰：木郁，达之②。火郁，发之③。土郁，夺之④。金郁，泄之⑤。水郁，折之⑥。然调其气⑦。过者折之以其畏也，所谓泻之⑧。

【集解】

①郁之甚者，治之奈何：王冰说：天地五行应运，有郁抑不伸之甚者。

张介宾说：此以下详明五郁之治也。天地有五运之郁，人身有五藏之应。郁则结聚不行，乃致当升不升，当降不降，当化不化，而郁病作矣。故或郁于气。或郁于血，或郁于表，或郁于里，或因郁而生病，或因病而生郁，郁而太过者，宜裁之、抑。郁而不及者，宜培之、助之。大抵诸病多有兼郁，此所以治有不同也。

②木郁，达之：张介宾说：达，畅达也。凡木郁之病，风之属也，其藏应肝胆，其经在胁肋，其主在筋爪。其伤在脾胃，在血分。然木喜调畅，故在表者当疏其经，在里者当疏其藏，但使气得通行，皆谓之达。诸家以吐为达者，又安足以尽之。

③火郁，发之：张介宾说：发，发越也。凡火郁之病，为阳为热之属也，其藏应心主、小肠、三焦，其主在脉络，其伤在阴分。凡火所居，其有结聚伏敛伏者，不宜蔽遏，故当因其势而解之、散之、升之、扬之，如开其窗，如揭其被，皆谓之发，非独止于汗也。

④土郁，夺之：张介宾说：夺，直取之也。凡土郁之病，湿滞之属也。其藏应脾胃，其主在肌肉、四肢，其伤在胸腹。土畏壅滞，凡滞在上者夺其上，吐之可也；滞在中者夺其中，伐之可也；滞在下者夺其下，泻之可也。凡此皆谓之夺，非独止于下也。

⑤金郁，泄之：张介宾说：泄，疏利也。凡金郁之病，为敛、为闭、为燥、为塞之属也，其藏应肺与大肠，其主在皮毛，声息，其伤在气分。故或解其表，或破其气，或通其便。凡在表、在里、在上、在下，皆可谓之泄也。

⑥水郁，折之：张介宾说：折，调制也。凡水郁之病，为寒、为水之属也。水之本在肾，水之标在肺，其伤在阳分，其反克在脾胃。水性善流，宜防泛溢。凡折之之法，如养气可以化水，治在肺也。实土可以制水，治在脾也。壮火可以胜水，治在命门也。自强可以帅水，治在肾也。分利可以泄水，治在膀胱也。凡此皆谓之折，岂独抑之而已哉。

江有诰《先秦韵读》：木郁，达之。火郁，发之。土郁，夺之。金郁，泄之。水郁，折之。（祭部）

⑦然调其气：王冰说：达，谓吐之令其条达也。发，谓汗之令其疏散也。夺，谓下之令无拥碍也。泄，谓渗泄之解表利小便也。折，谓抑之制其冲逆也。通是五法，乃气可平调，后乃观其

虚盛而调理之也。

张介宾说：然，如是也，用是五法以去其郁，郁去则气自调矣。

⑧过者折之以其畏也，所谓泻之：王冰说：过，太过也。太过者以其味泻之，以咸泻肾，酸泻肝，辛泻肺，甘泻脾，苦泻心。过者畏泻，故谓泻为畏也。

张介宾说：此承上文而言郁之甚者。其邪聚气实，则为太过之病。过者畏泻，故以泻为畏。如《至真要大论》曰："木位之主其泻以酸，火位之主其泻以甘，土位之主其泻以苦，金位之主其泻以辛，水位之主其泻以咸"之类是即治以所畏也。

帝曰：假者何如？

岐伯曰：有假其气则无禁也[①]。所谓主气不足，客气胜也[②]。

【集解】

①有假其气则无禁也：王冰说：正气不足，临气胜之，假寒热温凉以资四正之气，则可以热犯热，以寒犯寒，以温犯温，以凉犯凉也。

②所谓主气不足，客气胜也：王冰说：客气，谓六气更临之气。主气，谓五藏应四时正王春夏秋冬也。

张介宾说：假，假借也。气有假借者，应热反寒，应寒反热也。则亦当假治之，故可以热犯热，以寒犯寒而无禁也。温凉亦然。如《五常政大论》曰："假者反之。"《至真要大论》曰："反者反治。"即无禁之义。然气之有假者，乃主不足而客胜之，盖主气之寒热有常，而客气之阴阳多变，故有非时之相加，则亦当有变常之施治也。

帝曰：至哉圣人之道，天地大化运行之节，临御之纪，阴阳之政，寒暑之令，非夫子孰能通之？请藏之灵兰之室，署曰六元正纪，非斋戒不敢示，慎传也[①]。

【集解】

①慎传也：《新校正》云：详此与《气交变大论》末文同。

张介宾说：此总结六元正纪，以示珍重也。

卷 二 十 二

刺法论第七十二(亡佚)
本病论第七十三(亡佚)
至真要大论第七十四

刺法论第七十二(亡佚)[①]

①刺法论第七十二亡:顾观光说:本书《奇病论》引《刺法》曰:"无损不足益有余,以成其疹。"《调经论》引《刺法》曰:"有余,泻之。不足,补之。"《灵枢·官针》引《刺法》曰:"始刺浅之,以逐阳邪之气。复刺深之,以致阴邪之气。最后刺极深之,以下谷气。"《逆顺》引《刺法》曰:"无刺熇熇之热,无刺漉漉之汗,无刺浑浑之脉,无刺病与脉相逆者。"又本书《评热病论》云:"《风水论》在《刺法》中。"《腹中论》云:"《伏梁论》在《刺法》中。"《刺病》《本病》二篇虽已亡佚,而书中犹有引者,宋人伪撰《素问遗篇》,不知取为根柢,故备录之。

本病论第七十三(亡佚)[①]

①本病论第七十三亡:《新校正》云:详此二篇,亡在王《注》之前。按《病能论》篇末王冰注云:"世本既阙第七二篇",谓此二篇也。而今世有《素问亡篇》及《昭明隐旨论》以谓此亡篇仍托名王冰为注,辞理鄙陋,无足取者。旧本此篇名在《六元正纪》篇后列之,为后人移于此。(顾观光说:总目录尚不误。)若以尚书亡篇之名皆在前篇之末,则旧本为得。

顾观光说:本书《痿论》引《本病》曰:"大经空虚,发为肌痹,传为脉痿。"

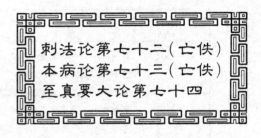

至真要大论第七十四[1]

①至真要大论第七十四:伯坚按:《甲乙经》和今存残本《黄帝内经太素》都没有收载本篇的文字。本篇和《类经》的篇目对照,列表于下:

素问	类经
至真要大论第七十四	卷十——六气标本所从不同(标本类一) 卷十——病有标本取有逆顺(标本类二) 卷十——病反其本得标之病治反其本得标之方(标本类三) 卷十二——治有缓急方有奇偶(论治类三) 卷十二——气味方制治法逆从(论治类四) 卷十二——方制君臣上下三品(论治类五) 卷十二——病之中外治有先后(论治类六·一) 卷十二——病之中外治有先后(论治类六·二) 卷十二——寒之而热取之阴热之而寒取之阳(论治类七) 卷十三——病机(疾病类一) 卷十六——如疟证(疾病类五十一) 卷二十三——南政北政阴阳交尺寸反(运气类五·二) 卷二十七——六气之化分司天地主岁纪岁间气纪步少阴不司气化(运气类二十四) 卷二十七——天地淫胜病治(运气类二十五) 卷二十七——邪气反胜之治(运气类二十六) 卷二十七——六气相胜病治(运气类二十七) 卷二十七——六气之复病治(运气类二十八) 卷二十七——天枢上下胜复有常(运气类二十九) 卷二十七——客主胜而无复病治各有正味(运气类三十) 卷二十七——六气之胜五藏受邪脉应(运气类三十一) 卷二十七——胜复早晏脉应(运气类三十二) 卷二十七——三阴三阳幽明分至(运气类三十三·一) 卷二十七——三阴三阳幽明分至(运气类三十三·二) 卷二十七——六气补泻用有先后(运气类三十四)

黄帝问曰:五气交合,盈虚更作,余知之矣。六气分治司天地者,其至何如[1]?岐伯再拜对曰:明乎哉问也!天地之大纪,人神之通应也[2]。

【集解】

①六气分治司天地者,其至何如:王冰说:五行主岁,岁有少多,故曰盈虚更作也。《天元纪大论》曰:"其始也,有余而往,不足随之,不足而往,有余从之",则其义也。天分六气,散主太虚,三之气司天,终之气监地,天地生化,是为大纪,故言司天地者,余四可知矣。

张介宾说:至者,言其当位也。

②天地之大纪,人神之通应也:王冰说:天地变化,人神运为,中外虽殊,然其通应则一也。

张介宾说：天地变化之纪，人神运动之机，内外虽殊，其应则一也。

帝曰：愿闻上合昭昭，下合冥冥，奈何？

岐伯曰：此道之所主，工之所疑也①。

【集解】

①此道之所主，工之所疑也：王冰说：不知其要，流散无穷。

张介宾说：昭昭者，合天道之明显。冥冥者，合造化之隐微。道之所生，其生惟一。工不知要，则流散无穷，故多疑也。

帝曰：愿闻其道也。

岐伯曰：厥阴司天，其化以风①。少阴司天，其化以热②。太阴司天，其化以湿③。少阳司天，其化以火④。阳明司天，其化以燥⑤。太阳司天，其化以寒⑥。以所临藏位，命其病者也⑦。

【集解】

①厥阴司天，其化以风：王冰说：飞扬鼓折，和气发生，万物荣枯，皆因而化变成败也。

张介宾说：厥阴属木，其化以风。凡和气升扬，发生万物，皆风之化。

②少阴司天，其化以热：王冰说：炎蒸郁燠，故庶类蕃茂。

张介宾说：少阴属君火，其化以热，凡炎蒸郁燠，庶类蕃茂，皆君火之化。

③太阴司天，其化以湿：王冰说：云雨润泽，津液生成。

张介宾说：太阴属土，其化以湿，凡云雨滋泽，津液充实，皆土之化。

④少阳司天，其化以火：王冰说：炎炽赫烈，以烁寒灾。

张介宾说：少阳属相火，亦曰畏火。凡炎暑赫烈，阳气盛极，皆相火之化。

⑤阳明司天，其化以燥：王冰说：干化以行，物无湿败。

张介宾说：阳明属金，其化以燥，凡清明干肃，万物坚刚，皆金之化。

⑥太阳司天，其化以寒：王冰说：对阳之化也。（顾观光说：太阳而其化反寒，似与阳为对待，故云对阳之化。）

《新校正》云：详注云"对阳之化"，"阳"字疑误。

张介宾说：太阳属水，其化以寒，凡阴凝凛冽，万物闭藏，皆水之化。

⑦以所临藏位，命其病者也：王冰说：肝，木，位东方；心，火，位南方；脾，土，位西南方及四维（顾观光说：藏本："脾，土，位中央"，似与此文并有脱误。当云："脾，土，位中央及四维"。）；肺，金，位西方；肾，水，位北方；是五藏定位。然六气御五运，所至气不相得则病，相得则和，故先以六气所临，后言五藏之病也。

张介宾说：肝木位东，心火位南，脾土位中及四维，肺金位西，肾水位北，所临之气，与藏相得和，不相得则病。

帝曰：地化奈何？

岐伯曰：司天同候，间气皆然①。

【集解】

①地化奈何？岐伯曰：司天同候，间气皆然：王冰说：六气之本，自有常性，故虽位易，而化治皆同。

张介宾说：地化，在泉之化也。间气，义如下文。六步之位虽有上下左右之分，而气化皆相类，故与上文司天之化同其候。

帝曰：间气何谓？

岐伯曰：司左右者，是谓间气也①。

【集解】

①司左右者，是谓间气也：王冰说：六气分化，常以二气司天地为上下吉凶胜复客主之事，岁中悔吝从而明之，余四气散居左右也。故《阴阳应象大论》曰："天地者万物之上下，左右者阴阳之道路。"此之谓也。

张介宾说：六气分主六步，上谓司天，下谓在泉，余四者谓之间气。在上者为司天左间，司天右间。在下者为在泉左间，在泉右间。《阴阳应象大论》曰："天地者，万物之上下。左右者，阴阳之道路。"有图在《图翼》二卷。

帝曰：何以异之？

岐伯曰：主岁者纪岁，间气者纪步也①。

【集解】

①主岁者纪岁，间气者纪步也：王冰说：岁，三百六十五日四分日之一。步，六十日余八十七刻半也。积步之日而成岁也。

张介宾说：主岁者纪岁，司天主岁半之前，在泉主岁半之后也。间气者纪步，岁有六步，每步各主六十日八十七刻半也。

帝曰：善。岁主奈何？

岐伯曰：厥阴司天为风化①，在泉为酸化②，司气为苍化③，间气为动化④。

【集解】

①厥阴司天为风化：王冰说：巳、亥之岁，风高气远，云飞物扬，风之化也。

张介宾说：木气在天为风化，而飘怒摇动，云物飞扬，如巳、亥岁厥阴司天是也。

②在泉为酸化：王冰说：寅、申之岁，木司地气，故物化从酸。

张介宾说：木气在地则味为酸化，如寅、申岁厥阴在泉是也。

③司气为苍化：王冰说：木运之气，丁、壬之岁化。苍，青也。

张介宾说：司气，言五运之气也。木运司气，故色化青苍，丁、壬年是也。

④间气为动化：王冰说：偏主六十日余八十七刻半也。

《新校正》云：详丑、未之岁，厥阴为初之气；子、午之岁，为二之气；辰、戌之岁，为四之气；卯、酉之岁，为五之气。

张介宾说：厥阴所临之位，风化行则群物鼓动，故曰动化。如丑、未岁则为地之左间，主初之气；子、午岁则为天之右间，主二之气；辰、戌岁则为天之左间，主四之气；卯、酉岁则为地之右间，主五之气也。

少阴司天为热化①，在泉为苦化②，不司气化③，居气为灼化④。

【集解】

①少阴司天为热化：王冰说：子、午之岁，阳光熠耀，暄暑流行，热之化也。

张介宾说：君火在天为热化，而为阳光明耀，温养万物，如子、午岁少阴司天是也。

②在泉为苦化：王冰说：卯、酉之岁，火司地气，故物以苦生。

张介宾说：火气在地则味为苦化，如卯、酉岁少阴在泉是也。

③不司气化:王冰说:君不主运。

《新校正》云:按《天元纪大论》云:"君火以名,相火以位",谓君火不主运也。

张介宾说:君不司运也。夫五运六气之有异者,运出天干,故运惟五;气出地支,故气有六。五者,五行各一也。六者火分君相也。故在六气则有君火相火所主之不同,而五运则火居其一耳。于六者而缺其一,则惟君火独不司五运之气化,正以君火者太阳之火也,为阳气之本,为万化之原,无气不司,故不司气化也。按《新校正》及诸家之注此者,皆曰:"君火以名,相火以位,正以明君火之不主运也。"其说殊谬。夫《天元纪大论》原曰:"君火以明",非曰"以名"也,奈何将明字改作名字,牵强为解,大失经旨。盖不改全不相干,义殊不通,必欲引以注此,则不得不改明为名,尤属诗乱矣。愚有详注,在本类前第三章(伯坚按:"本类前第三章",指《天元纪大论》第三段。)君火以明之下,所当考正。

④居气为灼化:王冰说:六十日余八十七刻半也。居,本位。君火为居,不当间之也。

《新校正》云:详少阴不曰间气而云居气者,盖尊君火无所不居,不当间之也。王注云:"居本位为居,不当间之",则居他位不为居而可间也。寅、申之岁,为初之气;丑、未之岁,为二之气;巳、亥之岁,为四之气;辰、戌之岁,为五之气。

张介宾说:居,所在也。灼,光明也。不曰间气而曰居气者,君之所居,无往不尊,故不敢言间也。如寅、申岁居在泉之左,主初之气;丑、未岁居司天之右,主二之气;巳、亥岁居司天之左,主四之气;辰、戌岁居在泉之右,主五之气也。

太阴司天为湿化①,在泉为甘化②,司气为黅化③,间气为柔化④。

【集解】

①太阴司天为湿化:王冰说:丑、未之岁,埃郁曚昧,云雨润湿之化也。(顾观光说:"润"下似脱"泽"字。)

张介宾说:土气在天为湿化,而为埃郁曚昧,云雨润湿,如丑、未岁太阴司天是也。

②在泉为甘化:王冰说:辰戌之岁也。土司地气,故甘化先焉。

张介宾说:土气在地则味为甘化,如辰戌岁太阴在泉是也。

③司气为黅化:王冰说:土运之气,甲、巳之岁。黅,黄也。

张介宾说:土运司气则色化黅黄,甲、巳年是也。

④间气为柔化:王冰说:湿化行则庶物柔软。

《新校正》云:详太阴,卯、酉之岁,为初之气;寅、申之岁,为二之气;子、午之岁,为四之气;巳、亥之岁,为五之气。

张介宾说:太阴所临之位,湿化行则庶物柔软也。如卯、酉岁则为地之左间,主初之气;寅、申岁则为天之右间,主二之气;子、午岁则为天之左间,主四之气;巳、亥岁则为地之右间,主五之气也。

少阳司天为火化①,在泉为苦化②,司气为丹化③,间气为明化④。

【集解】

①少阳司天为火化:王冰说:寅、申之岁也。炎光赫烈,燔灼焦然,火之化也。

张介宾说:相火在天为火化,而为炎光赫烈,燔灼焦然,如寅、申岁少阳司天是也。

②在泉为苦化:王冰说:巳、亥之岁也。火司地气,故苦化先焉。

张介宾说:火气在地则味为苦化,如巳、亥岁少阳在泉是也。

③司气为丹化:王冰说:火运之气,戊、癸岁也。

张介宾说：火运司气，则色化丹赤，戊、癸年是也。

④间气为明化：王冰说：明，炳明也，亦谓霞烧。

《新校正》云：详少阳、辰戌之岁，为初之气；卯、酉之岁，为二之气；丑、未之岁，为四之气；子、午之岁，为五之气。

张介宾说：少阳所临之位，火化行则庶物明灿也。如辰、戌岁则为地之左间，主初之气；卯、酉岁则为天之右间，主二之气；丑、未岁则为天之左间，主四之气；子、午岁则为地之右间，主五之气也。

阳明司天为燥化[①]，在泉为辛化[②]，司气为素化[③]，间气为清化[④]。

【集解】

①阳明司天为燥化：王冰说：卯、酉之岁，清切高明，雾露萧瑟，燥之化也。

张介宾说：金气在天为燥化，而为清凉劲切，雾露萧瑟，如卯、酉岁阳明司天是也。

②在泉为辛化：王冰说：子、午之岁也。金司地气，故辛化先焉。

张介宾说：金气在地则味为辛化，如子、午岁阳明在泉是也。

③司气为素化：王冰说：金运之气，乙，庚岁也。

张介宾说：金运司气则色化素白，乙、庚年是也。

④间气为清化：王冰说：风生高劲，草木清冷，清之化也。

《新校正》云：详阳明，巳、亥之岁，为初之气；辰、戌之岁，为二之气；寅、申之岁，为四之气；丑、未之岁，为五之气。

张介宾说：阳明所临之位，燥化行则清凉至也。如巳、亥岁则为地之左间，主初之气；辰、戌岁则为天之右间，主二之气；寅、申岁则为天之左间，主四之气；丑、未岁则为地之右间，主五之气也。

太阳司天为寒化[①]，在泉为咸化[②]，司气为玄化[③]，间气为藏化[④]。

【集解】

①太阳司天为寒化：王冰说：辰、戌之岁，严肃峻整，惨栗凝坚，寒之化也。

张介宾说：水气在天为寒化，而为严肃栗冽，阴惨坚凝，如辰、戌岁为太阳司天是也。

②在泉为咸化：王冰说：丑、未之岁，水司地气，故化从咸。

张介宾说：水气在地则味为咸化，如丑、未岁太阳在泉是也。

③司气为玄化：王冰说：水运之气，丙、辛岁也。

张介宾说：水运司气则色化玄黑，丙、辛年是也。

④间气为藏化：王冰说：阴凝而冷，庶物敛容，藏之化也。

《新校正》云：详子、午之岁，太阳为初之气；巳、亥之岁，为二之气；卯、酉之岁，为四之气；寅、申之岁，为五之气。

张介宾说：太阳所临之位，寒化行则万物闭藏也。如子、午岁则为地之左间，主初之气；巳、亥岁则为天之右间，主二之气；卯、酉岁则为天之左间，主四之气；寅、申岁则为地之右间，主五之气也。

故治病者必明六化分治，五味，五色所生，五藏所宜，乃可以言盈虚病生之绪也。[①]

【集解】

①故治病者必明六化分治，五味，五色所生，五藏所宜，乃可以言盈虚病生之绪也：王冰说：学不厌备习也。

张介宾说：凡治病者必求其本，六化是也；必察其形，五色是也；必分其主治，五味是也；必辨其宜否，五藏是也。明此数者，而后知孰为气之盛，孰为气之衰，乃可以言盈虚病生之端绪，而治之无失矣。

帝曰：厥阴在泉而酸化，先余知之矣。风化之行也何如①？

岐伯曰：风行于地，所谓本也。余气同法②。本乎天者，天之气也。本乎地者，地之气也③。天地合气，六节分而万物化生矣④。故曰：谨候气宜，无失病机，此之谓也⑤。

【集解】

①厥阴在泉而酸化，先余知之矣。风化之行也何如：张介宾说：此问厥阴在泉既为酸化，而上文之言地化者曰司天同候，则厥阴在泉亦曰风化。然则酸之与风其辨为何如也？

②风行于地，所谓本也。余气同法：王冰说：厥阴在泉，风行于地；少阴在泉，热行于地；太阴在泉，湿行于地；少阳在泉，火行于地；阳明在泉，燥行于地；太阳在泉，寒行于地；故曰余气同法也。本，谓六气之上元气也。

张介宾说：有风化而后有酸化，是风为酸化之本，其他余气皆同此义，故有热化火化而后有苦，有湿化而后有甘，有燥化而后有辛，有寒化而后有咸。凡六气之行乎地者，即化生五味之本也。《天元纪大论》曰："所谓本也，是谓六元"，与此本字义同。

③本乎天者，天之气也。本乎地者，地之气也：王冰说：化于天者为天气。化于地者为地气。

《新校正》云：按《易》曰："本乎天者亲上，本乎地者亲下"，此之谓也。

张介宾说：六气之在天，即为天之气。六气之在地，即为地之气。上下之位不同，而气化之本则一。

④天地合气，六节分而万物化生矣：王冰说：万物居天地之间，悉为六气所生化阴阳之用，未尝有逃生化出阴阳也。

张介宾说：天气下降，地气上升，会于气交，是谓合气。由是六节气分，而万物化生无穷矣。

⑤谨候气宜，无失病机，此之谓也：王冰说：病机，下文具矣。

张介宾说：本于天地者，是为气宜。应于人身者，是为病机。

帝曰：其主病何如①？

岐伯曰：司岁备物，则无遗主矣②。

【集解】

①其主病何如：王冰说：言采药之岁也。

张介宾说：此言药物之主病者。

②司岁备物，则无遗主矣：王冰说：谨候司天地所生化者，则其味正当其岁也。故彼药工，专司岁气，所收药物，则一岁二岁其所主用无遗略也。今详"则"字当作"用"。（度会常珍说：古抄本，"则"作"用"，可从正也。按据例，"今"上盖脱"新校正云"四字。）

张介宾说：天地之气，每岁各有所司，因司气以备药物，则主病者无遗矣。如厥阴司岁则备酸物，少阴少阳司岁则备苦物，太阴司岁则备甘物，阳明司岁则备辛物，太阳司岁则备咸物，所谓岁物也。岁物备,则五味之用全矣。

帝曰:先岁物何也①?

岐伯曰:天地之专精也②。

【集解】

①先岁物何也:《新校正》云:详"先岁"疑作"司岁"。

②天地之专精也:王冰说:专精之气,药物肥浓,又于使用当其正气味也。

张介宾说:岁物者,得天地精专之化,气全力厚,故备所当先也。此与《六元正纪大论》:"食岁谷以全其真"者同义。

帝曰:司气者何如①?

岐伯曰:司气者主岁同,然有余不足也②。

【集解】

①司气者何如:王冰说:司运气也。

②司气者主岁同,然有余不足也:王冰说:五运主岁者有余不足,比之岁物,恐有薄有余之岁药专精也。

张介宾说:司气,即上文五运之司气也。主岁,即上文司天在泉之主岁也。运之与气,所主皆同,但五太之运为有余,五少之运为不及,而物性之禀有厚薄矣。

帝曰:非司岁物何谓也?

岐伯曰:散也①,故质同而异等也②。气味有薄厚,性用有燥静,治保有多少,力化有浅深,此之谓也③。

【集解】

①散也:王冰说:非专精则散气,散气则物不纯也。

张介宾说:非司岁物,谓非主岁之物也。散者,谓六气之序,不司天地则司四间,故物生之应亦当随气散见于四方而各有所禀也。

②故质同而异等也:王冰说:形质虽同,力用则异,故不尚之。

张介宾说:惟天地之气变不常,故物生之体质虽同,而性用之厚薄则异。

③气味有薄厚,性用有燥静,治保有多少,力化有浅深,此之谓也:王冰说:物与岁不同者何?以此尔。

张介宾说:此即质同异等之谓。盖司气者与不司气者,其有不同如此。

帝曰:岁主藏害何谓?

岐伯曰:以所不胜命之,则其要也①。

【集解】

①以所不胜命之,则其要也:王冰说:木不胜金,金不胜火之类是也。

张介宾说:此言天有岁气,人有藏气,而岁主有害于五藏者在所不胜者也。如木气淫则脾不胜,火气淫则肺不胜,土气淫则肾不胜,金气淫则肝不胜,水气淫则心不胜,是皆藏害之要。

帝曰:治之奈何?

岐伯曰:上淫于下,所胜平之。外淫于内,所胜治之①。

【集解】

①上淫于下,所胜平之。外淫于内,所胜治之:王冰说:淫,谓行所不胜己者也。上淫于下,

天之气也。外淫于内,地之气也。随所制胜而以平治之也。制胜,谓五味寒热温凉随胜用之,下文备矣。

《新校正》云:详天气主岁,虽有淫胜,但当平调之,故不曰治而曰平也。

张介宾说:淫,太过为害也。上淫于下,谓天以六气而下病六经也。外淫于内,谓地以五味而内伤五官也。淫邪为害,当各以所胜者平治之也。

帝曰:善。平气何如①。

岐伯曰:谨察阴阳所在而调之,以平为期。正者,正治。反者,反治②。

【集解】

①平气何如:王冰说:平,谓诊平和之气。

张介宾说:此问岁气和平而亦有病者,又当何如治之也。

②谨察阴阳所在而调之,以平为期。正者,正治。反者,反治:王冰说:知阴阳所在,则知尺寸应与不应。不知阴阳所在,则以得为失,以逆为从,故谨察之也。阴病阳不病,阳病阴不病,是为正病,则正治之,谓以寒治热,以热治寒也。阴位已见阳脉,阳位又见阴脉,是谓反病,则反治之,谓以寒治寒,以热治热也。诸方之制,咸悉不然,故曰反者反治也。

张介宾说:阴阳者,脉有阴阳,证有阴阳,气味有阴阳,经络藏象有阴阳,不知阴阳所在则以反为正,以逆为从,故宜谨察而调之,以平为期,无令过也。若阳经阳证而得阳脉,阴经阴证而得阴脉,是为正病。正者正治,谓当以寒治热,以热治寒,治之正也。若阳经阳证而得阴脉,阴经阴证而得阳脉,是为反病。反者反治,谓当以热治热,以寒治寒,治之反也。

帝曰:夫子言察阴阳所在而调之,《论》言:“人迎与寸口相应若引绳,小大齐等,命曰平①。”阴之所在,寸口何如②?

岐伯曰:视岁南北可知之矣③。

【集解】

①人迎与寸口相应若引绳,小大齐等,命曰平:《新校正》云:详“论言”至“曰平”,本《灵枢经》之文,今出。《甲乙经》云:“寸口主中,人迎主外,两者相应,俱往俱来,若引绳大小齐等。春夏人迎微大,秋冬寸口微大者,名曰平也。”(伯坚按:《新校正》所引《甲乙经》,见《甲乙经》卷四《经脉》第一上,系转引《灵枢》第四十八《禁服篇》的文字。本篇经文这里所引的《论》言,即系《灵枢·禁服篇》文字的省略。)

张介宾说:《论》言,《灵枢·禁服篇》也。此引本论之察阴阳者,以人迎寸口为言,盖人迎在头,寸口在手,阴阳相应,则大小齐等,是为平也。

②阴之所在,寸口何如:王冰说:阴之所在,脉沉不应,引绳齐等,其候颇乖,故问以明之。

张介宾说:阴,少阴也。少阴所在,脉当不应于寸口,有不可不察也。

③视岁南北可知之矣:张介宾说:甲、己二岁为南政。乙、庚、丙、辛、丁、壬、戊、癸八年为北政。南政居南而定其上下左右,故于人之脉则南应于寸,北应于尺。北政居北而定其上下左右,故北应于寸而南应于尺。一曰五运以土为尊,故惟甲、己土运为南政,其他皆北政也。有《推原南北政图说》,在《图翼》二卷。

张介宾《类经·图翼》卷二《推原南北政》说:愚按南北政之义,诸说皆以甲己属土,为五行之尊,故曰南政,似属牵强。夫干支相合而成花甲,十干之中复各有所统十干,如六甲干头,必起甲子,至戊末而六十花甲尽,及至六己,复起甲子,至癸末而六十花甲尽,故甲己年必起于甲子月，甲己日必起于甲子时，此甲己二干所以为十干之首，故象君而为南政。其余则北而象臣而为北政。人之血脉故亦应之。即奇门诸家亦独以甲己为符头。此花甲自然之理，固不待土为五行之尊而分南北也。晰理者以谓然否？

帝曰：愿卒闻之。

岐伯曰：北政之岁，少阴在泉，则寸口不应①；厥阴在泉，则右不应②；太阴在泉，则左不应③。南政之岁，少阴司天，则寸口不应④；厥阴司天，则右不应⑤；太阴司天，则左不应⑥。诸不应者，反其诊则见矣⑦。

【集解】

①北政之岁，少阴在泉，则寸口不应：王冰说：木、火、金、水运，面北受气，凡气之在泉者，脉恐不见，唯其左右之气脉可见之。在泉之气，善则不见，恶者可见。病以气及客主淫胜名之。在天之气，其亦然矣。

张介宾说：不应者，脉来沉细而伏，不应于指也。北政之岁，其气居北以定上下，则尺主司天，寸主在泉。故少阴在泉，居北之中，则两手寸口不应，乙、丁、辛、癸、卯、酉年是也。

②厥阴在泉，则右不应：王冰说：少阴在右故。

张介宾说：右，右寸也。北政厥阴在泉，则少阴在右寸，故不应。丙、戊、庚、壬、寅、申年是也。

③太阴在泉，则左不应：王冰说：少阴在左故。

张介宾说：左，左寸也。北政太阴在泉，则少阴在左寸，故不应，丙、戊、庚、壬、辰、戌年是也。

④南政之岁，少阴司天，则寸口不应：王冰说：土运之岁，面南行令，故少阴司天则二手寸口不应也。

张介宾说：南政之岁，其气居南以定上下，则寸主司天，尺主在泉，故少阴司天居南之中，则两手寸口不应，甲子、甲午年是也。

⑤厥阴司天，则右不应：张介宾说：右，右寸也。南政厥阴司天，则少阴在右寸，故不应，己巳、己亥年是也。

⑥太阴司天，则左不应：王冰说：亦左右义也。

张介宾说：左，左寸也。南政太阴司天，则少阴在左寸，故不应，己丑、己未年是也。

⑦诸不应者，反其诊则见矣：王冰说：不应皆为脉沉。脉沉下者，仰手而沉，覆其手则沉为浮、细为大也。

张介宾说：凡南政之应在寸者，则北政应在尺。北政之应在寸者，则南政应在尺。以南北相反而诊之，则或寸或尺之不应者，皆可见矣。

顾观光说：吴《注》云："反，变也。诊，候也。诸不应者，岁运经候之常也。今乃见者，其候变也。变则不应者斯应矣。"

帝曰：尺候何如？

岐伯曰：北政之岁，三阴在下，则寸不应；三阴在上，则尺不应①。南政之岁，三阴在天，则寸不应；三阴在泉，则尺不应②。左右同③。故曰："知其要者，一言而终，不知其要，流散无穷。"此之谓也④。

【集解】

①北政之岁，三阴在下，则寸不应；三阴在上，则尺不应：王冰说：司天曰上。在泉曰下。

张介宾说：北政之岁，反于南政，故在下者主寸，在上者主尺。上下，即司天在泉也。

②南政之岁，三阴在天，则寸不应；三阴在泉，则尺不应：张介宾说：南政之岁，反于北政，故在天主寸，在泉主尺也。

③左右同：王冰说：尺不应寸，左右悉与寸不应义同。

张介宾说：凡左右寸尺之不应者皆与前同，惟少阴之所在则其位也。愚按阴之所在其脉不应，诸家之注皆谓六气以少阴为君，君象无为，不主时气，故少阴所至其脉不应也。此说殊为不然。夫少阴既为六气之一，又安有不主气之理？惟《天元纪大论》中"君火以明，相火以位"之下，王氏注曰："君火在相火之右，但立名于君位，不立岁气"一言，此在王氏固已误注，而诸家引以释此，盖亦不得已而为之强解耳，义岂然欤？夫三阴三阳者，天地之气也。如《太阴阳明论》曰："阳者，天气也，主外。阴者，地气也，主内。故阳道实，阴道虚。"此阴阳虚实自然之道也。第以日月证之，则日为阳，其气常盈；月为阴，其光常缺。是以潮汐之盛衰，亦随月而有消长，此阴道当然之义，为可知矣。人之经脉，即天地之潮汐也。故三阳所在，其脉无不应者，气之盈也。三阴所在，其脉有不应者，以阳气有不及，气之虚也。然三阴之列，又惟少阴独居乎中，此又阴中之阴也，所以少阴所在为不应，盖亦应天地之虚耳，岂君不主事之谓乎？明者以为然否？

④"知其要者，一言而终，不知其要，流散无穷。"此之谓也：王冰说：要，谓知阴阳所在也。知则用之不惑。不知则尺寸之气沉浮小大，常三岁一差，欲求其意，犹绕树问枝，虽白首区区尚未知所诣，况其旬月而可知乎？

张介宾说：要，即阴阳之所在也。知则不惑，不知则致疑，所以流散无穷而莫测其要也。凡此脉之见，尤于时气为病者最多，虽其中有未必全合者，然遇有不应之脉，便当因此以推察其候。"知其要者"数句，与《六元正纪大论》同，但彼言六元之纪，此言阴阳之要也。

帝曰：善。天地之气，内淫而病何如[①]？

岐伯曰：岁厥阴在泉，风淫所胜，则地气不明，平野昧，草乃早秀[②]。民病洒洒振寒，善伸，数欠，心痛支满，两胁里急，饮食不下，鬲咽不通，食则呕，腹胀，善噫，得后与气则快然如衰，身体皆重[③]。

【集解】

①内淫而病何如：张介宾说：淫，邪胜也。不胜其德，是谓之淫。内淫者，自外而入，气淫于内，言在泉之变病也。

②岁厥阴在泉，风淫所胜，则地气不明，平野昧，草乃早秀：张介宾说：厥阴在泉，寅、申岁也。风淫于地，则木胜土，风胜湿，尘埃飞扬，故地气不明，平野昏昧。木气有余，故草乃早秀。

③民病洒洒振寒，善伸，数欠，心痛支满，两胁里急，饮食不下，鬲咽不通，食则呕，腹胀，善噫，得后与气则快然如衰，身体皆重：王冰说：谓甲寅、丙寅、戊寅、庚寅、壬寅、甲申、丙申、戊申、庚申、壬申岁也。气不明，谓天围之际，气色昏暗，风行地上，故平野皆然。昧，谓暗也。胁，谓两乳之下及胠外也。伸，谓以欲伸努筋骨也。

《新校正》云：按《甲乙经》，洒洒振寒，善伸数欠，为胃病；食则呕，腹胀，善噫，得后与气则快然如衰，身体皆重，为脾病；饮食不下，鬲咽不通，邪在胃脘也。盖厥阴在泉之岁，木王而克脾胃，故病如是。又按《脉解》云："所谓食则呕者，物盛满而上溢，故呕也。所谓得后与气则快然如衰者，十一月阴气下衰而阳气且出，故曰得后与气则快然如衰也。"

张介宾说：按《经脉篇》，自"洒洒振寒"至"数欠"，为阳明胃病。自"食则呕"至"身体皆重"，为太阴脾病。且厥阴肝脉，贯膈布胁肋，故又为心痛支满等证。皆木邪淫胜，脾胃受伤之为病。

岁少阴在泉，热淫所胜，则焰浮川泽，阴处反明。民病腹中常鸣，气上冲胸，喘不能久立，寒热，皮肤痛，目瞑，齿痛，𩓙肿，恶寒发热如疟，少腹中痛，腹大。蛰虫不藏。①

【集解】

①岁少阴在泉，热淫所胜，则焰浮川泽，阴处反明。民病腹中常鸣，气上冲胸，喘不能久立，寒热，皮肤痛，目瞑，齿痛，𩓙肿，恶寒发热如疟，少腹中痛，腹大。蛰虫不藏：王冰说：谓乙卯、丁卯、己卯、辛卯、癸卯、乙酉、丁酉、己酉、辛酉、癸酉岁也。阴处，北方也。不能久立，足无力也。腹大，谓心气不足也。金火相薄而为是也。

《新校正》云：按《甲乙经》，齿痛，𩓙肿，为大肠病；腹中雷鸣，气上冲胸，喘不能久立，邪在大肠也。盖少阴在泉之岁，火克金，故大肠病也。

张介宾说：少阴在泉，卯、酉岁也。君火淫胜于下，故焰浮川泽，阴处反明，蛰虫不藏。腹中常鸣者，火气奔动也。气上冲胸者，火性炎上也。喘不能久立，寒热，皮肤痛者，火邪乘肺也。目瞑者，热甚阴虚，畏阳光也。齿动、𩓙肿，热乘阳明经也。恶寒发热如疟，金水受伤，阴阳争胜也。热在下焦，故少腹中痛。热在中焦，故腹大。

岁太阴在泉，草乃早荣，湿淫所胜，则埃昏岩谷，黄反见黑，至阴之交①，民病饮积，心痛，耳聋，浑浑焞焞，嗌肿，喉痹，阴病血见，少腹痛肿，不得小便，病冲头痛，目似脱，顶似拔，腰似折，髀不可以曲，腘如结，腨如别②。

【集解】

①岁太阴在泉，草乃早荣，湿淫所胜，则埃昏岩谷，黄反见黑，至阴之交：张介宾说：太阴在泉，辰、戌岁也。土为草木之所资生，故草乃早荣。岩谷者，土厚之处，故埃昏岩谷。黄，土色。黑，水色。土胜湿淫，故黄反见黑。《五常政大论》曰："太阴司天，湿气下临，肾气上从，黑起水变"，即土临水应之义。至阴之交，当三气四气之间，土之令也。

②民病饮积，心痛，耳聋，浑浑焞焞，嗌肿，喉痹，阴病血见，少腹痛肿，不得小便，病冲头痛，目似脱，顶似拔，腰似折，髀不可以曲，腘如结，腨如别：王冰说：谓甲辰、丙辰、戊辰、庚辰、壬辰、甲戌、丙戌、戊戌、庚戌、壬戌岁也。太阴为土，色见应黄于天中，而反见于北方黑处也。水土同见，故曰至阴之交，合其气色也。冲头痛，谓脑后眉间痛也。腘，谓膝后曲脚之中也。䏿，骱后软肉处也。

《新校正》云：按《甲乙经》，耳聋，浑浑焞焞，嗌肿，喉痹，为三焦病；为病冲头痛，目似脱，顶似拔，腰似折，髀不可以曲，腘如结，腨如别，为膀胱足太阳病；又少腹肿痛，不得小便，邪在三焦。盖太阴在泉之岁，土王克太阳，故病如是也。

张介宾说：饮积心痛，寒湿乘心也。自"耳聋"至"喉痹"，按《经脉篇》为三焦经病。自"阴病"至"不得小便"，以邪湿下流，为阴虚肾病。自"冲头痛"至"腨如别"，按《经脉篇》为膀胱经病。此以土邪淫胜克水，而肾合三焦膀胱俱为水藏，故病及焉。

岁少阳在泉，火淫所胜，则焰明郊野，寒热更至①。民病注泄赤白，少腹涌，溺赤，甚则血便。少阴同候②。

【集解】

①岁少阳在泉，火淫所胜，则焰明郊野，寒热更至：张介宾说：少阳在泉，已、亥岁也。相火淫胜于下，故焰明郊野。热极生寒，故寒热更至。

②民病注泄赤白，少腹痛，溺赤，甚则血便。少阴同候：王冰说：谓乙巳、丁巳、己巳、辛巳、癸巳、乙亥、丁亥、己亥、辛亥、癸亥岁也。处寒之时，热更其气，热气既往，寒气后来，故云更至也。余候与少阴在泉正同。

张介宾说：热伤血分，则注赤。热伤气分，则注白。热则下焦，故少腹痛、溺赤、血便。其余诸病，皆与前少阴在泉同候。

岁阳明在泉，燥淫所胜，则霿雾清瞑[①]。民病喜呕，呕有苦，善太息，心胁痛不能反侧，甚则嗌干，面尘，身无膏泽，足外反热[②]。

【集解】

①岁阳明在泉，燥淫所胜，则霿雾清瞑：张介宾说：阳明在泉，子、午岁也。金气淫胜于下，故霿暗如雾，清冷晦瞑也。

②民病喜呕，呕有苦，善太息，心胁痛不能反侧，甚则嗌干，面尘，身无膏泽，足外反热：王冰说：谓甲子、丙子、戊子、庚子、壬子、甲午、丙午、戊午、庚午、壬午岁也。霿雾，谓雾暗不分似雾也。清，薄寒也。言雾起霿暗，不辨物形，而薄寒也。心胁痛，谓心之傍胁中痛也。面尘，谓面上如有触冒尘土之色也。

《新校正》云：按《甲乙经》，病喜呕，呕有苦，善太息，心胁痛，不能反侧，甚则面尘，身无膏泽，足外反热，为胆病；嗌干，面尘，为肝病。盖阳明在泉之岁，金王克木，故病如是。又按《脉解》云："少阳所谓心胁痛者，言少阳盛也。盛者心之所表也。九月阳气尽而阴气盛，故心胁痛。所谓不可反侧者，阴气藏物也。物藏则不动，故不可反侧也。"

张介宾说：按《经脉篇》以口苦、善太息、心胁痛不能转侧、甚则面微有尘、体无膏泽、足外反热，为足少阳胆经病；嗌干、面尘，为厥阴肝经病。此以金邪淫胜，故肝胆受伤，而为病如此。

岁太阳在泉，寒淫所胜，则凝肃惨栗。民病少腹控睾，引腰脊，上冲心痛，血见，嗌痛，颔肿[①]。

【集解】

①岁太阳在泉，寒淫所胜，则凝肃惨栗。民病少腹控睾，引腰脊，上冲心痛，血见，嗌痛，颔肿：王冰说：谓乙丑、丁丑、己丑、辛丑、癸丑、乙未、丁未、己未、辛未、癸未岁也。凝肃，谓寒气霭空，凝而不动，万物静肃其仪形也。惨栗，寒甚也。控，引也。睾，阴丸也。颔，颊车前牙之下也。

《新校正》云：按《甲乙经》，嗌痛，颔肿，为小肠病；又少腹控睾，引腰脊，上冲心肺，邪在小肠也。盖太阳在泉之岁，水克火，故病如是。

张介宾说：寒淫于下，自伤其类，则膀胱与肾受之。膀胱居腹，故少腹痛。肾主阴丸，故控睾。太阳之脉，挟脊抵腰中，故引腰脊。肾脉络心，故上冲心痛。心主血属而寒逼之，故血见。故《经脉篇》以嗌痛、颔肿为小肠经病，亦水邪侮火而然。

帝曰：善。治之奈何[①]？

岐伯曰：诸气在泉，风淫于内，治以辛、凉，佐以苦，以甘缓之，以辛散之[②]。

【集解】

①治之奈何：张介宾说：此下言在泉淫胜之治。

②诸气在泉，风淫于内，治以辛、凉，佐以苦，以甘缓之，以辛散之：王冰说：风性喜温而恶清，故治之凉，是以胜气治之也。佐以苦，随其所利也。木苦急则以甘缓之。苦抑则以辛散之。《藏气法时论》曰："肝苦急，急食甘以缓之。肝欲散，急食辛以散之。"此之谓也。食亦音饲，己曰食，他日饲也。大法正味如此，诸为方者不必尽用之，但一佐二佐，病已则止，余气皆然。

张介宾说：风为木气，金能胜之，故治以辛凉。过于辛恐反伤其气，故佐以苦甘，苦胜辛，甘益气也。木性急，故以甘缓之。风邪胜，故以辛散之。《藏气法时论》曰："肝苦急，急食甘以缓之。肝欲散，急食辛以散之。"此之谓也。

热淫于内，治以咸、寒，佐以甘、苦，以酸收之，以苦发之。①

【集解】

①热淫于内，治以咸、寒，佐以甘、苦，以酸收之，以苦发之：王冰说：热性恶寒，故治以寒也。热之大盛，甚于表者，以苦发之；不尽，复寒制之；寒制不尽，复苦发之，以酸收之。甚者再方，微者一方，可使必已。时发时止，亦以酸收之。

张介宾说：热为火气，水能胜之，故宜治以咸寒，佐以甘苦。甘胜咸，所以防咸之过也。苦能泄，所以去热之实也。热盛于经而不敛者，以酸收之。热郁于内而不解者，以苦发之。

湿淫于内，治以苦、热，佐以酸、淡，以苦燥之，以淡泄之。①

【集解】

①湿淫于内，治以苦、热，佐以酸、淡，以苦燥之，以淡泄之：王冰说：湿与燥反，故治以苦、热，佐以酸、淡也。燥除湿，故以苦燥其湿也。淡利窍，故以淡渗泄也。《藏气法时论》曰："脾苦湿，急食苦以燥之。"《灵枢经》曰："淡利窍也。"《生气通天论》曰："味过于苦，脾气不濡，胃气乃厚"。明苦燥也。

《新校正》云：按《六元正纪大论》曰："下太阴，其化下甘温。"

张介宾说：湿为土气，燥能除之，故治以苦热。酸从木化，制土者也，故佐以酸淡。以苦燥之者，苦从火化也。以淡泄之者，淡能利窍也。《藏气法时论》曰："脾苦湿，急食苦以燥之"，即此之谓。

火淫于内，治以咸、冷，佐以苦、辛，以酸收之，以苦发之。①

【集解】

①火淫于内，治以咸、冷，佐以苦、辛，以酸收之，以苦发之：王冰说：火气大行心腹，心怒之所生也。咸性柔软，故以治之，以酸收之。大法候其须汗者，以辛佐之，不必要资苦味令其汗也。欲柔软者，以咸治之。《藏气法时论》曰："心欲软，急食咸以软之。心苦缓，急食酸以收之。"此之谓也。

张介宾说：相火，畏火也，故宜治以咸冷。苦能泄火，辛能散火，故用以为佐。以酸收之，以苦发之，义与上文热淫治同。

燥淫于内，治以苦、温，佐以甘、辛，以苦下之。①

【集解】

①燥淫于内，治以苦、温，佐以甘、辛，以苦下之：王冰说：温利凉性，故以苦治之。下，谓利之使不得也。

《新校正》云：按《藏气法时论》曰："肺苦气上逆，急食苦以泄之，用辛泻之，酸补之。"又按下文司天燥淫所胜，佐以酸辛，此云甘辛者，“甘”字疑当作“酸”。《六元正纪大论》云：“下酸热”，与苦温之治又异。又云：“以酸收之而安其下，甚则以苦泄之。”

张介宾说：燥为金气，火能胜之。治以苦温，苦从火化也。佐以甘辛，木受金伤，以甘缓之；金之正味，以辛泻之也。燥结不通则邪实于内，故当以苦下之。按下文燥淫所胜，佐以酸辛，与此甘辛稍异。又如《六元正纪大论》子午年阳明在泉，亦云下酸温。皆与此不同。考之《藏气法时论》曰：“肺苦气上逆，急食苦以泄之，用酸补之，辛泻之”，正此之辨。

寒淫于内，治以甘、热，佐以苦、辛，以咸泻之，以辛润之，以苦坚之。①

【集解】

①寒淫于内，治以甘、热，佐以苦、辛，以咸泻之，以辛润之，以苦坚之：王冰说：以热治寒，是为摧胜，折其气用，令不滋繁也。苦辛之佐，通事行之。

《新校正》云：按《藏气法时论》曰：“肾苦燥，急食辛以润之。肾欲坚，急食苦以坚之，用苦补之，咸泻之。”旧注引此在湿淫于内之下，无义，今移于此。

张介宾说：寒为水气，土能胜水，热能胜寒，故治以甘热，甘从土化，热从火化也。佐以苦辛等义，如《藏气法时论》曰：“肾苦燥，急食辛以润之，坚欲坚，急食苦以坚之，用苦补之，咸泻之”也。

帝曰：善。天气之变何如？

岐伯曰：厥阴司天，风淫所胜，则太虚埃昏，云物以扰，寒生春气，流水不冰。民病胃脘当心而痛，上支两胁，鬲咽不通，饮食不下，舌本强，食则呕，冷泄，腹胀，溏泄，瘕，水闭。蛰虫不去。病本于脾①。冲阳绝，死不治②。

【集解】

①厥阴司天，风淫所胜，则太虚埃昏，云物以扰，寒生春气，流水不冰。民病胃脘当心而痛，上支两胁，鬲咽不通，饮食不下，舌本强，食则呕，冷泄，腹胀，溏泄，瘕，水闭。蛰虫不去。病本于脾：王冰说：谓乙巳、丁巳、己巳、辛巳、癸巳、乙亥、丁亥、己亥、辛亥、癸亥岁也。是岁民病集于中也。风自天行，故太虚埃起。风动飘荡，故云物扰也。埃，青尘也。不分远物，是为埃昏。土之为病，其善泄利，若病水则小便闭而不下，若大泄利则经水亦多闭绝也。

《新校正》云：按《甲乙经》，舌本强，食则呕，腹胀，溏泄，瘕，水闭，为脾病；又胃病者，腹胀，胃脘当心而痛，上支两胁，隔咽不通，食饮不下，盖厥阴司天之岁，木胜土，故病如是也。

张介宾说：已、亥岁也。风淫于上，故太虚埃昏，云物扰乱，风木主温，故寒生春气，而流水不冰。然风胜则金令承之，清肃气行，故蛰虫不出。胃脘当心而痛等证，病皆在脾。按《经脉篇》以舌本强、食则呕、胃脘痛、腹胀食不下、溏泄、瘕、水闭，为足太阴脾病。此以木邪乘土，故诸病皆本于脾也。

②冲阳绝，死不治：王冰说：冲阳，在足跗上，动脉应手，胃之气也。冲阳脉微，则食饮减少，绝则药食不入，亦下嗌还出也。攻之不入，养之不生，邪气日强，真气内绝，故其必死，不可复也。

张介宾说：冲阳，足阳明胃脉也。在足跗上，动脉应手，土不胜木，则脾胃气竭而冲阳绝，故死不治。

少阴司天，热淫所胜，怫热至，火行其政，民病胸中烦热，嗌干，右胠满，皮肤痛，寒热，咳喘。大雨且至。唾血，血泄，鼽，衄，嚏，呕，溺色变，甚则疮疡，胕肿，肩，背，臂、臑及缺盆中痛，心痛，肺䐜，腹大满，膨膨而喘咳。病本于肺[1]。尺泽绝，死不治[2]。

【集解】

①少阴司天，热淫所胜，怫热至，火行其政，民病胸中烦热，嗌干，右胠满，皮肤痛，寒热，咳喘。大雨且至。唾血，血泄，鼽，衄，嚏，呕，溺色变，甚则疮疡，胕肿，肩，背，臂、臑及缺盆中痛，心痛，肺䐜，腹大满，膨膨而喘咳。病本于肺：王冰说：谓甲子、丙子、戊子、庚子、壬子、甲午、丙午、戊午、庚午、壬午岁也。怫热至是，火行其政乃尔。是岁民病集于右，盖以小肠通心故也。病自肺生，故曰病本于肺也。

《新校正》云：按《甲乙经》，溺色变，肩背臂臑及缺盆中痛，肺胀满膨膨而喘咳，为肺病。鼽，衄，为大肠病。盖少阴司天之岁，火克金，故病如是。又王注民病集于右，以小肠通心故。按《甲乙经》，小肠附脊左环，回肠附脊右环，所说不应，得非火盛克金而大肠病欤？

张介宾说：子、午岁也。热淫于上，故火行其政。君火之下，阴精承之，故大雨且至。胸中烦热嗌干等证，皆君火上炎，肺金受伤也。金气主右，故右胠满。按《经脉篇》以溺色变、肩、背、臂、臑及缺盆中痛、肺胀满膨膨而喘咳，为手太阴经肺病；鼽、衄、肩前臑痛，为手阳明大肠病。盖肺与大肠为表里，金被火伤，故诸病皆本于肺也。

②尺泽绝，死不治：王冰说：尺泽，在肘内廉大文中，动脉应手，肺之气也。火烁于金，承天之命，金气内竭，故必危亡。尺泽不至，肺气已绝，荣卫之气宣行无主，真气内竭，生之何有哉？

张介宾说：尺泽，手太阴肺脉也。在肘内廉大文中，动脉应手。金不胜火，则肺气竭而尺泽绝，故死不治。

太阴司天，湿淫所胜，则沉阴旦布，雨变枯槁[1]。胕肿，骨痛，阴痹，阴痹者按之不得，腰、脊、头、项痛，时眩，大便难，阴气不用，饥不欲食，咳唾则有血，心如悬。病本于肾[2]。太溪绝，死不治[3]。

【集解】

①太阴司天，湿淫所胜，则沉阴旦布，雨变枯槁：张介宾说：丑、未岁也。湿淫于上，故沉阴旦布。沉，深也。沉阴雨变，则浸渍为伤，故物多枯槁。

②胕肿，骨痛，阴痹，阴痹者按之不得，腰、脊、头、项痛，时眩，大便难，阴气不用，饥不欲食，咳唾则有血，心如悬。病本于肾：王冰说：谓乙丑、丁丑、己丑、辛丑、癸丑、乙未、丁未、己未、辛未、癸未岁也。沉，久也。肾气受邪，水无能润，下焦枯槁，故大便甚难也。

《新校正》云：按《甲乙经》，饥不欲食，咳唾则有血，心悬如饥状，为肾病；又邪在肾则骨痛，阴痹，阴痹者按之而不得，腹胀，腰痛，大便难，肩背颈项强痛，时眩。盖太阴司天之岁，土克水，故病如是也。

张介宾说：胕肿骨痛等证，皆肾经病也。按《经脉篇》以腰脊、头项痛，为足太阳膀胱病；以饥不欲食、咳唾则有血、心如悬，为足少阴肾病。此以肾与膀胱为表里，水为土克，故诸病皆本于肾也。

③太溪绝，死不治：王冰说：太溪在足内踝后跟骨上，动脉应手，肾之气也。土邪胜水，则肾气内绝，邪甚正微，故方无所用矣。

张介宾说：太溪，足少阴肾脉也。在足内踝后跟骨上，动脉应手。水不胜土，则肾气竭而太溪绝，故死不治。

少阳司天，火淫所胜，则温气流行，金政不平[①]。民病头痛，发热，恶寒而疟，热上皮肤痛，色变黄赤，传而为水，身面胕肿，腹满，仰息，泄注赤白，疮疡，咳唾血，烦心，胸中热；甚则鼽，衄。病本于肺[②]。天府绝，死不治[③]。

【集解】

①少阳司天，火淫所胜，则温气流行，金政不平：张介宾说：寅、申岁也。相火淫胜于上，则金受其制，故温气流行，金政不平。

②民病头痛，发热，恶寒而疟，热上皮肤痛，色变黄赤，传而为水，身面胕肿，腹满，仰息，泄注赤白，疮疡，咳唾血，烦心，胸中热；甚则鼽，衄。病本于肺：王冰说：谓甲寅、丙寅、戊寅、庚寅、壬寅、甲申、丙申、戊申、庚申、壬申岁也。火来用事，则金气受邪，故曰金政不平也。火炎于上，金肺受邪，客热内燔，水无能救，故化生诸病也。制火之客则已矣。

《新校正》云：按《甲乙经》，邪在肺则皮肤痛，发寒热。盖少阳司天之岁，火克金，故病如是。

张介宾说：相火用事，金气受邪，客热内燔，水不能制，故为此诸病，皆本于肺也。

③天府绝，死不治：王冰说：天府，在肘后内侧上掖下，同身寸之三寸，动脉应手，肺之气也。火胜而金脉绝，故死。

张介宾说：天府，手太阴肺脉也。在臂臑内廉腋下三寸，动脉应手。金不胜火，则肺气竭而天府绝，故死不治。

阳明司天，燥淫所胜，则木乃晚荣，草乃晚生，筋骨内变。民病左胠胁痛，寒清于中，感而疟。大凉革候。咳，腹中鸣，注泄，鹜溏。名木敛生菀于下，草焦上首。心胁暴痛，不可反侧，嗌干，面尘，腰痛，丈夫㿗疝，妇人少腹痛，目昧[①]，眦疡、疮、痤、痈。蛰虫来见。病本于肝[②]。太冲绝，死不治[③]。

【集解】

①目昧：陆懋修说：昧，亦作眛。《说文》：“眛，目不明也。”《左传》二十四年《传》：“目不别五色之章为眛。”

②病本于肝：王冰说：谓乙卯、丁卯、己卯、辛卯、癸卯、乙酉、丁酉、己酉、辛酉、癸酉岁也。金胜，故草木晚生荣也。配于人身，则筋骨内应而不用也。大凉之气，变易时候，则人寒清发于中，内感寒气则为痎疟也。大肠居右，肺气通之，今肺气内淫，肝居于左，故左胠胁痛如刺割也。其岁民自注泄，则无淫胜之疾也。大凉，次寒也。大凉且甚，阳气不行，故木容收敛，草荣悉晚，生气已升，阳不布令，故闭积生气而稸于下也。在人之应，则少腹之内，痛气居之，发疾于仲夏；疮疡之疾，犹及秋中，疮痤之类生于上，痈肿之患生于下。疮色虽赤，中心正白，物气之常也。

《新校正》云：按《甲乙经》，腰痛不可以俯仰，丈夫㿗疝，妇人少腹肿，甚则嗌干，面尘，为肝病；又胸满洞泄，为肝病；又心胁痛不能反侧，目锐，眦痛，缺盆中肿痛，掖下肿马刀挟瘿，汗出振寒，疟，为胆病。盖阳明司天之岁，金克木，故病如是。又按《脉解》云：“厥阴所谓㿗疝妇人少腹肿者，厥阴者辰也，三月阳中之阴邪在中，故曰㿗疝少腹肿也。”

张介宾说：卯、酉岁也。燥金淫胜于上，则木受其克，故草木生荣俱晚，其在于人，则肝血受伤，不能营养筋骨，故生内变。且金气大凉，能革发生之候，故草木之应如此。然阳明金气在上，则少阴火气在下，故蛰虫来见也。左胠胁痛等证，皆肝经病，肝木主左也。按《经脉篇》以心胁痛不可转侧，面微有尘，为足少阳胆病；腰痛不可俯仰、丈夫𤷒疝、妇人少腹痛、嗌干、面尘、飧泄,为足厥阴肝病。此以肝与胆为表里,木被金伤,故诸病皆本于肝也。

③太冲绝,死不治:王冰说:太冲,在足大指本节后二寸,动脉应手,肝之气也。金来伐木,肝气内绝,真不胜邪,其死宜也。

张介宾说:太冲,足厥阴肝脉也。在足大指本节后二寸,动脉应手。木不胜金,则肝气竭而太冲绝,故死不治。

太阳司天,寒淫所胜,则寒气反至,水且冰。血变于中,发为痈疡。民病厥心痛,呕血,血泄,鼽、衄、善悲,时眩仆。运火炎烈,雨暴乃雹。胸腹满,手热,肘挛,掖肿,心澹澹大动,胸胁胃脘不安,面赤,目黄,善噫,嗌干;甚则色炲,渴而欲饮,病本于心[①]。神门绝,死不治[②]。

【集解】

①太阳司天,寒淫所胜,则寒气反至,水且冰。血变于中,发为痈疡。民病厥心痛,呕血,血泄,鼽、衄、善悲,时眩仆。运火炎烈,雨暴乃雹。胸腹满,手热,肘挛,掖肿,心澹澹大动,胸胁胃脘不安,面赤,目黄,善噫,嗌干;甚则色炲,渴而欲饮,病本于心:王冰说:谓甲辰、丙辰、戊辰、庚辰、壬辰、甲戌、丙戌、戊戌、庚戌、壬戌岁也。太阳司天,寒气布化,故水且冰而血凝,皮肤之间卫气结聚,故为痈也。若乘火运,而火热炎烈与水交战,故暴雨半珠形雹也。心气为噫,故善噫,是岁民病集于心胁之中也。阳气内郁,湿气下蒸,故心厥痛而呕血,血泄,鼽,衄,面赤,目黄,善噫,手热,肘挛,掖肿,嗌干。甚则寒气胜阳,水行凌火,火气内郁,故渴而欲饮也。病始心生,为阴凌犯,故云病本于心也。

《新校正》云:按《甲乙经》,手热,肘挛,掖肿,甚则胸胁支满,心澹澹大动,面赤,目黄,为手心主病;又邪在心则病心痛,善悲,时眩仆。盖太阳司天之岁,水克火,故病如是。

张介宾说:辰、戌岁也。寒淫于上,故寒反至,水且冰。若乘火运而火气炎烈,则水火相激,故雨暴乃雹。寒水胜则邪乘心,故为血变于中,发为痈疡等证。按《经脉篇》以手心热、臂肘挛急、腋肿、胸胁支满、心中澹澹大动、面赤、目黄,为手厥阴心包络病。盖火受寒伤,故诸病皆本于心也。澹,淡同。炲音台。焦,黑色也。

②神门绝,死不治:王冰说:神门,在手之掌后锐骨之端,动脉应手,真心气也。水行乘火,而心气内绝,神气已亡,不死何待?善知其诊,故不治也。

张介宾说:神门,手少阴心脉也。在手掌后锐骨之端,动脉应手,火不胜水,则心气竭而神门绝,故死不治。

所谓动气知其藏也[①]。

【集解】

①所谓动气知其藏也:王冰说:所以诊视而知死者何?以皆是藏之经脉动气,知神藏之存亡尔。

张介宾说:动气者,气至脉动也。察动脉之有无,则藏气之存亡可知矣。此总结六气之变病也。

帝曰:善。治之奈何[①]?

岐伯曰:司天之气,风淫所胜,平以辛、凉,佐以苦、甘,以甘缓之,以酸泻之[②]。

【集解】

①治之奈何:王冰说:谓可攻治者。

张介宾说：此下言司天淫胜之治。

②司天之气，风淫所胜，平以辛、凉，佐以苦、甘，以甘缓之，以酸泻之：王冰说：厥阴之气，未为盛热，故曰凉药平之。夫气之用也，积凉为寒，积温为热。以热少之，其则温也；以寒少之，其则凉也；以温多之，其则热也；以凉多之，其则寒也；各当其分。则寒寒也，温温也，热热也，凉凉也，方书之用，可不务乎？故寒热温凉迁降多少，善为方者，意必精通。余气皆然，从其制也。

《新校正》云：按本论上文云："上淫于下，所胜平之；以淫于内，所胜治之；"故在泉曰治，司天曰平也。

张介宾说：风淫于上，平以辛凉，佐以苦甘，以甘缓之，俱与上文在泉治同。以酸泻之者，木之正味，其泻以酸也。

热淫所胜，平以咸、寒，佐以苦、甘，以酸收之。①

【集解】

①热淫所胜，平以咸、寒，佐以苦、甘，以酸收之：王冰说：热气已退，时发动者，是为心虚，气散不敛，以酸收之。虽以酸收，亦兼寒助，乃能殄除其源本矣。热见太甚，则以苦发之。汗已便凉，是邪气尽，勿寒水之。汗已犹热，是邪气未尽，则以酸收之。已又热，则复汗之。已汗复热，是藏虚也，则补其心可矣。法则合尔。诸治热者，亦未必得再，三发三治，况四变而反覆者乎？

张介宾说：此与上文在泉治同，但缺以苦发之一句，而下文火淫所胜复言之，则义与此节同也。

湿淫所胜，平以苦、热，佐以酸、辛，以苦燥之，以淡泄之①。湿上甚而热，治以苦、温，佐以甘、辛，以汗为故，而止②。

【集解】

①湿淫所胜，平以苦、热，佐以酸、辛，以苦燥之，以淡泄之：王冰说：湿气所淫，皆为肿满，但除其湿，肿满自衰。因湿生病，不肿不满者，亦尔治之。湿气在上，以苦吐之；湿气在下，以苦泄之，以淡渗之；则皆燥也。泄，谓渗泄以利水道、下小便为法。然酸虽热，亦用利小便、去伏水也。治湿之病，不下小便，非其法也。

《新校正》云：按"湿淫于内，佐以酸淡"，此云"酸辛"者，"辛"疑当作"淡"。

张介宾说：诸与上文在泉治同，惟佐以酸辛，与彼酸淡少异。盖辛胜酸，所以防酸之过也，故当用以为佐。

②湿上甚而热，治以苦、温，佐以甘、辛，以汗为故，而止：王冰说：身半以上，湿气余，火气复郁，郁湿相搏，则以苦温甘辛之药解表流汗而祛之，故云以汗为除病之故而已也。

张介宾说：湿上甚而热者，湿郁于上而成热也。治以苦温，欲其燥也。佐以甘辛，欲其散也。以燥以散，则热湿之在上者，以汗之故而止矣。

火淫所胜，平以酸、冷，佐以苦、甘，以酸收之，以苦发之，以酸复之。热淫同。①

【集解】

①火淫所胜，平以酸、冷，佐以苦、甘，以酸收之，以苦发之，以酸复之。热淫同：王冰说：同热淫义。热亦如此法以酸复其本气也。不复其气，则淫气空虚，招其损。

张介宾说：此与在泉热淫治同。盖水能胜火，故平以咸冷。苦能泻火之实，甘能缓火之急，故佐以苦甘。火盛而散越者，以酸收之。火郁而伏留者，以苦发之。然以发去火，未免伤气，故又当以酸复之，而火热二气同治也。

燥淫所胜，平以苦、湿，佐以酸、辛，以苦下之①。

【集解】

①燥淫所胜，平以苦、湿，佐以酸、辛，以苦下之：王冰说：制燥之胜，必以苦湿，是火之气味也。宜下，必以苦。宜补，必以酸。宜泻，必以辛。清甚生寒，留而不去，则以苦。湿下之气有余，则以辛泻之。诸气同。

《新校正》云：按上文“燥淫于内，治以苦温”，此云“苦湿”者，“湿”当为“温”。文注中“湿”字三，并当作“温”。又按《六元正纪大论》，亦作“苦小温”。

张介宾说：此与上文燥淫于内治同，但彼此佐以甘辛，此云酸辛为异。详注见前燥淫条下。“苦湿”误也，当作“苦温”。

寒淫所胜，平以辛、热，佐以甘、苦，以咸泻之①。

【集解】

①寒淫所胜，平以辛、热，佐以甘、甘，以咸泻之：王冰说：淫散止之，不可过也。

《新校正》云：按上文“寒淫于内，治以甘热，佐以苦辛”，此云“平以辛热，佐以甘苦”者，此文为误。又按《六元正纪大论》云：“太阳之政岁宜苦以燥之”也。

张介宾说：辛热足以散寒。苦甘可以胜水。以咸泻之，水之正味，其泻以咸也。此与在泉治同。而文有颠倒，详见前寒淫于内条下。

帝曰：善。邪气反胜①，治之奈何？

岐伯曰：风司于地，清反胜之，治以酸、温，佐以苦、甘，以辛平之②。

【集解】

①邪气反胜：王冰说：不能淫胜于他气，反为不胜之气为邪以胜之。

张介宾说：反胜者，以天地气有不足，则间气乘虚为邪而反胜之也。

②风司于地，清反胜之，治以酸、温，佐以苦、甘，以辛平之：王冰说：厥阴在泉，则风司于地，谓五寅岁、五申岁。邪气胜盛，故先以酸泻，佐以苦、甘。邪气退则正气虚，故以辛补，养而平之。

张介宾说：凡寅、申岁厥阴风木在泉，而或气有不及，则金之清气反胜之，故当治以酸湿，酸求木之同气，温以制清也。佐以苦甘，苦以温金，甘以缓肝之急也。以辛平之，木之正味，其补以辛；金之正味，其泻以辛也。

热司于地，寒反胜之，治以甘、热，佐以苦、辛，以咸平之①。

【集解】

①热司于地，寒反胜之，治以甘、热，佐以苦、辛，以咸平之：王冰说：少阴在泉，则热司于地，谓五卯、五酉岁也。先泻其邪而后平其正气也。

张介宾说：凡卯酉岁少阴君火在泉，而或气有不及，则水之寒气反胜之，故当治以甘热，甘能胜水，热能制寒也。佐以苦辛，寒得土而温，得辛而散也。以咸平之，火之正味，其补以咸；水之正味，其泻以咸也。

湿司于地，热反胜之，治以苦、冷，佐以咸、甘，以苦平之①。

【集解】

①湿司于地，热反胜之，治以苦、冷，佐以咸、甘，以苦平之：王冰说：太阴在泉，则湿司于地，

谓五辰、五戌岁也。补泻之义，余气皆同。

张介宾说：凡辰、戌岁太阴湿土在泉，而或气有不及，则火之热气反胜之，故当治以苦冷，抑火邪也。佐以咸甘，咸寒制热，甘温补土也。以苦平之，即苦冷之义。

火司于地，寒反胜之，治以甘、热，佐以苦、辛，以咸平之①。

【集解】

①火司于地，寒反胜之，治以甘、热，佐以苦、辛，以咸平之：王冰说：少阳在泉，则火司于地，谓五巳、五亥岁也。

张介宾说：凡巳、亥岁少阳相火在泉，而气有不及，与上文热司于地者同其治。

燥司于地，热反胜之，治以平、寒，佐以苦、甘，以酸平之，以和为利①。

【集解】

①燥司于地，热反胜之，治以平、寒，佐以苦、甘，以酸平之，以和为利：王冰说：阳明在泉，则燥司于地，谓五子、五午岁也。燥之性恶热，亦畏寒，故以冷热和平为方制也。

张介宾说：凡子、午岁阳明燥金在泉，而气有不及，则热反胜之，治以平寒，以金司于地，气本肃杀，若用大寒必助其惨，故但宜平寒抑其热耳。佐以苦甘，所以泻火也。以酸平之，金之正味，其补以酸也。以和为利，戒过用也，即平寒之意。

寒司于地，热反胜之，治以咸、冷，佐以甘、辛，以苦平之①。

【集解】

①寒司于地，热反胜之，治以咸、冷，佐以甘、辛，以苦平之：王冰说：太阳在泉，则寒司于地，谓五丑、五未岁也。此六气方治与前淫胜法殊贯。云治者，泻客邪之胜气也。云佐者，皆所利所宜也。云平者，补已弱之正气也。

张介宾说：凡丑、未岁太阳寒水在泉，而气有不及，则热反胜之，故治以咸冷，抑火邪也。佐以甘辛，甘泻火而辛能散也。以苦平之，水之正味，其补以苦也。

帝曰：其司天邪胜何如①？

岐伯曰：风化于天，清反胜之，治以酸、温，佐以甘、苦②。

【集解】

①其司天邪胜何如：张介宾说：言司天反胜也。

②风化于天，清反胜之，治以酸、温，佐以甘、苦：王冰说：亥、巳岁也。

张介宾说：巳、亥岁也。治与上文风司于地大同。

热化于天，寒反胜之，治以甘、温，佐以苦、酸、辛①。

【集解】

①热化于天，寒反胜之，治以甘、温，佐以苦、酸、辛：王冰说：子、午岁也。

张介宾说：子、午岁也。治与上文热司于地稍同。但少一咸味，多一酸味。盖火为水胜则心苦缓，故宜食酸以收之。

湿化于天，热反胜之，治以苦、寒，佐以苦、酸①。

【集解】

①湿化于天，热反胜之，治以苦、寒，佐以苦、酸：王冰说：丑、未岁也。

张介宾说：丑、未岁也。苦寒所以祛热。苦酸所以敛热。按此与上文湿司于地，皆当言风反胜之，而俱言热者，盖风火本属同气，均能胜湿故也。然佐以苦酸，则木之正味其泻以酸，此虽治热而亦兼乎风也。

火化于天,寒反胜之,治以甘、热,佐以苦、辛[①]。

【集解】

①火化于天,寒反胜之,治以甘、热,佐以苦、辛:王冰说:寅、申岁也。

张介宾说:寅、申岁也。治与上文热司于地大同。

燥化于天,热反胜之,治以辛、寒,佐以苦、甘[①]。

【集解】

①燥化于天,热反胜之,治以辛、寒,佐以苦、甘:王冰说:卯、酉岁也。

张介宾说:卯、酉岁也。辛寒所以散热,苦甘所以泻火。

寒化于天,热反胜之,治以咸、冷,佐以苦、辛[①]。

【集解】

①寒化于天,热反胜之,治以咸、冷,佐以苦、辛:王冰说:辰、戌岁也。

张介宾说:辰、戌岁也。治与上文寒司于地大同。

帝曰:六气相胜奈何[①]?

岐伯曰:厥阴之胜,耳鸣,头眩,愦愦欲吐,胃鬲如寒。大风数举,倮虫不滋,胠胁气并,化而为热,小便黄赤,胃脘当心而痛,上支两胁,肠鸣,飧泄,少腹痛,注下赤白;甚则呕吐,鬲咽不通[②]。

【集解】

①六气相胜奈何:王冰说:先举其用为胜。

张介宾说:相胜者,六气互相强弱,而乘虚以相胜也。

②厥阴之胜,耳鸣,头眩,愦愦欲吐,胃鬲如寒。大风数举,倮虫不滋,胠胁气并,化而为热,小便黄赤,胃脘当心而痛,上支两胁,肠鸣,飧泄,少腹痛,注下赤白;甚则呕吐,鬲咽不通:王冰说:五巳、五亥岁也。心下齐上,胃之分。胃鬲,谓胃脘之上及大鬲之下风寒气生也。气并,谓偏著一边。鬲咽,谓食饮入而复出也。

《新校正》云:按《甲乙经》,胃病者,胃脘当心而痛,上支两胁,鬲咽不通。

张介宾说:厥阴之胜,风邪盛也。耳鸣,头眩,肝脉会于顶巅而风主动也。愦愦欲吐,胃鬲如寒,以木邪伤胃,胃虚生于寒也,倮虫不滋,土气衰也。胠胁气并,肝邪聚也。化热而小便黄赤,邪侵小肠也。其在上则胃脘当心而痛,上支两胁,为呕吐,为鬲咽不通;在下则飧泄、少腹痛、注下赤白;皆肝经脉气所及,而木邪乘于肠胃也。

少阴之胜,心下热,善饥,齐下反痛,气游三焦。炎暑至,木乃津,草乃萎,呕逆,躁烦,腹满痛,溏泄,传为赤沃[①]。

【集解】

①少阴之胜,心下热,善饥,齐下反痛,气游三焦。炎暑至,木乃津,草乃萎,呕逆,躁烦,腹满痛,溏泄,传为赤沃:王冰说:五子、五午岁也。沃,沫也。

张介宾说:少阴之胜,君火甚也。少阴之脉起心中,出属心系,故心下热而善饥。少阴之脉络小肠,而热乘之,故齐下反痛,心火盛而热及心包络,包络之脉历络三焦,故气游三焦。其在天则炎暑至。在物则水乃津,草乃萎。火在上焦则呕逆,躁烦;在中焦则腹满痛;在下焦则溏泄,传为赤沃。赤沃者,利血、尿赤也。

太阴之胜，火气内郁，疮疡于中，流散于外，病在胠胁；甚则心痛热格，头痛，喉痹，项强。独胜则湿气内郁，寒迫下焦，痛留顶，互引眉间，胃满。雨数至，燥化乃见[①]。少腹满，腰脽重强，内不便，善注泄，足下温，头重，足胫胕肿，饮发于中，胕肿于上[②]。

【集解】

①燥化乃见：顾观光说：张景岳云："'燥'当作'湿'。"

②少腹满，腰脽重强，内不便，善注泄，足下温，头重，足胫胕肿，饮发于中，胕肿于上：王冰说：五丑、五未岁也。湿胜于上，则火气内郁。胜于中，则寒迫下焦，水溢河渠，则鳞虫离水也。脽，谓臀肉也。不便，谓腰重，内强直，屈伸不利也。独胜，谓不兼郁火也。胕肿于上，谓首面也。足胫肿，是火郁所生也。

《新校正》云：详注云："水溢河渠，则鳞虫离水也。"王作此注，于经文无所解。又按太阴之复云："大雨时行，鳞见于陆"，则此文于雨数至下脱少"鳞见于陆"四字。不然，则王注无因为解也。

张介宾说：太阴之胜，湿邪盛也。寒湿外甚，则心火内郁，故疮疡先发于中，而后流散于外，心脉起于心中，出腋下，故病在胠胁，甚则心痛，热格于上，则为头痛、喉痹、项强。若无热而湿独胜，则湿气内郁，寒迫下焦，故痛留巅顶，互引眉间，胃属土，不能制湿，则为胀满。其在天则雨数至。在物则湿化见。湿下流则少腹满，腰脽重强。内湿不便则清浊不分，故善注泄。湿郁于下则热生，故足温。湿滞于上故头重。脾胃不能胜湿则足胫胕肿，故饮发于中，浮肿于上也。

少阳之胜，热客于胃，烦心，心痛，目赤，欲呕，呕酸，善饥，耳痛，溺赤，善惊，谵妄。暴热消烁，草萎水涸，介虫乃屈。少腹痛，下沃赤白[①]。

【集解】

①少阳之胜，热客于胃，烦心，心痛，目赤，欲呕，呕酸，善饥，耳痛，溺赤，善惊，谵妄。暴热消烁，草萎水涸，介虫乃屈。少腹痛，下沃赤白：王冰说：五寅、五申岁也。热暴甚，故草萎水涸，阴气消烁，介虫金化也。火气大胜，故介虫屈伏。酸，醋水也。

张介宾说：少阳之胜，相火盛也。热客于胃而上行，则为烦心、心痛、目赤欲呕、呕酸、善饥、耳痛等病；下行则为溺赤。火盛则伤阴，故善惊、谵妄、暴热、消烁。热极则害物，故草萎、水涸。介虫属金，故遇火而屈。热陷下焦，故少腹为痛。下沃赤白者，热在血分则赤，气分则白，大便曰利，小便曰浊也。

阳明之胜，清发于中，左胠胁痛，溏泄，内为嗌塞，外发㿗疝。大凉肃杀，华英改容，毛虫乃殃。胸中不便，嗌塞而咳[①]。

【集解】

①阳明之胜，清发于中，左胠胁痛，溏泄，内为嗌塞，外发㿗疝。大凉肃杀，华英改容，毛虫乃殃。胸中不便，嗌塞而咳：王冰说：五卯、五酉岁也。大凉肃杀，金气胜木，故草木华英为杀气损削，改易形容而焦其上首也。毛虫木化，气不宜金，故金政大行而毛虫死耗也。肝木之气，下主于阴，故大凉行而㿗疝发也。胸中不便，谓呼吸回转，或痛或缓急而不利便也。气大盛故嗌塞而咳也。嗌谓喉之下接连胸中肺两叶之间者也。

张介宾说：阳明之胜，金邪盛也。金气寒肃，故清发于中。木受其制，故左胠胁痛。清气在下，则为溏泄，在上则为嗌塞，在少腹则为瘕疝，在天则大凉肃杀，在物则华英改容。毛虫，木虫也，故受其殃。胸中，肺所居也。燥胜则肺气敛、而失其治节，故有不便而嗌塞为咳也。

太阳之胜，凝溧且至，非时水冰，羽乃后化。痔，疟发，寒厥入胃，则内生心痛，阴中乃疡，隐曲不利，互引阴股，筋肉拘苛，血脉凝泣，络满色变，或为血泄，皮肤否肿，腹满，食减，热反上行，头、项、囟顶，脑户中痛，目如脱，寒入下焦，传为濡泻①。

【集解】

①太阳之胜，凝溧且至，非时水冰，羽乃后化。痔，疟发，寒厥入胃，则内生心痛，阴中乃疡，隐曲不利，互引阴股，筋肉拘苛，血脉凝泣，络满色变，或为血泄，皮肤否肿，腹满，食减，热反上行，头、项、囟顶，脑户中痛，目如脱，寒入下焦，传为濡泻：王冰说：五辰、五戌岁也。寒气凌逼，阳不胜之，故非寒时而止水冰结也。水气大胜，阳火不行，故诸羽虫生化而后也。拘，急也。苛，重也。络，络脉也。太阳之气，标在于巅，故热反上行于头也。以其脉起于目内眦，上额，交巅上，入络脑，还出别下项，故囟顶及脑户中痛，目如脱也。濡，谓水利也。

《新校正》云：按《甲乙经》，痔，疟，头项囟顶脑户中痛，目如脱，为太阳经病。

张介宾说：太阳之胜，水邪盛也。故为凝凛水冰。羽虫属火，故后化。太阳经挟脊贯臀，故痔发。寒胜则邪正分争，故为疟。寒气入胃，厥逆于中，上侵君火，故内生心痛。太阳之脉络肾属膀胱，故为阴疡，为隐曲不利，而互引阴股。筋肉得寒则为急为痹，故筋急肉苛。血脉得寒则营卫凝涩，经脉不行，故络满色变。血滞于经则妄行，故或为血泄，表寒不行，故皮肤否肿。里寒为滞，故腹满、食减。阴寒在下则戴阳于上，故热反上行，头项、囟顶、脑户、目内眦皆太阳经也，寒气居之，故为痛如脱。寒入下焦，则命门阳衰，故传为大便濡泻。

帝曰：治之奈何①？

岐伯曰：厥阴之胜，治以甘、清，佐以苦、辛，以酸泻之②。

【集解】

①治之奈何：张介宾说：治六气相胜。

②厥阴之胜，治以甘、清，佐以苦、辛，以酸泻之：张介宾说：木胜土败，治以甘清，甘益土，清平木也。佐以苦辛，散风邪也。以酸泻之，木之正味，其泻以酸也。

少阴之胜，治以辛、寒，佐以苦、咸，以甘泻之①。

【集解】

①少阴之胜，治以辛、寒，佐以苦、咸，以甘泻之：张介宾说：热胜则乘金，治以辛寒，散火也。佐以苦咸，泄热也。以甘泻之，火之正味，其泻以甘也。

太阴之胜，治以咸、热，佐以辛、甘，以苦泻之①。

【集解】

①太阴之胜，治以咸、热，佐以辛、甘，以苦泻之：张介宾说：土胜则湿淫，治以咸热，咸能润下，热能燥湿也。湿胜则土寒，佐以辛甘，辛能温土，甘能补土也。以苦泻之，土之正味，其泻以苦也。

少阳之胜，治以辛、寒，佐以甘、咸，以甘泻之①。

【集解】

①少阳之胜，治以辛、寒，佐以甘、咸，以甘泻之：张介宾说：此与上少阴治同，但佐有少异，盖甘能泻火也。

阳明之胜,治以酸、温,佐以辛、甘,以苦泄之①。

【集解】

①阳明之胜,治以酸、温,佐以辛、甘,以苦泄之:张介宾说:燥金之胜,病在肺肝,治以酸温,润燥暖肺也。佐以辛甘,泻肺补肝也。以苦泄之,苦从火化,能泄燥邪之实也。

太阳之胜,治以甘、热,佐以辛、酸,以咸泻之①。

【集解】

①太阳之胜,治以甘、热,佐以辛、酸,以咸泻之:王冰说:六胜之至,皆先归其不胜己者,之(顾观光说:"之"字衍。)故不胜者当先泻之以通其道。次泻所胜之气,令其退释也。治诸胜而不泻遣之,则胜气浸盛而内生诸病也。

《新校正》云:详此为治,皆先泻其不胜而后泻其来胜,独太阳之胜治以甘热为异,疑"甘"字"苦"之误也。若云"治以苦热",则六胜之治皆一贯也。

张介宾说:水胜则火衰,治以甘热,甘益土以制水,热扶阳以逐寒也。佐以辛酸,辛散寒邪之实,酸收心气之伤也以咸泻之,水之正味,其泻以咸也。

帝曰:六气之复何如①?

【集解】

①六气之复何如:王冰说:复,谓报复,报其胜也。凡先有胜,后必有复。

《新校正》云:按《玄珠》云:"六气分正化、对化。厥阴正司于亥,对化于巳。少阴正司于午,对化于子。太阴正司于未,对化于丑。少阳正司于寅,对化于申。阳明正司于酉,对化于卯。太阳正司于戌,对化于辰。正司化令之实,对司化令之虚。对化胜而有复,正化胜而不复。"此注云:"凡先有胜,后必有复",似未然。(顾观光说:经文明云:"有胜则复,无胜则否",安得有胜而不复者乎?《玄珠》正化对化之说,不特不见于经,亦并不见于注,不知林氏何以取之。)

张介宾说:复者,报复之义。六气盛衰不常,有所胜则有所复也。愚按王氏曰:"凡先有胜,后必复。"《新校正》引《玄珠》正化对化之义云:"正司化令之实。对司化令之虚。对化胜而有复。正化胜而不复。"反以王注为未然。或又曰:"甲、丙、戊、庚、壬阳年太过,有胜无复。乙、丁、己、辛、癸阴年不及,有胜必有复。"皆未达之言也。夫胜复之道,随气盛衰而见,非有正对之分。考之本经诸篇,原无此言。其于不及有复太过无复之说,盖以《气交变大论》凡太过之运皆不言复,惟不及之年则有之;《六元正纪大论》所载六十年运气之纪,亦惟不及之岁言复,而太过之年则无,似乎阳年太过有胜无复也。然《五常政大论》云:"发生之纪,不务其德,则收气复。赫曦之纪,暴烈其政,藏气乃复。敦阜之纪,大风迅至,邪伤脾也。坚成之纪,政暴变,长气斯救。流衍之纪,政过则化气大举。"是皆以太过之岁为言。由此观之,则阳年未尝无复也。惟是阴年气弱,彼来胜我,故子必起而报之,故谓之复。阳年气强,无胜我者,但以我胜彼,故承乃从而制之。然曰承曰复,本一理也,但相继而制者谓之承,因胜而报者谓之复,胜复相仍,本无罅隙,故《经》曰:"有胜则复,无胜则否。胜至则复,无常数也。"又曰:"微者复微,甚者复甚。"然则气之微甚尚不可以假借,又何有阴阳正对复与不复之理哉?故本论无分太过不及之年,皆有淫胜反胜相胜之气,可见阳年未必全盛而反胜者有之,阴年未必全衰而淫胜者亦有之。天地变化,消长无穷,但当随厥气机而察以方月之义,庶得其妙。若必欲因辞害意,则失之远矣。

岐伯曰:悉乎哉问也!厥阴之复,少腹坚满,里急暴痛,偃木飞沙,倮虫不荣。厥心痛,汗发,呕吐,饮食不入,入而复出,筋骨掉眩,清厥;甚则入脾,食痹而吐①。

冲阳绝,死不治②。

【集解】

①厥阴之复,少腹坚满,里急暴痛,偃木飞沙,倮虫不荣。厥心痛,汗发,呕吐,饮食不入,入而复出,筋骨掉眩,清厥;甚则入脾,食痹而吐:王冰说:里,腹胁之内也。木偃沙飞,风之大也。风为木胜,故土不荣气。厥,谓气冲胸胁而凌及心也。胃受逆气而上攻心痛也。痛甚则汗发泄。掉,谓肉中动也。清厥,手足冷也。食痹,谓食已心下痛阴阴然,不可名也,不可忍也,吐出乃止,此为胃气逆而不下流也。食饮不入,入而复出,肝乘脾胃,故令尔也。

张介宾说:厥阴风木之复,内应肝气。少腹坚满,肝邪实也。里急暴痛,肝主筋膜,其气急也。偃木飞沙,风之甚也。倮虫不荣,木制土也。厥心痛汗发,肝邪乘胃,上凌于心而阳气泄也。饮食不入,入而复出,脾受肝伤也。掉为颤掉,眩为眩运,风淫所致也。风之甚者,必兼承制之化,故手足清冷而厥也。食痹者,食入不化,入则闷痛呕汁,必吐出乃已也。

②冲阳绝,死不治:王冰说:冲阳,胃脉气也。

张介宾说:冲阳,胃脉也,胃绝则脾亦绝矣。按前章(伯坚按:"前章",指本篇第九段而言。)天地淫胜,止言司天六脉绝者不治,而在泉未言。此章于六气之复者言之,正以明在泉之化,盖四气尽终气,地气主之,复之常也。

少阴之复,燠热内作,烦躁,鼽,嚏,少腹绞痛。火见燔焫。嗌燥,分注时止,气动于左,上行于右,咳,皮肤痛,暴瘖,心痛,郁冒不知人,乃洒淅恶寒,振栗谵妄,寒已而热,渴而欲饮,少气,骨痿,隔肠不便,外为浮肿,哕,噫。赤气后化,流水不冰,热气大行,介虫不复。病疿,胗,疮,疡,痈,疽,痤,痔;甚则入肺,咳而鼻渊①。天府绝,死不治②。

【集解】

①少阴之复,燠热内作,烦躁,鼽,嚏,少腹绞痛。火见燔焫。嗌燥,分注时止,气动于左,上行于右,咳,皮肤痛,暴瘖,心痛,郁冒不知人,乃洒淅恶寒,振栗谵妄,寒已而热,渴而欲饮,少气,骨痿,隔肠不便,外为浮肿,哕,噫。赤气后化,流水不冰,热气大行,介虫不复。病疿,胗,疮,疡,痈,疽,痤,痔;甚则入肺,咳而鼻渊:王冰说:火热之气,自小肠从齐下之左入大肠,上行至左胁,其则上行于右而入肺,故动于左,上行于右,皮肤痛也。分注,谓大小俱下也。骨痿,言骨弱而无力也。隔肠,谓肠如隔绝而不便泻也。寒热甚则然。阳明先胜,故赤气后化,流水不冰,少阴之本司于地也。在人之应,则冬脉不凝。若高山穷谷,已是至高之处,水亦当冰,平下川流则如经矣。火气内蒸,金气外拒,阳热内郁,故为疿胗。疮、疡,胗甚亦为疮也。热少,则外生疿胗。热多则内结痈痤。小肠有热,则中外为痔。其复热之变,皆病于身后及外侧也。疮、疡、疿、胗生于上,痈、疽、痤、痔生于下,反其处者皆为逆也。

张介宾说:君火之复,燠热内作,烦躁鼽嚏,火盛于中而炎于上也。少腹绞痛,火在阴也。火见燔焫、嗌躁,身表焦热而火在喉也。分注时止,谓大肠或泄,膀胱或癃,火居二便也。气动于在,阳升在东也。上行于右,火必乘金也。咳而皮肤痛、暴瘖,肺主声音,外合皮毛,而受火之伤也。心痛、郁冒不知人,心邪自实而神明乱也。洒淅恶寒、振栗、谵妄、寒已而热,水火相争,热极生寒也。渴而欲饮,亡津液也。少气、骨痿、壮火食气,热极伤精也。隔肠不便,热结不通也。外为浮肿、为哕噫,热胜则肿,火逆冲上也。赤气后化,阳明先胜,少阴后复也。流水不冰,热气大行,介虫不福,火盛制金也。疿、胗、疮、疡、痈、疽、痤、痔,火克肺金而皮毛受病也。火甚必伤肺，故咳而鼻渊所由作矣。

②天府绝，死不治：王冰说：天府，肺脉气也。

《新校正》云：按上文“少阴司天，热淫所胜，尺泽绝，死不治。少阳司天，火淫所胜，天府绝，死不治。”此云：“少阴之复，天府绝，死不治。”下文：“少阳之复，尺泽绝，死不治。”文如相反者，盖尺泽天府俱手太阴脉之所发动，故此互文也。

张介宾说：天府，肺经穴也。

太阴之复，湿变乃举，体重，中满，食饮不化，阴气上厥，胸中不便，饮发于中，咳喘有声。大雨时行，鳞见于陆。头顶痛重，而掉瘛尤甚，呕而密默，唾吐清液；甚则入肾，窍泻无度①。太溪绝，死不治②。

【集解】

①太阴之复，湿变乃举，体重，中满，食饮不化，阴气上厥，胸中不便，饮发于中，咳喘有声。大雨时行，鳞见于陆。头顶痛重，而掉瘛尤甚，呕而密默，唾吐清液；甚则入肾，窍泻无度：王冰说：湿气内逆，寒气不行，太阳上流，故为是病。头顶痛重，则脑中掉瘛尤甚。肠胃寒湿，热无所行，重灼胸府，故胸中不便，食饮不化，呕而密默欲静定也。喉中恶冷，故唾吐冷水也。寒气易位，上入肺喉，则息道不利，故咳喘而喉中有声也。水居平泽，则鱼游于市。头顶囟痛，女人亦兼痛于眉间也。

《新校正》云：按上文“太阴在泉，头痛顶似拔”；又“太阴司天，云头顶痛”；此云“头顶痛”，“顶”疑当作“项”。

张介宾说：太阴湿土之复，体重中满，饮食不化，自伤同气也。阴气上厥，胸中不便，湿泛寒化也。饮发于中，喘咳有声，湿浸脾肺也。大雨时行，鳞见于陆，湿令行也。头顶痛重而掉瘛尤甚，湿在三阳，筋脉濡软也。呕而密默，唾吐清液，寒湿内动也。甚则土邪传肾，窍泻无度，以肾开窍于二便而门户不要也。

②太溪绝，死不治：王冰说：太溪，肾脉气也。

张介宾说：太溪，肾经穴也。

少阳之复，大热将至，枯燥燔爇，介虫乃耗。惊，瘛，咳，衄，心热烦躁，便数，憎风，厥气上行，面如浮埃，目乃瞤瘛，火气内发，上为口糜，呕逆，血溢，血泄，发而为疟，恶寒鼓栗，寒极反热，嗌络焦槁，渴引水浆，色变黄赤，少气，脉萎化而为水，传为胕肿；甚则入肺，咳而血泄①。尺泽绝，死不治②。

【集解】

①少阳之复，大热将至，枯燥燔爇，介虫乃耗。惊，瘛，咳，衄，心热烦躁，便数，憎风，厥气上行，面如浮埃，目乃瞤瘛，火气内发，上为口糜，呕逆，血溢，血泄，发而为疟，恶寒鼓栗，寒极反热，嗌络焦槁，渴引水浆，色变黄赤，少气，脉萎化而为水，传为胕肿；甚则入肺，咳而血泄：王冰说：火气专暴，枯燥草木，燔焰自生，故燔爇也。爇，音焫。火内炽，故惊、瘛、咳、衄、心热烦躁、便数、憎风也。火炎于上，则庶物失色，故如尘埃浮于面而目瞤动也。火烁于内，则口舌糜烂、呕逆，及为血溢、血泄。风火相薄，则为温疟。气蒸热化，则为水病，传为胕肿。胕，谓皮肉俱肿，按之陷下，泩而不起也。如是之证，皆火气所生也。

张介宾说：少阳相火之复，故大热至而枯燥燔爇。介虫属金，所以耗也。其病则惊、瘛、咳、衄、心热、烦躁，火乘心肺也。便数憎风，表里皆热也。厥气上行，面如浮埃，目乃瞤瘛。火气内发，上为口糜、呕逆。血溢、血泄，皆火炎于上，故形色变而逼血妄行也。发而为痎，恶寒鼓栗，寒极反热，以风火相薄而阴阳相并也。嗌络焦槁，渴引水浆，津液涸也。色变黄赤，热在脾则黄，在心则赤也。少气脉萎，气血伤也。化而为水，传为胕肿，以气蒸热化，水道不通，而浮肿如泥也。火盛必伤金，故甚则入肺，咳而血泄。

②尺泽绝，死不治：王冰说：尺泽，肺脉气也。

张介宾说：尺泽，肺经穴也。按前章少阴司天热淫所胜言尺泽，少阳司天火淫所胜言天府，此章所言与前章相反，然皆是肺经之穴，以火克金，故能互见其害。

阳明之复，清气大举，森木苍干，毛虫乃厉。病生胠胁，气归于左，善太息，甚则心痛，否满，腹胀而泄，呕苦，咳，哕，烦心，病在鬲中，头痛；甚则入肝，惊骇，筋挛①。太冲②绝，死不治。

【集解】

①阳明之复，清气大举，森木苍干，毛虫乃厉。病生胠胁，气归于左，善太息，甚则心痛，否满，腹胀而泄，呕苦，咳，哕，烦心，病在鬲中，头痛；甚则入肝，惊骇，筋挛：王冰说：杀气大举，木不胜之，故苍青之叶不及黄而干燥也。厉，谓疵厉疾疫死也。清甚于内，热郁于外故也。

张介宾说：阳明燥金之复，故清气大举，森木苍干，毛虫乃厉，金克木也。病生胠胁，气归于左，肝木伤也。金气盛则木郁火衰而阳气不达，故善太息。甚则心痛否满、腹胀而泄、呕吐、咳哕、烦心，清邪在中也。头痛者，阴寒外束，热聚于经也。金强侮肝，故为惊骇筋挛之病。

②太冲：王冰说：太冲，肝脉气也。

张介宾说：太冲，肝经穴也。

太阳之复，厥气上行，水凝雨冰，羽虫乃死。心胃生寒，胸膈不利，心痛，否满，头痛，善悲，时眩仆，食减，腰脽反痛，屈伸不便。地裂冰坚，阳光不治，少腹控睾，引腰脊，上冲心，唾出清水，及为哕噫；甚则入心，善忘，善悲①。神门②绝，死不治。

【集解】

①太阳之复，厥气上行，水凝雨冰，羽虫乃死。心胃生寒，胸膈不利，心痛，否满，头痛，善悲，时眩仆，食减，腰脽反痛，屈伸不便。地裂冰坚，阳光不治，少腹控睾，引腰脊，上冲心，唾出清水，及为哕噫；甚则入心，善忘，善悲：王冰说：雨冰，谓雹也。寒而遇雹，死亦其宜。寒化于地，其上复土，故地体分裂，水积冰坚，久而不释，是阳光之气不治寒凝之物也。太阳之复，与不相持，上湿下寒，火无所往，心气内郁，热由是生，火热内燔，故生斯病。

《新校正》云：详注云"与不相持"，"不"字疑作"土"。

张介宾说：太阳寒水之复，其气上行，则水凝雨冰。羽虫属火，水盛乃死也。其病心胃生寒，故胸中不利也。心痛否满，寒在膈间也。头痛善悲，寒并于上而阳神虚也。时眩仆、食减，清阳失位而胃中寒也。腰脽反痛，屈伸不便，寒归水藏而连及太阳经也。地裂冰坚，阳光不治，水令行也。少腹控睾，引腰脊上冲于心，寒客三阴，上侵君火也。唾出清水，及为哕噫，寒水侮土，胃脘无阳也。寒甚者必乘心，心藏神，神不足则善忘、善悲。

②神门：王冰说：神门，真心脉气。

张介宾说：神门，心经穴也。

帝曰：善。治之奈何①？

【集解】

①治之奈何：王冰说：复气倍胜，故先问以治之。

张介宾说：治六气之复。

岐伯曰：厥阴之复，治以酸、寒，佐以甘、辛，以酸泻之，以甘缓之①。

【集解】

①厥阴之复，治以酸、寒，佐以甘、辛，以酸泻之，以甘缓之：王冰说：不大缓之，夏犹不已，复重于胜，故治以辛、寒也。

《新校正》云：按别本，"治以酸寒"作"治以辛寒"也。

张介宾说：厥阴风木之复，治以酸寒，木之正味，其泻以酸；木火相生，宜清以寒也。佐以甘辛，木盛土衰，以甘补土；辛从金化，以辛制木也。泻者，泻肝之实，缓者，缓肝之急也。

少阴之复，治以咸、寒，佐以苦、辛，以甘泻之，以酸收之，辛、苦发之，以咸软之①。

【集解】

①少阴之复，治以咸、寒，佐以苦、辛，以甘泻之，以酸收之，辛、苦发之，以咸软之：王冰说：不大发汗，以寒攻之，持至仲秋，热内伏结而为心热，少气，少力而不能起矣。热伏不散，归于骨也。

张介宾说：少阴君火之复，治以咸寒，制以所不胜也。佐以苦辛，发散其热也。以甘泻之，甘写火也。以酸收之，敛浮热也。以苦发之，散火之郁也。以咸软之，解热之结也。

太阴之复，治以苦、热，佐以酸、辛，以苦泻之，燥之、泄之①。

【集解】

①燥之、泄之：王冰说：不燥泄之，久而为身肿、腹满、关节不利、腨及伏兔怫满内作、膝腰胫内侧胕肿病。

张介宾说：太阴湿土之复，治以苦热，苦能泻土，热能燥湿也。佐以酸辛，酸能制土，辛能温寒也。以苦泻之，燥之，泄之，泻以夺其壅，燥以胜其湿，泄以利其水也。

少阳之复，治以咸、冷，佐以苦、辛，以咸软之，以酸收之，辛、苦发之，发不远热，无犯温凉。少阴同法①。

【集解】

①少阳之复，治以咸、冷，佐以苦、辛，以咸软之，以酸收之，辛、苦发之，发不远热，无犯温凉。少阴同法：王冰说：不发汗以夺盛阳，则热内淫于四支而为解㑊不可名也。谓热不甚，谓寒不甚，谓强不甚，谓弱不甚，不可以名言，故谓之解㑊，粗医呼为鬼气恶病也。久久不已，则骨热、髓涸、齿干，乃为骨热病也。发汗夺阳，故无留热。故发汗者，虽热生病，夏月及差，亦用热药以发之；当春秋时，纵火热胜，亦不得以热药发汗。汗不发而药热内甚，助病为虐，逆伐神灵，故曰无犯温凉。少阴气热，为疗则同，故云与少阴同法也。数夺其汗，则津液竭涸，故以酸收以咸润也。

《新校正》云：按《六元正纪大论》云："发表不远热"。

张介宾说：少阳相火之复，与上文少阴之复治同。发不远热，无犯温凉，重明用发者，勿犯寒凉也。少阴之治亦然。

阳明之复，治以辛、温，佐以苦、甘，以苦泄之，以苦下之，以酸补之①。

【集解】

①阳明之复，治以辛、温，佐以苦、甘，以苦泄之，以苦下之，以酸补之：王冰说：泄，谓渗泄，汗及小便、汤浴皆是也。秋分前后则亦发之，春有胜则依胜法，或不已亦汤渍和其中外也。怒复之后，其气皆虚，故补之以安全其气。余复治同。

张介宾说：阳明燥金之后，治以辛温，金之正味，泻之以辛；金之清燥，胜之以温也。佐以苦甘，苦从火化，以苦制金；木被金伤，以甘缓急也。以苦泄之、下之，开燥结以通实邪。以酸补之，敛津液以滋干涸也。

太阳之复，治以咸、热，佐以甘、辛，以苦坚之①。

【集解】

①太阳之复，治以咸、热，佐以甘、辛，以苦坚之：王冰说：不坚则寒气内变，止而复发，发而复止，绵历年岁，生大寒疾。

张介宾说：太阳寒水之复，治之咸热，水之正味，其泻以咸，而治寒以热也。佐以甘辛，甘从土化，用以制水，而辛能散寒也。寒水通于肾，肾不坚则寒易起，故《藏气法时论》曰："肾欲坚，急食苦以坚之"也。

治诸胜复，寒者热之，热者寒之，温者清之，清者温之，散者收之，抑者散之，燥者润之，急者缓之，坚者软之，脆者坚之，衰者补之，强者泻之，各安其气，必清必静，则病气衰去，归其所宗，此治之大体也①。

【集解】

①治诸胜复，寒者热之，热者寒之，温者清之，清者温之，散者收之，抑者散之，燥者润之，急者缓之，坚者软之，脆者坚之，衰者补之，强者泻之，各安其气，必清必静，则病气衰去，归其所宗，此治之大体也：王冰说：太阳气寒，少阴、少阳气热，厥阴气温，阳明气清，太阴气湿，有胜复则各倍其气以调之，故可使平也。宗，属也。调不失理，则余之气自归其所属，少之气自安其所居，胜复衰已，则各补养而平定之，必清必静，无妄挠之，则六气循环，五神安泰。若运气之寒热，治之平之，亦各归司天地气也。

张介宾说：此总结前章淫胜反胜相胜相复之治，皆不外乎此法，则正气得安，衰气衰去，阴阳宗主各有所归，自无偏胜之患，而治法尽于此矣。

帝曰：善。气之上下何谓也？

岐伯曰：身半以上，其气三矣，天之分也，天气主之。身半以下，其气三矣，地之分也，地气主之①。以名命气，以气命处，而言其病。半，所谓天枢也②。故上胜而下俱病者，以地名之。下胜而上俱病者，以天名之③。所谓胜至，报气屈伏而未发也。复至，则不以天地异名，皆如复气为法也④。

【集解】

①身半以上，其气三矣，天之分也，天气主之。身半以下，其气三矣，地之分也，地气主之：张介宾说：气之上下，司天在泉也。而人身应之，则身半以上，阳气三，阴气亦三，是为手之六经，应天之分，故天气主之。身半以下，亦阳气三，阴气三，是为足之六经，应地之气，故地气主之。《六节藏象论》亦云："其气三，三而成天，三而成地，三而成人"，亦是三阴三阳之义。

②以名命气，以气命处，而言其病。半，所谓天枢也：王冰说：身之半，谓齐中也。或以腰为身半，是以居中为义，过天中也。中原之人悉如是矣当伸臂指天，舒足指地，以绳量之，中正当齐也。故又曰半，所谓天枢也。天枢止当齐两傍同身寸之二寸也。其气三者，假如少阴司天，

则上有热，中有太阳，兼之三也。六气皆然。司天者其气三，司地者其气三，故身半以上三气，身半以下三气也。以名言其气，以气言其处，以气处寒热而言其病之形证也。则如足厥阴，气居足及股胫之内侧，上行于少腹，循胁；足阳明，气在足之上，骱之外、股之前，上行腹齐之傍，循胸乳，上面；足太阳，气起于目，上额，络头，下项背，过腰，横过髀枢股后，下行入腘，贯腨，出外踝之后，足小指外侧；足太阴，气循足及股胫之内侧，上行腹胁之前，足少阴同之；足少阳，气循胫外侧，上行腹胁之侧，循颊耳，至目锐眦，在首之侧；此足六气之部主也。手厥阴、少阴、太阴，气从心胸横出，循臂内侧至中指、小指、大指之端；手阳明、少阳、太阳，气并起手表，循臂外侧，上肩及甲，上头；此手六气之部主也。欲知病诊，当随气所在以言之，当阴之分，寒病归之。当阳之分，热病归之。故胜复之作，先言病生寒热者，必依此物理也。

《新校正》云：按《六微旨大论》曰："天枢之上，天气主之。天枢之下，地气主之。气交之分，人气从之。"

张介宾说：以名命气，谓正其名则气有所属。如三阴三阳者名也，名既立则六气各有所主矣。以气命处，谓六经之气各有其位，察其气则中外前后上下左右病处可知矣。半，身半也，上下之中也。以人身言之，则前及于脐，后及于腰，故脐旁二寸名天枢穴，正取身半之义。

③故上胜而下俱病者，以地名之。下胜而上俱病者，以天名之：王冰说：彼气既胜，此未能复，抑郁不畅而无所行，进则困于仇嫌，退则穷于怫塞，故上胜至则下与俱病，下胜至则上与俱病。上胜下病，地气郁也，故从地郁以名地病。下胜上病，天气塞也，故从天塞以名天病。夫以天名者方顺天气为制则可，假如阳明司天，少阴在泉，上胜而下俱病者，是怫于下而生也。天气正胜，天可逆之，故顺天之气方同清也。少阴等司天上下胜同法。

《新校正》云：按《天元正纪大论》云："上胜则天气降而下，下胜则地气迁而上"，此之谓也。

张介宾说：上胜则下虚，而下俱病者，即名地气也。下胜则上虚，而上俱病者，即名天气也。《六元正纪大论》曰："天气不足，地气随之。地气不足，天气从之"。亦此之谓。

④所谓胜至，报气屈伏而未发也。复至，则不以天地异名，皆如复气为法也：王冰说：胜至未复而病生，以天地异名为式。复气已发，则所生无问上胜下胜，悉皆依复气为病寒热之主也。

张介宾说：凡胜至为病者，以报气未发也。故病在上则求乎天，病在下则求乎地，若复气已至，则不以天地异名，但求复气所居，随微甚以为治法耳。如前章治六气之复，及下文云："气之复也，和者平之，暴者夺之"，皆治复之法也。

帝曰：胜复之动，时有常乎？气有必乎？

岐伯曰：时有常位，而气无必也[①]。

【集解】

①时有常位，而气无必也：王冰说：虽位有常，而发动有无不必定之也。

张介宾说：时有常，气无必，义如下文。

帝曰：愿闻其道也。

岐伯曰：初气终三气，天气主之，胜之常也。四气尽终气，地气主之，复之常也[①]。有胜则复，无胜则否[②]。

【集解】

①初气终三气，天气主之，胜之常也。四气尽终气，地气主之，复之常也：张介宾说：岁半之前，天气主之。岁半之后，地气主之。胜在前，复在后。故自初气以至三气，乃司天所主之时，

太过则胜其不胜,不及则胜者来胜,此胜之常也。自四气以至终气,乃在泉所主之时,太过则承者起而制之,不及则子为母而复之,此复之常也。故曰时有常位。

②有胜则复,无胜则否:张介宾说:有胜必有复,无胜则无复。《五常政大论》曰:“微者复微,甚者复甚。”可见胜复之气,或有或无,或微或甚,其变不一,故曰气无必也。

帝曰:善。复已而胜何如?

岐伯曰:胜至则复,无常数也,衰乃止耳①。复已而胜,不复则害,此伤生也②。

【集解】

①胜至则复,无常数也,衰乃止耳:王冰说:胜微则复微,故复已而又胜。胜甚则复甚,故复已少有再胜者也。假有胜者,亦随微甚而复之尔。然胜复之道虽无常数,至其衰谢则胜复皆自止也。

张介宾说:复已而胜,谓既复之后而又胜也。胜至则复,言再胜则再复,本无常数也。胜复之变,本由乎气,若气有余而胜复微,则气有未尽,故不免再胜再复。若胜复甚,则彼此气尽而已,故衰乃止耳。

②复已而胜,不复则害,此伤生也:王冰说:有胜无复,是复气已衰,衰不能复,是天真之气已伤败甚而生意尽。

张介宾说:若有胜无复,则亢而为害,故伤生也。

帝曰:复而反病何也?

岐伯曰:居非其位,不相得也。大复其胜,则主胜之,故反病也①。所谓火燥热也②。

【集解】

①大复其胜,则主胜之,故反病也:王冰说:舍己宫观,适于他邦,己力已衰,主不相得,怨随其后,唯便是求,故力极而复,主反袭之,反自病者也。

张介宾说:复而反病,谓反复自病也。复气居非其位,则客主之气不相得。气不相得而大复其胜,力极必虚,虚则主气乘之,故反受病也。

②所谓火燥热也:王冰说:少阳,火也。阳明,燥也。少阴,热也。少阴、少阳在泉,为火居水位。阳明司天,为金居火位。金复其胜,则火主胜之。火复其胜,则水主胜之。余气胜复,则无主胜之病气也。故又曰所谓火燥热也。

张介宾说:此即居非其位也。火,少阳也。燥,阳明也。热,少阴也。少阳少阴在泉,以客之火气而居主之水位,火气大复,而水主胜之。阳明司天,以客之金气而居主之火位,金气大复,则火主胜之。余气胜复,则无主胜之反病,故曰所谓火燥热也。按此以复气反病为言,然燥在三气之前,本非复之时也,但言复则胜可知矣。故胜气不相得者亦得反病,天地之气皆然也。

帝曰:治之何如?

岐伯曰:夫气之胜也,微者随之,甚者制之。气之复也,和者平之,暴者夺之。皆随胜气安其屈伏,无问其数,以平为期,此其道也①。

【集解】

①夫气之胜也,微者随之,甚者制之。气之复也,和者平之,暴者夺之。皆随胜气安其屈伏,无问其数,以平为期,此其道也:王冰说:随,谓随之。安,谓顺胜气以和之也。制,谓制止。平,谓平调。夺,谓夺其盛气也。治此者,不以数之多少,但以气平和为准度尔。

张介宾说：此总言胜复微甚之治也。微者随之，顺其气以安之也。甚者制之，制其所畏也。和者平之，调其微邪也。暴者夺之，泻其强盛也。但随胜气以治，则屈伏之气可安矣。然不必计其数之多少，但以得平为期，乃气胜之道。此言皆随胜气者，非单以胜气为言，而复气之至气亦胜矣，盖兼言之也。本节治法，乃与前章治诸气复相参阅。

帝曰：善。客主之胜复奈何①？

岐伯曰：客主之气，胜而无复也②。

【集解】

①客主之胜复奈何：王冰说：客，谓天之六气，主，谓五行之位也。气有宜否，故各有胜复之者。

张介宾说：客者，天地之六气。主者，四时之六步。凡前云胜复者，皆客气之变故此复明主气也。有逐年主气客气图，在《图翼》二卷。（伯坚按：逐年主气客气图见《素问》第六十七《五运行大论》第四段“寡于畏也”句下集解。）

②客主之气，胜而无复也：王冰说：客主自有多少，以其为胜与常胜殊。

张介宾说：客气动而变，主气静而常。气强则胜，时去则已，故但以盛衰相胜而无复也。

帝曰：其逆从何如？

岐伯曰：主胜逆，客胜从，天之道也①。

【集解】

①主胜逆，客胜从，天之道也：王冰说：客承天命，部统其方，主为之下，固宜只奉天命，不顺而胜，则天命不行，故为逆也。客胜于主，承天而行理之道，故为顺也。

张介宾说：客行天令，运动不息；主守其位，只奉天命者也。主胜客，则违天之命而天气不行，故为逆。客胜主，则以上临下而政令乃布，故为从。

帝曰：其生病何如？

岐伯曰：厥阴司天，客胜则耳鸣，掉眩，甚则咳；主胜则胸胁痛，舌难以言①。

【集解】

①厥阴司天，客胜则耳鸣，掉眩，甚则咳；主胜则胸胁痛，舌难以言：王冰说：五巳、五亥岁也。

张介宾说：初气终三气，天气主之也。巳、亥年厥阴司天，以风木之客而加以厥阴少阴少阳之主，若客胜则木气上动而风邪盛，故耳鸣、掉眩、甚则为咳。若主胜则火挟木邪，在相火，则胸胁痛，心包所居也；在君火，则舌难言，心开窍于舌也。

少阴司天，客胜则鼽、嚏，颈，项强，肩、背瞀热，头痛，少气，发热，耳聋，目瞑，甚则胕肿，血溢，疮疡，咳喘；主胜则心热烦躁，甚则胁痛支满①。

【集解】

①少阴司天，客胜则鼽、嚏，颈，项强，肩、背瞀热，头痛，少气，发热，耳聋，目瞑，甚则胕肿，血溢，疮疡，咳喘；主胜则心热烦躁，甚则胁痛支满：王冰说：五子、五午岁也。

张介宾说：子午年少阴司天，以君火之客而加于木火三气之主，客胜则火在上焦，故热居头项、肌表；主胜则火木为邪，故心肝二经为病。

太阴司天，客胜则首面胕肿，呼吸气喘；主胜则胸腹满，食已而瞀①。

【集解】

①食已而瞀：王冰说：五丑、五未岁也。

张介宾说：丑、未年太阴司天，以湿土之客而加于木火之主，客胜则湿热上升，故首面浮肿而喘；主胜则风热侵脾，故胸腹满，食已而瞀。

少阳司天，客胜则丹胗外发，及为丹熛①，疮疡，呕逆，喉痹，头痛，嗌肿，耳聋，血溢，内为瘛疭；主胜则胸满，咳，仰息，甚而有血，手热②。

【集解】

①丹熛：陆懋修说：《说文》："熛，火飞也。"《春秋·文耀钩》："赤帝，其名赤熛怒。"《一切经音义》引《三苍》："迸火曰熛。"

②手热：王冰说：五寅、五申岁也。

张介宾说：寅、申年少阳司天，以畏火之客而加于木火之主，客主互胜，火在上焦，故为热病如此。

阳明司天，清复内余，则咳，衄，嗌塞，心鬲中热，咳不止而白血出者死①。

【集解】

①阳明司天，清复内余，则咳，衄，嗌塞，心鬲中热，咳不止而白血出者死：王冰说：复，谓复旧居也。白血，谓咳出浅红色血似肺似肉者。五卯、五酉岁也。

《新校正》云：详此不言客胜主胜者，以金居火位，无客胜之理，故不言也。

张介宾说：卯、酉年阳明司天，以燥金之客而加于木火之主，金居火位则客不胜主，故不言客主之胜，然阳明以清肃为政，若清气复盛而有余于内，则热邪承之，故为咳、衄、嗌塞等证，皆肺金受伤也。肺伤极则白血出，盖血竭于肺，乃为白涎、白液。涎液虽白，实血所化，故曰白血出者死。

太阳司天，客胜则胸中不利，出清涕，感寒则咳；主胜则喉嗌中鸣①。

【集解】

①太阳司天，客胜则胸中不利，出清涕，感寒则咳；主胜则喉嗌中鸣：王冰说：五辰、五戌岁也。

张介宾说：辰、戌年太阳司天，以寒水之客而加于木火之主，客胜则寒气在上，故胸中不利，涕出而咳；主胜则火因寒覆，故阳气欲达而喉嗌鸣也。

厥阴在泉，客胜则大关节不利，内为痉、强、拘、瘛，外为不便；主胜则筋骨繇并，腰、腹时痛①。

【集解】

①厥阴在泉，客胜则大关节不利，内为痉、强、拘、瘛，外为不便；主胜则筋骨繇并，腰、腹时痛：王冰说：五寅、五申岁也。大关节，腰、膝也。

张介宾说：四气尽终气，地气主之也。寅、申年厥阴在泉，以风木之客而加于太阴阳明太阳之主、客胜主胜皆以木居土金水之乡，肝木受制于下，故为关节不利、痉强、拘瘛、筋骨等病。繇，摇同。并，挛束不开也。

少阴在泉，客胜则腰痛，尻、股、膝、髀、腨、䯒、足病瞀热以酸，胕肿不能久立，溲便变；主胜则厥气上行，心痛发热，鬲中众痹皆作，发于胠胁，魄汗不藏，四逆而起①。

【集解】

①少阴在泉,客胜则腰痛,尻、股、膝、髀、腨、胻、足病瞀热以酸,胕肿不能久立,溲便变;主胜则厥气上行,心痛发热,鬲中众痹皆作,发于胠胁,魄汗不藏,四逆而起:王冰说:五卯、五酉岁也。

张介宾说:卯、酉年少阴在泉,以君火之客而加于土金水之主,客胜则腰尻下部为痛、为热、为溲便变者,火居阴外也;为胕肿不能久立者,火在太阴,脾主肌肉四支也。主胜则君火受制于群阴,故为厥气上行、心痛、发热等病。魄汗,阴汗也。四逆,厥冷也。《脉要精微论》曰:"阴气有余为多汗身寒",即此谓也。

太阴在泉,客胜则足痿,下重,便溲不时,湿客下焦,发而濡泻,及为肿,隐曲之疾;主胜则寒气逆满,食饮不下,甚则为疝[①]。

【集解】

①太阴在泉,客胜则足痿,下重,便溲不时,湿客下焦,发而濡泻,及为肿,隐曲之疾;主胜则寒气逆满,食饮不下,甚则为疝:王冰说:五辰、五戌岁也。隐曲之疾,谓隐蔽委曲之处病也。

张介宾说:辰、戌年太阴在泉,以湿土之客而加于金水之主,客胜则为足痿、下重等病,湿挟阴邪在下也;主胜而为寒气逆满,食饮不下者,寒水侮土伤脾也。甚则为疝,即隐曲之疾。盖前阴者,太阴阳明之所合,而寒湿居之,故为是证。

少阳在泉,客胜则腰腹痛而反恶寒,甚则下白,溺白;主胜则热反上行而客于心,心痛发热,格中而呕。少阴同候[①]。

【集解】

①少阳在泉,客胜则腰腹痛而反恶寒,甚则下白,溺白;主胜则热反上行而客于心,心痛发热,格中而呕。少阴同候:王冰说:五巳、五亥岁也。

张介宾说:巳、亥年少阳在泉,以相火之客而加于土金水之主,客胜则火居阴分,故下焦热,腰腹痛而恶寒、下白;主胜则阴盛格阳,故热反上行,心痛发热,格中而呕,少阳少阴皆属火,故同候。

阳明在泉,客胜则清气动下,少腹坚满而数便泻;主胜则腰重、腹痛,少腹生寒,下为鹜溏,则寒厥于肠,上冲胸中,甚则喘不能久立[①]。

【集解】

①阳明在泉,客胜则清气动下,少腹坚满而数便泻;主胜则腰重、腹痛,少腹生寒,下为鹜溏,则寒厥于肠,上冲胸中,甚则喘不能久立:王冰说:五子、五午岁也。鹜,鸭也,言如鸭之后也。

张介宾说:子、午岁阳明在泉,以燥金之客而加于土金水之主,客胜则清寒之气动于下焦,故少腹坚满而便泻;主胜则寒侵金藏,故下在肠腹,则为腰重、腹痛、鹜溏、寒厥、上干肺经则冲于胸中,甚则气喘不能久立也。

太阳在泉,寒复内余,则腰、尻痛,屈伸不利,股、胫、足、膝中痛[①]。

【集解】

①太阳在泉,寒复内余,则腰、尻痛,屈伸不利,股、胫、足、膝中痛:王冰说:五丑、五未岁也。《新校正》云:详此不言客主胜者,盖太阳以水居水位,故不言也。

张介宾说:丑、未年太阳在泉,以寒水之客而加于金水之主,水居水位,故不言客主之胜。重阴气盛,故寒复内余,而为腰、尻、股、胫、足、膝中痛。

帝曰:善。治之奈何?

岐伯曰:高者抑之。下者举之。有余,折之。不足,补之。佐以所利,和以所宜。必安其主客,适其寒温。同者逆之。异者从之①。

【集解】

①高者抑之。下者举之。有余,折之。不足,补之。佐以所利,和以所宜。必安其主客,适其寒温。同者逆之。异者从之:王冰说:高者抑之,制其胜也。下者举之,济其弱也。有余折之,屈其锐也。不足补之,全其气也。虽制胜扶弱,而客主须安,一气失所,则矛楯更作,榛棘互兴,各伺其便,不相得志,内淫外并,而危败之由作矣。同,谓寒热温清气相比和者。异,谓水火金木土不比和者。气相得者,则逆所胜之气以治之;不相得者,则顺所不胜气以治之。治火胜负,欲益者以其味,欲泻者亦以其味,胜与不胜皆折其气也。何者?以其性躁动也。治热亦然。

张介宾说:高者抑之,欲其降也。下者举之,欲其升也。有余者折之,攻其实也。不足者补之,培其虚也。佐以所利,顺其升降浮沉也。和以所宜,酌其气味厚薄也。安其主客,审强弱以调之也。适其寒温,用寒远寒,用温远温也。同者逆之,客主同气者可逆而治也。异者从之,客主异气者或从于客,或从于主也。

帝曰:治寒以热,治热以寒,气相得者逆之,不相得者从之,余以知之矣。其于正味何如①?

岐伯曰:木位之主,其泻以酸,其补以辛②。

【集解】

①其于正味何知:张介宾说:五行气化,补泻之味各有专主,故曰正味。此不特客主之气为然,凡治诸胜复者皆同。

②木位之主,其泻以酸,其补以辛:王冰说:木位春分前六十一日初之气也。

张介宾说:木之主气,初之气也,在春分前六十日有奇,乃厥阴风木所主之时,故曰木位之主。木性升,酸则反其性而敛之,故为泻;辛则助其发生之气,故为补。《藏气法时论》曰:"肝欲散,急食辛以散之,用辛补之,酸泻之。"

火位之主,其泻以甘,其补以咸。①

【集解】

①火位之主,其泻以甘,其补以咸:王冰说:君火之位,春分之后六十一日,二之气也。相火之位,夏至前后各三十日,三之气也。二火之气则殊,然其气用则一矣。

张介宾说:火之主气有二。春分后六十日有奇,少阴君火主之,二之气也。夏至前后各三十日有奇,少阳相火主之,三之气也。火性烈,甘则反其性而缓之,故为泻。火欲软,咸则顺其气而软之,故为补。《藏气法时论》曰:"心欲软,急食咸以软之,用咸补之,甘泻之。"

土位之主,其泻以苦,其补以甘①。

【集解】

①土位之主,其泻以苦,其补以甘:王冰说:土之位,秋分前六十一日,四之气也。

张介宾说:土之主气,四之气也。在秋分前六十日有奇,乃太阴湿土所主之时。土性湿,苦则反其而燥之,故为泻。土欲缓,甘则顺其气而缓之,故为补。《藏气法时论》曰:"脾欲缓,急食甘以缓之,用苦泻之,甘补之。"

金位之主,其泻以辛,其补以酸①。

【集解】

①金位之主,其泻以辛,其补以酸:王冰说:金之位,秋分后六十一日,五之气也。

张介宾说:金之主气,五之气也。在秋分后六十日有奇,乃阳明燥金所主之时。金性敛,辛则反其性而散之,故为泻。金欲收,酸则顺其气而收之,故为补。《藏气法时论》曰:"肺欲收,急食酸以收之,用酸补之,辛泻之。"

水位之主,其泻以咸,其补以苦[①]。

【集解】

①水位之主,其泻以咸,其补以苦:王冰说:水之位,冬至前后各三十日,终之气也。

张介宾说:水之主气,终之气也。在冬至前后各三十日有奇,乃太阳寒水所主之时。水性凝,咸则反其性而软之,故为泻。水欲坚,苦则顺其气而坚之,故为补。《藏气法时论》曰:"肾欲坚,急食苦以坚之,用苦补之,咸泻之。"

厥阴之客,以辛补之,以酸泻之,以甘缓之[①]。

【集解】

①厥阴之客,以辛补之,以酸泻之,以甘缓之:张介宾说:客者,客气之为病也。后仿此。厥阴之客,与上文木位之主同其治,而复曰以甘缓之者,木主肝,《藏气法时论》曰:"肝苦急,急食甘以缓之"也。

少阴之客,以咸补之,以甘泻之,以咸收之[①]。

【集解】

①少阴之客,以咸补之,以甘泻之,以咸收之:《新校正》云:按《藏气法时论》曰:"心苦缓,急食酸以收之。心欲软,急食咸以软之。"此云:"以咸收之"者误也。

张介宾说:少阴君火之客,与上文火位之主同其治。以咸收之误也,当作酸。《藏气法时论》曰:"心苦缓,急食酸以收之"者,是其义。

太阴之客,以甘补之,以苦泻之,以甘缓之[①]。

【集解】

①太阴之客,以甘补之,以苦泻之,以甘缓之:张介宾说:太阴湿土之客,与上文土位之主治同。

少阳之客,以咸补之,以甘泻之,以咸软之[①]。

【集解】

①少阳之客,以咸补之,以甘泻之,以咸软之:张介宾说:少阳相火之客,与上文火位之主少阴之客治同。但曰以咸软之者,按《藏气法时论》云:"心欲软,急食咸以软之",虽心非少阳,而君相皆火,故味同也。

阳明之客,以酸补之,以辛泻之,以苦泄之[①]。

【集解】

①阳明之客,以酸补之,以辛泻之,以苦泄之:张介宾说:阳明燥金之客,与上文金位之主治同。复言以苦泄之者,金主肺,《藏气法时论》曰:"肺苦气上逆,急食苦以泄之"也。

太阳之客,以苦补之,以咸泻之,以苦坚之,以辛润之。开发腠理,致津液,通气也。[①]

【集解】

①太阳之客,以苦补之,以咸泻之,以苦坚之,以辛润之。开发腠理,致津液,通气也:王冰说:客之部主各六十一日,居无常所,随岁迁移,客胜则泻客而补主,主胜则泻主而补客,应随当缓当急以治之。

张介宾说:太阳寒水之客,与上文水位之主治同。复曰以辛润之者,水属肾,如《藏气法时论》曰:"肾苦燥,急食辛以润之"也。

帝曰:善。愿闻阴阳之三也何谓[1]?

岐伯曰:气有多少异用也[2]。

【集解】

①愿闻阴阳之三也何谓:张介宾说:厥阴、少阴、太阴,三阴也。少阳、阳明、太阳,三阳也。

②气有多少异用也:王冰说:太阴为正阴,太阳为正阳。次少者为少阴,次少者为少阳。又次为阳明,又次为厥阴。厥阴为尽,义具《灵枢·系日月论》中。

《新校正》云:按《天元纪大论》云:"何谓气有多少?"鬼臾区曰:"阴阳之气各有多少,故曰三阴三阳也。"

张介宾说:《易》曰:"一阴一阳之谓道。"而此曰三者,以阴阳之气各有盛衰,盛者气多,衰者气少,《天元纪大论》曰:"阴阳之气各有多少",故曰三阴三阳也。按《阴阳类论》以厥阴为一阴,少阴为二阴,太阴为三阴,少阳为一阳,阳明为二阳,太阳为三阳,数各不同,故气亦有异。

帝曰:阳明何谓也?

岐伯曰:两阳合明也[1]。

【集解】

①两阳合明也:王冰说:《灵枢·系日月论》曰:"辰者三月,主左足之阳明。巳者四月,主右足之阳明。两阳合于前,故曰阳明也。"

张介宾说:两阳合明,阳之盛也。《阴阳系日月论》曰:"辰者三月,主左足之阳明,巳者四月,主右足之阳明,此两阳合于前,故曰阳明。丙主左手之阳明,丁主右手之阳明,此两火并合,故曰阳明。"

帝曰:厥阴何也?

岐伯曰:两阴交尽也[1]。

【集解】

①两阴交尽也:王冰说:《灵枢·系日月论》曰:"戌者九月,主右足之厥阴。亥者十月,主左足之厥阴。两阴交尽,故曰厥阴也。"

张介宾说:厥,尽也。两阴交尽,阴之极也。

帝曰:气有多少,病有盛衰[1],治有缓急,方有大小,愿闻其约奈何[2]?

岐伯曰:气有高下,病有远近,证有中外,治有轻重,适其至所为故也[3]。《大要》曰:"君一,臣二,奇之制也。君二,臣四,偶之制也。君二,臣三,奇之制也。君二,臣六,偶之制也[4]。"故曰:近者奇之,远者偶之,汗者不以奇,下者不以偶[5],补上治上制以缓,补下治下制以急,急则气味厚,缓则气味薄,适其至所,此之谓也[6]。病所远,而中道气味之者,食而过之,无越其制度也[7]。是故平气之道,近而奇偶制小其服也,远而奇偶制大其服也。大则数少,小则数多。多则九之,少则二之[8]。

奇之不去则偶之,是谓重方。偶之不去,则反佐以取之,所谓寒热温凉反从其病也[9]。

【集解】

①病有盛衰:《新校正》云:按《天元纪大论》曰:"形有盛衰。"

②治有缓急,方有大小,愿闻其约奈何:张介宾说:五运六气,各有太过不及,故曰气有多少。人之疾病必随气而为盛衰,故治之缓急,方之大小,亦必随其轻重而有要约也。

③气有高下,病有远近,证有中外,治有轻重,适其至所为故也:王冰说:藏位有高下,府气有远近,病证有表里,药用有轻重,调其多少,和其紧慢,令药气至病所为故,勿太过与不及也。

张介宾说:岁有司天在泉,则气有高下。经有藏府上下,则病有远近。在里曰中,在表曰外。缓者治宜轻,急者治宜重也。适其至所为故,言必及于病至之所,而务得其以然之故也。(伯坚按:"为故",应当作"为事"解释,张介宾这一解释错了。参阅《素问》卷八《离合真邪论》第二十七第一段"以得气为故"句下集解。)

④君一,臣二,奇之制也。君二,臣四,偶之制也。君二,臣三,奇之制也。君二,臣六,偶之制也:王冰说:奇,谓古之单方。偶,谓古之复方也。单复之制皆有大小,故奇方云君一臣二,君二臣三,偶方云君二臣四,君二臣六也。病有大小,气有远近,治有轻重所宜,故云制也。

张介宾说:君三之三当作二,误也。《大要》,古法也。主病之谓君,君当倍用。佐君之谓臣,臣以助之。奇者阳数,即古所谓单方也。偶者阴数,即古所复方也。故君一臣二其数三,君二臣三其数五,皆奇之制也。君二臣四其数六,君二臣六其数八,皆偶之制也。奇方属阳而轻,偶方属阴而重。

⑤近者奇之,远者偶之,汗者不以奇,下者不以偶:张介宾说:近者为上为阳,故用奇方,用其轻而缓也。远者为下为阴,故用偶方,用其重而急也。汗者不以偶,阴沉不能达表也。下者不以奇,阳升不能降下也。旧本云:"汗者不以奇,下者不以偶。"而王大仆注云:"汗药不以偶方。泄下药不以奇制。"是注与本文相反矣。然王注得理而本文似误,今改从之。按本节特举阴阳奇偶以分汗下之概,则气味之阴阳又岂后于奇偶哉。故下文复言之。此其微意,正不止于品数之奇偶,而实以发明方制之义耳,学者当因之以深悟。(伯坚按:"汗者不以奇,下者不以偶",张介宾《类经》作"汗者不以偶,下者不以奇"。)

顾观光说:近奇远偶,言其常也。汗剂近而用偶,下剂远而用奇,言其变也。故下有"近而奇偶,远而奇偶"之文。

⑥补上治上制以缓,补下治下制以急,急则气味厚,缓则气味薄,适其至所,此之谓也:王冰说:汗药不以偶方,气不足以外发泄。下药不以奇制,药毒攻而致过,治上补上,方迅急则上不住而迫下。治下补下,方缓慢则滋道路而力又微。制急方而气味薄,则力与缓等。制缓方而气味厚,则势与急同。如是为缓不能缓,急不能急,厚而不厚,薄而不薄,则大小非制,轻重无度,则虚实寒热,藏府纷挠,无由致理,岂神灵而可望安哉?

张介宾说:补上治上,制以缓,欲其留布上部也。补下治下制以急,欲其直达下焦也。故欲急者须气味之厚,欲缓者须气味之薄。若制缓方而气味厚,则峻而去速。用急方而气味薄,则柔而不前。惟缓急厚薄得其宜,则适其病至之所,而治得其要矣。

⑦病所远,而中道气味之者,食而过之,无越其制度也:王冰说:假如病在肾,而心之气味饲而冷足,(顾观光说:"冷"当作"令"。)仍急过之,不饲以气味,肾药凌心,心复益衰。余上下远近例同。

张介宾说：言病所有深远，而药必由于胃，故用之无法，则药未及病而中道先受其气味矣。故当以食为节而使其远近皆达，是过之也。如欲其远者，药在食前，则食催药而致远矣。欲其近者，药在食后，则食隔药而留止矣。由此类推，则服食之疾徐，根梢之升降，以及汤膏丸散各有所宜，故云无越其制度也。

⑧是故平气之道，近而奇偶制小其服也，远而奇偶制大其服也。大则数少，小则数多。多则九之，少则二之：王冰说：汤丸多少，凡如此也。远近，谓府藏之位也。心、肺为近，肾、肝为远，脾胃居中。三阳、胞、脏、胆亦有远近。身三分之上为近，下为远也。或识见高远，权以合宜，方奇而分两偶，方偶而分两奇，如是者近而偶制多数服之，远而奇制少数服之，则肺服九，心服七，脾服五，肝服三，肾服一，为常制矣。故曰小则数多，大则数少。（《新校正》云：详注云"三阳胞脏胆"一本作"三肠胞脏胆"。再详三阳无义，三肠亦未为得，肠有大小，并直脏肠为三，今已云胞脏，则不得云三肠，"三"当作"二"。）

张介宾说：平气之道，平其不平之谓也。如在上为近，在下为远，远者近者各有阴阳表里之分，故远方近方亦各有奇偶相兼之法。如方奇而分两偶，方偶而分两奇，皆互用之妙也。故近而奇偶，制小其服，小则数多而尽于九，盖数多则分两轻，分两轻则性力薄而仅及近处也。远而奇偶，制大其服，大则数少而止于二，盖少则分两重，分两重则性力专而直达深远也。是皆奇偶兼用之法，若病近而大其制，则药胜于病，是谓诛伐无过。病远而小其制，则药不及病，亦犹风马牛不相及耳。上文云近者奇之，远者偶之，言法之常也。此云近而奇偶，远而奇偶，言用之变也。知变知常，则应变可以无方矣。

⑨奇之不去则偶之，是谓重方。偶之不去，则反佐以取之，所谓寒热温凉反从其病也：王冰说：方与其重也宁轻，与其毒也宁善，与其大也宁小，是以奇方不去，偶方主之，偶方病在，则反其佐以同病之气而取之也。夫热与寒背，寒与热违，微小之热为寒所折，微小之冷为热所消，甚大寒热则必能与违性者争雄，能与异气者相格，声不同不相应，气不同不相合，如是则且惮而不敢攻之，攻之则病气与药气抗行而自为寒热，以关闭固守矣。是以圣人反其佐以同其气，令声气应合，复令寒热参合，使其终异始同，燥润而败坚，刚强必折，柔脆自消尔。

张介宾说：此示人以圆融通变也。如始也用奇，奇之而病不去，此其必有未合，乃当变而为偶。奇偶迭用，是曰重方，即后世所谓复方也。若偶之而又不去，则当求其微甚真假而反佐以取之，反佐者，谓药同于病而顺其性也。如以热治寒而寒拒热，则反佐以寒而入之。以寒治热而热格寒，则反佐以热而入之。又如寒药热用，借热以行寒，热药寒用，借寒以行热，是皆反佐变通之妙用，盖欲因其势而利导之耳。

俞正燮说：按古言处方者由持脉，故采于此。《淮南子》言："所以贵扁鹊者，非贵其随病而调药，贵其擫息脉血而知病之所从生。"《魏志·华佗传》言："其疗病合汤，不过数种，心解分剂，不称量，煮熟便饮。"《旧唐书·许胤宗传》言："脉既精别，然后识病。病与药正相当者，须用一味，攻病立愈。今不能别脉，莫识病源，以情臆度，多安药味，以此疗疾，不亦疏乎？假令一药偶然当病，复共他味相和，君臣相制，气势不行，由此难差。"据此当明气味、阴阳、大小、奇偶之法。而《老学庵笔记》石用之之言："今人禀赋怯薄，金石草木之药亦比古力弱，非倍古方用之不能取效。"谓药力弱，是也；人怯薄，非也。医者能审于贵贱、贫富、壮弱、勇怯，则佳妙矣。

帝曰：善。病生于本，余知之矣。生于标者，治之奈何[①]？

岐伯曰：病反其本，得标之病。治反其本，得标之方[②]。

【集解】

①病生于本，余知之矣。生于标者，治之奈何：张介宾说：病之先受者为本。病之后变者为标。生于本者，言受病之原根。生于标者，言目前之多变也。

②病反其本，得标之病。治反其本，得标之方：王冰说：言少阴、太阳之二气。余四气标本同。

张介宾说：谓病有标本，但反求其所致之本，则见在之标病可得其阴阳表里之的矣。治有本末，但反求其拔本之道，则治标之运用可得其七方十剂之妙矣。此无他，亦必求于其本之意。

帝曰：善。六气之胜，何以候之①？

岐伯曰：乘其至也②。清气大来，燥之胜也，风木受邪，肝病生焉③。热气大来，火之胜也，金燥受邪，肺病生焉④。寒气大来，水之胜也，火热受邪，心病生焉⑤。湿气大来，土之胜也，寒水受邪，肾病生焉⑥。风气大来，木之胜也，土湿受邪，脾病生焉⑦。所谓感邪而生病也⑧。乘年之虚，则邪甚也⑨。失时之和，亦邪甚也⑩。遇月之空，亦邪甚也⑪。重感于邪，则病危矣⑫。有胜之气，其必来复也⑬。

【集解】

①何以候之：张介宾说：候者，候其气之应见也。

②乘其至也：张介宾说：乘其气至而察之也。

③清气大来，燥之胜也，风木受邪，肝病生焉：王冰说：流于胆。

张介宾说：金气克木，故肝木受邪。肝病则并及于胆。

④热气大来，火之胜也，金燥受邪，肺病生焉：王冰说：流于回肠、大肠。

《新校正》云：详注云："回肠大肠"，按《甲乙经》，回肠即大肠。

张介宾说：火气克金，故肺金受邪。肺病则并及于大肠。

⑤寒气大来，水之胜也，火热受邪，心病生焉：王冰说：流于三焦、小肠。

张介宾说：水气克火，故心火受邪。心病则并及于小肠、包络、三焦。

⑥湿气大来，土之胜也，寒水受邪，肾病生焉：王冰说：流于膀胱。

张介宾说：土气克水，故肾水受邪。肾病则并及膀胱。

⑦风气大来，木之胜也，土湿受邪，脾病生焉：王冰说：流于胃。

张介宾说：木气克土、故脾土受邪，脾病则并及于胃。

⑧所谓感邪而生病也：王冰说：外有其气而内恶之，中外不喜，因而遂病，是谓感也。

张介宾说：不当至而至者谓之邪气，有所感触，则病生矣。

⑨乘年之虚，则邪甚也：王冰说：年木不足，外有清邪；年火不足，外有寒邪；年土不足，外有风邪；年金不足，外有热邪；年水不足，外有湿邪；是年之虚也。岁气不足，外邪凑甚。

张介宾说：凡岁气不及，邪胜必甚，如乙、丁、己、辛、癸年是也。

⑩失时之和，亦邪甚也：王冰说：六气临统，与位气相克，感之而病，亦随所不胜而与内藏相应，邪复甚也。

张介宾说：客主不和，四时失序，感而为病，则随所不胜而与藏气相应也，其邪亦甚。

⑪遇月之空，亦邪甚也：王冰说：谓上弦前，下弦后，月轮中空也。

张介宾说：《八正神明论》曰："月始生则血气始精，卫气始行。月廓满则血气实，肌肉坚。月廓空则肌肉减，经络虚，卫气去，形独居。"是即月空之义，亦邪之所以甚也。以上三节，曰乘、曰失、曰遇，皆以人事为言，是谓三虚。（伯坚按：《灵枢》第七十九《岁露论》云："乘年之衰，逢月之空，失时之和，因为贼风所伤，是谓三虚”。）

⑫重感于邪，则病危矣：王冰说：年已不足，邪气大至，是一感也。（伯坚按：守山阁本原文作“是感也”，没有“一”字。顾观光说：“‘是’下脱‘一’字，吴刻有。”明顾从德覆宋本有“一”字。今据补。）年已不足，天气克之，此时感邪，是重感也。内气召邪，天气不祐，病之不危可乎？

张介宾说：如《岁露论》云：“冬至之日，中于虚风而不发，至立春之日，又皆中于虚风。”此两邪相搏，即重感之谓。

⑬有胜之气，其必来复也：王冰说：天地之气不能相无，故有胜之气其必来复也。

张介宾说：天地之气不能相过也，有胜则有复也。

帝曰：其脉至何如①？

岐伯曰：厥阴之至，其脉弦②。少阴之至，其脉钩③。太阴之至，其脉沉④。少阳之至，大而浮⑤。阳明之至，短而涩⑥。太阳之至，大而长⑦。至而和，则平⑧。至而甚则病⑨。至而反者，病⑩。至而不至者，病⑪。未至而至者，病⑫。阴阳易者，危⑬。

【集解】

①其脉至何如：张介宾说：言六气胜至之脉体。

②厥阴之至，其脉弦：王冰说：软虚而滑，端直而长，是谓弦。实而强，则病。不实而微，亦病。不端直长，亦病。不当其位，亦病。位不能弦，亦病。

张介宾说：厥阴之至，风木气也。木体端直以长，故脉弦。弦者，长直有力，如弓弦也。

③少阴之至，其脉钩：王冰说：来盛去衰，如偃带钩，是谓钩。来不盛，去反盛，则病。来盛去盛，亦病。来不盛去不盛，亦病。不偃带钩，亦病，不当其位，亦病。位不能钩，亦病。

张介宾说：少阴之至，君火气也。火性升浮，故脉钩。钩者，来盛去衰，外实内虚，如同带之钩也。

④太阴之至，其脉沉：王冰说：沉，下也。按之乃得，下诸位脉也。沉甚则病。不沉亦病。不当其位，亦病。位不能沉，亦病。

张介宾说：太阴之至，湿土气也。土体重实，故脉沉。沉者，行于肌肉之下也。

⑤少阳之至，大而浮：王冰说：浮，高也。大，谓稍大诸位脉也。大浮甚，则病。浮而不大，亦病。大而不浮，病。不大不浮，亦病。不当其位，亦病。位不能大浮，亦病。

张介宾说：少阳之至，相火气也。火热盛长于外，故脉来洪大而浮于肌肤之上也。

⑥阳明之至，短而涩：王冰说：往来不利，是谓涩也。往来不远，是谓短也。短甚，则病，涩甚，则病。不短不涩，亦病，不当其位，亦病。位不能短涩，亦病。

张介宾说：阳明之至，燥金气也。金性收敛，故脉来短而涩也。

⑦太阳之至，大而长：王冰说：往来远是谓长。大甚，则病。长甚，则病。长而不大，亦病。大而不长，亦病。大而不长，亦病。不当其位亦病。位不能长大，亦病。

张介宾说：太阳之至，寒水气也。水源长而生意广，故其脉至，大而且长。

⑧至而和，则平：王冰说：不太甚则为平调。不弱不强。是为和也。

张介宾说：以上六脉之至，各无太过不及，是为和平之脉。不平则为病矣。

⑨至而甚则病：王冰说：弦似张弓弦，滑如连珠，沉而附骨，浮高于皮，涩而止住，短如麻黍，大如帽簪，长如引绳，皆谓至而太甚也。

张介宾说：甚，谓过甚而失其中和之气，如但弦而无胃之类是也。

⑩至而反者，病：王冰说：应弦反涩，应大反细，应沉反浮，应浮反沉，应短涩反长滑，应软虚反强实，应细反大，是皆为气反常平之候，有病乃如此见也。

张介宾说：反者，反见胜己之脉，如应弦反涩，应大反小之类是也。

⑪至而不至者，病：王冰说：气位已至而脉气不应也。

张介宾说：时已至而脉不应，来气不足也，故病。

⑫未至而至者，病：王冰说：按历占之，凡得节气当年六位之分，当如南北之岁脉象改易而应之，气序未移而脉先变易，是先天而至，故病。

张介宾说：时未至而脉先至，来气太过也，故病。凡南北政之岁，脉象变易皆然。

⑬阴阳易者，危：王冰说：不应天常，气见交错，失其恒位，更易见之，阴位见阳脉，阳位见阴脉，是易位而见也。二气错乱，故气危。（顾观光说：藏本无下“气”字，当删。）

《新校正》云：按《六微旨大论》云：“帝曰：‘其有至而至，有至而不至，有至而太过，何也?’岐伯曰：‘至而至者和。至而不至，来气不及也。未至而至，来气有余也。’帝曰：‘至而不至，未至而至，何如?’岐伯曰：‘应则顺，否则逆，逆则变生，变生则病。’帝曰：‘请言其应。’岐伯曰：‘物生，其应也。气脉，其应也。’”所谓脉应，即此脉应也。

张介宾说：阴阳易，即《五运行大论》阴阳交之义。阴阳错乱，故谓之危。

帝曰：六气标本所从不同，奈何[①]？

岐伯曰：气有从本者，有从标本者，有不从标本者也。

【集解】

①六气标本所从不同，奈何：张介宾说：六气者，风、寒、暑、湿、火、燥，天之令也。标，末也。本，原也。犹树木之有根枝也。分言之则根枝异形，合言之则标出乎本。此篇当与《六微旨大论》：“少阳之上，火气治之，中见厥阴”之义参看。

帝曰：愿卒闻之。

岐伯曰：少阳、太阴，从本[①]。少阴、太阳，从本、从标[②]。阳明、厥阴，不从标本，从乎中也[③]。故从本者，化生于本；从标本者，有标本之化；从中者，以中气为化也[④]。

【集解】

①少阳、太阴，从本：张介宾说：六气少阳为相火，是少阳从火而化，故火为本，少阳为标。太阴为湿土，是太阴从湿而化，故湿为本，太阴为标。二气之标本同，故经病之化皆从乎本。

②少阴、太阳，从本、从标：张介宾说：少阴为君火，从热而化，故热为本，少阴为标，是阴从乎阳也。太阳为寒水，从寒而化，故寒为本，太阳为标，是阳从乎阴也。二气之标本异，故经病之化，或从乎标，或从乎本。

③阳明、厥阴，不从标本，从乎中也：王冰说：少阳之本火，太阴之本湿，本末同，故从本也。少阴之本热，其标阴；太阳之本寒，其标阳；本末异，故从本、从标。阳明之中太阴，厥阴之中少阳，本末与中不同，故不从标本从乎中也。从本，从标，从中，皆以其为化主之用也。

张介宾说：阳明为燥金，从燥而化，故燥为本，阳明为标。厥阴为风木，从风而化，故风为本，厥阴为标。但阳明与太阴为表里，故以太阴为中气，而金从湿土之化；厥阴与少阳为表里，故以少阳为中气，而木从相火之化；是皆从乎中也。详义见《图翼》四卷《上中下本标中气图解》。

张介宾《类经·图翼》卷四《上中下本标中气图解》：六经之气，以风寒热湿火燥为本，三阴三阳为标，本标之中见者为中气。中气者，如少阳厥阴为表里，阳明太阴为表里，太阳少阴为表里，表里相通，则彼此互为中气。义出《六微旨大论》，详《运气类》六。

上中下本标中气图

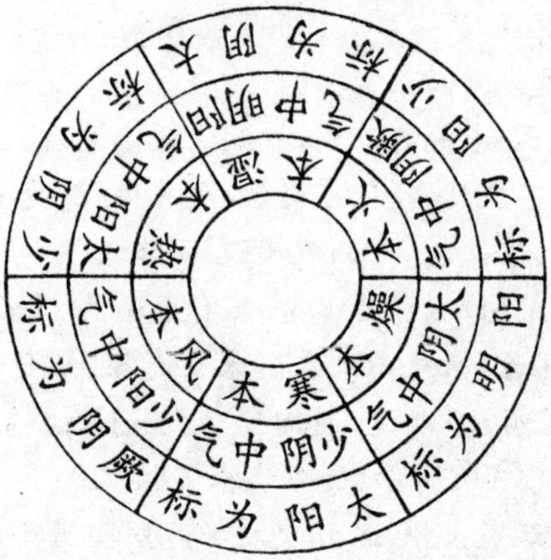

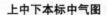

④故从本者，化生于本；从标本者，有标本之化；从中者，以中气为化也：王冰说：化，谓气化之元主也。有病以元主气用寒热治之。

《新校正》云：按《六微旨大论》云："少阳之上，火气治之，中见厥阴、阳明之上，燥气治之，中见太阴；太阳之上，寒气治之，中见少阴；厥阴之上，风气治之，中见少阳；少阴之上，热气治之，中见太阳；太阴之上，湿气治之，中见阳明；所谓本也。本之下，中之见也。见之下，气之标也。本标不同，气应异象，此之谓也。"

张介宾说：六气之太过不及，皆能为病。病之化，必有所因，故或从乎本，或从乎标，或从乎中气。知其所从，则治无失矣。

帝曰：脉从而病反者，其诊何如[①]？

岐伯曰：脉至而从，按之不鼓，诸阳皆然[②]。

【集解】

①脉从而病反者，其诊何如：张介宾说：谓脉之阴阳必从乎病，其有脉病不应而相反者，诊当何如也。

②脉至而从，按之不鼓，诸阳皆然：王冰说：言病热而脉数按之不动，乃寒盛格阳而致之，非热也。

张介宾说：阳病见阳脉，脉至而从也。若浮洪滑大之类，本皆阳脉，但按之不鼓，指下无力，便非真阳之候，不可误认为阳。凡诸阳证得此者，似阳非阳皆然也。故有为假热，有为格阳等证，此脉病之为反也。

帝曰：诸阴之反，其脉何如？

岐伯曰：脉至而从，按之鼓甚而盛也[①]。

【集解】

①脉至而从，按之鼓甚而盛也：王冰说：形证是寒，按之而脉气鼓击于手下盛者，此为热盛拒阴而生病，非寒也。

张介宾说：阴病见阴脉，脉至而从矣。若虽细小而按之鼓甚有力者，此则似阴非阴也。凡诸阴病而得此，有为假寒，有为格阴，表里异形，所以为反。凡此相反者，皆标本不同也。如阴脉而阳证，本阴标阳也。阳脉而阴证，本阳标阴也。故治病当必求其本。

是故百病之起，有生于本者，有生于标者，有生于中气者。有取本而得者，有取标而得者，有取中气而得者，有取标本而得者，有逆取而得者，有从取而得者①。逆，正顺也。若顺，逆也②。故曰：知标与本，用之不殆，明知逆顺，正行无问，此之谓也。不知是者，不足以言诊，足以乱经③。故《大要》曰："粗工嘻嘻，以为可知，言热未已，寒病复始，同气异形，迷诊乱经"，此之谓也④。夫标本之道，要而博，小而大，可以言一而知百病之害⑤。言标与本，易而勿损⑥。察本与标，气可令调⑦。明知胜复，为万民式⑧。天之道毕矣⑨。

【集解】

①有逆取而得者，有从取而得者：王冰说：反佐取之，是为逆取。奇偶取之，是为从取。寒病治以寒，热病治以热，是为逆取。从，顺也。

张介宾说：百病之生于本标中气者，义见前篇。（伯坚按："前篇"，指本篇第二十四段。）中气，中见之气也，如少阳厥阴互为中气，阳明太阴互为中气，太阳少阴互为中气，以其相为表里，故其气互通也。取，求也。病生于本者必求其本而治之，病生于标者必求其标而治之，病生于中气者必求中气而治之。或生于标或生于本者，必或标或本而治之。取有标本，治有逆从。以寒治热，治真热也，以热治寒，治真寒也，是为逆取。以热治热，治假热也，以寒治寒，治假寒也，是为从取。

②逆，正顺也。若顺，逆也：王冰说：寒盛格阳，治热以热，热盛拒阴，治寒以寒之类，皆时谓之逆，外虽用逆，中乃顺也，此逆乃正顺也。若寒格阳而治以寒，热拒寒而治以热，外则虽顺，中气乃逆，故方若顺，是逆也。

张介宾说：病热而治以寒，病寒而治以热，于病似逆，于治为顺，故曰，逆，正顺也。病热而治以热，病寒而治以寒，于病若顺，于治为反，故曰，若顺，逆也。本论曰："逆者正治，从者反治"，是亦此意。

③知标与本，用之不殆，明知逆顺，正行无问，此之谓也。不知是者，不足以言诊，足以乱经：张介宾说：用，运用也。殆，危也。正行，执中而行，不偏不倚也。无问，无所疑问，以资惑乱也。不有真见，乌能及此？错乱经常，在不知其本耳。

④故《大要》曰："粗工嘻嘻，以为可知，言热未已，寒病复始，同气异形，迷诊乱经"，此之谓也：王冰说：嘻嘻，悦也，言心意怡悦以为知道终尽也。六气之用，粗之与工得其半也。厥阴之化，粗以为寒，其乃是温。太阳之化，粗以为热，其乃是寒。由此差互，用失其道，故其学问识用，不达工之道半矣。夫太阳、少阴，各有寒化热量，其标本应用则正反矣。何以言之？太阳本为寒，标为热；少阴本为热，标为寒；方之用亦如是也。厥阴、阳明中气亦尔。厥阴之中气为热，阳明之中气为湿，此二气亦反，其类太阳、少阴也。然太阳与少阴有标本用与诸气不同，故曰同气异形也。夫一经之标本寒热既殊，言本当究其标，论标合寻其本，言气不穷其标本，论病未辨其阴阳，虽同一气而生，且阻寒温之候，故心迷正理，治益乱经，呼曰粗工，允膺其称尔。

张介宾说：粗工，浅辈也。嘻嘻，自得貌。妄谓道之易知，故见标之阳，辄从火治，假热未除，真热复起，虽阴阳之气若同，而变见之形则异。即如甲乙同为木化，而甲阳乙阴，一六同为水数而一阳六阴，何非同气异形者。粗工昧此，未有不迷乱者矣。

⑤夫标本之道，要而博，小而大，可以言一而知百病之害：江有诰《先秦韵读》：夫标本之道，要而博，小而大，可以言一而知百病之害。（祭部）

⑥言标与本，易而勿损：江有诰《先秦韵读》：言标与本，易而勿损。（文部）

⑦察本与标，气可令调：江有诰《先秦韵读》：察本与标，气可令调。（幽通韵）

⑧为万民式：江有诰《先秦韵读》：明知胜复，为万民式。（之幽通韵）

⑨天之道毕矣：王冰说：天地变化，尚可尽知，况一人之诊，而云冥昧？得经之要，持法之宗，为天下师，尚卑其道，万民之式，岂曰大哉？

《新校正》云：按《标本病传论》云："有其在标而求之于标，有其在本而求之于本，有其在本而求之于标，有其在标而求之于本，故治有取标而得者，有取本而得者，有逆取而得者，有从取而得者。故知逆与从，正行无问。知标本者，万举万当。不知标本，是为妄行。夫阴阳、逆从、标本之为道也，小而大，言一而知百病之害。少而多，浅而博，可以言一而知百也。以浅而知深，察近而知远，言标与本，易而勿及，治反，为逆。治得，为从。先病而后逆者，治其本。先逆而后病者，治其本。先寒而后生病者，治其本。先热而后生病者，治其本。先热而后生中满者，治其标。先病而后泄者，治其本。先泄而后生他病者，治其本。必且调之，乃治其他病。先病而后生中满者，治其标。先中满而后烦心者，治其本。人有客气，有同气。小大不利，治其标。小大利，治其本。病发而有余，本而标之，先治其本，后治其标。病发而不足，标而本之，先治其标，后治其本。谨察闲甚，以意调之，间者，并行。甚者，独行。先小大不利而后生病者，治其本。"此经论标本尤详。

张介宾说：要而博，小而大者，谓天地之运气，人身之疾病，变化无穷，无不有标本在也。如三阴三阳皆由六气所化，故六气为本，三阴三阳为标。知标本胜复之化，则气可令调，而天之道毕矣。然疾病之或生于本，或生于标，或生于中气，凡病所从生即皆本也。夫本者、一而已矣，故知其要则一言而终，不知其要则流散无穷也。

帝曰：胜复之变，早晏何如①？

岐伯曰：夫所胜者，胜至已病，病已愠愠而复已萌也②。夫所复者，胜尽而起，得位而甚。胜有微甚，复有少多。胜和而和，胜虚而虚，天之常也③。

【集解】

①早晏何如：张介宾说：言迟速之应。

②夫所胜者，胜至已病，病已愠愠而复已萌也：王冰说：复心之愠，不远而有。

张介宾说：胜气之至，既已病矣。病将已，尚愠愠未除，而复气随之已萌矣。故凡治病者，于阴阳先后之变，不可不察也。

③夫所复者，胜尽而起，得位而甚。胜有微甚，复有少多。胜和而和，胜虚而虚，天之常也：张介宾说：胜尽而起，随而至也。得位而甚，专其令也。胜有微甚，则复有少多，报和以和，报虚以虚，故胜复之道，亦犹形影声应之不能爽也。

帝曰：胜复之作，动不当位，或后时而至，其故何也①？

岐伯曰：夫气之生与其化，衰盛异也②。寒暑温凉，盛衰之用，其在四维③。故阳之动，始于温，盛于暑；阴之动，始于清，盛于寒；春、夏、秋、冬，各差其分④。故《大要》曰："彼春之暖为夏之暑，彼秋之忿为冬之怒⑤。谨按四维，斥候皆归，其终可见，其始可知”[6]，此之谓也[7]。

【集解】

①胜复之作，动不当位，或后时而至，其故何也：王冰说：言阳盛于夏，阴盛于冬，清盛于秋，温盛于春，天之常候，然其胜复气用，四序不同，其何由哉？

张介宾说：胜复之动，有不应时者也。

②夫气之生与其化，衰盛异也：张介宾说：生者，发生之始，化者，气化大行，故衰盛异也。气有衰盛则胜复之动，有不当位而后先至矣。

③寒暑温凉，盛衰之用，其在四维：张介宾说：寒暑温凉，四季之正气也。四维，辰、戌、丑、未之月也。春温盛于辰，夏暑益于未，秋凉盛于戌，冬寒盛于丑，此四季盛衰之用也。

④故阳之动，始于温，盛于暑；阴之动，始于清，盛于寒；春、夏、秋、冬，各差其分：王冰说：言春夏秋冬四正之气，在于四维之分也。即事验之，春之温，正在辰巳之月；夏之暑、正在未申之月；秋之凉，正在戌亥之月；冬之寒，正在丑寅之月。春始于仲春，夏始于仲夏，秋始于仲秋，冬始于仲冬，故丑之月，阴结层冰于厚地；未之月，阳焰电掣于天垂；戌之月，霜清肃杀而庶物坚；(顾观光说：“坚”下似脱“成”字。)辰之月，风扇和舒而陈柯荣秀；此则气差其分，昭然而不可蔽也。然阴阳之气，生发收藏，与常法相会，征其气化及在人之应，则四时每差其日数，与常法相违，从差法乃正当之也。

张介宾说：始于温，阳之生也。盛于暑，阳之化也。始于清，阴之生也。盛于寒，阴之化也。气至有微甚，故四季各有差分也。

⑤彼春之暖为夏之暑，彼秋之忿为冬之怒：江有诰《先秦韵读》：彼春之暖为夏之暑，彼秋之忿为冬之怒。(鱼部)

⑥谨按四维，斥候皆归，其终可见，其始可知：江有诰《先秦韵读》：谨按四维，斥候皆归，其终可见，其始可知。(支脂通韵)

⑦此之谓也：王冰说：言气之少壮也。阳之少为暖，其壮也为暑。阴之少也为忿，其壮也为怒。此悉谓少壮之异气，证用之盛衰。但立盛衰于四维之位，则阴阳、终始，应用皆可知矣。

张介宾说：斥候，四时之大候也。春之暖即夏暑之渐，秋之忿即冬寒之渐，但按四维之正，则四时斥候之所归也，故见其始即可知其终矣。

帝曰：差有数乎？

岐伯曰：又凡三十度也[1]。

【集解】

①又凡三十度也：王冰说：度者，日也。

《新校正》云：按《六元正纪大论》曰：“‘差有数乎？’曰：‘后皆三十度而有奇也。’”此云三十度也者，此文为略。

张介宾说：凡气有迟早，总不出一月之外。三十度，即一月之日数也。此二句与《六元正纪大论》相同。

帝曰：其脉应皆何如？

岐伯曰：差同正法，待时而去也[1]。《脉要》曰：“春不沉，夏不弦，冬不涩，秋不数，是谓四塞[2]。沉甚曰病。弦甚曰病。涩甚曰病。数甚曰病[3]。参见曰病。复见曰病。未去而去曰病。去而不去曰病[4]。反者死[5]。”故曰：气之相守司也，如权衡之不得相失也[⑥]，夫阴阳之气，清静则生化治，动则苛疾起，此之谓也[⑦]。

【集解】

①差同正法，待时而去也：王冰说：脉亦差以随气应也。待差日足，应王气至而乃去也。

张介宾说：气至脉亦至，气去脉亦去，气有差分，脉必应之，故曰差同正法。

②春不沉，夏不弦，冬不涩，秋不数，是谓四塞：王冰说：天地四时之气，闭塞而无所运行也。

张介宾说：此即脉之差分也。春脉宜弦，然自冬而至，冬气犹存，故尚有沉意。夏脉宜数，然自春而至，春气犹存，故尚有弦意。秋脉宜涩，然自夏而至，夏气犹存，故尚有数意。冬脉宜沉，然自秋而至，秋气犹存，故尚有涩意。若春不沉，夏不弦，秋不数，冬不涩，是失其所生之气，气不交通，故曰四塞，是皆非脉气之正。

③沉甚曰病。弦甚曰病。涩甚曰病，数甚曰病：王冰说：但应天和气，是则为平，形见太甚，则为力致，以力而致，安能久乎，故甚皆病。

张介宾说：此又其差之甚者也。故春可带沉而沉甚则病，夏可带弦而弦甚则病，秋可带数而数甚则病，冬可带涩而涩甚则病，以盛非其时也。

④参见曰病。复见曰病。未去而去曰病。去而不去曰病：王冰说：参，谓参和诸气来见。复见，谓再见已衰已死之气也。去，谓王已而去者也。日行之度，未出于差，是为天气未出。日度过差是谓天气已去，而脉尚在，既非得应，故曰病也。

张介宾说：参见者，气脉乱而杂至也。复见者，脉随气去而再来也。时未去而脉先去，本气不足，来气有余也；时已去而脉不去，本气有余，来气不足也；皆不免于病。

⑤反者死：王冰说：夏见沉，秋见数，冬见缓，春见涩，是谓反也。犯违天命，生其能久乎？

《新校正》云：详上文"秋不数，是谓四塞。"此注云："秋见数，是谓反。"盖以脉差只在仲月，差之度尽而数不去，谓秋之季月而脉尚数，则为反也。

张介宾说：春得秋脉，夏得冬脉，秋得夏脉，冬得长夏脉，长夏得春脉，反见胜己之化，失天和也。故死。

⑥如权衡之不得相失也：王冰说：权衡，秤也。天地之气，寒暑相对，温清相望，如持秤也。高者否，下者否，两者齐等无相夺伦，则清静而生化各得其分也。

张介宾说：权衡，秤也。凡六气之用，亦犹权衡之平，而不可失也。

⑦夫阴阳之气，清静则生化治，动则苛疾起，此之谓也：王冰说：动，谓变动常平之候而为灾眚也。苛，重也。

《新校正》云：按《六微旨大论》曰："成败倚伏生乎动，动而不已，则变作矣。"

张介宾说：阴阳之气，平则清静而生化治，不平则动而苛疾起。《六微旨大论》曰："成败倚伏生乎动，动而不已，则变作矣。"

帝曰：幽明何如？

岐伯曰：两阴交尽，故曰幽；两阳合明，故曰明；幽明之配，寒暑之异也[①]。

【集解】

①寒暑之异也：王冰说：两阴交尽于戌、亥。两阳合明于辰、巳。《灵枢·系日月论》云："亥十月，左足之厥阴。戌九月，右足之厥阴。此两阴交尽，故曰厥阴。辰三月，左足之阳明。巳四月，右足之阳明，此两阳合于前，故曰阳明。"然阴交则幽，阳合则明，幽明之象，当由是也。寒暑位西南、东北，幽明位西北、东南，幽明之配，寒暑之位，诚斯异也。

《新校正》云：按《太始天元册文》云："幽明既位，寒暑弛张。"

张介宾说：幽明者阴阳盛极之象也。故《阴阳系日月篇》以辰巳为阳明，戌亥为厥阴。夫辰巳之气暑，戌亥之气寒，如夜寒昼热，冬寒夏热，西北寒东南热，无非辰、巳、戌、亥之气，故幽明之配为寒暑之异。

帝曰：分至何如？

岐伯曰：气至之谓至，气分之谓分。至则气同，分则气异，所谓天地之正纪也[①]。

【集解】

①气至之谓至，气分之谓分。至则气同，分则气异，所谓天地之正纪也：王冰说：因幽明之问而形斯义也。言冬夏二至，是天地气主岁至其所在也。春秋二分，是间气初二四五四气各分其政于主岁左右也。故曰至则气同，分则气异也。所言二至二分之气配者，此所谓是天地气之正纪也。

张介宾说：分言春秋二分，至言冬夏二至。冬夏言至者，阴阳之至极也。如司天主夏至，在泉主冬至，此六气之至也。夏至热极凉生而夜短昼长之极，冬至寒极温生而昼短夜长之极，此阴阳盈缩之至也。春秋言分者，阴阳之中分也。初气居春分之前，二气居春分之后，四气居秋分之前，五气居秋分之后，此间气之分也。春分前寒而后热，前则昼短夜长，后则夜短昼长；秋分前热而后寒，前则夜短昼长，后则昼短夜长；此寒热昼夜之分也。至则纯阴纯阳，故曰气同。分则前后更易，故曰气异。此天地岁气之正纪也。

帝曰：夫子言春秋气始于前，冬夏气始于后，余已知之矣。然六气往复主岁不常也，其补泻奈何[①]？

岐伯曰：上下所主，随其攸利。正其味，则其要也。左右同法[②]。《大要》曰："少阳之主，先甘后咸。阳明之主，先辛后酸。太阳之主，先咸后苦。厥阴之主，先酸后辛。少阴之主，先甘后咸。太阴之主，先苦后甘。佐以所利，资以所生，是谓得气[③]。"

【集解】

①夫子言春秋气始于前，冬夏气始于后，余已知之矣。然六气往复主岁不常也，其补泻奈何：王冰说：以分至明六气分位，则初气、四气，始于立春、立秋前各一十五日为纪法；三气、六气，始于立夏、立冬后各一十五日为纪法；由是四气前后之纪，则三气、六气之中，正当二至日也。故曰春秋气始于前，冬夏气始于后也。然以三百六十五日易一气，一岁已往，气则改新，新气既来，旧气复去，所宜之味，天地不同，补泻之方，应知先后，故复以问之也。

张介宾说：初之气，始于立春前十五日；四之气，始于立秋前十五日；故春秋气始于前。三之气，始于立夏后十五日，终之气，始于立冬后十五日，故冬夏气始于后，此不易之次序也。然六气迭为进退，旧者去而新者来，往复不常，则其补泻之味亦用有先后也。

②上下所主，随其攸利。正其味，则其要也。左右同法：张介宾说：司天在泉，上下各有所主，应补应泻，但随所利而用之，其要以正味为主也。左右间气，上者同于司天，下者同于在泉，故曰左右同法。

③少阳之主，先甘后咸。阳明之主，先辛后酸。太阳之主，先咸后苦。厥阴之主，先酸后辛。少阴之主，先甘后咸。太阴之主，先苦后甘。佐以所利，资以所生，是谓得气：王冰说：主，谓主岁。得，谓得其性用也。得其性用，则舒卷由人；不得性用，则动生乖忤，岂祛邪之可望乎，

适足以伐天真之妙气尔。如是先后之味，皆谓有病先泻之而后补之也。

张介宾说：主谓主岁，非客主之主也。按此即六气补泻之正味。六气胜至，必当先去其有余，后补其不足，故诸味之用皆先泻而后补。自补泻正味之外，而复佐以所利，兼其所宜也。资以所生，助其化源也。是得六气之和平矣。

帝曰：善。夫百病之生也，皆生于风、寒、暑、湿、燥、火，以之化之变也[①]。经言："盛者泻之，虚者补之，"余锡以方士，而方士用之尚未能十全。余欲令要道必行，桴鼓相应，犹拔刺雪汙，工巧神圣，可得闻乎[②]？

岐伯曰：审察病机，无失气宜，此之谓也[③]。

【集解】

①夫百病之生也，皆生于风、寒、暑、湿、燥、火，以之化之变也：王冰说：风、寒、暑、湿、燥、火，天之六气也。静而顺者为化，动而变者为变，故曰之化之变也。

张介宾说：风、寒、暑、湿、燥、火，天之六气也。气之正者为化，气之邪者为变，故曰之化之变也。

②余锡以方士，而方士用之尚未能十全。余欲令要道必行，桴鼓相应，犹拔刺雪汙，工巧神圣，可得闻乎：王冰说：针曰工巧，药曰神圣。

《新校正》云：按《难经》云："望而知之谓之神。闻而知之谓之圣，问而知之谓之工。切脉而知之谓之巧。以外知之曰圣。以内知之曰神。"

张介宾说：锡，赐也。十全，无一失也。桴，鼓槌也。由，犹同。拔刺雪汙，去病如拾也。

③审察病机，无失气宜，此之谓也：王冰说：得其机要，则动小而功大，用浅而功深也。

张介宾说：病随气动，必察其机，治之得其要，是无失气宜也。愚按《气交变》《五常政》《至真要》等论，皆详言五运六气，各有太过不及，而天时民病，变必因之，故有淫胜、反胜、客胜、主胜之异。盖气太过则亢极而实，气不及则被侮而虚，此阴阳盛衰自然之理也。本篇随《至真要大论》之末，以统言病机，故藏五气六，各有所主，或实或虚，则亦无不随气之变而病有不同也。即如诸风掉眩皆属于肝矣，若木胜则四支强直而为掉，风动于上而为眩，脾土受邪，肝之实也；木衰则血不养筋而为掉，气虚于上而为眩，金邪乘木，肝之虚也。又如诸痛痒疮皆属于心矣，若火盛则炽热为痈，心之实也；阳衰则阴胜为疽，心之虚也。五藏六气，虚实皆然。故本篇首言盛者泻之，虚者补之，末言有者求之，无者求之，盛者责之，虚者责之，盖既以气宜言病机矣，又特以盛虚有无四字贯一篇之首尾以书其义，此正先圣心传，精妙所在，最为吃紧纲领。奈何刘完素未之详审，略其颠末，独取其中一十九条演为《原病式》，皆偏言盛气实邪，且于十九条中凡归重于大者十之七八，至于不及虚邪，则全不相顾。又曰："其为治者，但当泻其过甚之气以为病本，不可反误治其兼化也。"立言若此，虚者何堪，故楼氏指其治法之偏，诚非过也。夫病机为入道之门，为跬步之法，法有未善，而局人心目，初学得之，多致终身不能超脱。习染既久，流弊日深，所以近代医家举动皆河间遗风，其于泻假热、伐真虚、覆人于反掌间者，比比皆然，不忍见也。或讳之曰："河间当胡元之世，其风声气习，本有不同，因时制宜，故为是论。"即或有之，则世变风移，今非昔比，设欲率由其旧，恐冰炭钩绳不相符也。心切悯之，不容不辨。

帝曰：愿闻病机何如？

岐伯曰：诸风掉眩，皆属于肝[①]。

【集解】

①诸风掉眩，皆属于肝：王冰说：风性动，木气同之。

张介宾说：风类不一，故曰诸风。掉，摇也。眩，运也。风主动摇，木之化也，故属于肝。其虚其实，皆能致此。如发生之纪其动掉眩巅疾，厥阴之复，筋骨掉眩之类者，肝之实也。又如阳明司天，掉振鼓栗、筋痿不能久立者，燥金之盛，肝受邪也；太阴之复，头顶痛重而掉瘛尤甚者，木不制土，湿气反胜；皆肝之虚也。故《卫气篇》曰："下虚则厥，上虚则眩"，亦此之谓。凡实者宜凉宜泻，虚则宜补宜温，反而为之，祸不旋踵矣。余治仿此。

诸寒收引，皆属于肾[①]。

【集解】

①诸寒收引，皆属于肾：王冰说：收，谓敛也。引，谓急也。寒物收缩，水气同也。

张介宾说：收，敛也。肾属水，其化寒，凡阳气不达则营卫凝聚，形体拘挛，皆收引之谓。如太阳之胜，为筋肉拘苛，血脉凝泣；岁水太过，为阴厥、为上下中寒；水之实也。岁水不及，为足痿清厥；涸流之纪，其病癃闭；水之虚也。水之虚实，皆本于肾。

诸气膹郁，皆属于肺[①]。

【集解】

①诸气膹郁，皆属于肺：王冰说：高秋气凉，雾气烟集，凉至则气热，复甚则气殚，征其物象，属可知也。膹，谓膹满。郁，谓奔迫也。气之为用，金气同之。

张介宾说：膹，喘急也。郁，否闷也。肺属金，其化燥，燥金盛则清邪在肺而肺病有余，如岁金太过，甚则喘咳逆气之类是也。金气衰则火邪胜之，而肺病不足，如从革之纪其发喘咳之类是也。肺主气，故诸气膹郁者，其虚其实，皆属于肺。

诸湿肿、满，皆属于脾[①]。

【集解】

①诸湿肿、满，皆属于脾：王冰说：土薄则水浅，土厚则水深，土平则干，土高则湿。湿气之有，土气同之。

张介宾说：脾属土，其化湿，土气实则湿邪盛行，如岁土太过，则饮发、中满、食减、四支不举之类是也。土气虚则风木乘之，寒水侮之，如岁木太过，脾土受邪，民病肠鸣、腹支满；卑监之纪，其病留满、否塞；岁水太过，甚则腹大胫肿之类是也。脾主肌肉，故诸湿肿满等证，虚实皆属于脾。

诸热瞀、瘛，皆属于火[①]。

【集解】

①诸热瞀、瘛，皆属于火：王冰说：火象征。

张介宾说：瞀，昏闷也。瘛，抽掣也。邪热伤神则瞀，亢阳伤血则瘛，故皆属于火。然岁火不及，则民病两臂内痛，郁冒、朦昧。岁水太过，则民病身热、烦心、躁悸、渴而妄冒。此又火之所以有虚实也。

诸痛、痒、疮，皆属于心[①]。

【集解】

①诸痛、痒、疮，皆属于心：王冰说：心寂则痛微，心躁则痛甚，百端之起，皆自心生，痛痒疮疡，生于心也。

张介宾说：热甚则疮痛，热微则疮痒，心属火，其化热，故疮疡皆属于心也。然赫曦之纪其病疮疡，心邪盛也。太阳司天，亦发为痈疡，寒水胜也。火盛则心实，水胜则心虚，于此则可见矣。

诸厥、固、泄，皆属于下①。

【集解】

①诸厥、固、泄，皆属于下：王冰说：下，谓下焦，肝肾气也。夫守司于下，肾之气也。门户束要，肝之气也。故厥、固、泄，皆属下也。厥，谓气逆也。固，谓禁固也。诸有气逆上行及固不禁，出入无度，燥湿不恒，皆由下焦之主守也。

张介宾说：厥，逆也。厥有阴阳二证，阳衰于下则为寒厥，阴衰于下则为热厥。固，前后不通也。阴虚则无气，无气则清浊不化，寒闭也。火盛则水亏，水亏则精液干涸，热结也。泄，二阴不固也。命门火衰则阳虚失禁，寒泄也。命门水衰则火迫注遗，热泄也。下言肾气，盖肾居五藏之下，为水火阴阳之宅，开窍于二阴，故诸厥固泄皆属于下。

诸痿、喘、呕，皆属于上①。

【集解】

①诸痿、喘、呕，皆属于上：王冰说：上，谓上焦，心肺气也。炎热薄烁，心之气也。承热分化，肺之气也。热郁化上，故病属上焦。

《新校正》云：详痿之为病，似非上病，王注不解所以属上之由，使后人拟议。今按《痿论》云："五藏使人痿者，因肺热叶焦，发为痿躄"，故云属于上也。痿又谓肺痿也。

张介宾说：痿有筋痿、肉痿、脉痿、骨痿之辨，故曰诸痿。凡支体痿弱多在下部，而于属于上者，如《痿论》云："五藏使人痿者，因肺热叶焦，发为痿躄"也。肺居上焦，故属于上。气急曰喘，病在肺也。吐而有声有物曰呕，病在胃口也。逆而不降，是皆上焦之病。

诸禁鼓栗，如丧神守，皆属于火①。

【集解】

①诸禁鼓栗，如丧神守，皆属于火：王冰说：热之内作。

张介宾说：禁，噤也。寒厥咬牙曰噤。鼓，鼓颔也。栗，战也。凡病寒战而精神不能主持，如丧失神守者，皆火之病也。然火有虚实之辨，若表里热甚而外生寒栗者，如阴阳应象大论所谓"热极生寒、重阳必阴"也；河间曰："心火热甚，亢极而战，反兼水化制之，故为寒栗"者；皆言火之实也。若阴盛阳虚而生寒栗者，如《调经论》曰："阳虚畏外寒"《刺节真邪论》曰："阴胜则为寒，寒则真气去，去则虚，虚则寒搏于皮肤之间"者，皆言火之虚也。有伤寒将解而为战汗者，如仲景云："其人本虚，是以作战"成无己曰："战栗者皆阴阳之争也。伤寒欲解将汗之时，正气内实，邪不能与之争，则便汗出而不发战，邪气欲出，其人本虚，邪与正争，微者为振，甚者则战，"皆言伤寒之战汗，必因于虚也。有痎疟之为寒栗者，如《疟论》曰："疟之始发也，阳气并于阴，当是之时，阳虚而阴盛，外无气故先寒栗也，夫疟气者并于阳则阳胜，并于阴则阴胜，阴胜则寒，阳胜则热"；又曰："阳并于阴则阴实而阳虚，阳明虚则寒栗鼓颔"也。由此观之，可见诸禁鼓栗虽皆属火，但火实者少，而火虚者多耳。

诸痉、项强，皆属于湿①。

【集解】

①诸痉、项强，皆属于湿：王冰说：太阳伤湿。

张介宾说：痉，风强病也。项为足之太阳，湿兼风化而侵寒水之经，湿之极也。然太阳所至为屈伸不利，太阳之复为腰脽反痛、屈伸不便者，是又为寒水反胜之虚邪矣。

诸逆、冲上，皆属于火①。

【集解】

①诸逆、冲上，皆属于火：王冰说：炎上之性用也。

张介宾说：火性炎上，故诸逆冲上者皆属于火。然诸藏诸经皆有逆气，则其阴阳虚实有不同矣。其在心脾胃者，如《脉解篇》曰："太阴所谓上走心为噫者，阴盛而上走于阳明，阳明络属心，故曰上走心为噫也。"有在肺者，如《藏气法时论》曰："肺苦气上逆"也。有在脾者，如《经脉篇》曰："足太阴厥气上逆则霍乱"也。有在肝者，如《脉要精微论》曰："肝脉若搏令人喘逆"也。有在肾者，如《脉解篇》曰："少阴所谓呕咳上气喘者，阴气在下，阳气在上，诸阳气浮，无所依从"也。又《缪刺篇》曰："邪客于足少阴之络，令人无故善怒，气上走贲上"也；又《示从容论》曰："咳喘烦冤者，是肾气之逆"也；又《邪气藏府病形篇》曰："肾脉微缓为洞，洞者食不化，下咽还出"也。有在胃者，如《宣明五气篇》曰："胃为气逆为哕"也；又《阴阳别论》曰："二阳之病发心脾，其传为息奔"也有在胆胃者，如《四时气篇》曰："善呕，呕有苦，长太息，心中憺憺恐人将捕之，邪在胆，逆在胃"也。有在小肠者，曰："少腹控睾，引腰脊，上冲心"也。有在大肠者，曰："腹中善鸣，气上冲胸，喘不能久立"也；又《缪刺篇》曰："邪客于手阳明之络，令人气满，胸中喘息"也。有在膀胱者，如《经脉别论》曰："太阳藏独至，厥喘虚气逆，是阴不足，阳有余也。"有在冲督者，如《骨空论》曰："冲脉为病，逆气里急；督脉生病，从少腹上冲心而痛，不得前后为冲疝"也。凡此者，皆诸逆冲上之病。虽诸冲上皆属于火，但阳盛者火之实，阳衰者火之虚，治分补泻，当于此详察之矣。

诸胀、腹大，皆属于热①。

【集解】

①皆属于热：王冰说：热郁于内，肺胀所生。

张介宾说：热气内盛者，在肺则胀于上，在脾胃则胀于中，在肝肾则胀于下，此以火邪所至，乃为烦满，故曰诸胀腹大皆属于热。如岁火太过，民病胁支满；少阴司天，肺䐜，腹大满，膨膨而喘咳；少阳司天，身面跗肿，腹满、仰息之类；皆实热也。然岁水太过，民病腹大，胫肿；岁火不及，民病胁支满，胸腹大；流衍之纪，其病胀；水郁之发，善厥逆、痞坚、腹胀；太阳之胜，腹满、食减；阳明之复，为腹胀而泄；又如《五常政大论》曰："适寒凉者胀"；《异法方宜论》曰："藏寒生满病"，《经脉篇》曰："胃中寒，则胀满"，是皆言热不足寒有余也。仲景曰："腹满不减，减不足言，须当下之，宜与大承气汤"，言实胀也。腹胀时减复如故，此为寒，当与温药，言虚胀也。东垣曰："大抵寒胀多、热胀少"，岂虚语哉？故治此者，不可以诸胀腹大悉认为实热而不察其盛衰之义。

诸躁、狂越，皆属于火①。

【集解】

①诸躁、狂越，皆属于火：王冰说：热盛于胃及四末也。

张介宾说：躁，烦躁不宁也。狂，狂乱也。越，失常度也。热盛于外，则支体躁扰。热盛于内，则神志躁烦。盖火入于肺则烦，火入于肾则躁，烦为热之轻，躁为热之甚耳。如少阴之胜，心下热、呕逆、躁烦；少阳之复，心热、烦躁、便数、憎风之类；是皆火盛之躁也。然有所谓阴躁者，如岁水太过，寒气流行，邪害心火，民病心热、烦心、躁悸、阴厥谵妄之类，阴之胜也，是为阴盛发躁，名曰阴躁，成无己曰："虽躁欲坐井中，但欲水不得入口"是也。东垣曰："阴躁之极，欲坐井中，阳已先亡，医犹不悟，复指为热，重以寒药投之，其死也何疑焉？况寒凉之剂入腹，周身之火得水则升走矣。且凡内热而躁者，有邪之热也。病多属火。外热而躁者，无根之火也，病多属寒。此所以热躁宜寒，阴躁宜热也。"狂，阳病也。《宣明五气篇》曰："邪入于阳则狂。"《难经》曰："重阳者狂。"如赫曦之纪，血流狂妄之类，阳狂也。然复有虚狂者，如，《本神篇》曰："肝悲哀动中则伤魂，魂伤则狂妄不精，肺喜乐无极则伤魄，魄伤则狂，狂者意不存人"；《通天篇》曰："阳重脱者阳狂"；《脐中论》曰："石之则阳气虚，虚则狂。"是又狂之有虚实，补泻不可误用也。

诸暴、强直，皆属于风①。

【集解】

①诸暴、强直，皆属于风：王冰说：阳内郁而阴行于外。

张介宾说：暴，猝也。强直，筋病强劲不柔和也。肝主筋，其化风。风气有余，如木郁之发，善暴强仆之类，肝邪实也。风气不足，如委和之纪，其动软戾拘缓之类，肝气虚也。此皆肝木本气之化，故曰属风，非外来虚风八风之谓。凡诸病风而筋为强急者，正以风位之下，金气乘之，燥逐风生，其燥益甚，治宜阴以制阳，养营以润燥，故曰治风先治血，血行风自灭，此最善之法也。设误认为外感之邪，而用疏风愈风等剂，则益燥其燥，非惟不能去风而适所以致风矣。

诸病有声，鼓之如鼓，皆属于热①。

【集解】

①诸病有声，鼓之如鼓，皆属于热：王冰说：谓有声也。

张介宾说：鼓之如鼓，胀而有声也。为阳气所逆，故属于热。然《师傅篇》曰："胃中寒则腹胀，肠中寒则肠鸣飧泄"，《口问篇》曰："中气不足肠为之苦鸣"，此又皆寒胀之有声者也。

诸病胕肿、疼酸、惊骇，皆属于火①。

【集解】

①诸病胕肿、疼酸、惊骇，皆属于火：王冰说：热气多也。

张介宾说：胕肿，浮肿也。胕肿疼酸者，阳实于外，火在经也。惊骇不宁者，热乘阴分，火在藏也。故如少阴、少阳司天，皆为疮汤胕肿之类，是火之实也。然伏明之纪，其发痛；太阳司天，为胕肿、身后痈；太阴所至，为重胕肿；太阳在泉，寒复内余则腰尻股胫足膝中痛之类；皆以寒湿之胜而为肿、为痛，是又火之不足也。至于惊骇、虚实亦然。如少阴所至为惊骇，君火盛也。若委和之纪，其发惊骇；阳明之复，亦为惊骇；此又以木衰金胜，肝胆受伤，火无生气，阳虚所致，当知也。

诸转反戾，水液浑浊，皆属于热①。

【集解】

①诸转反戾，水液浑浊，皆属于热：王冰说：反戾，筋转也。水液，小便也。

张介宾说：诸转反戾，转筋拘挛也。水液，小便也。河间曰："热气燥烁于筋，则挛瘛为痛，火主燔烁燥动故也。小便浑浊者，天气热则水浑浊，寒则清洁，水体清而火体浊故也。又如清水为汤，则自然浊也。此所谓皆属于热宜从寒者是也。"然其中亦各有虚实之不同者。如伤暑霍乱而为转筋之类，宜用甘凉调和等剂，清其亢烈之火者，热之属也。如感冒非时风寒，或因暴雨之后，湿毒中藏而为转筋霍乱，宜用辛温等剂，理中气以逐阴邪者，寒之属也。大抵热胜者必多烦燥焦渴，寒胜者必多厥逆畏寒。故太阳之至为痉，太阳之复为腰脽反痛、屈伸不便，水郁之发为大关节不利，是皆阳衰阴胜之病也。水液之浊，虽为属火，然思虑伤心，劳倦伤脾，色欲伤肾，三阴亏损者多有是病。治宜慎起居，节劳欲。阴虚者壮其水，阳虚者益其气，金水既足，便当自清。若用寒凉，病必益甚。故《玉机真藏论》曰："冬脉不及，则令人少腹满、小便变。"《口问篇》曰："中气不足，溲便为之变。"阴阳盛衰，义有如此，又岂可尽以前证为实热。

诸病水液澄澈清冷，皆属于寒①。

【集解】

①诸病水液澄澈清冷，皆属于寒：王冰说：上下所出及吐出溺出也。

张介宾说：水液者，上下所出皆是也。水体清，其气寒，故凡或吐或利，水谷不化而澄澈清冷者，皆得寒水之化，如秋冬寒冷，水必澄清也。

诸呕吐酸，暴注下迫，皆属于热①。

【集解】

①诸呕吐酸，暴注下迫，皆属于热：王冰说：酸，酸水及沫也。

张介宾说：河间曰："胃膈热甚则为呕，火气炎上之象也。酸者，肝木之味也。由火盛制金，不能平木，则肝木自甚故为酸也。暴注，卒暴注泄也。肠胃热甚而传化失常，火性疾速，故如是也。下迫，后重里急迫痛也。火性急速而能燥物故也。是皆就热为言耳。不知此之皆属于热者，言热化之本也，至于阴阳盛衰，则变如水炭，胡可偏执为论？"如《举痛论》曰："寒气客于肠胃，厥逆上出，故痛而呕也"；《至真要大论》论曰："太阳司天，民病呕血、善噫；太阳之复，心胃生寒、胸中不和、唾出清水、及为哕噫；太阳之胜，寒入下焦，传为濡泄"之类；是皆寒胜之为病也。又如岁木太过，民病飧泄肠鸣，反胁痛而吐甚；发生之纪，其病吐利之类；是皆木邪乘土，脾虚病也。又如岁土不及，民病飧泄霍乱；土郁之发，为呕吐、注下；太阴所至，为霍乱吐下之类；是皆湿胜为邪，脾家本病。有湿多成热者，有寒湿同气者，湿热宜清，寒湿宜温，无失气宜，此之谓也。至于吐酸一证，在本节明言属热，又如少阳之证为呕酸，亦相火证也，此外别无因寒之说。惟东垣曰："呕吐酸水者，甚则酸水浸其心，其次则吐出酸水，令上下牙酸涩不能相对，以大辛热剂疗之必灭。酸味者，收气也。西方肺金旺也。寒水乃金之子，子能令母实，故用大咸热之剂泻其子，以辛热为之佐，以泻肺之实。若以河间病机之法作热攻之者，误矣。盖杂病酸心，浊气不降，欲为中满，寒药岂能治之乎？此东垣之说独得前人之未发也。"又丹溪曰："或问吞酸，《素问》明以为热，东垣又以为寒，何也？曰：《素问》言热者，言其本也。东垣言寒者，言其末也。但东垣不言外得风寒，而作收气立说，欲泻肺金之实，又谓寒药不可治酸，而用安胃汤，加减二陈汤，俱犯丁香，且无治热湿郁积之法，为未合经意。余尝治吞酸，用黄连茱萸各制炒，随时令迭为佐使，苍术茯苓为辅，以汤浸蒸饼为小丸吞之，仍教以粝食蔬果自养，则病亦安。"此又二公之说有不一也。若以愚见评之，则吞酸虽有寒热，但属寒者多，属热者少，故在东垣则全用温药，在《丹溪》虽用黄连而亦不免茱萸苍术之类，其义可知。盖凡饮留中焦，郁久成积，湿多生热，则木从火化，因而作酸者，酸之热也，当用丹溪之法。若客寒犯胃，顷刻成酸，本非郁热之谓，明是寒气，若用清凉，岂其所宜？又若饮食或有失节，及无故而为吞酸嗳腐等证，此以水味为邪，肝乘脾也，脾之不化，火之衰也，得热则行，非寒而何？欲不温中，其可得乎？故余愿东垣之左袒，而特表出之，欲人之视此者，不可谓概由乎实热也。

故《大要》曰："谨守病机，各司其属，有者求之，无者求之，盛者责之，虚者责之，必先五胜，疏其血气，令其调达，而致和平"，此之谓也①。

【集解】

①"谨守病机,各司其属,有者求之,无者求之,盛者责之,虚者责之,必先五胜,疏其血气,令其调达,而致和平",此之谓也:王冰说:深乎圣人之言,理宜然也。有无求之,虚盛责之,言悉由也。夫如大寒而甚,热之不热,是无火也;热来复去,昼见夜伏,夜发昼止,时节而动,是无火也;当助其心,又如大热而甚,寒之不寒,是无水也;热动复止,倏忽往来,时动时止,是无水也;当助其肾。内格呕逆,食不得入,是有火也。病呕而吐,食久反出,是无火也。暴速注下,食不及化,是无水也。溏泄而久,止发无恒,是无火也。故心盛则生热,肾盛则生寒,肾虚则寒动于中,心虚则热收于内。又热不得寒,是无火也。寒不得热,是无水也。(顾观光说:"火""水"二字互误,当依《类经》改。)夫寒之不寒,责其无水。热之不热,责其无火。热之不久,责心之虚。寒之不久,责肾之少。有者泻之,无者补之,虚者补之,盛者泻之,居其中间,疏诸壅塞,(顾观光说:有误字,当依《类经》作"适其中外,疏其壅塞。")令上下无碍,气血通调,则寒热自和,阴阳调达矣。是以方有治热以寒,寒之而水食不入;攻寒以热,热之而昏躁以生;此则气不疏通,壅而为是也。纪于水火,余气可知。故曰:有者求之,无者求之,盛者责之,虚者责之,令气通调妙之道也。五胜,谓五行更胜也。先以五行,寒、暑、温、凉、湿,酸、咸、甘、辛、苦,相胜为法也。

张介宾说:上文一十九条,即病机也。机者,要也,变也,病变所由出也。凡或有或无,皆谓之机。有者言其实,无者言其虚。求之者,求有无之本也。譬犹寻物一般,必得其所,取之则易。如太阴雨化施于太阳,太阳寒化施于少阴,少阴热化施于阳明,阳明燥化施于厥阴,厥阴风化施于太阴,凡淫胜在我者,我之实也,实者真邪也。反胜在彼者,我之虚也,虚者假邪也。此六气之虚实,即所谓有无也。然天地运气虽分五六,而阴阳之用,水火而已。故阳胜则阴病,阴胜则阳病。泻其盛气,责其有也。培其衰气,责其无也。求得所本而直探其赜,则排难解纷如拾芥也。设不明逆顺盈虚之道,立言之意,而凿执不移,所谓面东者不见西墙,面南者不睹北方,察一曲者不可与言化,察一时者不可以言大,未免实实虚虚,遗人害矣。故余于本篇但引经释经,冀以明夫大义耳,非谓病机之变止于是也。夫规矩准绳匠氏之法,一隅三反,巧则在人,知此义者,惟王太仆乎。究其所注最妙而人多忽者,何也?

帝曰:善。五味阴阳之用何如?

岐伯曰:辛甘发散,为阳。酸苦涌泄,为阴。咸味涌泄,为阴。淡味渗泄,为阳。六者,或收,或散,或缓,或急,或燥,或润,或软,或坚,以所利而行之,调其气使其平也①。

【集解】

①辛甘发散,为阳。酸苦涌泄,为阴。咸味涌泄,为阴。淡味渗泄,为阳。六者,或收,或散,或缓,或急,或燥,或润,或软,或坚,以所利而行之,调其气使其平也:王冰说:涌,吐也。泄,利也。渗泄,小便也。言水液自回肠泌别汁,渗入膀胱之中,胞气化之而为溺以泄出也。

《新校正》云:按《藏气法时论》云:"辛散。酸收。甘缓。苦坚。咸软。"又云:"辛、酸、甘、苦、咸,各有所利,或散,或收,或缓,或急,或坚,或软,四时五藏病随五味所宜也。"

张介宾说:涌,吐也。泄,泻也。渗泄,利小便及通窍也。辛、甘、酸、苦、咸、淡六者之性,辛主散、主润,甘主缓,酸主收,主急,苦主燥、主坚,咸主软,淡主渗泄。《藏气法时论》曰:辛散。酸收。甘缓。苦坚。咸软。故五味之用,升而轻者为阳,降而重者为阴,各因其利而行之,则气可调而平矣。

帝曰：非调气而得者，治之奈何？有毒无毒，何先何后，愿闻其道①。

岐伯曰：有毒无毒所治为主，适大小为制也②。

【集解】

①非调气而得者，治之奈何？有毒无毒，何先何后，愿闻其道：王冰说：夫病生之类，其有四焉。一者，始因气动而内有所成。二者，始因气动而外有所成。三者，不因气动而病生于内。四者，不因气动而病生于外。夫因气动而内成者，谓积聚、癥瘕、瘤气、瘿起、(顾观光说："起"字误，当依《类经》作"气"。)结核、癫痫之类也。外成者，谓痈肿、疮疡、(守山阁本原文作"疮肠"，今据明顾从德覆宋本校改。)痂疥、疽痔、掉瘛、胕肿、目赤、瘭胗、胕肿、痛痒之类也。不因气动而病生于内者，谓留饮、癖食、饥饱、劳损、宿食、霍乱、悲恐、喜怒、想慕、郁结之类也。生于外者，谓瘴气、贼鬼、虫蛇、蛊毒、蜚尸、鬼击、冲薄、坠堕、风寒、暑湿、斫射、刺割、捶扑之类也。如是四类，有独治内而愈者，有兼治内而愈者，有独治外而愈者，有兼治外而愈者，有先治内后治外而愈者，有先治外后治内而愈者，有须齐毒而攻击者，有须无毒而调引者。凡此之类，方法所施，或重或轻，或缓或急，或收或散，或润或燥，或软或坚，方士之用，见解不同，各擅己心，好丹非素，故复问之。

张介宾说：非调气，谓病有不因于气而得者也。

②有毒无毒所治为主，适大小为制也：王冰说：言但能破积愈疾，解急脱死，则为方，非必要言以先毒为是，后毒为非，后毒为非，有毒为是，必量病轻重大小制之者也。

张介宾说：治之之道，有宜毒者，有不宜毒者，但以所治为主，求当于病而已。故其方之大小轻重，皆宜因病而为之制也。

帝曰：请言其制。

岐伯曰：君一、臣二，制之小也。君一、臣三、佐五，制之中也。君一、臣三、佐九，制之大也。寒者热之。热者寒之①。微者逆之。甚者从之②。坚者削之。客者除之。劳者温之。结者散之。留者攻之。燥者濡之。急者缓之。散者收之。损者益之③。逸者行之。惊者平之。上之，下之，摩之，浴之，薄之，劫之，开之，发之，适事为故④。

【集解】

①寒者热之，热者寒之：张介宾说：治寒以热，治热以寒，此正治法也。

②微者逆之，甚者从之：王冰说：夫病之微小者，犹人火也，遇草而焫，遇木而燔，可以湿伏，可以水灭，故逆其性气以折之、攻之。病之大甚者，犹龙火也，得湿而焰、遇水而燔，不知其性，以水湿折之，适足以光焰诣天，物穷方止矣；识其性者，反常之理以火逐之，则燔灼自消焰光扑灭。然逆之谓以寒攻热，以热攻寒；从之谓攻以寒热，虽从其性，用不必皆同。是以下文曰："从者正治，从者反治，从少从多，观其事也"，此之谓乎。

《新校正》云：按《神农》云："药有君臣佐使，以相宣摄，合和，宜用一君、二臣、三佐、五使，又可一君、二臣、九佐使也。"

张介宾说：病之微者，如阳病则热，阴病则寒，真形易见，其病则微，故可逆之，逆即上文之正治也。病之甚者，如热极反寒，寒极反热，假证难辨，其病则甚，故当从之，从即下文之反治也。

③损者益之：顾观光说：吴刻"益"作"温"，与李东垣《内伤辨》合。此依《藏》本，与王氏

《溯洄集》亦合。

④劳者温之。结者散之。留者攻之。燥者濡之。急者缓之。散者收之。损者益之。逸者行之。惊者平之。上之,下之,摩之,浴之,薄之,劫之,开之,发之,适事为故:王冰说:量病证候适事用之。

张介宾说:温之,温养之也。逸者,奔逸溃乱也。行之,行其逆滞也。平之,安之也。上之,吐之也。摩之,按摩之也。薄之,追其隐藏也。劫之,夺其强盛也。适事为故,适当其所事之故也。

帝曰:何谓逆从?

岐伯曰:逆者正治。从者反治。从少从多,观其事也①。

【集解】

①逆者正治。从者反治。从少从多,观其事也:王冰说:言逆者,正治也;从者,反治也。逆病气而正治,则以寒攻热,以热攻寒,虽从顺病气,乃反治法也。从少,谓一同而二异。从多,谓二同而三异也。言尽同者,是奇制也。

张介宾说:以寒治热,以热治寒,逆其病者,谓之正治。以寒治寒,以热治热,从其病者,谓之反治。从少谓一同而二异,从多谓二同而一异,必观其事之轻重而为之增损。然则宜于全反者,自当尽同无疑矣。愚按治有逆从者以病有微甚,病有微甚者以证有真假也。寒热有真假,虚实亦有真假。真者正治,知之无难。假者反治,乃为难耳。如寒热之真假者,真寒则脉沉而细,或弱而迟,为厥逆,为呕吐,为腹痛,为飧泄下利,为小便清频,即有发热,必欲得衣,此浮热在外而沉寒在内也;真热则脉数有力,滑大而实,为烦燥喘满,为声音壮厉,或大便秘结,或小水赤涩,或发热掀衣,或胀痛热渴,此皆真病。真寒者宜温其寒,真热者宜解其热,是当正治者也。至若假寒者,阳证似阴,火极似水也,外虽寒而内则热,脉数而有力,或沉而鼓击,或身寒恶衣,或便热秘结,或烦渴引饮,或肠垢臭秽,此则恶寒非寒,明是热证,所谓热极反兼寒化,亦曰阳盛隔阴也;假热者,阴证似阳,水极似火也,外虽热而内则寒,脉微而弱,或数而虚,或浮大无根,或弦芤断续,身虽炽热而神则静,语虽谵妄而声则微,或虚狂起倒而禁之即止,或蚊迹假班而浅红细碎,或喜冷水而所用不多,或舌胎面赤而衣被不撤,或小水多利,或大便不结,此则恶热非热,明是寒证,所谓寒极反兼热化,亦曰阴盛隔阳也;此皆假病。假寒者清其内热,内清则浮阴退舍矣;假热者温其真阳,中温则虚火归原矣;是当从治者也。又如虚实之治,实则泻之,虚则补之,此不易之法也。然至虚有盛候,则有假实矣。大实有羸状,则有假虚矣。总之虚者正气虚也,为色惨形疲,为神衰气怯,或自汗不收,或二便失禁,或梦遗精滑,或呕吐隔塞,或病久攻多,或气短似喘,或劳伤过度,或暴困失志,虽外证似实而脉弱无神者,皆虚证之当补也。实者邪气实也,或外闭于经络,或内结于藏府,或气壅而不行,或血留而凝滞,必脉病俱盛者,乃实证之当攻也。然而虚实之间最多疑似,有不可不辨其真耳。如《通评虚实论》曰:"邪气盛则实,精气夺则虚",此虚实之大法也。设有人焉,正已夺而邪方盛者,将顾其正而补之乎,抑先其邪而攻之乎,见有不的则死生系之,此其所以宜慎也。夫正者本也,邪者标也,若正气既虚,则邪气虽盛亦不可攻,盖恐邪未去而正先脱,呼吸变生,则措手无及。故治虚邪者,当先顾正气,正气存则不至于害。且补中自有攻意,盖补阴即所以攻热,补阳即所以攻寒,世未有正气复而邪不退者,亦未有正气竭而命不倾者。如必不得已,亦当酌量缓急,暂从权宜,从多从少,寓战于守,斯可矣,此治虚之道也。若正气无损者,邪气虽微,自不宜补,盖补之则正无与而邪反盛,适足以藉寇兵而资盗粮。故治实证者当直去其邪,邪去则身安,但法贵精专,便臻速效,此治实之道也。要之,能胜攻者方是实证，实者可攻，何虑之有？不能胜攻者便是虚证，气去不返，可不寒心？此邪正之本末，有不可不知也。惟是假虚之证不多见，而假实之证最多也。假寒之证不难治，而假实之证多误也。然实者多热，虚者多寒。如丹溪曰："气有余便是火，故实能受寒。"而余续之曰："气不足便是寒，故虚能受热。"世有不明真假本末而曰知医者，余则未敢许也。

帝曰：反治何谓？

岐伯曰：热因寒用，寒因热用，塞因塞用，通因通用，必伏其所主，而先其所因，其始则同，其终则异，可使破积，可使溃坚，可使气和，可使必已①。

【集解】

①热因寒用，寒因热用，塞因塞用，通因通用，必伏其所主，而先其所因，其始则同，其终则异，可使破积，可使溃坚，可使气和，可使必已：王冰说：夫大寒内结，穑聚疝瘕，以热攻除，寒格热反，纵之则痛发尤甚，攻之则热不得前。方以蜜煎乌头，佐之以热，蜜多其药，则服已便消，是则张公从此而以热因寒用也。有火气动，服冷已过，热为寒格，而身冷、呕哕、嗌干、口苦、恶热、好寒，众议攸同，咸呼为热，冷治则甚，其如之何？逆其好则拒治，顺其心则加病，若调寒热逆，冷热必行，则热物冷服，下嗌之后，冷体既消，热性便发，由是病气随愈，呕哕皆除，情且不违，而致大益，醇酒冷饮，则其类矣，是则热因寒用也。所谓恶热者，凡诸食余气主于王者（《新校正》云：详"王"字疑误。）上见之已呕也。又病热者寒攻不入，恶其寒胜，热乃消除，从其气则热增，寒攻之则不入，以豉豆诸冷药，酒渍或温而服之，酒热气同，固无违忤，酒热既尽，寒药已行，从其服食，热便随散，此则寒因热用也。或以诸冷物热齐和之，服之，食之，热复围解，是亦寒因热用也。又热食猪肉及粉葵乳，以椒、姜、橘热齐和之，亦其类也。又热在下焦，治亦然。假如下气虚乏，中焦气拥，胠胁满甚，食已转增，粗工之见无能断也，欲散满则恐虚其下，补下则满甚于中，散气则下焦转虚，补虚则中满滋甚，医病参议，言意皆同，不救其虚，且攻其满，药入则减，药过依然，故中满下虚，其病常在，乃不知疏启其中，峻补于下，少服则资壅，多服则宣通，由是而疗，中满自除，下虚斯实，此则塞因塞用也。又大热内结，注泄不止，热宜寒疗，结复须除，以寒下之，结散利止，此则通因通用也。又大寒凝内，久利溏泄，愈而复发，绵历岁年，以热下之，寒去利止，亦其类也。投寒以热，凉而行之，投热以寒，温而行之，始同终异，斯之谓也。诸如此等，其徒实繁，略举宗兆，犹是反治之道，斯其类也。

《新校正》云：按《五常政大论》云："治热以寒，温而行之。治寒以热，凉而行之。"亦热因寒用，寒因热用之义也。

张介宾说：热因寒用者，如大寒内结当治以热，然寒甚格热，热不得前，则以热药冷服，下嗌之后，冷体既消，热性便发，情且不违，而致大益，此热因寒用之法也。寒因热用者，如大热在中，以寒攻治则不入，以热攻治则病增，乃以寒药热服，入腹之后，热气既消，寒性遂行，情且协和，而病以灭，此寒因热用之法也。如《五常政大论》云："治热以寒，温而行之，治寒以热，凉而行之"，亦寒因热用，热因寒用之义。塞因塞用者，如下气虚乏，中焦气壅，欲散满则更虚其下，欲补下则满甚于中，治不知本而先攻其满，药入或灭，药过依然，气必更虚，病必渐甚，乃不知少服则资壅，多服则宣通，峻补其下以疏启其中，则下虚自实，中满自除，此塞因塞用之法也。通因通用者，如大热内蓄，或大寒内凝，积聚留滞，泻利不止，寒滞者以热下之，热滞者以寒下之，此通因通用之法也。以上四治，必伏其所主者，制病之本也；先其所因者，求病之由也。既得其本而以真治真，以假治假，其始也类治似同，其终也病变则真矣。是为反治之法，故可使破积溃坚，气和而病必已也。

帝曰:善。气调而得者何如?

岐伯曰:逆之,从之,逆而从之,从而逆之,疏气令调,则其道也[1]。

【集解】

①逆之,从之,逆而从之,从而逆之,疏气令调,则其道也:王冰说:逆,谓逆病气以正治。逆,谓从病气而反疗。逆其气以正治,使其从顺;从其病以反取,令彼和调;故曰逆从也。不疏其气,令道路开通,则气感寒热而为变始,生化多端也。

张介宾说:气调而得者,言气本调和而偶感于病,则或因天时,或因意料之外者也。若其治法,亦无过逆从而已。或可逆者,或可从者,或先逆而后从者,或先从而后逆者,但疏其邪气而使之调和,则治道尽矣。

帝曰:善。病之中外何如?

岐伯曰:从内之外者,调其内。从外之内者,治其外[1]。从内之外而盛于外者,先调其内而后治其外。从外之内而盛于内者,先治其外而后调其内[2]。中外不相及,则治主病[3]。

【集解】

①从内之外者,调其内。从外之内者,治其外:王冰说:各绝其源。

张介宾说:从内之外者内为本,从外之内者外为本,但治其本无不愈矣。

②从外之内而盛于内者,先治其外而后调其内:王冰说:皆谓先除其根属,后削其枝条也。

张介宾说:病虽盛于标。治必先其本,而后可愈,此治病之大法也,故曰治病必求于本。

③中外不相及,则治主病:王冰说:中外不相及,自各一病也。

张介宾说:中外不相及,谓既不从内,又不从外,则但求其见在所主之病而治之。愚按此篇即三因之义也。如《金匮玉函要略》曰:"千般疢难,不越三条。一者,经络受邪入藏府,为内所因也。二者,四肢九窍血脉相传,壅塞不通,为外皮肤所中也。三者,房室金刃虫兽所伤也。"故陈无择著《三因方》曰:"有内因,有外因,有不内外因",盖本于仲景之三条,而仲景之论实本诸此耳。

帝曰:善。火热,复恶寒发热有如疟状,或一日发,或间数日发,其故何也[1]?

岐伯曰:胜复之气,会遇之时,有多少也。阴气多而阳气少,则其发日远。阳气多而阴气少,则其发日近。此胜复相薄,盛衰之节。疟亦同法[2]。

【集解】

①火热,复恶寒发热有如疟状,或一日发,或间数日发,其故何也:张介宾说:凡病寒热,多由外感,然有不因风寒而火热内盛者,亦为恶寒发热,其作有期,状虽似疟而实非疟证,故特为问辨也。

②胜复之气,会遇之时,有多少也。阴气多而阳气少,则其发日远。阳气多而阴气少,则其发日近。此胜复相薄,盛衰之节。疟亦同法:王冰说:阴阳齐等,则一日之中,寒热相半。阳多阴少,则一日一发,而但热不寒。阳少阴多,则隔日发而先寒后热,虽胜复之气,若气微则一发后六七日乃发,时谓之愈而复发,或频三日发而六七日止,或隔十日发而四五日止者,皆由气之多少,会遇与不会遇也。俗见不远,乃谓鬼神暴疾,而又祈祷避匿,病势已过,旋至其斃,病者殒殁,自谓其分,致令冤魂塞于冥路,夭死盈于旷野,仁爱鉴兹,能不伤楚,习俗既久,难卒厘革,非复可改,末如之何。悲哉!悲哉!

张介宾说：夫寒热者，阴阳之气也。迟速者，阴阳之性也。人之阴阳则水火也，营卫也。有热而反寒者，火极似水也。寒而反热者，阴极似阳也。阴阳和则血气匀，表里治。阴阳不和，则胜复之气，会遇之时，各有多少矣。故阳入之阴，则阴不胜阳而为热。阴出之阳，则阳不胜阴而为寒。又若阴多阳少，则阴性缓而会遇迟，故其发日远。阳多阴少，则阳性速而会遇早，故其发日近。此胜复盛衰之节，虽非疟证而多变似疟，法亦同然。所谓同者，皆阴阳出入之理也。然同中自有不同，则曰是疟，曰非疟，是疟非疟者，在有邪无邪之辨耳。真疟有邪，由卫气之会以为止作。似疟无邪，由水火争胜以为盛衰。此则一责在表，一责在里，一治在邪，一治在正，勿谓法同而治亦同也。同与不同之间，即杀人生人之歧也。学者于此，不可不察。

帝曰：论言："治寒以热，治热以寒"，而方士不能废绳墨而更其道也。有病热者，寒之而热；有病寒者，热之而寒；二者皆在，新病复起，奈何治①？

岐伯曰：诸寒之而热者，取之阴；热之而寒者，取之阳；所谓求其属也②。

【集解】

①有病热者，寒之而热；有病寒者，热之而寒；二者皆在，新病复起，奈何治：王冰说：谓治之而病不衰退，反因药寒热而随生寒热病之新者也。亦有止而复发者。亦有药在而除，药去而发者。亦有全不息者。方士若废此绳墨，则无更新之法，欲依标格则病势不除，舍之则阻彼凡情，治之则药无能验，心迷意惑，无由通悟，不知其道，何恃而为，因药病生，新旧相对，欲求其愈，安可奈何？

张介宾说：寒之而热，言治热以寒而热如故；热之而寒，言治寒以热而寒如故；及有以寒治热者，旧热尚在而新寒生；以热攻寒者，旧寒未除而新热起；皆不得不求其详也。

②诸寒之而热者，取之阴；热之而寒者，取之阳；所谓求其属也：王冰说：言益火之源以消阴翳，壮水之主以制阳光，故曰求其属也。夫粗工褊浅，学未精深，以热攻寒，以寒疗热，治热未已而冷疾已生，攻寒日深而热病更起，热起而中寒尚在，寒生而外热不除，欲攻寒则惧热不前，欲疗热则思寒又止，进退交战，危亟已臻，岂知藏府之源，有寒热温凉之主哉？取心者不必齐以热，取肾者不必齐以寒，但益心之阳，寒亦通行，强肾之阴，热之犹可。观斯之故，或治热以热，治寒以寒，万举万全，孰知其意，思方智极，理尽辞穷。呜呼，人之死者，岂谓命不谓方士愚昧而杀之耶？

张介宾说：诸寒之而热者，谓以苦寒治热而热反增，非火之有余，乃真阴之不足也。阴不足则阳有余而为热，故当取之于阴，谓不宜治火也，只补阴以配其阳，则阴气复而热自退矣。热之而寒者，谓以辛热治寒而寒反甚，非寒之有余，乃真阳之不足也。阳不足则阴有余而为寒，故当取之于阳，谓不宜攻寒也。但补水中之火，则阳气复而寒自消也。故启玄子注曰："益火之源以消阴翳。壮水之主以制阳光。"又曰："藏府之源，有寒热温凉之主。取心者不必齐以热，取肾者不必齐以寒，但益心之阳，寒亦通行，强肾之阴，热之犹可。故或治热以热，治寒以寒，万举万全，孰知其意。"此王氏之心得也。然求其所谓益与壮者，即温养阳气，填补真阴也。求其所谓源与主者，即所谓求其属也。属者根本之谓，水火之本，则皆在命门之中耳。

帝曰：善。服寒而反热，服热而反寒，其故何也？

岐伯曰：治其王气，是以反也①。

【集解】

①治其王气，是以反也：王冰说：物体有寒热，气性有阴阳，触王之气则强其用也。夫肝气

温和，心气暑热，肺气清凉，肾气寒冽，脾气兼并之，故也（顾观光说："也"字衍。）春以清治肝而反温，夏以冷治心而反热，秋以温治肺而反清，冬以热治肾而反寒，盖由补益王气太甚也。补王太甚，则藏之寒热气自多矣。

张介宾说：此承上文而详求其服寒反热、服热反寒之所以然也。治其王气者，谓病有阴阳，气有衰王。不明衰王，则治之反甚。如阳盛阴衰者，阴虚火王也，治之者不知补阴以配阳，而专用苦寒治火之王，岂知苦寒皆沉降，沉降则亡阴，阴愈亡则火愈盛，故服寒反热者，阴虚不宜降也。又如阳衰阴盛者，气弱生寒也，治之者不知补阳以消阴，而专用辛温治阴之王，岂知辛温多耗散，耗散则亡阳，阳愈亡则寒愈甚，故服热反寒者，阳虚不宜耗也。此无他，皆以专治王气，故其病反如此。又如夏令本热，而伏阴在内，故每多中寒。冬令本寒，而伏阳在内，故多内热。设不知此而必欲用寒于夏治火之王，用热于冬治寒之王，则有中寒隔阳者服寒反热，中热隔阴者服热反寒矣。是皆治王之谓，而病之所以反也。春秋同法。

帝曰：不治王而然者，何也？

岐伯曰：悉乎哉问也！不治五味属也。夫五味入胃，各归所喜，故酸先入肝[①]，苦先入心，甘先入脾，辛先入肺，咸先入肾[②]。久而增气，物化之常也。气增而久，夭之由也[③]。

【集解】

①故酸先入肝：原文作"攻酸先入肝"。

顾观光说：林校《宣明五气篇》引此文，"攻"作"故"。故字是也。《灵枢·五味篇》云："五味各走其所喜"，正与此同。

伯坚按：今据顾观光说校改。

②苦先入心，甘先入脾，辛先入肺，咸先入肾：《新校正》云：按《宣明五气篇》云："五味所入，酸入肝，辛入肺，苦入心，咸入肾，甘入脾，是谓五入也。"

张介宾说：此言不因治王而病不愈者，以五味之属治有不当也。凡五味必先入胃，而后各归所喜攻之藏。喜攻者，谓五味五藏各有所属也。如《九针论》曰："病在筋，无食酸。病在气，无食辛。病在骨，无食咸。病在血，无食苦。病在肉，无食甘。"犯之者，即所谓不治五味属也。

③久而增气，物化之常也。气增而久，夭之由也：王冰说：夫入肝为温，入心为热，入肺为清，入肾为寒，入脾为至阴而四气兼之，皆为增其味而益其气，故各从本藏之气用尔，故久服黄连苦参而反热者，此其类也。余味皆然。但人疏忽不能精候耳。故曰久而增气，物化之常也。气增不已，益岁年则藏气偏胜，气有偏胜则有偏绝，藏有偏绝则有暴夭者，故曰气增而久，夭之由也。是以《正理观化药集商较服饵》曰："药不具五味，不备四气，而久服之，虽且获胜，益久必致暴夭"，此之谓也。绝粒服饵，则不暴亡，斯何由哉？无五谷味资助故也。复令食谷，其亦夭焉。

张介宾说：凡五味之性各有所入，若味有偏用，则气有偏病，偏用既久，其气必增，此物化之常也。气增而久，则藏有偏胜，藏有偏胜则必有偏绝矣，此致夭之由也。如《生气通天论》曰："味过于酸，肝气以津，脾气乃绝；味过于咸，大骨气劳，短肌，心气抑"之类是也。此篇前言寒热者，言病机也。后言五味者，言药饵也。药饵病机必审其真，设有谬误，鲜不害矣。

帝曰：善。方制君臣何谓也？

岐伯曰：主病之谓君，佐君之谓臣，应臣之谓使，非上下三品之谓也①。

【集解】

①主病之谓君，佐君之谓臣，应臣之谓使，非上下三品之谓也：王冰说：上药为君，中药为臣，下药为佐使，所以异善恶之名位。服饵之道，当从此为法。治病之道，不必皆然；以主病者为君，佐君者为臣，应臣之用者为使，皆所以赞成方用也。

张介宾说：主病者，对证之要药也，故谓之君。君者，味数少而分两重，赖之以为主也。佐君者谓之臣，味数稍多而分两稍轻，所以匡君之不迨也。应臣者谓之使，数可出入而分量更轻，所以备通行向导之使也。此则君臣佐使之义、非上下三品如下文善恶殊贯之谓。

帝曰：三品何谓？

岐伯曰：所以明善恶之殊贯也①。

【集解】

①所以明善恶之殊贯也：王冰说：三品，上、中、下品，此明药善恶不同性用也。

《新校正》云：按神农云："上药为君，主养命以应天。中药为臣，主养性以应人。下药为佐使，主治病以应地也。"

张介宾说：前言方制，言处方之制，故有君臣佐使。此言三品，言药性善恶，故有上中下之殊。故在本草经有上中下三品之分，此所谓善恶之殊贯也。

帝曰：善。病之中外何如①？

岐伯曰：调气之方，必别阴阳。定其中外，各守其乡。内者内治。外者外治。微者，调之。其次，平之。盛者，夺之、汗之、下之。寒热温凉，衰之以属，随其攸利②。谨道如法，万举万全，气血正平，长有天命③。

帝曰：善。

【集解】

①病之中外何如：王冰说：前问病之中外，谓调气之法，今此未尽，故复问之。此下对当次前"求其属也"之下，应古之错简也。

张介宾说：此下与前本出同篇，但前篇（伯坚按："前篇"，指本篇第三十三段。）问病之中外，伯答以标本之义，故此复问者，盖欲明阴阳治法之详也。

②调气之方，必别阴阳。定其中外，各守其乡。内者内治。外者外治。微者，调之。其次，平之。盛者，夺之、汗之、下之。寒热温凉，衰之以属，随其攸利：王冰说：病有中外，治有表里。在内者，以内治法和之。在外者，以外治法和之。气微不和，以调气法调之。其次大者，以平气法平之。盛甚不已，则夺其气，令其衰也。假如小寒之气，温以和之。大寒之气，热以取之。甚寒之气，则下夺之。夺之不已，则逆折之。折之不尽，则求其属以衰之。小热之气，凉以和之。大热之气，寒以取之。甚热之气，则汗发之。发之不尽，则逆制之。制之不尽，则求其属以衰之。故曰："汗之，下之，寒热温凉，衰之以属，随其攸利。"攸，所也。

张介宾说：方，法也。阴阳之道，凡病治脉药皆有关系，故必当详别之。中外，表里也。微者调之，谓小寒之气和之以温，小热之气和之以凉也。其次平之，谓大寒之气平之以热，大热之气平之以寒也。盛者夺之，谓邪之甚者当直攻而取之，如甚于外者汗之，甚于内者下之。凡宜寒、宜热、宜温、宜凉，当各求其属以衰去之，惟随其攸利而已。攸，所也。

③谨道如法，万举万全，气血正平，长有天命：王冰说：守道以行，举无不中，故能驱役草石，

召遣神灵，调御阴阳，蠲除众疾，血气保平和之候，天真无耗竭之由。夫如是者，盖以舒卷在心，去留从意，故精神内守，寿命灵长。

张介宾说：能谨于道而如其法，则举无不当，而天命可以永昌矣。

卷 二 十 三

著至教论第七十五①

①著至教论第七十五:《新校正》云:按全元起本在《四时病类论》篇末。

高世栻说:愚观上论七篇(伯坚按:指《著至教论》至《解精微论》,凡七篇。),词古义深,难于诠解,然久久玩索,得其精微,则奥旨自显。曩岁偶于友人齐头,见新刊《素问》一部,纸板甚精洁,名人为之序,其篇什倒置,删削全文,末卷七篇,置之不录,谓词义不经,似属后人添赘而非黄帝之文。噫!如是之人妄论圣经,遗误后昆,良足悲也。

丹波元简说:按明·徐常吉《诸家要诣》云:"《天元纪》诸篇皆推明天地阴阳之理,信非圣人不能作。《著至教》以下,或后人依仿为之。"《运气》七篇,王氏所补,详论于卷首。而《著至教》以下,文辞艰涩,略似与前诸篇其体不同,然义深奥,旨趣渊微,《甲乙》《太素》并收之,则断然为旧经之文矣,徐说不足凭耳。

伯坚按:《著至教》《示从容》《疏五过》《徵四失》《阴阳类》《方盛衰》《解精微》,共七篇论,里面文字讹误错脱的地方极多,所以很难阅读。这七篇文字,有两点可以注意。第一,《素问》自《上古天真论》第一到《标本病传论》第六十五,其中所用二人问答的形式,都是黄帝和岐伯二人的问答,而这七篇却是黄帝和雷公二人的问答。这可能意味着这七篇和前面的六十五篇是不同派别的医学作品。第二,《示从容论》中黄帝对雷公说:"公何年之长而问之少?"《疏五过论》中雷公说:"臣年幼小。"两篇所说雷公的年龄彼此矛盾,这很明显地说明这七篇作者也并非出于一手。

伯坚按:本篇第三段,据《新校正》云,全元起本别为一篇,名《方盛衰》。(见本篇第三段"雷公曰"句下集解。)

伯坚按:今存残本《黄帝内经太素》没有收载本篇的文字。本篇和《甲乙经》《类经》二书的

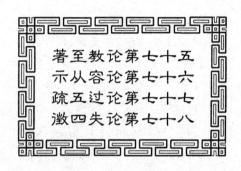

篇目对照,列表于下:

素问	甲乙经	类经
著至教论第七十五	卷四——经脉第一下	卷十三——三阳并至,其绝在肾(疾病类八)

【释题】 吴崑说:"著,明也。圣人之教,谓之至教。"《著至教》,就是说明圣人的教训。本篇中说:"上通神农,著至教,疑于三皇。"所以就取了这三个字作本篇的篇题。

【提要】 本篇用黄帝、雷公问答的形式,主要讲三阳并至所发生的疾病。三阳并至是什么意义呢? 王冰说:"并至谓手三阳足三阳气并合而至也。"

黄帝坐明堂①,召雷公②而问之曰:子知医之道乎?

雷公对曰:诵而未能解③,解而未能别,别而未能明,明而未能彰④。足以治群僚⑤,不足至侯王⑥。愿得受树天之度⑦,合之四时阴阳⑧。别星辰,与日月光。以彰经术,后世益明⑨。上通神农,著至教⑩,疑⑪于二皇⑫。

帝曰:善。无失之,此皆阴阳、表里、上下、雌雄相输应也⑬。而道上知天文,下知地理,中知人事,可以长久⑭。以教众庶,亦不疑殆⑮。医道论篇,可传后世,可以为宝⑯。

【本段提纲】 马莳说:此雷公求教之殷,而帝以医道通于三才者歆之也。

【集解】

①黄帝坐明堂:王冰说:明堂,布政之宫也。八窗四闼,上圆下方,在国之南,故称明堂。

丹波元简说:《礼记·明堂位》:"明堂也者,明诸侯之尊卑也。"《前汉·郊祀志》:"武帝元封元年,济南人公玉带上《黄帝时明堂图》。"明堂制,详见《大戴礼》《白虎通》《独断》。

②召雷公:皇甫谧《帝王世纪》(《太平御览》卷七二一引):黄帝有熊氏命雷公、岐伯论经脉,傍通问难八十一为《难经》;教制《九针》,著《内外术经》十八卷。

③诵而未能解:原文作"诵而颇能解"。

顾观光说:"颇"字误。当依《御览》七百二十一作"未"。

田晋蕃说:《御览》七百二十一引,"颇"作"未"。晋蕃按:"诵而未能解",与下文"解而未能别,别而未能明,明而未能彰",文义一律,从《御览》是。

伯坚按:本段见《太平御览》卷七百二十一(《四部丛刊三编》影印宋刊本。),作"诵而未能解"。今据顾观光、田晋蕃说,依《太平御览》校改。

④解而未能别,别而未能明,明而未能彰:吴崑说:读其书谓之诵。离其经谓之解。辨其志谓之别。了其旨谓之明。阐其义谓之彰。

张介宾说:别者,别其条理。明者,明其精微。彰则利于用矣。

⑤足以治群僚:丹波元简说:按《书·皋陶谟》:"百僚师师,百工惟时。"孔《传》:"僚工,皆官也。"

⑥不足至侯王:张介宾说:群僚之情易通,侯王之意难测,所以有此不同也。然则膏粱藜藿,其为难易亦然。

顾观光说:“至”字误,当依《御览》作“治”。(伯坚按:《四部丛刊三编》影印宋本《太平御览》仍作“至”,不作“治”。)

⑦愿得受树天之度:吴崑说:树,建也。树天之度者,谓帝之所言,如建立天之度数。

高世栻说:上古树八尺之臬,参日影之斜正长短,以定四时,故愿得受树天之度,以定四时之阴阳,即以四时阴阳合之星辰日月,分别明辨,以彰玑衡之经术。

张志聪说:树天之度者,所谓立端于始,表正于中。盖立端表以测天之四时阴阳星辰日月之度,以著于经书,乃传于后世。倪仲玉曰:“此即量天尺、璇玑玉衡之类。”

⑧合之四时阴阳:原文作“四时阴阳合之”。

吴崑说:“合之”二字旧在“阴阳”下,僭改此。(吴崑注本作“合之四时阴阳”。)

伯坚按:江有诰《先秦韵读》亦作“合之四时阴阳”。这一段都是韵文,作“合之四时阴阳”。今据吴崑说校改。

⑨别星辰,与日月光。以彰经术,后世益明:吴崑说:谓帝之所言,如建立天之度数,由是合之四时阴阳,别之星辰与日月光,无有忒其度者,用之以彰经术,则后世益明。

⑩著至教:吴崑说:著至言以为教。

⑪疑:《新校正》云:按全元起本及《太素》,“疑”作“拟”。

丹波元坚说:先兄曰:“‘疑’‘拟’,古通用。《汉书·公孙宏传》:‘管仲相齐有三归,侈拟于君。’注:‘拟,疑也,言相似也。’又《王嘉传赞》:‘董贤之爱,疑于亲戚。’师古曰:‘疑,读曰拟。拟,比也。’”

顾观光说:“拟”本字,“疑”假借字。

⑫二皇:马莳说:二皇者,伏羲、神农也。

高世栻说:不但上通神农,且拟于二皇。二皇者,伏羲、神农也。此伏羲、神农,黄帝之书,谓之三坟,一脉相传,言大道也。

江有诰《先秦韵读》:诵而颇能解,解而未能别,别而未能明,明而未能彰。足以治群僚,不足以治侯王。愿得受树天之度,合之四时阴阳。别星辰,与日月光。以彰经术,后世益明。上通神农,著至教,拟于二皇。(阳部)

⑬此皆阴阳、表里、上下、雌雄相输应也:《素问》第四《金匮真言论》:此皆阴阳、表里、内外、雌雄相输应也。

张介宾说:阴阳、表里、上下、雌雄相输应者,即指上文天度、四时、阴阳、星辰、日月光言,所以医道合于三才,必尽知之,斯可以垂教后世。

⑭上知天文,下知地理,中知人事,可以长久:马莳说:“上知天文”四句,又见《气交变大论》。

⑮亦不疑殆:丹波元简说:《扁鹊传》“拙者疑殆。”《论语》:“阙疑,阙殆。”

⑯医道论篇,可传后世,可以为宝:江有诰《先秦韵读》:而道上知天文,下知地理(叶音柳)。中知人事,可以长久(叶音九)。以教众庶,亦不疑殆(叶徒柳反)。医道论篇,可传后世,可以为宝(之幽通韵)。

雷公曰:请受道,讽诵[1]用解。

帝曰:子不闻阴阳传[2]乎。

曰:不知。

曰:夫三阳天为业[3],上下无常,合而病至,偏害阴阳[4]。

雷公曰:三阳莫当[5],请闻其解。

帝曰:三阳独至者,是三阳并至[6]。并至如风雨,上为巅疾[7],下为漏病[8]。外无期,内无正[9],不中经纪,诊无上下,以书别[10]。

雷公曰:臣治疏,愈说意而已[11]。

帝曰:三阳者,至阳[12]也。积并则为惊[13]。病起,疾风至,如礔砺[14],九窍皆塞,阳气滂[15]溢,干嗌[16],喉塞[17]。并于阴,则上下无常,薄为肠澼[18]。此谓三阳直心[19],坐不得起卧者,便身全三阳之病[20]。

【本段提纲】 马莳说:此言三阳并合者,并于上下而诸证生也。

【集解】

①讽诵:张志聪说:意言非生知之圣,必讽诵讲解而后能明此道。

喜多村直宽说:《说文》:"讽,诵也,从言、风声。"《周官·大司乐》:"与道讽诵。"注:"倍文曰讽。"

②子不闻阴阳传:王冰说:《阴阳传》,上古书名也。

《阴阳传》:参阅《素问》第七十七《疏五过论》第八段"《揆度》《阴阳》《奇恒》"句下集解。

③夫三阳天为业:王冰说:天为业,言三阳之气在人身形所行居上也。

马莳说:三阳,手太阳小肠经、足太阳膀胱经。业,事也。三阳在人,为表之表,其尊为父,事与天同。

三阳,参阅《素问》第七《阴阳别论》第五段"二阳之病"句下集解。

④上下无常,合而病至,偏害阴阳:王冰说:上下无常,言气乖通不定在上下也。合而病至,谓手足三阳气相合而为病至也。阳并至则精气微,故偏损害阴阳之用也。

马莳说:上下,手足也。手足太阳经不循常脉,合而为病,则阳气太盛,诸部阴阳各经,皆被偏害。

吴崑说:若上下之气,失其常道,不以应天为业,则必内患外邪,合而病至,而偏害于阴阳也。

⑤三阳莫当:王冰说:莫当,言气并至而不可当。

⑥三阳独至者,是三阳并至:王冰说:并至,谓手三阳、足三阳气并合而至也。

高世栻说:诸阳之气,归于三阳。故三阳为病而三阳独至者,是三阳合诸阳之气而并至也。

⑦巅疾:巅疾有癫痫和癫狂二义,参阅《素问》第四十七《奇病论》第九段"人生而生病颠疾者"句下集解。

⑧漏病:《新校正》云:按杨上善云:"漏病为膀胱漏泄,大小便数,不禁守也。"

⑨内无正:吴崑说:言三阳并至,疾如风雨,外无色气可期,内无痛苦可正。正,预期也。

张介宾说:三阳并至,倏如风雨,故外无证据可期,内无名目可正。

高世栻说:并于外则外无期,譬于堕溺不可为期。并于内则内无正,神转不回,回则不转,乃失其正。

⑩不中经纪,诊无上下,以书别:王冰说:言三阳并至,上下无常,外无色气可期,内无正经常尔。所至之时,皆不中经脉纲纪。所病之证,又复上下无常,以书记铨量,乃应分别尔。

马莳说:书者,即前阴阳传也。

张介宾说：病变之至，不中于经常纲纪，故其诊也，亦无上下一定之法，及可以书记先别之者。

高世栻说：书，犹志也。别，不同也。所以志别而不同于寻常之病也。

⑪臣治疏，愈说意而已：孙诒让说：此当以“臣治疏”三字为句，“愈说意而已”五字为句。“愈”即“愉”字之变体。《说文》心部云：“愉，薄也。”假借为“媮”，俗文作“偷”。《诗·唐风·山有枢》篇：“他人是愉。”郑《笺》云：“愉，读为偷。”《周礼·大司徒》：“以俗教安则民不愉。”《公羊》桓七年何注：“则民不愉。”《释文》云：“愉，本作偷。”是其证也。此“愈”亦当读为“偷”。《礼记·表记》郑注云：“偷，苟且也。”《史记·苏秦传》云：“臣闻饥人所以饥而不食乌喙者，为其愈充腹而与饿死同患也”，《战国策·燕策》“愈”作“偷”。《淮南子·人间训》云：“焚林而猎，愈多得兽，后必无兽”，《韩非子·难一篇》“愈”亦作“偷”。《国策》《淮南子》“愈”字之义，与此正同。盖雷公自言臣之治疾，为术疏浅，但苟且取说己意而已。

⑫至阳：张介宾说：太阳为至盛之阳，故曰至阳。

⑬积并则为惊：吴崑说：积并，数并也。惊，今之痫也。

马莳说：二经积并，即手太阳之里为心，足太阳之表为肾（伯坚按：参阅《素问》第二十四《血气形志篇》第一段提纲附表。），心失神、肾失志（伯坚按：《灵枢》第八《本神篇》说：“心藏脉，脉舍神。肾藏精，精舍志。”），则皆为惊骇。

张介宾说：若诸阳更为积并，则阳盛之极，必伤阴气，手太阳之阴，心也。足太阳之阴，肾也。心伤其神，肾伤其志，则为惊骇。

⑭如礔砺：陆懋修说：礔砺，与辟历通。亦作劈历、霹雳。《说文》：“震，劈历振物也。”《释名》：“辟历，辟析也，所历者皆破析也。”《尔雅·释天》：“疾雷为霆霓。”注：“雷之急击者为霹雳。”《一切经音义》引《苍颉篇》：“霆，礔砺也。”张衡《西京赋》：“礔砺激而增响。”

⑮滂：丹波元简说：《说文》：“滂，沛也。”

⑯干嗌：嗌，咽也。参阅《素问》第五《阴阳应象大论》第二十段“地气通于嗌”句下集解。

⑰喉塞：吴崑说：阳气滂溢于诸经，干涸其嗌而喉中壅塞。

伯坚按：参阅《素问》第四十五《厥论》第七段“则肿首、头重”句下集解。

⑱并于阴，则上下无常，薄为肠澼：张介宾说：阴，藏也。阳邪自表入藏，并聚于阴，则或上或下，亦无定诊。若留薄下焦，则为肠澼而下利。

肠澼是痢疾。参阅《素问》第三《生气通天论》第八段“肠澼为痔”和第二十八《通评虚实论》第十一段“肠澼便血何如”句下集解。

⑲此谓三阳直心：马莳说：凡三阳并合则必直当其心。

张介宾说：直心，谓邪气直冲心膈也。

高世栻说：三阳之气如天，心为君主如日，此三阳积并为病，谓之三阳直心。三阳直心，亢害已极，故坐不得起卧。

张志聪说：直，当也。谓三阳并至，正当于心。

⑳便身全三阳之病：《新校正》云：按《甲乙经》，“便身全”作“身重”。

马莳说：凡三阳并合，则必直当其心，坐不得起，起不得卧者，便是身患三阳之病之人也。

丹波元简说：《甲乙》作“身重”者为胜。

且以知天下，何以别阴阳，应四时，合之五行。雷公曰①：阳言不别，阴言不理，请起受解，以为至道。帝曰：子若受传，不知合至道以惑师教，语子至道之要，病伤五藏,筋骨以消,子言不明不别,是世主学尽矣。肾且绝[②],惋惋曰暮,从容不出,人事不殷[③]。

【集解】

①且以知天下,何以别阴阳,应四时,合之五行。雷公曰:《新校正》云:按自此至篇末,全元起本别为一篇,名《方盛衰》也。

②阳言不别,阴言不理,请起受解,以为至道。帝曰:子若受传,不知合至道以惑师教,语子至道之要,病伤五藏,筋骨以消,子言不明不别,是世主学书矣。肾且绝:吴崑说:此上必有诸经衰竭之候,盖阙之,今惟存肾绝一条尔。

③惋惋曰暮,从容不出,人事不殷:张琦说:按此篇词意芜杂缺落,不可读,阙之可耳。

伯坚按:张琦所说,虽是指《著至教论》全篇而言,但第三段尤为难读,诸家解释,牵强异常。今据张琦说,删去这一段,共计九十二字。

《著至教论第七十五》今译

黄帝坐在明堂[①]上,叫雷公来问他说:你知道医理吗?

雷公回答说:我读过医书,有些地方还不能解释,有些能解释的地方却还不能辨别,有些能辨别的地方却还辨别得不明白,有些辨别得明白的地方却还不能加以发扬光大。我可以治疗一般臣子的疾病,却还够不上来治疗君王的疾病。我希望你能传授我,如何建立天的度数,配合着四时阴阳,将日月星辰分别清楚,使经术彰明,传给后世,著书立说,以和伏羲、神农比美。

黄帝说:好。你要掌握一个原则,就是天下一切事物都是和阴阳、表里、上下、雌雄(阴阳)相呼应(配合)的。如果上面知道天文,下面知道地理,中间知道人事,就可以永久应付一切。用它们来教导群众,也不致发生疑惑或危险。这样的医道就可以作为一件宝贝来传给后世。

雷公说:请你传授给我。我要读熟了才能懂。

黄帝说:你听说过《阴阳传》这一部书没有?

雷公说:我不知道。

黄帝说:三阳(手太阳小肠经和足太阳膀胱经)是在人体的上部,如果手足太阳经不正常,它们的气合并在一块,则阴阳不调和,就会发生疾病。

雷公说:三阳的来势挡不住,是怎样解释的呢?

黄帝说:三阳的气独来,也就是手足三阳的气合并而来,合并而来如同风雨一样,在上面则成为癫病,在下面则成为漏病(小便失禁)。在外面则无法预期它的症状,在内面则失掉了正常的活动,它的变化不符合于一般的发病规律,于是在诊断上也没有一定的上下部位,这需要根据《阴阳传》这一部书来辨别它。

雷公说:我的医术浅陋得很,只能说说自己的意见而已。

黄帝说:三阳(太阳)是至盛的阳气,如果它积累合并起来,则会发惊。病初起的时候,突然而来,如同暴风打大雷一样,九窍都闭塞住了,阳气盈溢,咽部发干,喉部闭塞。

如果在阴分合并,则上下无常,会成为肠澼(痢疾)。如果三阳并合,直冲到心,于是不能起卧,这就是患着三阳病的病人。

①明堂:明堂是皇帝坐的大殿。

示从容论第七十六[1]

①示从容论第七十六:《新校正》云:按全元起本在第八卷,名《从容别黑白》。

喜多村直宽说:篇内有从容得之等语,篇末曰:"明引比类从容",故名篇。从容亦作从颂。《史鲁仲连传》:"从颂而死。"颂,音容。

伯坚按:今存残本《黄帝内经太素》没有收载本篇的文字。本篇和《甲乙经》《类经》二书的篇目对照,列表于下:

素问	甲乙经	类经
示从容论第七十六	卷四——经脉第一上	卷十三——三阴比类之病(疾病类九)

【释题】 高世栻说:"圣人治病,循法守度,援物比类,从容中道。帝以此理,示诸雷公,故曰示从容。"从容,是舒缓不急迫的意思。本篇讲鉴别诊断(比类),这是一项细致的工作,必须从容不迫,方能鉴别得出来,否则就会错乱。所以本篇说:"夫脾虚浮似肺,肾小浮似脾,肝急沉散似肾,此皆工之所时乱也,然从容得之。"

【提要】 本篇用黄帝、雷公问答的形式,主要讲鉴别诊断的重要性,并举出几种疾病的鉴别诊断为例。

黄帝燕坐[1],召雷公而问之曰:汝受术诵书者,若能览观杂学,及于比类[2],通合道理,为余言子所长五藏、六府、胆、胃、大小肠、脾、胞[3]、膀胱、脑髓、涕、唾、哭泣、悲哀、水所从行[4],此皆人之所生[5],治之过失[6],子务明之,可以十全。即不能知,为世所怨[7]。

【本段提纲】 马莳说:此帝言雷公未能知比类之理。

【集解】

①燕坐:陆德明《经典释文·礼记》第二十八《仲尼燕居》:退朝而处曰燕居。

②比类:马莳说:观前后篇内俱有比类,系古经篇名,然实以比方相类为义,故曰别异比类。

张介宾说:比类者,比异别类,以测病情也。

顾观光说:比类,亦古书名。

伯坚按:《礼记·月令》:"仲秋之月,察物色,必比类"这里所说的比类,就是现在的鉴别诊断。

③胞:胞是子宫。参阅《素问》第十一《五藏别论》第一段"女子胞"句下集解。

④水所从行:吴崑说:水,谓五液也。(伯坚按:《灵枢》第三十六《津液五别篇》说:"水谷入于口,输于肠胃,其液别为五。天寒衣薄则为溺与气。天热衣厚则为汗。悲哀气并则为泣。中热胃缓则为唾。邪气内逆,则气为之闭塞而不行,不行则为水胀。")

高世栻说:五藏主藏精者,故曰水。

⑤此皆人之所生:吴崑说:此皆人之所生,指胆胃以下十四端而言,言五藏、六府、七情、五

液，皆人所赖以生，治之者恒有过有失也。

⑥治之过失：张介宾说：治过于病，谓之过。治不及病，谓之失。不得其中，皆治之过失也。

⑦子务明之，可以十全。即不能知，为世所怨：张介宾说：不能十全，必有过失，故招人之怨。

雷公曰：臣请诵《脉经》上下篇甚众多矣①，别异比类犹未能以十全，又安足以明之？

帝曰：子别试②通五藏之过③，六府之所不和，针石之败，毒药所宜，汤液滋味，具言其状，悉言以对，请问不知④。

雷公曰：肝虚、肾虚、脾虚，皆令人体重、烦冤⑤，当投毒药、刺灸、砭石⑥、汤液，或已或不已，愿闻其解。

帝曰：公何年之长而问之少，余真问以自谬也⑦！吾问子窈冥⑧，子言上下篇以对，何也⑨？夫脾虚、浮，似肺；肾小、浮，似脾；肝急、沉、散，似肾；此皆工之所时乱也⑩，然从容⑪得之。若夫三藏，土、木、水参居⑫，此童子之所知，问之何也？

【本段提纲】 马莳说：此公以三藏之虚者为问，而帝举脉之相似者晓之，欲其知比类之义也。

【集解】

①臣请诵《脉经》上下篇甚众多矣：吴崑说：《脉经》，古脉经，非今世之王氏《脉经》也。

《脉经》，参阅《素问》第七十七《疏五过论》第八段"《揆度》《阴阳》《奇恒》"句下集解。

②子别试：丹波元简说：别试者，谓《脉经》上下篇之外，别有所通，试论之也。下文"子言上下以对何也"语可见耳。

③通五藏之过：王冰说：过，谓过失，所谓不率常候而生病者也。

马莳说：过者，《内经》以人之有病，如人之有过也。

过，参阅《素问》第五《阴阳应象大论》第二十二段"见微得过"句下集解。

④请问不知：马莳说：请问不知，言有不知者则当请问也。

⑤肝虚、肾虚、脾虚，皆令人体重、烦冤：吴崑说：肝主筋，筋缓则不能收持；肾主骨，骨痿则艰于主动；脾主四肢，四肢衰弱则倦怠无力；故皆令人体重。然三者皆阴藏，阴虚则本藏之阳独亢，故皆令人烦冤闷满也。（伯坚按：脾主四肢，见《素问》第二十四《太阴阳明论》第二段。）

烦冤，烦闷也。参阅《素问》第五《阴阳应象大论》第十七段"以烦冤腹满死"句下集解。

⑥砭石：参阅《素问》第十二《异法方宜论》第二段"其治宜砭石"句下集解。

⑦余真问以自谬也：王冰说：言问之不相应也。以问不相应，故言余真发问以自招谬误之对也。

顾观光说：言对非所问，反若问者之自谬也。

⑧吾问子窈冥：吴崑说：窈冥者，义理玄渺，非书传之陈言也。

⑨子言上下篇以对，何也：王冰说：肝虚、肾虚、脾虚，则上下篇之旨，帝故曰："子言上下篇以对何也。"

⑩脾虚、浮，似肺；肾小、浮，似脾；肝急、沉、散，似肾；此皆工之所时乱也：张介宾说：脾本微软，病而虚，浮，则似肺矣。肾本微沉，病而小浮，则似脾矣。肝本微弦，病而急、沉、散，则似肾

矣。脉有相类，不能辨之，则以此作彼，致于谬误。此皆工之不明，所以时多惑乱也。

⑪然从容：王冰说：从容安缓，审比类之，而能得三藏之形候矣。

丹波元简说：《诗·都人士》笺云："从容，犹休燕也。"《正义》云："休燕，间暇之处。"《中庸》云："从容中道，圣人也。"《家语·哀公问》云："夫诚，不勉而中，不思而得，从容中道，圣人所以定体也。"《广雅》云："举动也。"考数义，王以安缓二字释之，乃为允当。

喜多村直宽说：《楚辞》："孰知余之从容。"枚乘《七发》："从容猗靡，消息阴阳。"张衡《西京赋》："从容之求。"翰曰："从容，闲和貌。"

⑫若夫三藏，土、木、水参居：王冰说：脾合土，肝合木，肾合水，三藏皆在鬲下，居止相近也。

雷公曰：于此有人头痛、筋挛①、骨重、怯然少气②、哕③、噫④、腹满、时惊、不嗜卧，此何藏之发也？脉浮而弦，切之石、坚⑤，不知其解，复问所以三藏者以知其比类也⑥。

帝曰：夫从容之谓也⑦。夫年长则求之于府，年少则求之于经，年壮则求之于藏⑧。今子所言，皆失八风菀熟⑨，五藏消烁⑩，传邪相受⑪。夫浮而弦者，是肾不足也⑫；沉而石者⑬，是肾气内著也⑭；怯然少气者，是水道不行，形气消索也⑮；咳嗽、烦冤者，是肾气之逆也⑯。一人之气，病在一藏也。若言三藏俱行⑰，不在法也⑱。

【本段提纲】 马莳说：此公承帝意而遂举病脉难明者以比类三藏，帝言病在肾藏而无关于三藏也。

【集解】

①筋挛：筋拳曲不能伸开也。参阅《素问》第十二《异法方宜论》第五段"其病挛痹"句下集解。

②少气：气息微弱也。参阅《素问》第四十九《脉解》第三段"所谓胸痛少气者"句下集解。

③哕：呃逆也。参阅《素问》第五《阴阳应象大论》第十三段"在变动为哕"句下集解。

④噫：嗳气也。参阅《素问》第七《阴阳别论》第八段"善噫"句下集解。

⑤脉浮而弦，切之石、坚：吴崑说：脉浮类肺，脉弦类肝，脉石类肾。

⑥复问所以三藏者以知其比类也：张介宾说：此下言肾病之疑似也。脉浮类肺，脉弦类肝，脉石、坚类肾，难以详辨，故复问三藏之比类也。

⑦夫从容之谓也：高世栻说：比类者，同类相比，辨别其真，必从容而得之，故曰夫从容之谓也。

⑧夫年长则求之于府，年少则求之于经，年壮则求之于藏：张介宾说：此总言比异别类之法也。夫年长者每多口味，六府所以受物，故当求之于府，以察其过。年少者每忽风寒劳倦，所受在经，故当求之于经，以察其伤。年壮者多纵房欲，五藏所以藏精，故当求之于藏，以察其虚实。

丹波元坚说：按《广雅》："长，老也。"《孟子·公孙丑》注："长者，老者也。"《汉书·吴王濞传》注："少，幼也。"《国语·晋语》注："少，稺也。"《曲礼》："三十曰壮。"又《论语·季氏》皇侃《义疏》："少谓三十以前也。壮谓三十以上也。老谓年五十以上也。"盖《论语》之少、壮、老，即本经之少、壮、长。但本经之少是幼稺之称，而所言长者实五十以上之谓也。《尔雅》："艾，长也。"《曲礼》："五十曰艾。"注："艾，老也。"俱可以互证。

⑨今子所言，皆失八风菀熟：高世栻说：八风，四方四隅之风也。

喜多村直宽说：按"今子所言皆失"，为句。

伯坚按：吴崑、高世栻、张志聪对于这一句的断句法是"今子所言，皆失八风菀熟"将"皆失"二字属下句。喜多村直宽的断句法是"今子所言皆失"将"皆失"二字属上句。今据吴崑、高世栻、张志聪将"皆失"二字属下句断句。

八风，参阅《素问》第四《金匮真言论》第一段"天有八风"句下集解。

菀熟，郁甚也。参阅《素问》第四十八《大奇论》第二十二段"五藏菀熟"句下集解。

⑩五藏消烁：参阅《素问》第三十五《疟论》第十三段"令人消烁脱肉"句下集解。

⑪传邪相受：马莳说：八风菀熟为外感，五藏消烁为内伤，内外之邪转相传受。

高世栻说：八风合于五行，通于五藏。八风菀熟，则五藏消烁，传为邪病，而相受于人身。今子所言何藏之发，但求其藏，皆失其八风菀熟，致五藏消烁，及传邪相受之理。

⑫夫浮而弦者，是肾不足也：张介宾说：肾脉宜沉，浮则阴虚，水以生木，弦则气泄，故为肾之不足。

丹波元简说：按仲景云："弦则为减"，即此义也。

⑬沉而石者：王冰说：石之言坚也。

丹波元坚说：据上文"切之石坚"，沉，即沉按之谓。

⑭是肾气内著也：王冰说：著，谓肾气内薄，著而不行也。

张介宾说：沉而石，沉甚而坚也。阴中无阳，则肾气不达，故内著不行也。

著，附著也。参阅《素问》第十六《诊要经终论》第三段"邪气著藏"句下集解。

⑮怯然少气者，是水道不行，形气消索也：王冰说：索，尽也。

张介宾说：精所以成形，所以化气，水道不行，则形气消索，故怯然少气也。

⑯咳嗽、烦冤者，是肾气之逆也：王冰说：肾气内著，上归于母也。

江有诰《先秦韵读》：夫浮而弦者，是肾不足也；沉而石者，是肾气内著也；怯然少气者，是水道不行，形气消索也；咳嗽、烦冤者，是肾气之逆也。（侯鱼通韵）

⑰若言三藏俱行：丹波元简说：行，盖谓病之行也。

⑱不在法也：张介宾说：凡此皆一人之气，病在肾之一藏耳。即如上文雷公所问头痛者，以水亏火炎也；筋挛者，肾水不能养筋也；骨重者，肾主骨也；哕噫者，肾脉上贯肝鬲，阴气逆也；腹满者，水邪侮土也；时惊者，肾藏志，志失则惊也；不嗜卧者，阴虚目不瞑也。病本于肾，而言三藏俱行，故非法也。

雷公曰：于此有人四支解堕①、喘咳、血泄②，而愚诊之以为伤肺。切脉浮、大而紧，愚不敢治。粗工下砭石，病愈多出血，血止身轻，此何物也③？

帝曰：子所能治，知亦众多；与此病，失矣④。譬以鸿飞，亦冲于天⑤。夫圣人之治病，循法守度，援物比类，化之冥冥⑥，循上及下，何必守经⑦？今夫脉浮、大、虚者，是脾气之外绝去胃外归阳明也⑧。夫二火不胜三水，是以脉乱而无常也⑨。四支解堕，此脾精之不行也⑩。喘咳者，是水气并阳明也⑪。血泄者，脉急，血无所行也⑫。若夫以为伤肺者，由失以狂也⑬。不引比类，是知不明也⑭。夫伤肺者，脾气不守，胃气不清，经气不为使，真藏坏决，经脉傍绝，五藏漏泄，不衄⑮则呕，此二者不相类也⑯。譬如天之无形，地之无理⑰。白与黑，相去远矣。是失，吾过矣，以子知之，故不告子⑱。明引比类从容⑲，是以名曰《诊经》⑳，是谓至道也㉑。

【本段提纲】 马莳说：此有证脉相似者，公以为伤肺而帝则为伤脾，此真未得比类之义也。

【集解】

①解堕:参阅《素问》第十六《诊要经终论》第四段"令人解堕"句下集解。

②血泄:王冰说:泄,谓泄出也。

喜多村直宽说:颜师古《注》《汉书·岩助传》:"泄,吐也。"

③粗工下砭石,病愈多出血,血止身轻,此何物也:马莳说:有人四支解堕,喘咳则血泄,是病之似肺者也。脉浮大而紧,是脉之似肺者也。公虽以为伤肺,犹未敢治。彼粗工治以砭石,多出其血,血出身轻,此所以疑而问也。

④子所能治,知亦众多;与此病,失矣:张介宾说:言子之所能,余亦知其多,但以此病为伤肺,则失之矣。

高世栻说:子所能治之病,亦众且多,要知与此病不相合而相失矣。

⑤譬以鸿飞,亦冲于天:张介宾说:譬以鸿飞,亦冲于天,虽所之任意,而终莫能得其际,亦犹长空浩渺之难测耳。

高世栻说:粗工妄治而愈,是千虑一得,譬以鸿飞,亦冲于天。

⑥化之冥冥:吴崑说:变化于冥冥莫测之境。

⑦何必守经:吴崑说:何必执守经常哉。

张介宾说:循守法度,遵古人之绳墨也。援物比类,格事物之情状也。化之冥冥,握变化于莫测之间,而神无方也。能如是,则循上可也,及下亦可也。是则法不可废,亦不可泥,弗拘形迹,何必守经,是乃所谓圣人之至治。

⑧今夫脉浮、大、虚者,是脾气之外绝去胃外归阳明也:张介宾说:此言所问脉证,皆脾胃病也。夫脾属阴,为胃之里。胃属阳,为脾之表。今脉来浮大而虚,则外有余、内不足,是脾气之外绝于胃也。脾已去胃,故气归阳明,而脉见如此。按《血气形志篇》说:"阳明常多气多血。刺阳明出血气。"故雷公问粗工下砭石而愈者,正所以泄阳明之邪实耳。

张琦说:"外绝去"三字有误,或衍也。

伯坚按:今据张琦说,删去"外绝去"三字。

⑨夫二火不胜三水,是以脉乱而无常也:王冰说:二火,谓二阳藏。三水,谓三阴藏。二阳藏者,心、肺也,以在鬲上故。三阴藏者,肝、脾、肾也,以在鬲下故。然三阴之气,上胜二阳,阳不胜阴,故脉乱而无常也。

吴崑说:二火,犹言二阳,谓胃也。三水犹言三阴,谓脾也。(伯坚按:三阳三阴,参阅《素问》第七《阴阳别论》第五段"二阳之病"句下集解。)言太阴之气外归阳明,阳明不胜太阴,是以脉乱而失其常,常脉浮浅,今失而为浮大虚矣。

张琦说:二火三水不辞,前所列症亦无脉乱无常之文,误衍也。

⑩四支解堕,此脾精之不行也:王冰说:土主四支,故四支解堕,脾精不化,故使之然(伯坚按:土主四支,见《素问》第二十九《太阴阳明论》第二段。)。

⑪喘咳者,是水气并阳明也:张介宾说:脾病不能制水,则水邪泛溢,并于胃府,气道不利,故为喘为咳,盖五藏六府皆能令人咳也。

张琦说:"水"字有误。阳明气逆上冲,故喘咳。

⑫血泄者,脉急,血无所行也:马莳说:喘咳则血泄者,正以咳则气急,则血不行于经而泄于外也。

⑬由失以狂也:丹波元简说:按《孟子》:"王由足用为善。"由,与犹通。

⑭不引比类，是知不明也：王冰说：言所识不明，不能比类，以为伤肺，犹夫狂言耳。

顾观光说：此条比类，而雷公反不知引，故帝以为不明。

江有诰《先秦韵读》：今夫脉浮大虚者，是脾气之外绝，去胃外归阳明也。夫二火不胜三水，是以脉乱而无常也。四支解堕，此脾精之不行也。喘咳者，是水气并阳明也。血泄者，脉急，血无所行也。若夫以为伤肺者，由失以狂也。不引比类，是知不明也。（阳部）

⑮衄：衂俗字，见《广韵》。衄，鼻出血也。参阅《素问》第四《金匮真言论》第二段"故春善病鼽衄"句下集解。

⑯此二者不相类也：王冰说：肺气伤则脾外救，故云脾气不守。肺藏损则气不行，不行则胃满，故云胃气不清。肺者，主行营卫阴阳，故肺伤则经脉不能为之行使也。真藏，谓肺藏也。若肺藏损坏，皮膜诀破，经脉傍绝而不流行，五藏之气上溢而漏泄者，不衄血则呕血也。何者？肺主鼻，胃应口也。然口鼻者，气之门户也。今肺藏已损，胃气不清，不上衄则血下流于胃中，故不衄出则呕血也。然伤肺伤脾，衄血泄血，标出且异，本归亦殊，故此二者不相类也。

张介宾说：此明伤肺之候也。肺金受伤，窃其母气，故脾不能守。人受气于谷，谷入于胃，以传于肺，肺病则谷气无以行，故胃不能清。肺者，所以行营卫，通阴阳，肺伤则营卫俱病，故经气不为使。真藏，言肺藏也。肺藏损坏，则诸节不通，以致经脉有所偏绝，而五藏之气皆失其守，因为漏泄，故不衄血于鼻，则呕血于口，此其在脾在肺，所本不同，故二者不相类也。

⑰譬如天之无形，地之无理：吴崑说：言伤脾伤肺，形证悬绝，若不明辨，譬如天之无象可求，地之无方可理。

张介宾说：天有象，地有位，若不知之，则天若无形，地若无理。此言三藏之伤，形证悬别，不能明辨，亦犹是也。

⑱白与黑，相去远矣。是失，吾过矣，以子知之，故不告子：王冰说：是，犹此也。言雷公子之此见病疏者，是吾不告子比类之道，故自谓过也。

⑲明引比类从容：王冰说：明引形证，比量类例，合从容之旨，则轻微之者亦不失矣。所以然者何哉？以道之至妙而能尔也。从容，上古经篇名也。何以明之？《阴阳类论》："雷公曰：臣悉尽意受传经脉，颂得从容之道，以合从容。"明古文有从容矣。

喜多村直宽说：宋玉《高唐赋》："殊无物类之可仪比。"李善曰："比，类也。"宽按：此段从容二字不必古经篇名也，王《注》难通。

⑳是以名曰《诊经》：原文作"是以名曰诊轻"。

《新校正》云：按《太素》，"轻"作"经"。

顾观光说："经"字是。

伯坚按：《新校正》所引《太素》是佚文，今存残本《黄帝内经太素》没有这一段文字。今据顾观光说，依《新校正》所引《太素》校改。

㉑是谓至道也：张介宾说：谓此篇明引形证，比量异同，以合从容之法，故名曰诊经，乃至道之所在也。

《示从容论第七十六》今译

黄帝闲坐着，叫雷公来问他说：你求学读书，又能博览各家学说，包括鉴别诊断在内，通达它们的道理,你试将五脏、六腑、胆、胃、大小肠、脾、子宫、膀胱、脑髓、鼻涕、唾液、哭泣、悲哀、全身的水液流行讲给我听,这都是人身上的生理功能,和治疗效果有密切关系,你必须明了它们,在治病上才可以有十全的把握。如果你不明了它们,就会为病家所怨恨。

雷公说:我读过《脉经》上下篇,它的内容很多,但是对于鉴别诊断并没有十全的把握,又岂能明了它们呢?

黄帝说:你试将五脏六腑的病,针石、药物、汤液、滋味(饮食物)的适宜或不适宜,详细说来。你所不知道的可来问我。

雷公说:肝虚、肾虚、脾虚三种病,都使人身体沉重、烦闷。用药物、刺灸、砭石、汤液来治疗,有好的也有不好的,这是什么理由呢?

黄帝说:你这样大的年纪为何问得这样幼稚,我真是问错了。我问你玄妙的道理,你为什么举出《脉经》上下篇来回答我?脾脉(箕门穴)的脉搏又虚又浮,好像肺脉(寸口经渠穴);肾脉(太溪穴)的脉搏又小又浮,好像脾脉;肝脉(男五里穴、女太冲穴)的脉搏又急又沉又散,好像肾脉;这些脉象都是医师平常容易搞错的,但是可以从容不迫地来鉴别它们。至于此三脏,脾土、肝木、肾水,它们的部位相近,这是小孩都能知道的,你为什么问呢?

雷公说:有人患头痛、筋蜷曲不能伸开、骨节沉重、气息微弱、呃逆、嗳气、腹部胀满、发惊、不想睡,这是哪一脏的病呢?他的脉搏又浮、又弦(轻虚而滑、端直以长)、又石(沉坚而搏、如石之投)、又坚,不知是什么理由,所以再请问这三脏的病,希望能鉴别它们。

黄帝说:鉴别诊断应当要从容不迫。对于年长的病人则应当从腑去找他的病,对于年少的病人则应当从经脉去找他的病,对于年壮的病人则应当从脏去找他的病。现在你所说的,只问他是哪一脏的病,却没有考虑到外感、内伤和邪气传变的各方面。脉搏又浮又弦,是说明肾气不足;脉搏又沉又石,是说明肾气向内停滞不行;气息微弱,是说明水道不流通、形气衰弱;咳嗽、烦闷,是说明肾气逆行。这只是肾的一脏的病,若认为三脏的病,则就是不合乎理的。

雷公说:有人患四肢无力、气喘、咳嗽、吐血,我诊断它以为是肺受了伤。脉搏又浮、又大、又紧。我不敢治疗。而庸医用砭石治它,放出许多血来,血出则病人感觉轻快,这是什么病呢?

黄帝说:你所能治疗的病很多,但是对于这个病的诊断就错了。至于庸医用砭石也可使病人轻快,这如同鸿鸟也能飞上高空一样,完全是一种偶然的现象。圣人的治病,一方面遵守古人的法度,根据症状来鉴别诊断,一方面神而明之,推陈出新,也不一定死守成规。现在脉搏又浮、又大、又虚,这说明是脾气向外归并于阳明胃经的现象。太阴的气(脾气)既已向外归并于阳明,阳明不能胜过太阴,于是就脉搏错乱而失掉了正常的脉象。四肢无力,这是由于脾的精气不能化布全身所致。气喘和咳嗽,是由于水气并入阳明(胃府)所致。吐血,这是由于脉管拘急(紧缩),血流不能畅通所致。如果因此而认为是伤了肺,那就是一种错解,如果诊病不能比较类别,那当然是看病看不清楚。如果是肺受了伤,则脾、胃、营气卫气都会受影响,肺脏损坏,经脉不通,五脏的气漏泄出来,不出鼻血就会呕血。这两个病完全不相同,如同天和地的方位一样,排列得清清楚楚,如同白色与黑色一样,彼此有天渊之隔。你这次诊断的错误,应当由我负责,我当时以为你已经知道一切,所以没有详细的教导你。诊病应当要从容不迫地来比较类别,这就叫作诊断学,这就是诊病的大道理。

疏五过论第七十七[1]

①疏五过论第七十七:《新校正》云:按全元起本在第八卷,名《论过失》。

伯坚按:《甲乙经》和今存残本《黄帝内经太素》都没有收载本篇的文字。本篇和《类经》的篇目对照,列表于下:

素问	类经
疏五过论第七十七	卷十二——五过四德(论治类十八)

【释题】 马莳说:"疏,陈也。内有五过,故名篇。"丹波元简说:"《楚辞·九歌》:'疏石兰兮为芳。'《注》:'布陈也。'马盖本于此。"《疏五过》,就是陈述医师的五项过失。

【提要】 本篇用黄帝、雷公问答的形式,讲治疗方面可能发生的五项过失。第一,不注意病人的历史。第二,不注意病人的环境(饮食、起居、苦乐)。第三,不能鉴别诊断。第四,不注意病人的思想。第五,不注意病人的性别和情感。

黄帝曰:呜呼远哉[1],闵闵乎[2]若视深渊,若迎浮云[3]。视深渊尚可测,迎浮云莫知其际[4]。圣人之术,为万民式,论裁志意,必有法则[5],循经[6]守数,按循医事[7],为万民副[8]。故事有五过、四德[9],汝知之乎?

雷公避席再拜曰:臣年幼小[10],蒙愚以惑,不闻五过与四德[11]。比类形名,虚引其经[12],心无所对[13]。

【本段提纲】 马莳说:此帝以五过四德告公,而公以未闻为对也。

【集解】

①呜呼远哉:王冰说:呜呼远哉,叹至道之不极也。

②闵闵乎:王冰说:闵闵乎,言妙用之不穷也。

吴崑说:闵闵,玄远莫测之貌。

高世栻说:闵闵,忧之至也。帝叹道之远大幽深,而圣人之术,循经守数,事有五过四德,医工不可不知,故语雷公以发之。

③若视深渊,若迎浮云:江有诰《先秦韵读》:若视深渊,若迎浮云。(文真通韵)

④视深渊尚可测,迎浮云莫知其际:《新校正》云:详此文与《六微旨论》文重。

张介宾说:深渊有底,故可测。浮云无定,故莫知其际。

伯坚按:《素问》第六十八《六微旨大论》:"黄帝问曰:呜呼远哉,天之道也,如迎浮云,若视深渊,视深渊尚可测,迎浮云莫知其极。"

⑤圣人之术,为万民式,论裁志意,必有法则:吴崑说:言圣人所以为万民式者,以其论裁人之志意,必有法则也。

张介宾说:裁,度也。

张志聪说:当先度其志意之得失。

⑥循经：张介宾说：循经之循，因也。

⑦按循医事：张介宾说：按循之循，察也。

丹波元简说：《周礼·医师·职》云："医师掌医之政令，聚毒药以供医事。"

⑧为万民副：《新校正》云：按为万民副，杨上善曰："副，助也。"

⑨故事有五过、四德：王冰说：慎五过，则敬顺四时之德气矣。

张介宾说：医辨贤愚，愚者误多，故有五过。贤者道全，故有四德。

高世栻说：此篇疏五过，下篇徵四失，盖知之为德，不知为失也。

张琦说：四德后无说，盖缺文，或曰："德，失之讹也"，即下篇徵四失矣。

顾观光说：下无四德之目，注以四时释之，疑非也。张景岳以必知天地阴阳四时经纪为一，五藏六府雌雄表里为二，刺灸砭石毒药所主为三，从容人事以明经道以下为四，未知是否？（伯坚按：顾观光所引张景岳说，见本篇第七段提纲。）

⑩臣年幼小：张琦说：《示从容论》言："公何年之长而问之少"，此云"臣年幼小"，足知众手杂合之文，故多芜义支说矣。

⑪蒙愚以惑，不闻五过与四德：江有诰《先秦韵读》：视深渊尚可测，迎浮云莫知其极。圣人之术，为万民式，论裁志意，必有法则，循经守数，按循医事，为万民副（芳逼反）。故事有五过四德，汝知之乎？雷公曰：臣年幼小，蒙愚以惑，不闻五过与四德。（之部）

⑫比类形名，虚引其经：江有诰《先秦韵读》：比类形名，虚引其经。（耕部）

⑬心无所对：张介宾说：比类形名，公自言虽能比类形证名目，然亦皆虚引经义，而心则未明其深远，故无以对也。

帝曰：凡未诊病者，必问尝贵后贱，虽不中邪，病从内生，名曰脱营①。尝富后贫，名曰失精②，五气③留连，病有所并④。医工诊之，不在藏府，不变躯形。诊之而疑，不知病名⑤。身体日减，气虚无精⑥。病深无气⑦，洒洒然⑧时惊⑨。病深者，以其外耗于卫，内夺于营⑩。良工所失，不知病情⑪，此亦⑫治之一过也。

【本段提纲】 高世栻说：未诊不问，诊而不知，其过一也。

【集解】

①必问尝贵后贱，虽不中邪，病从内生，名曰脱营：王冰说：神屈故也。贵之尊荣，贱之屈辱，心怀眷慕，志结忧惶，故虽不中邪，而病从内生，血脉虚减，故曰脱营。

张介宾说：尝贵后贱者，其心屈辱，神气不伸，虽不中邪，而病生于内。营者，阴气也。营行脉中，心之所主，心志不舒，则血无以生，脉日以竭，故为脱营。

丹波元简说：《卫生宝鉴》论脱营不治症，当参考。陈氏《外科正宗》云："失荣者，先得后失，始富终贫，亦有虽居富贵，其心、或因六欲不遂，损伤中气，郁火相凝，隧痰失道，停结而成。其患多生面项之间，初起微肿，皮色不变，日久渐大，坚硬如石，推之不移，按之不动。半载一年，方生阴痛，气血渐衰，形容瘦削，破烂紫斑，渗流血水，或肿泛如莲，秽气薰蒸，昼夜不歇，平生疙瘩，愈久愈大，越溃越坚，犯此俱为不治。"此乃脱营之一证也。

②尝富后贫，名曰失精：张介宾说：尝富后贫者，忧煎日切，奉养日廉，故其五藏之精，日加消败矣，是为失精。

③五气：马莳说：五气者，五藏之精气也。

④病有所并：张介宾说：精失则气衰，气衰则不运，故为留聚，而病有所并耳。

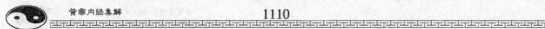

⑤医工诊之,不在藏府,不变躯形。诊之而疑,不知病名:王冰说:言病之初也。病由想恋所为,故未居藏府。事由情念所起,故不变躯形。医不悉之,故诊而疑也。

⑥身体日减,气虚无精:王冰说:言病之次也。

张介宾说:其病渐深,则体为瘦减,其气日虚,则精无以生。

⑦病深无气:张介宾说:及其病深,则真气消索,故曰无气。

⑧洒洒然:王冰说:洒洒,寒貌。

洒洒,参阅《素问》第三十三《刺热篇》第四段"先洒淅然厥起毫毛"句下集解。

⑨时惊:王冰说:言病之深也。

张介宾说:无气则阳虚,故洒然畏寒也。阳虚则神不足,故心怯而惊也。

⑩外耗于卫,内夺于营:王冰说:血为忧煎,气随悲减,故外耗于卫,内夺于营。病深者何?以此耗夺故尔。

张介宾说:精气俱损,则表里俱困,故外耗于卫,内夺于荣,此其所以为深也。

荣卫,参阅《素问》第四十三《痹论》第十一段经文和集解。

⑪良工所失,不知病情:江有诰《先秦韵读》:尝贵后贱,虽不中邪,病从内生,名曰脱营。尝富后贫,名曰失精,五气留连,病有所并。医工诊之,不在藏府,不变躯形。诊之而疑,不知病名。身体日减,气虚无精,病深无气,洒洒然时惊。外耗于卫,内夺于营。良工所失,不知病情。(耕部)

⑫亦:丹波元简说:据下文例,"亦"字衍。

凡欲诊病者,必问饮食居处[1]。暴乐暴苦,始乐后苦,皆伤精气。精气竭绝,形体毁沮[2]。暴怒伤阴,暴喜伤阳[3]。厥气上行[4],满脉、去形[5]。愚医治之,不知补泻,不知病情。精华日脱,邪气乃并[6]。此治之二过也。

【本段提纲】 高世栻说:不知补泻病情,其过二也。

【集解】

①必问饮食居处:王冰说:饮食居处,五方不同,故问之也。《异法方宜论》曰:"东方之域,天地之所始生,鱼盐之地,海滨傍水,其民食鱼而嗜咸,皆安其处,美其食。西方者,金玉之域,沙石之处,天地之所收引,其民陵居而多风,水土刚强,其民不衣而褐荐,其民华食而脂肥。北方者,天地所闭藏之域,其地高、陵居,风寒冰冽,其民乐野处而乳食。南方者,天地所长养,阳之所盛处,其地下,水土弱,雾露之所聚,其民嗜酸而食胕。中央者,其地平以湿,天地所以生万物也众,其民食杂而不劳。"由此则诊病之道,当先问焉。故圣人离合以法,各得其所宜,此之谓矣。

张介宾说:饮食有膏粱藜藿之殊,居处有寒温燥湿之异,因常知变,必详问而察之。

②暴乐暴苦,始乐后苦,皆伤精气。精气竭绝,形体毁沮:张介宾说:乐则喜,喜则气缓。苦则悲,悲则气消。故苦乐失常,皆伤精气。甚至竭绝,则形体毁沮。沮,坏也。

高世栻说:沮,音殂,义通。毁沮,犹死亡也。

③暴喜伤阳:江有诰《先秦韵读》:饮食居处,暴乐暴苦,始乐后苦,皆伤精气。精气竭绝,形体毁沮(鱼部)。

《淮南子·原道训》:人大怒破阴,大喜坠阳(又见精神训)。

④厥气上行:江有诰《先秦韵读》:暴怒伤阴,暴喜伤阳。厥气上行。(阳部)

⑤满脉、去形:张介宾说:厥气,逆气也。凡喜怒过度而伤其精气者,皆能令人气厥逆而上

行。气逆于脉，故满脉。精脱于中，故去形。《阴阳应象大论》有此四句。

参阅《素问》第五《阴阳应象大论》第九段。

⑥愚医治之，不知补泻，不知病情。精华日脱，邪气乃并：张介宾说：不明虚实，故不知补泻。不察所因，故不知病情。以致阴阳败竭，故精华日脱。阳脱者邪并于阴，阴脱者邪并于阳，故曰邪气乃并。

江有诰《先秦韵读》：满脉去形。愚医治之，不知补泻，不知病情，精华日脱，邪气乃并。

善为脉者，必以比类奇恒，从容知之①。为工而不知道，此诊之不足贵②。此治之三过也。

【本段提纲】 高世栻说：不知比类奇恒，其过三也。

【集解】

①善为脉者，必以比类奇恒，从容知之：吴崑说：比类奇恒，谓此量类例于奇异及庸常之证也。

张介宾说：比类，比别类例也。奇恒，异常也。从容，古经篇名，盖法在安详静察也。

高世栻说：凡善为脉者，贵知常变，必以比类奇恒。奇，异也。恒，常也。异于恒常之病，必比类相参，从容知之。

②为工而不知道，此诊之不足贵：高世栻说：为工而不知比类奇恒之道，比虽诊之，不足为贵。

顾观光说：言不知《比类》《奇恒》《从容》三篇之义者，其诊不足贵也。

诊有三常①，必问贵贱②，封君败伤③，及欲侯王④。故贵脱势⑤，虽不中邪，精神内伤，身必败亡⑥。始富后贫，虽不伤邪，皮焦、筋屈，痿躄⑦为挛⑧。医不能严，不能动神，外为柔弱，乱至失常，病不能移，则医事不行⑨。此治之四过也。

【本段提纲】 高世栻说：不知诊有三常，其过四也。

【集解】

①诊有三常：马莳说：此言善诊者当先察其精、气、神，而后切其血脉也。

张介宾说：三常，即是常贵贱、常贫富、常苦乐之义。

②必问贵贱：王冰说：贵则形乐志乐，贱则形苦志苦，苦乐殊贯，故先问也。

③封君败伤：王冰说：封君败伤，降君之位，封公卿也。

吴崑说：封君败伤，谓尝封君，为事毁败而致中伤者。

丹波元简说：按封君，乃封国之君。败伤，谓削除之类。追悔已往，以致病也。

④及欲侯王：王冰说：及欲侯王，谓情慕尊贵而妄为不已也。

张介宾说：封君败伤者，追悔已往；及欲侯王者，妄想将来；皆致病之因。

⑤故贵脱势：吴崑说：故贵，故家贵族也。

高世栻说：故，犹昔也。故贵脱势，谓昔者身贵，今则脱势也。

⑥精神内伤，身必败亡：张介宾说：抑郁不伸，故精神内伤，迷而不达，不亡不已也。

⑦痿躄：张介宾说：躄，音壁，足不能行也。

痿躄，参阅《素问》第四十四《痿论》第一段"著则生痿躄也"句下集解。

⑧为挛：张介宾说：忧愁虑思，则心肺俱伤，血气俱损，故为是病。

挛是拳曲不能伸开，参阅《素问》第十二《异法方宜论》第五段"其病挛痹"句下集解。

⑨医不能严，不能动神，外为柔弱，乱至失常，病不能移，则医事不行：王冰说：严谓戒，所以禁非也，所以令从命也。外为柔弱，言委随而顺从也。然戒不足以禁非，动不足以从令，委随任物，乱失天常，病且不移，何医之有？

吴崑说：医不能严戒其非，竦动其神，而令从命，外为柔和萎弱，至于乱失天常，病且不移，何医之有？

张介宾说：戒不严则无以禁其欲。言不切则无以动其神。又其词色外为柔弱，而委随从顺，任其好恶，则未有不乱而至失其常者。如是则病不能移，其于医也何有？

凡诊者，必知终始[①]，有知余绪[②]。切脉、问名，当合男女[③]。离绝菀结[④]，忧恐喜怒，五藏空虚，血气离守，工不能知，何术之语[⑤]？尝富大伤[⑥]，斩筋、绝脉[⑦]，身体复行，令泽不息[⑧]。故伤败结，留薄归阳，脓积、寒炅[⑨]。粗工治之，亟刺阴阳，身体解散，四支转筋，死日有期[⑩]。医不能明，不问所发[⑪]，唯言死日，亦为粗工[⑫]。此治之五过也。

凡此五者，皆受术不通，人事不明也[⑬]。

【本段提纲】 高世栻说：不知终始，不问所发，此其过五也。

【集解】

①必知终始：吴崑说：终始，谓今病及初病也。

张介宾说：必知终始，谓原其始，要其终也。

②有知余绪：张介宾说：有知余绪，谓察其本，知其末也。

顾观光说："有"即"又"。

喜多村直宽说：《庄子音义》："绪者，残也，谓残余也。"（伯坚按：见《庄子音义》第二十八《襄王篇》。）

③切脉、问名，当合男女：王冰说：切，谓以指按脉也。问名，谓问病证之名也。男子，阳气多而左脉大为顺。女子，阴气多而右脉大为顺。故宜以候常先合之也。

张介宾说：切其脉，必问其名，欲得其素履之详也。男女有阴阳之殊，脉色有逆顺之别，故必辨男女而察其所合也。

高世栻说：当合男女而并论之。男女者，阴阳血气也。《阴阳应象大论》曰："阴阳者，血气之男女。"此其义也。

④离绝菀结：菀、苑、宛、郁通。参阅《素问》第二《四气调神大论》第五段"则菀槁不荣"句下集解。

⑤忧恐喜怒，五藏空虚，血气离守，工不能知，何术之语：王冰说：离，谓离间亲爱。绝，谓绝念所怀。菀，谓菀积思虑。结，谓结固余怨。夫间亲爱者魂游，绝所怀者意丧，积所虑者神劳，结余怨者志苦，忧愁者闭塞而不行，恐惧者荡惮而失守，盛怒者迷惑而不治，喜乐者惮散而不藏。（伯坚按：后四句见《灵枢》第八《本神篇》。）由是八者，故五藏空虚，血气离守。工不思晓，又何言哉。

张介宾说：离者失其亲爱，绝者断其所怀，菀谓思虑抑郁，结谓深情难解，忧则气沉，恐则气怯，喜则气缓，恚则气逆，凡此皆伤其内，故令五藏空虚，血气离守。医不知此，何术之有。

⑥尝富大伤：高世栻说：如人尝富，一旦失之，则大伤其神魂。

⑦斩筋、绝脉：张介宾说：大伤，谓甚劳甚苦也，故其筋如斩，脉如绝，以耗伤之过也。

⑧身体复行，令泽不息：王冰说：身体虽已复旧而行，且令津液不为滋息也。何者？精气耗减也。泽者，液也。

吴崑说：美泽不能如滋息矣。

张介宾说：泽，精液也。息，长生也。

⑨故伤败结，留薄归阳，脓积、寒炅：王冰说：炅，谓热也。

张介宾说：故，旧也。言旧之所伤，有所败结，血气留薄不散，则郁而成热，归于阳分，故脓血蓄积，令人寒炅交作也。

炅，参阅《素问》第三十九《举痛论》第二段"得炅则痛立止"句下集解。

⑩粗工治之，亟刺阴阳，身体解散，四支转筋，死日有期：王冰说：不知寒热为脓积所生，以为常热之疾，概施其法，数刺阴阳经脉，气夺病甚，故身体解散而不用，四肢废运而转筋，如是故死日有期，岂谓命不谓医耶。

⑪不问所发：吴崑说：发，谓病之由也。

⑫唯言死日，亦为粗工：张介宾说：但知死日，而不知致死者由于施治之不当。

⑬凡此五者，皆受术不通，人事不明也：王冰说：言是五者，但名受术之徒，未足以通悟精微之理，人间之事，尚犹懵然。

吴崑说：无所不贯之谓通。无所不照之谓明。

张介宾说：不通者，不通于理也，物理不通，焉知人事？

故曰：圣人之治病也，必知天地、阴阳、四时经纪①；五藏、六府、雌雄、表里②，刺灸、砭石③、毒药所主④；从容人事以明经道，贵贱贫富各异品理，问年少长、勇怯之理⑤；审于分部，知病本始，八正⑥、九候，诊必副矣⑦。

【本段提纲】 张介宾说：按本篇详言五过，未明四德，而此四节，一言天道，一言藏象，一言人事，一言脉色，即四德也。明此四者，医道全矣，诚缺一不可也。

【集解】

①圣人之治病也，必知天地、阴阳、四时经纪：张介宾说：阴阳气候之变，人身应之以为消长，此天道之不可知也。

②五藏、六府、雌雄、表里：《素问》第四《金匮真言论》：此皆阴阳、表里、内外、雌雄相输应也。

③砭石：参阅《素问》第十二《异法方宜论》第二段"其治宜砭石"句下集解。

④毒药所主：张介宾说：藏府有雌雄，经络有表里，刺灸石药各有所宜，此藏象之不可不知也。

⑤从容人事以明经道，贵贱贫富各异品理，问年少长、勇怯之理：张介宾说：经道，常道也。不从容于人事，则不知常道。不能知常，焉能知变？人事有不齐，品类有同异，知之则随方就圆，因变而施之，此人事之不可不知也。

⑥八正：张介宾说：八正，八节之正气也。

八正，参阅《素问》第二十六《八正神明论》第一段"必候日月星辰四时八正之气"句下集解。

⑦诊必副矣：张介宾说：副，称也。（丹波元简说：按张本于《广雅》。）能察形色于分部，则病之本始可知。能察邪正于九候，则脉之顺逆可按。明斯二者，诊必称矣。此色脉之不可不知也。

江有诰《先秦韵读》:必知天地、阴阳、四时经纪;五藏、六府、雌雄、表里,刺灸、砭石、毒药所主;从容人事以明经道,贵贱贫富各异品理,问年少长,勇怯之理;审于分部,知病本始,八正、九候,诊必副矣。(之幽侯通韵)

治病之道,气内为宝①。循求其理,求之不得,过在表里②。守数、据治③,无失俞理④。能行此术,终身不殆⑤,不知俞理,五藏菀熟⑥,痈发六府⑦。诊病不审,是谓失常。谨守此治,与经相明⑧。《上经》《下经》《揆度》《阴阳》《奇恒》⑨、五中⑩,决以明堂⑪,审于终始,可以横行⑫。

【本段提纲】 马莳说:此言治病之道,以气为宝,又求之以表里、俞理、经旨、气色,就可以横行于天下矣。

【集解】

①气内为宝:《新校正》云:按全元起本及《太素》,作"气内为实"。杨上善云:"天地间气为外气,人身中气为内气。外气裁成万物,是为外实。内气荣卫裁生,故为内实。治病能求内气之理,是为治病之要也。"

张介宾说:气内者,气之在内者也,即元气也。凡治病者,当先求元气之强弱,元气既明,大意见矣。愚按气有外气,天地之六气也。有内气,人身之元气也。气失其和则为邪气。气得其和则为正气,亦曰真气。但真气所在,其义有三,曰上中下也。上者,所受于天以通呼吸者也。中者,生于水谷以养荣卫者也。下者,气化于精,藏于命门,以为三焦之根本者也。故上有气海,曰膻中也,其治在肺。中有水谷气血之海,曰中气也,其治在脾胃。下有气海,曰丹田也,其治在肾。人之所赖,惟外气耳,气聚则生,气散则死,故帝曰:"气内为宝"。此诚最重之辞,医家最切之旨也。即如本篇始末所言,及终始等篇,皆惓惓以精气重虚为念,先圣惜人元气至意,于此可见。

喜多村直宽说:《九针十二原》篇:"持针之道,坚者为宝。"《营气篇》:"营气之道,内谷为宝。"《四时气篇》:"灸刺之道,得气穴为宝。"骊曰:"杨气内作内气属解是也。"

②循求其理,求之不得,过在表里:张介宾说:求元气之病而无所得,然后察其过之在表里以治之,斯无误也。

过,参阅《素问》第五《阴阳应象大论》第二十二段"见微得过"句下集解。

③守数、据治:王冰说:守数,谓血气多少及刺深浅之数也。据治,谓据俞穴所治之旨而用之也。

④俞理:张介宾说:俞理,周身俞穴之理也。

⑤殆:王冰说:殆者,危也。

⑥菀熟:王冰说:菀,积也。熟,热也。

菀熟,参阅《素问》第四十八《大奇论》第二十二段"五藏菀熟"句下集解。

⑦痈发六府:张志聪说:夫在内者五藏为阴,六府为阳,谓菀熟在内,而痈发于在外之皮肉间也。

江有诰《先秦韵读》:治病之道,气内为宝。循求其理,求之不得,过在表里。守数、据治,无失俞理。能行此术,终身不殆。不知俞理,五藏菀熟,痈发六府。(之幽侯通韵)。

⑧诊病不审,是谓失常。谨守此治,与经相明:张介宾说:若不详加审察,心失经常中正之道。故欲谨守治法者,在求经旨以相明也。

⑨《上经》《下经》《揆度》《阴阳》《奇恒》：马莳说：《上经》《下经》，中有《揆度》《阴阳》《奇恒》诸篇。

⑩五中：王冰说：五中者，谓五藏之气色也。

马莳说：《上经》《下经》，中有《五中》诸篇。

吴崑说：五中，五内也。

伯坚按：《素问》第七十九《阴阳类论》说："五中所主。"王冰注说："五中，谓五藏。"又第八十《方盛衰论》说："章五中之情。"又说："别五中部。"王冰注说："五中，谓五藏之部分。"

⑪决以明堂：马莳说：明堂部位之义，详见《灵枢·五色》等篇。

张介宾说：明堂，面鼻部位也。

顾观光说：五色决于明堂，见《灵枢·五阅五使篇》及《五色篇》。

⑫审于终始，可以横行：马莳说：按帝言五过四德，而今四德不具，亦公不复问，故帝未之答欤？

吴崑说："治病之道，气内为宝，循求其理，求之不得，过在表里"，此德之一也。"守数据治，无失俞理，能行此术，终身不殆"，此德之二也。"不知俞理，五藏菀熟，痈发六府，诊病不审，是谓失常，谨守此治，与经相明"，此德之三也。"《上经》《下经》《揆度》《阴阳》《奇恒》《五中》决以明堂，审以终始，可以横行"，此德之四也。

丹波元简说：四德未详何义。而吴以"治病之道，气内为宝"以下为一德，"守数据治"以下为二德，"诊病不审"以下为三德，"《上经》《下经》"以下为四德。而张则以"必知天地"一节为一德，"五藏六府雌雄"一节为二德，"从容人事"一节为三德，"审于部分"一节为四德。志、高则并不言及，盖以经文不明显，其义难寻也。

江有诰《先秦韵读》：诊病不审，是谓失常。谨守此治，与经相明。《上经》《下经》《揆度》《阴阳》《奇恒》《五中》，决以明堂，审于终始，可以横行。

附：伯坚关于《黄帝内经》中引用古书的讨论

（一）引用

凡是一部伟大的著作，决不可能是突然发生的，都一定是在前人的基础上逐渐发展而成的。《黄帝内经》中引用了不少的古代医书，这些医书就是《黄帝内经》的基础，虽已亡佚，但是由它所引用的书名和内容看来，我们仍旧可以了解这一时代的医学发展过程。

现存的《黄帝内经》不是一个时代著作的，就其内容来说，应当大致分为前后两期。《天元纪》以下的七篇大论是属于后期的，其余各篇大致均属于前期。前期的《黄帝内经》主要是战国后期（公元前三世纪）的作品。后期的《黄帝内经》则是东汉后期（公元前二世纪）的作品。前期各篇中引用古代医书计有一十七种。后期各篇中引用的古代医书计有四种。前后两期的《黄帝内经》中都还引有许多经论，但没有指出确实书名，这些没有指出书名的经论，有些能找出它们的出处，也有些找不出它们的出处。现在将这些古代医书，按其在《黄帝内经》中第一次出现的次序排列，分条详细讨论。

（二）前期《黄帝内经》所引古代医书

1.《五色》 《素问》第十五《玉版论要篇》说："《五色》《脉变》《揆度》《奇恒》，道在于一。"马莳说："《五色》《脉变》《揆度》《奇恒》，俱古经篇名。"（见马莳《黄帝内经素问注证发微》）顾观光说："马《注》：'俱古经篇名'，其说是也。"（见顾观光《素问校勘记》）《史记仓公传》说，仓

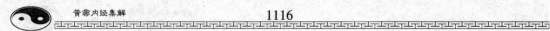

公在高后八年(公元前一八〇年),拜见他的老师阳庆,阳庆传给他的十部医书,中有一部《五色论》,大概就是五色这一部书。

2.《脉变》 这一部书名也见于《素问》第十五《玉版论要篇》。这是一部讲切脉的诊断学专书。

3.《揆度》 《素问》第十五《玉版论要篇》说:“《揆度》《奇恒》,道在于一。”人第七十七《疏五过论》说:“《揆度》《阴阳》。”都举出了《揆度》的书名。《揆度》里面有些什么内容呢?《素问》第十五《玉版论要篇》说:“揆度者度病之浅深也。”又第四十六《病能论》说:“揆度者,切度之也。揆者,方切求之也,言切求其脉理也。度者,得其病处,以四时度之也。”可见《揆度》是一部诊断学的专书。仓公的老师阳庆传给他十部医书,其中就有一部《揆度》,可见这部书到了东汉初还存在。

4.《奇恒》 《素问》第十五《玉版论要篇》说:“《揆度》《奇恒》,道在于一。行奇恒之法,以太阴始。”又第四十六《病能论》说:“论在《奇恒》《阴阳》中。”又第七十七《疏五过论》说:“《奇恒》、五中。”又第八十一《方盛衰论》说:“《奇恒》之势,乃六十首。”都举出了《奇恒》的书名。《奇恒》表面有些什么内容呢?《素问》第四十六《病能论》说:“《奇恒》者,言奇病也。奇者,使奇病不得以四时死也。恒者,得以四时死也。”顾观光说:“《奇恒》,谓异于常也。疑《素问奇病论》即《奇恒》书之仅存者。《史记》述仓公所受书,有《五色诊》《奇咳术》《揆度》《阴阳》、疑《奇咳》即《奇恒》。”(见顾观光《素问校勘记》)顾观光的说法是正确的。仓公的老师阳庆传给他十部医书中有一部《奇咳术》,咳的本字应当作侅。许慎《说文解字》侅字说:“奇侅,非常也。”《奇咳术》就是非常术。《奇咳》也就是《奇恒》。这一部书讲的是一些非常的疾病。现存《素问》第四十七《奇病论》可能即保存了奇恒的一部分的内容。

5.《九针》 《素问》第二十《三部九候论》说:“余闻《九针》于夫子。”又第二十六《八正神明论》说:“《九针》之论不必存也。”又第二十七《离合真邪论》说:“余闻九针九篇,夫子乃因而九之。九九八十一篇,余尽通其意矣。”这一部书可能即是《针经》的资料,倘若如此,那就是最早的一部针刺疗法的专书了。

6.《针经》 《素问》第二十六《八正神明论》说:“法往古者,先知《针经》也。”这是一部针刺疗法的专书。可能即是今日的《灵枢》的原本。

7.《热论》 《素问》第三十三《评热病论》说:“夫《热论》曰:‘汗出而脉尚躁盛者死。’”这里举出了《热论》的书名,并引用了《热论》的文句,可见这一部书是专门讨论热病的。

8.《刺法》 《素问》第三十三《评热病论》说:“论在《刺法》中。”又第四十《腹中论》也说:“论在《刺法》中。”都举出了《刺法》的书名。《内经》中引用《刺法》文句的共有四处。第一处是《素问》第四十七《奇病论》,说:“《刺法》曰:‘无损不足益有余,以成其疹。’”第二处是《素问》第六十二《调经论》,说:“余闻《刺法》言:‘有余,泻之。不足,补之。’”第三处是《灵枢》第七《官针篇》,说:“故《刺法》曰:‘始刺浅之,以逐阳邪之气。后刺深之,以致阴邪之气。最后刺极深之,以下谷气。’”第四处是《灵枢》第五十五《逆顺篇》,说:“《刺法》曰:‘无刺熇熇之热,无刺漉漉之汗,无刺浑浑之脉,无刺病与脉相逆者。’”可见这也是一部针刺疗法的专书。

9.《下经》 《素问》第七十七《疏五过论》说:“《上经》《下经》。”又第七十九《阴阳类论》说:“却念《上下经》。”都举出了《下经》的书名。《下经》里面有些什么内容呢?《素问》第四十六《病能论》说:“《下经》者,言病之变化也。”《黄帝内经》中引用《下经》文句的地方只有二处。《素问》第三十四《逆调论》说:“《下经》曰:‘胃不和则卧不安。’”又第四十四《痿论》说:“故《下经》曰：‘筋痿者，生于肝使内也。肉痿者，得之湿地也。骨痿者，生于大热也。’”由这些内容看来，可见《病能论》的解释是正确的。《下经》是一部病理学的专书。仓公的老师阳庆传给他十部医书，其中就有《上经》和《下经》这两部书，可见这两部书到了汉初都还存在。《气交变大论》是公元二世纪的作品，也引用了《上经》，可见《上经》到了东汉时都还存在。

10.《本病》 《素问》第四十四《痿论》说：“故《本病》曰：‘大经空虚，发为肌痹，传为脉痿。’”由这一段内容看来，可见《本病》这一部书也是病理学的专书。《素问》中原有《刺法论》和《本病论》两篇，可能即是《刺法》和《本病》这两部书，至少也保存了这两部书的一部分内容，可惜这两篇都在梁代时就已经亡佚了，详见《素问》第七十三《本篇论》的篇题下的《新校正》。

11.《阴阳》 《素问》第四十六《病能论》说：“论在《奇恒》《阴阳》中。”又第七十九《阴阳类论》说：“却念《上下经》《阴阳》《从容》。”又第八十一《解精微论》说：“教以经论、《从容》《形法》《阴阳》。”都举出了《阴阳》的书名。《素问》第七十五《著至教论》说：“子不闻阴阳传乎？”又第七十九《阴阳类论》说：“决以度，嚓以心，合之《阴阳之论》。”在这两处，有的叫作《阴阳传》，有的叫作《阴阳之论》，书名虽然或多一个“传”字，或多一个“论”字，大概也就是指《阴阳》这一部书。仓公的老师阳庆传给他的十部医书中有一部《阴阳外变》及一部《接阴阳禁书》，可能就是这一部《阴阳》书的发展。

12.《阴阳十二官相使》 《素问》第四十七《奇病论》说：“治在《阴阳十二官相使》中。”这也是一部医学理论的专书。根据书名的推测，所讲的是藏府和阴阳的关系。

13.《上经》 《素问》第七十七《疏五过论》和第七十九《阴阳类论》都举出了《上经》的书名。《上经》里面有什么内容呢？《素问》第四十六《病能论》说：“《上经》者，言气之通天也。”《黄帝内经》中引用《上经》文句地方只有一处。《素问》第六十九《气交变大论》说：“《上经》曰：‘夫道者，上知天文，下知地理，中知人事，可以长久。’”由这一段内容看来，可见《病能论》的解释是正确的。现存《素问》第三《生气通天论》可能保存了《上经》的一部分内容。

14.《金匮》 《素问》第四十六《病能论》说：“《金匮》者，决死生也。”可见《金匮》是一部专讲预后的诊断学专书。

15.《脉经》 《素问》第七十六《示从容论》说：“臣请诵《脉经》上下篇。”这也是一部讲切脉的诊断学专书。仓公的老师阳庆传给他的十部医书中，有一部《黄帝扁鹊之脉书》，可能即是这一部《脉经》。现存《素问》第十七《脉要精微论》、第十八《平人气象论》、第十九《玉机真藏论》，第二十《三部九候论》诸篇可能保存了这部《脉经》的主要内容。

16.《从容》 《素问》第七十九《阴阳类论》说：“却念《上下经》《阴阳》《从容》。”又说：“颂得《从容》之道，以合《从容》。”又第八十一《解精微论》说：“教以《经论》《从容》《形法》《阴阳》。”张介宾说：“《从容》之道可诵，其为古经篇名可知，如《示从容论》之类是也。”（见张介宾《类经·示从容论》是专讲鉴别诊断的，可见《从容》是一部鉴别诊断学的专书，它的内容可能有一部分就保存在《示从容论》里面。）

17.《形法》 《形法》的书名见于《素问》第八十一《解精微论》。马莳说：“《经论》中有《从容》《形法》《阴阳》等篇。”（见马莳《黄帝内经素问注证发微》）顾观光说：“教以《经论》《从容》《形法》《阴阳》，皆古书名也。《疏五过论》云：‘比类形名，虚引其经。’疑《形法》即形名。”（见顾观光《素问校勘记》）这一部书看不出是什么内容。若只就它的书名来推测，它的内容可能和《灵枢》第六十四《阴阳二十五人篇》及第七十二《通天篇》相类似。

（三）后期《黄帝内经》所引古代医书

1.《太始天元册文》《素问》第六十六《天元纪大论》说:"《太始天元册文》曰:'太虚寥廓,肇基化元。万物资始,五运终天。布气真灵,总统坤元。九星悬朗,七曜同旋。曰阴、曰阳、曰柔、曰刚。幽显既位,寒暑弛张。生生化化,品物咸章。'"由这一段内容看来,《太始天元册文》是五运说的理论著作。

2.《脉法》《素问》第六十七《五运行大论》说:"《脉法》曰:'天地之变,无以脉诊',此之谓也。"《脉法》也是一部专讲切脉的诊断学专书。王叔和《脉经》卷五有《扁鹊阴阳脉法》,可能即是这一部的《脉法》。

3.《大要》《素问·天元纪》以下七篇大论中引用《大要》的文句很多。《素问》第七十一《六元正纪大论》说:"《大要》曰:'甚纪五分,微纪七分,其差可见。'"又第七十四《至真要大论》说:"《大要》曰:'君一、臣二,奇之制也。君二、臣四,偶之制也。君二、臣三,奇之制也。君二、臣六,偶之制也。'"又说:"《大要》曰:粗工嘻嘻,以为可知,言热未已,寒病复始,同气异形,迷诊乱经。"又说:"故《大要》曰:'彼春之暖为夏之署,彼秋之忿为冬之怒,谨按四维,斥候皆归,其终可见,具始可知。'"又说:"《大要》曰:少阳之主,先甘后咸。阳明之主,先辛后酸。太阳之中,先咸后苦。厥阴之主,先酸后辛。少阴之主,先甘后咸。太阴之主,先苦后甘。佐以所刊,资以所生,是谓得气。"又说:"故《大要》曰'谨守病机,各司其属,有者求之,无者求之,盛者责之,虚者责之,必先五胜,疏其血气,令其调达,而致和平。'"由这几段内容看来,《天元纪》以下七篇大论的理论是由《大要》这一部书发展而成的。

4.《脉要》《素问》第七十四《至真要大论》说:"《脉要》曰:'春不沉,夏不弦,冬不涩,秋不数,是谓四塞。沉甚曰病。弦甚曰病。涩甚曰病。数甚曰病。参见曰病。复见曰病。未去而去曰病。去而不去曰病。反者死。'"《脉要》是一部专讲切脉的诊断学专书。王叔和《脉经》卷五有《扁鹊诊诸反逆死脉》要诀,可能即是这一部《脉要》。

(四)《黄帝内经》所引没有确实书名的医书

1. 能找出出处的经论 《素问》第三十五《疟论》说:"夫《经》言:'有余者泻之,不足者补之。'"按《素问》第六十二《调经论》说:"余闻《刺法》言:'有余,泻之。不足,补之。'"可见《疟论》这里所引的《经》,它的出处就是《刺法》。《疟论》又说:"《经》言:'无刺熇熇之热,无刺浑浑之脉,无刺漉漉之汗。'"按《灵枢》第五十五《逆顺篇》说:"《刺法》曰:'无刺熇熇之热,无刺漉漉之汗,无刺浑浑之脉,无刺病与脉相逆者。'"可见《疟论》这里所引的《经》,它的出处还是《刺法》。《疟论》又说:"故《经》言曰:'方其盛时必毁,因其衰也,事必大昌。'"按《灵枢》第五十五《逆顺篇》说:"故曰,方其盛也,勿敢毁伤。刺其已衰,事必大昌。"可见《疟论》这里所引的《经》,它的出处就是《灵枢·逆顺篇》。只是《逆顺篇》还有"故曰"二字,可见它还有它的原始出处,可能仍旧是《刺法》。《疟论》又说:"《论》言:'夏伤于暑,秋必病疟。'"按《素问》第三《生气通天论》说:"夏伤于暑,秋为痎疟。"又按第五《阴阳应象大论》说:"夏伤于暑,秋必痎疟。"可见《疟论》所引的《论》,它的出处就是这两篇论。《素问》第七十四《至真要大论》说:"《经》言:盛者,泻之。虚者,补之。"按《灵枢》第八十《大惑论》说:"盛者,泻之。虚者,补之。"可见《至真要大论》这里所引的《经》,它的出处就是《灵枢·大惑论》说:"《论》言:'五运相袭而皆治之,终期之日,周而复始。'"按《素问》第九《六节藏象论》说:"五运相袭而皆治之,终期之日,周而复始。"《六节藏象论》这一段,据《新校正》,怀疑是王冰采用阴阳大论补入的可见《天元纪大论》这里所引的《论》,它的出处就是《阴阳大论》。《素问》第六十七《五运行大论》说:"《论》言:'天地之动静,神明为之纪。阴阳之升降,寒暑彰其兆。'"按《素问》第五《阴阳应象大论》说:

"是故天地之动静,神明为之纲纪。"又按《素问》第六十九《气交变大论》说:"天地之动静、神明为之纪。阴阳之往复,寒暑彰其兆。"可见《五运行大论》这里所引的《论》,它的出处就是这两篇论。《素问》第七十四《至真要大论》说:"论言:'人迎与寸口相应若引绳,大小齐等,命曰平。'"按《灵枢》第四十八《禁服篇》说:"寸口主中,人迎主外,两者相应,俱往俱来,若引绳,大小齐等,如是者名曰平人。"可见《至真要大论》这里所引的论,它的出处就是《灵枢·禁服篇》。

2. 不能找出出处的经论　《素问》第二十七《离合真邪论》说:"《经》言:气之盛衰,左右倾移,以上调下,以左调右,有余,不足,补泻于荥输,余知之矣。"又第六十二《调经论》说:"《经》言:'阳虚则外寒,阴虚则内热,阳盛则外热,阴盛则内寒。'"又第七十一《六元正纪大论》说:"《论》言:'热无犯热。寒无犯寒。'"又第七十四《至真要大论》说:"《论》言:'治寒以热。治热以寒。'"又第八十一《解精微论》说:"子独不诵不念夫经言乎?厥则目无所见。'"这些《经论》都还找不出它们的出处。

(五)结论

现将《黄帝内经》中所引用的古代医书分类于下:

内经	引书分类		引用书	种数
前期的黄帝内经	医学基本理论		上经　阴阳	二种
	病理学		下经　本病	二种
	诊断学	一般诊断学	揆度　形法	二种
		切脉的诊断学	脉度　脉经	一种
		望色的诊断学	五色	一种
		鉴别的诊断学	从容	一种
		预后的诊断学	金匮	一种
	疾病各论		奇恒　热论	二种
	针刺疗法		针经　九针　刺法	三种
后期的黄帝内经	医学概论		大要	一种
	切脉的诊断学		脉要　脉法	二种
	五运六气的理论		太始天元册文	一种

前期的《黄帝内经》主要是战国后期(公元前三世纪)的作品,其中共引用了古代医书一十七种,而诊断学的书计有七种,针刺疗法和医学基本理论的书各有三种。由这些情况,我们可以说:

1. 在公元三世纪以前,我国医学的发展,以诊断和治疗两方面为主。

2. 在诊断方面,分科已经很细致。望色和切脉是主要使用的诊断方法。

3. 在治疗方面主要使用的是针刺疗法。在《黄帝内经》全书中还没有一处引用过一部药书,说明在当时治疗方面起主导作用的还不是药物治疗。

4. 在公元三世纪以前,医学的基本理论已经确立了。根据《阴阳》和《阴阳十二官相使》这两部书名,说明当时还只有阴阳的理论,而没有五行的理论。五行的理论是在《黄帝内经》时代才被医学家开始采用的。

我们还可以将《史记·扁鹊传》取来和上面这些情况相印证。《扁鹊》是公元前五世纪上半期的人,比《黄帝内经》约早两个世纪。扁鹊的诊断以望色为主(视见恒一方人,以此视病,尽见五藏癥结);也开始使用切脉的方法(至今天下言脉者由扁鹊也);治疗也是使用针刺疗法(使弟子阳厉针砥石);医学理论只讲阴阳而没有讲及五行;所有这些,正说明《黄帝内经》中所引古代医书和扁鹊时代的医学水平距离不远,并已将这些医学经验用文字记录下来,这就是我国古代医学在扁鹊时代以后的一步发展。

《疏五过论第七十七》今译

黄帝说:大道理是远大无穷的,是玄妙莫测的,如同观察深水一样,又如同仰望浮云一样,深水却还可以测量,浮云则是没有边际的。圣人对于这样的大道理,都掌握有一定的法则,可以使万民有所遵循。你知道五过和四德吗?

雷公避席再拜说:我年纪幼小,愚蠢无知,没有听见过五过和四德。虽然也谈谈比较类别,只不过是引经据典来谈一谈,我心里并没有真知灼解。

黄帝说:凡在开始诊病之先,必须问清楚病人的历史。如果原先是贵人而后来失掉了权势,则虽没有外邪侵入,病也会从里面发生,这种病名叫脱营。如果先前是富人而后来变贫穷了,由此生了病,这种病名叫失精。五脏的精气会合并而成病。这一类的疾病既不在脏腑,病人身体的形态并不改变,所以从外表上是看不出的。医师遇到这种病,就搞不清楚它是什么病了。这种病人,身体一天一天地瘦削,气力虚弱,没有精神。在病势加重的时候,提气不起,畏寒,发惊。它的病势之所以加重,是由于外面消耗了卫气,里面消耗了营气所致。良医对于这种病人,如果没有搞清楚病人的历史,也是会发生差错的。这就是在治疗上的第一种过失。

凡诊病的,必须问清楚病人的饮食起居的详细情况。凡是突然的快乐和痛苦,或则是先乐后苦,都会使精气受伤。如果精气消耗干净,则形体也会败坏毁损。突然的发怒会使阴气受伤,突然的喜乐会使阳气受伤,于是气向上逆行,而使脉管充满,精神衰脱。庸医遇着这种病人,搞不清楚病情,不知道应当用补法还用泻法,徘徊莫决,于是病人的精神一天一天地衰脱,而邪气并合在一块。这就是在治疗上的第二种过失。

凡善于切脉的医师,必须从容不迫地将健康的脉象和有病的脉象,加以比较、类别。如果医师不知道这样切脉,则他的诊断也就不宝贵了。这就是在治疗上造成的第三种过失。

凡是诊病,应当有三个常规(问清楚常贵贱、常贫富、常苦乐)。必须问清楚病人过去的历史,是贵还是贱?是位置高的人垮下了台吗?是希望封侯封王吗?如果原先本是贵人而后来失掉了权势,则虽没有外邪的侵入,而内部的精神已经受了损伤,身体必会败坏而趋于死亡。如果原先本是富人而后来变成贫穷,则虽没有外邪的侵入,而皮肤枯槁、筋肉蜷曲,也会成为痿、躄(跛足不能行走)、挛(筋蜷曲不能伸开)的病。如果医师不能严厉劝戒病人,使病人精神转移,徒然随顺着病人的意思,在治疗上错乱失掉常法,病既不能治好,而医师也没有发挥他的作用。这就是在治疗上的第四种过失。

凡诊病必须了解疾病前前后后的整个发展过程，必须了解疾病的后果。问病和切脉，应当首先分别是男是女。离别的情绪，抑郁的情绪，忧伤、恐惧、喜乐、愤怒的情绪，都可以使五脏空虚，而血气离开，如果医师不能知道这些，那就用不着说什么医术了。如果原先本是富人而后变成贫穷，精神上受了大伤，则筋如同斩掉一样，脉如同绝断一样，即令身体恢复原状，而津液也不能滋润全身，前所受的伤害，聚结而侵入阳分，于是成为脓包，成为寒热。庸医遇着这种病人，立刻针刺阴阳经脉，而病人身体解堕如同拆散开了一样，四肢转筋，这种病人的死亡是有一定日期的。医师不能了解疾病的整个过程，不问它发病的原因，虽能预定死亡的日期，这也只是庸医而已，这就是在治疗上的第五种过失。

凡这五种过失，都是由于技术不精通，人情事故不甚明白导致的。

圣人治病，必须知道天地、阴阳、四时的变化纲领，五脏六腑阴阳表里的关系，针灸、砭石、药物的治疗效用，从容不迫地来分别脉象，问清楚病人的历史、年龄和性格，详细望色来找出病的根本原因，根据四时、九候来切脉，如此就称得上诊断了。

治病时最重要的道理，是注意人身的元气。如果在人身的元气中找不出疾病的原因，则应当从表或从里去找疾病的原因。在施行针刺时，必须掌握孔穴的原则，依法施治。如果能遵照着这些技术去做，则终身可以没有危险。如果不知道孔穴的原则而乱用针刺，则五脏积热于中，六腑发生痈肿（脓疡）于外。如果诊断不能准确，是由于没有遵守正常的法则所致。如果能严格遵守法则，就可和经书互相发明。如果学习了《上经》《下经》《揆度》《阴阳》《奇恒》这几部书，认识清楚五脏的一切情况，并且知道从明堂（鼻）来判断（诊断），了然于疾病的整个发展过程，就可以横行无敌于天下了。

徵四失论第七十八[①]

①徵四失论第七十八：《新校正》云：按全元起本在第八卷，名《方论得失明著》。

伯坚按：《甲乙经》和今存残本《黄帝内经太素》都没有收载本篇的文字。本篇和《类经》的篇目对照，列表于下：

素　问	类　经
徵四失论第七十八	卷十二——四失（论治类十九）

【释题】 吴崑说："徵，证也。篇内证作医四失，故以名篇。"张志聪说："四失，谓精神不专，志意不理，上章论不得病者之情，此章论医者失神之专一。徵者惩创医之四失。"徵四失，就是论证医师的四项过失。

【提要】 本篇用黄帝、雷公问答的形式，讲治疗方面的四种过失。第一，不知阴阳逆从的道理。第二，没有学好就乱治病、乱用砭石。第三，不注意病人的环境和性情。第四，不注意问诊，只靠寸口切脉来诊断疾病。

黄帝在明堂[①]，雷公侍坐。

黄帝曰：夫子所通书受事众多矣[②]，试言得失之意，所以得之，所以失之[③]。

雷公对曰：循经受业，皆言十全，其时有过失者，请闻其事解也[④]。

帝曰：子年少，智未及邪？将言以杂合邪[⑤]？夫经脉十二，络脉三百六十五，此皆人之所明知，工之所循用也[⑥]，所以不十全者，精神不专，志意不理，外内相失，故时疑殆[⑦]。

【本段提纲】 马莳说：此公以医事不能十全者，由于精神志意之未及也。

【集解】

①明堂：张介宾说：明堂，王者南面以朝诸侯，布政令之所也。

明堂，参阅《素问》第七十五《著至教论》第一段"黄帝坐明堂"句下集解。

②夫子所通书受事众多矣：高世栻说：夫子所通之书，所受之事，众多矣。

③试言得失之意，所以得之，所以失之：张介宾说：得失之意，言学力功用之何如也。

④循经受业，皆言十全，其时有过失者，请闻其事解也：张介宾说：言依经受学，谓已十全，而用之以诊治，则又时有过失，莫知其所以，愿闻其事之解说也。

⑤将言以杂合邪：原文作"将言以杂合邪"。

孙诒让说：以文义推之，"杂"当为"离"，二字形近，古多互讹。《周礼·形方氏》："无有华离之地。"注："杜子春云：'离'当为'杂'，书亦或为杂。"下文"妄作杂术"，《校讹》引古钞本、元椠本，"杂"作"离"，是其证。言以离合，谓言论有合有不合也。

伯坚按：《灵枢》第四十五《外揣篇》："何可小大深浅杂合而为一乎"，《甲乙经》卷五《针道外揣纵舍》第七引，"杂合"正作"离合"，可以为证。今据孙诒让说校改。

⑥工之所循用也：张介宾说：循，依顺也。此言经络之略，谁不能知，即循经受业之谓也。

⑦所以不十全者，精神不专，志意不理，外内相失，故时疑殆：吴崑说：既明知经络而用针刺，犹有不十全者，以精神有所分而不专，志意有所乱而不理，故外之病情，内之神志，两者相失，故时疑殆。

张介宾说：精神不能专一者，以中无主而杂合也。志意不分条理者，以心不明而纷乱也。外内相失者，以彼我之神不交，心手之用不应也。故时有疑惑，致乎危殆。

喜多村直宽说：外内相失，言内之所得，外之所施，互不相合也。

诊不知阴阳、逆从之理，此治之一失矣[①]。

【本段提纲】 高世栻说：诊有阴阳、逆从之理，医不知之，治之一失也。

【集解】

①诊不知阴阳、逆从之理，此治之一失矣：张介宾说：阴阳、逆从之理，脉色证治无不赖之，不知此者，恶足言诊。

受师不卒[①]，妄作杂术[②]，谬言为道[③]，更名自功[④]，妄用砭石[⑤]，后遗身咎[⑥]。此治之二失也。

【本段提纲】 高世栻说：师傅者道，自能者术，妄术为道，必遗身咎。治之二失也。

【集解】

①受师不卒：吴崑说：卒，卒业也。

张介宾说：受师不卒者，学业未精，苟且自是也。

伯坚按：《素问》第八十《方盛衰论》说："受师不卒，使术不明。"

②妄作杂术：丹波元简说：宋本"离"作"杂"。今从宋本。

度会常珍说：古抄本，元椠本，“杂”作“离”。（吴崑说：“离术，别术也。”张志聪说：“妄作离术者，不明正道，假借异端也。”）

③谬言为道：吴崑说：道，至道也。

丹波元坚说：先兄曰：“按‘谬’当作‘嘐’。”《说文》：‘嘐，夸言也。’《孟子》：‘何以谓之狂也？其志嘐嘐然。’俱可以证。”

④更名自功：吴崑说：更名，变异其说也。自功，自以为功也。

张介宾说：谬言为道，更名自功者，侈口妄谈，巧立名色，以欺人也。

丹波元坚说：先兄曰：“‘更名’，恐‘更各’讹。”

⑤砭石：参阅《素问》第十二《异法方宜论》第二段“其治宜砭石”句下集解。

⑥后遗身咎：张介宾说：受师不卒者，学业未精，苟且自是也。妄作离术者，不明正道，假借异端也。谬言为道更名自功者，侈口妄谈，巧立名色以欺人也。及有不宜砭石而妄用者，是不明针灸之理，安得免于灾咎。

不适贫富贵贱之居①，坐之薄厚②、形之寒温，不适饮食之宜，不别人之勇怯③，不知比类，足以自乱，不足以自明④。此治之三失也。

【本段提纲】 高世栻说：贫与富，贵与贱，薄与厚，寒与温，勇与怯，皆有比类之道，医不知此，自乱不明。治之三失也。

【集解】

①不适贫富贵贱之居：张介宾说：适，察其所便也。

②坐之薄厚：张介宾说：坐，处也。

③不别人之勇怯：吴崑说：壮者为勇，弱者为怯。

④不知比类，足以自乱，不足以自明：张介宾说：察贫富贵贱之常，则情志劳佚可知。察处之厚薄，则奉养丰俭可知。察形之寒温，则强弱坚脆受邪微甚可知。察饮食之宜否，则五味之损益用药之寒热可知。凡此者使不能比别例类以求其详，则未免于自乱矣。明者固如是乎？

诊病不问其始①，忧患、饮食之失节，起居之过度，或伤于毒②，不先言此，卒持寸口③，何病能中④？妄言作名⑤，为粗所穷⑥。此治之四失也。

【本段提纲】 高世栻说：凡饮食起居忧患所伤，当未诊先问，不先言此，而卒持寸口，妄言病名，治之四失也。

【集解】

①诊病不问其始：张介宾说：凡诊病之道，必察其致病之因，而后参合以脉，则其阴阳虚实，显然自明。使不问其始，是不求其本也。

②毒：吴崑说：毒，谓草木、金石、禽虫诸毒也。

③卒持寸口：吴崑说：卒，仓卒也。寸口，脉之会也。

寸口，参阅《素问》第九《六节藏象论》第五段“寸口一盛”句下集解。

④何病能中：张介宾说：忧患饮食之失节，内因也。起居之过度，外因也。或伤于毒，不内外因也。不先察其因，而卒持寸口，自谓脉神，无待于问，亦焉知真假逆从，脉证原有不合，仓卒一诊，安能尽中病情？

顾观光说：此言不问其病之何由起，而但凭一脉以决之也。

⑤妄言作名：马莳说：伪指病名。

⑥为粗所穷：张志聪说：反为粗工所穷。

是以世人之语者，驰千里之外，不明尺寸之论[①]，诊无人事[②]。治数之道，从容之葆[③]。坐持寸口，诊不中五脉[④]、百病所起，始以自怨，遗师其咎[⑤]。是故治不能循理，弃术于市[⑥]。妄治时愈，愚心自得[⑦]。呜呼，窈窈冥冥[⑧]，熟[⑨]知其道？道之大者，拟于天地，配于四海[⑩]。汝不知道之谕，受以明为晦[⑪]。

【本段提纲】 高世栻说：叹世人不明大道之难知，所以惩创其心志也。

【集解】

①驰千里之外，不明尺寸之论：吴崑说：千里之外，言其远也。尺寸人事，言其近也。谓世人求道于远，常驰骛于千里之外，不明尺寸之近，无遑人事之浅也。

张志聪说：言世人多夸大其语，而不明尺寸之微，失寸尺之毫厘而有千里之谬。

顾观光说：此言世人之务远而忘近也。

②诊无人事：张介宾说：人事治数之道，即前篇贵贱贫富守数据治之谓（丹波元坚说：张以"治数之道"接"无人事"读，误。）。

高世栻说：诊无人事，谓昧昧以诊，而不知人之病情也。

张志聪说：人之日用事物饮食起居，莫不有理，如失其和平，皆能为病。诊无人事之审，是忽近而图远也。

张琦说：人事，上所云贫富勇怯之类也。

丹波元坚说：先兄曰："《疏五过论》云：'受术不通，人事不明。'又云：'从容人事，以明经道。'"

③治数之道，从容之葆：张志聪说：葆，与宝同。言治诊之道，惟天理人事之为葆也。

丹波元简说：按《脉要精微论》："虚静为保"，《甲乙》，"保"作"宝"。《史记·留侯世家》注："《史记》珍宝字作葆。"志注有所据。

张琦说：治数，即阴阳逆从及藏府经脉之度也。从容，即比类揆度奇恒也（丹波元坚说：琦从容解，误。）。

丹波元坚说：按推他语例（宜参《精微论》下），从容之葆，此之字是指事之词，言治数之道，从容安缓而能得之，故以为其宝也。

葆，参阅《素问》第十七《脉要精微论》第十一段"虚静为保"句下集解。

④诊不中五脉：丹波元简说：《经脉别论》："五脉气少，胃气不平。"王注："五藏脉少。"

伯坚按：《素问》第十《五藏生成篇》说："所谓五决者，五脉也。"王冰《注》说："谓五藏脉也。"

⑤始以自怨，遗师其咎：张介宾说：若理数未明，而徒持寸口，则五藏之脉且不能中，又焉知百病之所起？是以动多过失，乃始知自怨其无术而归咎于师傅之未尽，岂其然哉？

⑥是故治不能循理，弃术于市：张介宾说：市，多人处也。不能循理，焉能济人？人不相信，如弃术于市，言见弃于众人也。

⑦妄治时愈，愚心自得：张介宾说：亦有妄施治疗，偶或一愈，愚者不知为侥幸，而忻然信为心得，则未免以非为是，而后人踵其害矣。

⑧窈窈冥冥：吴崑说：窈窈冥冥，状其玄远也。

张介宾说：窈窈冥冥，道深玄也。

⑨熟：王冰说：今详"熟"当作"孰"。

田晋蕃说:按元魏《荥阳郑文公摩崖碑》、北齐《马天祥等造像记》,并借熟为孰。诸可宝《郑文公碑跋》云:"《说文》孰即训食饪义,无熟字,后人变隶加火形。《孟子》《荀子》《礼记》皆以孰为熟。《史记》《周髀算经》《吕览》始以熟为孰。要知熟孰本是一字。"《灵枢·逆顺肥瘦篇》:"夫子之问学熟乎",《太素》同。杨上善《注》:"夫子所问所学从谁得乎?"是亦以熟为孰也。

⑩拟于天地,配于四海:吴崑说:拟天地,配四海,言其道之广大渊深也。

张介宾说:拟于天地,言高原之无穷。配于四海,言深广之难测。见不可以易言也。

⑪汝不知道之谕,受以明为晦:吴崑说:不知道之至教所在,则受明道而成晦昧者有矣。

张介宾说:不知道之谕,不得其旨也。失其旨,则未免因辞害意,反因明训而为晦,此医家之大戒也。晦,不明之谓。

高世栻说:今汝不知道之谕受,是犹以明为晦,汝其勉之。

张志聪说:如不受师之传谕,不明道之体原,是以天道之明而为晦矣。

伯坚按:马莳、高世栻、张志聪对于这一句的断句,是"汝不知道之谕受,以明为晦。"吴崑、张介宾对于这一句的断句,是"汝不知道之谕,受以明为晦。"今从吴崑、张介宾的断句法。

江有诰《先秦韵读》:治数之道,从容之葆。坐持寸口,诊不中五脉百病所起,始以自怨,遗师其咎。是故治不能循理,弃术于市。妄治时愈,愚心自得。呜呼,窈窈冥冥,孰知其道?道之大者,拟于天地,配于四海。汝不知道之谕,受以明为晦。(之幽侯借韵)

《徵四失论第七十八》今译

黄帝坐在明堂上,雷公在旁边陪着。

黄帝说:你所读过的书和经历过的事都很多,请你谈一谈成功和失败,如何就成功,如何就失败。

雷公回答说:从书上读来的和老师所教的,都以为有十全的把握,但仍随时发生过失,它的原因在哪里呢?

黄帝说:你年纪很小,是你的知识不够吗?还是本来你所说的有合有不合呢?人身一共有十二条经脉、三百六十五条络脉,这是大家都知道得清清楚楚的,也是医师们所通常应用的。(既然对于人身知道得这样清楚,为什么还不能有十全的把握呢?)所以不能有十全把握的原因,是由于医师的精神不能专一,意志不能集中,内外不能一致,于是就发生疑惑和危险了。

诊病而不了解阴阳和逆顺的道理,这就是在治疗上的第一种过失。

从师还没有毕业,自己胡乱创造一些治疗方法,把它作为正规的医道来欺骗病家,要功立业,乱用砭石,结果自己遭殃,这就是治疗上的第二种过失。

在治病的时候,如果不区别贫富贵贱的环境,体质的寒热,饮食的宜否,个性的勇怯,又不知道比较类别,则正足以使自己搞不清楚病情而乱成一团。这就是在治疗上的第三种过失。

诊病要问清楚疾病的发生过程,是否由于忧患、饮食失节、起居过度中了毒。不先搞清楚这些情况,突然切着寸口脉,能够诊断出来什么病呢?常常妄自定出病名,反而为庸医所笑。这是在治疗上的第四种过失。

世人喜欢高谈阔论,注意远的而忽略近的。治病的要道是以从容不迫为主。如果只守住寸口脉,既不知道五脏的情况,又不知道疾病的起因,于是自己埋怨自己,埋怨老师。如果治病而不能遵守法则，必然得不到病家的信任，胡乱治疗而有时收效，便自以为了不起。大道理是玄妙莫测的，谁能知道它呢？大道理是和天地一样地高厚无穷，和四海一样地深广莫测。你如果没有掌握着大道理，反会说老师的明教是教错了。

卷 二 十 四

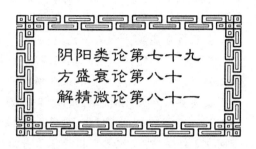

阴阳类论第七十九
方盛衰论第八十
解精微论第八十一

阴阳类论第七十九[①]

①阴阳类论第七十九:《新校正》云:按全元起本在第八卷。

伯坚按:本篇第十二、第十三、第十四、第十五、第十六,凡五段,据《新校正》说:全元起本别为一篇,名《四时病类》(见本篇第十二段"雷公曰"句下集解。)。

伯坚按:今存残本《黄帝内经太素》没有收载本篇的文字。本篇和《甲乙经》《类经》二书的篇目对照,列表于下:

素 问	甲 乙 经	类 经
阴阳类论第七十九	卷四——经脉第一下 卷六——阴阳大论第七	卷十三——阴阳贵贱合病(疾病类七) 卷十八——四时病死期(疾病类九十六)

【释题】 本篇黄帝开头第一句话,问"阴阳之类",所以就取这一句话作篇题。

【提要】 本篇用黄帝、雷公问答的形式,主要讲切脉的诊断学,讲三阴三阳的脉象和它们所表示的疾病。本篇所讲的切脉方法,只取手太阴,这和三部九候的切脉方法完全不同,这是《难经》"独取寸口"的起源。

孟春始至[①],黄帝燕坐[②],临观八极[③],正八风之气[④],而问雷公曰:阴阳之类,经脉之道,五中[⑤]所主,何藏最贵[⑥]?

雷公对曰:春、甲乙、青、中主肝,治七十二日,是脉之主时,臣以其藏最贵[⑦]。

帝曰:却念《上下经》《阴阳》《从容》[⑧],子所言贵,最其下也[⑨]。

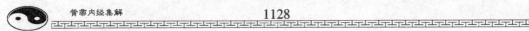

【本段提纲】 马莳说:此雷公以阴阳诸经,惟肝为贵,而帝则非之也。

【集解】

①孟春始至:王冰说:孟春始至,谓立春之日也。

②黄帝燕坐:王冰说:燕,安也。

燕坐,参阅《素问》第七十六《示从容论》第一段“黄帝燕坐”句下集解。

③临观八极:王冰说:观八极,谓观八方远际之色。

丹波元简说:《庄子·田子方》:“挥斥八极,神气不变。”又《天运》:“天有六极、五常。”《音义》:“司马云:‘六极,四方上下也。’”

喜多村直宽说:《淮南子》:“八弦之外有八极。”

④正八风之气:《新校正》云:杨上善云:“夫天为阳,地为阴,人为和。阴无其阳,衰杀无已。阳无其阴,生长不止。生长不止则伤于阴,阴伤则阴灾起。衰杀不已则伤于阳,阳伤则阳祸生矣。故须圣人在天地间和阴阳气,令万物生也。和气之道,谓先修身为德则阴阳气和,阴阳气和则八节风调,八节风调则八虚风止,于是疵疠不起,嘉祥皆集,此亦不知所以然而然也。故黄帝问身之经脉贵贱,依之调摄修德于身,以正八风之气。”

张介宾说:八风,察八方之风候也。

八风,参阅《素问》第四《金匮真言论》第一段“天有八风“句下集解。

⑤五中:王冰说:五中,谓五藏。

伯坚按:《素问》第七十七《疏五过论》说:“《奇恒》《五中》。”又第八十《方盛衰论》说:“章五中之情。”又说:“别五中部。”

⑥何藏最贵:张介宾说:何藏最贵,欲见所当重也。

⑦春、甲乙、青、中主肝,治七十二日,是脉之主时,臣以其藏最贵:王冰说:东方甲乙,春气主之,自然青色,内通肝也。《金匮真言论》云:“东方青色,入通于肝”,故曰青中主肝也。然五行之气各王七十二日,五积而乘之,则终一岁之数三百六十日,故云治七十二日也。夫四时之气,以春为始,五藏之应,肝藏合之,公故以其藏为最贵。

张介宾说:盖指厥阴也。

春甲乙青中主肝,参阅《素问》第四《金匮真言论》第八段集解附表和第三十二《刺热篇》第一段“甲乙大汗”句下集解附表。

⑧《上下经》《阴阳》《从容》:王冰说:从容,谓安缓比类也。

顾观光说:《上下经》《阴阳》《从容》,并古经篇名。

喜多村直宽说:“阴阳从容”四字句,下文所谓“合之阴阳之论”,又曰“颂得从容之道”是也。

伯坚按:《上经》《下经》《阴阳》《从容》都是古代的医书书名,参阅《素问》第七十七《疏五过论》第八段“《揆度》《阴阳》《奇恒》”句下集解。

⑨子所言贵,最其下也:王冰说:帝念《脉经上下篇》,阴阳比类,形气不以肝藏为贵,故谓公之所贵,最其下也。

雷公致斋七日,旦复侍坐①。

帝曰:三阳为经②。二阳为维③。一阳为游部④。此知五藏终始⑤。三阴为表⑥。二阴为里⑦。一阴⑧至绝作朔晦,却具合以正其理⑨。

【本段提纲】 马莳说:此言六经为人身之表里,而其意似以太阳太阴为贵也。观下文有为父为母之句可推。

张介宾说：雷公以肝为最贵，而不知肝属一阴，为阴之尽，帝谓其最下者以此。按六经之分少太者，以微盛言，故谓厥阴为尽阴。其分一二三者，以六气之次言耳。如三阴之序，首厥阴，一也；次少阴，二也；又次太阴，三也。三阳之序，首少阳，次阳明，又次太阳，是三阳之次也。

一阴二阴三阴一阳二阳三阳，参阅《素问》第七《阴阳别论》第五段“二阳之病”句下集解。

【集解】

①旦复侍坐：王冰说：悟非，故斋以洗心。愿益，故坐而复请。

②三阳为经：马莳说：三阳者，足太阳膀胱经也。

张介宾说：经，大经也。周身之脉，惟足太阳为巨，通巅下背，独统阳分，故曰经。

喜多村直宽说：经，是经纬之经。太阳之经直行，故曰经。

③二阳为维：马莳说：二阳者，足阳明胃经也。

张介宾说：维，维络也。阳明经上布面，下循胸腹，独居三阴之中，维络于前，故曰维。

喜多村直宽说：维，犹言纬也。阳明之经旁出，故曰维。

④一阳为游部：王冰说：游，谓游行；部，谓身形部分也。

马莳说：一阳者，足少阳胆经也。

张介宾说：少阳在侧，前行则会于阳明，后行则会于太阳，出入于二阳之间，故曰游部。

张志聪说：游部者，游行于外内阴阳之间，外内皆有所居之部署。

喜多村直宽说：少阳为半表半里，出表入里，故曰游部。

⑤此知五藏终始：吴崑说：由表而入，则始太阳，次少阳，终阳明。由里而出，则始阳明，次少阳，终太阳。言五藏者，阳该阴也。

张介宾说：有阳则有阴，有表则有里，观此三阳之义，则五藏之终始可类求而知矣。

⑥三阴为表：原文作“三阳为表”。

张介宾说：三阳误也，当作三阴。三阴，太阴也。太阴为诸阴之表，故曰三阴为表。按《阴阳离合论》曰：“太阴为开。”《痿论》曰：“肺主身之皮毛。”《师传篇》曰：“肺为之盖，脾者主为卫。”是手足三阴皆可言表也。据下文所谓三阳三阴者，明列次序，本以释此，故此节当为三阴无疑。按王氏以下，凡注此者，皆曰三阳、太阳也，二阴、少阴也，少阴与太阳为表里，故曰三阳为表，二阴为里。其说若是，然六经皆有表里，何独言二经之表里于此邪，盖未之详察耳。

张琦说：三阳，王氏谓太阳，与少阴为表里也。或欲改作三阴，谓太阴脾也。按文势前列三阳、二阳、一阳，兹列三阳、二阴、一阴，下文重说三阳三阴六经，则此三阳似应作三阴为顺，然于为表义不合。

伯坚按：今据张介宾说校改。

⑦二阴为里：马莳说：二阴者，足少阴肾经也。

⑧一阴：马莳说：一阴者，足厥阴肝经也。

⑨一阴至绝作朔晦，却具合以正其理：王冰说：一阴，厥阴也。厥，犹尽也。《灵枢经》曰：“亥为左足之厥阴。戌为右足之厥阴。两阴俱尽，故曰厥阴。”（丹波元简说：王所引《灵枢》文，出《阴阳系日月篇》。）夫阴尽为晦，阴生为朔，厥阴者以阴尽为义也。徵其气王则朔，适言其气尽则晦（顾观光说：“王”当作“生”，适字衍。），既见其朔，又当其晦，故曰一阴至绝作朔晦也。然徵彼俱尽之阴，合此发生之木，以正应五行之理而无替循环，故云却具合以正其理也。

张介宾说：阴阳消长之道，阴之尽也如月之晦，阳之生也如月之朔，既晦而朔，则绝而复生，此所谓一阴至绝作朔晦也。由是而终始循环，气数具合，故得以正其造化之理矣。

高世栻说：一阴至绝作朔晦，言厥阴为阴之尽，绝而复生，犹月晦而朔。故一阴至绝，可作朔之晦也。由此推之，则心神肾志之内藏者至贵，而厥阴肝藏之至绝者最下也。贵下之理，具合不爽，故曰却具合以正其理。

张琦说："至绝作"十二字，讹误不可读。古经残缺淆乱，此篇为甚。注家穿凿附会，反致贻误，今悉阙之。

雷公曰：受业未能明。

帝曰：所谓三阳者，太阳为经①。三阳脉至手太阴②，弦、浮而不沉，决以度，察以心，合之《阴阳之论》③。

所谓二阳者，阳明也④。至手太阴，弦而沉、急、不鼓⑤，炅至以病⑥，皆死⑦。

一阳者，少阳也⑧。至手太阴，上连人迎⑨，弦、急、悬⑩、不绝，此少阳之病也⑪。专阴则死⑫。

三阴者，六经之所主也⑬。交于太阴⑭。伏、鼓、不浮，上空⑮志心⑯。

二阴至肺⑰其气归膀胱，外连脾、胃⑱。

一阴独至⑲，经绝气浮，不鼓钩而滑⑳。

此六脉者，乍阴乍阳，交属相并，缪通五藏㉑，合于阴阳㉒。先至为主，后至为客㉓。

【本段提纲】 马莳说：此言六经之脉皆会于寸口，而可以决死生也。

张介宾说：此以下详分六经，并明六脉皆至于太阴也。

【集解】

①太阳为经：王冰说：阳气盛大，故曰太阳。

②三阳脉至手太阴：王冰说：太阴为寸口也。寸口者，手太阴也，脉气之所行，故脉皆至于寸口也。

张介宾说：手太阴，肺经也，本属三阴之脉。然诸脉皆会于气口，故特以三阳脉至手太阴为言也。下仿此。

寸口，参阅《素问》第九《六节藏象论》第四段"寸口一盛"句下集解。

③弦、浮而不沉，决以度，察以心，合之《阴阳之论》：张介宾说：太阳之脉，本洪大以长，今其弦浮不沉，是邪脉也。乃当决其衰王之度，察以吾心，而合之《阴阳之论》，则善恶可明矣。

阴阳之论，参阅《素问》第七十七《疏五过论》第八段"《揆度》《阴阳》《奇恒》"句下集解。

④所谓二阳者，阳明也：张介宾说：前所谓二阳者，即阳明也。《阴阳系日月篇》曰："两阳合明，故曰阳明。"（伯坚按：《灵枢》第四十一《阴阳系日月篇》说："两阳合于前，故曰阳明。"又第七十四《至真要大论》说："帝曰：'阳明何谓也？'岐伯曰：'两阳合明也。'"）

⑤鼓：王冰说：鼓，谓鼓动。

⑥炅至以病：王冰说：炅，热也。

炅，参阅《素问》第三十九《举痛论》第二段"得炅则痛立止"句下集解。

⑦皆死：张介宾说：阳明胃脉，本浮大而短，今则弦而沉急，不能振鼓，是木邪侮土，阴气乘阳也。若热至为病者，尤忌此阴脉，犯之为逆，是必皆死也。

⑧少阳也：王冰说：阳气未大，故曰少阳。

⑨人迎：王冰说：人迎，谓结喉两旁同身寸之一寸五分脉动应手者也。

张介宾说：人迎，足阳明脉也，在结喉两旁，故曰，上连人迎。

伯坚按：人迎，参阅《素问》第九《六节藏象论》第四段“人迎”句下集解。

⑩悬：王冰说：悬者，谓如悬物之动摇也。

⑪不绝，此少阳之病也：张介宾说：少阳之脉，其体乍数乍疏，乍短乍长，今则弦急如悬，其至不绝，兼之上乘胃经，此木邪之胜，少阳病也。

⑫专阴则死：王冰说：专，独也。言其独有阴气而全无阳气，则死。

张介宾说：弦搏至极，是曰专阴。专阴者，死也。按以上三阳为病，皆言弦急者，盖弦属于肝，厥阴脉也，阴邪见于阳分，非危则病。故帝特举为言，正以明肝之不足贵也。

⑬三阴者，六经之所主也：王冰说：三阴者，太阴也。言所以诸脉皆至于手太阴者何耶？以是六经之主故也。六经，谓三阴三阳之经脉也。所以至手太阴者何？以肺朝百脉之气，皆交会于气口也。

张介宾说：三阴，太阴也。上文云：“三阳为表”当作三阴者，其义即此。三阴之藏，脾与肺也。肺主气，朝会百脉。脾属土，为万物之母。故三阴为六经之主。

张琦说：王氏以三阴为手太阴，则与交于太阴不合。诸家以为脾则六经之所主，又难强通矣。坚按此太阴在三阴之中，亦犹之乎十二官十二藏之例。

⑭交于太阴：王冰说：此正发明肺朝百脉之义也。《经脉别论》曰：“肺朝百脉。”

张介宾说：交于太阴，谓三阴脉至气口也。

⑮上空：王冰说：脉伏鼓击而不上浮者，是心气不足，故上控引于心而为病也。

度会常珍说：古抄本，“空”作“控”。

田晋蕃说：经作空者，空字通控。朱骏声《说文通训·定声》云：“空又为控。《周礼·大祝》：‘三曰空首。’注：‘拜头至手，所谓拜手也。’按犹引也。”

⑯志心：王冰说：志心，谓小心也。《刺禁论》曰：“七节之傍，中有小心”，此之谓也。

《新校正》云：按杨上善云：“肺气下入肺志，上入心神也。”

张介宾说：肺主轻浮，脾主和缓，其本脉也。今见伏鼓不浮，则阴盛阳衰矣，当病上焦空虚。而脾肺之志以及心神为阴所伤，皆致不足，故曰上空志心。按《阴阳应象大论》曰：“肺在志为忧，脾在志为思，心在志为喜。”是皆五藏之志也。

丹波元坚说：王引之《经义述闻·仪礼志趋》条曰：“志者，微也。《玉藻》曰：‘卷豚行不举足。’不举足则步趋微小，故曰志趋。《乐记》曰：‘志微噍杀之音作。’志微噍杀四字平列，则志与微同义。《素问·阴阳类论》曰：‘太阴伏鼓不浮，上空志心。’王冰注云。是古人谓微小为志也。”

伯坚按：志心，参阅《素问》第五十二《刺禁论》第一段“中有小心”句下集解。

⑰二阴至肺：马莳说：所谓二阴者，即前足少阴肾经也。

张介宾说：二阴至肺者，言肾脉之至气口也。《经脉别论》曰：“二阴搏至，肾沉不浮”者是也。肾脉上行，其直者从肾上贯肝膈，入肺中，出气口，是二阴至肺也。

⑱其气归膀胱，外连脾、胃：张介宾说：肾主水，得肺气以行降下之令，通调水道，其气归膀胱也。肺在上，肾在下，脾胃居中，主其升降之柄，故曰外连脾胃也。外者，肾对脾言，即上文“三阴为表，二阴为里”之义。

张琦说：二阴不言脉，缺文可知。

⑲一阴独至：马莳说：所谓一阴者，即前足厥阴肝经也。

张介宾说:一阴独至,厥阴脉胜也。《经脉别论》曰:"一阴至,厥阴之治"是也。

⑳不鼓钩而滑:张介宾说:厥阴本脉,当软滑弦长,阴中有阳,乃其正也。若一阴独至,则经绝于中,气浮于外,故不能鼓钩而滑,而但弦而无胃,则其生意竭矣。

㉑缪通五藏:吴崑说:缪通五藏者,谓六脉同行于身,左右交缪,贯通五藏也。

㉒合于阴阳:张介宾说:六脉者,乍阴乍阳,皆至于手太阴,是寸口之脉,可以交属相并,缪通五藏,故能合于阴阳也。

张琦说:按此六脉,与《至真要大论》:"厥阴之至其脉弦"云云不合。

㉓先至为主,后至为客:王冰说:脉气乍阴见阳,乍阳见阴,何以别之?当以先至为主,后至为客也。至,谓至寸口也。

雷公曰:臣悉尽意受传经脉,颂得从容之道[①],以合从容[②],不知阴阳,不知雌雄[③]。

帝曰:三阳为父[④]。二阳为卫[⑤]。一阳为纪[⑥]。三阴为母[⑦]。二阴为雌[⑧]。一阴为独使[⑨]。

【本段提纲】 马莳说:此即六经而示以阴阳雌雄之义也。

【集解】

①颂得从容之道:王冰说:颂,今为诵也。

张介宾说:颂,诵同。从容之道可诵,其为古经篇名可知,如《示从容论》之类是也。

田晋蕃说:按《后汉书·逸民传》:"专精颂读",以颂为诵。

《从容》是古代医书书名。参阅《素问》第七十七《疏五过论》第八段"《揆度》《阴阳》《奇恒》"句下集解。

②以合从容:张介宾说:以合从容,合其法也。

③不知阴阳,不知雌雄:王冰说:公言臣所颂读,今从容之妙道,以合上古从容而比类形名,犹不知阴阳尊卑之次,不知雌雄殊目之义,请言其旨,以明著至教阴阳雌雄相输应也。

张介宾说:雌雄,如下文云:"二阴为雌"。又《顺气一日分为四时篇》曰:"肝为牡藏,脾为牡藏",皆雌雄之义。

④三阳为父:张介宾说:此详明六经之贵贱也。太阳总领诸经,独为尊大,故称为父。

⑤二阳为卫:张介宾说:捍卫诸经阳气也。

⑥一阳为纪:张介宾说:纪于二阳之间,即《阴阳离合论》:"少阳为枢"之义。

⑦三阴为母:张介宾说:太阴滋养诸经,故称为母。

⑧二阴为雌:张介宾说:少阴属水,水能生物,故曰雌,亦上文二阴为里之义。

⑨一阴为独使:张介宾说:使者,交通终始之谓。阴尽阳生,惟厥阴主之,故为独使。

江有诰《先秦韵读》:三阳为父。二阳为卫。一阳为纪。三阴为母。二阴为雌。一阴为独使。(之部)

二阳一阴,阳明主病[①],不胜一阴[②]。软而动[③],九窍皆沉[④]。

【本段提纲】 马莳说:此言胃肝为病者。

【集解】

①二阳一阴,阳明主病:王冰说:一阴,厥阴肝、木气也。二阳,阳明胃、土气也。木土相薄,故阳明主病也。

②不胜一阴：王冰说：木伐其土，土不胜木，故云不胜一阴。

③软而动：度会常珍说：元椠本，"软"上有"脉"字。

④九窍皆沉：马莳说：据其脉当软而动。软者，病在胃，而胃气未绝也。动者，木气王，而正未侮土也。故胃气不转则九窍皆沉滞而不通矣。此乃主负客胜者也。

江有诰《先秦韵读》：二阳一阴，阳明主病，不胜一阴。脉软而动，九窍皆沉。（侵部）

三阳一阴，太阳脉胜，一阴不能止①。内乱五藏，外为惊骇②。

【本段提纲】 马莳说：此言膀胱与肝为病者。

【集解】

①三阳一阴，太阳脉胜，一阴不能止：马莳说：三阳者，足太阳膀胱经也。一阴者，足厥阴肝经也。膀胱主病，而肝来侮之，则木来乘水。当是时，膀胱为表，肝为里，膀胱邪盛，有自表之里之势，肝经不得而止之。

②内乱五藏，外为惊骇：王冰说：阳气洪盛，内为狂热，故内乱五藏也。肝主惊骇，故外形惊骇之状也。

马莳说：《金匮真言论》言肝"其病以惊骇"。

江有诰《先秦韵读》：三阳一阴，太阳脉胜，一阴不能止。内乱五藏，外为惊骇。（之部）

二阴二阳，病在肺，少阴脉沉，胜肺、伤脾，外伤四支①。二阴二阳皆交至，病在肾，骂詈、妄行、巅疾、为狂②。

【本段提纲】 马莳说：此言手经心与大肠为病者，足经肾与胃为病者。

【集解】

①二阴二阳，病在肺，少阴脉沉，胜肺、伤脾，外伤四支：吴崑说：二阴，少阴心也。二阳，阳明胃也。心主热，胃主湿，湿热上蒸，则必喘咳而病在肺。若少阴神门之脉沉陷不起，是失冲和土气，乃既胜于肺，而又伤脾也。伤脾则伤四支，不能举动矣。

马莳说：二阴者，在手则为少阴心经，在足则为少阴肾经也。二阳者，在手则为阳明大肠经，在足则为阳明胃经也。

张介宾说：二阴，手少阴也。二阳，足阳明也。少阴为心火之藏，火邪则伤金，故病在肺。阳明为胃土之府，土邪必伤水，故足少阴之脉沉。沉者，气衰不振之谓。然胃为脾府，脾主四支，火既胜肺，胃复连脾，脾病则四支亦病矣。

江有诰《先秦韵读》：二阴二阳，病在肺，少阴脉沉，胜肺、伤脾，外伤四支。（支部）

②二阴二阳皆交至，病在肾，骂詈、妄行、巅疾、为狂：王冰说：二阴为肾，水之藏也。二阳为胃，土之府也。土气刑水，故交至而病在肾也。以肾水不胜，故胃盛而巅为狂。

吴崑说：二阴二阳皆交至，谓心、肾、胃、大肠四气交至于手太阴也。四气相搏，一水不足以胜三火，故病在肾，水益亏则火益炽，故令骂詈、妄行、巅疾、为狂。

江有诰《先秦韵读》：二阴二阳皆交至，病在肾，骂詈、妄行、巅疾、为狂。（阳部）

巅疾有癫痫和癫狂二义，参阅《素问》第四十七《奇病论》第九段"人生而有病颠疾者"句下集解。

狂，参阅《素问》第二十八《通评虚实论》第二十一段"狂"句下集解。

二阴一阳，病出于肾，阴气客游于心脘下空窍，堤闭塞不通，四支别离①。

【本段提纲】 马莳说：此言肾与三焦为病者。

【集解】

①二阴一阳，病出于肾，阴气客游于心脘下空窍，堤闭塞不通，四支别离：王冰说：一阳，谓手少阳三焦。心主，火之府也。水上干火，故火病出于肾，阴气客游于心也。何者？肾之脉从肾上贯肝鬲，入肺中。其支别者，从肺中出络心，注胸中，故如是也。然空窍阴客上游，胃不能制。胃不能制，是土气衰，故脘下空窍皆不通也。言堤者，谓如堤堰不容泄漏。胃脉循足，心脉络手，故四支如别离而不用也。（《新校正》云：按王氏云："胃脉循足"，按此二阴一阳，病出于肾，"胃"当作"肾"。）

马莳说：二阴者，足少阴肾经也。一阳者，手少阳三焦也。肾与三焦为病，则肾属水，三焦属火，三焦与心包络为表里，其病出于肾脉。而少阴之气客游于心脘之下，水来侮火也。然阴气上游，胃不能制，肠胃空窍阴气为堤，闭塞不通。肾脉循足，三焦之脉在手，故四支别离不用也。

吴崑说：二阴，少阴肾气也。一阳，少阳胆气也。二气相搏，水不胜火，病出于肾。肾病则气逆而上实于心脘下之空窍，如堤防之横塞胸中，不得通泰，胸中病，则四支无以受气，故若别离于身，不为己有也。

高世栻说：空窍，汗孔之窍也。堤，犹路也。少阴少阳相合，阴胜其阳，故病出于少阴之肾。少阳三焦之脉，散络心包，出于胃脘。今少阳之气客游于心脘下，是阴客于阳，水胜其火，致三焦不能出气以温肌腠，一似空窍之路闭塞不通，故曰空窍堤，闭塞不通也。

丹波元简说：今考文义，高注似是，但堤字注未稳，当从旧注。

伯坚按：王冰对于这句的断句，是"阴气客游于心，脘下空窍堤闭塞不通，四支别离"。马莳、高世栻对于这一句的断句，是"阴气客游于心脘下，空窍堤，闭塞不通，四支别离"。吴崑对于这一句断句，是"阴气客游于心脘下空窍，堤闭塞不通，四支别离"。张介宾对于这一句的断句，是"阴气客于心脘，下空窍堤，闭塞不通，四支别离"。今从吴崑的断句法。

江有诰《先秦韵读》：二阴一阳，病出于肾，阴气客游于心脘下空窍堤，闭塞不通，四支别离。（黎歌支通韵）

一阴一阳代绝①，此阴气至心②，上下无常，出入不知③，喉咽干燥，病在土脾④。

【本段提纲】 马莳说：此言肝胆为病者。

【集解】

①一阴一阳代绝：马莳说：一阴者，足厥阴肝经也。一阳者，足少阳胆经也。代绝者，脉之动而中止也。

张介宾说：代绝者，二藏气伤，脉来变乱也。

②此阴气至心：马莳说：其厥阴之气，必至于心，正以心为木之子耳。

张介宾说：肝胆皆木，木生心火病以阳衰，则阴气至心矣。

③上下无常，出入不知：张介宾说：本病从风，善行数变，故或上或下，无有常处，或出或入，不知由然。

④喉咽干燥，病在土脾：张介宾说：病在土脾，正以风木之邪，必克土耳。

江有诰《先秦韵读》：一阴一阳代绝，此阴气至心，上下无常，出入不知，喉咽干燥，病在心脾。（支部）

二阳、三阴、至阴，皆在①，阴不过阳，阳气不能止阴，阴阳并绝②，浮为血瘕③，沉为脓胕④。

【本段提纲】 马莳说:此言胃、肺、脾经为病者。

【集解】

①二阳、三阴、至阴,皆在:马莳说:二阳者,足阳明胃经也。三阴者,手太阴肺经也。至阴者,脾也。

吴崑说:皆在,在寸口也。

张介宾说:皆在,皆病也。

喜多村直宽说:《热论》:"暑当与汗皆出,勿止。"宽按"皆"字与此同。

②阴不过阳,阳气不能止阴,阴阳并绝:马莳说:胃、脾、肺经为病,则在阴经者不能出过于阳以为和,在阳经者不能入止于阴以为和,阴阳之气,并至阻绝。

张介宾说:阴不过阳,则阴自为阴,不过入于阳分也。阳气不能止阴,则阳自为阳,不留止于阴分也。若是者,无复交通,阴阳并绝矣。

③浮为血瘕:张介宾说:脉浮者,病当在外,而为血瘕。

瘕,参阅《素问》第四十八《大奇论》第四段"不鼓皆为瘕"句下集解。

④沉为脓胕:马莳说:胕,腐同。

张介宾说:脉沉者,病当在内,而为脓胕。

胕,参阅《素问》第四十二《风论》第四段"有荣气热胕"句下集解。

江有诰《先秦韵读》:二阳、三阴、至阴、皆在,阴不过阳,阳气不能止,阴阳并绝,沉为血瘕,浮为脓胕。(之侯借韵)

阴阳皆壮,下至阴阳。上合昭昭,下合冥冥,诊决死生之期。遂合岁首①。

【集解】

①阴阳皆壮,下至阴阳。上合昭昭,下合冥冥,诊决死生之期。遂合岁首:丹波元简说:按"阴阳皆壮"以下文六句,与下文不相冒,且旨趣暧昧难晓,疑是他篇错简。

伯坚:今据丹波元简说,删去此六句,计共二十六字。

雷公曰①:请问短期②。

黄帝不应。

雷公复问。

黄帝曰:在《经论》中③。

【集解】

①雷公曰:《新校正》云:按全元起本,自雷公曰下,别为一篇,名《四时病类》。

②请问短期:喜多村直宽说:陆机《叹逝赋》:"嗟人生之短期。"李善《注》引此段。《伤寒论序》:"短期未知决诊。"

③在《经论》中:王冰说:上古经之中也。

经论,参阅《素问》第七十七《疏五过论》第八段"《揆度》《阴阳》《奇恒》"句下集解。

雷公曰:请闻①短期。

黄帝曰:冬三月之病,病合于阳者,至春正月,脉有死征,皆归出春②。冬三月之病,在理已尽,草与柳叶皆杀③。春阴阳皆绝,期在孟春④。

【本段提纲】 高世栻说:此冬三月之病而有短期也。

【集解】

①请闻:度会常珍说:古抄本、元槧本,“闻”作“问”。

②冬三月之病,病合于阳者,至春正月,脉有死征,皆归出春:马莳说:冬三月之病,病合于阳脉者,未必死于冬时,可至春正月间以延之,虽有死征,亦皆归于出春。

张介宾说:冬三月者,阴盛时也。病合于阳者,阳证阳脉也。出春,春尽夏初也。以水王之时,而病合于阳者,时气不足,病气有余也。及至孟春正月,阳气发生,则阳邪愈胜,阴气愈竭,若脉有死征,则出春交夏,而阳盛阴衰,俱已至极,无所逃矣。

③冬三月之病,在理已尽,草与柳叶皆杀:王冰说:里,谓二阴,肾之气也。然肾病而正月脉有死征者,以枯草尽青,柳叶生出而皆死也。理,里也。已,以也,古用同。

马莳说:冬三月之病,死证悉见,在理已尽,亦可延至地有草、柳有叶之时其人始杀者,何也?有死征而无死脉也。以物生而人死,故亦以杀名之,向使交春之初,阳脉亦绝,有同阴脉,正期在孟春而已,安能至此草柳俱见之日乎?

张介宾说:在理已尽,谓察其脉证之理已无生意也。以冬月之病而得此,则凡草色之青,柳叶之见,阴阳气易,皆其死期,故云皆杀。

④春阴阳皆绝,期在孟春:王冰说:立春之后,而脉阴阳皆悬绝者,期死不出正月。

张介宾说:阴阳皆绝,谓阴中无阳,阳中无阴。彼此相绝,不交通也。病由冬月,而春犹若此,是生气之竭也,短期当在孟春矣。

春三月之病,曰阳杀①。阴阳皆绝,期在草干②。

【本段提纲】 高世栻说:此春三月之病而有短期也。

【集解】

①春三月之病,曰阳杀:王冰说:以死于夏至阳气杀物之时,故名之曰阳杀也。

马莳说:春三月为病者,正以其人秋冬夺于所用,阴气耗散,不能胜阳,故春虽非盛阳,交春即病,为阳而死,名曰阳杀。

张介宾说:春月阳气方升而病在阳者,故曰阳杀。杀者,衰也。

高世栻说:春三月之病,阳气不生,故曰阳杀。杀,犹绝也。

②阴阳皆绝,期在草干:王冰说:若不阳病,但阴阳之脉皆悬绝者,死在于霜降草干之时也。

马莳说:若使其脉阴阳俱绝,则不能满此三月而始死也,期在旧草尚干之时,即应其人,无望其草生柳叶之时也。(丹波元简说:按王以降,并为深秋之节,然阴阳皆绝者,安有从春至深秋而始死之理乎?虽旧草尚干之解未允当,姑从马说,以俟后考。)

夏三月之病,至阴不过十日①。阴阳交②,期在溓水③。

【本段提纲】 高世栻说:此夏三月之病而有短期也。

【集解】

①夏三月之病,至阴不过十日:张介宾说:脾、肾皆为至阴。夏三月以阳盛之时,而脾、肾伤极,则真阴败绝,天干易气,不能堪矣,故不过十日也。

高世栻说:六月长夏,属于至阴。时当至阴,阳气尽浮于外,夏三月而病不愈,交于至阴,不过十日死。

李中梓说:《金匮真言论》曰:“脾为阴中之至阴”,五藏六府之本也。以至阴之藏,而当阳极之时,苟犯死证,期在十日。(《内经知要·病能篇》)

②阴阳交:马莳说:其脉阳中有阴,是谓阴阳交也。

吴崑说:阴脉见于阳,阳脉见于阴,阴阳交易其位,谓之阴阳交。

喜多村直宽说：按阴阳交，对上文至阴而言耳。盖夫阴阳之交者，不如上文之至阴，故期在濂水也。

③期在濂水：《新校正》云：按全元起本云："濂水者，七月也。建申水生于申，阴阳逆也。"杨上善云："濂，廉检反，水静也。七月水生时也。"

丹波元简说：按濂，薄冰也。潘岳《寡妇赋》："水濂濂以微凝"，乃言初冬之时也。

伯坚按：楼钥《攻媿集》卷六十六答赵郎中崇宪书说："近岁得晁氏《参记许氏文字》一书，以道所编也。有云：'濂，从水，从兼。'徐本曰：'薄冰也，一日中绝小水。'唐本曰：'薄冰也，或曰中绝小水，又曰淹也，或从廉。徐本阙濂字。'按《素问》：'夏三月之病，至阴不过十日，阴阳交，期在濂水。'杨上善曰：'濂，水静也，七月水生时也。然则从兼者，亦古文廉字，非兼并之兼。'以上皆以道之说。徐本谓今时所行徐铉所定说字解也。以道得唐人本，时以校其不同者。钥按《素问》二十四卷《阴阳类论》夏三月云云在濂水注：'濂水者，七月也，建申。水生于申，阴阳逆也。杨上善云：濂，廉检反，水静也，七月水生时也。'唐本既云或从廉，则非无濂字。"

秋三月之病，三阳俱起，不治自已①。阴阳交合者，立不能坐，坐不能起②。三阳独至③，期在石水④。二阴独至⑤，期在盛水⑥。

【本段提纲】 高世栻说：此秋三月之病而有短期也。

【集解】

①三阳俱起，不治自已：马莳说：三阳者，足太阳膀胱经也。膀胱病脉俱起，则膀胱属水，秋气属金，金能生水，当不治自已也。

吴崑说：三阳，太阳膀胱也。俱起者，是两手俱起也。

高世栻说：前三阳，谓太阳、阳明、少阳，故曰俱。后三阳，谓太阳，二阴，谓少阴，是故曰独也。

②阴阳交合者，立不能坐，坐不能起：马莳说：若膀胱有阳病而见阴脉，有阴病而见阳脉，是阴阳相合，其证当行立坐卧俱不宁也。以金为主，当善调之而愈。

吴崑说：阴阳交合，谓阴阳之气交至，合而为病也。阴阳两伤，血气俱损，衰弱已甚，故今动止艰难，立则不能坐，坐则不能起也。

张介宾说：秋气将敛未敛，故有阴阳交合为病者，则或精或气，必有所伤而致动止不利。盖阳胜阴，故立不能坐，阴胜阳，故坐不能起。

③三阳独至：王冰说：有阳无阴，故云独至也。《著至教论》曰："三阳独至者，是三阳并至。"由此则但有阳而无阴也。

马莳说：三阳者，足太阳膀胱经也。

④石水：王冰说：石水者，谓冬月水冰如石之时，故云石水也。火墓于戌，冬阳气微，故石水而死也。

《新校正》云：详石水之解，本全元起之说，王氏采取之。

⑤二阴独至：《新校正》云：按全元起本，"二阴"作"三阴"。

马莳说：若有肾脉来见，有阴而无阳，是二阴之脉独至也。

张介宾说："二阴"，全元起本作"三阴"，即所谓三阴并至，有阴无阳也。

⑥盛水：王冰说：盛水，谓雨雪皆解为水之时，则正谓正月中气也。

《阴阳类论第七十九》今译

正月才到,黄帝闲坐着,眼望着八方,测候着八方的风候,而向雷公说:根据阴阳的分别和经脉的道理,五脏之中哪一脏是最贵重的一脏呢?

雷公回答说:春季是和甲乙相配合的,是和青色相配合的,此时五脏之中肝是主宰,肝脉主治春季七十二天,我以为这一脏是最贵重的一脏。

黄帝说:我温习了《上经》《下经》《阴阳》《从容》这四部书,你所说最贵重的一脏是最下贱的一脏。

雷公吃完了七天斋之后,第八天的早晨仍旧在一旁陪伴着黄帝。

黄帝说:三阳(足太阳膀胱经)是一身最大的经。二阳(足阳明胃经)是维系人身的。一阳(足少阳胆经)是游行于外内阴阳之间的。由此可以知道五脏的相互关系。三阴(足太阴脾经)是表。二阴(足少阴肾经)是里。一阴(足厥阴肝经)到了最尽的时候,则阴尽阳生,循环不已,这就是造化的大道理。

雷公说:你所说的我还不能明白。

黄帝说:三阳就是太阳为主(手太阳小肠经和足太阳膀胱经)。太阳脉走到了寸口,如果呈现弦、浮而不沉的脉象,这是病脉,应当遵守脉法,细心地观察,和阴阳之论来核对一下。

二阳就是阳明(手阳明大肠经和足阳明胃经)。它走到寸口,如果呈现弦、沉、急、不鼓的脉象,这是病脉。发热的病人而有这些病脉,都是死证。

一阳就是少阳(手少阳三焦经和足少阳胆经)。它走到寸口,上面和人迎脉相连,如果呈现弦、急、悬(如悬物之动摇)、不绝的脉象,这是少阳的病脉。如果脉弦搏到了极点,只有阴气而没有阳气,就会死亡。

三阴(手太阴肺经和足太阴脾经)是六经的主宰(因为六经脉都集中到手太阴经)。它走到寸口,如果伏、鼓、不浮,这是病脉,控引着小心(肾)也有病。

二阴(手少阴心经和足少阴肾经)走到寸口,它的气归于膀胱,外连着脾和胃。

一阴(手厥阴心包经和足厥阴肝经)单独走到寸口,如果呈现不鼓、钩而滑的脉象,这是经脉气绝而气浮于外的现象。

凡此六条经脉,或阴或阳,互相连系,和五脏相通,随着阴阳而变化。先到寸口的是主,后到寸口的是客。

雷公说:我专心专意来学习经脉,阅读了《从容》这一部书,拿来应用,但对于阴阳和雌雄还是搞不清楚。

黄帝说:三阳(是最尊贵的)如同父亲一样。二阳是有保卫作用的。一阳是有枢纽作用的。三阴(滋养各经)如同母亲一样。二阴(是肾属水,水能生物,所以)是雌。一阴(是阴尽阳生,交通阴阳的,所以)是独使。

二阳(足阳明胃经)一阴(足厥阴肝经)同时生病,肝木克胃土,所以主要的病在胃。患这种病的人,脉搏呈现软而动的脉象,九窍都不通畅。

三阳(足太阳膀胱经)一阴(足厥阴肝经)同时生病,太阳(水)脉最强盛,一阴(木)制止它不住,里面则使五脏错乱,外面则发生惊骇的现象。

二阴（手少阴心经）二阳（足阳明胃经）同时生病，病在肺里面。少阴脉（神门穴）沉而不浮，这说明伤了肺，伤了脾，外面伤了四肢。二阴（手少阴心经和足少阴肾经）二阳（手阳明大肠经和足阳明胃经）同时生病，病在肾里面，有乱骂、乱动、癫病、狂病的现象。

二阴（足少阴肾经）一阳（足少阳胆经）同时生病，病由肾发生，阴气塞住了心下空窍，于是横塞胸中，不得通畅，四肢不能举动。

一阴（足厥阴肝经）一阳（足少阳胆经）的脉搏，动而中止，这是由于阴气到了心里面，或上或下，或出或入，没有一定，有喉部咽部干燥的现象，病在脾里面。

二阳（足阳明胃经）三阴（手太阴肺经）至阴（足太阴脾经）的脉都到寸口来，阴气不到阳分来，阳气也不停留于阴分，阴阳分离，彼此阻绝，于是浮则就成为血瘕（结块），沉则就成为脓胕（脓疡）。

雷公说：患病有时期很短就死的，这是怎样呢？

黄帝不回答。

雷公再问。

黄帝说：在《经论》里面曾讨论过。

雷公说：患病有时期很短就死的，这是怎样呢？

黄帝说：冬三月所患的病，如果是阳证阳脉，到了春正月的时候呈现死脉，则在春尽夏初的时候就会死。冬三月所患的病，已经出现死证死脉，则到了正月草木开始发生的时候就会死。

春三月所患的病，名叫阳杀。这是阴阳都绝，到了草还没有发生的时候就会死。

夏三月所患的病，如果是脾病和肾病，则不过十天就会死。如果阳分发现阴脉，阴分发现阳脉，则到了初冬水结薄冰的时候就会死。

秋三月所患的病，三阳（太阳、阳明、少阳）同时发病，不治疗也会自己好。阴气和阳气同时发病，站着则不能坐下，坐下则不能站起来。三阳（足太阳膀胱经）单独生病，则到了冬月水冰如石的时候会死。二阴（足少阴肾经）单独生病，则到了正月冰雪都融为水的时候会死。

方盛衰论第八十①

①方盛衰论第八十：《新校正》云：按全元起本在第八卷。

伯坚按：今存残本《黄帝内经太素》没有收载本篇的文字。本篇和《甲乙经》《类经》二书的篇目对照，列表于下：

素问	甲乙经	类经
方盛衰论第八十	卷四——经脉第一下 卷六——阴阳大论第七	卷五——诊有十度诊有阴阳（脉色类七） 卷五——诊有大方（脉色类八） 卷十八——阴阳之逆厥而为病（疾病类八十四）

【释题】 高世栻说：“盛者，阴阳形气之盛。衰者，阴阳形气之衰。方，度也，诊也。五度十度，视息视意，皆持诊之道，所以方其盛衰也。”按《汉书·卫青霍去病传赞》：“票骑亦方此意。”颜师古《注》：“方，比类也。”度和诊也就是比类，高世栻这一解释是可通的。方盛衰，就是诊断

这形气的盛衰。

【提要】 本篇用黄帝、雷公问答的体裁，讲气逆的预后和五藏气虚会做一些什么梦，最主要的讲诊断的重要性。

雷公请问气之多少[①]，何者为逆，何者为从[②]。

黄帝答曰：阳从左，阴从右[③]。老从上，少从下[④]。是以春夏归阳为生，归秋冬为死[⑤]。反之，则归秋冬为生[⑥]。是以气多少逆，皆为厥[⑦]。

【本段提纲】 马莳说：此言气在左右，老少四时皆有顺逆，而逆之则为厥也。

张琦说：此节疑有讹误，夫气有常度，假有多少，即当为逆，何尚为从？阳自左升，阴自右降，偏多偏少，皆能为病。老者阳气先衰，何以从上？少者精气方盛，何以从下？且从之为言顺也，言从其多则少为逆，若主于少则多又乖，但言其从，未分多少，义俱难通。春夏归阳云云，更为晦滞。古经讹缺，注家强为穿凿，失之甚矣。

【集解】

①雷公请问气之多少：张介宾说：多少，言盛衰也。

②何者为逆，何者为从：高世栻说：气，阴阳之气也。多，犹盛也。少，犹衰也。人身阴阳之气，有多而盛，有少而衰，盛衰之道，有逆有从，何者为逆，何者为从，所以方气之盛衰也。

③阳从左，阴从右：张介宾说：阳气主升，故从乎左。阴气主降，故从乎右。从者为顺，反者为逆。

高世栻说：向明而治，左阳右阴，故阳从左，阴从右。

④老从上，少从下：张介宾说：老人之气，先衰于下，故从上者为顺。少壮之气，先盛于下，故从下者为顺。盖天之生气，必自下而升，而人气亦然也。故凡以老人而衰于上者，其终可知；少壮而衰于下者，其始可知；皆逆候也。

高世栻说：四时之气，秋冬为阴，从上而下，春夏为阳，从下而上。故老从上，少从下，盖老为秋冬之阴，少为春夏之阳也。

⑤是以春夏归阳为生，归秋冬为死：马莳说：春夏或病或脉，归阳为生。若阴病阴脉如秋冬者为死。

张介宾说：春夏以阳盛之时，或证或脉，皆当归阳为生。若得阴候如秋冬者，为逆为死。

⑥反之，则归秋冬为生：马莳说：反之则秋冬归阴为生，若阳病阳脉如春夏者为死，是以人之气有多少，逆之则皆能为厥也。

张介宾说：反之，谓秋冬也。秋冬以阴盛阳衰之时，故归阴为顺曰生。然不曰归春夏为死者，可见阴中有阳，未必至害，而阳为阴贼，乃不免矣。

高世栻说：人身春夏之时，其气归阳为生，归秋冬之阴为死。若反之，则归秋冬为死者，归秋冬反为生。反之而生，气之逆也。

喜多村直宽说：不言归春夏为死者，盖省文也。

⑦是以气多少逆，皆为厥：高世栻说：是以阴阳之气，无论多少，若逆之则皆为厥矣。

厥，参阅《素问》第四十五《厥论》第一段"厥之寒热者"句下集解。

问曰：有余者厥耶？

答曰：一上不下，寒厥到膝[①]，少者秋冬死，老者秋冬生[②]。气上不下，头痛、巅疾[③]。求阳不得，求阴不审[④]，五部隔无征[⑤]，若居旷野，若伏空室，绵绵乎[⑥]属不满日⑦。

【本段提纲】 马莳说：此言阴气有余为寒厥。

【集解】

①一上不下，寒厥到膝：《新校正》云：按杨上善云："虚者，厥也。阳气一上于头，不下于足，足胫虚，故寒厥至膝。"

张介宾说：阳逆于上而不下，则寒厥到膝。

高世栻说：阴阳之气不相顺接，便为厥。如阴气一上，阳气不下，则阴盛阳虚，故寒厥到膝。

②少者秋冬死，老者秋冬生：张介宾说：老人阳气从上，膝寒犹可。少年阳气从下，膝寒为逆。少年之阳不当衰而衰者，故最畏阴胜之时。老年阳气本衰，是其常也，故于秋冬无虑焉。

③巅疾：吴崑说：此谓巅疾，有颠崩偃仆之义。

张介宾说：上实下虚，故病如此。

巅疾，有癫痫和癫狂二义，参阅《素问》第四十七《奇病论》第九段"人生而有病颠疾者"句下集解。

④求阳不得，求阴不审：王冰说：谓之阳，乃脉似阴盛；谓之阴又脉似阳盛；故曰求阳不得，求阴不审也。

吴崑说：求之阳，不得其逆上之故。求之阴不得其寒厥之故。

张介宾说：厥之在人也，谓其为阳则本非阳盛，谓其为阴则又非阴盛，故皆不可得。

⑤五部隔无征：王冰说：五部，谓五藏之部。隔，谓隔远无征。无征，犹无可信验也。

吴崑说：五藏隔绝，无有形证可以征验。

⑥绵绵乎：王冰说：绵绵乎，谓动息微也。

张介宾说：绵，古绵字。

丹波元简说：按《诗·大雅》疏："绵绵，微细之辞。"王盖取气息绵惙之义。

⑦属不满日：吴崑说：若居旷野而无所闻，若伏空室而无所见。乃病则绵绵不解，势甚凋弊，若弗能终日者。

高世栻说：人病此者，若居旷野而形不存，若伏空室而神不守，绵绵乎一息之微，属望其生，若不能满此一日矣。（丹波元简说：属，高氏读为瞩。）

张琦说：此盖屡厥日久，阴阳皆虚，百脉俱病，谓之阳证而又似阴，谓之阴证而又似阳，求之阳而非阳，求之阴而非阴，由五部藏府否隔衰耗，气血无所征召，神志散越，若居旷野，若伏空室，气息微甚，绵绵若不能终日，久逆之候，有如斯耳。

是以少气之厥①，令人妄梦，其极至迷②。三阳绝，三阴微，是为少气③。

是以肺气虚，则使人梦见白物④，见人斩血藉藉⑤；得其时⑥，则梦见兵战⑦。

肾气虚，则使人梦见舟船、溺人⑧；得其时⑨，则梦伏水中，若有畏恐。

肝气虚，则梦见菌香⑩、生草⑪；得其时⑫，则梦伏树下不敢起。

心气虚，则梦救火、阳物⑬；得其时⑭，则梦燔灼。

脾气虚，则梦饮食不足⑮；得其时⑯，则梦筑垣盖屋⑰。

此皆五藏气虚，阳气有余，阴气不足⑱。合之五诊⑲，调之阴阳，以在经脉⑳。

【本段提纲】 马莳说：此言阴气不足者而五藏之妄梦为征也。

张琦说：按五藏虚实发梦不同，义具《脉要精微论》中。此列五藏之虚梦，得其时则气应实，然惟心、脾二藏为合，其肺、肾、肝得时之梦仍同虚例，恐有讹误。

【集解】

①是以少气之厥：丹波元简说：赵府本、熊本，“少气”作“少阴”，马、吴、张并从之，志、高仍原文。简按，据王注，及下文“是为少气”之语，则知作“少阴”误也。

少气，气息微弱也。参阅《素问》第四十九《脉解》第三段“所谓胸痛少气者”句下集解。

②令人妄梦，其极至迷：王冰说：气之少有厥逆，则令人妄为梦寐。其厥之盛极，则令人梦至迷乱。

③三阳绝，三阴微，是为少气：王冰说：三阳之脉悬绝，三阴之脉细微，是为少气之候也。

吴崑说：绝，谓绝阳无阴也。微，谓微茫无阳也。阴阳不相流贯，是为少气不足以息。

④则使人梦见白物：王冰说：白物，是象金之色也。

张介宾说：此下言五藏阴虚之梦兆也。

⑤见人斩血藉藉：王冰说：斩者，金之用也。

张志聪说：藉藉，狼藉也。

丹波元简说：按狼藉，披离杂乱貌。《前江都易王传》：“国中口语藉藉。”

⑥得其时：王冰说：得时，谓秋三月也。

张介宾说：得金王之时也。

⑦则梦见兵战：王冰说：金为兵革，故梦见兵战。

⑧则使人梦见舟船、溺人：王冰说：舟船、溺人皆水之用。肾象乎水，故梦形之。

⑨得其时：王冰说：冬三月也。

张介宾说：得水王之时也。

⑩菌香：《新校正》云：按全元起本云：“菌香是桂。”

丹波元简说：《脉经》作“园苑”，《千金》作“园花”。《广雅》：“菌，薰也，其叶谓之蕙。”又屈原《离骚》：“杂申椒与菌桂兮。”《蜀都赋》：“菌桂临岩。”知全注为得。

丹波元坚说：王逸《离骚·注》：“菌，薰也。”叶曰：“蕙根曰薰。”

陆懋修说：林校据全元起云：“菌香是桂。”《楚辞》屈原《离骚》：“杂申椒与菌桂兮。”注：“椒、菌、桂皆香木。”《文选》左思《蜀都赋》：“菌桂临崖。”李《注》引《神农本草经》曰：“菌桂出交趾，圆如竹，为众药通使。”按即今肉桂也。

⑪生草：王冰说：菌香、草生，草木之类也。肝合草木，故梦见之。

⑫得其时：王冰说：春三月也。

张介宾说：得木王之时。

⑬则梦救火、阳物：王冰说：心合火，故梦之阳物亦火之类。

张志聪说：阳物，龙也，乃龙雷之火游行也。

⑭得其时：王冰说：夏三月也。

张介宾说：得火王之时。

⑮则梦饮食不足：王冰说：脾约水谷，故梦饮食不足。

张介宾说：仓廪空虚，故欲得饮食。

⑯得其时：王冰说：得其时，谓辰、戌、丑、未之月各王十八日。

张介宾说：得土王之时也。

⑰则梦筑垣盖屋：王冰说：筑垣盖屋，皆土之用也。

⑱此皆五藏气虚，阳气有余，阴气不足：王冰说：府者，阳气。藏者，阴气。

吴崑说：凡人阳气不足，阴气有余，则当昼而寐。若阳气有余，阴气不足，则当夕而梦。

张介宾说：五藏气虚，即阴不足也。阴气不足，则虚阳独浮，故云阳气有余。无根之阳，其虚可知。所以为厥为梦者，皆阳不附阴之所致。

⑲合之五诊：顾观光说：五诊，即下文之脉、藏、肉、筋、骨也。

⑳以在经脉：吴崑说：在，察也。经脉，十二经之脉也。

丹波元简说：按《书舜典》："在璇玑玉衡。"《注》："在，察也。"

喜多村直宽说：《尔雅·释诂》："在，察也。"邵晋涵曰："书疏引舍人云：'在，见物之察也。'"《文王世子》云："必在视寒暖之节。"郑《注》："在，察也。"

诊有十度度人[①]：脉度，藏度，肉度，筋度，俞度[②]。阴阳气尽，人病自具[③]。脉动无常，散阴颇阳[④]。脉脱不具[⑤]，诊无常行[⑥]。诊必上下[⑦]，度民君卿[⑧]。受师不卒[⑨]，使术不明。不察逆从，是为妄行。持雌失雄[⑩]，弃阴附阳，不知并合，诊故不明[⑪]。传之后世，反论自章[⑫]。

【本段提纲】 马莳说：此言诊有十度之法，而失其法者后遗身咎也。

【集解】

①诊有十度度人：王冰说：度各有其二，故二五为十度也。

马莳说：诊本五度，而此曰十度，盖脉、藏、肉、筋、俞，左右相同，谓之十度亦可也。

吴崑说：度人之度入声，余去声。量也。

高世栻说：上文五藏气虚，合之五诊，此言五诊之中有十度也。度，量也。十度者：一曰度人，人之贫富、性之缓急也。二曰度脉，脉之大小、至之迟速也。三曰度藏，藏之虚实、气之从逆也。四曰度肉，肉之肥瘠、体之盛衰也。五曰度筋，筋之强弱、力之多寡也。六曰度俞，府俞藏俞、上下出入也。七曰度阴阳气尽，阴尽而初阳生、阳尽而一阴始也。八曰度民。九曰度君。十曰度卿。民、君、卿皆人也，民不得于卿，卿不得同于君，就其心志而揆度之，此五诊之有十度也。

张志聪说：十度者，度人脉、度藏、度肉、度筋、度俞、度阴阳气、度上下、度民、度君、度卿也。度人脉者，度人合天地而成三部九候也。度藏者，度五藏之奇恒逆从也。度肉者，度人之形与气相任则寿、不相任则夭；度与肉相果则寿、不相果则夭；如病而形肉脱者死。度筋者，手足三阴三阳之筋各有所起，经于形身，病则宜用燔针劫刺也。度俞者，五藏五俞，五五二十五俞，六府六俞，六六三十六俞，经脉十二，络脉十五，凡二十七气以上下，所出为井，所溜为荥，所注为俞，所行为经，所入为合，二十七气所行皆在五俞也。度阴阳气者，度藏府表里阴阳之气。尽者，谓尽此法而人病自具也。脉动无常，散在阴而又颇在阳，此病在情志，是以阴阳莫测，脉脱不具，必问而后得之。度上下者，度气之通于天、病之变化也。度民者，度其尝富后贫、暴乐暴苦也。度君者，度王公大人骄恣纵欲，禁之则逆其志，顺之则加其病，当告之以其败，语之以其善，导之以其所便，开之以其所苦，人之情莫不恶死而乐生，恶有不听者乎？度卿者，度其常贵后贱，封君败伤，故贵脱势，及欲侯王。

丹波元简说：按王义允当，故马、吴、张从之。

丹波元坚说：先兄曰："王注：'度合有其二。'所谓二者，阴阳之谓也。"

②脉度，藏度，肉度，筋度，俞度：马莳说：有脉度，故《灵枢》有《经脉》《脉度》等篇。有藏

度，故《灵枢》有《本藏》《肠胃》《平人绝谷》等篇。有肉度，故《灵枢》有《卫气失常》等篇。有筋度，故《灵枢》有《经脉》篇。有俞度，故《素问》有《气府》《气穴》，《灵枢》有《本输》等篇。

③阴阳气尽，人病自具：王冰说：诊备尽阴阳盛虚之理，则人病自具知之。

④脉动无常，散阴颇阳：吴崑说：脉动无常者，脉来不常其状也。颇，跛同。散阴颇阳者，阴阳散乱偏颇也。

丹波元简说：按《玉篇》："颇，不平也，偏也。"

⑤脉脱不具：吴崑说：脉脱不具者，脉或不显也。

张介宾说：此其脉有所脱，而阴阳不全具矣。

丹波元坚说：仲景曰："脉脱入藏即死。"先兄曰："脱，或然之辞，此足以与吴注相发。"

⑥诊无常行：吴崑说：诊无常行者，法不拘于一途也。

张介宾说：诊此者，有不可以阴阳之常法行也，盖谓其当慎耳。

⑦诊必上下：张琦说：上下，谓人迎、趺阳也，必兼取之，参伍以知病能。

⑧度民君卿：张介宾说：贵贱尊卑，劳逸有异。膏粱藜藿，气质不同。故当度民君卿，分别上下以为诊。

⑨受师不卒：张介宾说：卒，尽也。

伯坚按：《素问》第七十八《徵四失论》说："受师不卒，妄作杂术。"

⑩持雌失雄：张介宾说：雌雄，即阴阳之义。

⑪弃阴附阳，不知并合，诊故不明：张介宾说：《生气通天论》曰："阴阳离决，精神乃绝。"故凡善诊者，见其阴必察其阳，见其阳必察其阴，使不知阴阳逆从之理，并合之妙，是真庸庸者耳，诊焉得明？

⑫传之后世，反论自章：张介宾说：理既不明，而妄传后世，则其谬言反论，终必自章露也。

丹波元坚说：先兄曰："按所反之论，自彰于后世也。"或曰："以所反之论自误为明也。"

江有诰《先秦韵读》：脉动无常，散阴颇阳，脉脱不具，诊无常行。诊必上下，度民君卿。(音羌)受师不卒，使术不明。不察逆从，是为妄行。持雌失雄，弃阴附阳。不知并合，诊故不明。传之后世，反论自章。(阳部)

至阴虚，天气绝①。至阳盛，地气不足②。阴阳并交，至人之所行③。阴阳并交者，阳气先至，阴气后至。是以圣人持诊之道，先后阴阳而持之④。奇恒之势，乃六十首⑤，诊合微之事⑥，追阴阳之变⑦，章五中之情⑧，其中之论⑨，取虚实之要，定五度之事⑩，知此乃足以诊⑪。是以切阴不得阳⑫，诊消亡⑬。得阳不得阴，守学不湛⑭。知左不知右，知右不知左，知上不知下，知先不知后，故治不久⑮。知丑知善，知病知不病，知高知下，知坐知起，知行知止⑯，用之有纪⑰，诊道乃具，万世不殆⑱。起所有余，知所不足⑲，度事上下，脉事因格⑳。是以形弱、气虚，死㉑；形气有余，脉气不足，死㉒；脉气有余，形气不足，生㉓。

【本段提纲】 马莳说：此设言阴阳偏虚者，天地不交，惟至人则阴阳并交，惟圣人则持诊有道也。

【集解】

①至阴虚，天气绝：王冰说：至，谓至盛也。

马莳说：地位乎下为至阴，若至阴虚，则天气绝而不降。何也？以其无所升也。

吴崑说：至阴，脾也。天气，肺气也。

高世栻说：至阴，太阴也。至阴虚，则人之地气不升，地气不升故天气绝。

②至阳盛，地气不足：马莳说：天位乎上为至阳，若至阳盛则地气无自而升。何也？以其无所降也。

张介宾说：至阴至阳，即天地之道也。设有乖离，败乱而至。《六微旨大论》曰："气之升降，天地之更用也。升已而降，降者谓天。降已而升，升者谓地。天气下降，气流于地。地气上升，气腾于天。"故《易》以地在天上为泰，言其交也；天在地上为否，言其不交也。此云至阴虚者，言地气若衰而不升，不升则无以降，故天气绝。至阳盛者，言天气若亢而不降，不降则无以升，故地气不足。盖阴阳二气互藏其根，更相为用，不可偏废。此借天地自然之道，以喻人之阴阳贵和也。

高世栻说：至阳，太阳也。至阳盛，则人之天气有余，天气有余故地气不足。

③阴阳并交，至人之所行：王冰说：交，谓交通也。是惟至人乃能调理使之行也。

马莳说：人有阳气。阳气者，卫气也。人有阴。阴气者，营气也。能使阴阳二气交会于一处者，惟至人乃能行之。

张介宾说：并交者，阴阳不相失而得其和平也。此其调摄之妙，惟至人者乃能行之。

高世栻说：阴阳并交，无有虚盛，乃至人之所能行也。

④阴阳并交者，阳气先至，阴气后至。是以圣人持诊之道，先后阴阳而持之：王冰说：阴阳之气，并行而交通一处者，则当阳气先至，阴气后至，何者？阳速阴迟也。

张介宾说：凡阴阳之道，阳动、阴静，阳刚、阴柔，阳倡、阴随，阳施、阴受，阳升、阴降，阳前、阴后，阳上、阴下，阳左、阴右，数者为阳、迟者为阴，表者为阳、里者为阴，至者为阳、去者为阴，进者为阳、退者为阴，发生者为阳、收藏者为阴，阳之行速，阴之行迟。故阴阳并交者，必阳先至而阴后至。是以圣人之持诊者，在察阴阳先后以测其精要也。

⑤奇恒之势，乃六十首：王冰说：奇恒势六十首，今世不备。

张介宾说：奇，异也。恒，常也。六十首，即《禁服篇》所谓通于《九针》六十篇之义，今失其传矣。

丹波元简说：按《十六难》云："脉有三部、九候，有阴阳，有轻重，有六十首。"吕广曰："首，头首也。盖三部从头者，脉辄有六十首。"

奇恒之势，参阅《素问》第七十七《疏五过论》第八段"《揆度》《阴阳》《奇恒》"句下集解。

⑥诊合微之事：吴崑说：合微，合于幽微也。

张介宾说：诊合微之事者，参诸诊之法而合其精微也。

张志聪说：合微之事者，声合五音，色合五行，脉合阴阳也。

⑦追阴阳之变：张介宾说：追阴阳之变者，求阴阳盛衰之变也。

⑧章五中之情：张介宾说：章，明也。五中，五藏也。

伯坚按：《素问》第七十七《疏五过论》说："《奇恒》、五中。"又第七十九《阴阳类论》说："五中所主。"本篇第六段说："别五中部。"

⑨其中之论：张琦说："其中之论"，四字衍。

伯坚按：今据张琦说，删去此四字。

⑩定五度之事：马莳说：五度，即前十度也。

吴崑说：五度，脉、藏、肉、筋、俞五度也。

张志聪说：五度者，度神有余有不足，气有余有不足，血有余有不足，形有余有不足，志有余有不足也。

⑪知此乃足以诊：张介宾说：必能会此数者，而参伍其妙，斯足以言诊矣。

⑫是以切阴不得阳：张介宾说：切阴不得阳、诊消亡者，言人生以阳为主，不得其阳，焉得不亡？如《阴阳别论》曰："所谓阴者，真藏也，见则为败，败必死矣。所谓阳者，胃脘之阳也。"《平人气象论》曰："人无胃气，死。脉无胃气，死。"是皆言此阳字。

⑬诊消亡：马莳说：诊消亡，诊法灭亡也。

⑭守学不湛：张介宾说：湛，明也。若但知得阳，而不知阳中有阴，及阴平阳秘之道者，是为偏守其学，亦属不明。

丹波元坚说：先兄曰："《楚辞·招魂》：'湛湛江水兮。'注：'深貌。'"

喜多村直宽说：《文选》注："湛，深也。"《楚辞》注："湛，厚也。"

⑮知左不知右，知右不知左，知上不知下，知先不知后，故治不久：张介宾说：左右、上下、先后者，皆阴阳之道也。使不知左右，则不明升降之理；不知上下，则不明清浊之宜；不知先后，则不明缓急之用；安望其久安长治而万世不殆哉？

高世栻说：左右、上下、先后不能尽知，故日治其病而人不久。

⑯知坐知起，知行知止：张琦说：坐起行止，谓病人之起居，所以参验脉证也。

⑰用之有纪：吴崑说：纪，法也。

张介宾说：纪，条理也。

⑱诊道乃具，万世不殆：张介宾说：凡此数者，皆有对待之理，若差之毫厘，则缪以千里。故凡病之善恶，形之动静，皆所当辨。能明此义而用之有纪，诊道斯备，故可万世无殆矣。殆，危也。

⑲起所有余，知所不足：王冰说：《宝命全形论》曰："内外相得，无以形先。"言起已身之有余，则当知病人之不足也。

吴崑说：起，病之始也。有余，客邪有余也。不足，正气不足。言病之所起虽云有余，然亦可以知其虚而受邪矣。

张介宾说：起，与起也。言将治其有余，当察其不足，盖邪气多有余，正气多不足，若只知有余而忘其不足，则取败之道也。此示人以根本当慎之意。

⑳度事上下，脉事因格：王冰说：度事上下之宜，脉事因而至于微妙矣。格，至也。

吴崑说：格者，穷至其理也。言揆度病情之高下，而脉事因之穷至其理也。

㉑是以形弱、气虚，死：王冰说：中外俱不足也。

㉒形气有余，脉气不足，死：王冰说：藏衰，故脉不足也。

㉓脉气有余，形气不足，生：王冰说：藏盛，故脉气有余。

张介宾说：藏气未伤者，形衰无害，盖以根本为主也。又如《三部九候论》曰："形肉已脱，九候虽调，犹死。"盖脱与不足，本自不同，而形肉既脱，脾元绝矣，故脉气虽调，亦所不治，当与此节互求其义。

是以诊有大方[①]，坐起有常[②]，出入有行，以转神明[③]。必清必净[④]，上观下观[⑤]，司八正邪[⑥]，别五中部[⑦]，按脉动静[⑧]，循尺滑涩、寒温之意[⑨]，视其大小[⑩]，合之病能[⑪]，逆从以得[⑫]，复知病名，诊可十全，不失人情[⑬]。故诊之或视息、视意[⑭]，故不失条理[15]。道甚明察,故能长久。不知此道,失经绝理[16]。亡言妄期[17],此谓失道[18]。

【本段提纲】 吴崑说:此下论作医之方。大方,大法也。

【集解】

①是以诊有大方:张介宾说:大方者,医家之大法也。

②坐起有常:张介宾说:坐起有常,则举动不苟,而先正其身。身正于外,心必随之。故诊之大方,必先乎此矣。

③出入有行,以转神明:张介宾说:行,德行也。医以治人为心,其于出入之时,念念皆真,无一不敬,则德能动天,诚能格心,故可以转运周旋而无往弗神矣。

④必清必净:张介宾说:必清必静,则心专志一而神明见。

喜多村直宽说:《庄子》曰:"心静必清。"

⑤上观下观:吴崑说:上观,谓观面间神色也。下观,谓观胸腹腰足也。

张介宾说:上观之以察其神色声音,下观之以察其形体逆顺。

张琦说:志意清静,乃可以上下观察病者之气色形证。

⑥司八正邪:张介宾说:司,候也。候八节八风之正邪以察其表也。

丹波元简说:司,伺同。前《灌夫传》:"太后亦已使候司。"则知张之义确矣。

⑦别五中部:王冰说:五中,谓五藏之部分。

张介宾说:别,审也。审五藏五行之部位,以察其里。

⑧按脉动静:张介宾说:按脉动静,可别阴阳、滑涩、寒温,可知虚实。

⑨循尺滑涩、寒温之意:张介宾说:凡脉滑则尺之皮肤亦滑,脉涩则尺之皮肤亦涩,脉寒则尺之皮肤亦寒,脉温则尺之皮肤亦温,故循尺可以知之,循,揣摩也。

尺,参阅《素问》第十七《脉要精微论》第二十四段"尺内"句下集解。

⑩大小:吴崑说:大小,二便也。

⑪合之病能:张介宾说:二便为约束之门户,门户不要则仓廪不藏,得守者生,失守者死,故视其大小以合病能。

丹波元简说:按"能",古与"态"通。

田晋蕃说:按"能"当读为"态",详《阴阳应象大论》。

江有诰《先秦韵读》:按脉动静,循尺滑涩寒温之意,视其大小,合之病能。(之部)

病能即病态。参阅《素问》第五《阴阳应象大论》第十七段"病之形能也"句下集解。

⑫逆从以得:吴崑说:反左右、上下、四时为逆。顺左右、上下、四时为从。

⑬不失人情:吴崑说:人情,病人之情。

张介宾说:愚按不失人情,为医家最一难事。而人情之说有三。一曰病人之情。二曰傍人之情。三曰同道人之情。所谓病人之情者,有素禀之情。如五藏各有所偏,七情各有所胜,阳藏者偏宜于凉,阴藏者偏宜于热,耐毒者缓之无功,不耐毒者峻之为害,此藏气之有不同也。有好恶之情者。不惟饮食有憎爱,抑且举动皆关心,姓好吉者危言见非,意多忧者慰安云伪,未信者忠告难行,善疑者深言则忌,此性情之有不同也。有富贵之情者。富多任性,贵多自尊。任性者自是其是,真是者反成非是。自尊者遇士或慢,自重者安肯自轻。此交际之有不同也。有贫贱之情者。贫者衣食不能周,况乎药饵?贱者焦劳不能释,怀抱可知。此调摄之有不同也。又若有良言甫信,谬说更新,多岐亡羊,终成画饼,此中无主而易乱者之为害也。有最畏出奇,惟求稳当,车薪杯水,自甘败亡,此内多惧而过慎者之为害也。有以富贵而贫贱,或深情而挂牵，戚戚于心，心病焉能心药，此得失之情为害也。有以急性而遭迟病，以更医而致杂投，皇皇求速，速变所以速亡，此缓急之情为害也。有偏执者，曰吾乡不宜补，则虚者受其祸，曰吾乡不宜泻，则实者受其伤，夫十室且有忠信，一乡焉得皆符，此习俗之情为害也。有参术入唇，惧补心先否塞，硝黄沾口，畏攻神即飘扬。夫杯影亦能为祟，多疑岂法之良，此成心之情为害也。有讳疾而不肯言者，终当自误，有隐情而不敢露者，安得其详，然尚有故隐病情，试医以脉者，使其言而偶中则信为明良，言有弗合则目为庸劣，抑孰知脉之常体仅二十四，病之变象何啻百千，是以一脉所主非一病，一病所见非一脉，脉病相应者如某病得某脉则吉，脉病相逆者某脉值某病则凶，然则理之吉凶虽融会在心，而病之变态又安能以脉尽言哉？故知一知二知三，神圣谆谆于参伍，曰工曰神曰明，精详岂独于指端？彼俗人之浅见固无足怪，而士夫之明慧亦每有蹈此弊者。故忌望闻者，诊无声色之可辨，恶详问者，医避多言之自惭。是于望闻问切，已舍三而取一，且多有并一未明，而欲得夫病情者，吾知其必不能也。所以志意未通，医不免为病困。而朦胧猜摸，病不多为医困乎？凡此皆病人之情，不可不察也。所谓傍人之情者，如浮言为利害所关，而人多不知检。故或为自负之狂言，则医中有神理，岂其能测？或执有据之鉴论，而病情多亥豕，最所难知。或操是非之柄，则同于我者是之，异于我者非之，而真是真非，不是真人不识。或执见在之见，则头疼者云救头，脚疼者云救脚，而标本纲目反为迂远庸谈。或议论于贵贱之间，而尊贵执言，孰堪违抗，故明哲保身之士宁为好好先生，或辨析于亲疏之际，而亲者主持，牢不可拔，虽真才实学之师亦当唯唯而退。又若荐医为死生之攸关，而人多不知慎。有或见轻浅之偶中而为之荐者，有意气之私厚而为之荐者，有信其便便之谈而为之荐者，有见其外饰之貌而为之荐者，皆非知之真者也。又或者贪得而荐者，阴利其酬。关情而荐者，别图冀望。甚有斗筲之辈者，妄自骄矜，好人趋奉，薰莸不辨，擅肆品评，誉之则盗跖可为尧舜，毁之则鸾凤可为鸱鸮，洗垢索瘢，无所不至，而怀真抱德之士，必其不侔。若此流者，虽其发言容易，欣戚无关，其于淆乱人情，莫此为甚，多致明医有掣肘之去，病家起刻骨之疑，此所以千古是非之不明，总为庸人扰之耳。故竭力为人任事者，岂不岌岌其危哉？凡此皆傍人之情，不可不察也。所谓同道人之情者，尤为闪灼，更多隐微。如管窥蠡测醯鸡笑天者，固不足道，而见偏性拗必不可移者，又安足论？有专恃口给者，牵合支吾，无稽信口，或为套语以诳人，或为甘言以悦人，或为强辩以欺人，或为危言以吓人，俨然格物君子，此便佞之流也。有专务人事者，典籍经书不知何物，道听途说拾人唾余，然而终日营营，绰风求售，不邀自赴，儇媚取容，偏投好者之心，此何谄之流也。有专务奇异者，腹无藏墨，眼不识丁，乃诡言神授，伪托秘传，或假脉以言祸福，或弄巧以乱经常，最觉新奇，动人甚易，此欺诈之流也。有务节外观者，夸张侈口，羊质虎皮，不望色，不闻声，不详问，一诊而药，若谓人浅我深，人愚我明，此粗疏孟浪之流也。有专务排挤者，阳若同心，阴为浸润。夫是曰是，非曰非，犹避隐恶之嫌，第以死生之际，有不得不辨者，固未失为真诚之君子。若以非为是，以是为非，颠倒阴阳，掀翻祸福，不知而然，庸庸不免，知而故言，此其良心已丧，谗妒之小人也。有贪得无知，藐人性命者，如事已疑难，死生反掌，斯时也，虽在神良未必其活，故一药不敢苟，一着不敢乱，而仅仅冀于挽回，忽遭若辈求速贪功，谬妄一投，中流失楫，以致必不可救，因而嫁谤自文，极口反噬，虽朱紫或被混淆，而苍赤何辜受害，此贪倖无知之流也。有道不同不相为谋者，意见各持，异同不决，夫轻者不妨少谬，重者难以略差，故凡非常之病，非非常之医不能察。用非常之治，又岂常人之所知。故独闻者不侔于众，独见者不合于人，大都行高者谤多，曲高者和寡，所以一齐之传，何当众楚之咻，直至于败而后群然退散，付之一人，则事已无及矣，此庸庸不揣之流也。又有久习成风，苟且应命者，病不关心，些须惟利。

盖病家既不识医，则倏赵倏钱，医家莫肯任怨，则惟苓惟梗。或延医务多，则互为观望。或利害攸系，则彼此避嫌。故爬之不养，挝之不痛，医称稳当，诚然得矣，其于坐失机宜，奚堪耽误乎？此无他，亦惟知医者不真，而任医者不专耳。诗云："发言盈庭，谁执其咎？筑室于道，不溃于成。"此病家医家近日之通弊也。凡若此者孰非人情，而人情之详尚多难尽，故孔子曰："恶紫之夺朱也，恶郑声之乱雅乐也，恶利口之覆邦家者。"然则人情之可畏，匪今若是，振古如兹矣。故圣人以不失人情为戒。而不失二字，最难措力，必期不失，未免迁就。但迁就则碍于病情，不迁就则碍于人情，有必不可迁就之病情，而复有不得不迁就之人情，其将奈之何哉？甚矣夫人情之难言也，故余发此以为当局者详察之备，设彼三人者倘亦因余言而各为儆省，非惟人情不难于不失，而相与共保天年同登寿域之地，端从此始，惟明者鉴之。

江有诰《先秦韵读》：逆从以得，复知病名，诊可十全，不失人情。（耕部）

⑭故诊之视息、视意：吴崑说：视息，视其呼吸高下也，视意，视其志趣远近苦乐忧思也。

张介宾说：视息者，察呼吸以观其气。视意者，察形色以观其情。

张志聪说：视息者，候呼吸之往来，脉之去至也。视意者，闭户塞牖，系之病者，数问其情，以从其意。得神者昌，失神者亡。

张琦说：视意者，即不失人情之谓，病人之情，容有隐秘不肯言者，于其动静居处之间，而体察之也。

⑮故不失条理：张介宾说：条者犹干之有枝，理者犹物之有脉，即脉络纲纪之谓。

⑯失经绝理：吴崑说：失经绝理，谓失乎经旨，悖乎常理也。

⑰亡言妄期：高世栻说：亡言，无征之言也。

张琦说："亡言"当作"妄言"。

⑱此谓失道：江有诰《先秦韵读》：故诊之或视息、视意，不失条理（叶音柳）道甚明察，故能长久（叶音九）。不知此道，失经绝理。妄言妄期，此谓失道。（之幽通韵）

《方盛衰论第八十》今译

雷公问阴阳气的盛衰，什么叫作逆，什么叫作顺。

黄帝回答说：阳气是从左边向上升的，阴气是从右边向下降的。老年人的气是从上的，少壮人的气是从下的。春夏而得阳证阳脉就会活，春夏而得阴证阴脉就会死。反过来，秋冬而得阴证阴脉就会活。阴阳的气，无论多少，如果逆行，都会成厥。

问说：有余就成为厥吗？

回答说：气一上去而不再下来，下肢发冷到膝部，患这种病的人，如果是少年人则到了秋冬会死，如果是老年人则到了秋冬会生。气上去而不下来，则会发生头痛、癫病。说它是阴证则又像阳证，说它是阳证则又像阴证，这是由于五脏隔绝，所以没有征象可见。这种病人，如同住在旷野一样地一点什么也听不到，如同住在空房一样地一点什么也看不到，病势缠绵，一天不得一天完了。

气息微弱的发厥，令人乱做梦，病势重的可以发生迷乱。三阳的脉绝了，三阴的脉是很微细的，这就是气息微弱的脉象。

肺气虚的病人，则梦见白色的物件，梦见杀人流血，如果在金王（秋三月）的时候，则会梦见打仗。

肾气虚的病人,则梦见船,水淹死人。如果在水王(冬三月)的时候,则梦见伏在水中,心中恐惧。

肝气虚的病人,则梦见桂和草,如果在木王(春三月)的时候,则会梦见伏在树下不敢起来。

心气虚的病人,则梦见救火和火性的东西。如果在火王(夏三月)的时候,则会梦见焚烧。

脾气虚的病人,则梦见饮食不够。如果在土王的时候(辰、戌、丑、未月),则会梦见筑墙盖屋。

这都是由于五脏气虚,阳气有余,阴气不足所致。应当配合着五诊(脉、脏、肉、筋、俞),分别着阴阳,从经脉来诊断它们。

诊病有十种测度的方法来测度病人,计为脉度、脏度、肉度、筋度、俞度,左右两边相加合为十种方法。使用这些方法从阴阳各方面来详尽观察,则病人的情况自可了然。脉象的变动是没有一定的,阴阳的脉常常散乱不平。倘若脉象不十分明显,就不能拘守切脉的成法,需要从各方面用各种方法来观察诊断了。诊断必须比较上(人迎脉)下(寸口脉)的脉搏,必须分别清楚病人的贵贱贫富。如果从师还没有毕业,技术是不会学好的。这样的人,不知道什么是顺什么是逆,一切只是乱动而已。这样的人,守着阴而放弃了阳,守着阳而放弃了阴,不知道阴阳并合的道理,诊断也就不能明确。如果传到后世,像这样违反事实的理论终然必有揭露的一天。

至阴(地气)虚了,(由于地气不升,于是天气不降,所以)天气也会隔绝。至阳(天气)盛了,(由于天气不降,于是)地气也不足。天地的大道理是要阴阳交通。阴阳交通的时候,总是阳气先至,阴气后至,所以圣人诊病的时候,必定要掌握着阴阳先后的原则。《奇恒之势》一共有六十首,它里面所讨论的是精微的诊断,阴阳的变化,五脏的情况,虚实的要领,五度(脉、脏、肉、筋、俞)的方法,必须要知道这一些才够上诊断疾病。切阴脉而切不着阳脉,这是不知道诊断的方法。切阳脉而切不着阴脉,这是学问太浅陋。知道左而不知道右,知道右而不知道左,知道上而不知道下,知道先而不知道后,这是治不好病的。知道坏的也知道好的,知道病的情况也知道不病的情况,知道上面也知道下面,知道坐也知道起,也知道行走也知道止住,掌握了它们的一定的法则,如此则诊断的方法就完备了,可以行之万世而不殆。知道什么是有余的,什么是不足的,测度清楚上下的病理变化,就可以掌握脉象的精微了。如果形体衰弱而脉搏虚弱的,则会死。如果体气强盛而脉搏微弱的,则会死。如果脉搏强盛而体气衰弱的,则会活。

医师诊病有一定的方法。医师的起坐出入,都应当有规则,以清净为主,使心专志一,然后观察病人的上下,测候着八节的正气和邪气,分别着五脏的情况,切着脉搏的动静,按着尺肤的滑涩、寒暖,观察着大小便,配合着病状,知道什么是顺什么是逆,知道这是什么病,掌握了病人全部的情况,这就可以称为十全的诊断了。在诊断的时候,观察病人的呼吸,观察病人的情绪,就可以抓住要领。这些道理是很明白的,可以长远照着去做。如果不明白这些道理,就失掉了原则,只好乱讲乱做了。

解精微论第八十一①

①解精微论第八十一:《新校正》云:按全元起本在第八卷,名《方论解》。

喜多村直宽说:汉《艺文志》云:"昔仲尼没而微言绝。"师古曰:"精微要妙之言耳。"又:"儒家者流，惑者既失精微。”

伯坚按：本篇和《甲乙经》《黄帝内经太素》《类经》三书的篇目对照，列表于下：

素问	甲乙经	黄帝内经太素	类经
解精微论第八十一	卷十二——欠哕唏振寒噫嚏䶑泣出太息羡下耳鸣啮舌善忘善饥第一	卷二十九——水论篇	卷十八——涕泪（疾病类八十）

【释题】 高世栻说：“纯粹之至曰精，幽渺之极曰微。阐发阴阳、水火、悲泣，以及水所从生，涕所从出，神志水火之原，非寻常问答所及，故曰解精微。”

【提要】 本篇用黄帝、雷公问答的形式，讲哭泣涕泪的生理和病理。

黄帝在明堂[①]，雷公请曰：臣授业[②]，传之行，教以《经论》《从容》《形法》《阴阳》[③]、刺灸、汤药所滋[④]，行治有贤不肖[⑤]，未必能十全[⑥]。若先言悲哀、喜怒、燥湿、寒暑、阴阳、妇女，请问其所以然者[⑦]。卑贱富贵，人之形体，所从群下，通使临事，以适道术，谨闻命矣[⑧]。请问有毚愚朴[⑨]漏[⑩]之问不在经者，欲闻其状[⑪]。

帝曰：大矣[⑫]。

【本段提纲】 马莳说：此公言经之所传者未必能行，而经之未备者欲闻其状也。

【集解】

①明堂：明堂，参阅《素问》第七十五《著至教论》第一段“黄帝坐明堂”句下集解。

②臣授业：丹波元坚说：《太素》，“授”作“受”。

③传之行，教以《经论》《从容》《形法》《阴阳》：马莳说：经论中有《从容》《形法》《阴阳》等篇。

顾观光说：“教以《经论》《从容》《形法》《阴阳》”，皆古书名也。《疏五过论》云：“比类形名，虚引其经”，疑《形法》即《形名》。

《经论》《从容》《形法》《阴阳》，参阅《素问》第七十七《疏五过论》第八段“《揆度》《阴阳》《奇恒》”句下集解。

④汤药所滋：丹波元坚说：汤药，据示从容论，即汤液毒药之谓。（伯坚按：《素问》第七十六《示从容论》第二段说：“毒药所宜，汤液滋味。”）

喜多村直宽说：《太素》作“汤液药滋”。宽按：汉《艺文志》：“量疾病之浅深，假药味之滋。”

⑤行治有贤不肖：喜多村直宽说：《尚书·大传》：“尧知丹朱之不肖。”注：“肖，似也。”又《小尔雅》：“不肖，不似也。”

⑥未必能十全：张介宾说：言授业于人，而传之行教，惟藉此经论诸法，然犹有不能十全，故更问其详也。

高世栻说：雷公受传于帝，而帝教以《经论》，故曰臣受业，传之行，教以《经论》，其中有从容之形法，阴阳之刺灸，汤药之所滋，但行治有贤不肖，未必能十全。

伯坚按：马莳、张介宾“传之行教”断句，高世栻、张志聪“传之行”断句。今从高世栻、张志聪的断句法。

⑦若先言悲哀、喜怒、燥湿、寒暑、阴阳、妇女，请问其所以然者：高世栻说：若先言悲哀喜怒之内伤，燥湿寒暑之外感，以及阴阳妇女之道，请问其所以然者。

⑧卑贱富贵,人之形体,所从群下,通使临事,以适道术,谨闻命矣:高世栻说:曾以卑贱富贵,论人之形体。所从群下,卑贱人也。通使临事,富贵人也。论人形体,以适道术,已于经论之中,谨闻命矣。

丹波元坚说:先兄曰:"此雷公对帝而言者,故所从群下,即谓百官百姓也,即通言上文卑贱富贵之人也,言使群下能适道术以养正也。"

⑨朴:原文作"仆"。

《新校正》云:按全元起本,"仆"作"朴"。

张介宾说:"朴"旧作"仆"。按全元起本作"朴",于义为妥,今改从之。

顾观光说:"朴"字是,此雷公谦词也。

伯坚按:今据张介宾、顾观光说,依《新校正》所引全元起本校改。

⑩漏:顾观光说:"漏",即"陋"字。

⑪欲闻其状:吴崑说:毚愚朴陋,谓毚弱、愚昧、朴野、鄙陋是也。

张介宾说:毚,妄也。漏,当作陋。问不在经,反曰毚愚朴陋,自歉之词也。

⑫大矣:高世栻说:不在经者,欲闻其状,则于寻常形体之外,穷究靡遗,帝故大之。

张琦说:以上有讹误。

公请问哭泣而泪不出者,若出而少涕,其故何也①?

帝曰:在经有也②。

复问不知水所从生,涕所从出也③。

帝曰:若问此者,无益于治也,工之所知,道之所生也④。

【本段提纲】 马莳说:此因公所问而两抑之,非经之所未备,亦非大道之所生也。

【集解】

①公请问哭泣而泪不出者,若出而少涕,其故何也:杨上善说:泣从目下,涕自鼻出,间为一液也。故人哭之时,涕泣交连,然有哭而无泣,纵有泣涕少,何也?涕,洟也。

高世栻说:哭泣则泪出,泪出则多涕。有哭泣而泪不出者,有泪出而少涕者,与寻常之形气不同,公故问之。

喜多村直宽说:按《说文》:"涕,泣也。从水,弟声。洟,鼻液也。从水,夷声。又无声出涕曰泣,从水,立声。"涕、洟通用。

②在经有也:王冰说:《灵枢经》有悲哀涕泣之义。

张介宾说:《口问篇》具载此义。

③复问不知水所从生,涕所从出也:高世栻说:泪,水类也。涕,液类也。必知水所从生,涕所从出,故复问之。

④若问此者,无益于治也,工之所知,道之所生也:张介宾说:言此虽无益于医治,而工所当知,亦无往非道也。

喜多村直宽说:"生"字与下文"精"押韵。

夫心者,五藏之专精也①。目者,其窍也②。华色者,其荣也③。是以人有德也④,则气和于目;有亡,忧知于色⑤。是以悲哀则泣下⑥;泣下,水所由生⑦。水宗者,积水也。积水者,至阴也⑧。至阴者,肾之精也。宗精之水所以不出者,是精持之也,辅之裹之,故水不行也⑨。夫水之精为志⑩,火之精为神⑪,水火相感,神志俱悲，是以目之水生也[12]。故谚言曰[13]：心悲名曰志悲，志与心精共凑于目也[14]。是以俱悲则神气传于心精，上不传于志而志独悲[15]，故泣出也。泣涕者，脑也。脑者，阴也[16]。髓者，骨之充也[17]。故脑渗为涕[18]。志者，骨之主也[19]。是以水流[20]而涕从之者，其行类也[21]。夫涕之与泣者，譬如人之兄弟，急则俱死，生则俱生，其志以早悲，是以涕泣俱出而横行也[22]。夫人涕泣俱出而相从者，所属之类也。

【本段提纲】 马莳说：此言悲则泣下，而泣则泪生涕出者，皆由于心肾之精所使也。

【集解】

①五藏之专精也：张介宾说：心为五藏六府之大主，精神之所舍也，故为五藏之专精。

张志聪说：五藏，主藏精者也。心者，五藏六府之主，故为五藏之专精。

②目者，其窍也：《素问》第四《金匮真言论》：南方赤色，入通于心，开窍于耳。

《素问》第五《阴阳应象大论》：南方生热，在藏为心，在窍为舌。

伯坚按：据《金匮真言论》，心的窍是耳；据《阴阳应大论》，心的窍是舌；而本篇说心的窍是目。可知这三篇是三派不同的医学家作品。

③华色者，其荣也：《素问》第十《五藏生成篇》：心之合，脉也；其荣，色也。

④是以人有德也：《新校正》云：按《太素》，"德"作"得"。

高世栻说：德，犹得也。

伯坚按：《礼记·玉藻》："立容德。"陆德明《释文》："德，得也。"《广雅·释诂》三："德，得也。"王念孙《疏证》："《乐记》云：'礼乐皆得谓之有德。德者，得也。'《乡饮酒义》云：'德也者，得于身也。'"

⑤有亡，忧知于色：杨上善说：故有得通于心者，气见于目，睹目可知其人喜也。有亡于己者，气见于色，睹色可见其人忧也。

高世栻说：是以人心有得也，则气和于目，目者其窍，此其验矣。亡，犹失也，人心有失则忧知于色，华色者其荣，此其验矣。

⑥是以悲哀则泣下：张介宾说：《五癃津液篇》曰："五藏六府之津液尽上渗于目，心悲气并则心系急，心系急则肺举，肺举则液上溢，故泣出矣。"

⑦泣下，水所由生：高世栻说：五藏之精，随心外出，是以心有悲哀则泣下，泣下则水所由生，以明泪水从目泣而生，目泣从心悲而出也。

⑧水宗者，积水也。积水者，至阴也：杨上善说：宗，本也。水之本，是肾之精，至阴者也。

马莳说：肾者，主五藏之液，是水之宗也。水之宗者，水之积也，肾者，为阴中之阴，是阴之至也。

吴崑说：水宗，水之始也。

张介宾说：水宗，水之原也。

高世栻说：宗，犹聚也。水之聚者，积渐而成，故曰水宗者，积水也。水积于下，其性阴柔，故曰积水者至阴也。

丹波元坚说：先兄曰："按水宗之水，泣也，谓目之水所宗者，肾之积水也。"

⑨宗精之水所以不出者，是精持之也，辅之裹之，故水不行也：张介宾说：五液皆宗于肾，故又曰宗精。精能主持水道，则不使之妄行矣。

⑩夫水之精为志：《素问》第五《阴阳应象大论》：北方生寒，在地为水，在藏为肾。

《灵枢》第八《本神篇》:肾盛怒而不止则伤志。肾藏精,精舍志。

⑪火之精为神:《素问》第五《阴阳应象大论》:南方生热,在地为火,在藏为心。

《灵枢》第八《本神篇》:心怵惕思虑则伤神,心藏脉,脉舍神。

⑫水火相感,神志俱悲,是以目之水生也:马莳说:夫肾属水,其所藏之精曰志。心属火,其所藏之精曰神。今者水火相感,神志俱悲,是以目中之水所由生也。

⑬故谚言曰:杨上善说:彦,美言也。人之美言有当,故取以为信也。(伯坚按:"故谚言曰",《太素》作"故以人彦言曰"。)

喜多村直宽说:按《尔雅》:"美士为彦。"郭云:"人所彦咏。"舍人云:"国有美士,为人所言道。"《诗·郑风》:"彼其之子,邦之彦。"毛《传》:"彦,乃士之美称也。"

伯坚按:许慎《说文解字》卷三言部:"谚,传言也。从言,彦声。"

⑭心悲名曰志悲,志与心精共凑于目也:张志聪说:此言心肾相通,神志交感,心悲而未有不动其志者,故谚有之曰,心悲名曰志悲。盖心之所之谓之志,心志之合一也。心者五藏之专精,故水精与心精共凑于目而为泣。

丹波元坚说:先兄曰:"按志与心精,是言未悲之时也。"

⑮是以俱悲则神气传于心精,上不传于志而志独悲:张琦说:"则神气传于心精上不传于志而志独悲"十六字衍文。

伯坚按:今据张琦说,删去此十六字。

⑯泣涕者,脑也。脑者,阴也:张介宾说:泣涕者,因泣而涕也。涕出于脑。脑者,精之类,为髓之海,故属乎阴。

⑰髓者,骨之充也:张介宾说:髓充满于骨空,诸髓者皆属于脑。

⑱故脑渗为涕:王冰说:鼻窍通脑,故脑渗为涕,流于鼻中矣。

⑲志者,骨之主也:《素问》第二十三《宣明五气论》:肾主骨。

⑳水流:吴崑说:水,谓泣也。

㉑而涕从之者,其行类也:马莳说:肾之合为骨,则志亦为主,由是水流而涕从者,其类同耳。

㉒是以涕泣俱出而横行也:吴崑说:横行,横流也。

张介宾说:横行,言其多也。

雷公曰:大矣。请问人哭泣而泪不出者,若出而少,涕不从之,何也[①]?

帝曰:夫泣不出者,哭不悲也。不泣者,神不慈也[②]。神不慈则志不悲,阴阳相持,泣安能独来[③]?夫志悲者惋[④],惋则冲阴[⑤],冲阴则志去目,志去则神不守精,精神去目,涕泣出也[⑥]。且子独不诵不念夫《经》言乎?"厥则目无所见[⑦]。"夫人厥则阳气并于上,阴气并于下。阳并于上,则火独光也。阴并于下则足寒,足寒则胀也[⑧]。夫一水不胜五火[⑨],故目眦盲[⑩]。是以冲风泣下而不止。夫风之中目也,阳气内守于精,是火气燔目,故见风则泣下也[⑪]。有以比之,夫火疾风生乃能雨[⑫],此之类也。

【本段提纲】 马莳说:此言泪不出者,由于心志之不悲,验之人身之病,又譬之天之生雨而自明也。

【集解】

①请问人哭泣而泪不出者，若出而少，涕不从之，何也：王冰说：怪其所属同而行出异也。

②神不慈也：丹波元简说：《说文》："慈，爱也。"《左传》文十八年："宣慈惠和。"《正义》："慈者，爱出于心，恩被于物也。"

③神不慈则志不悲，阴阳相持，泣安能独来：杨上善说：神者为阳，志者为阴。神之失守故慈，志之失守故悲，悲故泣出。今阴阳相持无失，泣安从生也。

王冰说：泣不出者，谓泪也。不泣者，泣谓哭也。水之精为志，火之精为神，水为阴，火为阳，故曰阴阳相持，安能独来也。

丹波元坚说：此段无出而少涕之答辞，盖此亦不慈者，可推而知也。

④惋：吴崑说：惋，凄惨意气也。

张介宾说：惋，惨郁也。

喜多村直宽说：惋，悗、冤、闷并同。

惋，参阅《素问》第三十《阳明脉解》第一段"则喘而惋"句下集解。

⑤冲阴：王冰说：阴，脑也。

吴崑说：冲阴，逆冲于脑也。

⑥冲阴则志去目，志去则神不守精，精神去目，涕泣出也：张介宾说：阴，精也。阴气受冲，则志去于目，故精神不守，而涕泣弗能禁也。

⑦厥则目无所见：吴崑说："厥则目无所见"，《经》言也。

⑧阴并于下则足寒，足寒则胀也：吴崑说："夫人"以下，释经也。

张介宾说：并，偏聚也。火独光，阳之亢也。厥因气逆，故阴阳各有所并。并则阳气不降，阴气不升，故上为目无所见，而下为足寒，阴中无阳，故又生胀满之疾。

⑨夫一水不胜五火：王冰说：一水，目也。五火，谓五藏之厥阳也。

⑩故目眦盲：《新校正》云：按《甲乙经》无"眦"字。

吴崑说："盲"上旧有"眦"字，替去之。

丹波元简说：吴仍《甲乙》删"眦"字，今从之。

伯坚按：此段见《甲乙经》卷十二《欠哕唏振寒噫嚏亸泣出太息羡下耳鸣啮舌善忘善饥》第一，作"故目盲"，没有"眦"字。今据吴崑、丹波元简说，依《甲乙经》删去"眦"字。

⑪夫风之中目也，阳气内守于精，是火气燔目，故见风则泣下也：吴崑说：阳气者，人身之火。风者，天之阳气。两者交袭于目，则神不守精，故泣出也。

张介宾说：天之阳气为风，人之阳气为火。风中于目，则火气内燔，而水不能守，故泣出也。

⑫夫火疾风生乃能雨：《新校正》云：按《甲乙经》无"火"字。《太素》云："天之疾风乃能雨"，无"生"字。

丹波元简说：今据《甲乙》《太素》，删"火"字。

伯坚按：此段见《甲乙经》卷十二《欠哕唏振寒噫嚏亸泣出太息羡下耳鸣啮舌善忘善饥》第一，作"夫疾风生乃能雨"，没有"火"字。又见《黄帝内经太素》卷二十九《水论篇》，作"天之疾风乃能雨"，也没有"火"字。今据丹波元简说，依《甲乙经》《太素》删去"火"字。

《解精微论第八十一》今译

黄帝坐在明堂,雷公问说:我学习了《经论》《从容》《形法》《阴阳》这几部书,我学习了针灸和药物,但在实践上应用的时候有时有效有时没有效,没有十全的把握。现在请问为什么有悲哀、喜怒、燥湿、寒暑、阴阳、妇女的各种情况。关于贫富贵贱的分别,你已经讲过了,我现在请问你一些不在书上的愚蠢浅陋的问题。

黄帝说:问题太大了。

雷公问哭泣而没有眼泪,或者有眼泪而没有鼻涕,这是什么原因呢?

黄帝说:经书上曾讨论过。

雷公再问眼泪是从哪里生出来的,鼻涕是从哪里生出来的?

黄帝说:你问的这些问题,并不能帮助治疗疾病,但这也是医师所应当知道的,也是人身的大道理。

心是五脏的主宰。眼睛是心的窍。面部的容色光彩是心的表现。如果人健康,则满眼睛都是和气。如果人不健康,则面有忧色。凡人悲哀则出眼泪,眼泪就是人体内的水液产生出来的。积蓄水的地方名叫水宗,就是至阴,也就是肾的精华所在,肾精能够保持水不流出。水的精叫作志(心意),火的精叫作神,水火互相感应,神志都发生悲哀,于是眼睛里面的水就产生出来。所以有一句俗话说,"心悲又名叫作志悲",这说明心肾相通,志和心都凑在眼睛里面,所以心志都发生悲哀则有眼泪流出来。由眼泪而流出的鼻涕,是由脑里面出来的。脑属阴。骨的隙里面充满了髓,也是属于脑的,脑髓流出就成为鼻涕。志(肾)和骨是相配合的,因为它们是同类的事物,所以体内的水液流出即有鼻涕出来。眼泪和鼻涕犹如兄弟一样,死的时候一同死,生的时候一同生,如果肾志发生悲哀,则眼泪鼻涕一同流出。眼泪鼻涕之所以一同流出,就是由于它们是同类事物的原因。

雷公说:这一理论真是精深博大啊。请问有人哭泣而没有眼泪的,或则有眼泪而很少,或则没有鼻涕一同流出,这是什么原因呢?

黄帝说:人哭泣而没有眼泪,是由于精神不慈爱、哭泣不悲恸所致。凡人精神不慈爱,则志不悲恸 ,如此则阴(志)阳(神)对立而成为抵抗的形势,又如何能有眼泪呢?凡是志悲的人必凄惨郁闷,凄惨郁闷则气向上冲入脑,气冲入脑则志离开了眼睛,志离开了眼睛则精和神都保持不住,精和神都离开了眼睛于是眼泪鼻涕都流出来。你没有念过经书上的一句话吗?"发厥则眼睛看不见东西。"凡人发厥则阳气合并在上面,阴气合并在下面。阳气合并在上面,则是火独在上面发光。阴气合并在下面,则下肢寒冷,下肢寒冷就发胀。由于一水(目)不能胜过五火(五脏的厥阳),所以眼睛看不见东西。凡是冲着风则眼泪流出而不止。人身的阳气守住了眼睛的精(所以不流眼泪),现在遇见了风(阳气)吹了眼睛,是眼睛被火(阴气)所烧,所以见风则流出眼泪。打一个比喻说,发暴风就会下雨,正是这一类的情况。

附　　录

黄帝内经考

一、黄帝内经考目录

本篇是根据姚振宗《汉书艺文志条理》《隋书经籍志考证》，张心澂《伪书通考》，丹波元简《素问汇考》《灵枢综概》，丹波元胤《医籍考》，冈西为人《宋以前医籍考》各书的材料和伯坚搜集补充的材料，加以整理编纂而成。他们所引书籍，绝大部分都没有注明卷数和篇名，还有许多书名漏列和文字省误的，现在均查对原书，校正文字，加注卷数和篇名，以便查考。凡是已经亡佚的和无法查出的，都注明是根据什么书转引。

第一章　出　　处

第一节　内　　经

［班固汉书艺文志］医经　《黄帝内经》十八卷。

［皇甫谧帝王世纪］太平御览卷七二一引　黄帝有熊氏命雷公、岐伯论经脉，旁通问难八十一为《难经》，教刺九针，著《内外术经》十八卷。

［皇甫谧甲乙经］皇甫谧自序　按《七略》《艺文志》，“《黄帝内经》十八卷”。今有《针经》九卷，《素问》九卷，二九十八卷，即《内经》也。

［素问］王冰序　班固《汉书·艺文志》曰：“《黄帝内经》十八卷。”《素问》，即其经之九卷也。兼《灵枢》九卷，乃其数焉。

［素问］王冰序新校正　详王氏此说，盖本皇甫士安《甲乙经》之序。彼云：“《七

略》《艺文志》，‘《黄帝内经》十八卷。’今有《针经》九卷，《素问》九卷，共十八卷，即《内经》也。”故王氏遵而用之。又《素问》外九卷，汉张仲景及西晋王叔和《脉经》只谓之《九卷》。皇甫士安名为《针经》，亦专名《九卷》。杨玄操云：“《黄帝内经》二帙，帙各九卷。”《隋书·经籍志》谓之《九灵》，王冰名为《灵枢》。

［天禄琳琅书目后篇］卷五·宋版·子部

《黄帝内经》（四函·二十四册）

《素问》二十四卷，篇目同前。《灵枢》二十四卷，八十一篇，前有绍兴乙亥“史崧序”，亦每卷附音义。

《素问》之名，始见张机《伤寒论》。《灵枢》之名，汉、隋、唐《志》皆不著录。王冰以《九灵经》更名《灵枢》，谓即皇甫谧所言《针经》，故后人或以为冰所伪托也。至崧始云家藏旧本《灵枢》九卷，送秘书省国子监，是此书至南宋始出也。考《汉书·艺文志》载“《黄帝内经》十八卷”；晋皇甫谧《甲乙经》序称《针经》九卷，《素问》九卷”，与《汉志》十八卷合；此两书所由合刻也。

第二节　素　问

［张机伤寒论］张机自序　勤求古训，博采众方，撰用《素问》《九卷》《八十一难》《阴阳大论》《胎胪药录》并《平脉辨证》，为《伤寒杂病论》十六卷。

［皇甫谧甲乙经］皇甫谧自序　按《七略》《艺文志》，“《黄帝内经》十八卷”。今有《针经》九卷，《素问》九卷，二九十八卷，即《内经》也。

［魏收魏书］卷九十一·术艺传·崔彧　彧少尝诣青州，逢隐逸沙门，教以《素问》《九卷》及《甲乙》，遂擅医术。

［李百药北齐书］卷四十九·方伎传·马嗣明　马嗣明，河内人，少明医术，博综经方。《甲乙》《素问》《明堂》《本草》，莫不咸诵。

［隋书经籍志］子部·医方　《黄帝素问》九卷（梁八卷）。

【全元起注本】

［隋书经籍志］子部·医方《黄帝素问》八卷（全元越注）。

［旧唐书经籍志］子录·经脉类　《黄帝素问》八卷。

［唐书艺文志］子录·明堂经脉类　全元起注《黄帝素问》九卷。

［崇文总目辑释］卷三·医书类　《黄帝素问》八卷。（原释：全元起。）

［郑樵通志艺文略］第七·医方类　第十·脉经　《黄帝素问》九卷。（全元起注）

［宋史艺文志］子类·医书类　《素问》八卷。（隋全元起注）

［藤原佐世日本国现在书目录］三十七·医方家　《黄帝素问》十六卷（全元起注）。

全元起传

[徐春圃古今医统大全]卷一·历代圣贤名医姓氏,隋——全元起以医鸣晋,其实不在巢、杨之下。一播绅慕之如神,患者仰之,得则生,舍则死。其医悉祖《内经》,所著《内经训解》行世。(《古今图书集成》《医部汇考》《医术名流列传》三引此条。)

[丹波元胤医籍考]卷三·全元起注《黄帝素问》——《南史·王僧孺传》曰:"侍郎全元起欲注《素问》,访以砭石。僧孺答曰:'古人当以石为针,必不用铁。《说文》有此砭字,许慎云:以石刺病也。《东山经》:高氏之山多针石。郭璞云:可以为砭针。《春秋》:美疢不如恶石。服子慎云:石,砭石也。季世无复佳石,故以铁代之尔。'"林亿等曰:"隋杨上善为《太素》,时则有全元起者,始为之训解,阙第七通。"按《隋志》作全元越,《南史》作全元起,并讹,今改。考史,王僧孺死在天监二年,则元起当为齐梁间人,林亿等谓与杨上善同时,误矣。《古今医统》曰,"全元起以医鸣晋",妄甚。

伯坚按:《太平御览》卷七二三引《梁书》,与《南史》卷五十九《王僧孺传》同,惟前多"王僧孺工属文,善楷隶,多识古事"十三字;"服子慎"下多一"注"字;末句作"故以铁代之也"。今本姚思廉《梁书》卷三十三《王僧孺传》没有这一段文字。

【王冰注本】

[唐书艺文志]子部·明堂经脉类 王冰注《黄帝素问》二十四卷,《释文》一卷(冰号启玄子)。

[崇文总目辑释]卷三·医书类 《素问》二十四卷(王冰注)。

[郑樵通志艺文略]第七·医方类第十·脉经 《黄帝素问》二十四卷(晋王冰撰)。

[中兴馆阁书目辑考]卷四·医家 《黄帝内经素问》十四卷(原释:王冰注)。

[宋史艺文志]子类·医书类 《黄帝内经素问》二十四卷(唐王冰注)。

王冰传

[素问]王冰序新校正——按唐《人物志》,冰仕唐为太仆令,年八十余,以寿终。

[徐春圃古今医统大全]卷一·历代圣贤名医姓氏·唐——王冰,宝应中,为太仆令,号启玄子。笃好医方,得先师所藏《太素》及全元起者,大为次注《素问》,合八十一编,二十四卷。又著《玄珠》十卷,《昭明隐指》三卷。(《古今图书集成·医部汇考·医术名流列传》四引此条。)

[李梃医学入门]卷二·历代医学姓氏·明医——王冰,号启玄子,唐宝应中为太仆令,注《素问》。作《玄珠密语》,其大要皆论五运六气皇极经世,注亦载其语。

【王冰注高保衡林亿等校正本】

[郑樵通志艺文略]第七·医方类第十·脉经 《补注素问》二十四卷(林亿补注)。

[天禄琳琅书目]卷九·明版·子部

《重广补注黄帝内经素问》(一函·十册)

二十四卷。唐王冰注。宋林亿、孙奇、高保衡校正。孙兆改误。前亿等进书序。次冰原序。

按晁公武《读书志》、陈振孙《书录解题》,俱称王冰自号启玄子。陈氏又称其为宝应中人,官太仆令。而王冰之名载于《读书志》及《文献通考》者,并作砯。惟《宋史·艺文志》仍作冰字,与此书同。按《集韵》《韵会》诸书,砯并音砰。为水击出岩声,与冰字音义回别。据此书作冰,则知晁、马二家之误也。又按《宋史·艺文志》及晁、陈诸家著录,皆第称《黄帝内经素问》二十四卷,而无《重广补注》之名,则此本定为明人翻刻时所加名目。且《书录解题》但称林亿、高保衡承诏校定,并无孙奇之名,亦不言有孙兆改误之事。今本增入孙奇、孙兆二人,则重广补注之名当即为此二人所加矣。(伯坚按:孙奇、孙兆,是此宋人。既说重广补注定为明人翻刻时所加名目,又说重广补注之名当即为此二人所加,可见误认孙奇、孙兆是明人。)书中凡遇宋诸庙讳皆从缺笔,盖伪充宋椠之所为。然抚刻特精,固翻版之绝佳者。林亿于宋嘉佑中官光禄卿,见至元嘉禾志。孙奇诸人无考。

[丹波元胤医籍考]卷三·林亿素问补注 《天禄琳琅书目》曰:"《重修补注黄帝内经素问》,一函十册,二十四卷。唐王冰注。宋林亿、孙奇、高保衡校正,孙兆改误。按《宋史·艺文志》及晁、陈诸家著录,皆第称《黄帝内经素问》二十四卷,而无重广补注之名。且《书录解题》但称林亿、高保衡承诏校定,并无孙奇之名,亦不言有孙兆改误之事。今本增入孙奇、孙兆二人,则重广补注之名,当即为此二人所加矣。"按孙奇之名,定与林、高同署,《解题》偶脱耳。且兆惟改误,则重广补注之称亦出于亿等,然未可确也。

林亿传

[徐春圃古今医统大全]卷一·历代圣贤名医姓氏·宋——林亿,熙宁间,为光禄卿,直秘阁,同高保衡校正《内经》,医名大著。(《古今图书集成医部汇考》《医术名流列传》四引此条。)

高保衡传

[徐春圃古今医统大全]卷一·历代圣贤名医姓氏·梁——高保衡,熙宁间、为国子博士、校正医书,深明方药病机。神宗诏修《内经》有功,赐绯鱼,加上骑都尉。(《古今图书集成·医部汇考》《医术名流列传》四引此条。)

孙奇、孙兆传

[邵伯温河南邵氏闻见录]卷二——仁宗皇帝初纳光献后,后有疾,国医不效。帝曰:"后在家,用何人医?"后曰:"妾随叔父官河阳,有疾服孙用和药,辄效。"寻召用和,服其药,果验。自布衣除尚药奉御,用和自此进用。用和本卫人,以避事客河阳,善用张仲景法治伤寒,名闻天下。二子:奇、兆;皆登进士第,为朝官,亦善医。

[徐春圃古今医统大全]卷一·历代圣贤名医姓氏·宋——孙用和,不知何郡人,性识明敏,通经学,精医方理,得黄、岐之秘。治平间,为奉御太医令。(《古今图书集成·医部汇考》《医术名流列传》四引此条。)

孙兆,用和之子,以儒集父医,尤有心得之妙,超迈寻常,治疗辄效,存活甚多。官为殿中丞尚侍御医。

[李梴医学入门]卷二·历代医学姓氏·明医——孙兆,宋时官殿中丞尚药奉御太医令用和之子。父子皆以医知名。治平中间·有显者坐堂,忽耳鸣。公诊曰:"心脉太盛,肾脉不能归耳。以药凉心,则肾脉复归。"耳鸣立愈。(《古今图书集成医部汇考·医术名流列传四》节录此条。)

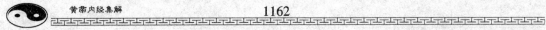

第三节 灵　枢

[素问]王冰序　班固《汉书·艺文志》曰："《黄帝内经》十八卷。"《素问》，即其经之九卷也。兼《灵枢》九卷，乃其数焉。

[素问]王冰序新校正　《素问》外九卷，汉张仲景及西晋王叔和《脉经》只谓之九卷。皇甫士安名为《针经》，亦专名《九卷》。杨玄操云："《黄帝内经》二帙，帙各九卷。"按《隋书·经籍志》谓之《九灵》，王冰名为《灵枢》。

[皇甫谧甲乙经]林亿等序　国家诏儒臣校正医书，令取《素问》《九墟》《灵枢》《太素经》《千金方》及《翼》《外台秘要》诸家善书，校对玉成缮写。

[王叔和脉经]林亿等序　今则考以《素问》《九墟》《灵枢》《太素》《难经》《甲乙》仲景之书，并《千金方》及《翼》说脉之篇，以校之。

[郑樵通志艺文略]第七·医方类第十·脉经　《内经灵枢经》九卷。

[王应麟玉海]卷六十三·艺文艺术·引中兴馆阁书目　《黄帝灵枢经》九卷，黄帝、岐伯、雷公、少俞、伯高答问之语，隋杨上善序，凡八十一篇。《针经》九卷，大氐同，亦八十一篇。《针经》以《九针十二原》为首，《灵枢》以《精气》为首，又间有详略。王冰以《针经》为《灵枢》，故席延赏云："《灵枢》之名，时最后出。"

[马端临文献通考]经籍考·子·医家　《灵枢经》九卷。

[伯坚按]据林亿《新校正》说，《灵枢经》原来没有专名，只叫作《九卷》；后来皇甫谧叫它作《针经》；到了唐朝王冰才叫它作《灵枢》。按东汉张机《伤寒论自序》说："勤求古训，博采众方，撰用《素问》《九卷》《八十一难》《阴阳大论》《胎胪药录》并《平脉辨证》，为《伤寒杂病论》十六卷。"北齐魏收《魏书》卷九十一《术艺·崔彧传》说："彧少尝诣青州，逢隐逸沙门，教以《素问》《九卷》及《甲乙》，遂擅医术。"这都是《九卷》这一书名在文献上的记载。《隋书·经籍志》著录有《黄帝针经》九卷，《旧唐书经籍志》著录有《黄帝针经》十卷，《唐书·艺文志也》著录有《黄帝针经》十卷。这都是《针经》这一书名在文献上的记载。由此可知《灵枢经》这一书，自汉代起历代文献上都有记载，并非始于唐朝王冰的《素问序》，只不过当时用的是《九卷》或《针经》作书名，而不是用《灵枢》作书名。至于用《灵枢》作书名，则从唐朝王冰才开始。

第四节　素问遗篇

[焦竑国史经籍志]卷四下·子部·医家类　《黄帝素问遗篇》四卷。

[黄虞稷千顷堂书目]卷十四·子部·医家类　赵简王《补刊素问遗篇》一卷。(世传

《素问》王冰注本缺七十二篇《刺法论》七十三篇《本病论注》,简王得全本补行之。)

[明史艺文志]子部·艺术类 赵简王《补刊素问遗篇》一卷。(世传《素问》王冰注本中有缺篇,简王得全本补之。)

[四库全书总目]子部·医家类一 《素问入式运气论奥》三卷,附《黄帝内经素问遗篇》一卷。宋刘温舒撰。

[伯坚按]郑樵《通志·艺文略》和《宋史·艺文志》都著录有刘温舒《素问论奥》四卷。冈西为人《宋以前医籍考》说:"《素问论奥》四卷者,《黄帝内经素问遗篇》一卷,与《素问入式运气论奥》三卷,合而言之。"据此则《素问遗篇》在南宋时就已有著录,并非始于焦竑《国史·经籍志》。只不过在《国史·经籍志》以前的各家著录是并入《素问入式运气论奥》计算的,没有单独提出《素问遗篇》的书名,至于单独提出《素问遗篇》的书名,则从《国史·经籍志》才开始。《国史·经籍志》著录的《素问遗篇》四卷是包括刘温舒《素问入式运气论奥》三卷在内。

第二章　现存知见刻本

第一节　素问白文

黄帝内经素问十二卷

不著撰人。

明·金谿·吴悌刻本。(据森立之《经籍访古志》说,这是白文本。)

第二节　素问王冰注

《黄帝内经素问》

不著撰人。

唐·王冰注。宋·高保衡、孙奇、林亿等校正。孙兆重改误。

此书版本有三种分卷不同的系统。分卷多少,虽然彼此不同,但是全书内容基本上是一样的。现将这三种不同系统的版本分列于下:

(甲)　重广补注《黄帝内经素问》二十四卷

①金刻本。残存卷三至卷五,卷一一至卷一八,卷二〇,亡篇一卷,共残存十三卷。

②元至正癸未(一三四三年)读书堂刻本。

③明嘉靖二十九年庚戌(一五五〇年)武陵·顾从德覆宋刻本。

此书有民国十一年(一九二二年)上海商务印书馆《四部丛刊》影印本。又有民国恽铁樵影印本。

④明万历十二年甲申(一五八四年)绣谷书林周曰校刻本。

⑤明万历二十九年辛丑(一六〇一年)吴勉学校刻《医统正脉全书本》。

⑥明万历四十八年庚申(一六二〇年)潘之恒编《黄海本》。

⑦清《四库全书》本。

⑧清道光二十九年己酉(一八四九年)赵楫序刻本。

⑨清咸丰二年壬子(一八五二年)钱熙祚守山阁校刻本。(附顾观光校勘记一卷。)

此书有民国十七年(一九二八年)上海中国学会影印本。

⑩清光绪三年丁丑(一八七七年)浙江书局刻《二十二子全书》本。

⑪清光绪三年丁丑(一八七七年)新会李氏校刻本。

⑫清光绪十年甲申(一八八四年)京口文成堂仿宋刻本。

⑬清光绪三十三年丁未(一九〇七年)京师书局刻《医统正脉全书》本。

⑭民国十二年(一九二三年)中医学社补刻《医统正脉全书》本。

⑮民国十八年(一九二九年)上海中华书局排印《四部备要》本。

⑯民国二十年(一九三一年)上海商务印书馆排印《万有文库》本。

⑰民国上海广益书局石印本。

⑱日本宽文三年(一六六三年)风月堂庄左卫门翻刻周曰校刻本。

⑲日本安政四年(一八五七年)占恒室覆刻明嘉靖顾从德刻本。(附度会常珍《校讹》一卷。)

(乙) 《补注释文黄帝内经素问》十二卷

①元后至元五年己卯(一三三九年)胡氏古林书堂刻本。

②明成化十年甲午(一四七四年)鳌峰熊宗立种德书堂刻本。

③明嘉靖四年乙酉(一五二五年)山东翻宋绍兴刻本。

④明嘉靖赵府居敬堂刻本。

⑤明正福书林詹林所刻本。(此书名《京本校正注释音文黄帝内经素问灵枢集注》,计共十六卷,其第一卷至第十二卷是《素问》。)

⑥明万历四十三年己卯(一六一五年)朝鲜刻本。

(丙) 《黄帝内经素问补注释文》五十卷

明正统《道藏》本。

此书有民国上海商务印书馆影印本。

第三节 灵　　枢

灵枢

不著撰人。

宋·史崧音释。

此书版本有四种分卷不同的系统。分卷多少，虽然彼此不同，但是全书内容基本上是一样的。现将这四种不同系统的版本分列于下：

（甲）《黄帝内经灵枢》二十四卷

①明万历十二年甲申（一五八四年）绣谷书林周曰校刻本。

②清咸丰二年壬子（一八五二年）钱熙祚守山阁校刻本。（附顾观光校勘记一卷。）

此书有民国十七年（一九二八年）上海中国学会影印本。

③日本宽文三年（一六六三年）风月堂庄左卫门翻周曰校刻本。

（乙）《黄帝内经灵枢》十二卷

①元后至元五年己卯（一三三九年）胡氏古林书堂刻本。

②明成化十年甲午（一四七四年）鳌峰熊宗立种德堂刻本。

③明嘉靖四年乙酉（一五二五年）山东翻宋绍兴刻本。

④明嘉靖间赵府居敬堂刻本。（书名《黄帝素问灵枢经》。）

此书有民国上海商务印书馆《四部丛刊》影印本。

⑤明万历二十九年辛丑（一六〇一年）新安吴勉学校刻《医统正脉全书本》。

⑥清《四库全书本》。

⑦清光绪三年丁丑（一八七七年）浙江书局刻《二十二子全书》本。

⑧清光绪十年甲申（一八八四年）京口文成堂仿宋刻本。

⑨清光绪三十三年丁未（一九〇七年）京师书局刻《医统正脉全书》本。

⑩民国十二年（一九二三年）中医学社补刻《医统正脉全书》本。

⑪民国十八年（一九二九年）上海中华书局排印《四部备要》本。

⑫民国二十年（一九三一年）上海商务印书馆排印《万有文库》本。（书名《灵枢经》）

⑬民国上海广益书局石印本。

（丙）《黄帝素问灵枢集注》二十三卷

明正统《道藏本》。（此本题为《素问灵枢》，实际上只是《灵枢》而无《素问》。题为集注，实际上只有经文和史崧《音释》，与其他各本基本上相同，并没有集注。）

此本有民国上海商务印书馆影印本。

（丁）二卷本

明正福书林詹林所刻《京本校正注释音文黄帝内经素问灵枢集注》十六卷，其第十四、第十五两卷是《灵枢》。

第四节 素问遗篇

黄帝内经素问遗篇

不著撰人。

此书版本有两种分卷不同的系统。分卷多少，虽然彼此不同，但是全书内容基本上是一样的。现将这两种不同系统的版本分列于下：

（甲）一卷本

①金刻本。（书名为《素问亡篇》，附《素问》后。）

②元后至元五年己卯(一三三九年)胡氏古林书堂刻本。(书名为《素问亡篇》,附《素问》后。)

③元至正癸未(一三四三年)读书堂刻本。(书名为《素问亡篇》,附《素问》后。)

④明成化十年(一四七四年)鳌峰熊宗立种德堂刻本。(附《素问》后。)

⑤明嘉靖四年乙酉(一五二五年)山东翻宋绍兴刻本。(附《素问》后。)

⑥明嘉靖间赵府居敬堂刻本。(附《素问》后。)

⑦明正福书林詹林所刻本。(在第十三卷。)

⑧清光绪三年丁丑(一八七七年)浙江书局刻《二十二子全书》本。(附《素问》后。)

⑨清光绪十年甲申(一八八四年)京口文成堂刻本。(附《素问》后。)

⑩清光绪间巴陵方功惠刻《碧琳琅馆丛书》本。

⑪民国十二年(一九二三年)中医学社补刻《医统正脉全书》本。(附《素问》后。)

⑫民国十八年(一九二九年)上海中华书局排印《四部备要》本。(附《素问》后。)

⑬民国上海广益书局石印本。(附《素问》后。)

(乙) 五卷本

明·正统《道藏》本。

此书有民国上海商务印书馆影印本。

第五节 素灵合刻

(甲) 白文合刻

《黄帝内经素问》九卷 《黄帝内经灵枢》九卷

日本田中清左卫门刻本。

(乙) 素问王冰注及灵枢合刻

《黄帝内经素问·灵枢》

此书版本有四种分卷不同的系统。分卷多少,虽然彼此不同,但是全书内容基本上是一样的。现将这四种不同系统的版本分列于下:

1.《重广补注黄帝内经素问》二十四卷,《灵枢》二十四卷

①明万历十二年甲申(一五八四年)绣谷书林周曰校刻本。

②清咸丰二年壬子(一八五二年)钱熙祚守山阁校刻本。(书名为《重广补注黄帝内经素问》二十四卷,《灵枢经》二十四卷。)附顾观光《素问校勘记》一卷、《灵枢校勘记》一卷。

此书民国十七年(一九二八年)上海中国学会影印本。

③日本宽文三年(一六六三年)风月堂庄左卫门翻刻明万历十二年甲申周曰校刻本。

2.《重广补注黄帝内经素问》二十四卷,《灵枢经》十二卷

①明万历二十九年辛丑(一六〇一年)新安吴勉学校刻《医统正脉全书》本。

②清光绪三年丁丑(一八七七年)浙江书局刻《二十二子全书》本。(书名为《补注黄帝内经素问》二十四卷,《素问遗篇》一卷,《内经灵枢》十二卷。)

③清光绪十年甲申(一八八四年)京口文成堂仿宋刻本。(书名为《补注黄帝内经素问》二十四卷,《素问遗篇》一卷,《内经灵枢》十二卷。)

④民国上海广益书局石印本。(书名为《补注黄帝内经素问》二十四卷,《素问遗篇》一卷,《内经灵枢》十二卷。)

3.《黄帝内经素问》十二卷,《灵枢》十二卷

①元后至元五年己卯(一三三九年)胡氏古林书堂刻本。

②明成化十年甲午(一四七四年)鳌峰熊宗立种德堂刻本。附《素问遗篇》一卷,《素问入式运气论奥》三卷,《新增运气图括定局立成》一卷,《黄帝内经素问灵枢音释补遗》一卷。

③明嘉靖四年乙酉(一五二五年)山东翻宋绍兴刻本。(明用经校,书名为《新刊补注释文黄帝内经》十二卷,《灵枢集注》十二卷。)附《运气论奥》三卷,《素问遗篇》一卷,《运气图括定局立成》一卷。

④明嘉靖间赵府居敬堂刻本。(书名为《补注释文黄帝内经素问》十二卷,《素问遗篇》一卷,《黄帝素问灵枢经》十二卷。)

4.《京本校正注释音文黄帝内经素问灵枢集注》十六卷

明正福书林詹林所刻本。(此书第一卷至第十二卷是《素问》七十九篇,第十三卷是《素问遗篇》,第十四第十五两卷是《灵枢》八十一篇,第十六卷是《素问入式运气论奥》。末附两种:一种是《素问运气图括定局立成》;一种是《黄帝内经素问灵枢运气音释补遗》。)

第三章 序　跋

第一节 素　问

【王冰注高保衡林亿等校正本】

[王冰序]夫释缚脱坚,全真导气,拯黎元于仁寿,济羸劣以获安者,非三圣道,则不能致之矣。孔安国序《尚书》曰:“伏羲、神农、黄帝之书,谓之《三坟》,言大道

也。”班固《汉书·艺文志》曰:“《黄帝内经》十八卷。”《素问》,即其经之九卷也。兼《灵枢》九卷,乃其数焉。虽复年移代革,而授学犹存。惧非其人,而时有所隐。故第七一卷,师氏藏之,今之奉行,惟八卷尔。然而其文简,其意博,其理奥,其趣深,天地之象分,阴阳之候列,变化之由表,死生之兆彰,不谋而遐尔自同,勿约而幽明斯契,稽其言有征,验之事不忒,诚可谓至道之宗,奉生之始矣。假若天机迅发,妙识玄通,藏谋虽属乎生知,标格亦资于诂训,未尝有行不由径,出不由户者也。然刻意研精,探微索隐,或识契真要,则目牛无全,故动则有成,犹鬼神幽赞,而命世奇杰时时间出焉。则周有秦公,汉有淳于公,魏有张公、华公,皆得斯妙道者也。咸日新其用,大济蒸人,华页递荣,声实相副,盖教之著矣,亦天之假也。冰弱龄慕道,夙好养生,幸遇真经,或为龟镜,而世本纰缪,篇目重叠,前后不伦,文义悬隔,施行不易,披会亦难,岁月既淹,袭以成弊。或一篇重出,而别立二名。或两论并吞,而都为一目。或问答未已,别树篇题。或脱简不书,而云世阙。重《经合》而冠针服。并《方宜》而为《咳篇》。隔《虚实》而为《逆从》。合《经络》而为《论要》。节《皮部》而为《经络》。退至教以先针。诸如此流,不可胜数。且将升岱岳,非迳奚为,欲诣扶桑,无舟莫适,乃精勤博访,而并有其人,历十二年,方臻理要,询谋得失,深遂夙心。时于先生郭子斋堂,受得先师张公秘本,文字昭晰,义理环周,一以参详,群疑冰释。恐散于末学,绝彼师资,因而撰注,用传不朽。兼旧藏之卷,合八十一篇,二十四卷,勒为一部。冀乎究尾明首,寻注会经,开发童蒙,宣扬至理而已。其中简脱文断、义不相接者,搜求经论所有,迁移以补其处。篇目坠缺、指事不明者,量其意趣,加字以昭其义。篇论吞并、义不相涉、阙漏名目者,区分事类,别目以冠篇首。君臣请问、礼仪乖失者,考校尊卑,增益以光其意。错简碎文、前后重叠者,详其指趣,削其繁难,以存其要。辞理秘密、难粗论述者,别撰《玄珠》以陈其道。凡所加字,皆朱书其文,使今古必分,字不杂糅。庶厥昭彰圣旨,敷畅玄言,有如列宿高悬,奎张不乱,深泉净滢,鳞介咸分,君臣无夭枉之期,夷夏有延龄之望,俾工徒勿误,学者惟明,至道流行,徽音累属。千载之后,方知大圣之慈思无穷。时大唐宝应元年岁次壬寅序。

[高保衡林亿等进书表]　臣闻安不忘危、存不忘亡者,往圣之先务。求民之瘼,恤民之隐者,上主之深仁。在昔黄帝之御极也,以理身绪余治天下,坐于明堂之上,临观八极,考建五常。以谓人之生也,负阴而抱阳,食味而被色,外有寒暑之相荡,内有喜怒之交侵,天昏札瘥,国家代有,将欲敛时五福,以敷锡厥庶民。乃与岐伯上穷天纪,下极地理,远取诸物,近取诸身,更相问难,垂法以福万世,于是雷公之伦,授业传之,而《内经》作矣。历代宝之,未有失坠。苍周之兴,秦和述六气之论,具明于《左史》。厥后越人得其一二,演而述《难经》。西汉仓公,传其旧学。东汉仲景,撰其遗论。晋皇甫谧刺而为《甲乙》。及隋杨上善纂而为《太素》。时则有全元起者,始为之训解,阙第七一通。迄唐宝应中,太仆王冰笃好之,得先师所藏之

卷,大为次注,犹是三皇遗文,灿然可观。惜乎唐令列之医学,付之执技之流,而荐绅先生罕言之,去圣已远,其术晦昧,是以文注纷错,义理混淆。殊不知三坟之余,帝王之高致,圣贤之能事,唐尧之授四时,虞舜之齐七政,神禹修六府以兴帝功,文王推六子以叙卦气,伊尹调五味以致君,箕子陈五行以佐世,其致一也。奈何以至精至微之道,传之以至下至浅之人,其不废绝,为已幸矣。顷在嘉佑中,仁宗念圣祖之遗事将坠于地,乃诏通知其学者,俾之是正。臣等承乏典校,伏念旬岁,遂乃搜寻中外,裒集众本,寖寻其义,正其讹舛,十得其三四,余不能具。窃谓未足以称明昭、副圣意,而又采汉、唐书录古医经之存于世者得数十家,叙而考正焉。贯穿错综,磅礴会通,或端本以寻支,或溯流而讨源,定其可知,次以旧目。正谬误者六千余字。增注义者二千余条。一言去取,必有稽考。舛文疑义,于是详明。以之治身,可以消患于未兆。施于有政,可以广生于无穷。恭维皇帝抚大同之运,拥无疆之休,述先志以奉成,兴微学而永正,则和气可召,灾害不生,陶一世之民,同济于寿域矣。国子博士臣高保衡,光禄卿直秘阁臣林亿等谨上。

【明嘉靖顾从德翻宋刻本】

［顾从德跋］ 家大人未供奉内药院时,见从德少喜医方术,为语曰:“世无长桑君指授,不得饮上池水,尽见人五藏,必从黄帝之脉书,五色诊候,始知顺逆阴阳,按奇络活人。不然者,虽圣儒无所从精也。今世所传《内经素问》,即黄帝之脉书,广衍于秦越人、阳庆、淳于意诸长老,其文遂似汉人语,而旨意所从来远矣。”客岁以试事北上,问事之暇,遂以宋刻善本见授曰:“广其传,非细事也,汝图之。”从德窃惟吴儒者王光庵宾,尝学《内经素问》于戴原礼,可一年所,即治病辄验。晚岁以其学授盛启东,韩叔阳。后被荐,文皇帝召对称旨,俱留御药院供御。一日入见便殿,上语次,偶及白沟之胜为识长蛇阵耳,启东以天命对。是不但慷慨敢言,抑学术之正见于天人之际亦微矣。秦太医令所谓上医医国,殆如是邪?故吴中多上医,实出原礼,为上古自来之正派,以从授是书也。家大人仰副今上仁寿天下之意甚切,亟欲广其佳本,公暇校雠,至忘寝食。予小子敢遂翻刻,以见承训之私云。嘉靖庚戌秋八月既望,武陵顾从德谨识。

【明万历潘之恒编黄海本】

［潘之恒跋］ 宋本《新校正》云:“按王氏不解所以名《素问》之义,及《素问》之名起于何代。按《隋书经籍志》始有《素问》之名。《甲乙经序》,晋皇甫谧之文,已云《素问》论病精辨。王叔和,西晋人,撰《脉经》,云出《素问》《针经》。汉张仲景撰《伤寒杂病论集》,云撰用《素问》。是则《素问》之名,著于隋《志》,上见于汉代也。自仲景以前,无文可见,莫得而知。据今世所存之书,则《素问》之名起汉世也。所以名《素问》之义,全元起有说云:‘素者,本也。问者,黄帝问岐伯也。方陈

性情之源，五行之本，故曰《素问》。’元起虽有此解，义未甚明。按《乾凿度》云：‘夫有形者生于无形，故有太易，有太初，有太始，有太素。太易者，未见气也。太初者，气之始也。太始者，形之始也。太素者，质之始也。’气、形、质具而疴瘵由是萌生，故黄帝问此太素质之始也。《素问》之名，义或由此。”山史云：此宋本《素问》刻之卷首者，在武陵校录偶遗之，今补于序后一页，以示遵旧，非有删改。但经文误处，悉从改正。注中错缪，或随意节略，即启玄复生，不目我为妄矣。万历庚申秋日订。

［李若讷跋］　新安之有黄山，犹其有潘景升也。得景升而黄山遂有黄海。世传黄帝为仙家鼻祖，其与容成领略此山者，惝怳乎靡所迹觅，而黄海一书乃不胜迹也。非景升亦不能迹。噫！山之为海，如蓬莱、方丈嵯峨大海中，其最标著者而隶于仙，则黄山以仙，《黄海》以仙乎。景升才情学韫，今无人，古且无人。又胸中眉宇不带纤毫塵坌，拟其品攸然仙流。而又生于黄山下，丹鼎火候，纯湛遒举，不须拔龙髯者。故黄可以山遇，亦可以海遇。其书自纪初至纪异，且无不纪。山灵海若，左拍右挹，殆不似人间语，抑不似人间事。景升固仙，以印仙乎！耳食者知黄为帝，而不知黄为仙。如帝逾仙，祖龙弱水，苦于无翼。即此以论，则景升《黄海》，非笔研毫楮窥其传真。余得比于海月，以备挂席之招也，幸甚。

［马之骏跋］　潘景升先生编《黄海》五纪数百卷，所收黄帝事迹文章略尽。内《素问》二十四卷，又得旧家宋本，雠校缮写，咸极工雅，将谋诸同志先成之。文字家鼻祖于黄帝，《素问》一书关切性命，其章句奇奥渊曲，人皆习而不知。今计梨囊费，卷才三四锾，不过有资者雁鹜余粮耳。使作雅事观，则莫先于博古。作俗事观，则莫亲于为身。辍一人雁鹜之余粮，而可以博古，可以为身，可以宿名，其法最饶而捷。诸君试自图之，不必为景升起见也。

［林枝桥跋］　景升先生编黄海，海轩辕遗迹，又编入《素问》。《黄海》浩而博，《素问》简而奥。孟子曰：“观于海者难为水。”余亦曰：“游于《素问》者难为言。”剞氏之役，故应先之。人苟有味乎《素问》之旨，即不然而观其文章色韵，俱非三代而下物，俗伧悭情不知从何而尽，况有心博古者？

［曹履吉跋］　不黄以山而黄以海，惟黄山为山之海，惟黄帝为黄山之海，惟《素问》为黄帝之海。亘史之言曰：“吾编黄海，性命赴焉，为书五百卷不成刻，无问《素问》矣。”新野之言曰“吾读《素问》，性命存焉，为书廿四卷不先刻，无问黄海矣。”渔山子曰：“今且有筭于此：可以不论登黄山，而有黄海犹之登黄山；可以不论箧黄海，而有《素问》犹之箧黄海；可以不论全镌《素问》，而第慨助几锾，犹之全镌《素问》。此即所谓生知之藏谋，而宝应、嘉佑诸臣功无此钜。”是语可动，请以补岐，黄悭疾一种医药。

［祝可仕跋］　《黄海》之义何昉？说者化帝而仙，汇山为海，琳琳琅琅，非不参错如绣，而隶海于黄，则余心实未了了。景升曰：“山巅一区，空阔类海，旧有海子称。”故景升取以冠黄帝全书，而《黄海》名始著寓内。探奇蹑险及风想卧游者，遂

若知有海不知有山。然则黄其人身之骨干，海其血脉。而《素问》之于《黄海》，尤其切近而精实者，不独与岐伯质证之文已。《黄海》约五纪，《素问》为纪藏，独赊，凡二十有四卷。景升往来金陵、姑、宣间，几八月，辄一一付诸杀青，且成缮本矣。举其难而易可知。景升实一片有心，非斤斤博物君子也。余幸与虑始，今聿观其成，不觉为景升志喜，谩缀数语于诸子后。

【清道光赵楫序刻本】

［赵楫序］《素问》一书，为医家之鼻祖。虽《灵枢》与之通号《内经》，然后人已疑为王冰所依托。至如秦越人之《难经》，不过发明是书之旨。皇甫谧之《甲乙经》，亦惟撮是书之精要。宜乎张仲景以下，终身钻仰，无能罄其蕴奥也。惟惜世少善本，其它勿论，即宋晁公武《读书志》，已讹作注之王冰为王砅，附会杜少陵诗而改之。刘温舒补刊《刺法论》一篇，是篇亡在王冰之前，温舒奚由而得，不问可知其伪。妄意增改，贻误来者，求一古之善本綦难。吾邑蒋子宝素，称三折肱，得力于是书最深。家藏宋椠本，为当时林亿、孙奇、高保衡、孙兆辈所校订，诚罕觏之秘笈。去岁家云生都转遘疾数月，诸医诊视无定见，宝素愈之，因请出是编摹刻以广其传，属予为之序。予幸善本之得见于世也，而乐为书之。至是书通贯三才，包括万变，久经昔人论定，兹不赘。道光己酉八月。

【清咸丰钱熙祚守山阁校刻本】

［钱熙祚跋］《素问》古注，全元起本已不可得，惟王《注》存。唐时去古未远，训诂皆有师承，义得宋林亿荟萃群书，析疑正误，方诸吾儒，其郑《注》之有贾《疏》乎！然尚有可疑者。如《平人气象论》云："乳之下，其动应衣，宗气泄也。"林亿据全本及《甲乙经》并无此十一字，以为衍文。按乳下之动应衣者，病终不治，以今验古，信而有征。林氏以为衍文，盖因上文云："其动应衣，脉宗气也"，似与此经不合。然《甲乙经》本作"其动应手"。盖动而微则应手，动而甚则应衣。微则为平，甚则为病。王氏必有所本，未可断为衍文矣。《痿论》云："有所失亡，所求不得，则发肺鸣，鸣则肺热叶焦，故曰：'五藏因肺热叶焦，发为痿躄'，此之谓也。"《甲乙经》无"故曰"以下九字。按上下文皆五藏平列，未尝归重于肺，此处但言肺痿之由，不当有此九字。如谓五藏之痿皆因肺热而成，则治痿者当取手太阴，下文又何以云独取阳明邪？《奇病论》云："胁下满，气逆，二三岁不已，名曰息积。"《甲乙经》作"息贲"，以此隶《难经》息贲条后，则"积"字为传写之误无疑。《难经》言，"息贲在右胁下，覆大如杯，久不愈，病气逆喘咳"，与经文正相合也，《天元纪大论》云："天有阴阳，地亦有阴阳。木、火、土、金、水、火，地之阴阳也。生、长、化、收、藏。故阳中有阴，阴中有阳。"按木火以下十六字，必因上文衍误，上下文势紧相接承，不当以此十六字横亘于中，观王注亦无释，是误在王氏后矣。《素问》该括理数，词奥旨深，

不特为言医之祖,注亦精简,得经意为多。俗医苦其难读,竞趣捷径。儒者津逮偶及,亦未深究全书。自明以来,刻本瞀乱。几不可解。因与同里顾君尚之悉心校核,将与《灵枢》同授之梓,或有益于学者,未可知也。道光十年岁次庚寅季冬之月。

【日本安政占恒室覆刻顾本】

［丹波元坚序］　圣经不宜有讹误,是以汉、唐有石经之设,所以示学者为楷范焉。在吾医经一字之差,动关生命,则最不宜有讹误。倘使转辗舛错,失真弥甚、则其诬往哲,陷来学,贻害黎庶者果为何如也?医官久志本子宝,笃行好学君子也,平生感奕世宠禄之渥,常施良药以拯穷民。又嘅医经绝少善本,以为《素问》之于吾道,犹典谟训诰焉,幸有明代覆刻宋椠在,殆系林亿等校正之真。而其本凡数通,时或有转讹,今宜择原刊最佳者翻雕,以便学者,庶足以报渥恩之涓埃。遂命精工,附之樱版,功既竣,属元坚以序。盖医道之陵夷也尚矣!宽政初,官始建庠校,教导子弟。自时厥后,人才斋兴,骎骎乎无愧于古。但医经往往行俗刻,罕有佳本,学者歉焉。今子宝乃有此盛举,其所以示学者为楷范,将与汉、唐石经比轨,况于医经之关生命而为济众之鸿益,则子宝今日之功,其岂在郑覃、周墀辈下也耶!于是乎书。安政二年岁在旃蒙单阏涂月甲辰。

［度会常珍跋］　《素问》次注二十四卷,明代翻雕宋本存于世者不一。医庠藏有明初所锲者,文字端正可喜。涩江道纯所弃顾从德本,令覆刻之,而吴勉学则从顾本重镌者也。余尝病坊间俗刻讹舛相仍,殆致不可读,因令请道纯本更校以医庠本,纤毫无差,乃命工锓梓以广其传,庶乎不失宋本之旧,而嘉佑之真厘然可以观矣。而校雠之任,道纯及森立夫俱有力焉。道纯名全善,弘前医员;立夫名立之,福山医员;并为医庠讲授云。安政丙辰季春度会常珍志。

第二节　灵　　枢

［史崧序］　昔黄帝作《内经》十八卷,《灵枢》九卷、《素问》九卷、乃其数焉。世所奉行,惟《素问》耳。越人得其一二而述《难经》,皇甫谧次而为《甲乙》,诸家之说悉自此始。其间或有得失,未可为后世法。则谓如《南阳活人书》称:"咳逆者,哕也。"谨按《灵枢经》曰:"新谷气入于胃,与故寒气相争,故曰哕。"举而并之,则理可断矣。又如《难经》第六十五篇,是越人标指《灵枢》本输之大略,世或以为流注。谨按《灵枢经》曰:"所言节者,神气之所游行出入也,非皮肉筋骨也。"又曰:"神气者,正气也。"神气之所游行出入者,流注也;井、荥、输、经、合者,本输也;举而并之,则知相去不啻天壤之异。但恨《灵枢》不传久矣,世莫能究。夫为医者在读医书

耳，读而不能为医者有矣，未有不读而能为医者也。不读医书，又非世业，杀人尤毒于梃刃。是故古人有言曰："为人子而不读书，由为不孝也。"仆本庸昧，自髫迄壮，潜心斯道，颇涉其理。辄不自揣，参对诸书，再行校正家藏旧本《灵枢》九卷，共八十一篇，增修《音释》，附于卷末，勒为二十四卷。庶使好生之人，开卷易明，了无差别。除已具状经所属申明外，准使府指挥依条申转运司选官详定，具书送秘书省国子监。今崧专访请名医，更乞参详，免误将来，利益无穷，功实有自。时宋绍兴乙亥仲夏望日，锦官史崧题。

[钱熙祚跋] 《汉志》："《黄帝内经》十八卷。"王冰云："《素问》，即其经之九卷也，兼《灵枢》九卷，乃其数焉。"张仲景《伤寒论序》以《九卷》与《素问》并言。王叔和《脉经》、皇甫谧《甲乙经》凡引《灵枢》者皆直称为九卷，下至唐王焘《外台秘要》亦然。故有谓《灵枢》之名自王冰始者，然《甲乙经》引少阴终候一条，已称《灵枢》，则其名不始于王冰也。《素问·三部九候论注》引《灵枢经》云："经脉为里。支而横者为络。络之别者为孙络。"《调经论注》引《针经》文同。林亿云："王氏之意，指《灵枢》为《针经》，《注》中引《针经》者多《灵枢》之文，但以《灵枢》今不全，故未得尽知也。"据此，则林氏所见《灵枢》已非完本。细绎王《注》引《灵枢经》又引《针经》，其为二书无疑，"经脉为里"三句，或二经并有之而王《注》亦两引之，未必指《灵枢》为《针经》也。《馆阁书目》云："《黄帝针经》九卷，八十一篇，与《灵枢经》同。《针经》以《九针十二原》为首，《灵枢》以《精气》为首，间有详略。"林亿《校甲乙经序》云："《黄帝内经》十八卷，《针经》三卷，最出远古。"二说皆别《针经》于《灵枢》之外，而卷数又不同。今《灵枢》以《九针十二原》为首，无所谓《精气篇》者，又与《馆阁书目》不合。古书传写已久，愈远而愈失其真，类若斯矣。林亿校《素问》，凡经注与《灵枢》同者，多引《甲乙经》之文。于《脉要精微论》云："'阴盛则梦涉大水恐惧'至此，乃《灵枢》之文误置于斯，仍少心脾肾气盛所梦，今具《甲乙经》中。"于《八正神明论》云："'周天二十八宿'至'日行二十八宿也'，本《灵枢》文，今具《甲乙经》中。"于《至真要大论》云："'论言'至'曰乎'，本《灵枢经》之文，今出《甲乙经》。"三处皆明言《灵枢》，而仍引《甲乙经》为证，非以其所见之《灵枢》脱误甚多而不可读耶？至绍兴中史崧进《灵枢经》二十四卷，自称家藏旧本，盖史氏得不全之书，而厘析增益，复为八十一篇，又非林氏所见之本矣。《素问·三部九候论》注引《灵枢经·持针纵舍论》云："少阴无输，心不病乎？曰：其外经病而藏不病，故独取其经于掌后锐骨之端。"今此文见《邪客篇》中，不名《持针纵舍》，其证一也。《素问运气入式论奥》引《灵枢经》云："太乙者，水尊号，先天地之母，后万物之源。"今《灵枢》无此文，其证二也。虞氏《难经注》引《灵枢病总》曰："凡五泄者，春伤于风，寒邪留连，乃为洞泄。"今《灵枢》无《病总篇》，惟《论疾诊尺》云："春伤于风，夏生飧泄肠澼"。其证三也。反覆寻究，今本之非古书无疑。惟是今本之文，多出于《甲乙经》，而《甲乙经》本取《素问》《针经》《明堂》三部之书分类编次，则与凿空伪

撰者迥不相同，且今《甲乙经》亦多脱误，如《针道篇》“知其所苦”上脱去三百余字，而《灵枢·官能篇》具有之，余亦互有得失，用以校勘，裨益宏多。《提要》谓“其书虽伪，而其言则缀合古经，具有原本”，可谓持平之论，或竟以为王冰所伪撰，则考之未审也。今最旧惟史崧本，已多脱文讹字。马元台、张介宾辈虽尊信是书，好以意改窜，又不晓古人转注假借之法，望文生义，句读之未能通而强言训诂，议论愈多，经旨愈晦，余甚为斯道忧之。癸巳冬，与尚之商榷疑义，取《甲乙经》与是书互相考校，参以诸书所引，择善而从，仍一一注明于本句之下，以存其旧。其诸家误读误改之处，概置勿论，非特不胜辨，抑亦不足辨耳。史氏《音释》甚为疏略，间有一二足以正今本之误者，仍附卷末以备考。顾君博极群书，兼通医理，其所更正，助我为多焉。甲午首夏钱熙祚锡之甫识。

［钱培杰钱培荪跋］《素问》《灵枢》二书，先君子盖尝校正，拟刊入《守山阁丛书》，既写定矣，以卷帙稍繁，兼未得见宋刊本为歉。壬寅冬，借元妙观《道藏》本校阅，间有异同，绝无胜处，遂置之。间岁以来，不肖兄弟承遗命补刊《指海》既竣，次及是稿，泣念先君子数载苦心，当大有裨益于世，不忍听其湮没，因商之张君啸山覆校付梓，一以竟光君子未竟之绪，一以使业是书者不为俗本所误，其不入《守山阁丛书》者，以丛书编定已久，且卷帙多，以单行为便也。咸丰三年八月乙亥哉生明不肖男培杰培荪附识。

第四章　篇　　目

第一节　素　　问

《黄帝内经素问》共计八十一篇，其中有两篇在唐朝王冰的时候，就已亡佚，实存七十九篇。《素问遗篇》是王冰以后林亿以前的人伪造的，不计算在内。这一书现存的版本共有三种分卷不同的系统。又南朝齐、梁间人全元起有《素问》注本，计九卷，已早亡佚，但高保衡、林亿等《新校正》在每篇篇题下，曾经注明它的分卷次第。现将这些不同系统版本的篇目分卷列表于下：

<table>
<tr><th>篇目</th><th>【九卷本】全元起注本</th><th>【二十四卷本】金刻本 元读书堂刻本 明顾从德覆宋本 清钱熙祚守山阁刻本</th><th>【十二卷本】元胡氏古林书堂刻本</th><th>【五十卷本】明正统道藏本</th></tr>
<tr><td>上古天真论第一</td><td>在卷九</td><td rowspan="4">卷一</td><td rowspan="7">卷一</td><td>卷一</td></tr>
<tr><td>四气调神大论第二</td><td>在卷九</td><td>卷二</td></tr>
<tr><td>生气通天论第三</td><td>在卷四</td><td>卷三</td></tr>
<tr><td>金匮真言论第四</td><td>在卷四</td><td>卷四</td></tr>
<tr><td>阴阳应象大论第五</td><td>在卷九</td><td rowspan="3">卷二</td><td>卷五</td></tr>
<tr><td>阴阳离合论第六</td><td>在卷三</td><td>卷六</td></tr>
<tr><td>阴阳别论第七</td><td>在卷四</td><td>卷七</td></tr>
<tr><td>灵兰秘典论第八</td><td>在卷三,名《十二藏相使》</td><td rowspan="4">卷三</td><td rowspan="9">卷二</td><td>卷八</td></tr>
<tr><td>六节藏象论第九</td><td>在卷三</td><td>卷九</td></tr>
<tr><td>五藏生成篇第十</td><td>在卷九</td><td>卷十</td></tr>
<tr><td>五藏别论第十一</td><td>在卷五</td><td rowspan="3">卷十一</td></tr>
<tr><td>异法方宜论第十二</td><td>在卷九</td><td rowspan="5">卷四</td></tr>
<tr><td>移精变气论第十三</td><td>在卷二</td></tr>
<tr><td>汤液醪醴论第十四</td><td>在卷五</td><td rowspan="3">卷十二</td></tr>
<tr><td>玉版论要篇第十五</td><td>在卷二</td></tr>
<tr><td>诊要经终论第十六</td><td>在卷二</td></tr>
<tr><td>脉要精微论第十七</td><td>在卷六</td><td rowspan="2">卷五</td><td rowspan="2">卷三</td><td>卷十三</td></tr>
<tr><td>平人气象论第十八</td><td>在卷一</td><td>卷十四</td></tr>
<tr><td>玉机真藏论第十九</td><td>在卷六。自“黄帝曰”至“帝曰善”,全元起本在第四卷太阴阳明表里篇中</td><td>卷六</td><td>卷三</td><td>卷十五</td></tr>
<tr><td>三部九候论第二十</td><td>在卷一,名决死生</td><td rowspan="5">卷七</td><td rowspan="5">卷四</td><td>卷十六</td></tr>
<tr><td>经脉别论第二十一</td><td>在卷四</td><td rowspan="2">卷十七</td></tr>
<tr><td>藏气法时论第二十二</td><td>在卷一,又于卷六《脉要篇》末重出。自“肝色青”以下至篇末,全元起本在第六卷</td></tr>
<tr><td>宣明五气篇第二十三</td><td>在卷一</td><td rowspan="2">卷十八</td></tr>
<tr><td>血气形志篇第二十四</td><td>全元起本此篇并在前篇,王氏分出为别篇</td></tr>
</table>

续表

篇　目	【九卷本】全元起注本	【二十四卷本】金刻本　元读书堂刻本　明顾从德覆宋本　清钱熙祚守山阁刻本	【十二卷本】元胡氏古林书堂刻本	【五十卷本】明正统道藏本
宝命全形论第二十五	在卷六，名刺禁	卷八	卷四	卷十八
八正神明论第二十六	在卷二			卷十九
离合真邪论第二十七	在卷一，名《经合》。卷二重出，名《真邪论》			
通评虚实论第二十八	在卷四			卷二十
太阴阳明论第二十九	在卷四			
阳明脉解第三十	在卷三			
热论第三十一	在卷五。自“凡病伤寒”以下至篇末，全元起本在《奇病论》中	卷九	卷五	卷二十一
刺热篇第三十二	在卷五			
评热病论第三十三	在卷五			卷二十二
逆调论第三十四	在卷四			
疟论第三十五	在卷五	卷十		
刺疟篇第三十六	在卷六。自“疟脉满大”以下至“过之则失时也”，全元起本在第四卷中			卷二十三
气厥论第三十七	在卷九，与《厥论》后段相并			
咳论第三十八	在卷九			
举痛论第三十九	在卷三，名五藏举痛	卷十一	卷六	卷二十四
腹中论第四十	在卷五			
刺腰痛论第四十一	在卷六			卷二十五
风论第四十二	在卷九	卷十二		
痹论第四十三	在卷八。自“凡痹之客五藏者”至“痹聚在脾”，全元起本在《阴阳别论》中			卷二十六
痿论第四十四	在卷四			
厥论第四十五	在卷五。自“太阴厥逆”至篇末，全元起本在第九卷			卷二十七

续表

<table>
<tr><th>篇　目</th><th>【九卷本】全元起注本</th><th>【二十四卷本】金刻本　元读书堂刻本　明顾从德覆宋本　清钱熙祚守山阁刻本</th><th>【十二卷本】元胡氏古林书堂刻本</th><th>【五十卷本】明正统道藏本</th></tr>
<tr><td>病能论第四十六</td><td>在卷五</td><td rowspan="4">卷十三</td><td rowspan="10">卷七</td><td rowspan="2">卷二十八</td></tr>
<tr><td>奇病论第四十七</td><td>在卷五</td></tr>
<tr><td>大奇论第四十八</td><td>在卷九。自“三阳急为瘕”至“二阳急为惊”，全元起本在《厥论》</td><td rowspan="3">卷二十九</td></tr>
<tr><td>脉解第四十九</td><td>在卷九</td></tr>
<tr><td>刺要论第五十</td><td>在卷六，《刺齐篇》中</td><td rowspan="6">卷十四</td></tr>
<tr><td>刺齐论第五十一</td><td>在卷六</td><td rowspan="2">卷三十</td></tr>
<tr><td>刺禁论第五十二</td><td>在卷六</td></tr>
<tr><td>刺志论第五十三</td><td>在卷六</td><td rowspan="3">卷三十一</td></tr>
<tr><td>针解第五十四</td><td>在卷六</td></tr>
<tr><td>长刺节论第五十五</td><td>在卷三</td></tr>
<tr><td>皮部论第五十六</td><td>在卷二</td><td rowspan="4">卷十五</td><td rowspan="6">卷八</td><td rowspan="3">卷三十二</td></tr>
<tr><td>经络论第五十七</td><td>在《皮部论》末</td></tr>
<tr><td>气穴论第五十八</td><td>在卷二</td></tr>
<tr><td>气府论第五十九</td><td>在卷二</td><td>卷三十三</td></tr>
<tr><td>骨空论第六十</td><td>在卷二。自“灸寒热之法”以下，在卷六《刺齐篇》末</td><td rowspan="2">卷十六</td><td>卷三十四</td></tr>
<tr><td>水热穴论第六十一</td><td>在卷八</td><td>卷三十五</td></tr>
<tr><td>调经论第六十二</td><td>在卷一</td><td>卷十七</td><td rowspan="4">卷九</td><td>卷三十六</td></tr>
<tr><td>缪刺论第六十三</td><td>在卷二</td><td rowspan="3">卷十八</td><td rowspan="3">卷三十七</td></tr>
<tr><td>四时刺逆从论第六十四</td><td>自“厥阴有余”至“筋急目痛”，在卷六。自“春气在经脉”至篇末，在卷一</td></tr>
<tr><td>标本病传论第六十五</td><td>在卷二，《皮部论》篇前</td></tr>
<tr><td>天元纪大论第六十六</td><td>没有《新校正》</td><td rowspan="3">卷十九</td><td rowspan="3">卷十</td><td>卷三十八</td></tr>
<tr><td>五运行大论第六十七</td><td>没有《新校正》</td><td>卷三十九</td></tr>
<tr><td>六微旨大论第六十八</td><td>没有《新校正》</td><td>卷四十</td></tr>
</table>

续表

<table>
<tr><th>篇　　目</th><th>【九卷本】全元起注本</th><th>【二十四卷本】金刻本元读书堂刻本　明顾从德覆宋本　清钱熙祚守山阁刻本</th><th>【十二卷本】元胡氏古林书堂刻本</th><th>【五十卷本】明正统道藏本</th></tr>
<tr><td>气交变大论第六十九</td><td>《新校正》没有提及全本</td><td rowspan="2">卷二十</td><td rowspan="2">卷十</td><td>卷四十一</td></tr>
<tr><td>五常政大论第七十</td><td>《新校正》没有提及全本</td><td>卷四十二
卷四十三</td></tr>
<tr><td>六元正纪大论第七十一</td><td>没有《新校正》</td><td rowspan="3">卷二十一</td><td>卷十一</td><td>卷四十四
卷四十五
卷四十六</td></tr>
<tr><td>刺法论第七十二(亡)</td><td>没有《新校正》</td><td rowspan="2">卷十二(亡)</td><td rowspan="2">卷四十七(亡)</td></tr>
<tr><td>本病论第七十三(亡)</td><td>《新校正》没有提及全本</td></tr>
<tr><td>至真要大论第七十四</td><td>没有《新校正》</td><td>卷二十二</td><td rowspan="7">卷十二</td><td>卷四十七
卷四十八</td></tr>
<tr><td>著至教论第七十五</td><td>在《四时病类论》篇末。自“雷公曰阳言不别阴言不理”至篇末，全元起本别为一篇；名《方盛衰》</td><td rowspan="4">卷二十三</td><td rowspan="3">卷四十九</td></tr>
<tr><td>示从容论第七十六</td><td>在卷八。名《从容别白黑》</td></tr>
<tr><td>疏五过论第七十七</td><td>在卷八。名《论过失》</td></tr>
<tr><td>徵四失论第七十八</td><td>在卷八。名《方论得失明著》</td><td rowspan="4">卷五十</td></tr>
<tr><td>阴阳类论第七十九</td><td>在卷八。自“雷公曰请问短期”至篇末，全元起本别为一篇，名《四时病类》</td><td rowspan="3">卷二十四</td></tr>
<tr><td>方盛衰论第八十</td><td>在卷八</td></tr>
<tr><td>解精微论第八十一</td><td>在卷八，名《方论解》</td><td></td></tr>
</table>

第二节　灵　　枢

《灵枢》共计八十一篇，这一书现存的版本共有四种分卷不同的系统。现将这些不同系统版本的篇目分卷列表于下：

<table>
<tr><th>篇　目</th><th>【二十四卷本】
明万历周曰校刻本·
清钱熙祚守山阁刻本</th><th>【十二卷本】
元胡氏古林书堂刻本·
明赵府居敬堂刻本</th><th>【二十三卷本】
明正统道藏本</th><th>【二卷本】
明詹林所刻本</th></tr>
<tr><td>九针十二原第一</td><td rowspan="2">卷一</td><td rowspan="4">卷一</td><td>卷一</td><td rowspan="29">卷十四</td></tr>
<tr><td>本输第二</td><td rowspan="3">卷二</td></tr>
<tr><td>小针解第三</td><td rowspan="2">卷二</td></tr>
<tr><td>邪气藏府病形第四</td></tr>
<tr><td>根结第五</td><td rowspan="3">卷三</td><td rowspan="5">卷二</td><td rowspan="3">卷三</td></tr>
<tr><td>寿夭刚柔第六</td></tr>
<tr><td>官针第七</td></tr>
<tr><td>本神第八</td><td rowspan="2">卷四</td><td rowspan="2">卷四</td></tr>
<tr><td>终始第九</td></tr>
<tr><td>经脉第十</td><td>卷五</td><td rowspan="3">卷三</td><td>卷五</td></tr>
<tr><td>经别第十一</td><td rowspan="2">卷六</td><td rowspan="2">卷六</td></tr>
<tr><td>经水第十二</td></tr>
<tr><td>经筋第十三</td><td rowspan="2">卷七</td><td rowspan="7">卷四</td><td>卷七</td></tr>
<tr><td>骨度第十四</td><td rowspan="6">卷八</td></tr>
<tr><td>五十营第十五</td><td rowspan="5">卷八</td></tr>
<tr><td>营气第十六</td></tr>
<tr><td>脉度第十七</td></tr>
<tr><td>营卫生会第十八</td></tr>
<tr><td>四时气第十九</td></tr>
<tr><td>五邪第二十</td><td rowspan="4">卷九</td><td rowspan="9">卷五</td><td rowspan="5">卷九</td></tr>
<tr><td>寒热病第二十一</td></tr>
<tr><td>癫狂病第二十二</td></tr>
<tr><td>热病第二十三</td></tr>
<tr><td>厥病第二十四</td><td rowspan="5">卷十</td></tr>
<tr><td>病本第二十五</td><td rowspan="4">卷十</td></tr>
<tr><td>杂病第二十六</td></tr>
<tr><td>周痹第二十七</td></tr>
<tr><td>口问第二十八</td></tr>
<tr><td>师传第二十九</td><td>卷十一</td><td>卷六</td><td>卷十一</td></tr>
</table>

续表

<table>
<tr><th>篇　目</th><th>【二十四卷本】
明万历周曰校刻本·
清钱熙祚守山阁刻本</th><th>【十二卷本】
元胡氏古林书堂刻本·
明赵府居敬堂刻本</th><th>【二十三卷本】
明正统道藏本</th><th>【二卷本】
明詹林所刻本</th></tr>
<tr><td>决气第三十</td><td rowspan="5">卷十一</td><td rowspan="10">卷六</td><td rowspan="5">卷十一</td><td rowspan="10">卷十四</td></tr>
<tr><td>肠胃第三十一</td></tr>
<tr><td>平人绝谷第三十二</td></tr>
<tr><td>海论第三十三</td></tr>
<tr><td>五乱第三十四</td></tr>
<tr><td>胀论第三十五</td><td rowspan="5">卷十二</td><td rowspan="5">卷十二</td></tr>
<tr><td>五癃津液别第三十六（守山阁本校改为津液五别）</td></tr>
<tr><td>五阅五使第三十七</td></tr>
<tr><td>逆顺肥瘦第三十八</td></tr>
<tr><td>血络论第三十九</td></tr>
<tr><td>阴阳清浊第四十</td><td rowspan="5">卷十三</td><td rowspan="7">卷七</td><td rowspan="5">卷十三</td><td rowspan="15">卷十五</td></tr>
<tr><td>阴阳系日月第四十一</td></tr>
<tr><td>病传第四十二</td></tr>
<tr><td>淫邪发梦第四十三</td></tr>
<tr><td>顺气一日分为四时第四十四</td></tr>
<tr><td>外揣第四十五</td><td rowspan="2">卷十四</td><td rowspan="2">卷十四</td></tr>
<tr><td>五变第四十六</td></tr>
<tr><td>本藏第四十七</td><td rowspan="4">卷十五</td><td rowspan="9">卷八</td><td rowspan="5">卷十五</td></tr>
<tr><td>禁服第四十八</td></tr>
<tr><td>五色第四十九</td></tr>
<tr><td>论勇第五十</td></tr>
<tr><td>背腧第五十一</td><td rowspan="5">卷十六</td></tr>
<tr><td>卫气第五十二</td><td rowspan="4">卷十六</td></tr>
<tr><td>论痛第五十三</td></tr>
<tr><td>天年第五十四</td></tr>
<tr><td>逆顺第五十五</td><td rowspan="2"></td></tr>
<tr><td>五味第五十六</td><td></td><td></td><td></td></tr>
</table>

续表

<table>
<tr><th>篇　目</th><th>【二十四卷本】
明万历周曰校刻本·
清钱熙祚守山阁刻本</th><th>【十二卷本】
元胡氏古林书堂刻本·
明赵府居敬堂刻本</th><th>【二十三卷本】
明正统道藏本</th><th>【二卷本】
明詹林所刻本</th></tr>
<tr><td>水胀第五十七</td><td rowspan="5">卷十七</td><td rowspan="8">卷九</td><td rowspan="2">卷十六</td><td rowspan="25">卷十五</td></tr>
<tr><td>贼风第五十八</td></tr>
<tr><td>卫气失常第五十九</td><td rowspan="4">卷十七</td></tr>
<tr><td>玉版第六十</td></tr>
<tr><td>五禁第六十一</td></tr>
<tr><td>动输第六十二</td><td rowspan="3">卷十八</td></tr>
<tr><td>五味论第六十三</td><td rowspan="2">卷十八</td></tr>
<tr><td>阴阳二十五人第六十四</td></tr>
<tr><td>五音五味第六十五</td><td rowspan="5">卷十九</td><td rowspan="8">卷十</td><td rowspan="5">卷十九</td></tr>
<tr><td>百病始生第六十六</td></tr>
<tr><td>行针第六十七</td></tr>
<tr><td>上膈第六十八</td></tr>
<tr><td>忧恚无言第六十九</td></tr>
<tr><td>寒热第七十</td><td rowspan="3">卷二十</td><td rowspan="3">卷二十</td></tr>
<tr><td>邪客第七十一</td></tr>
<tr><td>通天第七十二</td></tr>
<tr><td>官能第七十三</td><td rowspan="3">卷二十一</td><td rowspan="5">卷十一</td><td rowspan="3">卷二十一</td></tr>
<tr><td>论疾诊尺第七十四</td></tr>
<tr><td>刺节真邪第七十五</td></tr>
<tr><td>卫气行第七十六</td><td rowspan="2">卷二十二</td><td rowspan="3">卷二十二</td></tr>
<tr><td>九宫八风第七十七</td></tr>
<tr><td>九针论第七十八</td><td rowspan="2">卷二十三</td><td rowspan="4">卷十二</td></tr>
<tr><td>岁露论第七十九</td><td rowspan="3">卷二十三</td></tr>
<tr><td>大惑论第八十</td><td rowspan="2">卷二十四</td></tr>
<tr><td>痈疽第八十一</td></tr>
</table>

第三节 素问遗篇

《素问遗篇》一卷,明正统《道藏》本分为五卷,现将它们的篇目分卷列表于下：

篇目	【一卷本】 素问遗篇	【五卷本】 道藏本
刺法论	自“黄帝问曰升降不前气交有变”至“神守天息复入本元命曰归宗”	卷一 刺法论上 自“黄帝问曰升降不前气交有变”至“资取之法令密语”
		卷二 刺法论中 自“黄帝问曰升降之刺”至“故只˙五行而统之”
		卷三 刺法论下 自“黄帝问曰余闻五疫之至”至“神守天息复入本元命曰˙宗”
本病论	自“黄帝问曰天元九窒余已知之”至“得神者昌失神者亡”	卷四 自“黄帝问曰天元九窒余已知之”至“又或遇土运太过先天而至”
		卷五 自“土运承之降而不入”至“得神者昌失神者亡”

第五章 考证

第一节 素问

【通论】

[皇甫谧帝王世纪]太平御览卷七二一引 岐伯,黄帝臣也。帝使岐伯尝味草木,典

主医病，经方、《本草》《素问》之书咸出焉。

［褚澄褚氏遗书］辨书　“素问之书，成于黄、岐。运气之宗，起于《素问》。时古圣哲妄耶？”曰：“尼父删经，《三坟》犹废。扁鹊、卢医，晚出遂多。尚有黄、岐之经籍乎，后书之托名于圣哲也。”曰：“然则诸书不足信耶？”“由汉而上，有说无方。由汉而下，有方无说。说不乖理，方不违义，虽出后学，亦是良医。”

［晁公武郡斋读书志］卷三下·医家类　《黄帝素问》二十四卷，右唐王砅注。叙谓：“汉《艺文志》有《黄帝内经》十八卷，《素问》即其经之九卷，兼《灵枢》九卷，乃其数焉。”先是第七亡佚，砅时始获，乃铨次注释，凡八十一篇，二十四卷。今又亡《刺法》《本论》二篇。砅自号启玄子。

［陈振孙直斋书录解题］卷十三·医书类　《黄帝内经素问》二十四卷。黄帝与岐伯问答。《三坟》之书，无传尚矣。此固出于后世依托，要是医书之祖也。唐太仆令王冰注，自号启玄子。按《汉志》但有《黄帝内外经》，至《隋志》乃有《素问》之名，又有全元起《素问注》八卷。嘉佑中，光禄卿林亿、国子博士高保衡承诏校定补注，亦颇采元起之说附见其中。其为篇八十有一。王冰者、宝应中人也。

［刘纯医经小学］卷首·医之可法为问　或曰：“医书何先？”曰：“必须先读《内经》《本草》《脉经》。非《内经》无以识病。”又问曰：“读《素问》有不晓者，奈何？”曰：“乃上古之书，中间多有缺文舛讹。且通其所通，缺其所可疑。又王冰释于强解及失经意者亦有之，须自要着力，熟读玩味。”

［马莳黄帝内经素问注证发微］序　《素问》者，黄帝与岐伯、鬼臾区、伯高、少师、少俞、雷公六臣平素问答之书。即《本纪》所谓咨于岐伯而作《内经》者是也。此书出于岐伯者多，故《本纪》不及诸臣耳。（咨者，问也。《本纪》云：“帝以人之生也，负阴而抱阳，食味而被色，寒暑荡之于外，喜怒攻之于内，夭昏凶札，君民代有，乃上穷下际，察五气，立五运，洞性命，纪阴阳，咨于岐伯而作《内经》。”全元起谓素者本也；《乾凿度》以素为太素，以素问为问太素；义俱未安。）然此《素问》八十一篇，而复有《灵枢》八十一篇。大抵《素问》所引经曰，俱出《灵枢》，则《灵枢》为先，而《素问》为后也。（后世重《素问》而忽《灵枢》，求《素问》而失精要，以致学无本源，医多庸下。）书中只以天师夫子尊岐伯、鬼臾区，而其余诸臣未闻其以是称。（见《上古天真论》及《五运行大论》等篇。按《五运行大论》，“岐伯曰，虽鬼臾区其上候而已，犹不能遍明”；《灵枢阴阳二十五人篇》，岐伯曰，“虽伯高犹不能明之”；则诸臣似未有能及岐伯者。）至雷公则自名曰小子、细子，黄帝亦有训之之语，意者所造未及诸臣，而年亦最少欤？（如《著至教论》以下七篇，皆有训之之语。其《疏五过论》，雷公亦自言臣幼小蒙愚。）且其曰公、曰伯、曰师，似皆以爵称之。即如《宝命全形论》，有曰天子，（《本纪》亦云：“推轩辕代神农为天子。”）曰君王；《移精变气论》《五常政大论》《灵枢·官能篇》，皆称曰圣王；《著至教论》《疏五过论》，有封君侯王；《灵枢·根结篇》，有王公大人等称；则其为爵无疑也。至于鬼臾区、少

俞、伯高，皆诸臣名耳。后世程子谓出于韩诸公子之手，或谓先秦儒者所作，是皆泥于爵号文字，而未绎全书，故臆说有如此者。乃今详考《六节藏象论》《天元纪大论》《五运行大论》《六微旨大论》《气交变大论》《五常政大论》《六元正纪大论》《至真要大论》等篇，则论天道历法万象，人身经络脉体，人事治法，辞古理微，非子书中有能偶及雷同者，真唯天神至圣始能作也。愚意上天以仁爱斯民为心，而伐命惟病，治病惟书，然玄默无言，故挺生神圣以代之言，而蚤出此书以救万古民命耳。况六书制自伏羲、（《外纪》云："天下义理必逮文字，天下文字必逮六书。"）医药始于神农，（《本纪》云："民有疾病，未知药石，炎帝始味草木之滋，察其温寒平热之性，辨其君臣佐使之义，一日而遇七十毒，神而化之，遂作方书以疗民疾，而医道立矣。"）自伏羲以至黄帝，千有余年，其文字制作明甚。《外纪》《本纪》俱载黄帝纪官举相，明历作乐，制为衮冕、舟车，书野分州，经土设井，播百谷，制城郭，凡爵号文字，时已咸备。（按《白虎通》曰："黄帝始作制度，得其中和，万世常存。"后世胡双湖称："黄帝之世实为文明之渐。"）历金天、高阳、高辛诸氏，又经三百四十余年，始迄陶唐。则诸凡制作，人知唐、虞为盛，而不知肇自羲皇，其所由来者渐也，何独《内经》之作？史书、《灵》《素》，均诬乎哉？

［冯舒诗纪匡谬］卷首·凡例一 《素问》一书，通篇有韵。

［汪琬尧峰文钞］卷三十九·跋素问 经言五运六气详矣，抑予闻元人葛恒斋，即可久诸父行也，尝立说以为医当视时之盛衰为损益。刘守真、张子和辈值金人强盛，民悍气刚，故多用宣泄之法。及其衰也，兵革之余，饥馑相仍，民劳志困，故张洁古、李明之辈，多加补益。至宋之季年，医者大抵务守护元气而已。此说实发《内经》所未备。予则以为微独衰世之人宜用补益也，方其盛时，至于承平稍久，率皆豢养于声色酒食之中，平居则精神气力先已衰耗，一旦有疾，而用宣泄寒凉之剂，必不能堪也审矣。葛之同时，惟丹溪朱先生亦得此意。后之凡为医者，不可不知也。虽然，岂惟医哉？

［姚际恒古今伪书考］黄帝素问 《汉志》有《黄帝内经》十八卷，《隋志》始有《黄帝素问》九卷，唐王冰为之注。冰以《汉志》有《内经》十八卷，以《素问》九卷，《灵枢经》九卷，当《内经》十八卷，实附会也。故后人于《素问》系以《内经》者非是。或后人得《内经》而衍其说为《素问》，亦未可知。《素问》之名，人难卒晓，予按《汉志》阴阳家有《黄帝太素》，此必取此"素"字，又以与岐伯"问"，故曰"素问"也。其书后世宗之，以为医家之祖。然其言实多穿凿，至以为黄帝与岐伯对问，益属荒诞。无论《隋志》之《素问》，即《汉志》所载《黄帝内外经》并依托也。他如神农、轩辕、风后、力牧之属尽然，岂真有其书乎？或谓此书有"失侯失王"之语，秦灭六国，汉诸侯王国除，始有失侯王者。予按：其中言"黔首"，又藏气发时，曰夜半、曰平旦、曰日出、曰日中、曰日昳、曰下晡，不言十二支（古不以地支名时），当是秦人作；又有言"岁甲子"（古不以甲子纪年），言"寅时"，则又汉后人所作。故其中所言有古

近之分，未可一概论也。

［顾实重考古今伪书考］黄帝素问　《汉志》载《黄帝内经》十八卷，王冰《序》谓“《素问》即其经之九卷，兼《灵枢》九卷，乃其数焉”。故《隋志》只有《素问》九卷，《针经》九卷，而无《内经》之称。《针经》，即《灵枢经》也。故《内经》者其总名，而《素问》《灵枢》皆其别目也。张仲景撰《伤寒杂病论集》云：“撰用素问。”皇甫谧《甲乙经》序云：“《素问》论病精辨。”王叔和撰《脉经》云：“出《素问》《针经》。”是《素问》之名，上起汉、晋，不始于《隋志》也。疑素亦如素王、素封之素，素者空也，凭空设问，非其事实，与《孝经》之设为问答而成书，同一著述之体也。然《灵枢》乃经也，而《素问》为之传，特以问答体成书也。

［黄云眉古今伪书考补证］黄帝素问　《素问》之名，始见于张机《伤寒论》，继见于皇甫谧《甲乙经》，而其书或且出于六朝后。《上古天真论》云，“美其食，任其服，乐其俗”，与《老子》“甘其食，美其服，安其居，乐其俗”同。《四气调神论》云，“渴而穿井，战而铸兵”，与《晏子春秋》“临难而遂铸兵，噎而遂掘井”同。《阴阳应象大论》云，“因其轻而扬之，因其重而减之，因其衰而彰之”，与《吕氏春秋》“精气之来也，因轻而扬之，因走而行之，因美而良之”同。《阴阳别论》云，“一阴一阳结谓之喉痹”，与《春秋繁露》“阴阳之动，使人足病喉痹”同。《六节藏象论》云，“立端于始，表正于中，推余于终，而天度毕矣”，与《左传》文元年“先王之正时也，履端于始，举正于中，归馀于终”同。又云，“草生五色，五色之变不可胜视；草生五味，五味之美不可胜极”，与《孙子》“声不过五，五声之变不可胜听也；色不过五，五色之观不可胜观也；味不过五，五味之变不可胜尝也”同。（又见《文子》。）《脉要精微论》云，“阴盛则梦涉大水恐惧，阳盛则梦大火燔灼，阴阳俱胜则梦相杀毁伤，上盛则梦飞，下盛则梦堕，甚饱则梦予，甚饥则梦取”，与《列子》“阴气壮则梦涉大水而恐惧，阳气壮则梦大火而燔灼，阴阳俱盛则梦生杀，甚饱则梦与，甚饥则梦取”同。《气穴论》云，“发蒙解惑，未足以论也”，与枚乘《七发》“发蒙解惑，未足以言也”同（见日人栎荫拙者《医家常识》。——伯坚按：栎阴拙者是丹波元简的别号。（此文又见丹波元简所著《医胜》卷上《内经之文似诸书》条。）盖杂采诸子伪书而成。《列子》托于晋，《晏子》或谓托于六朝，则其书之晚出殆无疑。

［沈祖绵读素问臆断］藏气法时论　祖绵按：姚际恒《古今伪书考》云：“藏气发时，曰夜半、曰平旦、曰日出、曰日晡、曰下晡，不言十二支，当是秦人语。”姚说未免武断。就四书五经论，平旦见《孟子·告子》“平旦之气”；日中见《书·无逸》“自朝至于日中”，又《易·丰卦》“勿忧，宜日中”，《系辞》“日中为市”；日昳，昳俗文，即日昃，《易·离卦》“日昃之离”；岂秦人语邪？且《生气通天论》在前已言，“平旦人气生，日中而阳气降，日西而阳气已尽”；《金匮真言论》，“平旦至日中，日中至黄昏，合夜至鸡鸣，鸡鸣至平旦”；《三部九候论》亦有平旦、日中、日夕、夜半之说；皆在《藏气发时论》之前也。姚氏不引彼而引此，足见姚氏于全书尚未涉猎，而妄加判语者也。

[沈祖绵读素问臆断]宝命全形论　祖绵按:姚际恒《古今伪书考》云:"其中言黔首者,当是秦人作。"考《史纪·秦始皇本纪》,"二十六年,更名民曰黔首",姚氏以为铁证。愚以为黔首二字,古本有之,不过始皇灭六国,因百姓、民、氓、元、人徒、白徒等称,其名不一,乃定为制,非始皇特立名词也。《礼·祭义》,孔子谓"因物之精,制为之极,明命鬼神,以为黔首,则百众以畏,万民以服",则黔首二字,孔子已言之矣。孔《疏》以黔首二字为录记之人在后变改之耳。孔说曲。汉人尚家法,孔子之言岂敢变改?且汉时谓之苍头,则录记之人宜从汉制,不当从秦制,改黔首为苍头始允。

[沈祖绵读素问臆断]六微旨论　祖绵按:姚际恒《古今伪书考》云:"有言岁甲子(原注:古不以甲子纪年),言寅时,则又汉后人作。"姚氏误矣。此甲子之岁,非甲子纪元也,犹言岁当甲子耳。古干支纪日,书顾命一篇已四见,《春秋经》不可胜数矣。日如此,岁月可类推也。

[伯坚按]　王念孙《广雅疏证》卷四上《释诂》说:"黔首者,《说文》:'秦谓民为黔首,谓黑色也。'《史记·秦始皇帝纪》:'更名民曰黔首。'按《祭义》云:'民命鬼神以为黔首则。'郑注:'黔首,谓民也。'《魏策》云:'抚社稷,安黔首。'《吕氏春秋·大乐篇》云:'和远近,说黔首。'《韩非子·忠孝篇》云:'古者黔首悗密蠢愚。'诸书皆在六国未灭之前,盖旧有此称,而至秦遂以为定名,非始皇创为之也。"伯坚按:《吕氏春秋》除了《大乐篇》以外,还有《振乱篇》说,"黔首之苦,不可以加矣";"黔首无所告愬";"致黔首之大害者";"黔首利莫厚焉";"故乱天下害黔首者";《怀宠篇》也说,"士民黔首益行义矣";"黔首知不死矣"。李斯《谏逐客书》说:"今乃弃黔首以资敌国。"所有这些,都是秦始皇二十六年"更名民曰黔首"以前的著作。王念孙的说法是正确的。姚际恒因为《素问》第二十五《宝命全形论》中有"黔首共饮食莫知之也"的文句,遂疑为秦人作,这是不可靠的。至于姚际恒所说"古不以地支名时"和"古不以甲子纪年",顾炎武有详细的考证,见《日知录》卷二十"古人不以甲子名岁"条和"古无一日分为十二时"条,这一说是正确的。

[四库全书总目]子部·医家类一

《黄帝素问》二十四卷

唐·王冰注。《汉书·艺文志》载《黄帝内经》十八篇,无《素问》之名。后汉张机《伤寒论》引之,始称《素问》。晋皇甫谧《甲乙经序》,称《针经》九卷,《素问》九卷,皆为《内经》,与《汉志》十八篇之数合。则《素问》之名起于汉、晋间矣,故《隋书经籍志》始著录也。

[余嘉锡四库提要辨证]子二·医家类一　谨按:《书录解题》卷十三云:"《汉志》但有《黄帝内外经》,至《隋志》乃有《素问》之名。"《提要》推本其说,因谓《伤寒论》始称《素问》,其当起于汉、晋之间。愚谓秦、汉古书,亡者多矣,仅存于今者不过千百中之十一,而又书缺简脱,鲜有完篇。凡今人所言某事始见某书者,特就今日仅存

之书言之耳，安知不早见于亡书之中乎？以此论古，最不可据。即以医书言之。《汉志·方技略》，医经七家、二百一十六卷，经方十一家、二百七十四卷，今其存者，《黄帝内经》十八卷而已。此外，《隋志》著录古医书可见者，亦仅《本草经》三卷，《黄帝八十一难》二卷耳。安所得两汉以上之书而遍检之，而知其无《素问》之名乎？使《内经》本不名《素问》，而张机忽为之杜撰此名，汉人笃实之风，恐不如此。《提要》不过因《汉志》只有《内经》十八卷，并不名《素问》，故谓其名当起于刘、班以后。不知向、歆校书，合中外之本以相补，除复重定，著为若干篇，（其事无异为古人编次丛书全集。）著之《七略》《别录》。其篇卷之多寡，次序之先后，皆出重定，已与通行之本不同，故不可以原书之名名之。如《战国策》三十三篇，初非一书。其本号或曰《国策》，或曰《国事》，或曰《短长》，或曰《事语》，或曰《长书》，或曰《修书》，而刘向名之曰《战国策》。（见向《战国策叙》。）使《短长》诸书今日尚存，固不可曰《汉书·艺文志》只有《战国策》三十三篇，无《短长》之名，必起于《汉书》以后也。《内经》十八卷，其九卷名《素问》，其余九卷则本无书名。故张仲景、王叔和引后九卷之文，无以名之，直名之曰《九卷》。（详见《灵枢经》条下。）然则《素问》之名，其必出于仲景之前亦明矣。刘向于《素问》之外，复得黄帝医经若干篇，于是别其纯驳，以其纯者合《素问》编之，为《内经》十八卷，其余则为《外经》三十七卷，以存一家之言。（不问其为黄帝所作与否。）盖必尝著其说于《别录》，而今不可见矣。比如陆贾著《新语》十二篇，刘向校书之时，又得贾平生论述十一篇，合而编为陆贾二十三篇，不复用《新语》之名，正同一例。今既不得以《新语》之名为后起，则以安见《素问》之名必起于魏、晋以后也乎？

然《隋志》所载只八卷，全元起所注已阙其第七。冰为唐之宝应中人，乃自谓得旧藏之本，补足此卷。宋林亿等校正，谓《天元纪大论》以下卷帙独多，与《素问》余篇绝不相通，疑即张机《伤寒论序》所称《阴阳大论》之文，冰取以补所亡之卷，理或然也。其《刺法论》《本病论》，则冰本已阙，不能复补矣。冰本颇更其篇次，然每篇之下必注"全元起本第几"字，犹可考见其旧第。所注排抉隐奥，多所发明，其称"大热而甚寒之，不寒是无水也，大寒而甚热之，不热是无火也，无火者不必去水，宜益火之源以消阴翳，无水者不必去火，宜壮水之主以镇阳光"，遂开明代薛己诸人探本命门之一法，其亦深于医理者矣。冰名见《新唐书宰相世系表》，称为京兆府参军；林亿等引《人物志》，谓冰为太仆令；未知孰是？然医家皆称王太仆，习读亿书也。

［余嘉锡四库提要辨证］　案为京兆府参军之王冰，见于世系表者，乃王播之子，播为唐文宗相。《文苑英华》卷八百八十八，《唐文粹》卷五十六，均有《故丞相尚书左仆射赠太尉王公神道碑》，乃李宗闵太和五年所作。（碑云："上即位五年正月，丞相左仆射太原王公薨于位。"）末云："嗣子镇，（《文粹》作式。）前秘书丞。次曰冰，始参（《文粹》作授。）京兆府参军事。"与表正合。此书冰自序，末题宝应元

年，由太和五年上溯宝应元年已六十五年，必非一人。盖偶同姓名者耳，《提要》混而一之，非也。《金石录目》卷六有《太原尹王冰墓志》，注云，开元二十七年十月，则开元之末其人已卒，亦非撰此书者。《唐会要》卷七十五云："景云二年，御史中丞韦抗加京畿按察使，举奏金城县尉王冰，后者名位。"景云二年下距宝应元年、凡五十一年，未知即一人否？又《新唐书·列女传》云："王琳妻韦训子：坚、冰、有法，后皆名闻。"唐郎官石柱题名，金部员外中有王冰，此皆不著时代，不可考也。（此条所引书，多见劳格《郎官石柱题名考》卷十六。）

其名晁公武《读书志》作王冰，杜甫《集》有赠重表侄王冰诗，亦复相合。然唐、宋《志》皆作冰，而世传宋椠本亦作冰字，或公武因杜诗而误欤？

［四库全书简明目录］子部·医家类

《黄帝素问》二十四卷

唐·王冰注。晁氏《读书志》作王冰，盖欲附会杜甫诗而改之。原本残阙，冰采《阴阳大论》以补之。其书云出上古，固未必然，然亦必周、秦间人传述旧闻，著之竹帛。故通贯三才，包括万变，虽张、李、刘朱诸人终身赞仰，竟无能罄其蕴奥焉。

［周中孚郑堂读书记］卷四十一

《黄帝素问》二十四卷（明翻宋刊本）

唐·王冰注，宋·林亿等校正。（冰号启玄子，里贯未详。亿亦里贯未详，官光禄卿，直秘阁。）《四库全书》著录。汉《志》载《黄帝内经》十八卷，王氏序谓《素问》即其经之九卷，兼《灵枢》九卷，乃其数焉。故《隋志》只有《素问》九卷，《针经》九卷，而无《内经》之称。《针经》，即《灵枢经》也。《新唐志》有隋全元起注《素问》九卷；《旧唐志》《崇文目》《宋志》俱作八卷；其书不传，无从知其实在卷数。《新唐志》《崇文目》始有王氏注二十四卷，《读书志》《书录解题》《通考》《宋志》俱同。林氏等称："王氏不解所以名《素问》之义，及《素问》之名起于何代"。按《隋志》始有《素问》之名；晋皇甫谧《甲乙经序》，已云'《素问》论病精辨'；王叔和撰《脉经》，云'出《素问》《针经》'；张仲景撰《伤寒杂病论集》，云'撰用《素问》'；是则素问之名，著于《隋志》，上见于汉代也。所以名《素问》之义，全元起有说云：'素者、本也，问者、黄帝问岐伯也。方陈性情之源，五行之本，故曰《素问》。'按《乾凿度》云：'夫有形者生于无形，故有太易，有太初，有太始，有太素。太易者，未见气也。太初者，气之始也。太始者，形之始也。太素者，质之始也。'气、形、质具，而痾瘵由是萌生，故黄帝问此太素质之始也。《素问》之名、义或由此。"（以上为原书校正人林亿等说。）余谓黄帝本太素浑元之理，阐天人合一之道，谋诸岐伯，开示诸臣，虽岐伯之言居多，而黄帝之问实启之，故定名曰《黄帝素问》，疑自汉以前即有此称。《汉志》止称《内经》者，犹之老子《道德经》，《汉志》不著《道德经》之名，止称曰《老子》而已。晁氏称："先是第七亡逸，冰时始获，乃诠次注释，凡八十一篇，今又亡《刺法》《本论》二篇。"（以上为宋晁氏说。）林氏以谓："详此二篇亡在王《注》之前。按《病能论》篇末王冰注云‘世本既阙第七二篇’，谓此二篇也。而令世有《素问亡篇》及《昭明隐旨论》，以谓此三篇，仍托名王冰为注，辞理鄙陋，无足取者。”林氏又谓：“今注逐篇必具全元起本之卷第者，欲存《素问》旧第目，见今之篇次皆王氏之所移也。冰自谓得旧藏之卷，今窃疑之。仍观《天元纪大论》《五运行论》《六微旨论》《气交变论》《五常政论》《六元正纪论》《至真要论》七篇，居今《素问》四卷，篇卷浩大，不与前后篇卷等；又且所载之事，与《素问》余篇略不相通。窃疑此七篇乃仲景《伤寒论序》所称《阴阳大论》之文，王氏取以补所亡之卷，犹《周官》亡《冬官》，以《考工》补之之类也。”余谓林氏之所以致疑者，以士安序《甲乙经》云亦有亡失；《隋志》载梁《七录》止存八卷；元起注本无第七；王氏序称第七一卷，师氏藏之；且此七篇俱称大论，故疑其取《阴阳大论》补之，理或然也。夫《阴阳大论》，仲景与《素问》《难经》并称，亦当属古之遗经，虽汉、隋二志俱不载，而有王氏补而注之，自胜于《素问亡篇》托名王氏所注矣。考《新唐志》尚有王氏《释文》一卷，今本每卷后俱有释文，当即王氏之书为林氏校正所散入也，故宋人书目皆不另著。林氏以其注本，唐令列之医学，付之执技之流，而荐绅先生罕言之，是以文注纷错，义理混淆，遂乃搜访中外，裒集众本，寖寻其义，正其讹舛，十得其三四，又采汉、唐书录古医经之存于世者得数十家，叙而考正焉。或端本以寻支，或泝流而讨源，定其可知，次以旧目。正缪误者六千余字。增注义者二千余条。一言去取，必有稽考。舛文疑义，于是详明。其校正之功，可谓勤笃。既成，并为之序。同事者为尚书屯田郎中孙奇、国子博士高保衡也。殿中丞孙兆重为改误付刊。此本即从宋本重刻，《医统正脉》亦收入之。

［郑文焯医故］卷上　汉《艺文志》载《黄帝内经》十八卷、无《素问》之名，今所传张机《伤寒论》引之，始云“撰用《素问》”。晋皇甫谧《甲乙经序》称，“《针经》九卷，《素问》九卷，皆为《内经》”，与《汉志》十八篇之数合。其名盖起于汉、晋之间，故《隋书·经籍志》始著录也。愚以为《班志》所纪《内外经》者，必当时方术之士相承之师说，托诸皇古、非黄帝故有其书也。太史公所谓百家言黄帝，其文不雅驯，其风轨由来旧矣。若今日本景宋椠《素问》二十四卷，号为善本，篇中所列《金匮真言》《灵兰秘典》《玉版论要》《玉机真藏》诸论，其立名显为六朝人之伪托。且自《天元纪大论》以下，卷帙独多，所载之事与余篇绝不相通。宋林亿等校正疑此七篇乃《阴阳大论》之文，唐王冰注是书取以补所亡之卷，是也。

［丹波元简素问识］素问解题　此书实医经之最古者，先圣之遗言存焉。而晋皇甫谧以下历代医家断为岐、黄所自作，此殊不然也。盖医之言阴阳尚矣，庄子谓“疾为阴阳之患”；《左传》医和论气曰，“阴淫寒疾，阳淫热疾”；《吕览·重己篇》云，“室大则多阴，台高则多阳，多阴则蹷，多阳则痿，此阴阳不适之患也”；班固云，“医经者，原人血脉、经络、骨髓、阴阳、表里，以起百病之本，死生之分”；可以见也。而汉之时，凡说阴阳者必系之黄帝。《淮南子》云：“黄帝生阴阳。”又云：“世俗人多尊古

而贱今，故为道者必托之于神农、黄帝而后能入说。”高诱注云：“说，言也。言为二圣所作乃能入其说于人，人乃用之。”刘向云：“言阴阳五行以为黄帝之道。”《汉志》阴阳医卜之书冠黄帝二字者，凡十有余家，此其证也。此经设为黄帝、岐伯之问答者，亦汉人所撰述无疑矣。方今医家，或牵合衍赘、以为三坟之一，或诋毁排斥，以为赝伪之书者，俱失焉。前哲论及此者亦颇多，详见于后汇考中。

［丹波元胤医籍考］卷一·黄帝素问　按先子曰：《汉书·艺文志》载《黄帝内经》十八卷、《外经》三十七卷，及白氏、扁鹊《内外经》之目。内外，犹《易》内外卦及《春秋》内外传、《庄子》内外篇、《韩非》内外储说，以次第名焉者，不必有深意。内字诸家百说，不可从也。《素问》名，林亿等以为问太素之义，是也。《史记·殷本纪》：“伊尹从汤，言素王及九主之事。”《索隐》曰：“素王者、太素上皇，其道质素，故称素王。”《列子》《乾凿度》并云：“太素者，质之始也。”汉《艺文志》：“《黄帝太素》二十篇。”刘向《别录》云：“言阴阳五行，以为黄帝之道，故曰太素。”《素问》乃为太素之问答，义可以证焉。其不言问素而名《素问》者，犹屈原有《天问》，是倒置而下字尔。全元起解义未太明。吴崑等以为平素讲求问答之义；晁氏读书志曰，“昔人谓《素问》以素书黄帝之问，犹言素书也”；俱臆度之见而已。至《云笈七签》《神仙通鉴》云，“天降素女以治人疾，帝问之，作《素问》”，荒诞极矣。盖《内经》之目，昉见于《汉志》。而《素问》之名，出张仲景《伤寒论序》，曰“《素问》《九卷》，《九卷》即今之《灵枢》。以《素》《灵》二书为《内经》者，出皇甫谧《甲乙经序》，而后历代诸家无复异论焉。胡应麟特谓，“《素问》今又称《内经》，然《隋志》止名《素问》，盖《黄帝内外经》五十五卷，六朝亡逸，故后人缀缉易其名耳”，此最有理。然晋去汉未远，皇甫氏之所序，或是古来相传之说，亦不可废也。第七卷已亡于晋。皇甫谧《甲乙经序》曰：“亦有亡失。”《隋志》载梁《七录》，亦云：“止存八卷。”据林亿等说，全元起所注本乃无第七，而王冰为旧藏之卷补七篇，与《素问余篇》文敻然不同。其论运气，与《六节藏象论》七百十八字全然别是一家言。林亿等以为《阴阳大论》之文，王冰取以补所亡。今考王叔和《伤寒例》所引《阴阳大论》之文，曾无所见，林说难从。而若其篇第，不知古经为奈何。据林亿等校正之说，全元起本八卷，共六十八篇，至王冰补七篇；又分为八十一篇者，仿《道德经》《难经》也。是书实医经之最古者，往圣之遗言存焉。晋皇甫谧以来，历代医家断为岐、黄所作，此殊不然也。医之言阴阳尚矣，《庄子》谓“疾为阴阳之患”；《左传》医和论六气曰，“阴淫寒疾，阳淫热疾”；班固云，“医经者，原人血脉、经络、骨髓、阴阳、表里，以起百病之本，死生之分”；可以见也。而汉之时，凡说阴阳者，必系之于黄帝。《淮南子》曰：“黄帝生阴阳。”又云：“世俗之人，多尊古而贱今，故为道者必托之于神农、黄帝而后能入说。”高诱注云：“说、言也。言为二圣所作，乃能入其说于人，人乃用之。”刘向云：“言阴阳五行以为黄帝之道。”《汉志》阴阳医卜之书冠黄帝二字者，凡十有余家，此其证也。是书设为黄帝、岐伯之问答者，亦汉人所撰述无疑。方今医家或牵合衍

赘、以为三坟之一，或者诋毁排斥、以为赝伪之书者，俱为失矣。

【书名】

［素问］卷一·林亿新校正　按王氏不解所以名《素问》之义。及《素问》之名起于何代。按《隋书·经籍志》始有《素问》之名。《甲乙经序》晋皇甫谧之文，已云："《素问》论病精辨。"王叔和，西晋人，撰《脉经》云："出《素问》，《针经》。"汉张仲景撰《伤寒杂病论集》云："撰用《素问》。"是则《素问》之名，著于《隋志》，上见于汉代也。自仲景以前，无文可见，莫得而知。全元起有说曰："素者，本也。问者，黄帝问岐伯也。方陈性情之源，五行之本，故曰《素问》。"元起虽有此解，义未甚明。按《乾凿度》云："夫有形者生于无形，故有太易，有太初，有太始，有太素。太易者，未见气也。太初者，气之始也。太始者，形之始也。太素者，质之始也。"气、形、质具，而疴瘵由是萌生，故黄帝问此太素质之始也。《素问》之名，义或由此。

［俞正燮癸巳类稿］卷六·持素目录序　《素问》名义，如素王之素。黄帝以大神灵遍索先师所惜，著之精光之论，仍复请藏慎传。古人刑名八索、九邱。素、索、邱皆空也。刑、病皆空设之，欲人不犯法，不害性，故曰，"汤液醪醴，为而不用"。呜呼，岂不仁哉！

［胡澍黄帝内经素问校义］素问　宋林亿等校曰："按王氏不解所以名《素问》之义。全元起有说云：'素者，本也。问者，黄帝问岐伯也。方陈性情之源，五行之本，故曰《素问》。'元起虽有此解，又未甚明，按《乾凿度》云：'夫有形者生于无形，故有太易，有太初，有太始，有太素。太易者，未见气也。太初者，气之始也。太始者，形之始也。太素者，质之始也。'气、形、质具，而疴瘵由是萌生，故黄帝问此太素质之始也。《素问》之名，义或由此。"俞氏理初《持素目录序》曰："《素问》名义如素王之素，黄帝以大神灵遍索先师所惜，著之精光之论，仍复请藏慎传。古人刑名八索、九邱。素、索、邱皆空也。刑、病皆空设之，欲人人不犯法，不害性，故曰，'汤液醪醴，为而不用'。"澍按：全说固未甚明，林说亦迂曲难通。俞氏以索证素，是矣，而云素、索、邱皆空也，虽本刘熙、张衡为说，见《释名》及昭十二年《左传正义》，实亦未安。今按：素者，法也。郑注《士丧礼》曰："形法定为素。"宣十一年《左传》曰："不愆于素。"汉博陵太守孔彪碑曰："遵王之素。""素"皆谓"法"字，通作"索"。(《六节藏象论》注："八素经。"林校曰："素一作索。"《书序》："八索。"昭十二年《左传》："八索。"《释文》并曰："索本作素。"昭十二年《左传》："是能读《三坟》《五典》《八索》《九丘》。"贾逵曰："八索，三王之法。")定四年《传》："疆以周索。"杜预曰："索，法也。"黄帝问治病之法于岐伯，故其书曰《素问》。《素问》者，法问也，犹后世杨雄著书谓之《法言》矣。《三坟》《五典》《八索》《九邱》，邱、典、索皆得训法。夫曰五法八法之问，义无乖牾。若如俞说，则是《八索》为八空，九邱为九空，《素问》为空问，不词孰甚焉？故特辨之。

［丹波元简素问识］素问解题

黄帝　《下系辞》曰："神农氏殁，黄帝氏作。"《国语》曰："昔少典取于有蟜氏，生黄帝。"《史记·本纪》云："黄帝者，少典之子。（谯周曰："有熊国君少典之子也。"司马贞曰："少典，诸侯国号，非人名也。"）姓公孙，名曰轩辕。（《河图始开图》曰："黄帝，名轩辕。"皇甫谧曰："居轩辕之丘，因以为名。"胡宏曰："始作轩车，故曰轩辕氏。"）有土德之瑞，故号黄帝。"（《家语·五帝德》云："其生为明王者，死而配五行，是以大皞配木，炎帝配火，黄帝配土。"司马贞曰："炎帝火，黄帝土代之，即黄龙地螾见是也。"又滑惟善《宝椟记》曰："以戊己日生，故以土德王。"）王充《论衡》云："谥法曰：'静民则法曰黄，德象天地曰帝。'黄帝者，安民之谥也。"（按《汲冢周书谥》法文，"黄"作"皇"，知是分解皇帝二字，《论衡》肆改耳。）应劭《风俗通》云："黄，光也，厚也。中和之色，德施四季，（伯坚按：原文无施字，解释不通，今据卢文弨校本引《太平御览》七十七补。）与地同功，故先黄以别之。"按上世之传阍忽，如黄之义，亦未知孰是也。《尔雅》："帝，君也。"《说文》："帝，谛也，王天下之号也。"

内经　《汉书·艺文志》载《黄帝内经》十八卷，《外经》三十七卷，及白氏、扁鹊《内外经》之目。内外，犹《韩诗》内外传，《春秋》内外传，《庄子》内外篇，《韩非》内外储说，相对名之焉尔，不必有深意。（《越绝书》有《计倪内经》《内经九术》等篇，盖义与此同。）而吴崑、王九达并云："五内阴阳谓之内。"张介宾云："内者，生命之道。"杨珣云："内者，深奥也。"（《针灸详说》）方以智云："岐、黄曰内经，言身内也。"（《通雅》）然则其外经者，载身外之事，其言不深奥者与？既收诸医经中，则诸家之说，皆可从也。经字，孔安国训为常，刘熙释为径。（陆德明云："经者，常也，法也，径也，由也。"）按汉时有纬书，因考经原取之于机缕，纵曰经，横曰纬。（详《说文》义为然。）荀悦《申鉴》云，"五典以经之，群籍以纬之"，是也。《礼记大全》，严陵方氏云，"经者纬之对，经有一定之体故为常，纬则错综往来故为变"，此说得之矣。张华云，"圣人制作曰经"，非也。（胡鸣玉《订讹杂录》云："《庄子·天运篇》：'丘治诗、书、礼、乐、易、春秋六经。'又云：'夫六经，先王之陈迹也。'此庄周寓言，不可为据。《史·儒林传》：'申公独以《诗经》为训以教。'杨用修曰：'六艺以经称，始于《礼记·经解》，再见于此。'予按《礼记·经解》二字，系后人名篇。夫子语中，并无经字，盖夫子时未以经名也。"）

素问　林亿等以为问太素之义，是也。《史记·殷本纪》："伊尹从汤言素王及九主之事。"《索隐》曰："素王者，太素上皇，其道质素，故称素王。"《列子·乾凿度》并云："太素者，质之始也。"（《管子·水地篇》云："素也者，五色之质也。淡也者，五味之中也。"）汉《艺文志》："黄帝《太素》二十篇。"刘向《别录》云："言阴阳五行，以为黄帝之道，故曰太素。"《素问》乃为太素之问答，义可以证焉。而其不言问素而名《素问》者，犹屈原《天问》之类也，倒其语焉尔。全元起云："素，本也。（原见杨雄《方言》。）问者，黄帝问岐伯也。方陈性情之原，五行之本，故曰《素问》。"义未太明。吴崑、马莳、张介宾、王九达皆以为平素讲求问答之义。赵希弁《读书后志》云："昔人谓《素问》以素书黄帝之问，犹言素书也。"（颜师古云："素谓绢之精白者。"）俱臆度之见而已。至《云笈七签》《真仙通鉴》云，"天降素女，以治人疾，帝问之作《素问》"，则谎诞极矣。

［长尾藻城先哲医话集］素问名义　《素问》全元起云："素者，本也。问者，黄帝问岐伯也。方陈性情之源，五行之本，故曰《素问》。"《乾凿度》云："夫有形者生于无形，故有太易，有太初，有太始，有太素。太易者，未见气也。太初者，气之始也。太始者，形之始也。太素者，质之始也。"气、形、质具而痾瘵由是萌生，黄帝问此太素质之始也。《素问》之名，义或由此。《文献通考·经籍考》云："晁氏曰：昔人谓素问者，以素书黄帝之问，犹言素书也。"《真仙通鉴》云："天降素女以治人疾，帝问遂作《素问》也。"以上诸说，非牵强则迂诞。且如是当谓问素，不可谓素问也。《素问注证发微》云："素问者，黄帝与岐伯、鬼臾区，伯高、少师、少俞、雷公大臣平素问答之书。"此解素字旨不甚远，而犹未全是。愚按，素，豫也。《国语》："夫谋必素。"注韦昭曰："素，犹豫也。"《汉书·陆贾传》："将相和则士豫。"注师古曰："豫，素也。"是素豫互训，盖同义矣。又按《史记·秦纪》昭王曰："物不素具，不可以应华。"《汉书·赵充国传》曰："诚非素定庙胜之策。"素字并亦当以豫看也。问者，黄帝问岐伯等也。夫民庶蚩蚩，不知养生之道，暴施妄作，由以生疾，以婴横夭，犹如不问法禁，而自抵罪。黄帝仁智，豫问岐伯以养生之道，避邪之术，以此垂世，以俾元元得全生于无穷者，亦是圣人务本之揆矣。《上古天真论》曰："圣人不治已病治未病，不治已乱治未乱。"又曰："病已成而后药，乱已成而后治之，譬犹渴而掘井，斗而铸兵，不亦晚乎？"是其特于卷首揭示之本旨者。且夫内经一部之书，独论病理而不备药方，其意盖亦专在豫防故也耳。

【作者和时代】

［皇甫谧甲乙经］林亿等序　或曰："《素问》《针经》《明堂》三部之书，非黄帝书，似出于战国。"曰："人生天地之间，八尺之躯，藏之坚脆，府之大小，谷之多少，脉之长短，血之清浊，十二经之气血大数，皮肤包络其外，可剖而视之乎？非大圣上智，孰能知之？战国之人何与焉？"

［邵雍皇极经世书］绪言·卷之八下·心学第十二　《素问》《密语》之类，于术之理可谓至也。《素问》《阴符》，七国时书也。

［司马光传家集］卷六十二·书启五、与范景仁第四书　然谓《素问》为真黄帝之书，则恐未可。黄帝亦治天下，岂可终日坐明堂但与岐伯论医药针灸邪？此周、汉之间医者依托以取重耳。

［河南二程全书］卷十五·伊川先生语一·入关语录（或云明道先生语）　《素问》之书，必出于战国之末，观其气象知之。

［河南二程全书］卷十八·伊川先生语四·刘元承手编 《素问》书出于战国之末，气象可见。若是三皇五帝典坟，文章自别。其气运处绝浅近。如将二十四气移换名目，便做千百样亦可。

［河南二程全书］卷十九·伊川先生语五·杨遵道录 观《素问》文字气象，只见战国时人作，谓之三坟书则非也。道理却总是，想当时亦须有来历。其间只是气运使不得。错不错未说，就使其法不错，亦用不得。

［朱熹晦庵先生朱文公集］卷七十二·古史余论 《黄帝纪》云："其师岐伯明于方世之言，医者宗焉。然黄帝之书，战国之间犹存，其言与老子相出入，以无为宗，其设于世者与时俯仰，皆其见于外者也。"予谓此言，尤害于理。窃意黄帝聪明神圣，得之于天，其于天下之理无所不知，天下之事无所不能，上而天地阴阳造化发育之原，下而保神炼气愈疾引年之术，以至其间庶物万事之理，巨细精粗，莫不洞然于胸次，是以其言有及之者，而世之言此者因自托焉，以信其说于后世。至于战国之时，方术之士遂笔之书，以相传授。如《列子》之所引，与夫《素问》《握奇》之属，盖必有粗得其遗言之仿佛者，如许行所道神农之言耳。

［戴良九灵山房集］卷二十七·沧洲翁传 （吕复说）《内经》《素问》，世称黄帝、岐伯问答之书。及观其旨意，殆非一时之言。其所撰述，亦非一人之手。刘向指为诸韩公子所著。程子谓出于战国之末。而其大略正如《礼记》之萃于汉儒，而与孔子、子思之言并传也。盖《灵兰秘典》《五常正》《六元正纪》等篇，无非阐明阴阳五行生制之理，配象合德，实切于人身。其诸色脉、病名、针则、治要，皆推是理以广之。而皇甫谧之《甲乙》、杨上善之《太素》，亦皆本之于此，而微有异同。医家之大纲要法，无越是书矣。然按《西汉·艺文志》，有《内经》十八卷，及扁鹊、白氏二《内经》，凡三家，而《素问》之目乃不列。至《隋·经籍志》始有《素问》之名，而不指为《内经》。唐王冰乃以《九灵》九卷牵合《汉志》之数而为之注释。复以《阴阳大论》托为其师张公所藏以补其亡佚，而其用心亦勤矣。惜乎朱墨混淆，玉石相乱，训诂失之迂疏，引援或至于未切，至宋林亿、高若讷等正其误文、而增其缺义，颇于冰为有功。

［伯坚按］ 高若讷，字敏之，卫州人。《宋史》卷二八八有传，说："因母病，遂兼通医书，虽国医皆屈伏。张仲景《伤寒论诀》、孙思邈《方书》及《外台秘要》久不传，悉考校讹缪，行之，世始知有是书。名医多出卫州，皆本高氏学焉。"据姜亮夫《历代名人年里碑传总表》，高若讷死于宋仁宗至和二年（一〇五五年）。林亿等校正医书是宋仁宗嘉祐年间的事，在高若讷已死之后，同林亿一块校正医书的是高保衡，而不是高若讷。据《宋史》所说高若讷考校的医书也没有《内经》在内。吕复说："宋林亿、高若讷等正其误文而增其缺义，颇于冰为有功"，是记错了人了。

［方孝儒逊志斋集］卷四·读三坟书 然世之伪书众矣，如有《内经》称黄帝，汲冢书称周，皆出于战国、秦、汉之人。故其书虽伪，而其文近古，有可取者。

[王祎青岩丛录]　《内经》谓为黄帝之书，虽先秦之士依仿而托之，其言质奥而义宏杰，实医家之宗旨，殆犹吾儒之六经乎！

[桑悦素问钞序]丹波元简素问汇考引周彬校点本　《素问》乃先秦、战国之书，非黄、岐手笔，其称上古中古亦一左证。玩其词意，汪洋浩瀚，无所不包。其论五藏四时收受之法，吕不韦著《月令》似之。其论五气郁散之异，董仲舒、郭景纯叙五行灾异祖之。其论五藏梦虚所见之类，《楞严经》说地狱仿之。论气运则可为历家之准则。论调摄则可为养生者之龟鉴。扩而充之，可以调和三光，燮理阴阳，而相君之能事毕矣，又岂特医家而已邪？

[黄省曾内经注辨序]丹波元简·素问汇考引五岳山人集　农、黄以来，其法已久。考其嗣流，则周之矫、之俞、之卢，秦之和、之缓、之竘，宋之挚，郑之扁鹊，汉之楼护、阳庆、仓公，皆以黄帝之书，相为述祖。其仓公诊切之验，独幸详于太史，而候名脉理往往契符于《素问》。以是知《素问》之书，其文不必尽古，而其法则出于古也信然矣。

[郎瑛七修类稿]卷十五·义理类　《素问》文非上古，人得知之。以为全元起所著，犹非隋文也，惟马迁、刘向近之，又无此等义语。宋聂吉甫云："既非三代以前文，又非东都以后语，断然以为淮南主之作。"予意《鸿烈解》中，内篇文义，实似之矣。但淮南好名之士，即欲藉岐、黄以成名，特不可曰述也乎？或医卜未焚，当时必有岐、黄问答之书，安得文之以成耳。不然，阴阳五行之理，学思固得，人身百骸之微，非圣不知，何其致疾之由，死生之故，明然纤悉？此淮南解性命道理处，必窃《素问》，而诡异奇环处，乃苏飞等为之也。故宋潜溪以《淮南》出入儒墨不纯正，此是也。且《淮南》七十二候，与《素问》注，皆多芍药荣五物，改麦秋至为小暑至，较《吕氏春秋》不同，则王冰当时亦知《素问》出《淮南》也。岐、黄之文，至于首篇曰上古中古，而曰今世，则黄帝时果末世邪？又曰，"以酒为浆，以妄为常"，则仪狄是生其前、而彼时人已皆伪邪？《精微论》中"罗里雄黄"，《禁服篇》中"歃血而受"，则罗与歃血，岂当时事邪？予故以为岐、黄问答，而《淮南》文成之者耳。

[胡应麟少室山房笔丛]卷三·经籍会通三　医方等录，虽亦称述黄、岐，然文字古奥，语致玄眇。盖周、秦之际，上古哲人之作，其徒欲以惊世，窃附黄、岐耳。

[胡应麟少室山房笔丛]卷三十·四部正讹上　凡赝书之作，情状至繁，约而言之，殆十数种。有伪作于前代而世率知之者，风后之《握奇》、岐伯之《素问》是也。

[胡应麟少室山房笔丛]卷三十一·四部正讹中　凡班《志》所无，而骤见六朝以后者，往往多因战国子书残佚者补缀之而易其名。以为真则伪莫掩，以为伪则真间存，尤难辨。自前辈少论及此，余不敏，实窃窥之。观《素问》《灵枢》之即《内经》，则余言可概见矣。（《素问》亦称《内经》，然《隋志》止为《素问》。盖《黄帝内外经》五十五卷，六朝亡逸，故后人缀缉而易其名耳。）

[胡应麟少室山房笔丛]卷三十二·四部正讹下　第秦、汉人书，即伪撰犹倍蓰后世真

者。如《素问》《灵枢》之类,咸假轩、岐,无论其术百代尊守,其文辞稚川、贞白能万一乎?惜二书外余绝不传。

《素问》精深,《阴符》奇奥,虽非轩后,非秦后书。

《素问》《握奇》《阴符》《山海》,其名伪也,其书非伪也。

[祝文彦庆符堂集]丹波元简素问汇考引 《内经素问》,后人传以岐、黄之书也。其论脉法病症,未必不有合于圣人之意。词义古朴,未必不有得于古人之遗。然自余观之,确乎为秦以后书,而非尽黄帝、岐伯之言也。当时和、扁诸神医,必有传于岐、黄真谛,而后能彰起死回生之术,则岐、黄之微言宜有一二存于后世者,而后人附会之以成是书,实非岐、黄所著也。或者曰:"《内经》所云黔首,盖秦时语乎?"曰:"不但此也。五帝皆至圣,而孔子删书始唐、虞,以唐、虞前无书史,而至唐、虞乃始也。唐、虞书不过数百言耳,而黄帝书乃至数千万言乎?且前民利用之事,皆五帝以前圣人所为,何他事一无书文可考,而独治病之书详而尽如是邪?又《内经》一书,文气坚峭,如先秦诸子;而言理该博,绝似管、荀;造词质奥,又类《鬼谷》。非秦时人书而何?"或又曰:"人有此等学问,曷不自著姓名,而假托古人耶?"曰:"如《汲冢》《越绝》等书,此人止求其书之传,不必名之著,犹前人质朴之意也。若今世人一无所见,便妄自居于作者之林矣。"

[杭世骏道古堂外集]卷十五·经史质疑 季著珠问:"黄帝咨于岐伯作《内经》,今之《内经》果是当年之书欤?抑后人之所托欤?"答云:"《内经》,刘向编《七录》时已有之。秦焚读书,《内经》想以方术独存。其书深奥精密,非后人所能伪托。"

[魏荔彤伤寒论本文]康熙辛丑魏荔彤自序 轩、岐之书,类春秋、战国人所为,而托于上古。文义顺泽,篇章联贯,读之俨如《礼经》也。

[何梦瑶医碥]卷一·六气说 昔人谓《内经》非岐、黄书,乃后人之假托,要未必出一手,故有醇有疵,分别观之可耳。

[薛雪医经原旨]绪言 黄帝作《内经》,史册载之,而其书不传。不知何代明夫医理者,托为君臣问答之辞,撰《素问》《灵枢》二经传于世,想亦闻陈言于古老,敷衍成之。虽文多败阙,实若万古不磨之作。窥其立言之旨,无非窃拟圣经,故多繁辞,然不迨拜手赓飏都俞吁咈之风远矣。且是时始命大挠作甲子,其干支、节序、占候岂符于今日?而旨酒溺生,禹始恶之,当其玄酒味淡,人谁嗜以为浆,以致经满、络虚、肝浮、胆横耶?至于十二经配十二水名,彼时未经地平天成,何以江、淮、河、济方隅畛域竟与后世无歧?如此隙漏,不一而足。近有会稽张景岳出,有以接乎其人,而才大学博,胆志颇坚,将二书串而为一,名曰《类经》,诚所谓别裁伪体者欤!惜乎疑信相半,未能去华存实。余则一眼觑破,既非圣经贤传,何妨割裂。于是鸡窗灯火,数更寒暑,彻底掀翻,重为删述,望闻问切之功备矣,然不敢创新立异,名之曰《医经原旨》,为医家必本之经,推原其大旨如此。

[刘奎温疫论类编]卷首·读论要言 《内经》多系后人假托,观其文章可见。即如

《尚书》断自唐、虞，其文辞佶屈聱牙，非注解卒莫能醒。《内经》若果系黄帝时书，其文辞之古奥，又不知更当何如者。今观其笔墨，半似秦、汉文字，其为后人假托不少。况乃屡经兵火，不无错简鲁鱼，势所必然。孟子于武成尚取其二三策，况乃他焉者乎？

[崔述崔东壁遗书]补上古考信录·卷上·黄帝氏　世所传《素问》一书，载黄帝与岐伯问答之言，而《灵枢》《阴符经》或亦称为黄帝所作。至战国诸子书述黄帝者尤众。（若《庄子》书称黄帝问道于广成子之类。）余按黄帝之时，尚无史册，安得有书传于后世？且其语多浅近，显为战国、秦、汉间人所撰。盖战国时杨、墨之徒，欲绌尧、舜，故称尧、舜以前之黄帝以驾乎其上；而工于艺术者亦欲藉古圣人之名以取重于世，因假托之以为言耳。此类甚多，不足缕辨，亦不胜缕辨也。（姑举其略，以例其余。）

[梁启超中国历史研究法]第五章·史料之搜集与鉴别　各时代之思想，其进化阶段自有一定，若某书中所表现之思想与其时代不相衔接者，即可断其伪。例如今本《管子》，有“寝兵之说胜则险阻不等，兼爱之说胜则士卒不战”等语，此明是墨翟、宋钘以后之思想，当管仲时，并寝兵兼爱等学说尚未有，何所用其批评反对者？《素问》《灵枢》中言阴阳五行，明是邹衍以后之思想，黄帝时安得有此邪？

[梁启超饮冰室合集]专集第十七册·中国近三百年学术史·清代学者整理旧学之总成绩·四·辨伪书　《黄帝素问》长篇大段的讲医理，不独三代以前，即春秋间亦无此文体，用《论语》《老子》等书便可作反证。故此书年代可定为汉，最早亦过战国末。

[梁启超饮冰室合集]专集第十八册·耑集之第八十五·附考诸子略以外之现存子书　本志《方技略》医经家，“《黄帝内经》十八卷，外经三十九卷”，无《素问》等名。后汉张机《伤寒论》始引《素问》。晋·皇甫谧《甲乙经》序称：“《针经》九卷，《素问》九卷，皆为《内经》。”《内经》《素问》并为一谈，自此。唐王冰合注《素问》《灵枢》，又谓“《灵枢》即《内经》十八卷之九”。大抵《素问》为西汉以前书，其是否即《汉志》中《内经》，无从证明。《灵枢》，殆魏、晋后作也。

[梁启超饮冰室合集]专集第二十四册·古书真伪及其年代·总论第二章　如《素问》一书，最早是战国末年的作品，稍晚则在西汉末叶始出，为中国一部顶古的医书。其中虽然可议的地方很多，然亦至可宝贵。古代医学知识可考见的、多赖此书。原书作者姓名不传，今称《黄帝素问》，或称《黄帝内经》。还有一部《灵枢》，作者姓名亦不传，今称《灵枢针经》，或称《黄帝针经》。做书的人本来不想作伪，然因为《素问》起首有“黄帝问于岐伯曰”的话，乃属作者假为黄帝、岐伯问答之词以发舒其医学上的见解，而后人不察，即以此误会为黄帝所作。是以今人称赞名医，说他“术精岐、黄”，以此。

[梁启超饮冰室合集]专集第二十四册·古书真伪及其年代·分论·素问　按医学在战国已有蓬勃之气，《吕氏春秋》多有讨论摄生治病之篇，皆推本于哲理。战国学界竞尚

托古，而阴阳五行之论亦甚盛。今《素问》有黔首、夜半、平旦等词，盖秦人用语。有失王、失候等词，则汉代新事。而又每以阴阳五行解释病理，自受阴阳家盛行之影响。全书体裁托为黄帝与岐伯问答，则又与《庄子》托为黄帝与广成子问答同也。由是言之，《素问》全书非黄帝所撰。其一部分不失为先秦遗说。其大部分则自两汉至三国若仓公、张机、华佗之徒所附益而成者。《汉志》不录，而有《黄帝内经》，说者谓即是书，亦附会之词耳。

［鹤冲元逸医断］素难　《素》《灵》二书，古人以为先秦之伪作。周南先生曰："六朝以降之书。"然其中间有古语可法者，学者择焉。

［畑惟和斥医断］　《内经》之为书不知出于何人之手，亦无古文可以征焉。只古人质朴，编述多不书姓字，如《尚书》《论语》《国策》等，不命其所编，后来无复识别。《内经》之书，刘向、程颐、宋濂以为战国之文，不过以其地名官称言之耳。盖上世作医药以救夭死，其术与法，人以传人，后恐失其传，书以传焉。家异法，人殊书，故《汉书》有黄帝、白氏、扁鹊《内外经》。今之存者，《黄帝内经》而已。其白氏、扁鹊及《外经》皆不可见，不亦遗憾乎！而于今可见古义者，独赖此书之存，虽秦和、越人、仓公、张机亦无能逾其矩度，学者岂可不思哉？

［畑惟和医籍考］谢仲墨中国医书丛考黄帝素问条引　医法之书，传于世者，无古于《内经》焉。《素问》九卷，《针经》九卷，《汉书》所载《黄帝内经》十八卷是也。《隋书》称《九灵》。晋皇甫谧选其要作《甲乙经》，可见古《内经》之概略焉。杨上善作《太素》及全元起注解，今既亡佚。王冰为次注，换编次，搀入傅会，以足九九数，真伪难辨，疑窦百出，且其七篇文义体裁自别也。冰自言所加皆朱书，使分今古，不杂揉。然今所传印本，朱墨不可得而分，淆乱失旧，可疑者最多。运气胜复之说，成于六朝以后，非《素问》之旧，亦无益于治疗而有误乎学者，明缪仲淳辨之详矣，可谓卓识也。宋、元、明、清诸医不察之，奉以为金科玉条者何也？

［山田正珍伤寒论集成］首卷·张仲景自序解　按《素》《灵》二书，虽称轩、岐问答之书，其非轩、岐之文固矣。或谓韩诸公子所著，（李濂《医史》）或谓出战国之末，（《二程全书》，程颐说。）或谓周、秦之间、上古哲人之作，（胡元瑞《笔丛》）或谓汉世作，（物茂卿《度量考》）或谓六朝以降之书。（系公孺说，出《医断》。）诸说纷纷，共未有明征。独宋聂吉甫断以为淮南王之作，可谓千古卓见矣。

［原昌克丛桂偶记］卷二·素问评　《灵兰秘典》曰："心者，君主之官也，神明出焉。肺者，相傅之官，治节出焉。肝者，将军之官，谋虑出焉。胆者，中正之官，决断出焉。"徂徕先生《素问评》曰："此篇晋代之文。何则？汉、魏、晋丞相多兼太傅。将军，春秋以后之官。中正，乃魏、晋之官。"按周成王作《周官》曰："立太师、太傅、太保，兹惟三公，论道经邦，燮理阴阳。少师、少傅、少保，曰三孤，贰公宏化，寅亮天地，弼余一人。"则三太，周之三公也，故不以一职为官名，又以三少为孤卿与六卿为九焉。傅已创于周。将军，未闻周以前有之。三代之制，天子六军，其将皆命卿，故

《夏书》曰，“大战于甘，乃召六卿”。盖古之天子，寄军政于六卿，居则以田，警则以战，所谓入使理之，出使长之之义。诸侯之制，大国三军，次国二军，小国一军，其将亦命卿也。晋献公初作三军，公将上军，则将军之名起于此也。魏献子、魏文子并居将军之号《左传》晋阎没女宽谓魏献子曰，“岂将军食之而有不足”；又《礼记》，“将军文子之丧既除，而后越人乃吊”；又《家语》曰，“卫将军文子问子贡”是也。）又《老子》三十一章曰：“偏将军居左，上将军居右。”中正，按古五行之官，春官木正曰句芒，夏官火正曰祝融，秋官金正曰蓐收，冬官水正曰元冥，中官土正曰后土，后人中正之名，盖起于此。《史记》，陈胜既为楚王，以朱房为中正。

［丹波元简医剩］卷一·内经之文似诸书 余尝著《素问解题》一篇，论其为汉人之作，证以前贤之诸说。顷刀圭之暇，缙绎子史，文间有与此相似，古人虽不必摽袭，然足观时世之所以令然。兹举其一二，以证非典谟以前之笔矣。《上古天真论》云：“美其食，任其服、乐其俗。”《老子》八十一章云：“甘其食，美其服，安其居，乐其俗。”又云：“以酒为浆。”《汉书·鲍宣传》：“浆酒藿肉。”《四气调神论》云：“渴而穿井，战而铸兵。”《晏子春秋》云：“临难而遂铸兵，噎而遂掘井。”《阴阳应象大论》云：“因其轻而扬之，因其重而减之，因其衰而彰之。”《吕氏春秋·尽数篇》云：“精气之来也，因轻而扬之，因走而行之，因美而良之。”《阴阳别论》云“一阴一阳结谓之喉痹。”《春秋繁露》云：“阴阳之动，使人足病喉痹。”《六节藏象论》云：“立端于始，表正于中，推余于终，而天度毕矣。”文元年《左传》云：“先王之正时也，履端于始，举正于中，归余于终。”又云：“草生五色，五色之变，不可胜视。草生五味，五味之美，不可胜极。”《孙子·兵势篇》云：“声不过五，五声之辨，不可胜听也。色不过五，五色之变，不可胜观也。味不过五，五味之变，不可胜尝也。”（此语又见《文子》。）《脉要精微论》云：“阴盛则梦涉大水恐惧。阳盛则梦大火燔灼，阴阳俱盛则梦相杀毁伤。上盛则梦飞，下盛则梦随。甚饱则梦予，甚饥则梦取。”《列子·穆王篇》云：“阴气壮则梦涉大水而恐惧，阳气壮则梦大火而燔焫。阴阳俱盛则梦生杀。甚饱则梦予，甚饥则梦取。”《气穴论》云：“发蒙解惑，未足以论也。”枚乘《七发》云：“发蒙解惑，未足以言也。”《营卫生会篇》云：“上焦如雾。中焦如沤。下焦如渎。”《白虎通》引《礼运记》云：“上焦如窍。中焦如沤。下焦如渎。”《本神篇》云：“生之来谓之精，两精相搏谓之神，随神往来者谓之魂，并精而出入者谓之魄，所以任物者谓之心，心有所忆谓之意，意之所存谓之志，因志而存变谓之，因思而远慕谓之思，因思而处物谓之智。”此一节全见《子华子》。其他文势语气，类《淮南》者多。聂吉甫云，“既非三代以前文，又非东都以后语，断然以为淮南王之作”，岂其然欤？

【编次】

［素问］王冰序新校正 详《素问》第七卷，亡之久矣。按皇甫士安，晋人也，序《甲乙经》，云“亦有亡失”。《隋书经籍志》载梁《七录》，亦云“止存八卷”。全元起，隋

人，所注本乃无第七。王冰唐宝应中人，上至晋皇甫谧甘露中，已六百余年，而冰自谓得旧藏之卷，今窃疑之。仍观《天元纪大论》《五运行论》《六微旨论》《气交变论》《五常政论》《六元正纪论》《至真要论》七篇，居今《素问》四卷，篇卷浩大，不与《素问》前后篇卷等；又且所载之事，与《素问》余篇略不相通。窃疑此七篇乃《阴阳大论》之文，王氏取以补所亡之卷，犹《周官》亡《冬官》以《考工记》补之之类也。又按汉张仲景《伤寒论》序云，“撰用《素问》《九卷》《八十一难经》《阴阳大论》”，是《素问》与《阴阳大论》两书甚明，乃王氏并《阴阳大论》于《素问》中也。要之，《阴阳大论》亦古医经，终非《素问》第七矣。

[周贞亮校黄帝内经太素后序]在萧延平校刻本黄帝内经太素后　《汉志》载《黄帝内经》十八卷，初无《素问》之名。后汉张仲景《伤寒论》引之，始称《素问》。晋皇甫士安《甲乙经序》称，“《针经》九卷，《素问》九卷，皆为《内经》”，与《汉志》十八卷之数合。是《素问》之名，实起于汉、晋之间，故其书《隋志》始著于录。然《隋志》虽名九卷，已注明梁八卷，是其书自梁以来早阙其一卷。故全元起注本仅八卷，已亡其第七篇，是为《素问》原书最初之本。至唐王冰作注，不知所据何书，妄称得先师秘本，即隋所亡之第七篇，窜入本书，移易篇第，篡为二十四卷，是为今《素问》四库著录本。其书出宋林亿等所校正，当校正时，即谓《天元纪大论》以下七篇，居今《素问》四卷，篇卷浩大，不与前后相等；所载之事，亦不与余篇相通；疑此七篇乃《阴阳大论》之文，王氏取以补《素问》之阙卷者。今按其说未知确否，而其文系王氏补入，为全元起本所未有，则显而易见。盖林亿等校正此书，即取全本对勘，于王本移易篇第之下，注明全元起本在第几卷；独此七篇篇目之下，未经注明全本。其引《太素》杨上善注，虽不及引全注之详，亦几于卷卷有之；独此七篇曾无一字引及。此可为《素问》原书无此七篇之确证。其不加删汰者，徒以系古医书，过而存之云尔。今观杨氏此书，则林亿等所引以驳正王注者，具在卷中；而《天元纪大论》以下七篇，则全书俱无其文。此可见杨氏所据以编纂此书之经文，即同元起本；而全注所据之已阙第七篇本，乃系《素问》原文。窜乱之迹明，而原书之真出矣。此可征林亿等之说之确者也。

[丹波元简素问识]素问解题　按《内经》十八卷，昉见于汉《艺文志》。而《素问》之名，出张仲景《伤寒论序》，曰“《素问》《九卷》”。(《北齐书·马嗣明传》：“博综经方，《甲乙》《素问》。”《北史》：“崔彧以《素问》《甲乙》，遂善医术。”其余史传始见此。)《九卷》，即今之《灵枢》。(详见《灵枢综概》。)以《素问》《灵枢》之二书为《内经》者，出皇甫谧《甲乙经序》，曰：“按《七略》《艺文志》，黄帝《内经》十八卷；今有《针经》九卷，《素问》九卷，二九十八卷，即《内经》也。”自此以往，历代诸家无复异论焉。而胡应麟独谓“《素问》今又称《内经》，然《隋志》止名《素问》。盖《黄帝内外经》五十五卷，六朝亡逸、故后人缀缉，易其名耳。”(《经籍会通》)此最有理。然晋去汉未远，皇甫氏之所序，或是古来相传之说，亦不可废也。

第七卷已亡于晋，皇甫谧《甲乙经序》曰“亦有亡失”。《隋·经籍志》云：“《黄帝素问》九卷，梁八卷。”又云：“《黄帝素问》八卷，全元越注。”（越，盖起讹。）据林亿等说，全元起所注本，乃无第七一篇，上至晋皇甫谧甘露中，已六百年，而王冰为旧藏之卷，以补七篇。按王氏所补，与《素问余篇》文夐然不同。其论运气与《六节藏象论》七百十八字，（自“岐伯曰超乎哉问也，上可得闻乎。”《新校正》曰：“全元起注本及《太素》并无，疑王氏之所补也。”）全然别是一家言。明缪希雍既已辨白。（见后《汇考》）林亿等以为《阴阳大论》之文，王冰取以补所亡。今考王叔和《伤寒例》所引《阴阳大论》之文，曾无所见，宋臣之说乃难从焉。

隋以上不知其篇数几也，据宋《校正》之说，全氏注八卷六十八篇，而至王冰补七篇；又分于《宣明五气篇》，作《血气形志篇》；取乎《刺齐论》，作《刺要论》；分于《皮部论》，作《经络论》；跋于《病类论》，作《著至教论》；并此四篇，及所亡《刺法》《本病》二篇，改易篇目叙次，共二十四卷，以为八十一篇，盖仿《道德经》《难经》也。今所传《遗篇》二篇，此乃王冰已后人所托而作，经注一律，出于一人之手，辞理鄙陋，无足取者。林亿等既辨之，而马莳则云，“不知始自何代，将此二篇窃出私传，不入官本，斯人者其无后乎”，亦何不思之甚也？（明《艺文志》：“赵简王补刊素问遗篇一卷。世传《素问》王冰注本中有缺篇，简王得全本补之。”按今所传赵府本，载《刺法》《本病》二篇，即是也。《宋史·艺文志》“《黄帝素问遗篇》四卷”，卷数不同，可疑。）

[丹波元简素问识]附全元起本卷目　按全元起注本，犹传于宋代，今据《新校正》所载，考其卷目次第，以备录于下，庶几足窥训解之厓略耶。（伯坚按：丹波元简原编全元起本篇目有错误和遗漏，今据《新校正》校改于下。）

卷第一（凡七篇）

平人气象论

决生死篇（今三部九候论）无篇字

藏气法时论 又于第六卷脉要篇末重出自肝色青以下的篇未在第六卷

宣明五气篇（今宣明五气篇和今血气形志篇。）

经合论（今离合真邪论）第二卷重出名真邪论

调经论

四时刺逆从论（从“春气在经脉”至篇末列在此卷厥阴有误至筋急目痛在第六卷。）

卷第二（凡十一篇）

移精变气论

玉版论要篇

诊要经终论

八正神明论

真邪论(今离合真邪论,与第一卷经合论重出。)

标本病传论

皮部论(今皮部论和今经络论。)

骨空论(自“灸寒热之法”已下,在第六卷刺齐篇末。)

气穴论

气府论

缪刺论

卷第三(凡六篇)

阴阳离合论

十二藏相使篇(今灵兰秘典论)无篇字

六节藏象论

阳明脉解篇无篇字

长刺节论

五藏举痛(今举痛论)

卷第四(凡八篇)

生气通天论

金匮真言论

阴阳别论(今阴阳别论;今痹论自“凡痹之客五藏者”至“痹聚在脾”亦在此篇。)

经脉别论

通评虚实论

太阴阳明论

逆调论

痿论

卷第五(凡十篇)

五藏别论

汤液醪醴论

热论

刺法论

评热病论

疟论

腹中论

厥论(今厥论自“黄帝问曰厥之寒热者何也”至“不盛不虚以经取之”。今大奇论,自“三阳急为瘕”至“二阳急为惊”。)

病能论

奇病论(今奇病论;今热论,自"凡病伤寒而成温者"以下至篇末。)

卷第六(凡十篇)

脉要精微论

玉机真藏论

宝命全形论全元起本在第六卷名刺禁

刺疟论应作刺疟篇

刺腰痛论

刺齐论(今刺要论出于此篇)

刺禁论

刺志篇篇应作论

针解篇

藏气法时论

四时刺逆从论(自"春气在经脉",至篇末,在第一卷。)

卷第七(阙)

卷第八(凡九篇)

痹论

水热穴论

从容辨白黑(今示从容论)

论过失(今疏五过论)

方论得失明著(今徵四失论)

阴阳类论自雷公曰请问短期黄帝不应玉篇末在人时病类论中。

方盛衰论今(今方盛衰论;今著至教论,自"雷公曰阳言不别阴言不理"至篇末。)

方论解(今解精微论)

四时病类论(今著至教论;今阴阳类论,自"雷公曰请问短期黄帝不应"至篇末。)

卷第九(凡十篇)

上古天真论

四气调神大论

阴阳应象大论

五藏生成篇

异法方宜论

咳论

厥论(厥论自太阴厥逆玉篇末,气厥论全篇。)

风论

大奇论
脉解篇
凡八卷(七十篇)

【运气】

[缪希雍本草经疏]卷一·续序例上·论五运六气之谬　原夫五运六气之说,其起于汉、魏之后乎?何者?张仲景,汉末人也,其书不载也。华元化,三国人也,其书亦不载也。前之则越人无其文。后之则叔和鲜其说。予是以知其为后世所撰,无益于治疗,而有误于来学,学者宜深辨之。予见今之医师,学无原本,不明所自,侈口而谈,莫不动云五运六气,将以施之治病,譬之指算法之精微,谓事物之实,岂不有误哉!殊不知五运六气者,虚位也。岁有是气至则算,无是气至则不算。既无其气,焉得有其药乎?一言可竟已。其云必先岁气者,譬夫此年忽多淫雨,民病多湿,药宜类用二术苦温以燥之,佐以风药,加防风、羌活、升麻、葛根之属,风能胜湿之故也,此必先岁气之谓也。其云毋伐天和者,即春夏禁用麻黄、桂枝,秋冬禁用石膏、知母、芩、连、芍药之谓也。即春夏养阴、秋冬养阳之义耳,乃所以遵养天和之道也。昔人谓"不明五运六气,检遍方书何济"者,正指后人愚蒙,不明五运六气之所以,而误于方册所载,依而用之,动辄成过,则虽检遍方书,亦何益哉?予少检《素问》中,载有是说。既长游于四方,见天下医师与学士大夫,在谭说其义,于时心窃疑之。又见性理所载元儒草庐吴氏,于天之气运之中,亦备载之,予益自信其为天运气数之法,而非医家治病之书也。后从敝邑见赵少宰家藏宋版仲景《伤寒论》,皆北宋善版,始终详检,并未尝载有是说。六经治法之中,亦并无一字及之。予乃谛信予见之不谬,而断为非治伤寒外感之说。予尝遵仲景法,治一切外邪为病,靡不响应,乃信非仲景之言,不可为万世法程。杂学混滥,疑误后人,故特表而出之,俾来学知所决择云。

[张倬伤寒兼证析义]附·司运　谚曰,"不读五运六气,检遍方书何济",所以稍涉医理者,动以司运为务。曷知《天元纪》等篇,本非《素问》原文,王氏取《阴阳大论》补入经中,后世以为古圣格言,孰敢非之,其实无关于医道也。况论中明言时有常位,而气无必然,犹谆谆详论者,不过穷究其理而已。纵使胜复有常,而政分南北,四方有高下之殊,四序有非时之化,百步之内,晴雨不同,千里之外,寒暄各异,岂可以一定之法,而测非常之变邪?故余仅取司运规例详释其义,以资顾问。其《六元正纪》中之某岁某气当见某病,世所最重者,概不采录。

[丹波元简医剩]卷上·运气　"运气之宗,昉于《素问》",见《褚澄遗书》。褚,南齐人。然则运气之混于《素问》,在于六朝以前乎?褚书盖萧渊所依托得于古冢中云者,乃欲托汲冢古书耳。隋萧吉作《五行大义》,上自经传,下至阴阳医卜之书,凡言涉五行者,莫不纲罗搜辑焉。特至五运六气胜复加临之义,则片言只字无论及

者,其起于隋以后,确乎可知矣。而其说凑合《纬》《医》二书,所立正是一家,未知创于何人,岂所谓玄珠先生者乎?但至王冰,采而并入《素问》篇内,其说始显。然竟唐代犹未闻有言之者,后及宋刘温舒、沈括、杨子建辈笃信之,精诣其理,各有所发明。而当时泗州杨吉老尝谓黄鲁直曰,"五运六气,视其岁而为药石,虽仲景犹病之也",此言极是。伊川、朱子亦尝论其浅近焉。而《伤寒论》卷首所载运气诸图,未知出于何人之手。黄仲理云:"南北二政三阴司天在泉寸尺不应交反脉图,并图解、运气图说,出刘温舒《运气论奥》;又六气上下加临补泻病症图,并汗差棺墓图歌括,出浦云《运气精华》;又五运六气加临转移图,并图说,出刘河间《原病式》;后人采附仲景《伤寒论》中。"

夫温舒、浦云、守真三家之说,岂敢附于仲景之篇,特后人好事者为之耳。缪仲淳论运气云:"余从敝邑见赵少宰家藏宋版《伤寒论》,皆北宋善版,始终详检,并未尝载有此说。六经治法之中,亦并无一字及之。予乃谛信予见之不谬,而断为非伤寒外感之说。"按赵少宰盖赵开美,与仲淳同海虞人。今所传宋版《伤寒论》乃系于开美翻镂,而无运气诸图,正与仲淳言符矣。予家藏元版成无已注解本,亦不载此诸图,知是出成氏以后之人也。

【版本】

下面所载各种版本,以各家书目载有题跋或详细记注可供考证的为限,凡各家书目仅列书名、卷数、版本、册数的概不采入。

1. 宋刻本

[天禄琳琅书目续编]卷五·宋版·子部

重广补注黄帝内经素问(二函,十一册) 唐王冰次注,孙兆重考误,宋林亿、孙奇、高保衡校正。书二十四卷,八十一篇。前有林亿等进表,录宝应元年冰序,校正衔名。每卷末附音义。长洲顾氏藏本。顾嗣立字侠君,其家有秀野草堂,以监生编纂《四朝诗选》,康熙壬辰钦赐进士,授翰林。所著有元《百家诗》三集,《韩昌黎温飞卿诗注》。

重广补注黄帝内经素问(一函,十四册) 同上,系一版摹印。陈选字士贤,号克庵,台州人,成化时官布政使,见《别号录》。

重广补注黄帝内经素问(二函,十二册) 同上,系一版摹印。太仓王氏藏本。王时敏,字逊之,号烟客,官太常,锡爵之孙,原祁之祖。

重广补注黄帝内经素问(一函,十册) 见前。每版心有"绍定重刊"四字。林亿等于仁宗嘉佑中奉敕校正。据表云"每念旬岁",是神宗时方告成镂梓。此则南宋理宗时重雕,版式、字数、尺寸仍照原帙。松江朱氏藏本。

2. 元胡氏古林书堂刻本

[孙星衍平津馆鉴藏书籍记]卷一·元版

《新刊补注释文黄帝内经素问》十二卷

题启玄子次注,林亿、孙奇、高保衡等奉敕校正,孙兆重改误。前有启玄子王冰《黄帝内经素问序》,后题将仕郎守殿中丞孙兆重改误。《明史·艺文志》,孙兆《素问注释考误》十二卷,误以孙兆为明人。总目一卷,后题云,"元本二十四卷,今并为一十二卷刊行"。总目前有"本堂今求到元丰孙校正家藏善本,重加订正,分为一十二卷"云云,木长印。总目后亦有木长印,字已灭去。卷十二后有"至元己卯菖节古林书堂新刻"十二字木长印。(洪颐煊曰:晁氏《读书志》、陈氏《书录解题》,此书二十四卷。《四库全书》本亦二十四卷。皆与此本异。)末附《素问入式运气论奥》三卷、前有元符己卯朝散郎太医学司业刘温舒序;《黄帝内经素问遗篇》一卷。黑口版,每页十三行,行二十三字。

[孙星衍廉石居藏书记]内篇卷上·医律

《补注释文黄帝内经素问》十二卷

上元本《内经素问》十二卷,前有唐宝应元年王冰序,末题将仕郎守殿中丞孙兆重改误。次为总目,有木刻印记,称"本堂今求到元丰孙校正家藏善本,重加订正,分为十二卷,以便检阅"云云。后又题"元本二十四卷,今并为一十二卷刊行"。是坊本已改古时篇第。十三行,行二十三字。纸墨色甚旧,惜不及校,必有胜于今本者,卷末有木刻印记,题"至元己卯菖节古林书堂新刊",盖元时重刊本。

[瞿镛铁琴铜剑楼藏书目录]卷十四·医家类

《新刊补注释文黄帝内经素问》十二卷(元刊本)

题启玄子注,林亿、孙奇、高保衡等奉敕校正,孙兆重改误。启玄子、唐太仆令王冰也(《文献通考》及《郡斋读书志》作王砅。)林亿、高保衡,宋嘉祐中人。隋全元起旧有注八卷,佚其第七,冰得其本,为之补注。亿等既校正缪误,复增注二千余条,遂为完书。有保衡进书表及冰序。此至元刻本,目录后有"原本二十四卷,今并为一十二卷刊行"。卷末有墨图记二行云,"至元己卯菖节古林书堂新刊"。(卷中有叶树廉印、石君、朴学斋、归来草堂、张氏壁甫诸朱记。)

[张钧衡适园藏书志]卷六·子部·医家类

《新刊补注释文黄帝内经素问》十二卷(元刊本)

启玄子次注,林亿、孙奇、高保衡等奉敕校正,孙兆重改误。前有国子博士臣高保衡、光禄卿直秘阁臣林亿等谨上表,又王冰自序。每半页十三行、行二十三字。高六寸三分,广四寸。黑口、双边,口上标《素问》几。目前 有木记曰:"是书乃医家至切至要之文,惜乎旧本讹舛漏落,有误学者。本堂今求元丰孙校正家藏善本,重加订正,分为一十二卷,以便检阅,卫生君子,幸垂藻鉴。"又目录后有木盖子,题曰:

"元本二十四卷,今并为一十二卷刊行"。阴面书有木记,题曰,"至元已卯菖节古林书堂新刊"两行,今为书贾撕破,想充宋椠,亦贾人之陋见也。有江南"昭文张燮子和小琅嬛福地藏书记"朱文大长方印,"蓉镜珍玩"朱文方印,"虞山张氏"朱文方印。

天启甲子八月,因侄焯儿病,细阅一过。其圈校者尚是元人手笔。因识。时晚桂初放,觉案间同此古香也。琴水寒儒。

[莫伯骥五十万卷楼藏书目录初编]卷十

《新刊补注释文黄帝内经素问》十二卷、《素问遗篇》一卷、《运气论奥》三卷、《黄帝内经灵枢》十二卷(元古林书堂刊本)

《素问》总目后有木记曰:"是书乃医家至切至要之文,惜别乎旧本讹舛漏落,有误学者,本堂今求元丰孙校正家藏善本,重加订正,分为一十二卷,以便检阅,卫生君子,幸垂藻鉴。"又目录后刊有题记曰,"元本二十四卷,今并为一十二卷刊行"。又末有木记题,"至元已卯菖节古林书堂新刊"。《灵枢》目录后题,"元作二十四卷,今并为十二卷,计八十一篇";并有"至元已卯古林胡氏新刊"。第一卷牌子末题"至元庚辰菖节古林书堂印行"。目录及卷二、题云"《黄帝素问灵枢集注》"。每卷末附音释。首有史崧序。

森立之经籍访古志补遗·医部

《新刊补注释文黄帝内经素问》十二卷、《素问遗篇》一卷、《运气论奥》三卷,《黄帝内经灵枢》十二卷(元至元已卯古林书堂刊本,聿修堂藏)。

《素问》总目后有木记曰:"是书乃医家至切至要之文,惜乎旧本讹舛漏落,有误学者。本堂今求元丰孙校正家藏善本,重加订正,分为一十二卷,以便检阅。卫生君子,幸垂藻鉴。"又目录后有木盖子,题曰,"元本二十四卷,今并为一十二卷刊行"。又末有木记,题"至元已卯菖节古林书堂新刊"。《灵枢》首载史崧序。目录后题,"元作二十四卷,今并为十二卷,计八十一篇"。墨筐题,"至元已卯古林胡氏新刊"。第一卷末题"至元庚辰菖节古林书堂印行"。目录及卷二题云"《黄帝素问灵枢集注》"。每注末附音释。有"公忠郑氏书府"印,"妙觉寺常住日典"及"盛方院"印。

按《素》《灵》如明熊宗立本,(此依元椠重雕。更有《音释补遗》一卷,《运气图括定局立成》一卷。末记成化甲午年熊氏种德堂。酌源堂藏。)赵府居敬堂本,(附《素问遗篇》,不记刊行年月,纸版极精,似嘉靖间物。考明史赵简王高燧,永乐二年封,子孙承袭至万历中。聿修堂藏。)吴悌本;(系白文,盖嘉靖间本。聿修堂藏。怀仙阁亦藏此本,卷中有蓝笔评点,杨徂徕真迹也。)《素问》如朝鲜活字本,(聿修堂藏。)朝鲜整版;(宝素堂藏。又崇兰馆亦有之,末附《运气论奥》,俱行欵与活字本同。)《灵枢》如吴勉学本,(《医统正脉》所收。)朝鲜活字本;(崇兰馆藏,版式与《素问》自别。)皆并为十二卷,盖元版作之俑也。又按道藏本《灵枢》题云"《黄帝素问灵枢集注》”,盖亦祖胡氏者。道藏字大帖狭,每部多析卷第,此亦析为二十三卷,以此已。

[日本图书寮汉籍善本书目]卷三·子部·医家类

《新刊补注释文黄帝内经素问》十二卷、《补遗》一卷、四册

元刊本。首有林亿、启玄子王冰旧序。序后有将仕郎守殿中丞孙兆重改误一行。又总目首有木记云:“是书乃医家至切至要之文,惜乎旧本讹舛漏落,有误学者。本堂今求到元丰孙校正家藏善本,重加订正,分为一十二卷,以便检阅,卫生君子,幸垂藻鉴。”又目录后有木盖子,题云,“元本二十四卷,今并为一十二卷刊行”。又卷尾有“至元已卯菖节古林书堂新刊”木记。附载《黄帝内经素问遗篇》一卷。每半页十三行,行二十三或二十四字不等。每册首有“公忠郑氏书府”,“盛方院”,“多纪氏藏书印”,“江户医学藏书之记”印。又第四册首有“妙觉寺常住日典”印记。(《经籍访古志》所载本。)

3. 元读书堂刻本

[张元济涵芬楼烬余书录]子

《新刊黄帝内经素问》二十四卷,宋刊本,十六册

卷首启玄子王冰序。次林亿、孙奇、高保衡等校正序,后列三人衔名。次目录。后有“读书堂刊”四字不全牌记。此或坊版已鬻他人,而时代亦有移易,故剜改也。每卷首行书名,次行题启玄子次注,林亿、孙奇、高保衡等奉敕校正,孙兆重改误。书与明顾从德覆宋刻重广补注本同。第二十一卷《刺法论》《本病论》二篇亦阙。本卷篇目原注“此二篇亡在王注之前,今世有《素问亡篇》,仍托名王冰为注,辞理鄙陋,无从取者”云云,此亦照录,宜不复采收矣,而全书卷末乃仍刊此已亡之二论。刘温舒为太医学官时,得此亡篇,究不知其何所自来。坊贾无识,取以补亡,而不知适自彰其矛盾也。半页十行、行十八字,大小字同。版心细黑口,书名署问几,上记字数。藏印:“应麟”,“裕阳之印”,“东吴‘文献世家’。”

[伯坚按] 涵芬楼所藏这一部《黄帝内经素问》,现在归北京图书馆,内容与孙殿起《贩书偶记》所著录的一部《素问》完全相同,应当是元刻本。北京图书馆最近编印的《馆藏中医药书目》,也注明为元刻本。张元济认为是宋刻本,错了。

[孙殿起贩书偶记]卷九·医家类

《新刊黄帝内经素问》二十四卷,附亡篇一卷

唐王冰注。无刻书朝代,约元至正癸未读书堂刊。首有王冰序。次□□岁癸未中和节书于读书堂行书序。次林亿序。次总目,总目后有长方木记“读书堂刊”四字。每页二十行,行十八字,小字双行。上下单栏,口中双鱼尾,上有字数,黑线口。惟卷一第二十四页每行十九字。此本较明影宋刊本,字注文增多。

[伯坚按] 此本将音释散入注中,与元胡氏古林书堂刻本同。注文并未增

多,孙殿起所说不足信。

4. 明鳌峰熊宗立刻本

[丁丙善本书室藏书志]卷十六·子部五·医家类

《新刊补注释文黄帝内经素问》十二卷(明熊氏鳌峰刊本)

启玄子次注。林亿、孙奇、高保衡等奉敕校正。孙兆重改误。前有唐宝应元年启玄子王冰序,序后题将仕郎守殿中丞孙兆重改误。按晁、陈两志俱称冰号启玄子;而《文献通考》作砯,误也。林亿,宋嘉佑中官光禄卿,见元至元《嘉禾志》。孙兆为太医令用和之子,见《直斋书录解题》。《明史·艺文志》有孙兆《素问注释考误》十二卷,以兆为明人,误也。总目后有木记云:"是书乃医家至切至要之文,旧本昏蒙讹舛漏落,本堂将家藏善本三复订正,增入《运气人室奥论》,重新绣梓,鳌峰熊氏种德堂识。"以《平津馆鉴藏记》证之,乃依元至元己卯菖节古林书堂据元丰孙校正善本翻刻者。题称"元本二十四卷,今并为一十二卷刊行",每半页十三行,行二十三字,均与至元本合。鳌峰熊宗立,乃明成化、正统间坊贾也,(伯坚按:据《四库全书总目提要》医家类存目《素问运气图括定局立成》条说:"明熊宗立撰。宗立,字道轩,建阳人,刘剡之门人也。刘,永乐中人。"永乐末年至成化初年相距约五十年,寿高者可以达到。)

[张元济涵芬楼烬余书录]子

《补注释文黄帝内经素问》 元刊本 存前十卷十册

题隋全元起训解,唐王冰次注,宋林亿等奉敕校正,孙兆重改误。刘温舒《运气图式》,鳌峰熊宗立句读重刊。前有高保衡,孙奇、林亿三人校正序。次启玄子王冰序。序后有将仕郎守殿中丞孙兆重改误一行。正文卷一、二、三、四及卷十书名上均增新刊二字。半页十三行、小注双行,行均二十三字。诸家藏本,均称总目前有"本堂求到元丰孙校正家藏善本,重加订正,分为十二卷,以便检阅"云云木刻印记,此却无之。又目录后有墨盖子题"元本二十四卷,今并为一十二卷刊行"阴面有木记题"至元己卯菖节古林书堂新刊"二行,此均剜去,痕迹甚显。卷十一、十二暨附刊《素问入式运气论奥》三卷,均佚。

[伯坚按] 此书既有"鳌峰熊宗立句读重刊"字样,熊宗立是明朝人,详见前条丁丙《善本书室藏书志》,张元济认为是元刊本,错了。

5. 明顾从德刻本

[丁丙善本书室藏书志]卷十六·子部五·医家类

《重广补注黄帝内经素问》二十四卷(明嘉靖刊本、严印持藏书)

启玄子次注,林亿、孙奇、高保衡等奉敕校正,孙兆重改误。前有国子博士臣高保衡、光禄卿直秘阁臣林亿等谨上表文。启玄子王冰自撰序文,题大唐宝应元年。

后列孙兆、高保衡、孙奇、林亿衔名四行。后有嘉靖庚戌武林顾从德识云："家大人以宋刻善本见授，遂翻刻以承训之私。"按《宋史·艺文志》及晁、陈诸家著录皆仅称《黄帝内经素问》二十四卷，而无重广补注之名；陈氏《书录解题》亦无孙奇与孙兆改误之事；大约皆明时所加耳。有"严印持印""调御"两印。印持，余杭人，善书工诗，明末与闻子将结社湖上，与弟武顺、敕齐称余杭三严焉。此书严氏旧藏，不知何年流售东瀛，装潢题面，皆彼土所为。又不知何年又归杭州。楚弓楚得，洵可宝也。

［张钧衡适园藏书志］卷六·子部·医家类

《重广补注黄帝内经素问》二十四卷（明刻本）

明缁宋本，有顾从德跋。收藏有"查氏珍赏之印"朱文，"夏重读过"白文两方印。顾氏手跋曰："家大人未供奉内药院时，见从德少喜医方术，为语曰：'世无长桑君指授，不得饮上池水尽见人五藏，必从黄帝之《脉书》、五色诊候，始知逆顺阴阳，按奇络活人；不然者，虽圣儒无所从精也。今世所传《内经素问》，即黄帝之《脉书》，广衍于秦越人、阳庆、淳于意诸长老，其文遂似汉人语，而旨意所从来远矣。'客岁以试事北上，问视之暇，遂以宋刻善本见授曰：'广其传，非细事也，汝图之。'从德窃惟吴儒者王光庵宾，尝学《内经素问》于戴原礼可一年所，即治病辄验，晚岁以其学授盛启东、韩叔阳。后被荐，文皇帝召对称旨，俱留御药院供御。一日入见便殿，上语次，偶及白谝之胜为识长蛇阵耳，启东以天命对。是不但慷慨敢言，抑学术之正见于天人之际亦微矣。秦太医令所谓上医医国，殆如此邪？故吴中多上医，实出原礼，为上古自来之正派，以从授是书也。家大人仰副今上仁寿天下之意甚切，亟欲广其佳本，公暇校雠至忘寝食，予小子敢遂翻刻，以见承训之私云。嘉靖庚戌秋八月既望，武陵顾从德谨识。"（此跋罕见，皆为俗贾撤去耳，故录之。）

［孙毓修四部丛刊书录］子部

《黄帝内经》二十四卷、五册上海涵芬楼藏明翻北宋本）

唐王冰注。每页二十行，行大二十字，小注三十字。卷末附音释。玄、匡、镜、贞、徵、恒、炅等字皆阙笔。嘉靖庚戌顾从德重刻北宋本也。原佚顾氏刻书跋，重印从杭州叶氏藏本借补。

6. 明赵府居敬堂刻本

［丁丙善本书室藏书志］卷十六·子部五·医家类

《补注释文黄帝内经素问》十二卷、《遗篇》一卷（明赵府刊本）

启玄子次注。林亿、孙奇、高保衡等奉敕校正。孙兆重改误。前有国子博士臣高保衡、光禄卿直秘阁臣林亿等撰序，后题朝奉郎守国子博士同校正医书上骑都尉赐绯鱼袋高保衡，都尉赐绯鱼袋孙奇，朝散大夫守光禄卿直秘阁判登闻检院上护军林亿三行。又启玄子王冰撰序，时大唐宝应元年，岁次壬寅。后列将仕郎守殿中丞孙兆重改误一条。总目后,元本二十四卷,今并为一十二卷,八十一篇。原书《刺法论篇》第七十二、《本病论》篇第七十三,亡在王注之前,新校补为遗篇一卷。乃明赵府居敬堂刻本,每页十六行,行十七字。注夹行、行亦十七字。

[莫伯骥五十万卷楼藏书目录初编]卷十

《补注释文黄帝内经素问》十二卷(明赵府居敬堂本)

前有《校正黄帝内经素问序》,题国子博士臣高保衡、光禄卿直秘阁臣林亿等谨上。后列高保衡、孙奇、林亿衔名三行。次有大唐宝应元年启玄子王冰撰《黄帝内经素问序》。目录前题"《补注释文黄帝内经素问》"。目后云,"元本二十四卷今并为十二卷,八十一篇"。卷一第二行题启玄子次注,林亿、孙奇、高保衡等奉敕校正,孙兆重改误。第三行新校正云:"按王氏不解所以名《素问》之义及《素问》之名起于何代。隋书《经籍志》始有《素问》之名。《甲乙经序》晋皇甫谧之文,已云'《素问》论病精辨'。王叔和、西晋人,撰脉经,云'出《素问》《针经》'。汉张仲景撰《伤寒杂病论集》,云'撰用《素问》'。是则《素问》之名、著于《隋志》,上见于汉代也。所以名《素问》之义,全元起有说云:'素者,本也。问者,黄帝问岐伯也。方陈性情之源,五行之本,故曰《素问》。'元起虽有此解,义未甚明。按《乾凿度》云:'夫有形生于无形,故有太易、有太初,有太始,有太素。太素者、质之始也。'气、形、质具,而痾瘵由是萌生,故黄帝问此太素质之始。《素问》之名,义或由此。"版心上鱼尾上题"赵府居敬堂",下题"《黄帝素问》卷几"。半页八行、行十七字。小注双行,亦十七字。

7. 明詹林所刻本

[丁丙善本书室藏书志]卷十六·子部五·医家类

《京本校正注释音文》《黄帝内经素问灵枢集注》十五卷(明刊本)

隋全元起训释,唐王冰次注,宋林亿奉敕校正,孙兆改误,闽潭城赵植吾编,正福书林詹林所重梓。前有唐宝应元年岁次壬寅序。目录第一卷至十二卷为《素问》八十一论篇,第十三卷为《素问亡篇》,第十四、十五两卷为《灵枢》八十一章。编次与他本不同,殆福建书肆刻本。有井家藏书印,殆曾至东瀛复逯中土者欤?

8. 明周曰校刻本

[孙星衍廉石居藏书记]内编卷上·医律

《黄帝内经》及《灵枢经》二十四卷(七册)

右《黄帝内经》及《灵枢经》二十四卷,唐王冰次注、宋林亿等奉敕校正。题"绣谷书林周曰校校刊"。王氏尽移全元起注本卷第,如以第九卷《上古天真论》为第一之属,赖林亿注明,原书篇第可复寻耳。皇甫谧、王冰并云:"《艺文志》《黄帝内经》十八卷,即《内经》九卷,《灵枢》九卷。"《灵枢》即《针经》、林亿等按隋《书经籍志》谓之《九灵》,非也。全元起注本无此第七。林亿疑《今元纪大论》,(伯坚按:今应作天。)《五运行论》《六微旨论》《气交变论》《五常正论》《六元正纪论》《至真要论》七篇,为《阴阳大论》之文,王氏取以补亡。且据张仲景《伤寒论序》云,“撰用《素问》《九卷》《八十一难经》《阴阳大论》”,谓《素问》与《阴阳大论》两书甚明。然班固序云,(伯坚按,班固应作王冰。)“第七一卷,师氏藏之”;又云,“时于郭子斋堂,受得先师张公秘本”;则亦有所受之,非臆撰矣。又有明赵府刊本、并为十二卷。

[黑田源次中国医学书目]内经·四

《黄帝内经》

四十八卷　十册　十一行二十三字(框横一四·四,纵二一·四)

周氏对峰刊行(绣谷书林周曰校刊)

明万历甲辰夏月

《重广补注黄帝内经素问》　二十四卷　七册

《重广补注黄帝内经素问序》　高保衡、林亿等

《重广补注黄帝内经素问序》　启玄子王冰撰

目录

《新刊黄帝内经灵枢》　二十四卷　三册

《黄帝内经灵枢序》　锦官史崧　宋绍兴乙亥目录

9. 明潘之恒编黄海本

[冈西为人续中国医学书目]内经·上

《黄海素问》

二十四卷　十册　十行二十字(框横一四·八,纵二〇·二)

明潘之恒定　李维桢阅

万历四十八年刊

《重广补注黄帝内经素问序》　王冰

《重广补注黄帝内经素问序》　高保衡、林亿

附校语　潘之恒　万历四十八年(庚申)

《黄海素问题语》　李若讷、马之俊、林枝桥、曹履吉、祝可任

《黄帝内经》目录

(注一)　目录后有木记,曰:“亘史云:《素问》八十一篇,分九篇为一卷,称《素问》九卷;合《灵枢》九卷,为《内经》十八卷。至启玄子次注,始分二十四卷。后又并为十二卷。今标王氏次注,宜从其分卷。而玄台子《灵枢注证》仍九卷之目。亦有分二十四卷、及并为十二卷者,见成化甲午年熊氏种德堂所刊小本。万历庚申秋日识。”

（注二） 新野沤庵居士马之俊题语云："潘景升先生编《黄海》五纪数百卷，所收黄帝事迹文章略尽。"此书卷一首题"《黄海》（商部之二函）纪藏二之四十一。"卷二十四首题"《黄海》（商部之二函）纪藏二之六十四。"

10. 明刻未详本

［缪荃荪艺风藏书记］卷二·医家

《重广补注黄帝内经素问》二十四卷

明翻宋本，题启玄子次注，林亿、孙奇、高保衡等奉敕校正，孙兆重改误。字画极精。每半页十行、每行大字二十、小字三十。收藏有"检亭藏书"朱文方印，"退思居记"白文方印，"时于此中得少佳趣"朱文长方印。

［莫伯骥五十万卷楼藏书目录初编］卷十

《重广补注黄帝内经素问》二十四卷（明仿宋本）

玉海称："天圣四年十月十二日命集贤校理晁宗悫、王举正校定《黄帝内经素问》，五年四月乙未命国子监摹印颁行，景佑二年七月庚子命丁度校正《素问》。"是宋世校刻此书，至为审慎。此本每半页十行、行二十字。注文双行三十字。每卷末附释音。版心记刻手名氏，不记刊行年月，盖与明顾氏所刻同，皆从宋版重雕者。殷、匡、炅、恒、玄、徵、镜字并缺末笔。按《素问》一书，明代覆刻者凡有三种：其一，嘉靖庚戌顾定方所重雕，行款体式一与此同；其二，为无名氏所刊，版式亦同，不记梓行岁月，文字或有讹，盖系坊间重雕；其三，为吴勉学重雕顾氏本，收在《医统正脉》中。又有万历甲申周曰校刊本，卷数与此同，今细勘之，实从无名氏仿宋本出。潘之恒《黄海》所收本，亦依无名氏仿宋本。

［伯坚按］ 此跋除引《玉海》外，全钞森立之《经籍访古志》。

［森立之经籍访古志］ 补遗·医部

《重广补注黄帝内经素问》二十四卷（明代摹刻宋本、聿修堂藏。）

每半版高七寸强，幅五寸二分、十行、行廿字，注文双行三十字。每卷末附释音、版心记刻手名氏、不记刊行年月。每卷捺"东井文库"（朱文）、"静然之印"（朱白相错）二印。

柳片先生跋曰："此本与顾氏所刻同从北宋版重雕者，若殷、匡、炅、恒、玄、徵、镜字并缺末笔。其楮墨锓摹，并臻精妙，远过顾刻。卷首钤'东井文库'印，盖系庆元间名医一溪先生旧物。"或曰："此本检其体式，恐非北宋旧刊。注标目重广字，卷首署诸臣衔名，俱似非当时之式。南宋刊经传往往附释音，此本亦然。"按《素问》以此本为最正，而明代覆刻者凡有三种：其一，嘉靖庚戌顾定方所重刊其行款体式，一与此同；（首有顾从德序。《松江府志》及《秦汉印统》举顾氏世系履历，宜考。）其一，为无名氏所刊，版式亦同，不记梓行岁月，文字或有讹，盖系坊间重雕；（存诚药室藏。）其一，为吴勉学重雕顾氏本，收在《医统正脉》中。卷首宋臣序，序字作表,版心文字颇属削却。又有万历甲申周曰校刊本,卷数与此同,今细勘之,实以无名氏仿宋本为原。皇国二百年前活字配印本(容安书院藏)及宽文三年刊本,并据此本。宽文本序后称吴勉学重校梓,每卷宋臣名衔,次称熊宗立句读,盖坊间求旧伎俩,不复周氏之旧。又潘之恒《黄海》所收本,亦依无名氏仿宋本。(昌平学藏。)

[日本图书寮汉籍善本书目] 卷三·子部·医家类

《重广补注黄帝内经素问》二十四卷·十二册

明仿宋刊本,题启玄子次注,林亿、孙奇、高保衡等奉敕校正,孙兆重改误。每半页十行,行二十字。注文双行,三十字。版心记刻工姓名。每册首有"集贤院御书记","武陵高氏斐南庄书画记","江东陆氏书画珍藏","香雪斋","藩氏女一字渊克庵","豫园主人"诸印记。又表纸有"金粟山藏经纸"印记。(《御书籍来历志》所载本。)

11. 古钞本

[森立之经籍访古志]补遗·医部

《重雕补注释文黄帝内经素问》二十四卷(古钞本,跻寿馆藏)

释音移在每注下。每半页高六寸八分,幅四寸八分强。八行,行二十字。注文双行。不记钞写年月及名氏。卷十八末,题假承务郎权医学录臣赵叔度校正,军器库副使兼翰林医官臣卢德诚校正。按此本有皇国古时博士家朱点。检其纸质字样,当是四五百年外物。经注文字,间有异同,往往与元椠合。要虽不及宋本之善,然亦卓有可以订诸本之缪者。(如《天真论》年半百而动作皆衰,半上有至字,与《太素》及《千金》合。《阴阳应象论》化五气,化下有为字;《平人气象论》脉小实而坚者病在内,病上有曰字;与例合。《痹论》或燥或湿,无或燥二字,与岐伯答合。《大奇论脉》至如火薪然,薪作新,与《注》合。《气府论》侠背以下,至尻尾,背作脊;《水热穴论》关门不利,门作闭;与《注》合之类是也。)盖今行宋本以北宋本为原,而此则就南宋本誊钞者欤?此系肥后村井椿寿所藏,天保癸卯其子玄济献之医学者。小岛春沂近获旧钞零本一卷,稍同此本。

12. 日本元和刻本

[日本图书寮汉籍善本书目]卷三·子部·医家类

《重广补注黄帝内经素问》(零本十册)

元和活字印本。现存卷五至二十四,计十九卷耳。首题启元子次注,林亿、孙奇、高保衡等奉敕校正,孙兆重改误。次行有"绣谷书林周曰校重刊行"一行。每册首有"跻寿殿书籍记","医学图书记"两印记。

13. 日本安政刻本

［黑田源次中国医学书目］内经·一。

宋本《内经》

二十四卷　九册　十行二十字(框横一五·五,纵二〇·〇)

丹波元坚校

占恒室藏版

《序》　丹波元坚　安政二年

《序》　顾从德　嘉靖庚戌秋八月

目录

《重广补注黄帝内经素问序》　高保衡、林亿等

《重广补注黄帝内经素问序》　启玄子王冰

《释音》

《跋》　度会常珍　安政丙辰

《仿宋椠本素问校讹》

14. 朝鲜刻本

［朝鲜医籍考］冈西为人宋以前医籍考引

《新刊补注释文黄帝内经素问》十二卷,十五册。

万历四十三年二月内医院奉教刊行。监校官通训大夫内医院直长臣李希宪,通训大夫内医院直长臣尹知微。(纵三十四厘,横二十二厘。每半页划间界长二十厘,幅十七厘半。十行,十八字。总纸数八百八枚。)

【校勘】

［黄以周儆季文钞］文二·黄帝内经素问重校正叙　《素问》之传于今者,以唐王冰次注为最古,然非汉、魏、六朝之元书也。王注之传于今者,以宋林亿《新校正》本为最善,然亦非朱墨本之原文也。去古愈远,沿误愈多。误有在《新校正》之后者,当合顾定芳翻宋本、元椠本、旧钞本及明赵本、熊本、周本以参校。其误在《新校正》之前者,林亿等已据皇甫谧《甲乙经》、全元起注本、杨上善《太素》校之矣。然全本今不可得见,检吴刻《甲乙经》、旧钞《太素》复校之,知《新校正》之所校犹疏也。《素问》虽非出于黄帝,而文辞古奥,义蕴精深,王氏次注,违失滋多。后之学者,若张介宾,若吴崑,若马莳,若张志聪,各抒心得,义有可取,宜兼录之。其在王氏之前者,林亿等已据全元起、杨上善诸注正之矣。然全《注》今不可得见,检杨《注》核之,知《新校正》之所正犹疏也。爰仿林氏之例,再校正之,命之曰“《素问重校正》”,注文之异同略焉。(前在书局校刊是书,未善。)

第二节 灵 枢

【通论】

[宋史]卷十七·哲宗本纪 元佑八年正月庚子,诏颁高丽所献《黄帝针经》于天下。

[江少虞皇朝类苑]卷三十一·藏书之府二十 哲宗时,臣寮言:“窃见高丽献到书内,有《黄帝针经》九卷。据《素问》序称,《汉书·艺文志》,《黄帝内经》十八卷,《素问》与此书各九卷,乃合本数。此书久经兵火,亡失几尽,偶存于东夷。今此来献,篇帙具存,不可不宣布海内,使学者诵习。伏望朝廷详酌,下尚书工部,雕刻印版,送国子监依例摹印施行,所贵济众之功,溥及天下。”有旨:“令秘书省选奏通晓医书官三两员校对,及令本省详定讫,依所申施行。”

[朱子语类]卷一三八·杂类 《素问》语言深,《灵枢》浅较易。(振)

[赵希弁昭德先生读书后志]卷二·医家类 《灵枢经》九卷,王冰谓此书即《汉志》《黄帝内经》十八卷之九也。或谓好事者于皇甫谧所集《内经》《仓公论》中抄出之,名为古书也,未知孰是。

[戴良九灵山房集]卷二十七·沧洲翁传 (吕复说)《内经灵枢》,汉、隋、唐《艺文志》皆不录。隋有《针经》九卷,唐有《灵宝注》及《黄帝九灵经》十二卷而已。或谓王冰以《九灵》更名为《灵枢》,又谓《九灵》尤详于针,故皇甫谧名之为《针经》,即《隋志》《针经》九卷。苟一书而二名,不应《唐志》别出《针经》十二卷也。所谓《灵宝注》者,乃扁鹊、太玄君所笺,世所罕传。宋季有《灵枢略》一卷,今已淹没。绍兴初,史崧并是书为十二卷而复其旧,较之他本颇善。学者当与《素问》并观,盖其旨意互相发明故也。

[伯坚按] 《旧唐书·经籍志》著录:“《黄帝九灵经》十二卷(灵宝注)。”《新唐书·艺文志》著录“灵宝注《黄帝九灵经》十二卷。”灵宝很明显是人名,《黄帝九灵经》十二卷是灵宝注的。吕复将灵宝《注》与《黄帝九灵经》分为两部书,错了。

[徐渭青藤山人路史]卷上 黄帝时未闻有宦寺,而《灵枢》中问答乃有宦者去其宗筋,固知此书非岐,黄笔也。然其本旨授受,疑非岐、黄则决不能,所谓夫有所受之也。可疑不特一宦寺,姑笔其易知者耳。

[马莳黄帝内经灵枢注证发微]序 《灵枢》者、《内经》篇名。盖《内经》为总名,中有《素问》八十一篇,《灵枢》八十一篇。《素问》曾经唐宝应年间启玄子王冰有注,其《灵枢》自古迄今,并无注释。晋皇甫士安以《针经》名之。按本经首篇《九针十二原》中,有“先立《针经》”一语;又《素问八正神明论》,亦岐伯云:“法往古者先知《针经》也。”是《素问》之言,亦出自《灵枢》首篇耳。后世王冰释《素问》,以

《灵枢》《针经》杂名；宋成无己释《伤寒论》及各医籍，凡引《灵枢》者，皆不曰《灵枢》，而曰《针经》；其端皆始于皇甫士安也。但《针经》二字，止见于本经首篇，其余所论营卫、输穴、关格、脉体、经络、病症，三才万象，靡不森具。虽每篇各病，必用其针，自后世易《灵枢》以《针经》之名，遂使后人之学者视此书止为用针，弃而不习，以故医无入门，术难精诣、无以疗病起危，深可痛惜。岂知《素问》诸篇，随问而答，头绪颇多，入径殊少。《灵枢》大体浑全，细目毕备，犹儒书之有大学，三纲八目，总言五发，真医家之指南，其功当先于《素问》也。今愚析为九卷者，按班固《汉书·艺文志》曰："《黄帝内经》十八卷，《素问》九卷，《灵枢》九卷，乃其数焉。"又按《素问·离合真邪论》："黄帝曰：'夫九针九篇，夫子乃因而九之、九九八十一篇，以起黄钟数焉。'"大都神圣经典，以九为数，而九九重之，各有八十一篇。王冰分《灵枢》为十二卷，宋史崧分为二十四卷者，皆非也。愚今分为九卷，一本之神圣遗意耳。后世《道德经》《难经》，俱八十一篇，其义仿此。然谓之曰《灵枢》者，正以书为门户阖辟所系，而灵乃至圣至元之称，其书之切，何以异是？

［姚际恒古今伪书考］灵枢经　晁子止曰："或谓好事者于皇甫谧所集《内经》《仓公论》中抄出之。"恒按：此书又下《素问》一等，余说见《素问》。

［顾实重考古今伪书考］灵枢经　新旧《唐志》俱有《针经》十卷，又俱别有《九灵经》十二卷。卷数多寡，随时分并无定。《中兴馆阁书目》云："《黄帝针经》九卷、八十一篇，与《灵枢经》同。《针经》以《九针十二原》为首，《灵枢》以《精气》为首，间有详略。"（王厚斋《汉志考证》引。）是则《九灵经》即《灵枢》。王冰已名《灵枢》。《灵枢》《针经》篇次先后详略稍殊，实是同书，以别本而异名。晁氏引或说好事者于皇甫谧《内经》《仓公论》中抄出之，固属不确。今则《针经》亡而《灵枢》存，不过失古书之一别本耳，别详《汉书艺文志讲疏》。

［顾实汉书艺文志讲疏］七·方技略　《黄帝内经》十八卷，残。张仲景曰："撰用《素问》。"（《玉海》六十三）皇甫谧曰："《七略》《艺文志》《黄帝内经》十八卷。今有《针经》九卷，《素问》九卷，二九十八卷，即《内经》也。"（《甲乙经序》）王冰曰："《内经十八卷》，《素问》即其经之九卷也。兼《灵枢》九卷，乃其数焉。"（《内经素问序》）林亿曰："《素问》第七卷亡。《天元纪大论》《五运行大论》《六微旨论》《气交变论》《五常政论》《天元正纪论》《至真要论》七篇，与《素问》略不相通，疑此乃《阴阳大论》之文，王冰取以补所亡之卷。"王应麟曰："《馆阁书目》：《黄帝针经》九卷，八十一篇，与《灵枢经》同。《针经》以《九针十二原》为首，《灵枢》以《精气》为首，间有详略。"（考证）盖王冰颇有变更《内经》篇次。《隋志》谓之《针经》，《唐志》谓之《九灵经》。既王冰谓之《灵枢》，则《灵枢》自属王本。今则《灵枢》亡，而以《针经》为《灵枢》矣。古有经传统称经者，故《灵枢》为经，《素问》为传，统曰《内经》矣。

［黄云眉古今伪书考补证］灵枢经　若《灵枢》乃唐人王冰所造，杭世骏已辨之甚析，其言曰："《七略》《汉书·艺文志》《黄帝内经》十八篇，皇甫谧以《针经》九卷、

《素问》九卷、合一十八篇当之。唐启玄子王冰遵而用之。《素问》之名，见张仲景《伤寒杂病论》。《针经》则谧所命名也。《隋·经籍志》：'《针经》九卷，《黄帝九灵》十二卷。'元沧洲翁吕复云：'苟一书而二名，不应《唐志》别出《针经》十二卷。'据复所疑，《九灵》是《九灵》，《针经》是《针经》，不可合为一也。王冰以《九灵》名《灵枢》，《灵枢》之名，不知其何所本，即用之以法《素问》。余观其文义浅陋，与《素问》岐伯之言不类，又似窃取《素问》之言而铺张之，其为冰所伪托可知。自冰改《灵枢》后，后人莫有传其书者。唐宝应至宋绍兴，锦官史崧乃云，'家藏旧本《灵枢》九卷，除已具状经所属申明外，准使府指挥依条申转运司选官详定，具书送秘书省国子监。'是此书至宋中世而始出，未经高保衡、林亿等校定也，孰能辨其真伪哉？其中《十二经水》一篇，无论黄帝时无此名，而天下之水何止十二？只以十二经脉而以十二水配，任意错举，水之大小不详记也。尧时作《禹贡》，九州之水始有名。湖水不见于《禹贡》。唐时荆湘文物最盛，洞庭一湖，屡咏歌于诗篇，征引于杂说，冰特据身所见而妄臆度之耳。挂漏不待辨而自明矣。"（《道古堂集》《灵枢经跋》。）而廖平误信元、明以来医家之谬论，必谓《灵枢》为经，《素问》为传，《灵枢》在前，《素问》在后，殊为多事。至谓此二书全出孔门，尤见诬妄，其言曰："六书之文，出于孔子。今《灵》《素》具有六种书体，全书同称黄、岐。黄、岐作经，必不能再作传，即已据经问难，则必在数传以后。况《灵》《素》以解评名篇，至六七见，此岂一人所为，而皆托于黄、岐，此如《本草》之于神农，《汤液》之于伊尹，托始寓言，非真有古书。不然，试就《全上古三代文》中考之，所有尧、舜以前之文字，与战国有何分别？藉此可以自悟，孔子以前，并无古文之书传，凡托古人书，皆出孔后。实则《灵》《素》全出孔门，以人合天，大而九野十二水，为平天下之大法，小而毛发支络，为治一身之疾病，先知前知，理无违异，不假于解剖，无待于试尝。弟子撰述，初作经篇。《素问》问难，半成于扁鹊、仓公以后。书虽晚出，不改师传，故同目黄、岐以端趋向。"（《难经悫解提要驳义》）此似创论、实是怪论。

［杭世骏道古堂文集］卷二十六·灵枢经跋　《七略》《汉·艺文志》《黄帝内经》十八篇。皇甫谧以《针经》九卷、《素问》九卷、合十八篇当之，唐启玄子王冰遵而用之。《素问》之名，见张仲景《伤寒杂病论》。《针经》则谧所命名也。《隋·经籍志》："《针经》九卷，《黄帝九灵》十二卷。"元沧洲翁吕复云："苟一书而二名，不应《唐志》别出《针经》十二卷。"据复所疑，《九灵》是《九灵》，《针经》是《针经》，不可合而为一也。王冰以《九灵》名《灵枢》，《灵枢》之名，不知其何所本，即用之以法《素问》。余观其文义浅短，与《素问》岐伯之言不类，又似窃取《素问》之言而铺张之，其为王冰所伪托可知。自冰改《灵枢》后，后人莫有传其书者。唐宝应至宋绍兴，锦官史崧乃云，"家藏旧本《灵枢》九卷，除已具状经所属申明外，准使府指挥依条申转运司选官详定，具书送秘书省国子监。"是此书至宋中世而始出，未经高保衡、林亿等校定也，孰能辨其真伪哉？其中十二经水一篇，无论黄帝时无此名，而天下

之水何止十二？只以十二经脉而以十二水配，任意错举，水之大小不详计也。尧时作《禹贡》，九州之水始有名。湖水不见于《禹贡》。唐时荆湘文物最盛，洞庭一湖，屡咏歌于诗篇，征引于杂说，冰特据身所见而妄臆度之耳，挂漏不待辨而自明矣。

[四库全书总目]子部·医家类一

《灵枢经》十二卷

按晁公武《读书志》曰："王冰谓《灵枢》即《汉志》《黄帝内经》十八卷之九。或谓好事者于皇甫谧所集《内经》《仓公论》中钞出之，名为古书，未知孰是？"又李濂《医史》载元吕复《群经古方论》曰："《内经灵枢》，汉、隋、唐《志》皆不录。隋有《针经》九卷，唐有灵宝注《黄帝九灵经》十二卷而已。或谓王冰以《九灵》更名为《灵枢》，又谓《九灵》尤详于针，故皇甫谧名之为《针经》。苟一经而二名，不应《唐志》别出《针经》十二卷。"是《灵枢》不及《素问》之古，宋、元人已言之矣。

[余嘉锡四库提要辨证]子二·医家类一　谨按：陆心源《仪顾堂题跋》卷七《灵枢经跋》云："皇甫谧《甲乙经序》曰：'《七略》《艺文志》《黄帝内经》十八卷。今有《针经》九卷，《素问》九卷，二九十八卷，即《内经》。'今检《甲乙经》，称《素问》者即今之《素问》，称黄帝者验其文即今《灵枢》，别无所谓《针经》者，则《针经》即《灵枢》可知。王冰曰'《灵枢》即《黄帝内经》十八卷之九'，与皇甫谧同，当是汉以来相传之旧说。"陆氏之言甚核。王冰《内经素问序》云："《内经》十八卷，《素问》即其经之九卷也，兼《灵枢》九卷，乃其数焉。"夫皇甫谧以《针经》《素问》为《内经》，王冰以《素问》《灵枢》为《内经》，《针经》《灵枢》卷数相合，盖一书而二名耳。谧去古未远，其言当有所受之。冰邃于医学，唐时《针经》具在，必不舍流传有绪之古书，而别指一书以当《内经》，断可识矣。陆氏能以二人之序互证，故曰其言甚赅。然而不仅此也。《玉海》卷六十三引《书目》(按即《中兴馆阁》书目)云："《黄帝灵枢》九卷，黄帝、岐伯、雷公、少俞、伯高问答之语，隋杨上善序，凡八十一篇。《针经》九卷，大抵同，亦八十一篇。《针经》以《九针十二原》为首，《灵枢》以《精气》为首，(按今本《灵枢》实以《九针十二原》为第一篇，而无《精气篇》，与《中兴书目》不同，盖《书目》据杨上善本，今所传为史崧所上，乃别一本也。《精气篇》疑即今之《决气篇》，篇中首论精气。)又间有详略。王冰以《针经》为《灵枢》，故席延赏云，《灵枢》之名，时最后出。"(《汉·艺文考证》卷十引较略。《宋史·艺文志》有席延赏《黄帝针经音义》一卷。)是《灵枢》即《针经》，宋人书目具有明文。其时《针经》尚存，以之两相对勘，见其文字相同、实一书而二名，故能言之确切如此。晁公武言，"或谓好事者于皇甫谧所集《内经》《仓公论》内钞出之"，亦为臆说。《灵枢》即《针经》，《针经》南宋尚存，何用别行钞出乎？《素问离合真邪篇》云："黄帝曰：'夫九针九篇，夫子乃因而九之，九九八十一篇，以起黄钟数。'"《灵枢经·九针十二原》篇云："黄帝问于岐伯曰：'余子万民，养百姓，而收租税。哀其不给而属其疾病，余欲勿使被毒药，无用砭石，欲以微针通其经脉，调其血气，营其逆顺出入之会，令可传于

后世,必明为之法。令先立《针经》,愿闻其情。'"(陆氏亦引"先立《针经》"一句,嫌其太略,故复详引。)是则此书之名《针经》,明见经文,其为一书,固无疑义。然刘向校书时,则以此九卷与《素问》九卷同编为《黄帝内经》十八卷,并无《针经》之名。其后《素问》九卷别自单行,于是张仲景、王叔和之徒,著书称引《内经素问》以外之文,无以名之,直名之曰《九卷》。仲景《伤寒论序》云,"勤求古训,博采众方,撰用《素问》《九卷》《八十一难》《阴阳大论》《胎胪药录》《并平脉辨证》,为《伤寒杂病论》十六卷",(仲景于《八十一难》《阴阳大论》皆不著卷数,则《九卷》二字是书名可知。)是也。至皇甫谧作《甲乙经序》始谓之《针经》,盖即取《九针十二原篇》之文以名之,非杜撰也。而其书中引用,仍称之为《九卷》。故林亿《素问》校语(在《素问》大题下——伯坚按:林亿此段校语,在《素问》王冰序内"乃其数焉"句下,不在《素问》大题下,此注误。)云:"皇甫士安《甲乙经序》云:'《七略艺文志》,《黄帝内经》十八卷,今有《针经》九卷,《素问》九卷,并十八卷,即《内经》也。'又《素问》外九卷,汉张仲景及西京王叔和《脉经》只为之《九卷》,皇甫士安名为《针经》,亦耑名九卷。杨玄操云:'《黄帝内经》二帙,帙各九卷。'(此玄操《难经序》中之语,见明王九思《难经集注》卷首。)按《隋志》谓之《九灵》,王冰名为《灵枢》。"寻亿之意,盖谓《九灵》即《针经》,其更名《灵枢》则自王冰始。考《隋志》并无《九灵经》,《新旧唐志》始著于录,亿说不免谬误。吕复云:"《九灵》即《针经》,苟一书而二名,不应《唐志》别出《针经》。"考《唐志》虽有灵宝注《九灵经》十二卷,然只录注本,而别无单行之《九灵经》。盖《九灵》亦即《针经》,灵宝作注时,分其卷帙,因其书详言九针,因题之为《九灵》,《唐志》即因以著录,其别出之《黄帝针经》十卷,则本书也。林亿谓王冰以《九灵》为《灵枢》,则《灵枢》之名或谓王冰所改。夫《灵枢》即《针经》,《中兴书目》具有明文,林亿亦无异说,恶得诋为伪撰乎?吕氏谓《唐志》别出《针经》十二卷,不知新旧《唐志》《针经》均只十卷,(《隋志》九卷)其十二卷者,《黄帝针灸经》也。

近时杭世骏《道古堂集》亦有《灵枢经跋》曰:"《七略》《汉艺文志》,《黄帝内经》十八篇,皇甫谧以《针经》九卷、《素问》九卷,合十八篇当之。《隋书·经籍志》:《针经》九卷,《黄帝九灵》十二卷。是《九灵》自《九灵》,《针经》自《针经》,不可合而为一也。王冰以《九灵》为《灵枢》,不知其何所本。余观其文义浅短,与《素问》之言又不类,又似窃取《素问》而铺张之,其为王冰所伪托可知。后人莫有传其书者。至宋绍兴中,锦官史崧乃云:'家藏旧本《灵枢》九卷,除已具状经所属申明外,准使府指挥依条申转运司选官详定,具书送秘书省国子监。'是此书至宋中世而始出,未经高保衡、林亿等校定也。其中《十二经水》一篇,黄帝时无此名,冰特据身所见而妄臆度"云云。其考证尤为明晰。然李杲精究医理,而使罗天益作《类经》,采《素问》《灵枢》。吕复亦称:"善学者当与《素问》并观,其旨意互相发明。"盖其书虽伪,而其言则缀合古今,具有源本,不可废也。

［余嘉锡四库提要辨证］　按杭氏谓《隋志》有《黄帝九灵》，其实《隋志》无此书，此乃为林亿所误。杭氏又谓书为王冰所伪托，后人莫有传其书者，至宋中世而始出，未经高保衡、林亿等校定。夫以出自宋之中世而疑之，则即指为宋人伪撰可矣，若谓为王冰所伪记，则王冰以后，史崧以前，恶得无传其书者？岂王冰撰成以后，不传一人，而独密授之史氏，家藏至数百年之久，至崧而始出乎？此不通之说也。陆心源云："《甲乙经》林亿等序曰：'国家诏儒臣校正医书，今取《素问》《九虚》《灵枢》《太素经》《千金方》及《翼》《外台秘要》诸家善书，校对玉成，将备亲览。'《苏魏公集本草后序》曰：'嘉佑三年（按当作二年），差掌禹锡、林亿、张洞、苏颂同共校正《神农本草》《灵枢》《太素》《甲乙经》《素问》及《广济》《千金》《外台》等方。'是《灵枢》为宋仁宗时奉诏校正医书八种之一，非林亿所未校，特未通行耳。"今按陆氏所引证尚未备。《证类本草》卷三十云："嘉祐二年八月三日，诏所有《神农本草》《灵枢》《太素》《甲乙经》《素问》之类，及《广济》《千金》《外台秘要》等方，仍差太常少卿直集贤院掌禹锡、职方员外郎秘阁校理林亿、殿中丞秘阁校理张洞、殿中丞馆阁校勘苏颂同共校正闻奏。臣禹锡等寻奏置局刊校，并乞差医官三两人共同详定。其年十月差医学秦宗古、朱有章赴局只应。"《玉海》卷六十三云："嘉佑二年八月辛酉，置校正医书局于编修院，命掌禹锡等五人，从韩琦之言也。琦言：'《灵枢》《太素》《甲乙经》《广济》《千金》《外台秘要方》之类多讹舛，《本草》编载尚有所亡'，于是选官校正。"《书录解题》卷十三引《会要》云："嘉佑二年，置校正医书局于编修院，以直集贤院掌禹锡、林亿、校理张洞、校勘苏颂等并为校正。后又命孙奇、高保衡、孙兆，同校正。每一书即奏上，亿等皆为之序，下国子监板行。"韩琦之请校正医书，首举《灵枢》为言，且《会要》言每书奏上即版行，则《灵枢》必已校正版行可知。林亿、高保衡等作校正《甲乙经》《脉经序》，（均见本书卷首。）均称取《素问》《九墟》《灵枢》校勘。其《素问》诸书校正语内，引用《灵枢》多至指不胜屈，是保衡等曾见是书之明证。黄庭坚《豫章集》卷十六庞安常《伤寒论后序》云："闭门读书，自神农、黄帝经方、扁鹊《八十一难经》《灵枢》《甲乙》葛洪所综缉百家之言，无不贯穿。"张来《右史集》卷五十九《庞安常墓志》亦云："乃益读《灵枢》《太素》《甲乙》诸秘书。"《宋史》方技《庞安常传》同。考宋时医学，方脉科以《素问》《难经》《脉经》为大经，《病源》《千金翼方》为小经（见《通考》卷四十二）。凡《灵枢》《太素》《甲乙》皆不在内，盖其流传不如《素问》等书之广，故谓之秘书，然不可谓无人传其书也。丁德用、虞庶注《难经》（见王九思《集注》），均引及《灵枢》，虞所引尤夥。丁书成于嘉佑，虞书成于治平（均见《读书志》卷十五），是北宋医学家无不传习此书者。杭氏之说，不然明矣。靖康之难，经籍散失，故杨上善《内经太素》遂至亡佚，近始自日本得其残本。《灵枢》之传本浸微、亦固其所。绍兴中锦官史崧始以家藏旧本上之于官，谓之旧本。盖医书局校正之本已亡，此乃未校正以前之本，故不如他医书有高保衡校正上序及衔名也。此正如孙思邈《千金方》亦经林

亿校正版行，而黄丕烈得一北宋残本，尚是林亿未校正以前之书，（详见《千金要方》条下。）事同一例。南宋之初，屡求阙书，史氏以此本送官，犹之开四库馆时，民间多以所藏秘本进呈，往往有明人未见之书，四库得宋、元本复著于录者。若后出之本便为伪托，则四库所得，皆伪书乎？考定古书真伪，要当视其书何若，旁征博引以证明之，不当为鲁莽灭裂之语以厚诬古人也。《续通鉴长编》卷四百八十云："元祐八年正月，工部侍郎权秘书监王钦臣言，'高丽献到书内有《黄帝针经》，篇帙具存，不可不宣布海内诵习，乞依例摹印。'诏：'令校对讫依所请。'"其后不知已校对刊行与否。疑史崧所献即是高丽本《针经》之未经校对者，故以《九针十二原》为首也。杭氏又谓十二经水之名，为黄帝时所无。夫上古学术，皆由口耳相传，后人推本先师，著之竹帛，至周时管、晏诸子犹然，故不能无后世之语。必如杭氏之言，则《素问》果为黄帝所著之书乎？杭氏谓"尧时作《禹贡》，九州之水始有名。湖水不见于《禹贡》。唐时荆、湘文物最盛，洞庭一湖，屡咏歌于诗篇，征引于杂记，冰特据身所见而妄臆度之。"（此杭氏跋中语，见《道古堂集》卷二十六，《提要》略去此数句未引。）不知《灵枢》十二经水之名，《甲乙经》第七篇具载之，次序虽有移易，而无一字不合。足太阴外合湖水，皇甫谧所见本已然，乃谓为王冰据身所见而妄臆度之。不肯旁加考证而遂轻于立说，臆度之讥，躬自蹈之矣。此书历为《难经》《甲乙经》《脉经》《外台秘要》所采，流传自古，远有端绪，而杭氏以为文义浅短诋之，过矣！《提要》惑于吕氏，杭氏之言，不复深考，遂以其书为伪，又过矣！近人为目录书者，唯《提要》之是从，并为一谈，牢不可破。惟陆氏能知《灵枢》即《针经》，立五证以明之。今采其说，复增益所未备，著于篇。

此本前有绍兴乙亥史崧序，称"旧本九卷八十一篇，增修《音释》，附于卷末。"又目录首题"鳌峰熊宗立点校重刊"，末题"原有二十四卷，今并为十二卷"。是此本为熊氏重刊所并。吕复称史崧并是书为十二卷，以复其旧，殆误以熊本为史本欤？

［伯坚按］　鳌峰熊宗立是明正统、成化年间的人，时代远在史崧、吕复之后。《提要》说吕复误以熊本为史本，错了。将《灵枢》原二十四卷合并为一十二卷的是元后至元五年已卯（一三三九年）胡氏古林书堂刻本开始的，远在熊宗立之前，熊宗立不过照样翻刻而已。《提要》说是熊氏重刊所并，又错了。

［四库全书简明目录］子部·医家类

《灵枢经》十二卷　是书论针灸之道，与《素问》通号《内经》，然至南宋史崧始传于世，最为晚出。或以为王冰所依托，然所言俞穴脉络之曲折，医者亦终莫能外。盖其书虽伪，其法则古所传也。

［周中孚郑堂读书记］卷四十一

《灵枢经》十二卷（《医统正脉本》）　按是书，《四库全书》著录。唐王冰序《素问》，称是经即《汉志》《内经》十八卷之九也。《隋志》有《黄帝针经》九卷，新旧《唐志》俱作十卷，又俱别有《九灵经》十二卷，然皆无《灵枢》之名。《读书志》始载《灵枢经》九卷(《通考》同)。晁氏云:"或谓好事者于皇甫谧所集《甲乙经》、仓公论中钞出之,名为古书,未知孰是?"(以上为宋晁氏说)考新《唐志》《崇文目》俱无《灵枢》之书。王厚斋《汉志考证》引《中兴馆阁书目》云:"《黄帝针经》九卷,八十一篇,与《灵枢经》同。《针经》以《九针十二原》为首,《灵枢》以《精气》为首,间有详略。"是南宋时《针经》尚存(以上为王厚斋说)。据其所言,必属北宋人从《针经》钞出而增改之,别名《灵枢》,故南宋史崧已称家藏旧本,晁氏所引或说,不足凭也。至《九灵经》,自《崇文目》《读书志》《通考》《宋志》俱不载,则其亡已久。王冰以《九灵》名《灵枢》,杭堇浦《道古堂集》中有是书跋,亦不以为然矣。今本篇数,与南宋所传本同。而卷数十二,则同于《九灵》之卷数,恐出于明人之分析,非欲求合于古书也。总之,其书虽伪,其法则古所传。所以李东垣、张景岳俱与《素问》并重,而各有《类经》之作也。

[黄以周儆季文钞]文二·黄帝内经九卷集注叙　《汉·艺文志》"《黄帝内经》十八卷",医家取其九卷别为一书,名曰《素问》,其余九卷无专名也。汉张仲景叙伤寒,历论古医经,于《素问》外称曰《九卷》,不标异名,存其实也。晋王叔和《脉经》亦同。皇甫谧叙《甲乙经》,遵仲景之意,以为《黄帝内经》十八卷,即此《九卷》及《素问》;而又以《素问》亦九卷也,无以别此经,因取其首篇之文,谓之《针经》九卷,而《针经》究非其名也,故其书内仍称《九卷》。隋·杨上善注《太素》亦同。唐王冰注《素问》,据当时有《九灵》之名,称为《灵枢》;注中又据《甲乙经序》,于其言针道诸篇,谓之《针经》。宋林亿作《新校正》,谓"王氏指《灵枢》为《针经》,但《灵枢》今不全,未得尽知",不知王氏次注《素问》,文多迁移,于此《九卷》王氏虽未注,亦次之,固不同当时《灵枢》本也。南宋史崧作《音释》,其意欲以此《九卷》配王氏次注《素问》之数,乃分其卷为二十四,分其篇为八十一。元至元间,并次注《素问》为十二卷,又并史崧《灵枢》之卷以合《素问》,于是古《九卷》之名湮。而矫之者乃谓《灵枢》晚出书,岂通论哉?余以《甲乙》《太素》校之,其文具在焉。或又谓《素问》义深,《九卷》义浅。夫《内经》十八卷,乃医家所集,本非出一人之手。论其义之深,《九卷》之古奥,虽《素问》不能过。其浅而可鄙者,《素问》亦何减于《九卷》?《九卷》之与《素问》,同属《内经》。《素问·通评虚实论》中有黄帝骨度、脉度、筋度之间,而无对语,王《注》以为具在《灵枢》中,此文乃彼经之错简;皇甫谧谓《内经》十八卷,即此二书,可谓信而有征。《素问·针解篇》之所解,其文出于《九卷》,《新校正》已言之;又《方盛衰论》言"合五诊、调阴阳,已在《经脉》",《经脉》即《九卷》之篇目,王《注》亦言之;则《素问》之文,且有出于《九卷》之后矣。《素问》宗此经,而谓此经不逮《素问》,可乎?皇甫谧序《甲乙经》,谓"《素问》论病精微,(《甲乙经》序,《素问》二字叠,今本脱二字,兹据宋程回《医经正本书》所引。)《九卷》原本《经脉》,其义深奥不易觉",其意盖曰《九卷》之于《素问》无可轩轾也。故其书刺取《九卷》文多《素问》。杨上善作《太素》,直合两部为一书,亦宗斯意。今取杨氏

《太素》之注以注《九卷》，其注之缺者补之，其义之未惬者取后学者之说正之，命其书曰《内经九卷集注》。分并未必俱合于古，亦以存旧名焉尔。

［陆心源仪顾堂题跋］卷七·灵枢经跋 《灵枢经》十二卷，明成化熊宗立刊本。愚按：《灵枢》即针经，见于《汉·艺文志》、皇甫谧《甲乙经序》，并非后出。灵宝《注》以针有九名，改为《九灵》；又以十二经络，分为十二卷。王冰又因《九灵》之名而改为《灵枢》。其名益雅，其去古益远，实一书也。请列五证以明之。皇甫谧《甲乙经序》曰："《七略》《艺文志》，《黄帝内经》十八篇。今有《针经》九卷，《素问》九卷，二九十八卷，即《内经》也。又有《明堂孔穴针灸治要》，皆黄帝、岐伯选事也。三部同归，文多重复。乃选集三部，使事类相从，为十二卷。"今检《甲乙经》，称《素问》者，即今之《素问》。称黄帝者，验其文即今《灵枢》，别无所谓《针经》者，则《针经》即《灵枢》可知。其证一也。《灵枢》卷一《九针十二原篇》已云"先立《针经》"，是《针经》之名见于本书，其证二也。王冰云"《灵枢》即《黄帝内经》十八卷之九"，与皇甫谧同，当是汉以来相传之旧说，其证三也。杨上善，隋初人也，所著《黄帝内经太素》《黄帝内经明堂类成》，中土久佚，今由日本传来，其书采录《灵枢》经文，与《素问》不分轩轾，与《甲乙经》同。是汉、唐人所称《内经》，合《素问》《针经》而言，非耑指《素问》明矣。其证四也。《灵枢》义精词奥，《经筋》等篇非圣人不能作，与冰《素问》注相较，精粗深浅，相去悬殊，断非冰所能伪托，其证五也。《甲乙经》林亿等序曰："国家诏儒臣校正医书，今取《素问》《九虚》《灵枢》《太素经》《千金方》及《翼》《外台秘要》诸家善书，校对玉成，将备亲览。"《苏魏公集本草后序》曰："嘉祐三年，差掌禹锡、林亿、张洞、苏颂同共校正《神农本草》《灵枢》《太素》《甲乙经》《素问》及《广济》《千金》《外台》等方。"是《灵枢》为宋仁宗时奉诏校正医书八种之一，非林亿所未校，特未通行耳。唐自中叶以后，医学渐不如古，针灸孔穴之法或几乎息，粗工藉术糊口，既不知针，何论腧穴，《针经》遂在若存若亡之间。狡狯者改易其名，诧为秘笈。不学者逞其臆说，诬为伪书。几使秦、汉以来相传之古籍，与华佗《中藏》、叔和《脉诀》等量齐观，亦秦灭以后之厄运哉！是书宋以前本无异论，至元吕复始谓《九灵》《针经》苟一经而二名，《唐志》不应九灵之外别出《针经》。愚谓隋、唐《志》中一书而数见者甚夥，不但《九灵》《针经》而已。吕复浅人，原无足责。堇圃杭氏，在近时号称淹博，亦袭复之瞽说，诋为浅短，诬为伪托，指为林亿、高保衡所未校，岂目未睹《甲乙经序》及《苏魏公集》乎？可怪也！

［周贞亮校正黄帝内经太素后序］ 《灵枢》之名，汉、隋、唐《志》皆不载，宋绍兴中，锦官史崧出其家藏旧本，送官详正，世始有传，是其书至宋中世而始出，故《宋志》始著于录。《四库提要》谓"即王冰取《九灵》所改名，《九灵》尤详于针，故皇甫谧名之为《针经》，疑其一经而二名。"杭堇圃《灵枢经跋》，据《隋志》所载，谓"《九灵》自《九灵》，《针经》自《针经》，不可合而为一；冰以《九灵》名《灵枢》，不知其何所本；观其文义浅短，与《素问》之言不类，疑其出冰之伪托。"不知《内经》十八卷，

医家取其九卷，别为一书，名曰《素问》；其余九卷，本无耑名。张仲景序《伤寒论》，历引古医经，于《素问》外称曰《九卷》，并不标以异名，存其实也。晋王叔和《脉经》一同。皇甫士安序《甲乙经》、本仲景之意、以为《内经》十八卷、即此《九卷》及《素问》；又以《素问》亦九卷，无以别此经，因取其篇首之文，谓之《针经》九卷。其实《针经》非《九卷》之名也，故其后仍称《九卷》。《甲乙经》内所引《灵枢》之文，其称皆同于此。今观杨氏此书，所引《九卷》之文不一而足，并有引《九卷》篇名如《终始篇》者，今其文具在《灵枢》之中。可知《灵枢》之文，古只称为《九卷》，杨氏据之，其传甚古。王冰谓《灵枢》即《汉志》《内经》十八卷之九，其言确有可征。《九灵》之文，今已不传，不知何若，在王氏并未取以更名《灵枢》，固可信也。若其文义浅短，疑为伪托，则不知《内经》一书，虽出黄帝，其在古代，不过口耳相传，晚周以远，始著竹帛，大都述自医师，且不出于一手，故其文义时有短长。今观其义之深者，《九卷》之古奥，虽《素问》有不逮；其浅而可鄙者，即《素问》未尝不与《九卷》略同。而以源流而论，则《素问》且多出于《九卷》。观《素问·方盛衰论》，言“合之五诊，调之阴阳，已在《经脉》”，《经脉》即《灵枢》篇目，王冰已言之，是《素问》之文，且有出于《灵枢》之后者。《素问》且宗《灵枢》，而谓《灵枢》不逮《素问》乎？徒以宋史崧据《灵枢音释》，欲以此《九卷》配王注《素问》之数，乃分其卷为二十四，分其篇为八十一；至元间并《素问》为十二卷，又并史崧《灵枢》之卷以合《素问》；于是古《九卷》之名湮，后人遂疑《灵枢》为晚出之书。岂知《素问》自《素问》，《九卷》自《九卷》，二者同宗古书，皆为杨氏所据，初不疑其伪托，此可证杭氏之说之误者也。

[伯坚按] 此篇系从黄以周《儆季文钞》卷二《黄帝内经九卷集注叙》抄袭而来。

[丹波元胤医籍考]卷五·黄帝灵枢经 按先子曰：“《灵枢》单称《九卷》者，对《素问》八卷而言之。益东汉以降，《素问》既亡第七一卷，不然，则《素问》亦当称九卷尔。而《灵枢》之称，昉于唐中叶。王冰注《素问》，或曰《灵枢》，或曰《针经》。林亿因谓王冰名为《灵枢》，不可定然。今考《道藏》中有《玉枢》《神枢》《灵轴》等之经。而又收入是经，（《藏》曰集注，而其实原文尔。）则《灵枢》之称，意出于羽流者欤？是亦成于众手，犹《素问》也。然《素问》各篇文字多深奥，《灵枢》则不过数篇。马仲化谓功当先于《素问》，其说未可信焉。《玉海》曰：‘《灵枢》以《精气》为首。’今本以《九针十二原》为首，而《甲乙经》以《精气》为首，不知当时所见与今本同体异名者欤？林亿等校正《素问》，在仁宗嘉祐中，后哲宗元祐八年高丽始献是经，其相距四十余年，则亿等不及寓目完书，故注中有云‘《灵枢》文不全’。（按《调经论》王冰《注》引《针经》曰：‘经脉为里，支而横者为络，络之别者为孙络。’《新校正》曰：‘《三部九候论》注引之曰《灵枢》，而此云《针经》，则王氏之意，指《灵枢》为《针经》也。考今《素问》注引《针经》者多《灵枢》之文，但以《灵枢》今不全，故未得尽知也。’）又亿等校《素问》《甲乙经》等所引《九虚》文，今并见《灵枢》中，则《九

虚》亦是经之别本非全帙者。要之,曰《灵枢》,曰《九虚》,曰《九灵》,并是黄冠所称,而《九卷》《针经》其为旧名也。夫名《灵枢》者,王冰以前不有载之者,故亿等以为冰所命。而杭世骏直为冰之赝鼎者,更为疏妄。《甲乙》之书,撰集《素问》《针经》《明堂孔穴针灸治要》三部,《素问》《明堂》之外,乃《针经》文,悉具于《灵枢》,则实为古之《针经》无疑矣。其文有少异者,传写之差误耳。如《十二经水》,《甲乙》亦有之。若据杭言,《甲乙》亦为唐人之伪记乎?盖《素问》《灵枢》,并秦、汉人所撰,如宦者、湖水之类,无害其为书矣,杭言不足取也。史崧之刻是经,勒为二十四卷、吕复不考之崧序,而云崧并是书为十二卷,盖当时别有为十二卷者,故误为此说者。《四库全书提要》谓吕以明熊宗立本为史本,然吕、元人,岂有此理邪?"

又按马仲化曰,"大抵《素问》所引经言,多出《灵枢》者,是《灵枢》为先,《素问》为后",此说不足信焉。盖《灵枢》之文,浅薄易解,而所载有《素问》中不言及者。《素问金匮真言论》曰:"天有八风,经有五风。"又《八正神明论》曰:"凡刺之法,必候日月星辰四时八正之气。"所谓八风八正者,唯言八方之风,八节之正气者,非八节风气朝于太乙之义,故《真言论》下文仅举四方风称之。至于《灵枢·九宫八风篇》《岁露篇》论太乙巡行及八风之目,是《素问》所无,始见于《易乾凿度》。又《五变篇》有"先立其年以知其时"之文;《官针篇》称"用针者不知年之所加,气之盛衰,虚实之所起,不可以为工也";是虽固与运气之说不同,遂开彼胜复加临之源。且夫《素问》之书,其文雅古,其旨深奥,决非《灵枢》之所及,则其为晚出,可以征焉。在昔名医若秦、和、卢、扁之徒,必有书托其言者,后世撰《素问》《灵枢》等者采节其书,各立之说,故其文互有混同,非复相袭套使然者。谓之彼经所引原于此经,而此经所载先于彼经,则不可也。仲化之说,不足信者,可以知矣。戊寅冬月,得至元己卯古林胡氏书堂所刊《灵枢》,目录首行题曰,"元作二十四卷,今并为十二卷,计八十一篇"。此则吕复所见而为熊氏种德堂所刻蓝本,乃可以确先子所谓当时别有为十二卷者之说也。

【版本】

下面所载各种版本,以各家书目载有题跋或详细记注可供考证的为限,凡各家书目仅列书名、卷数、版本、册数的,概不采入。

1. 元胡氏古林书堂刻本

[张金吾爱日精卢藏书志]卷二十二·子部·医家类

《灵枢经》十二卷(元至元刊本)

唐王冰伪托《黄帝内经》十八卷之九也。目录后有"至无己卯古林胡氏新刊"一条。卷一后又有"至元庚辰菖节古林书堂印行"两行。

[瞿镛铁琴铜剑楼藏书目录]卷十四·子部·医家类

《新刻黄帝灵枢经》十二卷(元刊本)

不著撰人。晁氏《读书志》曰:"王冰撰,谓即《汉志黄帝内经》十八卷之九。"世谓王冰伪托,又谓即《唐志黄帝九灵经》十二卷,王冰更其名曰《灵枢经》。此与《素问》同时刻本。目录后有"至元己卯古林胡氏新刊"一行。卷一后有墨图记二行云,"至元庚辰菖节古林书堂印行。"

[森立之经籍访古志]补遗·医部

《新刊补注释文黄帝内经素问》十二卷、《素问遗篇》一卷、《运气论奥》三卷、《黄帝内经灵枢》十二卷(元至元己卯古林书堂刊本·聿修堂藏)

《素问》总目后有木记曰:"是书乃医家至切至要之文,惜乎旧本讹舛漏落,有误学者。本堂今求元丰孙校正家藏善本,重加订正,分为一十二卷,以便检阅。卫生君子,幸垂藻鉴。"又目录后有盖子,题曰,"元本二十四卷,今并为一十二卷刊行"。又末有木记,题"至元己卯菖节古林书堂新刊"。《灵枢》首载史崧序。目录后题,"元作二十四卷,今并为十二卷,计八十一篇"。墨框题,"至元己卯古林胡氏新刊"。第一卷末题,"至元庚辰菖节古林书堂印行"。目录及卷二题云,"《黄帝素问灵枢集注》"。每注末附音释。有"公忠郑氏书府"印,"妙觉寺常住日典"及"盛方院"印。

[日本国图书寮汉籍善本书目]卷三·子部·医家类

《新刊黄帝内经灵枢集注》十二卷·二册

元刊本,前有绍兴乙亥史崧序。次目录,录后有"至元己卯古林胡氏新刊"木记。又卷一尾有木记云"至元庚辰菖节古林书堂印行"。每半页十四行,行二十三、四字不等。两册。首有"盛方院","多纪氏藏书印","江户医学藏书之记"诸印记。

2. 明赵府居敬堂刻本

[丁丙善本书室藏书志]卷十六·子部·医家类

《黄帝素问灵枢经》十二卷(明赵府刊本)

目录后题,"元二十四卷,今并为十二卷、计八十一篇。"又有宋绍兴乙亥仲夏锦官史崧题云:"昔黄帝作《内经》十八卷;《灵枢》九卷,《素问》九卷。世所奉行惟《素问》耳。越人得其一二而述《难经》。皇甫谧次而为《甲乙》。诸家之说,悉自此始。其间或有得失,未可为后世法。仆本庸昧,潜心斯道,颇涉其理。辄不自揣,参对诸书,校正旧本《灵枢》九卷,共八十一篇,增修音释,附于卷末,勒为二十四卷。除已具状经所属声明外,准使府指挥依条申转运司选官详定,具书送秘书省国子监。今崧专访请名医,更乞参详,免误将来,利益无穷"云云。此亦赵府居敬堂刻本。惟按古黄周宏祖《古今书刻》,赵府凡刻书八种,而无此目,岂遗漏也耶?抑刻在成书以后耶?

［孙毓修四部丛刊书录］子部

《灵枢经》十二卷四册（明赵府居敬堂刻本）不著撰人

版心上方小字偏右题"赵府居敬堂"一行。卷末附《音释》。首有绍兴乙亥史崧《序》，称勒为二十四卷。此作十二卷，盖赵府所并。元时熊宗立点校重刊本，已开先例矣。（伯坚按：熊宗立是明朝人，详见本考第五章第一节《素问版本》第四项《明鳌峰熊宗立刻本》引丁丙《善本书室藏书志》。此作元时，错了。）

3. 明刻二十四卷未详本

［森立之经籍访古志］补遗·医部

《新刊黄帝内经灵枢》二十四卷（明代无名氏仿宋本·存诚药室藏）

每卷未附释音。不记刊行年月。每半版高六寸九分，幅五寸强。十行，行廿字。按此原与《素问》（已见上）合刊。检其版式，亦覆刻宋本者，然讳字无缺笔，殆南渡以后物乎？今行《灵枢》，唯此为最善。伊泽氏酌源堂藏亦有之。

周曰校本卷数亦与此同，即与《素问》合刻者。皇国重刊本文字多讹，亦非周氏之旧。

4. 明刻十卷未详本

［丁丙善本书室藏书志］卷十六·子部·医家类

《黄帝素问灵枢》十二卷（明刻本）

前有绍兴乙亥锦官史崧序，云："家藏旧本《灵枢》九卷，共八十一篇，送秘书省国子监。"此书至南宋始出。此明刊本，书法圆润，或前遗《素问》十二卷欤？

第三节 素问遗篇

［素问］本病论篇题下林亿新校正　详此二篇亡在王《注》之前。按《病能篇》末王冰注云："世本既阙第七二篇"，谓此二篇也。而今世有《素问亡篇》及《昭明隐旨论》以谓此三篇，仍托名王冰为注，辞理鄙陋，无足取者。

［马莳黄帝内经素问注证发微］补刺法论第七十二注

此与后《本病》二篇，正本所遗。另有《素问遗篇》共此，其《本病论》正所以发明此篇之义。内有折其郁气，资其化源等语，大意见《六元正纪大论》中，但彼则引而不发，至此二篇始得有下手处。惟升之不前，降之不入，故成五郁。惟不退位，故不遵正。司天不得迁正，则刚失守、而后三年成五疫。司地不得迁正，则柔失守，而后三年成五疠。后世不知司天、在泉、天之右旋、地之左旋、及治五郁者，以其不知此二篇升降之义也。不能治疫疠者，以其不知二篇退位迁正、刚柔失守之义也。但不知始自何代将此二篇窃出私传，不入官本，斯人者其无后乎！昔梁昭明太子用千金募《天禄阁外史》，愚意后之太医其募此当不啻千金也。惜乎，寥寥无闻！凡所刺穴，即折其郁气、资其化源之法，须知所补所泻在何经，则用药亦犹是矣。旧本有用针、诵咒、药方者。欲人诵咒，则心专耳。《移精变气论》《灵枢贼风论》有祝由之说；《腹中论》有鸡肫醴、乌贼骨等药；《灵枢寿夭刚柔篇》有醇酒、蜀椒等药；则诵咒、用药，非惑世诬民可知也。此篇以须穷刺法为问，故名篇。

[四库全书总目]子部·医家类

《素问入式运气论奥》三卷·附《黄帝内经素问遗篇》一卷

宋刘温舒撰。温舒里居未详，前有元符已卯自序，题朝散郎太医学司业，盖以医通籍者也。晁公武《读书志》云："温舒以《素问》气运为治病之要，而答问纷糅，文辞古奥，读者难知，因为三十论、二十七图上于朝。"今详考其图，实二十九，盖十干起运、十二支司天二图，原本别题曰诀，故公武不以入数，仅曰二十有七。其论实为三十一，篇末《五行胜复论》一篇，原本别注附字，故公武亦不以入数，仅曰三十也。卷末别附《刺法论》一卷，题曰《黄帝内经素问遗篇》。按《刺法论》之亡在王冰作注之前，温舒生北宋之末，何从得此？其注亦不知出自何人，殆不免有所依托，未可尽信。焦竑《经籍志》载此书四卷，合此论为一书，益舛误矣。

[余嘉锡四库提要辨证]子三·医家类二　谨按：此书所附《素问遗篇》，实《刺法论》《本病论》凡二篇，《提要》只举《刺法论》，盖读之未能终卷也。考《素问》卷二十一目录云："《六元正纪大论》篇第七十一；《刺法论》篇第七十二，亡；《本病论》篇第七十三，亡。"林亿等《新校正》云："详此二篇亡在王《注》之前。按《病能论》篇末王冰《注》云'世本既阙第七二篇'，谓此二篇也。（按《素问》原书九卷，此二篇在第七卷。）而今世有《素问亡篇》及《昭明遗旨论》（伯坚按：应作《昭明隐旨论》，下同。）以谓此三篇，仍托名王冰为注，辞理鄙陋，无足取者。"夫此二篇既为唐本所阙，后来何自得之？且王冰未见其文，焉得有注？其为依托，固不待言。但亿等之校《素问》，在仁宗嘉祐时，下距元符已卯三十余年，其时已有所谓《素问亡篇》，则此二篇盖出于北宋以前，初非温舒之所伪托。其注托名于王冰，《提要》亦未之知也。据林亿等言，则此二篇之外，尚有《昭明遗旨论》一篇，温舒本无之。殆温舒以王冰本《素问》只亡《刺法》《本病》二篇，《昭明遗旨论》原非《素问》所有，故削而不载欤？

[四库全书简明目录]子部·医家类

《素问入式运气论奥》三卷，附《黄帝内经素问遗篇》一卷

宋·刘温舒撰。发明《素问》运气之理，凡三十一论，二十九图。五运六气，不可据为定论，而不可谓无其理，故有时不验，亦有时而验，存之亦备医家之一义。所附刻《刺法论》一篇其亡在王冰作注之前，温舒何自得之？存而不论可矣。

[张钧衡适园藏书志]卷六·子部·医家类

《黄帝内经素问遗篇》一卷（元刊本）

《内经素问》八十一篇，内《刺法篇》第七十二、《本病论》篇第七十三，亡在王《注》之前。此元刻本，每半页十四行，行二十二字。高六寸四分，广四寸。黑口，单边。口上署《素问亡篇》四字，与赵府刻本八行本不同。面页署："元刻旧本，虞山蒋氏珍藏善本，味经书屋张氏得之郡城。黄氏士礼居珍藏秘册，勿轻视之。""张之和珍藏书画图书"，"小鄉嬛福地张氏考藏"两朱文方印，"曾藏张蓉镜家"朱文小方印，"味经"白文小方印。

［丹波元胤医籍考］卷四·赵简王补刊素问遗篇　按先子曰："今所传《遗篇》一卷，此乃王冰已后人所托而作，经注一律，出于一人之手，辞理浅薄，不取。而马氏称之，亦何不思之甚也。"赵府居敬堂刊本《素问》，载《刺法》《本病》二篇，《明志》所著即是也。简王名高燧，成祖第三子，母文皇后，永乐二年封；洪熙元年，就藩彰德；宣德六年薨；事履见于《明史宗室传》。

二、现存黄帝内经书录

医经就是中国医学的经典文献,计有三种:

(1)《素问》

(2)《灵枢》

(3)《难经》

历代关于这三种医经的著作很多,本录所收的共计一百三十四种,现在分类列表于下:

分类	素问					灵枢	素灵合刻				素灵分类合编	内经处方及药理	难经	杂著
	白文	注解		分类	运气		白文合刻	评文合刻	全书注解	摘要注解				
		全书注解	摘要注解											
种数	1	10	13	5	22	7	1	1	4	3	13	5	32	17

本录是根据国内一十一个大图书馆与个别私人所收藏的中医医经书籍分类编目而成。凡比较特别的版本,均在后面注明收藏处所的简称,以便按图索骥。普通版本则不注明。现在将各大图书馆的简称列表于下:

简称	单位
(图)	北京图书馆
(科)	中国科学院图书馆
(学)	北京大学图书馆
(协)	中国协和医学院图书馆
(中)	中医研究院图书馆
(南)	南京图书馆
(上)	上海图书馆
(苏)	苏州图书馆
(会)	上海中华医学会图书馆
(浙)	浙江图书馆
(鄞)	鄞县古物陈列所

第一章　素　　问

第一节　白　　文

1.《黄帝内经素问》十二卷　　无注

不著撰人
①明金溪吴悌刻本　（浙）
②明抄本　（南）

第二节　注　　解

【全书注解】

2.《黄帝内经素问》

不著撰人　唐王冰注

此书版本有三种分卷不同的系统，分卷多少虽然彼此不同，但是全书内容，基本上完全相同。现将这三种不同系统的版本分列于下：

（甲）《黄帝内经素问》二十四卷

①金刻本（附《亡篇》一卷）（图）残存卷三至卷五，卷十一至卷十八，卷二十，亡篇一卷，共十三卷。

②元读书堂刻本（附《亡篇》一卷）（图）

注：涵芬楼旧藏有此本一部。《涵芬楼烬余书录》子部著录，注为宋刊本，说："后有读书堂刊四字不全牌记，此或坊版已鬻他人，而时代亦有移易，故剜改也"。此本现由涵芬楼转入北京图书馆，该馆所编《馆藏中国医药书目》著录此书，下注为元读书堂刻本。按孙殿起《贩书偶记》卷九医家类著录《新刊黄帝内经素问》二十四卷附《亡篇》一卷，下注云："无刻书朝代，约元至正癸未（一三四三）读书堂刊。首有王冰序，次□□岁癸未中和节书于读书堂行书序。次林亿序，次总目，总目后有长方木记'读书堂刊'四字。每页二十行，每行十八字，小字双行。上下单栏，口中双鱼尾，上有字数，黑线口。惟卷一第二十四页每行十九字。此本较明影宋刊本小字注文增多"。据此可知先藏涵芬楼后转入北京图书馆的即是此本，《涵芬楼烬余书录》作为宋

刊本著录是错误了。此本将音释分散附入注文之内,孙殿起所说小字注文增多,寔在只增多了这此散入注文的音释,并没有增加其他注文。

③明嘉靖二十九年庚戌(1550)武陵顾从德翻宋刻本 (图) (协) (中) (南) (上) (苏) (会) (浙) (鄞)残存八卷

此书有民国十一年(1922)上海商务印书馆影印《四部丛刊》本

此书有民国恽铁樵影印本 (中) (南) (上) (会) (浙)

④明万历十二年甲申(1584)绣谷书林周曰校刻本 (学) (中) (浙)

⑤明万历二十九年辛丑(1601)吴勉学校刻《医统正脉全书》本 (科) (学) (协) (中)

金刻本《黄帝内经素问》(二十四卷本)

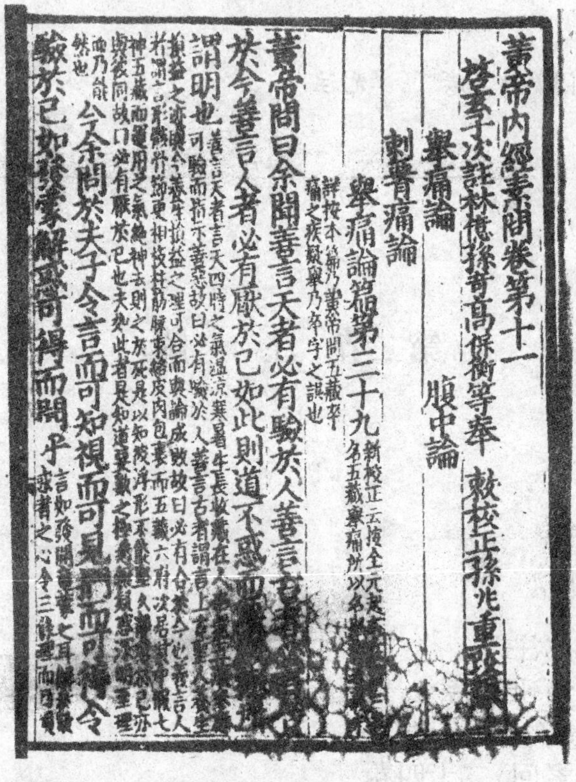
黄帝内經素問卷第十一
啓玄子次註林億孫竒高保衡等奉勅校正孫兆重改誤
舉痛論 腹中論
刺腰痛論
舉痛論篇第三十九
詳按本篇乃黄帝問五藏卒痛之疾疑舉乃卒字之誤也
黄帝問曰余聞善言天者必有驗於人善言古者必有合於今善言人者必有厭於己如此則道不惑而要數極所謂明也
今余問於夫子令言而可知視而可見捫而可得令驗於己如發蒙解惑可得而聞乎

⑥明万历四十八年庚申(1620)潘之恒编《黄海》本 (中)

注:书前有马之骏题识,说:“潘景升先生(之恒)编《黄海》五纪数百卷,所收黄帝事迹文章略查。内《素问》二十四卷,又得旧家宋本,雠校缮写,咸极工雅,将谋诸同志先成之”。书中中缝鱼尾上题“《黄海》”二字,鱼尾下题“《纪藏》”二字。可知此书系潘之恒所编《黄海》全书的五纪中《纪藏》的一部分。此本又称为《黄海》本。

⑦《四库全书》本 (图)

⑧清道光二十九年己酉(1849)赵楫序刻本 (上)

⑨清咸丰二年壬子(1852)钱熙祚守山阁校刻本(附《校勘记》一卷顾观光撰) (学)

此书有民国十七年(1928)上海中国学会影印本

注:清钱熙祚《内经素问跋》说:“《素问》古注,全元起本已不可得,惟王注存。唐时去古未远,训诂皆有师承,又得宋林亿荟萃群书,析疑正误。方诸吾儒,其郑注之有贾疏乎?……《素

元《读书堂》刻本《黄帝内经素问亡篇》(一卷本)

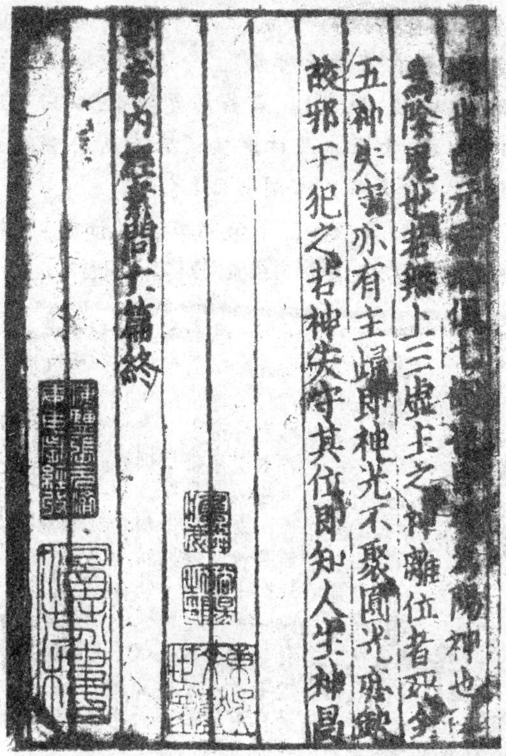
爲陰鬼也若無上三虛主之神離位者殃多
五神失守亦有主無則神光不聚圓光孤歟
故邪干犯之若神失守其位即知人生神昌
黃帝內經素問十篇終

元读书堂刻本《黄帝内经素问》(二十四卷本)

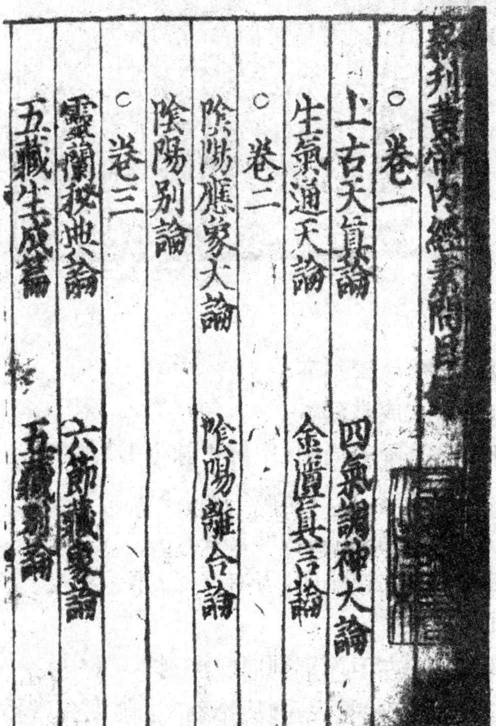
新刊黃帝內經素問目錄
○卷一
上古天眞論　四氣調神大論
生氣通天論　金匱眞言論
○卷二
陰陽應象大論
陰陽別論　陰陽離合論
○卷三
靈蘭秘典論　六節藏象論
五藏生成篇　五藏別論

问》该括理数,词奥旨深,不特为言医之祖,注亦精简得经意为多。俗医苦其难读,竞趋捷径。儒者津逮偶及,亦未深究全书。自明以来,刻本瞀乱,几不可解。因与同里顾君尚之(顾光)悉心校复,将与《灵枢》同授之梓,或有益于学者未可知也”。又《校勘记》后有钱培杰、钱培荪跋说:“素问既刻成,恐犹有舛误,以属顾君(观光)。君益反复研审,叹曰:乡者于此书殊鲁莽,今始稍得其条理耳。乃别为校勘记一卷,于王冰及林氏按语皆有所补苴纠正,或引旧说,或出己见,期于精当而后已。”(上二跋均见《金山钱氏家刻书目》卷九。)

⑩清光绪三年丁丑(1877)浙江书局刻二十二子全书本(附《遗篇》一卷)

钱熙祚守山阁校刻本《黄帝内经素问》(二十四卷本)

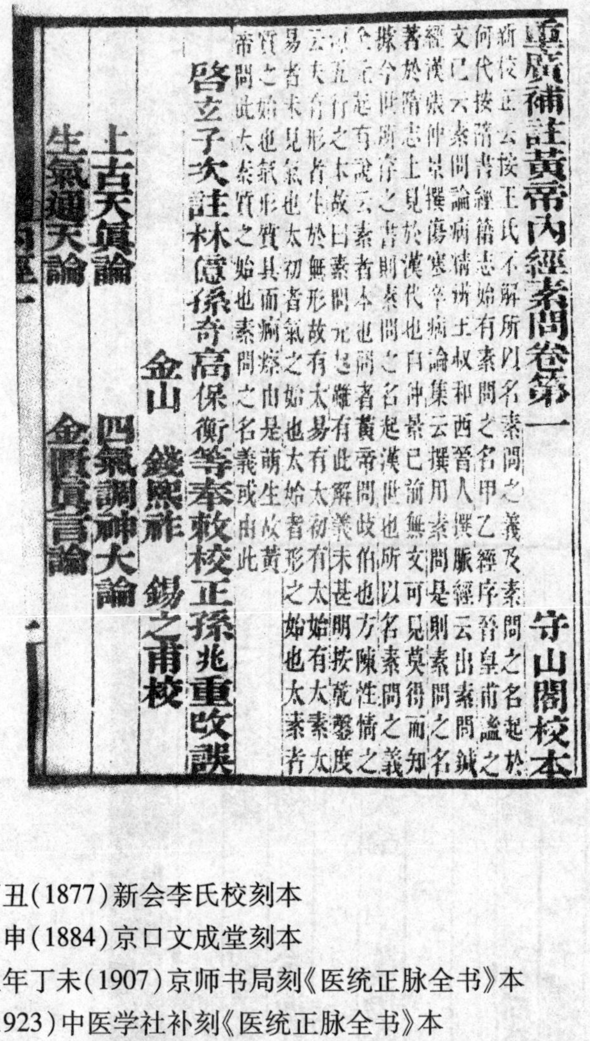
重廣補註黃帝內經素問卷第一　守山閣校本

新校正云按王氏不解所以名素問之義及素問之名起於何代按隋書經籍志始有素問之名甲乙經序晉皇甫謐之文已云素問論病精辨王叔和西晉人撰脈經云出素問鍼經漢張仲景撰傷寒卒病論集云撰用素問是則素問之名著於隋志上見於漢代也自仲景已前無文可見莫得而知據今世所存之書則素問之名起漢世也所以名素問之義全元起有說云素者本也問者黃帝問岐伯也方陳性情之原五行之本故曰素問元起雖有此解義未甚明按乾鑿度云夫有形者生於無形故有太易有太初有太始有太素太易者未見氣也太初者氣之始也太始者形之始也太素者質之始也氣形質具而痾瘵由是萌生故黃帝問此太素質之始也素問之名義或由此

啓玄子次註林億孫奇高保衡等奉敕校正孫兆重改誤

金山　錢熙祚　錫之甫校

上古天真論　四氣調神大論

生氣通天論　金匱真言論

⑪清光绪三年丁丑(1877)新会李氏校刻本

⑫清光绪十年甲申(1884)京口文成堂刻本

⑬清光绪三十三年丁未(1907)京师书局刻《医统正脉全书》本

⑭民国十二年(1923)中医学社补刻《医统正脉全书》本

⑮民国十八年(1929)上海中华书局排印《四部备要》本

⑯民国二十年(1931)上海商务印书馆排印《万有文库》第一集本

⑰民国上海广益书局石印本

⑱日本宽文三年(1663)风月堂庄左卫门翻刻周曰校刻本　(中)　(南)

⑲日本安政四年(1857)占恒堂覆刻明嘉靖顾从德刻本(附度会常珍《校讹》一卷)　(学)　(协)　(中)　(南)　(浙)

（乙）《补注释文黄帝内经素问》十二卷

①元后至元五年己卯(1339)胡氏古林书堂刻本　(图)全一部,又一部残存卷八至十二,又一部残存卷五至九。(学)　(协)残存卷三卷四。

注:《平津馆鉴藏书籍记》卷一说:“《新刊补注释文黄帝内经素问》十二卷。总目一卷后题云:元本二十四卷,今并为一十二卷刊行。卷十二后有至元己卯菖节古林书堂新刊十二字木长印”。按宋晁公武《郡斋读书志》和宋·陈振孙《直斋书录解题》著录此书,都是二十四卷,可知此书原来是二十四卷。将二十四卷并为十二卷,是从古林书堂刊本开始的。

元胡氏古林书堂刻本《黄帝内经素问》(十二卷本)

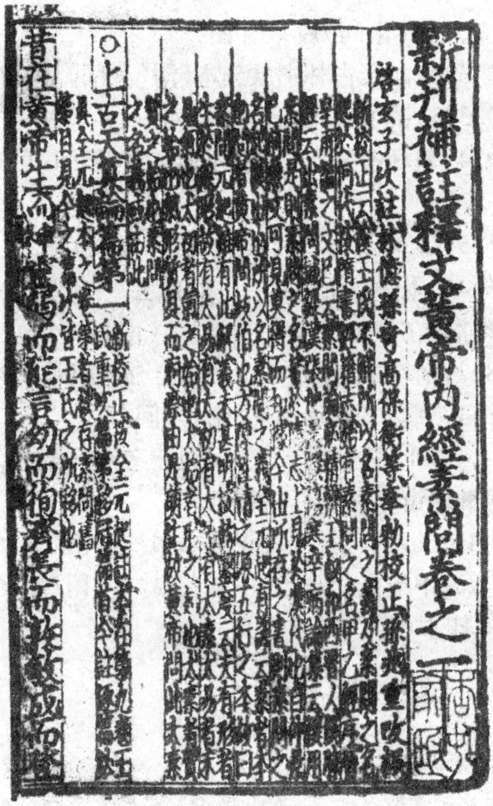
新刊補註釋文黃帝內經素問卷之一
啓玄子次註林億孫奇高保衡等奉勑校正孫兆重改誤
上古天真論篇第一
昔在黃帝生而神靈弱而能言幼而徇齊長而敦敏成而登天

②明成化十年甲午(1474)鳌峰熊宗立种德书堂刻本　(图)　(南)　(中)影抄本。

注:丁丙《善本书室藏书志》卷十六说:“《新刊补注释文黄帝内经素问》十二卷。总目后有木记云:‘是书乃医家至切至要之文,旧本昏蒙讹舛漏落,本堂将家藏善本三复订正,重新绣梓。鳌峰熊氏种德堂识’。以平津馆《鉴藏记》证之,乃依元至元己卯菖节古林书堂本翻刊者。鳌峰熊宗立,乃明成化、正统间坊贾也。”

③明嘉靖四年乙酉(1525)山东刻本　(浙)

④明嘉靖间赵府居敬堂刻本(附《遗篇》一卷)　(图)胶卷　(南)　(会)　(浙)缺卷十一。

⑤明正福书林詹林所刻本(此书名《京本校正注释音文黄帝内经素问灵枢集注》,计共十六卷,其第一卷至第十二卷是《素问》。)　(学)　(南)　(浙)

⑥明万历四十三年己卯(1615)朝鲜刻本　(上)

（丙）《黄帝内经素问补注释文》五十卷

明正统《道藏》本　（图）

此书有民国上海商务印书馆影印本

3.《黄帝内经素问遗篇》

不著撰人

此书版本有两种分卷不同的系统，分卷多少虽然彼此不同，但是全书内容基本上相同。现将这两种不同系统的版本分列于下：

（甲）一卷本

①金刻本（书题为《亡篇》，附《素问》后）　（图）

②元后至元五年己卯（1339）胡氏古林书堂刻本（附《素问》后）　（学）

③元后至元九年癸未（1343）读书堂刻本（附《素问》后）　（图）

④明成化十年甲午（1474）鳌峰熊宗立种德堂刻本（附《素问》后）　（图）　（南）　（中）影抄本。

⑤明嘉靖四年乙酉（1525）山东刻本（附《素问》后）　（浙）

⑥明嘉靖赵府居敬堂刻本（附《素问》后）　（图）胶卷。　（中）　（南）　（浙）

⑦明正福书林詹林所刻本（在第十三卷）　（学）　（南）　（浙）

⑧清光绪三年丁丑（1877）浙江书局刻《二十二子全书》本（附《素问》后）

⑨清光绪十年甲申（1884）京口文成堂刻本（附《素问》后）

⑩清光绪二十四年戊戌（1898）建德周氏刻《内经评文》本（附《素问》后）

⑪清光绪方功惠刻《碧琳琅馆丛书》本　（图）

⑫民国十二年（1923）中医学社补刻《医统正脉全书》本（附《素问》后）

⑬民国十八年（1929）上海中华书局排印《四部备要》本（附《素问》后）

⑭民国上海广益书局石印本（附《素问》后）

（乙）五卷本

明正统《道藏》本

此书有民国上海商务印书馆影印本

注：《黄帝内经素问·刺法论》第七十二，《本病论》第七十三林亿《新校正》说："详此二篇亡在王注之前。按《病能篇》末王冰注云：世本既阙第七二篇，谓此二篇也。而今世有《素问亡篇》及《昭明隐者论》。以谓此三篇，仍托名王冰为注，辞理鄙陋，无足取者"。丹波元胤《医籍考》卷二说："赵简王补刊《素问遗篇》。按先子曰：今所传《遗篇》一卷，此乃王冰以后人所托而作，经注一律，出于一人之手，辞理浅薄，不取"。据此，可知此书是王冰以后的人伪撰的。这伪书是甚么时候的人作的呢？《明史·艺文志》著录赵简王补刊《素问遗篇》一卷，下面小注说："世传《素问》王冰注本，中有缺篇，简王得全本补之"。按此即系指明赵府居敬堂刊《素问》所附《遗篇》。但金·元刻本《素问》都已附有《遗篇》（当时书名是《素问亡篇》），可见并不始于居敬堂本。《四库全书总目提要》医家类一说："《素问入式运气论奥三卷》，宋刘温舒撰，卷末别附《刺法论》一卷，题曰《黄帝内经素问遗篇》，按《刺法论》之亡，在王冰作注之前，温舒生北宋之末，何从得此？其注亦不知出自何人，殆不免有所依托，未可尽信。焦竑《经籍志》载此书四

卷,合此论为一书,益外误矣”。按《素问遗篇》包括《刺法论》第七十二,《本病论》第七十三,凡二篇。《四库提要》说:“卷末别附《刺法论》一卷”,大概是只看了开卷第一页即没有再看下去,所以不知道还有《本病论》一篇。郑樵《通志艺文略》和《宋史·艺文志》著录此书都是四卷,都是包括《素问遗篇》在内,并不始于焦竑《国史经籍志》。据林亿《新校正》说:“今世有《素问亡篇》”,可知这一书在林亿校正医书的时代即已存在,这一书应当是王冰以后林亿以前的人所伪撰的。

4.《黄帝内经素问注证发微》九卷

明·马莳注证

①明万历十四年丙戌(1586)刻本 (协)

②清嘉庆十年乙丑(1805)古歙鲍氏慎余堂刻本 (图) (会) (浙)

③清光绪十四年戊子(1888)广陵邱氏刻本 (学)

④日本宽永五年(1628)重刻明万历十四年丙戌(1586)宝命堂本 (学)

注:清汪昂《素问灵枢类篡约注》凡例说:“《素问》在唐有王启玄之注,为注释之开山。至明万历间而有马玄台、吴鹤皋二注。马注舛谬颇多,又有随文敷衍,有注犹之无注者。反訾王注逢疑则默,应变不知量之过也”。《四库全书总目提要》医家类存目说:“《素问注证发微》九卷。其说据汉《志》内经十八篇之文,以《素问》九卷《灵枢》九卷当之。复引《离合真邪论》中《九针》九篇因而九之之文,定为九九八十一篇。此唐王冰分为二十四卷为误……其注亦无所发明,而于前人著述多所訾议,过矣”。按马莳注本,实际上是一部近代文的《素问》翻译本,分段清晰,对读者是有很大帮助的。虽然其中有不少的错误,也有讲多难解的地方滑了过去,但在所有《素问全书》注本中,还是最好的一种注本。

5.《黄帝内经素问遗篇注证发微》一卷

明·马莳注证

①明万历十四年丙戌(1586)天宝楼刻本(明马莳注,即《灵枢注证发微》卷十) (协) (南)

②清嘉庆十年乙丑(1805)古歙慎余堂鲍氏重刻本(明马莳注,即《灵枢注证发微》卷十) (南)

③清光绪十四年戊子(1888)广陵邱氏刻本(明马莳注,即《灵枢注证发微》卷十) (南)

④清光绪十四年戊子(1888)扬州文富堂刻本(明马莳注,即《灵枢注证发微》卷十) (协) (中)

⑤日本宽永刻本(明马莳注,即《录枢注证发微》卷十) (南)

6.《黄帝内经素问》二十四卷

不著撰人 明·吴崑注

①明万历三十七年己酉(1609)刻本(石室藏版) (科) (学) (协) (中) (南) (苏) (浙)

②清光绪二十四年戊戌(1898)新安程氏刻本 (图) (会)

③清大兴堂刻本 (协)

④日本元禄六年(1893)书林吉村吉左卫门重刻明玉树堂本 (学)

⑤日本宝永刻本 (南)

注:《汪昂素问灵枢类篡约注》凡例说:“《素问吴注》间有阐发,补前注所未备。然多改经文,亦觉嫌于轻擅”。此书每页中缝鱼尾上题“《内经》吴注”四字,前有明万历二十二年甲午

(1594)吴崑自序

7.《黄帝内经素问》九卷

清·张志聪集注

①清康熙九年庚戌(1670)刻本 (协)

②清咸丰间刻本(三多斋藏版) (中)

③清光绪十六年庚寅(1890)浙江书局刻本

④清艺林堂刻本 (协)

⑤民国二十五年(1936)上海大东书局排印《中国医学大成》本

注:清汪昂《素问灵枢类纂约注》凡例说:"张隐庵《素问集注》刻于康熙庚戌,皆其同人所著。画屏旧文,多创臆解,恐亦以私意测度圣人者也"。

8.《黄帝素问直解》九卷

清·高士栻撰

①清康熙三十四年乙亥(1695)刻本 (科)

②清光绪十三年丁亥(1887)浙江书局刻本

注:本书前有凡例九条,说:"《素问》一经,各家虽有注释,余详观之,非苟简隙陋,即敷浅不经。隐庵(张志聪)《集注》,义意艰深,其失也晦。余不得已而更注之,颜曰《直解》,……注释直捷明白,可合正文诵读"。前有清康熙三十四年乙亥(1695)注者自序。

9.《素问释义》十卷

清·张琦学

清道光九年己丑(1829)编者宛鄰书屋自刻本 (协) (中)

注:前有清道光九年己丑(1829)著者自序,说:"(王)冰之注得不偿失……于芜杂之文曲为解说,牵合附会,强以相通。……琦少好是书,又病其杂。因求其宗旨,按其条理,重为诠释。……其篇次仍王氏(冰)之旧,而以林氏(亿)《校正》分注,以存其真。……昌邑黄元御《素灵微蕴》,江阴章合节《素问阙疑》二书,行世未久,见者或少,篇中时用其说焉"。

10.《黄帝内经素问完壁直讲详注》九卷

清·高亿撰

清同治十一年壬申(1872)刻本(绿云岗藏版) (中)原缺卷八。

注:此书有注、有讲、有顶批。注是注明音义。讲是讲解大意,顶批是揭出要旨。完全是高头讲章的办法。原缺第八卷(《六元正纪论》七十一,《刺法论》七十二,《本病论》七十三,凡三篇),在目录下注明"原稿散佚嗣刻"。目录分卷与内容不合。

11.《黄帝内经素问讲义》十二卷

日本·喜多村直宽学

日本文久三年(1863)长壶抄本 (协)

【摘要注解】

12.《黄帝内经素问节文注释》十卷

唐·王冰注　明·马莳注释　明·黄球抄

明万历四十七年己未(1619)黄球序刻本(武林卓观堂藏版)　(科)　(中)　(会)　(浙)

注:此书系节录《素问》原文,将王冰及马莳的注解附在下面。凡是马莳的注解,均另起行低一格,以示区别。其中有十六篇(包括《遗篇》二篇)原文,全未录入。

13.《内经纂要》二卷

清·冯兆张撰

①清庚熙四十一年壬午(1702)刻《冯氏锦囊秘录》本　(科)　(协)　(中)　(南)　(苏)　(会)

②清嘉庆会成堂重刻《冯氏锦囊秘录》本　(图)　(协)　(中)

③清道光二年壬午(1822)杨文堂修刻《冯氏锦囊秘录》本　(苏)

注:此书摘录《素问》原文,下附注解。《冯氏锦囊秘录》前有清康熙三十三年甲戌(1694)著者自序。

14.《内经要略》一卷

清·徐大椿撰

清光绪二十九年癸卯(1903)赵翰香居排印《医略六书》本

注:此书系摘出《素问》中的句子,加以注解。

15.《内经铨释》一卷

清·徐大椿撰

①清光绪三十三年丁未(1907)六艺书局石印《徐灵胎医书全集》本

②民国三十七年(1948)广益书局排印《徐灵胎医书全集》本

注:此书与《内经要略》内容完全相同,即系一书改题。谢仲墨《中国医书丛考》说:《内经诠释》里面解释《刺禁论》的小心即命门,和徐大椿所著《医贯砭》驳斥小心即命门,恰恰主张相反,疑《内经铨释》不是徐大椿作的。

16.《黄帝内经素问校义》一卷

清·胡澍撰

①清光绪五年己卯(1879)世泽堂刻本　(图)　(南)　(会)　(浙)

②清光绪九年癸未(1883)蛟川二仁堂刻本　(图)　(协)　(南)

③清光绪刻《滂喜斋丛书》本

④民国十三年(1924)三三医社排印《三三医书》第二集本

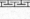

⑤民国二十五年(1936)上海世界书局排印《珍本医书集成》本

注:清胡培系《胡君荄甫事状》说:"君讳澍,字荄甫,一学甘伯。中年多病,因治医术,时有超悟。后于都肆浔宋刻《内经》,乃以元熊氏本,明《道藏》本,及唐以前古书,悉心校勘,发明古义,撰《内经校义》。草创未就,今存数十条,诂说精确。其义例略如王氏(念孙)《读书杂志》。"

17.《舒艺室续笔》一卷

清·张文虎撰

清同治十三年(1874)刻本

注:此书中有一部分是《素问》的校注。

18.《内经辨言》一卷

清·俞樾撰

民国十三年(1924)杭州三三医社排印《三三医书》第一集本

注:此书是俞樾读书的按语,共四十八条。缪荃荪《俞先生行状》说:"一意治经,以高邮王氏为宗。其大要在正句读、审字义,通古文段借,由经以及诸子皆循此法,冀不背王氏之旨(《续碑传集》卷七十五)。"这些按语都是根据这一种精神写的。此书即《第一瘘丛书》第七种《读书余录》卷一的一部分

19.《素问王冰注校》一卷

清·孙诒让撰

清刻《札迻》本

20.《内经素问校证》不分卷　计三册

清·田晋蕃撰

手稿本　(范)行准先生藏。

21.《王注(素问)撮要》三卷

日本·武田道安撰

日本文政九年(1826)稿本(范)行准先生藏。

22.《素问识》八卷　卷首一卷

日本·丹波元简撰

①日本天宝八年(1837)东都万笈堂刻本　(图)　(学)　(中)　(南)

②清光绪十年甲申(1884)杨守敬印日本刻《聿修堂丛书》本　(图)　(协)　(中)　(南)

③民国二十四年(1935)上海国光印书局排印《聿修堂丛书》本

④民国二十五年(1936)上海世界书局排印《皇汉医学丛书》本

⑤民国上海中医书局排印《聿修堂丛书》本

注:此书系将《素问》摘句加经注解,书前有文化三年(1806)著者自序,说:"于是采择马

莳、吴崑、张介宾等诸家之说，更依朱氏之言，添之于经传百氏之书，以补其遗漏，正其纰缪。……如其疑义，则举众说，不敢决择是非。……虽未能揲斯道之至迹，钩经文之深义，然视之明、清诸注，句外添意，凿空臆测，以为浮岐、黄未显之微言者，其于讲肄之际，或有资于稽考欤”。

23.《素问绍识》四卷

日本·丹波元坚撰

民国二十五年(1936)上海世界书局排印《皇汉医学丛书》本

注：此书系继续他的父亲丹波元简所著的《素问识》而作，所以名为《素问绍识》。他因为得了杨上善注的《黄帝内经太素》，张琦的《素问释义》及乾隆以来专治小学名学者的著书，都是他父亲所未及见的，再加入他们兄弟二人(元胤、元坚)的见解，遂成此书。

24.《黄帝内经素问注》二十四卷

日本·不著撰人

日本钞本 (协)

注：此书体例与《素问识》《素问绍识》同，采用旧注以马莳、张介宾的注为最多。

第三节 分 类

25.《读素问钞》九卷 《补遗》一卷

元·滑寿编 明·汪机续注

①明嘉靖五年丙戌(1526)休宁程文杰刻本 (图) (学) (中) (南)

②明嘉靖二十年辛丑(1541)刻本 (鄞)

③明崇祯六年癸酉(1633)祁门汪邦铎重辑《石山医书八种》本 (协) (中) (上)

④民国十年(1921)上海石竹山房石印《石山医书八种》本

注：元滑寿有《素问钞》一书，系将《素问》节录分类编辑而成。计分藏象、经度、十二经、脉候、病能、摄生、论治、色诊、针刺、阴阳、标本、运气、荟萃凡十三类。明汪机因滑寿原书采王冰注太略，于是重为补录。凡是他所补的王冰注，上面都标一“续”字；滑氏自注，则加“今按”二字；汪氏自注，则加“愚谓”二字；以示区别。共分上、中、下三部，上四卷，中一卷，下四卷。此书《四库全书总目》和《医籍考》著录，都作“《续素问钞》”，但是刻本都作“读”字，不作“续”字。书前有明正德十四年己卯(1519)汪机自序。崇祯本即系嘉靖本原版覆印，并非另一刻本。

26.《黄帝素问钞》七卷

元·滑寿编 明汪机续注

明万历四十年壬子(1612)闽建乔木山房刻本 (协) (中)

注：此书前六卷内容与《读素问钞》完全相同，只增入《诊家枢要》一卷，作为第七卷。

27.《素问钞补正》十二卷

明·丁瓒补正

明嘉靖四十四年乙丑(1565)刻本(鄞)

28.《素问悬解》十三卷　附《校余偶识》一卷·清冯承熙撰

清·黄元御解

①清同治十一年壬申(1872)阳湖冯承熙刻本　(图)　(协)　(中)　(南)

②清光绪刻本

注:此书系将《素问》经文八十一篇分为养正、藏象、脉法、经络、孔穴、病论、治论、刺法、雷公问、运气,凡十类,加以注解。《四库全书总目提要》医家类存目说:"《素问悬解》十三卷。是书谓《素问》八十一篇,秦、汉以后始著竹帛,传写屡更,不无错乱。因为参互校正,如《本病论》《刺志论》《刺法论》,旧本皆谓已亡(按《刺志论》旧本未亡,黄元御谓系错简,移入《通评虚实论》,《提要》此句有误)。元御则谓《本病论》在《玉机真藏论》中,《刺志论》则误入《诊要经络论》,《刺法论》则误入《通评虚实论》,未尝亡也。又谓《经络论》乃《皮部论》之后半篇,皮部论乃《十二正经经络论》之正文。故取以补阙,仍复八十一篇之旧。考言经文错简者,起于刘向之校《尚书》,犹有古文可据也。疑经文脱简者,始于郑玄之注《玉藻》,然犹不敢移其次第。至北宋以后,始各以己意改古书,有所不通,辄言错简,《六经》遂几无完本。余波所渐,刘梦鹏以此法说《楚词》。迨元御此注,并以此法说医经。而汉以来之旧帙,无能免于点窜者矣"。清陆懋修《内经难字音义》略例说:"马莳、张志聪、黄元御辈注释《灵》《素》,尽将古字改成今字,如膲作焦,梁作粱,𪏆𪏆作冲冲之类。黄氏且改削字句,移前掇后,不一而是。是皆不可依据"。前有清乾隆二十年乙亥(1755)著者自序。

29.《医经类纂初稿》不分卷　计五册

清·田晋蕃撰

手稿本　(范)行准先生藏。

注:此书仅探《素问》,按病名分类。

第四节　运　　气

30.《天元玉册》三十卷

原题唐·王冰撰

写本　(范)行准先生藏。

注:宋晁公武《郡斋读书志》卷十五说:《天元玉册》三十卷,古启玄子撰,按即唐王冰也,书推五运六气之变。

31.《素问六气玄珠密语》十七卷

原题唐·王冰编

①明正统道藏本 （图）

此书有民国上海涵芬楼影印本 （图） （中）

②清道光二年壬午(1822)振贤堂抄本 （会）

③清仁寿山房写本(十卷) （范）行准先生藏。

注:《四库全书总目提要》术数存目说:“《玄珠密语》十七卷。其书本《素问》五运六气之说而敷衍之,始言医术,浸淫及于测望占候。前有自序,称其师玄珠子所授,故曰《玄珠密语》。宋高保衡等校正《内经》云:‘详王氏《玄珠》世无传者,今之《玄珠》乃后人附托之文耳。虽非王氏之书,亦于《素问》第十九卷至二十二,四卷,颇有发明’。则宋时已知其伪。明洪武间吕复作《群经古方论》云:‘密语所述乃六气之说,与高氏所指诸卷全不侔’。则吕复所见者,并非高保衡所见,又伪本中之重儓。且郑樵《通志略》称:《玄珠密语》十卷,而此本乃十七卷,则后人更有所附益,又非明初之本矣”。

《持静斋藏书纪要》卷下说:“《素问六气玄珠密语》十卷,按是书《道藏》本十七卷,晁公武《志》录此书十卷,与此本合,盖犹宋人旧编。其十七卷本,特以全书三十论(按全书只二十六编)多增卷帙耳。其书推演五运六气,盖以专明《素问》气运为治病之要之说,后来刘温舒《素问入式论奥》,亦发明斯旨”。

32.《素问入式运气论奥》三卷

宋·刘温舒撰

①元后至元五年己卯(1339)胡氏古林书堂刻本 （图） （学）

注:《四库全书简明目录》卷十说:“《素问入式运气论奥》三卷,发明《素问》运气之理,凡三十一论,九十二图。五运六气,不可执为定法,而不可谓其无理。故有时不验,亦有时而验,存之以备医家之一义”。

②明正统《道藏》本 （图）

此书有民国上海涵芬楼影印本 （图） （中）

③明成化鳌峰熊宗立种德堂刻本 （图） （南）

④明正福书林詹林所刻本 （学）

⑤《四库全书》本 （图）

⑥清光绪刻《碧琳琅馆丛书》本(图)

⑦日本宽永二年(1625)重刻本 （中）

⑧日本芳野屋重刻宽永二十一年(1644)本 （学）

⑨日本庆安刻本 （南）

⑩日本元禄七年(1693)铜驼坊书肆村上平乐寺刻本 （中）

33.《素问玄机原病式》一卷

金·刘完素撰

①明嘉靖刻本(二卷) （范）行准先生藏。

元胡氏古林书堂刻本《素问入式运气论奥》目录

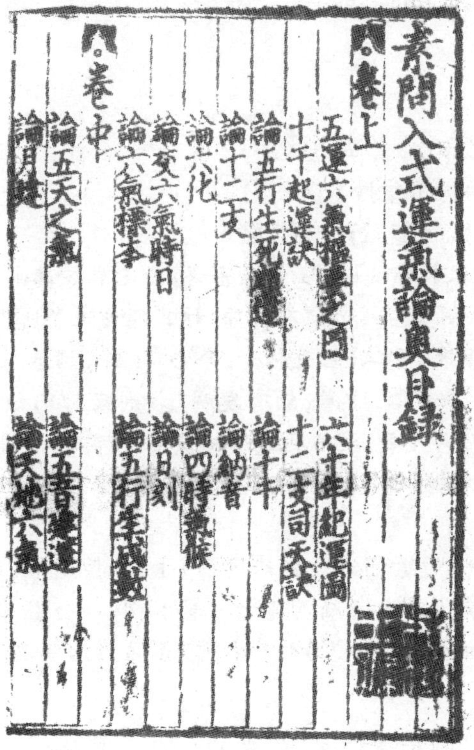
素問入式運氣論奧目録

卷上

五運六氣樞要之圖　六十年紀運圖

十干起運訣　十二支司天訣

論五行生死順逆　論十干

論十二支　論納音

論六化　論四時氣候

論交六氣時日　論日刻

論六氣標本　論五行生成數

卷中

論五天之氣　論五音建運

論月建　論天地六氣

元胡氏古林书堂刻本《素问入式运气论奥》序

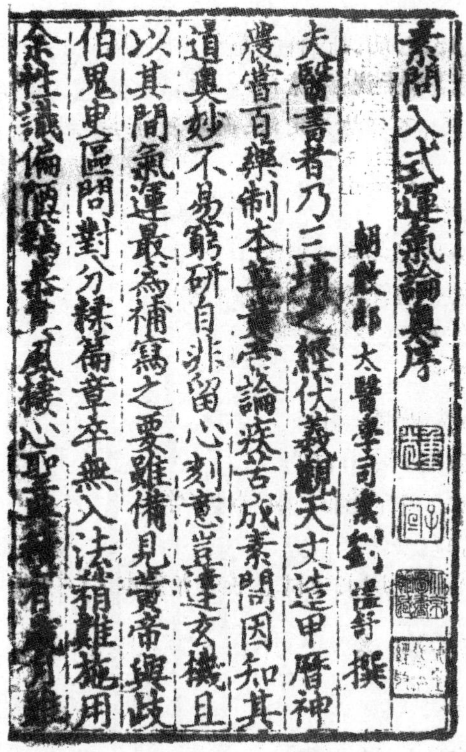
素問入式運氣論奧序

朝散郎太醫學司業劉溫舒撰

夫醫書者乃三墳之經伏羲觀天文造甲曆神

農嘗百藥制本草黃帝論疾苦成素問因知其

道奥妙不易窮研自非留心刻意豈達玄機且

以其間氣運最爲補瀉之要雖備見黃帝與岐

伯鬼臾區問對分隸篇章卒無入法溢相離施用

余性識偏陋[illegible]

②明万历二十九年辛丑(1601)吴勉学校刻《医统正脉全书》本 (科) (学) (协) (中) (南)

③《四库全书》本 (图)

④清光绪三十三年丁未(1907)京师书局刻《医统正脉全书》本

⑤民国十二年(1923)补刻《医统正脉全书》本

⑥日本宽永七年(1630)梅寿重刻本 (中)

⑦日本元禄三年(1690)通古斋伊藤一道子刻本(二卷) (学)

注:此书分“五运主病”“六气为病”两大节。《四库全书总目提要》医家类二说:“《素问玄机原病式》一卷。是书因《素问·至真要论》,详言五运六气盛衰胜复之理,而以病机一十九条附于篇末。乃于十九条中,采一百七十六字,演为二百七十七字,以为纲领,而反复辨论以申之,凡二万余言”。清周中孚《郑堂读书记》卷四十二说:“(此书)大旨多主于火,故喜用寒凉之剂,亦缘其时其地施之,自无不可。张景岳《传忠录》极诋之,殊不自知喜用温补,亦仍不免偏主之弊耳”。

34.《新刊图解素问要旨论》八卷

金·刘完素撰

清抄本 (图)

注:此书《医籍考》卷八十著录,题为“刘完素《内经运气要旨论》,《国史经籍志》八卷”。刘完素《素问玄机原病式序》说:“据乎所见,而辄伸短识,本乎《三坟》之圣经,兼以众贤之妙论,编集运气要妙之说,十万余言,九篇三部,勒成一部,命曰《内经运气要旨》,备见圣经之用矣”。可见此书原名应当是《内经运气要旨》。

35.《图解运气铃》一卷

不著撰人

元刻本 (学)

注:附于元刻伤寒论注解后。

36.《素问运气图括定局立成》一卷

明·熊宗立撰

明成化十年甲午(1474)鳌峰熊宗立种德堂刻本 (南)

注:《四库全书总目提要》医家类存目说:“宗立字道轩,建阳人,刘剡之门人也。(刘,永乐中人,有《四书通义》,已著录。好讲阴阳医卜之术,是书以《素问》五运六气之说,编为歌辞,又有天符岁会之说,以人生年之甲子,观其得病之日气运盛衰,决其生死。医家未有用其法者。盖本五运六气,以生克制化推其旺相休囚而已,初无所征验也”。

37.《运气易览》三卷

明·汪机编

①明嘉靖刻本 (科) (学) (中) (南) (会)

②明崇祯重刻《石山医书八种》本　(协)　(中)　(上)

③民国十年(1921)上海石竹山房石印《石山医书八种》本

注:《四库全书总目提要》医家类存目说:"《运气》易览三卷。是篇取《素问》中五运六气之说,详加辨论。所衍各图,亦颇有发明。然治病自以脉证为主,拘泥司天在泉,终无益于经旨也。"

38.《运气略》一卷

明·张三锡撰

明刻《医学六要》本　(南)　(浙)

39.《运气谷》不分卷　计二册

明·张旭辑

明万历四十七年己未(1619)刻本　(科)

40.《五运六气详解》一卷

明·董玹订

明崇祯五年壬申(1630)十竹斋刻《薛氏医案》本　(中)

41.《宋陈无择三因司天方》二卷　附图说一卷

清·缪问撰

清嘉庆刻本　(会)

42.《运气掌诀录》一卷

清·曹乐斋撰　胡乾元传

①清光绪二十年甲午(1894)成都崇文斋刻《仲景全书》本　(协)　(中)　(南)　(会)

②民国五年(1914)上海千顷堂石印《仲景全书》本

③民国十八年(1929)上海受古书局石印《仲景全书》本

注:前有清道光十八年戊戌(1838)著者自序,说:"兹篡本古今之医统,录《素问·运气六节藏象论》《五运五行论》《指微要论》《至真要论》便知运气之源。详考逐年司天、在泉、太过、不及、主运、客运、天时、民病、立局于后,以便取证"。

43.《内经运气病释》九卷　《附内经遗篇病释》一卷

清·陆懋修撰

①清光绪四年戊寅(1878)刻清光绪十二年丙戌(1886)山左书局印《世补斋医书》本

②清光绪十年甲申(1884)成都文益堂刻《世补斋医书》本

③民国元年(1912)上海江东茂记书局石印《世补斋医书》本

④民国二十年(1931)上海中医书局石印《世补斋医书》本

注:此书系选择《素问》中讲五运六气的八篇论文(《六节藏象论》《天元纪大论》《五运行大

论》《六微旨大论》《气交变大论》《五常政大论》《六元正纪大论》《至真要大论》)，加以注释。末附以宋·陈言著的《三因十六方》，和清·缪问著的《三因十六方解》。前有清光绪十年甲申(1884)著者自序。

44.《内经运气表》一卷

清·陆懋修辑

①清光绪四年戊寅(1878)刻清光绪十二年丙戌(1886)山左书局印《世补斋医书》本
②清光绪十年甲申(1884)成都文益堂刻《世补斋医书》本
③民国元年(1912)上海江东茂记书局石印《世补斋医书》本
④民国二十年(1931)上海中医书局石印《世补斋医书》本

注：前有著者题识，说："运气之学，非图不明。……惟图说愈伙，卒业愈难，且有不能图而宜于表者，余故易图为表，……便于检查而止"。

45.《运气辨》不分卷　计二册

清·陆儋辰撰

《海陵丛刊》本　(范)行准先生藏。

46.《内经病机纂要》二卷

清·周孝垓订

清刻本　(南)

47.《运气指掌》一卷

清·高思敬撰

民国六年(1917)排印高憩云《外科全书》本

注：前有民国五年(1916)著者自序，说："仆也幼未读书，学识浅陋，仅于外科一门，一知半解，而于逐年运气，时时体验，确有可凭而可信者。爰将运气编辑浅明歌括，并摘录六元正纪逐年胜复邪正变化，为之图说大概，以公诸同好"。

48.《素问入式运气论奥口义》三卷

日本·玄璞撰

日本宽永刻本　(学)　(南)

49.《运气一言集》四卷

日本·吉田宗恂撰

日本承应刻本　(南)

50.《素问入式运气论奥谚解》七卷

宋·刘温舒原撰　日本·冈本为竹解

日本宽永元年(1704)芳野屋权兵卫等刻本 (中)

51.《素问运气抄》三卷

不著撰人
日本铜活字本 (图)

第二章 灵 枢

52.《黄帝内经灵枢》

不著撰人 宋·史崧音释

此书版本,有四种分卷不同的系统。分卷多少虽然彼此不同,但是全书的内容基本上完全相同。现将这四种不同系统的版本分列于下:

(甲)《黄帝内经灵枢》二十四卷

①明万历十二年甲申(1584)绣谷书林周曰校刻本 (学) (中) (浙)

②清咸丰二年壬子(1852)钱熙祚守山阁校刻本(附顾观光《校勘记》一卷)

此书有民国十七年(1928)上海中国学会影印本 (会)

③日本宽文三年(1663)风月堂庄右卫门翻周曰校刻本 (南)

(乙)《黄帝内经灵枢》十二卷

①元后至元五年己卯(1339)胡氏古林书堂刻本 (图)

②明成化十年甲午(1474)鳌峰熊宗立种德堂刻本 (中)影抄本。

③明嘉靖四年乙酉(1525)山东刻本 (浙)

④明嘉靖间赵府居敬堂刻本(书名《黄帝素问灵枢经》) (南) (会) (浙) (鄞)存六卷。

此书有民国上海商务印书馆《四部丛刊》影印本。

⑤明万历二十九年辛丑(1601)新安吴勉学校刻《医统正脉全书》本 (科) (学) (协) (中) (南) (会)

⑥《四库全书》本 (图)

⑦光绪三年丁丑(1877)浙江书局刻《二十二子全书》本

⑧清光绪十年甲申(1884)京口文成堂仿宋刻本

⑨清光绪三十三年丁未(1907)京师书局刻《医统正脉全书》本

⑩民国十二年(1923)中医学社补刻《医统正脉全书》本

⑪民国十八年(1929)上海中华书局排印《四部备要》本

⑫民国二十年(1931)上海商务印书馆排印《万有文库》本

⑬民国上海广益书局石印本

(丙)《黄帝素问灵枢集注》二十三卷(此本题为《素问灵枢》,实际上只是《灵枢》而无《素问》,题为集注,实际上只有原文及史崧音释,与其他各本完全相同,并

元胡氏古林书堂刻本《灵枢》(十二卷本)

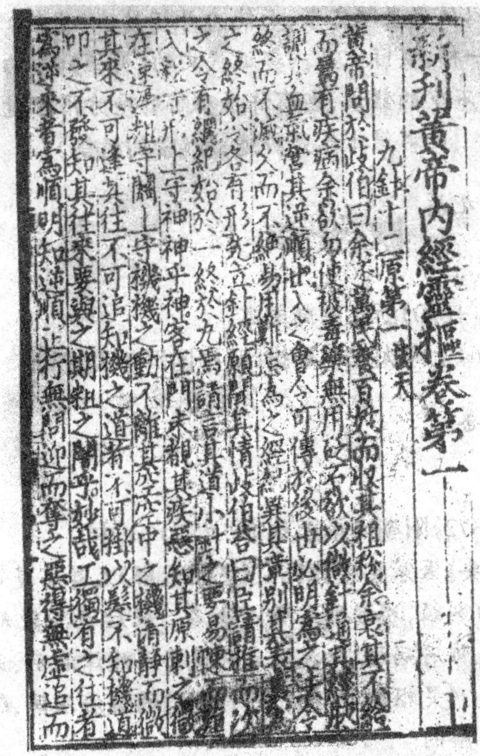

新刊黄帝内經靈樞卷第一

九針十二原第一　法天

黄帝問於岐伯曰余子萬民養百姓而收其租稅余哀其不給
而屬有疾病余欲勿使被毒藥無用砭石欲以微針通其經脈
調其血氣營其逆順出入之會令可傳於後世必明為之法令
終而不滅久而不絕易用難忘為之經紀異其章別其表裏
為之終始令各有形先立針經願聞其情岐伯答曰臣請推而次
之令有綱紀始於一終於九焉請言其道小針之要易陳而難
入粗守形上守神神乎神客在門未觀其疾惡知其原刺之微
在速遲粗守關上守機機之動不離其空空中之機清靜而微
其來不可逢其往不可追知機之道者不可掛以髮不知機道
叩之不發知其往來要與之期粗之闇乎妙哉工獨有之往者
為逆來者為順明知逆順正行無問迎而奪之惡得無虛追而

没有集注)。

明正统《道藏》本　(图)

此书有民国上海商务印书馆影印本　(图)　(中)

(丁)二卷本

明正福书林詹林所刻"《京本校正注释音文》《黄帝内经素问灵枢集注》"十六卷,其第十四、第十五两卷是《灵枢》　(学)　(南)　(浙)

53.《黄帝内灵枢略》一卷

不著撰人

明正统《道藏》本　(图)

此书有民国上海涵芬楼影印本

54.《黄帝内经灵枢注证发微》十卷

明·马莳注证

①清嘉庆十年乙丑(1805)古歙鲍氏慎余堂刻本　(协)　(会)

②清光绪五年己卯(1879)太医院刻本　(浙)

③清维扬文富堂刻本　(学)

④日本宽永五年(1628)重刻明万历十六年戊子(1588)宝命堂本　(学)

注:清·汪昂《素问灵枢类纂约注》凡例说:"《灵枢》从前无注,其文字古奥,名数繁多,观者

皱额颦眉，医家率废而不读。至明始有马玄台之注，其疏经络穴道，颇为详明，可谓有功于后学。虽其中间有出入，然以从来畏难之书，而能力开坛坫，以视《素问》注，过之远矣”。按马莳此书，和他所注的《素问》一样，实际上是一部近代文的《灵枢》翻译本，分段清晰，对于读者是有很大帮助的。虽然其中有不少的错误，也有许多难解的地方滑了过去，但在所有《灵枢》全书注本中还是最好的一种注本。此书第十卷是补遗，即《素问遗篇》。

55.《灵枢经集注》九卷

清·张志聪集注

①清光绪十六年庚寅(1890)浙江书局刻本

②民国二十五年(1936)上海大东书局排印《中国医学大成》本

56.《灵枢悬解》九卷

清·黄元御解

清同治十一年壬申(1872)阳湖冯承熙刻本 (图) (中)

注:《四库全书总目提要》医家类存目说:“《灵枢悬解》九卷。是书亦以错简为说，谓经别前十三段为正经，后十五段为别经，乃经别之所以命名。而后十五段却误在经脉中，标本而误名卫气，四时气大半误入邪气脏府病形，论津液五别误名五癃津液别，此类甚多。乃研究《素问》，比栉其辞，使之脉络环通”。《灵枢悬解》和《素问悬解》的编法不同，《灵枢悬解》没有分类，是仍按《灵枢》八十一篇，分段注解的。

57.《灵枢识》六卷

日本·丹波元简撰

①日本文久三年(1863)跻寿馆活字本 (协) (中)

②民国二十五年(1936)上海大东书局排印《中国医学大成》本

注:此书系将《灵枢经》文中字句摘出，下加注解。

58.《黄帝内经灵枢注》二十三卷

日本·不著撰人

日本抄本 (协)

注:此书体例与《灵枢识》同，所采旧注以马莳、张介宾的注为最多。

第三章　素灵合刻

第一节　白文合刻

59.《黄帝内经素问》九卷·《黄帝内经灵枢》九卷

不著撰人
日本田中清左卫门刻本　（中）

第二节　评文合刻

60.《内经评文》三十七卷(《素问》二十四卷·《遗篇》一卷·《灵枢》十二卷)

不著撰人　唐·王冰编　清·周学海评注
清光绪二十四年戊戌(1898)建德周氏《医学丛书》本
此书有民国二十五年(1936)影印本
注:前有清光绪二十二年丙申(1896)著者自序,说:其文之可法可师,稍知慕古者,莫不知好。向来选家,遗而不录。学海不揣固陋,辄仿茅鹿门,储同人,评《左氏传》《战国策》文例,取两经之文,为之分析腠理,指点起伏,使览者见其脉络贯通,义理昭著,抑扬顿挫,情韵流连,足以发人之神智,而舞蹈于不自觉也。

第三节　全书注解

61.《黄帝内经素问》·《灵枢》

不著撰人　《素问》唐·王冰注
此书版本,有四种分卷不同的系统。分卷多少虽彼此不同,但是全书内容基本上完全相同。现在将四种不同系统的版本分列于下:
(甲)《重广补注黄帝内经素问》二十四卷·《灵枢》二十四卷。
①明万历十二年甲申(1584)绣谷书林周曰校刻本　(学)　(中)　(浙)

②清咸丰二年壬子(1852)钱熙祚守山阁校刻本(书名为《重广补注黄帝内经素问》二十四卷·《灵枢经》二十四卷　附《素问校勘记》一卷·《灵枢经校勘记》一卷·《顾尚之别传》)

此书有民国十七年(1928)上海中国学会影印本。

③日本宽文三年(1663)风月堂庄左卫门翻刻明万历十二年甲申(1854)周曰校刻本(中)　(上)

(乙)《重广补注黄帝内经素问》二十四卷·《灵枢经》十二卷

①明万历二十九年辛丑(1601)新安吴勉学校刻《医统正脉全书》本(映旭斋藏板)　(图)

②清光绪三年丁丑(1877)浙江书局刻本(书名为《补注黄帝内经素问》二十四卷·《素问遗篇》一卷·《内经灵枢》十二卷)

③清光绪十年甲申(1884)京口文成堂刻本(书名为《补注黄帝内经素问》二十四卷·素问遗篇一卷·《内经灵枢》十二卷)

④民国上海广益书局石印本(书名为《补注黄帝内经素问》二十四卷·《素问遗篇》一卷·《内经灵枢》十二卷)

(丙)《黄帝内经素问》十二卷·《灵枢》十二卷

①明成化十年甲午(1474)鳌峰熊宗立种德堂刻本(附《素问遗篇》一卷·《素问入式运气论奥》三卷·《新增运气图括定局立成》一卷·《黄帝内经素问灵枢音释补遗》一卷)　(丁)济民先生藏。

②明嘉靖四年乙酉(1525)山东刻本(明田经校·书名为《新刊补注释文黄帝内经》十二卷·《灵枢集注》十二卷　《附运气论奥》三卷·《素问遗篇》一卷·《运气图括定局立成》一卷)　(浙)

③明嘉靖间赵府居敬堂刻本(书名为《补注释文黄帝内经素问》十二卷·《素问遗篇》一卷·《黄帝素问灵枢经》十二卷)　(中)

(丁)《京本校正注释音文黄帝内经素问》十六卷

明正福书林詹林所刻本　(学)　(南)　(浙)

注:此书第一卷至第十二卷是《素问》,第十三卷是《素问遗篇》,第十四、十五两卷是《灵枢》,第十六卷是《素问入式运气论奥》,末附熊宗立纂集的两种书,一种是《素问运气图括定局立成》,一种是《黄帝内经素问灵枢运气音释补遗》。

62.《黄帝内经素问注证发微》九卷·《灵枢注证发微》十卷

明·马莳注证

①明万历十四年丙戌(1586)天宝堂刻本　(南)

②清嘉庆十年乙丑(1805)古歙鲍氏慎余堂刻本　(南)

③清嘉庆十年乙丑(1805)大文堂刻本　(上)

④清光绪五年己卯(1879)坊刻本

⑤清光绪十四年戊子(1888)广陵邱氏刻本　(南)

⑥清光绪十四年戊子(1888)扬州文富堂刻本　(协)　(中)

⑦清光绪间润州包氏守研堂刻本　(中)

⑧日本宽永刻本　(南)

63.《黄帝素问集注》九卷·《灵枢经集注》九卷

清·张志聪集注

①清咸丰间刻本(三多斋藏版·《素问集注》九卷·《灵枢经集注》九卷 (中)

②清光绪五年己卯(1879)刻本(太医院藏版·《素问集注》九卷·《灵枢经集注》十卷·《灵枢经集注》第十卷是补遗,即《素问遗篇》。)

64.《黄帝内经素问灵枢合编》二十卷

明·马莳、清·张志聪合注

①清宣统二年庚戌(1910)医学公会石印本

②民国十一年(1922)上海锦章图书局石印本

注:此书计《素问合纂》十卷,《灵枢合纂》十卷。《灵枢合纂》前九卷是《灵枢》,第十卷是《素问遗篇》。此书系将明·马莳、清·张志聪二家的注解,合为一书,每注上均用黑地白字标明马注或张注,眉目很清醒。

第四节 摘要注解

65.《内经难字音义》一卷

清·陆懋修辑

①《世补斋医书》手稿本 (范)行准先生藏。

②清光绪四年戊寅(1878)刻清光绪十二年丙戌(1886)山左书局印《世补斋医书》本

③清光绪十年甲申(1884)成都文益堂刻《世补斋医书》本

④民国元年(1912)上海江东茂记书局石印《世补斋医书》本

⑤民国二十年(1931)上海中医书局石印《世补斋医书》本

注:此书系取《素问》《灵枢》二书中的难字,加以注解。《灵枢》列前,《素问》列后。每篇各标原书的篇次。为什么《灵枢》列在《素问》之前呢?书前有略例,说:"《素问》诸篇幅所引经曰皆《灵枢》文。"又《离合真邪论》明言:"余闻九针九篇,夫子因而九之,九九八十一篇,余尽通其意矣"。据此则《灵枢》自当居《素问》之前"。

66.《灵素五解篇》一卷

廖宗泽辑

民国十二年(1923)成都存古书局刻《六译馆丛书》本

注:此书是一种以经解经的注解。前有民国四年(1915)黄镕序,说:"《小针》解,《针解》即解《九针经十二原篇》,《八正神明论》即解《官针篇》,《阳明脉解》即解《经脉》阳脉病状,《脉解》亦解《经脉》足六经脉状。其他散见之足以互相证明者尤为繁夥。惟此数篇纲领明著,历来解家未能合之以成两美。大抵分篇作注,不免肢解全牛"。所以著者就取此数篇作为注解。

“其余针刺脉法类之零散各篇互相为解者,并以附后”。

67.《黄帝内经素问要语集注》九卷·《黄帝内经灵枢要语集注》九卷

日本·竹村敎集注

中野宗左卫门刻本·[《素问》]日本宝永三年(1706)·[《灵枢》]享保二十年(1735) (中)

注:此书系摘录《内经》经文中的要句,下加注解而成。

第四章 素灵分类合编

68.《黄帝内经太素》三十卷

唐·杨上善奉敕撰注

①清光绪二十三年丁酉(1897)袁昶通隐堂刻本

②民国十三年(1924)黄陵萧延平兰陵堂仿宋校刻本

注:此书是将《素问》《灵枢》二书分析归类编辑而成。计缺卷一、卷四、卷七、卷十六、卷十八、卷二十、卷二十一,凡七卷,实存二十三卷。杨守敬《日本访书志》卷九说:“是书合《灵枢》《素问》纂为一书,故其篇目次第,与二书皆不合。而上足以证皇甫谧,下足以订王冰,洵医家鸿宝也”。黄以周《儆季文抄》卷二旧抄《太素经校本序》说:“《太素》改编经文,各归其类,取法于皇甫谧之《甲乙经》,而无其破碎大义之失。……《太素》之文,同全元起本,不以别论羼入其中。其为注依经立训,亦不逞私见。则其有胜于王氏次注者,概可知矣。且《太素》所编之文,为唐以前之旧本,可以校正今之《素问》《灵枢》者,难经缕述”。杨上善是唐高宗李治时代的人(650—683),详见杨守敬《日本访书志》卷九,萧延平《黄帝内经太素例言》,及《医籍考》卷六眉批引杜光庭说。

69.《黄帝内经始生考》三卷

明·阴秉旸撰

明隆庆元年丁卯(1567)刻本 (科) (中)

注:此书是将《素问》《灵枢》二书的经文分析删节抄撮归类而成,在书眉上标出原书的篇次。著者原想将《内经》区分为始生、修养、病因、诊视、医疗、针灸、运气、药性八部分。这是始生的部分。书前有明隆庆元年丁卯(1567)著者自序。

70.《类经》三十三卷 附《图翼》十一卷·《附翼》四卷

明·张介宾类注

①明天启四年甲子(1624)金间童涌泉刻本 (图) (科) (学)缺图翼。(中) (南)(浙) (鄞)

②《四库全书》 (图)

③清嘉庆四年己未(1799)金间萃英堂刻本

④清宏道堂刻本

⑤天德堂刻本

注:此书系将《素问》《灵枢》二书分析归类编辑而成。每一段都标出原书的篇名。《四库全书总目提要》医家类说:"是书以《素问》《灵枢》分类相从。一曰摄生、二曰阴阳、三曰藏象、四曰脉色、五曰经络、六曰标本、七曰气味、八曰论治、九曰疾病、十曰针刺、十一曰运气、十二曰会通,共三百九十条。又益以《图翼》十一卷,《附翼》四卷。虽不免割裂古书,而条理井然,易于寻览。其注亦颇有发明"。《图翼》十一卷,第一、二两卷运气,第三至第十卷经络,第十一卷针灸要览。《附翼》四卷,第一卷医易,第二卷律原,第三卷求正录,第四卷针灸诸赋。前有明天启四年甲子(1624)著者自序。

71.《黄帝内经素问灵枢经合类》九卷

明·王九达撰

明崇祯元年戊辰(1628)刻本 (中) (会)

注:此书是将《素问》《灵枢》二书分析归类编辑而成,分为摄生、藏象、经度、运气、脉候、色诊、病能、论治、针刺九类。每一类首列《素问》,次列《灵枢》,都标明原书出处。每段下面均有注解。《医籍考》卷六著录此书,引《九江府志》说:"王九达,字日逵,崇祯间典职太医,著有《素问灵枢合类》九卷"。书前有明崇祯元年戊辰(1628)著者自序。

72.《内经知要》二卷

明·李中梓撰

①清乾隆二十九年甲申(1764)扫叶庄刻本 (中) (南) (会)

②清道光五年乙酉(1825)太邑赵氏重刻本(存心堂藏版) (图)

③清光绪九年癸未(1883)上海江左书林刻本

④清光绪十一乙酉(1885)苏州王氏绿慎堂刻本

⑤清扫叶山房刻本

⑥民国二十二年(1933)上海商务印书馆排印本

⑦日本宽文二年(1662)武林市兵卫刻本(十卷) (协) (南)

注:此书是摘录《素问》及《灵枢》经文分析归类编辑而成,分道生、阴阳、色诊、脉诊、藏象、经络、治则、病能八类。每段均标出原书篇名,下附注解。

73.《灵素合抄》十五卷

明·遗民林澜撰

清康熙间刻本 (范)行准先生藏。

注:此书《医籍考》卷六著录,引毛奇龄《林君墓表》说:"仿滑氏(《读素问抄》)分类十二,约文五百,汰其冗而贯其错,合《灵枢素问》为一书,自摄生至运气,定十有五卷"。

74.《素问灵枢类纂约注》三卷

清·汪昂编

①清乾隆间刻本　(丁)济民先生藏。
②清同治十年辛未(1871)扫叶山房刻本
③清光绪六年庚辰(1880)江左书林刻本
④清光绪六年庚辰(1880)尚德堂刻本
⑤清光绪六年庚辰(1880)重刻本(紫文阁藏版)
⑥清光绪十三年丁亥(1887)扫叶山房刻本
⑦清光绪二十一年乙未(1895)刻本(醉六堂藏版)
⑧清光绪二十二年丙申(1896)上海图书集成局排印本
⑨通行本
⑩民国商务印书馆排印本

注:此书系摘录《素问》《灵枢》二书经文分析归类编辑而成,每一段注明原书篇名。清周中学《郑堂读书记》卷四十三说:"訒庵(汪昂)以《素问》《灵枢》各八十一篇,随问条答,读之芒无津涯,难以得其窍会,因合纂为一篇。凡分藏象、经络、病机、脉要、诊候、运气、审治、生死、杂论九类。于各篇之中,复前后条贯。且参酌旧注,增入己见,务令语简意明,使读者了然心目,故名《约注》。至于针灸之法,与医药不同,则置之不录"。前有清康熙二十八年己巳(1689)著者自序。

75.《医以理解》九卷

清·程知撰

民国十四年(1925)上海元昌印书馆石印本

注:此书分为脏府解、经络解、穴名解、骨部解、脉象解、脉理解、望色解、病名解、药名解凡九解。系将《素问》《灵枢》和《本草经》三书分析归类,下加注解而成。

76.《医经原旨》六卷

清·薛雪集注

①清乾隆间薛氏扫叶庄刻本　(科)　(学)　(南)　(苏)　(浙)
②清刻本(宁郡简香斋藏版)
③民国十七年(1928)上海千顷堂书局石印本

注:前有清乾隆十九甲戌(1754)著者自序,说:"近有会稽张景岳出,才大学博,胆志颇坚,将二书(《素问》和《灵枢》)串而为一,名曰《类经》。惜乎疑信相半,未能去华存实。余则一眼觑破,既非圣经贤传,何妨割裂。于是彻底掀翻,重为删述。至于针灸一法,另有专书,故略收一二,余多节去。其据文注释,皆广集诸家之说,约取张氏者为多"。此书共分摄生、阴阳、藏象、脉色、经络、标本、气味、论治、疾病九类。书中所采经文,均不注明原书的篇名卷数,使读者看去,彷佛是另外一书,这就是自序中所说的彻底掀翻,重为删述了。

77.《医经读》四卷

清·沈又彭抄订

①清乾隆三十年乙酉(1765)刻本(附《伤寒杂病论读》,宁俭堂藏版)　(中)
②民国十三年(1924)三三医社排印《三三医书》本

注：此书分平、病、诊、治四集，将《素问》《灵枢》经文摘出著者认为可信的，按性质分列于各集，每条下注明原书篇名，书前有清乾隆二十九年甲申(1764)著者自序，说："扁鹊、仲景非世所称医中之圣而去古未远者耶？其书具在，其所引用者皆可信，其所不引用者为可疑。其所不引用而复与其所引用者相背，定属后人添造"。这就是他摘录的标准。

78.《灵素集注节要》十二卷

清·陈念祖集注

①清同治四年乙丑(1865)文奎堂刻《南雅堂医书》本 （科） （中）
②清光绪二年丙子(1876)仿南雅堂刻本
③清光绪十八年壬辰(1892)敦厚堂刻《陈修园医书十八种》本
④清光绪十八年壬辰(1892)图书集成局排印《陈修园医书二十一种》本
⑤清光绪三十一年乙巳(1905)上海商务印书馆排印《陈修园医书五十种》本
⑥清光绪三十四年戊申(1908)宝庆经元书局刻《陈修园医书二十三种》本
⑦清宣统元年己酉(1909)四川善成堂刻《陈修园医书三十二种》本
⑧清聚和堂刻本
⑨清扫叶山房刻本
⑩ 清末刻《陈修园医书十六种》本(南雅堂藏版)
⑪清末连元阁刻《陈修园医书十五种》本
⑫民国五年(1916)上海广益书局石印《陈修园医书七十种》本
⑬民国八年(1919)颐性室石印本
⑭民国八年(1919)扫叶山房石印《陈修园医书六十种》本
⑮民国二十四年(1935)上海三星书店石印《陈修园医书四十八种》本
⑯民国二十六年(1937)上海大文书局排印《陈修园医书七十二种》本

注：此书系摘录《素问》《灵枢》二书条文分析归类编成，分道生、藏象、经络、图形、运气、望色、闻声、问疗、审治、生死、脉诊、病机十二类，下附注解。每段均标出原书篇幅名。每卷第一行书题是《灵素提要浅注》。

79.《类经纂要》三卷 附《寿芝医案》一卷

明·张介宾类注 清·虞庠辑 清·王廷俊增注

清同治六年丁卯(1867)浙省翰墨斋刻本

注：此书将明张介宾《类经》删繁节要而成，分上、中、下三卷。下卷之末，为《难经节抄》。后附王廷俊所著《寿芝医案》一卷。医案前有清同治六年丁卯(1867)著者自序。

80.《黄帝内经太素补注》三十卷

隋·杨上善奉敕撰 民国·杨明济补注

民国二十四年(1935)刘震鋆等汉口排印本

注：此书虽名《补注》，但它的内容，系将《素问》《灵枢》二书中的字句与本书字句不同的地方，校出注明。又将每段原属何书何篇，标出注明。与萧延平校刊本内容相似，但远不及萧本的精详。此书只算是一种校证，并非补注，书名与内容不相应。第七卷原佚，此本因卷六是"藏

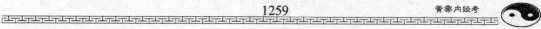

府之一”，遂推定卷七应当是“藏府之二”，于是将《素问》《灵枢》二书关于藏府各条补列以充卷七。所以此本只缺卷一、卷四、卷十六、卷十八、卷二十、卷二十一，凡六卷。

第五章 内经处方及药理

81.《内经拾遗方论》四卷

宋·骆龙吉撰 明·刘裕铎·朱练增补

①清康熙刻本 （范）行准先生藏。

②清乾隆四十一年丙申（1776）刻本（武林大成斋藏版） （协） （中） （南） （会）

注：此书将病症分为六十二类，每类首举《素问》经文说明学理，次列处方。

82.《黄帝素问宣明论方》十五卷

金·刘完素撰

①元刻本七卷·书名为《黄帝素问精要宣明方论》 （范）行准先生藏。

②明正统刻本 （范）行准先生藏。

③明万历二十九年辛丑（1601）新安吴勉学校刻《医统正脉全书》本 （科） （学） （协） （中） （南） （会）

④明万历间刻本 （范）行准先生藏。

⑤《四库全书》本 （图）

⑥清光绪三十三年丁未（1907）京师书局刻《医统正脉全书》本

⑦民国十二年（1923）中医学社补刻《医统正脉全书》本

⑧日本元文五年（1740）皇都植村藤左卫门等刻本 （学）

注：此书是根据《素问》的学理，列举对病处方的法子。计分诸证、诸风、热、伤寒、积聚、水湿、痰饮、劳、添、泄痢、妇人、补养、诸痛、痔瘘、眼目、小儿、杂病，凡十七门。每门有一篇总论。《四库全书简明目录》医家类说：“《宣明论方》十五卷，其大旨本《素问》及《金匮要略》，而用药多主寒凉，盖因北方地气而施，泥之者非，废之者亦非也。自序称三卷，此本乃十五卷。其方下小序有称灌顶王子所传者，金时安有是名，知传刻有所窜入也”。清吴寿旸《拜经楼藏书题跋记》卷四说：“先君子书《河间三书》前云：河间《宣明论方》原刻七卷，后人翻刻妄分为十五卷，而行疑亦多改换”。

83.《素问病机气宜保命集》三卷

金·刘完素撰

①明万历二十九年辛丑（1601）新安吴勉学校刻《医统正脉全书》本 （科） （学） （协） （中） （南） （浙）

②明怀德堂刻本 （南） （会）

③《四库全书本》（题张元素撰） （图）

④清光绪三十三年丁未(1907)京师书局刻《医统正脉全书》本

⑤民国十二年(1923)中医学社补刻《医统正脉全书》本

注:此书三卷。上卷总论九篇,是根据《素问》的学理来说明治病的方法。中、下二卷诸证论二十二篇,每证都附医方。下卷最末一篇是药略,列举六十五种常用药的药性。后附针法。《四库全书总目提要》医家类根据李时珍所说,认为此书不是刘完素撰的,而是张元素撰的。《医籍考》卷五十说:"杜思敬《济生拔萃》,称东垣《活法机要》,与洁古《家珍》,及刘守真《保命》,大同小异。……杜思敬编书,在于元延祐二年,时八十一岁。其生距守真之时,未为辽阔。则是书之出自守真,断可知矣。且其所述方论,与《宣明论》《原病式》相出入。李时珍有何所证,以为张元素之书"?据此,此书应当是刘完素著的。

84.《内经方集释》二卷

张骥撰

民国二十二年(1933)成都义生堂刻本

注:此书卷上为《内经》十二方,卷下为方制、方宜、方禁三篇,皆先录《内经》原文,下附注解。前有民国二十二年(1933)著者自序,说:"世医皆曰《内经》无方,今其书具在,其方具在,特为表出,并裒集诸家,参以独见。……他如方制、方宜诸篇,其于方之大小奇偶,药之君臣佐使,病之调适禁忌,言之綦详。后之方剂学者,如徐之才、王好古辈,乌能出乎规矩准绳之外哉"。

85.《内经药瀹》十卷

张骥撰

民国二十四年(1935)成都张氏义生堂刻本

注:《内经》书上所载药物的品名很少,张骥认为药物的主要特性是气和味,凡是《内经》上讲气讲味的地方,也即是讲药物的地方。他根据这一原则,将《内经》上讲气味的地方,汇集起来,分为阴阳色气味、气运、五岁、六化、五方、水谷、五宜、五过、药制凡九项,下附注解,而成本书。

第六章 难经

86.《难经》一卷

原题战国·秦越人撰

①明刻《医要集览》本 (图) (科) (中)

②清康熙三十八年己卯(1699)唐元恺刻《医要集览》本 (协) (中)

注:此书是将医学中的八十一个问题和答案汇编而成,所以名叫《难经》,难经是问难的意思。一难至二十二难是论脉的,二十三难至二十九难是论经络的,三十难至四十七难是论藏府的,四十八难至六十一难是论病的,六十二难至六十八难是论穴道的,六十九难至八十一难是论针法的(据元吴澄的分类法,见《吴文正集》卷二十九《赠医士章伯明序》)。张仲景《伤寒论

序》说："撰用《素问》《九卷》《八十一难》《阴阳大论》《胎胪药录》《平脉辨症》，为《伤寒杂病论》合十六卷"。可见此书是张仲景著《伤寒论》时所采用的原始资料之一。《医籍考》卷七说："按《八十一难经》，较之于《素问》《灵枢》，其语气稍弱，似出于东都以后之人，而其所记又有与当时之语相类者。若元气之语，始见于董仲舒《春秋繁露》，杨雄《解嘲》，而至后汉比比称之。男生于寅、女生于申，《说文》包字注、高绣。《淮南子》注、《离骚章句》俱载其说。木所以沉，金所以浮，出于《白虎通》。金生于巳，水生于申，泻南方火，补北方水之类，并是五行纬说家之言，而《素》《灵》中未有道及者，特见于此经。且此经诊脉之法，分之三部，其事约易明。自张仲景、王叔和辈执而用之，乃在医家实为不磨之矜式。然征之《素》《灵》，业已不同。（按《素问·三部九候论》，以头面动脉为上部三候，两手动脉为中部三候，两足动脉为下部三候，而《难经》以寸、关、尺为三部，浮、中、沉为九候。）稽之仓公诊籍，复又不合。则想其古法隐奥，以不遂易辨识，故至后汉或罕传其术者，于是时师据《素问》有三部九候之称，仿而演之，以作一家言者欤？其决非西京之文者，可以观矣"。所引证据确凿，此书大概是东汉后期的作品。此本是《难经》白文，没有注解的。

87.《黄帝八十一难经》不分类　计一册

唐·杨玄操注

旧写本　(范)行准先生藏。

注：此书《医籍考》卷七著录，下注佚字，按语说："杨玄操不详何朝人。考开元中张守节作《史记正义》，于《仓公传》采录杨序及说，则知为初唐人。其演注全在于《王翰林集注》中，所谓亦是名亡而实不亡者"。杨玄操的注本早已亡佚，此书是从明王九思《难经集注》中辑出的。

88.《黄帝八十一难经纂图句解》七卷

宋·李驹句解

明正统《道藏》本　(图)

此书有民国上海涵芬楼影印本，附《注义图序论》一卷。

注：清廖平《难经经释补证总论》(《难经旧注考》)说："宋李驹《难经纂图句解》七卷。《经籍访古志补遗》《黄帝八十一难经纂图句解》七卷，宋临川晞叶李驹子野句解，序称大宋咸淳五年岁次己巳。考《国史·经籍志》四卷，此本七卷，亦《道藏》所析也"。元戴良《九灵山房集》卷二十七《沧洲翁传》说："(吕后说)李子野亦为《句解》，而无所启发"。

89.《难经本义》二卷

元·滑寿本义

①明万历二十九年辛丑(1601)吴勉学校刻《医统正脉全书》本　(科)　(学)　(协)　(中)　(南)

②明刻《薛氏医案》本　(图)　(学)　(中)　(上)　(浙)

③《四库全书》本　(图)

④清嘉庆十四年己巳(1800)书业堂刻《薛氏医案》本

⑤清光绪三十三年丁未(1907)京师书局刻《医统正脉全书》本

⑥清东溪堂刻《薛氏医案》本

⑦清刻《薛氏医案》本

⑧民国十年(1921)大成书局石印《薛氏医案》本

⑨民国十二年(1923)中医学社补刻《医统正脉全书》本

⑩日本万治三年(1660)刻本 (南) (鄞)

⑪日本天和四年(1684)芳野屋作十郎刻本 (学) (协) (中)

注:《四库全书总目提要》医家类一说:"《难经本义》二卷,元滑寿注。……(此书)历代医家多有注释。寿所采摭,凡十一家,今惟寿书传于世。其书首列汇考一篇,论书之名义源流;次列阙误总类一篇,记脱文误字;又次图说一篇;皆不入卷数。其注则融会诸家之说,而以己意折衷之,辨论精核,考证亦极详审。《樱宁生传》(按即《滑寿传》)称:'《难经》本《灵枢》《素问》之旨,设难释义。其间荣卫部位、藏府脉法、与夫经络腧穴,辨之博矣,而阙误或多。愚将本其旨义,注而读之,即此本也。寿本儒者,能通解古书文义,故其所注,视他家所得为多云"。

90.《勿听子俗解八十一难经》六卷

明·熊宗立解

①明正统间刻本 (丁)济民先生藏,残存一册。

②日本宽永四年(1627)刻本 (学)

③日本翻刻本 (中)(会)

注:明徐春圃《古今医统大全》卷一采摭诸书目录说:"《难经》六卷。正统间熊宗立《俗解》相传,愈失其义。如五十九难云:颠狂之脉,阴阳俱盛。《俗解》分阴分阳,与本文畔。诸如此类甚多,浸使后学晦盲"。前有明正统三年戊午(1438)著者自序。

91.《难经集注》五卷

明·王九思集注

①清刻《守山阁丛书》本

此书有民国上海博古斋影印本。

②民国十三年(1924)上海商务印书馆影印《佚存丛书》本(即《四部丛刊》本)

③民国二十年(1931)上海中华书局排印《四部备要》本

④日本文化元年(1804)濯缨堂刻本 (中)

注:清道光二十年庚子(1840)钱熙祚跋说:"先秦医书之存于今者,《素问》《灵枢》,并为后人窜乱,惟《难经》尚系原本。吴吕广、唐杨元操、宋丁德用、虞庶、杨康侯,并有注释。元滑伯仁采诸家之说,而以己意折衷之,为《难经本义》二卷,然所采甚略。惟明王九思等《集注》,备录诸说,不下一语,深得古人撰述之体。今去明季仅二百载,而诸家之注亡佚殆尽。……是书存而吕、杨、丁、虞,五家之注俱存,于以考其异同而究其得失,亦医家所当尽心者也。……大率宋、元以来说经者好为臆解,而余波所渐,乃并及于医书。此书所集诸家之注,未必尽是,然尚循文释义,不为新奇可喜之谈。由是以讲求蕴奥,俾古人之意晦而复明,而妄议古人者亦得之关其口而夺之气,讵不足重也与"?王九思是明弘治九年(1496)进士,《明史》卷二百八十六有传。

92.《图注八十一难经》

明·张世贤撰

注:《四库全书总目提要》医家类存目说:"《图注难经》八卷,明张世贤撰。世贤,字天成,宁波人,正德中名医也。《难经》……宋嘉祐中丁德用始于文义隐奥者各为之图;元滑寿作本义,亦有数图;然皆不备。世贤是编于八十一篇,篇篇有图,凡注所累言不尽者,可以披图而解。惟其中有文义显然,不必待图始解者,亦强足其数,稍为冗赘。其注亦循文敷衍,未造深微"。

此书版本,有四种分卷不同的系统,现在分列于下:

(甲)《黄帝八十一难经》八卷

①明正德刻本 (范)行准先生藏,残存四卷。

②明嘉靖刻本 (范)行准先生藏。

(乙)《图注难经》四卷·《图注脉诀》四卷 附《奇经八脉考》一卷·《濒湖脉学》一卷·《脉诀考正》一卷·明李时珍撰

①明冯翁刻本 (学)

②明吕邦佑刻本 (协)

③清乾隆间刻本(书业堂藏版式) (中)

④清光绪间江左书林刻本

⑤清苏州扫叶山房永记重刻本

⑥上海千顷堂石印本

(丙)《图注八十一难经辨真》四卷

①明刻本 (学)

②清初刻本 (上)

③清乾隆四十五年庚子(1780)刻本 (浙)

④清宣统元年己酉(1909)扫叶山房刻本

⑤善成堂刻本

⑥务本堂刻本(附《删注脉诀规正》·沈镜删注)

注:《医籍考》卷七张世贤《图注八十一难经》按语说:"是书吴门沈氏碧梧堂梓刊,凡八卷,为世贤原本。又有《图注八十一难经辨真》四卷,题曰四明张世贤注,盖系坊刻之妄改焉"。

(丁)《图注难经》二卷

清康熙中和堂刻本 (范)行准先生藏。

93.《难经正义》十卷

明·马莳撰

明万历间刻本 (科)残存卷一至卷五。

注:此书明殷仲春《医藏目录》理窟函著录,作九卷。

94.《锲王氏秘传图注八十一难经评林捷经统宗》六卷

明·王文洁撰

①明万历二十七年己亥(1599)刘氏安正堂刻本 (图) (学)缺卷一卷二。(协)

②日本翻刻明万历刘氏安正堂本

注:日本人贞竹玄节著《难经本义摭遗》,注中引用此书。据贞竹玄节说:"马玄台(莳)万历

十七年己丑注《难经正义》。水鉴王文洁述《难经评林》，是亦本马氏《正义》注之者也，万历二十七年己亥成也。自己丑至己亥十一年也。盖《评林》者胜《正义》也。”(《难经本义摭遗》卷一第三页)

95.《难经经释》二卷

清·徐大椿释

①清雍正五年丁未(1727)原刻本　(图)　(协)　(中)　(浙)

②清同治三年甲子(1864)经纶堂刻《徐氏医书十二种》本

③清同治十二年癸酉(1873)湖北崇文书局刻《徐氏医书六种》本

④清同治间善成堂刻本

⑤清光绪四年戊寅(1878)扫叶山房刻《徐氏医书八种》本

⑥清光绪十五年己丑(1889)校经山房刻《徐氏医书八种》本

⑦清光绪十八年壬辰(1892)湖北官书处刻《徐氏医书八种》本

⑧清光绪十九年癸巳(1893)上海图书集成局排印《徐氏医书八种》本

⑨清光绪十九年癸巳(1893)上海图书集成局排印《徐氏医书十二种》本

⑩清光绪二十二年丙申(1896)珍艺书局排印《徐氏医书八种》本

⑪清光绪三十三年丁未(1907)六艺书局石印《徐灵胎医学全书十六种》本

⑫清刻《徐氏医书六种》本(半松斋藏版)

⑬民国二年(1913)上海中华图书馆排印《徐氏医书十二种》本

⑭民国十七年(1928)宝文堂刻《徐氏医书八种》本

⑮民国三十七年(1948)广益书局排印《徐灵胎医书全集十六种》本

⑯著易堂书局排印《徐氏医书八种》本

⑰日本宽政十二年(1800)东都丹波元简刻本　(中)

注:《四库全书总目提要》医家类存目说:“《难经经释》二卷，是书以秦越人《八十一难经》有不合《内经》之旨者，援引经文以驳正之。考《难经》，《汉书·艺文志》不载，隋志始著于录。虽未必越人之书，然三国已有吕博望注本，而张机《伤寒论》平脉篇中所称经说，今在第五难中，则亦后汉良医之所为。历代以来，与《灵枢》《素问》并尊，绝无异论。大椿虽研究《内经》，未必学出古人上。遽相排斥，未见其然”。按《难经》的学说与《素问》《灵枢》的学说不尽相同。《难经》比《素问》《灵枢》晚出，徐大椿此书将《难经》与《素问》《灵枢》作了一次详细比较的研究，虽他的初意是在以《内经》驳正《难经》，而结果则使读者了然于《内》《难》不同的地方，对于读者有很大的帮助。前有清雍正五年丁未(1727)著者自序。

96.《古本难经阐注》四卷

清·丁锦注

①清乾隆三年戊午(1738)刻本(四卷)　(中)

②清嘉庆五年庚申(1800)刻本(种竹山房藏版·不分卷)　(会)

③清同治三年甲子(1864)高邮赵春普重刻本(二卷)

④民国十九年(1930)上海千顷堂书局石印本(不分卷)

⑤民国十九年(1930)上海中医书局影印本(二卷)

⑥民国二十五年(1936)上海世界书局排印《珍本医书集成》本(二卷)

注:此书凡例说:"是经相传既久,错简颇多,如三难误列十八难,十难误列四十八难,凡误三十余条,今悉依古本厘正。……余就古本原文阐发,并采前人之说,附于其下,遂觉本义复明。即不业医者,亦可展卷了然矣。……是经越人悉本《内经》。或字句间与《内经》小有异同,其义实无相悖。后人执此一二字以识其非,亦已妄矣"。前有清乾隆元年丙辰(1736)著者自序。

97.《越人难经真本说约》四卷

清·沈德祖撰
清乾隆四年己未(1739)亦政堂刻本 (会) (浙) (鄞)

98.《难经直解》二卷

清·冯嬉注
清乾隆六年辛酉(1741)刻《莫氏锦囊》本 (中)

99.《难经悬解》二卷

清·黄元御解
①清同治十一年壬申(1872)阳湖冯承熙刻本 (图) (协) (中)
②民国十九年(1930)上海中医书局影印本

注:《四库全书总目提要》医家类存目说:"《难经悬解》二卷,黄元御撰。……其文(按指《难经》)自三国以来,不闻有所窜乱。元御亦谓旧本有讹,复多所更定。均所谓我用我法也"。前有清乾隆二十一年丙子(1756)著者自序。

100.《增辑难经本义》二卷

元·滑寿本义 清·周学海增辑
清光绪十七年辛卯(1891)建德周氏刻《周氏医学丛书》本
此书有民国二十五年(1936)影印本

注:此书系以滑寿《难经本义》为主,增辑徐大椿《难经经释》、张世贤《图注难经》、丁锦《难经阐注》,再加周学海自己的见解而成。前有清光绪十七年辛卯(1891)周学海自序说:"《难经》继《灵》《素》而起,为医经之正宗,前人久无异议。至徐灵胎氏(大椿)乃摘其纰缪甚众。丁履中氏(锦)乃移其篇第,托言古本。金山钱锡之(熙祚)又因《脉经》引扁鹊语不见《难经》,引《难经》言不称扁鹊,疑《难经》非越人书也(按见钱熙祚《脉经跋》)。其言皆新奇可喜,而未察其实也。……徐氏(大椿)虽好索瘢,犹可引人以读《内经》也。张天成氏(世贤)、丁履中氏(锦)肤庸极矣,丁氏尤多臆说。今主滑氏《本义》,其诸家之义可附互癸者附之。偶参鄙见,则加按以别之。夫岂敢谓能羽翼经旨也,以视夫肤词臆说横肆诋其者,当有间矣"。

101.《难经正义》六卷

清·叶霖撰
民国二十五年(1936)上海世界书局排印《珍本医书集成》本

注:前有清光绪二十一年乙未(1895)著者自序,说:“霖学识庸陋,难探元微,谨考经文,寻其意旨,旁采群籍,资为佐证,质以诸贤之笺释,西士之剖验,以正其义。非敢启幽前秘,嘉虑来兹。唯在讲肆之际,取便审阅尔”。

102.《难经广说》一卷

清·王三重撰　郁宦光增补

抄本　(浙)

103.《难经晰解》二卷

清·袁崇毅解

传抄本　(图)

104.《难经章句》三卷　卷末一卷

孙鼎宜撰

民国二十一年(1932)上海中华书局排印《孙氏医学丛书》本

注:孙鼎宜认为《难经》的内容有可信的,也有不可信的。于是将八十一难重新编过,分为上、中、下三卷;将最可信的编为上卷,次可信的编为中卷,不可信的编为下卷。每卷分为叙人、疾病、诊法、治法四类(下卷没有治法)。下面均附注解,用徐大椿的注解(《难经经释》最多。间或也用滑寿的注解(《难经本义》)。孙鼎宜将丁锦所编自称古本的《难经阐注》认为是真古本,所以每难均标明古本今本的篇次。前有清宣统元年己酉(1909)著者自序。

105.《难经经释补证》二卷·总论一卷

廖平撰

民国刻《六译馆丛书》本

注:此书系以徐大椿的《难经经释》做根据而加以补证。著者认为《难经》出于齐、梁以后,在《脉经》之后,与高阳生《脉经》同出一手。他说:“其书因脉而作。此二十二条(一难至二十二难)尤为妖妄,当付之丙丁。恐其惑世诬民,故驳而梓之,所谓宣布罪状”。

106.《难经编正》二卷

司树屏编

民国八年(1919)南通编者排印本

注:著者认为《难经》前后误列三十多章,于是重新编过,认为可以恢复秦越人原本的样子。卷首有《证误》一篇,说明这三十多章为什么认为是误刊的理由。每难之后均有注解。每四难之后,有四章《荟疏》一篇,作为总释;第八十一难单独有《荟疏》一篇;共有《荟疏》二十一篇。

107.《难经汇注笺正》四卷

张寿颐撰

民国十二年(1923)兰溪中医专门学校石印本

108.《难经注疏》不分卷

日本·吉田宗恂注
日本抄本 （协）

109.《难经本义钞》六卷

元·滑寿本义 日本·法眼玄由注
①日本宽永二十一年(1644)黑泽玄长刻本 （中）
②日本正保五年(1648)敦贺屋久兵卫刻本 （学）
注：此书系取滑寿《难经本义》加以注解而成。书后有宽永六年(1629)寿德庵法眼玄由题识。

110.《难经本义摭遗》十卷

元·滑寿本义 日本·贞竹玄节摭遗
日本万治二年(1654)谷罔七尤卫门刻本 （中）
注：此书系为滑寿《难经本义》作一详注。将《难经》本文，滑寿《本义》及著者的《摭遗》，分为《难》《本》《摭》，用黑底白字标出，以示区别。末有庆安二年(1649)著者题识。

111.《难经注疏》二卷 附《三焦心包络命门辨》

日本名古屋玄医注
①日本天和四年(1684)洛德田十兵卫刻本 （协）
②民国十八年(1929)上海中医书局印本

112.《难经或问》二卷 附录一卷

日本·古林正祯撰
日本正德五年(1715)京都林久兵卫刻本 （中）
注：此书不录《难经》本文，只按八十一难次序，每一难提出一些问题，附以答案。书前有正德元年(1711)著者自序。

113.《卢经裒腋》二卷 首附《总论·图解·后附或问》

日本·加藤宗博编
日本享保六年(1721)柳枝轩刻本 （中）
注：《难经》正文，各本有些不同，此本正文以元滑寿《难经本义》为主。此书系采取诸家注解，删繁节要(多数不注出处)间加己意而成。取集腋成裘的意义，所以叫作《卢经裒腋》。著者认为《难经》的卓越贡献，是在独取寸口。凡是意见纷纭彼此互相攻击的，如命门三焦等，别成《或问》一卷，加以辨析，附在后面。前在正德四年(1714)著者自序。

114.《难经古义》二卷

日本·滕万卿撰

①日本宝历刻本 （学）

②民国二十五年(1936)上海世界书局排印《珍本医书集成》本

注:著者认为八十一难的次序,是吕广编次时所加的,他认为这一次序不适当,于是将八十一难的次序完全重新编过,但仍将旧次注出,以便查考。又因为正文简古,不易看懂,于是在文中加些必要的字,以使意义通畅。凡是联贯语路的用白字,解释字义的用黑字。注解中也常有些新的解释。前有宝历十年(1760)著者自序。

115.《难经解义》二卷

日本·菊池玄藏撰

日本宝历刻本 （学）

116.《难经疏证》二卷

日本·多纪元胤撰

①日本文政二年(1819)东都青云堂刻本 （图） （学） （协） （中）

②清光绪十年甲申(1884)杨守敬印日本刻《聿修堂丛书》本(附《解题》) （图） （学） （协） （中） （南）

③民国二十四年(1935)国光印书局排印《聿修堂丛书》本

④民国二十五年(1936)上海世界书局排印《皇汉医学丛书》本

⑤民国上海中医书局排印《聿修堂丛书》本

注:此书根据《隋书经籍志》将《难经》分为二卷;又根据元吴澄的分类(见《吴文正集》卷二十九赠医《士章伯明序》),将八十一难按原有的次序分为六篇。所采注解,以王九思《难经集注》为主,还采用了滑寿《难经本义》和徐大椿《难经经释》。著者自己的注解,均低一格,上加按字,以示区别。前有《难经解题》一卷,《解题》后有文政二年(1819)著者题识。

117.《难经本义疏》二卷

元·滑寿本义 日本·山田业广疏

日本原稿本 （中）

注:此书是明治四年(1871)起稿,明治五年(1872)完毕的。书后有明治五年著者跋,说:"是书注家虽多,特以滑氏为主,旁采摭诸家之说。盖以徐半松之辨博,犹称《本义》最有条理,是所以编此疏也。……但耻梼昧之质,既不能建一家之说,又无启发后学之才,是以疏中所载,悉系前人所说,鄙见则百中之一耳"。

第七章 杂 著

118.《医经大旨》四卷

明·贺岳撰

明嘉靖刻本 (范)行准先生藏。

119.《心印绀珠经》二卷

明·李汤卿撰

明嘉靖刻本 (会)

注:《四库全书总目提要》医家类存目说:“上卷曰原道统、曰推运气、曰评脉法。下卷曰察病机、曰理伤寒、曰演治法、曰辨药性、曰十八剂。融合诸家之说,义论颇为纯正。惟以十八剂为主,而欲以轻清暑火解甘谈缓寒调夺湿补平荣涩和温数字该之,未免失之拘泥”。

120.《医学穷源集》六卷

明·王肯堂撰 殷宅心辑释

清嘉庆吟香书屋刻本

121.《素问内编》九卷

□姚止庵注

清康熙十六年丁巳(1677)刻本 (鄞)

122.《内经博议》四卷

清·罗美撰

民国二十五年(1936)世界书局排印《珍本医书集成》本

注:此书共分天道、人道、脉法、针刺、病能、述病,凡六部。清周中孚《郑堂读书记》卷四十三《古今名医汇粹八卷》条说:“罗美,字澹生,号东逸,徽州人,康熙间以医名”。

123.《素灵微蕴》四卷

清·黄元御撰

①清咸丰十年庚申(1860)长沙徐树铭燮和精舍刻《昌邑黄先生医书八种》本

②清同治七年戊辰(1868)彭汝琮成都刻《昌邑黄先生医书八种》本

③清光绪二十年甲午(1894)上海图书集成局排印《昌邑黄先生医书八种》本

④清光绪二十六年庚子(1900)源记书局石印《昌邑黄先生医书八种》本

⑤清七曲会刻《昌邑黄先生医书八种》本

⑥民国九年(1920)铸记书局石印《昌邑黄先生医书八种》本

注:《四库全书总目提要》医家类存目《素灵微蕴》条说:“其书以胎化、藏象、经脉、荣卫、藏候、五色、五声、问法、诊法、医方,为十篇,又病解十六篇,多附以医案。其说诋诃历代名医,无所不至。以钱乙为悖谬,以李杲为昏蒙,以刘完素、朱震亨为罪孽深重,擢发难数,可谓之善骂矣”。

124.《吕茶村内经要论》一卷

清·吕震名撰

清咸丰五年乙卯(1855)管庆祺精抄本 (上)

125.《中西汇通医经精义》二卷

清·唐宗海撰

①清光绪三十二年丙午(1906)善成堂刻《中西汇通医书五种》本

②清光绪三十四年戊申(1908)上海千顷堂书局石印《中西汇通医书五种》本

③清宣统二年庚戌(1910)文伦书局排印《中西六种》本

④民国二十四年(1935)上海千顷堂书局石印《中西汇通医书五种》本

⑤民国二十四年(1935)上海千顷堂书局排印《中西汇通医书五种》本

⑥民国二十四年(1935)上海中国文学书局排印《中西汇通医书五种》本

注:此书上卷为人身阴阳、五藏所主、藏府所合、藏府之官、五藏九窍、男女天癸、气血所生、营卫生会、六经六气、经气主治、十二经脉、冲任督带,凡十二篇;下卷为全体总论、五藏所伤、五藏所恶、藏府为病、诸病所属、四时所病、藏府通治、望形察色、闻声别证、问察原委、诊脉精要、审治处方、气味阴阳、七方十剂,凡十四篇。前有清光绪十八年壬辰(1892)唐宗海序,说:"因摘《灵》《素》诸经,录其要义,兼中西之说解之,不存疆域异同之见,但求折衷归于一是。冀五大洲万国之民咸无夭札,始无歉于寸心"。这是我国最早的一部汇通中西的医书。

126.《内经通论》·《难经通论》　合一册

丁福保撰

清宣统元年己酉(1909)医学书局刻本

注:按此二书系根据日本丹波元简所著《素问解题》和《黄帝八十一难经解题》二篇编成的,并非丁福保自著。《素问解题》载在《素问识》卷首。《黄帝八十一难经解题》载在《难经疏证》卷首。

127.《灵枢商兑》一卷

余岩撰

排印本

128.《群经见智录》三卷　附《古经医论》·韦格六撰

恽铁樵撰

民国十一年(1922)排印本

129.《灵素生理新论》不分卷　计二册

杨百城撰

民国十三年(1924)山西中医改进研究会排印本

注:此书共分原始、形气、外形、内形,凡四篇,计共二十四章。主要是根据唐宗海著《中西汇通医经精义》,加以改编,用西医的解剖生理来解释《内经》。

130.《素问评》不分卷　附《素问》批点　计一册

日本·宇惠编

日本明和三年(1767)东都乔山堂刻本 (中)

131.《素难评》不分卷 计一册

日本·徂来务撰
日本明和刻本 (学)

132.《素问解题》一卷 附《难经解题》一卷

日本·多纪元简撰
日本天明七年(1787)跻寿馆刻本 (协)

133.《素问劄记》三卷

日本·喜多村直宽撰
日本抄本 (图)

134.《素问诸说》不分卷 计二册

不著撰人
日本抄本 (学)

三、重编张介宾类经叙目

叙 录

【叶秉敬序】

合天地人,性命为重。命从谁生?生命者曰父、曰母。命从谁司?司命者曰君、曰相、曰师。司命者谁为之总?总君父师相之权者,曰医。上古时神农、黄帝君而医,岐伯诸公师而医,而医实首于伏羲。羲惧天下后世离天地人而二之也,首立一画以为天地人之总,仲尼名之为太极。太极者,天地人之心也,即所谓性命也。

由一心而生八卦，复生六十四卦，列为三百八十四画。而世人之病，病在于三百八十四画中。求沾计而不知一画为总，此羲之所以医千万世之病原也。自是神农有《本草经》，轩、岐有《灵》《素》经。两大经出，而言医者咸宗之。顾《易》卦有文王、周公、孔子三大圣人为之羽翼，然后《易》义昭明于天地。而《灵》《素》之后，无能羽翼之者。自秦越人以下，世称神医，而实非文王、周公、孔子之偶，况如王太仆之传乎？今略举其大者。如三焦胞络本有形也，而《二十五难》以为无形。两肾皆藏精也，而《三十六难》以右肾为藏精系胞之命门。头为诸经之会也，而《四十七难》以为诸阳之会。此秦越人之与《内经》左也。君火以明，相火以位，而王《注》改明为名，是君火第有空名而都无真明也。此王太仆之与《内经》左也。夫曰《难》、曰《注》，而失有如是。轩、岐再起，其谓之何？此吾友张景岳所以慨然而叹，毅然而起，直以发明《内经》为己任也。景岳、名介宾、字会卿，为会稽之杰士。幼禀明慧，自六经以及诸子百家无不考镜。而从其尊人寿峰公之教，得观《内经》，确然深信以为天地人之理尽备于此，此即所为伏羲之《易》也。于是出而治世之病，一以《内经》为主。小试则小效，大试则大效，无所不试则无所不效。而医林之诸子百家咸听吾所用，而不为诸子百家用。如关格之脉，本以人迎气口辨阴阳之否绝，而仲景祖《难经》之说，云在尺为关，在寸为格，关则不得小便，格则吐逆，遂致后世误传。此则用仲景而不为仲景用也。上以候上，下以候下，此藏气脉候之正理，而《脉经》以小肠大肠附配两寸，藏气岂容颠倒乎？人迎系阳明之府脉，气口系太阴之藏脉，而《脉经》以左为人迎，右为气口，以左候表，以右候里，表里岂容混乱乎？此则用叔和而不为叔和用也。病机十九条，此明五藏六气病化所属之本，非皆言其太过也，而《原病式》尽以有余为训，则不足之候何以能堪？此则用河间而不为河间用也。至阴虚天气绝至，阳气盛地气不足，此明阴阳不交之败乱也，而丹溪引之以证阳道实、阴道虚，而谓阳常有余、阴常不足，斲伐生机，莫此为甚。此则用丹溪而不为丹溪用也。脉有更代，是名代脉，自仲景以中止为代，而后世述之，是代脉之不明也，至今日而明矣。伤寒本传十二经，自刘草窗有传足不传手之说而诸家宗之，是传经之不明也，至今日而明矣。凡皆景岳之主持《内经》，运用诸子，轩、岐之后，文不在兹乎！犹恐《内经》资其自用而不能与天下共用，遂乃著而为《类经》，一曰摄生，二曰阴阳，三曰藏象，四曰脉色，五曰经络，六曰标本，七曰气味，八曰论治，九曰疾病，十曰针刺，十一曰运气，十二曰会通，共三十二卷，犁为三百九十条；更益以《图翼》十一卷，《附翼》四卷。观其运气诸图注，则天道可悉诸掌。观其经络诸布置，则藏象可洞其垣。观其治法之玄机，则见之诸条详按。凡其辨疑发隐，补缺正讹，别精气，析神明，分真假，知先后，察气数初中之妙，审阴阳阖辟之机，原始要终，因常知变，靡不殚精极微，秋毫无漏。此书一出，当使《灵》《素》与羲《易》并行，其有功于轩、岐大矣。要之，此书不但有功于轩、岐，而并有功于羲《易》。景岳于《内经》外，更作《医易》等篇。余尝观邵子之圜图、方图，多有未白，得景岳之图解而了然无疑也。孰知此《类经》者,合羲《易》与《内经》而两相发明哉?余初与景岳交,自癸卯岁始。余以苦心诵著,耗脾家之思虑,兼耗肾家之伎巧,于是病泄泻者二十年。医家咸以为火盛,而景岳独以为火衰,遂用参术桂附之剂,培命门之火,而吠者竞起。余独坚信不回,服之五年而不辍,竟使前病全瘥,而脾肾还元。余之敢于多服者,胆力之决断也。景岳之敢多用者,识力之明透也。非景岳不能有此识,非余不能有此胆,余两人之相与亦奇矣。余既受景岳之赐,因问景岳何以及此,归功于《内经》。因是每持《内经》相与谈论,余才得其皮毛,而景岳已得其精髓。景岳谓余将注《内经》为世人式,余喜之甚,从臾成之。及余官汴梁,又迎景岳治余母太安人,延寿者八载。时《类经》尚未竣也。余自江右忝藩归家十余年,而景岳亦自长安归家,特从会稽过谷水,见余于峥嵘山下。曰:"《类经》成矣。"余得而读之。一读一踊跃。再读再踊跃。即请付之梓,而景岳犹虑识者寡也。余曰:"太阳未出,爝火生明。太阳一出,孤灯失照。向日之《内经》不明,而诸家横出,灯之光也。今《类经》一出,太阳中天,而灯失色矣。人情不甚相远,既能见灯,岂不见日,景岳又何虑焉?"于是意决,将付之梓,而请余为序。夫景岳之妙旨,载在《类经》,不待余序。余所序者,谓其注《内经》而并著《医易》,世之能注《易》者不出于程、朱,能注《内经》者不出于秦越人、王太仆,景岳一人却并程、朱、秦、王之四人合为一人,而直接羲、黄之脉于千古之上,恐非程、朱、秦、王之所能驾也。今程氏《易传》、朱氏《本义》、业遍天下,家传户诵。而张氏之《类经》,非特医家所当传习,儒者尤当服膺。自今以后,家传户诵,景岳之造福于天下者不小,而造福于千万世者胡可量哉?余获此编,大喜大快,冀速其传,遂为序之而赞其刻之。是为序。时皇明天启四载、岁在甲子、阳月上浣、赐进士第湖广按察司副使分守荆西道前奉敕提督河南学政江西布政使司右忝政分巡南瑞道通家友弟叶秉敬击首拜撰。

【张介宾自序】

《内经》者,三坟之一,盖自轩辕帝同岐伯、鬼臾区等六臣互相讨论,发明至理,以遗教后世。其文义高古渊微,上极天文,下穷地纪,中悉人事,大而阴阳变化,小而草木、昆虫、音律、象数之肇端、藏府、经络之曲折,靡不缕指而胪列焉。大哉!至哉!垂不朽之仁慈,开生民之寿域,其为德也与天地同,与日月并,岂直规规治疾方术已哉?按晋皇甫士安《甲乙经叙》曰:"《黄帝内经》十八卷。今《针经》九卷,《素问》九卷,即《内经》也。"而或者谓《素问》《针经》《明堂》三书,非黄帝书,似出于战国。夫战国之文能是乎?宋臣高保衡等叙业已辟之。此其亿度无稽,固不足深辨。而又有目医为小道,并是书且弁髦置之者,是岂巨慧明眼人欤?观坡仙《愣伽经跋》云:"经有之有《难经》,句句皆理,字字皆法。"亦岂知《难经》出自《内经》,而仅得其什一。《难经》而然,《内经》可知矣。夫《内经》之生全民命,岂杀于十三经之启植民心？故玄晏先生曰：“人受先人之体，有八尺之躯，而不知医事，此所谓游魂耳。虽有忠孝之心，慈惠之性，君父危困，赤子涂地，无以济之。此圣贤所以精思极论尽其理也。”繇此言之，儒其可不尽心是书乎？奈何世之业医者，亦置《灵》《素》于罔闻，昧性命之玄要，盛盛虚虚而遗人夭殃，致邪失正而绝人长命，所谓业擅专门者如是哉！此其故，正以经文奥衍，研阅诚难，其于至道未明，而欲冀夫通神运微，即大圣上智于千古之邈，断乎不能矣。自唐以来，虽赖有启玄子之注，其发明玄秘尽多，而遗漏亦复不少，盖有遇难而默者，有于义未始合者，有互见深藏而不便检阅者。凡其阐扬未尽，《灵枢》未注，皆不能无遗憾焉。及乎近代诸家，尤不过顺文敷演，而难者仍未能明，精处仍不能发，其何裨之与有？初余究心是书，尝为摘要，将以自资。继而绎之久久，则言言金石，字字珠玑，竟不知孰可摘而孰可遗。因奋然数念，冀有以发隐杭明，转难为易，尽启其秘而公之于人，务俾后学了然，见便得趣，由堂入室，具悉本原，斯不至误已误人，咸臻至善。于是乎详求其法，则惟有尽易旧制，颠倒一番，从类分门，然后附意阐发，庶晰其韫。然惧擅动圣经，犹未敢也。粤稽往古，则周有扁鹊之摘《难经》，晋有玄晏先生之类分，唐有王太仆之补削，元有滑撄宁之撮钞，鉴此四君子而后意决。且此非十三经之比，盖彼无须类，而互欲醒瞆指迷，则不容不类以求便也。由是遍索两经，先求难易，反复更秋，稍得其绪，然后合两为一，命曰《类经》。类之者，以《灵枢》启《素问》之微，《素问》发《灵枢》之秘，相为表里，通其义也。两经既合，乃分为十二类。夫人之大事，莫若死生，能葆其真，合乎天矣，故首曰摄生类。生成之道，两仪主之，阴阳既立，三才位矣，故二曰阴阳类。人之有生，藏气为本，五内洞然，三垣治矣，故三曰藏象类。欲知其内，须察其外，脉色通神，吉凶制矣，故四曰脉色类。藏府治内，经络治外，能明终始，四大安矣，故五曰经络类。万事万殊，必有本末，知所先后，握其要矣，故六曰标本类。人之所赖，药食为天，气味得宜，五宫强矣，故七曰气味类。驹隙百年，谁保无恙，治之勿失，危者安矣，故八曰论治类。疾之中人，变态莫测，明能烛幽，二竖遁矣，故九曰疾病类。药饵不及，古有针砭，九法搜玄，道超凡矣，故十曰针刺类。至若天道茫茫，运行今古，苞无穷，协惟一，推之以理，指诸掌矣，故十一曰运气类。又若经文连属，难以强分，或附见于别门，欲求之而不得，分条索隐，血脉贯矣，故十二曰会通类。汇分三十二卷。此外复附著《图翼》十五卷。盖以义有深邃、而言不能该者，不拾以图，其精莫聚；图象虽显，而意有未达者，不翼以说，其奥难窥。自是而条理分，纲目举，晦者明，隐者见，巨细通融，岐贰毕彻，一展卷而重门洞开，秋毫在目，不惟广裨乎来学，即凡志切尊生者，欲求兹妙，无不信手可拈矣。是役也，余诚以前代诸贤，注有未备，间多舛错，掩质埋光，俾至道不尽明于世者，迨四千余禩矣，因敢忘陋效瞑，勉图改负。固非敢弄斧班门，然不屑沿街持钵，故凡遇驳正之处，每多不讳。诚知非雅，第以人心积习既久，讹以传讹，即决长波，犹虞难涤，使辨之不力，将终无救正日矣，此余之所以载思而不敢避也。吁！余何人斯，敢妄正先贤之训？言之未竟，知必有阙余之谬，而随议其后者。其是其非，此不在余而在乎后之明哲矣。虽然，他山之石，可以攻玉；断流之水，可以鉴形；即壁影萤光，能资志士；竹头木屑，曾利兵家；是编者，倘亦有千虑之一得，将见择于圣人矣，何幸如之。独以应策多门，操觚只手，一言一字，偷隙毫端，凡历岁三旬，易稿者数四，方就其业，所谓河海一流，泰山一壤，盖亦欲共掖其高深耳。后世有子云，其悯余劳而锡之斤正焉，岂非幸中又幸，而相成之德，谓孰非后进之吾师云。时大明天启四年、岁次甲子、黄钟之吉、景岳子自序于通一斋。

【四库全书总目】子部医家类二

《类经》三十二卷。明·张介宾撰。介宾，字会卿，号景岳，山阴人。是书以《素问》《灵枢》分类相从，一曰摄生，二曰阴阳，三曰藏象，四曰脉色，五曰经络，六曰标本，七曰气味，八曰论治，九曰疾病，十曰针刺，十一曰运气，十二曰会通，共三百九十条。又益以《图翼》十一卷，《附翼》四卷。虽不免割裂古书，而条理井然，易于寻览、其注亦颇有发明。考元刘因《静修集》，有《内经类编序》，曰："东垣李明之，得张氏之学者，镇人罗谦甫尝从之学。一日过予，言先师尝教予曰：'夫古虽有方而方则有所自出也，子为我分经病证而类之，则庶知方之所自出矣。'予自承命，凡三脱稿，而先师三毁之。研摩订定，三年而后成，名曰《内经类编》云云。"则以《内经》分类，实自李杲创其例，而罗天益成之。今天益之本不传，介宾此编虽不以病分类，与杲例稍异，然大旨要不甚相远，即以补其佚亡亦无不可矣。

【四库全书简明目录】子部医家类

《类经》三十二卷。明·张介宾编。以《素问》《灵枢》析为三百九十条，分十二类，厘为十七卷。又益以《图翼》十一卷，《附翼》四卷。虽不免割裂古书，而门目分明，易为寻检。李杲 、罗从谦尝有是作，不自介宾始也。所注亦颇有发明。

【浙江通志】日本丹波元胤医籍考卷六类经条引

张介宾，字景岳，山阴人。随父至京，遇名医金英，从之游，遂得精医道。为人端静，好读书，殚心《内经》，著有《类经》，综核百家，剖析疑义，凡数十万言，历四十年而成，西京叶秉敬谓之海内奇书。又作《古方八阵》《新方八阵》，海内多宗之。

【周中孚郑堂读书记】卷四十三

《类经》三十二卷，《图翼》十一卷，《附翼》四卷。苏州童氏刊本。明·张介宾编。介宾，字会卿，号景岳，又号通一子，会稽人。《四库全书》著录。《明史·艺文志》总作四十二卷，二盖七之讹也。景岳深信《素问》《灵枢》二书，以为天地人之理尽备于此，于是出而治世之病，一以《灵》《素》为主，无所不效。犹恐其书资于自用而不能与天下共用，遂乃著而为《类经》，并为之注。凡摄生、阴阳二类各一卷，藏象、脉色二类各二卷，经络类三卷，标本、气味、论治三类各一卷，疾病类六卷，针刺类四卷，运气类六卷，会通类四卷，共十二类，厘为三百九十条。更益以《图翼》十一卷，《附翼》四卷。观其运气诸图注，则天道可悉诸掌。观其经络诸布置，则藏象可洞其垣。观其治法之元机，则见之诸条详按。凡其辨疑、发隐，补缺、正讹，别精气，析神明，分真假，知先后，察气数初中之妙，审阴阳阖辟之机，原始要终，因常知变，靡不殚精极微，丝毫无漏。此书一出，不惟广裨乎来学，即凡志切尊生者，欲求《灵》《素》精义，信手可拈矣。虽其书不免割裂古经，有失庐山真面目，而门目分明，易为寻检。李东垣杲、罗谦甫天益、尝有是作，不自景岳始也。前有天启甲子自序、及叶秉敬序。其《图翼》前亦有自序。

【曹禾医学读书志】卷下明张氏介宾

《类经》三十二卷，明山阴张介宾撰。介宾，字会卿，号景岳。元《刘静修集》："金李杲尝命其徒罗天益撰《内经类编》，曾三毁其稿，又阅三年乃成。"今书不传，介宾殆仿其体。类集《素问》《灵枢》三百九十条，分为一十二门，曰：摄生，阴阳，藏象，脉色，经络，标本，气味，论治，疾病，针刺，运气，会通。又增《图翼》十一卷，《附翼》四卷。虽割裂古经，而条理甚井，注多发明。

四、分类目录

摄生类

卷一 （一）上古之人春秋百岁今时之人半百而衰素问卷一·上古天真论第一

（二）上古圣人之教下素问卷一·上古天真论第一

（三）古有真人至人圣人贤人素问卷一·上古天真论第一

（四）四气调神素问卷一·四气调神大论第二

（五）天气清静藏德不止圣人从之故无奇病素问卷一·四气调神大论第二

（六）四时阴阳从之则生逆之则死素问卷一·四气调神大论第二·前篇四气调神言四时相承之病·此言当时之病

阴　阳　类

藏　象　类

（二二）耐痛耐毒强弱不同灵枢卷十六·论痛第五十三全
（二三）奇恒藏府藏泻不同素问卷三·五藏别论第十一
（二四）逆顺相传至困而死素问卷六·玉机真藏论第十九
（二五）精气津液血脉脱则为病灵枢卷十一·决气第三十全
（二六）肠胃小大之数灵枢卷十一·肠胃第三十一全
（二七）平人绝谷七日而死灵枢卷十一·平人绝谷第三十二全
（二八）本藏二十五变灵枢卷十四·本藏第四十七全
（二九）身形候藏府灵枢卷十一·师传第二十九
（三〇）人有阴阳治分五态灵枢卷二十·通天第七十二全
（三一）阴阳二十五人灵枢卷十八·阴阳二十五人第六十四全
（三二）五音五味分配藏府灵枢卷十九·五音五味第六十五

脉色类

卷五（一）诊法常以平旦素问卷五·脉要精微论第十七
（二）部位素问卷五·脉要精微论第十七
（三）呼吸至数素问卷五·平人气象论第十八
（四）五藏之气脉有常数灵枢卷三·根结第五
（五）三部九候素问卷六·三部九候论第二十
（六）七诊素问卷六·三部九候论第二十
（七）诊有十度诊有阴阳素问卷二十四·方盛衰论第八十
（八）诊有大方素问卷二十四·方盛衰论第八十
（九·一）脉合四时阴阳规矩素问卷五·脉要精微论第十七
（九·二）脉合四时阴阳规矩素问卷五·脉要精微论第十七
（一〇）四时藏脉病有太过不及素问卷六·玉机真藏论第十九
（一一）脉分四时无胃曰死素问卷五·平人气象论第十八
（一二·一）逆从四时无胃亦死素问卷五·平人气象论第十八
（一二·二）逆从四时无胃亦死素问卷五·平人气象论第十八
（一二·三）逆从四时无胃亦死素问卷六·玉机真藏论第十九
（一三）五藏平病死脉胃气为本素问卷五·平人气象论第十八
（一四）三阳脉体素问卷五·平人气象论第十八
（一五）六经独至病脉分治素问卷七·经脉别论第二十一
（一六·一）寸口尺脉诊诸病素问卷五·平人气象论第十八
（一六·二）寸口尺脉诊诸病素问卷五·平人气象论第十八
（一七）三诊六变与尺相应灵枢卷二·邪气藏府病形第四
（一八）诊尺论疾灵枢卷二十一·论疾诊尺第七十四

经 络 类

标　本　类

气 味 类

论 治 类

(一九)四失素问卷二十三·徵四失论第七十八全

(二〇)辟疗五疫

疾 病 类

卷一三 (一)病机素问卷二十二·至真要大论第七十四

(二)百病始生邪分三部灵枢卷十九·百病始生第六十六全

(三·一)邪之中人阴阳有异灵枢卷二·邪气藏府病形第四

(三·二)邪之中人阴阳有异灵枢卷二·邪气藏府病形第四

(四)邪变无穷灵枢卷二十一·刺节真邪第七十五

(五)生气邪气皆本于阴阳素问卷一·生气通天论第三全

(六)阴阳发病素问卷二·阴阳别论第七

(七)阴阳贵贱合病素问卷二十四·阴阳类论第七十九

(八)三阳并至其绝在肾素问卷二十三·著至教论第七十五全

(九)三阴比类之病素问卷二十三·示从容论第七十六全

卷一四 (一〇)十二经病灵枢卷五·经脉第十·此章与经络类第二章同出一篇·义有相贯·所当互考

(一一)六经病解素问卷十三·脉解篇第四十九全

(一二)阳明病解素问卷八·阳明脉解篇第三十全

(一三)太阴阳明之异素问卷八·太阴阳明论第二十九

(一四)五决十经素问卷三·五藏生成篇第十

(一五)八虚以候五藏灵枢卷二十·邪客第七十一

(一六)邪盛则实精夺则虚素问卷八·通评虚实论第二十八

(一七)五藏虚实病刺素问卷七·藏气法时论第二十二

(一八)有余有五不足有五素问卷十七·调经论第六十二

(一九)气血以并有者为实无者为虚素问卷十七·调经论第六十二

(二〇)阴阳虚实寒热随而刺之素问卷十七·调经论第六十二

(二一)虚实之反者病素问卷十四·刺志论第五十三全

(二二)五实五虚死·附虚损治法素问卷六·玉机真藏论第十九

(二三)病气一日分四时灵枢卷十三·顺气一日分为十二时第四十四

(二四·一)五藏病气法时素问卷七·藏气法时论第二十二

(二四·二)五藏病气法时素问卷七·藏气法时论第二十二

卷一五 (二五)宣明五气素问卷七·宣明五气篇第二十三全

(二六)情志九气素问卷十七·举痛论第三十九

(二七)八风五风四时之病素问卷一·金匮真言论第四

(二八)风证素问卷十二·风论第四十二全

（六〇·二）清瘅热中素问卷十一·腹中论第四十
（六一）脾瘅胆瘅素问卷十三·奇病论第四十七
卷一七 （六二·一）胎孕素问卷十一·腹中论第四十
（六二·二）胎孕素问卷十三·奇病论第四十七
（六三）血枯素问卷十一·腹中论第四十
（六四）阳厥怒狂素问卷十三·病能论第四十六
（六五·一）癫疾素问卷八·通评虚实论第二十八
（六五·二）癫疾素问卷十三·奇病论第四十七
（六六）诸卒痛·附诸痛治法素问卷十一·举痛论第三十九
（六七）瘅证素问卷十二·痹论第四十三全
（六八）周痹众痹之刺 灵枢卷十·周痹第二十七全
（六九）十二经筋痹刺灵枢卷七·经筋第十三·此章与经络类第四章同出一篇·义有相通·所当互阅
（七〇）六经痹疝·附疝气说素问卷十八·四时刺逆从论第六十四
（七一）痿证素问卷十二·痿论第四十四全
（七二）肠澼·附痢疾治法素问卷八·通评虚实论第二十八
（七三）伏梁素问卷十一·腹中论第四十
（七四）息积素问卷十三·奇病论第四十七
（七五）疹筋素问卷十三·奇病论第四十七
（七六）风邪五变灵枢卷十四·五变第四十六全
（七七）病成而变素问卷五·脉要精微论第十七
（七八）杂病所由素问卷八·通评虚实论第二十八
卷一八 （七九）口问十二邪之刺灵枢卷十·口问第二十八全
（八〇）涕泪素问卷二十四·解精微论第八十一全
（八一）神乱则惑·善忘·饥不嗜食灵枢卷二十四·大惑第八十
（八二·一）不得卧素问卷九·逆调论第三十四
（八二·二）不得卧素问卷十三·病能论第四十六
（八三·一）不卧多卧 灵枢卷二十·邪客第七十
（八三·二）不卧多卧 灵枢卷二十四·大惑论第八十
（八四）阴阳之逆厥而为梦素问卷二十四·方盛衰论第八十
（八五·一）梦寐灵枢卷十三·淫邪发梦第四十三全
（八五·二）梦寐素问卷五·脉要精微论第十七
（八六）痈疽灵枢卷二十四·痈疽第八十一全
（八七）风寒痈肿素问卷五·脉要精微论第十七
（八八·一）胃脘痈颈痈素问卷十三·病能论第四十六
（八八·二）胃脘痈颈痈素问卷十三·病能论第四十六

针刺类

运 气 类

会 通 类

寒热病

伤寒

喘咳呕哕

肿胀

诸痛

积聚癥瘕

癫狂惊痫

消隔

胎孕

厥痹痿

汗证

卧证

疝证

肠澼泄泻

痈肿

杂病

死证

《素 问》 跋

《素问》古注，全元起本已不可得①，惟王注存。唐时去古未远，训诂皆有师承，又得宋林亿荟萃群书，析疑正误。方诸吾儒，其郑注之有贾疏乎！

然尚有可疑者。如《平人气象论》云："乳之下，其动应衣，宗气泄也。"林亿据全本及《甲乙经》并无此十一字，以为衍文。按乳下之动应衣者，病终不治，以今验古，信而有征。林氏以为衍文，盖因上文云："其动应衣，脉宗气也"，似与此文不合。然《甲乙经》本作"其动应手"②。盖动而微则应手，动而甚则应衣。微则为平，甚则为病。王氏必有所本，未可断为衍文矣。《痿论》云："有所失亡，所求不得，则发肺鸣，鸣则肺热叶焦，故曰：'五藏因肺热叶焦，发为痿躄'，此之谓也。"《甲乙经》无"故曰"以下九字③。按上下文皆五藏平列，未尝归重于肺，此处但言肺痿之由，不当有此九字。如谓五藏之痿皆因肺热而成，则治痿者当取手太阴，下文又何以云独取阳明耶？《奇病论》云："病胁下满，气逆，二三岁不已，名曰息积。"《甲乙经》作"息贲"，以此隶《难经》息贲条后，则"积"字为传写之误无疑④。《难经》言："息贲在右胁下，覆大如杯，久不愈，病气逆喘咳"，与经文正相合也。《天元纪大论》云："天有阴阳，地亦有阴阳。木、火、土、金、水、火，地之阴阳也。生、长、化、收、藏。故阳中有阴，阴中有阳。"按木火以下十六字，必因上文误衍，上下文势紧相承接，不当以此十六字横亘于中，观王注亦无释，是误在王氏后矣。

《素问》该括理数，词奥旨深，不特为言医之祖，注亦精简，得经意为多。俗医苦其难读，竞趣捷径。儒者津逮偶及亦未深究全书。自明以来，刻本瞀乱，几不可解。因与同里顾君尚之⑤悉心校核，将与《灵枢》同授之梓，或有益于学者，未可知也。

道光十年⑥岁次庚寅季冬之月，金山学人钱熙祚识⑦。

【集解】

①全元起本已不可得：丹波元胤《医籍考》卷三全元起注《黄帝素问》：先子曰："全元起注本犹存于宋代，今据《新校正》所载，考其卷目次第，可以窥崖略矣。卷一，《平人气象论》《决死生篇》《藏气法时论》《宣明五气篇》《经合论》《调经论》《四时刺逆从论》，凡七篇。卷二，《移精变气论》《玉版论要篇》《诊要经终论》《八正神明论》《真邪论》《标本病传论》《皮部论》《骨空论》《气穴论》《气府论》《缪刺论》凡十一篇。卷三，《阴阳离合论》《十二藏相使篇》《六节藏象论》《阳明脉解篇》《长刺节论》《五藏卒痛》凡六篇。卷四，《生气通天论》《金匮真言论》《阴阳别论》《通评虚实论》《经脉别论》《太阴阳明论》《逆调论》《痿论》凡八篇。卷五，《五藏别论》《汤液醪醴论》《热论》《刺热论》《评热病论》《疟论》《腹中论》《厥论》《病能论》《奇病论》凡十篇。卷六，《脉要精微论》《玉机真藏论》《宝命全形论》《刺疟论》《刺腰痛论》《刺齐论》《刺禁

论》《刺志篇》《针解篇》《四时刺逆从论》凡十篇。卷七，阙。卷八，《痹论》《水热穴论》《从容别白黑》《论过失》《方论得失明著》《阴阳类论》《方论解》凡七篇。卷九，《上古天真论》《四气调神大论》《阴阳应象大论》《五藏生成篇》《异法方宜论》《咳论》《风论》《大奇论》《脉解篇》凡九篇。以上八卷，合六十八篇也。”（伯坚按：丹波元简所编全元起本卷目载在所著《素问识》的卷首。《医籍考》这一段系从《素问识》转录。丹波原编全本卷目有些错误和遗漏。全本第六卷，丹波目列有《宝命全形论》，据《新校正》，应补入《四时病论》及《方盛衰论》，共为九篇。全本第九卷，丹波目列有《异法方宜论》，据王冰《素问》序，全本此篇并在同卷《咳论》中，应将此篇目删去；又据《新校正》，全本第九卷应补入《厥论》。全本全书共为六十九篇。我们将全元起注本的目录和王冰注本的目录比较一下，即可以知道王冰本的系统清楚，层次分明，彻底改变了全元起本的混乱面貌，较全本大大地发展了一步。）

伯坚按：全元起本《素问》，现在虽已亡佚，但从王冰注中和《新校正》中还可以窥见它的一鳞半爪。关于全本的篇目分卷，大致已见丹波元简《素问识》，《医籍考》即是从它转引的。但其中还有一些未尽的地方，本人另著《黄帝内经考》第四章第一节中有更详细的说明。关于全本的段节编次和王冰本的异同，《新校正》有校勘十三条。关于全本的字句和王冰本的异同，《新校正》有校勘八十九条。关于全元起的注解，王冰注中明引了二条，暗引了三条，《新校正》中明引了三十三条。由这些内容，还可以了解全元起本《素问》的一些情况。

②然《甲乙经》本作“其动应手”：伯坚按：此段见《甲乙经》卷四《经脉》第一中。

③《甲乙经》无“故曰”以下九字：伯坚按：此段见《甲乙经》卷十《热在五藏发痿》第四，没有“故曰五藏因肺热叶焦”和“此之谓也”共计十三字。

④则“积”字为传写之误无疑：伯坚按：《甲乙经》这一部书，据皇甫谧自序所说，是将《针经》（即今天的《灵枢》）《素问》和《明堂孔穴针灸治要》三部书混合编成的，自序中并没有提到《难经》。根据《甲乙经》全书的体例，凡所引《素问》《针经》（即《灵枢》）和《明堂》三部书的文字，都没有注明哪一条出于什么书。可见凡是注明书名或人名的，如“《素问》曰”“《灵枢》曰”“《难经》曰”“张仲景曰”“杨上善曰”等，都是后人的小注混入正文的文字，而不是皇甫谧《甲乙经》的原文。此段见《甲乙经》卷八《经络受病入肠胃五藏积发伏梁息贲肥气痞气奔豚》第二，上面明明冠有“《难经》曰”三字，这很明显是混入正文的后人小注。钱熙祚所说《甲乙经》“以此隶《难经》息贲条后”，仿佛是皇甫谧当时有意如此，实则这是后人将这一段《难经》注入《甲乙经》的，与《甲乙经》原文无关。

⑤因与同里顾君尚之：张文虎《顾尚之别传》（《舒艺室杂著》甲编下）：君名观光，字宾王，尚之其别自号也。世居金山，以医学行于乡里，为善人。九岁毕五经四书，学为制举文。十三补学官弟子，旋食饩。三试乡闱，不售，而祖父相继没，遂无志科第，承世业为医。乡钱氏多藏书，恒往假，恣读之，遂博通经传史子百家，尤究极古今中西天文历算之术，靡不因端竟委，能抉其所以然而摘其不尽，然时复蹈瑕抵隙而搜补其未备。尤喜校订古书，缀缉其散佚。当以马氏《绎史》尚多漏略，写补眉上，字如蚕子，无空隙。钱通判熙祚辑《守山阁丛书》及《指海》，以属君，君以治病不能专力，举文虎自代，仍常佐校雠，中多所商定。别校刊《素问》《灵枢》，用功尤深。君视疾不以馈有无为意，性坦率，貌黑而肥，衣服朴陋，不知者以为村野人。尝有富人招君，君徒步数里，遇雨，因跣足至门。仆竖诘姓名，告曰医者也。入则主人相视错愕耳语，以为冒顾先生来者。诊已定方，伸纸疾书脉及病状，引据《内经》、仲景，洋洋千百言，曰向所治皆误，今当如是。主人乃改容为礼，具肩舆以送。君大笑不受，乃跣足归。咸丰十年，遭母丧。明年，

避乱东走奉贤、南汇间，既而暂归。明年，妇唐及季子源先后死，惨悼成疾。将终，以所著书属长子深曰："求而师为我传，及李壬叔序之。"遂无他言。卒年六十四。深尝从文虎游，壬叔者李善兰也。君又据林亿校注《伤寒》《金匮》，谓今次非是，别备编宋本目次。于《伤寒论》审订讹舛，略采旧说，间下己意为注，未成书，仅成辨脉、平脉、太阳上中，凡四篇。

⑥道光十年：伯坚按：道光是清宣宗的年号。道光元年是公元一八三〇年。

⑦金山学人钱熙祚识：凌堃《钱雪枝小传》（《金山钱氏家刻书目》卷二）：世不经见，乃甚珍异，阖胡慕夫蕃且寿者？飞走特祥麟凤，憬然矣，蕃且寿则将与豚雏等，何珍祥足云！贤豪君子若钱君雪枝，非人中麟凤乎哉？生而敏慧，耐深思，长益厉学，探古籍，艰辞奥旨，靡间洪织，洞若观火。又据不喜速化，苟取声闻于当世。尝慨俗薄，鲜敦躬行，竞禄诱，滔滔儒衣冠辈巧梯荣以自快，一叶蔽目，两豆塞耳，为厉于生民无已时，末矣。幸不速化，又或缘饰文章，矜丑博，丐润，路之愚无知惊炫称绝世，而卒为有识者所深鄙悼。化不快，丐不偶，则又显逃于禅，或又隐胃于腐坐尸嘘，谭心说理，思表异于庸流，而其家子弟及其党戚姻族有不堪为之深讳者。盖孝友睦姻之化不隆，而利物干事之材不育，越数千百年于兹矣。君又尝言为政大要，在兴礼乐，正人心，化邪慝，然其先必养欲给求，君子安政，小人安农，安政必先重禄，重禄必先重农、水利兴，田赋均，国用足，而后可徐敦礼让也。否则禄入不足以自赡，年岁不免于流从，一切听民之自为，乃汲汲督而之善，其道无繇。君先世自浙迁松江娄县之秦山，今为金山县地。山塘诸水大抵道自浙之平湖南乡，藉以溉田，而潮汐北自吕港太平寺西自明珠庵入山塘者沙淤河身日浅狭，尝欲兴大役疏浚，建闸以时启闭。道光二十三年南乡大旱，塘河几涸，则力筹排别深潴，民赖不饥，而迤北犹有待也。县故地瘠民贫，生不能育、死无以殓者多，则又独力为之公所二，一曰兴善，一曰接婴，置田若干以赈生送死无憾。它若杠梁涂路溪堰亭堠凡可利济群生者，罔不率先倡导，规画周详，而佛老土木之神，则又峻拒焉，若有深吝者。秦山多墦冢，道光十七年官筑华亭海塘，议近山采石省运费，君乃佽倍费请当事，兆域赖以无恙以千计。君又尝欲建义田、义庄、义塾，以赡宗族乡党之婚嫁丧葬延师应试之无为力，鳏寡孤独废疾之不自存活者。营宗祠，修族谱，以联子姓，明昭穆。秩然厘然，将次具举，而适以海疆捐输叙选通判，抵京师，铨有日矣，乃遘微疾，卒寓斋，年四十有四，且无子，是天也夫！是命也夫！君讳熙祚，字锡之，故吴越武肃王裔也。先世夙好施与，多隐德，祖父得援例请封。君故后大宗，遗属以仲兄熙辅子培让及弟熙哲子培杰为之后。将卒，犹谆谆以义庄诸事属其友人李君兰龢、张君啸山致昆季暨后嗣为善终计。呜呼！充其所志、所学、所行，夫岂止是，而竟止是也！余择交数十年，粹美如君不经见，寓京，相隔止数武，而曾不得一觌面晤谈也，悲夫！初余闻君校《守山阁丛书》百有十种，为卷六百五十有二，亟欲得之，而君已逝矣。既得读其叙跋，精求实获，已心折其为人。啸山深嗜笃信迈侪辈，佐君雠校久且精，复出《指海》书目十二集示余，且缕述君生平行事甚悉，而深悼天之不寿其身，蕃其子孙如是，呜呼！造物之吝贤豪俊杰，百甚于吝富贵寿考子孙，且寿夷不及蹠矣，自古贤豪君子不必子孙百世，而千百年后往往祖有德，宗有功，馨香俎豆遍天下。啸山其勿悲且思，无孤死友之托，翼厥子成厥所欲为而未逮者，《指海》之广其一矣。啸山渊默畲述，亮可信余，故乐为之次，以示钱君之德泽神光自足不朽，非琐琐缀名于它人简末藉为传久行远幸也。道光甲辰清明日吴兴凌堃识。